张金哲

小儿外科学

ZHANG JINZHE
PEDIATRIC SURGERY

第2版

下 册

◆ 名誉主编｜张金哲
◆ 主　　编｜倪　鑫　孙　宁　王维林
◆ 副 主 编｜张潍平　郑　珊　曾　骐

◆ 分编负责人

总　　　　　论　孙　宁
普 通 外 科　陈亚军
泌 尿 外 科　张潍平
骨　　　　　科　张学军
心 胸 外 科　曾　骐
神 经 外 科　葛　明
新 生 儿 外 科　黄金狮
肿 瘤 外 科　王焕民
耳鼻咽喉头颈外科　张　杰

◆ 编写秘书｜李樱子

人民卫生出版社
·北 京·

图书在版编目（CIP）数据

张金哲小儿外科学：全2册/倪鑫,孙宁,王维林
主编.—2版.—北京：人民卫生出版社，2020.12
ISBN 978-7-117-30443-6

I.①张… Ⅱ.①倪… ②孙… ③王… Ⅲ.①儿科学
－外科学 Ⅳ.①R726

中国版本图书馆 CIP 数据核字（2020）第 165122 号

人卫智网	www.ipmph.com	医学教育、学术、考试、健康，
		购书智慧智能综合服务平台
人卫官网	www.pmph.com	人卫官方资讯发布平台

ISBN 978-7-117-30443-6

张金哲小儿外科学（上、下册）
Zhang Jinzhe Xiao'er Waikexue
第 2 版

主　　编：倪　鑫　孙　宁　王维林
出版发行：人民卫生出版社（中继线 010-59780011）
地　　址：北京市朝阳区潘家园南里 19 号
邮　　编：100021
E - mail：pmph @ pmph.com
购书热线：010-59787592　010-59787584　010-65264830
印　　刷：北京盛通印刷股份有限公司
经　　销：新华书店
开　　本：889×1194　1/16　　总印张：118
总 字 数：3172 千字
版　　次：2013 年 12 月第 1 版　　2020 年 12 月第 2 版
印　　次：2020 年 12 月第 1 次印刷
标准书号：ISBN 978-7-117-30443-6
定价（上、下册）：598.00 元

打击盗版举报电话：**010-59787491**　E-mail：**WQ @ pmph.com**
质量问题联系电话：**010-59787234**　E-mail：**zhiliang @ pmph.com**

编者名单

首都医科大学附属北京儿童医院编者（以拼音为序）

PICU	沈 磊	宋振江					
北京市儿科研究所	杨永弘						
耳鼻咽喉头颈外科	李艳珍	刘悄吟	倪 鑫	孙 念	王生才	张 杰	张雪溪	赵 靖
风湿免疫科	李彩凤						
骨　　　　科	白云松	曹 隽	范竟一	冯 磊	冯 伟	高荣轩	郭 东	李 浩
	李承鑫	刘 虎	潘少川	祁新禹	宋宝健	孙保胜	王 强	姚子明
	张学军	朱丹江					
护　理　部	曲 斌	张泊宁	张凤云	张琳琪			
急　症　外　科	刘婷婷	沈秋龙	张钦明	周 红			
口　腔　科	于国霞						
麻　醉　科	王 芳	辛 忠	张建敏	郑铁华			
泌　尿　外　科	韩文文	李 宁	李明磊	李振武	梁海燕	林德富	刘 超	屈彦超
	宋宏程	孙 宁	田 军	王冠男	王文杰	谢向辉	杨 洋	张潍平
普　通　外　科	陈 巍	陈晋杰	陈亚军	李小松	庞文博	彭春辉	王燕霞	王增萌
	张 丹	张金哲	张廷冲				
烧　伤　整　形	刘 磊	齐鸿燕	王燕妮	王伊宁			
神　经　外　科	葛 明	冀园琦	孙骇浪				
心　脏　内　科	刘 晖						
心　脏　外　科	柏 松	丁 楠	郭 健	李晓峰	李仲智	童 峰	郑 佳
新　生　儿　外　科	陈永卫	杜京斌	郭卫红	侯大为	黄金狮	李樱子	
胸　外　科	陈诚豪	于 洁	张 娜	曾 骐			
中　医　科	闫慧敏						
肿　瘤　外　科	成海燕	韩 炜	秦 红	王焕民	杨 维		

编者名单

特邀编者（以拼音为序）

北京积水潭医院
　　董轶非　吕学敏　田光磊　张建立
重庆医科大学附属儿童医院
　　何大维　金先庆　李晓庆　李长春　王　珊　魏光辉　杨　超　周德凯
复旦大学附属儿科医院
　　沈　淳　郑　珊
广东省人民医院
　　温树生　庄　建
广州市妇女儿童医疗中心
　　顾圆圆　梁鉴坤　刘国昌　温　哲　夏慧敏　钟　微
华中科技大学同济医学院附属同济医院
　　冯杰雄　余东海
华中科技大学同济医学院附属武汉儿童医院
　　皮名安　汪　力
江西省儿童医院
　　明　腾　陶　强

南京医科大学附属儿童医院

　　莫绪明　武开宏

山西省儿童医院

　　刘彩霞

上海交通大学医学院附属上海儿童医学中心

　　陈　浩　刘锦纷　王　伟　徐志伟

首都儿科研究所

　　李　龙　刘树立

首都医科大学附属北京安贞医院

　　刘迎龙

浙江大学医学院附属儿童医院

　　舒　强　王金湖

中国人民解放军总医院第七医学中心附属八一儿童医院

　　周辉霞

中国医科大学附属盛京医院

　　王维林

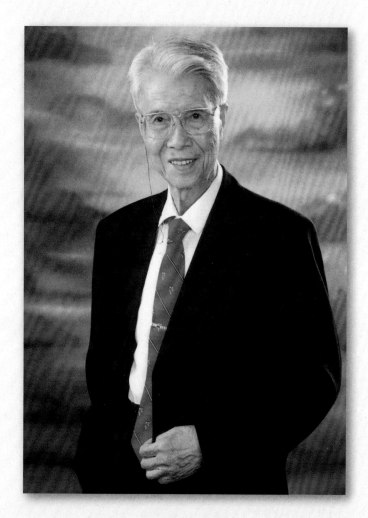

张金哲　院士

名誉主编简介

张金哲,1920 年 9 月 25 日生于天津市汉沽区,汉族,中共党员。首都医科大学教授,博士研究生导师,中国工程院院士。

张金哲院士 1946 年毕业于上海医学院,1950 年在北京大学医院首建小儿外科专业,为中国小儿外科主要创始人之一。1955 年在新建的北京儿童医院任外科主任,建立了当时规模最大的小儿外科中心。1958 年,受卫生部委托开办全国小儿外科医师进修班,学员遍及全国各省,多成为各地小儿外科带头人及骨干。1964 年,筹办小儿外科学会及杂志,为发起人及主要筹办人之一。1987 年,任中华医学会小儿外科学分会首届主任委员。1991 年,退任中华医学会小儿外科学分会主任委员,并担任名誉主任委员及《中华小儿外科杂志》顾问。1997 年,入选为中国工程院院士,为终身荣誉。在国际同行中亦有较高的学术声誉,曾任亚洲小儿外科学会执行委员十年,并为终身会员;曾任太平洋小儿外科学会中国地区主席,并为荣誉会员;为世界小儿外科医师协会联合会的亚洲代表。曾任《美国小儿外科杂志》《国际小儿外科杂志》等国际知名学术期刊海外顾问。

张金哲院士致力于小儿外科工作 70 年,初创时期只凭一本 Ladd 主编的 *Abdominal Surgery of Infancy and Childhood* 和儿科病房借用的 5 张病床,开展了小儿手术与专业门诊。在当年国际对华封锁条件下,创出了基础麻醉加局麻技术,开展了各年龄小儿各部位手术,迅速推广全国。

二十世纪五六十年代,主要致力于小儿外科急症,包括创伤、感染、急腹症等。使小儿手术死亡率从 30% 迅速下降至 5%,得到国内同行的认可。

二十世纪七十年代初,在张金哲院士鼓励和支持下,部分小儿外科医师陆续开创了小儿骨科、泌尿外科、烧伤整形、新生儿外科、肿瘤外科、心脏外科等专科。

改革开放以后,张金哲院士迅速与国际接轨,以先天性消化道畸形为重点,作出很多适合国情的创新与改进,例如先天性巨结肠手术的"张氏钳"、先天性胆道畸形手术的防反流"张氏瓣"、先天性肛门闭锁手术中"张氏膜"的利用,以及新生儿肛肠一期根治手术等,均为国际同行称道。

近年张金哲院士倡导小儿肿瘤的临床研究。同时随着独生子女对小儿医疗保健要求的时代性变化,开始研究被忽视的小儿外科"有症(状)无病(理)"情况,即所谓"(生命)第三态"。宣传人文医学、参与医学、透明行医在小儿外科的实现。担任中国医师协会道德建设委员会委员,多次去各地宣讲小儿外科医德教育及接诊技术与艺术。2010年,于90岁高龄出版了《新编接诊学》。

先后发表中英文论文350余篇,主编《张金哲小儿外科学》《小儿门诊外科学》《实用新型小儿外科手术图解》《小儿创伤外科学》《小儿腹部外科学》《实用小儿肿瘤学》《现代小儿肿瘤外科学》等,参编大型专业书籍50余部。获省部级以上成果奖10余项。此外,经常以各种形式发表科普文章,主编科普著作十余部。1991年,被中国科学技术协会授予突出贡献科普作家称号。

70年来,张金哲院士荣获多种奖励及荣誉称号。抗美援朝战争时,任北京市志愿手术队队长,立一等功两次。1958年,卫生部授予"技术革命先锋"奖章。1986年,被评为北京市劳动模范;1990年,被评为卫生部全国劳动模范。多次获得精神文明奖章。1986—1996年曾任第七届、第八届全国政协委员。2000年,获英国皇家医学会丹尼斯·布朗金奖,奖励多项技术创新进步,被誉为"中国小儿外科之父"。2002年,获印度小儿外科甘地金奖。2004年,入选香港外科医学院荣誉院士;2006年,入选英国皇家医学会外科学院荣誉院士。2010年,获世界小儿外科医师协会联合会终身成就奖,同年获宋庆龄基金会儿科医学终身成就奖。2015年,被中国中央电视台评为"最美医生"。2016年,被中国医师协会评为"十大医学杰出贡献专家"。

现今张金哲院士已100岁华诞,身体健康,仍在医疗岗位上每天工作半日,不断撰写专著与论文。

主编简介

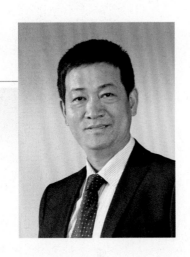

倪鑫,教授,博士研究生导师,耳鼻咽喉头颈外科知名专家。现任国家儿童医学中心主任、首都医科大学附属北京儿童医院院长、北京市儿科研究所所长、首都医科大学儿科医学院院长、首都医科大学耳鼻咽喉科学院副院长。兼任国务院深化医药卫生体制改革领导小组专家咨询委员会委员、中国医院协会儿童医院管理分会主任委员、福棠儿童医学发展研究中心理事长、中华医学会小儿外科学分会主任委员、中华医学会耳鼻咽喉头颈外科学分会委员、中国抗癌协会甲状腺癌专业委员会常委、中国医师协会小儿外科医师分会会长、北京肿瘤学会副理事长、北京医学会小儿外科学分会主任委员等学术任职。*Pediatric Investigation* 主编、《中国耳鼻咽喉头颈外科》《国际耳鼻咽喉头颈外科杂志》等杂志编委、国家级规划教材《耳鼻咽喉头颈外科学》编委。

至今已完成各类科研课题 33 项,主持在研国家级和省部级科研项目 10 余项。发表学术论文 160 余篇,其中 SCI 收录 70 余篇。获得国家科学技术成果奖、中华医学科技奖管理奖、第十一届宋庆龄儿科医学奖、北京市科学技术奖、北京医院协会优秀医院管理科研成果奖、河北医学科技奖等奖项,获批专利 8 项。

主编简介

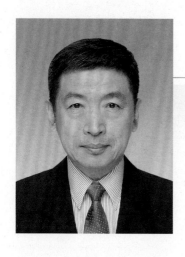

孙宁，教授，博士研究生导师，主任医师，首都医科大学附属北京儿童医院外科教研室名誉主任。曾任中华医学会小儿外科学分会主任委员和小儿泌尿外科学组组长、《中华小儿外科杂志》副主编、《临床小儿外科杂志》副主编。目前担任中华医学会小儿外科学分会名誉主任委员、中国医师协会小儿外科医师分会副会长、《中华外科杂志》和《中华泌尿外科杂志》编委、全国高等学校医学研究生卫生部规划教材评审委员会委员、全国高等学校普通高等教育儿科专业"十二五"国家级规划教材评审委员会副主任委员、中国医师协会毕业后医学教育专家委员会成员。

从事小儿外科临床、教学和科研工作30余年。临床工作集中于泌尿系统先天畸形矫治、下尿路功能及重建、腹腔镜技术在小儿外科应用、泌尿生殖系统肿瘤综合治疗、泌尿生殖系统创伤及并发症的诊治等方面。

教学工作包括本科生、研究生与毕业后教育，完成多部小儿外科学教材和专著编写，参与制定小儿外科住院医师规范化培训和专科医师培训细则及基地标准，参与制定小儿外科疾病临床路径和组织住院医师规范化培训考核。

主持多个科研项目，包括首都医学发展科研基金、北京市自然科学基金、教育部博士点基金、国家自然科学基金和国家重点研发计划。

主编简介

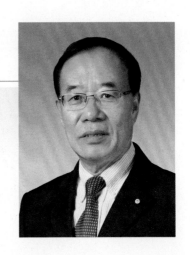

　　王维林,教授,博士研究生导师。1982年毕业于中国医科大学儿科学系,留校从事小儿外科专业工作至今,享受国务院政府特殊津贴。1998年起担任中国医科大学附属盛京医院小儿外科教研室主任、小儿普外胸外科主任、卫生部小儿先天畸形重点实验室常务副主任。2014年当选中华医学会小儿外科学分会第八届主任委员,2016年当选中国医师协会第一届小儿外科医师分会副会长。先后兼任中华医学会小儿外科学分会第五、六届肛肠外科学组组长、《中华小儿外科杂志》副总编辑、《临床小儿外科杂志》副主编、国家继续医学教育儿科学组评审组长等。

　　1998年获得卫生部临床重点学科资助,与小儿外科前辈吉士俊教授共同组建卫生部小儿先天畸形重点实验室,长期从事先天性肛门直肠畸形的临床医疗与基础研究。研究课题先后获得国家自然科学基金、国家卫生健康委临床重点学科建设基金和辽宁省科技攻关等20余项资助。作为第一负责人,先天性肛门直肠畸形研究的多项课题分别获得2005年度教育部科学技术进步奖一等奖、2006年度辽宁省科学技术进步奖一等奖和第二届宋庆龄儿科医学奖等。2007年"先天性肛门直肠畸形的临床与基础的系列研究"获得国家科学技术进步奖二等奖。在国内外权威杂志发表论文200余篇,SCI收录50余篇,主编《小儿排便功能障碍性疾病的诊断与治疗》等多部专著。2018年获第二届"国之名医·卓越建树奖"和第十一届中国医师奖。

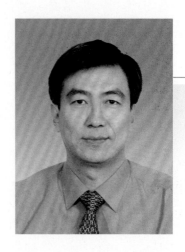

副主编简介

张潍平,教授,特级专家,博士研究生导师,主任医师。担任首都医科大学附属北京儿童医院泌尿外科主任、中华医学会小儿外科学分会第九届委员会主任委员、首都医科大学儿科系副主任、北京医学会小儿外科学分会副主任委员、北京医学会理事、全国高等学校普通高等教育儿科专业"十三五"国家级规划教材评审委员会委员、中国医师协会毕业后医学教育儿科专业委员会副主任委员、《临床小儿外科杂志》副主编、《中华小儿外科杂志》《中华实用儿科临床杂志》编委。

曾到意大利、美国、以色列等国家进修学习小儿外科以及小儿泌尿外科。从事小儿外科、小儿泌尿外科临床与科研工作30余年,熟练掌握了小儿泌尿外科的常见病以及疑难病诊治。对于尿道下裂、泌尿系创伤治疗有着独到见解和丰富经验。是国内较早在小儿泌尿外科中开展腹腔镜应用的医师之一。发表与小儿泌尿外科疾病相关的研究文章100余篇,参编著作10余部。负责多项国家级、省部级科研项目,并获得奖励和专利。多次参加国内外学术活动以及学术交流。是国内小儿泌尿外科学术带头人之一。

副主编简介

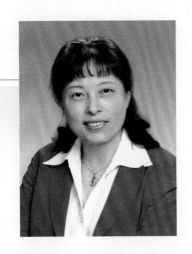

郑珊,教授,博士研究生导师。现任中华医学会小儿外科学分会副主任委员、中华医学会小儿外科上海分会前任主任委员、第52届泛太平洋地区小儿外科医师协会理事和现任主席,享受国务院特殊津贴。担任《中华小儿外科杂志》和《临床小儿外科杂志》副主编。

2012年作为"胆道闭锁发病机制研究及临床规范化诊断和治疗"第一负责人获上海医学科技奖二等奖,2013年获国家教育部高等学校科技奖二等奖和中华医学科技奖三等奖,2016年"小儿胚胎性肿瘤的病因探索、流行病调查和治疗策略研究"获得上海医学科技奖二等奖和全国妇幼健康科学技术奖三等奖。主编《小儿外科学》(研究生教材)、《小儿外科学》(规培生教材)、《实用新生儿外科学》等专著和教材。共发表国内权威杂志论文200余篇,SCI收录论文100余篇。曾多次获国家教委优秀青年教师基金、上海市科学技术委员会重点基金项目及国家自然基金面上项目资助。

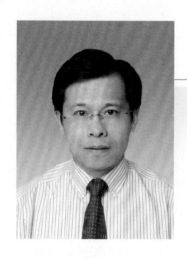

副主编简介

曾骐,教授,硕士研究生导师,首都医科大学附属北京儿童医院小儿胸外科专家,首都医科大学胸外科学系副主任。毕业于首都医科大学,从事小儿胸外科工作 30 年,是国内为数不多专业从事小儿胸外科工作的专家之一。担任中国妇幼保健协会妇幼微创专业委员会小儿胸外微创学组主任委员、中华医学会小儿外科学分会内镜学组副组长、中国医师协会胸外科分会纵隔及胸壁外科专家委员会副主任委员,《中国微创外科杂志》常务编委、《中华胸心血管外科杂志》编委、《中华小儿外科杂志》编委、美国 Biomet Microfixation 国际培训医生。擅长复杂胸壁畸形、先天肺疾病、纵隔肿瘤、食管肿瘤等疾病的诊断和综合治疗,特别在漏斗胸等胸壁畸形微创治疗以及小儿胸腔镜微创技术方面有较高造诣。作为负责人先后举办七届全国胸壁矫形研讨会暨 Nuss 手术学习班,学员超千人,规范、安全开展漏斗胸微创手术技术。目前已完成不同类型漏斗胸微创 Nuss 手术 5 000 余例,鸡胸微创手术 800 余例,是国内外完成微创胸壁矫形手术例数最多的专家之一。

序

我国小儿外科学专业是随着新中国的成立而诞生的,起步比国内成人外科晚 50 年,比国外小儿外科同行晚 40 年。70 年来经几代人的努力,学科发展目前基本与国际接轨。本书既是时代的记录,也是创新与发展的结果。感谢国内小儿外科同行和人民卫生出版社的大力支持,顺利完成了第 2 版修订工作。

新中国成立之初,全国只有北京和上海两个小型儿童医院,实际上是只有几张病床的小儿内科门诊部。小儿外科一词尚无人提及。1950 年,新中国第一届全国卫生工作会议上制定了加强妇幼保健工作的方针,各省筹建儿童医院,医学院设置儿科系,加速培养儿科医师,并开始提出建立小儿外科专业。当时几位志愿先驱:马安权、张金哲、佘亚雄、童尔昌、王赞尧、张学衡等,多是刚结束住院医师培训尚未固定专业的年轻外科医师。其中,只有马安权曾在美国接触过小儿外科,其他人都是在工作中边做边学。当然我们也都热心于发展小儿外科。我在做总住院医师年终总结时看到,小儿手术死亡率接近 30%,而同期成人死亡率为 5%。这表明小儿外科需要有人钻研,迫切需要改进提高。国际上小儿外科已有 40 年历史,至 20 世纪 50 年代时的技术水平已很成熟。上述这些人适逢国家政策号召,马上就成为志愿开拓者。1948 年,国内各地产房流行婴儿皮下坏疽,死亡率几乎 100%。我身为外科总住院医师,自觉责无旁贷,多次与病理科教授研究,提出应早期引流,但与中西医传统观点均相违背,无人同意在患者身上试用。直到 1959 年我的女儿生后 3 天不幸感染此症。面对死亡威胁,我孤注一掷,大胆早期实行广泛切开而使女儿得到治愈。

创业之初,虽有志愿者的热心,主要仍然是靠政府的扶持与投入。除各省纷纷建设儿童医院之外,政府行政上也都支持志愿者开展业务。教育部选送优秀毕业生到苏联及其他社会主义国家学习小儿外科,如赖炳耀、王修忠、李正、季海萍、叶蓁蓁等,归国后均成为各地第一代骨干。从 1958 年开始,卫生部在上海和北京开办小儿外科培训进修班,培养成人外科医师做小儿外科,同时在 10 个医学院校设儿科学系。之后 40 年间全国新建儿童医院各个专业人员配备得到充实,保证了医、教、研、防业务的发展与水平的提高。

为小儿做手术,首先的困难是麻醉。早在 1954 年人民卫生出版社出版的本人编写的《实用麻醉学》中就提到了小儿麻醉的要求、特点。1957 年,人民卫生出版社出版了由本人组织、朱洪荫主译的苏联小儿外科学教科书。同年,卫生部组织了马安权、佘亚雄和本人等编写我国的《小儿外科学》教科书,由人民卫生出版社出版,现已第6版,主编由蔡威、张潍平、魏光辉接替。20世纪80年代改革开放后,成立了中华医学会小儿外科学分会,本人在人民卫生出版社支持下组织编写"小儿外科全书",其中已出版腹部、骨科、泌尿、脑科、新生儿、门诊、肿瘤、胸科等专著。目前全国各地已经出版各类小儿外科专著数十部,小儿外科专业杂志两种,此外还有儿童肿瘤等有关小儿外科内容的杂志,定期出版。出版物的繁荣,反映了我国小儿外科学的事业蓬勃发展,水平不断提高。

我国小儿外科专业的发展在政府直接扶持启动之后,业务水平的提高可总结为"四个承认"。1964年,全国儿科大会上小儿外科的代表们提出成立学术组织和出版杂志,反映了小儿外科医师们的自我承认;1987年,中华医学会正式批准成立小儿外科学分会,反映了中国医学界的承认;1997年,本人入选中国工程院院士,代表着中国科学界对我国小儿外科成绩的承认;2000年,英国皇家医学会授予本人丹尼斯·布朗金奖,名列国际名家之中,说明中国小儿外科水平得到国际承认。所有这些承认,都与建立学会、开展学术交流、撰写教材、出版期刊、发表文章相关联,特别是与出版界的支持密不可分。

当前我国正在深化医改,加强基层医疗工作。目前存在专业小儿外科单位收治基层医院治疗不当患者的情况,充分反映了人民需要在基层就医,也反映了有些单位小儿外科水平不高。当务之急是帮助他们提高,使他们能尽量多解决一些小儿外科问题,并且达到先进水平,同时能够辨别出暂时达不到治疗水平的疾病,能准确转院。孩子生病肯定希望就近解决,关键在于基层医疗水平的提高,小儿外科参考书将发挥巨大作用。现在适值医学模式转换,从过去的生物医学转向人文医学时代。检讨过去70年,小儿外科医学观点受生物医学观点影响很深,不少诊疗方法有忽略对患者尊重的缺陷。本书第2版,主编交由倪鑫、孙宁、王维林担任,内容仍然突出人文医学观点和实用性,并能反映现代小儿外科疾病的诊疗水平,同时能指导常见疾病诊疗与手术的具体实施。

本书冠名为《张金哲小儿外科学》,我个人颇感不安。我国小儿外科事业的发展,是诸多先驱和几代人努力的成果。本书可否成为经典,并不是因为冠名,而是取决于内容。希望本书代表小儿外科的内容主线与水平,横的方面要涵盖较广,纵的方面要跟上时代的发展。本次修订希望能够代表专业的学术水平。在此感谢人民卫生出版社将本书列入重点出版计划,感谢北京儿童医院精心组织,感谢参加修订工作的各位专家。本书不断更新,还要依靠同道们和广大读者支持,不吝指教,共同维护。谨此致谢。

张金哲

2020年7月1日

前　言

时隔七年，《张金哲小儿外科学》(第2版)出版，谨以此书祝贺张金哲院士百岁华诞，并在此感谢张院士对于小儿外科学发展的卓越贡献。

本书代表着小儿外科学的发展、沿革、创新，是小儿外科同道们的多年来智慧与磨练的结晶。它不仅是小儿外科人的历代传承，也是小儿外科学丰富、融合和升华的体现。

我国小儿外科学发展史是一部创业史、创新史。新的疾病认识、新的治疗理念、新的手术技术在不断的创新中发展。在以张金哲院士为代表的前辈带领下，从零开始，逐步和国际接轨，创新理念贯穿始终。小儿外科学的发展，小到儿童的外科查体工具和手法、输液设备、手术器械，大到革命性的手术改良，无一不凝聚着老一辈小儿外科人的智慧和付出。张院士首创了新生儿皮下坏疽感染早期广泛切开引流治疗法、自行设计制造的巨结肠环形吻合钳取代Kocher钳(有齿血管钳)，皆是小儿外科创新理念的体现。因此，在2000年国际小儿外科届的丹尼斯·布朗金奖授予张院士时称他为"中国小儿外科之父"，实为我国小儿外科的奠基人。

在开创小儿外科事业初期，北京的张金哲教授、上海的王赞尧教授和佘亚雄教授、武汉的童尔昌教授由成人普通外科转做儿童普通外科。随着学科发展，为满足患者需求，进而又有儿童普通外科医师转做小儿外科其他专业，逐步丰富小儿外科的亚专业。20世纪70年代初创建儿童泌尿外科和骨科，随后建立儿童心外科、胸外科、烧伤外科、整形外科、肿瘤外科、神经外科等专业。小儿外科真正成为独立学科。同时在我国创新建立了独立的小儿外科医师培训体系。历经几十年的发展完善，这一特有的、独立的小儿外科医师培训体系培养了几代小儿外科人。小儿外科作为国内最早独立开展培训的十八个专科之一，目前全国已有数十个小儿外科住院医师规范化培训基地。不断为小儿外科事业输送新鲜血液。全国各地市级医院，甚至部分县级医院都有设置小儿外科或有小儿外科医师。

学科专业走向成熟的标志有三个方面，教科书、学术社团和专业期刊。小儿外科的发展中，全面系统的小儿外科教科书对小儿外科学科发展发挥了至关重要的作用。《张金哲小儿外科学》堪称小儿外科学界的传世经典之作。

本书源于20世纪60年代初卫生部在北京儿童医院举办小儿外科医师培训班的小儿外科学讲义《小

儿外科十讲》。历经多年的积累、丰富、完善,本书重点内容从保证生命安全、提高手术成功率,转变到关注远期手术效果、组织器官功能性修复与生活质量。本次再版仍以北京儿童医院专家为主,同时广泛邀请国内小儿外科专家一道完成,进一步充实了人文医学、微创理念与技术、小儿器官移植、机器人手术、各亚专业最新进展等内容。本版增加了典型手术的手术视频,可为读者提供实战性的参考。张金哲院士始终推行"四位一体"思维,"预防未病、精治已病、挽救深病、顺待终末"的人文关怀应该贯穿临床工作始终。本书中就如何与家长沟通的接诊学、接待学,与患者沟通的查体篇等人文内容进行展示,这些也是本书有别于其他外科学专著的重要特点。

　　本书作为小儿外科学的专业宝典,紧抓儿科特点,从新生儿到青春期,从临床诊治、疾病管理,到生理、心理发育,从手术技巧到液体疗法、儿童用药,以及围手术期的管理均进行了全面详尽的阐述,具有实用性和指导性。本书作为医学院小儿外科教材以外的更全面的教科书,必将在学科发展方面起到更大作用。

　　感谢人民卫生出版社对此书的出版给予的支持!感谢投身小儿外科事业的各位同仁!

2020 年 8 月 18 日

目　录

上　册

下 册

资 源 目 录

第二十四章　腹部总论与腹腔、腹壁

第一节　腹部外科述评

一、小儿腹部外科历史与地位

在外科学发展历史中,腹部外科是发展的先驱和代表。外科最早从腹腔手术开始,并引领外科学的发展。19世纪随着麻醉术和无菌术的应用,医学进入现代科学时代。1922年Rammstedt为小婴儿开腹施行幽门狭窄环肌切开手术成功,标志着小儿腹部外科的起步。1941年Ladd & Gross合著的《小儿腹部外科学》出版,标志着小儿腹部外科的成熟。1953年Gross《小儿外科学》出版,并在相当长的时间被国际小儿外科界奉为经典。中华人民共和国成立后,我国小儿腹部外科学不断发展进步。1956年受卫生部委托,张金哲教授组织原上海第一医学院的王赞尧、上海第二医学院的佘亚雄、过邦辅等编写我国第一部小儿外科学教科书,1991年武汉同济医院童尔昌教授出版我国第一部《小儿腹部外科学》,奠定了现代小儿腹部外科的格局。

腹部外科涵盖的器官系统诸多,涉及腹腔疾病广泛,既包括腹壁疾病,也包括腹腔和消化系统疾病,如急腹症、腹部创伤和重要脏器(如肝、胆、胰、脾等)疾病,其中消化道畸形如肠闭锁、肠旋转不良、先天性巨结肠和肛门直肠畸形等都是腹部外科的重要组成部分。腹部外科又是一门比较成熟的临床学科,遵循先专后精的规律,进一步分成若干专科,如肝胆、胃肠、肛肠和肿瘤等。伴随着现代技术的发展,又出现了肝移植外科、微创外科等。同时腹部外科学还包括了小儿外科的基本技能以及麻醉、术后护理、重症监护以及体液和营养支持等外科重要内容,在外科学发展史上处于优先位置。

二、小儿腹部外科病种变化与特点

儿童是处于不断发育成熟的个体,儿童不是成人的缩版,其器官和功能随着年龄而发生变化。了解儿童各年龄段腹部器官生理解剖特点,有利于小儿腹部外科疾病的诊治。例如新生儿胃呈横形、韧带松弛,胃容易发生变位、扭转。儿童回盲部比较游离,活动度大,而直肠黏膜下层固定较弱,易发生直肠脱垂。儿童肠壁薄,肠壁炎症和穿孔较成人多。大网膜发育短而薄,肠管及阑尾发炎后易扩散,导致腹膜炎。儿童以胚胎性肿瘤和肉瘤为主,发生部位以软组织、骶尾部、腹膜后间隙多见。

20世纪50年代,我国小儿腹部外科建立初期,病房收容以急腹症为主,其中阑尾炎、肠梗阻为多发病。20世纪60年代这一局面发生改变,随着诊疗技术的提高和小儿外科医疗单位与床位的增加,急腹症分散到各个医院。如小儿急性肠套叠多数在门诊灌肠复位,腹股沟嵌顿性疝因日间疝手术的开展逐渐减少;腹部外科技术的提高使得粘连性肠梗阻也很少发生,而蛔虫合并症仅见于边远农村。20世纪70年代以后,非急症的腹腔内器官畸形,如先天性肛门直肠畸形、先天性巨结肠、胆总管囊肿及腹部(腹腔、腹膜后及盆腔)实体肿瘤等上升为腹部外科病房的主要病种。

近年来随着现代外科学的发展,腹部外科在诸多新领域和相应的基础研究中取得了突破性进展。围生外科使许多先天性畸形患者在出生时即获得治疗,以肝移植为代表的腹部器官移植使胆道闭锁等一批并发终末期肝病的患者获得新生;微创外科技术特别是腹腔镜机器人的出现,体现了现代科学技术与精准医学的完美结合,目前绝大多数小儿腹部外科疾病都可以通过腹腔镜手术完成。上述进展把腹部外科推向前所未有的崭新阶段,标志着现代小儿腹部外科发展进入一个新纪元。

三、小儿腹部外科技术进展

(一)腹部切口的变革　腹部切口是外科手术的入径,力求在直接抵达病变部位的同时,尽量做到切口由大变小、由小变微、由微变隐,是外科医师追求的目标。20世纪60年代以后,手术越做越大,特别是腹膜后手术,经腹直肌切口常感受限,于是发展了腹部横切口,将腰部垫高,使腹内病变得以充分暴露。20世纪80年代,强调将肿瘤切除以避免受压,于是发展了胸腹联合切口。伴随着腹部手术的复杂性,手术切口越来越大,然而大切口对患者打击大、出血多、术后瘢痕明显,特别是父母心理上更难承受。于是在外科手术条件允许下,医师们为尽量缩小切口,出现了所谓微小切口手术,如改良的麦氏切口、环脐切口等,反映了医患共同的愿望和要求。20世纪90年代,我国小儿外科开始引入腹腔镜技术,与传统手术相比,腹腔镜技术具有创伤小、微小切口或"无切口"(如脐部隐蔽切口或经自然腔道的NOTES手术)和较快康复的优点,在全国各地迅速推广应用,很快达到国际先进水平。

(二)简化手术减少手术的趋势 客观地讲,外科手术在治疗疾病的同时是对机体的创伤,腹部外科素有"开肠破肚伤元气"之说。尤其是小儿,从小就破坏了其正常的解剖生理,很难说对他以后的人生毫无影响。事实上小儿外科医师也深感遗憾,因此也在不断地寻求简化手术、减少手术,甚至避免手术的措施。上海佘亚雄教授发明的小儿肠套叠空气灌肠复位受到广泛接受,因为一旦复位成功,便避免了开腹手术。20世纪60年代,我国基本上废除了胆道蛔虫症的开腹取虫手术。现代外科手术已经在很多方面从"只做切除、切开等"破坏性手术,转换为具有修复性质的"保留、复原解剖生理的"各种成形手术。20世纪80年代,Pena医师提出的经骶后正中入路肛门直肠成形术就是一个进步。将具有破坏性的外科创伤转变为建设性的外科修复是所有外科医师所担负的使命和责任,并已经出现可喜的进步,如同种肝移植、人造生物材料应用及干细胞移植等新兴技术。此外,介入医学的发展,已经代替了不少外科切开手术,如腹部巨大肿瘤的局部栓塞与局部灌注化疗,最终目的是要把破坏性的手术压缩到最少,争取不开腹而解决腹部问题。

(三)肠造瘘之争 抗菌药物应用以前,结肠切开手术是腹部外科的禁区,外科医师设计了肠管近端造瘘,使粪便改道,才打开此禁区。抗生素应用之后,经过有效的肠道准备,造瘘有时可以省去。然而在新生儿消化道手术,造瘘仍难以避免。中高位肛门直肠畸形,多数医师仍强调新生儿时造瘘,6~12个月后行根治手术,以后再关瘘。新生儿肠造瘘意味着三次开腹手术,并承担1年的肠瘘护理与风险。随着社会经济条件和手术技术的提高,人们期望把需三次完成的手术变为一次。进入21世纪,我国在新生儿巨结肠与肛门直肠畸形手术方法上都有自己的改进,一些大城市的小儿外科中心,相继开展了新生儿先天性巨结肠经肛根治术,中高位肛门闭锁新生儿不经结肠造瘘I期肛门直肠成形术,并获得较好的远期效果。近些年来,随着腹腔镜的发展和技术积累,一些长段型、全结肠型巨结肠和合并中高位直肠尿道瘘的患者在新生儿期获得I期根治,代表了我国小儿腹部外科技术的提高。但此项技术在大多数基层医院还难以开展,结肠造瘘仍然是这类患者的安全选择。

(四)术后护理与加速康复外科(enhanced recovery after surgery,ERAS) 在现代人文医学要求条件下,多年来实行的小儿腹部术后护理常规,已落后于时代,如卧床、固定、禁食、减压,至少3天,与患者的自然生活要求相差太远。小儿手术后普遍有4个要求:找妈、怕痛、要动、想吃。儿童生性好动喜吃,但因为腹部手术打击后出现的肠麻痹、腹胀、无食欲,只好禁食。为了术后静脉输液、减压、引流、保护伤口,患者只好被固定在床上,手脚都不能动。这是百年来小儿腹部术后传统常规,医护已司空见惯,不以为憾。

随着加速康复外科的出现,患者在围手术期和术后康复期获得了更多的益处。这是联合外科、麻醉、护理等多学科以及通过患者及其家长的积极配合,在围手术期采取的一系列多学科综合措施,包括快速通道麻醉、微创外科、最佳镇痛技术及强有力的术后护理(如术后早期进食、运动)等,最大限度地减轻择期手术治疗引起的应激反应,加速患者的康复,降低术后并发症的发生率和死亡率,缩短住院日,降低住院费用。腹腔镜手术缩短了术后康复时间,手术步骤设计也尽量避免遗留术后痛性护理的要求;母婴同室,使母亲能适当将患者抱出去活动。目前,我国多家医院的小儿外科已经将ERAS应用于阑尾炎、腹股沟疝、巨结肠、肠梗阻等疾病的治疗过程中。通过缩短术前禁食和禁水的时间,术后鼓励患者早期小量喂食,

24

术后应用镇痛药物来减少患者的痛苦,促进患者术后尽快恢复。对腹部反应严重的患者必须禁食减压时,也可采用局部固定、随身吸引式引流等方式。随时小量喂水,吸引器自然吸出。只有危重、意识不清的患者在重症监护治疗室内使用某些旧的常规护理,但最好也应考虑同时使用睡眠疗法,以减少患者的痛苦。预防肺不张可以定时加压吸氧,使肺定时充分张开。无痛外科措施的应用,可减轻小儿术后的痛苦。

四、我国对小儿腹部外科的贡献

(一)**外科麻醉技术** 腹部手术要求腹壁松弛,特别是新生儿,肠管薄而多胀气,关腹要求麻醉较深。深度麻醉对新生儿特别是早产婴,常常造成术后呼吸抑制,很难拔管。国际上形成了一个浅抑制、区域阻滞麻醉体系。小儿、新生儿硬膜外麻醉系列技术,包括硬膜外插管连续麻醉、一次性长效硬膜外麻醉、骶管浸润麻醉,配合中枢浅抑制基础麻醉,对顺利开展腹部手术起到了推广作用,减少了新生儿、早产儿术后呼吸抑制不能拔管的风险。

(二)**灌肠治疗小儿急性肠套叠** Mikulitz于20世纪30年代首次使用气压灌肠治疗肠套叠,因压力控制问题和X线透视观察肠管困难,常发生结肠穿孔死亡事故而被废弃。1954年上海佘亚雄教授设计了自动控压空气灌肠器,总结了气压灌肠X线图像特点,避免了高压气体腹内爆炸事故。气压灌肠技术很快推广到全国,肠套叠复位率达到90%以上。20世纪80年代,沈阳王光大医师设计了B超监视下盐水灌肠复位疗法,彻底消除了高压气体爆炸的隐患,也避免了小儿长时间暴露于X线下的危害,并获得国际业界的接受。1986年张金哲教授报道1978—1983年气压复位2 496例肠套叠,成功率91%,穿孔2例,无死亡病例。2006年中国医大白玉作等报道1985—2002年应用超声引导下水压灌肠复位肠套叠5 218例,成功率95.5%,外科手术4.5%,结肠穿孔率0.17%,2例误吸,无死亡病例。

(三)**新生儿一期肛肠拖出手术** 20世纪80年代,Pena肛门成形手术盛行之后,预防性肠造瘘成为中高位肛门直肠畸形的治疗常规。新生儿中高位肛门闭锁手术要经历造瘘、根治、关瘘3次手术和6个月到1年的肠瘘护理。这在我国不论是从物质条件上还是在思想感情上都很难接受。1985年Pena教授来北京示范手术,同时组织了有关肠造瘘的讨论会。对于Pena手术事先造瘘的必要性,基本上有了共识。直到现在,多数欧美国家有关肛门直肠畸形外科处理规范仍然遵循造瘘、根治、关瘘的原则。然而我国许多小儿外科医师仍不甘心普遍造瘘,在有条件的单位开展了多种一期肛门成形与巨结肠经肛拖出术,大量新生儿一期手术成功的文献报道,引起了国际同行的重视。

五、小儿腹部外科前沿问题

(一)**现代医学影像对小儿腹部外科的影响** 在过去,小儿腹部影像诊断主要靠X线片观察肠道气体分布与上、下消化道造影,至今仍为常用诊断技术。现代医学影像技术的发展,如CT、MRI、血管造影和三维超声等对小儿腹部外科疾病早期诊断和治疗起到重要的促进作用。

胎儿MRI和产前超声技术,可以在孕中后期行MRI检查重建胎儿解剖结构;胎儿超声可动态、直观、准确地关注胎儿发育和腹腔组织结构变化,为腹部发育畸形如脐膨出、腹裂、肠闭锁、胆总管扩张、先天性巨结肠和泄殖腔畸形等产前诊断提供详细信息。因产前胎儿畸形诊断率的提高,胎儿外科与围生外科应运而生。1981年Harrison首次报道了1例后尿道瓣膜行宫内膀胱造口手术后,胎儿外科诊治的先天性畸形数量、种类不断增加。对于在宫内没有死亡危险的畸形,可采用围生期手术治疗,如脐膨出、腹裂等。

超声波本身的无损特性,使其广泛应用于小儿腹部疾病的诊断与治疗方面。我国绝大多数的小儿肠套叠诊断和复位都是在超声引导下完成的;B超指引下组织穿刺术和腹腔置管引流术为腹部疾病提供微创的病理诊断和治疗手段。特别是B超、CT、MRI等三维成像技术,在小儿腹部巨大肿瘤治疗前全面了解肿瘤和周围组织的关系(大血管)方面起到关键作用。数字肝脏导航系统的开发成功,为小儿肝脏实体肿瘤的精准切除提供了重要的指引。

磁共振盆底三维成像可清晰显示括约肌复合体与直肠盲端的解剖关系,为肛门直肠畸形外科手术提供了新的影像学参考。肛门内 MR 扫描与肛内超声三维重建对肛肠外科术后排便功能评估提供了精准的解剖学证据。

未来 CT、MRI 多维数字化和可视化人体虚拟技术的综合应用,将把腹部疾病的诊治提高到一个全新的阶段。

(二)微创外科技术对腹部外科的影响　微创技术是 20 世纪外科领域发展起来的一门新兴学科,被誉为外科发展史上的里程碑。早在 20 世纪 70 年代 Stephen Gans 首先应用腹腔镜诊断胆道闭锁和性腺发育异常。1981 年 Stephen Gans 访问我国时赠送给北京儿童医院一套简单的金属套管腹腔镜,并开展了镜下小儿黄疸探查手术。1990 年 Gotz 首次报道了经腹腔镜行小儿阑尾炎切除术。1996 年我国小儿外科引进并开展腹腔镜手术,天津儿童医院率先提出"不开腹,微创镜下切阑尾",在全国儿外科学术会上报道了 2 000 例各期阑尾炎腹腔镜手术的成功经验。之后,小儿腹腔镜技术有了快速发展,从简单手术到复杂手术,微创外科治疗水平不断得到提高。2015 年,李龙教授报道多中心 956 例腹腔镜下胆总管囊肿切除术,无论病例数还是临床效果均已达到国际领先水平。达芬奇机器人的诞生,使腹腔镜手术操作更加平稳和精确,成为微创外科技术领域的发展方向。我国多家医院已开展机器人手术,用以治疗小儿腹部疾病如胆总管囊肿、先天性巨结肠、中高位肛门直肠畸形等。

目前,微创外科技术已经普及到我国大多数基层医院的小儿外科,80% 左右的小儿腹部外科疾病采用腹腔镜外科治疗。

(三)小儿腹部外科患者的营养支持　外科患者的营养支持途径有肠外营养(parenteral nutrition,PN)和肠内营养(enteral nutrition,EN)。肠外营养是传统推崇的营养疗法,这些年经历了理念的更新与进步。如 20 世纪 70 年代,学者们主张"当患者需要营养支持时,首选中心静脉营养"。到 20

世纪 80 年代则认为"当患者需要营养支持时,首选周围静脉营养"。再到 20 世纪 90 年代,有学者提出"当肠道有功能且安全时,使用肠内营养"的观点。发展至今出现了"应用全营养支持,首选肠内营养,必要时联合肠外营养补充"的现代理念。

1. 肠外营养　腹部外科的患者在很多情况下有一个时期不能经口进食,这时的营养维持全靠静脉输入,以提供患者所需的营养要素,包括糖类、蛋白质、脂肪、盐类、各种维生素、微量元素和水分等,称为全肠外营养。其目的是维持每日的能量消耗、细胞代谢和个体生长发育所需要的营养素,包括纠正已发生的营养失衡及水、电解质平衡紊乱。静脉高营养的应用大大降低了腹部外科患者特别是新生儿消化道畸形的死亡率。

肠外营养主要由蛋白质、脂肪和糖类,以及机体所需的电解质、维生素、微量元素和水构成。电解质按生理需要补充足够的钠、钾和氯。禁食时间长者需要补充适量微量元素。钾的用量要根据患者是否有尿和离子监测水平动态调整。肠外营养时,高渗透糖需要钾向细胞内转移,此外氨基酸合成蛋白质时也需要钾离子的参与,所以要及时注意钾的补充以防止低血钾。总液体需要量一般体重的第一个 10kg 按 100~120ml/(kg·d),第二个 10kg 为第一个 10kg 体重需要量的 50%〔即 50~60ml/(kg·d)〕,第三个 10kg 为第一个 10kg 体重需要量的 20%〔即 20~24ml/(kg·d)〕,并根据体温、尿量和额外损失来及时补充。氮与能量的比例一般保持在 1∶(150~200),以保证氨基酸的合成。输入途径有中心静脉插管和经外周静脉穿刺中心静脉置管(peripherally inserted central venous catheter,PICC)。除特殊要求外,一般通过外周静脉完成。

2. 肠内营养　虽然肠外高能量营养能补充营养物质的需要,但是消化系统的功能不只是营养,还包括胃肠活动、分泌、消化、吸收与菌群平衡等。如果长期静脉营养,使消化系统发生失用性萎缩后,很难恢复到正常的生理平衡。肠内营养是指通过口服或管饲给予营养液,补充机体所需的全部或部分营养,维持正常代谢。其优点是直接向肠道提供营养,符合机体生理代谢过程,满足相关营养物质需求,维持肠道黏膜屏障的相对完整,防止肠道细菌易位及有关肠源性感染的发生。

小儿胃肠道外科术后推荐早期肠内营养支持。上消化道手术(十二指肠梗阻,如环状胰腺、十二指肠闭锁、狭窄等)建议术后常规留置经鼻空肠管,若腹腔镜手术可行空肠穿刺置管,术后24小时可泵入适量含5%葡萄糖的等渗盐水,若无显著不适,则于术后48小时给予短肽型肠内营养混悬液。根据肠道功能恢复状况,过渡到整蛋白纤维型肠内营养混悬液,肛门排气后逐渐给予患者流质食物。先天性巨结肠、肛门直肠畸形、肛肠瘘等患者如术前肠道准备时间较长,或已合并营养不良,应给予 EN 支持,首选经口营养,直至达到手术要求。术后24~48小时早期开始恢复营养支持,根据病情和营养状态逐渐过渡到正常饮食。对危重症和腹部严重复合性创伤患者,早期 EN 支持可增加消化道免疫功能和黏膜屏障作用,并补充外伤应激和术后高代谢状态的营养需求。

(四)腹部外科患者的多器官功能障碍综合征
多器官功能障碍综合征(multiple organ dysfunction syndrom,MODS)是腹部外科严重并发症,多见于腹部复杂创伤、大手术和腹腔严重化脓性感染等,具有较高的死亡率。

1. 多器官功能障碍综合征　指患者同时或连续出现两个以上器官或系统衰竭。导致多器官衰竭的高危因素包括:腹部创伤、急性弥漫性腹膜炎、腹腔器官急性化脓性感染(特别是肝内及胆道系统化脓性感染)、急性胰腺炎及腹腔内空腔脏器穿孔等;此外,还见于低血容量休克及腹腔内脏器移植后排异反应等。这些器官的感染源除少数明显的外界污染外,绝大多数来源于肠功能紊乱后(肠麻痹)的肠内细菌失衡与移位。由于肠黏膜屏障破坏,肠内细菌过度生长,细菌和内毒素移位,发生肠源性脓毒症(gut origin sepsis,GOS),继发一系列器官衰竭。脏器功能损害开始于缺血期,加重于再灌注期。如创伤性休克抢救不及时,器官长时间缺氧,特别是肠道缺氧损害,长时间的肠麻痹,肠内滞留细菌繁殖产生大量毒素。一旦循环恢复,血液再灌注,使原来滞留肠内的毒素暴发性经血运传到全身,引发全身性炎性反应综合征(systemic inflammatory response syndrome,SIRS),形成所谓第二次打击(损伤)。临床上常因抢救休克成功而忽视再度休克,导致前功尽弃,必须提高警惕。只要有过长时间的肠麻痹,休克恢复但肠麻痹仍未解除者,随时可能发生再度休克或器官衰竭。

MODS 的发生常从单个器官衰竭开始。常见的单器官衰竭多是在外周循环衰竭(休克)抢救之中发生的。首先是呼吸衰竭,其次是肾衰竭、急性应激性溃疡,最后发生循环衰竭、中枢神经系统功能障碍。但也有的患者在发生单个器官衰竭后很快同时发生多器官衰竭并形成一个恶性循环。此时常预示患者处于非常严重的状态。一般认为同时出现3个或3个以上器官衰竭者死亡率可达100%。

2. MODS 的治疗　一旦发生 MODS,则预示病情极为危重,需在重症监护治疗室进行抢救治疗。治疗重点:①消除致病源(外源性微生物感染和各种原因的组织损伤);②控制感染,尽快阻断机体自身炎症反应过程的病理生理链;③提供足够的能量和氧供,对已发生功能衰竭的器官和处于临界状态的重要器官给予保护治疗;④全身支持疗法。

(1) 消除 MODS 的致病源:快速有效地消除致病源是预防和治疗 MODS 的重要步骤。如小儿急腹症特别是绞窄性肠梗阻,争取做到早期诊断,在肠缺血发生前及时手术。一旦发生肠坏死,应迅速切除缺血坏死的肠管,合并肠扭转时,在松解或复位肠管前迅速阻断局部肠系膜血运,以免坏死区域的毒素通过肠系膜血运进入体循环。对于复杂性腹部创伤和泛发性腹膜炎,通过清创迅速清除外源性感染源,最大限度地减少坏死组织、细菌和毒素的吸收。同时注意监测并维持有效循环血量和正常血氧饱和度,为重要脏器提供足够的氧供给。

(2) 控制感染(对抗疗法):早期有效地控制感染,既针对肠内感染也针对腹腔感染,防止已发生的多器官功能不全的进展,也可为已衰竭的器官功能恢复提供机会。静脉给予强力杀菌剂,采取联合用药和序贯式治疗,在细菌培养和药敏结果未报前,采用经验性抗生素治疗,即广谱、联合的原则(如第三代头孢菌素加抗厌氧菌药物),取得药敏报告后,实施针对性药物治疗,但需注意二重感染。

(3)保护器官的针对性治疗:重症患者休克晚期对多器官功能不全应有预见性,一旦进入 MODS 阶段,各个器官的衰竭往往互相影响,使病情进一步恶化。抢救治疗过程中应在支持某个衰竭器官时,注意其他已发生衰竭或即将发生衰竭器官的支持,如肺水肿呼吸衰竭的间断性高压给氧;肾衰竭的保护性利尿;心力衰竭的快速强心治疗等,为患者的恢复创造必要条件。

(4)全身支持(顺势疗法):原则是充分休息与足够的营养支持。我国传统医学一直强调疾病的"三分治、七分养"和"扶正祛邪",反映了对顺势疗法的重视。

1)休息疗法:作为患者与生俱来的自我保护本能,重病患者卧床嗜睡是自然现象,治疗抢救过程中应注意保障患者休息。疼痛是术后干扰休息的主要因素,适当的术后止痛是必要的。腹部外科术后合理应用止痛技术,让患者有充分的休息,特别是保证足够的睡眠时间,对术后康复十分重要。

2)营养疗法:以保持水、电解质平衡和正氮平衡为核心。MODS 常伴有水、电解质及酸碱失衡,大量补体和蛋白质消耗。尤其腹部外科禁食患者,口服综合营养已经中断,加上腹部炎症、创伤手术后往往伴有肠麻痹,肠内容物吸收障碍,如营养得不到补充,不可避免地发生蛋白质过度消耗、肌肉萎缩、免疫功能低下,修复物质缺乏,使机体处于负氮平衡状态。加重已发生的多器官功能不全。应当迅速给予 PN 支持。首先补充大量氨基酸,增加蛋白质合成,剂量是每日 1~3g/kg;其次补充糖、脂肪乳,总能量为 100cal/kg。长期 PN 时可使肠黏膜变薄、萎缩;削弱肠黏膜的防御屏障,反而有利于肠道细菌的外移。从而成为脓毒症-多器官衰竭的内在细菌来源。故条件许可时应尽快恢复 EN,如小量试探性胃管喂养和要素饮食,作为能量补充。

(五)抗生素在小儿腹部外科的应用 抗生素在腹部外科的应用包括预防性用药和治疗性用药。合理应用抗生素是腹部外科疾病治疗的重要环节,不仅提高腹部外科疾病的治疗效果,对预防感染性并发症的发生也起到重要作用。

1. 预防性抗生素的应用 适合较大的腹部手术和有污染的手术,这些手术虽然是无菌手术,但手术创伤较大,手术时间较长,术后一旦感染后果严重。对无菌的中、小手术则应避免预防性应用抗生素。预防性用药的原则是选用低毒、副作用小的杀菌类抗生素,一般使用时间不超过 3 天。

2. 治疗性抗生素的应用 应按照下列原则选用:尽快明确病原学诊断,在处理任何腹部感染性疾病时均应采取标本进行病原菌检测和抗生素敏感试验。按照抗生素敏感试验结果选用敏感的抗生素进行治疗。对于病原菌不明或敏感试验结果尚未报告者,可根据感染部位和针对常见感染病原菌进行经验性用药,一旦病原菌明确后及时进行调整用药。遵循足量、有效的原则,迅速控制感染。严重感染,或合并多种细菌感染时,主张多种抗生素联合应用。如阑尾炎穿孔,多合并厌氧菌感染,应加用抗厌氧菌感染药物。用药过程中兼顾患者的年龄和病情、病原菌的不同、肝肾功能、免疫缺欠等特点。普通感染一般用药 72 小时,严重感染至少到感染控制 1 周后逐渐停药。此外要注意抗生素的副作用,避免滥用。否则可能产生耐药,还会造成一些后果严重的医源性疾病。

(六)腹腔粘连问题 与皮肤切口的愈合一样,腹腔粘连也是机体自然修复的病理过程。损伤第 1 天即有渗出及纤维蛋白原沉积,填充于并拢的浆膜之间,第 2 天发生黏性纤维蛋白沉积,形成可塑性固体粘连,容易分开而不出血。随后纤维母细胞进入,形成纤维性粘连,则不能分开或分开时渗血。然而肠管间与皮肤切口不同,不是创面之间的粘连,而是正常完整的浆膜之间的粘连,术后肠蠕动功能恢复,肠蠕动产生肠管间的相互牵拉,2 周后,之前所形成的粘连基本上被分开并吸收。事实上大部分腹腔粘连在 6~12 个月基本吸收。个别部位由于感染、异物的存留,或浆肌层严重损伤,则形成瘢痕愈合或称顽固性粘连。一般情况下也不应该引起肠梗阻。

粘连性肠梗阻的形成条件：不良粘连是本因，蠕动紊乱是诱因。所谓不良粘连是指粘连的位置影响了肠蠕动和肠内容物通过，如肠扭绞或内疝。粘连还可形成压迫性或曲折性不全肠梗阻，这种粘连的形成主要是因为肠麻痹时间太长，蠕动恢复时，肠管已在不良的位置上形成纤维性粘连，很难再改变，临床上表现为慢性肠不全梗阻，多数情况下肠内容物的通过保持正常，只有蠕动紊乱时才可能引起肠梗阻。肠蠕动紊乱的原因很复杂，临床较为常见的是寒冷反应、暴饮暴食及异性蛋白过敏。因此预防粘连性肠梗阻关键不是防止粘连的形成与发展，而是防止顽固性不良粘连的出现。这就要求外科医师在手术实施过程中要精细操作，减少肠管暴露和不必要的刺激，注意肠管还纳腹腔时的顺序和摆放；术后有效的胃肠减压，尽量避免 3 天以上的肠麻痹。术后 1 年内避免暴饮暴食或受凉。

（七）腹部外科前瞻性问题：精准医疗 在当前大数据背景下，医学已经迈入精准医疗时代，要求在大数据分析提供循证医学证据的基础上，对患者实施个体化的精准治疗。小儿是一个机体解剖、器官和系统功能均处于不断发育成熟的个体，实施精准外科治疗无疑具有重要意义。未来的小儿腹部外科手术，应当在汇集分析某一疾病的海量数据后，科学制定针对该疾病的手术方案，运用先进的导航技术和机器人操控，实现对病灶安全、准确、微创或无创的彻底清除，并兼顾脏器保护和损伤控制。应当在以下几方面努力探索：①对小儿常见先天性消化道畸形的发病机制、胚胎病理演变过程的调控机制进行精准研究，在基因组学基础上提供关键变异位点和有效的调控手段，以终止畸形的发生，或在胎儿期或围生期进行精准的外科修复；②建立小儿常见消化道先天畸形的大数据存储和云计算平台，实现数据存储和共享，构建常见畸形的个体化临床综合决策体系；③依托大数据平台和现代精准外科技术与设备，实现小儿外科手术的精准化目标，如利用计算机辅助设计和导航，通过机器人精准操作完成复杂畸形的精准无创或微创外科手术；④利用生物材料通过三维打印技术修复小儿常见畸形，建立以细胞、

生长因子等为基础设计的具有生物活性功能的人工器官、细胞的三维结构模型；⑤实现小儿常见实体肿瘤的大数据云计算和建模分析，完成实体肿瘤的个体化靶向治疗、介入治疗和外科手术以及放、化疗四位一体的临床整体解决方案；⑥构建小儿腹部外科术后功能重建的临床综合评估和远期生活质量预测与健康指导平台。

（王维林）

第二节 腹部创伤

一、腹部创伤总论

意外伤害是目前全球儿童死亡的最主要原因，由于创伤发生的突然性、不可预知性，加上儿童对于外界伤害的自我防范能力的先天不足，使急诊儿科医师面临巨大挑战，而腹部创伤在所有创伤中占有相当大的比重。腹腔内脏器数量多且前方仅仅有皮肤、肌肉组织遮挡，增加了多发伤、复合伤的发生概率，给诊疗过程增加了难度。根据腹壁是否完整分为腹部闭合性创伤和腹部开放性创伤，根据受累器官类型分为实质脏器损伤和空腔脏器损伤。

（一）腹部闭合性创伤 腹部闭合性创伤占所有钝性外伤的 8%~12%，在腹部外伤中超过 90%，最常见的原因为坠落和车祸。儿童虐待造成的创伤目前也日益引起关注。尽管腹部创伤只占儿童外伤的 10% 左右，但是它是儿童致命外伤中最容易被忽略的创伤。因此一个针对诊断和治疗的强制性和系统性的处置常规非常必要。

由于儿童骨骼肌肉系统发育不完全，肌肉与相关骨骼较成人弱，保护作用较差，因此儿童较成人更容易导致腹部损伤。另外，儿童腹内器官与个体体积比值更大。外界对腹部造成的冲力分布于相对较小的体积时，更容易造成腹腔内脏器的损伤。

1. 腹壁挫伤与闭合创伤 许多儿童在日常玩耍、遭遇轻微腹部外伤或轻微车祸时会发生腹壁挫伤。通常无腹腔内病理体征时患者可回家观察。那些病史复杂或有可疑体征的儿童应接受诊

断性检验评估和外科观察。充分了解创伤机制及进行仔细的腹部查体是发现严重腹腔内损伤的第一步。持续的胆汁样或血性呕吐、腹膜刺激征、便血和尿血通常提示空腔脏器的损伤;而胰酶、转氨酶的升高提示有肝、胰腺的损伤。腹部 B 超与 CT 对进一步的诊断很有帮助。即使轻微的肝、脾、胰或空腔脏器挫伤都应留院观察。

2. 实质器官损伤　腹腔内实质器官最容易受伤的是脾脏,其次是肝脏。原因多由于车祸、坠落和自行车外伤。由于血管较粗大,并且出血常常隐藏在相对较大的腹腔内不易看出,因此决定了较高的大出血发生率和死亡率。

脾脏损伤常有弥漫性腹痛或局部压痛。膈下积血可引起左肩痛。腹部 X 线片偶有胃泡移位的表现。B 超和 CT 检查可以提示损伤的程度。

脾脏外伤的处理由传统的脾切除和脾修补转移到非手术治疗,这样有效降低了幼儿脾切除后造成的暴发性败血症。

闭合性肝外伤是另一个常见致命性腹部外伤。其腹痛和局部压痛位于右腹部,常常由于血腹而引起。与脾外伤相同,闭合性肝外伤的非手术治疗已经变为常规。单纯的轻度肝、脾外伤,血压和血红蛋白正常稳定,不输血的非手术治疗包括镇定、输液,已经成为小儿创伤外科的标准治疗方法,并且成功率高达 90%~95%。血压、脉搏不稳定,并且变化急剧明显者,需积极开腹探查。

3. 空腔脏器损伤　闭合性损伤致肠穿孔比较少见,主要发生在十二指肠。肠管相对固定于脊柱前方,强大快速的外力如车祸时车内突出物的撞击,或小儿用的腹部横跨式安全带受突然停车的惯性,将肠管挤在坚硬的脊柱之间造成破裂或压挫坏死。虐童行为中腹部人为的钝性伤也是原因之一。腹膜后十二指肠损伤临床诊断较为困难,伤后早期常无明显临床症状和体征,B 超或 CT 检查也无特异性表现。然而随着时间的延迟,粪汁、胆汁样呕吐和消化液对腹膜的刺激会表现出来,接着发热和严重的腹膜炎体征才能提示医师有消化道穿孔的可能,所以诊断时常已为晚期病例。30%~50% 病例腹部立位 X 线片显示有气腹。腹腔穿刺对于诊断有帮助。临床很多患者由于诊治延误导致剖腹探查时十二指肠已坏死、穿孔,甚至肠管横断翻开。

4. 腹腔内损伤的迟发临床表现　有些腹腔内损伤在最初数日至数周内没有病理表现,而后会出现腹胀、呕吐或血便。三种外伤常有迟发的临床表现如下。

(1) 胰腺损伤继发假性囊肿。

(2) 十二指肠血肿及慢性坏死穿孔。

(3) 肝挫伤及胆道出血。

上腹部的直接冲击(钝性冲击)和安全带损伤即使不引起肠穿孔也可导致十二指肠肠壁血肿并引起迟发性不全性梗阻,出现逐渐加重的腹痛、胆汁性呕吐和腹胀。B 超及上消化道造影可协助诊断。十二指肠损伤应同时考虑到胰腺损伤的可能。非手术治疗包括至少 3 周的减压和肠外营养。腹部闭合伤的迟发病变仍以肝损伤合并胆道出血最为常见。胆道出血可能为胆道自身的损伤,但多数为肝脏实质损伤出血流入胆道。常常在腹部外伤数日后表现出腹痛和上消化道出血。B 超及胆道造影可明确诊断。在保守治疗不能止住活动性出血时,应采用手术栓堵治疗甚至剖腹探查,明确出血部位后考虑局部止血甚至部分肝切除。

(二) 腹部开放性创伤　开放性腹部创伤在小儿比较少见。枪弹、爆炸和刺伤造成的快速大量出血及器官损伤是造成高死亡率的原因。小肠及结肠由于腹壁保护较差并且占有体积比例较大,因此容易受到直接开放伤的累及,并且多造成贯通伤(穿孔)。大量出血及肠内容物流出是造成低血容量休克和腹膜炎的原因。处置原则为积极抗休克和控制感染的同时行剖腹探查。

1. 刺伤　腹部刺伤所致腹腔内的损伤程度,取决于凶器的类型、长短及可能受累的器官和组织。大血管的损伤危险性极大,常见受累的血管为腹主动脉、下腔静脉、门静脉和肝静脉。临床上可见急剧恶化的休克,常常来不及抢救而死亡。因此被刺伤的患者,如果血流动力学状况不稳定或有腹膜炎征象,腹腔穿刺有血,须分秒必争开腹探查,并迅速止血。一般情况稳定的患者,如有呕血、便血,或有腹腔内容物、气体自伤口溢出,也需立即扩大伤口开腹进行探查。腹壁穿通伤即使伤

24

口很小,甚至表面看来伤口几乎愈合,但几小时后仍有大网膜溢出,需注意合并肠管损伤的可能,需开腹探查。出血不多,症状体征较轻的情况,腹腔镜探查比较合理。

季肋部及背部的刺伤,病情多数情况下相对较为稳定,这是因为脊柱旁肌肉对腹膜后结构起到一定的保护作用。局部的血肿本身常常起填压作用,使局部区域止血。除非血流动力学状态不稳定或有腹膜炎及气腹征象,背部刺伤常暂时采用非手术治疗,密切观察病情进展同时完善相关影像学检查,以决定下一步的治疗方案。

2. 枪伤、弹片伤 由于枪弹和弹片速度较大,对组织造成穿透伤之外还有一定的爆炸性,因此腹部火器伤多伴有严重合并损伤,如空腔脏器常累及大血管,肝、脾则多表现为爆裂伤。因此腹部火器伤多须立即剖腹探查。必须注意肠管穿透伤的穿孔数量应为双数,因为有入口必须有出口,除非弹片停留在肠内,否则遗漏一个穿孔,会导致严重的后果。

(三)腹部创伤的处理方案 临床医师千万不要忽视腹部创伤。即使是明确的轻微刺伤,也必须行全身系统的全面检查,排除可能的中枢损害及呼吸、循环异常,同时进行腹部的深入检查。对腹腔内损伤的评估应从创伤病史开始分析腹内损伤的可能性,同时仔细观察腹部损伤的可见表现,包括腹壁瘀斑、腹胀和开放性创口。必须警惕小儿惊吓状态下可掩盖严重的腹腔内失血的表现,特别是休克前期的假性兴奋阶段,常表现非常理智、合作,不熟悉小儿休克发展特点时往往误诊。

1. 体格检查 常规1分钟全身检查必须认真重复核对,发现可疑处,必须明确落实。特别是同时有腹部以外的外伤,常常掩盖了腹部阳性体征的发现。单纯间接性肝、脾外伤早期,其腹部检查及生命体征都可能正常,因此反复系统的全身检查核对非常重要。肠鸣音消失为腹内器官受损害而停止活动的标识,但是肠鸣音消失不一定代表腹内器官的直接创伤。任何严重创伤引起血压下降、循环不足都可引起肠蠕动停止,特别是短时间听诊更不能说明问题,因此必须耐心地听几分钟,并且要反复地听。长时间无声可能说明腹腔

内器官功能改变,但仍不能诊断器质性损伤。听诊最重要的意义在于肠鸣音正常的情况下,可以暂时排除腹内器官严重损伤,不需急于开腹探查。腹部压痛、肌紧张或叩击痛可能由于腹壁挫伤或腹腔内损伤。叩诊检查气腹对小儿创伤常不现实。直肠指检对于盆腔损伤非常重要,不可省略。尿道口有血迹及膀胱或耻骨上区肿胀提示尿道损伤。

2. 化验、影像检查 血液检查及交叉配血对于腹部外伤当为常规检查。同时肝功能及尿液检查也必不可少。肝功能的好坏能提示肝损伤程度,但是存在很大的争议。通常 AST>450U 和 ALT>250U 提示肝损伤的存在,再结合 B 超或 CT 可对肝外伤进行评估。胰酶增高提示胰腺损伤,但若不升高也不能排除胰腺损伤。腹部 B 超或 CT 检查明确胰腺损伤的准确率达 60%~70%。尿检查红细胞超过 50/HP,说明腹腔内器官有损伤。血气检测对评估呼吸功能或膈肌损伤有帮助。每小时持续的血红蛋白降低提示有活动性出血。

(四)腹部外伤的治疗原则

1. 基本治疗原则 根据病情、病变部位给予初步处理。对于危重患者,优先保证呼吸道畅通及颈部固定。对于严重外伤患者不管有无休克表现都应吸氧。简单的检查完成后应立即建立静脉(或紧急骨髓输液)通道。失血性休克的患者应快速输注等渗晶体液 20ml/kg,如患者病情仍不能稳定则再输一份 20ml/kg。如 40ml/kg 晶体液已经输完,心率、血压仍不能稳定,则考虑仍有活动性出血,需立即输血。中心静脉插管对抢救休克有帮助,而且股静脉穿刺对于儿童来说是较好的选择。病情纠正与抢救的同时,病变部位诊断要尽快落实。通常情况下任何有创的处理,都应在生命体征平稳后进行。抢救生命的措施常需与生命复苏同时并行,例如活动性大出血、开放性胸部损伤、开放性颅脑损伤等。腹部创伤内出血等常常列为第二位,应在血压稳定后行开腹探查。但是大出血、肠穿孔、肠坏死经上述抢救仍不稳定者,应在继续抢救的同时,迅速进行"快速简短"的开腹手术。

2. 不稳定患者的治疗原则 危及生命的损

伤如气道梗阻、张力性气胸、心脏压塞、活动性出血等,诊断多较为明确,必须紧急处理。除此以外的其他隐蔽创伤病变部位的检查与诊断常因患者不能移动而受阻。床边 X 线、B 超有时都有困难。诊断性穿刺常是一个很好的选择。腹腔穿刺最安全、诊断意义最大、使用最多。细针在任何部位穿刺出大量血性液,无论来自腹腔或肠腔,都是手术探查的指征。必须注意,任何穿刺,无论吸出物为血性液、气体或粪汁,都必须尽量抽吸,抽到负压为止,以免误穿入高压肠腔,拔针后继续遗漏。抽出物的检查也有助于进一步诊断。此外,快速胸腔穿刺、颅腔穿刺,都可作为危重患者急诊手术指征的依据。总之,对于不稳定患者,在尽量避免移动的同时必须抓紧抢救时机,明确是否急需手术探查。

3. 稳定患者的治疗原则 通常创伤患者通过补液和输血稳定病情后需重复分析病史,再次进行全面的体检和常规腹部 B 超、CT 扫描。腹部 B 超对实质器官外伤的诊断有决定性价值。CT 扫描仍为诊断的金标准,常常可以确定肝、脾损伤的程度,决定是否适合采取非手术治疗,从而取代了诊断性穿刺和不必要的剖腹探查。当然,在明确气腹存在的情况下,即使患者情况稳定也应及时手术探查。

（五）常规开腹探查（快速简短手术） 一般先在腹直肌中部做一个 10cm 以内的小切口,切开肌肉,直接进入腹腔。如发现有大量积血,立刻用手(不能靠吸引器,太慢)将血和血块掏出,并观察估计出血方向,向上或下扩大切口。迅速将全部小肠提出腹外,吸出腹腔余血。探查后腹膜。任何血肿均须切开探查。随时发现出血立即止血。腹腔内积血除净后,切开大网膜,探查小腹腔(胃后壁、十二指肠与胰)。然后探查结肠,直肠可经肛管注气探查。最后冲洗腹腔,从屈氏韧带或回盲瓣开始,按顺序将小肠送回腹腔,边送边查,发现问题及时处理。发现损伤或可疑损伤的肠管,暂时外置。迅速用张力缝合关腹。全部手术要求半小时内结束。手术的同时继续抢救休克。次日全身及局部情况稳定后,再拆开缝线继续完成手术。

二、实质脏器创伤各论

（一）肝损伤(liver injury) 小儿肝损伤的发生率在腹腔脏器损伤中排第二位,但死亡率位居首位。国外文献报道,肝损伤占儿童腹腔脏器损伤的 30%,死亡率高达 20%。首都医科大学附属北京儿童医院统计 2000—2008 年 8 年间收治的肝损伤患者 125 例,占腹腔脏器损伤的 37%,死亡率达 2.2%。儿童肝损伤可发生于任何年龄,受害者以学龄前儿童居多。

【小儿肝脏的解剖特点】 小儿肝脏质地脆弱,血运丰富,结构和功能复杂。小儿肝脏体积相对较大,成人肝脏占体重的 1/50,小儿肝脏约占体重的 1/20。年龄越小,比例越大,特别是左肝大小变化更加明显。正常婴幼儿的肝下界低于肋弓 2cm,在右肋缘下及剑突下可触及。肝脏缺少肋弓的有效保护,外力可直接作用于肝脏,致使婴幼儿肝脏易受到损伤。小儿肝右叶遭受外伤的机会较左叶高 4~7 倍。因肝右叶膈面的前上方呈穹窿状,且体积较左叶为大,下胸、上腹部受挤压时,右肝呈向上的折力;下胸肋骨骨折或前腹壁创伤时,右叶首当其冲。儿童又以肝右后叶最易受损伤。

小儿肝脏血管丰富,入肝血管包括肝门静脉和肝固有动脉,出肝静脉包括肝静脉和肝小静脉。小儿肝脏有丰富的血液供应,而肝组织较脆弱,肝损伤可导致严重的出血。但小儿血管的弹性回缩好,断裂出血后断端回缩可自行合拢闭塞止血。小儿肝脏再生能力比成人旺盛,术后肝再生率与术后体重增长同步,术后 6 周小儿肝再生率相当于成人的 4 倍。

【病因】

1. 开放性肝外伤 因锐性外力贯穿胸腹壁而损伤肝脏。小儿开放性肝损伤很少见,仅占 5%,致伤原因多为刀或铁棍刺伤或扎伤腹部。

2. 闭合性肝外伤 因钝性暴力使肝脏受到间接冲力作用而损伤。是儿童常见的损伤,致伤原因多为撞击、挤压、车祸、高处跌伤。

【病理】 肝损伤包括肝破裂和包膜下血肿。肝损伤的主要病理改变是出血、胆汁外溢、肝组织坏死。大量血液和胆汁流入腹腔,引起胆汁性腹

24

膜炎。若伤及较大的血管,可造成难以控制的大出血,迅速发生失血性休克而死亡。脱落在腹腔的肝组织坏死分解后,在积血和胆汁的混合下,继发细菌感染,轻者形成腹腔脓肿,重者则可发生败血症或中毒性休克,导致多脏器衰竭。闭合性肝损伤较开放性肝损伤范围广泛,病理改变也较复杂严重。

肝损伤往往合并其他损伤,最常涉及的区域是腹部,其次是胸部和头部。首都医科大学附属北京儿童医院 125 名肝损伤患者中,复合伤占 78%,合并的损伤最多见的是脾损伤,其次是肺损伤、肾损伤及颅脑损伤,下肋肋骨骨折发生率是上肋肋骨骨折的 2 倍。

【病理生理】　创伤、失血、休克是通过血流动力学上的改变,对肝脏产生影响。

1. 肝血流量下降　肝脏是唯一的由体循环和门静脉双重供血的器官,肝窦接受的血液 75% 来自门静脉,25% 来自肝动脉,而肝所需的氧一半来自动脉,另一半来自门静脉。创伤、失血等均能影响门静脉的血流量和含氧量,中等量失血时,门静脉血流量可下降 50%;严重失血和持续性休克时,肝血流量及含氧量将受到更大的影响。

2. 肝功能的改变　严重创伤后可产生黄疸,分为肝前性、肝内性、肝外性。

(1) 肝前性黄疸:肝外伤后额外胆红素的来源增多,其来源途径为:①输入库存血液中红细胞破坏;②创伤后的溶血;③组织内出血、血肿重新被吸收。造成肝脏的胆红素负荷增加。

(2) 肝内性黄疸:创伤导致的肝血流降低、肝脏供氧减少,可使肝小叶中央区肝细胞坏死。

(3) 肝外性黄疸:通常为创伤累及胆管,或与合并感染引起肝外胆管受压、胆管炎性狭窄有关。较轻的肝外伤常常造成多项肝酶的升高。

【诊断】　单纯性肝损伤的诊断多无大困难。闭合性肝损伤合并有脑、胸、腹部严重复合伤时,由于伤势重、病情复杂,往往不易确定是否有肝损伤的存在。

1. 病史　准确而详细的病史对判断肝损伤有着重要的意义。小儿由于年龄小或伤势重,不能自述受伤经过,应由家长或目击者详细代述。右

侧胸腹部的撞伤、挤压伤、摔伤都有可能导致肝损伤。

2. 症状　腹痛是肝损伤患者的主要症状,年长儿童可自诉腹痛,并可清楚定位于右上腹痛;婴幼儿腹痛叙述不清,不能准确定位、定性,多表现为哭闹不安,手指脐部,腹部拒按。当大量血液和胆汁流入腹腔引发腹膜炎时,可产生剧烈腹痛,患者表现为面容痛苦,表情冷漠,弯腰行走,惧怕移动。

休克是肝外伤患者的另一症状。肝外伤患者的休克发生率为 50%。小儿休克的前期突出表现为警觉、饶舌、多话、惊恐、哭闹。小儿可表现出与平常反差极大的躁动不安,不配合治疗。休克的晚期表现为表情淡漠、沉默不语,严重者意识丧失。

3. 体征　右上腹部皮肤挫伤及擦伤、轮胎压痕、刺破的伤口都是可以提供诊断肝损伤的线索。腹部压痛、反跳痛、肌紧张、肠鸣音消失则表明存在胆汁性或出血性腹膜炎。肝外伤患者的腹部压痛、肌紧张征象没有胃肠道破裂消化液溢出刺激腹膜引起的腹部压痛、肌紧张那样强烈。

儿童早期低血容量休克的典型征象是面色苍白、心动过速、肢端湿冷、脉搏细弱,继之血压下降、神志迟钝、全身冷汗。

4. 实验室检查　红细胞计数、血红蛋白和血细胞比容进行性下降。白细胞计数在伤后早期可升高。血清 AST、ALT 在肝损伤后几小时即可升高,ALT 较 AST 更有诊断意义。

5. 腹腔穿刺　闭合性腹部损伤的小儿应常规进行腹腔穿刺,抽出不凝固的血液即为阳性,诊断阳性率可达 90%。肝破裂常伴有胆管损伤,抽出的血液中含有胆汁成分,其胆红素定量、黄疸指数均高于静脉血液内的含量。腹腔穿刺及灌洗能快速、敏感地发现腹腔内出血,但不能特异性地提供腹腔内器官损伤的类型和严重程度。腹腔穿刺有假阴性的结果,可选择不同时间、不同部位反复穿刺以协助诊断。

6. 影像学检查　①腹部 B 超诊断。是肝损伤的首选检查方法,能发现腹腔和腹膜后积血,准确显示肝损伤的部位、形态,超声诊断肝损伤的准

确率达 99%。B 超具有简便、无创、迅速、费用少等优点,因此应提倡对肝损伤的小儿定期行 B 超检查,动态观察肝损伤的恢复状态。②腹部 CT 诊断。CT 已成功地诊断了许多既往临床上不能确定的肝损伤病例。对于腹部闭合性损伤,CT 能准确地确定损伤的脏器,同时利用 CT 解剖标准对实质脏器损伤进行分级。CT 能准确显示肝损伤形态、腹腔及腹膜后积血。肝破裂的 CT 典型征象为肝缘有不规则的裂隙或缺损,呈不规则线状或分支状低密度区;肝内血肿可表现为界限不清的圆形或卵圆形阴影;包膜下血肿可压迫肝脏变形与被膜分离。增强 CT 可提供其他方法不可比拟的高质量解剖图像。

【肝损伤分级】　根据美国创伤外科协会的肝损伤 6 级分类法。国际上已将分级系统广泛应用于对儿童肝损伤严重程度的描述,并用于指导儿童肝损伤的治疗。

Ⅰ级:不增大的包膜下血肿,小于肝表面的 10% 或无活动性出血的包膜裂伤,肝实质裂伤深度 <1cm。

Ⅱ级:不增大的包膜下血肿,占肝表面的 10%~50%,或不增大的肝实质内血肿直径 <2cm,或包膜撕裂伴活动性出血,实质裂伤 1~3cm,裂口长度 <10cm。

Ⅲ级:正在增大的肝包膜下血肿或超过肝表面的 50%,或包膜下血肿破裂伴活动性出血,或肝实质撕裂深度 >3cm。

Ⅳ级:肝实质内血肿破裂伴活动性出血,或肝实质破坏累及 25%~50% 的肝叶。

Ⅴ级:肝实质破坏累及 50% 以上的肝叶,或近肝静脉损伤,如肝后下腔静脉或主肝静脉。

Ⅵ级:血管损伤及肝撕脱。

【治疗】

1. 治疗原则　小儿肝损伤的处理原则以非手术治疗为主。多数资料证实,术前有腹腔内积血的小儿,其中 60% 在剖腹探查时发现肝损伤轻微或已无活动性出血,手术无须任何处理或仅需极简单的操作。非手术治疗儿童肝损伤已获得成功的经验。Stylianos 报道一组 312 名肝损伤患者,只有 1.3% 施行手术。首都医科大学附属北京儿童医院肝损伤的非手术治愈率达 93%,手术探查率仅占 7%。对于儿童肝损伤,选择手术与非手术治疗是以病理生理改变为依据的,而不是以解剖改变为指征。因此,患者血流动力学的稳定性和对液体复苏的反应是决定治疗方式的标准。外科医师应善于重复评价小儿的复苏效果,以决定是否需要手术干预。

非手术治疗的前提是:①伤后经液体复苏,血流动力学稳定;②有完整的监护系统;③没有需要手术治疗的腹内其他脏器损伤。

2. 非手术治疗方法　①抢救休克。小儿肝外伤后,对生命威胁最大的是出血引起的失血性休克。抢救休克刻不容缓,早期、快速、足量的液体复苏是预防和治疗失血性休克的关键。小儿液体复苏的液体首选 2:1 液或生理盐水。当患者有明显的失血征象时,应予以输血,目前多主张成分输血。输液量以输入 2 个治疗量(每个治疗量 20ml/kg)为血流动力学稳定性的参数,给予 2 个治疗量后,如休克缓解,可改为输入生理维持量,如不能使血压稳定,应迅速施行剖腹探查术。②卧床休息。卧床休息 3~4 周,病情稳定后可出院,但应避免剧烈活动 2~3 个月。③禁食。必要时行胃肠减压。④预防性广谱抗生素应用。肝损伤继发感染多由肠道杆菌及厌氧菌引起,推荐使用第三代头孢菌素与甲硝唑配伍。⑤止血治疗。小儿常用的止血药物为巴曲梅、维生素 K₁、卡巴克洛、酚磺乙胺、氨甲苯酸,经静脉滴注联合用药。⑥镇静。肝损伤后患者因恐惧、疼痛、出血、休克表现为躁动不安、哭闹不止,可能会加重损伤,妨碍检查,影响观察。为此,使患者保持安静状态非常必要,镇静能缓解患者的恐惧,避免躁动加重病情,利于腹部检查。常用的镇静方法包括静脉推注地西泮、肌内注射苯巴比妥、10% 水合氯醛灌肠。⑦生命体征监护。非手术治疗必须保证具有完善的监护体系,包括呼吸监护、循环监护、尿量监护、精神状态监护、腹部体征监护及影像学检查。需动态监测生命体征、尿量、血红蛋白及血细胞比容,定期复查 B 超或 CT。

3. 手术治疗　决定是否施行剖腹探查术取决于患者的稳定性和失血量的多少。严重肝外伤患者,出血凶猛,来院时已处于重度休克状态,需直接送手术室,肝外伤时小儿循环状态极不稳定,直接送手术室的患者也应首先进行术前液体复苏治疗。

(1)肝外伤手术治疗的基本原则是:①彻底止血;②清除失活、脱落的肝组织;③阻止胆汁外漏;④充分引流,以防止继发感染(特别是胆汁引流至少2周以上,以待胆汁瘘管形成,避免发生胆汁性腹膜炎);⑤处理合并伤。

(2)麻醉选择原则:复合全身麻醉气管内插管麻醉,可获得良好的肌肉松弛。

(3)探查损伤:进腹后首先探查肝及脾损伤,如有脾损伤立即快速止血,然后清除肝组织碎块、血凝块,了解肝损伤范围、部位及程度。其次探查腹腔其他脏器的合并伤。

(4)短暂暂时性肝创伤止血技术:①手持纱布垫直接压迫肝创面,暂时止血;②手指捏住或用束带阻断肝十二指肠韧带;③用无创动脉钳阻断腹腔动脉平面以上的腹主动脉;④用无创动脉钳阻断下腔静脉。

(5)处理肝外伤常用各种术式:①单纯缝合术。适用于浅表肝裂伤,用4-0丝线或1-0肠线做贯穿创底的8字形或褥式缝合。②带蒂大网膜填塞缝合修补术。其优越性为消灭死腔,控制出血,促进新生的血管生长,刺激创面的修复愈合。将带蒂大网膜填入肝缺损处,再做间断对合缝合。③筛网包裹修补术。用人工合成可吸收的筛网压迫裂伤的肝脏,一般以镰状韧带为筛网固定点,一次包裹一个肝叶或用一个Y形筛网包裹整个肝脏(临时可用肠线编织成网)。④肝动脉结扎术。严重肝创伤,尤其是伴有动脉出血者,肝动脉或肝叶动脉结扎能作为一种挽救生命的措施,当2个叶损伤时可直接结扎肝总动脉,1个叶损伤时结扎患侧的肝叶动脉。需提醒的是,小儿结扎肝动脉及其分支可导致肝脏继发性坏死,应慎用此方法。⑤纱布填塞法。是严重肝损伤简单有效的止血措施。须大量纱布垫或特制的填塞纱条,按顺序填塞,必须达到不明显渗血后,贯穿缝合腹壁。3天后,病情稳定,在手术室拆开1~2针缝线,分次按顺序取出填塞。在肝外伤导致大出血、凝血机制

障碍、创面渗血不止等紧急情况下,纱布填塞止血仍不失为一种挽救生命的有效手段。因术后并发症多,强调3天内必须取出,必要时另填可吸收性止血棉加用局部止血药及抗菌药,根据可能感染的情况可以缝合腹壁或保持引流。⑥肝部分切除术。当肝脏严重破损,肝脏一叶多发性裂伤或呈星芒状裂伤,部分肝组织失活,可行非规则性肝部分切除术。⑦出院治疗。肝损伤后限制生理活动的安全期限无统一标准,一般以影响愈合作为儿童恢复正常生理活动的标准。小儿严重肝损伤、肝修补术后、肝脏血肿吸收期应卧床1个月,限制剧烈活动2~3个月。

【预后】　小儿肝损伤的预后优于成人,预后与肝损伤的类型、程度,伤者的年龄、合并损伤、治疗的早晚均有密切关系。

(二)脾损伤(spleen injury)　脾损伤一般常见于摔伤、撞伤,多与肝损伤同时发生。在血流动力学稳定的情况下首选非手术治疗。必须探查时,常是"先摸脾,后摸肝"。因为一般脾出血比肝出血活跃,需优先处理。脾破裂不易缝合或填塞,情况紧急时多采取快速切除(抓切法),抓住脾脏,在脾蒂处置钳,双重结扎、切除。但是对于6岁以下的脾外伤患者,应尽可能保留脾脏。可用可吸收线网(可在手术台上用可吸收缝线临时编制)将破脾网住压紧止血,尽可能地保留脾脏。如果必须切除也应少量回植部分脾组织(约占原脾的1/4),以期预防切脾后暴发感染。也有人主张把切除的脾按脏器移植法冷冻保存,待患者情况稳定后(或2周后)再做成小片脾组织,均匀移植于大网膜中,成活率较高。病理性大脾最易受伤破裂,如果探查为异常大脾,则无须顾虑,切除为宜。

(三)胰腺外伤(pancreas injury)

【流行病学】　胰腺是腹腔脏器中损伤机会最少的实质性器官,小儿胰腺损伤更为罕见,缺乏大宗病例的详尽研究。近年来国内外报道胰腺创伤的发生率有增高趋势,Cooper于1994年报道2 018例小儿腹部脏器损伤中,胰腺损伤仅占4%。首都医科大学附属北京儿童医院统计2000—2008年8年间收治的胰腺损伤患者16例,占腹腔脏器损伤的3%。儿童胰腺损伤可发生于任何年龄,受

害者以学龄前儿童居多,男孩发病率高,约占 80%。

【小儿胰腺的解剖特点】　胰腺是人体重要的消化腺和内分泌腺,是人体不可缺少的脏器之一。胰腺位于腹膜后深处,背靠脊柱,前方有肋弓、腹壁、胃及结肠,解剖上的特点使其受到了良好的保护,故损伤机会少。但小儿膈肌平坦,肋弓高位,胰腺缺乏有效的保护,加之小儿腹壁薄弱,难以承受对于成人无损害的外力而造成胰腺损伤。

胰腺的血液供应丰富,胰头部血液由发自胃十二指肠动脉的胰十二指肠上动脉和发自肠系膜上动脉的胰十二指肠下动脉所供应。胰体和胰尾的血供来源于脾动脉分支。因此,切除或损伤这些毗邻组织将会威胁胰脾的血供。但在儿童时期,十二指肠的侧支循环丰富,胰头包括胃十二指肠动脉的切除并不危害十二指肠。由于胰腺紧邻十二指肠和许多大血管,胰腺损伤常引起致命的合并伤害。

小儿缺乏脂肪组织,胰腺的解剖和手术修补较成人容易和清晰,脾脏和胰尾容易松动、暴露于手术视野中,胰血管和脾动脉能够清楚地被解剖出来,从而保证既能安全地切除胰尾又能保护脾脏。同理,松动、修补、切除脾脏也无损于胰腺。

【病因】

1. 外伤性胰腺损伤　上腹部直接撞击外伤是造成小儿胰腺损伤的主要原因,由于胰腺受到良好的解剖保护,只有当外界因素直接作用于胰腺或外力足够强大时,才可能损伤胰腺。同时多合并十二指肠损伤。外伤性胰腺损伤也分为开放性和闭合性两类,小儿则以闭合性撞击挤压损伤多见。①闭合性胰腺外伤:最常见的致伤因素,胰腺位于脊柱前方,外界冲撞力直接作用于腹壁时,若此时腹壁肌肉完全放松,瞬间暴力将胰腺挤压于坚硬而突出的脊柱上,造成胰腺挫伤或断裂伤。在成人典型的例子是驾驶汽车时方向盘直接撞伤,上腹部撞击在方向盘上,背部脊柱反压迫胰腺而使胰腺损伤。在儿童典型的例子是自行车扶手撞伤,儿童骑脚踏车摔下时,自行车扶手撞击上腹部,将胰腺挤压于脊柱上而致伤害。儿童因自行车事故、交通事故引起的胰腺损伤较为常见,此种撞击着力范围很小,损伤也是非常局限,很少引

起合并伤。单纯胰腺外伤常有临床迟发症状出现,早期不易被发现,应引起重视。②开放性胰腺外伤:腹部开放性损伤在大龄儿童斗殴时偶然可见。锐性物体如刀、金属或玻璃穿透腹壁,直接刺伤胰腺及周围脏器,此类损伤常伴有肝脾、胃肠、大血管等损伤,伤势凶猛,死亡率极高。

2. 医源性胰腺损伤　在施行手术时误伤胰腺。小儿此类情况罕见,可因胃、十二指肠手术及脾切除手术失误所致。

【病理】　胰腺损伤造成的病理变化与致伤因素和暴力的轻重密切相关。

1. 轻度挫裂伤引起胰腺组织水肿、少量出血和被膜下小血肿,胰腺腺泡和小胰管损伤,致使少量胰液外溢及轻度的胰腺组织自身消化。

2. 严重挫裂伤可造成胰腺破裂、断裂,部分胰腺组织坏死失去活力,主胰管破裂或断裂导致胰液外溢,引起胰腺组织自身消化,周围组织腐蚀,脂肪皂化。大量胰液刺激导致腹腔和腹膜后间隙大量渗出和出现炎症,继发腹水、出血、感染。胰腺创伤使胰岛受损时,胰岛素分泌减少,血糖可暂时增高。

3. 胰腺毗邻许多重要器官和大血管,胰腺损伤常合并周围脏器损伤。在腹部闭合性损伤时,胰腺损伤的部位取决于撞击力与脊柱之间的位置关系。当撞击力集中在脊柱右侧时,多伤及胰头及邻近的十二指肠,同时,肝脏向上移位,导致肝、肝外胆管及胃十指肠动脉撕裂伤。结肠则被推向下方,结肠右血管、结肠中血管和大网膜均可遭受损伤。当撞击力正对脊柱时,胰颈和胰体交界处横断,这种情况常发生于单纯胰腺损伤时。当撞击力偏向于脊柱左侧时,可发生胰尾和脾脏损伤。胰腺损伤合并大出血时,其出血来源多为胰腺周围血管的损伤,胰腺组织本身很少致大出血。

【诊断】

1. 病史　有上腹部外伤史,尤其是自行车扶手撞击伤的小儿,应考虑胰腺损伤的可能性。

2. 临床表现:

(1) 症状:①胰腺损伤症状。没有特异性症状提示胰腺损伤,常伴有其他内脏和胰周围血管损伤,掩盖胰腺损伤的症状。单纯性胰腺钝挫伤

仅表现为上腹隐痛或不适感,小儿较少出现成人的肩背部牵涉性疼痛。症状可延期出现,伤后部分患者仍可活动、上学,甚至很久以后形成假性胰腺囊肿时方可被认识。严重胰腺损伤或主胰管破裂时,患者出现胰液性腹膜炎症状,表现为剧烈腹痛、不愿活动、腹部拒按、恶心呕吐。胰液外溢可造成胃肠道麻痹,患者出现腹胀及持续性呕吐。②休克症状。胰腺损伤后胰液溢入腹腔,引起化学性腹膜炎,导致休克,小儿表现为口渴、烦躁、多语、面色苍白、呼吸急促等异常现象。③合并伤症状。胰腺损伤多伴有腹腔内其他脏器损伤,常见十二指肠、肝脏、脾脏和肾损伤的相应症状,主要表现为腹痛、呕吐及内出血症状。

(2) 体征:①胰腺损伤征象。因胰腺位于腹腔深方,胰腺损伤无典型征象。上腹部皮肤有撞击伤痕迹,局部皮肤擦伤、青紫或瘀血,开放性上腹部伤口,均应考虑到胰腺损伤的可能。单纯性胰腺钝挫伤可出现局限性剑突下肌紧张、压痛。②胰液性腹膜炎征象。胰腺撕裂伤、主胰管断裂、胰液外溢时出现,胃肠道麻痹导致腹胀,全腹明显肌紧张、压痛、反跳痛,移动性浊音阳性,肠鸣音减弱或消失。③周围循环衰竭征象。神志淡漠、面色苍白、肢端冰冷、脉搏细弱、血压下降。

(3) 腹腔穿刺:是小儿闭合性腹部创伤常规检查方法。当胰腺损伤严重、出现胰液性腹膜炎时,胰液自小网膜囊内渗入腹腔,腹腔穿刺阳性,抽出血性液或浑浊性液,渗液中淀粉酶增高。当胰液积聚在网囊内或腹膜后区时,腹腔穿刺检查也可能出现假阴性。

3. 实验室检查

(1) 血常规:胰腺损伤不伴有肝、脾损伤及大血管损伤时,血液丢失不明显,血细胞比容、红细胞计数及血红蛋白可以是正常的。胰腺损伤引起腹膜炎,白细胞计数及中性粒细胞计数增高。

(2) 淀粉酶检查:是怀疑胰腺损伤常规的检查项目,血清淀粉酶及尿淀粉酶升高仍是诊断胰腺损伤的有意义的指标。多数患者胰腺损伤后可出现高淀粉酶血症,并呈逐渐上升状态。部分患者胰腺损伤后血清淀粉酶不升高或早期不升高,故应进行动态血清淀粉酶测定。血清淀粉酶升高幅度与胰腺损伤程度不成正比。另外血清淀粉酶升高并非胰腺损伤所特有,消化道损伤也可出现类似表现。腹腔渗液淀粉酶测定更具有诊断价值,其腹水淀粉酶浓度增高支持胰腺损伤的诊断。

(3) 血生化检查:胰腺损伤后胰液外溢,脂肪钙皂形成,可导致血清钙水平降低。胰腺损伤、胰岛破坏,胰岛素分泌不足,可导致内源性胰岛素分泌不足,出现血糖升高。血生化检查可以监测血钙、血糖水平,作为临床治疗依据。

4. 影像学检查

(1) X线检查:腹部 X 线片检查对于胰腺损伤的诊断意义不大,但应列为常规检查,以发现其他合并伤的征象。胰腺损伤有参考价值的 X 线征象是麻痹性肠淤张,尤其是横结肠扩张明显。

(2) B超检查:B超已成为小儿腹部闭合性损伤的首选检查方法。小儿腹壁薄,肠管含气少,儿童超声诊断胰腺损伤较成人更具有临床意义。超声能发现腹腔、腹膜后、胰周积液和积血,显示胰腺肿大及创伤的部位、形态、类型。B超检查胰腺也有一定的局限性,常因胃肠道胀气的干扰而影响检查效果。

(3) CT检查:CT 是目前诊断胰腺损伤的主要手段,可以发现胰腺肿大、胰体密度不均匀、胰腺断裂、胰管损伤。CT 诊断胰腺损伤远不如诊断肝、脾、肾损伤的准确率高,有一定的假阴性率,增强CT 可明显提高诊断的阳性率。

(4) 内镜逆行胰管造影检查(ERCP):主要用于创伤后期,能够显示主胰管的损伤,对于检查主胰管的情况是其他影像学检查不能替代的。但创伤急症时因条件、技术和时间的限制,尤其是对于年龄较小的患者,该项检查技术的应用有较大局限性。

(5) 腹腔镜检查:胰腺为腹膜后位器官,表面附有后腹膜、胃结肠韧带,腹腔镜难以对胰腺直接观察。但可以发现胰液外溢造成的大网膜、胃结肠韧带表面的脂肪皂化,提供胰腺损伤的间接证据,并可以发现和除外腹腔内其他脏器的损伤。

【胰腺损伤分级】 国际通用的是美国创伤外科协会 1995 年制定的脏器损伤分级标准。胰腺损伤分为 5 级(表 24-1)。

表 24-1　胰腺损伤分级

级别	伤情
I	胰腺挫伤或血肿(浅表性胰腺实质损伤)
II	胰腺被膜或实质裂伤,无主胰管损伤
IIIa	胰腺被膜或实质裂伤,伴肠系膜上静脉左侧的主胰管损伤,无十二指肠损伤
IIIb	胰腺被膜或实质裂伤,伴肠系膜上静脉右侧的主胰管损伤,无十二指肠损伤
IV	胰腺并十二指肠损伤

【治疗】

1. 治疗原则　胰腺损伤诊断困难,其临床表现常与腹腔内其他脏器的合并伤相混淆或被掩盖,故治疗原则灵活性较强。

单纯性胰腺损伤且胰腺被膜完整,如胰腺挫伤、血肿、浅表性撕裂伤,可采用非手术治疗。治疗过程中应持续观察有无其他脏器合并伤及胰腺损伤的晚期并发症发生。胰腺裂伤、主胰管断裂则以手术治疗为主。胰腺损伤后胰液外溢常导致严重的胰液性腹膜炎,并带来一系列的严重后果,故胰腺损伤的手术治疗较为积极。

2. 非手术治疗　目前胰腺外伤的治疗多倾向于非手术治疗,特别是外伤后超过 48 小时,即使伤到主胰管也应根据情况尽量采取非手术治疗。①休克急救:胰腺损伤伴随周围血管损伤时,大出血可发生失血性休克,胰液外溢刺激腹膜大量渗出导致低血容量休克,故胰腺损伤发生的休克更为凶猛,抢救休克为首要任务。②卧床休息,住院治疗 2~3 周,病情稳定后可出院,但仍应限制剧烈活动 2~3 个月。③禁食、胃肠减压:禁食禁水可减少胰液、胆汁和消化液的分泌,胃肠减压可使胃液减少,从而减少胰泌素和胆囊收缩 - 促胰酶素的分泌,使胰腺处于"休息"状态,减轻消化酶对胰腺的自溶作用,减轻胃肠功能减弱引起的胃潴留和腹胀,有利于胰腺损伤的修复和减少胰瘘的发生。④抑制胰液分泌:常规使用抑制胰液分泌的药物,如生长抑素、奥曲肽、抑肽酶、氟尿嘧啶等。⑤预防性广谱抗生素:应选择能通过血胰屏障并形成有效杀菌浓度的药物。多选用抗革兰氏阴性杆菌及抗厌氧杆菌的药物,推荐使用第三代头孢菌素

与甲硝唑配伍。⑥止血药物:小儿经静脉联合使用多种止血药以达到止血目的。常用的药物为巴曲酶、维生素 K_1、卡巴克洛、酚磺乙胺、氨甲苯酸。⑦营养支持:胰腺创伤后的患者处于应激和高代谢状态,治疗过程中的长期禁食减压,损伤后并发的胰腺炎、胰瘘及腹腔内感染,造成机体发生一系列内分泌和代谢改变,患者极易发生营养不良、低蛋白血症和全身衰竭。因此,营养支持是治疗胰腺创伤的重要措施之一。创伤初期以胃肠外营养为宜,以减少胰腺分泌,同时减少糖类的含量。在内稳态稳定后尽快过渡到胃肠内营养,同时应对消化道黏膜进行保护。小儿营养原则为早期、足量、循序渐进。⑧预防应激性溃疡:严重胰腺损伤患者,机体处于应激状态,易发生胃肠道溃疡出血。应常规使用抑酸制剂如碳酸氢钠、H_2 受体拮抗药如甲氢咪胍、雷尼替丁、奥美拉唑,生长抑素类制剂如生长抑素、奥曲肽、氟尿嘧啶等。⑨动态监测:非手术治疗胰腺必须保证具有完善的监护体系,包括呼吸监护、循环监护、尿量监护、精神状态及腹部体征的监护。需动态监测血清淀粉酶、血糖、血钙。动态监测腹部 B 超或腹部 CT。

3. 手术治疗

(1) 胰腺外伤手术治疗的基本原则:剖腹探查的首要任务是控制出血,其次是阻止消化道穿孔引起的腹腔污染,最后才是处理胰腺损伤。当合并有威胁生命的其他脏器损伤时,胰腺是最后施行手术干预的器官。探查胰腺时要同时探查十二指肠。

胰腺损伤的处理原则:①有效止血。胰腺组织脆弱,血管细小壁薄,胰腺出血不宜用钳夹止血,不能做大块结扎,不可选用吸收线、肠线,以免被胰液消化、腐蚀。应采用电凝止血,或用不可吸收线做 8 字形或重叠 U 形缝合或填塞止血。②彻底清创。切除已失去生机的胰腺组织,以防术后进一步坏死,以及继发出血、胰瘘、胰周脓肿的形成。③保护胰腺功能。不可盲目地大块切除胰腺组织,尽可能保留正常的胰腺组织,以免术后发生胰腺功能不全。④疏通胰管,保证主胰管引流通畅,降低胰管内压力,防止胰液外溢形成胰瘘。⑤充分引流,与大腹腔分开。充分有效地腹腔及

24

胰周引流可减轻胰液对组织的消化和腐蚀,是减少并发症的必要手段。关腹时将大网膜切缘严密缝于腹壁切口,使小腹腔直接通向切口引流,称为袋形缝合手术(marsupialization)。⑥处理合并伤:胰头部损伤常伴有十二指肠损伤,胰尾部损伤常合并有脾损伤,胰颈体部损伤常合并横结肠及肠系膜根部血管伤。

(2) 手术术式:胰腺损伤术式的选择取决于三个方面因素。①是否有主胰管损伤;②主胰管损伤的部位;③是否有合并伤,特别是十二指肠损伤。

不同情况下胰腺损伤的术式选择如下。

Ⅰ级:胰腺挫伤或血肿(浅表性胰腺实质损伤)多采用非手术治疗。手术治疗仅施行单纯引流术及袋形缝合术。

Ⅱ级:胰腺被膜或实质裂伤,无主胰管损伤时以不可吸收丝线缝扎止血,可用带蒂的大网膜填塞缝合,放置引流管。严重的胰尾部实质挫裂伤,施行胰尾切除,断端缝合闭锁。

Ⅲ级:胰腺被膜或实质裂伤,有主胰管损伤,无十二指肠损伤。

Ⅲa:肠系膜上静脉左侧的主胰管断裂,裂伤远端胰腺组织无生机能力者。宜施行:①远端胰体尾切除,胰头体部断端缝合闭锁。②远端胰体尾切除,胰头体部空肠 Roux-en-Y 吻合术。为儿童行胰体尾切除术时应尽可能保留脾脏或做脾组织自体移植术,以防机体免疫功能受到损害。

Ⅲb:肠系膜上静脉右侧的主胰管断裂,胰颈部或头部横断伤。宜施行:①当远端胰腺无生机能力时,行远端胰体尾切除,胰头部断端缝合闭锁。②当远端胰腺有生机能力时,行胰头侧断端缝合闭锁,胰体尾侧断端与空肠 Roux-en-Y 吻合术。动物实验证明,切除 75%~90% 的胰腺不会影响生长发育。肠系膜上静脉左侧的胰体尾切除,术后不会发生胰腺功能不全。肠系膜上静脉右侧的胰体尾切除,只要保留 20% 的胰腺组织就不会出现胰腺功能不全。

小儿胰腺损伤的手术应以术式简便、缩短时间、保证生命为原则,对于儿童不主张施行主胰管吻合修补术、胰尾空肠 Roux-en-Y 吻合术、双侧胰

空肠吻合术等复杂术式。尽量避免施行胰十二指肠切除术及全胰切除术。

Ⅳ级:胰腺合并十二指肠损伤处理困难,死亡率高,并发症多。

引流与袋形缝合是处理胰腺损伤基本的、常规的方法,是防治并发症的重要措施。胰腺一旦损伤,无论轻重,胰床引流、小网膜腔引流及腹腔引流都是必要的。引流要求充分、有效、多处。引流管放置于胰腺损伤部下方、小网膜腔内、预计腹腔发生积液的最低点。胰周引流管放置数周至数月,根据引流量的多少、全身症状及有无并发症的发生酌情拔管。

【并发症】 比较其他脏器损伤,对于胰腺损伤无论是手术治疗或是非手术治疗均可能出现并发症,且发生率高、持续时间长、处理困难、后遗症多。

1. 腹腔内出血 占胰腺损伤后并发症的 5%。早期出血是由于胰腺创面渗血所致,出血量较少,非手术治疗多可控制。晚期出血多为胰液腐蚀大血管破裂所致,出血量大,多需手术处理。

2. 腹腔内感染 胰腺损伤后形成腹腔内脓肿可在超声引导下穿刺引流。

3. 胰瘘 是胰腺损伤后最常见的并发症,发生率约为 20%。由胰组织破坏、感染、胰液外溢造成。小儿胰瘘多在术后 1 周自行闭合,治疗措施包括胰周充分引流、禁食禁水、胃肠外营养支持、生长抑素抑制胰液分泌。

4. 创伤性胰腺炎 占胰腺损伤后并发症的 5%。主张非手术治疗。

5. 胰腺假性囊肿 儿童的胰腺假性囊肿发生率较低。多数患者曾有闭合性腹部损伤病史,保守治疗后遗假性胰腺囊肿,多可自然吸收,但常需较长时间,只要无明显临床症状,就无手术指征。必须手术时,儿童胰腺假性囊肿经外引流多可治愈。极少的情况下需囊肿-肠吻合,这是因为小儿胰腺假性囊肿壁薄,进行内引流术较为困难。

6. 胰腺功能不全 多由于胰腺组织损伤、坏死或切除范围超过 80% 以上所致。分为暂时性和永久性两类。外分泌不足表现为腹胀、脂肪泻,内分泌不足表现为高血糖、高尿糖。暂时性胰腺功

能不全经短期胰岛素治疗可自愈,永久性胰腺功能不全需经持久的胰岛素替代治疗。

【预后】 胰腺损伤的预后与合并伤,尤其是与大血管损伤关系密切。小儿胰腺损伤的死亡率较成人为低,为 8%~10%。围手术期的出血、多脏器功能衰竭、败血症是导致死亡的主要原因。胰头部损伤的致死率是胰体尾部损伤的 2 倍。单纯性胰腺损伤死亡率低,伴随其他脏器损伤死亡率明显增加。

三、空腔脏器创伤各论

(一) 胃损伤(stomach injury)

【流行病学】 单纯性胃损伤在儿童罕见,世界文献大宗病例统计胃损伤的发病率为 1%。首都医科大学附属北京儿童医院的资料显示胃损伤占儿童腹部损伤的比例更低。

【小儿胃的解剖特点】 胃是消化道最膨大的部分,位于腹腔顶部,大部分受到肋弓的保护,胃几乎没有固定点,移动度大,柔韧性较好,胃壁相对较厚,故单纯性胃损伤罕见。胃在排空情况下,位置更加隐蔽,受到了良好的保护,更不易损伤。而饱餐后,胃腔被食物、液体、空气所充满而膨胀,几乎占据腹腔上部,不能被胸廓保护,胃处于较暴露位置,移动性小,容易受伤。腹部左侧遭受暴力袭击时,胃较易致伤,而右侧受力时,由于受到肝脏的保护,胃损伤机会少。

【病因】

1. 穿透性损伤　小儿穿透性胃损伤少见,小儿致伤原因多为锐性物体直接刺伤胃。

2. 钝性损伤　钝物打击、挤压、跌倒可致饱餐后的胃损伤。

3. 急性胃扩张　是小儿胃损伤的特有病因。小儿暴饮暴食后,使胃过度膨胀,胃停止活动,胃血液循环差,食物中的酵母菌发酵,当受到轻微外力作用时易发生胃破裂。

4. 胃内异物　小儿误吞入锐利异物刺伤胃壁引起胃损伤。

【病理】 小儿胃损伤后,胃大弯是最易发生破裂的部位,这与此处较少的黏膜皱襞、弹力差、缺乏腹膜覆盖有关。在成人则为胃小弯破裂较常

见。当剪切力作用于胃时,缺乏固定的胃大弯突然向前移动,容易造成胃前壁损伤,故胃前壁破裂多于胃后壁。

小儿胃壁菲薄且脆弱,胃高度扩张后,胃壁炎性水肿、弹性减低,胃壁静脉回流受阻,胃液分泌增多,胃黏膜溃疡出血,导致胃壁穿孔。

【诊断】 单纯性胃损伤罕见,提供诊断的线索较少,往往因其他脏器损伤实施剖腹探查术中发现胃损伤。

1. 病史　患者具有外伤史、饱餐史、误吞异物史,都应考虑胃损伤的可能。

2. 临床表现

(1) 症状:胃壁挫伤,仅表现为上腹部疼痛,无特异性症状。胃壁全层破裂,胃酸及胃内容物流入腹腔,引起剧烈腹痛,呕吐血性物,并发腹膜炎可引起发热。

(2) 体征:失血性休克征象。胃的血运丰富,胃破裂后因大量失血引起休克,表现为神志淡漠、面色苍白、肢端冰冷、脉搏细弱、血压下降。

弥漫性腹膜炎的征象:胃破裂后内容物溢入腹腔引起腹膜炎体征,表现为全腹明显肌紧张、压痛、反跳痛,甚至呈板状腹,以上腹部明显,肠鸣音减弱或消失。胃穿孔引起的腹膜炎较腹腔内积血导致的腹膜炎严重得多。胃破裂时气腹征比较明显。叩诊鼓音范围大,腹胀但相对不硬。特别是剑突下按之似为空软,系因气体进入大腹腔,失去约束,气体的压缩性表现突出。

3. 胃管检查　置入鼻胃管吸出血性液体,应考虑胃损伤的可能。

4. 腹腔穿刺　穿刺液为典型的咖啡性液体有助于胃穿孔的诊断。这是胃酸和血红蛋白混合的结果。下述穿刺液的检验参数可考虑胃穿孔:WBC>500/mm³;碱性磷酸酶 >31U/L;有食物微粒。

5. 实验室检查　胃出血可出现红细胞计数、血红蛋白和血细胞比容进行性下降。胃破裂继发性腹膜炎可出现白细胞、中性粒细胞计数升高。

6. 影像学检查

(1) X 线检查:腹部 X 线片见胃影消失,膈下大量游离气体,提示胃损伤的可能。

(2) B 超检查:腹腔内可有积液。

（3）胃造影：胃内注入气体或水溶性造影剂，可见气体或造影剂溢出胃外。造影剂多选用泛影葡胺，国外推荐使用等渗性造影剂如碘帕醇（iopamidol），禁用钡剂。

【胃损伤分级】 依据美国创伤外科协会制定的脏器损伤分级，胃损伤分为 5 级（表 24-2）。

表 24-2 胃损伤分级

级别	损伤类型
I	挫伤或血肿，部分撕裂
II	贲门或幽门部撕裂≤2cm
	胃近端 1/3 撕裂≤5cm
	胃远端 2/3 撕裂≤10cm
III	贲门或幽门部撕裂 >2cm
	胃近端 1/3 撕裂 >5cm
	胃远端 2/3 撕裂 >10cm
IV	组织缺失或丧失血供≤2/3 胃
V	组织缺失或丧失血供 >2/3 胃

【治疗】

1. 治疗原则 胃损伤的处理较腹部其他脏器损伤的处理应更积极主动，胃破裂是剖腹探查术的绝对适应证，应刻不容缓紧急手术。胃血肿较小，无压迫征象者，可采取非手术治疗。高度怀疑胃破裂，即使临床无确实依据时，也主张积极探查，以免发生腹膜炎，造成严重的伤害。

2. 非手术治疗：①禁食、胃肠减压。②预防性应用广谱抗生素。胃损伤引起的继发感染多由革兰氏阴性杆菌和厌氧菌引起，应选用同时覆盖革兰氏阴性杆菌和厌氧菌的药物，如广谱青霉素、第三代头孢菌素、第四代头孢菌素、甲硝唑等。③止血药物。小儿经静脉联合使用多种止血药达到止血目的，常用的药物有巴曲酶、维生素 K$_1$、卡巴克洛、酚磺乙胺、氨甲苯酸。④镇静。外伤性胃穿孔继发弥漫性腹膜炎，导致患者剧烈腹痛，继之出现感染性休克，患者常表现为哭闹不止、躁动不安、不配合检查、影响治疗，使患者保持安静状态非常必要，镇静能缓解患者的恐惧，避免躁动加重病情，有利于腹部检查。常用的镇静方法包括静脉推注地西泮、肌内注射苯巴比妥、直肠灌注 10% 水合氯醛。⑤动态监测指标。非手术治疗必须保证

具有完善的监护体系，包括呼吸监护、循环监护、尿量监护、精神状态、腹部体征、影像学检查的监护。胃损伤应动态复查腹腔穿刺、腹部 X 线片及腹部 B 超，若气腹增加应立即手术。

3. 手术治疗

（1）胃损伤手术治疗的基本原则：修复损伤，术后充分引流，以防止继发感染；处理合并伤。

（2）麻醉选择原则：小儿胃手术宜采用静脉复合麻醉加气管内插管，可获得良好的肌肉松弛效果，有利于管理呼吸道。

（3）切口选择：明确胃损伤后，手术可选用上腹部横切口或上腹中线切口。

（4）探查胃损伤：注意探查贲门部、胃底部、幽门部，切开胃结肠韧带探查胃后壁。注气试验：经胃管注入氧气，检查有无胃前壁穿孔。注入亚甲蓝检查有无胃后壁穿孔。

（5）胃损伤手术术式：①胃壁挫伤。可不做处理，待自行吸收痊愈。②胃壁血肿。小血肿不做处理；大的胃壁血肿应切开检查，清除血块，彻底止血，浆肌层缝合。③胃破裂的处理（胃破裂修补术）。胃壁小破损在破裂处清创、止血、缝合；胃部分切除术，需要实施胃部分切除术的情况，一是胃完全性横断，二是胃壁毁损。

（6）引流：不论实施何种胃手术，完善的引流是保证预后的关键。胃破裂修补术后均应予以胃造瘘术及腹腔引流，胃造瘘起到直接引流胃液、减轻胃张力的作用，腹腔引流对于防止腹腔残余感染、防止吻合口瘘起到了一定的作用。可以在胃造瘘的同时留置空肠喂养管，以便早期进行肠内喂养。

（二）十二指肠损伤（duodenum injury）

【流行病学】 十二指肠损伤是一种严重的腹腔脏器损伤，小儿十二指肠损伤在腹部创伤中的发病率相对较低，占腹部创伤中的 2%。男性患者明显多于女性，多为学龄儿童。小儿十二指肠损伤的特点是"三高一低"，即漏诊率高、并发症高、病死率高、发病率低。

【小儿十二指肠的解剖特点】 十二指肠是小肠的起始段，是小肠最短、最粗和最固定的部分，上接胃和幽门，下接空肠，呈马蹄铁形环绕胰头。

十二指肠位置居中,藏于上腹部深处,横过脊柱前方,能较好地抵御损伤,但腹部受到撞击时,暴力将十二指肠抵于后方的脊柱造成挤压损伤。十二指肠分为球部、降部、横部及升部。球部完全被浆膜包裹,为腹膜腔内器官。降部、横部及升部均为腹膜后位器官,有可靠的固定,活动余地小,肠管一旦发生破裂,修补后张力较大,容易发生十二指肠瘘。十二指肠后壁损伤,症状与体征均较隐蔽,容易漏诊。十二指肠血运来自胰十二指肠上、下动脉构成的动脉弓供应,为边缘性动脉供血,血液循环较差,损伤后容易发生坏死,愈合能力较差。十二指肠毗邻肝、胆道、胰、胃、结肠及大血管,十二指肠损伤常合并邻近脏器的复合伤,使病情危重、复杂。小儿腹壁肌肉发育薄弱,肋缘于高位向外展开,对十二指肠的保护不足,因此对成人不会构成十二指肠损伤的外力却可能造成儿童十二指肠损伤。

【病因】

1. 开放性损伤　上腹部锐器穿透伤可损伤十二指肠。此类损伤在小儿少见。

2. 闭合性损伤　钝性暴力致伤是小儿十二指肠损伤的主要原因,多为交通事故、自行车车把撞击、棍棒打击伤、桌角撞击伤,多合并胰腺外伤。当突然的暴力直接袭击上腹部时,将十二指肠横部挤压在脊柱上,在固定的十二指肠和活动度大的胃和空肠之间形成剪切力,造成肠壁缺血、梗死、血肿及破裂。当腹肌松弛时,上腹部猝然遭受暴力撞击,远端因屈氏韧带固定呈大角度转折,而幽门括约肌反射性紧闭,使十二指肠形成闭袢性肠段,肠腔内压力骤增,致使肠壁在薄弱部位破裂。

3. 医源性损伤　主要发生于手术中损伤,尤其在胆道手术时损伤最多,小儿接受此类手术较少,故医源性损伤少见。

【病理】

1. 十二指肠破裂　①腹腔内破裂:发生十二指肠球部前壁的破裂,肠内容物直接进入腹腔,引起腹膜炎。②腹膜后破裂:发生十二指肠降部、横部的破裂,肠内容物进入腹膜后的疏松结缔组织,引起腹膜后感染。

2. 十二指肠壁血肿　该病理类型在小儿常见,占小儿十二指肠损伤的 16%~70%。十二指肠受到挤压后,肠壁间丰富的小血管破裂出血,血液聚积于肠壁间形成血肿,而浆膜及黏膜保持完整。血肿推挤黏膜突入肠腔引起十二指肠梗阻。血肿多局限于十二指肠某一部分,很少波及整个十二指肠。

3. 十二指肠胰头合并伤　胰腺和十二指肠关系密切,只要上腹部受到暴力打击,胰十二指肠可出现联合损伤。

小儿十二指肠损伤发生概率由高到低依次为 D2 段、D3 段、D4 段、D1 段,其中 D2 段和 D3 段死亡率最高,这与此两段缺乏浆膜的覆盖有关。

【诊断】　腹部创伤致腹腔内出血的患者,常规插胃管减压,见血必须注意线索,排除十二指肠损伤。非手术治疗过程中若出现呕吐频繁、血压不稳而需开腹探查时,必须坚持常规探查小网膜囊内血肿。多数十二指肠损伤的诊断是因腹膜炎或腹腔内出血实施剖腹探查时确定。即使手术探查,还有 10%~30% 的十二指肠损伤在初次剖腹探查中被遗漏。因此,应时刻警惕十二指肠损伤存在的可能。除此之外还要考虑十二指肠损伤的迟发变化,如血运损伤迟发性坏死穿孔、甚至断裂的可能。1 周以上的密切观察、仔细查体及选择辅助检查常为必要。

1. 病史　多有腹部钝性损伤史,有时由于外力轻微而容易被家长忽略或遗忘,如婴幼儿偶尔被桌角撞击,常见的致伤因素包括骑自行车摔伤、汽车撞击伤、重物打击伤等,当时可能由于事故不严重而未被重视。

2. 临床表现　十二指肠损伤的临床表现差异极大,缺乏特异性,容易误诊、漏诊。一般总以腹痛、局部压痛、怕碰怕动、精神食欲不振、呕吐为诊断线索。临床上多与其他器官损伤同时存在,从病史的致伤情况线索中想到十二指肠损伤,随时注意发现可疑症状。①十二指肠腹腔内破裂:指十二指肠球部破裂,肠内容物直接进入游离的腹腔,导致剧烈腹痛、恶心呕吐、发热,严重者可出现中毒性休克,出现腹膜炎征象,表现为腹部压痛、腹肌紧张、肠鸣音消失,出现气腹的情况下叩诊肝浊音区缩小,移动性浊音阳性。十二指肠腹腔内破裂引发的症状严重、腹部体征典型,容易引起家长的重视及医师的警惕,患者就诊早、诊断快、治疗及时。②十二指肠腹膜后破裂:指十二指肠降部、横部、升部的后壁穿孔破裂,穿孔直径常较小,肠腔内少量空气、胆汁、胰液等肠内容物进入腹膜后间隙,腹痛不剧烈,多有一段临床隐匿期,患者仍可进食进水、行走上学,往往延误诊断和治疗。其腹膜刺激征也不像腹内其他脏器损伤那样严重,腹部查体仅表现为右上腹压痛,数小时后十二指肠内容物沿右结肠旁沟流向右髂窝,可出现右腰背部及右下腹异常疼痛及压痛,有的儿童被误诊为阑尾炎。十二指肠腹膜后破裂引发的症状轻微、腹部体征不典型,容易造成家长的忽视及医师的漏诊,导致患者就诊晚、诊断难、治疗延误。③十二指肠壁血肿:十二指肠壁血肿主要表现为十二指肠梗阻,95% 的患者可出现上消化道梗阻征象,包括恶心、胆汁性呕吐、腹部疼痛、右上腹压痛及腹肌紧张,部分患者右上腹可触及包块。

3. 腹腔穿刺 十二指肠损伤的患者腹部穿刺阳性率低,文献报道假阴性率达 60%~75%。腹腔内十二指肠破裂,腹部穿刺抽出胆汁、胰液及血性的十二指肠液。腹膜后十二指肠破裂,腹部穿刺多为阴性,但不能排除十二指肠损伤。

4. 实验室检查 实验室检查无特异性,无诊断意义。约 40% 的患者白细胞升高,50%~70% 的患者血清淀粉酶升高。少部分患者腹水淀粉酶及腹水胆红素也可升高。

5. 影像学检查 ①腹部 X 线片:腹腔内十二指肠损伤者腹部立位 X 线片显示右膈下游离气体。腹膜后十二指肠损伤 X 线片特异性征象为:右膈角积气、右肾周围积气、右腰大肌影消失、脊柱向右侧弯曲、横结肠内气泡影。②上消化道造影检查:口服水溶性造影剂,造影剂通过十二指肠受阻提示十二指肠血肿,造影剂外溢提示十二指肠破裂。③B 超检查:可发现十二指肠壁的血肿影、近段肠腔扩大、胰腺水肿及腹腔内积液。④CT 检查:CT 诊断十二指肠损伤征象为十二指肠壁血肿影,腹腔积气及腹膜后肾周积气影,十二指肠周围炎症水肿及腹膜后水肿积液影。

【十二指肠损伤分级】 根据美国创伤外科协会制定的脏器损伤分级,十二指肠损伤分为 5 级(表 24-3)。

表 24-3 十二指肠损伤分级

级别	损伤类型
I	仅包含十二指肠一段的肠壁血肿或部分肠壁裂伤
II	(1) 超过十二指肠一段以上的肠壁血肿 (2) 不到环周 50% 的肠壁破裂
III	(1) D2 段十二指肠环周 50%~75% 的肠壁破裂 (2) D1、D3、D4 段环周 50% 的肠壁破裂
IV	(1) D2 段十二指肠环周超过 75% 的肠壁破裂 (2) 合并壶腹或远端胆管损伤
V	(1) 胰头与十二指肠大块的复合伤 (2) 有十二指肠的血运障碍

【治疗】

1. 治疗原则 因小儿十二指肠损伤少见,治疗的经验主要来自于成人,儿童与成人的治疗原则基本相同。十二指肠损伤临床表现隐匿,且腹部其他脏器的合并伤常掩盖十二指肠损伤,术前诊断困难,开腹探查也易漏诊,诊断及治疗的早晚关系到并发症的有无及预后是否良好,故凡具有腹膜刺激征、十二指肠梗阻征、腹腔穿刺液中淀粉酶和胆红素明显增高者,以及胰头体部损伤者均应积极施行剖腹探查术,术中仔细探查十二指肠有无损伤。对十二指肠损伤的患者,术前不应强求明确诊断,凡高度怀疑十二指肠损伤者,应根据临床症状不失时机地进行手术探查。十二指肠壁内血肿并发不完全性肠梗阻,允许保守观察,部分血肿可以吸收自愈。若血肿进行性加重,导致完全性肠梗阻,则应手术治疗。

2. 非手术治疗 ①休克复苏:补充血容量,纠正水、电解质和酸碱平衡失调,改善全身情况,以保证手术的安全实施。②禁食、胃肠减压:减轻腹胀,减少肠内容物溢入腹腔及腹膜后。③应用抗生素:为了有效控制腹腔内及腹膜后感染,应联合使用广谱抗生素,选用针对革兰阴性杆菌和厌氧菌的抗生素,如广谱青霉素、第三代头孢菌素、第四代头孢菌素、甲硝唑等。④止血药物:十二指肠损伤导致的肠破裂出血及肠壁血肿应予以止血治疗,小儿经静脉联合使用多种止血药达到止血目的,常用的药物为巴曲酶、维生素 K₁、卡巴克洛、酚磺乙胺、氨甲苯酸。⑤镇静:外伤性十二指肠破裂穿孔,胰液、胆汁、十二指肠液溢出,消化液刺激引起患者剧烈腹痛、哭闹不止、躁动不安、不配合检查、影响治疗。为此,使患者保持安静状态非常必要,镇静能缓解患者的恐惧,避免躁动加重病情,利于腹部检查。常用的镇静方法包括静脉推注地西泮、肌内注射苯巴比妥、10% 水合氯醛灌肠。⑥营养支持:十二指肠创伤后患者处于应激和高代谢状态,治疗过程中需长期禁食减压,若并发手术后吻合口瘘及腹腔内感染等情况,可造成机体发生一系列内分泌和代谢改变,患者极易发生营养不良、低蛋白血症和全身衰竭。因此,营养支持是治疗十二指肠创伤重要的治疗措施之一。术后初期以胃肠外营养为宜,同时加用生长抑素以减少胆汁、胃液、胰液分泌,逐渐过渡到经空肠喂养管施行肠内营养,以保证手术的成功率。⑦动态监测:十二指肠血肿的非手术治疗期及十二指肠破裂穿孔的手术前期,必须保证具有完善的监护体系,包括呼吸监护、循环监护、尿量监护、精神状态、腹部体征、影像学检查的监护。十二指肠血肿应动态复查腹部 X 线片及腹部 B 超。

3. 手术治疗

(1) 手术治疗的基本原则:①全面探查,包括小网膜囊内血肿,避免遗漏损伤。②先处理出血性损伤,后处理穿孔性损伤,把抢救生命放在首位。③小儿十二指肠损伤术式的选择以简便、快速、打击小为原则。根据血运情况,尽可能采用缝合修补术加引流术。必要时切开屈氏韧带,松动十二指肠便于缝合。少用十二指肠转流术,慎用部分十二指肠切除术。④彻底减压及充分引流,降低术后十二指肠瘘、腹膜后感染及腹腔感染的发生率。目前十二指肠手术后胃造瘘减压同时空肠置管喂养已经成为常规。

(2) 麻醉选择原则:小儿十二指肠手术宜采用静脉复合麻醉加气管内插管,可获得良好的肌肉松弛,利于呼吸道管理。

(3) 切口选择:十二指肠手术可选用右上腹部横切口或右上腹经腹直肌切口,这些切口均可达到肠管良好暴露、全面探查的效果。

(4) 十二指肠探查:腹膜腔内十二指肠球部的损伤较易显露。腹膜后十二指肠损伤容易漏诊,应逐段规范探查。注意观察十二指肠邻近后腹膜的 3 "B" 征,即胆汁染色(bile)、血肿(blood)、气肿(bubble),这些异常征象提示十二指肠损伤。①剪断肝结肠韧带显露十二指肠降部。②在十二指肠降部外侧腹膜反折处作 Kocher 切口,显露十二指肠球部和降部后壁。③提起横结肠于脊柱左侧,于空肠起始部横行切开后腹膜,松解屈氏韧带,显露十二指肠横部、升部。不能确定的十二指肠坏死或穿孔,经胃管输注氧气,观察气体自伤处溢出即可确诊穿孔。

(5) 十二指肠损伤修复各种术式:①十二指肠血肿清除术。在血肿下部横行切开肠壁的浆肌层,清除凝血块,彻底止血,丝线缝合浆肌层切口,局部放置引流管。②十二指肠裂口修补术。适用于裂口较小、边缘整齐、肠壁组织出血活跃的病例。将裂口用丝线横向双层间断缝合修补,用带蒂大网膜覆盖缝合创面。胃管送至缝合口近端十二指肠腔内减压,腹腔局部放置外引流管。③十二指肠端端吻合术。适用于十二指肠大部或完全断裂、肠壁血运良好、创缘整齐的病例。要充分游离十二指肠,保证血运良好,在无张力下行双层缝合端端吻合术。吻合口近端置管减压,局部放置引流管。④十二指肠补片修补术。适用于肠壁缺损超过 1/3 周径的病例。采用空肠袢浆膜覆盖修补术或带蒂游离空肠片修补术。⑤十二指肠转流手术。适用于损伤严重、破裂广泛、合并胰胆损伤的病例,包括十二指肠空肠 Roux-en-Y 吻合术、十二指肠憩室化手术、幽门暂时性旷置手术。

(6) 引流:完善的引流是十二指肠手术成功的关键,十二指肠邻近器官如肝脏、胆道、胰腺、胃及空肠均为分泌、排泄消化液的脏器,十二指肠接受胃液、胆汁、胰液排入空肠,这些强消化液的通过使十二指肠修补口、吻合口的愈合能力减弱,导致十二指肠瘘的发生。因此,十二指肠损伤近端的减压、损伤远端的喂养及损伤局部的引流至关重要,缺一不可。①三管造口手术。包括一个胃造口和两个空肠造口。胃造口用于减压胃及损伤近端十二指肠内的消化液;第一个空肠造口用于减压损伤远端的消化液;第二个空肠造口用于管饲营养液。②两管造口手术。包括一个胃造口和一个空肠造口。减压管经胃造口置入十二指肠损伤的近端,经空肠造口置入营养管。③胆总管造口T管引流术或胆囊造口引流术。施行十二指肠转流手术时,需行胆总管造口T管引流术或胆囊造口引流术,使胆汁改道转流,保证损伤的愈合。④腹腔引流。主张放置多根腹腔引流管,十二指肠旁、膈下、盆腔内均应置引流管。

【预后】 由于十二指肠的解剖、生理特殊性,伤后早期诊断困难,手术难度大,故手术后并发症多,如十二指肠瘘、腹膜后间隙感染、膈下脓肿、十二指肠狭窄等,均可影响疗效。

(三) 小肠损伤 (small intestinal injury)

【流行病学】 单纯性小肠损伤在儿童罕见,世界文献大宗病例统计小肠损伤的发病率为2%~10%。小肠损伤多发生在儿童期,男性患者明显多于女性。

【小儿小肠的解剖特点】 小肠是消化管道中最长的部分,在腹腔内盘曲形成许多环状肠袢。小儿小肠相对比成人长,新生儿肠管总长度为身长的8倍,婴幼儿为身长的6倍,年长儿为身长的5倍。新生儿小肠的长度为1.5~3.0m,小儿为3.0~6.0m。小儿肠壁结构与成人不同,肠壁肌层菲薄,新生儿黏膜与浆肌层之比仅为1:1,成人为1:2以上。新生儿及小婴儿小肠内含有较多气体,肠管呈膨胀状态。在同等外力的打击下,小儿肠管较成人更易损伤。

小肠在腹腔中分布广,容积大,位置相对表浅,且无骨骼的保护,具备损伤的可能性。但小肠游动性极大,可以躲避外力的冲撞,故临床上损伤少见。小肠与胃、盲肠连接处或韧带固定处活动性小,如胃十二指肠连接部、空肠起始部及回肠末端等处,是最容易受伤的部位。另外,患有先天性索带或手术后肠粘连的患者,肠管较固定,遭受暴

力后容易损伤。

【病因】

1. 开放性损伤 小儿致伤原因多为尖锐物体刺入腹部,直接伤及肠管,造成单发或多发穿孔。气枪、火枪走火误伤穿透腹部造成的损伤等,在我国较为少见。

2. 闭合性损伤 钝挫伤为小儿小肠损伤的常见原因,汽车直接压轧腹部,牲畜踢踩顶撞,高处坠落时硬物垫于腹部,可引起小肠损伤。

(1) 挤压伤:外力垂直方向作用于腹壁,将小肠挤压于坚硬的脊椎上,使肠内容物急骤向上、向下移动,形成高压闭袢性肠段,肠腔内压力骤增,肠壁的透壁压随之增加,导致肠破裂。

(2) 冲撞伤:暴力强烈震动腹腔,而致肠管的位置发生改变,其程度超过肠袢正常活动范围,可造成肠管损伤。

(3) 剪切伤:外力以斜切的方向作用于腹壁,韧带附着处的肠管撕裂,易受伤部位为胃十二指肠连接部、空肠起始部、回肠末端、肠系膜根部。

3. 消化道异物 这是引起小儿小肠损伤的特殊原因,小儿误食入锐利金属异物,刺破肠壁造成穿孔。近年来误食入带有磁性的玩具,尤其是分次、间断食入的情况下会出现肠壁被磁性异物挤压,导致被吸附的局部肠壁缺血坏死的病例有明显上升的趋势。

【病理】

1. 肠壁挫伤 可能是单纯的浆膜挫伤、肌层挫伤、黏膜挫伤,也可能是全层挫伤。轻的肠壁挫伤可自愈,重的肠壁挫伤可引起肠管粘连及瘢痕狭窄,严重挫伤首先引起急性肠梗阻,继而引起肠壁溃疡、坏死,导致迟发性肠穿孔。

2. 肠壁血肿 可发生在浆膜下、肌层内和黏膜下,也可发生肠系膜血肿。小的血肿可自行吸收,大的血肿必然引起肠梗阻,也可破裂出血。

3. 肠壁破裂 不完全破裂包括浆膜破裂或浆肌层破裂,严重的浆肌层破裂可引起延迟性肠穿孔。小肠完全破裂引起气腹及腹膜炎。

4. 肠管与系膜分离 当分离面过大、超过2cm以上的情况,可引起肠壁缺血性坏死而造成

肠梗阻、腹膜炎、肠穿孔。

【诊断】

1. 病史　腹部外伤史、误食异物史。

2. 临床表现　①肠壁挫伤:小的肠壁挫伤症状、体征不明显,表现为轻微腹部不适、腹痛、呕吐,多很快自愈。大的肠壁挫伤表现为明显腹痛、呕吐、腹部压痛。②肠壁血肿:小的肠壁血肿无典型表现,大的血肿压迫肠腔,出现肠梗阻征象。③肠壁破裂伤:典型的外伤性肠穿孔的表现为腹痛、呕吐、腹胀、肠鸣音减弱或消失、腹膜刺激征。小的肠壁穿孔因外翻肠黏膜、食物残渣、凝血块等暂时堵住破口,伤后早期无明显腹痛及腹膜刺激症状,间歇数小时后穿孔处堵塞物脱落,消化液及肠内容物外溢,出现腹痛加剧、进行性腹胀、气腹、急性弥漫性腹膜炎的表现。肠壁不完全破裂早期也无腹膜炎表现,随着肠壁坏死,发生延迟性肠穿孔即可出现腹膜炎征象。故需强调对腹部钝性损伤的小儿,即使初检时无腹膜炎征象,亦不可掉以轻心,需动态观察腹部症状、体征、腹部 X 线片。

3. 腹腔穿刺　腹腔穿刺视为小儿腹部闭合性损伤的常规检查,穿刺液的分析包括有无血液、细胞、淀粉酶、细菌和食物残渣。穿刺液含有粪便样物、食物残渣、细菌或大量白细胞可诊断为空腔脏器穿孔。近年来有学者提出伤后 1 小时内碱性磷酸酶增高有助于诊断空腔脏器损伤,这是由于碱性磷酸酶是存在于肠黏膜和肝胆的分泌液中。下述穿刺液的检验参数可考虑肠穿孔:WBC>500/mm^3;碱性磷酸酶 >31U/L;有食物微粒;细菌或革兰氏染色阳性。

4. 常规实验室检查　肠破裂继发性腹膜炎可出现白细胞、中性粒细胞计数升高。肠系膜血管损伤则伴有血红蛋白下降和血细胞比容下降。

5. 影像学检查　①X 线检查:腹部立位 X 线片见膈下游离气体提示小肠破裂,左侧卧位前后 X 线片也能发现少量游离气体。液平面提示肠壁血肿所致肠梗阻。肠管扩张、肠淤张提示肠壁挫伤的可能。②消化道造影:若患者情况平稳,无腹膜炎体征,消化道造影检查是有意义的诊断方法。经鼻胃管注入气体或水溶性造影剂,可见气体或造影剂自破裂处溢出肠外,可确定为肠破裂。造影剂通过肠腔障碍,提示肠壁血肿压迫可能。造影剂多选用泛影葡胺,国外推荐使用等渗性造影剂如碘帕醇(iopamidol),禁用钡剂。③B 超检查:当小肠肠壁血肿时 B 超显示损伤部位肠腔内可有液平。④CT 检查:有助于确定实质脏器损伤,无助于小肠损伤的诊断。在没有实质脏器损伤的情况下,腹腔内发现游离液体,应高度怀疑空腔脏器损伤。

【小肠损伤分级】　依据美国创伤外科协会制定的脏器损伤分级,小肠损伤分为 5 级(表 24-4)。

表 24-4　小肠损伤分级

级别		损伤类型
I	血肿	不影响血供的挫伤或血肿
	破裂	不完全破裂,无穿孔
II	破裂	完全破裂,<1/2 周径
III	破裂	完全破裂,≥1/2 周径,但未横断
IV	破裂	横断
V	破裂	横断伴组织缺损
	血管	系膜血管损伤,肠管丧失血供

【治疗】

1. 治疗原则　小肠损伤首先的症状是急性肠梗阻,因此手术要刻不容缓。处理原则较腹部其他脏器损伤的处理应更积极主动,小肠破裂是剖腹探查术的绝对适应证,需紧急手术。肠壁血肿较小,无肠梗阻征象者,可非手术治疗。高度怀疑小肠破裂,即使临床无确实依据时,也主张积极探查,以免发生腹膜炎,造成严重的伤害。有时肠系膜损伤,导致迟发性肠坏死,出现肠梗阻及腹部压痛、肌紧张时,应及时开腹探查。

2. 非手术治疗

(1) 禁食、胃肠减压。

(2) 预防性应用广谱抗生素:小肠损伤导致的腹腔感染多由革兰氏阴性杆菌和厌氧菌引起,应选用同时覆盖革兰氏阴性杆菌和厌氧菌的药物,如广谱青霉素、第三代头孢菌素、第四代头孢菌素、甲硝唑等。

(3) 止血药物:小肠损伤导致的肠出血应予以

止血治疗,小儿经静脉联合使用多种止血药达到止血目的,常用的药物为巴曲酶、维生素 K_1、卡巴克洛、酚磺乙胺、氨甲苯酸。

(4) 镇静:外伤性小肠穿孔继发弥漫性腹膜炎,导致患者剧烈腹痛,继之出现感染性休克,患者常表现为哭闹不止、躁动不安、不配合检查、影响治疗,为此,使患者保持安静状态非常必要,镇静能缓解患者的恐惧,避免躁动加重病情,利于腹部检查。常用的镇静方法包括静脉推注地西泮、肌内注射苯巴比妥、10% 水合氯醛灌肠。

(5) 动态监测指标:非手术治疗必须保证具有完善的监护体系,包括呼吸监护、循环监护、尿量监护、精神状态、腹部体征、影像学检查的监护。小肠损伤应动态复查腹腔穿刺、腹部 X 线片及腹部 B 超。出现气腹征象时应积极手术。

3. 手术治疗

(1) 小肠损伤手术治疗的基本原则是:①全面探查,按顺序两面检查(最好手术台旁有立灯,同时做透光检查)。强调按顺序探查,减少手术时间,避免遗漏损伤。②先止血,后处理穿孔性损伤。③可疑穿孔处做肠腔充气试验:肠管严重挫伤或不完全裂伤、肠壁完整时,为避免肠管迟发性坏死或穿孔,行肠腔内注气试验检查。④彻底冲洗腹腔,降低腹腔污染程度。⑤常规放置腹腔引流,降低术后腹腔残余感染。

(2) 麻醉选择原则:小儿小肠手术宜采用静脉复合麻醉联合气管内插管,可获得良好的肌肉松弛效果,利于呼吸道管理。

(3) 切口选择:全身情况良好的状态下,小肠手术可选用腹部横切口。一般急诊手术探查仍应选择经腹中线切口或腹直肌切口,可节省手术时间。

(4) 小肠探查:进入腹腔后,应将全部小肠托出腹腔外,清除腹腔积液积血。首先确定肝、脾、肾等实质性脏器有无活动性出血,控制出血后,再自空肠起始段或回盲瓣始依次探查小肠。发现出血立即钳夹,发现穿孔破裂处立即用肠钳封闭裂口,暂不进行肠修补或肠切除,继续顺序检查肠管,待全部检查完成后,再逐个处理。不能确定的肠坏死或肠穿孔处,也暂时置以肠钳,最

后经胃管输注氧气,分段检查,观察气体自小肠穿孔处溢出即可确诊,发现可疑处酌情处理。术中应仔细检查,确保无误,尽量避免反复无效的翻动小肠。

(5) 小肠损伤的各种术式

1) 小肠壁挫裂伤的处理:小的浆膜肌层裂伤行浆膜肌层缝合包埋。大面积挫裂伤的情况,若创面糜烂严重、断缘距离远、缝合困难,强行包埋有造成日后肠腔瘢痕狭窄的可能时,则需行该段小肠切除吻合术。

2) 小肠壁血肿的处理:肠壁血肿应切开检查,清除血块,彻底止血,行浆肌层缝合。

3) 小肠破裂的处理

A. 肠修补术。小肠单发性穿孔,孔径在 1cm 以内,可采用缝合修补术。

B. 肠切除吻合术。下列情况应实施肠切除吻合术:小肠多发性穿孔,穿孔集中位于一段肠管;小肠撕裂广泛;肠管横断;肠管与肠系膜分离。

C. 肠外置术。这是一种暂时性应急手术,下列情况可实施小肠外置术:患者病情危重,为抢救生命需迅速结束手术;肠管活性判断困难的情况下,为防止延迟性坏死穿孔及内瘘形成,可暂时行肠外置术。手术方法:将可疑肠段置于腹壁外,在贴近肠管的小肠系膜无血管区剪一小孔,连接橡皮管的玻璃棒穿入系膜孔,使肠管横跨于玻璃棒上不致缩回腹腔。腹壁贯穿缝合。观察48~72小时,全身情况改善,肠管血运恢复,将外置肠管还纳入腹腔。若肠管血运差,但全身情况好,坏死肠管界限明确,可以实行肠切除吻合。如果情况仍不稳定,则去掉坏死的肠管,在血运正常的肠管处行造瘘术。

D. 肠造瘘术。指征包括小肠破裂时间长,腹腔污染严重,易发生吻合口瘘的情况。手术方法:小肠截断、双腔直接外置造瘘术;小肠切除吻合,近端行隧道式插管造瘘,目的是减压吻合口的近端,保证吻合口愈合。

4) 开放性小肠损伤的处理:清创术。肠袢从腹壁创口内脱出体外,术前不可回纳肠管至腹腔,宜用生理盐水纱垫及油纱覆盖,腹带轻微固定,紧急送入手术室实施手术。以生理盐水、碘伏冲洗

脱出肠管。①切口选择:若原腹壁破裂口位置适合,可延长破裂口进腹,注意裂口清创,剪除污染坏死组织。若原腹壁破裂口位置不适合,可另择切口进腹,原伤口清创缝合或引流。②腹腔冲洗、引流:小肠破裂伤的手术处理,要彻底清除腹腔内异物和粪便,冲洗腹腔,用含抗生素的生理盐水浸洗肠管。腹腔引流要充分,在吻合口附近、盆腔放置硅胶材质引流管。

(四)结肠损伤(colon injury)

【流行病学】 单纯性结肠损伤在儿童罕见。结肠损伤多与车祸造成的严重会阴撕裂伤并存。发生在儿童期,男性患者明显多于女性。

【小儿结肠的解剖特点】 结肠跨越腹部4个象限及盆腔,在腹腔内的位置深且固定,锐器伤及钝性伤都可伤及结肠。升结肠、降结肠是腹膜间位器官,部分在腹膜外,位置较固定,损伤后易漏诊,一旦漏诊会引起严重的腹膜后间隙感染。盲肠、横结肠、乙状结肠位于腹腔内,有较长的系膜,活动度大,损伤后引起腹腔内感染。

小儿结肠壁薄,损伤后容易穿孔。结肠血液供应较差,损伤后愈合力差。结肠内粪便细菌密集,结肠破裂后粪便溢入腹腔或腹膜后导致细菌性腹膜炎,病死率较高。

【病因】

1. 开放性损伤 小儿多为各种锐利的金属物,如刀、铁棍经腹壁或会阴部直接刺入腹腔致结肠损伤,造成单发或多发性肠破裂。此类型损伤在小儿少见。

2. 闭合性损伤 多为暴力直接撞击腹部,如车辆压轧、高处坠落撕裂系膜或肠壁,近年来随着交通事故的增加,此类损伤日渐增多。

(1)挤压伤:外力垂直方向作用于腹壁,将结肠挤压于坚硬的骶椎上或骨盆上,使肠内容物急骤地上、下移动,形成高压闭袢性肠段,肠腔内压力骤增,肠壁的透壁压随之增加,导致肠破裂。

(2)冲撞伤:暴力强烈震动腹腔,而致肠管的位置发生改变,其程度超过肠袢正常活动范围,可造成肠管损伤。

(3)剪切伤:外力以斜切的方向作用于腹壁,

较固定的结肠撕裂,易受伤部位为结肠肝曲、结肠脾曲、升结肠及降结肠。

3. 医源性损伤 在进行各种医学检查或治疗时,因操作不当而误伤肠管,医源性损伤在小儿较常见。结肠镜检查治疗时,患者躁动,术者动作粗暴,可直接损伤结肠。肠套叠行空气灌肠或水灌肠复位时,操作指征掌握不严,灌注压力过高,可造成结肠破裂穿孔。先天性巨结肠洗肠时,肛管过粗过硬,操作者动作粗暴,可损伤结肠。肛门手术后扩肛,扩肛器选择型号不当,动作过猛,可引起结肠损伤。

4. 消化道异物 这是引起小儿结肠损伤的特殊原因,小儿误食锐利金属异物,如大别针,下行过程中停留于结肠,刺破肠壁造成穿孔。带有磁性的玩具,分次、间断食入的情况下相互吸引钳夹结肠壁,可导致被吸附的局部肠壁缺血坏死而造成损伤。

【病理】

1. 结肠挫伤 轻微挫伤导致结肠管壁出血、水肿,多可自愈。严重挫伤导致结肠黏膜脱落、溃疡形成、肠壁坏死而穿孔,细菌进入腹腔引起感染。

2. 结肠裂伤 不完全裂伤,肠壁完整;完全裂伤,粪便污染腹腔,引起弥漫性腹膜炎。

【诊断】

1. 病史 结肠损伤诊断困难,病史是相当有帮助的,如腹部外伤史、误食异物史。但除可见的开放性损伤外,有时很难采集到准确的病史,外科医师必须警惕结肠损伤。

2. 临床表现 单纯的结肠损伤无典型症状,常被其他脏器损伤所掩盖,体格检查尤为重要,注意查看腹部、背部、会阴部,发现肿胀、瘀血,应引起重视。

腹痛是结肠损伤的首发和主要症状,程度轻重不一,位置不定。可伴发恶心、呕吐、腹胀。

便血是结肠损伤的特征性表现,多为鲜红色血便。若患者来院未排便,直肠指检可发现直肠内血便。故需强调对腹部闭合性损伤的小儿,需常规进行直肠指检,不配合的小儿可在镇静后再检查。

24

腹腔内结肠破裂呈现腹膜炎征象,表现为全腹压痛、肌紧张及反跳痛等腹膜刺激征表现,同时听诊可提示肠鸣音减弱或消失。腹膜外结肠破裂,腹部症状、体征不明显,腰部饱满、皮下气肿、红肿、压痛及叩痛可提示腹膜外结肠损伤。

3. 直肠指检 腹部损伤的患者应常规进行直肠指检,发现指套血染应高度怀疑结肠损伤。

4. 腹腔穿刺 穿刺液为浑浊、粪便样液体,镜检可见粪便残渣、脓细胞及白细胞,应考虑结肠损伤。

5. 结肠镜检查 因需高压注气,一般视为禁忌。麻醉下施行剖腹探查术时,高度怀疑结肠损伤又未发现损伤部位,可于术中同时应用结肠镜协助诊断。

6. 实验室检查 结肠损伤继发性腹膜炎可出现白细胞、中性粒细胞计数升高。

7. 影像学检查

(1) X线检查:腹部(包括骨盆)X线片,作为常规检查项目,腹部立位X线片显示腹水、异物、骨盆骨折及游离气体均为有意义的征象,膈下游离气体提示肠穿孔,但不能定位穿孔部位。

(2) 消化道造影:若患者情况平稳,无腹膜炎体征,消化道造影检查是有意义的诊断方法。经肛管注入气体或水溶性造影剂,可见气体或造影剂自破裂处溢出结肠外,可确定为肠破裂。造影剂多选用泛影葡胺,国外推荐使用等渗性造影剂如碘帕醇(iopamidol),禁用钡剂。

【结肠损伤分级】 依据美国创伤外科协会制定的脏器损伤分级,结肠损伤分为5级(表24-5)。

表 24-5 结肠损伤分级

级别		损伤类型
Ⅰ	血肿	不影响血供的挫伤或血肿
	破裂	不完全破裂,无穿孔
Ⅱ	破裂	完全破裂,<1/2周径
Ⅲ	破裂	完全破裂,≥1/2周径,但未横断
Ⅳ	破裂	横断
Ⅴ	破裂	横断并组织缺损
	血管	系膜血管损伤,肠管丧失血供

【治疗】

1. 治疗原则 结肠血液循环较差,组织愈合能力差,结肠内含丰富的菌群,损伤后可引起严重的腹腔污染,创口缝合后吻合口瘘的发生机会高,故结肠损伤的处理较腹部其他脏器损伤的处理要更积极主动。应采取综合的治疗措施,包括抗休克、抗感染、肠外、肠内营养及手术治疗。结肠破裂是剖腹探查术的绝对适应证,应争取在伤后6小时内手术。高度怀疑结肠破裂,即使临床无确实依据时,也主张积极探查,以免发生腹膜炎,造成严重的伤害。

2. 非手术治疗 ①禁食、胃肠减压、肛管减压。②液体复苏:纠正水、电解质、酸碱平衡紊乱,补充血容量。③抗感染治疗:结肠损伤引起的感染多由革兰氏阴性杆菌和厌氧菌引起,因结肠内细菌菌属众多,数量大,可引起致命性败血症发生,故应选用同时覆盖革兰氏阴性杆菌和厌氧菌的药物,如广谱青霉素、第三代头孢菌素、第四代头孢菌素、甲硝唑等,疗程5~7天。

3. 手术治疗

(1) 结肠损伤手术治疗的基本原则:①全面探查,避免遗漏损伤。②先处理致命性大出血损伤,后处理穿孔性损伤,抢救生命放在首位;③在紧急情况下或腹腔污染严重时,应以肠外置或肠造瘘术为主要措施;④彻底冲洗腹腔,降低腹腔污染程度;⑤充分引流,降低术后腹腔残余感染。

(2) 麻醉选择原则:小儿结肠手术宜采用静脉复合麻醉加气管内插管,可获得良好的肌肉松弛效果,有利于呼吸道管理。

(3) 切口选择:急症尽量用腹中线切口或腹直肌切口。保留周围腹壁完整,以便必要时选为肠造瘘部位,保证粪袋不漏。

(4) 探查结肠损伤:迅速将小肠托出腹腔外,自盲肠开始依次探查结肠。如发现腹膜后出血或血肿,应切开局部侧腹膜,必要时切断肝结肠韧带或脾结肠韧带,探查结肠腹膜外部分。肠腔注气试验:肠管严重挫伤或不完全裂伤但肠壁尚完整时,为避免肠管迟发性坏死或穿孔,术中进行肠腔内注气检查。肠钳封闭回盲部,腹腔内灌满生理盐水,经肛管注入氧气,检查有无气泡产生,证实是否有肠穿孔的存在。结肠镜辅助检查:当结肠损伤观察不肯定时,可辅助结肠镜检查,观察肠腔内有无损伤。

(5)结肠损伤各种术式

1)结肠壁挫裂伤的处理:小的浆膜肌层裂伤行浆膜肌层缝合包埋裂伤部。若创面糜烂严重、断缘距离远、缝合困难,强行包埋有造成日后肠腔瘢痕狭窄的可能时,则需行该段结肠切除吻合术。

2)结肠破裂的处理

A. 肠修补术。结肠单发性穿孔,孔径在 1cm 以内,腹腔污染较轻,可采用缝合修补术。

B. 结肠 I 期切除吻合术。下列情况可实施肠切除吻合术:伤后 6 小时以内;腹腔污染轻;患者一般情况好,无休克、无全身中毒症状;无严重合并伤。

C. 结肠分期手术

a. 结肠外置术。这是一种暂时性应急手术。下列情况可实施结肠外置术:①患者病情危重,为抢救生命,需迅速结束手术;②肠壁活性判断困难,防止延迟性穿孔形成,暂时行肠外置术;③损伤的结肠缝合后,外置该段肠袢,术后经腹壁外观察吻合口愈合情况,此术式适用于具有较长系膜的腹膜内位结肠,如横结肠、乙状结肠。手术方法:将可疑肠段置于腹壁外,在贴近肠管的结肠系膜无血管区戳孔,连接橡皮管的玻璃棒穿入系膜孔支撑外置结肠,腹壁贯穿缝合,观察 48~72 小时,若全身情况改善,肠管血运恢复,则可将外置肠管还纳入腹腔;若肠管血运差,有肠坏死征象,则改为正规肠造瘘。

b. 肠造瘘术。指征:结肠破裂时间长,腹腔污染严重,易发生吻合口瘘可能,则需行肠造瘘术。手术方法:①结肠单孔造瘘术,损伤肠段切断,远端缝闭,近端提出造瘘;②结肠切除吻合加近端造瘘术;③切除损毁肠袢,在肠吻合近端造瘘,或经阑尾残端置管造瘘。

(6)腹腔冲洗、引流:结肠破裂伤的手术处理,要彻底清除腹腔内异物和粪便,冲洗腹腔,稀释和清除腹腔内致病菌,用含抗生素的温生理盐水反复冲洗腹腔。引流要充分,在吻合口附近、盆腔放置硅胶引流管引流。

【预后】 小儿结肠损伤的预后与诸多因素密切相关,其中损伤原因是预后的关键。统计近 40 年国内发表的肠套叠文献,在 47 548 例小儿肠套叠行气灌肠整复的病例中,172 例发生结肠穿孔,穿孔率为 0.004%。外伤性结肠穿孔的死亡率很低。

(五)会阴直肠撕裂创伤(perineal rectal laceration)

【定义】 指会阴皮肉撕裂,同时伤及附近器官,特别是肛门、直肠。

【原因】 多见于车祸及骑跨伤。

【病理】 会阴皮肤肌肉损伤,愈合后瘢痕畸形,必然影响控便功能,即使单纯会阴皮肤瘢痕,若靠近肛门,也会导致擦不净粪便二次污裤。事实上多数累及肛门及括约肌的会阴伤,会直接影响控便。伤及直肠则可能引起感染扩散及败血症。尿道解剖位置较深,撕裂机会较少,但骑跨伤骨盆骨折特别是耻骨骨折则易伤尿道。尿道伤在小儿青春期前常为严重威胁生命的损伤、尿外渗感染及后遗尿道狭窄,均很难处理。女孩常撕裂阴道,小儿时期问题不大,但忽略治疗可能给成年时留下后患。

【症状】 一般谈到会阴撕裂伤多指车祸或骑跨重伤,多为复合伤,同时有多器官损伤。单纯性会阴伤或单器官损伤致伤因素多较为单一,包括暴力、强奸、器械(医疗事故)、自己不慎导致意外等。因此症状多复杂、不典型或隐蔽,必须反复追问。常见症状包括全身精神活动反应甚至休克趋势,局部则根据不同器官而表现出各自功能障碍。会阴破裂伤出血或血肿,无论大小,常为伴随症状,当视为重要诊断线索。会阴压痛及肢体活动牵扯痛、振动传导痛,也是会阴伤与骨盆骨折的常见症状。泌尿器官伤多有血尿及排尿困难,肛门出血则见于直肠肛门损伤。女孩外阴见血则需辨别来自尿道、阴道或肛门。要注意大年龄女孩有时会隐瞒症状。

【分级诊断】 会阴伤多为复杂伤,情况差别很大,有必要分级诊断和处理。

24

Ⅰ级：只伤及皮肤及皮下组织，一般出血不多，全身反应很轻（反应重者要排除其他复杂损伤）。

Ⅱ级：伤及肌层（括约肌、盆底肌），但无器官损伤。

Ⅲ级：会阴损伤合并骨盆骨折（开放性或闭合性），但无器官损伤。

Ⅳ级：会阴撕裂伤，合并直肠损伤（盆底肌以上穿孔或破裂）。

Ⅴ级：会阴损伤合并尿道破裂或断裂（开放性或闭合性）。

【诊断方法】　会阴创伤特别是撕裂伤诊断，严重的错误是急于检查伤口，给患者造成极大的痛苦，检查不满意对诊断帮助甚微，实不可取。

1. 第一步　在急诊室，分清病情、病位。了解全身情况（危、重、缓、急）；单纯器官局部伤或复杂多器官伤，靠问询及观察（问诊望诊），无麻醉情况下尽量不动伤口，只需初步估计损伤程度为Ⅰ级或Ⅱ级以上即可，因患者不能合作，强行查体会导致疼痛，加重局部出血。局部检查受限，但全身无痛性检查不可忽视，仍应系统进行（从头至足，常规1分钟体检）以免漏诊。

2. 第二步　在急诊室，初步排除危重复杂病情，Ⅱ级以下伤口，决定能否在门诊处理后短时间内离院。尽可能在麻醉辅助下细致检查局部，时刻顾忌患者对疼痛是否能够耐受，决不允许强迫检查不易充分暴露的伤口。推荐的参考方法如下。

(1) 大年龄患者，情况好、能合作者，可用局部麻醉药物、止血药（利多卡因加肾上腺素）联合抗菌药（如甲硝唑）等溶液湿敷伤口。等待几十分钟至伤口触之无痛，再进行检查。如伤口已有辅料覆盖，可不予移除，或只除去外层辅料，在内层辅料上滴药湿敷，以免引起疼痛出血。

(2) 小年龄患者多不能配合，则需短效快速全身麻醉［如七氟烷或氧化亚氮、三氯甲烷（哥罗芳）吸入，或氯胺酮肌内注射］，待麻醉生效后进行全面检查，同时对创面进行清洗，必要时扩大创面以利于探查。

3. 第三步　如果初步估计病情较重，不能在门诊处理后短时间离院，局部损伤级别为Ⅰ级以上，则应不动伤口，施以保护性止血、固定髋部，直接送入病房或手术室。最后确诊要在手术室麻醉下，施行清洁、扩创的同时进行检查。除直视检查外，可同时进行器械检查、镜检及必要的台上B超、X线等影像学检查。如果髋部及骨盆临时固定满意，B超、X线检查也可在术前进行。原则是不允许为了诊断而增加患者的痛苦和损伤。

【治疗】　首先根据病情进行全身治疗，给予相应抗菌药物及镇静镇痛药物。局部则按分级处理。

1. 分级处理原则

Ⅰ级：皮肤及皮下组织，充分扩创，切除一切坏死组织，缝合皮下组织及皮肤，消灭皮下死腔。如果扩创及消灭死腔不满意则应留置引流。

Ⅱ级：肌肉损伤必须充分切除无生机部分，根据肌肉功能缝合修复。如果为环形括约肌必须原位缝合，强调解剖学复位。皮肤及软组织处理与Ⅰ级相同。

Ⅲ级：骨盆骨折的处理原则是原地闭合固定，一般用宽带将髋部悬吊固定即可。如果骨折暴露于伤口之外，伤及邻近器官特别是有碎骨片，则需相应处理，摘除或整复。伤口处理同前。

Ⅳ级：直肠穿破尽量扩创缝合，同时行乙状结肠造瘘。

Ⅴ级：尿道损伤，尽可能一期扩创，吻合尿道，同时在耻骨联合上行膀胱造瘘。阴道处理，则需根据周围括约肌、直肠损伤的情况，在缝合创面解剖复位的同时，酌情行乙状结肠造瘘术。

2. 造瘘、引流讨论　受直肠静息压、肛提肌向盆腔方向牵拉的影响，缝合后的直肠、会阴创面局部张力较高，同时由于粪便污染伤口的原因，会对创面的一期愈合造成较大影响，但肛周、直肠血供丰富，只要创面没有累及腹膜反折线以上，通常不会造成严重的腹腔、盆腔感染，术后可局部用药，创面多可愈合。若局部括约肌损毁严重，直肠创面累及盆腔，同时合并有会阴联合体、阴道的损伤，则应在修补创面、修复括约肌的同时行结肠保护性造瘘，使粪便改道，为会阴部创面的愈合提供相对无菌的环境。

3. 肛门皮肤功能　肛门周围肌肉及皮肤的解剖复位对控制排便,特别是对便污的预防有非常重要的意义。肛门口的皮肤皱褶肌最好完整保留,才能保证直肠黏膜不外露,保证肛门口周围皮肤绝对干燥。一旦此处皮肤肌肉受到损伤,正常肛门口皱褶消失,肛门关闭很难严密。此外周围的皮肤必须平整、全层、无瘢痕。全层皮肤带有皮下脂肪,才能保证括约肌收缩自由,平整才能擦得干净。

(张丹　张钦明)

第三节　急腹症

一、小儿急腹症总述

【定义】　以腹部急性症状就诊的主诉应包括下列五类:①腹痛;②呕吐;③急性腹胀;④胃肠道大出血;⑤腹部创伤。急腹症(acute abdomen)一般指以急性"腹痛"为主的外科情况,病理条件以局部器质性病变为主的病种。主诉为突然发生的腹痛,随病情的发展也常出现呕吐、中毒性腹胀及排便排气异常(如血便、便秘)等消化系统症状。

【发病率】　急腹症是小儿外科最常见的病种之一,也是代表小儿外科基本技术水平的工作之一。以消化道疾病为主。可发生于各个年龄段,从新生儿到青春期,各有不同特点。各年龄段中都是多发病:新生儿以先天性消化道畸形为主,婴儿以肠套叠突出,幼儿以肠梗阻较常见,学龄儿则随年龄增长急性阑尾炎发病增加。国内一般百床以上的小儿外科每年收治 300~500 例各年龄的阑尾炎患者。

【病因】　病因尚不明。因此预防工作缺乏头绪,发病率始终居高不下。然而医学进步,诊断及时,治疗得当,包括高危年龄患者死亡都已罕见。

【病理】　由于目前医务界把需外科急诊手术的腹痛划为急腹症,所以急腹症的病理必须是腹部局限性器质性病变。常见病理有两大类:一类是腹内器官炎性疾病,如阑尾炎、胰腺炎;另一类是管腔器官梗阻,如肠梗阻、输卵管扭绞。炎症性腹痛是由于急性肿胀,强力牵扯器官被膜(脏层腹膜)引起胀痛。管腔梗阻则因为管壁痉挛引起绞痛。无论哪种病理,发展到不可逆阶段时,都会出现缺血、坏死、感染扩散,感染腹膜,引起腹膜炎。根据感染的严重性与患者的免疫水平,周围腹膜可以产生粘连使感染局限,也可迅速扩散成弥漫性腹膜炎。婴儿腹膜总面积(脏层加壁层)比全身皮肤总面积还要大。全面发炎,危险性可知。何况全腹炎症可引起肠内菌群失衡,中毒性休克、多器官衰竭常为病理后果。因此急腹症的治疗贵在早期防止腹膜炎的发生与蔓延扩散。

【症状】　主要症状是突然发生的腹痛。由于病理为不可逆的器质性病变,所以腹痛必须是持续性,直到疲劳或坏死。管腔器官多有自然蠕动,疼痛也可能随着蠕动而加强或减轻、暂停。即使暂停疼痛,也不可能完全无痛。患者至少表现为活动受限。然而也需警惕有的患者不表现腹痛。如新生儿先天性肠梗阻之表现为持续性呕吐。因此有人把新生儿划为另类急腹症。此外有时特急特重的患者,发病就诊时已经处于休克昏迷状态。家长未注意到腹痛的阶段,如休克型与大出血型肠套叠。此类情况确实罕见,因此更易漏诊。腹内器官病变除引起腹痛外,一般总有并发症状,如恶心、呕吐、拒食、高低发热、精神不佳。有时有腹胀、腹泻、不能排气、排便或有便血。因为腹内有病变,所以患者不愿活动,怕碰。婴儿哭闹,妈妈习惯于怀抱摇晃或拍打催眠。如果腹内有病变,则越摇越哭、越拍越闹,从而引起妈妈的警惕。

【体征】　腹内有器质性病变,必有固定性阳性体征。常见腹部阳性体征为压痛、紧张、肿块、肠型。所谓固定性,包括三个方面:固定的性质,固定的位置,固定的范围。一般局部器官炎症,需要在病变部位有固定程度与固定范围的压痛,与相应部位的腹肌紧张。例如阑尾炎,在右下腹有一定程度的压痛与肌紧张。几个小时检查几次结果基本一致。管腔器官梗阻,一般有两种病理和两种典型体征。管内堵塞可摸到固定的肿块,如蛔虫团或食物团肠梗阻、小儿肠套叠。管

24

外压迫或扭转型肠梗阻如粘连索带及嵌顿性疝，都可摸到张力性扩张的肠袢，称为肠型。晚期患者随着腹膜炎的发展，可出现压痛紧张扩大、腹胀、肠鸣音消失。再到晚期，腹痛减轻而腹胀突出，并有明显的腹水征。如果因肠管坏死而穿孔，则可出现气腹征，如肝浊音界消失（婴幼儿需左侧卧位叩诊）。尽管患者晚期以全腹膜炎就诊，原始病灶体征仍能查到。如阑尾炎仍以右下腹压痛紧张突出，肠梗阻仍能摸到肿块肠型。

【诊断】　急腹症的病理既以腹内器质性病变为基础，腹部压痛、紧张、肿块、肠型等阳性体征则成为诊断的必要条件。这些体征的检查都需患者的配合，因此不同年龄的小儿腹痛在诊断与治疗上均各有不同特点。例如：①小儿不合作则需特殊的客观检查方法。②不同年龄小儿病种不同。③不同年龄小儿手术特点各异。新生儿很难发现腹痛，只以呕吐为主诉而就诊；学龄以上儿童腹痛基本上与成人相同。为了讲述方便，下面重点只以3岁左右小儿为例，介绍小儿一般规律作为借鉴，其他年龄患者可举一反三。

小儿急腹症的诊断：首先分类归纳客观表现，由此分析所反映的器官病理；如何鉴别小儿腹痛？急腹症的腹痛一般典型症状为精神不佳、烦躁、哭闹、自诉腹痛、身体蜷曲少动（注意与腿痛区别）。如何鉴别真正器质性腹痛则在于观察是否有腹部怕压、怕震。就诊时注意搬动患者或患者自己上床、起坐等活动的灵敏性与力量及反应表情，同时仔细追问家长发现孩子腹痛及上述各项表现的详细时间。按一般经验，症状持续6小时以上应考虑外科急腹症；不足6小时应继续观察。出现肯定的阳性腹部体征方可拟诊急腹症，进一步落实到具体病种才能肯定是哪种急腹症的诊断。下面有三个问题需要陈述。

1. 如何分析小儿急腹症　急腹症包括的具体病种有很多，必须分析到具体临床病种。小儿常见急腹症就诊时不外三种类型表现，即在上述急腹症典型症状基础上，另加不同的代表性体征而把临床病种归纳分为四类，以便进一步做临床分析（表24-6）。

表 24-6　小儿腹痛诊断思路

（一）急腹症（器质性病变）　腹痛持续，阳性腹部体征固定

　　1. 局部炎症　局限性压痛，肌紧张

　　（1）阑尾炎：右下腹

　　（2）胰腺炎：左上腹

　　（3）卵巢扭转：下腹、盆腔

　　2. 腹膜炎　中毒症状，腹紧，无肠鸣音

　　（1）蔓延性：有局部压痛、突出

　　（2）穿孔性：有气腹

　　（3）原发性：腹腔脓液较多时出现腹水征

　　（4）坏死性：有肠梗阻高张力肠型

　　3. 肠梗阻　腹绞痛，肿块或肠型

　　（1）粘连性：有浅层肠型

　　（2）肠套叠：有浅层肿块

（二）非急腹症（肠痉挛）　间歇痛，无固定腹征

　　1. 原发性痉挛　腹痛时间短，间歇时一切正常，排除继发因素

　　2. 继发性痉挛　病史长，有其他症状，需按各系统检查包括：胃肠造影、胆胰B超、胃镜标本、神经检查、血液血管检查、代谢检查、免疫检查和中毒检查

（1）腹部局部范围有压痛及肌紧张，代表"局部炎症"类病种：按照压痛的位置可做出具体诊断。如最常见的阑尾炎在右下腹有局限性压痛。此外如常见的胆道蛔虫、胆囊炎、出血性肠炎、梅克尔憩室炎、胰腺炎、肠系膜淋巴结炎等均有各自的压痛位置及其他特异性体征，可以明确诊断。泌尿系结石、卵巢扭转以管腔梗阻为主要病理，但临床检查以局部压痛为主，也可属于此类。

（2）腹绞痛、腹胀、肠型、肿块为主征，代表"肠梗阻"类病种。可再分为两组进行诊断：①以肿块为主征：代表肠腔内梗阻，如肠套叠与蛔虫团或异物团堵塞。②以肠型为主征：代表肠腔外梗阻，如粘连、索条之肠扭绞，后者之肠型可表现为有压痛的隐约的张力性囊性肿块（绞窄之肠袢）。嵌闭疝（腹股沟疝），病变虽在腹外，但症状是剧烈腹痛，也属于此类肠梗阻。

（3）腹胀、全腹有压痛、肌紧张、听诊肠鸣音消失，代表"腹膜炎"类病种。可再分为三种情况，腹腔穿刺有助于进一步分析。①全腹压痛，以某部压痛突出：代表病灶性或蔓延性腹膜炎。如阑尾炎引起的腹膜炎，全腹压痛，以右下腹压痛突出。局部腹腔穿刺有脓。②以腹水为主，无突出的压痛区：代表原发性或血源性腹膜炎。穿刺涂片多有球菌。如原有肝病或肾病之腹水继发感染，原发性胆汁性腹膜炎，女婴阴道感染的蔓延。③有气腹征（X线或肝区叩诊）：代表胃肠穿孔性腹膜炎。如伤寒穿孔或消化性溃疡穿孔。腹腔穿刺有气及胃肠内容物。

（4）腹胀、摸到有张力性肠型：代表肠坏死性腹膜炎。多为绞窄性肠梗阻引起。腹腔穿刺有血水或浑浊腹水。

2. 决定治疗（手术）的诊断要求　按照上述分析方法推断相应的病种，必须落实到具体器官，并且明确就诊时的局部病理发展阶段。一般分三个步骤进行。

（1）从腹痛分析至具体病种诊断（从临床到病理的分析）：如从腹痛分析到阑尾炎。

（2）进一步从临床表现做到病理分型、分期诊断（做到病理预诊）：如阑尾炎还要落实到化脓性局部腹膜炎期，因为不同病理要求不同的手术或不手术。

（3）以病理预诊应该出现之典型症状（教科书的描述）核对本患者的现实表现（从病理到临床的核对）：任何不符合处，必须有所解释。不能解释或勉强解释处，均须另找凭证或修订诊断。

3. 婴幼儿腹部触诊技术　急腹症的诊断要求有明确的腹部体征，包括压痛、紧张、肿块、肠型。这些都需患者回答准确。大年龄的儿童腹部检查要争取其合作，引导其正确回答。同时客观注意患者腹肌运动能力，如上诊台、爬上、跳下、走路、下蹲、用力等活动的灵活情况。3岁左右的患者，特别是就诊时哭闹不安者，则需以客观检查方法反复观察为主。首要是肯定压痛点与局部腹肌紧张程度。现介绍下列方法以供参考。

（1）三步对比检查：同时检查可疑痛处与不痛处，观察不同反应。①母亲位于患者头部安慰患者，同时握住患者双手。医师按照左、右、上、下的顺序按压患者腹部，比较压痛反应的哭闹表情（图24-1）。②放开患者的左手，任其抵抗。医师的两手同时压左、右两点做对比，反复观察找出压痛点（患者一般会尽力推开压痛点处医师的手）（图24-2）。③医师一手压住压痛点不动，另一手顺序按压其他部位。对照患者自由的左手抵抗情况，以便更明确压痛点疼痛程度及范围（图24-3）。在第二步两手同时压左、右两点做对比时，可以同时观察肌肉的紧张程度。随患者哭闹、呼吸，无腹肌紧张侧检查之手渐渐压下，而有腹肌紧张侧检查之手则不能压下（图24-4）。

对紧张压痛的检查必须反复多次（10次）才能确认是否阳性。

（2）三次核对检查：器质性病变的压痛紧张必须恒定，要求"三固定"，即固定的性质（疼痛的程度、紧张的程度）、固定的位置和固定的范围，多次检查均一致。为了证明"三固定"的体征，至少需要有3个间隔时间的检查对照。三次检查结果必须一致。在门诊时间有限，一般是：①就诊时检查一次；②化验血、尿后重复检查一次，如需做B超或X线检查，也可复查一次；③办住院手续后或开方取药后回家前再复查核对一次。

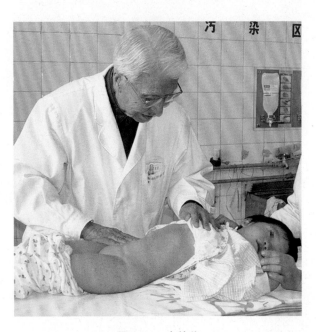

图24-1　查幼儿

24

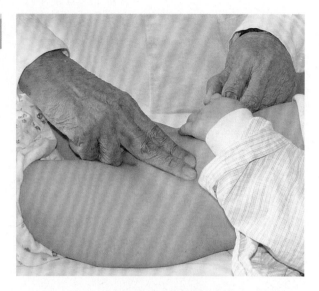

图 24-2　查压痛

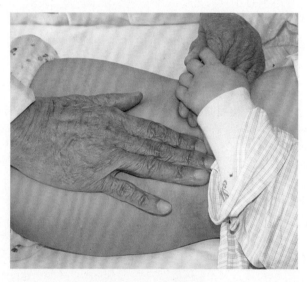

图 24-3　压痛范围

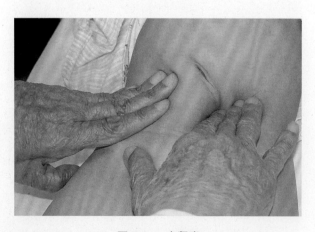

图 24-4　查紧张

（3）三层六区检查：正规腹部扪（触）诊应做到三层六区全面检查。三层分别为：①浅层，抚摸腹壁观察皮肤疼痛过敏（如阑尾、蛔虫、蛲虫）及急性肠梗阻之肠型（注意扪到的肠型宽度与张力）；②中层，按压以测紧张度和压痛；③深层，探索肿块及深压痛。

六区为腹部的左、右、上、下、中、及直肠指检耻骨上双合诊（学龄前患者直肠内手指可与耻骨上手指对接检查）（图 24-5）。

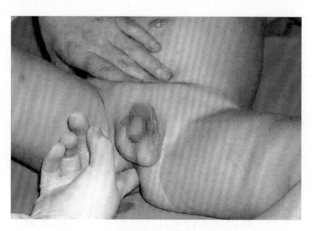

图 24-5　直肠双合诊

急腹症患者的腹痛，在门诊时间很难做到完整而满意的三层六区检查。"入院诊断"确有待肯定时，可使患者安睡后再重复检查（可给 10% 水合氯醛糖浆 1ml/2kg，相当于 50mg/kg，或 6 个月内婴儿每月龄 1ml、6 个月以上每 2 月龄加 1ml，1 岁以上常规 10ml）。这是最后手段，当然也可待住院后必要时再做。

4. 辅助检查

（1）腹腔穿刺：3 岁以下急腹症就诊时多已表现为腹膜炎。用肌内注射针在右下腹穿刺抽吸：有脓为腹膜炎；有浑浊腹水或血水为肠梗阻、出血性肠炎或出血性胰腺炎；有胆汁为胆汁性腹膜炎；有气为肠穿孔。穿刺液可做镜检及涂片，并检查淀粉酶、胆红素、酸碱度。抽不出积液时，可推入盐水 50~100ml 再抽出做镜检，看脓细胞、红细胞、涂片找细菌。小儿腹腔穿刺要注意下列三项：①穿出液检查结果可疑时，应穿刺两处以做对照。如在右下腹穿刺有胆汁，不能排除穿刺入肠腔，因此在左下腹或在中腹再穿刺对照。②可疑刺入肠腔时(有气、有胆汁或混有粪渣)须尽量抽吸至肠腔内无张力时再拔针(腹腔内血水比肠腔内血水较清。无论肠腔、腹腔血水均代表绞窄或组织坏死,均需立刻手术探查)。③叩诊胀气严重者应避免穿刺。

(2) X线检查:腹部胀气时可以摄X线片,腹部叩诊无气者X线片不易显示出病变,腹部有压痛、肌紧张者应避免钡灌肠或必要时只能做低压限量注钡入乙状结肠造影。①立位X线片或腹透观察有无张力性液面、气腹、腹水。如果肠胀气严重致不能分辨结肠胀瘪,必要时同时直肠注钡。如见小肠充气胀大,结肠空瘪,可诊断为机械性肠梗阻(图24-6)。②卧位X线片可看到腹膜脂肪线(腹膜炎),肠间隙增宽,肠黏膜之形态(肠炎),绞窄性肠梗阻的闭袢,肠间阴影及其他肿块影。休克患者左侧卧位(右侧向上)拍摄后前位片,可以代替立位片观察液面及气腹。③钡灌肠只用于观察有无肠套叠或结肠是否空瘪(图24-7),以鉴别机械性肠梗阻或肠麻痹。钡剂只作为不完全肠梗阻需连续观察之辅助方法(决定非手术治疗后使用)。钡剂6小时后定时复查,可以观察粘连情况(腹壁与肠管之间)、梗阻点(肠管高度与在腹部的位置)及钡影前进与肠蠕动情况。方法是经胃肠减压管注入50%钡200ml,闭管2小时以后放开,继续减压治疗,每6小时复查一次。

(3) B超:小儿腹部检查困难,10%水合氯醛1ml/2kg睡眠后,现代B超有代替腹部触诊检查之趋势。可以诊断不同阶段的阑尾炎、胆道疾病、蛔虫、结石、囊肿、胰腺炎、肾结石、急性肾积水、肿瘤、卵巢扭转、实性、囊性肿瘤扭转、腹内脓肿、血肿等。盐水灌肠下诊断肠套叠及肠梗阻等,对患者无放射性损害。手提式B超机可以在急诊室内随时操作,值得提倡。目前使用不多,只是轻便B超机的性能与轻便程度的矛盾问题有待进一步解决。

(4) 腹腔镜:这是在手术室内麻醉下最后的开腹探查术术前诊断,但单纯为了诊断并不可取。可用以做最后的确定诊断,并且同时能进行治疗时方可选用。凡腹痛需开腹探查者,都可以先做腹腔镜(目前因经济问题实施困难),探查不满意时仍可改为开腹。腹腔镜现已能做阑尾切除、胆囊切除、脓肿引流等很多急腹症手术,以及处理某些临时发现的病变。胃十二指肠镜及纤维结肠镜可以观察腔内,与腹腔镜配合,内外同时观察,包括活检及造影,可以起到开腹看不到、作不到的补充作用。

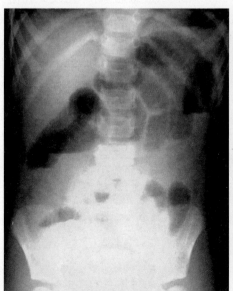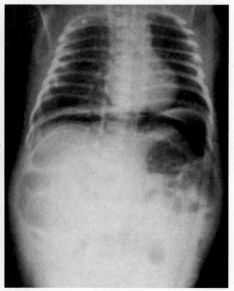

图 24-6　腹部 X 线片

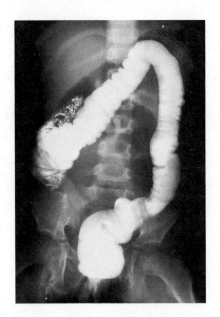

图 24-7 钡灌肠

（5）其他辅助诊断方法：包括血、尿常规，CT，MRI，红外线摄影，^{99m}Tc 同位素扫描以及某些酶与生化检查等，对了解患者耐受手术能力及腹部器官的个别疾病诊断有益，对常见急腹症无直接的诊断必要性。

5. 住院观察　总有一些腹痛患者诊断尚不明确，回家又不便随时处理而需要住院观察。如发病不足 6 小时，怀疑急腹症而诊断不确切者。但如果不能排除肠坏死、肠穿孔者，观察不宜超过12 小时。观察项目包括体征、X 线及穿刺物之变化。必须注意观察同时进行积极的治疗。首先要控制剧痛、哭闹。可适当选择哌替啶、地西泮、苯巴比妥等制剂。此外包括：①定时（每小时）测体温、脉搏、呼吸，询问腹痛、排气、排便情况，检查肌紧张、压痛及肠型肿块的变化。②禁食禁水，必要时行胃肠减压。③静脉输液维持电解质平衡。④抗生素预防感染（做手术准备）及预防菌群失调。

6. 腹腔镜或开腹探查　12 小时以上诊断不明确，但不能排除肠绞窄坏死及自由穿孔者宜及时探查。女性患者、肥胖儿、腹部体征较轻者宜行腹腔镜探查，下列情况特别是需快速抢救者仍应开腹探查：①休克患者有腹部体征者，如抢救休克无效，应边抢救边开腹探查。对情况危重的患者，不宜做腹腔镜，宁可直接开腹探查。②穿刺物为胆汁、粪便或血性穿刺液较黏稠且多血凝块者。③气腹、诊断不明确，但中毒及腹部体征明显者。④腹胀，X 线检查见结肠痉缩、小肠高张力者。⑤腹部有巨大肿块同时肌紧张及压痛显著者。

【治疗】　小儿急腹症具体病种很多，各自疗法不同。基本治疗原则：争取时间挽救生命，术前要深思熟虑，手术要速战速决。

1. 手术指征　与家长共同分析手术利弊，然后慎重签字决定（可参考"9 分评价法"）。根据轻重缓急分类决定（表 24-7）。

指征根据轻重缓急分类决定。

（1）一级急症：腹部体征明确，休克抢救 2 小时以上一般情况仍不稳定，应在继续抢救休克的同时立即开腹快速手术。

（2）二级急症：肠坏死或穿孔但无休克，应充分做好术前准备，争取时间早行手术（尽量在 2 小时之内）。

（3）三级急症：短时间内不致恶化，应争取创造安全高效的手术条件。例如阑尾炎、非坏死性

表 24-7　手术 9 分评价法

	3分	2分	1分	0分
手术必要	抢救生命 （肠穿孔）	增加安全 （阑尾炎）	可能有利 （肠粘连）	无必要
预期效果	一期痊愈 （伤口缝合）	延期痊愈 （脓肿引流）	保命有残 （长期造瘘）	无实效
可能危害	一般恢复 （拆线出院）	留合并症 （饮食困难）	病危抢救 （生命不稳）	必死亡

不足 6 分要慎重商议；0 分一项否定（括号内为举例）

肠梗阻等,如果手术条件勉强,宁可等待改善,甚至转院。但也应在6~12小时内完成。无论如何,凡已决定手术者,则越早做越好。

(4) 非急症手术:属于可以争取非手术治疗者(如非绞窄性肠梗阻、胆道蛔虫等),应随时观察,如发生全身中毒症状或出现局部压痛紧张时应立即手术。此类患者需密切观察,但也必须在3天内确定是否手术。

2. 手术方案　生命安全第一,手术简单有效,尽可能一期完成,功能到位。

(1) 一期手术:如阑尾切除,肠切除吻合等,一次完成根治手术。要求条件为全身情况好,局部情况好,术后护理无困难。

(2) 中缓手术:全身情况不良(如休克、肠坏死)应暂行肠外置,迅速关腹抢救休克。待休克恢复稳定后再行切除吻合。如果肠坏死界限不清或局部血液循环不良也应暂行外置。待24~48小时后,循环情况稳定,坏死与正常分界清楚再行切除吻合。

(3) 二期手术:肠外置后,估计短期内(2~3天)全身或局部恢复情况仍可能无把握关腹,则宁可先保留造瘘,等待1个月后再计划行二期吻合。

3. 手术切口　一般小儿腹部手术以横口为宜。近年来对腹部瘢痕有新的要求,有可能时尽量选用隐藏性切口如下腹横纹切口,环脐切口,肋缘切口。对三级以下急症均可采用。对瘢痕的要求也促使一些急腹症手术发展为经腹腔镜完成。

但一、二级急症则有时仍以直口为宜。因为直口肌肉分离出血少,止血简单,进腹快,切口延长扩大也快。特别是抢救性开腹,肠外置后快速关腹,三四针贯穿缝合腹直肌即可结束手术,短期再拆开行二期手术也方便。

4. 腹腔镜手术　腹腔镜手术在小儿腹部使用不过20余年,近10余年在我国才受到重视,但发展很快。预期下一个10年腹腔镜手术将成为小儿腹部手术的主要手段,但目前腹腔镜手术在急腹症中的应用尚不广泛。国内现利用腹腔镜进行阑尾切除、疝缝合、胆囊切除等简单手术已很普遍。像肠切除吻合等也可以用腹腔镜辅助,经腹部小切口提出,在腹外行吻合术。应该预料到腹腔镜手术必将成为急腹症治疗的主要手段,并有待于进一步开发。

【结语】　实际上,在儿科门诊以腹痛就诊者,大约只有1/10为外科情况。随着社会经济的进步,外科急腹症日趋减少。虽然创伤病例可能有所增加,但由于小儿腹部外科诊疗水平的提高,目前急腹症病房的主要病种已有明显变化。突出的变化是:蛔虫并发症少了,肠套叠、嵌闭疝早期均可在门诊解决,阑尾炎治疗因可以利用镜检切除而缩短了住院日,手术后粘连肠梗阻也因技术进步而少见。过去小儿急腹症曾为小儿高危急症,而现在国内外无论城乡因急腹症死亡均已罕见,但人们对急腹症治疗的要求也在提高,因此小儿急腹症的研究仍是任重道远。

(张金哲)

二、急性阑尾炎

急性阑尾炎(acute appendicitis)是小儿腹部外科中最常见的疾病之一,位居小儿外科急腹症之首位,首都医科大学附属北京儿童医院2004—2008年共收治急性阑尾炎2 612例,平均每年500例,约占外科急腹症患者的70%,约占外科住院患者的25%。

急性阑尾炎可发生于小儿各年龄组,最常见的是6~12岁的学龄儿童,年龄越小发病率越低,5岁以下明显减少。首都医科大学附属北京儿童医院的资料统计显示,5岁以下儿童占15%,3岁以下占5%,1岁以下仅占0.2%,新生儿极为罕见。男性患者发病率(60%)略高于女性(40%)。

【解剖生理】

1. 阑尾解剖　小儿阑尾的粗细、长短差异较大。阑尾远端为盲端,近端与盲肠肠腔相通,二者交界处有黏膜皱襞成瓣,阻挡粪便进入阑尾腔内。不同年龄的小儿阑尾解剖发育有差异,新生儿和小婴儿的阑尾短粗,根部呈漏斗状,基底部宽大对引流有利,梗阻机会少,解剖特性是婴幼儿较少患阑尾炎的原因之一。学龄儿童阑尾腔逐渐变细呈管状,与成人的阑尾几乎无区别,内容物堵塞管腔不易排出。

阑尾为腹膜包裹,本身有系膜,呈三角形,其

24

中有阑尾动脉、静脉、神经和淋巴。系膜一般较阑
尾为短,因而易使阑尾呈弯曲状。当阑尾弯度过
大,则阻碍远端腔内物排空,易成为炎症的诱因。

　　阑尾附于盲肠内后位,其根部与盲肠的相对
位置恒定,位于三条结肠袋的会合部,阑尾远端游
离于右下腹腔,其尖端可指向任何方向,常见的指
向是盲肠内侧、盲肠外侧、盲肠后位、盆腔位、回肠
前位、回肠后位,较少见的是腹膜后阑尾及盲肠壁
内阑尾。阑尾在腹腔内的位置取决于盲肠的部位,
多数位于右髂窝内,婴幼儿盲肠位置高,较为游
动,阑尾位置也随之升高,压痛点可高于麦氏点。
但无论如何,阑尾与盲肠及回肠交接的位置关系
永远不变,恰如人的右手,以三四五指握拳,则拇
指为回肠,示指为阑尾,而握拳及腕则为盲肠与升
结肠。偶尔开腹找不到阑尾时,可从右侧后腹壁
摸到固定的升结肠,向下延续掀起盲肠。按右手
握拳的部位关系,即可确定回肠与阑尾的位置。
即使阑尾在盲肠后甚至部分在盲肠壁内也能分出
阑尾根部。如果确实找不到,可以宣布此人无阑
尾。此法俗称阑尾的"右手定律",可以避免盲目
分离、浪费时间、增加打击。

　　阑尾的血运系由阑尾动脉供给,阑尾动脉是
回结肠动脉的分支,为一终末动脉。小儿阑尾动
脉细小,因此血运障碍使阑尾更容易发生坏死。
静脉血液通过阑尾静脉、回结肠静脉、肠系膜上静
脉,汇入门静脉入肝。阑尾发炎时,感染可沿静脉
而上,引起门静脉炎和肝脓肿。

　　阑尾淋巴引流经回盲肠淋巴结或盲肠后淋巴
结至肠系膜上淋巴结。

　　阑尾受腹腔神经丛分出的迷走神经和交感神
经支配,其传入神经与小肠、横结肠都是通过肠系
膜上神经节及腹腔神经节经同一后根进入脊髓神
经节。因此在阑尾炎症早期,疼痛开始于上腹部,
仅是模糊的疼痛(内脏性痛)。随着病情进展,炎症
波及壁层腹膜时,躯体神经受刺激产生疼痛(躯体
性痛),才表现出明显的右下腹固定疼痛。

　　阑尾壁由黏膜、黏膜下层、肌层和浆膜层组
成,小儿阑尾壁相对较薄,炎症侵犯容易造成穿
孔。婴幼儿黏膜下层淋巴组织增生少,而学龄儿
童黏膜下层有较丰富的淋巴滤泡。

　　2. 阑尾生理　阑尾是人类进化过程中的退
化器官,阑尾黏膜具有分泌功能,使管腔润滑。阑
尾壁具有蠕动功能,将阑尾腔内的食物碎屑或粪
便排至盲肠。阑尾能吸收水分,粪便进入阑尾,水
分被吸收则形成粪石,引起梗阻及损伤,成为致病
因素。

　　近年研究表明,阑尾是参与人体细胞免疫的
中枢淋巴器官,具有免疫功能。阑尾在发育过程
中经历低敏、高敏、成熟稳定的免疫反应阶段,新
生儿缺乏局部细胞免疫因素,幼儿和儿童时期,回
盲部肠壁淋巴滤泡增生显著,阑尾的淋巴免疫反
应逐渐活跃,成为免疫器官之一。但多年来全世
界的经验表明,阑尾切除后对人体的免疫功能无
明显影响。

　　近年来在治疗便秘时采用的 Malone 手术(阑
尾造瘘,用以灌肠)又给阑尾开发了一个可利用的
机会。"天生我材必有用",阑尾是否有用,可能人
们尚未认识,因此预防性阑尾切除术或在腹部其
他手术时随意将无病变的阑尾切除是不可取的。

　　【病因】　引起小儿阑尾炎的病因与成人基本
一致,其病因无年龄特点,其中阑尾腔梗阻和病原
菌感染是造成阑尾炎的主要原因。

　　(一)阑尾腔梗阻学说　阑尾腔的机械性梗阻
是诱发阑尾炎症的基本原因。小儿阑尾呈细管状
结构,阑尾腔相对较细小,容易发生梗阻。阑尾一
端为盲端,发生梗阻后在梗阻之远端部分形成一
个两端闭合的管腔,而使分泌物积滞在此死腔中,
腔内压力不断增高使阑尾壁的血运发生障碍,造
成局部组织的缺血和破坏,有利于阑尾腔内细菌
繁殖,促进感染的发展。

　　引起阑尾腔梗阻最常见的原因是粪石阻塞。
首都医科大学附属北京儿童医院收治的急性阑尾
炎病例,经手术及病理证实 38% 的阑尾腔内有粪
石梗阻。粪石形成是由于粪便进入阑尾腔,水分
被吸收,阑尾蠕动或痉挛的压迫,逐渐浓缩成小球
形干燥粪块,当粪石嵌顿在阑尾腔的狭窄部分或
阑尾壁有一时性痉挛时,梗阻即可发生。淋巴组
织增生是引起梗阻的又一因素。阑尾黏膜下有丰
富的淋巴组织,当有全身感染时,淋巴组织普遍发
生增殖性肿胀,阑尾腔发生梗阻。阑尾壁内的淋

巴滤泡在青少年时期生长旺盛,故阑尾炎以青少年患者最多。阑尾梗阻的其他原因是阑尾先天性扭曲、阑尾腔狭窄、先天性或病理性粘连所引起的压迫和扭曲。阑尾腔内异物及寄生虫是引起阑尾梗阻的少见原因。

(二)细菌感染学说

1. 细菌侵入阑尾壁的方式

(1)肠道直接侵入:正常阑尾腔内含有各种肠道固有细菌,如大肠埃希菌、链球菌和厌氧菌等。在阑尾黏膜有破溃或损伤时,细菌可侵入阑尾壁引起急性炎症。

(2)血行感染:细菌可经血液循环到达阑尾壁内,遂发生急性炎症。小儿急性阑尾炎在春、夏季比较多见,而在此时期小儿上呼吸道感染、扁桃体炎及咽峡炎也较多见。

(3)邻近感染:急性阑尾炎可因阑尾周围脏器的急性化脓性感染而继发,例如原发性腹膜炎,其脓液常浸渍阑尾,细菌自浆膜外侵入阑尾壁,炎症亦自浆膜层开始而后累及阑尾壁全层。

2. 致病菌　儿童阑尾炎致病菌主要为大肠埃希菌和厌氧菌(脆弱类杆菌多见)混和感染。其他如变形杆菌、铜绿假单胞菌、链球菌也可成为感染源。

(三)神经支配学说　阑尾的生理和病理变化与神经系统的活动有密切关系。当胃肠道功能障碍时(如便秘、腹泻等),使受神经支配的阑尾肌层和血管反射性痉挛,造成血运障碍,导致阑尾黏膜缺血,促使阑尾损害或加重已存在的阑尾腔梗阻,引起感染。

以上三个方面原因可以相互影响、相互作用。神经反射性肌肉、血管痉挛可以造成阑尾腔梗阻和血液循环障碍,有利于细菌感染;管腔梗阻和局部感染也可以刺激阑尾神经感受器,引起神经反射性痉挛,如此成为恶性循环。

【病理】　小儿阑尾炎的病理特点是不同年龄具有不同的病理分型及病理分期。

(一)病理分型　小儿急性阑尾炎依其病理变化可分为3型,即单纯性、化脓性及坏疽性,与成人类似。首都医科大学附属北京儿童医院2 365例小儿急性阑尾炎的病理诊断结果显示,单纯性

占27%,化脓性占66%,坏疽性仅占7%。因各年龄组小儿免疫反应不同,造成了不同年龄组的病理特点,如单纯性及坏疽性阑尾炎仅见于年长儿,化脓性可见于任何年龄,婴幼儿多为此类。

1. 单纯性阑尾炎　此型多见于年长儿阑尾炎早期,病变主要在黏膜层。大体可见阑尾轻度水肿、充血,周围稍有浆液性渗出。组织切片见黏膜水肿、充血黏膜下层有中性多核白细胞及嗜酸性粒细胞浸润,并有淋巴滤泡增生。

2. 化脓性阑尾炎　此类型的阑尾炎发病率最高,可发生于任何年龄,婴幼儿多为此型。病变侵犯阑尾各层,早期即有腹膜感染及渗出,特别是婴幼儿阑尾本身化脓改变可以不严重,但腹膜炎已广泛蔓延。大体所见阑尾明显肿胀,周围有多量脓性渗液,阑尾腔内亦可积脓,而发生张力性穿孔,形成弥漫性腹膜炎。组织切片见阑尾各层组织均有多核白细胞浸润,黏膜溃疡坏死,呈蜂窝样炎性改变。

3. 坏疽性阑尾炎　此型多见于学龄儿童,病变主要为阑尾系膜血管栓塞和阑尾壁全层坏死。其特点为阑尾壁迅速广泛坏死,阑尾本身渗出不多,而周围组织粘连形成较早,局限而形成脓肿者较多。大体可见阑尾肿硬,暗红色的阑尾上散在黑紫色和黄绿色的坏死区。阑尾腔内积脓血,可发生坏死性穿孔,形成局限性腹膜炎。组织切片见阑尾壁血管栓塞,阑尾全层广泛坏死。

阑尾腔内梗阻　主要指阑尾腔内蛔虫、蛲虫、粪石引起的痉挛性病变与阑尾扭曲,解剖上的局部狭窄引起的机械性压迫。大体可见阑尾基本正常或轻度充血,周围少量清渗液,腔内有粪石、蛔虫、蛲虫,可发生机械性压迫穿孔。组织切片可见正常阑尾,早期仅有嗜酸性粒细胞浸润及淋巴滤泡增生,晚期亦可发生化脓性及坏死性改变。

(二)病理分期　各型急性阑尾炎发展过程按不同阶段分为5期。小儿急性阑尾炎的病理分期可按一定的规律从临床上反映出来,治疗原则也随之不同。

1. 早期阑尾炎　感染局限于阑尾内部,周围渗出少,反应轻微。首都医科大学附属北京儿童医院收治的2 586例阑尾炎资料分析,此期占

25%。

2. 局部腹膜炎期 感染已扩散到周围腹膜，局限于右下腹腔，此期在小儿最为多见，占 40%。

3. 弥漫性腹膜炎期 感染侵及全腹膜，此期占 25%。

4. 浸润期 渗液中纤维蛋白沉积阑尾，与周围器官互相粘连，限制感染扩散。外围渗液开始吸收，阑尾周围形成浸润块，此期在小儿罕见，仅占 1%。

5. 脓肿期 阑尾成为坏死异物或粪石存留腹腔，则成为感染核心，形成脓肿，此期患者占 9%。

随着年龄的改变，病理分期具有差异。3 岁以下婴幼儿很少形成脓肿而多发展为腹膜炎，学龄前儿童则局部腹膜炎期不明显直接过渡为浸润期，学龄儿童多见坏疽型，阑尾坏死渗出不多，易局部形成脓肿。

近几年有人将阑尾炎分为非复杂型（uncomplicated appendicitis）和复杂型（complicated appendicitis）两种，此种分型方式主要有利于选择治疗方式。非复杂型是指患者一般情况良好，腹部压痛局限于右下腹，无肌紧张，无肿块，B 超提示无粪石、无穿孔及脓肿形成、无游离气体及液体。此种类型大部分可通过非手术治疗而得到痊愈。复杂型是指有腹膜炎或者脓毒症，B 超检查提示有粪石，B 超或手术明确有穿孔或脓肿形成。

【诊断】

（一）临床表现 由于解剖、病理生理及免疫系统的特点，小儿阑尾炎的临床表现有别于成人，不同年龄组儿童有其各自的特点和规律，应予以区别对待。随着现代医疗技术的迅猛发展，多项检查手段不断出现，为阑尾炎的诊断提供了多种检查方法，但小儿阑尾炎最根本的诊断依据仍是持续性腹痛与右下腹压痛。

1. 儿童阑尾炎的临床表现 从学龄期儿童开始其症状类似成人，表现为突发中上腹、脐周疼痛，6~10 小时后转至右下腹，多伴有恶心呕吐、发热、精神食欲差。患者行走缓慢，身体前屈，惧怕震动，活动减少，均为小儿腹痛的特殊表现。跳动震痛也是判断儿童腹痛的证据，通过观察患者的自然活动如爬上、跳下诊台、走路、下蹲等动作的

速度及灵敏度，可以肯定腹内存在器质性病变。

腹部查体发现右下腹肌紧张、压痛、反跳痛及扣痛。右下腹固定压痛对于儿童阑尾炎的诊断具有决定性价值。而成人常用的一些检查方法如娄夫辛（Rovsing）征、腰大肌试验、闭孔内肌征象，由于儿童往往不能获得正确的判断，则意义不大。

2. 婴幼儿阑尾炎的临床表现 婴幼儿系指 3 岁以内的小儿，此年龄阶段急性阑尾炎的发病率明显降低，3 岁以下小儿不能准确地叙述病情，临床表现又与年长儿有很大差异，因此婴幼儿阑尾炎误诊率高、穿孔率高。首都医科大学附属北京儿童医院 2000—2004 年收治 3 岁以内的阑尾炎 137 例，占小儿阑尾炎的 4.8%（137/2 867），穿孔率达 39%（53/137），误诊率达 46%（63/137）。在诊断时应注意以下几点。

（1）婴幼儿病史叙述不清，遇小儿有烦躁不安、哭闹不止，原因不明的发热、呕吐、拒食、精神萎靡，一旦腹部发现有可疑体征时，均应想到阑尾炎的可能。

（2）婴幼儿的腹痛以"颠簸痛"为特征，即在轻拍或颠簸时疼痛更明显。因患者腹内有发炎的阑尾，因此越摇越闹，越拍越哭，这种异常表现常为腹痛的线索。

（3）婴幼儿阑尾炎的恶心、呕吐、腹泻等胃肠道症状显著，且出现较早，甚或发生于腹痛之前，成为最初的症状，易误诊为胃肠炎。与年长儿不同的是，婴幼儿在疾病早期全身反应即可很重，出现高热、精神差、反应淡漠、嗜睡、拒食等症状。

（4）婴幼儿叙述能力差，病史可靠性低。因此查体更为重要，一定要确定阑尾区的固定性压痛和肌紧张，固定性即固定的性质、固定的位置、固定的范围。婴幼儿腹部检查往往不配合，腹部触诊时患者常哭闹不止、躁动不安，判断腹部有无阳性体征极为困难。3 岁以下小儿只能依靠客观腹部查体，对不合作的小儿采取对比法、三层触诊法、三次检查法及镇静法，触诊时根据患者哭声强弱变化、腹部按压深度、抵抗检查的动作可以推断有无压痛及肌紧张。婴幼儿盲肠位置较高，阑尾的压痛点偏上或靠近脐部。婴幼儿腹壁肌层发育薄弱，腹肌紧张不足以反映腹膜受刺激情况，即使

阑尾穿孔肌紧张仍可不明显,故腹肌紧张的程度不能反映阑尾病变的严重性。至于反跳痛,在婴幼儿不易获得正确的检查,不作为诊断阑尾炎的主要标准。

3. 新生儿阑尾炎的临床表现　新生儿期阑尾炎极为罕见。首都医科大学附属北京儿童医院2004—2008 年仅收治 1 例,为年仅 13 天的女婴,占小儿阑尾炎的 0.003%(1/2 612),国内外文献报道亦很少。由于本病极罕见,多不被临床医师重视,故多在手术时才确诊。

新生儿阑尾炎无特异性表现,常以腹胀、呕吐、烦躁就诊,腹部压痛、肌紧张均不明显,常误认为腹部压痛及肌紧张是胀气肠管所致。单纯依据临床表现难以诊断新生儿阑尾炎,需依靠腹腔穿刺、B 超检查协助诊断。

(二)小儿常用的辅助检查方法

1. 直肠指检　直肠指检对小儿阑尾炎及腹腔其他疾病具有诊断价值,而双合诊较单纯直肠指检更可靠。当腹部其他检查仍不能提供足够的诊断证据时,直肠指检常属必要,其阳性结果及阴性结果同等重要。

急性阑尾炎时,直肠指检可发现直肠右壁触痛敏感,阑尾在盆位时明显,甚至可触及索条样肿胀的阑尾,更重要的是了解有无阑尾周围浸润或脓肿形成。女性患者要注意除外内生殖器肿块。

2. 腹腔穿刺　腹腔穿刺是除手术以外最直接、最迅速获得腹腔内情况的简便手段,小儿因腹壁肌层薄弱,腹肌紧张不足以反映腹膜刺激情况,特别是婴幼儿往往即使渗出多但腹部仍柔软,故腹腔穿刺常属必要。右下腹抽出脓性液或腹腔液镜检发现白细胞及脓细胞可明确阑尾炎的诊断。穿刺阳性往往为探查的依据。

(三)实验室检查

1. 血常规　多数急性阑尾炎患者白细胞及中性粒细胞升高,且白细胞及中性粒细胞的增高随着阑尾炎的病变轻重而变化,绝大多数 C 反应蛋白升高明显。少数病例白细胞不升高,故不能单纯依据血常规做出阑尾炎的诊断。首都医科大学附属北京儿童医院统计 2 612 例阑尾炎病例,白细胞 $>10 \times 10^9$ 者占 70%;$<10 \times 10^9$ 者占 30%。

2. 尿、便常规　一般无特殊改变,当阑尾位于输尿管和膀胱附近,尿内有少量白细胞和红细胞,当阑尾刺激直肠时,便内可有少量白细胞或脓细胞。

(四)超声检查　超声检查已成为小儿阑尾炎首选的检查方法,对急性阑尾炎具有诊断价值,其诊断的敏感性为 80%~95%,特异性为 89%~100%,准确性为 90%~96%。被公认的急性阑尾炎超声诊断标准为:炎性变的阑尾呈低回声的管状结构,压之形态不改变。阑尾直径 >6mm,横切面呈同心圆的“靶”样图像。有时腔内可见强回声粪石,后曳声影。穿孔后的阑尾可不显影,盲肠周围出现局限性积液,阑尾如被显示,多呈不对称性阑尾管壁增厚。超声不但是诊断急性阑尾炎的一种较特异可行的影像学诊断方法,而且在其鉴别诊断方面也提供了图像诊断依据,特别是对于女性患者生殖系疾病的诊断有帮助。

【治疗】

(一)治疗原则　阑尾炎总的治疗方案从三个方面考虑,第一是处理病灶;第二是控制症状;第三是抗菌治疗。处理病灶涉及非手术治疗和手术治疗的指征问题,确定手术治疗和非手术治疗方案必须根据患者年龄、病变类型、病理分期、病情程度、全身情况及家长需求进行综合评价。决定手术与否应考虑以下几方面因素。

1. 影响预后因素　小儿阑尾炎较成人炎症不易局限,穿孔率高,易引起腹膜炎,小儿阑尾继发腹膜炎会迅速产生比成人严重得多的全身中毒症状,甚至威胁生命。若非手术治疗,日后阑尾炎反复发作及发生肠粘连、盆腔炎的概率大,将给儿童的生长发育、生活学习造成不利影响。因此,小儿急性阑尾炎主张早期手术治疗。

晚期的小儿阑尾炎,周围浸润较重,感染已开始粘连,此时组织充血、水肿、分离困难,有造成医源性穿孔污染腹腔及重新扩散感染的危险,应予以非手术治疗。

2. 年龄因素　5 岁以内,特别是 3 岁以内的小儿,阑尾壁薄,大网膜短,感染扩散变化快,腹膜局限能力差,应优先选择手术治疗方案。

年长儿病变发展动态相对缓慢,腹膜具有一

定的局限能力。早期非梗阻型阑尾炎,有手术禁忌时,可予以非手术治疗。

3. 病变类型因素 单纯性阑尾炎可先暂时予以非手术治疗,如经抗生素治疗有效,则可维持非手术治疗;如感染仍有扩散趋势,则宜中转手术。化脓性、坏疽性及穿孔性阑尾炎,以手术切除阑尾消灭病灶,防止感染进一步发展为原则。阑尾脓肿及阑尾浸润块形成,多以非手术治疗为主,脓肿张力高,有胀大趋势,则需穿刺抽脓。

4. 病情进展因素 患者的精神状态、全身情况可以反映病变的进展趋势,动态观察小儿的整体状况以决定治疗方案,真正体现了小儿外科的特点。在疾病的急性期,阑尾病灶有穿孔引起腹膜炎的可能,患者表现为精神弱、食欲差、高热、全身情况加重,此时应切除阑尾以预防感染扩散。发病 3 天左右,阑尾炎处于可扩散可局限之际,如果正在扩散,切除病灶,去掉感染源,可能有利。如果正在局限,腹腔探查不但破坏局限,而且阑尾切除困难,强行切除有造成阑尾残端瘘、损伤周围器官的危险。此时患者精神、食欲已渐好转,全身情况稳定,则应采取非手术治疗。目前,死亡率已经不是阑尾炎的评价标志,手术治疗或非手术治疗后病情见好见坏,才是反映阑尾炎疗效的现代水平。强调对于晚期阑尾炎应仔细进行肛门-腹部双合诊检查,以发现肿大的阑尾及周围的浸润块,甚至在麻醉后再次进行腹部检查和直肠指检,发现浸润块仍可取消手术。

(二)非手术治疗

1. 对症治疗 控制症状是小儿阑尾炎治疗中不容忽视的部分,如发热过高,可引起致命的术中、术后恶性高热,乃至惊厥。呕吐频繁,可引起脱水、电解质紊乱、酸碱失衡,不予以纠正则导致休克。对症治疗包括以下内容。

(1) 腹痛、腹胀严重者应禁食、胃肠减压。

(2) 纳差、呕吐频繁者应静脉输液,补充累积损失量、额外损失量及生理需要量。

(3) 高热的处理:首都医科大学附属北京儿童医院规定,肛表测温在 38.5℃ 以上的患者,常规给予降温。采用物理降温(如头部置蓄冷袋、冷盐水灌肠、酒精擦洗)、药物降温(口服阿司匹林、静脉注

射赖氨匹林)及人工冬眠降温。

2. 抗生素治疗 急性阑尾炎是一种感染性疾病,原则上应用抗生素是必需的,但切不可滥用。应根据治疗方案及病变类型而定。对于非手术治疗的患者,常规使用抗生素,用药持续到急性阑尾炎症状、体征完全控制痊愈为止。对于接受手术治疗的患者应视阑尾病理变化而决定。

首都医科大学附属北京儿童医院经验:单纯性或化脓性阑尾炎给予两次治疗量的两种抗生素联合静脉应用,即第一次在手术当日,术后第 1 天重复一次,手术后第 2 天口服抗生素即可。坏疽性及穿孔性阑尾炎术后持续静脉滴注抗生素至少 3 天,直至体温正常、白细胞下降方可停药。阑尾脓肿持续静脉滴注抗生素 7~10 天,复查 B 超显示脓肿缩小、周围炎症吸收即可停药。如果停药后不久又复发多为脓肿内异物如粪石、坏死的阑尾等,有必要考虑切开引流及脓腔探查。

急性阑尾炎为需氧菌和厌氧菌的混合感染,选择抗生素应针对此点。国外推荐氨苄青霉素、庆大霉素、氯林可霉素三药联合应用。氯林可霉素为抗厌氧菌的敏感药,但应注意可能产生伪膜性肠炎的并发症。国内多采用第三代头孢菌素及甲硝唑两药联合应用。甲硝唑能有效抵抗革兰氏阴性厌氧菌,已成为抗厌氧菌的首选药。

(三)手术治疗 当今切除病变阑尾有两种方法。

1. 传统的剖腹阑尾切除 已公认为是一种简单、易行、安全的手术,儿童与成人的阑尾切除术式相似,下述几个问题值得探讨。

(1) 切口选择:小儿盲肠游动性较大,阑尾位置有变异,应根据压痛最明显处作为切口中心,常规采用麦氏切口,位置略较成人典型切口为高。为避免瘢痕、满足美观的要求,也可采用"改良麦氏切口",即右下腹横纹切口。遇有诊断欠明确、需开腹探查者,则采用右腹直肌切口。

(2) 切口缝合:对早期及轻度的阑尾炎,适用于可吸收缝线逐层缝合。而对于小儿穿孔及坏疽性阑尾炎,因其术后切口感染率高达 20%,首都医科大学附属北京儿童医院对麦氏切口的缝合方法加以改进,采用不缝合腹膜,其他各层抽线缝合

的关腹方法,使切口感染率下降为 0.5%。其机制在于:①不缝合腹膜,使切口各层炎性渗出及积血向腹腔内引流而被吸收,减少了肌间死腔的形成。②腹壁全层贯穿缝合,7 天后抽出全部缝线,减少了切口异物肉芽肿的形成,终止了缝线引起的不良反应,杜绝了切口慢性窦道的产生。但随着手术技术的进步、缝线技术的改进、切口保护装置的使用、抗生素的广泛应用,切口感染率已明显降低,即使是穿孔及坏疽性阑尾炎,依然适用于可吸收缝线逐层缝合,并没有明显增加伤口感染概率,且能达到伤口美观的要求。

(3) 腹腔冲洗:既往认为腹腔冲洗有助于感染的扩散,因此不主张行腹腔冲洗术。随着腹部外科的发展,目前已知腹腔内的液体并不是停滞的,而是不断地进行循环流动和交换,膈淋巴系统是腹膜腔内吸收的主要途径,因而造成腹腔内液体、细菌及毒素向膈下流动。腹腔液体的内循环学说揭示了腹腔液体自身具有的运动性质。

腹腔内感染的发生与感染物的数量关系密切,临床和实验室资料已经证明,发生感染时组织中的细菌数目计数在 $10^4 \sim 10^6 / ml(g)$ 组织。以此为理论基础,对新鲜的腹腔污染应用大量生理盐水能够稀释脓液,降低单位体积的细菌计数,从而预防腹腔内脓肿的发生。

(4) 腹腔引流:阑尾切除术后是否放置引流,历来是一个有争议的问题,腹腔引流作为一项安全措施,也可带来诸如伤口感染、腹内感染、腹腔内粘连等并发症。对于早期、局限性腹膜炎期的急性阑尾炎术后不放置引流已成共识。而阑尾穿孔形成弥漫性腹膜炎,只要用大量生理盐水清洗腹腔,直至清洗液转清晰,在大剂量广谱抗生素的联合应用下,也不需放置引流。对于阑尾根部穿孔,残端处理不满意,腹腔污染重,脓液稠厚量多,腹腔内有粪石、蛲虫等异物遗留,腹腔内渗血、止血不完全的急性阑尾炎及阑尾脓肿,术中应放置有效的引流。

2. 腹腔镜阑尾切除　腹腔镜对于诊断和治疗阑尾炎是一个划时代的进步,这种将传统的外科操作与现代高科技成果完美融合所形成的新的治疗手段,以其切口小、创伤小、痛苦少、恢复快等无可比拟的微创优势,得到了患者的欢迎以及外科医师的赞同和接受。北京儿童医院 2004—2008 年共施行阑尾切除术 2 263 例,其中开腹阑尾切除术 1 987 例,占 88%;腹腔镜阑尾切除术 276 例,占 12%。2017—2018 年共施行阑尾切除术 1 045 例,其中开腹阑尾切除术 69 例,占 7%,腹腔镜阑尾切除术 976 例,占 93%。腹腔镜代替开腹阑尾炎切除术是发展的必然趋势。

(1) 腹腔镜阑尾切除术的适应证:①明确诊断的各型急性阑尾炎;②阑尾炎患者为女性,术中需探查子宫及附件,排除其他疾病;③阑尾炎患者肥胖,开腹常需较大切口才能探查,而微创手术切口小,视野清晰,暴露满意;④怀疑阑尾炎,但诊断仍不明确的腹痛患者,腹腔镜手术可全面进行腹腔内脏器探查,这是腹腔镜手术突出的优越性。

概括总结:腹腔镜阑尾切除术的适应证为 3F 指征,即确诊的局灶性(focal)阑尾炎、肥胖儿(fat)阑尾炎、女性(female)患者阑尾炎。

(2) 腹腔镜阑尾切除术的禁忌证

1) 绝对禁忌证:①患者高度腹胀无法建立气腹,或立位腹部 X 线片显示机械性梗阻。②心肺功能异常,不能耐受气腹者。

2) 相对禁忌证:①有开腹手术病史,腹腔粘连严重,影响操作。②病史超过 5~7 天,形成局部脓肿或炎症包裹。③出现严重的感染性休克,气腹对人体呼吸、循环的干扰可能引起心肺功能下降。

腹腔镜手术发现上述情况应立即转为开腹手术,小儿手术术式的选择以保证安全、祛除病灶、不加重病情为原则。

(3) 腹腔镜阑尾切除技术:Semm 于 1983 年报道的首例腹腔镜阑尾切除术为阑尾切除术提供了一种新的方法。这一操作目前已越来越多的被临床医师采用。用腹腔镜治疗阑尾炎具有创伤小、痛苦轻、恢复快、减少腹腔粘连机会等优点,特别是对于肥胖患者具有更独特的优越性。同时对于难以确诊、但怀疑有阑尾炎的病例,采用腹腔镜检查是一种很好的诊断方式,确诊率达 100%,优于 B 超和 CT。

操作步骤如下:仰卧位、右臀部稍垫高。

1) Trocar 放置如图 24-8 所示:采用开放式在

24

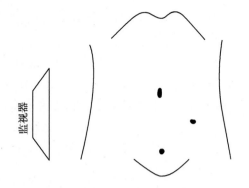

图 24-8　Trocar 及显示器的位置

脐窝中央做纵行切口放置 5mm Trocar，在耻骨上和左下腹分别置入 5mm Trocar。

2）探查腹腔：转动腹腔镜镜头全面探查腹腔，如果发现其他异常改变，应同时处理。

3）游离阑尾：提起盲肠找到阑尾（图 24-9），其常与周围组织发生粘连，将阑尾根部及系膜分离显露清楚，才能顺利地将其切除。

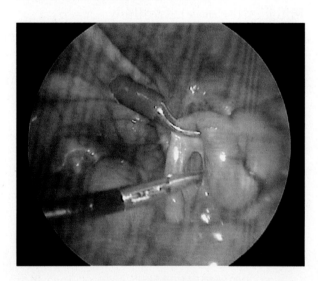

图 24-9　沿盲肠找到阑尾

4）处理阑尾系膜：阑尾系膜周围粘连被完全松解后，提起阑尾，使阑尾系膜展开，用弯钳在阑尾系膜靠近阑尾根部无血管的部位戳孔（图 24-10），孔的大小依据处理系膜的方法而定，可以从 Trocar 直接带入结扎线结扎阑尾根部和系膜，也可以经腹壁穿入针线结扎阑尾的根部（图 24-11），然后将阑尾及盲肠悬吊在腹壁（图 24-12~ 图 24-14），以便于显露系膜。目前较可靠处理阑尾系膜的方法包括：腹腔内丝线结扎、双极或单极电凝电切、施夹、

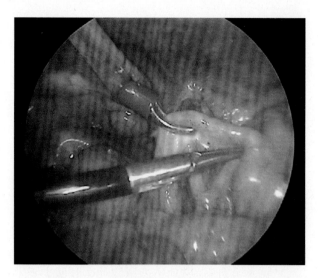

图 24-10　在阑尾根部系膜的无血管区戳孔

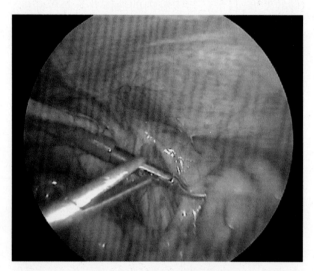

图 24-11　经腹壁穿入针线

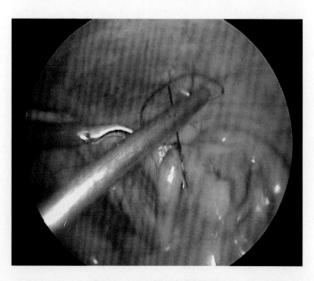

图 24-12　结扎阑尾根部

预制环状结扎带及内镜钉合器等。目前我国小儿外科医师广泛采用的方法是腹腔镜内丝线结扎，事实证明此方法安全可靠，减少了费用，也避免了异物残留（图 24-15、图 24-16）。

　　5）切除阑尾：在距盲肠 0.5~1.0cm 处钳夹阑尾，用丝线（1 号或 4 号）于阑尾根部环扎，用电刀距结扎线 0.5cm 处切断阑尾，也可用钛夹或内镜钉合器的方式处理阑尾根部。用电刀烧灼残断的黏膜（图 24-17）。

　　6）取出阑尾：标本应从脐部套管中取出，如果阑尾太粗、发生坏疽或已穿孔，不能通过套管，可将一标本袋经套管放入腹腔，把阑尾装入袋内，然

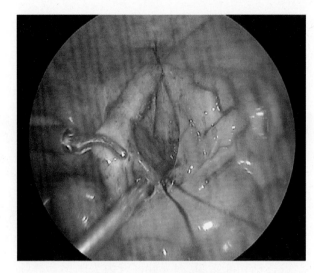

图 24-15　丝线结扎阑尾系膜

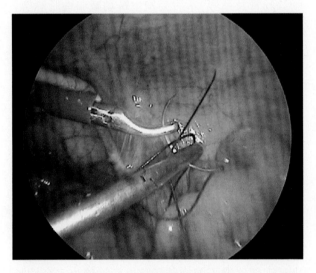

图 24-13　经腹壁将针线穿出

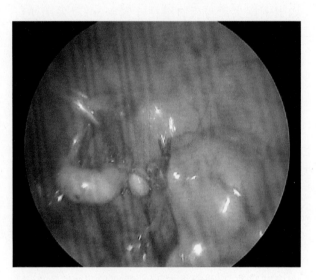

图 24-16　离断阑尾

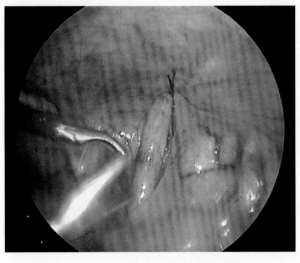

图 24-14　提拉缝线将阑尾及盲肠悬吊在腹壁

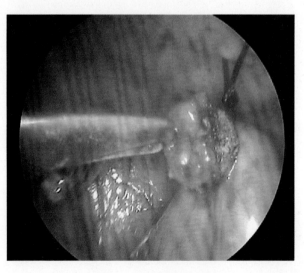

图 24-17　烧灼残断的黏膜

后将其拖至套管内到感觉有抵抗感为止。然后拔出套管,使袋的颈部露出腹壁,将其拖出切口。

7)检查手术区域:取出阑尾后重新建立气腹,仔细检查阑尾及系膜残端有无出血点。对阑尾坏死或穿孔的病例必须注意检查有无粪石脱出。腹腔内遗留的粪石常成为脓肿的核心,需再次手术。右下腹有少量渗液者应彻底吸净渗液,不必放置引流。腹膜炎严重或脓肿形成者应行腹腔冲洗,必要时放置腹腔引流。

注意要点:将阑尾根部悬吊在前腹壁上有利于显露和处理阑尾系膜血管;可以用电凝靠近阑尾壁逐渐切断系膜,因为此区域内为阑尾动静脉的终末细小分支,电凝可以达到确切止血的目的。如果阑尾尖部与后腹壁粘连紧密,可以采用逆行切除阑尾的方式,先结扎阑尾根部,然后用电凝贴断端的浆膜,由近向远断离系膜。

【并发症】

(一)伤口感染 伤口感染是阑尾切除后最常见的并发症。其发病率与阑尾炎症的严重程度有关,非穿孔性阑尾炎切口感染率低至1%~2%,坏疽性及穿孔性阑尾炎切口感染率高达10%~20%。近年来因抗生素的广泛应用,使穿孔性阑尾炎伤口感染率已低于5%。首都医科大学附属北京儿童医院统计2004—2008年2 263例阑尾切除术患者,术后伤口感染仅7例,伤口感染率为0.3%。伤口感染多于术后3~5天出现征象,体温升高,局部红肿压痛,有少量渗液,应早期拆除缝线,敞开引流。

(二)腹腔残余感染 腹腔残余感染是阑尾穿孔早期术后并发症。小儿腹腔残余感染多数是小的脓肿或炎症浸润,此类脓肿被认为是粘连的小肠袢形成的蜂窝织炎,而非真正的脓肿。少部分形成较大的脓肿,最常见的是盆腔脓肿,其次是肠间隙脓肿,少数为膈下脓肿。

目前由于适当的引流、残余物(粪石)的清除及术前、术中、术后有效抗生素的投入,小儿阑尾炎术后残余感染并发症发生率已明显下降。盆腔脓肿发病率普遍低于5%,而阑尾残端瘘、门静脉炎、膈下脓肿等感染并发症现已罕见。

发生腹腔残余感染的患者,多出现于阑尾穿孔及坏疽性阑尾炎术后,恢复过程表现为"三懒一无",即懒起床、懒活动、懒说话、无食欲。体温及白细胞增高,并有腹痛及腹胀。典型的术后盆腔脓肿表现为里急后重、排便频繁、排黏液及脓液等直肠刺激症状。直肠指检发现直肠前壁水肿、触痛,双合诊触及张力性肿块。B超检查可显示右髂窝或盆腔液性暗区。

腹腔残余感染的治疗多采用非手术治疗,予以有效的抗生素及内服中药。大的脓肿在超声定位下,进行经皮穿刺引流。盆腔脓肿可经直肠前壁切开引流。

(三)肠粘连肠梗阻 麻痹性肠梗阻是阑尾炎合并腹膜炎的早期并发症,由于炎症和手术本身刺激肠管及系膜,术后会发生蠕动减弱性肠麻痹,出现腹胀、呕吐、肠鸣音减弱或消失、不排便等现象。X线片显示肠淤张或麻痹性肠梗阻征象。阑尾穿孔术后肠麻痹通常持续3~5天,经禁食减压、输液、抗炎而治愈。

早期粘连性肠梗阻是阑尾切除术后引起的机械性肠梗阻,常见于阑尾穿孔和合并腹膜炎的病例。常发生于阑尾炎手术后数天内,系因肠管屈折,加之炎症水肿,纤维性渗出液造成肠与肠互相粘连所致。此种肠梗阻经胃肠减压、大量抗生素控制感染、中药应用,2~3天梗阻即可解除。少数病例经治疗3天无效,进行钡餐检查或钡剂灌肠,显示钡剂停滞不前或结肠痉缩而确诊为完全性肠梗阻,可考虑再次手术,以松解粘连,解除梗阻为原则。

【预后】 小儿阑尾炎总死亡率目前均在1%以下,国内外先进水平接近于0。其中3岁以下患者死亡率和重病率较高。小儿阑尾炎无论早期或晚期、手术或非手术治疗,痊愈后多不留后遗症。阑尾炎及时早期手术,患者平均住院日为5天;晚期阑尾炎平均住院日为8天;阑尾形成浸润或脓肿平均住院日10天;住院2周左右的患者多因各种并发症之故。少数患者手术后或脓肿痊愈出院后,仍有发生腹腔残余感染或粘连性肠梗阻而再入院者,再手术治疗率较低,非手术治疗多能治愈。

非手术治疗阑尾炎可以复发,但小儿复发率

远较成人低得多。我们主张阑尾炎复发时以手术为宜。

（沈秋龙　李龙）

三、梅克尔憩室

梅克尔憩室（Meckel diverticulum）又称回肠远端憩室，是胚胎期卵黄管退化不全所致的残留物，是儿童期较常见的消化道畸形。正常人群中有梅克尔憩室者为1%~2%，其中8%~22%的憩室可发生并发症，梅克尔憩室的并发症是小儿急腹症常见原因之一，以消化道出血多见，憩室炎与肠梗阻较少见。首都医科大学附属北京儿童医院2004—2008年共收治梅克尔憩室及并发症患者123例，其中其他手术中偶然发现梅克尔憩室11例，憩室引起便血者57例，憩室引起肠梗阻者21例，憩室炎引起腹膜炎者20例。梅克尔憩室炎占炎症性急腹症的0.8%，仅次于急性阑尾炎及急性胰腺炎，位居炎症性急腹症第三位。近年有上升的趋势。本病的发病年龄为6个月至15岁，平均年龄5.8岁，以婴幼儿多见，1~3岁占61%。男性患者多于女性，男女比例为2.5∶1。

【病理】　梅克尔憩室多位于距回盲瓣100cm以内的回肠系膜对侧肠壁上，以距回盲瓣40~60cm处最为常见。憩室的大小、长度和形态各不相同。典型的憩室长约2~5cm，多呈圆锥形或圆柱状突起，基底部较宽，其室腔略窄于回肠直径。憩室顶端为盲端，游离于腹腔内，顶端偶有残余索带（脐肠索带）与脐部相连。有时纤维带从憩室顶部延伸到肠系膜形成憩室系膜带。

憩室具有正常回肠的组织结构，由浆膜、肌层、黏膜三层构成，黏膜通常为回肠黏膜，约50%的梅克尔憩室含异位组织，如胃黏膜、十二指肠黏膜、结肠黏膜及胰腺组织，以胃黏膜最多，异位组织分泌盐酸和消化酶，损伤其周围组织，而引起溃疡、出血、炎症和穿孔。憩室狭长而引流不畅，或有异物滞留如寄生虫、结石等，容易发生炎性病变。

【临床表现】　梅克尔憩室炎无特异性临床表现，主要为脐周或右下腹痛，常伴有恶心呕吐，可出现发热。腹部检查表现为腹肌紧张和右下腹或脐下有压痛。症状和体征与急性阑尾炎酷似，唯一可能存在的区别是梅克尔憩室炎的压痛点较高且靠内侧。憩室炎症可导致穿孔，表现为病情迅速恶化，患者有剧烈腹痛、呕吐和发热，腹部检查有明显的腹膜炎体征。这些患者常在术前被诊断为阑尾穿孔而行剖腹探查术。

【诊断】　梅克尔憩室炎及其引起的憩室穿孔腹膜炎无特殊的临床表现，也无特异性的实验室检查和影像学检查方法，手术前明确诊断极其困难。诊断的目标只要能确定为急需手术探查的急腹症即可。基本根据为持续性腹痛、呕吐，腹部检查有明确的固定性紧张及压痛。有经验的B超专家常可以看到肿胀的憩室。高热、血白细胞和中性粒细胞升高协助诊断腹腔内感染。憩室穿孔时，少数病例腹部X线片可显示膈下游离气体，这在阑尾穿孔的患者中极其罕见。对于炎症性急腹症者，不允许进行钡剂检查和^{99m}Tc扫描检查。梅克尔憩室炎及引起的憩室穿孔腹膜炎的实际诊断要点是在开腹以后不要漏诊。因此任何开腹手术，特别是以阑尾炎诊断开腹者（若无严重粘连或其他禁忌），仍有必要常规探查回肠末端至少150cm。

平时非炎症期钡餐检查也很难发现憩室。憩室含有胃黏膜时可用^{99m}Tc扫描诊断。胃黏膜的壁层细胞对^{99m}Tc有特殊的亲和力，可以摄取同位素^{99m}Tc，因而扫描检查时可见下腹部有持久不变的放射性浓集区。梅克尔憩室出血的诊断阳性率达87%。单光子发射计算机体层仪（single photon emission computed tomography，SPECT）可显示具有异位黏膜的憩室，因为有异位黏膜的位置会出现放射性浓集区，其准确率在70%~80%。但如憩室内有炎症、水肿、梗阻、出血时，会影响^{99m}Tc的摄取，可造成假阴性结果。

【鉴别诊断】　梅克尔憩室并发憩室炎或穿孔的症状与急性阑尾炎极其相似，难以鉴别。憩室炎的压痛、肌紧张位置多靠近右侧脐旁，较一般阑尾炎偏高偏内，可伴有便血。憩室穿孔引起腹膜炎，与其他原因所致的肠穿孔鉴别困难。鉴别的关键是在手术中发现阑尾正常者应检查回肠末端，探寻有无憩室的存在。

梅克尔憩室的其他外科急腹症情况的鉴别诊

24

断也很困难。最后的确诊基本上全靠开腹探查之后,因此千万不要忽视回肠末端的常规探查。

1. 梅克尔憩室合并肠梗阻的鉴别 梅克尔憩室引起的肠梗阻多为肠扭转、腹内疝、肠粘连、肠套叠所致,且多为绞窄性,与其他原因所致的小肠梗阻难以鉴别。憩室所致的肠梗阻主要为回肠梗阻。既往无手术史或腹腔感染史,患者出现无原因的肠梗阻应考虑梅克尔憩室的可能。

2. 梅克尔憩室合并消化道出血的鉴别 梅克尔憩室溃疡出血要与肠重复畸形、结肠息肉、肠套叠等消化道出血性疾病相鉴别。

(1) 肠重复畸形并消化道出血:其临床表现与梅克尔憩室极其酷似,且同位素 ^{99m}Tc 扫描也可呈阳性。腹部 B 超、消化道造影显示腹部囊性包块、双管腔或钡剂分流有助于肠重复畸形的诊断。

(2) 结肠息肉:结肠息肉一般有长期少量便血史,呈鲜红色,如有息肉脱落可偶有大量出血。钡剂灌肠可见息肉的缺损阴影,纤维结肠镜可诊断并摘除息肉。

(3) 肠套叠:多见于 2 岁以下小儿,为果酱样血便,伴有阵发性哭闹、呕吐症状,腹部可触及包块,腹部 B 超及气灌肠可明确诊断。但应注意憩室的翻入,常为继发性肠套叠的起点,首都医科大学附属北京儿童医院统计 2014—2016 年继发性肠套叠 98 例,梅克尔憩室占 27 例。

【治疗】 梅克尔憩室炎的处理基本上是即时切除并送病理检查。其他合并症或剖腹探查或施行阑尾切除偶然发现憩室,条件许可时,原则上尽量予以切除。

基底部狭窄的憩室用肠钳楔形钳夹后切除,肠壁做斜形吻合,以免造成肠腔狭窄。有以下病情时应施行憩室前后各 5~10cm 的部分回肠切除:①憩室的基底部宽广,直径大于肠腔;②回肠壁有广泛的异位组织;③憩室附近有炎性肿胀,明显增厚;④憩室基底穿孔或憩室引起肠绞窄或扭转。

梅克尔憩室的治疗效果良好,死亡率低。目前已在多家儿童医院开展应用腹腔镜行梅克尔憩室切除,患者损伤小、恢复快、术后并发症少。

【预后】 梅克尔憩室并发症 50% 发生在 3 岁以下婴幼儿时期,诊断虽较困难,但近年来由

于诊断技术的提高,能得到早期诊断、早期治疗。目前各种并发症的总死亡率已由 6%~7% 下降到 1%~2%。

四、小儿肠套叠

【定义】 关于小儿原发性肠套叠的定义:一般提到"小儿肠套叠(infantile intussusception)"是指"原发性肠套叠",指一段肠管无明显器质性原因套入另一段肠管腔内。套入的肠管称为"套入部",被套入的肠管称为"鞘部",套入的最先端称为"头部",套入的最后部也即鞘部的反折处称为"颈部"(图 24-18)。此种套入必须在肠管痉挛的基础上,导致不能自然退出,才能称为肠套叠。小婴儿开腹手术,因寒冷在手术台上常见的暂时性套叠及尸检时见到的濒死性肠套叠,轻轻一拉就能退出者,在临床上都不能称为肠套叠。

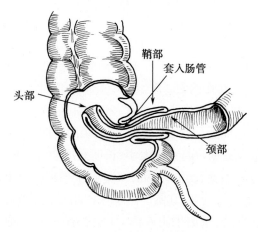

图 24-18 肠套叠图解

【分类】 按病因分:①原发性肠套叠,指无明显器质性原因,自然互相套入,婴儿肠套叠多属此类。②继发性肠套叠,指套入的头部为一器质性病变,如肿瘤、息肉、翻入的梅克尔憩室等为起点,随肠蠕动而被推入下一段肠腔,带动肠壁一起套入。各年龄均可发生,婴儿同样可见。

按解剖部位分:①小肠套,指小肠套入小肠,较少见。除小肠病变引起的继发性肠套叠外,还可见于大手术后 3~4 天,特别是腹部手术后,肠麻痹恢复期。②结肠套,指结肠套入结肠,基本上都是肿瘤继发肠套叠。③回结套,指回肠套入结肠。

又分为:回回结套(图 24-19A),指回肠先套入回肠,再继续前进,套入结肠,阑尾也保持在套叠之外;回盲套(图 24-19B),指回肠套入盲肠,继续前进但阑尾始终不被拉入;回盲结套(图 24-19C),指回肠套入盲肠,继续连盲肠一起带入结肠,阑尾也带入结肠之内。

按套入层次分:可分为单套与复套。一段肠管套入另一段肠管腔内,截断面为三层肠壁,称为单套;单套的肠套叠整体又套入下一段肠管内,截断面为 5 层肠壁,称为复套(图 24-19D)。

按套入方向分:可分为顺行套(图 24-19E)与逆行套(图 24-19F)。

按套叠数目分:可分为单发套与多发套(图 24-19G)。

按临床情况又有急性、慢性与复发性之分:突然发病,导致完全性肠梗阻。1~2 天可能发生绞窄性肠坏死者称为急性肠套叠。常见的小儿肠套叠均属此类。虽然发生肠管套叠,但可能存在多日而无完全性肠梗阻者,称为慢性肠套叠。见于 2 岁以上小儿肠套叠,或更常见于肿瘤继发肠套叠。另外一种反复发作的肠套叠,短期内复发两次以上者称为复发性肠套叠。其中也有两种:一种是有器质性病变的继发性肠套叠,另一种是无器质性病变的习惯性肠套叠。偶然一例治疗复位后不久又复发者,多因复位不完全,只能称为肠套叠复发,不能诊断为复发性肠套叠。

【发病率】　小儿肠套叠的发病率在婴儿急腹症中占首位。在全部小儿外科急腹症中仅次于急性阑尾炎。急性肠套叠常见于 2 岁以下婴幼儿,以 4~10 个月婴儿最为多见,随年龄的增长发病率逐渐降低,5 岁以后发病者极罕见。男性患者发病率明显高于女性,男性患者可比女性患者多 2~3 倍。首都医科大学附属北京儿童医院 2004—2008 年共治疗小儿肠套叠 1 512 例,年均收治肠套叠 300 例,我国各大儿童医院收治肠套叠例数大致相近。各年龄均可发病,最小年龄 2 天,最大 14 岁,新生儿期 9 例,占 0.5%,2 岁以内 1 410 例,约占 90%,其中 4~10 个月发病者 821 例,占半数以上(52%),5 岁以上者 59 例,仅占 4%。男性 1 102 例,女性 410 例,男女之比为 2.7∶1。肠套叠一年四季均可发病,以春、夏季(3~6 月份)较为多见,秋季次之,冬季少见。国内多数儿童医院每年治疗 100~500 例肠套叠,80% 以上在门诊经灌肠治疗痊愈。因为肠套叠在人群中发病仍是极少数,因此不少非儿科专业医师常想不到此病而有误诊。各型肠套叠之中,一般人的印象只有婴儿原发性急性肠套叠,虽无精确统计,各单位报道均在 95% 以上,有的多年来均为 100%。因此非典型种类的肠套叠也常被误诊。婴儿原发性急性肠套叠好发年龄为出生后 6 个月到 1.5 岁,6 个月以下及 2 岁以上患者很少见,并且症状也不典型,因此也容易误诊。过去教科书上一般印象是男性、第一胎、营养好的孩子为多见。现在家庭营养普遍提高,这个发病率已无重要意义。

【病因】　人们对肠套叠的认识已有百年历史,但教科书中对原发性婴儿肠套叠仍然说病因

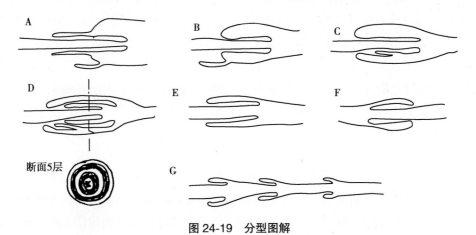

图 24-19　分型图解

A. 回回结套;B. 回盲套;C. 回盲结套;D. 复套;E. 顺行套;F. 逆行套;G. 多发套。

不明。从临床发展过程可以推论为添加辅食可能引起不同程度的肠蠕动紊乱甚至痉挛,偶然某次痉挛严重则可能发生肠套叠。如果孩子属于痉挛体质,则更易发生肠套叠。断奶加辅食是每个孩子必经的过程,所幸痉挛体质的孩子并不多,严重痉挛演变为不能退出的肠套叠者为数更少。这是公认的事实,因此,就产生了两个学说:一为痉挛学说,二为过敏学说,现介绍如下。

(一)痉挛学说 痉挛学说的内容包括:肠管痉挛后可以因蠕动套入远端连续的肠管即鞘部形成套叠,同时鞘部也必须发生痉挛,阻止套入肠管退出。从而形成恶性循环,以致成为不可逆性肠套叠。肠痉挛的原因在断奶期婴儿多为过敏性神经血管痉挛引起的肠缺血。所以本病好发于添加辅食之后,注意解痉可以提高疗效。

在家兔试验中,开腹后立刻见到小肠蠕动甚至痉挛活跃,此起彼伏,偶尔也见到肠套叠,但不久可以自然松开退出。这是开腹后寒冷使血管痉挛所致。这种现象,我们在临床上小婴儿开腹手术中也常见到。如果用钳夹阻断肠系膜血管,立刻出现严重痉挛,肠管变细变硬,如同白蜡棒。可以人为地插入相连的肠管造成肠套叠,但不久又自然退出。即使用缝线固定,也会被强烈的蠕动撕脱缝线而退出。如果套入后另外用钳夹阻断鞘部血管,立刻发生鞘部痉挛,则套叠不再能退出,并且随着强烈地蠕动继续向前套入。肠管的套入,牵拉血管又导致血管痉挛、缺血引起进一步肠痉挛,肠痉挛本身又再加重缺血,于是形成恶性循环。肠管越套越多,血供越差,最后肠管渐渐缺血坏死。试验中偶尔也见到肠管坏死前突然肠管放松,套叠退出,肠管血运渐渐恢复,但这种偶然非常罕见。在家兔肠系膜根部注射 2% 普鲁卡因常可见套叠退出,可能因为是解除了血管痉挛及肠痉挛的作用。

(二)过敏学说 也称为环境适应学说。新生儿降生到人世,脱离子宫的环境,巨大的变更必须适应,肯定有一定的反应。一般人的适应是自然逐渐的过程,反应不明显。个别人反应严重而有明显的症状,在临床上有所表现,称之为过敏。这种孩子占少数,称为过敏体质(或称身体素质)。临床上常见的小儿过敏体质有以下四种表现。

1. 渗出性体质 表现为皮肤丘疹、皮下水肿,患处瘙痒等,为最常见的反应形式。

2. 气管痉挛体质 表现为过敏性喘息。

3. 肠痉挛体质 表现为阵发性肠痉挛腹痛。

4. 出血性体质 表现为过敏性紫癜。环境适应过敏反应的发展过程,也是一种免疫反应过程,基本上服从"破伤风血清"三步反应模式(TAT model),即"初接触,无反应;再接触,过敏反应;小量多次接触,脱敏",最后达到适应外界各种环境。

肠痉挛体质患者断奶加辅食是一个明显的环境改变,在过敏阶段产生严重肠痉挛而导致肠套叠。

【病理】 肠套叠的病理变化可以分为三个阶段。

第一阶段为痉挛阶段。只是肠壁肌肉缺血而痉挛收缩,基本上无组织学改变。退出后肠壁完全正常。

第二阶段为恶性循环阶段。由于痉挛而缺血,缺血后痉挛更加严重。组织学可见炎症反应、出血、渗出、细胞浸润与坏死。退出后肠壁有炎症表现。有红肿及斑点形出血灶,但浆膜光泽正常,蠕动正常。

第三阶段为不可逆阶段。很难退出。组织学可见完全坏死、溶解。从坏死的标本观察,套入部坏死与鞘部坏死完全不同。套入部严重水肿、僵硬、色黑红,顶部黏膜糜烂脱落,颈部反折部浆肌层有撕裂。镜下见明显水肿渗出与细胞浸润,血管内血细胞充盈,血管外大量出血及凝血块,可以诊断为静脉阻滞充血性坏死。与此不同,鞘部肠管则严重扩张,肠壁被牵拉成软薄片、无弹性、色灰白。远端近正常处外观可能基本正常,稍显苍白,但有散在小点状出血或灰白斑。灰白段切片见水肿、渗出均不明显,血管内无血细胞,诊断为动脉阻断缺血性坏死。正常肠管散在的灰白斑处切片也是典型缺血性坏死。在动物(家兔)试验中坏死肠管退套后不离体做耐压实验。套入部平均耐压 160~180mmHg,鞘部平均耐压 20~50mmHg,而正常肠管对照平均耐压 140~220mmHg。此结果提示临床应注意考虑鞘部的耐压有时很低,任何灌肠均可发生穿孔。

【症状】　众所周知,小儿肠套叠的典型三大症状为婴儿腹痛、腹内肿块与便血。症状是病理的反应。因此病理的三个阶段也各有相应的不同症状。第一阶段以肠痉挛为主,突出症状为阵发性剧烈腹痛。痉挛间歇时,因为局部并无器质性病变,所以症状完全消失。患者安静,吃奶正常。但随着蠕动再次发生痉挛,剧烈腹痛再次出现,而形成一定的阵发性规律,常常引起母亲的注意,发现患者的不正常而就诊。一旦发现便血,则意味已经进入第二阶段。开始,一般精神状态基本正常,几个小时后,出现中毒症状,包括逐渐精神不佳,发热,呼吸脉搏加快、烦躁、拒食,哭闹反而减轻,说明套叠肠管渐渐进入坏死阶段(即第三阶段)。一般48小时后,患者腹痛仍存在但不突出,血便也可能已停止排出。出现腹胀、怕动、拒拍、拒抱。如不急救,死亡率很高。

【体征】　随着病理的发展,体征也有一定的变化。痉挛阶段因无器质性病变,很难查出体征。只有在痉挛间歇时,仔细查腹,可以摸到比一般痉挛肠管粗硬的腊肠样肿块,多在剑突下可活动。腹痛发作时右上腹肿块应更易摸到,但患者不能合作,很难摸到。便血出现后已是恶性循环阶段,肿块已很突出。腹痛间歇时,腹不胀、不硬,仔细检查多可摸到肿块,但无压痛紧张,此时的体征一般说明肠管尚未坏死。晚期患者一旦出现腹胀、压痛、紧张,甚至肠鸣音消失,则已完全进入不可逆阶段,此时虽然已无便血,但直肠指检可见血性液,急需手术抢救。

【辅助检查】　典型小儿肠套叠靠症状体征足以明确诊断,无需复杂检查。诊断不能肯定时,B超可以看到套叠肠管以及特殊的肠型。此法比较安全便捷。一般临床上多在已经决定灌肠治疗时,同时做治疗前观察。盐水灌肠在B超下,气灌肠在X线下先做低压观察(图24-20~图24-22)。

【诊断】　小儿肠套叠的诊断:典型三大症状为婴儿腹痛、腹内肿块与便血。几个小时以上的无故剧烈哭闹,时哭时停,就应想到肠套叠。这一点在母亲育儿宣传教育中就应该强调。肠套叠贵在早期确诊,诊断的重点在"肿块"。有经验的医

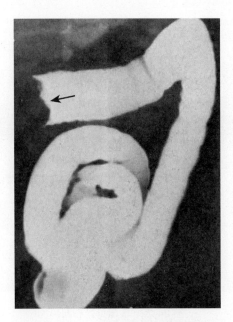

图24-20　钡灌肠见到充盈缺损

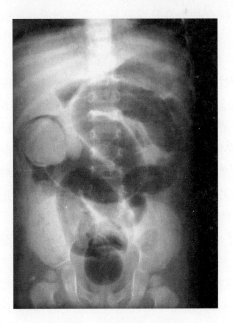

图24-21　气灌肠见套叠影

师靠腹部触诊,可疑者做B超,基本上拟诊为肠套叠者可行气灌肠确诊后立即复位。如果已是不可逆阶段,症状出现24小时或48小时以上,B超或低压气灌肠可以看到肠套叠影,并注意观察鞘部张力与收缩能力以估计能否注气复位,或行低压钡灌肠诊断是否为完全性肠梗阻以决定是否手术。如果更晚,已有腹胀、中毒症状,则应行腹部穿刺检查有无血性腹水,必要时B超核对,准备开腹。

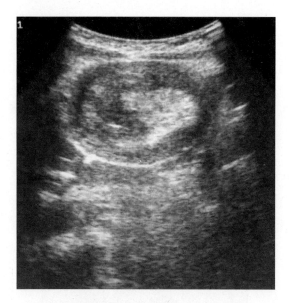

图24-22　B超见同心圆影

肠套叠是在肠痉挛基础上发展的。婴儿因腹痛就诊,医师未摸到肿块,也无便血,诊断为肠痉挛,开药让其回家,回家后继续发展为肠套叠。因已看过医师,反而耽误了时间,失去早期及时治疗的机会。结合痉挛学说,应嘱咐家长如果6小时后患者的病情不见好转,特别是一般精神反而更坏,必须马上再来急诊。当然如果出现便血更要速来急诊。既然肠套叠是由痉挛引起的,对好发年龄可疑病例,治疗腹痛时给一些解痉、镇定及脱敏药物也是合理的。

【非典型肠套叠诊断】　临床上诊断典型的肠套叠并不困难。非典型原发性肠套叠如:"大出血型、休克型、无梗阻型"都易误诊,特别在重症痢疾高发期,夹杂在中毒性痢疾患者中间,而被误诊为痢疾。按照肠痉挛的规律,肠套叠的发病是随肠蠕动而呈间歇性的,痉挛间歇时既无疼痛也无肠梗阻症状。痉挛间歇时,患者可能排气、排便,但不能排除肠套叠,细心摸腹可能摸到肿块,称为非梗阻型肠套叠。此型肠套叠病理损害比较轻,间歇时精神可以很好,吃、玩如常,正是灌肠治疗的好条件,应当尽力争取及时确诊。另有个别患者肠套叠发生得急而紧,一次痉挛就再也不能放松,严重阻断循环,肠管很快麻痹、出血。临床上表现为无痛性"大出血型"。另有精神已经萎靡而尚未表现便血的"休克型",此型发病很急,时间较短,

一般也无肠梗阻症状或体征。但腹不胀,无肌紧张,多能摸到肿块。肠套叠的基本病理为套叠加痉挛的较硬肿块。除晚期腹膜炎肠麻痹外,一般无腹胀,只要想到肠套叠的可能,肿块多能摸到,不可忽视。可疑者,应做B超检查。

特殊类型的肠套叠与原发性肠套叠有不同的病因病理,要求不同的治疗。必须与原发性肠套叠相鉴别。临床上常见有各种继发性肠套叠与手术后小肠套叠。肠内各种以肿瘤为起点的肠套叠可以发生在任何年龄,当然也能发生于小婴儿。常常误诊为原发性而行气灌肠,特别是与原发性复套更易混淆。但细心的医师可能观察到复位不满意或疑有肿瘤。B超或CT常可确诊。另一种继发性肠套叠是梅克尔憩室翻入肠内成为起点,也可见于婴儿,首都医科大学附属北京儿童医院的统计数据显示,婴儿期继发性肠套叠50%以上由梅克尔憩室引起。过敏性紫癜引起肠套叠罕见于婴儿,多见于3岁以上儿童。诊断都须靠腹部肿块与B超或CT。

手术后肠套叠常见于腹部大手术后第4天。从肠麻痹转为蠕动紊乱,痉挛的小肠自相套入。此时腹胀为主,腹痛不明显,因腹部有切口,腹部触诊不满意常致误诊。凡术后肠麻痹,蠕动音恢复后出现肠梗阻,首先应想到小肠套叠。钡灌肠只能诊断完全性机械性肠梗阻,可以决定是否开腹探查。B超能见到套叠肿块。还有一种非常严重的脱肛,病理上实际是乙状结肠与直肠的套叠,但是与晚期的回结套叠一直套至肛门者很相似,但这种脱肛一般症状不严重,也很少发生于婴儿。这些特殊肠套叠均需手术治疗,灌肠治疗很难奏效。但也可以利用灌肠造影作为鉴别诊断手段。

慢性肠套叠的诊断,常因反复慢性腹痛及少量多次便血,腹部摸到肿块,经B超或X线造影确诊。最好经内镜活检确定性质,全面计划后,方可实施手术。特别是恶性肿瘤,必须避免手术台上"遭遇战"。

【治疗】　小儿急性原发性肠套叠的基本治疗是非手术治疗,目前在我国普遍应用的是气灌肠疗法,其他治疗方法,包括手术等只是特殊情况时使用。下面重点介绍气灌肠。

了解灌肠治疗的历史可以帮助我们了解现时气灌肠法的根据与优、缺点。20世纪初欧洲就有人用气灌肠治疗小儿肠套叠。不幸失败而致死多起，因而被弃用。现在回顾分析当时的失败主要是两个问题造成的：一是气体受压，压缩后有爆炸性；二是盲目复位，观察进度不清楚，控制压力不准确。后来改为钡灌肠复位，在当时低水平X线透视下，观察比较清楚。但复位成功率低，效果不满意，并且一旦穿孔，钡剂留在腹膜腔内，永远干扰以后的X线检查，长期留给家长及患者精神顾虑。因此，多年来肠套叠的治疗以手术复位为常规。1954年，上海佘亚雄首先提出使用空气灌肠治疗小儿肠套叠。他设计的电磁自动开关的灌肠器，控制了肠内注气的稳压。他又在当时比较先进的X线检查下，总结了肠套叠注气影像的经验，使早期原发性回结型肠套叠患者获得了90%的安全复位。大力宣传后，迅速推广至全国，1964年后已经普及到很多县级医院。20世纪70年代后，北京大型医院的医师在痉挛学说指导下，用快速连续稳压氧气灌肠复位，代替了原来同手球注气加压，避免了冲击式注气本身刺激引起的肠痉挛；用水银柱直接调压，避免了经过电磁系统调压可能发生的故障；提高了控压的灵敏度，从而进一步保证了安全的高复位率(图24-23)。

现在厂家提供的气灌肠治疗仪是电脑控制持续稳压空气灌肠器，安全简便而且价格不高，但复

位率为90%左右。灌肠失败的患者，开腹后可见套叠已复位或极易复位。为了尽量避免手术，行X线检查时可见因鞘部持续痉挛而导致灌肠治疗失败的患者，应用镇定解痉剂或术前准备剂(哌替啶、阿刀平等)做二次灌肠，可能又有几名患者可被复位。再失败者，决定改做手术治疗。硬膜外麻醉后、开始手术前，再试一次灌肠，可能会将总复位率提高到95%。耽误时间不长，并不影响手术。然而，无论如何，三次灌肠后，最后手术时仍发现极易复位的患者有5%，尚待研究提高。我们评价灌肠治疗效果应该以消灭"冤枉"手术率为标准。一般国内外文献报道的"总复位率"和死亡率高低差别很大，这只能反映患者中的"早期就诊率"，并不代表真正灌肠效果和技术水平的高低。

(一)气灌肠　技术要求：首先是选择患者，即气灌肠的适应证。一般情况好、诊断明确、腹软不胀，症状出现24小时或48小时内的患者适宜行灌肠治疗。将患者置于放射诊台上，不需麻醉，肛门内插入气囊尿管或肛管，一般调压至80~120mmHg(根据患者情况与医师个人经验)。在X线监视下，注气观察。气影显出套叠节后退直至消失，气影进入小肠为复位成功。一般只需1~2分钟即可复位。然后借助肛管排出注入气体。此时应该嗅到臭气或见到黄稀便，患者表现安适为治愈。当时口服炭末0.5g，嘱家长观察6小时内排便。一般应见到炭末，否则应与医师联系。如果复位不顺

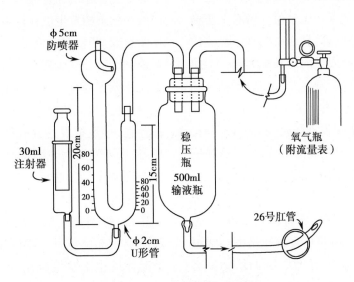

图24-23　水银直接控压气灌肠器

24

利则见气影停滞不前,稍等 1~2 分钟仍不前进,可酌加 10~20mmHg 压力,常可立即复位。如见鞘部痉挛,可多等 1~2 分钟或再加 10mmHg 压力。如果加压不能使套叠后退而只能使鞘部扩张,则是危险信号,应立即终止灌肠,否则有可能导致鞘部破裂或微小穿孔(腹内发现气体)。如果发现肠内气影显示为复套(巨大不规则影)也应停止灌肠。任何时间发现患者情况不好,精神不振,腹胀压痛,都是灌肠的禁忌。灌肠期间患者突然不哭不闹,情况不好,突然出现腹胀,或在 X 线下见到气影散入腹腔,都是穿孔的征象,应立即停止注气(保留肛管),用腹穿针穿腹放气,对口人工呼吸以防窒息,情况平稳后立即手术。因此,在门诊做灌肠治疗前,要做好手术准备,并向家长交代清楚。灌肠穿孔的预防常很难保证。由于鞘部缺血型坏死很难诊断,并且耐压很低,因此肠套叠病史时间太长的患者最好不试做灌肠。

20 世纪 80 年代初,沈阳王光大发表了 B 超监视下盐水灌肠治疗肠套叠的文章,其成功率也可达 90%。用具简单,只需一个普通灌肠器,用水罐的高度控制压力。用 B 超显示套叠变化。既无气体爆炸的危险,又无暴露 X 线的顾虑,很快在国际上为业界接受,并纷纷报道疗效。遗憾的是,国内 B 超应用特别是床边或手提 B 超尚不方便,特别是水灌肠污染诊台及诊室严重,近 20 年来在国内不能推广。笔者相信,未来气灌肠必被水灌肠所代替,也许还需要方便"无臭"灌肠器的出售。

(二)手术治疗　常规开腹复位。做右上腹横切口,以方便提出套叠肠管,且切口美观。经麦氏切口的优点是可以横向或纵向延长扩大切口。腹直肌切口容易裂开或以后发生严重切口下粘连和肠梗阻,可能与肠套叠发作时的严重应激反应和术后腹胀严重有关。如果发现肠套叠套入较多时,头部达横结肠以远,不可能提出切口,可以从腹壁外推挤或同时气灌肠协助使套叠头部达到切口附近。再由均匀压迫鞘部的手法,慢慢挤出套入部(图 24-24)。不可拉扯颈部企图将套入部拔出,否则势必造成撕裂。如果推挤中发现鞘部撕裂或退套后的部分鞘部已经发现完全失去弹性,则不必勉强继续复位。立即从正常肠管处切除,行端端

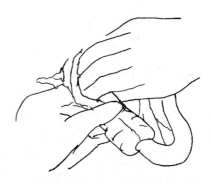

图 24-24　手法将肠套入部挤出

吻合。如果手术中患者情况不好,或复位后肠管情况不肯定,应即刻将病肠外置,简单关腹,观察 1 天。视情况决定继续手术的方式(切除吻合或造瘘)。

套入部退出后的血运评价主要看颜色的恢复与蠕动的恢复。尚存生机的肠管退套后马上要有颜色变化。温盐水湿敷 5 分钟,不能恢复正常则不能放回腹内。鞘部退套后除看颜色与蠕动外,最好用立灯置于手术台旁,做鞘部肠管透光试验,检查有无点状坏死。必要时做直肠注气,向鞘部肠段加压,检查微孔漏气。可疑时均应暂时外置、关腹,观察 1 天后,再做二期处理。鞘部微小点状坏死灶很难被发现,送回腹内易发生迟发穿孔,风险很高。

早年间肠套叠复位后发生迟发性肠穿孔是其主要死亡原因。晚期肠套叠,因为长时间(多为 48 小时以上)鞘部肠壁持续痉挛,导致动脉缺血,而使微动脉末梢发生散在性点状坏死。手术复位后,痉挛解除,肠壁颜色恢复,散在的点状坏死灶很难发现。术后 2~3 天腹胀,特别是结肠膨胀后,高压致使坏死点穿孔。由于穿孔很小,漏出量不多,同时患者在术后肠麻痹时期原有重度中毒及严重腹胀存在,导致迟发性穿孔性腹膜炎症状很难被发现,最后可发展为晚期败血症、多器官衰竭。预防性造瘘减压是预防迟发性穿孔可行有效的措施。造瘘的指征为:套叠复位后鞘部颜色、蠕动不能恢复正常,特别是结肠管径不能缩回原来大小者。即使套入部黑色肠管都已恢复颜色与蠕动,甚至结肠注气也未发生穿孔,也可选择造瘘。造瘘的方法为:一般采用 Stam 造瘘,在近端正常肠壁上

做内翻荷包缝合,插管达结肠可疑穿孔部位。一般1周后患者恢复饮食,即可拔管自愈。但较小患者腹壁薄、肠管细,则需选用其他造瘘方法,原则上漏口管径与联通皮肤的管道长短(距离)比例不能小于1∶2.5。管道太短,拔管后漏口多难自愈,而需二期缝合。造瘘的目的是避免死亡危险,但患者常难以接受。近几年随着对迟发性肠穿孔认知水平和辅助检查水平的提高,肠套叠术后迟发性肠穿孔能得到及时诊断和治疗,发生死亡的情况已非常少见,预防性造瘘减压的方式已慢慢退出历史舞台。随着手术技巧的提升、缝线技术的改进及围手术期营养支持的加强,发生迟发肠穿孔后行一期修补穿孔或肠切除吻合的成功率明显升高,可酌情选择。

手术后合并症除了上述鞘部可能有迟发性穿孔外,伤口裂开也是其中之一。特别是用腹直肌切口时,最好缝3针张力线,2周后才可拆除。肠套叠开腹复位后常有高热、腹胀、肠麻痹。严重腹胀可持续3~4天。连同伤口愈合不良在内,都可能是婴儿对手术的过度应激反应。因此应尽量简化手术,减少手术打击,缩短手术时间,避免出血,争取尽快关腹非常重要。进行探查前,向肠系膜根部做普鲁卡因及抗生素浸润,有助于预防早期毒血症与腹胀。晚期合并症:由于伤口愈合不良而发生切口内层部分裂开,肠管嵌入伤口,以后随时可能发生粘连性肠梗阻或切口疝。因此,争取非手术整复肠套叠是为上策。

(三)腹腔镜　在小儿肠套叠诊疗中的应用,目前正在大力开展腹腔镜技术。有人对灌肠失败的患者在腹腔镜下再试行灌肠治疗,可以直接观察套叠情况,同时做腹腔病变的全面原位观察,使灌肠的安全性与复位成功率提高。前文中提到的5%的"冤枉"手术,通过腹腔镜应该可以避免。如能发明一种腹内肠管挤压器,代替手法挤压鞘部协助复位则更加理想。使用腹腔镜的同时可以观察到套叠肠管退出时的进行情况,特别是颈部浆肌层撕裂和鞘部微小漏气,及时停止复位。不能复位时,也可以通过选择部位的小切口,将套叠拖出腹外行切除吻合,比常规开腹手术可以减少打击,避免术后严重合并症的发生。复位前,也可在镜下向系膜根部做普鲁卡因及抗生素浸润,加强对中毒麻痹的预防。然而,晚期患者一般情况不良时,不宜做腹腔镜,仍以开腹争取速战速决更为实际。

继发性和复发性肠套叠的治疗:继发性肠套叠需处理原发病灶,按各种疾病要求安排手术。一般手术复位后,常规探查头部是否有继发肠套叠的因素。如有发现,即时切除送病理检查。习惯性复发性肠套叠手术指征应该慎重。因为复发性肠套叠一般较松,容易灌肠复位,威胁性不大。2岁以上肠管渐渐粗厚,套叠机会减小,很可能自愈。因此手术应限于1岁以内或复发3次以上者。一般可以考虑回盲折叠腹膜后固定手术。将回肠末段系膜缘与盲肠壁并拢缝合5cm,切开盲肠后腹膜,将折叠缝合之回盲部埋于腹膜之后,缝合固定。全部手术可在腹腔镜下完成(图24-25)。目前临床上习惯性复发性肠套叠行手术治疗者少之又少,首都医科大学附属北京儿童医院的经验为:通过禁食水减少肠道刺激、解痉药物缓解肠道痉挛、小剂量激素减轻局部肠道水肿等非手术治疗大部分可达到缓解。

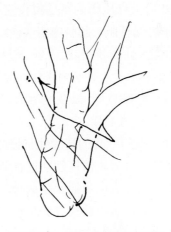

图24-25　回盲折叠腹膜后固定

【预后】　随着我国人民生活水平的提高,医疗条件得到很大改善,又经过科普宣传,人们对小儿肠套叠的认识普及后,晚期患者已很少见。农村及偏远地区也多能得到早期气灌肠治疗。国内文献报道的复位率多在90%左右。包括晚期手术切除患者在内,基本上已罕见有死亡病例。小儿原发性肠套叠复位后一般不复发。目前发展的目标是消灭"冤枉"手术,改善灌肠方法和器械,使之更安全、更便捷。

(沈秋龙 张钦明 张金哲)

五、急性肠梗阻

急性肠梗阻(acute intestinal obstruction)是小儿腹部外科急症中最常见的病症之一。以长时间持续腹部绞痛、恶心呕吐、无排气排便为特征,基本病理变化为肠管通道机械性完全阻断,急需外科解决。临床上将急性肠梗阻分为两类:单纯管道堵塞为单纯性肠梗阻,常见有小儿粪石肠梗阻;肠管与供应血管同时闭塞为绞窄性肠梗阻。后者情况更紧急,几小时内可能发生肠坏死、腹膜炎、中毒性休克,常见如粘连绞窄性肠梗阻,为小儿急腹症中最严重的问题,也是本章讨论的重点。

从病理机制上,急性肠梗阻分为功能性肠梗阻与机械性肠梗阻两类。机械性肠梗阻通常又按堵塞形式分为肠腔外压闭的梗阻和肠腔内堵塞的梗阻。肠腔外压闭包括很多先天畸形,如先天性肠旋转不良、梅克尔憩室索带压迫、先天系膜内疝或腹股沟疝造成嵌顿,以及先天性腹腔内肿块压迫等。此外后天性压闭主要是腹腔感染、肿瘤和手术后粘连性肠梗阻。肠腔内堵塞梗阻也包括先天畸形,如先天性肠狭窄、肠闭锁、先天性神经缺陷等,以及多种后天炎性肠内疾病如克罗恩病、溃疡性结肠炎、肠结核等,以及肠套叠、肠肿瘤、息肉,异物粪石等。

临床上首先以病史的持续性与腹征(压痛、紧张、肿块、肠型)的肯定性区别功能性与机械性肠梗阻,再以腹部检查的压痛紧张区分单纯性与绞窄性病变,最后以腹内肿块或肠型相应鉴别肠管内外梗阻。影像学检查如B超、钡灌肠等均有助于快速确诊。上述大多数常见肠梗阻详见相应的各个章节,这里不再赘述。本章从急腹症角度重点讨论粘连性急性肠梗阻(代表肠管外闭塞)与粪石急性肠梗阻(代表肠管内堵塞)。

(一)粘连性急性肠梗阻 所谓粘连性急性肠梗阻首先必须有急性机械性肠梗阻的存在,而且肠梗阻是粘连组织直接造成的。首都医科大学附属北京儿童医院2004—2008年共收治各种类型

的肠梗阻489例,其中粘连性急性肠梗阻131例,占26.8%。分布于各年龄段,但以3岁以内较多。

【粘连性急性肠梗阻的发病机制】 粘连性急性肠梗阻的发生必须有两个条件:一是腹内粘连,为因素;二是肠蠕动紊乱,为诱因。因粘连妨碍了肠管的自由活动,紊乱的蠕动不能得到有效的代偿性纠正而发生肠管扭曲压闭形成肠梗阻。

肠粘连来源:①后遗性,为腹内感染后(如阑尾炎、腹膜炎)或创伤后(包括手术后),以腹内器官瘢痕组织为主;②浸润性,为炎症过程中的粘连(如阑尾脓肿、异物刺激、恶性肿瘤),同时有充血、细胞浸润及纤维蛋白沉积;③先天性,如胎便性腹膜炎后遗粘连、梅克尔憩室残留索带及肠旋转不良索带等,随时可引起肠管的内疝扭绞。

肠蠕动紊乱的原因很多,包括寒冷、剧烈运动引起的肠缺血性痉挛;暴饮暴食后的蠕动亢进及部分肠管膨胀;过敏引起的神经血管性反应性肠痉挛等。在婴儿开腹手术及动物实验手术台上都可见到因空气寒冷或钳夹肠系膜血管引起的肠痉挛与蠕动亢进。在正常肠道活动随时可能发生短暂性蠕动紊乱。当粘连存在时,则可能导致肠管曲折成角、互相压迫,甚至发生内疝或扭绞。

【粘连性急性肠梗阻的两种病理与转归】

1. 扭转、内疝引起的绞窄性肠梗阻。多见于个别条索粘连。肠管膨胀伸长,因肠系膜侧受血管限制,不能同步伸长,必然发生螺旋扭转。如果局部粘连以扭绞或内疝形式扼住肠管旋扭形成的闭襻膨胀,则不可能退回原状而发展为肠梗阻。因血管同时受阻,数小时后发生肠坏死、腹膜炎,治疗不及时则导致中毒、死亡。

2. 肠管曲折成角、互相压迫形成的肠梗阻,无血运障碍,是单纯性肠梗阻。见于广泛膜式粘连,多处粘连限制肠管活动,不易发生内疝、扭转等大幅度活动。然而梗阻点(压迫点)近端突然膨胀,使肠管在梗阻点处来不及移动代偿而产生锐角曲折,压闭远端,进而加剧梗阻,形成恶性循环。开始只是单纯性梗阻,无血运障碍,此时如能得到减压,使近端膨胀减轻,仍可恢复梗阻前状态,维持正常生理而无症状。但如治疗不当,恶性循环继续发展,进行性膨胀最终引起缺血、坏死、腹膜炎。

病理上既有两种情况,诊断治疗当有两种要求。

1. 广泛粘连不易发生绞窄,可以通过减压治愈。广泛粘连如果行手术探查,必然分离多、出血多、损伤面增大。因此首选非手术疗法。

2. 条索粘连多绞窄,不容时间观察,而粘连少,手术探查较易,应立刻手术,以免发生坏死。

【诊断与治疗】 粘连性肠梗阻的诊断要求:除首先确定有急性肠梗阻外,尚需要明确以下几点。

1. 粘连的诊断

(1) 病史:①曾经有手术史,特别是因粘连性肠梗阻而做过手术;②曾有腹部外伤史,造成腹腔内挫伤、渗血、出血等改变;③近期内有腹腔内感染史(如阑尾周围脓肿、腹腔术后残余感染等),同时出现肠梗阻症状;④既往经常有腹痛及肠型存在,或在医院诊断过肠粘连;⑤目前或既往有患腹腔内结核或肿瘤史。

(2) 检查:①腹部体检触到有较固定的张力性肠型(高张力肠型与肠套叠或粪石等实性肿块手感不同);②X线片发现腹部有钙化点(胎粪性腹膜炎或结核后遗钙化);③如有条件做钡剂检查,发现肠管间的间隙不易分开,充气肠管大小不均等,钡剂停留在扩张的肠段不能前进;④钡灌肠如能发现肠管与腹壁间可以分开,则可做气腹造影或腹腔镜检查;⑤腹部B超显示梗阻部位肠管扩张、肥厚及腹水征。

2. 急症手术的决定条件(即使粘连性肠梗阻诊断未确定也需探查)

(1) 临床上明确诊断绞窄性肠梗阻应立即手术。无绞窄征怀疑广泛粘连,先行胃肠减压同时注入钡剂。

(2) 钡灌肠见结肠无气、小肠有张力液平。

(3) 腹部穿刺为血性腹水,即使是误吸肠腔内血性液也能说明肠绞窄。

(4) 观察钡剂24小时不动,即使不确定绞窄也应立即探查。

3. 绞窄性肠梗阻的治疗

(1) 预防及抢救休克:液体疗法,快速补充晶体液,按20ml/kg,给予两个治疗量。同时配合血管活性药物。如果情况仍不稳定,给第三个治疗量的同时立即手术。

(2) 急救手术:在抢救休克的同时,急诊行剖腹探查术。快速腹直肌小切口,小心逐层暴露腹膜。如见腹水则可切开腹膜,手指探查腹内,按需要扩大切口,迅速提出坏死肠管,不需分离肠袢,大块外置。暂时钳夹阻断死肠系膜血管。临时贯穿缝合关闭腹腔,继续抢救休克。情况稳定后,手术方式依据患者一般情况及局部病理变化决定。可实施单纯粘连分离、肠切除吻合术,肠外置延期肠吻合术或肠造瘘术。

4. 非绞窄性肠梗阻治疗 先减压非手术观察,无效时需立即手术。

(1) 术前准备:常规胃肠减压,输液纠正电解质失衡,其他术前常规检查包括血常规、尿常规及心、肺功能检查。一般急症手术准备要求2~3小时内完成。

(2) 手术方法:粘连性肠梗阻急症手术目的在解除梗阻,不是清除粘连。减少打击损伤,缩短肠麻痹,避免术后再发生不良粘连。一般也是先做小直口,以后按需要扩大(如通过钡灌肠已知梗阻位置,切口宜就近)。如能顺利进入腹腔,尽量直接探寻梗阻点,提出切口外处理。如不能提出则扩大切口充分暴露梗阻点,避免过多分离粘连。梗阻点的标志必须有明确的粘连组织,其上肠管明显扩张,其下明显瘪缩。解除梗阻点粘连后,瘪肠立即扩张。手术中未见到典型变化,很难明确手术成功与否。为了帮助鉴别寻找梗阻点,开腹后可经胃管注气,使梗阻近端膨胀。解除梗阻后也可继续注气达横结肠,证明全部小肠畅通。全部手术尽量少分粘连,游离的索条应顺手切掉。浆膜损伤争取覆盖,止血要求充分,以减少以后粘连。

(3) 腹腔镜的应用:目前腹腔镜治疗腹腔粘连多视为禁忌,认为腹腔镜的价值在急腹症中不比腹腔穿刺更高。急症患者情况又常很危重,现行的腹腔镜技术确实不够安全。然而,肠梗阻患者常需开腹探查,腹腔镜的利用亟待开发。只要测得有部分自由腹腔,能制造气腹,腹腔镜就有可能代替一部分开腹。有建立气腹的条件时,腹腔镜

24

对于粘连性肠梗阻的探查意义高于治疗意义。探查若为单一索条粘连,可直接在腹腔镜下行粘连松解;若为广泛粘连,可定位粘连严重处或明确肠管粗细交界位置,为开腹手术切口选择提供依据,应尽可能精准提出梗阻点肠管,减少对其余肠管的骚扰,能较大限度地减少术后腹腔内再粘连的发生。

5. 特殊的粘连性肠梗阻

(1)腹腔手术后早期合并肠梗阻:按粘连发生规律,术后早期很少发生粘连性肠梗阻。但是术中不慎将肠壁缝于伤口或腹内遗留异物必须肯定排除,此外蠕动紊乱引起小肠套叠也应想到。一般术后蠕动不恢复多为腹膜炎、肠麻痹。3 天后蠕动亢进或缝合切口有渗出,同时影像学检查证明结肠空瘪才能诊断术后合并肠梗阻,否则不可盲目开腹分离粘连,即使有粘连也不会发生粘连性肠梗阻。

(2)复发性粘连性肠梗阻:多有顽固性粘连,特别是存在潜在性梗阻点,如瘢痕性肠狭窄,每当蠕动紊乱都可引起肠梗阻。系统胃肠造影可以看到固定的扩张段及钡滞留。手术目的只在切除狭窄及有关的顽固粘连。广泛分离粘连永远是禁忌。过去曾有人行肠排列手术,现已被淘汰。在家兔实验中,各种肠排列手术,1 年内均发生多处肠管游离,遗留零乱粘连,并不能预防肠梗阻。提高腹内手术、特别是粘连肠梗阻的手术质量,复发性粘连性肠梗阻基本上可得到预防。

总之,对于粘连性急性肠梗阻强调以下几点尤为重要:术后腹痛很少是粘连性肠梗阻;粘连性肠梗阻首先要有肠梗阻,并且是因粘连引起;治疗目的是解除肠梗阻,不是清除粘连;术后要避免长时间肠麻痹及蠕动紊乱,不能企图依靠药物预防粘连。

(二)粪石急性肠梗阻　粪石急性肠梗阻是指肠腔内容物集中积聚同时突发肠管痉挛、相互压迫堵塞肠道形成的急性(完全性)肠梗阻。小儿粪石性肠梗阻较少见,首都医科大学附属北京市儿童医院 2004—2008 年间收治粪石性肠梗阻 45 例。本病可发生于各年龄组的小儿,北方地区秋冬季节较多见,可能与季节性食品有关。

【病因】　粪石急性肠梗阻的形成需要两个因素:即肠内容物积聚成块(因素),与突发性持续性肠痉挛(诱因)。巨大粪石比正常肠管内径大几倍也无梗阻,突然某日剧烈腹痛、呕吐、腹胀、不能排气排便。肠梗阻的发生实因当时的肠痉挛而引起。

1. 常见的积聚物(粪石)有以下几种。

(1)植物性粪石:植物性粪石是引起小儿肠梗阻最常见的原因。粪石多由不能消化吸收的食物残渣组成,如纤维素、半纤维素、木质素等。特别是半熟的果品含鞣酸物质,遇胃酸后凝集,将植物纤维等包绕黏合,与食物残渣聚积形成不溶于水的团块即所谓粪石。我国北方山区的柿子及黑枣含鞣酸最丰富,11 月至次年 2 月果品上市,为本病的高发期。此外,幼儿食用大量多核(或籽)的食物,如橘子、西瓜、玉米及山楂等,核(籽)未被咀嚼或咀嚼不彻底,不能被消化,与肠道内其他黏聚性残渣聚积在一起也可形成粪石。

(2)毛发性粪石:发生在有异食癖的小儿,尤以女孩多见,这类患者有神经与心理方面的障碍,喜食毛发、地毯及线绳等。有的民族将婴儿绑在妈妈背后,婴儿把妈妈头发吞下,日久天长头发在胃肠道某部集成细网,拦住食物残渣,聚集形成粪石。

(3)药物性粪石:为医源性疾病,可见于肾功能不全及肾移植患者。应引起注意。

2. 肠痉挛的发生比较复杂,一般与饮食习惯及寒冷有关。任何的突变都可能使孩子不能适应,而发生所谓"过敏"反应。反应的一种常见形式就是痉挛。因此孩子的生活习惯必须慢慢逐渐试探性改变,可视为普遍的防病要诀。

【病理】　停留在胃内的食物性异物团块称为胃石症,嵌顿于肠道某部位则形成粪石性肠梗阻。食管生理解剖狭窄部、幽门、十二指肠空肠曲、回盲瓣等处均为粪石嵌留部位。粪石急性肠梗阻的好发部位为回肠末段,粪石多为 1 个,偶有 2 个或多个,粪石外形均不规则。粪石长时间存在于某一部位并无梗阻,即使发生肠痉挛也是单纯性肠梗阻,不会发生绞窄。但是持续痉挛,压缩肠壁内血管,缺血更引起痉挛,痉挛又加重缺血,形成恶性循环终于导致肠坏死穿孔腹膜炎。

【诊断】

1. 粪石急性肠梗阻首先要诊断急性肠梗阻，右下腹摸到移动性硬块可确诊。

(1) 临床表现：幼儿突发性剧烈腹痛、呕吐、无排气排便等肠梗阻症状。

(2) 肿块较小者不易摸到。疼痛发作间歇，腹壁薄的患者可触及硬块。

(3) 晚期局部缺血严重者，可有压痛、紧张、腹胀、肠型及肠鸣音亢进。

2. B超与X线检查

(1) 腹部立位X线片见气液平。钡灌肠见结肠内无气。

(2) B超可见粪石影，粪石近端肠管扩张，远端肠管萎瘪。

【治疗原则】

1. 粪石急性肠梗阻诊断明确后可先试行非手术治疗，给予液体石蜡鼻饲促进粪石排出，如果可明确摸到粪石，可试行经腹壁外手法碎石，使其自行排出。若保守治疗无效或症状加重应立即手术：

(1) 早期肠管血运正常，粪石嵌顿很紧，应切肠取石后缝合。

(2) 晚期肠壁坏死，直接行肠管部分切除、端端吻合。

(3) 手术时，肠痉挛已缓解，肠壁蠕动恢复正常，粪石可自由移动。可轻轻从肠壁外将粪石捏碎后，推入结肠。

2. 腹腔镜手术：粪石急性肠梗阻诊断明确后，麻醉下摸到可以移动的肿块，应尽量争取行腹腔镜手术。原则方法与上述开腹手术相同。

附：胃石症

胃石症与粪石急性肠梗阻是同源病，是指粪石形成于胃内。由于胃腔很大，即使发生幽门痉挛，也难引起梗阻。因此不以急腹症形式就诊。

【诊断】

1. 早期可无任何症状，晚期可出现胃肠道功能紊乱征象，如上腹部隐痛不适或有胀满感，恶心、呕吐，胃黏膜损伤后可发生胃溃疡，出现慢性腹痛，时而加重、呕血、黑便等。

2. 上腹部可扪及边缘清楚、质硬、能移动之肿块，无压痛或仅有轻度压痛。巨大肿块可导致幽门部分性梗阻。

3. 腹部B超及X线片均可见胃内致密肿块影，钡造影见胃内巨大的透亮充盈缺损区，推之可在胃内移动。

4. 纤维胃镜检查，胃内可见巨大团块，并可观察胃黏膜损伤情况。

【治疗原则】

1. 药物疗法 口服酶制剂如胃肠酶合剂（胃蛋白酶、胰酶、纤维素酶）、番木瓜蛋白酶，或碳酸氢钠溶液滴入胃内，溶化团块。液体石蜡经胃管注入或服中药化解，辅助团块排出。

2. 内镜取出 经胃镜试行将胃内团块捣碎取出。

3. 腹外手法碎石 在镇静或麻醉下腹外捏起团块，适力加压使之变形或压碎。此法具有较大的盲目性，可造成胃肠壁机械性损伤，应慎用。

4. 手术疗法

(1) 胃切开取石术。

(2) 开腹后手法碎石术。

六、蛔虫合并急腹症

发病率的变化：我国20世纪80年代以前，蛔虫合并急腹症（acute abdomen-due to ascariasis）为各地小儿外科最常见的急症。随着社会经济的发展，社会生活水平的提高，现在全国城市居民已罕有蛔虫携带者，小儿蛔虫急腹症基本上绝迹。然而在边远贫困地区，仍然偶尔有危重患者转来。

常见病种：蛔虫无孔不入，常见疾病以胆道蛔虫、蛔虫肠梗阻、蛔虫阑尾炎为主。现简单介绍如下。

（一）胆道蛔虫（biliary ascariasis）

【病理】 蛔虫原为回肠下段寄生虫。饥饿或蠕动紊乱可使蛔虫上游觅食，从而钻入胆道。首先引起Oddi括约肌痉挛而致剧烈腹痛。继而长时间压迫、缺血、坏死、感染、穿孔。多数情况为：一条大蛔虫只是头端钻入小儿细小胆总管，虫体大部仍在十二指肠。括约肌疲乏痉挛放松，虫体脱回肠腔；个别小虫钻入，得不到食物，可以掉头钻出。少数情况可见：多条蛔虫挤入胆道，将胆道

24

撑大;甚至几十条蛔虫长期充满肝内外胆管,以及脓肿形成。

【症状】　患者突然腹部剧痛、翻滚、苍白、出汗、呕吐,持续不止。1天后可能出现发热、黄疸。体检发现上腹部有压痛紧张,位置可能偏右。一般排便排气无影响。晚期感染出现中毒症状。但变化不像化脓性感染那么紧急而严重,可能拖延多日尚能勉强进食饮水。

【诊断】　根据症状、体检、蛔虫史及B超检查可以确诊。

【治疗】　根据症状轻重决定手术治疗或非手术治疗。早期无压痛、无全身中毒症状,B超显示一条虫影,应采取非手术治疗。包括:禁食、休息、给予镇静解痉药,同时经胃管注入驱虫剂及氧气,常可使虫退出。也可经十二指肠镜将虫拉出。晚期已有局部压痛紧张、全身中毒症状,则应急症开腹驱虫,尽量不切开胆管以免日后发生狭窄,可以切开十二指肠或不切开而自肠壁外拉出蛔虫。如果虫体全部进入胆管或多个蛔虫进入胆管,则必须切开胆管取虫。必须探查取净蛔虫,特别是肝内蛔虫,需充分冲洗、挤压、排虫。最后在手术台上经B超探查无虫后,置管引流,向管内注入驱虫剂。如果发现管壁已有坏死,取虫后长期置管引流,1个月后再行胆管修复。术后服用利胆药至少1个月,以后每3个月B超观察是否有胆石形成,因为残余虫卵常为结石的核心。

（二）蛔虫肠梗阻（intestinal obstruction due to ascariasis）

【病理】　蛔虫聚团、肠管痉挛引起梗阻,时紧时松。长时间痉挛导致坏死。

【症状】　突然腹部剧烈疼痛,呕吐、不能排便排气,腹部检查脐周有较大的肿块,能活动。B超可见虫团。晚期有中毒、脱水,压痛紧张。

【诊断】　根据上述症状及检查所见,有蛔虫病史,大便有虫卵。钡灌肠见结肠空瘪为完全梗阻。

【治疗】　不完全梗阻,无中毒症状,无压痛紧张者,采取非手术治疗。包括:禁食减压,同时注氧及驱虫药;静脉滴注镇静解痉药。如为完全性肠梗阻,立刻行开腹探查。无肠坏死者,可以将虫

团挤开,将虫分别推入盲肠。如有坏死或无法移开虫团,则需切肠取虫。保护严密后,用肠钳伸入肠腔取虫后放入酒精盆中。如发现肠坏死可直接连同虫团一起切除吻合。术中局部注药驱虫,腹腔留置引流管。

（三）蛔虫阑尾炎（appendicitis due to ascariasis）

【病理】　蛔虫钻入阑尾,引起强烈痉挛,剧烈腹痛。蛔虫的钻力使阑尾尖端缺血坏死很快穿孔,周围来不及发生炎症反应,有如正常阑尾尖端机械性穿孔。一条虫钻出后,常引多条虫鱼贯钻出引起蛔虫性腹膜炎。因蛔虫刺激性及感染性均很轻微,使腹膜炎表现为亚急性病变。但蛔虫最后死在腹腔内,将成为异物和腹腔脓肿的核心。

【诊断】　腹痛非常剧烈,但体征并不严重。剧痛间歇时压痛紧张很轻。B超可见阑尾部蛔虫影。穿孔后腹胀有揉面感。

【治疗】　怀疑蛔虫阑尾炎时应立即手术,以免穿孔。开腹后如阑尾正常,可挤回盲肠,按正常阑尾切除法进行手术。如阑尾已有发炎则可连同虫体及阑尾钳夹切断,阑尾根部残端大8字内翻缝合。如已穿孔则处理阑尾残端后,继续清除钻出之蛔虫。方法是:扩大腹部切口,提出全部肠管。探查后腹壁、系膜根、盆腔,然后切开胃横结肠之间大网膜,探查胃后小囊,最后探查左、右两侧膈下。特别注意文氏孔附近遗留任何小虫。大量盐水冲洗后,腹腔留置引流管,关腹。2周后常规复查腹部B超,发现残余脓肿需警惕残虫滞留,多需切开引流取虫。

（沈秋龙　张钦明）

第四节　腹膜炎

腹膜炎（peritonitis）指腹膜弥漫性发炎。因腹膜面积很大,全面发炎就成为小儿非常危险的疾病,也是很常见的外科急腹症。临床上人们习惯按其发病机制分为原发性腹膜炎和继发性腹膜炎两大类。继发性腹膜炎指腹内器官化脓或坏死直接扩散引起的全腹腹膜发炎,如阑尾炎、肠坏死、肠穿孔等;而原发性腹膜炎则指腹腔内无化脓或

坏死性病灶的各种化脓性腹膜炎,包括肝腹水、肾腹水的继发感染,以及女性患者阴道化脓的上行扩散,真正血源性原发腹膜炎非常罕见。在 20 世纪 20 年代,原发性腹膜炎曾是小儿常见病,其发病率占小儿急腹症的 10%。自抗生素广泛应用以来,此类病的发病率已显著降低,至 70 年代仅占小儿急腹症的 2%。进入 21 世纪,原发性腹膜炎在小儿已属罕见病。首都医科大学附属北京儿童医院资料统计,2004 年 1 月—2008 年 6 月共收治各种类型腹膜炎 1 102 例,占同期急腹症病例的 20%,其中原发性腹膜炎 10 例,其发病率仅占小儿腹膜炎的 0.9%。

一、急性腹膜炎

【分类】　急性腹膜炎(acute peritonitis)指突然发生以腹痛、腹胀、肠鸣音消失及中毒症状为主的急症,属于急腹症中的一大类。临床上按不同表现可分为四种情况。

1. 灶性蔓延性(spreading peritonitis)　以阑尾炎继发腹膜炎为代表。全腹压痛,但右下腹突出为其特点。

2. 器官坏死性(gangrenous peritonitis)　以绞窄性肠梗阻坏死继发腹膜炎为代表。全腹压痛、腹胀,但常以摸到张力性肠型为特点。

3. 肠道穿孔性(perforating peritonitis)　以消化性溃疡穿孔继发腹膜炎为代表。全腹压痛,但以气腹征为其特点。

4. 急性原发性腹膜炎(acute primary peritonitis)以婴儿血源性腹膜炎(infantile hematogenous peritonitis)为代表。全腹压痛,无上述腹内器官炎症特点,腹部穿刺多能抽出脓液,无臭,镜检见球菌。但临床上常把女婴阴道炎引起的腹膜炎也划入原发性腹膜炎之内,因其没有腹内器官病灶。

前三种为腹腔内器官病变的继发性腹膜炎(secondary peritonitis),其原发病另有专题叙述,下面只就血源性腹膜炎进行讨论。

【病因】

1. 致病菌　原发性腹膜炎多由单一细菌引起,混合感染少见。常见的病原菌为肺炎双球菌、溶血性链球菌,近年来革兰氏阴性杆菌如大肠埃

希菌培养阳性率增加,部分病例培养阴性,考虑为厌氧菌及病毒感染所致。

2. 感染途径　原发性腹膜炎细菌侵入腹腔途径多不易找到,个别患者发病前患有上呼吸道感染、扁桃体炎或皮肤化脓性感染,公认的学说认为原发性腹膜炎主要是通过血行感染进入腹腔,少数患者通过淋巴系统、胃肠道和女孩阴道上行进入腹腔而感染。

3. 易感人群　真正的原发性血源性腹膜炎几乎只见于小婴儿,临床上极少见。目前常见的是继发于机体已有某种疾病的儿童,如肾病综合征患者最易并发原发性腹膜炎。在抗生素应用之前,其发病率高达 17%,也是最主要的死亡原因。肝性腹水及肝功能障碍的儿童也易并发原发性腹膜炎。腹腔内留有治疗性异物者,如脑室-腹腔分流管及腹膜透析管的患者也属于此类原发性腹膜炎。包括贫穷落后地区忽视生活卫生的女婴都属于此类腹膜炎的易感人群。

【病理】　弥漫性腹膜炎全腹腔腹膜充血、水肿及渗出。渗液内含大量白细胞、坏死组织和细菌,继而形成脓液。小儿腹膜(脏层与壁层)的面积几乎等于全身皮肤的面积。腹膜发炎后,腹腔内有大量渗出液,使细胞外液减少引起血容量减少、电解质紊乱。腹膜感染和大量毒素的吸收导致毒血症。随着炎症的发展,脓液中大量凝固性纤维蛋白沉积在肠壁间引起纤维蛋白性肠粘连,而使病变局限。如果病因已控制,患者免疫系统成熟,治疗有效,则病菌被消灭,脓液被吸收。后遗腹腔粘连约半年内逐渐吸收(此时段可能成为粘连性肠梗阻的潜在因素)。如果病因不能控制,患者免疫不支,治疗不利,则可引起多器官衰竭而死亡。

【诊断】

1. 易感人群因素　凡是急腹症患者,都有可能发生腹膜炎。原发性腹膜炎集中发生于几种类型的患者。

(1) 原发性腹膜炎常发生于 4~8 岁的女性患者,女性的发病率约占 90%,为男性的 3 倍,因此原发性腹膜炎的年龄和性别特点对诊断有一定的价值。

（2）罹患肾病、肝病的儿童，出现腹膜刺激征时应高度怀疑并发原发性腹膜炎的可能。

（3）腹腔内置入脑室 - 腹腔分流管及腹膜透析管的儿童，并发原发性腹膜炎的机会较高。

（4）少部分患者有明确的原发病灶史，如上呼吸道感染、扁桃体炎、肺炎、脐炎及生殖系统感染史。

2. 临床表现　包括各种继发性腹膜炎在内，弥漫性腹膜炎均有的共同症状。

（1）以消化道症状为主要症状，儿童发病较急，腹痛，阵发性加重，疼痛多位于脐周或全腹。多数患者伴频繁呕吐。侵及盆腔可引起尿频和腹泻。原有肾病综合征、肝硬化伴腹水或全身免疫功能低下的患者，并发的原发性腹膜炎症状较轻，腹痛较缓。

（2）全身中毒症状明显，患者呈急性病容，脉搏细弱，面色苍白，神志模糊，寒战发热，体温可高达 39~40℃，腹痛和发热可同步出现或先后出现。

（3）腹部检查存在腹膜刺激征，早期腹部平坦，全腹轻度紧张，有广泛压痛。随着病情的进展，腹胀明显，全腹压痛和腹肌紧张，肠鸣音减弱或消失。肝、肾疾病并发腹膜炎者，腹胀为主。腹壁静脉怒张，腹壁发红、肿胀，大阴唇、阴囊也可出现肿胀。直肠指检发现直肠内烧灼感，直肠前壁触痛，黏膜水肿，粪便混有黏液，女性患者检查时应注意外阴有无脓性分泌物并做培养。

（4）腹腔诊断性穿刺：对诊断具有肯定意义，对鉴别继发性腹膜炎也有帮助。穿刺液为稀薄黄色浑浊腹水，无气味，无粪臭者多为原发性腹膜炎，与继发性腹膜炎的臭味或血性渗液迥然不同。腹腔渗液涂片检查可以找到肺炎球菌和溶血性链球菌（大量应用抗生素后培养可得阴性结果）。腹水白细胞计数超过 0.5×10^9/L 或以中性粒细胞为主。革兰氏染色涂片检查，如为革兰氏阳性细菌多可确诊为原发性腹膜炎，如为革兰氏阴性杆菌，则应考虑继发性腹膜炎。腹水应常规进行细菌培养。

（5）常规实验室检查：血常规检查白细胞计数可达 15×10^9/L~20×10^9/L，中性粒细胞达 90%以上。

（6）影像学检查：继发性腹膜炎 B 超和 / 或 CT 多可显示原发病变。原发性腹膜炎无特异性影像学检查项目。腹部 X 线片显示小肠胀气，双侧腹壁脂肪线消失，有时可见腹水阴影。B 超也只显示腹腔内积液影像。腹膜炎肠麻痹可探知肠腔内气液面，但无张力，同时结肠内充气或侧位见骶前充气影。

【鉴别诊断】　原发性腹膜炎的鉴别诊断主要是与继发性腹膜炎相鉴别。二者症状有许多相似之处，腹部体征均可表现腹膜刺激征，鉴别诊断有一定难度，下列鉴别点可供参考。

1. 继发性腹膜炎腹腔内有原发病灶，如阑尾炎、胆囊炎、坏死性肠炎、肠套叠、肠扭转、腹内疝等，原发病灶穿孔、绞窄、坏死导致腹膜炎。原发性腹膜炎腹腔内无原发病灶，有腹外病灶和疾病，如皮肤、呼吸道、生殖道等处感染，或肾病综合征、肝硬化腹水等疾病，或腹腔内留置导管。

2. 继发性腹膜炎发病初期有原发病的症状和体征，阑尾炎以右下腹痛及压痛为主征，肠套叠以哭闹、呕吐、血便、腹部包块为主要症状，且病情是进展性加重，腹膜炎病程相对较长，仔细询问病史可发现原发病的早期征象。原发性腹膜炎早期即可出现腹膜炎征象，病程较短。

3. 继发性腹膜炎先有急腹症表现，后有全身中毒症状。而原发性腹膜炎急腹症表现与全身中毒症状可同时出现，腹痛初期即可出现高热、精神弱、反应差等继发性腹膜炎的后期表现。

4. 继发性腹膜炎的腹腔穿刺液呈臭味脓液、粪便样液、血性液、胆汁样液。原发性腹膜炎呈稀薄脓液或稀薄黄色混浊液。

5. 继发性腹膜炎革兰氏染色涂片检查，多为革兰氏阴性杆菌，培养多为大肠埃希菌及厌氧菌。原发性腹膜炎革兰氏染色涂片多为革兰氏阳性细菌，培养多为肺炎双球菌或溶血性链球菌。细菌学是鉴别两者最准确的方法。

6. 继发性腹膜炎常有影像学检查的阳性显示，如腹部 X 线片发现膈下游离气体提示消化道穿孔，B 超检查发现"同心圆"征提示肠套叠。原发性腹膜炎影像学多无特异性征象。

原发性腹膜炎与继发性腹膜炎鉴别困难时，

只要有腹膜刺激征诊断为腹膜炎则符合剖腹探查术的指征,不强求手术前明确病因而延误治疗。手术中未发现可疑的原发病灶,应常规取腹腔渗液送培养并做药物敏感试验。

【治疗】　继发性腹膜炎的重点是治疗原发病变,消灭感染源的继续扩散。原发性腹膜炎主要是靠非手术疗法。但不能排除腹内器质性扩散性病灶时,宁可开腹探查。即使阴性,也可行抗生素冲洗及置管引流。

1. 非手术治疗

(1) 抗感染治疗:抗感染治疗是腹膜炎最主要的治疗手段,大剂量静脉滴注抗生素是治疗的关键。首选广谱抗生素治疗大肠菌及化脓菌。如可疑为肺炎球菌及链球菌感染,则选用青霉素、红霉素;以第二代头孢菌素治疗葡萄球菌;以第三代头孢菌素治疗大肠埃希菌。3 天看疗效,以后应以细菌培养和药物敏感试验为指南。疗程以 10~14 天为宜。

(2) 全身中毒症状的处理:针对出现的全身中毒症状予以相应的处理,高热时采取降温措施,腹胀严重时应禁食、胃肠减压,输液矫正脱水及电解质失衡,输血浆加强支持疗法,应用镇静药保持患者安静。

(3) 闭合性(置管)腹腔引流:弥漫性腹膜炎原则上不做置管引流。肾病综合征及肝硬化腹水导致的原发性腹膜炎,腹腔脓性渗液较多,腹壁红肿,腹胀严重。引流炎性腹水可缓解腹胀,减轻腹膜刺激,对控制感染有利。可应用静脉留置套管针进行腹腔穿刺,留置套管外接引流袋引流腹水,引流量及引流时间根据腹部压力病情需要而决定。

2. 手术治疗　如经 3 天观察,非手术治疗无效,腹膜炎加重或诊断上不能排除继发性腹膜炎的病灶扩散,则应争取剖腹探查。手术对原发性腹膜炎可以实行生理盐水大量冲洗,更主要是避免延误对继发性腹膜炎病灶的早期处理。探查手术中仍存在以下有争议的问题。

(1) 阑尾切除:原发性腹膜炎时,阑尾可呈现轻度充血、水肿,炎性改变不显著,组织病理多表现为浆膜炎,少数阑尾正常。多数医师在剖腹探查时切除阑尾,以防日后罹患阑尾炎。笔者医院收治的 11 例原发性腹膜炎中,8 例行阑尾切除术,术后未出现并发症。在剖腹探查时如果患者情况良好,附加阑尾切除术是可取的。

(2) 腹腔冲洗:原发性腹膜炎导致腹腔大量渗出及腹腔积脓,进行腹腔冲洗是安全和有效的,腹腔冲洗可减少单位体积中的细菌数量,更主要是尽量清除脱落的坏死组织与异物,有利于感染的控制,阻止腹腔脓肿形成,避免顽固性粘连的发生。冲洗液中是否加入抗生菌仍有争议。

(3) 腹腔引流:腹腔留置引流可排出腹腔内污染的渗液和坏死物质,使腹腔内炎症得到有效控制。但反对意见认为腹腔引流管可损伤内脏,形成腹壁瘘管或窦道;引流处伤口感染,延期愈合。故多不主张放置腹腔引流管。首都医科大学附属北京儿童医院 9 例施行剖腹探查术的原发性腹膜炎患者,仅进行了腹腔冲洗,均未放置腹腔引流管,术后恢复良好。若腹腔污染严重,腹腔冲洗不满意,仍可考虑放置引流管充分引流。

(4) 腹腔镜探查:随着腹腔镜的广泛应用,原发性腹膜炎施行腹腔镜探查术将成为首选。比较开腹探查术,腹腔镜具有损伤小、探查全面、上腹腔和盆腔病变也能看到的优点。同时能做腹腔冲洗。因此,对术前诊断不肯定,怀疑原发性腹膜炎的患者,建议开展腹腔镜探查术,术中如未发现原发病灶,可实施腹腔冲洗术或腹腔引流术。

【预后】　随着诊断率的提高及抗生素的广泛应用,弥漫性腹膜炎的预后日趋良好,总死亡率降至 1% 以下。合并症如伤口裂开、腹腔残余脓肿、肠瘘等也很少发生。

二、腹膜结核

【定义】　腹膜结核(tuberculous peritonitis)或称腹腔结核(abdominal tuberculosis),包括结核性腹膜炎、淋巴结炎及肠结核。在小儿常常合并发生,很少单独存在。

【病因及发病率】　腹膜结核过去曾是我国小儿的常见病,死亡率很高。随着社会经济变化,人民生活水平提高,医疗卫生条件改善,社会上结核病得到控制,小儿结核也日趋罕见。以往小儿腹腔结核来自两个感染源：一是社会上成人肺结核传染，小儿发生肺结核，带菌痰吞咽引起肠结核、淋巴结核、腹膜结核，称为人结核(human tuberculosis)；二是牛奶污染，直接感染小儿腹腔器官，称为牛结核(bovine tuberculosis)。

【病理】 小儿腹腔结核一般常见有两类病变：粟粒性结核与增生性结核。

1. 粟粒性结核 粟粒性结核为急性病理表现，全身中毒反应强烈，可表现为高热腹痛。腹腔内表现为广泛性病变，可见脏腹膜、壁腹膜布满粟粒样丘疹。常伴有腹水及部分粘连。显微镜下见丘疹内有典型结核细胞结构及干酪样坏死。术中所见须与非特异性炎性反应相鉴别(某种过敏或前次手术遗留滑石粉所致)。后者无腹水或粘连，偶见小量腹水也是漏出液而非渗出液。非特异丘疹为半透明水肿，而结核丘疹表现为黄白色不透明干酪样物。

2. 增生性结核 常为复合病变，包括肠黏膜溃疡(表现为横行，不同于肠伤寒的纵行溃疡)、浆膜渗出粘连及瘢痕化。有时腹壁与大部或全部肠管粘成整体，完全不能分开，有如食品冷冻保鲜，称为"冰冻肠"(iced intestine)。显微镜下到处可见结核细胞结构与干酪样坏死。粘连及狭窄常常引起慢性肠梗阻，近端肠管扩张滞留，肠壁肥厚僵硬。偶尔发生急性肠梗阻。也有时肠壁溃疡穿孔互相串通形成内瘘。增生性病理反映患者有相应的免疫力，有时能使病变停止，甚至部分病变可以吸收，然而后遗干酪性粘连及内瘘则将永远存在。

【临床表现】 患者一般表现为慢性病容。生长、发育、营养均落后。长期不规则低热。腹部常有不适感，平时常觉腹胀，按摸有阻力，如揉面感。粟粒性结核病例常有高热腹痛，有腹水征。增生性结核病例可摸到肿块及肠型，偶尔表现为轻度肠梗阻，也会偶尔出现腹痛、呕吐、腹胀、肠鸣，排气、排便后可自行缓解。个别情况可发展为急性肠梗阻或急性穿孔性腹膜炎而表现为急腹症。

【诊断】 根据慢性消耗性病容表现、有结核病传染史、结核菌素皮试强阳性、常有腹部不适、腹部触诊有揉面感，基本上可以做出诊断。胸部、腹部影像学检查更有特异性结核病表现。腹腔穿刺活检可得到病理性确诊。分泌物查结核菌及结核培养，可作为抗菌治疗的依据。胃肠道造影可了解肠梗阻与腹腔粘连情况，可作为必要时手术治疗的准备。

【治疗】 结核病是全身性感染，需要休息、营养与抗结核治疗及对症综合治疗。外科的任务是协助解除急性肠梗阻和清除顽固性病灶。常用的手术包括急性肠梗阻的减压、自由型肠穿孔的引流、顽固性肠梗阻的短路旷置于局限性孤立病灶的切除。

【预后】 过去腹腔结核患者很少能活到成年。随着抗结核药的进步，社会抗结核工作的发展普及，本症已很少见。所见病例症状也较轻，抗结核药物均能奏效，几乎不需外科治疗。然而近年来出现抗药菌，偶尔见到外科合并症，加之人们放松警惕，引起误诊误治，死亡率又有所抬头，不可不谨慎。

(张金哲)

第五节 腹胀与膨隆

腹膜腔病变在临床上多表现为腹胀(abdominal distention)。腹胀是指各种原因引起的患者全腹性或基本全腹性的胀满不适，重者可导致呼吸困难。腹胀没有特异性，是多种疾病共有的临床表现之一，有时仅为患者的自我感觉，或患者母亲观察到异常，临床上多因看到腹部膨隆而就诊。

【病因】 引起腹胀的原因众多，可由于异常增多的气体、液体、脂肪沉积，或巨大实体瘤占满全腹所致。因此可归纳为以下四类。

1. 气体腹胀 常见为严重胃肠胀气及各种原因造成的游离气腹。

2. 腹腔积液 常见为肝肾腹水的漏出液及损伤发炎的渗出液。

3. 脂肪沉积 常见为门静脉脉高压的脂肪肠系膜患者及超级肥胖患者。

4. 巨大肿瘤 常见为忽略性巨大肝母细胞瘤、肾母细胞瘤及巨大畸胎瘤。

此外，腹部实质性脏器非肿瘤性增大如缩窄性心包炎引起肝、脾淤血肿大严重，有时也可引起全腹胀满不适。

【诊断与鉴别诊断】　腹胀是常见的临床表现，本身不具备特异性。要结合病史、查体及辅助检查综合判断其真实腹胀的原因与病理。

主观上患者可感觉腹胀，精神萎靡，食欲差，呼吸快，吃奶、排便常需中间休息。客观检查腹部膨隆，叩诊鼓音为气，浊音并震颤为水，实音为肿块并可触及包块边缘。临床上，小儿以胃肠胀气最为多见。根据胀气的主要部位及其他消化道症状，可大致判断腹胀的原因。

超声检查、CT 等可明确腹水，对实质性肿块引起的腹胀可明确诊断。X 线检查能发现胃肠积气、气腹、肠胃梗阻、肠淤张等。消化道造影帮助对消化道疾病、畸形等病因确诊（表 24-8）。

一、胃肠胀气

1. 胃胀气　正常新生儿进食后可以使胃胀气，膨胀过脐下，但罕见全腹膨隆。如果患有十二指肠慢性不全梗阻，逐渐胃胀可达盆腔。平时以气胀为主，张力已适应，腹胀常缓解，临床无症状。一旦急性发作，高度膨胀，大量呕吐，才引起注意。钡造影可明确诊断。需手术解除梗阻，预后良好。

过去，曾有大年龄的孩子在饥饿岁月中暴饮暴食的病例。因胃内大量食物发酵产气引起急性胃扩张。胃胀而硬，占满全腹。渐渐胃缺血坏死，中毒休克而死亡。胃管减压洗胃往往不能奏效，急症开腹可诱发胃爆裂休克导致死亡。只能寄希望于抢救休克过程中，先切开小口缓缓放气减压后，再扩大切口，清除胃内容物。

2. 小肠胀气　所谓小儿胀气多指小肠胀气。除新生儿、小婴儿外，小肠平时不应存气。腹部 X 线片只能见胃内含气与结肠含气。然而消化不良、蠕动紊乱、肠梗阻，则可出现小肠胀气。小肠严重胀气时，能充满全腹，表现为弥漫性全腹胀。因为腹压增高引起呕吐、排气，使胃及结肠空虚，从而膨胀的小肠压着屈氏韧带及回盲瓣，将小肠压成两端不通的死祥。如果是住院患者腹胀后，上用胃管减压，下用肛管排气，同样可造成小肠压闭，完全性肠梗阻不能得以缓解。可以靠 Cantor 水银带引导式肠减压管，插入十二指肠以下进行减压。如果失败，只能行小肠造瘘减压。有时严重肠麻痹需造 3~4 个瘘。在肠麻痹以前（腹痛期）探查，可以做胃瘘插管入空肠减压。这种小肠胀气患者多属病情危重，又需争取时间。一般应急做钡灌肠，证明结肠空瘪，小肠高张，则立即开腹。与此同时，抢救与促进肠蠕动治疗也不容忽视。

3. 结肠胀气　表现为消化不良、便秘、巨结肠。最常见的结肠胀气一般是便秘，但是很少严重到全腹胀。以腹胀就诊的患者多数为先天性巨结肠及其类缘病。偶尔见到一般消化不良造成小肠、结肠同时胀气。钡灌肠造影可以判断功能性腹胀和器质性腹胀。结肠全部含气扩张说明是功能性的，近端扩张、远端狭窄为巨结肠。必须注意越是短段与超短段巨结肠，腹胀越严重，但由于痉挛段太短而被忽略。特别是突然发生巨结肠危象，患者以急性腹胀就诊，很快发生休克、衰竭、死亡。在抢救休克的同时，应快速肛管减压。有时肛管易堵塞，最好同时插两个肛管互相冲洗，也可互相扭动，使粪便与气体自两个管之间溢出、排出。

二、游离气腹（pneumo-peritoneum）

【病因】　消化系统空腔脏器穿孔是游离气腹的最常见原因，也是必须要立即处理的急腹症。常见疾病以胃肠道穿孔为主。

1. 自发性气腹　没有原发性腹部病变，由于各种原因导致的气胸，漏出的气体经由气管、支气

表 24-8　腹胀性质的鉴别诊断

类型	触诊	透光试验	B 超	X 线片	穿刺	CT MRI 造影
气胀	弹性压缩性	透光	—	透明液面	气	器官自由活动
水胀	震颤传导性	光弥散	液体	不透明	水	同上（水显性）
脂肪	柔软可变形	半透光	—	局限透明	无物	器官活动受限
实体	韧性不变形	不透光	实体	不透明	细胞	占位性影

24

管鞘的疏松结缔组织进入纵隔,再由膈肌裂孔进入腹腔而形成气腹。

2. 产气性腹膜炎 指腹腔内无明确病灶的急性腹膜炎,病原菌可经血液循环、淋巴管、生殖道等途径进入腹膜腔。如致病菌有产气功能,则表现出腹腔游离气体。

3. 开放性腹壁创伤或手术后残留 经开腹或腹腔镜手术后,腹腔会残留气体,一般约1周内吸收。

【临床表现】 由于气腹常常是腹部空腔脏器穿孔所致,所以临床上表现为发热、腹痛、急性病容,腹部压痛、反跳痛、肌紧张等腹膜刺激征。由于腹腔游离气体积聚在膈下,叩诊肝浊音界变小或消失。同时还可有腹水征,听诊肠鸣音减弱或消失。开放性外伤者根据受伤史或可见腹壁伤口。化验示血象增高。自发性气腹除腹胀外,一般没有腹部其他体征。有时有呼吸困难、纵隔气肿、皮下积气及气胸症状。

【诊断】 根据临床表现,结合腹部X线片即可明确诊断。典型表现为立位片可见膈肌抬高,膈下新月状游离气体。但这些表现只能说明气腹的存在,而明确造成气腹的原因才是最重要的。因此临床诊断要结合症状排除或肯定胃肠穿孔。术后残留气体,一定要与并发胃肠吻合口漏造成的气腹相鉴别。一般术后胃肠漏,腹膜刺激症状明显,并且进行性恶化。迟发性瘘多发生在术后1周左右,瘘发生前腹膜刺激症状也应明显。

【治疗】 气腹只是疾病的一种临床表现,治疗应首先治疗原发病。胃肠道穿孔一般必须急诊手术。自发性气腹如无症状则不需治疗。为了明确诊断可以穿刺排气,观察是否见消或再涨。为了减张也可穿刺放气。

三、腹水

腹腔积液俗称腹水(ascites),多为内科病症。常见有肝腹水、肾腹水。外科常见为腹膜炎的渗出液与门静脉高压的漏出液。

腹水是腹腔内病理性积液。正常腹腔内原有少量游离液体,并且处于动态平衡。一旦平衡破坏,腹水增多,引起临床症状才成为临床(腹水)疾病。但是有时小量腹水常为某些器质性病变的早期反应,如腹内恶性肿瘤,则不可不谨慎对待。

【腹水形成机制】 腹水的形成有诸多因素参与,其机制非常复杂。炎症反应,无论是细菌感染或机械损伤,首先是渗出。大量渗出则表现为临床腹水,称为渗出液腹水。一般常见的腹水多非炎性渗出液,称为漏出液腹水。根据Starling理论,毛细血管与组织间隙之间的液体静力压和胶体渗透压处于平衡状态,一旦失衡就可产生组织水肿和腹水。

【门静脉压增高】 门静脉压力增高是外科常见腹水形成的主要因素。然而单纯门静脉压力增高,<12mmHg时,很少形成腹水。只有同时合并血浆蛋白减少,使血浆胶体渗透压降低(当血浆白蛋白<30g/L时),则很容易形成腹水。一旦营养改善,血浆白蛋白含量恢复正常,即使门静脉压力仍高,腹水也会消失。

肾脏及激素因素:肾素-血管紧张素-醛固酮系统、抗利尿激素等促进肾远曲小管和集合管对钠的重吸收,导致水钠潴留,促使和加重腹水的形成。

【病因】 导致小儿腹水的原因很多,大致有以下几种。

1. 先天性异常

(1)先天性心脏病,心功能不全,静脉淤血,内压增加。

(2)先天性门静脉海绵样变、脐静脉栓塞过度。

(3)淋巴管梗阻,大量淋巴液不能回流入血进入体循环。

(4)尿路梗阻,尿液外渗。

(5)肠旋转不良,肠梗阻,大量消化液积聚于胃肠道,胃肠道扩张、水肿渗出。

(6)胆道畸形穿孔、胎粪性腹膜炎(肠穿孔)等。

2. 感染原因 原发性腹膜炎、各种继发性腹膜炎、寄生虫、病毒等感染,致腹腔炎性渗出。

3. 代谢性疾病 如α-抗胰蛋白酶缺乏,溶酶体储存障碍等。

4. 肿瘤 如卵巢肿瘤扭转坏死;腹腔恶性肿瘤,腹腔转移瘤,产生血性腹水。

5. 医源性　中心静脉营养,新生儿脐导管损伤,各种手术损伤淋巴回流等。

【临床表现】　除原发病表现外,腹水使患者感腹胀,食欲减退,恶心;短期内体重增加;有时会有腹痛、发热等症状。查体可见腹部膨隆,静脉怒张,脐疝。叩诊有三种方法可确定腹水存在。

(1) 平卧时侧腹部因有腹水呈浊音,而腹部中间脐部因胀气的肠管呈鼓音。

(2) 移动性浊音阳性,如腹水量少时,可嘱患者肘膝位叩诊以明确。

(3) 平卧位叩击一侧腹部,对侧有震颤传导振水感。

【辅助检查】

1. 影像学检查　超声检查是发现腹水的敏感且简单的方法,可发现存在于肝肾隐窝、盆腔等处的少量腹水,还可以了解腹水的状态,如是否是包裹性积液,以及是否是血肿、脓肿等。还可以帮助鉴别诸如卵巢囊肿、网膜囊肿等假性腹水。超声引导下穿刺也是超声检查的重要内容。CT 检查具有与超声相似的作用,但更客观地反映腹水以外的情况。

2. 腹腔穿刺　腹腔穿刺可明确腹水的存在,并可根据腹水的外观性状、相应化验帮助确定腹水的性质和来源等。对腹水的常规检查包括外观性状、比重、蛋白定性(Rivalta 试验)、蛋白定量、细胞计数等。大致可分为漏出液、渗出液、血性和乳糜性腹水。此外,还可根据情况做其他特殊检查,如腹水细菌学检查、病理细胞性检查及各种生化检查等。

【诊断】　腹水的诊断应包括以下几个方面。

1. 确定是否存在腹水。

2. 腹腔穿刺了解腹水的性质。

3. 根据病史和有关检查明确腹水的来源。

【鉴别诊断】

1. 腹水为漏出液还是渗出液　流体静力压增加而致的浆液性腹水为漏出液;继发于腹膜炎等原因的腹水一般为渗出液。漏出液一般为清亮淡黄色,比重 <1.018,Rivalta 反应阴性,蛋白定量低于血浆蛋白的一半,<2.5~3.0g/100ml,细胞计数 <0.1×10⁹/L。渗出液外观混浊,比重 >1.018,

Rivalta 反应阳性,蛋白定量 >3.0g/L,细胞计数 >0.5×10⁹/L。但产生漏出液性腹水的患者如果合并腹膜炎,腹水就会浑浊,细胞数就会增加。另外,腹水中蛋白含量与细胞数也可能受利尿治疗的影响。因此有人建议,用血清与腹水白蛋白的比值来说明是漏出液性腹水还是渗出液性腹水,即同时检测血清与腹水的白蛋白,比值高者是漏出液,比值低者是渗出液。当血清与腹水白蛋白的比值 >1.1g/100ml 时为漏出液性腹水,表示门静脉高压为主要原因,如肝硬化、心源性心力衰竭、布 - 加综合征、静脉闭塞性疾病、肝脏肿瘤、甲状腺功能减退等。当血清与腹水白蛋白比值 <1.1g/100ml 时为渗出液性腹水,表示腹膜炎性病变为主要病因,如感染性腹膜炎、乳糜性腹水、胰源性腹水、胆汁性腹水、肾病综合征等。

2. 泌尿性腹水　泌尿性腹水是小儿腹水的一个常见原因,多见于男性患者,男性为女性的 7 倍,多为泌尿生殖系统发育畸形,如子宫阴道积水、梅干腹综合征、Potter 综合征(肾功能不全、羊水过少和肺发育不良)、后尿道瓣膜等。其中由后尿道瓣膜梗阻所致者占约 70%。腹水检查为黄色液,pH<7.0,白蛋白 <1.0g/100ml,显著特点是腹水中肌酐、尿素氮明显升高,为血清的 5~10 倍。超声检查、静脉肾盂造影和排泄性膀胱造影可明确梗阻部位和尿外渗部位。

3. 其他继发性腹水

(1) 胆源性腹水:胆汁刺激腹膜渗出。多见于小婴儿。多见于自发性胆道穿孔、胆道闭锁、新生儿肝炎、肝门 - 肠吻合失败等。腹水检查为暗黄色,pH>7.4,白蛋白 <3.0g/100ml,显著特点是腹水中胆红素值升高,为血清的 2~3 倍。辅助核素检查有助于明确诊断。

(2) 胰源性腹水:胰源性腹水多见于胰腺炎、胰腺假性囊肿破裂、胰腺外伤等。腹水检查为浑浊或血性液,显著特点是腹水淀粉酶和脂肪酶增高。

(3) 肿瘤性腹水:由于肿瘤腹腔种植转移,形成血性腹水。一般外观为红色,与腹腔囊肿蒂扭转、组织坏死形成的色暗血性腹水不同。腹水病理细胞学检查可以明确诊断。

24

4. **假性腹水（pseudoascites）** 是指临床表现酷似腹水,而实际并没有腹腔游离液体。如大网膜囊肿、肠系膜囊肿、巨大卵巢囊肿等。当囊肿巨大时,临床常表现腹胀、腹部膨隆,叩诊呈浊音,有振水感,但无典型的移动性浊音。同时注意做腹壁震颤叩诊时,虽有振水感,但震颤传导不全面。特别是剑突下无震颤,多可排除自由腹水。

【治疗】

1. 一般治疗

（1）休息和饮食:腹水患者应多休息,少活动。加强营养,限制钠的摄入。对进食不能满足营养需求者,及时予以静脉营养。给予高糖、充足蛋白质、适量脂肪及多种维生素、微量元素等。

（2）利尿:药物利尿是治疗腹水的重要方法,一般用药原则是循序渐进、联合用药、综合治疗。用药期间注意水、电解质、酸碱平衡。

（3）放腹水:对腹胀明显、影响呼吸、利尿治疗效果不佳的患者,适当放腹水治疗,可以减轻症状,降低门静脉压力。一次大量放腹水易引起水、电解质紊乱,蛋白质大量丢失及全身性并发症,所以要少量多次放腹水。

（4）腹水回流:直接用大隐静脉与腹膜腔吻合做腹水静脉引流;腹腔内或肝内门 - 体静脉分流等方法均可以治疗门静脉高压性顽固性腹水。

2. **病因治疗** 对病因明确的腹水患者,针对具体情况,进行介入或外科手术干预。

四、乳糜腹

乳糜腹（chyloperitoneum）即乳糜从淋巴系统中溢入腹腔形成的含有大量脂蛋白的乳糜性腹水。文献报道其发病率为每 5 万 ~10 万人中 1 例,在婴幼儿更为罕见。至今多为个案报道。但其临床死亡率为 17%~21%。

【生理】 腹腔淋巴系统通过毛细淋巴管、淋巴管到达肠干与后腹膜淋巴干,最终汇入乳糜池到达胸导管,进入体循环。

【病因】 理论上讲,腹部淋巴液回流过程中任何部位出现问题,都会发生乳糜腹,但临床上其原因就非常复杂。常见病因有以下几种。

1. **自发因素** 不明原因的乳糜腹水,多见于新生儿。出生后不久发现乳糜腹,常合并乳糜胸。也有人认为是先天性疾病所致。

2. **先天性因素** 由于先天性淋巴系统疾病,如淋巴管闭锁,肠系膜淋巴管瘤等,是儿童常见的乳糜腹原因。

3. **外伤性因素** 各种外伤、特别是手术等造成淋巴管损伤、淋巴液回流障碍等致乳糜外渗,是临床上急性乳糜腹多见的原因。

4. **梗阻性因素** 腹膜后肿瘤、纤维化等机械性压迫使淋巴管梗阻,淋巴液外溢。

5. **其他因素** 如腹膜炎、胰腺炎、丝虫病等也可致乳糜腹。

【临床表现】 乳糜腹的主要表现为腹水所引起的症状,很少出现腹膜刺激症状。患者呈脱水状,营养不良,腹部膨隆,腹壁水肿,腹壁静脉怒张,阴囊水肿或致鞘膜积液。一般腹部无触痛,移动性浊音阳性,有振水感。

【辅助检查】 B 超等影像学检查可见大量腹水。腹腔穿刺可见乳白色浑浊液,比重 1.012~1.018,pH 7.4,放置后出现脂肪分层。显微镜镜检以淋巴细胞为主,生化检查脂肪含量明显高于正常,蛋白质含量 3~5g/100ml。苏丹脂肪染色阳性,乙醚试验阳性。据此可与假性乳糜腹及其他腹水相鉴别。

【诊断】 乳糜腹的定性诊断不难,穿刺见乳糜即可确诊。但难的是明确病因和病变部位。以下几种方法可以帮助明确乳糜腹水渗出部位。

1. **核素淋巴显像** 从患者第 1、2 趾间皮下注射 ^{99m}Tc,腹腔内见异常放射性浓集者为阳性,提示乳糜腹水漏出,反之为阴性。按下列标准判断。

（1）直接征象:见放射性示踪剂由某部位漏出,腹腔见异常放射性浓集。

（2）间接征象:淋巴结构异常,或正常淋巴链到患处显像消失。据报道,该方法的阳性率达 100%。

2. **术中淋巴管造影** 于第 1、2 趾间皮下注入 0.5ml 亚甲蓝,10 分钟后见皮下淋巴管显示,切开皮肤,穿刺淋巴管注入亚甲蓝。腹腔术中见某部位淋巴漏或渗出淡蓝色液为阳性,未见蓝色液为阴性。

【治疗】 乳糜腹的治疗方法有很多,但疗效均不肯定。一般先非手术治疗,50%~75% 的病例经非手术治疗可痊愈。非手术治疗 4~6 周无效时可选择手术治疗。

1. 非手术治疗

(1) 腹腔穿刺:主要目的是改善症状。每 1~2 周穿刺放水一次,尽量多放。但也有人主张每次以 500~1 000ml 为宜。根据腹水量逐渐延长穿刺周期。一般经验,因手术损伤所致者,经过持续引流,最终腹水可逐渐减少而痊愈。

(2) 饮食疗法:以高蛋白及甘油三酯为主的饮食疗法,能改善营养状况,同时由于甘油三酯不通过淋巴循环而直接进入血液,可减少乳糜液的生成,有利于淋巴系统的恢复。

(3) 静脉营养:经大静脉置管,给予高质量的营养液,包括必需氨基酸、脂肪酸、高糖、矿物质、维生素等。有效改善营养,并能将腹腔淋巴液量降到最低,保证破损的淋巴管系统恢复。这是目前应用较广泛的方法。

2. 手术治疗

(1) 单纯结扎或缝扎:剖腹探查发现淋巴渗漏处予以结扎,或将可疑渗漏处缝扎。对瘘口的判断可通过术前淋巴造影、术中注射亚甲蓝显色等方法。

(2) 腹水向静脉转流:1914 年 Herber 和 Silve 首先采用静脉转流的方法,并获得成功。主要方法是用具有单向活瓣的导管,管的一端留在腹腔,另一端在腹腔内置入髂内静脉。利用单向活瓣和腹腔与静脉之间的压力差维持腹水转流。也有学者介绍大隐静脉经皮下隧道反转与腹膜直接吻合,分流腹水。方法是将大隐静脉游离,取近端 20cm 切断,断端经皮下提至腹股沟以上,经腹肌劈开切口提出腹膜,切开小圆孔与大隐静脉切端吻合。日后腹压降低,静脉管自然栓塞。此方法操作简单,损伤小,有疗效较好的报道。

(3) 淋巴结 - 静脉吻合:将淋巴结纵行剖开,与邻近静脉吻合,使淋巴液进入血液循环。手术操作难度不大,但需注意勿损伤淋巴门。

五、脂肪堆积(脂肪腹胀)

脂肪堆积(脂肪腹胀)(lipoexia, lipotrophic peritoneum)是指腹腔内脂肪过量堆积,使腹部膨隆。多见于肥胖症,小儿少见。门静脉压增高的患者多有肠系膜脂肪堆积,但表现为膨隆腹胀者也属罕见。近年来,肥胖患者增多,超级肥胖儿也可见脂肪性腹胀。脂肪性腹胀一般无症状。检查发现腹软、无压痛和肌紧张,按压有波动感,但叩诊无振水震颤传导征。强透光阳性,同时 X 线也透光。此点可与腹水相鉴别(腹水 X 线不透光)。一般细针穿刺,不能抽出任何物质。MRI 脂显性及液显性造影,可显示脂肪与血管的分布。单纯脂肪腹胀无症状,不需治疗。门静脉压增高与恶性肥胖则应量情医治。

六、巨大实体瘤

一般巨大实体瘤(huge tumor)总有界限,但是确有小儿肾母细胞瘤、肝母细胞瘤就诊时如临产孕妇,全腹膨隆。个别患者有时按压较软,甚至似有波动。但叩诊实音,透光隐形,B 超及 X 线均为实性。穿刺有血及肿瘤细胞。该病预后不良,治疗需抓紧,要根据肿瘤性质综合治疗。

(张金哲)

第六节　腹部局限性肿块的鉴别诊断

一、分析诊断

腹部肿块是指腹内局限性包块,可表现于创伤、感染、畸形、肿瘤等各种疾病中,种类繁多,诊断与治疗各异,必须按系统顺序进行分析。推荐分析步骤见表 24-9。

1. 解剖分区定位　将腹部分为腹腔内与腹膜后。腹腔内再分为腹腔与盆腔;腹膜后再分为肝周围、肾周围与直肠周围(体检、B 超、静脉肾盂造影、钡造影);按解剖部位分析所在脏器与好发肿瘤。钡灌肠观察结肠移位与压迹可鉴别腹膜后与腹腔内肿块。B 超可以鉴别其实性与囊性。CT 及 MRI 可了解肿块与周围脏器的关系,以及对大血管和重要脏器的粘连与侵犯。血管造影可观察肿瘤血液供应情况。

表 24-9　腹部肿块的四步分析

举例肿块名称	腹腔内、后	腹部分区	囊、实性质	病因	病理
肾胚瘤	腹膜后	肾周围椎旁	实性	肿瘤	Ⅱ期
胰囊肿	腹膜后	肝周围上腹	囊性	创伤	早期假性期
阑尾脓肿	腹腔内	盆腔	囊性	感染	局限有张力
巨大粪石	腹腔内	腹腔	实性	畸形后遗	无病理

2. 区分解剖病理性　B 超可协助区分实性、囊性、钙化等。

3. 分析病因　定位后再按创伤、感染、畸形、肿瘤分析病因。

4. 明确病理分期分型　按症状分析目前病理分期分型。

二、各部位小儿常见腹部肿块推荐的诊断方法

（一）肾区、腹膜后肿瘤　钡灌肠见升结肠或降结肠在肿块前,可选择静脉肾盂造影(intravenous pyelogram,IVP)、B 超、CT 或 MRI 检查等。

1. 肾母细胞瘤　IVP 显示肾移位,B 超、CT 显示实性或混杂密度回声。

2. 畸胎瘤　IVP 显示肾移位,B 超、CT 显示囊实性占位,多有片块状钙化。

3. 肾积水　IVP 显示不显影,B 超显示囊性占位,增强 CT 可显示肾脏实质并反映肾功能。

4. 神经母细胞瘤　IVP 显示肾外移,B 超显示实性占位,CT 往往见到沙砾样钙化。

5. 腹膜后淋巴管瘤　IVP 显示肾不变,B 超显示囊性占位,CT 可见囊状腔隙及其间隔。

（二）肝区肿瘤　钡灌肠见横结肠在肿块前,可选择十二指肠造影、B 超、CT 或 MRI 等检查。

1. 肝母细胞瘤　十二指肠不变,B 超、CT 显示肝内实性占位。

2. 肝错构瘤　十二指肠不变,B 超、CT 显示肝内囊实性占位。

3. 肝囊肿、血管瘤　十二指肠不变,B 超显示肝内囊性占位,增强 CT 延迟强化。

4. 胆总管囊肿　十二指肠前移,B 超显示肝外囊性占位。

5. 胰腺囊肿　十二指肠窗扩大,B 超显示肝外囊性占位,增强 CT 区分肿瘤界限。

6. 高位腹膜后畸胎瘤　十二指肠前移,B 超显示肝外囊实性占位,CT 可见畸胎瘤特点。

（三）盆腔内、直肠周围肿瘤　钡灌肠见直肠移位为腹膜外肿块,做 CT 及 B 超检查。

1. 卵巢畸胎瘤　直肠不变,B 超、CT 显示囊或实性占位,有畸胎瘤特点。

2. 骶前畸胎瘤　直肠前移,B 超、CT 显示囊实性占位,多有畸胎瘤特点。

3. 膀胱尿潴留　直肠不变,B 超判断囊实性占位有较高价值。

（四）腹腔内肿块　钡灌肠见结肠位置不变,可选择做钡剂、B 超及 CT 检查等。

1. 小肠淋巴瘤　肠间隙肿块,B 超、CT 见实性占位侵犯肠系膜。

2. 大网膜囊肿　肠与腹壁间肿块,B 超显示囊性占位,可以改变体位观察。

3. 肠系膜囊肿　肠间隙肿块,B 超、CT 显示囊性占位,肿瘤与肠管密切。

4. 肠囊肿　肠腔有压迹,B 超显示囊性占位。

5. 慢性肠套叠　肠腔有压迹,B 超显示实性占位。

6. 结肠粪石　肠腔内占位影,B 超显示实性占位。

（五）特殊情况　腹部较小的肿块触诊不清,应利用 B 超及 CT 检查。

腹部巨大肿块占满全腹,应与腹水、脂肪(门静脉高压)及巨大实体瘤(肾母细胞瘤或肝母细胞瘤)等相鉴别。

为了早期明确诊断,应提倡产前及产房诊断。胎儿娩出后尚未吞气,腹部很瘪,此时顺手触诊腹

部非常容易发现肿瘤。

三、腹内常见肿块的病种参考

（一）**肿瘤囊肿类**　小儿腹部无痛性、慢性、局限性肿块以肿瘤囊肿为主，已于前文按上述部位列出。按发病率分为以下几种。

1. **恶性瘤**　应占首位，常见为神经母细胞瘤、肾母细胞瘤、肝母细胞瘤。

2. **畸胎瘤**　包括良性、恶性、实性、囊性、腹膜后、盆腔，以及各器官内畸胎瘤与寄生胎。

3. **良性淋巴囊肿**　以淋巴管瘤、肠系膜囊肿、大网膜囊肿为常见。

（二）**创伤后遗囊肿类**

1. **假性胰腺囊肿**　早期实际上是局限性脓肿，晚期脓肿壁部分上皮化才形成假性囊肿。脓肿期治疗只能行外引流，大部分囊壁上皮化才能实行内引流。

2. **遗留异物性囊肿**　手术或创伤遗留异物，多数形成脓肿。细菌消灭后可能成为无菌性囊肿，随时有感染及器官损伤的危险。影像诊断证实后，应予以手术切除。即使是治疗性留置物，发生囊性变者说明身体不适应，也应取出。

（三）**感染后遗腹腔脓肿类**

1. **阑尾脓肿**　多有急性感染症状或反复感染。多因异物因素，如大型粪石、坏死阑尾、其他坏死筋膜存在。影像证实或 3 次复发，应考虑切开探查。

2. **结核脓肿**　属于慢性感染，一般抗结核治疗可以消除肿块。个别顽固而有症状者，可以切除。

3. **包虫病**　为地区性寄生虫感染。以肝内为主，腹腔内则多为再植性子囊。应及时切除肝内囊肿，避免破裂播散。并按寄生虫行特异性诊断与治疗。

（四）**先天性畸形类**

1. **胆总管囊肿**　为小儿外科常见病，第二十七章第三节有专题讲述。

2. **巨大肾积水**　为小儿外科常见病，第二十九章第三节有专题讲述。

3. **肠重复畸形、肠囊肿**　比较罕见，第二十五章第五节有专题讲述。

4. **其他**　如游走脾、游走肾、乙状结肠内巨大粪石等，均无症状。一旦明确诊断后，只能根据病变的潜在威胁性，考虑治疗。

（陈亚军　余东海　冯杰雄）

第七节　腹部淋巴管瘤

淋巴管瘤是淋巴组织发育异常所致的错构瘤，95% 发生于颈部及腋窝，腹腔内淋巴管瘤相对少见，占所有淋巴管瘤的 3.0%～9.2%。组织学上，在其囊壁可见扁平的内皮细胞、异常扩张的淋巴管、淋巴组织及平滑肌细胞。1507 年佛罗伦萨解剖学家 Benevieni 在对一个 8 岁男孩的尸体解剖中首先发现肠系膜囊肿，1880 年法国医师 Tillaux 首次成功地切除 1 例肠系膜囊肿，1883 年 Pean 首次成功开展了肠系膜囊肿开窗术。到如今，已经有大量文献报道，包括肠系膜囊肿、大网膜囊肿、腹膜后淋巴管瘤。由于肠系膜、大网膜和淋巴管囊肿同在胚胎期发生于后腹膜，诊疗方法相同，本章合并在同一节讨论。

【**发病率**】　该病在儿童医院就诊的发病率为 1/20 000，任何年龄的儿童均可出现，但以 2~10 岁多见，性别差异不明显。可以出现在胃肠道肠系膜的任何部位。其中肠系膜囊肿占 59%~68%，大网膜囊肿占 20%~27%，腹膜后淋巴管瘤占 12%~14%。

【**胚胎发生学**】　Gross 提出胚胎时期淋巴管组织发育畸形的理论，认为是原始肠系膜上异位的淋巴系统良性增生，增生的淋巴系统与其他正常的淋巴系统缺少交通，而形成大小不等的囊肿集团。一般认为这些囊肿来源于胚胎腹膜后淋巴囊，是与颈部淋巴管瘤相同的淋巴腔隙。

【**病理**】　按囊肿的多寡又可分为：①单房性囊肿。很少见，囊壁薄而无张力，多局限于一段肠系膜。②多房性囊肿。由数个囊腔组成，有的互相沟通，有的不通，局限于一段肠系膜。此外，还有一种囊肿由数十个或百余个小囊组成，广泛侵犯肠系膜，且靠近肠系膜根部，紧密包绕系膜血管，手术多不能彻底切除，预后较差。有的囊肿靠近肠管，形成哑铃状，张力稍大，骑跨于肠管上，可因压迫肠腔而致梗阻。囊肿大小不一,数厘米至数十厘米不等;大网膜囊肿则较大,有时充满全腹;腹膜后淋巴管瘤也可盖满系膜根部后腹壁。囊内液体通常为淡黄色透明浆液,也可为乳糜样液,如有出血或继发感染,则可见暗红色液或浑浊脓性液。显微镜下见囊肿壁多系结缔组织,无肌层和黏膜。内层光滑,仅被覆一层扁平内皮细胞。若囊肿有过出血或炎症,则可使囊壁增厚,血管扩张,并可见炎症细胞浸润。

【临床表现】 腹内淋巴管瘤一般无症状,可以一生健康生活而不被发现。约有 40% 是无意中发现腹部膨隆或偶尔摸到腹内肿块而发现的。也可有不同程度的肠梗阻表现,表现为偶尔腹痛、呕吐或便秘等。少数由于囊肿扭转出现急腹症的表现,如同时合并肠绞窄则表现为剧烈腹痛,囊肿突然出血,急剧增大。当继发感染、出血或破溃时,可造成腹膜炎。不同部位病灶的诊断与治疗各有不同,现分述如下。

一、大网膜囊肿

【诊断】 就诊时囊肿多已很大,表现为腹部膨隆。腹软、无压痛,叩诊浊音,有水波震颤,可传导至全腹,但不能传导至剑突下、横结肠上,可与腹水相鉴别。囊肿较小者通常腹部物理检查能够触及囊性肿块,并且活动度较大。若要明确诊断,超声应作为首选检查,因其无创、准确率高,同时还可以发现腹部合并症。CT提示腹腔内囊性肿块,肿块位于肠管前方,紧邻前腹壁。造影可以显示肠管被肿块推移,向后移位。

【治疗】 手术治疗是唯一的选择,因大网膜游离,手术并不复杂,应用腹腔镜切除已成为常规方法。手术指征应该慎重,必须与症状及生活威胁的评价比较决定。一般巨大囊肿对健康生活影响不大,但家长及患者的思想负担常很严重,因有扭转、出血、坏死、感染的威胁。大网膜囊肿手术完整切除率很高,术后并发症较少,但手术时应注意保护横结肠血运。

二、肠系膜囊肿

【临床表现】 取决于囊肿的大小、部位,以及对周围器官的压迫。囊肿初起时无明显症状,待肿块增大、出血、破裂时,可引起相应的临床症状,表现各异。首都医科大学附属北京儿童医院每年都会接诊数例因急症入院者,多因合并肠扭转、囊内出血或感染。

1. 急性肠梗阻 肿块的重量牵拉肠管远离后腹壁的固定而自由活动,可发生局部肠扭转;跨越肠管分布的哑铃状肿块压迫局部肠管,也可出现肠梗阻症状。

2. 腹膜炎 肠系膜囊肿可发生囊内出血及感染。感染可逐渐向囊肿周围扩散致弥漫性腹膜炎,也可因肠绞窄坏死继发腹膜炎。

3. 慢性复发性不全肠梗阻 因为肿块牵拉、半扭转、压迫引起不全梗阻。经保守治疗,症状可缓解,但可反复发作。

4. 肠痉挛 肠管蠕动偶尔因囊肿重力牵拉系膜根部引起肠管痉挛。经常出现轻微腹痛可持续10 余分钟至 30 分钟以上。痛后症状消失,吃玩照常。缓解后可再次复发。反复腹痛持续数天,甚至断断续续数年不止。

【诊断】 腹部摸到球形肿块,可自由活动,无任何症状,即可以考虑本病。有腹痛者,同时摸到球形肿块,也应想到肠系膜囊肿。X 线片见不透光球形影。B 超检查可以发现球形、壁薄、充满液体的囊肿,多位于肠间。CT、MRI 检查时使用胃肠道对比剂可以清楚地显示病变与胃肠道及其他器官的关系。增强 MRI 对判断肿块性质及位置更加客观准确,囊内容物不同,所反映的信号也不同,并可见囊壁及分隔呈细线样强化。

【治疗】 外科治疗的目标是解除症状与对日常生活的威胁,以完整切除囊肿为原则。

1. 单纯肿块切除 对有完整包膜的孤立囊肿,在不影响肠管血液供应的情况下,争取行肿块全摘除,效果满意。

2. 囊肿切除加局部肠切除吻合 如囊肿与肠管关系密切或与系膜血管粘连紧密,单纯切除囊肿较困难,往往需要同时切除该段肠管。

3. 部分囊肿切除术 当囊肿分布范围广泛或位于肠系膜根部时,若行囊肿全切除,会引起大段肠管血供障碍。可行囊肿前壁切除,并行开窗手术。残囊内壁的分泌液可被腹膜吸收,逐渐达到分泌与吸收平衡。

4. 腹腔镜手术　肠系膜囊肿活动性较大,术前不易确定位置,若切口选择不好会给手术带来不便。而腹腔镜既是一种直观的诊断方法更是一种手术方式,随着腹腔镜技术的发展与成熟,腹腔镜辅助肠系膜囊肿切除已成为首选的手术方式,几乎所有的肠系膜囊肿均可以在完全腹腔镜下或腹腔镜辅助下切除。

三、腹膜后淋巴管瘤

腹膜后淋巴管瘤指腹膜后局限性淋巴液囊性聚集,高出后腹壁。可以表现为单囊,也可形成多囊,甚至连成一片并且部分延入肠系膜根部。小型淋巴管瘤临床上很难发现,常见多为全部后腹膜淋巴管瘤。

病理形成与其他部位淋巴管瘤无特殊性差别。一般对日常生活无妨碍,临床上多无症状。肿块过大时可表现为腹部膨隆,偶尔有腹部不适,并无特异性。有时可继发感染或出血,并出现相应症状。

诊断多为偶然发现。常规腹部检查,执意摸腹主动脉时可以发现不可解释的摸不到。偶尔腹部 B 超或其他影像学检查多可发现腹膜后囊肿而确诊。临床上多因合并症就诊而临时发现。

常见急性合并症为继发性出血或感染。患者突然出现腹痛,可伴有发热,有腹膜炎的表现,使患者至急症就诊。也可因症状轻微,长期未引起家长注意而忽视,直至偶尔注意到腹部慢性增大而就诊。B 超或钡剂、CT 及 MRI 发现肠管、脏器全部向前移位,诊断不难。为了制订详实的手术方案,术前应了解肿块与脏器的关系,特别是血管的分布。

需要特别警惕的是假性腹股沟疝或鞘膜积液,实际上是巨大腹膜后淋巴管瘤的合并症。表现为腹股沟皮下或阴囊内囊性肿块,平卧后或压迫局部可使肿块还纳腹内以致完全消失,很像可复性腹股沟疝。如果透光试验阳性,则常误诊为交通性鞘膜积液。实质是腹膜后淋巴管瘤沿腹股沟管滑出,可达阴囊底部。有时带出部分腹膜,真的形成滑疝,同时也可有腹腔内脏器疝出。临床上常误诊为疝或交通性鞘膜积液而行常规"疝囊"高位结扎,则术后立即复发。手术时如能发现疝囊异常,牵拉游动性太大,囊颈界线不清,缺乏腹膜外脂肪标志。特别是"疝囊"后壁有异常间隙,分开后有大量游离液体,则应想到腹膜后淋巴管瘤的存在。若术中发现腹膜后淋巴管瘤,应尽量追踪其根源,将其完整彻底地切除。此种淋巴管瘤多为单侧,向上有时可达肾周,亦可为盆腔来源,暴露不清时可将疝切口延长以利于操作,或应用腹腔镜辅助,一般多能完整切除。因其伴精索走行,术中应注意保护,避免损伤精索。

腹膜后淋巴管瘤因无症状,也无变化,多不需治疗。如果出现症状,影响生活或心理严重负担,可以考虑手术。若遇囊肿巨大,切除困难时可行开窗手术,或辅以药物硬化治疗。有报道应用OK-432 或博来霉素进行囊内注射,或用无水酒精、苯酚等烧灼残囊内膜,亦可获得良好效果。

(陈亚军　余东海　冯杰雄)

第八节　腹膜后及盆腔
常见实体瘤

腹膜后实体瘤中以肾母细胞瘤(Wilms tumor)最为常见,将在第二十八章泌尿系统疾病中另有专论。腹膜后淋巴管瘤已在前部总论肿瘤一章详述,此处只介绍畸胎瘤与神经母细胞瘤。

一、畸胎瘤

【定义及分类】　畸胎瘤(teratoma)是儿童最常见的生殖细胞肿瘤。生殖细胞肿瘤(germ cell tumor,GCT)是一组来源于原始生殖细胞的肿瘤,好发于身体的中线及两侧,如纵隔、后腹膜、骶尾部、卵巢及睾丸等。根据其来源可分为性腺来源(睾丸、卵巢)及非性腺来源生殖细胞肿瘤(骶尾部、后腹膜、纵隔等)。

【病理】　由于原始生殖细胞具有向外胚层、中胚层及内胚层各种组织分化的多能性,生殖细胞肿瘤由一组组织类型不同、分化程度不一的肿瘤组成,具体可以参考世界卫生组织(WHO)的组织学分类法(WHO-2014,表 24-10)。

表 24-10　WHO-2014 生殖细胞肿瘤病理学分类

组织学	发病情况	肿瘤标志物
内配窦瘤	儿童最常见恶性生殖细胞肿瘤	AFP
胚胎癌	儿童罕见,发病高峰 20~30 岁	—
绒毛膜癌	儿童罕见,发病高峰 20~30 岁	β-HCG
无性细胞瘤 / 精原细胞瘤	儿童少见	β-HCG
畸胎瘤	儿童最常见的生殖细胞肿瘤,有成熟与未成熟	AFP 及 β-HCG,取决于包含成分
混合性生殖细胞肿瘤	儿童常见	AFP 及 β-HCG,取决于包含成分
性腺母细胞瘤	少见	

1. 内胚窦瘤(endodermal sinus tumor,EST)又称卵黄囊瘤(yolk sac tumor,YST),卵黄囊组织分泌甲胎蛋白(α-fetoprotein,AFP),是诊断本类肿瘤的重要依据。组织学特征包括以下四点。

(1) 瘤体主要由星形内皮中胚层细胞形成团块和疏松网状结构。

(2) 在血管周围有较大核外凸的内皮样细胞形成的小囊,有单个乳头突出,形似肾小球,称为 S-D 小体(schiller-duval corpus)。

(3) 分化较明显处,可见扁平内皮样细胞形成互相沟通的空腔和管道。

(4) 囊腔中有 PAS 染色阳性透明小体。

2. 胚胎性癌(embryonal carcinoma) 是一种包含多种成分的恶性生殖细胞肿瘤,很少仅含一种成分。镜下主要特点是细胞大并且多核,核仁大、圆。主要含有上皮和大巢状的较多中心坏死的细胞。常见假小管和乳头状的结构,易和卵黄囊瘤混淆,AFP 阴性,免疫组化 CD30 阳性。

3. 绒毛膜癌(non-gestational choriocarcinoma)较少见,含有滋养层细胞,分泌 β- 人绒毛膜促性腺激素(β-human chorionic gonadotrophin,β-HCG),可引起性早熟。

4. 无性细胞瘤(dysgerminoma)/ 精原细胞瘤(seminoma) 来源于性腺发育不同阶段的多能生殖细胞,在睾丸内为精原细胞瘤;在卵巢内由于细胞形态及组化特性与未分性别的未分化原始生殖细胞类似,称为无性细胞瘤。

5. 畸胎瘤 常由 3 个胚层的组织构成,常见组织包括脂肪、毛发、软骨、骨骼、牙齿、腺体、肠管结构、脑及神经组织等,也可见成分不同、分化程度不一的未成熟组织,其中最常见的未成熟组织是内胚窦瘤成分,大体结构可表现为囊性、实性和囊实混合性。Robby 根据畸胎瘤所含成分及其成熟度将畸胎瘤分 4 级。

0 级:所含成分全部为成熟组织,细胞核没有明显核分裂象。

Ⅰ级:少量未成熟组织,小病灶不正常细胞,或胚胎性组织与成熟性组织混合,核分裂象少见。

Ⅱ级:中等量不成熟组织,胚胎性组织与成熟性组织混合,中度的核分裂象。

Ⅲ级:大量不成熟组织。

6. 混合性生殖细胞肿瘤(mixed germ cell tumor)含有两种或两种以上的生殖细胞肿瘤成分。

7. 性腺母细胞瘤 是原始生殖细胞及性索间质混合来源的肿瘤,儿童不多见。

畸胎瘤及混合性生殖细胞肿瘤包含不同的组织成分,可能伴有一些特异的肿瘤标志物,出现不同程度的指标异常,如 AFP 在含有内胚窦瘤等成分时显著升高;β-HCG 则在包含绒毛膜癌、无性细胞瘤、精原细胞瘤等成分时显著升高。

腹部及盆腔常见的畸胎瘤主要是腹膜后畸胎瘤及卵巢畸胎瘤,骶尾部畸胎瘤常在骶前形成占位。本节重点介绍腹膜后畸胎瘤及骶尾部畸胎瘤,卵巢畸胎瘤将在卵巢肿瘤一章专论。此外,有部分病例发生于不典型部位,胃、肝、胰腺、肾、大网膜及腹腔内睾丸等畸胎瘤均有报道。非典型部位的畸胎瘤容易发生误诊,应引起重视,有报道肝脏混合性生殖细胞肿瘤、胰腺混合性生殖细胞肿瘤、肾脏未成熟畸胎瘤等,分别被误诊为肝母细胞瘤、胰母细胞瘤及肾母细胞瘤。此外隐睾伴腹部肿块应警惕腹腔内睾丸来源的畸胎瘤。

（一）腹膜后畸胎瘤（retroperitoneal teratoma）腹膜后间隙、脊柱两侧是腹膜后畸胎瘤的好发部位之一。在腹膜后肿瘤中，畸胎瘤的发病率仅次于肾母细胞瘤和神经母细胞瘤而居第三位。腹膜后畸胎瘤主要见于婴幼儿，75%~80% 的病例发病年龄在 2 岁以下。女性患者的发病数量为男性的 2~3 倍。腹膜后畸胎瘤常源于脊柱一侧，肾脏的内上方多见，将该侧肾脏挤压至外下方；部分可经脊柱前方横越过脊柱向对侧发展，瘤体常常穿行于腹主动脉与下腔静脉之间，将下腔静脉、肾静脉等推向前方。巨大的肿瘤可与下腔静脉、肾静脉、肝脏、十二指肠、胃、胆总管、胰腺、肠系膜等组织或脏器紧密粘连。腹膜后畸胎瘤多为成熟畸胎瘤，文献报道未成熟畸胎瘤比例为 3%~13%。

【临床表现】 由于多数患者年龄小于 2 岁，主诉症状能力差，畸胎瘤早期症状又不太明显，故不易被发现，多数患者是因为无意中发现腹部肿块而就诊，就诊时常常已经有明显的腹部膨隆，显示肿块巨大（图 24-26）。

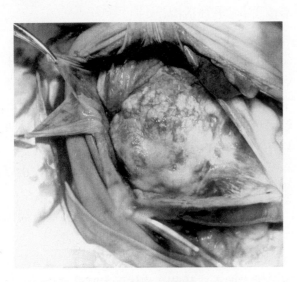

图 24-26　畸胎瘤

如果瘤体巨大，向上推压横膈可使患者呼吸急促以至呼吸困难；肝脏、胰腺及胃肠道压迫可引起患者食欲不佳，严重的可发生不同程度的肠梗阻；盆腔内肿瘤压迫可能引起排尿及排便障碍等；瘤体内继发感染可能引起顽固性发热、腹痛等症状。通常成熟畸胎瘤进展较缓慢，未成熟畸胎瘤

中的未成熟成分可能发展迅速，患者可能出现消瘦、发热、贫血等症状。偶有患者因瘤体中的囊性部分分泌增多或发生囊内出血，或未成熟成分快速进展，肿块短时间内增大，张力增高，此时除以上症状外应警惕腹腔间隔综合征的发生。

【诊断】

1. 病史及体格检查　多见于 2 岁以下患者，常以腹部肿块及压迫症状为主要临床表现，查体可见不同程度的腹部膨隆，多可扪及腹部包块，多数包块为规则的圆形或椭圆形，可呈分叶状，表面光整。多数患者腹部触痛不明显。

2. 实验室检查　AFP 和 β-HCG 测定在后腹膜畸胎瘤的诊断中有重要意义，可以作为术前判断是否包含恶性生殖细胞肿瘤成分的重要生物学标记，也是监测术后有无复发及转移的重要肿瘤标志物。需要注意的是小婴儿尤其是新生儿的 AFP 水平存在生理性升高的现象，并且水平差异极大，参考值设定比较困难，故对于这个阶段的孩子动态监测、比较变化趋势意义重大。此外，AFP 异构体测定可以区别升高的 AFP 是否为生理性来源。

3. 辅助检查　腹部 X 线片中有 70% 的病例可见肿块内有钙化，或骨骼、牙齿等的高密度影。胃肠道压迫明显者可同时伴有肠管充气及分布不均，以及不同程度的肠梗阻征象。腹部 B 超检查常见后腹膜囊实性混合回声占位，囊性部分常呈多房囊性表现，超声下可见部分为无回声区，部分为高回声区，部分为钙化、骨骼、牙齿等成分形成的强回声团块，对诊断有重要价值。CT 增强扫描除可明确显示肿块的部位、大小及与周围脏器的关系外，还可显示肿块与腹主动脉、下腔静脉等重要血管的关系，基于 CT 增强扫描的三维重建及三维打印技术则能把肿瘤与其周围脏器及血管的关系更直观地呈现出来。MR 对判断肿瘤性质和肿瘤包含的成分具有重要的价值。

4. 组织学检查　在高度怀疑肿瘤包含恶性成分而肿瘤切除困难或风险较大时，可以考虑在超声引导下肿瘤穿刺，获取组织行病理检查对诊断有重要价值。但是应注意畸胎瘤有时构成复杂，局部穿刺的标本并不能完全反映整个肿瘤全部的组织学信息。

【鉴别诊断】 大多数病例依据病史、临床表现及腹部体检情况,结合实验室和辅助检查,多可做出明确诊断。本病主要应与以下疾病相鉴别。

1. 肾母细胞瘤 常见于1~3岁的婴幼儿。肿块位于上腹部一侧季肋部,多呈圆形,表面光滑,中等硬度,无压痛,早期病例肿块可略活动。通常肿块生长迅速,患者消瘦、贫血等多见,部分患者有高血压,部分患者有肉眼血尿;腹部B超、CT及MR等影像学检查多可显示肿瘤为肾脏来源占位,多数为实质性,部分可有液化坏死病灶,但罕见多房囊性改变,肿块与肾脏实质界线不清,肾包膜不完整,部分可见砂砾样、蛋壳样钙化,但少见大块钙化成分。

2. 神经母细胞瘤 多见于5岁之内小儿,来源于肾上腺或脊柱前方交感链的交感神经节,常伴淋巴结肿大融合,呈坚硬的大结节团块状,通常较固定。全身转移发生早,故常伴有全身症状,如发热、消瘦、贫血、四肢疼痛等。影像学检查常提示后腹膜实质性占位为主,可有不均质及大小不等的液化坏死,常包绕腹主动脉、腹腔干、肠系膜上动脉、下腔静脉及肾血管生长,肿块内可见散在的砂砾样钙化斑点,少见大块钙化病灶。尿香草扁桃酸(vanillyl mandelic acid,VMA)及血神经源特异性烯醇化酶常增高,而AFP及β-HCG等通常无明显变化。

3. 肾积水 临床上巨大的肾积水与腹膜后巨大囊性畸胎瘤有时很相似,均为巨大囊性肿块,边界清楚。但肾积水之囊性肿块质地均匀,而大部分囊性畸胎瘤患者肿块中可触及实质性包块,部分肾积水患者于一次排出大量尿液后肿块即明显缩小甚至消失,以后又出现肿块并逐渐增大。囊性畸胎瘤之囊性肿块绝无缩小之变化,静脉肾盂造影检查肾积水病例显示肾盂肾盏扩张,或不显影。

4. 肠系膜囊肿 肠系膜囊肿患者有反复发作的轻度腹痛、呕吐,部分患者表现为慢性不完全性肠梗阻,其病理本质为巨囊型淋巴管畸形,常呈现多房囊性改变,薄壁分隔,少见实质性及钙化成分。

5. 寄生胎 又称胎内胎或者胎中胎,是在胚胎发育过程中发育不良的胚胎被包裹进另外一个胚胎所形成的,也具有各胚层的组织成分,与畸胎瘤有类似之处。寄生胎发育程度差异极大,一部分发育比较完整形似胎儿,大部分发育极差。是否具有较完整的脊椎是区别于畸胎瘤的重要标志。

6. 胰母细胞瘤 巨大胰母细胞瘤伴瘤体内坏死可形成囊实性占位,部分胰母细胞瘤伴AFP增高,应注意与未成熟畸胎瘤相鉴别。胰母细胞瘤通常与胰腺关系紧密,界线不清,以实质性成分为主,少见大片钙化成分,少见毛发及脂肪等成分。

【治疗】

1. 治疗原则 腹膜后畸胎瘤均无自行消退的可能,无论成熟与未成熟畸胎瘤,任其进展都可能引起各种并发症,因此一经诊断,不考虑年龄,包括新生儿在内,均建议尽早治疗。手术切除是首选的治疗方法。对于极少数实质性为主、高度怀疑存在大量不成熟成分,且经评估一次性手术风险较大的患者可以考虑先行超声引导下肿瘤穿刺活检或手术开放活检。

2. 手术注意事项

(1)手术年龄:小年龄患者通常瘤体与周围组织粘连疏松,术中分离相对比较容易;年长儿瘤体常常与周围脏器血管粘连较为紧密,分离相对比较困难,可能与肿瘤生长及生长过程中发生的炎症有关,故建议畸胎瘤一经诊断应尽早治疗。

(2)切口选择:手术首选腹部横切口,大小以能够良好显露肿瘤为标准。

(3)探查:切开后腹膜,首先探查肿瘤与周围脏器、组织的解剖关系,有无粘连及浸润。

(4)管道结构及脏器保护:保护重要血管及脏器是手术的重要环节。瘤体巨大时常常对血管和脏器形成推挤甚至部分包绕,造成下腔静脉、肾静脉、髂静脉、胆总管、门静脉、肾动脉、输尿管等脉管结构严重变形和解剖位置的严重变异,部分血管可能被包绕或与肿瘤包膜融合,必须仔细辨别分离。分离过程中对辨认不清的索条状管道样组织,在未辨认清楚之前不得剪断、结扎。在分辨困难时建议从结构相对正常容易辨识的位置开始解剖,逐步靠近粘连区域。

(5) 巨大瘤体的处理:瘤体巨大分离困难时可以考虑以粗针穿刺囊性结构排出囊液,缩小肿瘤体积,方便暴露和分离操作,建议荷包缝合穿刺口避免囊液持续流出。对于实质性成分为主的成熟畸胎瘤,在血管包绕严重分离困难时,可以考虑以血管为线索分块切除肿瘤,切除过程应尽量减少畸胎瘤成分污染术野。对于瘤体巨大并且可能包含大量实质性不成熟成分时,建议新辅助化疗后手术,不建议直接根治手术。绝大多数不成熟的生殖细胞肿瘤成分对化疗敏感,通常化疗后肿瘤体积会有显著缩小。

3. 化疗 ①成熟畸胎瘤手术彻底切除无须化疗;②Ⅰ级、Ⅱ级未成熟畸胎瘤如果包膜完整,手术完整切除术后可不化疗,术中有破溃包膜不完整的病例建议术后化疗;③Ⅲ级未成熟畸胎瘤包含大量未成熟成分,建议术后常规给予化疗;④推荐 PEB(顺铂 100mg/m², VP16 500mg/m², 博来霉素 15mg/m²) 或者 JEB(卡铂 600mg/m², VP16 360mg/m², 博来霉素 15mg/m²,其中 1 岁以下患者可省略博来霉素,1~2 岁患者使用 7.5mg/m²) 方案作为目前儿童生殖细胞肿瘤化疗的一线方案。

【预后】 成熟畸胎瘤手术完整切除,预后良好;儿童生殖细胞肿瘤总体对化疗敏感,目前腹部未成熟畸胎瘤及常见儿童恶性生殖细胞肿瘤 6 年无事件生存率(event free survival, EFS)已经超过了 80%,总体治疗预后良好。值得注意的是临床有不少成熟畸胎瘤术后复发出现恶性生殖细胞肿瘤的案例报道,多数病例出现在术后 2 年以内,所以无论成熟畸胎瘤还是未成熟畸胎瘤均建议术后密切随访至少 3 年。

(二)骶尾部畸胎瘤(sacrococcygeal teratoma) 骶尾部是畸胎瘤常见的部位之一,女性患者明显多于男性,男:女比例一般是 1:(3~4)。骶尾部肿块较大者一般出生后即可发现,多数于新生儿期就诊或较早施行手术切除,外生部分较小者或只位于骶前者多数就诊较晚,年龄较大甚或几岁才来医院就诊。

【临床分型】 临床上通常按照肿瘤与骶尾骨的关系以及肿瘤上极的位置对骶尾部畸胎瘤进行分型(Altman 分型)。

Ⅰ型(显露型):肿瘤发生于尾骨尖,向后向下生长,瘤体绝大部分突出于骶尾部,仅极少部分位于骶前。

Ⅱ型(哑铃型):瘤体骑跨于骶骨前后,但骶前肿块上极位于盆腔内。肿块以向外生长为主,骶前部分的瘤体上极不超过小骨盆,未进入腹腔内。

Ⅲ型(哑铃型):瘤体骑跨于骶骨前后,但骶前肿块上极延伸至腹腔。肿块外生部分大小不一,肿块位于直肠和骶骨之间,也向盆腔内生长,上极延伸到达腹腔内。

Ⅳ型(隐匿型):瘤体位于骶前,骶尾部外观无明显的肿块或仅有微微隆起,直肠指检触及骶前肿块可能是早期唯一的体征。

临床以Ⅰ~Ⅲ型较为多见,Ⅳ型相对较少。

【临床表现】

1. 骶尾部包块 是Ⅰ、Ⅱ、Ⅲ型骶尾部畸胎瘤就诊最常见的原因,多数患者产前超声检查已经可以发现异常占位。肿块大小不等,巨大骶尾部畸胎瘤临床多见(图 24-27),可有偏侧,位于肛门与尾骨之间,把肛门和直肠向下方推移,可有不同程度的肛管外翻和黏膜显露。肿块通常为囊实混

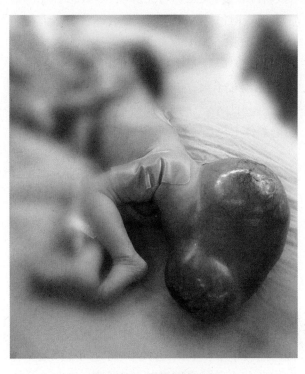

图 24-27 骶尾部畸胎瘤

合性,边界清楚,常呈分叶状。

2. 排尿、排便困难　可发生于各型骶尾部畸胎瘤,主要是由于肿块压迫造成的,所以Ⅱ、Ⅲ、Ⅳ型骶尾部畸胎瘤患者相对多见。巨大肿瘤压迫直肠导致大便呈扁带状,患者排便费力,便秘,严重者可出现低位肠梗阻表现。尿道或膀胱颈被瘤体压于耻骨上,从而出现排尿困难,可发生不同程度的尿潴留。骶尾部恶性生殖细胞肿瘤可以发生骶骨侵蚀及骶管内肿瘤侵犯,出现排便功能障碍及神经源性膀胱症状。

3. 下肢活动障碍　临床少见,多为恶性生殖细胞肿瘤成分侵蚀椎体、侵犯椎管,造成脊髓或者神经根压迫所致。

4. 常见合并畸形　Altman 报道 405 例骶尾部畸胎瘤中伴有其他先天性畸形 74 例(18%),其中消化道畸形 7 例,心血管畸形 7 例,神经系统畸形 16 例,泌尿系统畸形 20 例,骨骼肌肉系统畸形 24 例。Currarino 三联征指骶前肿块、直肠肛门畸形合并骶骨发育异常,骶前畸胎瘤是其中常见的骶前肿块之一。

【诊断】

1. 病史及体格检查　Ⅰ、Ⅱ、Ⅲ型骶尾部畸胎瘤患者出生时骶尾部可见肿块,多数患者在产前超声检查时已经发现。Ⅳ型患者部分经产前超声检查可发现,部分比较隐匿,患者逐渐出现排尿及排便功能障碍等症状,直肠指检可扪及肿块,所以应该强调对于大、小便困难的患者做直肠指检的重要性。此外,直肠指检联合腹部触诊可以帮助明确瘤体上极位置。

2. 实验室检查　AFP 和 β-HCG 测定在畸胎瘤的诊断中具有重要意义,是判断瘤体内是否包含恶性生殖细胞瘤成分的重要生物学标记,也是监测术后有无复发及转移的重要肿瘤标志物,但同样需要注意的是小婴儿尤其是新生儿 AFP 水平存在生理性升高的现象。

3. 辅助检查

(1) 产前检查:产前超声是发现骶尾部畸胎瘤的重要手段,可以用于评估畸胎瘤的大小、位置,同时监测羊水多少、子宫大小、胎心功能以及是否存在胎儿水肿等情况及其严重程度,综合各项指标对胎儿的分娩方式、娩出时间以及是否需要宫内干预等有重要意义。逐步成熟的胎儿 MR 技术可以提供更多直观的数据和影像,建议有条件的单位常规开展。

(2) 超声:分娩后骶尾部及腹部超声检查对肿块性质、大小及位置有重要意义,典型的骶尾部畸胎瘤通常表现为混合回声占位,超声表现部分为无回声区,部分为高回声区,以及部分钙化、骨骼、牙齿等成分形成的强回声团块,此外腹部超声检查还可以了解是否合并泌尿系统畸形等信息。

(3) CT 及 MR:CT 增强可以更加清楚地了解肿块的大小、上极位置、肿块的组成成分、钙化、肿块与周围组织的解剖关系及骶骨受累等情况。MR 也能提供肿瘤大小、位置及组成成分等信息,对于肿瘤是否有骶骨和椎管内侵犯情况较 CT 更为清晰,对于有下肢功能障碍及排尿排便功能障碍的患者应作为常规检查。

4. 组织学检查　对高度怀疑为恶性肿瘤的骶尾部肿块,建议行超声引导下肿瘤穿刺或开放活检,进一步行组织病理检查。

【鉴别诊断】

1. 脊膜膨出　骶尾部畸胎瘤需与骶尾部脊膜膨出相鉴别,Ⅳ型骶尾部畸胎瘤需注意与骶前型脊膜膨出相鉴别。脊膜膨出多位于腰骶部中线,小儿哭闹时有冲动感,用手挤压肿块可缩小,小婴儿同时前囟凸出,部分脊膜膨出病例伴有大、小便失禁及马蹄内翻足等神经系统症状。脊膜膨出合并脊柱裂,不包含骨和钙化组织。MR 及 CT 检查对两者鉴别有重要价值。

2. 内胚窦瘤　内胚窦瘤是儿童最常见的恶性生殖细胞肿瘤,骶尾部是其好发部位之一。新生儿少见,瘤体为实质性,没有典型畸胎瘤的囊实性结构。内胚窦瘤合并有 AFP 的显著升高,CT 增强扫描显示肿瘤强化明显血供丰富,没有畸胎瘤特征性的脂肪、钙化及骨骼样成分,易发生骶管和骶管内肿瘤侵犯,易出现排尿及排便功能障碍。

3. 骶尾部盆腔神经母/节细胞瘤　骶前也可以发生神经母细胞瘤或神经节细胞瘤,影像学检查不具备骶尾部畸胎瘤的特征性囊实性改变,通常也不出现大块钙化或骨骼成分。神经母细胞瘤和畸胎瘤特征性的肿瘤标志物也有助于鉴别。

4. 脊索瘤　罕见,源发于脊索残余之后索组织,多见于骶尾部,临床症状为局部肿块及疼痛。肿块生长缓慢,X 线片显示溶骨性骨质破坏,不侵犯关节,据此也可与脑脊膜膨出相鉴别。

5. 骶尾部其他恶性肿瘤　恶性神经鞘瘤、原始神经外胚层肿瘤(primitive neuroectodermal tumor,PNET)、横纹肌肉瘤等,临床上对不具备典型骶尾部畸胎瘤影像学特征的骶尾部肿块应考虑穿刺或者手术活检,根据组织病理检查结果明确诊断,制订进一步的治疗计划。

6. 直肠周围脓肿　经过抗感染治疗、局部理疗、穿刺或切开引流,多可治愈。而骶尾部畸胎瘤多形成慢性窦道,流出物质可有毛发、脂样物等。影像学检查可见囊实性或囊性包块影。

【治疗】
1. 治疗原则
(1) 手术切除是治疗骶尾部畸胎瘤的首选方法,尾骨原则上应切除。
(2) 诊断明确应尽早手术:成熟与未成熟畸胎瘤逐步进展均可引起一系列并发症,随诊年龄增长,瘤体与周围组织粘连也会逐步加重,故建议诊断明确的前提下尽早手术。
(3) 对于内胚窦瘤等恶性生殖细胞肿瘤,原则上应在新辅助化疗基础上手术治疗,不建议一期行根治手术。
2. 手术注意事项
(1) 切口选择:推荐以骶尾关节为中心的倒 V 形切口作为骶尾部畸胎瘤切除的首选切口,对于外生瘤体巨大的可以同时切除与瘤体粘连紧密的组织,但应注意保留足够皮肤确保切口缝合无张力。绝大多数的Ⅰ、Ⅱ、Ⅲ型骶尾部畸胎瘤可以经骶尾部单一切口完成肿瘤切除,浙江大学医学院附属儿童医院对 56 例Ⅱ、Ⅲ型骶尾部畸胎瘤采用骶尾部单一切口行肿瘤切除术,仅 1 例年长患者因腹腔内粘连严重,加行腹部切口辅助肿瘤分离,其余均成功切除肿瘤,长期随访未发现术后并发症发生率增高。对于部分上极位置特别高、腹腔内瘤体巨大及隐匿型骶尾部畸胎瘤应根据实际评估情况,采用腹骶联合入路手术。腹部手术在可

能的情况下可以考虑以腔镜代替传统开腹手术。

(2) 臀部肌肉、神经丛及组织保护:瘤体巨大时臀部肌肉及骶前神经组织等受挤压常常拉长变形成薄片状,黏附与肿瘤包膜,术中应仔细辨别,紧贴包膜分离,尽可能地保护臀部的肌肉和组织,对于臀部重建及术后直肠肛门功能等有重要意义,如果不慎发生直肠破裂,应注意避免进一步扩大损伤,对于小的创口可以间断缝合修补,术后留置引流,对于较大的破口应考虑在修补后行结肠造瘘;在分离盆腔内瘤体时也应注意紧贴肿瘤包膜操作,避免输尿管、髂血管及神经损伤。

(3) 骶正中动静脉处理:骶正中动静脉是多数骶尾部畸胎瘤最主要的供血及回流血管,切断尾骨时在尾骨前方要注意仔细辨别,确切止血,以减少术中及术后出血。

(4) 直肠保护:骶尾部畸胎瘤通常生长于骶骨与直肠之间,通常直肠后壁紧贴肿瘤深面,所以在分离肿瘤前壁时应仔细辨别直肠,建议经肛门放置肛管等硬物作为引导,亦可由助手经肛门手指引导,避免损伤直肠。此步骤注意无菌原则减少污染对减少术后切口感染有重要意义,建议用无菌保护膜分隔污染和无菌操作区。

(5) 臀部重建减小死腔:巨大瘤体切除后应尽可能逐层缝合重建臀部,尽可能消灭和减小死腔,瘤床留置引流管术后负压吸引对减小死腔有一定的帮助;皮肤皮瓣转移设计可以改善术后外观,同时也对缩小死腔有帮助。

(6) 术后处理:患者俯卧位或侧卧位,可减少粪便污染伤口的机会。每次排便、排尿后应清洁肛门部及会阴部。视引流液的多少及时拔除引流管。

3. 特殊情况的处理
(1) 产时外科及胎儿外科技术:部分巨大骶尾部畸胎瘤尤其是血供丰富的畸胎瘤胎儿,宫内即有可能发生羊水过多、胎儿水肿、胎心负荷过大等情况,应做好功能监测,对于羊水过多胎龄尚未足月的胎儿可以尝试穿刺适量放羊水;对于分娩后可能出现胎儿心力衰竭高风险的患者可以考虑应用产时外科技术(ex-utero intrapartum treatment,EXIT)切除畸胎瘤;对于小胎龄患者出现严重胎儿

24

水肿等情况,无法维持妊娠的可以考虑尝试胎儿外科技术,切除畸胎瘤后重新放回子宫继续妊娠。以上情况需产科与小儿外科医师团队联合建立多学科协作团队,综合评估产妇及胎儿状况并制订干预策略和方案。

(2) 分娩或转运过程中若发生肿瘤破溃,尤其是对于合并出血的患者,应快速止血并急诊手术,否则可能因出血、感染等导致严重并发症。

(3) 已经发生感染的瘤体应注意在尽量减少手术区域污染的前提下整体切除肿瘤。

4. 化疗　骶尾部畸胎瘤的化疗原则和方案与前后腹膜畸胎瘤基本类似。此外,也推荐 PEB 方案(顺铂、依托泊苷、博来霉素)和 JEB 方案(卡铂、依托泊苷、博来霉素)作为骶尾部内胚窦瘤等恶性生殖细胞肿瘤的一线化疗方案。

【预后】

骶尾部畸胎瘤总体治疗效果良好,骶尾部恶性生殖细胞肿瘤总体的 5 年无事件生存率已经达到 75% 以上,手术切除的完整性是重要的预后因素,新辅助化疗对于提高骶尾部恶性生殖细胞肿瘤的完整切除率具有重要意义。同样在骶尾部成熟畸胎瘤切除后复发出现骶尾部恶性生殖细胞肿瘤的案例在临床并不少见,建议无论成熟还是未成熟骶尾部畸胎瘤,术后均应密切随访至少 3 年。

(舒强　王金湖)

二、神经母细胞瘤

神经母细胞瘤是儿童期最常见的颅外实体肿瘤,起源于肾上腺髓质和 / 或椎旁交感神经系统。神经母细胞瘤是在生物学行为上具有明显异质性的一种肿瘤,在发病年龄、发生部位、组织病理学表现、生物学特征及预后等方面异质性明显。个别肿瘤未经治疗却自发消退(spontaneous regression),而另一些肿瘤即使经过强有力的综合性治疗仍然出现肿瘤复发转移,预后不良。

【流行病学和遗传学】

1. 发病情况　神经母细胞瘤是儿童最常见的颅外实体肿瘤。美国国家癌症研究院(National Cancer Institute,NCI)的资料显示,在 15 岁以下儿童中,神经母细胞瘤发病率约为 10.54/1 000 000,中位发病年龄为 19 个月;大约 7 000 例活产婴儿中会有 1 例神经母细胞瘤;所有病例中约 37% 在婴儿期被确诊,约 90% 的患者发病年龄小于 5 岁。

2. 危险因素　目前尚无明确独立危险因素可导致此病。流行病学、统计学相关研究提示,孕前或妊娠期的环境事件(主要包括使用阿片类药物,叶酸缺乏,毒素、病毒及放射性环境暴露,妊娠糖尿病,吸烟等)可能对患者发病有一定的影响。

3. 遗传特点　几乎所有的神经母细胞瘤都是散发的,但仍有低于 1%~2% 的病例存在神经母细胞瘤家族聚集现象,父子同患、同胞同患的情况虽然很少,但的确客观存在。在定义家系病例时,要注意胎盘转移造成的假性同胞共患情况。遗传性神经细胞瘤患者常常表现为多灶性疾病(约 20%),并且平均发病年龄较早(出生后 9 个月内)。目前研究发现,间变性淋巴瘤激酶(anaplastic lymphoma kinase,ALK)基因及配对同源异型盒蛋白 2B(paired-like homebox 2B,PHOX2B)基因的遗传性突变,以及染色体 1p36、11q14-23 的遗传性缺失可能与遗传性神经母细胞瘤的发生相关。另外,近年针对散发性神经母细胞瘤的全基因组关联分析(genome-wide association studies,GWAS)结果显示,众多位点(如 BARD1、LMO1、HACE1、LIN28B、CASC15/14、DDX4 等)的单核苷酸多态性(single-nucleotide polymorphism,SNP)也与神经母细胞瘤的发生相关。

【发病机制和分子生物学特征】　虽然至今神经母细胞瘤的发病机制仍不清楚,但随着分子生物学研究的深入和技术的发展,越来越多的肿瘤生物学本质得到阐明,而且许多已经应用于临床诊断及治疗。

1. MYCN 基因　MYCN 基因位于 2 号染色体的 2p23-24,基因过表达会造成 MYCN 蛋白的持续高水平。MYCN 蛋白是一种 DNA 结合转录因子,已知其在体外和体内肿瘤模型中均可引起恶性转化。MYCN 扩增可见于 25%~30% 的神经母细胞瘤,是强有力的预后不良因素,是用于危险度分层(risk group)的重要指标。

2. 染色体片段异常　许多染色体片段异常(包括染色体部分缺失及片段增多)与神经母细胞

瘤的不良预后相关,主要包括 1p、11q、14q 及 17q等。目前,部分染色体片段异常已经应用于分子分型及判断预后。

3. DNA 倍性　神经母细胞瘤肿瘤细胞 DNA倍性也是影响预后的重要指标,DNA 倍性改变可能是由有丝分裂功能障碍导致的。若 DNA 含量较高,即为超二倍体(DNA 指数 >1),与二倍体肿瘤(DNA 指数 =1)相比,前者的肿瘤分期较低、对初始治疗的反应较好并且整体预后较佳。DNA倍性也是用于危险度分层(risk group)的重要指标。

4. 其他分子机制　近年来越来越多的研究显示,神经母细胞瘤的发生发展与多种因素有关,包括神经嵴发育异常(TrkB/BDNF 转导通路);肿瘤细胞恶性增殖(PI3K/AKT/mTOR 信号通路及 Aurora-A 基因);肿瘤细胞凋亡异常(TERT 基因、ATRX 基因);肿瘤干细胞(LIN28B/let-7 通路);表观遗传学异常(CHD5 基因);低氧环境及肿瘤血管生成(HIF-1 基因);化疗耐药性(MRP1 基因)等分子生物学机制。

【临床表现】　神经母细胞瘤多见于小年龄患者,肿瘤发生部位广泛,症状各不相同。早期肿瘤缺乏特异性症状,临床难以发现;许多患者就诊时已是发生远处转移的晚期肿瘤,治疗困难。因此为提高疗效,减少误诊漏诊,要求临床医师和患者家长对肿瘤临床表现有充分的认识,争取早诊早治。

1. 原发部位及常见转移部位　神经母细胞瘤可发生于肾上腺和椎旁交感神经系统,其中肾上腺是最常见的原发部位(约占 40%),其次是腹膜后(25%)、纵隔(15%)、颈部(5%)和盆腔(5%)。神经母细胞瘤最常见的转移部位是骨和骨髓,其他常见部位还包括淋巴结、肝脏和皮肤等,极少数情况下也可转移至中枢神经系统和肺部,但往往是终末期疾病的表现,救治成功希望渺茫。

2. 一般症状与体征　神经母细胞瘤发病时常表现为全身非特异性症状,包括不规则发热、贫血、食欲低下、体重减轻、活动减少、精神疲倦等。许多患者以此为主诉就诊,在一些影像学相关检查后发现肿瘤病灶。

3. 不同部位神经母细胞瘤的临床表现

(1) 腹部及盆腔神经母细胞瘤:患者常因腹部肿块就诊,肿块压迫腹部脏器可引起腹痛、腹胀、食欲低下、呕吐、排尿排便困难等症状。肿瘤巨大者可在腹部扪及坚硬、结节状、不动的肿块,部分患者可有腹水、腹壁静脉怒张等。腹部巨大肿瘤还可压迫静脉或者淋巴引流,导致阴囊或下肢水肿。当患者突然出现腹痛、腹围增大、贫血、精神疲倦等不适时可能是肿瘤破裂出血所致。由于腹膜后肿块位置深在,只有在体积较大时才能被触及,但往往成为首诊的主诉,而这时多已属于中晚期。

(2) 纵隔神经母细胞瘤:纵隔神经母细胞瘤多位于后纵隔脊柱旁。患者早期可无症状,多数在胸部影像学检查过程中发现肿瘤。当肿瘤巨大者可表现为呛咳、呼吸道感染、吞咽困难,甚至循环障碍。

(3) 颈部神经母细胞瘤:颈部肿瘤较易被发现,但也易被临床误诊为淋巴结炎或淋巴瘤等其他疾病。颈部肿瘤常因压迫星形神经节而引起颈交感神经麻痹综合征(Horner 综合征),表现为单侧瞳孔缩小、上睑下垂、颜面无汗及虹膜异色。

(4) 哑铃形神经母细胞瘤:椎旁交感链来源的神经母细胞瘤可经椎间隙延伸进入脊椎椎管硬膜外形成哑铃形神经母细胞瘤,并多见于原发于纵隔的肿瘤,也多见于腰椎阶段甚至骶椎。临床上患者可出现脊髓压迫症状,表现为脊椎僵直、感觉异常、疼痛、肌张力减退,甚至发生瘫痪,引起排便排尿障碍。

4. 转移肿瘤症状　神经母细胞瘤骨转移多见于颅骨或四肢长骨近骨骺处,当发生骨转移时患者可出现骨痛,并可伴有跛行,甚至发生病理性骨折。当发生颅骨、眶骨转移时,局部可出现眶周瘀斑及眼球突出(俗称"熊猫眼"),多为双侧;骨髓转移患者可表现为难治性贫血、出血倾向及反复感染;远处淋巴结转移常见于颈部、锁骨下、腹股沟及腋下淋巴结,体格检查时可扪及质韧、融合、不规则、活动性差、无痛的肿大淋巴结;婴幼儿神经母细胞瘤较易发生弥漫性肝脏转移,肝脏明显肿大时可引起腹腔压力增高,严重者引起急性呼吸窘迫而危及生命;皮肤转移多见于新生儿及小婴儿,表现为大小不等、青紫色、质硬的皮下结节,外观可呈"蓝莓饼"样。

5. 副肿瘤综合征 部分神经母细胞瘤患者会出现副肿瘤综合征,甚至以此为首发症状就诊。临床虽然罕见,但应予充分认识,避免误诊漏诊。

(1) 眼球震颤-肌阵挛综合征(opsoclonus-myoclonus syndrome,OMS):约2%的神经母细胞瘤患者会伴发OMS,而大约有50%的OMS病例可能合并神经母细胞瘤。因此,神经内科医师一定要对此有充分的警惕。OMS表现为神经系统功能倒退和不稳定,包括性格变化、语言能力退化、快速眼球运动、肌肉震颤和共济失调,这些症状可以同时出现,或出现两个以上,可以通过量化表量化衡量。这类病例的大多数肿瘤生物学特征相对良好,预后较好,但也有5%~10%的此类病例为4期高危患者,治疗效果差。肿瘤治愈后,部分患者最终会有神经系统后遗症,严重者可影响长期生活质量,但肿瘤局部控制往往满意。

(2) 顽固性腹泻:患者表现为迁延性分泌性腹泻,为水样或蛋花汤样,每日10~20次。患者消瘦,甚至出现电解质紊乱,尤其是低钾血症,曾有术中因低钾死亡的病例。目前研究认为,肿瘤自主分泌的血管活性肠肽(vasoactive intestinal polypeptide,VIP)是引起顽固性腹泻的重要原因,但当肿瘤手术切除后腹泻症状通常缓解。伴有顽固性腹泻的神经母细胞瘤常见于生物学行为良好的病理学类型,患者预后一般较好。消化内科医师遇到顽固性腹泻、非手术治疗效果不佳者应注意排除隐匿性神经母细胞瘤的发生。

(3) 其他:除了上述两个较为经典的副肿瘤综合征,神经母细胞瘤还可能出现其他不典型的各种症候群,应根据临床征象仔细而全面地检查甄别,以防遗漏。

【诊断】

1. 诊断标准 确诊神经母细胞瘤需要满足以下两个条件之一。

(1) 光学显微镜下对肿瘤组织的明确组织病理学诊断,联合或不联合免疫组织化学、电子显微镜或尿儿茶酚胺或其代谢物水平升高;这是对实体肿瘤包块的组织学诊断。

(2) 骨髓抽吸活检或环钻活检显示有骨髓转移瘤的证据,并且伴尿或血清儿茶酚胺或其代谢物水平同步升高。临床上有极个别病例,以转移肿瘤为主要表现,而无法发现原发肿瘤包块。

组织活检与骨髓检查二者其中之一阳性,即可确诊。

2. 肿瘤标志物

(1) 尿香草扁桃酸(vanillylmandelic acid,VMA)和高香草酸(homovanillic acid,HVA):尿VMA和HVA是神经母细胞瘤较为特异性的肿瘤标志物。神经母细胞瘤起源于胚胎发育中的神经嵴细胞(neural crest cell),而神经嵴细胞最终会形成周围交感神经系统,因此往往既表达去甲肾上腺素转运蛋白基因(norepinephrine transporter gene,NAT),使其对间碘苄胍(metaiodobenzylguanidine,MIBG)有较高的亲和力;又表达形成儿茶酚胺代谢所需酶类。去甲肾上腺素、肾上腺素和多巴胺代谢降解形成终产物VMA和HVA,主要由肾脏排泄,70%~90%的神经母细胞瘤患者的血清和尿液中可发现VMA和HVA水平升高。因此,使用高效液相色谱或其他方法检测这些产物是诊断神经母细胞瘤高度敏感且特异的方法,缺点是尿液检查受到的干扰因素较多,要注意绝对无色饮食。近期尚有文献报道,进食橄榄可能导致检查数值升高。

(2) 血清神经元烯醇化酶(neuron-specific enolase,NSE):血清NSE是非特异性的肿瘤标志物,在大部分神经母细胞瘤患者中可明显升高,并且既往有文献报道,NSE水平与肿瘤分期、疗效反应、复发进展等存在相关性。然而,除肿瘤以外,血清NSE还可能会受到创伤应激、炎症反应等其他因素的影响,因此临床上针对NSE检测结果的灵敏度和特异性要结合患者的具体情况综合分析。还有研究在对NSE的正常值范围做出调整,要根据不同实验室和检查水平具体分析。另外,在个别小细胞肺癌和部分其他实体肿瘤破裂时也发现NSE升高,应注意鉴别。

(3) 血清乳酸脱氢酶(lactate dehydrogenase,LDH)和铁蛋白(ferritin):血清LDH和铁蛋白均非神经母细胞瘤特异性的肿瘤标记物,其水平升高在一定程度上可反映肿瘤负荷,并且与神经母细胞瘤的疗效反应、复发进展、预后评价等相关。

(4)碱性磷酸酶(alkaline phosphatase,ALP 或 AKP):是广泛分布于人体肝脏、骨骼、肠、肾和胎盘等组织经肝脏向胆外排出的一种酶。这种酶能催化核酸分子脱掉 5′ 磷酸基团,从而使 DNA 或 RNA 片段的 5′-P 末端转换成 5″-OH 末端。但它不是单一的酶,而是一组同工酶。在部分神经母细胞瘤特别是发生骨转移的患者中存在升高现象。

3. 影像学诊断 神经母细胞瘤的影像学检查手段主要包括 B 超、CT、MRI 及功能成像,用于评估肿瘤原发病灶及远处转移情况,并在治疗过程中及结束治疗后进行疗效评价和病情监测。

(1)B 超检查:由于儿童腹壁较薄,B 超在明确肿瘤部位、范围及与周围脏器的关系上具有优势;又由于其不存在放射性损伤,在儿童肿瘤的初步筛查和随访监测中应用广泛。在 B 超检查中,神经母细胞瘤表现为实性、不均质的混杂回声,有经验的医师可以辨认出肿瘤内的钙化灶,并可发现淋巴结转移及肝转移等软组织转移灶。但由于其较高的主观性及不可重复性,B 超检查多数情况下不能用作神经母细胞瘤疗效的客观评价。

(2)CT 和 MRI 检查:原发病灶及所有软组织转移灶均应常规进行 CT 和 / 或 MRI 检查,通过精细断层扫描,充分了解肿瘤的部位、大小、与周围脏器、血管的关系,并可显示周围淋巴结受累情况;其中,MRI 对侵犯椎管的哑铃形神经母细胞瘤有特殊的检查价值。另外,针对伴有远处转移的神经母细胞瘤患者要加做头颅及脊椎 MRI 以除外中枢神经系统转移。

(3)功能成像:^{123}I-MIBG 核素扫描在神经母细胞瘤中的阳性率约为 90%。目前国际共识指出,所有神经母细胞瘤患者均要进行 ^{123}I-MIBG 核素扫描,以了解原发灶及转移情况,对于伴有软组织及骨转移的患者,要常规利用 SIOPEN(International Society of Pediatric Oncology European Neuroblastoma)或 Curie 评分系统进行 MIBG 半定量评分,并在治疗过程中及治疗结束后随访中用于疗效评价及病情监测。对于 MIBG 检查阴性的患者要进行 ^{18}F-FDG PET/CT(fluorine-18-fluoro-2-deoxy-D-glucose positron emission tomography/computed tomography)检查。由于国内开展 ^{123}I-MIBG 核素扫描检查项目的医院十分有限,故建议国内无法接受此检查的神经母细胞瘤患者可以进行 ^{18}F-FDG PET/CT 检查。另外,由于全身骨扫描对于神经母细胞瘤骨转移病灶缺乏良好的灵敏度和特异性,目前已不首选使用。

4. 骨髓检查 神经母细胞瘤患者要进行双侧髂嵴骨髓抽吸活检和环钻组织活检,骨髓抽吸标本要进行骨髓涂片、抗双唾液酸神经节苷脂 GD$_2$(di-sialoganglioside GD$_2$)免疫细胞染色、酪氨酸羟化酶(tyrosine hydroxylase,TH)和 PHOX2B 的逆转录酶-聚合酶链式反应(reverse transcriptase-quantitative polymerase chain reaction,RTqPCR)检测;骨髓环钻活检标本(至少获取 1cm 的骨髓组织)要进行常规组织病理检测及免疫组化染色。以上骨髓检测项目,一方面在初诊时可以充分了解有无骨髓转移以及骨髓微小病灶(< 5% 肿瘤细胞浸润);另一方面用于疗效评价及治疗结束后随访。新近文献建议,在 ^{123}I-MIBG 或 PET-CT 检查的基础上,在核医学检查阳性部位进行骨髓检查,阳性率更高。

5. 组织病理学检查 对于所有神经母细胞瘤初诊患者都要获取治疗前的肿瘤组织标本,一方面分析肿瘤组织病理学、分子生物学特征及淋巴结转移情况,指导肿瘤分期、危险度分组及后续治疗;另一方面,留取初始肿瘤组织标本用于研究肿瘤的分子生物学信息。肿瘤组织标本获取的方式主要有两种:一是开放手术(open resection)切除,二是肿瘤粗针穿刺活检(core needle biopsy)。对于初诊患者以上两种取样方式各有利弊,需要权衡患者的情况决定合适的方式。需要注意的是,由于肿瘤实体内部细胞分布的不均衡性,活检病理不一定能和术后病理完全吻合。

6. 分子病理检查 肿瘤组织要常规进行分子生物学检查,主要包括 MYCN 基因、DNA 倍性、染色体片段异常(1p、11q 等)。其中,MYCN 基因、1p、11q 均可利用肿瘤组织病理切片通过荧光原位杂交(fluorescence in situ hybridization,FISH)检测;DNA 倍性需要利用新鲜肿瘤组织标本通过流式细胞学技术进行检测。

【病理组织学】 根据神经型细胞（原始神经母细胞、成熟神经母细胞和神经节细胞）与施万细胞（施万母细胞和成熟的施万细胞）的构成比例将外周神经源性肿瘤分为神经母细胞瘤、节细胞性神经母细胞瘤和节细胞性神经瘤三大类。神经母细胞瘤占其中的绝大多数，是分化程度最低、侵袭性最强的一类肿瘤。

Shimada 等病理学家在 1984 年推出了一种神经母细胞瘤病理学风险分类方案，将肿瘤临床行为与组织病理学特征、其他生物学变量和患者年龄联系了起来。该系统根据神经母细胞的分化程度、施万基质含量、细胞分裂频率 [即有丝分裂核碎裂指数（mitosis-karyorrhexis index, MKI）] 和发病年龄将肿瘤分类为病理预后良好型（favorable histology, FH）和病理预后不良型（unfavorable histology, UH）。1999 年，病理学家制定了 Shimada 系统的改良版，即国际神经母细胞瘤病理学分类（International Neuroblastoma Pathology Classification, INPC）；并于 2003 年发布更新版本的 INPC 分类系统（图 24-28）。

【分期】 既往使用较多的神经母细胞瘤临床分期标准是国际神经母细胞瘤分期系统（International Neuroblastoma Staging System, INSS），该分期系统最初制定于 1986 年，在 1993 年进行了修订（表 24-11）。

由于 INSS 分期标准是手术后分期系统，并且与手术医师的技术水平和手术范围等关系密切，因此，2009 年国际神经母细胞瘤危险度分级协作组（International Neuroblastoma Risk Group, INRG）基于临床标准及治疗前的影像学危险因子（image-defined risk factors, IDRFs）（表 24-12）制定了神经母细胞瘤治疗前临床分期标准——国际神经母细胞瘤危险组分期系统（International Neuroblastoma Risk Group Staging System, INRGSS）（表 24-13），目前，此分期系统正在全球各大神经母细胞瘤研究

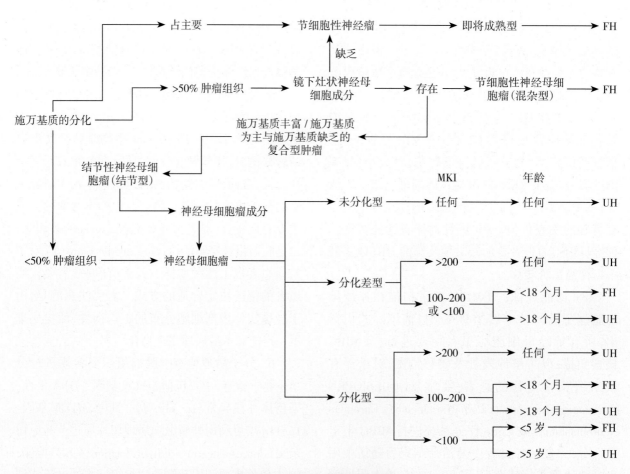

图 24-28 INPC 病理分类系统

FH. 病理预后良好型；UH. 病理预后不良型

表 24-11　国际神经母细胞瘤分期系统(INSS)

分期	定义
1 期	肿瘤局限,完整切除,伴 / 不伴有镜下残留;原发肿瘤同侧淋巴结阴性(如紧贴原发病灶、一并切除者,淋巴结可为阳性)
2A 期	肿瘤局限,肉眼无法完全切除,同侧淋巴结阴性
2B 期	肿瘤局限,完全 / 不完全切除,同侧淋巴结阳性,对侧淋巴结阴性
3 期	单侧肿瘤跨越中线,无法切除,伴 / 不伴有区域淋巴结侵犯; 或单侧肿瘤,对侧淋巴结侵犯; 中线区域肿瘤,通过直接侵犯(不可切除)或淋巴结转移方式向两侧播散
4 期	原发肿瘤伴有远处淋巴结、骨、骨髓、肝脏、皮肤和 / 或其他脏器转移,4S 期除外
4S 期	肿瘤局限,为 1、2A 或 2B 期,伴有皮肤、肝脏和 / 或骨髓转移,年龄 <1 岁

注:①多发原发病灶按照最大病灶范围进行分期,并加下标 M(如 3_M);②中线为脊柱,越中线是指侵犯或越过脊柱对侧缘;③4S 期骨髓浸润 <10%,同时 MIBG(如果进行检查的话)扫描下骨髓无转移

表 24-12　神经母细胞瘤影像学危险因子(IDRFs)

单侧病变延伸到两个人体间室:颈部 - 胸腔、胸腔 - 腹腔、腹腔 - 盆腔	
颈部	肿瘤包绕颈动脉,和 / 或椎动脉,和 / 或颈内静脉 肿瘤延伸到颅底 肿瘤压迫气管
颈胸连接处	肿瘤包绕臂丛神经根 肿瘤包绕锁骨下血管,和 / 或椎动脉,和 / 或颈动脉 肿瘤压迫气管
胸部	肿瘤包绕胸主动脉,和 / 或主要分支 肿瘤压迫气管,和 / 或主支气管 低位后纵隔肿瘤,侵犯到 T_9~T_{12} 之间肋椎连接处
胸腹连接处	肿瘤包绕主动脉,和 / 或腔静脉
腹部 / 盆腔	肿瘤侵犯肝门,和 / 或肝十二指肠韧带 肿瘤在肠系膜根部包绕肠系膜上动脉分支 肿瘤包绕腹腔干,和 / 或肠系膜上动脉的起始部 肿瘤侵犯一侧或双侧肾蒂 肿瘤包绕腹主动脉,和 / 或下腔静脉 肿瘤包绕髂血管 盆腔肿瘤越过坐骨切迹
椎管内延伸	轴向平面超过 1/3 的椎管被肿瘤侵入,和 / 或环脊髓软脑膜间隙消失,和 / 或脊髓信号异常
临近器官 / 组织受累	心包、横膈、肾脏、肝脏、胰 - 十二指肠和肠系膜
下列情况应当记录,但不作为 IDRFs	多发原发病灶 胸腔积液伴 / 不伴恶性细胞 腹水伴 / 不伴恶性细胞

组织中被推广、应用及验证。

【危险度分组】　神经母细胞瘤的治疗是基于危险度分组的分层治疗,因此,在患者初诊时进行准确的危险度分组对于整体治疗方案的确定、预后的判断等至关重要。目前,国际上主要使用的儿童肿瘤组织(Children's Oncology Group,COG)危险度分组系统,根据 INSS 分期、发病年龄、*MYCN* 基因、INPC 病理预后分型、DNA 倍性,将患者分为

低、中、高危三组(表24-14)。

2009年,INRG协作组通过总结全球各大神经母细胞瘤研究组织的共8 800例神经母细胞瘤患者临床、生物学及预后信息,制定了最新的INRG危险度分组国际神经母细胞瘤危险度分级系统(International Neuroblastoma Risk Group classification system,INRGCS),主要依据的是INRG分期、发病年龄、INPC病理组织学类型、肿瘤细胞分化程度、*MYCN*基因、11q和DNA倍性,将患者分为极低危(A、B、C亚组)、低危(D、E、F亚组)、中

危(G、H、I、J亚组)和高危(K、N、O、P、Q、R亚组)4大组,共16个亚组(表24-15)。

【治疗】

1. 治疗原则　神经母细胞瘤的治疗是基于危险度分组的分层治疗,是精准医学的典型代表性疾病。目前依据的主要是COG危险度分组,但越来越多的前瞻性临床试验依赖于INRG危险度分组进行治疗,相信将来会针对INRG危险度分组进行更加个性化、精细化的分层治疗。神经母细胞瘤主要治疗模式包括化疗、手术、清髓治疗及造血

表 24-13　国际神经母细胞瘤危险组分期系统(INRGSS)

分期	定义
L1	肿瘤局限,未侵犯重要脏器,无影像学危险因子(IDRFs)
L2	肿瘤局限,存在一个或多个影像学危险因子(IDRFs)
M	远处转移性疾病(MS除外)
MS	转移性疾病,年龄<18个月,转移病灶局限于皮肤,肝脏和/或骨髓(骨髓浸润<10%,同时MIBG扫描下骨和骨髓均无转移)

注:多发原发病灶按照最大病灶范围进行分期。MS分期的定义与INSS 4S分期的区别在于,年龄,对原发病的分期要求。

表 24-14　COG 危险度分组

危险度分组	INSS 分期	发病年龄/月	*MYCN* 基因	INPC 病理预后分型	DNA 倍性
低危	1	任何	任何	任何	任何
	2A/2B	<12	任何	任何	任何
		>12	NA	任何	—
		>12	Amp	FH	—
	4S	<12	NA	FH	>1
中危	3	<12	NA	任何	任何
		>12	NA	FH	—
	4	<18	NA	任何	任何
	4S	<12	NA	任何	=1
		<12	NA	UH	任何
高危	2A/2B	>12	Amp	UH	
	3	<12	Amp	任何	任何
		>12	NA	UH	—
		>12	Amp	任何	—
	4	<12	Amp	任何	任何
		>18	任何	任何	—
	4S	<12	Amp	任何	任何

注:NA.*MYCN*基因未扩增;Amp.*MYCN*基因扩增;FH.预后良好型;UH.预后不良型。

表 24-15　INRG 危险度分级

INRG 分期	发病年龄/月	INPC 病理组织学类型	肿瘤细胞分化程度	*MYCN* 基因	11q 异常	DNA 倍性	危险度分组
L1/L2		GN 或 GNBi					A(极低危)
L1		任何,除 GN 及 GNBi		NA			B(极低危)
				Amp			K(高危)
L2	<18	任何,除 GN 及 GNBi		NA	否		D(低危)
	≥18	GNBn 或 NB	分化型	NA	否		E(低危)
					是		H(中危)
			分化差或未分化	NA			
				Amp			N(高危)
M	<18			NA		多倍体	F(低危)
	<12			NA		二倍体	I(中危)
	12~18			NA		二倍体	J(中危)
	<18			Amp			O(高危)
	≥18						P(高危)
MS	<18			NA	否		C(极低危)
					是		Q(高危)
				Amp			R(高危)

注:GN:节细胞性神经瘤;GNBi:节细胞性神经母细胞瘤混杂型;GNBn:节细胞性神经母细胞瘤结节型;NB:神经母细胞瘤;NA:*MYCN* 基因未扩增;Amp:*MYCN* 基因扩增。

干细胞移植、放疗、诱导分化治疗及免疫治疗等,其总体治疗原则见表 24-16。

2. 手术治疗　所有神经母细胞瘤患者初诊时均应接受手术活检(包括开放手术或粗针穿刺活检),一方面用于组织病理学诊断,以及 INPC,DNA 倍性,*MYCN* 基因,1p、11q 等生物学信息的获取;另一方面用于留存肿瘤组织标本,以便进行分子生物学研究。

手术指征及手术时机的掌握需要包括外科、内科、影像科等多学科专家共同讨论决定,对于局限性、无明显 IDRF 危险因子的肿瘤可以尝试一期切除;而对于侵犯严重、存在明显 IDRF 危险因子的肿瘤建议先行肿瘤活检,明确诊断后予以化疗,再进行延期手术。对于哑铃形神经母细胞瘤,若患者已出现明显神经系统症状,应积极予以治疗,但此类患者先进行化疗还是先进行椎管手术仍存在争议,临床上需要多学科讨论制定最佳治疗方案,以减少患者神经系统损伤。

神经母细胞瘤外科手术的目标是将肿瘤完全或接近完全切除。对于局限性肿瘤,争取一期完整切除原发病灶,同时彻底清除肿瘤周围脂肪组织及可疑淋巴结。对于存在明显 IDRF 危险因子的肿瘤,既要在保证安全的前提下最大可能地切除肿瘤,又要尽力保护重要脏器和结构不受损伤。大部分情况下,由于术前化疗的应用,手术时肿瘤血供减少、组织变韧,分离解剖过程中出血一般不会太多,可以容许仔细地分离和切割。但由于神经母细胞瘤起源于肾上腺或椎旁交感神经系统,其生长特点不同于成人器官肿瘤,往往侵犯包埋重要血管,手术极其困难之处在于肿瘤范围内血管的解剖和保护。因此,神经母细胞瘤手术对于外科医师的手术技巧及经验等要求极高。

3. 化疗　神经母细胞瘤的化疗方案不断更新,方案组合虽经常更替,但基本药物构成变化不大。充分结合肿瘤生物学特征,对疾病做出客观

表 24-16　神经母细胞瘤总体治疗原则

COG 危险度分组		治疗策略
低危组		手术 + 观察； 化疗伴 / 不伴手术(适用于有症状患者或无法切除的进展期患者)； 观察,无须活检(围生期患者,体积较小的肾上腺肿瘤)； 放疗(仅用于紧急治疗)
中危组		化疗伴 / 不伴手术； 手术 + 观察(婴儿)； 放疗(仅用于紧急治疗)
高危组		诱导治疗(化疗 + 手术)+ 巩固治疗(清髓治疗 + 自体干细胞移植 + 放疗)+ 维持治疗(抗 GD2 靶向药 dinutuximab+ 白介素 -2/+ 粒细胞 - 巨噬细胞集落刺激因子 + 异维 A 酸)
4S 期		观察 + 支持治疗(无症状患者,肿瘤生物学行为良好)； 化疗(有症状患者,年龄极小患者,肿瘤生物学行为不良)
复发患者	低危组患者局部复发	手术 + 观察或化疗； 化疗伴或不伴手术。
	低危组患者远处复发	观察(年龄及转移部位符合 4S 期)； 化疗； 手术 + 化疗； 高危组治疗
	中危组患者局部复发	手术(完整切除)； 手术(不完全切除)+ 化疗
	中危组患者远处复发	高危组治疗
	高危组患者复发	化疗伴或不伴免疫治疗； 单用 ^{131}I-MIBG 与其他治疗共同使用,或干细胞移植； 化疗后二次自体造血干细胞移植； 新的治疗方法
	中枢神经系统复发	手术 + 放疗； 新的治疗方法

科学的危险度分级,是正确化疗的事实基础。根据参照 COG 推荐的神经母细胞瘤确诊标准、病理学分类(INPC)、国际神经母细胞瘤分期(INSS)、危险度分层并结合我国具体国情,目前主要沿用 2015 年推出了儿童神经母细胞瘤专家共识提出的化疗方案。具体如下。

(1) 低危组(表 24-17)

表 24-17　低危组化疗方案

疗程	方案名称
手术 + 术后观察	
OR 手术 + 化疗	
1	CBP+ VP16
2	CBP+CTX+ADR
评估(包括 BM)	

续表

疗程	方案名称
推迟手术情况:手术及术后评估	
3	CTX+ VP16
4	CBP+CTX+ADR
全面评估 *	
5	CTX+ VP16
6	CBP+CTX+ADR
评估	
7	CBP+ VP16
8	CTX+ADR
终点评估 *	
随访:每 1~2 个月随访一次	

注:全面评估*:包括原发灶和转移灶,听力评估。有骨髓浸润每 2 个疗程行骨髓涂片及 MRD 检查直至转阴。终点评估 *:主要治疗结束后的全面评估。

（2）中危组（表24-18）：化疗至VGPR后4个疗程。

表24-18 中危组化疗方案

疗程	方案名称
1	VCR+CDDP+ADR+CTX
2	VCR+CDDP+VP16+CTX
评估（包括BM）	
3	VCR+CDDP+ADR+CTX
4	VCR+CDDP+VP16+CTX
全面评估*	
手术及术后评估	
5	VCR+CDDP+ADR+CTX
6	VCR+CDDP+VP16+CTX
评估	
7	VCR+CDDP+ADR+CTX
8	VCR+CDDP+VP16+CTX
终点评估*	
维持治疗：13-cis-RA160mg/m²，14天/月，共6个月	
随访：每2个月随访一次	

注：全面评估*：包括原发灶和转移灶、听力评估。有骨髓浸润每2个疗程行骨髓涂片及MRD检查直至转阴。终点评估*：主要治疗结束后的全面评估。

（3）高危组（表24-19）：化疗至VGPR后4个疗程。

（4）移植治疗：骨髓干细胞或外周血干细胞移植是高危组神经母细胞瘤治疗的重要一环。不仅如此，近年来发现如果进行序贯干细胞移植（一般是两次）还可以进一步提高长期生存，这一治疗的有效性、安全性等还在积累病例和经验。移植前的预处理方案也有不同，可以参考不同组织的经验。

4. 免疫治疗 随着肿瘤生物学和免疫学研究的进步和深入，近年来，免疫治疗逐步成为肿瘤治疗的新星。其中，基于嵌合抗原受体（chimeric antigen receptor，CAR）的肿瘤免疫治疗技术开始崭露头角。CAR-T细胞（CAR-T）是利用基因工程方法，将主要组织相容性复合体（major histocompatibility complex，MHC）限制性方式识别

表24-19 高危组化疗方案

疗程	方案名称
1	CTX+TOPO
2	CTX+TOPO
评估（包括BM）	
3	CDDP+VP-16
4	CTX+DOXO+VCR+MESNA
全面评估*	
干细胞采集	
手术及术后评估	
5	CDDP+VP-16
6	CTX+DOXO+VCR+MESNA
评估	
7	CTX+TOPO
8	CDDP+VP-16
全面评估*	
ABMT1	
放疗	
ABMT2	
终点评估*	
维持治疗：13-cis-RA160mg/m²，14天/月，共6个月	
随访：每2个月随访一次	

注：全面评估*：包括原发灶和转移灶、听力评估。有骨髓浸润每2个疗程行骨髓涂片及MRD检查直至转阴。终点评估*：主要治疗结束后的全面评估。

目标抗原的单链抗体与间隔区、跨膜基序和T细胞的活化基序等结合为一体，并借助病毒等载体转染T细胞，使其既有特异性识别抗原的特性，又具备T细胞自我更新和杀伤的能力，相比传统T细胞治疗具备更加强大的特异性杀伤肿瘤的能力。随着CAR-T免疫治疗技术发展，其在肿瘤治疗中的应用越来越广泛而深入，目前在神经母细胞瘤治疗的前期研究中已显示良好的前景，但相比血液系统肿瘤的CAR-T治疗仍存在一些难点，如肿瘤相关免疫抑制微环境等，针对技术难点的新策略、新方法仍在探索和完善中。CAR-T免疫治疗有望成为化疗的替代方法，为神经母细胞瘤患者带来治愈的新希望。

【疗效评价及随访】　在神经母细胞瘤治疗开始前、治疗过程中及治疗结束后,需要对肿瘤原发病灶及转移病灶进行评估、监测,以了解患者的疗效反应。为此,1993 年制定了国际神经母细胞瘤疗效评价体系(International Neuroblastoma Response Criteria,INRC),通过监测原发病灶、转移病灶及肿瘤标志物(尿 VMA、HVA)的变化情况,将疗效反应分为完全缓解(complete response,CR)、非常好的部分缓解(very good partial response,VGPR)、部分缓解(partial response,PR)、混合型缓解(mixed response,MR)、无缓解(no response,NR)、进展(progressive disease,PD),具体标准见表 24-20。

2017 年,NCI 组织国际众多神经母细胞瘤领域专家制定了新一版本的 INRC 疗效反应评价

体系,相较于 1993 年版本,最主要的变更在于:①增加了功能影像学(MIBG 及 18F-FDG PET/CT)的应用,以及 MIBG 半定量评分系统;②原发灶及转移性软组织病灶采取实体瘤疗效评价标准(Response Evaluation Criteria in Solid Tumors,RECIST)进行评估(采用肿瘤最大径线,而非肿瘤体积);③细化了骨髓转移病灶的评估,增加了骨髓微小病灶(minimal disease)的概念(骨髓肿瘤细胞浸润≤5%);④分别依据原发病灶、软组织及骨转移灶、骨髓转移灶三部分评价结果,最终得出总体的疗效评价结果(CR、PR、MR、SD、PD),并且取消了 1993 年版中 NR 的定义,新增病情稳定(stable disease,SD)的概念(表 24-21~ 表 24-25)。

神经母细胞瘤经治疗后还需要密切监测及

表 24-20　1993 年版 INRC 疗效评价标准

评价结果	原发灶	转移灶
CR	无肿瘤	无肿瘤;VMA、HVA 正常
VGPR	体积缩小 90%~99%	无肿瘤;VMA、HVA 正常;骨扫描可以异常
PR	体积缩小 > 50%	所有可测量病灶体积缩小 > 50%;骨扫描异常部位的数量减少 >50%;骨髓转移阳性部位≤1 个(在首诊骨髓转移部位≥2 个的前提下)
MR	无新发肿瘤;任意可测量病灶缩小 >50%(原发灶或转移灶)伴有其他可测量病灶体积缩小 <50%;任意可测量病灶增大 <25%	
NR	无新发肿瘤;任意可测量病灶缩小 <50% 同时可测量病灶增大 <25%	
PD	任意新发肿瘤;任意可测量病灶增大 >25%;骨髓由阴转阳	

表 24-21　2017 年版 INRC 疗效评价标准对评估病灶的定义

项目	定义
目标病灶	可测量病灶(≥10mm 的非淋巴结软组织病灶以最大径计算或≥15mm 的淋巴结以短轴计算);同时伴有 MIBG/FDG-PET 摄取,或病理组织证实为 NB 或 GNB
非目标病灶	病灶考虑为有活性的肿瘤组织,但不符合目标病灶的定义(如软脑膜病灶、脑脊液、胸腔积液、腹水肿瘤细胞阳性)
孤立淋巴结	孤立淋巴结(如颈淋巴结)以短轴计算
径线总和	多发孤立淋巴结(如颈淋巴结、腋淋巴结),将短轴求和,并标记为非淋巴结软组织病灶的最大径;融合淋巴结(如腹膜后融合淋巴结)以最大径计算

表 24-22　2017 年版 INRC 疗效评价标准对原发病灶的评估

评价结果	解剖影像学 +MIBG/FDG-PET
CR	原发灶 < 10mm 残留 + 原发灶 MIBG/FDG-PET 阴性
PR	原发灶最大径缩小≥30%,不论 MIBG/FDG-PET 为何种变化
PD	原发灶最大径增加 > 20%+ 原发灶最大径增加至少≥5mm
SD	介于 PR 与 PD 之间的情况

表 24-23　2017 年版 INRC 疗效评价标准对软组织转移灶及骨转移灶的评估

评价结果	解剖影像学 +MIBG/FDG-PET
CR	所有病灶均消失,包括:除原发灶以外的目标病灶及非目标病灶均 <10mm+ 目标淋巴结短轴 <10mm+ 除原发灶以外的所有病灶 MIBG/FDG-PET 转阴
PR	原发灶以外的目标病灶径线求和(多发孤立淋巴结及融合淋巴结)缩小 ≥30%+ 非目标病灶稳定或缩小 + 无新发病灶 +MIBG 骨转移绝对值评分减少 ≥50%(相对值评分≥0.1,≤0.5),或 FDG-PET 骨转移病灶数量减少≥50%
PD	出现以下任意情况均为 PD:CT/MRI 显示任意新发软组织病灶,并且 MIBG/FDG-PET 阳性或病理组织证实为 NB 或 GNB;任意新发骨转移,并且 MIBG 阳性;任意新发骨转移,MIBG 阴性但 FDG-PET 阳性,并且与 CT/MRI 表现相符或病理组织证实为 NB 或 GNB;目标软组织病灶最大径增加 >20%,并且最大径总和增加至少 ≥5mm;MIBG 相对值评分≥1.2
SD	介于 PR 与 PD 之间的情况

注:MIBG(相对值评分)= 疗效评价时的 MIBG 骨转移绝对值 / 治疗初始的 MIBG 骨转移绝对值

表 24-24　2017 年版 INRC 疗效评价标准对骨髓转移灶的评估

评价结果	细胞学 / 组织学
CR	骨髓阴性
PD	出现以下任意情况均为 PD:骨髓无肿瘤细胞变为肿瘤细胞浸润 >5%;或骨髓肿瘤细胞浸润增加 2 倍,并且达到 >20%
MD	骨髓肿瘤细胞浸润≤5%,且再次评估时肿瘤浸润仍为 >0 且≤5%;或骨髓阴转阳,且肿瘤细胞浸润≤5%;或骨髓肿瘤细胞浸润 >20%,且再次评估时肿瘤浸润为 >0 且≤5%
SD	骨髓肿瘤细胞浸润仍 >5%,但不符合 CR、MD、PD 的标准

表 24-25　2017 年版 INRC 总体疗效评价标准

评价结果	定义
CR	所有评估指标均为 CR
PR	至少一项指标为 PR,其他所有指标为 CR、MD(骨髓)、PR(软组织或骨)、或不存在病灶;并且无 PD
MR	至少一项指标为 PR 或 CR,同时至少一项指标为 SD;并且无 PD
SD	一项指标为 SD,同时其他所有指标均不好于 SD 或不存在病灶;并且无 PD
PD	任意评估指标为 PD

随访,一方面是观察有无肿瘤复发及病情反复等;另一方面是监测肿瘤治疗造成的远期影响,如肝、肾、心脏、神经系统、泌尿生殖系统等损伤。由于神经母细胞瘤复发多出现在治疗后 1 年左右,因此治疗后短期内(1 年内)需要较为频繁的全面检查及评估(一般为 2~3 个月一次);治疗后 2~3 年内一般每 6 个月一次;之后一般每年 1 次。虽然肿瘤治疗结束 5 年后极少再出现肿瘤复发,但仍需定期复查,了解肿瘤治疗的长期副作用以及有无继发第二肿瘤等疾病。

【预后与展望】　神经母细胞瘤的预后受诸多因素影响,主要包括发病年龄、肿瘤临床特征、组织病理学及生物学特征,并且其中许多因素已被用于临床危险度分组及治疗决策制定中。

1. 年龄对预后的影响　总体来说,神经母细胞瘤发病年龄越小预后越好,美国 SEER (Surveillance,Epidemiology and End Results,SEER)数据库统计结果显示,不同年龄组患者的 5 年总体生存率(overall survival,OS)分别为:≤1 岁为 90%,1~4 岁为 68%,5~9 岁为 52%,10~14 岁为 66%。

2. 肿瘤原发部位　原发于肾上腺的神经母细胞瘤预后最差,纵隔神经母细胞瘤预后较好。

24

3. 肿瘤分期 远处转移性肿瘤预后明显差于局限性肿瘤,但是相较于骨、骨髓等部位转移,仅存在淋巴结转移者预后相对较好;另外 4S 期(或 MS 期)肿瘤患者有自然退化可能,预后相对较好。

4. 疗效反应 治疗过程中疗效反应不佳者预后较差,如骨髓转移病灶难以清除者;诱导化疗后病灶仍为 MIBG 摄取阳性等。

5. 组织病理学特征 目前国际上认为,INPC 病理分型中的节细胞性神经瘤及节细胞性神经母细胞瘤混杂型为良性肿瘤,仅需手术切除,不需要化疗等其他治疗即可获得较好效果。

6. 生物学特征 伴有 *MYCN* 基因扩增、DNA 倍性为二倍体、1p 缺失、11q 缺失等不良生物学特征的肿瘤预后明显较差。

经过数十年的努力,低危及中危神经母细胞瘤预后明显提升,绝大部分患者能够长期生存;但高危患者即使经过综合性治疗,预后仍然很差,长期生存率仍 <50%。因此,未来研究重点及热点仍在高危神经母细胞瘤,发现更多的分子生物学机制并开发新疗法,以进一步改善患者的生存情况。

(韩炜 王焕民)

第九节 开腹探查讨论

开腹探查是腹部外科常用的手术,目的是了解腹内情况,明确诊断,保证治疗合理有效。然而开腹对患者的损害相当严重,必须承担一个较深的麻醉(需要腹肌松弛)和腹内器官功能干扰带来的功能紊乱。常需术后一定时间的重症护理。因此施行开腹探查的指征与相应的方法必须严格要求。目前临床上常需开腹探查的情况包括腹部创伤、急性腹痛、腹内肿块等几大类。总的说来,必须是为了排除威胁生命的病变,或为了解除比开腹损害更严重的痛苦。最好是能借开腹的同时进行必要的治疗,尽量避免单纯诊断性探查。探查技术必须精简、轻柔、有序,尽量减少手术打击并缩短手术时间。主要靠精密的术前计划和熟练的技巧。下面就常见的开腹探查分别做简要讨论。

一、创伤的探查

【指征】

1. 诊断空腔脏器穿孔或失控性大出血,探查明确具体器官与情况,以便做针对性处理。

2. 休克患者腹部穿刺明确有大出血,抢救后生命体征仍不稳定,争取时间尽快手术。

【原则】

1. 麻醉稳定、腹肌松软。

2. 争取时间,简便、系统,无浪费步骤、重复步骤、遗漏步骤。

3. 随时快速安全关腹结束手术或分期暂停。

【方法】

1. 切口 直口劈开腹直肌,进腹与关腹应快速,切口易扩大。根据估计重点探查器官决定切口位置,一般多选右侧偏下。先做 5cm 小口,再根据探查情况向上或向下延长。

2. 顺序探查 首先将全部小肠托出腹外,用手、纱布及吸引器迅速清除腹内积血、积液及异物,充分暴露后腹膜。先检查肝、脾表面,注意有无缺口与出血;洗净残余血液后,上下左右系统检查有无出血点与血肿。任何大小的血肿都必须掀开清除血块并止血。然后切开大网膜(胃大弯下)探查小囊(胃后十二指肠及胰腺),最后探查盆腔。如见直肠及胃十二指肠有可疑损伤,应做胃管或肛管加压注气试验,探查有无穿孔的可能。

3. 送回小肠 腹腔各角落均处理完毕之后,探查及处理小肠(如果发现提出的小肠有出血,随时止血)。先随意确定一点,用纱条固定标志。从此点向一个方向顺序探查,直到系膜固定处(回盲固定或屈氏韧带,然后再从固定标志向反方向探查)。探查方法包括外观损伤、颜色、光泽、蠕动及血管搏动,同时压挤内容(最好手术台旁有立灯做透光试验),要边查边处理,同时送入腹腔。

4. 关腹 探查并处理完毕后,逐层关腹。如果患者情况危险,则必须随时关腹,常见下列三种情况。

(1) 血压降低,呼吸停止:立即暂停一切操作,用湿纱垫保护提出的肠管与切口,等待麻醉抢救。呼吸、血压稳定后继续探查,或迅速结束手术。

（2）血压不稳定：尽快结束手术。可疑空腔器官穿孔坏死，应暂时外置；实质性器官出血不止，应用纱布填塞，然后全层贯穿关腹。24 小时内情况稳定，再行麻醉，拆线开腹，继续完成手术。3 天后情况仍不稳定，则在麻醉下部分开腹，取出止血填塞物，另行止血；开放外置肠管造瘘，逐层缝合腹壁，并加张力缝合。

（3）呼吸、脉搏正常，血压偏低，但手术时间、出血量及手术打击均达一般危险境界，也应简化手术。外置、造瘘或止血棉填塞，贯穿关腹，延期（24~48 小时）完成手术。也可正规关腹，等待彻底恢复后（约 1 个月后）行二期手术。

二、腹痛的探查

【探查指征】

1. 急腹症诊断明确，手术方法落实，术中同时做有限探查，如梅克尔憩室、盆腔器官，加强诊断的可靠性。

2. 持续急性腹痛，压痛紧张或肿块肠型等阳性腹部体征存在但不确实。因而对于具体诊断不明，不能除外炎症扩散灶、器官坏死或穿孔的早期病例，探查目的是为了明确诊断、决定手术方法。

3. 常常发作的慢性腹痛，影响生活或生长发育。不能排除有必须行手术处理的病灶存在，探查要有目标。

4. 单纯诊断性探查应尽量避免开腹。如恶性肿瘤的定性分级，可采用腹腔镜。

5. 探查的同时可施行预防性手术，如顺手切除正常阑尾或梅克尔憩室。原则上无必要。选择手术必须保证安全。

【探查方法】

开腹探查应视为腹部大手术（major operation），因为有很大的不规范性。探查前（麻醉后）最好再重复一次腹部检查、直肠双合诊和腹腔穿刺。

1. 正常腹腔　一般选右下腹直肌切口，注意腹内液体、气体或气味，取标本送培养。如无异常，则按常规先沿右侧腹壁向后摸到固定的升结肠和盲肠，摸清阑尾，连同盲肠及回盲部提出腹腔外。然后从回盲瓣开始顺序提出小肠，边提出边探查。全部提出后用温湿纱垫保护，再探查腹膜后、实体器官、盆腔器官及大网膜后小囊器官。发现肯定病变及时处理，然后继续完成其余探查。发现不能解释症状的异常，暂不处理，待完成全部探查后再决定处理。阴性探查可切除阑尾及可疑的淋巴结送病理检查。有学者主张麦氏切口，可以减少腹腔打击。必要时可以延长改为腹直肌切口或腹横纹切口。更有人熟练使用腹腔镜探查。但探查内容不应省略遗漏。

2. 炎症器官　穿刺有脓的腹腔要根据感染扩散的程度决定探查的范围和方法。可依据患者症状、体征好转或恶化作为参考。开腹后则看粘连的多少和软硬。原则上粘连轻微者应做全面探查，粘连多而硬者则尽量少分离。一般根据探查时脓液流出的来源进行钝性探查。探查目标为扩散性感染灶，可能时尽量切除。如发现感染已经局限，切除反而导致扩散，应保守处理或引流。绝对避免不必要的分离粘连，以免增加打击与扩散。弥漫性腹膜炎要分析常见的四种情况：病灶性、穿孔性、坏死性与原发性。探查目标就要明确哪一种以便施行针对性治疗。关于腹腔清理，也有不同看法；有人主张大量盐水充分冲洗，以后适量置入抗生素；也有人认为浪费时间、增加打击，得不偿失。但是尽量清除异物常为必要。

3. 坏死器官　穿刺为血性可能提示肠梗阻坏死、坏死性胰腺炎、坏死性小肠炎及恶性肿瘤的存在。但是血性腹水的表现也因早期／晚期穿刺有所不同。早期可能表现为淡黄色浑浊液，晚期可能出现恶臭浑浊液。镜下大量红细胞应高度怀疑坏死。血性腹水探查，必须找到坏死灶予以处理。探查方法与腹膜炎相同，只是很少粘连，常可于开腹后马上见到坏死器官（颜色黑紫易辨认），立刻提出暂时保护。然后系统探查腹腔后再处理相应坏死器官。坏死性腹膜炎患者常合并中毒性休克或濒临休克，必须注意。必要时迅速暂时外置，关腹抢救。延期或二期完成手术。

4. 空心器官穿孔　腹腔穿刺液中混有黄绿色胆汁、混浆样粪汁或有气腹。胆管、胃肠穿孔最为常见，开腹后首先下拉大网膜，探查胃幽门处，顺势探查横结肠。掀起横结肠，暴露屈氏韧带顺序提出小肠探查，并全部提出腹外。此时进行探查

24

隐蔽穿孔,包括十二指肠穿孔、腹膜后直肠结肠穿孔及延迟性穿孔(已坏死尚未穿破)、泌尿系统穿孔。充分暴露后腹膜,掀开所有大小血肿及水肿积液,观察有无漏液流出。胃管及肛管高压注气,观察腹膜后穿孔及延迟穿孔。静脉注射亚甲蓝,观察腹膜后有污染蓝。任何可疑处均应留置引流管继续观察 1~3 日。

三、肿块的探查

【探查指征】 一般无痛性腹内肿块经 B 超、CT 等影像学检查均可明确诊断,决定治疗。开腹探查常用于以下情况。

1. 恶性肿瘤定性分级。

2. 探查巨大肿块切除的可能性及试探准备工作。

3. 某些局部复发性肿瘤的周期性二期探查(second look exploration)。

【探查方法】

1. 定性分级 一般多可用腹腔镜完成,除非特大肿瘤,腹腔内无操作空间,才值得开腹。小肿瘤开腹探查多是为了有可能同时进行切除治疗。即使术中证实为良性,只要切除无危险或无后遗症,既已开腹亦应切除肿瘤。

2. 巨大或特大肿瘤试探切除性 巨大肿瘤占据全腹,在化疗不能缩小的情况下,可以考虑开腹实行肿瘤瘤内部分切除,使肿瘤缩小,创造腹内操作空间和进行再探查切除的可能性,制订根治计划。瘤内组织切除方法要根据组织性质,可以电凝、汽化及机械破碎后逐步大量吸出,使残余瘤鞘瘪塌缩小。可同时送病理检查定性分级,安排根治方案。

3. 术后周期探查(second-look) 用于硬纤维瘤一类的反复局部复发的良性肿瘤。须每月开腹切除全部前次手术瘢痕及可疑组织送病理检查,直至 3 次切除瘢痕内无肿瘤细胞,才能宣布治愈。目前临床上尚难为患者家长及医师接受。如能开发腹腔镜探查,则此法或许比较容易被接受。

四、腹胀的探查

高度腹胀特别是膨隆可分三类,即气胀(胃肠胀气、游离气腹)、腹水(水、脓、血、乳糜)与巨大实体性物(肿瘤、囊肿、脂肪)。

【探查指征与方法】 高度腹胀影响呼吸循环,威胁生命。探查的目的是为了解除高压,寻找腹胀原因(非外科性检查均未能得出结论)。探查方法的要求是及时安全解除高压。不同原因的腹胀探查方法可参照前文腹水的探查与巨大肿瘤的探查,此处重点讨论气胀问题,特别是小婴儿肠内气胀。极度气胀膨隆的腹部,腹壁突然切开常可引起高压肠管爆裂。因此切开前最好先行经皮肠管穿刺迅速抽吸减压,直至该穿刺针处成为负压,全腹张力稍减后,立刻在穿刺点附近做 5cm 小切口。直视下再行穿刺减压。待肠管已能松动时,将穿刺孔处肠管由切口提出,继续抽吸。根据患者的一般情况,决定暂停手术或继续治疗。如条件许可,扩大切口,将全部小肠提出,系统检查后腹膜、实质器官、盆腔,最后检查小肠送回腹内。如果探查肠管很胀,估计送入腹腔困难。可将原穿刺孔扩大,插入双管多孔肠减压管(约 50cm 长),将肠全部吸瘪,使肠壁折叠,套在吸管之外。边吸边查,最后将完全吸瘪的肠管送入腹腔(参考小肠出血的探查图示)。发现病变随时处理,或先外置或造瘘,二期处理。

五、粘连的探查

【指征】 腹腔内粘连应该是开腹探查的禁忌。只有肯定肠梗阻并且位置确定,为了治疗而探查,或是开腹后遭遇性不得不继续分离探查。因慢性腹痛而探查腹内粘连毫无指征,除非已知明确定位的肠梗阻或其他致痛病变。

【方法】 治疗急性完全性肠梗阻,需事先影像学定位定性,且定目标,选择距离梗阻点最近的切口入路。首先必须创造腹膜下间隙。选择皮肤皮下柔软正常部位做小切口,逐层切入腹腔层次;沿壁层腹膜下间隙钝性分离至计划的最佳切口部位。根据需要扩大切口或另作切口暴露原计划探查的部位。分离范围一般要求能在切口下暴露3~4 个肠袢。牵开切口,直视下分离粘连使暴露的肠袢轮廓界限全部分清。选择胀气肠袢(梗阻近端)穿刺加压注气注意气体走向与终点,也可在手术台上行造影或 B 超检查,认清梗阻的近端肠祥。同法选择空瘪肠祥,证实其为梗阻的远端(最好能见到肛门排出)。分离出足够的游离肠管进行吻合(梗阻点较远时应行矩形瓣式侧侧吻合或暂时造瘘)。分离粘连尽量避免出血,超声刀等止血分离术,应推荐。

因其他手术开腹后遇到超出术前估计的情况,必须临时慎重修定本次手术的目标。不做无目的的试探分离。探查方法与上述相同:术中注气动态造影或 B 超了解粘连情况与本次手术预期达到目的的关系,以便确定分离的方向与部位。要对比衡量手术效果与分离粘连的危害。要考虑到一般严重广泛粘连下,局部病灶(如坏死、感染、穿孔等)多能局限形成脓肿。即使张力高、有梗阻,也可通过简单引流手术暂时应急,即使是完全性压迫性肠梗阻也能缓解。待患者情况好转以后系统检查清楚再计划二期手术。

六、休克的探查

【指征】 休克患者开腹探查应该是禁忌。须有阳性腹部体征如压痛、紧张、肿块或肠型特别是肠鸣音消失,行腹部穿刺定性。经过两个抢救输液后,如情况仍不稳定,必须及时边抢救边开腹,而且要求尽快关腹等待恢复。

【方法】 与创伤、急腹症探查相同,但目标为处理休克原因(出血、坏死)。强调缩短手术时间,并且准备好能随时立刻简单关腹(切开腹肌,先预置贯穿张力线,随时可以拉拢切口)。大出血难以止血时暂时压迫或填塞,坏死器官暂时快速外置,拉拢关腹抢救。待生命指标恢复后,根据情况,继续手术或计划二期或延期再开腹。

七、腹腔镜探查

【指征】 开腹探查应全部改为腹腔镜探查。目前限于技术条件,只能探查腹腔正常脏器游离的患者。腹腔内需无大出血、无广泛粘连。影像学确定有游离腔,并能明确部位才能选择穿刺注气点。

【方法】 注气使操作空间扩大,以便扩大视野。偶遇小量粘连,直视下无血分离、随时止血,按计划目标,顺序探查。目前水平只宜做有明确

目标的探查,做限制性分离。最好不是单纯诊断,而能根据所见病变性质做相应的镜下处理或配合有计划的开腹处理。如:阑尾切除后探查盆腔及上腹部;小肿瘤探查周围并作活检或插管留置;局部畸形确诊定性决定手术临时取消(如胆道闭锁与新生儿肝炎的开腹前鉴别等)。

【前瞻】 腹腔镜应承担全部腹内探查任务,有待进一步技术改进与开发。

1. 解决大出血快速处理,可以探查腹部创伤及血腹疾病或复杂的腹膜炎。

2. 解决模拟手指捏压分离技术,可以开展腹腔粘连探查及各种肿瘤的探查。

3. 解决局部自由牵引方法,改进和扩大操作空间,可以探查器官背后及三维全面观察。

以上有待医师与专业工程人员合作共同解决。

(张金哲)

第十节 腹壁疾病

一、腹壁感染

腹壁蜂窝织炎与痱毒疖肿,过去曾为婴儿多发病,现已基本绝迹。

(一)**腹壁蜂窝织炎** 过去常见于新生儿脐炎的扩散。主要表现为皮下肿胀、皮肤红硬。扩散很快,但无化脓。不像皮下坏疽,无中心坏死或漂浮感。患者发热、食欲缺乏,一般对抗生素治疗很敏感,治疗 3 天后红肿消失而愈。个别形成脓肿,穿破或切开后,有时腹壁穿透,肠管溢出危及生命。必须及时大针贯穿缝合腹壁,同时引流伤口。处理及时者,一般预后良好。

(二)**痱毒疖肿** 暑天闷热,洗澡卫生条件不好,全身均可发生痱毒疖肿。但主要比较严重的部位是头面部和腹部皮肤。腹壁上可以形成多发性小脓肿,也可连成小片。此愈彼起拖延数月,但最后均能愈合。较大脓肿而穿破者遗留瘢痕,但从不威胁生命。

二、腹壁切口疝

腹壁切口疝是腹肌裂开腹内脏器或组织经腹

肌裂口突出于皮下的疝。

【病因病理】 病因与原手术时患病的全身因素和局部因素有关。

1. 切口感染 这是切口疝最主要的病因，感染后切口二期愈合，瘢痕组织多，腹壁肌肉有不同程度的缺损，切口部位腹壁强度明显降低。据统计，切口感染后切口疝的发生率是一期愈合切口的 5~10 倍。预防切口感染是降低切口疝发生率最重要的措施。

2. 切口类型 切口疝多见于直切口。腹壁各层肌肉，除腹直肌肌纤维为纵行外，所有的肌肉、筋膜的纤维以及神经、血管均为横行走向。直切口缝合后始终承受着横向牵引的张力。腹腔内压力高时，很易发生切口肌层裂开。显然，横切口的切口疝发生率远低于直切口，腹壁各层组织的横向张力不影响横切口的对合张力，反而有利于横切口的对合。

3. 其他因素 如腹壁薄弱，术中麻醉效果欠佳，腹壁强行对拢，或缝合时腹肌损伤，或血运破坏，腹壁各层组织未准确对合等。

【临床表现】 主要表现为站立时切口处有疝块突出，咳嗽或用力时更明显。通常疝环较大，平卧后疝块即自行回纳消失。如疝块较大有较多脏器和组织突出，可有腹部隐痛、牵扯下坠等不适。由于疝环宽大，很少发生嵌顿或绞窄。嘱患者平卧，用手指伸入腹壁缺损部位，再令患者屏气可清楚地扪及疝环边缘，了解缺损的大小和边缘组织强度。腹壁缺损处角度，并且仅有皮肤覆盖时可见皮下肠蠕动。

【治疗】 以手术治疗为主。暂时不适于手术时，可用弹性腹带防止疝块突出。术前须详细分析发病原因。如有关病因继续存在，术后可能再复发。切口疝的手术多为单纯修剪缝合，较少做疝修补成形术。

适于单纯修剪缝合的切口疝，多无明显完整的疝囊颈，疝内肠管常与疝囊甚至与皮肤粘连。宜先在原切口瘢痕一侧的正常腹壁处做 5cm 小切口探查腹腔原切口下粘连情况。小心分离切口下粘连，避免误伤粘连于切口下的脏器。回纳疝内容物后，扩大并完成棱形切口。包括切除疝环及

其周围的瘢痕组织，分层缝合腹壁。不应有张力，有时也可将筋膜重叠缝合加固原切口破损的腹壁肌肉。

常不需要疝修补成形手术。如为巨大的切口疝，腹壁缺损过多而无法缝合时，可置入自体阔筋膜、医用补片或其他合成纤维网修复缺损。

三、腹壁疝

腹壁疝指排除脐疝与腹股沟疝（包括斜疝、直疝与股疝）之外，所有各部腹壁某处先天性肌肉缺损或薄弱，腹内脏器连同部分腹膜经此缺口溢出腹腔，而达皮下形成凸出且可还纳的肿块。临床上都较罕见。比较常见的有后背脊肋角的腰疝（lumbar hernia）和前腹壁中线的白线疝（hernia lina alba）。二者的共同特点是均属于直接疝，有完整的腹膜突出形成的疝囊与疝囊颈。平时可自由还纳，无任何症状。但可发生嵌顿及内容扭转，表现为严重腹痛及系列嵌顿性疝症状，甚至威胁生命。诊断靠局部凸出的肿块，还纳后可在原处摸到肌肉缺损的边缘。此类疝与脐疝或腹股沟疝不同，不可能自然痊愈，只能越发展越大。治疗要靠手术，包括疝囊切除与肌肉缺损修补。常因局部肌肉薄弱，局部缝合可能复发，因此多需相应的筋膜移植或其他留置物加固。

四、先天性梅干腹

另外一种先天性畸形为腹肌大部缺损或腹肌完全萎缩不发育，典型病理为缺乏腹壁肌肉，仅有皮肤、肌膜和腹膜组成薄软的腹壁；腹壁肌肉缺失使腹壁松弛、膨隆、多处纵行深大皱纹，形如干梅，故称梅干腹（prune belly）。腹壁松弛不能维持腹压，患者常有呼吸困难与排便无力。所有的病例都合并有严重的泌尿系统畸形。如肾发育不全、肾囊性变、肾积水、输尿管扩张、输尿管开口异位、巨大膀胱、膀胱憩室、膀胱输尿管反流、脐尿管瘘、后尿道瓣膜、尿道下裂、隐睾及阴囊裂（scrota bifida）。女性患者可见尿道或阴道闭锁、双角子宫或双子宫，以及直肠膀胱阴道瘘等。另外此种畸形属于严重多发畸形，可同时出现各系统畸形如骨骼系统、神经系统等。治疗要根据病理要求。

治疗：目前尚无法恢复腹肌运动。下部腹壁缺损可以用残余筋膜折叠、阔筋膜或人工补片修补，可避免膈肌用力时腹壁无阻力的扩张，从而保持了必要的腹压。泌尿系统畸形需要由专科医师进行专业治疗，初步应急处理一般是实行减张引流的原则，引流尿液，保证生命。二期再研究根治方案。

（张钦明）

第十一节　脐

一、脐膨出

脐膨出（omphalocele）指以先天性腹壁中心（脐环）缺损，腹腔内脏膨入脐带，凸出体外为特征的先天性畸形（图 24-29）。据国外学者统计，发生率为（1.0~2.5）/5 000 活产婴，如果加上死胎或死产婴儿，其发生率可上升到 1/3 000；男婴发病率高，男女比率约为 3∶2。国内尚无相关流行病学资料。有一些脐膨出患者在出生后由于各种原因没有及时到有条件的医院接受治疗，因此外科就诊病例并不能反映出实际发病率。首都医科大学附属北京儿童医院新生儿外科 2000—2005 年共收治本病 26 例（男 19∶女 7），平均每年 4~5 例。

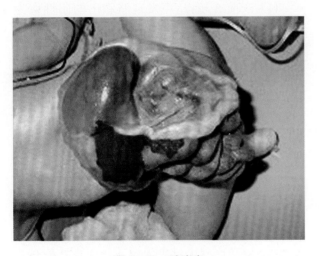

图 24-29　脐膨出

【历史】　16 世纪 Ambrose Pare 在其著作中描述了脐膨出。早在 19 世纪初就有记载（Hamilton，1806 年；Hey，1802 年）能够成功地治疗脐膨出，

但人们很快意识到大型的脐膨出几乎没有可能一期修复。1887 年，Olshausen 第一次利用游离腹部皮肤来覆盖去除囊膜的巨大脐膨出——形成腹壁疝，以达到Ⅰ期全层关闭腹壁缺损。但随后发现这一方式实际上并未扩大腹腔容积，而且肠管与皮肤粘连，使疝很难最终关闭。1899 年，Ahlfeld 第一次报道了应用酒精涂抹脐膨出囊膜，使其结痂挛缩最终上皮化的保守治疗方法，成功地治愈了大型脐膨出。外科手术治疗真正有了显著提高是在 20 世纪 60 年代随着新生儿用呼吸机和肠外营养的出现，以及在 1967 年 Schuster 报道了应用合成材料分期手术后。近年来，随着对此病不断深入研究和产前检查诊断以及新生儿麻醉、手术、监护、护理等多方面的发展，外科手术治疗大型脐膨出已经广泛普及，并具有极高的手术成功率。

【胚胎发育异常】　胚胎期体腔由 4 个襞向中央折摺组成。

（1）头襞形成胸壁、横膈和上腹壁。

（2）两个侧襞形成侧面腹壁。

（3）尾襞形成下腹壁和膀胱。

4 个襞向中央汇合，其顶尖部形成脐环。腹部肌肉由体节细胞（somite）形成，这些细胞形成胚体壁。在胚胎 52 天时，腹壁的斜肌和直肌已经分化得很好，脐部周围组织分化上还未能与脐带组织很好地区分开，腹壁的发育暂时停止于这一时期，形成中等 - 大型胎儿生理性脐膨出，允许部分肠管在腹腔外发育。

脐膨出患者的致畸因素发生在胚胎早期，因此也可影响其他器官系统的发育，所以脐膨出经常合并其他畸形，发生率超过 50%，更有合并畸形发生率高达 75% 的报道。本病伴发畸形可发生在多个系统（心血管、消化、中枢神经、呼吸、泌尿、骨骼等），可以有一种或多种畸形。脐膨出中还可见脐上型缺损——心脏异位和 Cantrell 综合征（胸骨、横膈、心包和心脏的畸形）以及脐下型缺损——泄殖腔外翻。

【解剖生理】　脐膨出表面覆有一层半透明、无血管的膜，内层为腹膜，外层为羊膜，中间加有一层较薄的胶冻样结缔组织（Whartons jelly）。脐膨出的腹壁缺损直径从 1cm 至 8cm 不等，在 20 世纪 80 年代，Towne 等根据膨出物中是否含有肝脏，将其分为小型（肠管型）和大型（肝脏型）。小型脐膨出的脐带附着在囊的顶点，大型脐膨出的脐带成为囊壁的一部分，脐静脉和动脉在囊壁外面展开。

1. 小型脐膨出　构成腹壁的体襞于胚胎 10 周后发育停顿，腹壁缺损小于 5cm，只有少部分小肠进入到扩大的脐带基底，大部分肠管已经还纳到有相当容量的腹腔内。

2. 大型脐膨出　胚胎 10 周前腹壁发育停顿，脐环处形成宽大的缺损，两侧的腹直肌被其撑开，膨出物除肠管外，还可伴有肝脏、胃、胰腺、脾等其他腹腔脏器。腹腔很浅且敞开，容积相对很小。

【病理生理】　脐膨出的病理生理直接与腹壁缺损的大小以及伴发的畸形有关。大型缺损存在时，肝脏呈球形发育，没有正常的肝叶结构。膨出的肠管并无特殊变化，可有正常的蠕动。膨出的囊膜可在宫内或出生时发生破裂。宫内有囊膜破裂的，其肠管可有类似腹裂病例中见到的肠管浆膜炎症表现，但肠管的蠕动功能基本正常。

脐膨出患者腹腔容积发育差，脱出脏器还纳后，腹腔内压力增大，导致呼吸困难、静脉回流及肠系膜供血受阻、尿量和心排血量减少和复位后肝静脉扭曲导致酸中毒。

【诊断】

1. 临床表现　这种畸形出生时即明显存在，根据临床望诊即可确诊，不易漏诊。

（1）小型脐膨出：可见正常脐带，位于脐带根部可见囊性膨出物，通过半透明的囊膜隐约可见膨出的小肠肠管。腹壁缺损的直径 <5cm。

（2）大型脐膨出：在腹部中央可见拳头大小或更大的膨出物，透过囊膜可见膨出内容物除有肠管外，还可见肝脏、脾脏、膀胱、生殖腺。囊膜在出生数小时之内为柔软、半透明样。24 小时内囊膜逐渐变为不透明、浑浊、干燥脆弱直至坏死。如未及时就医，表面可覆有脓苔、硬痂。大型脐膨出在生产时可出现囊膜破裂，腹壁外可见脱出的内脏器官及肠管，色泽比较鲜艳、湿润。如果是在宫内已发生囊膜破裂的，出生时即可见脱出于腹腔外的肠管和脏器，多有水肿、颜色较暗、表面覆有纤维素（脓苔），肠管的外观与腹壁裂患者的肠管极为相似，需认真鉴别。

（3）合并畸形：脐膨出患者常伴有其他系统的发育畸形，脐膨出的预后常与伴发的畸形有密切的关系。

心血管系统畸形的发生率约为 45%，包括室间隔缺损、房间膈缺损、三尖瓣闭锁、主动脉缩窄及新生儿持续性肺动脉高压。消化系统常见的畸形有肠旋转不良、梅克尔憩室、卵黄管未闭、肠闭锁、肠重复畸形等。伴发泌尿生殖系统畸形中可见膀胱外翻、阴茎畸形、隐睾、尿道畸形等。巨型脐膨出易合并肺部发育不良等原因引起的呼吸系统功能不全并可导致肺源性心脏病。另外还可伴有头面部畸形（唇腭裂）、肢体畸形（多指、并指）、椎体畸形、肿瘤等。伴有心血管系统畸形的脐膨出患者死亡率明显高于伴发其他系统畸形。

患脐膨出 - 巨舌 - 巨体综合征的患者哭闹时舌体充满口腔或向外突出，有时喂奶困难。有下中线联合征的患者可有泄殖腔外翻，合并有心脏畸形的可有发绀等表现。另外合并有肢体畸形、头面部畸形的可能为染色体 13、15 或 18- 三体综合征的组成部分，应予以注意。

2. 产前诊断

（1）产前 B 超：超声发现脐膨出的阳性率为 75%。妊娠 10 周时，头部和四肢清楚可见，还可以看到胎儿腹部的脐带及生理性膨出。妊娠 14 周后，如肠管仍未还纳入腹腔内，应注意检查有无合并其他器官的畸形，并随访至 24 周，如脐膨出仍未消失，则应注意测量胎儿腹部的直径和疝出脏器的容量，以指导分娩和出生后的治疗。

产前 B 超还可发现其他畸形，产前超声心动图可以了解是否合并心血管畸形。

（2）染色体核型检查：如在妊娠早期发现有脐膨出的，应尽早做染色体的核型检查。有异常者，应提醒孕妇妊娠过程中应注意检查其他合并畸形。

（3）胎儿标记物：90% 脐膨出病例伴有母亲血清 AFP 升高，羊水乙酰胆碱酯酶（AchE）在 27% 脐膨出患者中可升高。

【鉴别诊断】

1. 脐疝(umbilical hernia)　病因是由于脐环(umbilical ring)的生成有缺陷,大多在原来的脐静脉遗迹处发生,与脐膨出最大区别是疝囊外有正常皮肤覆盖。

2. 腹裂　特征是脐和脐带的形态正常,并在正常的位置腹壁肌层正常。脐带和缺损之间偶尔存在皮桥。腹壁裂口多位于脐的右侧,裂孔较小,通常小于4cm。没有囊膜或囊膜残余物覆盖。脱出体腔外的脏器常为小肠与结肠,偶尔有生殖腺脱出,肠管粗大、肥厚、短缩、相互黏着,有薄层的胶冻样物覆盖。很少伴有其他脏器畸形。

【治疗】

1. 产前处理　如B超发现胎儿有脐膨出,近年来兴起产房新生儿外科手术。即在胎儿出生后立即于产房内或紧邻的手术室对其施行手术,可能增加腹壁筋膜一期关闭的可能性。也有人选择适当提早分娩或剖宫产,更提前缝合腹壁。但也有研究表明,此两种方法并没有显著改善脐膨出的治愈率。

2. 小型脐膨出　腹壁缺损直径 <5cm,囊腔不大,膨出物仅为小肠,不含肝脏或其他器官,可以将囊膜切除,在没有过度的腹内压力下,将腹壁一期缝合即可治愈。关腹前应仔细检查腹腔内容物,如发现有肠旋转不良、梅克尔憩室等合并畸形时,在患者条件允许的情况下可行手术矫正。缝合腹壁时,应逐层解剖,分层缝合腹壁筋膜、肌层和皮肤。如果关腹时遇到一定的张力,可以将切口两侧皮肤行减张切口。

3. 大(巨)型脐膨出　腹壁缺损直径 >5cm,囊内含肝脏,如果勉强将其囊膜内容物推回狭小的腹腔内,会提高腹内压力而产生不良后果,包括横膈膜的位置提高而造成的呼吸障碍、下腔静脉受压迫而减少静脉血回流到心脏、减少流到肾脏的血液而引发肾衰竭等。可按以下分期手术方法处理。

(1) 皮肤覆盖法:分为两阶段手术来进行治疗,在第一阶段的手术当中只将脐带切除,而将两侧腹壁的皮肤尽量松解移往中间,覆盖于囊膜之上,到第12个月至第24个月之后,再修补由此形成的脐疝。目前此方法已很少应用。

(2) 硅胶袋整复法:现在大多利用人工合成的硅质达克龙人造纤维材质腹膜(silastic mesh)做成Silo袋(图24-30)。手术方法是将脐带和脐膨出膜囊一起切除后,再将膨出的脏器用人工腹膜袋(Silo袋)包住并缝合在腹壁缺损的筋膜边缘,再将此膜的顶(底)端尽量压紧缝合。术后婴儿仰卧,用床边支架悬吊Silo袋顶部,利用膨出脏器的自身重量使其回落入腹腔,同时腹壁组织也逐渐拉长。以后每天通过挤压袋顶缩小Silo袋,逐渐将脱出的脏器慢慢地压回逐渐增大的腹腔之内。每天挤压可在床旁进行,无须麻醉镇定。操作时应注意保持无菌,同时可于囊袋外敷含庆大盐水的湿纱布防止感染和干燥。通常在7~10天基本上可将脱出脏器压回腹腔之内,然后再行第二次手术将排空的人工腹膜囊袋去除,腹壁逐层缝合关闭。术后也可能因腹压升高,横膈上升而影响呼吸,应适当给与呼吸机支持。

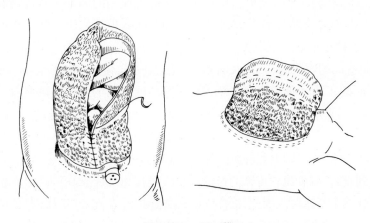

图 24-30　Silo 袋

24

4. 保守治疗　用于医疗条件差、不具备在新生儿期进行手术或术后无法进行必要的监护和护理的患者。还可用于病婴的健康状况不佳且合并有其他严重先天异常，不能耐受手术治疗的病例。可以用消毒水溶液如碘伏等含碘制剂溶液涂在囊膜上，在1~2天后，囊膜的表面慢慢会形成痂皮组织，而痂皮组织会渐渐由肉芽组织所取代，之后脐膨出表面形成瘢痕组织，逐渐收缩而使膨出变小，在几周后会完全被表（上）皮所覆盖。再过几个月之后即可利用周围皮肤扩张术修补所形成的脐疝。保守疗法的缺点是需要长期住院，而且有可能会遗漏其他合并的胃肠道异常等等。

5. 其他辅助治疗

(1) 术前处理：①保温。因为潮湿内脏暴露在体外，体液蒸发，存在极高丢失水分和能量的风险。患者应置于温暖、潮湿的（暖箱）环境中。②如果囊膜破裂，躯干及暴露的内脏可用干净的保鲜膜或铝箔包起来。确保暴露的肠管在腹壁开口水平不发生扭转。不要使用湿热的包裹，因为它们冷却的过程和水分蒸发损失过多的能量，使婴儿体温下降。③放置胃管引流抽取胃内容物，以减少呕吐和吸入性肺炎的发生，并防止肠胃道因充气膨胀而增加肠管复位的难度。④抗生素的给予、水分及电解质的补充和血糖的监测等。

(2) 术后处理：①注意呼吸管理，必要时给予呼吸支持。②禁食、持续胃肠减压。③静脉营养支持。④如为一期手术，短期内应用抗生素；如为分期手术，需长期应用广谱抗生素，并应注意预防真菌感染。⑤补充血浆白蛋白。

【并发症】

1. 呼吸困难　原本合并有肺发育不良或由于将大量脱出物还纳于狭小的腹腔，引起腹压升高，横膈的位置提高而造成的呼吸障碍，应及时给予呼吸支持。但长时间的正压呼吸支持须注意控制压力与适当间断休息，预防可能造成的严重肺损伤。

2. 全身水肿　膨出脏器还纳后下腔静脉受压迫而减少静脉血回流到心脏、减少流到肾脏的血液而引发肾衰竭等均可导致全身水肿。因此，治疗大型脐膨出时要循序渐进，不要急于关闭腹腔缺损。

【预后】　尽管手术技术、新生儿监护和护理水平有了显著的改善和提高，但脐膨出症的死亡率仍高达35%~50%，此种高死亡率的原因主要归咎于合并其他的先天性异常和早产等。影响存活的有关因素如下。

(1) 早产、低出生体重。

(2) 缺损较大。

(3) 伴发的严重畸形或多发畸形。

(4) 肺部发育不良。

(5) 囊膜破裂，引起感染、败血症。

(6) 肝脏破裂出血。

不合并其他畸形的单纯脐膨出，经过治疗后多数患者能正常生长发育。除可发生粘连性肠梗阻外，并无其他严重后遗症。首都医科大学附属北京儿童医院2000—2005年收治的26例脐膨出患者中，小型脐膨出有19例，均一期缝合关闭缺损；巨型脐膨出7例，均行分期修补手术。术后1例因呼吸衰竭死亡，1例因长期使用呼吸机造成肺严重损伤，术后1个月死亡。

二、腹裂

腹裂（gastroschisis）指腹腔内脏通过脐环的一侧腹壁缺损暴露于腹腔外的先天性畸形。首都医科大学附属北京儿童医院新生儿外科2000—2005年共收治本病11例，平均每年1~2例。

【历史】　公元1世纪，罗马医师Aulus Cornelius Celsus首次描述了新生儿腹壁缺损。16世纪，Lycosthenes首次确切描述了腹裂。但是对于"新生婴儿内脏器官暴露于腹腔前壁"这一现象，医学术语上使用的名词一直较为混乱。1953年，Moore和Stokes根据内脏自脐环外的一侧腹壁缺损脱出和表面没有囊膜覆盖等重要特征重新定义腹裂，使这一术语一直沿用至今。虽然在1948年Gross等开展使用的腹壁皮瓣覆盖的手术方式对脐膨出的治疗起到重要的推动作用，但这一方法对腹裂患者来说并没有明显的效果。虽然疝出的肠管得到覆盖，但由于腹裂患者长时间肠功能不能恢复，使得在20世纪60年代腹裂患者的存活率远低于脐膨出。直到60年代末，分期手术在脐膨出患者中开展，Allen和Wrenn将此技术改进并发明了人工合成的硅质达克龙人造纤维材质腹膜（silastic mesh），做成人工疝囊（Silo 袋）应用于腹壁缺损的患者进行分期手术，取得了良好的效果。特别是1965 年 Dudrick 开始报道肠外营养在临床的应用后，小儿外科医师将这些技术应用于腹裂患者，大大提高了存活率，随着 80 年代 NICU 的出现和迅速发展，使目前在发达国家腹裂患者的存活率可高达 90% 以上。

【胚胎发育异常】　胚胎第 3 周时，胚胎期胚胎的背轴增长较快，开放的脐带腔周围腹壁向中央折摺、紧缩，中央汇合部或顶尖部形成将来的脐环。胚胎第 6 周，由于肠祥生长迅速，腹腔容积相对变小，加之肝和中肾的增大，致使肠祥进入脐带内的胚外体腔（即脐腔，umbilical coelom），形成胚胎性的生理性脐膨出。肠祥在脐腔中继续增长至胚胎第 10 周时，由于中肾萎缩、肝生长减缓和腹腔的增大，肠祥开始从脐腔退回腹腔，脐环随之闭锁（图 24-31）。腹裂在出生前就有内脏脱出，可能与脐腔发育畸形有关。肠管发育延长过程中，体腔内没有空间，导致脐右侧破裂，器官脱出。右脐静脉在胚胎第 4 周时被吸收，脐右侧相对薄弱，可能为腹裂出现在右侧的原因。Hoyme（1983 年）提出胚胎第 5~8 周，和卵黄动脉相连的 2 根脐肠系膜动脉之一过早退化而引起腹壁缺血坏死。

【病理生理】　由于肠管在胎儿早期即暴露在羊水中，肠管常常表现为颜色暗红，肠壁及肠系膜水肿增厚、僵硬呈皮革样，表面覆盖纤维素样物质。造成肠管以上变化的原因有两个。

1. 妊娠末期羊水中的有害物质直接作用于暴露的肠管　虽然腹裂在妊娠早期就已存在，但胚胎组织学研究及动物腹裂模拟实验表明，在妊娠末期（30 周）以后肠管才发生水肿、炎性增厚等病理变化。尽管明确的发病机制仍不清楚，多数学者认为这与妊娠末期羊水成分的变化有关。孕末期羊水中尿素、肌酐含量显著增加，羊水中钠的含量及渗透压降低，对暴露肠管起到毒性作用，导致肠壁水肿增厚、炎症反应和果皮样纤维物质的形成。

2. 回流障碍　随着胎龄的增长，肠管的发育加快，相对变化较小的腹壁缺损对疝出的肠系膜渐渐起到压迫作用，引起肠系膜淋巴系统及静脉回流部分梗阻。回流障碍导致肠系膜淋巴管及静脉扩张，肠管充血、水肿、肌层增厚、绒毛变钝。因此越小的腹壁缺损对于腹裂患者来说危险性越大，可导致脱出的肠管全部坏死及其他并发症的发生。也有学者认为，腹裂患者肠管在出生时是正常的，在出生 20 分钟后，出现特征性变化，如肠管水肿、渗出物附着。

有的患者肠管的长度比正常新生儿明显为短，即使在将其还纳回腹腔后，小肠的消化、吸收及蠕动功能恢复都很慢，一般需要 20~30 天的时

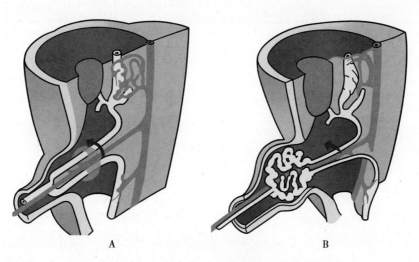

图 24-31　脐环闭锁
A. 早期脐环；B. 生理性膨出

24

间才能经受正常的经口喂养。有报道 1 例腹裂患者全部肠管(小肠 + 结肠)总长度仅有 25cm,也有报道一期修复手术后腹压升高压迫肠管血运,造成全肠坏死的病例。

【诊断】

1. 产前诊断

(1) 产前 B 超检查:妊娠 12 周后,生理性腹壁疝应已还纳于胎儿腹腔内,如发现胎儿仍存在位于腹腔外的肠管,可诊断为病理性腹壁缺损。妊娠早期和妊娠中期很难区分腹裂和脐膨出,到妊娠末期(临产前),可通过以下方面将二者区分开,腹裂胎儿有:①正常发育的脐带;②腹腔疝出物没有囊膜;③疝出脏器不含肝脏;④不含腹水;⑤肠壁增厚;⑥不合并其他畸形;⑦胎儿腹围停止增长(胎儿宫内生长停滞)。

(2) 羊水测定:腹裂胎儿肠管直接暴露于羊水中,胎儿的 AFP 直接进入羊水,羊水中 AFP 和 AchE 明显升高。

(3) 染色体核型鉴定:腹裂患者一般少有染色体异常。

2. 临床表现　脐环、脐带发育正常,裂口位于脐右侧腹壁,多数小于 4cm,在脐带和缺损之间偶尔存在皮桥,腹壁肌层正常。没有囊膜或囊膜残余物覆盖。脱出于腹腔外的为胃、肠管,偶尔有生殖腺脱出(图 24-32)。

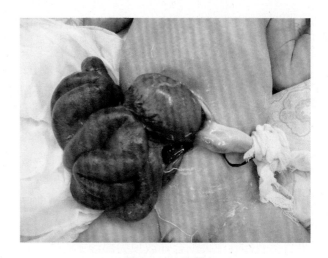

图 24-32　腹裂

肠管颜色暗红发紫,肠壁水肿增厚,没有蠕动。也可见肠管间互相粘连,有胶冻纤维物质覆于表面。有少数病例肠管已有缺血或坏死。腹腔容量小且干瘪。

腹裂患者多数为早产儿,甚至足月患者也表现为小于胎龄儿,并且多见于年幼母亲所产婴儿。

【鉴别诊断】　腹裂与脐膨出临床表现鉴别诊断,见表 24-26。

【治疗】

1. 妊娠末期(产前)处理　产前诊断可以有助于孕妇选择分娩医院和分娩方式,使得腹裂胎儿一旦出生即可得到正确的治疗和护理。也有些医

表 24-26　腹裂与脐膨出临床表现鉴别诊断

	腹裂	脐膨出
位置	脐带右侧	脐环
缺损大小	小(2~4cm)	大(2~10cm)
脐带	正常	位置异常
包囊	无	有
膨出内容	肠管、胃	肝脏、肠管等
肠管外观	无光泽、水肿僵硬	颜色正常光润
肠旋转不良	存在	存在
腹腔容量	减小	减小
肠管功能	差、肠梗阻	正常
合并异常	有 10%~15% 消化道畸形,如肠闭锁 小于胎龄儿、早产儿	常见(30%~70%)合并其他系统畸形 脐膨出 - 巨舌 - 巨体综合征 13、15、18- 三体综合征

师针对腹裂胎儿提早终止妊娠。待胎儿肺部发育成熟后选择性提早终止妊娠以减少暴露肠管与有害物质的接触。但有人认为肠管发生改变更多的是在出生后,且此类做法会带来一系列早产儿易出现的其他合并症,有人将提早终止妊娠的腹裂患者与自然生产的腹裂患者进行比较,二者手术修补及术后恢复并没有显著性差异,因而此种做法并没有被普遍接受。

2. 生后急诊手术

(1) 出生时处理:腹裂是小儿外科的急症之一,处理方法与破裂的脐膨出症一样,应尽快将患者送至小儿外科医疗中心治疗。

1) 包裹固定疝出肠管,防止扭转:在运送前应先用无菌塑料袋包住逸出的肠胃道,或者使用温无菌生理盐水纱布包裹,同时不断润湿这些纱布。将疝出肠管包裹固定好,防止肠管重力的原因引起扭转。

2) 出生后应立即插入鼻胃管,引流减压胃肠道。

3) 注意保温。

(2) 术前准备:对于有低体温、体液丢失严重的患者应先予以保温和补液,直到循环和酸碱失衡得到纠正后再施行手术。应用抗生素治疗,防止感染。

(3) 手术方法选择

1) 一期修复关闭腹腔是最理想的方法,但这取决于腹裂的大小、疝出物的多少及腹腔整体发育情况。术中可以用温生理盐水清洗暴露肠管,去除疏松的附着物,但不必过分分离"果皮样"纤维膜和粘连,否则会引起浆膜破裂、出血。麻醉下直肠肛门扩张以使结肠减压,尽可能地将肠道内的胎便自肛门处挤出。必要时可以向上下延长缺损裂口,以便肠管还纳。应该根据情况选择术式,如果勉强追求一期修复的手术效果,势必会带来致命的危险。

2) 延期修补术:是目前国际上被普遍接受、较为流行且成功率很高的手术方式。与脐膨出分期手术相同。第一次手术中尽量还纳疝出肠管,剩余部分用化学合成的含硅胶膜(silastic sheet)覆盖,并与腹壁全层缝合,形成一个人工疝囊(Silo 袋),

然后每天向腹腔内挤压送还部分肠管,7~10 天逐渐将全部肠管送还。14 天后如仍无法去除 Silo 袋,则 Silo 袋开始要同腹壁分离了。这种方法给腹裂患者提供了足够的时间适应腹压的增加,一般经 1~2 次腹壁修补重建手术后,患者可基本恢复正常。此类手术要求患者术后管理及护理条件好,否则易引起败血症及肠瘘,导致死亡。

3) 合并肠旋转不良、肠闭锁的处理:可以在关闭腹腔的同时进行纠正手术。患者如无正常胎便排出,术中应注意探查有无"隐藏"的肠闭锁,可以行肠切除吻合手术,多不需要行肠造瘘手术。

4) 术后护理:①呼吸支持。术后给予机械通气以抵消腹腔内由于肠管复位后膈肌活动度减低而导致的通气不足。必要时可使用肌肉松弛药和镇静药。②营养支持:术后给予 TPN 支持,直到胃肠道的消化、吸收功能恢复,一般需要 2~3 周,有时需要 1 个月或更长时间。③应用抗生素,防止感染、败血症。

【并发症】

1. 坏死性小肠结肠炎(NEC)　可能与消化道功能差有关,如能尽早恢复肠功能、尽早开始经口喂养,可减少其发病率。

2. 短肠综合征　肠道发育短小,或因肠闭锁、肠穿孔、肠坏死等原因引起,需长期接受 TPN。

3. 耐受肠道喂养时间延迟,只能随时引诱吮吮,耐心等待逐渐适应。

【预后】

20 世纪 70 年代以前,腹裂患者只有 20% 左右的存活率,远比脐膨出要低。随着 20 世纪 60 年代静脉营养的出现,新生儿麻醉的进步;术后新生儿呼吸治疗的改进,70 年代后已经使腹裂病婴的生存率显著提高,在发达国家可高达 90%。首都医科大学附属北京儿童医院 2000—2004 年收治的 11 例腹裂患者,3 例接受一期修补术,8 例行分期修补,其中 2 例因其他原因放弃治疗而死亡,其他均成活。

三、新生儿脐出血

【定义】　新生儿脐出血(umnilical bleeding)是指结扎的脐带脱落前后脐部的活动性出血。

【分类】

1. 按出血时间分类

（1）发生于出生后 24 小时内的出血，多由于脐带结扎不可靠，脐静脉断端开放或回缩，出血持续且量较大，不易自行止血。

（2）出生后 1 周左右脐带脱落，基底瘢痕愈合结痂。如瘢痕愈合不彻底，结痂不完全，基底残留有肉芽创面，创面内及周围组织与相连小血管粘连并破溃后造成出血。通常量不大，适当压迫可自行止血。

2. 按出血原因分类

（1）外科性原因：由于各种原因造成的血管外的因素所致出血，如：结扎过紧，切割力太大。结扎过松，血管回缩。局部感染，创面延期愈合，肉芽组织增生及坏死组织脱落等引起小血管破溃。

（2）内科性原因：出血性疾病，多见于血友病。活动性出血，经加压包扎甚至缝合止血效果不好。甚至合并多发脏器及器官出血，应考虑该诊断。此外，新生儿维生素 K 缺乏亦容易造成出血，经外科处理后可以满意止血。合并重症感染、黄疸等疾患时，会出现不同程度的凝血机制障碍，临床出现脐部或多发出血情况时应有所考虑。

【症状及体征】 新生儿脐出血出生后不久即可出现，最晚可发生于出生后 2 周。严重的活动性出血甚至造成失血性休克罕见，持续的出血常并发黄疸和发热，多有不同程度的贫血出现。

【诊断】 根据出生后脐带脱落前后脐部异常出血的简单症状和体征，容易诊断。

【治疗】

1. 物理治疗 清除坏死组织及分泌物，先行局部机械性压迫止血，无活动出血后再行脐部加压包扎。同时创面可适当使用外用止血药物如：云南白药、凝血酶原、可溶性止血棉纱布等。

2. 内科治疗 针对病因，合理进行内科对症处理。血友病患者可适当输血，补充第Ⅷ因子；维生素 K 缺乏患者应连续维生素 K 静脉或肌内注射 5~7 天。重症感染和黄疸患者则根据病情需要做出相应内科处理，随病情好转，凝血机制障碍可获纠正。

3. 手术治疗

（1）电烧止血：浅表位置轻微的活动性出血可以直接电灼创面止血，辅以脐部加压包扎即可。

（2）结扎止血：发现出血血管断端或出血点，钳夹后结扎止血。

（3）切开止血：相对严重的出血，如由于脐静脉的破溃或回缩所致出血，脐静脉残端无法显露、结扎困难。必要时可向近端适当切开皮肤，暴露血管残端，结扎或缝扎。

【预后】 通常经过简单的加压包扎及手术结扎、缝扎处理，治疗效果满意，再出血者极少。

四、脐肠瘘

【定义】 脐肠瘘（patent omphalomesenteric duct）是先天性卵黄管畸形的表现形式之一，卵黄管完全开放，脐部有异常瘘管与回肠末端相通，有粪便或肠液外溢。

【发病率】 该病是新生儿期常见的多发病，发病率约为 1/2 000，男多于女，在先天性卵黄管畸形多种表现形式中所占比例较低，通过临床观察，近年发病率有逐渐下降的趋势。

【病因】 正常卵黄管在妊娠 6 周左右关闭，以后逐渐退化消失，因发育停滞或其他异常所致出生后卵黄管完全未闭或部分未闭可造成多种临床表现形式的先天性疾患，卵黄管完全开放与腹腔外相通成为脐肠瘘。

【症状体征】 脐带通常脱落延迟，脐部外观明显发育异常，脐部有异常分泌物，可发现含有大便的肠液外溢，有臭味，偶能发现有气体连续排出，护理困难。查体可见脐孔中央位置有凸出的完整黏膜组织，色红，形态大而圆，有孔，探针可进入较深位置，可有大便排出，哭闹及排便等腹压增高时可有部分黏膜经脐孔脱垂，甚至造成嵌顿，脐周常伴有皮疹或溃疡。

【辅助检查】

1. 腹部 B 超 腹部超声检查是最简单、快捷、准确的诊断手段，通过观察瘘管的走形并确认瘘管与回肠的密切关系，甚至可以清晰地发现液气随呼吸运动在瘘管与肠腔中连续往返的流动。

2. 放射造影检查 经瘘口直接注入或插管推

注造影剂(如45%泛影葡胺)可见瘘管及小肠显影,可与脐尿管瘘明确鉴别。

【诊断】　发现脐孔中央存在瘘口,有完整的黏膜,有粪液外溢,经脐部瘘口造影及腹部B超均证实瘘管与回肠相交通,即可明确诊断。

【治疗】　采取择期手术治疗的方式,保守治疗方法并无意义。

1. 传统的常规手术　右下腹横切口,探查发现并提出病变回肠,切除瘘管所在回肠长约10cm(为防止术后残余异位黏膜引起腹痛甚至出血,应切除瘘管两侧回肠各5cm左右),再行回肠两断端端端吻合,最后彻底切除脐环内残余的黏膜组织,重建肚脐,逐层缝合腹壁切口结束手术。常规手术方式简单、迅速、安全、术野清楚。

2. 目前的手术方式　考虑到腹壁的完整及美观,很多医师选择脐环内切口,沿脐环环形切开脐环内瘘口壁,仔细分离瘘管并沿瘘管进入腹腔,提出瘘管相关连之回肠末端于腹腔外,行回肠切除吻合术,还纳回肠后重建肚脐。该方法创面小,切口隐蔽,腹壁整体外观未被破坏,腹腔内机械损伤小,肠粘连梗阻发生机会少,容易被患者家属接受。

3. 腹腔镜微创手术　近年来随腔镜微创手术的开展及普及,腹腔镜手术应用范围亦愈发广泛。经右下腹部小切口在腹腔镜引导下提出瘘管所在的回肠,在腹腔外行肠切除吻合术,最后切除脐中央残余黏膜和部分瘘管。比较经脐部入路的手术方法,腔镜微创手术创口小、速度快、术后肠粘连等并发症相对少、恢复快,更重要的是可以利用腔镜进行。

腹腔内广泛的其他术式无法实施的常规检查以及早发现合并疾患。

【愈后】　并发症较少,预后好,生长发育同正常儿童。

五、脐疝

【定义】　脐疝(umbilical hernia)为少量腹腔内脏器(多为小肠)在腹压增加时经脐环疝出,民间俗称为"气肚脐"。

【病因】　脐是宫内联系母婴脐带的交通口,具有先天解剖薄弱的特点。如果胎儿末期两侧腹直肌及前后鞘在中央位置的纤维愈合较差,致使出生后腹压增高时腹内脏器疝出。

【发病率】　新生儿到1岁内发病率极高,国外有的资料统计高达31%,女多于男,黑种人最好发。随年龄增长发病率急剧下降。特别要注意的是腹压增高患者、腹水患者或有肝胆系统异常时常伴有脐疝发生。

【症状】　哭闹、排便、腹压增高时脐部有包块膨出。表面皮肤完整但较周围正常皮肤稍薄。张力通常不高,安静或平卧后包块明显缩小,脐部皮肤松弛。少数患者常与消化不良、腹泻、易惊等情况同时存在或出现。

【体征】　脐部皮肤完整,疝出包块通常直径在1.5~2.5cm。基底可及有韧性的缺损边缘,直径一般在0.5~1.5cm。膨出的脏器容易还纳并可闻及清晰的气过水声,但多数还纳后立即突出。发生脏器嵌顿者极少见。

【诊断】　通常无须借助其他辅助手段即可明确诊断。注意与小型脐膨出相鉴别,后者膨出中央无正常皮肤。

【治疗】

1. 物理治疗　一般脐疝不需任何治疗,任其自然出入消长。出生后6个月后,婴儿转为直立位生活时,脐疝可以自愈。个别拖延至1岁自愈者也属正常,更有超过2岁仍能不治自愈者。局部压迫、加压包扎固定,减少疝出,可有利于脐环的尽早闭合。但小婴儿皮肤细腻娇嫩,应注意保护皮肤防止受压不匀、摩擦导致发炎、破溃甚至局部坏死。

2. 手术治疗　年龄超过2岁,基底缺损直径大于2cm者,自愈机会很小。同时家长有强烈的诉求,可实施手术。手术原则是切除疝囊组织、松解疝环周围粘连、间断紧密缝合关闭基底缺损筋膜。手术入路可以经脐环中央也可在脐上或脐下另择环脐切口。如有合并腹直肌分离及白线疝者应经脐上入路一并修补。脐部皮下脂肪组织少,为防止皮肤与筋膜间存在死腔,术后局部应适当加压包扎固定3~5天。

3. 经皮环扎术　在脐环一侧下方切开皮肤

24

10mm,轻分皮下组织,暴露脐旁腹直肌鞘。在脐环下角刺破前鞘筋膜,穿入动脉瘤针(带线),使其沿脐环在肌鞘内潜行至脐环上角穿出至皮下。在脐环另侧做同样小切口,在脐环上角刺破肌膜。使已在皮下之带线动脉瘤针穿入肌鞘内潜行至脐环下角穿出至皮下,再继续潜行,从第一切口将缝线送出。退出动脉瘤针,将两线头互相拉紧结扎,使脐环紧闭,缝合小切口结束手术。该手术方式的特点是不进腹腔、方法简单,但有一定的盲目性。操作全过程要求术者的左手示指连同脐外皮肤一起插入脐环,随时作为引导标识。严防穿破腹直肌后鞘可能损伤腹腔内脏器,故要求手术者具备娴熟的腹内手术经验及操作技巧,并有麻醉师的密切配合。

【预后】 愈后复发者极少,疗效满意。万一发现复发,必须排除其他腹压增高疾病。也有部分患者由于原脐部疝出面积较大,局部皮肤扩张严重,术后脐部皮肤松弛,外观稍差,少数患者最终也无法恢复至正常的外观水平。因此有人在手术最后脐部皮肤缝合前做适当修剪处理,必要时行脐成形重建术,以获得满意的时尚外观效果。

(侯大为)

第十二节 腹股沟

一、腹股沟疝

小儿腹股沟疝(inguinal hernia)是先天性发育异常,也是最常见的小儿外科疾病,出生后即可发病,婴幼儿多见,男性多于女性,右侧多于左侧,单侧多于双侧。腹腔脏器进入疝囊后不能还纳而停留在疝囊内即形成嵌顿性腹股沟疝,是小儿腹股沟疝最常见的并发症。

【腹股沟管的局部解剖】 腹股沟管位于腹壁下部两侧,腹股沟韧带内1/3的稍上方,实际上是精索(或女性子宫圆韧带)从腹腔通过腹壁的一个潜在性肌肉筋膜裂隙,其走行方向与腹股沟管几乎平行,全长4~5cm。一般将腹股沟管分成4个壁和2个口。管的前壁为腹外斜肌腱膜,在外侧1/3处并有腹内斜肌起始部;后壁为腹横筋膜,仅

在内1/3处为腹内斜肌与腹横肌共同组成的联合腱。上壁为腹内斜肌及腹横肌组成的弓形下缘,部分腹内斜肌纤维围绕精索向下延伸形成提睾肌;下壁则为腹股沟韧带,管的上方开口为内环,系腹横筋膜的一个卵圆形孔隙,外口为外环(皮下环),实为腹外斜肌腱膜在耻骨结节上方三角形缺损,管内有精索(或子宫圆韧带)及髂腹下神经及髂腹股沟神经通过(图24-33)。

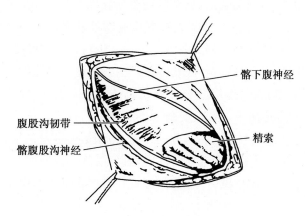

图 24-33 腹股沟管的解剖

腹股沟区有以下3个韧带,对腹股沟疝修补有一定意义。

1. 腹股沟韧带(poupart or inguinal ligament)实际上是腹外斜肌腱膜在髂前上棘与耻骨结节之间的翻转增厚部分。

2. 腔隙韧带(lacunar ligament) 腹股沟韧带内侧向后方及下方延伸并附着于耻骨梳上的筋膜组织。

3. 耻骨梳韧带(cooper or pubic ligament) 形成腔隙韧带筋膜组织继续向耻骨梳上方移行的部分,耻骨梳韧带(图24-34、图24-35)。

【发病率】 小儿腹股沟疝发病率较高,据文献报道为0.8%~4.4%,未成熟儿发病率较足月儿高,约为4.8%,男女比例为15∶1,发病部位以右侧为多,双侧发病约占15%,未成熟儿双侧发病占17.7%~19.0%,女性患者双侧发病占40%~57%。阳性家族史约为11.5%。

【病因】 在胚胎发育过程中,睾丸在引带(gubernaculum)导引下通过腹股沟管向阴囊下降,在此下降过程中腹膜向外形成一个突起称腹膜鞘

24

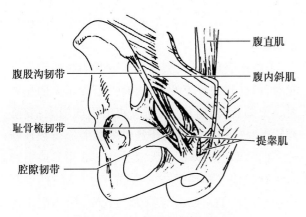

图 24-34　腹股沟区韧带前面观

腹直肌
腹股沟韧带
腹内斜肌
耻骨梳韧带
提睾肌
腔隙韧带

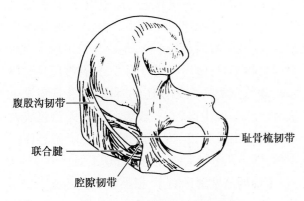

图 24-35　腹股沟区韧带内面观

腹股沟韧带
耻骨梳韧带
联合腱
腔隙韧带

状突(peritoneal process),睾丸伴随着鞘状突逐渐降至阴囊内,在正常发育情况下,出生前鞘状突逐渐封闭,唯附着在睾丸上的那部分鞘状突未闭则形成睾丸固有鞘膜(tunica vaginalis),该鞘膜腔与腹膜不相连,右侧睾丸下降较晚,故鞘状突闭合推迟进行(图24-36)。如因故鞘状突未闭合,在腹压增高的情况下,腹腔内脏进入其中形成腹股沟疝。据报道生后鞘状突未闭合的占80%~90%,1岁时仍有约57%未闭或部分闭合。

女性患者的子宫圆韧带(round ligament of uterus)与男性患者的睾丸引带同源于胚胎期中肾的腹股沟韧带,子宫圆韧带与腹膜鞘状突(Nuck管)一同穿过腹股沟管进入大阴唇,出生后鞘状突应已闭合,如闭合受阻则腹腔内容物可通过此管下降至Nuck管而成腹股沟疝。

在腹膜鞘状突未闭时如腹腔液体经过此管降至睾丸鞘膜腔或精索鞘膜(女性降至Nuck管内)则形成各种鞘膜积液(hydrocele)。

鞘状突未闭合是腹股沟疝发生的解剖因素,而腹压增高则为其诱发因素。包括婴儿哭闹、排便、用力、站立、跳动以及病理性便秘、巨结肠、下尿路梗阻、咳嗽、喘憋、腹水、腹内肿块、腹壁缺损畸形或神经疾病。

【病理】　由于鞘状突未闭合的程度不同,疝囊的形成也不同,疝内容物下降的高度当然也有所不同。如果鞘状突在腹股沟中段或上段闭塞,随着腹压增高,疝内容物进入残余鞘状突,迫使残余鞘状突沿精索前内方下降形成一个盲囊,不与睾丸鞘膜囊相连通。多数疝早期尚未进入阴囊,常称为精索疝,即使降入阴囊,睾丸也仍保持在疝囊以外。此种疝占儿童疝的95%左右。另一种疝的形成是由于鞘状突与睾丸鞘膜囊全部保留连通,疝内容物直接降至阴囊内,与睾丸同在一个鞘膜囊内。此类疝称睾丸疝,占儿童疝的5%左右。此种疝的疝囊是先天存在也称"先天性疝(congenital hernia)(图24-37)"。前者由残余鞘突延伸而形成的疝则称为"后天性疝(acquired hernia)(图24-38)"。病理结构上,后天性疝囊与精索睾丸囊无关,容易分离;而先天性疝囊是睾丸

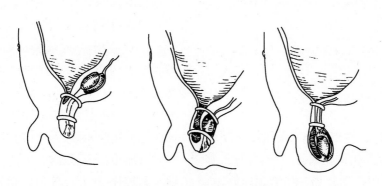

图 24-36　睾丸下降过程示意图

固有鞘膜的延续,很难分离切除。腹股沟疝的基本病理包括疝囊、囊颈、腹壁缺损。这三点也就是治疗(特别是手术)的目标与对象。疝内容物主要是小肠,有时右侧的疝囊内可见到阑尾和盲肠,女婴疝囊内可有卵巢、输卵管,少数疝囊较大时腹腔的一些腹膜外脏器如膀胱或盲肠部分升结肠等可构成疝囊壁的一部分,同时降入腹股沟以下称为滑疝(sliding hernia)(图24-39)。手术时应特别注意,防止高位结扎疝囊时误伤器官,较大疝疝囊内可能有大网膜疝入并与之粘连,不能还纳。

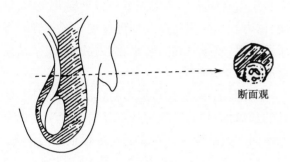

图 24-37　三种不同疝囊的解剖 - 先天性疝

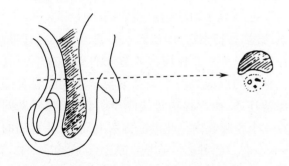

图 24-38　三种不同疝囊的解剖 - 后天性疝

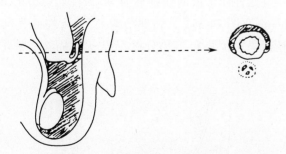

图 24-39　三种不同疝囊的解剖 - 滑疝

小儿腹股沟管短,腹壁发育较薄弱,内外环均较易被撑大,甚至互相重叠成为一个大缺损,有如直接性疝。但下腹内动脉仍在疝囊颈内侧,与直疝有别。一般右侧稍多于左侧,双侧疝在临床

上占 20%~30%。但是,双侧残余鞘状突可能相当普遍。

【临床表现】　典型的临床症状为腹股沟部有光滑、稍高起的可复性包块,有的可以延至阴囊肿大。哭闹、大便时用力,则包块出现或增大;安静或睡眠时可不出现或易于还纳入腹腔。少数在新生儿期间即出现体征。大部分在 2~3 个月或更晚时出现包块。即使是先天性疝,新生儿时期也不一定出现。如果疝内容物为肠管时,用手推压还纳过程中可有"咕咕"的气过水声,因而俗称"疝气或小肠疝气"。包块复位后压迫内环口(在腹股沟韧带中段包块出没处),让患者直立,包块不复出现,但松开压迫内环的手指,包块又复出现。当疝囊内口较小时,包块可能较隐匿,只有腹压高时偶尔出现。这类的疝常在还纳时困难,并且易发生嵌顿。除非发生嵌顿,一般腹股沟疝无论包块大小、高低、出没频繁与否均无症状,患者不感任何不适,学龄儿童巨大疝可能有行动不便感。

【诊断与鉴别诊断】　根据腹股沟部或阴囊部位出现可复性软包块,即可做出诊断。腹股沟疝频繁出现后常导致患侧精索增粗或阴囊肥厚和增大,外环口松大。检查时示指末端可自阴囊根部皮肤插入松大之外环口而摸到较对侧粗大之精索。如果在术前麻醉下则可摸到内环扩大并可自由插入腹腔,以预知内环缺损之大小。巨大疝指平时疝囊内永远充满内脏,手法还纳后立刻复出,必须与滑疝、直疝、股疝鉴别。滑疝有两次凸出病史,即立位时内脏疝出,用力时又有内脏疝出重叠一起。巨大直疝立位时立刻疝出,用手压回后立即复出。小儿巨大股疝也罕见疝入阴囊(图 24-40~ 图 24-42)。

腹股沟疝的诊断需与下列疾病相鉴别。

1. 鞘膜积液(水囊肿)　疝与鞘膜积液为同源病。腹股沟或阴囊有软的包块,形态与腹股沟疝极为相似,但包块内为液体,有囊性感,透光试验阳性。一般形状及大小不变,为不可复性包块,但是交通性鞘膜积液,残余鞘状突仍与腹腔连通,挤压时可缩小甚至可还纳,但由于鞘状突孔较小,还纳时间较长,此点与疝内容物易于还纳略有不同。有时二者同时存在,必须注意。

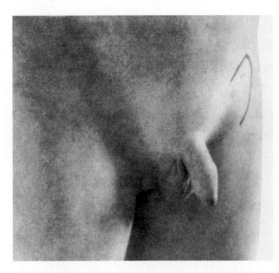

图 24-40　三种不同的疝囊照片 - 股疝

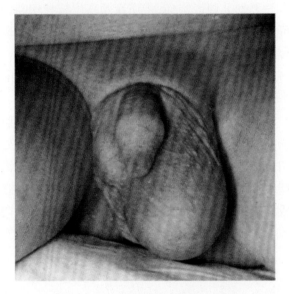

图 24-41　三种不同的疝囊照片 - 斜疝

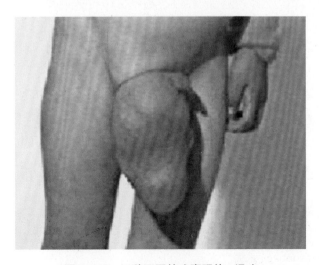

图 24-42　三种不同的疝囊照片 - 滑疝

2. 睾丸下降不全　睾丸在下降过程中受阻，停留在腹股沟管或阴囊的根部，临床表现腹股沟部或阴囊根部有小的包块，因睾丸下降不全50%以上合并腹膜鞘状突闭合不全，故多合并腹股沟疝，下降不全之睾丸可还纳入腹腔，二者同时合并存在时，当然会有疝的体征，但阴囊空虚，阴囊内无睾丸，可以鉴别。

3. 睾丸肿瘤　阴囊肿大，阴囊内肿块与疝相似，但肿瘤多为实质性，有沉重感，不能还纳腹腔，易与疝相鉴别。

【治疗】　小儿腹股沟疝有极少数可能自愈，只见于内环口较小，临床上非常偶尔出现疝块的病例。因此就大多数的疝患者，均需外力协助消灭鞘状突残余。除非有明确的禁忌证，最好考虑手术治疗。部分患者有慢性便秘，长期慢性咳嗽，排尿困难时，以及少数患者合并严重心脏病或其他危及生命的疾病时，对腹股沟疝可先采用非手术疗法。

1. 非手术疗法

（1）疝带疗法：具体方法是先将疝内容物还纳入腹腔。将特制软纱布带对折后横扎腹部，跨两侧髂骨翼上方。使环端放置于患侧腹股沟内环的部位，将双头尾端从环端穿过拉紧，使内环处产生适当的压力。然后将双尾端向后绕过患侧阴囊，在患侧后腰部打结，使其压迫内环口。为防止皮肤擦伤可在内环处皮肤放置海绵或绒布。但是，必须注意内环口处压力合适，既能阻止内脏疝出，又不能压红皮肤。随着患者不断活动，必须随时检查调整；因为大、小便污染，还需随时清洁更换。6个月以内婴儿，至少需连续2个月从未疝出，才有可能愈合。此法一般只是暂时使用或配合其他疗法使用（图24-43）。

（2）注射疗法：20世纪以来不断有人应用此疗法并且多次受到批判。近年来又有少数人提倡应用。方法是将硬化剂如石炭酸甘油、复方奎宁等注射于疝囊颈周围使组织发生无菌性炎症，形成粘连而使疝囊封闭。注射后常需配合短期疝带治疗。然而注射是盲目的，易造成精索血管或输精管损伤。有时药物注射入疝囊，经内环扩散至腹腔，发生化学性腹膜炎。此外，注射疗法疗效并不

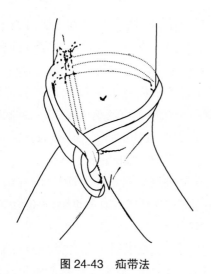

图 24-43 疝带法

肯定,残余鞘突仍易使疝复发。

2. 手术疗法 疝的手术目标是消灭疝囊修补腹壁缺损。婴幼儿疝主要为先天性腹膜鞘状突未闭,腹壁缺损一般均不重要,并且随生长而恢复。故手术仅作疝囊高位结扎术,而不需要腹壁修补即可达到治愈目的,与成人及老年腹股沟疝治疗要求不同。目前常用的手术方法有以下几种。

(1) 外环外疝囊高位结扎术(改良 Klasnobaev 术式)(图 24-44)

国内流传最广。在患侧腹横纹处做横切口,

年长患者也可在腹横纹下方 1cm 处做平行腹横纹的切口,以便更接近腹股沟外环(皮下环)。切开皮肤皮下组织后,显露腹外斜肌肌膜,向耻骨结节分离,暴露外环两脚,中间即为精索。在精索前内侧分开提睾肌膜,寻找疝囊。暴露疝囊并切开一小口,探查疝囊内。近端可探入腹腔,远端可探入疝囊底。如见睾丸在疝囊内则为先天性疝,无睾丸则为后天性疝。横断疝囊,提起疝囊近断端向内环处分离至疝囊颈处(局部有腹膜外脂肪显露后即标志抵达内环)贯穿结扎。为了便于横断疝囊,可以向囊膜下注射盐水使囊膜与周围组织分离,并在预计切线上放置几把蚊式钳为横断方向标志。特别注意先天性疝囊膜薄而难剥,小心剥破。一般婴幼儿腹股沟疝,将疝囊颈高位结扎切断即可完成手术,缝皮下台。外环太大可紧缩一针,以容纳示指指尖为准。

(2) 经腹股沟内环(腹环)紧缩术(改良 Bassini 术式)(图 24-45)

在患侧腹横纹处做横切口,显露腹外斜肌肌膜及腹股沟韧带。平行腹股沟韧带上方 1~2cm 处切开腹外斜肌肌膜。从内面能更明确看到腹股沟韧带,暴露腹外斜肌肌膜下的髂腹下神经及髂腹股沟神经,以防损伤。手指沿腹股沟韧带内侧向

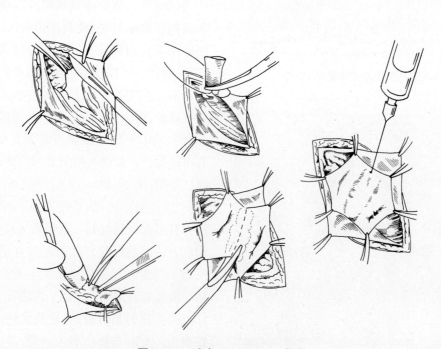

图 24-44 改良 Klasnobaev 术式

耻骨结节探查自外环穿出。切断外环,敞开腹股沟管。提起精索向内环处分离。在精索前内侧寻找疝囊,靠近颈部切断结扎。在提起的精索下紧缩内环,以能容指尖为准。缝合腹外斜肌肌膜及外环。缝合皮下及皮肤。此法作为典型初级手术,常被作为教学手术。更适用于疝囊处理不良时的疝修复,如先天性疝疝囊撕破、滑疝疝囊切除不全及内环缺损太大等。精索下内环紧缩不仅使内环缩小而且把腹压着力点提高,腹壁下部加固。

(3) 保留精索血管输精管高位结扎切断精索手术(图 24-46):20 世纪 80 年代国外盛行双侧盲目结扎精索以治疗及预防小儿腹股沟疝。腹横纹小切口,暴露腹外斜肌肌膜,切开后提起精索,分

离精索动静脉及输精管,分至内环。高位贯穿结扎剩余的精索(如有疝囊必然包括在内)切断。此法寻找输精管及精索动脉很容易(可以摸出),分离快、损伤小,结扎疝囊完全(如果确有疝囊)牢靠。基本上无并发症。然而此法适用于有经验的外科医师。疝手术一般为低年资医师的任务,但此法因为手术野太小,全靠手摸的感觉进行,因此对于低年资医师手术风险较大。

(4) 腹腔镜鞘状突开口荷包缝合术(图 24-47):腹腔内荷包缝合鞘状突开口的方法源于 20 世纪 40 年代的 LaRoque 术式改良。原方法是经腹股沟腹横纹横切口分离腹壁肌肉在内环口上方切开腹膜即可见下方漏斗状腹膜鞘状突开口,直视下予

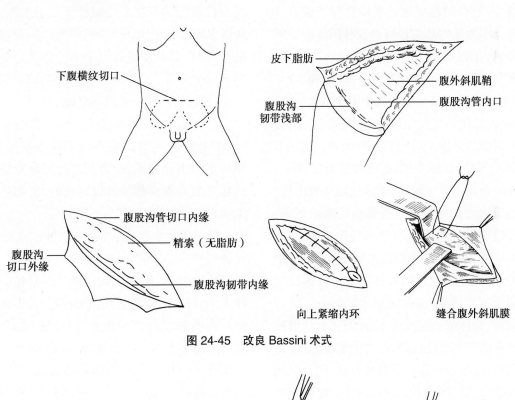

图 24-45　改良 Bassini 术式

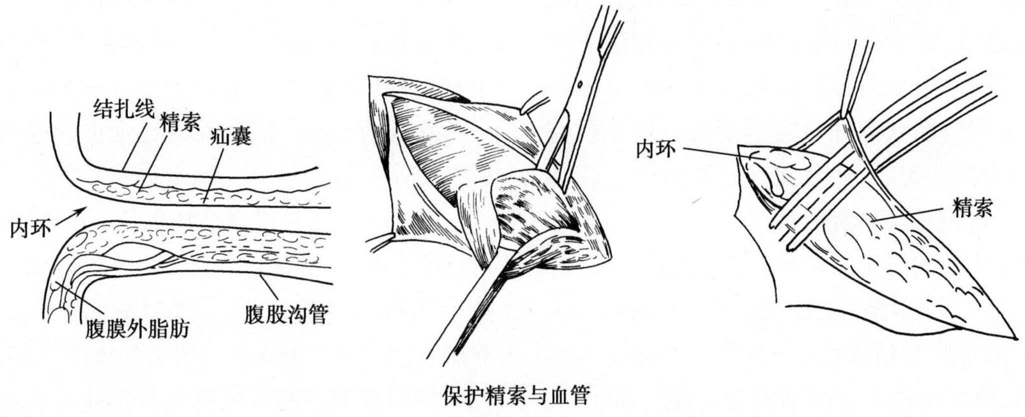

图 24-46　三管外精索结扎

24

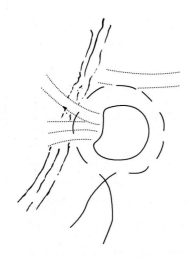

图 24-47 腹腔内荷包缝合

以荷包缝合,缝合时在男性患者注意保护腹膜外的输精管。因为从内部荷包缝合往往因腹膜皱褶而发生漏针,加以疝囊未断,疝可自漏针处复发。尽管文献并未报道该术式的高复发率,然而 50 年代以后此法已不见报道。交流时也无人乐道此术。

(5) 经腹腔镜疝囊高位结扎术:应用小儿腹腔镜行疝囊高位结扎手术已成为常见术式。该手术的优点是:①利用 0.35~0.50cm 的腹腔镜观察下,直接结扎闭合疝内口之腹膜,无需解剖腹股沟管。②腹腔镜下放大的精索血管及输精管清晰可见,可以有效避开,防止损伤。③手术操作简便,有报道 5 分钟即可完成。在腹腔镜监视下,利用带不可吸收线疝针装置,在腹膜外环绕未闭合鞘状开口半周至 6 点位置,突破腹膜并留置不可吸收线;将不带线疝针装置退回至 12 点原进针位置后环绕另外半周至 6 点位置,抓取之前留置的线,将线提出腹壁外,腹腔镜监视下收紧打结,闭合鞘状突。需注意,疝针走行过程中不要损伤腹壁下血管和髂血管,走行全程保持在腹膜外不要突破腹膜,需沿未闭合鞘状突开口完整走行一周不要有遗漏。如为男性患者,注意将疝针走行于腹膜和精索血管 / 输精管及输精管血管之间,不要将精索血管 / 输精管及输精管血管套入结扎线内结扎掉,也要避免疝针损伤精索血管 / 输精管及输精管血管。当分离腹膜与精索血管 / 输精管及输精管血管困难时,可采用两个手段辅助分离:经疝针注水分离和 / 或在脐窝增加一枚 3~5mm Trocar 置入操

作钳牵拉展平腹膜皱褶辅助。提拉 / 按压腹壁穿刺点将线结尽量推入腹壁深层,避免皮下线结反应。④可以同时探查对侧,一次完成双侧疝囊高位结扎。⑤切口位置隐蔽,术后无明显瘢痕。经腹腔行鞘状突高位结扎手术可以实现理想的鞘状突高位结扎。

3. 小儿腹股沟疝的手术指征与时机 小儿年龄越小嵌顿率越高,危险性越大。虽然小儿腹壁肌肉不发达,嵌顿性疝较易缓解。但是小儿肠管血管都很薄弱细小,易受损伤。特别是新生儿常引起睾丸坏死。尽管 6 个月以内的婴儿疝有自愈的可能,而 6 个月内的嵌顿率占各年龄段嵌顿率总和的一半。何况母亲自发现疝起就一直担心。然而目前因为多数单位对新生儿手术仍有顾虑,所以多希望年龄大于 6 个月再做。一旦技术有了把握,就应即时发现即时手术。为了避免患者自觉不同于正常人,需受到特殊照顾,以致影响其身心发育及教育,治疗最迟不宜晚于 6 岁。

4. 术后并发症与疝复发

(1) 并发症:小儿疝手术不应该发生并发症,即使是新生儿手术,也必须有把握满意痊愈。下列常见的并发症都是可以避免的,也都是必须避免的。

1) 血肿、水肿:术后阴囊血肿或水肿可使阴囊肿得很大、很硬、发亮,有时有胀痛。一般 3~7 天停止发展,1~10 周逐渐消退。因剧痛患者需切开减压者极少;晚期睾丸萎缩坏死、消失者也极少见。大血肿多因误伤大血管(动脉)或术中对大血管处理不牢靠。一般血肿多因疝囊远端切缘渗血所致。误伤动脉必须确实结扎,疝囊切缘必须妥善止血,电烧或结扎。一般水肿不须治疗,血肿早期可用冰袋冷敷。急性大血肿则须即刻在麻醉下拆线探查,清除血肿,结扎出血血管或纱布填塞 2~3 天后二期缝合。

2) 误缝内脏:贯穿结扎囊颈不慎将肠壁缝住,术后立刻发生腹痛甚至肠梗阻。以后则出现腹膜炎或伤口感染现象,甚至伤口漏粪汁。随时发现立即拆线修补。贯穿缝合时必先摸清颈部无内脏,然后扭转数周在扭转中部缝合结扎。女性患者缝住输卵管也有类似症状,但较轻,并多于数日后症

状消失。以后有可能发生不孕或异位妊娠。

3）睾丸悬吊：缝合外环时不慎将睾丸固定于腹股沟原地，造成医源性隐睾。术中缝合前注意把睾丸拉入阴囊底部，即可避免。术后及时发现应立刻拆开。否则待青春期后不能自然下降时再做处理。

4）睾丸萎缩：为晚期并发症，多因术中损伤精索血管。一般在腹股沟管内损伤精索动静脉，不致影响睾丸血供。但周围分离广泛伤及邻近睾丸周围血管则易发生睾丸萎缩，甚至坏死而吸收。因此手术时尽量减少分离，并且分离不超过外环以下。因系晚期并发症，发现时已无法挽救。

5）切口下麻木与触痛：术后腹股沟及阴囊皮肤麻木或触痛敏感，可达数月或数年。也属于晚期并发症。一般多不严重，不要求治疗。系因缝合时误将下腹神经或腹股沟神经缝在缝线内所致。缝合前再查看一次腹股沟管内两条神经，小心保护当可避免。

（2）复发：疝的复发似乎不可避免，然而理论上的复发仍然指的是疝囊处理不当。

1）即刻复发：手术结束麻醉苏醒，患者用力挣扎，疝立刻复出，常见情况如下。

A. 疝囊未结扎：术中未找到疝囊，而把其他器官误认为是疝囊切断结扎。曾经发生过的有膀胱、尿道、腹膜、鞘膜水囊肿、输卵管以及其他类似膜状组织，无奇不有。原因是未能认真按层次解剖分离，未见到外环两脚的标志，未辨明腹股沟管内每个器官，盲目钝性撕撑寻找囊性组织。见到类似膜状组织并切开后，又未向远近段探查其是否通向腹腔与阴囊。主观认为是疝囊而切断结扎。原疝囊仍保留原状，当然即刻复发。凡是立刻复发病例，绝对不可企图侥幸，必须立刻探查，以免发生严重后果。

B. 疝囊分破无法结扎：特别是小婴儿先天性疝，疝囊原为睾丸及精索的外膜。组织薄弱非常难分。对先天性疝无认识，常将疝囊分碎而不知。未见到疝囊，当然也不知囊颈的范围，盲目缝合软组织，难免留下空隙。空隙够大则术后即刻复发。弥补的办法是将精索提起，在精索下将腹股沟管内环紧缩一针，使内环上移，能容指尖大小之空隙

即可。

C. 囊颈结扎线脱落或不严：过分强调高位结扎疝囊，而忽视囊颈的标志与重要性。过分牵拉把过多的腹膜拉出疝环，误认为是囊颈，贯穿结扎。切断后立刻缩回腹腔。因腹膜被切后缺损太大，结扎后张力太高，切缘很快从结扎线中脱出。即使是贯穿结扎，最后也只能留下松松的一针缝合。如果疝环也未加处理，则立即复发。也有人强调处理疝囊颈部用荷包缝合，以防切缘脱出。但由于疝环使过多拉出的腹膜形成严重折叠，使荷包缝合可能漏针太大，缩回腹腔后仍可使肠管自由疝出。补救方法也是将内环上移紧缩一针。

D. 滑疝误诊：滑疝如果未能在术前被诊断，麻醉后卧位下很难发现。按一般疝行高位结扎，只是切除部分疝囊，术后当然立即复发。凡是疝环较大，都应该想到滑疝的可能。可试图牵拉疝囊后壁，是否能将盲肠或其他组织拉出。如果证明为滑疝，则必须修补并提高内环。其他罕见的疝如股疝、直疝等也都需行相应的修补。单纯高位结扎必然复发，虽然不一定立即复发。

E. 误行对侧手术：手术时因记错左右，误在对侧施行手术。找到残余鞘状突，高位结扎，完成手术。术后疝仍在。虽然对侧手术也有价值，但家长要求做的疝并未治愈。千万不可强词夺理掩饰错误。

2）早期复发：术后1~2周疝的复发，称为早期复发。多因为疝的形成因素纠正不彻底。

A. 残余囊颈：疝囊颈以下残留太多，可以再形成新囊。

B. 腹壁缺损：一般小儿疝多无腹壁缺损或薄弱，但巨大疝则多伴有缺损。

C. 腹压未减：患者合并腹部肿瘤、腹水等腹压升高较明显，但合并慢性咳喘、便秘、下尿路梗阻则常被忽略。如果不能彻底降低腹压，手术时进一步提高内环，改变受力点，也可防止复发。

3）晚期复发：1年以上的复发，多与前次疝手术无直接关系。应按新发生的疝分析考虑。按一般成人疝的处理原则诊治。复发疝手术要点是了解复发原因，了解精索解剖。手术发现局部解剖不清时，及时改经腹内探查，腹内外联合操作。根

据可能复发的原因进行具体修复。同时尽量解决前次疝手术的合并症与后遗症。

5. 当前几个讨论问题

(1) 关于病理机制论点

1) 腹壁受力点:或称冲击点。指腹压最大的集中点。如果该处腹壁有薄弱处,则可能形成疝。此点会随着年龄及用力行为的变化而变化。新生儿最高受力点在脐,脐疝长期突出,很难自然缩回。1岁后受力点下移至骨盆腹股沟。排大便时受力点偏后在盆底,容易出现脱肛或肛门血管扩张或腹股沟疝。排小便时则受力点偏前集中在腹股沟下部,特别是外环处。因此,提高内环使之远离受力点,可以减少疝出的机会。长期无内脏疝出,内环处的腹膜也会自然粘连愈合封闭。这就是小儿疝囊处理失败时,提高内环位置的理论根据。

2) 疝囊颈:有疝囊、有腹壁弱点,内脏突出到皮下,随时可以缩回。有人不认为是疝。上述条件再加上疝囊颈作为腹腔内外的界限才能称之为疝。因为前者既无症状又无危险,不能算病。有了颈部就有随时嵌顿的危险。有了囊颈才有手术的目标与标志。手术时如果把囊颈部保留在腹内,仍有发生内疝的可能。因此识别及处理囊颈不可忽视。

3) 腹膜外脂肪疝的争论:少数小儿特别是肥胖小儿腹股沟常有无痛肿块突出,可以回纳,仰卧亦可自然缩回。手术时发现主要是腹膜外脂肪疝出,很少随带小部分腹膜,更无疝出之内脏,也难辨别囊颈。算不算疝?是否滑疝?可能不可能发展为疝?目前诊断困难,至少算一次预防性疝手术。怎样保证脂肪不再下滑?

4) 双侧疝与预防性疝修复:不少人强调小儿腹股沟双侧都有鞘状突残余的机会很高,凡是行疝手术都要探查对侧。也有人做新生儿腹部手术特别是腹腔镜手术时会顺便看看下面是否有残余鞘状突的内孔。如果发现,则可从内部缝合一针。这种倡议是进步的,但要根据医师的技术水平。如有把握何惜举手之劳。但是小儿时期有残余鞘状突大约有多少会发生疝?是否会随年龄而自然闭合?

(2) 先天性疝和后天性疝的混淆:小儿疝手术强调区别先天性疝,是因为先天性疝囊分离困难,常需不同的手术方法。例如外环外高位结扎法就常常失败,而须紧缩内环。这是按胚胎病理、疝囊来源而分类。先天性疝的疝囊是随睾丸下降的腹膜,是睾丸与精索的外膜的一部分;而后天性疝是残余鞘状突被内脏受腹压压迫渐渐沿腹股沟管进入阴囊。临床检查先天性疝睾丸与疝出的肠管同在疝囊内,而后天性疝则睾丸在疝囊外,界线清楚。手术切开疝囊后,先天性疝可以在囊内看到睾丸,而后天性疝则囊内看不到睾丸。据此可以决定下一步手术。有人按临床所见而分类,认为出生后即已存在为先天性,出生后逐渐发生的为后天性。在名词含义上造成混淆。

(3) 手术方法的争论:疝的种类很多,手术方法也很多。由于小儿疝比较简单,基本上都是腹股沟疝。但是越是罕见越易误诊,故在此加以介绍。

1) 小儿各种罕见疝:直疝,切开疝囊后手指伸入腹腔,摸到下腹动脉在疝环外侧跳动;股疝,疝囊颈在腹股沟韧带以下;滑疝,牵拉疝囊时腹膜外器官(盲肠、膀胱、子宫附件)随疝囊拉到疝环以外;水囊肿疝,切开囊后不能探入腹腔,再另外分离可见真正疝囊。凡是巨大疝与特小疝(隐型疝)都要想到罕见的疝种,必要时均需经腹探查。

2) 传统的典型手术方法及其特点:Ferguson法,精索前缝合联合肌腱与腹股沟韧带紧缩外环;Bassini法,精索后缝合联合肌腱与腹股沟韧带紧缩内环;Halsted法,与Basini法相同,并在精索后做腹外斜肌膜折叠加固;Klasnobaev法,原位折叠腹外斜肌膜紧缩外环。以上均属于疝缝合术(herniorrhaphy)(图24-48、图24-49)。

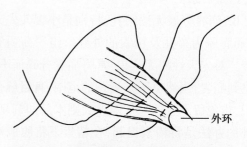

图 24-48　两种腹壁加固法 -Klasnobaev 法

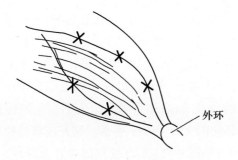

图 24-49　两种腹壁加固法 -Bassini 法

下述各法是利用肌膜移植修补腹肌缺损称为疝成形术（hernioplasty）。如：MacMurrey 法，用阔肌膜条编织修补腹壁；MacArthur 法，用腹直肌膜条修补腹直肌与腹股沟韧带间缺损；MacFay 法，用肌膜条编织缝合腹直肌、腹股沟韧带及耻骨梳韧带（Cooper 韧带）。多用于巨大直疝，后者更适于股疝（图 24-50）。

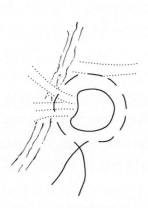

图 24-50　肌膜条加固法

（4）腹腔内缝合术：以上介绍的各种手术都是在腹腔外寻找疝囊，结扎切断。20 世纪 40 年代曾一时盛行过腹腔内手术（LaRoque 法）。在下腹部比阑尾切口稍低的位置进入腹腔。沿腹股沟看到疝囊的腹膜内口，就地荷包缝合。此法的优点是避免找疝囊困难与损伤疝囊，保证高位结扎疝囊，从腹内探查确定腹壁缺损按需修补。同时能发现对侧疝，还能顺便切除阑尾。盛行不过 10 年，之后销声匿迹。主要缺点是复发率明显过高。总结缺点：主要是荷包缝合技术较难掌握，注意从腹腔内缝合不能伤及周围器官如输精管、血管等；疝口处腹膜不固定，缝合时容易折叠，针距大小难保证，过大的针距在折叠内不易被发现，因为疝

囊未断开，术后针距间孔逐渐扩大，疝很快复发。现在腹腔内法多用于：找不到疝囊，困难的复发疝，不能排除腹内合并症时。而且使用时也多只限于探查腹腔，寻找疝囊，很少在腹内缝合修补（图 24-51）。

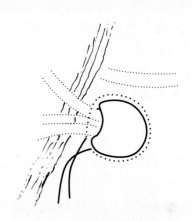

图 24-51　腹腔内疝囊颈结扎法

最近，腹腔镜疝手术的兴起，又把腹内缝合法推广。过去的经验不容忽视。关键问题是掌握与提高腹内荷包缝合技术。保证缝合严密，不损伤周围器官，肯定是上好的手术，进一步简化后应是疝手术发展的方向。如能利用腹腔镜机器人使手术程序化，则更能避免人为的失误。

6. 教学典型手术　疝手术一向是最好的外科教学手术。因为该手术安全简单，并且包括了手术的基本技术。通过疝手术可以学会识别组织与器官及其层次标志，练习切开、止血、探查、分离、缝合、结扎等技术，懂得备皮、麻醉、包扎等完成手术的全面知识。对于小儿外科医师改良 Bassini 手术最为典型。遗憾的是有一些不良现象确实存在：有人认为疝手术是小手术，资历老的医师不屑于做，年轻医师又热衷于新的手术方式，不肯钻研典型教学手术，致使外科教学受到很大损失。事实上，疝手术是要求严格、不允许失误的。不能在疝一类手术中培养严格的工作作风，不能保证外科的安全性。在未发展新的教学手术前，解剖腹股沟管，一丝不苟地处理每个器官、每个步骤，对医学生来说绝对不能忽视。

7. 门诊典型手术　门诊手术的最高要求是缩短母子分离时间，创造安全舒适的环境。安全、有

24

效、经济都是必需的低标准。疝手术可以说是门诊的品牌手术。有一个实例可以参考:患者在母亲怀中,由护士协助脱衣服做清洁,用毯子包起。麻醉师在母亲怀中注射氯胺酮。患者睡稳后由麻醉师抱入手术室。术者已经戴好手套等在手术台前,立刻备皮、铺单。从切皮、找疝囊、缝合切口、清拭血迹,到包好毯子,送到母亲面前。母亲尚未理好衣服。母子离开不过十几分钟。患者安稳地睡到小床上。在场的各位母亲都为之庆幸与称赞。疝手术的成功,创出了门诊手术的声誉。

8. 术中失误 刚入职的医师做手术难免失误,指导者若是低年资医师,有时不能阻止失误的发生。手术时间已经很长,局部解剖已经很乱,找来上级医师,又当如何补救呢?

(1)找疝囊解剖不清:从17世纪奠定了现代外科的三个基础(麻醉、无菌、解剖),解剖清楚就是外科手术操作的基本条件。不同年龄组织解剖又有不同特点,这也就是小儿外科之所以成为一个专业的根据。6~12个月婴儿疝手术要切开皮肤寻找疝囊,首先皮肤就很薄而软,与皮下层紧密粘连并且张力很高,切开后皮下脂肪立刻翻出,呈白色透明颗粒状,甚至有颗粒状脂肪块从切口脱落。皮下筋膜薄而透明,很难辨认。切开或撕破则暴露深层脂肪,色稍黄,平滑呈片状。皮下静脉附着于皮下筋膜,分离时常有出血。推开深层脂肪后则见白色平滑纤维膜,是为深肌膜。深肌膜下无脂肪层,只有肌肉或精索组织(提睾肌很薄,难认)。虽然婴儿深肌膜也很薄而呈粉红色(不像成人的银白色),但其表面平滑容易分离,可借以辨认,切开后里面多可见银白色纤维结构(图24-52)。

向外侧分离则见腹股沟韧带(银白色纤维带),沿韧带向下探查,手指可自外环探出,从而分离出

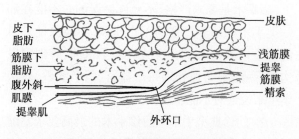

图 24-52 婴儿腹股沟管皮下分层

外环的内外脚。切开外环,敞开腹股沟管,暴露精索。切开提睾肌膜,直视下在精索前内侧做浅层分离寻找疝囊。每层组织都辨认清楚,没有盲目分离,更不可盲目分离过深。以上是教学医师指导下的改良 Bassini 手术。国内不少年轻医师喜欢做简化的 Klasnobaev 手术。切开皮肤就拉向耻骨结节,暴露外环,平滑硬锐的半月形纤维边缘。外环外组织从此处凸起,在外环两脚之间分开皮下脂肪,暴露精索,就地寻找疝囊。但是有人不够认真,把切口拉向耻骨结节,不找外环脚,盲目向深处分离脂肪寻找外环。多数是顺利成功,快速完成手术。由于未找肌膜,层次不清、标志不清。如果经验不足对解剖不熟悉,则可能搞乱组织解剖找不到疝囊,无法下台。也难免伤及其他器官。常见的损伤如下。

1)分破大血管:不知脂肪厚度,盲目向深处分离,偏向腹股沟韧带以下,可能伤及下腹动脉、股静脉、甚至股动脉,造成突然大出血。处理不当则非常危险,应立刻压住,找上级医师协助处理。

2)切断输精管:在脂肪层中反复找不到疝囊,分离过程中损伤输精管、精索动静脉而不察觉,偶然间发现输精管的断端。应立时寻找另一端吻合。

3)误将膀胱认为疝囊:盲目分离误入耻骨结节以上,将膀胱黏膜拉出切开,甚至误将小部分黏膜从膀胱壁切口拉出成憩室盲囊而误认为疝囊,结扎切除。尽管有可能无大问题,但术后立即复发。

4)误将尿道认为疝囊:沿耻骨结节下分离过深,切开尿道误认为疝囊,切断后高位结扎,尿路不通必须即刻处理。

5)进入腹腔:分入腹股沟韧带以上进入腹腔,将部分腹膜拉出,形成盲囊憩室,误认为小疝囊而切除结扎。术后原疝立即复发。

(2)撕破疝囊颈:多数因为先天性疝,疝囊难分,多处撕破,无法缝合或结扎疝囊颈。也有复发疝或多次嵌顿发炎后疝囊粘连,分离困难。也有因解剖不清不知不觉中将疝囊撕烂。

(3)结扎缝合失误:最危险的是缝扎囊颈时缝住或扎住肠管,忽略后可能致命。此外缝外环时将输精管扎住而不觉,缝破精索动脉发生迟发性

出血或血肿,缝住精索或睾丸造成高位睾丸,关闭腹股沟管时缝住神经后遗皮肤麻木、疼痛。

9. 临时补救　术中发生问题,上级医师临时上台不要自认为技术高而重复原术者的错误。原术者已将局部解剖搞乱,后来者又不了解情况,不可立刻动手,先耐心观察由原术者详细展示问题的过程,有了把握再动手。最好由另一条路解决关键问题,尽量避免由后来者再增加原地的损伤破坏。

(1) 找疝囊,解剖迷失:找不到疝囊主要是因为解剖不清,迷失方向。少数因为疝囊太小、太高(腹股沟管内)而分离的位置太低(外环外)。也有时根本不是腹股沟疝。原术者展示情况后,首先从腹壁外判断切口与腹股沟韧带中点位置的关系。如果很近,可以将皮肤切口拉至腹股沟中点上方,逐层切开皮下脂肪,暴露银白色的腹外斜肌筋膜。按纤维方向切开筋膜(腹股沟管前壁),暴露精索及腹股沟韧带。示指沿腹股沟韧带从腹股沟管内探出外环口并予切开,便于游离精索,寻找疝囊。如果疑点太多,最好直接进入腹腔,经腹探查,寻找疝囊,简单而有把握。处理疝囊后再做善后处理。

(2) 大血管止血:腹股沟大出血的止血原则是扩大手术野,直视下处理血管。首先要压住出血点,停止继续出血。吸引清理积血及血块,试图缩小压迫范围,辨清组织结构,逐层扩大切口,暴露出血血管或出血面。动脉出血多可找到血管,分离清楚后进行切断结扎。股动脉特别是下腹动脉分支处撕裂常需切断分支,缝合裂口。静脉出血包括股静脉均以切断结扎最为可靠。找不到具体出血点的静脉出血或渗血则可填塞止血棉后缝合软组织。观察一定时间确认无出血方可缝合伤口,不可抱侥幸心理。

(3) 疝囊颈残破:疝囊颈残破不必试图缝合结扎,只应在精索下紧缩并提高内环。残余腹膜及疝囊颈膜自然粘连闭合。如能尽量切除残余囊颈,使其与腹膜完全离断,则更有利于预防复发。

(4) 输精管切断:输精管切断必须及时吻合。找到断端后剪除损伤部分,用一根 6-0 单乔或 7-0 普迪思可吸收缝线从一个断端的侧壁用细针穿入

管腔,从断端口引出,再插入另一断端口内,作为支架,将两断端对齐,在管壁外固定 2~3 针。最后将管外剩余部分缝线留置于缝合伤口以外,3~4 天后拔除(图 24-53)。

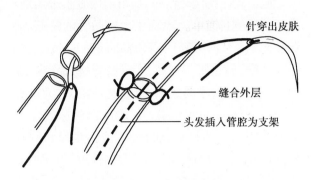

针穿出皮肤

缝合外层

头发插入管腔为支架

图 24-53　输精管吻合法

(5) 精索血管切断:一般局部分离破坏不严重,可以结扎止血。如果切断处靠近睾丸,并且周围分离广泛,则应用三角针刺破睾丸试验,看血色是否鲜红。经过一定时间的观察,血色保持鲜红则不需处理,否则应尽量争取残余血管吻合,或只好放弃。

(6) 损伤尿道:膀胱损伤只要缝合即可,安全起见术后可放导尿管 3 天。尿道切断必须立即吻合,同时引流膀胱。但是,如果当时未发现伤及尿道,则要根据情况按泌尿科原则处理。无论如何疝手术总是要另做。

(7) 损伤腹膜:腹膜损伤本身无关紧要,最好不做任何处理,不必缝合。但腹壁缺损必须缝合或修复。关键是必须探查有无内脏损伤。如果手指摸不出结论,不妨用腹腔镜或其他内镜探查,以确定是否需要行必要的处理。作为上级医师必须做出决定。

二、嵌顿性疝

【发病率】　嵌顿性疝(incarcerated hernia)是腹股沟疝常见的并发症,具有较大的危险性,国内统计发病率约占 17%,国外大宗病例统计占 12%~17%,其中男性占 12%,女性占 17%,嵌顿性疝约 82% 在右侧,67% 发生于 1 岁以内,其中 28% 发生于 2 个月以内,31% 发生于 3 个月以内,早产儿患腹股沟疝时易发生嵌顿,体重低于 1kg

24

的早产儿腹股沟疝 18% 发生嵌顿,而发生嵌顿性疝的年龄越小生命危险性越大。

【病因及病理】 进入腹股沟疝囊中的脏器,当腹腔压力减轻或腹壁肌肉放松时,即可还纳腹腔。但当腹压持续较高时,疝出的内脏很难还纳,或还纳后立即复出。然而不影响肠管的畅通,无肠梗阻,称为不可复性疝(irreducible hernia)。疝环较狭窄,偶然腹压增高,大量肠管挤入疝囊,受到疝环的压迫,不易还纳,造成肠梗阻,称为嵌顿性疝(incarcerated hernia)。久之脏器静脉及淋巴回流受阻而发生肿胀、淤血,或因膨胀而自家扭转,最后可导致出血、坏死。同时有肠梗阻及血管梗阻,称为绞窄性疝(strangulated hernia)。一般小儿疝环弹性较成人弱,不致在短期内发生坏死,但脏器受压水肿,进而压迫精索,特别是新生儿可并发睾丸梗死(testicular infarction)。

【临床表现】 腹股沟疝平时表现为腹股沟或阴囊内有可复性柔软包块,当嵌顿时肿块突然变大、变硬、剧烈疼痛。患者表现为哭闹不止,不久即发生呕吐,停止肛门排气、排便等肠梗阻症状。检查时发现腹股沟有肿块隆起,质硬,明显触痛,肿块不能还纳腹腔。晚期局部皮肤发红,腹部膨胀,甚至有腹膜刺激征。患者便血多表示肠管已坏死,如不能及时诊断和正确处理,可发生死亡。

【诊断与鉴别诊断】 典型的嵌顿性疝诊断并不困难,对于哭闹不止,特别是表现肠梗阻的患者应常规检查腹股沟及阴囊部位。如已发现腹股沟部肿块且不能还纳腹腔则易于确诊。

外科医师决定手术时,首先必须鉴别不可复性疝、嵌顿性疝或绞窄性疝。可根据肠梗阻及中毒症状的有无做一般区分。直肠指检与阴囊双合诊,根据内环内外肠管是否压力自由交通,以及阴囊局部是否红肿热痛可以做进一步的鉴别。特别是非机械性严重腹胀引起不可复性疝手术常为禁忌,必须严格区分。

但在一般诊断过程中也应与以下疾病相鉴别。直肠指检,沿腹股沟韧带摸到内环处有无嵌顿的高张力肠管,为基本的诊断根据。

1. 腹股沟淋巴结炎 早期肿块坚硬,皮肤红肿,边界不太清楚,有触痛,全身有急性化脓性炎症表现:如发热或中毒症状,但无肠梗阻表现,急性淋巴结炎时一般肿块不能移动,后期出现波动。

2. 睾丸扭转 部分患者腹股沟或阴囊出现疼痛,肿块无明显触痛,但活动度大,不伴肠梗阻,阴囊内无正常睾丸,不难与嵌顿性疝相鉴别。

3. 睾丸或精索鞘膜积液(水囊肿) 病史中即有阴囊或腹股沟肿块,无痛,透光试验阳性。但有时发生继发感染或出血,则肿块突然增大、疼痛、变硬,透光阴性。特别是新生儿腹股沟型水囊肿合并症,很像嵌顿性疝。但无肠梗阻症状。直肠指检内环处无嵌顿之肠管。

在诊断嵌顿性疝时,有时继发症状重而局部嵌顿的疝内容物少时有可能被误诊。如临床主要表现腹痛或肠梗阻时容易忽略腹股沟的小肿块;有时性患者疝内容物为卵巢或输卵管时也容易忽略。

【治疗】

1. 手法复位 因患者疝环具一定弹性,小儿嵌顿性疝发生肠绞窄时间较晚,一般认为嵌顿 12 小时以内,无明显肠坏死征象的患者可考虑手法复位。一般早期嵌顿性疝患者哭闹不安。最好不做任何招惹患者哭闹之事,以免使病情加重。首先注射镇静药安抚患者安睡。一般睡熟后,疝自然缩回或软化。只有嵌顿性疝变软后,方可施行手法复位。但在手法复位时一定要轻柔。因为小儿组织脆弱,疝囊及脏器均因嵌顿而水肿,粗暴地挤压复位,可导致疝囊撕裂或肠管浆肌层破裂。如果不能变软,或复位困难,或复位不完全、复位后又复出,均说明肠坏死或严重损伤,必须及时手术探查。

操作方法:给予一定的镇静药使患者安静入睡(疝内容物巨大估计复位较为困难时可给予全身或基础麻醉),头低位仰卧。术者以左手轻轻固定外环处,轻轻按摩以减轻外环及疝囊颈部水肿,然后以右手轻轻持续压迫疝内容物。若此时患者稍有哭闹挣扎,暂不要放松,待患者安静时再继续轻轻加压。常可感到有少量气液体通过疝囊颈进入腹腔,继之疝块逐渐缩小。常常在听到"咕咕"声后迅速还纳腹腔。此时疝块完全消失,患者疼痛及肠梗阻症状缓解。患者均能安静入睡。如果肛门有排气、排便,则更说明肠梗阻已解除。据文献报道70%~84%患者手法复位成功。整复后应观察患者有无腹痛或腹膜刺激症状出现,以排除疝内容物还纳后有无严重损伤(穿孔或坏死),必要时应紧急行剖腹探查手术。嵌顿缓解后2~3天可择期作疝囊高位结扎术。

2. 手术治疗　嵌顿性疝有如下情况之一者应停止手法复位转为紧急手术治疗。

(1) 嵌顿时间超过12小时。

(2) 全身中毒情况严重或已有便血者。

(3) 新生儿嵌顿性疝,因不能明确发病准确时间,并且新生儿嵌顿性疝肠坏死率高,多应考虑紧急手术。

(4) 女性嵌顿性疝,卵巢及输卵管嵌顿不易复位。

(5) 手法复位不成功或几经手法复位后患者出现腹膜刺激征不能除外肠损伤或穿孔者。

手术方法基本同腹股沟疝的选择性手术,以改良 Bassini 手术为首选。麻醉以全身麻醉为宜,切开腹外斜肌肌膜后,沿腹股沟韧带探向外环口,逐渐向外环口切开。特别注意近外环口处嵌顿之肠管张力很高,甚至反折向外环口以上,使外环口纤维组织被卡入高张力肠管壁内,也有可能因长时间压迫使肠壁发生坏死。此时稍加外力立刻穿孔。因此,必须小心切开外环,保护好受压肠管。肠内张力太高妨碍暴露外环边缘不能直视下切开,则应先用细针穿刺张力肠管减压后再切开外环,然后再探向腹腔,必要时同法小心切开内环,使嵌顿完全松解(常常内外环已重叠在一起,一次完全切开)。小心打开疝囊,观察疝囊内的液体是否为血性、浑浊、有否臭味,肠管颜色、张力,有无穿孔,有无肠蠕动,肠系膜血管搏动情况,缓解压迫前后血运颜色是否有改善。嵌顿脏器如无坏死穿孔则予以复位;肠管明显损害者行切除吻合;不能确定者暂时外置,24小时后再处理。大网膜已坏死时应予以切除,睾丸坏死也应一并予以切除,然后行常规疝囊高位结扎术,如在术中切开内环者,应当将内环修复并紧缩。

污染严重者应在疝囊内置橡皮片引流。

近年来有报道采用小儿腹腔镜协助治疗嵌顿性疝,复位成功后还可检查腹腔肠管的血运。

3. 术中并发症防治

(1) 嵌顿性疝术中最常见损伤肠管,尤其是嵌顿的时间较长肠管高度膨胀时,一旦切开皮下环后,肠管会进一步膨胀,由于局部水肿,解剖层次不清,此时在切开疝囊时极易损伤肠管,故术中进行此步骤时助手用纱布保护肠管以防随时破裂污染手术野,提前实行穿刺减压。如有浆肌层撕裂时更应防止肠管破裂,肠管膨胀时不可缝合破裂的浆肌层。

(2) 探查时应仔细辨认肠管的血运,切勿将可疑失活的肠管放入腹腔,造成术后肠坏死穿孔。在术中如有两个肠管嵌顿于疝囊内时应高度怀疑此两肠祥之间尚遗留在腹腔内的肠祥已有血运障碍。故在打开内环后,应将遗留在腹腔内的肠祥拖出疝环口外,进行仔细检查,如发现该部肠管已坏死时则应当予以切除吻合。如无坏死时再将疝囊内嵌顿肠管按顺序置入腹腔。

(3) 严重患者继续抢救,局部严重肿胀甚至坏死,难免伤及输精管、精索血管,甚至是膨胀的膀胱。处理肠管后必须全面检查,按情况逐项处理。

4. 术后并发症的防治

(1) 阴囊血肿:据报道发生率约为10%,主要原因是发生嵌顿性疝时疝囊广泛出血水肿,局部组织不易辨认,切开疝囊内外口的主要目的是检查及还纳肠管等疝内容物,故有些小的出血点易隐藏在水肿的疝囊中造成术后渗血不止而出现该并发症,故术中应在还纳疝内容物后仔细检查出血点。术后用沙袋压迫。

(2) 睾丸移位:在疝囊高位结扎后,将睾丸复位再进行腹壁各层的缝合,缝合中应避开精索。

(3) 睾丸萎缩:多数因嵌顿时间较长,压迫精索血管造成。文献报道发生率为2.3%~15.0%。

(4) 鞘膜积液:多为残留在疝囊中的渗液或渗血造成,因与腹腔不相通,故可穿刺抽吸。

(5) 疝复发:急诊手术时,切开的组织较多,疝内容物还纳后又没有很好的修补内环口。另外,疝囊水肿,高位结扎时结扎的位置高度不够,疝囊水肿口径较大时单纯采用荷包缝合易造成组织消肿后缝线松弛,导致肠管通过缝隙再次降入疝囊,

24

重视内环口紧缩,常能避免。

【术后处理】 疝囊高位结扎后伤口应予以封闭,防止尿液污染,如阴囊松弛为预防血肿可以用沙袋压迫,做肠切除吻合病例应予以禁食、输液,待肠功能恢复后再进食。

【预后】 婴幼儿腹股沟疝嵌顿手法复位成功率在 95% 以上,手术治愈率达 97.5% 以上,术后腹股沟发育不受影响,2.3%~15.0% 出现患侧睾丸不同程度萎缩及 1.2%~2.2% 疝复发。

三、鞘膜水囊肿

【发病率】 鞘膜水囊肿(hydrocele tunica vaginalis)与腹股沟疝是同源病,发病率与疝相似。由于水囊肿比较容易自然愈合,所以不同年龄发病率差异很大。约 60% 的病例 2 岁内可自愈,85% 6 岁内可自愈,而疝则 6 个月以后很少自愈。

【病因及病理】 睾丸的下降,随带覆盖的腹膜同时下降至阴囊后,腹膜形成的鞘状突闭合不全,但又与腹腔交通不畅,肠管不能疝出,只能存一些腹水,则形成鞘膜水囊肿。由于鞘状突闭合的位置不同而形成不同部位的水囊肿。如图 24-54 所示:其中交通性水囊肿(鞘膜积液)通向腹腔,压迫时可以缩小甚至完全还纳,与疝相同。事实上早晚会发展为疝,所以临床上诊断治疗均与疝的原则相同。

【临床表现】 一般表现为一侧阴囊肿大或腹股沟有软性肿块,女性患者只表现为腹股沟肿块。

不痛不痒,无任何症状。不能缩小,不能还纳。但是可能随提睾肌上下活动,甚至部分进入腹股沟,使肿块表现为缩小。时间较长(几个月或几年)也可能增大或缩小以至完全吸收。学龄儿童囊肿太大则可妨碍体育活动,或影响心理发育。

【诊断】 一般一侧阴囊或腹股沟皮下囊性肿块,柔软有弹性,无压痛,可移动,但不能压回腹腔,多可诊断为鞘膜水囊肿。女性患者肿块在大阴唇上方,也称为 Nuck 囊肿。透光试验为传统的诊断方法。操作方法是:用手电筒(最好是笔形的小头电筒),贴紧肿块的一方,可见全部肿块红亮。阳性标准是照在肿块的任何部位都必须看到肿块全部均匀红亮,边界清楚(图 24-55)。

这与皮下脂肪或肠管内气液的透光不同,后者不能显示各方均匀的红亮。B 超和 CT 检查也能确诊,但多无必要。如果发现肿块大小有变化,须明确是否为交通性水囊肿,做压迫试验,试图挤压向腹腔还纳。必须注意肿块上部隐藏在腹股沟管内的假象。偶然可见水囊肿发生继发感染或继发出血。肿块突然增大,疼痛,变硬,透光试验阴性。注意以往病史,多可诊断。必要时做 B 超与穿刺可以帮助确诊。

【鉴别诊断】

1. 腹膜后淋巴管瘤腹股沟滑疝　腹膜后淋巴管瘤可以疝入腹股沟甚至阴囊,基本上不能还纳,透光试验阳性。直肠指检可摸到内环处厚软的淋巴管瘤。手术时发现囊肿上界不清,向腹膜后延

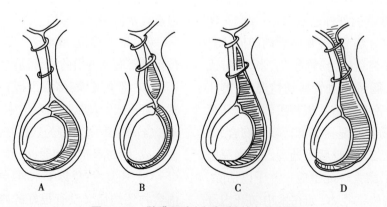

图 24-54　鞘膜积液(水囊肿)的各种类型

A. 睾丸鞘膜积液(testicular hydrocele);B. 精索鞘膜积液(spermatic hydrocele);C. 睾丸精索鞘膜积液(testicospermatic hydrocele);D. 交通性鞘膜积液(communicating hydrocele)

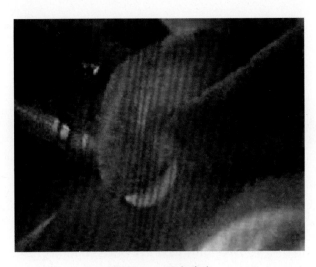

图 24-55　透光试验

续,则应想到淋巴管瘤。一般是局部截断切除,缝合紧缩内环。暂时解决阴囊肿块问题,腹膜后肿瘤有待进一步研究处理。多数患者终身无症状,不需治疗,个别有症状者,根据具体情况施行部分切除或去盖手术。最好不要在水囊肿手术当时盲目扩大手术范围。

2. 各种腹水的交通性水囊肿　交通性水囊肿的处理原则与疝相同,必须注意到腹压的问题,特别是腹水、乳糜腹与血性腹水。诊断交通性水囊肿时应排除腹腔内病变。可疑时应利用 B 超或 CT。

3. 肿瘤渗液与出血　有时被忽略的睾丸肿瘤突然出血或发生渗液,往往误诊为忽略性水囊肿继发病变。误诊常常贻误恶性肿瘤的治疗时间。此时 B 超与 CT 则非常重要。

4. 新生儿不可复性疝　新生儿正常情况下常有不同程度阴囊皮肤皮下水肿。一般不形成肿块,阴囊瘪而软。如果同时合并疝则出现肿块,特别是内环口较松,新生儿多处于腹胀状态,平时疝很难还纳(并非嵌顿),在阴囊组织高度水肿的混淆下,常误诊为水囊肿。这种误诊虽然不至于误导当时治疗,但日后肿消,发现为疝时也说明曾经诊断错误。如果不幸发生嵌顿而误诊,则可能发生危险。

【治疗】　新生儿鞘膜水囊肿无须治疗,也不需要特殊护理,洗澡、换尿布、甚至处理臀红都与正常儿无异。等待 1~2 年,根据肿块对患者的影

响而考虑治疗。一般说来,学龄前不能自然消退,多考虑手术。事实上水囊肿的治疗多是根据患者家长精神负担的要求。

1. 非手术疗法　用针穿刺囊肿,抽出积液注入硬化剂。效果不肯定,炎症轻重也难控制,不宜提倡。

2. 手术疗法　手术方法与腹股沟疝缝合术相同。多用外环外分离法寻找残余鞘状突或称囊肿导管(相当于疝囊颈)高位结扎即可。不需切除或翻转鞘膜囊,术中将积液放空即可(图 24-56)。

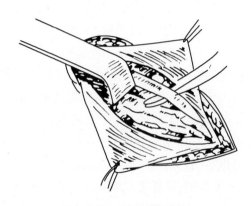

图 24-56　结扎切断导管

【预后】　本症对患者健康生活本无影响,因此治疗效果不容不佳,否则不如不做。注意解剖清楚标志分明,不应发生意外损伤。高位结扎导管,一般均无复发。有人提出晚期压迫睾丸影响发育问题,但小儿少有高张力巨大水囊肿,事实上缺乏临床证实。

四、女孩疝与纽克囊肿

(一) 女孩疝

【定义】　一般指女孩腹股沟斜疝。

【病理】

(1) 与男性患者腹股沟斜疝形成基本相同,只是睾丸下降改为子宫圆韧带下降。

(2) 子宫圆韧带下降后固定于耻骨结节。

(3) 腹股沟管内无精索,但腹外斜肌筋膜下髂腹股沟神经与髂下腹神经,位置不变。

(4) 因无睾丸鞘膜,疝囊的先天、后天性质也无区别。

(5) 疝内容常为小肠、子宫附件或大网膜,但

24

滑疝相对较多,常见内容为膀胱、子宫及腹膜外脂肪。

【**症状**】　腹股沟处偶尔出现皮下软肿块,无不适,仰卧常消失。也可发生嵌顿而引起剧烈腹痛。肠管嵌顿则有肠梗阻症状,输卵管嵌闭则仍能排气、排便。

【**诊断**】　一般靠可复性肿块的病史与体检诊断。但就诊时,疝可能未凸出,患者跳动也不能引出,局部所见及家长提供的病史均可能不确定。多数人等待疝凸出时再做诊断,也有人向腹腔内注气或碘造影剂造影检查,但假阴性者较多。甚至有人直接缝扎内环(因无精索的顾虑)不顾疝囊是否存在。一旦嵌闭,肿块不能还纳,则须鉴别是否是腹内器官疝出。小女孩用直肠指检可以摸到腹股沟韧带中部内环处,有无嵌闭的组织(肠管或其他),双合诊有无联通冲动。B超或其他影像学检查也可鉴别。从无还纳史的肿块,则须与囊肿或肿瘤相鉴别。滑疝与股疝在女孩常与腹股沟疝混淆,很难鉴别,常需手术中切开疝囊后手指插入疝囊颈在腹股沟韧带下,则为股疝;手指在韧带上则为斜疝,拉动疝囊颈检查发现能带出膀胱或其他器官则为滑疝,均需行针对性治疗。

【**治疗**】　治疗应选手术切除疝囊封闭内环。腹股沟管注射硬化剂及经皮缝扎均不可靠。手术方法仍应逐层切开筋膜,保护神经,切除疝囊,可将圆韧带与腹股沟韧带及联合肌腱缝在一起加固。注意避免缝住神经以致术后长期局部皮肤疼痛过敏。

(二) 纽克囊肿(Nuck cyst)

【**定义**】　女性患者腹股沟管内胎儿残留良性囊肿,相当于男性患者精索水囊肿(鞘膜积液)。

【**病理**】　胎儿子宫圆韧带下降时随带腹膜残余,腹股沟管内环处闭合不严,部分腹水滞留形成水囊肿。临床表现为非交通性,不能还纳或压缩。但实际上仍与腹腔联通。只待入口完全闭死,则可自然吸收而愈合。交通逐渐通畅而形成疝者尚未见报道。

【**症状**】　除腹股沟近耻骨处有鸽卵大小的皮下软性肿块外,无任何症状或不适。偶尔继发感染可表现为局部红、肿、热、痛,全身发热。个别溃破出脓后遗留慢性窦道,可能长时间不愈。但分泌物不多,一般也无肿痛。

【**诊断**】　女性患者耻骨旁皮下慢性无痛性软肿块,活动度很小,透光试验阳性,即可诊断。但须与淋巴结肿瘤,特别是非绞窄性不可复疝相鉴别。疝内容为卵巢囊性变则更难鉴别。常规直肠指检双合诊,摸到光滑腹股沟韧带可排除疝。对可疑病例,B超及其他影像学检查可能有助于诊断。

【**治疗**】　本症对人体危害性甚微,任何冒险治疗均不可取。如需治疗仍以手术切除为宜。安全短暂麻醉下,耻骨上横口,逐层切开,切除囊肿,逐层缝合。穿刺、注射硬化剂,很难掌握,需更高经验。

(王增萌　张金哲)

参考文献

1. ESPOSITO C, ALICCHIO F, SAVANELLI A, et al. One-trocar ileo-colic resection in a newborn infant with a cystic lymphangioma of the small-bowel mesentery. J Laparoendosc Adv Surg Tech A, 2009, 19(3): 447-449.

2. MONCLAIR T, BRODEUR G M, AMBROS P F, et al. The International Neuroblastoma Risk Group (INRG) staging system: an INRG Task Force report. J Clin Oncol. 2009; 27(2): 298-303.

3. COHN S L, PEARSON A D, LONDON W B, et al. The International Neuroblastoma Risk Group (INRG) classification system: an INRG Task Force report. J Clin Oncol. 2009; 27(2): 289-297.

4. PUGH T J, MOROZOVA O, ATTIYEH E F, et al. The genetic landscape of high-risk neuroblastoma. Nat Genet. 2013; 45(3): 279-284.

5. AMBROS P F, AMBROS I M, BRODEUR G M, et al. International consensus for neuroblastoma molecular diagnostics: report from the International Neuroblastoma Risk Group (INRG) Biology Committee. Br J Cancer. 2009; 100(9): 1471-1482.

6. BEISKE K, BURCHILL S A, CHEUNG I Y, et al. Consensus criteria for sensitive detection of minimal neuroblastoma cells in bone marrow, blood and stem cell preparations by immunocytology and QRT-PCR: recommendations by the International Neuroblastoma Risk Group Task Force. Br J Cancer. 2009; 100(10): 1627-1637.

7. BURCHILL S A,BEISKE K,SHIMADA H,et al. Recommendations for the standardization of bone marrow disease assessment and reporting in children with neuroblastoma on behalf of the International Neuroblastoma Response Criteria Bone Marrow Working Group. Cancer. 2017;123(7):1095-1105.

8. MATTHAY K K,SHULKIN B,LADENSTEIN R, et al. Criteria for evaluation of disease extent by (123) I-metaiodobenzylguanidine scans in neuroblastoma:a report for the International Neuroblastoma Risk Group (INRG) Task Force. Br J Cancer. 2010;102(9):1319-1326.

9. PINTO N R,APPLEBAUM M A,VOLCHENBOUM S L,et al. Advances in Risk Classification and Treatment Strategies for Neuroblastoma. J Clin Oncol. 2015;33(27):3008-3017.

10. BAKER D L,SCHMIDT M L,COHN S L,et al. Outcome after reduced chemotherapy for intermediate-risk neuroblastoma. N Engl J Med. 2010;363(14):1313-1323.

11. YU A L,GILMAN A L,OZKAYNAK M F,et al. Anti-GD2 antibody with GM-CSF,interleukin-2,and isotretinoin for neuroblastoma. N Engl J Med. 2010;363(14):1324-1334.

12. LANDIER W,KNIGHT K,WONG F L,et al. Ototoxicity in children with high-risk neuroblastoma:prevalence,risk factors,and concordance of grading scales--a report from the Children's Oncology Group. J Clin Oncol. 2014;32(6): 527-534.

13. MODY R,NARANJO A,VAN RYN C,et al. Irinotecan-temozolomide with temsirolimus or dinutuximab in children with refractory or relapsed neuroblastoma (COG ANBL1221):an open-label,randomised,phase 2 trial. Lancet Oncol. 2017;18(7):946-957.

14. DUBOIS S G,MARACHELIAN A,FOX E,et al. Phase I Study of the Aurora A Kinase Inhibitor Alisertib in Combination With Irinotecan and Temozolomide for Patients With Relapsed or Refractory Neuroblastoma:A NANT(New Approaches to Neuroblastoma Therapy)Trial. J Clin Oncol. 2016;34(12):1368-1375.

15. PARK J R,BAGATELL R,COHN S L,et al. Revisions to the International Neuroblastoma Response Criteria:A Consensus Statement From the National Cancer Institute Clinical Trials Planning Meeting. J Clin Oncol. 2017;35 (22):2580-2587.

第二十五章　先天性消化道畸形

第一节　述评

新生儿消化道畸形(congenital anomalies of digestive system)为新生儿外科(neonatal surgery)的代表病种,也是小儿外科的基础。目前国际上常以新生儿消化道畸形诊治的疗效代表小儿外科的水平。长期以来国际小儿外科会议多以新生儿消化道畸形为中心议题。近年来无论是有关基础理论或是临床技术都进步很快,取得了很多医学成就,当年赫赫有名的 Gross、Swenson、Kasai 等先驱划时代的发明创造,都已成为历史性参考资料,均被新的技术与理论所代替。然而,至今仍有不少常见的新生儿消化道畸形的诊疗效果不尽能为家长及社会所接受,仍有很多根本问题需待解决。

新生儿外科成为一项医学专业,集中收治新生儿消化道畸形患者,便于总结经验;集中了医护人员的工作对象,便于深入钻研改进;固定了工作地点与机构,便于设置专用设施与制订工作程序常规。以上优势提高了新生儿消化道畸形诊疗技术水平,带动了小儿外科向新时代迈进。从小儿外科历史上看来,新生儿消化道畸形外科的发展,曾经并且仍然继续带动以下3个方面的进步。

1. 消化道畸形是现代小儿外科发展的基础　从20世纪20年代幽门狭窄手术推广开始,发展到50年代小儿腹部外科的成熟,到现在小儿外科各个亚专业全面发展深入并提高。

2. 消化道畸形的治疗促进了新生儿外科基本技术的发展,包括新生儿麻醉、肠道外营养、围手术期护理水平,从而带动了小儿外科各年龄段基础技术的提高。

3. 消化道畸形的研究不仅促进了新生儿外科的发展,还进一步开拓了产房外科、胎儿外科的思路以及增强了腹腔镜外科的开发。在基础理论方面,扩展了基因工程与分子医学的空间与进度。

近年来,小儿外科包括新生儿外科的亚专业蓬勃发展,如新生儿骨科、新生儿泌尿科等,提高了小儿年龄段各种疾病的诊治水平与疗效,这是一个可喜的进步与飞跃。然而有迹象显示,消化道畸形也将像成人外科中基础普外的研究一般受到冷落与忽视。小儿外科工作者,特别是新生儿外科专业人员必须有所认识。这主要因为新生儿消化道畸形问题都已基本解决,余下的问题虽应解决但比较困难,致使一些人选择开展新的病种,这也是必要的,无可非议。然而却因此而削弱了消化道畸形的继续研究,则将是一个损失。没有消化道畸形工作的进步,必将影响其他亚专业的进一步发展。因此新生儿外科作为一个专门学术单位必须加强而不是分散,消化道畸形外科的发展必须继续作为新生儿外科的中心任务。事实上,当前摆在新生儿外科面前的前沿任务都需要以消化道畸形研究为基点。下面初步提出3个问题,分别加以简述。

一、继续提高消化道畸形的疗效

一些老大难问题仍未解决,影响患者生活生长的消化问题明显而紧迫,通过消化道外科问题

的解决带动相关基础技术改进,成为改进提高其他亚专业的基石。当前国际上的热门学术讨论仍然围绕着一些老问题开展。

1. 食管闭锁治疗的后遗症　过去治疗先天性食管闭锁伴气管瘘主要是争取术后存活,现在一般成活率可以达到90%以上,于是后遗症上升为主要问题,常见为吞咽困难、反流、呛咳。问题似乎不是单纯解剖问题,吻合口狭窄、复发或残余食管气管瘘等经成功处理后,部分患者症状仍不能解除。特别是代食管手术后,食物滞留、代食管扩张,有时到成人后仍困扰生活,甚至影响生长发育。气管软化、软骨缺陷也是困扰生活的并发症。文献中介绍改善气管壁硬度的手术,尚无被人们认可的方法。食管气管都是通道,要求通畅。食物或气体通过管道需要两方面因素,即推进力与管道的弹性阻力,可能还有蠕动的配合。目前外科只能从管道形态解剖方面力求改进,看来是不够全面的。在人工能控制动力生长发育之前,现行的手术尽量避免破坏器官周围神经血管组织,尽量保留利用原来的器官组织,设法促进生长的延长(如按 Ilizarov 技术原理缓慢延长残余食管),不用或少用代用品,或可对功能保存有益。

2. 食管反流的争论　这本来是个功能问题,正是外科的弱点。胃食管折叠手术究竟能解决什么问题?我们希望要解决什么问题?争论纷纭。按食管反流的临床病理,大致可分为3种形式(或3个阶段)。新生儿时期以呕吐、反复吸入性肺炎为主,婴幼儿时期常因贲门溃疡慢性出血而表现为贫血,儿童时期可因瘢痕狭窄或贲门食管僵硬而频繁呕吐。从发病率看来,因新生儿肺炎而手术者居多,因儿童频繁呕吐而手术的很罕见。说明本症随年龄而自愈的很多。因此有人提出质疑:新生儿时期手术指征是否应该重新审定?虽然目前尚未见胃底折叠手术远期不良后果的报道,新生儿时期施行不必要的手术也不可取。即使是腹腔镜手术已经减少了手术打击,但有可能反而更使折叠手术指征放松。

3. 胃肠动力问题的混乱　胃肠动力问题是胃肠外科的根本问题,目前尚未解决。先天性胃肠

25

动力紊乱应属于新生儿消化道畸形范畴,使外科医师困惑的多见于胃十二指肠部分性梗阻,表现为胃十二指肠全部或部分性扩大无力,有时膨胀界限明显,但查不出解剖或机械性梗阻点。临床呕吐并不频繁,对婴儿生长营养障碍也不严重,多以腹胀而就诊。胃肠动力药物包括颠茄、新斯的明、多潘立酮等效果也不明显。有人实行造瘘手术、旷置短路手术,可能解决局部膨胀问题,但有时发现远端肠管又发生类似梗阻与膨胀。有的患者学龄前基本痊愈,也有反复发作至青少年最后营养不良而死亡的。大孩子也有不少所谓原发性蠕动紊乱,恐怕也是先天存在,而后天因某种激发因素导致临床发作。多年来内、外科医师互相会诊,迄今尚无系统研究报道。近来随着消化道神经系统研究的开展,肠壁神经节结构与组织化学的改变,特别是 Cajal 细胞作用的发现,给胃肠道动力研究开辟了新途径。有人开始探索干细胞工程在肠壁神经系统缺陷的应用,可能是本症治疗的曙光。现行的外科造瘘只用于减压,仍不失为应急措施。短路吻合,必须有待旷置部位远端的肠管经长时间灌注近端造瘘收集的食糜能维持营养(正氮平衡)之后,才能考虑。多做一个无用的手术多增加一分死亡的风险。

4. 先天性巨结肠与便秘　先天性巨结肠也属于功能性畸形,用改造解剖的外科方法来治疗的疾病,但便秘并非都是由先天性巨结肠引起的。于是有人又发现了所谓同源病,但仍有部分便秘患者无法解释。患者就诊的目的是解决顽固性便秘影响营养及威胁生命的问题,不是来纠正肠壁神经结构,也不是通过外科治疗便秘。因此首先要明确顽固性便秘是否影响营养和威胁生命(所谓危象)。神经节的组织学与组化功能、肛门测压、各种动态影像学检查等都是参考旁证。如果患者的腹部不胀,每天正常吃、玩,按月龄正常生长,不管他是几天排便一次,都无需用一些安全可行的方法诱导排便。要让新生儿为了有可能影响营养生长而承受一个大手术及其后遗症的危险,是否合理?尽管危象的发生不可预料,但也必须有一定的膨胀肠管。因此除先天性巨结肠外,只为了治疗可疑的顽固性便秘,就没有必要在新生儿时期

急于决定手术。

5. 肛门畸形术后并发症　肛门直肠畸形及各种合并瘘管的诊断治疗方法可以说已经达到了满意的水平。但目前不良后果仍然很多,可以说大多是医师的技术问题,当然也不排除某些技术难以掌握的因素。例如:Pena 尾路直口肛门成形手术,排便效果可以完全正常。技术要求为逐个检查每条括约肌的收缩能力与方向,都分离清楚,切开后缘。将尾状剪裁后密缝的直肠残端,置于切开的括约肌群中间,再将括约肌群后缘逐条缝合。最后将直径约 1cm 的直肠开口与同大的圆形会阴皮肤切口严密缝合。手术操作要求精密的成形外科标准,更重要的是事先行改流性结肠造瘘。因为广泛分离与复杂缝合,一旦感染则缝合的肌肉全部裂开,导致前功尽弃;更严重的是剪裁的直肠裂开可造成致命感染。由于造瘘在我国推行困难,常常不得不改变 Pena 方法,国内已有不少成功的改良方法。目前限于各地技术水平差别很大,有时处理不当,因而达不到理想效果。肛门畸形并非必须一期根治的疾病,并且学龄后排便功能要求较高。如果急诊时技术条件不理想,建议只做简单的粪便引流。高位应做肠瘘,低位只做后切,保证排便通畅。避免发生继发性直肠肥大,以便有条件时再行正规肛门成形手术。

6. 胆道畸形长期生存　虽然新生儿胆道畸形研究已很深入,至今仍然尚未解决长期生存问题。常见的疾病有胆道闭锁、胆胰管汇合畸形、先天性肝内胆管扩张(卡罗利病,Caroli disease)等,最终患者多死于肝衰竭。包括先天性门静脉海绵样变引起的门静脉高压症,除部分患者自然代偿外,多数活不过成年。医师虽能施行系列手术与治疗,但对肝硬化的转归仍然束手无策,只能任其自生自灭。近年来肝移植疗法日趋普及,新的经验亟待总结研究。干细胞移植工程也正向我们招手。为了迎接新疗法,几十年来有效延长患者生命的疗法(包括手术与保肝)也急需改进和完善。葛西手术治疗胆道闭锁,目前影响生存时间的主要原因仍是术后反复复发性胆管炎。卡罗利病选择性短路引流与局部肝切除,有必要积极开展。胆胰

管汇合畸形早期手术纠正,即使已有肝硬化也多能自然恢复。肝前型门静脉高压应尽量避免大出血死亡,青春期后侧支循环的形成多能代偿门静脉梗阻,减轻肝脏损害。上述各种治疗方法虽不能保证患者长期存活,无论如何均能延长生命,化急症为慢性病,等待肝移植的机会。

二、早期纠正畸形

基于保护患者妈妈的心理及考虑对孩子的影响,提前新生儿手术,开发产房外科和胎儿外科,特别是胎儿镜技术,都是现代新生儿外科的发展前景。

1. 关于提前手术 有病就应早治,无可争议。但有时为了安全与疗效,常需推迟手术时间。过去生物医学时代多年来要根据客观医学条件,今天人文医学时代还要必须考虑人文主观条件。突出的问题是妈妈的心理负担。生一个孩子唇腭裂,妈妈会痛不欲生;生一个尿道下裂,妈妈就不敢抱出去。如果早期先简单缝合唇裂,简单纠正阴茎下弯。妈妈的心理负担就能大大缓解。先天性肛门闭锁阴道瘘,新生儿时期可以从阴道排便,医师建议 6 个月以后手术纠正畸形。一般来说,小儿畸形的矫正要求有 3 个敏感时间段:出生时,妈妈的喜事蒙忧;幼儿园时,自卑萌芽;小学时,同学歧视。因此如可能的话尽量在以上年龄段前解决或部分初步解决。此外,特殊情况下,如有迫切要求,只要能保证安全也应妥为准备、尽量满足。现代新生儿外科应研究如何在新生儿时期解决妈妈的心理负担。

2. 关于产房外科 在提前手术的前提下,产生了产房外科,就是畸形儿出生后,妈妈未出产房,患者就已完成手术,使妈妈初见婴儿时毫无可怕的印象。这是新时代新生事物,目前施行经验尚不成熟。畸形儿大致有两种:一为明显表浅畸形,如上述唇裂、阴茎下弯及小血管瘤等;另一类为比较可怕的显露畸形,如脑脊膜膨出、腹壁裂、骶尾畸胎瘤等。施行方法:第一类可在产房旁设一手术台由外科医师实行简单的初步手术,安全快速,宁可以后行二期修理;第二类则应在手术室,按外科大手术处理。只是争取早期,不耽误妈妈看孩子。所谓争取时间不是简单地要求手快,而是要研究改进手术方案,宁可计划分期手术。

3. 关于胎儿镜 胎儿手术是最早的提前手术。胎儿镜的出现,将把胎儿手术推向临床应用。目前国内尚未能广泛展开,经验甚少。然而国际上医疗器械展览会上已经出现,并且已有个别手术报告的宣传。虽然争论纷纭,看来必然发展。

三、开展新生儿腹腔镜手术

操作空间狭小是小儿腹腔镜外科发展的主要阻碍。新生儿消化道畸形,传统上必须开腹手术。随着手术范围的越来越大,腹部切口越来越大,损害也越来越大。尽管相应的保护措施也越来越发达,但终归是在和死亡竞赛。腹腔镜的普及,给这个恶性循环打开一个缺口。然而,在小儿特别是对新生儿的实施方面,又遇到很多困难。归根结底的一个根本问题就是腹部相对占新生儿身体的比例最大,对生命活动影响最大。呼吸靠腹呼吸,循环血量大部分在腹腔,腹压增高直接干扰呼吸循环。因此腹腔镜常规气腹对新生儿是负担和危险。同时更困难的是新生儿相对腹腔小而脏器大,特别是肠管经常胀气,腹壁膨隆,使腹腔内无操作空间。而使用腹腔镜必须大量气腹创造必要的操作空间,迫使新生儿外科人员必须解决气腹与操作空间的矛盾。如果新生儿能解决完善,则腹腔镜工作在小儿外科将无死角。目前已经可行的方法很多,正在逐步发展,并不断改进与完善。

1. 缩小脏器 是最常用的基本方法,包括禁食、胃肠减压,以缩小胃肠道胀气体积。一般情况下,气腹达到减压前患者腹胀程度,当无生命干扰问题,也会有一定的操作空间。非胃肠胀气的腹胀如大量腹水,可以事先放水;囊性肿块也可先经皮穿刺减压使缩小;实性巨大肿瘤如肾母细胞瘤,也可先切小口进行瘤内切除(破坏坏死后吸出),使瘤壁瘪陷、紧密缝合切口再注气。

2. 撑大腹腔 有些慢性病,可事先行预备性气腹。缓慢逐渐增大量,直至达到所需要的容积,并且患者适应平稳。然后注气创造空间。长期注射 CO_2 要注意吸收性酸中毒,有时须氧气、空气、交替使用并及时抽出。

3. 局部牵开器　目前腹腔镜手术局部器官牵开器设备,远远落后于开腹手术的多种多样牵开器,有待进一步发明制造。一般可用的方法多为经皮缝合悬吊脏器,如将肝脏缝吊于腹壁。牵拉腹壁缝线同时将腹壁及肝脏拉起,临时创造局部空间。有人设计了伞状腹壁牵拉器,经皮刺入腹腔,伞状小枝撑开后(可控制开合),将局部腹壁拉起。各种必要的牵开器正待新生儿外科医师提出研制。

4. 腔镜开腹联合　现阶段新生儿腹腔镜外科不排除腔镜联合开腹技术。首先为了克服长时间高压气腹对新生儿的危害,应尽量缩短腔镜操作时间。计划好腹腔探查与分离在镜下完成,留下局部切除缝合修复等费时工作,由腹壁切开小口完成。既减少了腹腔内干扰与打击,又缩短了高压气腹的时间,也避免了腹部探查需要的大切口。联合手术要术前精心计划,有别于腹腔镜手术失败而临时改为开腹。初次开发新的复杂手术最好事先做过动物与尸体试验研究与试做。

(黄金狮)

第二节　新生儿外科性呕吐总述

一、新生儿呕吐症状分析

1. 吐出物性质　若吐出物是喂入后的奶水反映滞留于食管。大量奶瓣来自胃。吐黄绿水来自十二指肠二部以下的滞留,为胆汁性呕吐,但并不一定与肠梗阻有关,肠梗阻比例可能低至 38%。30%~40% 新生儿胆汁性呕吐需要外科干预。胆汁性呕吐的外科原因包括:先天性巨结肠、小肠闭锁、肠旋转不良、回肠胎粪、胎粪性肠梗阻、胎粪性便秘、结肠闭锁;非外科性胆汁性呕吐的病因常见的是胃食管反流和胃运动障碍。功能性肠梗阻和胆汁性呕吐也可能继发于代谢紊乱和脓毒症。浑浊黄色粪汁则为空肠以下的滞留物。

2. 吐出量　微量漾奶多来自食管反流,呕吐全部食入奶量反映幽门梗阻,超过食入奶量反映胃食管扩张潴留。大量黄绿吐物反映肠梗阻。

3. 呕吐状态　漾奶不呛无恶心反映非病理性,恶心呕吐反映胃肠不适,喷射性大量呕吐无恶心反应常非胃肠疾患而须注意颅内压增高。

4. 并发症状　一般胃肠因素吐后应无症状,每次喂奶合并呛咳、发绀、窒息应考虑食管气管畸形。吃奶需频繁休息偶有发绀应想到先天性心脏病。

5. 营养　正常生长迅速,说明呕吐不影响营养;生长停顿、营养不良(消瘦)反映病理性呕吐,需积极诊治。

6. 检查所见　体检注意食欲营养表现及腹部阳性体征。近期每日看精神食欲,远期每日看生长营养。新生儿每天都应增加体重,每周增加身长。精神好生长正常,呕吐多非病理性。新生儿吃奶后腹胀常高出肋缘,一两个小时后平或稍低于肋缘为正常。持续腹胀要注意与呕吐关系。

B 超、X 线平片示全腹肠管充气互相挤压成六角形气影,气影少而胀大为病态。钡灌肠见结肠无气为肠梗阻,呈现细小胎儿型结肠为先天性完全性肠梗阻。B 超主要看肿块或局限积液,插胃管造影目的在明确上消化道病变。胃或直肠测压对新生儿准确性不定,内镜检查,应保留为决定手术时的诊断措施。

二、病理生理学

呕吐可能有一定的生理上的益处,因为它提供了一种排除潜在毒素的方法。然而,在疾病状态下,呕吐通路被不当激活。引起恶心和呕吐的主要途径是迷走神经传入、最后区、前庭系统和杏仁核。五种主要的神经递质受体调节呕吐:毒蕈碱(M_1)、多巴胺(D_2)、组胺(H_1)、血清素[5- 羟色胺($5-HT_3$)]和 P 物质(神经激肽 1)。

呕吐中枢(vomiting center)位于延髓外侧网状结构的背外侧缘,通过直接或间接的方式接受呕吐反射的传入信号从而引起呕吐。直接的方式是指呕吐信号由位于呕吐中枢附近的第四脑室底的最后区（area postrema，AP），这一特殊化学感受区直接感受血液中的化学成分，例如颅内压增高（脑水肿等）时，大脑缺血缺氧引起的脑脊液成分变化对其产生刺激，将呕吐信号传至反射中枢。另外，间接的方式是指通过机械或化学的刺激作用，使外周感受器产生的传入信号，经迷走神经和交感神经间接传导到中枢神经系统，例如消化道、泌尿系等脏器不适引发的呕吐，视觉和内耳庭位置感觉发生改变引起的呕吐等。

三、病因及病理分析

首先分析病理性质：一般根据吐物性质、每次吐量及每日总量及营养推断。

（一）功能性（习惯性、喂养性） 吐奶及奶瓣，吐出量小于喂入量，能维持营养及生长。

（二）病理性（器官畸形、功能紊乱） 吐量大，常为黄绿色，生长缓慢或停顿。

确定病理性呕吐的原因：新生儿器质性呕吐主要是先天性畸形，但实际发病率很低，大多数是功能性呕吐或少数病理性功能紊乱。因此必须做全面病因分析，逐项排除（表25-1）。

1. 创伤 脑出血、肝脾破裂等可发生于分娩过程而常被忽略。对呕吐患者常规摸腹、摸前囟应成为诊断习惯，也教会家长常规摸腹法（睡眠时摸到腹主动脉清楚地搏动），可减少长期漏诊。

2. 感染 败血症对新生儿常无局部表现，弱应性或无能型感染反应，家长很难发现。常常只表现为呕吐，而且不严重。只要想到感染的可能，总能发现感染的阳性征候。应首先想到脐部感染。其他常见感染如骶尾、后背、肛周、乳下、鼻根等应系统查看。

3. 畸形。

4. 肿瘤 偶见肝母细胞瘤、肾母细胞瘤、神经母细胞瘤破裂或压迫肠道。如果肿瘤较大，可发生产伤破裂。现在肿瘤发病率有逐渐升高趋势，在常规查体时注意排查。出生后发现腹部胀大的同时发生呕吐自然能想到肿瘤，B超很容易确诊。

5. 其他常见病因 也都应想到。养成系统分析的习惯，认真检查，一一排除，是医师特别是新

生儿医师的基本功。因为新生儿有很多腹部病变连孩子妈妈都很难提供线索。

四、消化道畸形的胚胎病理

妊娠第2~4个月，原肠分化迅速，特别是中肠（mid-gut）细胞分裂太快以致将肠腔堵塞成为实心索状特别是中肠前端（十二指肠段），称为实心期，以后再逐渐空化穿通，称为再空化（re-vacuolation）。中肠长度也迅速增长，腹腔容不下，而使大部分小肠在腹外发育，称为腹外期，以后旋转缩回腹腔，称为肠旋转（intestinal rotation）。快速复杂的分化过程受到任何干扰都能发生畸形。下面把原肠分化（消化道的形成）分为五段，分别作简单介绍。

1. 原口（protostome） 属于外胚层的头端一组细胞与内胚层的原肠头端前肠接触，向内凹入，以后形成口鼻腔、气管、食管。内、外胚层之间的隔膜要经过贯通作用完成与体外的通道，同时经过分隔作用使气管与食管分开。完成口、鼻、咽、喉与食管、气管的复杂结构。可能发生的畸形包括喉裂、食管闭锁及食管气管瘘，是新生儿消化道畸形常见而严重的病种。

2. 前肠（foregut） 前肠主要生成食管、贲门、胃及幽门，均为腹腔动脉供血部分。前肠头端腹侧壁发生一对肺芽、继续发育成为支气管及两侧肺。可能发生的畸形包括食管闭锁气管瘘（气管瘘多在气管分叉处）、贲门痉挛、幽门狭窄以及胃食管反流等动力失衡疾病。

3. 中肠（midgut） 中肠发展为十二指肠、空肠、回肠、升结肠及横结肠中段等，全部由肠系膜上动脉供血肠管。中肠的头端也有两个憩室，即肝芽和胰芽，以后发育为主胰管、副胰管，及胆囊管与胆囊和肝管与肝脏。可能发生的畸形包括十二指肠、空回肠闭锁或狭窄，胆道闭锁、胆胰汇合缺陷、胆总管囊肿、卡路里囊肿病、环状胰等。中肠发育中有个腹外生长期，经旋转缩回腹腔，将十二指肠、升降结肠固定于后腹壁。肠旋转固定不良可发生全肠扭转、部分肠扭转、胎儿肠套叠后遗闭锁及短肠，腹壁愈合不全则可发生腹壁裂、脐膨出，中肠实心期与增生期可发生各种肠重复

表 25-1　呕吐诊断参考表

诊断	诊断依据			
	吐物	腹平片	钡灌肠	其他
功能性呕吐				
生理性反流	微量,无症状	正常	正常	生长迅速
胃肠功能紊乱	恶心、呕吐	正常	正常	发热?感染
颅内压增高	喷射性呕吐	正常	正常	前囟硬
膳食蛋白质不耐受或过敏(如牛奶蛋白诱导的肠炎)	常与进食牛奶有关	正常	正常	腹泻,生长缓慢,喂养困难
先天性代谢缺陷(如有机酸、尿素循环障碍,半乳糖血症,遗传性果糖不耐受症)	常与进食蛋白质有关	正常	正常	神经系统异常,容貌怪异等
喂养不耐受(可能与心、肺、肾或神经运动障碍有关)	频繁呕吐	正常	正常	营养不良,生长受限
肾上腺危象	恶心、呕吐	正常	正常	脱水,体位性低血压,厌食,精神不振,嗜睡乃至昏迷
器质性呕吐				
食管闭锁	微量奶	无气者为无瘘	正常结肠	发绀
贲门梗阻	大量奶	正常	正常结肠	钡剂阳性
幽门梗阻	大量奶瓣	胃泡扩张	正常结肠	钡剂阳性
十二指肠梗阻	黄绿水	"双泡征"	胎儿结肠	上腹部胀
小肠梗阻	粪汁	张力性液面	胎儿结肠	腹胀
结肠梗阻	呕吐不定	多数大液面	结肠梗阻	腹胀,有肠型
胃食管反流病	呕吐频繁	正常	正常	反复肺炎,食管损害,影响生长
新生儿阑尾炎	非喷射性,吐物为胃内容物	穿孔时出现膈下游离气体	——	腹胀、腹部压痛、腹壁红肿等
坏死性小肠结肠炎	伴或不伴呕吐	肠壁积气	——	腹胀、便血、反应差
食管裂孔疝	大量奶	上消化道造影可见反流及部分胃位于膈上	——	吐后食欲好,与进食体位有一定关系,影响生长
新生儿消化道穿孔	非喷射性,吐物为胃内容物	膈下游离气体	——	腹胀,腹部压痛、反应差

畸形。

4. 后肠(hindgut)　以后发展为降结肠、乙状结肠、直肠及其尾端憩室尿囊发展为膀胱。可以发生直肠狭窄、闭锁、膀胱瘘以及动力失衡的巨结肠与同源病等病种。

5. 原肛(proctodeum)　为外胚层的尾端凹入与后肠接触穿通形成泄殖腔,进一步生成不同憩室发育为输尿管、输精管、输卵管,由分隔将排便、排尿、生殖系统分开。发育障碍可以发生肛门闭锁、狭窄、尿道及生殖器官瘘管等畸形(图 25-1)。

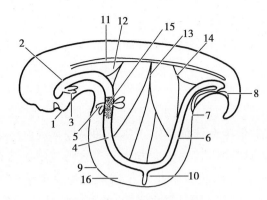

图 25-1　两个月胎儿原肠发育示意图

注:1.原口;2.前肠;3.肺芽;4.中肠;5.肝芽胰芽;6.后肠;
7.尿囊;8.原肛;9.卵黄膜;10.梅克尔憩室;11.腹主动脉;
12.腹腔动脉;13.肠系膜上动脉;14.肠系膜下动脉;15.实
心期;16.腹外期

五、新生儿呕吐诊断程序

(一)诊断目标　新生儿呕吐非常常见,区别小量偶尔呕吐与急需手术的呕吐是小儿外科医师的首要任务。

1. 决定轻重缓急　一般分为3级:生命危急必须抢救,营养不良急需早治,影响生长可作为选择性治疗对象。

2. 决定是否手术　需要治疗不一定手术。手术适应证为病理性、器质性、解剖性病变。非病理性小量漾奶无须手术,生理功能性严重呕吐,也多不能用外科手术解决。手术指征为必需(非手术不能解决)与可能(须有局限的手术物质目标)。

(二)诊断顺序　和一般急腹症患者诊断步骤一样,只是方法上有新生儿适用的特点,应进行仔细追溯病史和体格检查。

1. 病情轻重　各种疾病治疗的紧迫性取决于各种因素,包括疾病持续时间、患者的整体临床状态(尤其是脱水程度、离子紊乱程度、循环和神经系统状态)和相关发现,包括发热、腹痛、腹泻、头痛、便血等。

对于长时间呕吐、严重嗜睡、体重显著下降的患者极可能出现明显脱水、离子紊乱、心肺衰竭,必需先紧急抢救;一般情况较好的新生儿腹裂、食管闭锁气管瘘、胃肠穿孔,以及可疑的全肠扭转(腹穿为血水)也应划归即刻抢救之类。机械性完全性梗阻(X线钡灌肠无气)、肠闭锁、无瘘肛门闭锁

等属于急症早期手术之类。暂时能维持营养的回转不良、肠狭窄、重复畸形、肛肠不全梗阻等属于选择性手术之类。

2. 疾病性质　分清功能性与器质性病变。后者每天摄入量不足,几天内生长迟滞,至少应怀疑为器质性病变,应做进一步影像学检查。

3. 病变位置　首先辨别是胃肠道病变还是非胃肠道病变,其次辨别胃肠道梗阻或病变的位置。胃肠道病变一般应有厌食(幽门梗阻反而饥饿)、腹胀或肠型,同时可能伴有便秘或排便减少。表明神经系统或全身性疾病的症状或体征包括囟门鼓胀、头痛、癫痫发作或局灶性神经系统异常、外伤史、低血压与表观疾病不成比例等。

病变高低位置看呕吐物性质,以此可以鉴别病变在食管、胃、上消化道或下消化道。胆汁性呕吐首先考虑十二指肠降部以下的滞留;严重呕血考虑食管静脉曲张;反复并轻微呕血或呕吐物中反复出现血丝可能是反复呕吐[马洛里 - 魏斯撕裂(Mallory-Weiss)]引起的食管损伤或糜烂性食管炎,胃炎或消化性溃疡引起的黏膜损伤;便血则考虑肠套叠、梅克尔憩室、结肠炎、坏死性小肠结肠炎、炎症性肠病等;腹胀明显且出现腹膜刺激征则应注意肠梗阻或者腹腔内反应(如新生儿阑尾炎、新生儿消化道穿孔)。肝胆、盆腔、脑压高呕吐为反射性吐奶而无合并的其他消化功能紊乱。确切定位应靠影像学检查。

4. 病理发展　推测现时病理发展情况有助于决定手术的类型与缓急。进行性局部病变(如梗阻、坏死、穿孔)急需手术;非局限病变(如弥漫性腹膜炎、败血症)必须寻找手术目标与对象;有局限、好转、愈合的病变的迹象者,多为手术的禁忌。

(三)诊断方法　新生儿疾病的症状和体征多不明显,患者妈妈无经验,也很难提供准确依据,但必须视为最重要的参考线索,应认真考虑并寻找。各种机械检查也常因生理解剖特点而导致使用受限。新生儿外科医师获取患者的症状与体征等客观表现主要靠细心观察与耐心对比检查。

1. 病史及查体　仔细询问患者呕吐的时间、频率、吐量与质,注意食欲变化。可能时,争取亲眼观察喂奶与呕吐情况。体检要注意生长营养状

态,特别要辨别脱水程度、腹胀、肠型与肿块。不要忽略腹股沟、会阴及肛门指检。

2. 实验室检查 对于呕吐严重、持续时间较长或无法解释的患者,实验室检查应包括完整的血液计数、离子、血气、血糖、尿素氮、淀粉酶、脂肪酶、肝转氨酶等。

3. 影像学检查 超声(观察肿块)与 X 线(平片,可同时加钡灌肠看气体分布)为常规方法。

超声检查是一种很好的筛查工具,可以有效地排除肠旋转不良的肠扭转风险,取代消化道造影,从而减少辐射剂量、降低成本和节省时间。虽然超声在中肠扭转的诊断上较为准确,但也有一些病例报告称在没有扭转的情况下出现了典型的漩涡征。

CT、MR 及其他复杂造影检查应为第二步深入检查手段。

4. 损伤性诊断 在基本决定需手术,仍需进一步确定诊断时采用。腹腔穿刺(包括细针活检)常是必要而可行的。其他各种内镜检查均需特别慎重,应考虑其必要性与实施水平。

六、消化道畸形治疗原则

治疗目标包括生命保证、矫正畸形、早期进食三项重点任务。应按排列顺序解决,不可颠倒。

(一)生命保证 新生儿的生活与生长必须靠纳奶,消化器官失去功能则营养不能保证,继而出现呼吸循环衰竭而死亡。因此治疗的直接目标是保障营养和呼吸。新生儿外科死亡原因主要是营养衰竭与呼吸衰竭。

急性呕吐的患者,通常持续数小时至数天,最常出现在急诊室,而慢性症状患者最初常就诊于门诊。急诊科临床医师应迅速排除危及生命的疾病,如肠梗阻、糖尿病酮症酸中毒、肾上腺危象、中毒性摄入或颅内压升高。

在紧急治疗和常规门诊治疗中,呕吐患者应考虑到患者的年龄,以及判断呕吐是急性、慢性还是偶发性的,寻找病因;确定并纠正恶心和呕吐的后果或并发症(如脱水、低钾血症、低钠血症和代谢性碱中毒等);如有可能,应提供针对性治疗(如肠梗阻手术或食物敏感性饮食改变)。

1. 营养与水分电解质平衡 新生儿不吃不喝 3 天必然出现水、电解质紊乱,1 周不吃则将导致负氮平衡。一般 3 天内,虽有脱水,但无急性脱水症状,均能承受一般腹部手术。时间再长则可发生婴儿型慢性脱水,临床表现为脱水明显,眼窝塌陷,但生命体征基本正常。如果按常规血生化数据计算补液,很快会发生全身水肿甚至心力衰竭死亡。因此新生儿消化道畸形患者就诊较迟时,手术前必须预防和纠正水和电解质紊乱,同时警惕婴儿型慢性脱水的危险。所谓婴儿型慢性脱水是因为婴儿长期不吃不喝,而生活代谢仍然活动。电解质与蛋白被大量消耗,细胞破坏,胞质蛋白与 K^+(钾)大量丢失。为了细胞内、外渗透压平衡,细胞外血浆 Na^+ 浓度也必须降低。从而细胞外间隙不能保存原有的水量,出现干瘪样脱水表现。此时如果按正常血浆含量补钠(使细胞外 Na^+ 浓度提高到 140mmol/L,而细胞内 K^+ 浓度不足 130mmol/L),使细胞外渗透压突然增高。势必将细胞内水分析出,加重细胞内脱水,危及细胞生命。临床上常见于出生后 10 余天的食管闭锁患者,送来时 TPR 正常,眼窝塌陷,有明显脱水症状。虽经立刻输液抢救,患者仍然很快死亡。其实此时的患者肯定已有严重脱水,循环血量减少,同时血红蛋白很高(180g/L 以上),明显血浓缩、血流减慢,极易诱发循环衰竭,以致猝死。但是几天来细胞内、外电解质保持平衡,患者已经适应。此时突然输液提高细胞外 Na^+ 浓度,立刻析出细胞内水分以提高细胞内 K^+ 浓度。因此尽管输液不多也不快,但组织间迅速水肿,特别是肺水肿更加剧了心力衰竭猝死的可能。因此如果患者查血为严重的低钠性脱水而无休克的表现,特别是查血见高度血浓缩时,必须先输入低钠液,并且密切观察,眼眶稍肿即停止输液。休息 1~2 小时,再继续输液,其目的是纠正血浓缩,保持循环通畅。低钠问题逐渐解决,因为细胞内 K^+ 的提高只能在纠正负氮平衡后逐渐改善。目前尚无法快速提高细胞内 K,纠正负氮平衡对患者的手术耐受力与术后恢复均有利。

2. 呼吸与体温保障 胃肠道畸形的患者,即使晚期脱水明显,也不影响呼吸。呼吸衰竭除了

25

因为上述的输液不当外,更主要是在术后发生。因为新生儿主要靠腹呼吸,腹部术后,呼吸必然受到限制,常发生部分肺不张。如果同时再有肺水肿及术后硬肿症,患者非常容易发生出血性肺炎而死亡。手术期间常用正压给氧,控制呼吸,肺能全张,血氧饱和正常。术后拔管,血氧立刻下降。因此不能术后立即拔管。特别是新生儿对麻醉中枢抑制特别敏感,必须等待自主呼吸恢复完全。必要时(注意检查肺不张)定时给予正压给氧或诱使患者哭闹几声,以帮助肺全部扩张。新生儿体温反映代谢情况与生活能力。长时间低温导致硬肿症,使组织弹性降低,呼吸运动受限。手术时保温不良,术后升温不及时或不当,以致发生"体温不升",外围测温均在34℃以下。如果中心体温(食管测温)在39℃以上则为严重循环衰竭,很难救治。因此新生儿手术必须注意预防体温不升,术后立即升温、保温,以防硬肿症的发生。循环衰竭时升温须逐渐提高,40℃热水袋即可造成局部烫伤,应注意防范。

(二)矫正畸形　矫正畸形是新生儿外科的根本工作,但必须在保证生命安全的前提下才能实现。矫正畸形的目的在于恢复正常器官功能。最好是解剖生理完全恢复,如不可能恢复则需设法代替原来器官的功能。

1. 解剖复原　胃肠道畸形多数均可做到原状的恢复,如肠闭锁、肛门闭锁、肠重复畸形等,均可做切除吻合及成形手术。

2. 功能代替　原管道不能修复也可利用其他管道代替。例如胆管畸形可以行空肠代胆道手术。必须同时预防或纠正不同器官差异带来的并发症。

(三)早期进食　消化道畸形手术的目的是早期经口进食。长期靠静脉营养目前还不现实。所以手术越早越好,但必须计划好效果与风险的合理。

1. 一期根治　一般以一期根治为原则。带病生存的婴儿风险很高,给家长增加了很多负担。现代外科多能设法一期解决。手术时间越早越好(患者母亲心理),可以考虑产房手术或新生儿期急症手术,至少也应争取在新生儿期计划选择性手术。

2. 分期完成　可以先做预备手术(如肠造瘘)或暂时姑息疗法,有条件时再根治。先尽快解决经口进食问题。分期手术决定的条件有:患者病情不能承受,医师技术无信心,医院设备不具备,家长接受手术条件不成熟。以上问题都必须尽最大努力设法解决,尽快解决,以减少患者的痛苦和家长的负担。

(黄金狮)

第三节　胃

一、新生儿胃穿孔

新生儿胃穿孔(neonatal gastric perforation)很少见,但其死亡率和并发症很高。文献报道中穿孔一般包括两类,即自发性胃破裂与胃溃疡穿孔。两者互相混淆,概念不统一,定义也很含混。1826年Siebold第一次描述了一例没有明确原因的胃肠道穿孔,称为自发性胃穿孔。1929年Stern等报道了第一例试图手术修复的病例。1950年Leger报道了第一例新生儿胃穿孔手术修补成功。在20世纪50年代胃穿孔的存活率很低。总的死亡率一直在下降,文献报道死亡率为25%~50%。首都医科大学附属北京儿童医院1994—2008年共收治新生儿胃穿孔27例,治愈17例,术后死亡5例,放弃治疗5例,手术存活率为63%。随着新生儿监护水平、药物治疗、呼吸机管理和手术及麻醉技术的不断进步,存活率逐渐增加。2009—2018年收治新生儿胃破裂患者22例,1例死亡,3例放弃治疗,余皆治愈(18例),治愈率81%。早产儿胃穿孔的存活率也随之升高。

(一)自发性胃破裂(primary gastric rupture)

【病因学】　新生儿自发性(特发性)胃破裂,发病因素多为先天性胃壁缺陷,包括先天性胃壁肌层部分缺如(congenital muscular defect of stomach),以及远端梗阻如幽门闭锁、十二指肠闭锁、中肠扭转,使胎儿胃扩张缺血部分坏死。破裂的诱因是突然胃内压力增高,如分娩时的强力压迫,出生后大量吞气。膨胀的胃突然受压而破裂。胃膨胀时

25

最大的张力发生在胃底部,这正是大部分自发性胃破裂好发部位。

【病理】　自发性胃破裂多发生在胃底部及胃大弯处的胃前壁,靠近贲门部居多。破裂大者可自贲门裂至胃窦部,小者仅1~2cm。破口边缘组织多不规则,呈青紫色或黑色,破口周围看似正常胃壁黏膜及黏膜外各层均变薄。

【临床表现】　胃穿孔的临床表现各种各样,大多数在出生后不久即可表现为拒食或吃奶困难和呕吐,呕吐物可含有血液。典型者突然出现腹胀并进展迅速,患者出现呼吸窘迫,全身情况迅速恶化,出现休克体征,包括体温低、发绀、四肢凉、尿少。腹部皮肤红肿发亮,按压腹部有痛苦表情和肌紧张,一些男婴可出现阴囊红肿或积气。

【诊断】　通过临床症状、体检和影响学检查可以诊断。腹部X线平片特点:①膈下大量气体将内脏局限于腹中部形似鞍囊(图25-2);②90%的病例胃泡影消失;③其他表现包括皮下气肿、阴囊积气、腹水,或减压的胃管不局限于胃内。为了临时减轻腹压穿刺抽气,最后总能抽出含胃内容物的液体。

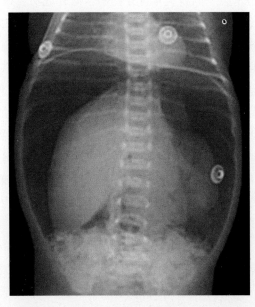

图25-2　X线立位腹平片

【鉴别诊断】　导致新生儿气腹、呕吐与休克(体温不升)的疾病有很多,但均须立刻手术探查,无须鉴别诊断,必须鉴别的是新生儿自然气腹(或

称良性气腹)。后者多见于早产伴有肺部疾病的患者,腹部X线出现气腹。但患者临床一般情况较好,无生活症状,更无休克体征,腹部虽有胀气征,但腹软、无压痛。腹部穿刺不能吸出液体。X线平片可见膈下游离气体,但量较少,特别是腹部可见正常的胃泡影,足以说明胃无破裂。偶尔见到纵隔积气,说明是气体从纵隔进入腹腔的结果。

【治疗】

1. 术前处理　患者病情可在出现腹部游离气体前突然恶化,对于出现呼吸窘迫的患者需要气管插管,当腹胀加重时需要呼吸机支持。小心插入胃管并低压间断吸引,输液和输血保持血流动力学稳定和充足的尿量,应用广谱抗生素。一旦确定腹腔内有游离气体,待患者病情稳定后应立即行剖腹探查术。如果腹胀严重影响呼吸,腹腔穿刺吸引减压可以抢救生命。

2. 手术方法　手术采用上腹部横切口入腹,切口要足够大,以充分暴露腹腔。吸引器吸净腹内渗液,由于不知道破口的部位,需要全面探查,当未发现胃穿孔时,要仔细探查胃食管连接部、十二指肠、小肠和结肠,所有病例都需要将小网膜囊打开,探查胃后壁。最常见的自发性胃破裂的部位是近端胃近大弯部。穿孔常是线形的,长度0.5~8cm,可以从胃大弯至胃后壁。需将破裂部位完全暴露。将无活性的破口边缘组织切除直至有活动性出血的胃壁组织。修补小破口可用一层或双层缝合方法并且修补处用大网膜加强。对于胃破裂太大或坏死广泛者需要胃次全切除或全胃切除,加食管胃吻合或胃重建术(包括横结肠间置代胃,Roux-y食管空肠吻合和Hunt-Lawrence pouch重建)。患者情况不稳定时,重建可以延迟和分期进行。破口修补后用温盐水冲洗腹腔,不需要放置腹腔引流,关闭切口。

3. 术后处理　术后继续应用广谱抗生素和静脉营养。持续胃管减压。造影确定胃愈合并排空通畅后开始喂养,如果患者病情稳定,造影检查可在术后1周进行。

(二)胃溃疡穿孔(peptic ulcer perforation)

【病因学】　新生儿胃穿孔源于胃壁局部灶性坏死、溃疡基础上,受胃内高压诱发穿孔。常见有两类原因。

1. 缺血性　最常见为应激性消化性胃溃疡穿孔（stress ulcer perforation）。在生理性应激状态下，胃壁长时间缺血发生小动脉末梢灶性坏死。在胃酸与强烈蠕动摩擦下黏膜脱落形成溃疡，此时如果胃胀则可发生灶性穿孔。应激状态发生的原因很多，困难分娩过程长时间的强烈创伤就是其中的重要原因。此外如早产、窒息、败血症和坏死性小肠结肠炎等一切可能造成休克代偿使胃肠缺血的情况，均可能后遗胃壁灶性坏死及溃疡。长时间胃过度膨胀造成缺血损害也常后遗胃壁灶性坏死。

2. 创伤性　多为医源性创伤，如口罩正压通气、心肺复苏使胃膨胀、再加腹壁强力按压造成局部损伤、后遗溃疡。有人报道一例新生儿插鼻胃管一周后管头自腹壁穿出，胃管慢性压迫胃壁坏死、与腹壁粘连后坏死穿出，而无腹膜炎。此外如应用皮质类固醇和非类固醇抗炎症药等，均可成为引发医源性消化性溃疡的因素。

【病理】　新生儿胃溃疡穿孔属于急性炎症病变，与成人消化性溃疡不同，穿孔周围无纤维瘢痕形成，而富有细胞浸润。周围胃壁多为正常组织。少数病例可见多处缺血后遗斑点，一般均能自然愈合恢复。穿孔多见于胃底部，可能发生于贲门或胃后壁。常常穿孔很小，探查时易被漏诊。因新生儿对炎症局限能力较差，任何穿孔均表现为全腹膜炎。腹腔探查必须强调全面、系统。新生儿胃溃疡表现为大出血者，也不少见。

【诊断】　新生儿突然腹胀、拒食、呕吐、吐血，腹平片见气腹，即可诊断。无须鉴别胃破裂或胃穿孔。全身症状很轻时，则需与新生儿自然气腹相鉴别。只要食欲、精神正常，就无急症开腹的指征。可以观察和进一步影像学检查。

【治疗】　新生儿诊断穿孔应立即手术探查。发现胃穿孔应及时修剪缝合。少数穿孔较大或周围组织不健康，可以扩大切除双层内翻缝合。不能发现穿孔时，可经胃管注氧气同时压挤胃体注意气泡出现。穿孔缝合后冲洗腹腔，用大网膜保护缝合处，同时留置引流管。探查时发现其他畸形，酌情处理。

二、胃扭转

急性胃扭转（torsion of stomach）指扭转 360° 以上，可以发生梗阻及坏死，是一个非常罕见的危及生命的疾病。1866 年 Berti 第一次描述了本病。系胃底及贲门固定缺陷所致，新生儿胃扭转与横膈缺陷关系极大，实为本因。随时可因神经活动紊乱而发生扭转。临床上多见于膈疝内胃扭转绞窄。到 1980 年世界文献报道年龄小于 12 岁者只有 51 例，26 例（51%）是婴儿，而其中 50% 是晚期的新生儿。

临床上常见的是慢性胃扭转。以呕吐就诊者多见为 2 个月以下的小婴儿，年龄越大，症状越轻，6 个月以后症状消失。据首都医科大学附属北京儿童医院 100 例统计，新生儿期发病 41 例，出生后第二个月 39 例，两者共占 80%。男与女之比为 3.7∶1。

【定义】　急性胃扭转指胃的固定位置失常，胃体可以自由转动，随时可以发生扭绞。慢性胃扭转是指贲门幽门位置固定正常，胃体的一部分围绕另一部分的异常旋转。扭转的程度各异，从 180° 到 360°，很少有合并闭袢梗阻并绞窄的危险。胃扭转可以是器官轴型的，即胃沿着以食管裂孔与胃十二指肠交接部连线为轴发生扭转，胃大弯向前上方翻转并位于胃小弯之上，使胃后壁转向前方，发生胃食管连接部和幽门两处梗阻；也可以是系膜轴性的，胃沿着胃大弯与胃小弯中点的连线为轴的扭转，这时胃窦部位于胃底的前上方，梗阻通常在胃窦幽门区域（图 25-3）。这两种类型的发生率相似，如果胃同时沿着这两条轴线扭转则为混合型的。

【发病机制】　慢性胃扭转或称原发性胃扭转，胃在食管裂孔和幽门十二指肠连接部两处相对固定并有 4 条韧带附着而稳固。这 4 条韧带分别是胃肝韧带、胃脾韧带、胃结肠韧带和胃膈韧带。这些韧带先天性缺乏、松弛或过长，加上胃运动功能异常，如饱餐后的胃重量增加容易导致胃有限度地扭转。常见病例总数的 2/3 是因胃的支持韧带松弛所致。

急性胃扭转或称继发性胃扭转，多为胃本身

25

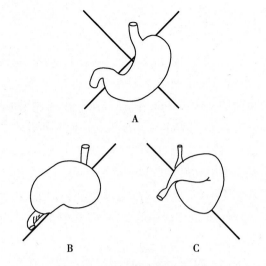

图 25-3　胃扭转类型的示意图
A. 胃扭转的轴线；B. 器官轴型胃扭转；C. 系膜轴型胃扭转

或周围脏器的病变造成，如先天性食管裂孔疝、先天性膈膨升和先天性膈疝等，是典型的食管周或后外侧的固定缺损。婴儿中这种类型可高达80%。但是也可以有先天性胸骨旁疝中的胃扭转。这种情况下的胃扭转的发病机制是横结肠向上方移位，将胃大弯拉向左上腹。总之，急性胃扭转多是膈肌缺损的继发性并发症。

其他少见的引起新生儿及婴儿继发性胃扭转的原因包括：异常的索带或粘连引起的胃以其为轴的扭转；直肠闭锁近端的横结肠过度扩张；先天性肝左叶缺乏或手术将其切除，可增加胃的异常活动；先天性胃与结肠的网膜缺乏。无脾综合征（无脾，先天性心脏病，伴或不伴肠旋转不良和胃韧带缺乏）也易发生胃扭转。Nakada 等报道了 25 例无脾患者中有 3 例并发胃扭转，最小年龄为 1 个月，所有患者有胃固定韧带不足。儿童胃扭转偶尔可以是手术后的并发症：Nissen 胃底折叠术后发生胃扭转的原因可能是分离胃脾韧带和胃结肠韧带造成胃游动引起的。有膈疝修补术后发生胃扭转的报道，另外有婴儿胃扭转为医源性胃移位的并发症的报道。

【临床表现】　轻度胃扭转可能很常见，经常是无症状的，因而未被诊断。这样的病例可有短暂的呕吐，但很快自行缓解。

1. 急性胃扭转　临床较少见。Bolrchardt 胃扭转三联征：干呕、急性局限性上腹胀痛、不能插

入胃管，婴儿很可能缺乏这些特征。常见症状为突然持续的反流和呕吐（有时无呕吐物吐出），根据幽门梗阻的程度，呕吐物可含或不含胆汁。可出现呕血和贫血，偶尔呕吐可呈喷射状。较大的小儿症状类似急腹症，可出现上腹部剧痛，放射到左季肋部、左胸及背部。如果胃在胸腔则腹部征象不明显，这时呼吸窘迫和呼吸急促是主要症状。

2. 慢性胃扭转　多于出生后即有吐奶或溢奶史，也可在出生后数周才开始呕吐。吐奶量不多，不含胆汁，以非喷射性的大口吐奶为主，也可呈喷射性，大多在喂奶后数分钟呕吐，特别在移动患者时更明显。吐奶前一般无异常表现，仅少数患者出现恶心、面红及哭闹不安。吐后食欲良好。呕吐严重者可影响营养状况，约 15% 病例出现不同程度的营养不良。一般无阳性腹部体征，仅呕吐前上腹部稍胀。

【诊断】　在临床症状的基础上，试插胃管常不易通过，进一步进行 X 线及钡剂造影检查即可诊断。新生儿不能插入胃管可以有不同原因，成功地插入胃管也不能除外扭转的诊断。先天性食管闭锁也不能插入胃管，但胃扭转胃管下入到食管远段后受阻，插管后拍摄 X 线片根据管的位置可鉴别，进一步造影检查可明确诊断。

1. X 线胸腹立卧位平片　急性呕吐见到胸部有膈疝影，特别是发现食管裂孔疝时，胃窦可以疝入心脏的后方，出现一个胸腔内位于胃底上方的液平面。慢性反复呕吐者，腹部见到扩张的异常位置的胃应考虑慢性胃扭转的可能。器官轴型胃扭转：平片上扩张的胃呈水平位伴有一个液平面。系膜轴型胃扭转：仰卧位平片中显示胃呈球形，立位片上常可见到两个液平面，胃底部的液平面在下面，胃窦部的液平面在上面。

2. 钡剂造影检查　只用于慢性胃扭转的诊断。器官轴型胃扭转特征：①食管黏膜与胃黏膜有交叉现象（图 25-4A）；②胃大弯位于胃小弯之上，使胃外形似大虾状（图 25-4B）；③幽门窦部的位置高于十二指肠球部，垂直向下，是十二指肠球部呈倒吊状；④双胃泡双液面；⑤食管腹段延长，且开口于胃下方。系膜轴型胃扭转的 X 线特征：①食

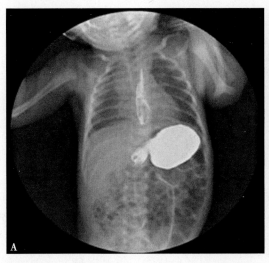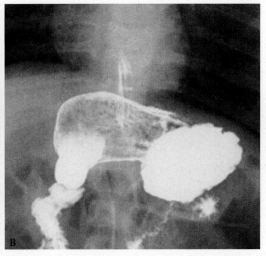

图 25-4　钡餐造影检查

A. 食管黏膜与胃黏膜有交叉现象；B. 胃大弯位于胃小弯之上，使胃外形似大虾状

管腹段不延长，胃黏膜呈十字交叉；②少量服钡时胃体呈钡环状；③胃影可见两个液平面。

【治疗】

1. 急性胃扭转　为避免缺血坏死和胃穿孔，急性胃扭转需要适当的术前准备后行急诊手术。术前下胃管减压，但不能强力下胃管，以免造成胃穿孔。即使是胃位于胸腔，手术也应选择经腹入路，以便发现任何可能存在的胃肠道畸形。由于食管的长度正常，可顺利将胃拉入腹腔。同时行膈肌修补也很方便。扭转应予复位，但常需要先用空针做胃穿刺减压，将胃拉入腹腔。膈缺陷需修复并且将胃小弯全长密缝固定到前腹壁。

新生儿/婴儿胃扭转的手术方案如下：修补膈缺陷，分离先天性索带等，和前壁胃造瘘。

如需要，膈肌前脚修补和前壁胃固定。

严重胃食管反流者：膈肌前脚修补和胃底折叠。

对于新生儿单独用胃造瘘，就可以充分将胃固定。造瘘可同时用于术后减压和喂养。Stamm胃造瘘用 10~12Fr 造瘘管，双荷包固定。对于没有膈缺陷的婴儿，应行前壁胃固定术，这包括将胃大弯与前腹壁的壁腹膜和膈肌的腹面缝合固定。如果有严重的胃食管反流，需要行胃底折叠术。一些医师对这些患者单独用前脚修补效果良好。行膈肌前脚修补时要非常小心，因为这些患者通常食管和主动脉通过一个共同膈肌裂孔。对这一年龄组的患者尽量避免施行胃切除术、胃肠吻合术或结肠移位术（图 25-5）。

大儿童单独的胃扭转先胃减压后行腹腔镜前壁胃固定术。由于游走脾造成的胃扭转，单独脾

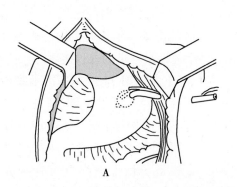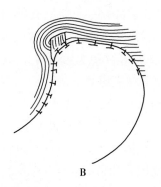

图 25-5　新生儿胃扭转的手术技术

A. Stamm 胃造瘘；B. 前壁胃固定

固定术即可。

急性胃扭转的死亡率很难统计。由于漏诊或延误诊断，致使发生胃坏死和穿孔而造成死亡。

2. 慢性胃扭转　采用体位喂养法，使乳汁流入胃体和幽门窦部，气体留在胃底易于排出，常可避免或减轻呕吐。在喂奶前应避免小儿哭闹，以免吞入空气。母亲喂奶将小儿抱起时，上半身抬高呈半卧位向右侧卧，或右侧前倾位。人工喂养者保持同样卧位，须注意奶头注满奶液，勿使吸进空气。喂奶后保持原位，半小时到1小时后再平卧。一般在3~4个月后，婴儿常抱起，直立体位时间增多，症状自然减轻而逐渐消失。为促进症状消失，平时可将婴儿筐(床)头部垫高，使婴儿睡眠时也呈头高斜位。采取体位喂养后效果若不明显，可用健儿粉加入牛奶配制成稠奶液，与体位喂养法同时进行，可提高疗效。

三、胃重复畸形

【定义】　胚胎期间前肠分化胃时一组细胞脱离主体形成重复胃。临床上非常罕见，并且少有症状很难诊断。

【病理】　胃重复畸形可有3种类型。

1. 管型　多与胃大弯平行呈长管状。粗细不等，可与主体胃略等。与主体胃一端或两端相通连。可与主体胃有共壁及共同血供，也可各自分开。因胃蠕动及消化力很强，因此很少有食物滞留，即使是憩室型长管也难长期大量停留。

2. 囊型　重复胃两端均闭死，分泌物滞留形成囊肿。也可独立或附着于胃体。

3. 胃内型　胃壁内形成囊肿，多在胃前壁大弯。黏膜层下重复向胃内突出;肌层囊肿则向胃外突出，多比较小(太大的则与附着性囊型难以区别)。胃重复畸形平时对胃功能无影响，但有时出血、感染、穿破则出现相应病变。

【症状】　平时一般无症状，新生儿时偶尔呕吐也难引起注意。合并出血、突然胀大、穿破则表现为呕吐、吐血，甚至休克。偶尔其他原因行影像学检查时可偶然发现囊肿影或重复肠壁影。大些儿童可表现为经常呕吐、胃不适、影响食欲、体重落后于同龄人。

【诊断】　临床很难想到，多是偶尔在行影像学检查时发现。钡剂可见胃大弯蠕动皱折变形;胃内型囊肿可见充盈缺损;胃外有占位性病变影。B超可发现各种重复畸形。胃镜检查可见胃内型囊肿，其他变化不易识别。急症发作出血时胃镜有确诊作用。

【治疗】　毫无症状偶然发现可不治疗，手术中发现不妨顺手切除。手术方法如下。

1. 切除重复胃　无论囊型或管型，独立性或附着性均可连同供应血管一并剥离切除，缝合胃壁缺损。如已切断大网膜，则须缝回胃壁。

2. 胃部分切除　重复胃较大或部位复杂，减少出血与打击，可以直接行胃部分切除缝合。

3. 胃内囊肿去盖　可开腹开胃，从胃内寻到囊肿，穿刺证实，做去盖手术，缝合胃壁切口。也可不开腹，通过胃镜进行胃内去盖手术。此法只限于黏膜下囊肿，若遇肌层外囊肿切除后必须修补肌层。

【预后】　本症多无症状，也无急促危险。发生并发症时可随时手术，均很安全。开腹手术时偶然发现，如果患者情况许可，顺手切除部分胃壁也很安全。但必须慎重衡量得失。

(陈永卫)

第四节　幽门

一、先天性肥大性幽门狭窄

【定义】　先天性肥大性幽门狭窄(congenital hypertrophic pyloric stenosis)又称为婴儿先天性肥大性幽门狭窄(infantile hypertrophic pyloric stenosis, IHPS)，是由于幽门管肌层异常增生肥厚，使幽门管腔狭窄并延长而引发之机械性不全梗阻，是新生儿期最常见的外科疾病。

【发病率】　发病率因地理位置、季节和种族不同而有一定差异，非洲、亚洲等国发病率较低，而美欧等国家发病率约为1 000个活产婴中1~3个，寒冷地区较温热带高发，男性较女性多4倍。有报道男性发病率近年有显著增多趋势，约为6.2/1 000，女性变化不大，仅为0.9/1 000。

【病因】　尽管相关学说较多，本病的病因

至今尚未完全明确,目前仍将本病归为先天性疾患。由于在死产儿中几乎见不到,合并畸形少见并且呕吐通常出现在出生后2周左右,因此有理由认为本病可能是获得性疾患。Rollins等连续对1 400例新生儿用超声测量幽门肌层的厚度,其中9例新生儿以后出现幽门肥厚狭窄症状并实施了手术。而他们的幽门肌层厚度出生时均在正常范围,以此证明其后天获得性的诊断仍存有广泛的争议。现普遍认为病因与下列因素有关。

1. 遗传因素　本病有家族性发生倾向,因而与遗传因素有关。非洲、印度和中国相对较少。目前认为本病是一种多基因遗传病,男性基因阈值较女性低,故男性较女性容易发病,可见于同胞兄弟或双胎儿。同胞兄弟病患的发病倾向是没有家族史的婴儿的15倍。Carter和Evans进行了45年的随访,发现本病患者的儿子的发病率为5%~20%,女儿的发病率为2.5%~7%。女性患者其子女的发病率是男性患者的子女的3~4倍。丹麦的大型人群注册研究对幽门狭窄的家族聚集性进行了评估,研究者观察到了显著的家族聚集性,与无受累亲属的个体相比,单卵双胎中如果一方发病,则另一方的发病率会增加至将近200倍;同样地,如果双卵双胎或兄弟姐妹中有发病者,则他们的发病率会增加至20倍。从该项研究估计的遗传率为87%。父母双方对遗传率的贡献相近,表明宫内环境不是主要的病因。

2. 激素控制紊乱　幽门是一个压力增高区域,当胃窦蠕动时幽门松弛,而有十二指肠液的刺激时收缩,以防止十二指肠内容物反流入胃内。幽门括约肌功能的激素控制据报告与其他胃肠道括约肌一样是通过促胃酸激素、缩胆囊素和促胰液素完成的。自从Dodge成功地对围生期的母体长期用五肽促胃酸素刺激诱发了同窝仔的50%发生幽门狭窄及发现本病患者血清促胃酸素增高后,对促胃酸素在本病的发病机制中的作用更为重视。有人提出由促胃酸素诱发的高酸反复刺激十二指肠造成幽门括约肌反复收缩而产生幽门肥厚。但是Janik等对围生期的其他种类动物给予五肽促胃酸素并没有诱发幽门狭窄。一些研究者发现,患者血清促胃酸素水平与健康对照组比较,

有显著增高;但另一些人没能证实这一点。由于幽门肌切开术后血清促胃酸素水平回至正常,因而相信其是继发于胃窦淤滞。近年国内有学者也进行了这方面的实验研究并成功地制造了相关的动物模型。

3. 幽门的神经支配异常　各种形态学和分子水平的研究表明肠神经系统在正常的胃肠道平滑肌发育中起重要作用。有报道发育中的肠神经系统和胃肠道平滑肌之间的相互作用在这两种组织的正常分化、成熟和功能中起重要作用。控制肌肉运动的神经在胃肠道平滑肌和括约肌分布特别密集,激活抑制性运动神经元使括约肌松弛。由于认为是幽门松弛的缺乏造成了胃出口的梗阻和幽门肌层的肥厚,很多研究者在幽门狭窄的标本中寻找可以解释幽门肌不能松弛的神经异常的证据。以前的研究集中在肠肌层神经丛的异常,而近来的研究集中在肠肌层神经丛和幽门肌层的神经递质上。例如对神经节细胞、肽能神经分布、硝基能神经分布、突触形成、神经支持细胞及亲神经素等方面进行了大量的研究工作并取得了一些进展。

4. 肠的起搏系统异常(肠Cajal细胞)　肠的Cajal细胞(interstitial cells of Cajal,ICC)是小的纺锭形或星形细胞,细胞核突出并且形成胃肠道组织网的突触曲张。形态学研究显示了ICC的3个主要功能:①是胃肠道平滑肌的起搏细胞;②促进电运动的增殖;③调解神经传递。

一些研究者报道,用C-Kit抗体和电镜发现患者肥厚的幽门肌缺乏ICC。ICC的缺乏提示其网络破裂并且对慢波产生的干扰可能造成了幽门括约肌运动紊乱。

此外,对异常的细胞外基质蛋白、异常平滑肌细胞及异常生长因子的研究也取得了相当的成果,对病因研究也有一定的积极意义。

5. 大环内酯类抗生素　红霉素和阿奇霉素均可使IHPS的风险增加,尤其当用于年龄小于2周的婴儿时。

【病理】　本病的病理改变为幽门管壁的显著肥厚,以环肌为主。幽门长度20~32mm,直径10~16mm,肌层厚3~6mm,而正常儿幽门肌层厚仅1~3mm。幽门呈橄榄状肿块,色泽较苍白,质地如

25

硬橡皮。在幽门切面上,可见肥厚的肌层将幽门管黏膜压缩,形成较深的皱褶,使管腔缩小。肥厚组织的界线在胃窦部不太明显,逐渐向胃端变薄。但在十二指肠始部肥厚的肌层突然终止,并且稍凸向十二指肠腔内,像子宫颈突入阴道内一样,形成小穹隆。幽门环形肌纤维增生肥厚,纵行肌纤维数量上无明显增多,仅轻度肥厚(图 25-6)。

【症状】 临床首先表现为呕吐,多在出生后 2~3 周开始,少数在出生后 7~10 天或更早也可出现症状,2 个月后出现呕吐症状者很少,出生后 12 周才出现症状者非常罕见。呕吐的特点为进行性加重。最初仅有溢奶,逐渐进展,后几乎每次喂奶后即刻或 15~30 分钟后均发生呕吐。不伴恶心,呈喷射状。呕吐物为带凝块的新鲜或陈旧奶汁,有轻微酸臭味,通常不含胆汁。少数病例(17%~18%)的呕吐物中可含有新鲜或咖啡色样血性液,考虑系反流刺激性胃炎或食管炎引起。患者有很强的饥饿感,呕吐后有觅食反射并仍有良好的食欲。

【体征】 腹部检查可见上腹部胃型,常有自左向右的胃蠕动波,进奶后或局部触摸及按压刺激更易观察(图 25-7)。右上腹可触及幽门肥厚所形成的橄榄样包块,质韧,能活动,无压痛。检查者需有耐心,在患者吮奶、腹壁松弛时或睡眠、安静时较易触及。必要时可给予 10% 水合氯醛口服镇静后检查,麻醉状态下更易发现。

呕吐所致摄入液体和热量不足,患者排尿量明显减少,粪便干燥,有时几天才排出少量弹丸样大便。体重增长明显减慢甚至逐渐下降。发病后几周,其体重可较出生时还小。患者呈消瘦和慢性脱水表现,皮下脂肪消失,面、颈和四肢皮肤松弛,出现皱纹。时间越久,消瘦越严重(图 25-8)。由于呕吐丧失大量胃酸和钾离子,早期可引起低钠低氯性代谢性碱中毒,呼吸变浅而慢。碱中毒可使血中游离钙下降,表现有喉痉挛和手足搐搦。晚期脱水严重,肾功能受损,酸性代谢产物潴留,可形成代谢性酸中毒,原来的碱中毒症状被掩盖。

约 2% 的患者合并现黄疸,其原因可能与饥饿造成的葡糖醛酸转移酶减少有关。

此外,6%~20% 的患者伴多发畸形,常见如食管闭锁、肠旋转不良、食管裂孔疝、先天性巨结肠、肛门直肠畸形、唇裂和腭裂、多指并指畸形和泌尿系畸形等。总结首都医科大学附属北京儿童医院近 8 年 496 例先天性肥厚性幽门狭窄患者中,合并食管裂孔疝(大部为滑疝型)14 例,占 2.8%;先天性心脏病 3 例,占 0.6%;泌尿系统畸形 34 例,其他畸形 46 例。

【诊断】 根据典型病史,出生后 2~3 周出现呕吐并进行性加重,呈喷射状,呕吐物以胃内容含奶瓣为主,查体可见胃型及胃蠕动波,尤其右上腹触及明确橄榄样包块,诊断即可确定。

对高度怀疑而又未能触及确切肿块的患者,B 超为首选的辅助检查方法。先给患者服少量糖水,患者取右侧卧位,肥厚肌层为一环形低回声区,被包围的中央黏膜为一小圆形有回声区。可测量肥厚肌层的厚度、幽门管的直径和幽门管的长度。幽门肌厚度是最重要的诊断参数:正常不超过 3mm;厚度 >3.5mm 即可诊断。假阳性非常罕见,但假阴性率为 10%,与 B 超医师的技术与经验有直接关系。

X 线钡剂检查,可用于临床不能触及肿块的病例,另外此检查可以发现胃食管反流及肠旋转

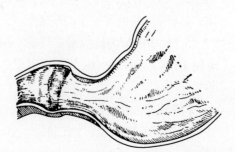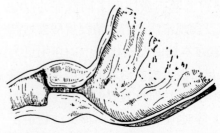

图 25-6 正常幽门与先天性幽门狭窄的病理解剖情况对比

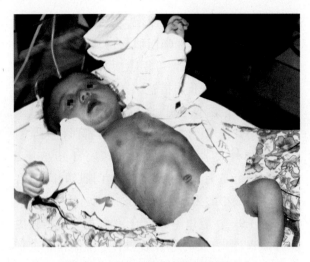

图 25-7　患儿上腹部见胃型和蠕动波

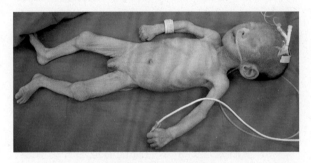

图 25-8　患儿消瘦

黏膜皱襞造成,是决定诊断的重要征象(图 25-9)。

【鉴别诊断】　临床表现不典型的病例需与下列疾病相鉴别。

1. 幽门痉挛　多在出生后即可发病,为不规则间歇性呕吐,无进行性加重特点。呕吐频率及量相对较轻。查体无明显幽门包块,如进奶前予阿托品和氯丙嗪等解痉镇静药后呕吐很快消失或缓解。B 超检查幽门肌层正常。

2. 胃食管反流　已于前述,幽门肥厚性狭窄多可伴有功能性胃食管反流。正常新生儿由于食管下括约肌神经肌肉发育未完善可发生生理性胃食管反流,表现为不规则的溢奶。如喂以较稠厚的奶品,调整喂养方式如少量多次喂养,喂食后将婴儿置于半立位,症状可不同程度地改善。待食管下括约肌抗反流机制成熟后,多在 6~9 周自愈。极少数为器质性病理性胃食管反流,如食管裂孔疝等疾病所致的反流性呕吐。

3. 胃扭转　新生儿、小婴儿胃体沿着贲门、幽门长轴扭转,常是由右转到左方。属暂时性胃体扭曲,为器官轴型扭转,称为胃折叠更为确切。进奶后易发生呕吐,不含胆汁,特别是移动患者时呕吐更加明显。腹部无明显阳性体征。X 线检查可见胃大弯位于小弯之上、双胃泡和双液平面。可改变体位喂养即喂奶时取半立位,使奶汁流入胃体及幽门窦部,让气体留在胃底部而易排出。喂奶后轻拍其背部以刺激胃肠蠕动同时辅助气体排

不良等合并疾患。透视下可见胃扩张,钡剂经过幽门排出时间延长,胃内有钡剂滞留现象,仔细观察可见幽门管延长,向头侧弯曲,管腔狭窄呈线征或双轨征、鸟嘴征等,这都是狭窄的幽门管腔挤压

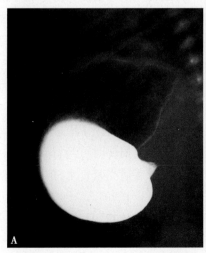
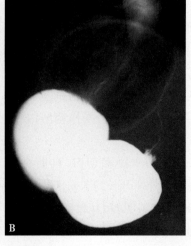

图 25-9　钡餐检查
A. 鸟嘴征;B. 双轨征

出。每次喂奶后保持原位 30~60 分钟,平卧时将床头抬高 15°左右,1~2 个月后症状即逐渐消失。

4. 喂养不当　由于奶量过多、过快,或人工喂养时奶瓶倾斜将瓶内气体吸入胃内、喂奶后放置婴儿头部过低等均可使婴儿发生呕吐。调整喂养方法即能很快使情况改善。

5. 先天性幽门前瓣膜及闭锁　先天性幽门前瓣膜和实性闭锁是极为罕见的消化道畸形。其特点是出生后即出现严重呕吐,进奶后加重,完全不能喂养。常因呕吐反流误吸造成吸入性肺炎。X线平片见胃扩张和宽大液平,造影检查可见造影剂滞留并不能正常通过幽门,即可明确诊断。

6. 肾上腺危象　肾上腺功能不全的新生儿可能出现肾上腺危象,表现为呕吐和脱水。这是一种危及生命的疾病,应立即评估和治疗。肾上腺危象的关键特征是不成比例的低血压和高钾性酸中毒(而非通常见于 IHPS 的低钾性碱中毒)。婴儿肾上腺功能不全最常见的原因是 CAH。CAH 女性通常会出现男性化的或性别不清的外生殖器;男性通常没有明显的生殖器异常。

【治疗】

1. 术前处理

(1) 对于无明显脱水及电解质紊乱的患者,应尽早手术。有脱水及电解质紊乱的患者,应按脱水程度合理补液,纠正脱水及电解质紊乱,选择合适的时机进行手术。必须强调注意慢性脱水与高度血浓缩的特点,避免发生输液性水肿。

(2) 慢性脱水营养不良者可用全肠外营养治疗 5~6 天。

(3) 合并肺炎的患者应合理给予抗感染治疗,并实施雾化吸痰等物理治疗。

2. 手术　Fredet 和 Ramstedt 提出的幽门环肌切开术为广泛接受的手术方式,操作容易,效果满意。

手术方法:一般取右上腹横切口,自助缘下 1cm 右腹直肌外缘起向外切开长约 3cm,按肌纤维方向分离腹外斜肌,腹内斜肌,切开腹横肌膜和腹膜进入腹腔。提出胃幽门部于手术野,可见橄榄形肥厚的幽门。术者用左手拇指、示指将其固定,略向外翻,于其前上方无血管区沿肥厚的幽门纵

轴全长切开浆膜及部分肌层,然后用弯蚊式钳或幽门分离钳逐渐分开幽门肌层,使幽门黏膜向外膨出。肌层切口渗血,可用热盐水纱布压迫数分钟,通常无须特殊止血措施。

近年来随着微创手术观念的普及,腹腔镜幽门环肌切开技术已经非常成熟。首都医科大学附属首都医科大学附属北京儿童医院自 1998 年 5 月—2009 年 5 月共完成腹腔镜幽门肌切开术 821 例。年龄最小的为 6 天,最大的为 4 个月,体重最小的为 1.9kg。戳口不需缝合,2 例术后大网膜由脐环戳口疝出,及时缝合后愈合。早期曾有个别术中黏膜破溃损伤,中转开腹继续手术修补的病例,无术后因腹腔活动出血再次开腹探查止血者。腹腔镜手术时间平均 5~8 分钟,效果良好。与传统开腹手术比较微创手术有以下优势:手术打击小、发症少、术后喂养早及住院时间短、费用低、切口瘢痕隐蔽且外观满意。但同时也要求手术者具备熟练的开腹手术经验及相当的手术操作技巧(图 25-10)。

3. 术后处理　手术当日仍需适当补给液体,术后 6~12 小时后可试经口摄入少量糖水,如无呕吐及其他异常症状,则可开始适量规律喂养,48 小时后恢复正常喂养。少数患者术后仍可继续轻微呕吐 3~5 天,但呕吐的量及性质与术前已完全不同,以漾奶为主。

【并发症】　十二指肠黏膜及胃黏膜破溃穿孔为最常见的并发症。由于肥厚的肌层在十二指肠起始部突然终止没有移行过渡,十二指肠黏膜薄故更容易造成损伤,通常是幽门远端的肌纤维分离过度或切口太深所致。此外,分离操作粗暴及胃内气体过多也是术中损伤的常见原因。如在切开肌层时及时发现并漏气(多可见气泡)立即缝合原切口,于幽门管上另择切口行再切开术。可疑有穿孔损伤时可经胃管注气观察加以确认或除外。术后适当禁食水,加强支持营养治疗,常无严重后果。

对低体重、早产儿、严重营养不良患者,因腹壁弹性差、肌层薄、创口愈合慢,易发生腹壁疝或切口裂开,应各层仔细对合密缝,必要时腹带包扎避免腹胀。

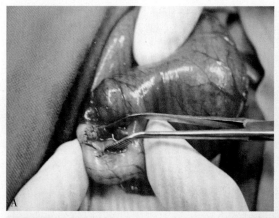
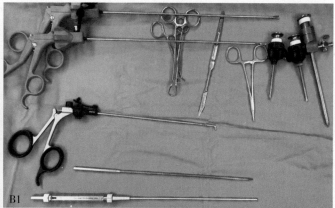
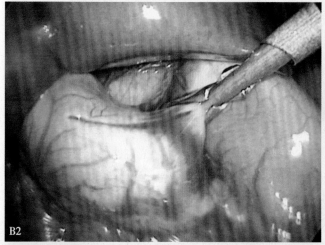
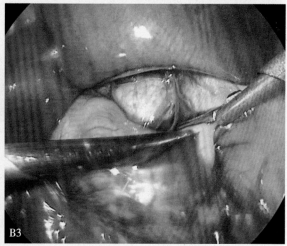
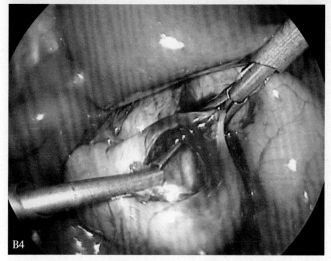

图 25-10　幽门环肌切开手术技术

A. 直视下幽门环肌切开；B. 腹腔镜下幽门环肌切开术；B1. 腹腔镜幽门环肌切开术所用器械（从下到上依次为：可伸缩幽门切开刀、幽门分离棒、幽门分离钳），没有条件也可用腹腔镜电钩、普通腹腔镜操作钳替代；B2.（确定抓持幽门位置、幽门刀切开幽门浆肌层）；B3. 幽门分离棒分离扩大切开部位；B4. 分离钳分离幽门环肌至幽门远端

【预后】　手术治疗先天性肥厚性幽门狭窄的近远期效果均十分满意。正常喂养后营养状态迅速得到改善，呕吐停止，体重增加，总体生长发育及营养状态和正常同龄儿无异。

二、幽门闭锁

胎儿时期发育不良后遗幽门处完全梗阻。发病率很低，但症状很急。出生后第一天就有大量呕吐，不能喂养进食。但能按时排除胎粪。胚胎发展病因不清，病理因文献报道很少并且仅见个例报告，均为隔膜样闭锁。位于十二指肠连接处外表正常，幽门处完全封闭扩张。诊断靠 X 线平片见典型巨大单泡征气影，此外全腹无气。开腹探查见胀气扩大之胃，挤压胃内容物不能通入

25

十二指肠。治疗可行胃空肠吻合。未见死亡报告。2001—2019年笔者所在医院共收治幽门闭锁4例,均为隔膜样闭锁(图25-11)。均行隔膜切除及幽门成形术,术后效果良好,其中一例行腹腔镜探查发现幽门管两处隔膜,相距离1cm(图25-12)。

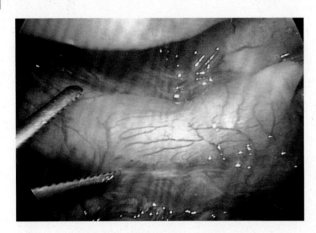

图25-11　腹腔镜下幽门闭锁外观

三、幽门痉挛

幽门痉挛(pyloric spasm)病因病理不明,症状与肥厚性幽门狭窄相似。出生后呕吐,日渐频繁,多有奶瓣。排便正常。呕吐症状出现比肥厚性幽门狭窄早,但很少影响生长。喂奶后偶尔见到胃胀与胃型,但呕吐后不能摸到幽门处包块。一般到出生后4个月以后逐渐好转,加辅食后逐渐痊愈。有报道误诊幽门狭窄而开腹探查,幽门长短

大小硬度均正常,挤压通过无阻力。因此有人不承认为幽门痉挛,将其统称为上消化道动力性功能紊乱。常常与胃食管反流同时存在。

【诊断】　钡剂造影,可见胃蠕动增强,幽门管狭窄延长,但有时开放畅通。多数患者胃扩张不明显,但排空较慢。B超检查显示无器质性梗阻征,幽门不大,可与肥厚性幽门狭窄相鉴别。

【治疗】　本病因无器质性梗阻病变,因此无手术解除梗阻的指征。只需根据呕吐对营养的影响程度分为5级并给予相应处理,以保证能吃、不吐、营养发育正常。

1. 吐而能吃　一般改善喂养技术,如立位喂奶,喂后拍背,调整奶量、浓度,以及配方等。

2. 吐重常呛　上述改进喂养技术另加少量多次喂奶,喂奶前婴儿口内滴入1~2滴阿道平。

3. 频吐腹胀　插鼻胃管减压,必要时全肠外营养(total parenteral nutrition,TPN)静脉营养,以避免误吸、肺炎的发生。减压的同时,尽量维持小量经口喂食。

4. 久吐不减　两周以上减压TPN而不能撤管则应行双管胃造瘘(图25-13)。同一瘘口插胃管引流,插细软长管入空肠喂养。喂养细管经胃瘘粗管内穿出皮肤圆孔,可防止瘘口周围漏液(同时做Stamm胃瘘,做3个荷包翻入,延长腹壁隧道)。

5. 瘘不能关　胃瘘治疗情况稳定,患者体重有增。1个月后可以夹管经口喂养试验成功而拔

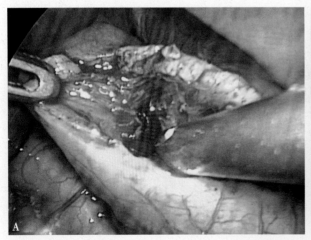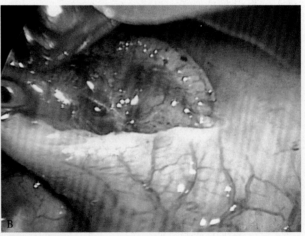

图25-12　幽门管两处隔膜
A.远端隔膜;B.近端另一处隔膜

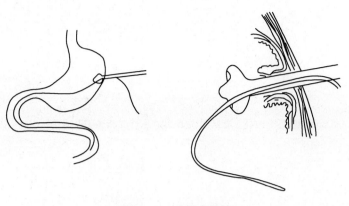

图 25-13　减压喂养管

管。空肠喂养成功但夹管试验失败者,可行胃空肠吻合,同时将幽门阻断。

6. 与胃食管反流合并手术时　同时做幽门成形术,纵切横缝。

（杜京斌）

第五节　十二指肠

临床上先天性十二指肠（duodenum）畸形多表现为十二指肠梗阻。可以由肠内病变、肠外病变或二者同时造成。十二指肠内病变为十二指肠闭锁或狭窄,十二指肠外病变造成的梗阻常见有环状胰腺、肠旋转不良、十二指肠前门静脉或肠系膜上动脉压迫症等。此外罕见的肠重复畸形与动力紊乱也可能表现为不同程度的肠梗阻。约 15% 的病例并非单一病因造成的梗阻,多发合并畸形共同所致梗阻的机会仍然较多。

一、十二指肠闭锁

先天性十二指肠闭锁（duodenal atresia）指胎儿发育不良遗留的十二指肠部位管道完全不通。根据 Gray 和 Skandalakis 方法传统上将十二指肠闭锁分为 3 种类型。Ⅰ型:最常见,肠腔内有一个或多个隔膜,肠壁连续性良好,占 65%。Ⅱ型:十二指肠闭锁的两盲端由短的纤维索带连接,肠壁基本中断,占 18%。Ⅲ型:闭锁两盲端完全分离,占 18%,肠壁完全中断。十二指肠闭锁的发生率约为十二指肠梗阻的 1/10。常与唐氏（Down）综合征同时存在。有研究资料显示唐氏综合征的婴儿十二

指肠闭锁的危险比非唐氏综合征的婴儿高出 265 倍,相应的发生频率分别为 46/1 000 和 0.17/1 000。虽然十二指肠梗阻通常无家族性发病特点,但临床确偶有家族性发病的间断出现（图 25-14）。

【病因病理】　十二指肠闭锁、隔膜通常发生在十二指肠降段,紧贴参与胆道和胰腺结构发育的有强烈胚胎活动的区域,属于胚胎时期的中肠头段。已证明在胚胎第 5 周时中肠是一个贯通的管腔,从妊娠第 5~10 周中肠肠管上皮细胞急速增生致使管腔阻塞,进入暂时性实心期。此后,在闭塞的管腔内出现多个空泡,并逐渐扩大,到 12 周时彼此互相融合,使肠管在恢复贯通,称为空化期。如果空化过程停滞则可遗留隔膜或短段实心索带及索带拉断后的两端闭锁。

梗阻通常发生在肝胰（Vater）壶腹或其远端,壶腹以上的梗阻非常少见,约占 20% 的患者。偶尔胆管的末端是分叉型的,一个分支在闭锁的近端,另一个分支在闭锁远端,该解剖变异可以解释临床发生的非典型性呕吐（非胆汁性呕吐）现象。

【发病率】　属多发常见病,发病率约为 800∶1,占十二指肠梗阻总数的近 25%,低于肠旋转不良,高于环状胰腺,在我国北方稍多,男女比例相当,双胎儿和多胎儿可同时患病。近年来发病率有明显增高的趋势,多数学者认为与环境变化及饮食结构改变有关。此外,随着社会的进步和经济的发展,生活节奏的加快及工作压力的增大也是可能致畸的重要原因。

患者合并畸形的发生率很高,特别是唐氏综合征,发生率约为 30%。有文献报道合并畸

25

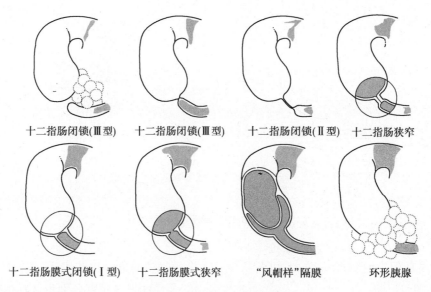

十二指肠闭锁(Ⅲ型)　　十二指肠闭锁(Ⅲ型)　　十二指肠闭锁(Ⅱ型)　　十二指肠狭窄

十二指肠膜式闭锁(Ⅰ型)　　十二指肠膜式狭窄　　"风帽样"隔膜　　环形胰腺

图 25-14　十二指肠梗阻类型

形的发生率依次为唐氏综合征(28.2%)、环状胰腺(23.1%)、先天性心脏病(22.6%)、肠旋转不良(19.7%)、食管闭锁和气管食管瘘(8.5%)、泌尿生殖系畸形(8%)、肛门直肠畸形(4.4%)和其他肠闭锁(3.5%),椎骨畸形的发生率为 2%~3.7%,十二指肠闭锁骨骼肌肉畸形的发生率低,其他少见畸形包括德朗热综合征、染色体异常、部分免疫缺陷和气管软化等。

造成患者死亡率高的主要原因为合并畸形、早产和出生低体重,而合并畸形是最重要的因素。Spitz 等报道食管闭锁合并十二指肠闭锁时死亡率尤其高,为 67%~94%。最近,Dalla Vecchia 等将手术高死亡率归咎于合并复杂的先天性心脏病。

【症状】 约 50% 患者为早产儿和低出生体重儿,呕吐是首发表现,多在出生后数天内出现。80% 患者的梗阻在十二指肠肝胰(Vater)壶腹远端,因而呕吐胆汁样液体,胃管减压可见大量黄绿色液体。少数梗阻在肝胰(Vater)壶腹近端,可为非胆汁性呕吐。由于梗阻位置高,无明显腹胀或仅有轻微上腹胀。患者出生后 24 小时内多无正常胎粪排出,但少数可有少量胎粪排出,以后不再排便。患者很快出现脱水、体重减轻和电解质紊乱。

十二指肠闭锁症状出现较早,常于出生后 3 天内出现呕吐,其程度亦随梗阻近端扩张情况而有所不同。可有少量正常胎粪排出。部分患者可有生理黄疸加重和黄疸消退延迟。

【辅助检查】

1. 腹部立位平片　通过简单 X 线腹部立位平片检查可以初步确定十二指肠梗阻的诊断。由于胃和十二指肠上段扩张充气,十二指肠闭锁的腹部立位平片显示典型的上腹"双泡征",其余腹部一片致密(图 25-15)。

2. 钡剂造影　少数十二指肠不全梗阻的患者腹部平片可以几乎正常,行上消化道钡剂造影检

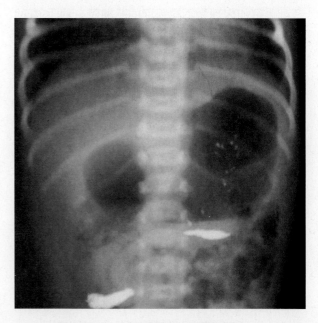

图 25-15　十二指肠膜式狭窄腹立位平片

查,可以显示近端十二指肠扩张。但要注意十二指肠闭锁患者钡灌肠可见结肠内无气,但多不表现胎儿型结肠。

3. B超　腹部超声检查可以清晰地发现异常扩张的肠管直径和蠕动情况,可明确判断出梗阻的部位和原因,甚至多发腔内隔膜及隔膜的厚度也可一并超出。

超过50%的十二指肠梗阻病例的母亲妊娠中后期有羊水过多病史,产前B超最容易发现的是十二指肠本身梗阻。Tsukerman等和Romero分别报道在妊娠12周及19周B超发现十二指肠闭锁,随着B超水平的提高,大部分患者可在妊娠6个月时获得准确诊断。

Hancock和Wiseman对34例先天性十二指肠梗阻研究了产前诊断的意义和对愈后的影响。其中15例产前B超诊断,虽然能够更早地进行手术,但产前诊断并没有改变治疗的过程和结果。产前诊断可以使家长有时间做好经济上和精神上的准备,以便更好地配合手术治疗,从这一观点上看还是有其积极意义的。

【诊断】　患者出生后呕吐大量上消化道液,多含胆汁。不能正常喂养。无胎粪排出或有少量胎粪排出后无正常黄色大便。结合产前情况及出生后B超、腹部立位平片和上消化道造影,诊断容易。

【鉴别诊断】　急需鉴别的是肠旋转不良同时伴有中肠扭转时需立即手术,急需确诊。腹部立位平片也显示"双泡征",B超可见肠管排列混乱,似呈同心放射样改变。钡灌肠检查可发现回盲部位于中上腹。减压的胃液可能为血性。

由于十二指肠梗阻可合并多脏器系统的严重畸形,应在手术前尽可能地诊断清楚,常规应摄胸正、侧位片,全脊柱正、侧位片。必要时应做心脏和肾脏的B超检查。B超发现泌尿生殖系统异常或合并直肠肛门畸形的患者应进一步做静脉肾盂造影及排尿性膀胱尿道造影。有便秘和唐氏综合征合并十二指肠闭锁的患者应考虑直肠测压及直肠活检以除外先天性巨结肠。

【治疗】

1. 术前处理　一旦诊断,应积极术前准备。

如果在出生后36小时内诊断,则无须特殊准备。术前准备包括:持续胃管减压,输液以纠正水、电解质紊乱,由于大多数患者为早产和低体重儿,要注意保温和避免低血糖。对于严重低体重儿或伴有呼吸窘迫综合征和合并严重畸形如先天性心脏病的患者需要特殊的准备如复苏和人工呼吸支持。

2. 手术方法

(1) 十二指肠膜式闭锁:纵行切开隔膜处十二指肠壁,将隔膜切除,切缘创面缝合止血,再横行缝合十二指肠壁切口。

(2) 位于肝胰(Vater)壶腹的膜式闭锁:采用十二指肠短路菱形吻合或短路侧-侧吻合。术中适当游离十二指肠远端,使近远端吻合无张力。横行切开近端十二指肠的最远端前壁,纵行切开闭锁远端十二指肠前壁,将两切口的切缘准确对齐,无折叠无张力的吻合。

(3) 巨大十二指肠成形术:严重扩张的十二指肠上段肠壁代偿性增厚,肠壁弹性差,蠕动无力,功能不良。后遗巨大十二指肠是术后的主要并发症。Hutton和Thomas报道成功的广泛尾状修剪十二指肠扩张段的十二指肠成形术,重要的是在修剪和成形之前辨认Vater壶腹位置以免损伤,必要时可挤压胆囊或肝脏以方便观察乳头位置。还有学者提出十二指肠次全切除和用近端空肠重建十二指肠,术中除保留Vater壶腹区域外,可将病变的十二指肠壁大部切除,用空肠重建替代十二指肠。

(4) 腹腔镜下十二指肠吻合术:2001年Bax等报道经腹腔镜成功完成十二指肠菱形吻合术;经过10余年的腹腔镜技术发展,腹腔镜治疗在新生儿十二指肠梗阻的技术日臻完善。对比开腹手术,腹腔镜手术对患者打击小,术后进食早,住院时间短。

3. 术后处理　术后要继续注意保温,输液,应用广谱抗生素,禁食和胃肠减压。同时加强支持营养治疗,必要时TPN支持营养治疗。由于明显扩张的十二指肠近端不能产生正常有效的蠕动,通常减压出绿色液体的时间较长,一旦胃肠减压量减少、颜色转浅,可将减压管拔除,开始进行喂养。一般开始喂养的时间为术后 1 周,有的患者需要延迟到 2~3 周。

帮助患者尽快排出和排尽胎粪是术后能否正常喂养的重要措施,术后 1 周左右应刺激患者排便,可以使用少量甘油栓、开塞露或肛门扩张(指检)及温盐水灌肠。

【预后】 先天性十二指肠梗阻的治疗效果近年来有很大提高,Murshed 等在回顾 45 年(1951—1995 年)十二指肠梗阻的治疗报告中发现在前 15 年成活率为 51%,中间 15 年为 80%,最后 15 年为 95%,最后 15 年死亡几乎都是合并畸形造成的。

术后早期并发症包括吻合口狭窄和梗阻、较长时间的动力性肠梗阻和伤口感染。中晚期并发症有粘连性肠梗阻、巨十二指肠和十二指肠运动不良及胃食管反流。

Kokkonen 等对 41 例患者坚持 15~35 年的长期随访,结果生长发育良好,虽然绝大多数无临床症状,但钡剂检查除 2 例外都有异常,其中 9 例有巨十二指肠改变。同时 Salonen 等报道了 9 例患者随访 3~21 年,钡剂随访检查除 1 例外均正常。

(侯大为)

二、十二指肠狭窄

十二指肠不全梗阻出现症状可相对较晚,有时十二指肠膜式狭窄的诊断可晚至出生后数月甚至更迟。由于呕吐较轻,间断出现症状,生长发育尚能维持,在医疗条件和经济状况相对落后的地区还无法做到早诊断、早治疗。Mikaelsson 等报道 16 例十二指肠膜式狭窄中有 8 例诊断和治疗延迟,手术年龄为 1 个月 ~4 岁。

【病因病理】 十二指肠狭窄的成因与 I 型闭锁相同,只是膜式闭锁不全,遗留一小孔允许内容物通过,但有一定的阻力。临床上可见两种形式,即膜式狭窄和风兜式狭窄。前者残留隔膜部位同时有肠壁纤维性狭窄环,隔膜孔有时很大则形成环形狭窄。此种狭窄,单纯切除隔膜不能解除梗阻,至少需行纵切横缝扩大狭窄环。后者肠壁本身无纤维性狭窄环,除隔膜孔为纤维性狭窄外,肠管及隔膜均可以自由扩张,并且由于近端蠕动的压力使肠管扩张并将拉大之隔膜随其中心小孔推

入梗阻以远一定的距离,形如气象台的风兜,故称风兜式狭窄。此种狭窄手术时所见到的粗细交界处并非隔膜根部,也无狭窄,此处切开找不到隔膜根,纵切横缝绝对错误。狭窄为不全梗阻,症状出现较晚,梗阻近端(包括胃)扩张与肥厚明显,低位十二指肠梗阻,可出现巨大十二指肠。

【症状】 患者的表达与隔膜孔大小有关。小孔隔膜症状与闭锁相似,大孔隔膜特别是风兜式隔膜患者呕吐与一般漾奶相似。随着年龄的增长,患者食量增加,呕吐逐渐严重,同时上腹部膨胀明显,有时可见肠型及蠕动波。不少患者营养、生长正常。就诊时间有的已达学龄儿童。现在一般也都是在出生几个月以后。

【辅助检查】 X 线平片除显示"双泡征"外,余腹部可以有少量散在气体,但婴儿生理性积气明显减少。钡剂造影检查时造影剂在十二指肠通过受阻或明显通过缓慢,胃排空延迟。如果扩张的肠管影突然锐性终止,以下只有少量散在钡影,常提示为膜式狭窄。有时十二指肠盲端呈炮弹形,常提示"风兜"样改变。多数患者可见梗阻近端及胃可见明显扩张与蠕动强烈。钡灌肠结肠正常含气。

【诊断】 慢性呕吐,上腹部胀满,影响营养,生长发育落后,即应想到十二指肠梗阻。钡剂检查可以确诊。

【鉴别诊断】

1. 十二指肠闭锁 大孔狭窄,症状较缓,钡餐可以鉴别。小孔狭窄无须鉴别可以确定手术指征。

2. 十二指肠前门静脉 是非常罕见的造成十二指肠不全梗阻的原因,门静脉压迫十二指肠水平段造成高位不完全梗阻甚至完全梗阻,往往不能在手术前准确诊断。

3. 肠系膜上动脉压迫综合征 是肠系膜上血管束压迫十二指肠水平段所造成的完全或不完全梗阻,通常发病年龄稍晚,甚至临床表现不明显,往往在常规腹部超声检查时偶然发现。

4. 肠旋转不良 回盲部韧带固定于右上腹后壁压迫十二指肠造成不全梗阻。钡灌肠见高位固定之盲肠,可以鉴别。

5. 环状胰腺 环状胰腺压迫十二指肠降部,

有松有紧,造成不同程度的十二指肠梗阻。钡剂见固定的梗阻部位,B超可见环状胰影。

6. 肠重复畸形　十二指肠重复畸形多不在原位造成梗阻(遗留于胸腔者居多),偶尔也有囊性畸形或并行畸形,压迫十二指肠。B超加钡剂检查可以鉴别。

7. 原发性巨大十二指肠　无机械性梗阻的十二指肠扩张,造成十二指肠内容物滞留,表现为慢性梗阻症状。常见患者年龄较大而消瘦,上腹肠膨胀。钡剂可见十二指肠全部扩张,梗阻以下肠管正常,无失用性萎缩。

【治疗】　开腹后首先明确诊断,排除一切可能造成梗阻的外部原因。然后再鉴别膜式狭窄与风兜式狭窄。前者在粗细交界处肠壁可摸到纤维狭窄环,后者的狭窄处肠壁弹性正常,挤压近端膨胀的肠管可使原缩窄处自由扩张。为了充分暴露十二指肠,可以切开屈氏韧带,将十二指肠拉直。

1. 膜式狭窄　在狭窄环处纵行切开肠壁,沿隔膜根部切除隔膜。横行缝合肠壁伤口,扩大狭窄环。近来多数人主张切除含隔膜的狭窄段,行成形式端-端吻合(近端粗肠做尾状修剪)。

2. 风兜式狭窄　在变窄处纵行切开,探查隔膜根部,扩大切口,切除隔膜。肠壁切口小于2cm者可以横缝,切口较长或近端太粗者,可做尾状修剪直缝。

3. 纤维十二指肠镜手术　可做诊断和切除十二指肠隔膜。方法是先找到膜孔,向膜根部切开。然后以同法做多处放射性切开或切除隔膜。多数有关胰胆合流异常报道,提倡在术前应做内镜逆行胰胆管造影(endoscopic retrograde cholangiopancreatography,ERCP),但对于腔镜手术多有保留,大多数医师更愿意常规开腹进行手术。

【预后】　一般单纯十二指肠狭窄术后效果良好。术后胃肠减压1周(开始进食仍保持间断减压),很少发生十二指肠瘘。合并严重营养不良或其他有关疾病常为治疗失败的主要原因。

(侯大为)

三、先天性肠旋转不良

【定义】　肠旋转不良(malrotation of intestine)

是指在胚胎期肠道以肠系膜上动脉为轴心的旋转运动不完全或异常。使肠管位置发生变异和肠系膜的附着不全,常引起肠梗阻,是十二指肠梗阻中的重要类型。传统观点认为,肠旋转不良主要是一种婴儿期疾病,55%的肠旋转不良在出生后第1周出现症状,80%在出生后1个月内出现症状,90%小于1岁。然而,有研究发现在出院的2744例中不超过17岁的儿童肠旋转不良病例中,年龄≤1个月占30%,1岁前占58%,5岁前占75%。另一项对170例有症状性肠旋转不良的患者研究表明其年龄分布为:≤1岁占31%,1~18岁占21%,18岁以上占48%。1岁以上的儿童和成人肠旋转不良患病率似乎高于先前认为的情况。约有0.2%的肠旋转不良终身无症状。新生儿症状性旋转不良的发生率为1/6000例活产。男性多于女性。

【胚胎学】　中肠的发育分为3个阶段。第一阶段:发生在胚胎的第4~10周,消化管生长的速度比腹腔快,因此中肠发育不能限制在腹腔内而被挤到脐带底部膨出,形成一个生理性脐疝(图25-16)。第二阶段:第10~12周时腹腔的生长速度加快,容积增加,中肠由小肠开始到回盲部逐渐回纳到腹腔内(图25-17,图25-18)。回纳的过程中,肠管进行规律性旋转:中肠末端的盲肠、升结肠和横结肠,初时位于腹腔左方,在旋转时按反时针方向从左向右旋转270°,至盲肠转到右下腹髂窝为止。与此同时十二指肠也逆时针旋转270°。第三阶段:正常旋转完成后,各部肠系膜融合和固定,

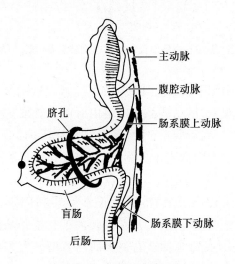

图 25-16　形成生理性脐疝

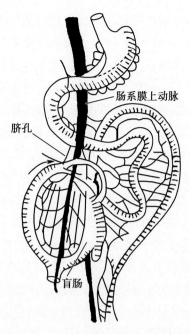

图 25-17　腹腔生长速度加快，中肠渐次回纳腹腔内，盲肠起初在腹部下方

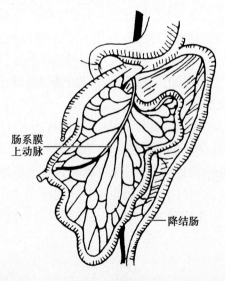

图 25-18　中肠沿反时针方向旋转至盲肠达下腹

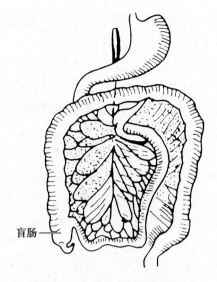

图 25-19　中肠全部回纳至腹腔内

升结肠和降结肠及其供应血管全部固定附着于腹膜后腹壁，横结肠只是两端由肝曲及脾曲韧带固定于左、右后腹壁，小肠系膜则从屈氏韧带开始，由左上方斜向右下方髂窝部，呈长斜线形附着于后腹壁（图 25-19）。

正常肠道发育：肠管正常旋转和固定最终使肠系膜基底宽大，从左上腹的十二指肠悬韧带（Treitz 韧带）延伸至右下腹的回盲瓣。大多数旋转异常会导致肠系膜基底部异常狭窄。由于中肠悬挂于这种狭窄的血管蒂而不是宽大的肠系膜基底部，有发生肠扭转（肠扭曲）的风险。

异常肠道发育：最常见的旋转异常为无旋转和旋转不良（旋转不完全）：如果原始肠祥的两个分支在还纳回腹腔时均没有进一步旋转，则为无旋转。这种情况下，小肠位于腹腔右侧，而结肠位于腹腔左侧。无旋转的危险性低于旋转不良，因为一般情况下其肠系膜基底部比旋转不良时更加宽大，发生肠扭转的风险较小。不过，无旋转通过影像学检查难以诊断；有症状的患者可能需行腹腔镜或开腹探查手术以确诊。对影像学表现提示无旋转的无症状患者，可予以观察。

发生旋转不良时，十二指肠空肠支保持在无旋转的位置，而盲肠结肠支有部分旋转（通常约为 90° 旋转而不是 180°）。最终导致盲肠不在右髂窝，而是停留在右上腹、中腹或左腹部，且该异位盲肠被腹膜束带固定于右侧腹壁。这些腹膜束带称为 Ladd 束带，它们横跨十二指肠，可对十二指肠造成外部压迫，引起梗阻。同时结肠系膜和小肠系膜都未能按正常位置附着于后腹壁，只以肠系膜上动脉根与后腹壁固定，而使全部中肠发展的肠管（十二指肠中部到横结肠中部）自由活动，容易发生中肠扭转。

也可能发生其他罕见的旋转异常，包括：①十二指肠空肠支反向旋转，导致十二指肠位于肠系膜上动脉（superior mesenteric artery，SMA）的前方。②盲肠结肠支反向旋转,导致横结肠位于SMA的后方。③十二指肠空肠支反向旋转同时盲肠结肠支正常旋转,导致十二指肠旁疝。这种情况下,十二指肠位于SMA的前方。在十二指肠前方,盲肠结肠支正常旋转,因而右半结肠肠系膜形成盲袋,小肠可以疝入其中。

【病理】 胚胎期肠道在第10~12周如果发育出现障碍,可发生以下病理情况(图25-20)。

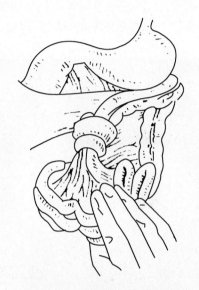

图 25-20　肠旋转不良的病理

1. 十二指肠压迫　由于中肠回纳腹腔后旋转中止,盲升结肠位于幽门部或上腹部胃的下方,从盲肠和升结肠出发的腹膜系带跨越十二指肠第二段的前面,并附着于腹壁右后外侧,十二指肠被它压迫而发生不完全性梗阻。有些病例盲肠旋转正好停留在十二指肠降部的前面,而被腹膜壁层固定,也可造成十二指肠受压形成梗阻。

2. 肠扭转　在肠旋转不良时,整个小肠系膜未能正常地从左上腹到右下腹宽广地附着于后腹壁;相反它仅在肠系膜上动脉根部附近有很狭窄的附着。这种情况下,小肠动力异常,易环绕肠系膜血管发生扭转。有时盲肠与升结肠非常游离,也可与小肠一起发生扭转,即所谓中肠扭转,扭转多为顺时针方向。扭转的结果是肠管在十二指肠空肠连接处和右结肠某处曲折成角而产生梗阻,扭转时间长或扭转度术大(超过360°),可造成肠系膜上动脉闭塞,使整个中肠发生梗死性缺血性

坏死。肠坏死导致第三间隙液丢失和脓毒症可引起快速进展的心血管损伤。有必要立即进行液体复苏和急诊手术干预。

3. 空肠上段膜状组织压迫和屈曲　有些病例的十二指肠袢停留于肠系膜上动脉的前方而不进行旋转,则成为腹膜后器官。在这种情况下,空肠第一段多被腹膜系带所牵缠,有许多膜状组织压迫,并使它屈曲成角而形成不完全梗阻。

在肠旋转不良病例中,全部有十二指肠被压迫发生不完全性梗阻,约2/3同时发生肠扭转,也有约1/3同时有空肠第一段屈曲和膜状组织牵缠。

【症状】

1. 新生儿时期急性发作　肠旋转不良虽是先天性畸形,但新生儿发现症状者很少。只有严重十二指肠压迫或先天性肠扭转者才有胆汁性呕吐。即便如此,绝大多数患者出生后24小时内均有胎粪排出,量与性状基本正常或稍少。起初喂奶经过多良好,一般是在第2天左右喂养开始后出现呕吐。呕吐为本病最突的症状,其特点是含有大量胆汁,呕吐物呈碧绿色或黄色,呕吐频繁,次数不等。严重时禁食水情况下仍会继续呕吐。

十二指肠压迫性梗阻常为不完全性或间歇性发作,故发病后症状常可暂时好转,但很快复发。腹部体征不多。梗阻位于十二指肠第二、三段,故只有胃和十二指肠近端的充气和扩张,由于呕吐频繁,上腹膨隆并不严重。

中肠扭转则出现急性绞窄性肠梗阻症状。呕吐频繁,呕吐物中可含有血性物,偶可排出血性便。发生腹膜炎后腹部呈现弥漫性膨胀、压痛和腹肌紧张,并出现休克症状。如肠管发生扭转坏死及穿孔则腹部红肿发亮并可出现瘀斑,迅速进入感染中毒性休克期,死亡率极高。

2. 肠旋转不良慢性症状　多数患者在婴儿时期并无症状。少数在出生后曾有过呕吐,但程度不严重,旋即停止,不易引起注意。几周或几个月后,婴儿又发生含胆汁的呕吐,并可长期间歇性发作。大些的患者往往进食后出现腹痛、食欲缺乏、消瘦及营养不良。少数患者可以一直无症状,突然因肠扭转产生剧烈腹痛而来就诊。这些不典

型的症状是由于盲肠升结肠的腹膜系带较宽,压迫程度不重,或肠扭转度不大(如 45°或 90°),可能随着肠的蠕动和体位改变而自动缓解。偶尔因剧烈蠕动紊乱,使高度膨胀肠管互相曲折扭绞,或扭转加重,则发生急性肠梗阻而需紧急手术治疗。通常肠扭转超过 270°,自行反向旋转复位的可能性极小。

【诊断】 新生儿肠旋转不良急性发作的诊断并不十分困难,手术前诊断正确率可达 90% 左右。凡是新生儿有高位肠梗阻的症状,呕吐物含大量胆汁,曾有正常胎粪排出者,应考虑本病,并做 X 线腹部平片检查加以证实。

对大婴儿和儿童病例的慢性表现诊断相对比较困难,患者偶尔就诊,常被贻误。如有间歇性黄色呕吐表现为高位肠梗阻症状者,就该想到本病。X 线检查对确诊至为重要。

【辅助检查】

1. 腹部立位平片 新生儿在出生后第一周内发生肠梗阻时,X 线平片显示下腹部只有少数气影或显示一片空白致密影,胃和十二指肠球部扩张,左上腹和右上腹略低处各有一个液平面。但右部的液平面较窄,不及十二指肠闭锁病例液平面宽广(图 25-21)。一旦腹部平片除外肠穿孔,即可行上消化道造影检查。

2. 造影检查 上消化道造影检查是观察婴儿及儿童十二指肠的最佳检查方法。对于肠旋转不良征象的患者,上消化道造影的敏感性约为 96%。上消化道造影检查可清晰显示十二指肠明显异位,即 Treitz 韧带位于腹腔右侧,小肠位于右侧腹(图 25-22,图 25-23)。十二指肠呈螺旋样改变;十二指肠梗阻,异常的十二指肠球外形,十二指肠球部明显扩张,造影剂通过受阻或减慢。当有肠扭转时(低度扭转,不全梗阻),十二指肠和近端空肠呈"螺旋状"。钡灌肠可以显示盲肠和阑尾位置异常,通常位于上腹部或左侧(图 25-24)。

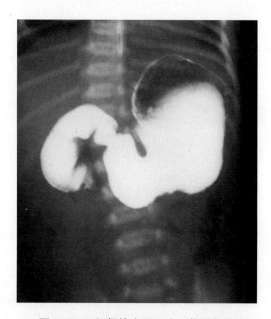

图 25-22　钡餐检查显示十二指肠梗阻

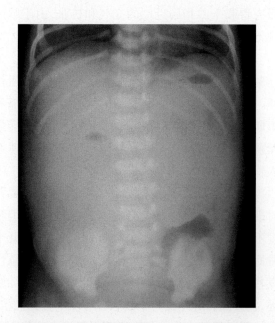

图 25-21　肠旋转不良腹立位平片示"双泡征"

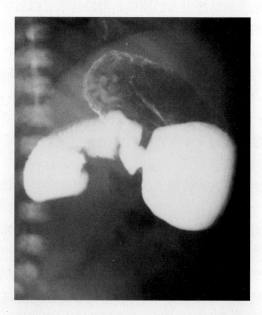

图 25-23　十二指肠空肠连接部位于中线的右侧

25

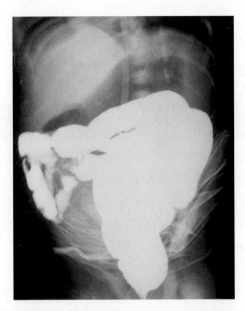

图 25-24　钡灌肠：盲肠位于右上腹

上消化道造影诊断肠旋转不良的假阴性率及假阳性率分别是 6%~14% 和 7%~15%。当上消化道造影的结果不确定，但高度怀疑肠旋转不良或有远端肠梗阻的征象时，以下措施可能有所帮助：联合全小肠造影，对有症状的患者复查上消化道造影，或通过钡灌肠评估结肠旋转情况。钡灌肠可能对肠旋转不良的诊断产生误导，因此仅作为上消化道造影的辅助检查。结肠在接近足月时才会最终固定，许多新生儿存在高位盲肠或盲肠固定不良，这与肠旋转不良类似，因此会造成假阳性结果。相反，在大约 20% 的肠旋转不良病例中，盲肠正常的位置是在右下腹（假阴性）。

3. 腹部 B 超检查

(1) 十二指肠水平段不是位于正常的肠系膜后位置（即 SMA 及主动脉之间的腹膜后间隙）。

(2) 肠系膜上静脉（superior mesenteric vein，SMV）位置异常（即在 SMA 的前方或左侧）；肠系膜上静脉的正常位置是在 SMA 的右侧。

(3) 有肠扭转的漩涡征（由血管围绕肠系膜蒂基底部扭转导致）。

(4) 十二指肠扩张（提示 Ladd 束带压迫造成十二指肠梗阻）。

(5) 十二指肠梗阻且远端肠道有气。

检查肠系膜上静脉（SMV）和肠系膜上动脉（SMA）的关系是无创诊断肠旋转不良的重要方法。

经验丰富的检查者还能准确判断中肠扭转的度数。大大提高了术前的诊断机会，减少了因中肠扭转造成肠管坏死的情况发生，故腹部超声检查值得发展和推广。

【鉴别诊断】　新生儿肠旋转不良发作的鉴别诊断主要是先天性十二指肠闭锁、肠狭窄和环状胰腺。这些畸形的临床症状都非常相似：呕吐均带胆汁，在 X 线直立位平片上可见到两个高位液平面，下腹无气体或有少量气体。钡灌肠和腹部超声检查对确诊本病最关键，但因为小儿的回盲部不固定，所以难免会有误差。同时需要注意的是肠旋转不良可以与上述几种先天畸形合并存在。

较大婴儿和儿童的肠旋转不良应与其他原因引起的十二指肠不完全性梗阻相鉴别，如环状胰腺、十二指肠隔膜、肠系膜上动脉压迫综合征、肠道外肿瘤压迫等。消化道造影及超声检查仍不能完全确诊时，按症状轻重与对营养影响，应考虑手术探查。

【治疗】　肠旋转不良急诊手术：中肠扭转造成的绞窄性肠梗阻者无论确诊或可疑，均应在保证生命安全的条件下尽早或立即开腹探查手术。

传统的 Ladd 术式：一般包括复位扭转的肠管，彻底松解异常粘连带，拉直粘连扭曲的十二指肠，切除阑尾。

手术前准备：包括静脉补液，严重者输血浆或成分血，给予广谱抗生素和维生素 K 和维生素 C。插入胃管减压，吸出胃内聚积的气体和液体，以利于腹腔手术的暴露和操作。

手术：采用右上腹横切口，切开腹膜后仔细观察病理情况。大多数新生儿两种主要病变同时存在。

1. 肠扭转　新生儿开腹后不见正常切口下涌出的横结肠及大网膜。首先见到的是小肠肠壁色泽发紫和瘪陷无气、细小如鸡肠的小肠团块。横结肠色泽正常被挤在团块的一侧下方。速将整个小肠取出腹腔外，即可看到肠系膜根部扭转，因为肠扭转多是顺时针方向的，所以应按反时针方向转动整个肠管，一般扭转 360°，有时扭转 2~3 圈。有时只有小肠扭转，部分病例游离的盲升结肠也扭曲于肠系膜根部,即整个中肠发生了扭转(图25-25)。要循反时针方向整复到肠系膜根部完全展开为止,此时可见小肠色泽转为红润,肠腔内开始充气。如果复位后肠管色泽1~2分钟毫无改变,则为完全坏死,应予以切除。如见复位的刹那,部分肠壁色泽稍有变化,即可将该部肠管暂时保留置于腹壁切口外。贯穿缝合腹壁,24~48小时后再开腹探查。此时,经术后抢救,坏死肠管与正常肠管分界清晰,患者一般情况转好。可将完全坏死的肠管切除,行肠吻合术。

2. 腹膜带压迫　肠扭转复位后,可见盲、升结肠位于上腹部,并有一层纤维膜将它连接到右后腹壁,跨越于十二指肠第二段之前。可用电刀切开这条菲薄无血管的腹膜带,尽可能将其分离松解。检查十二指肠空肠连接处附近及空肠第一段完全分离后,将十二指肠拉直。同时彻底松解屈氏韧带及近端空肠与系膜根部的异常粘连。还纳肠管时,将十二指肠和近端空肠置于右侧腹,回盲部和升结肠置于左上腹。不要试图将盲、升结肠拉倒右侧正常的解剖位置(图25-26)。

手术时应注意探查十二指肠远端有无并发膜式狭窄及环状胰腺,超过5%的患者并发膜式狭窄。常有连续出现的多发隔膜,一般相距很近,通常相距0.5~1.5cm。空肠上段也是膜式狭窄的好发部位,应仔细检查。办法是经胃管向胃内注入气体,观察十二指肠和空肠气体的通过情况。如

肠腔内隔膜中央孔洞较大,气体通过无明显受阻,可能造成漏诊,而术后仍有呕吐。故应通过注气试验结合反复双向挤压触摸检查以保证探查结果可靠。

3. 关于切除阑尾　由于回盲部解剖位置的变化,术后根据压痛点位置判断确诊阑尾炎时有一定的困难,故术中常规切除阑尾。考虑到新生儿和小婴儿阑尾在腹腔基础免疫中的重要作用,同时随B超诊断技术的广泛普及和推广,非典型性及异位阑尾炎的诊断已无困难,故有学者开始尝试术中保留阑尾。所以今后是否需要术中常规切除阑尾值得商榷。

4. 腹腔镜下Ladd术　自Van der Zee等首次报道腹腔镜下治疗肠旋转不良伴中肠扭转以来,随着腹腔镜技术的普及与熟练,腹腔镜器械的不断改进,腹腔镜治疗肠旋转不良技术日益成熟。临床常采用三孔法(脐部放置5mm Trocar右上腹及剑突下各放置3mm Trocar),腹腔镜经验丰富的医师可采用脐部单部位(脐部下缘放置5mm Trocar,上缘左右各放置3mm Trocar)。手术的关键是复位扭转的肠管,松解十二指肠及空肠起始部Ladd韧带,拓展肠系膜根部。有部分学者认为,肠旋转不良合并中肠扭转的新生儿应行开腹手术,理由是腔镜手术难度大,风险高,肠扭转复发率高,容易中转开腹。文献报道腔镜组与开腹组在进食时间、住院时间、术后再扭转及粘连肠梗阻的

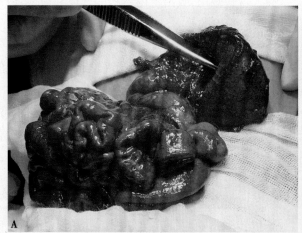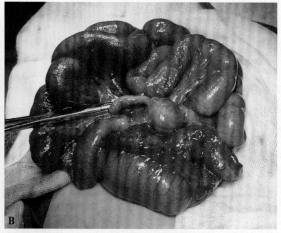

图 25-25　肠扭转复位

A.中肠顺时针扭转;B.扭转复位后盲肠位于中上腹部

25

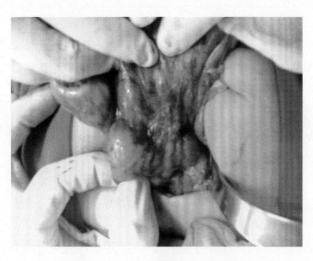

图 25-26 复位后盲肠位于中上腹部

发生率上没有统计学差异。新生儿肠旋转不良合并中肠扭转,若病情稳定,没有肠绞窄征象,腹腔镜治疗时安全可行的。当旋转不良合并中肠扭转时,出现血运障碍,腹胀明显,手术视野差,肠管不同程度地受损,建议开腹手术(资源 21)。

资源 21
腹腔镜
Ladd 术

5. 关于无症状性肠旋转不良的最佳处理方法,目前还缺乏证据。在肠旋转不良没有合并肠扭转或肠缺血时,可在腹腔镜下实施 Ladd 手术。一些外科医师主张对无症状患者使用腹腔镜评估结肠活动性和肠系膜宽度。肠系膜基底部狭窄且有因结肠活动而发生肠扭转风险的患者,可在腹腔镜下行根治性纠正。相比之下,对非典型肠旋转不良(Treitz 韧带位于中线或中线左侧但低于幽门)患者可予以观察。

【预后及并发症】 肠旋转不良患者术后的总体死亡率为 3%~9%。肠扭转、肠坏死、早产和合并其他先天性异常会使死亡率增加,而在无肠缺血且其他方面健康的患者中死亡率接近于 0。经手术治疗,呕吐症状在术后基本消除,预后良好,生长发育基本和健康同龄儿相同。并发症虽然不多但处理起来较为棘手。

1. 短肠综合征 18% 的短肠综合征是肠旋转不良合并肠坏死后肠管切除过多所致。有数据表明肠旋转不良合并部分肠管生机可疑的肠管切除率达 15%。而且相当一部分患者需要肠内或肠外营养支持。且费用高,肾损害明显,生活质量相对较差。残肠延长术及扩大术均有助于改善患者的生存状态,小肠移植亦可尝试,但目前技术仍未成熟、效果尚不确切。

2. 肠扭转复发 复发率为 2%~8%,术后由于肠系膜根部相对游离且与后腹膜附着性差,活动度较大。加之术中松解不彻底,术后空肠在右上腹部稳定性差,仍有可能术后再次发生肠管扭转。本病病情凶险,进展快,故术后患者出现不明原因的呕吐时应首先摄腹部立位平片及钡灌肠以除外完全性肠梗阻。及时处理,以免再次发生肠坏死。此外也可有部分患者术后虽有肠管扭转但扭转度不够一周(360°)。偶尔有腹部不适感觉,临床无明显肠梗阻征象,不影响正常生长发育,家长亦无再手术要求。应告知家长病情可能随时恶化,需及时看急诊。也有人主张补充 Ladd 手术,同时施行系膜固定术。结合三点固定一个平面的物理学原理,将屈氏韧带(空肠起点)固定在左上腹后壁筋膜,回盲部固定于右髂窝筋膜,横结肠肝曲固定于右上侧腹筋膜。固定的方法一般是掀起后腹壁的腹膜,将固定的肠管埋入后腹膜,缝合固定。

(侯大为)

四、环状胰腺

【定义】 环状胰腺(annular pancreas, AP)指胰腺头部组织呈环状或钳状包绕压迫十二指肠降段,造成十二指肠不同程度的不全梗阻。

【发病率】 在十二指肠梗阻病例中所占比例相对较低,约占 15%。男女比例相当。本病在我国北方多见,可能与气候和环境因素有关。环状胰腺常合并其他器官畸形,合并畸形发生率的顺序依次为:唐氏综合征、肠旋转不良、先天性心脏病、直肠肛门畸形及食管闭锁等,部分患者可同时并发两种或多种畸形。

【病因】 胚胎胰腺的腹、背两原基本应同向肠管左侧旋转融合形成胰头。如果背侧原基反向旋转则形成环状完全或部分包绕肠管(十二指肠降段)而致完全或不全性肠梗阻(图 25-27)。胰腺由 1 个背胰芽和 2 个腹胰芽发育而来,它们最初是在胎龄 5 周左右出现的原始前肠外突。由于

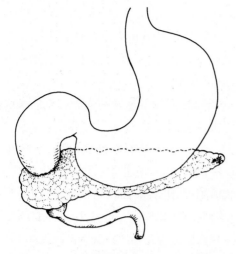

图 25-27　十二指肠梗阻 - 先天性环状胰腺

十二指肠的选择性扩张,到胎龄 7 周左右时,腹胰芽随肠管转位,从右至左经过十二指肠后方,最终与背胰芽融合。腹胰芽形成胰头下部和钩突,而背胰芽形成胰体和胰尾。两部分胰芽的管网融合,形成主胰管。副胰管通常持续存在,其由融合部近端的背胰导管衍生而来。发生环状胰腺的原因是腹胰芽未能随十二指肠转位,最终包绕十二指肠。研究者提出了三大理论来解释环状胰腺的形成:①腹胰芽在转位之前黏附于十二指肠壁,导致其持续存在并包绕十二指肠(Lecco 理论);②左侧腹胰芽持续存在并增大(Baldwin 理论);③腹胰芽和背胰芽在肠管转位前增大并融合,导致其完全包绕十二指肠。

在环状胰腺患者中,环状部分通常是包绕十二指肠第二段的胰腺组织带。有时候包绕并不完全,因此十二指肠的前部不受压迫。胰腺带常与十二指肠肌层混杂生长,但也可游离于十二指肠外。腹侧导管通常经后方在左侧汇入主胰管。但它也可从右至左经前方走行,或者产生多个小导管分别开口于十二指肠。大约 1/3~1/2 的环状胰腺患者还存在胰腺分裂,这也是一种先天性异常,其特征为腹侧和背侧导管系统未能融合

目前仍不清楚环状胰腺患者发生胰腺炎的机制。据推测,胰腺炎的原因可能是胰头纤维化导致胰管部分梗阻。急性胰腺炎中的胰腺纤维化通常局限于环部和邻近的胰头,通常不累及胰体和胰尾。环状胰腺患者的消化性溃疡通常为球后

溃疡。反复胰腺炎或消化性溃疡病所致瘢痕引起十二指肠梗阻时,患者会出现阻塞性消化道症状。胰头水肿和纤维化引起的胆总管胰腺段梗阻可引起梗阻性黄疸。

分类:环状胰腺可根据胰腺实质在十二指肠周围的解剖分布分为:完整环状胰腺 - 胰腺实质或环形导管完全包绕十二指肠的第二段。部分环状胰腺 - 环状物并未完全包绕十二指肠,而是向后外侧或前外侧延伸至十二指肠的第二段或十二指肠的前方和后方。

根据环状导管的引流位点,环状胰腺可分为 6 种亚型,其中Ⅰ型和Ⅱ型最常见。

Ⅰ型:环状导管直接汇入主胰管。

Ⅱ型:主胰管(Wirsung 管)包绕十二指肠但仍引流至大乳头。

Ⅲ型:环状导管从背侧汇入胆总管。

Ⅳ型:环状导管汇入胆总管,且无 Wirsung 管。

Ⅴ型:环状导管从腹侧汇入副胰管(Santorini 管)。

Ⅵ型:环状导管汇入 Santorini 管伴融合异常。

【病理】　环状胰腺组织的形状可呈环状、钳状或分节状,包绕十二指肠降段中下位置,腹侧原基发展为主胰腺体与主胰管,背侧原基发展为副胰腺与副胰管。副胰管进入主胰管或单独开口于十二指肠。环状胰腺限制肠管扩张,形成慢性肠梗阻。梗阻近端十二指肠球部肠壁及胃壁代偿性扩张肥厚,弹性差,蠕动无力。其病理改变的情况在很大程度上影响着术后肠功能的恢复状况和正常喂养进程。

【症状体征】　Ravitch 曾在发病统计中报道:80% 以上的患者在出生后 1 周内出现呕吐症状。呕吐为持续性,甚至逐渐加重,多含有黄绿色液体,个别为胃内容和色深液体。无法正常喂养。频繁呕吐使患者短期内出现脱水、电解质紊乱、体重下降。检查上腹部饱满,可见胃型及蠕动波,下腹干瘪,全腹无明显压痛。因误吸并发吸入性肺炎时,出现呼吸急促、呛咳、发绀,严重者导致心、肺功能衰竭,危及生命。十二指肠降段受压引起胆汁局部淤积,胆总管扩张,血清直接胆红素升高,临床出现黄疸,表现为尿色深、大便色浅。通

常患者有正常的胎粪排出,少数患者胎粪减少,以此可和肠闭锁相鉴别。

【辅助检查】

1. 腹部平片　是最基本、最常用的诊断手段。典型征象是上腹"双泡征",下腹致密或仅有少量气体。由于十二指肠球部的严重扩张、液面更宽,容易误认为胃体影像,要注意甄别。有时由于幽门管内压力的增高,幽门管扩张并持续开放,胃体与十二指肠内气体融合连续,平片中出现单泡征表现。

2. 腹部B超　在行常规形态学检查的同时可以经胃管注水进行动力学观察。对胃、十二指肠畸形的诊断有特别的敏感性,可以动态清晰地观察梗阻近端蠕动程度、梗阻远端通过状态及梗阻点开放情况。为方便观察,应在B超检查前5~10分钟将水经胃管注入胃内或少量饮水。可以刺激胃肠蠕动,同时有时间观察进水后发生呕吐的情况。

3. 上消化道造影　显示造影剂受阻于十二指肠降段。梗阻近端肠管蠕动增强,同时造影剂排空延迟。造影可能发生呕吐误吸,严重时可造成钡肺,因此应迅速并简化造影过程。准备必要的负压吸引装置和氧气吸入等设备,造影结束后也应尽快行胃肠减压抽吸胃肠内液体。

4. 腹部CT扫描　符合环状胰腺的腹部CT扫描表现包括十二指肠降段狭窄及胰腺组织呈环状包绕十二指肠。环状组织可能完全包绕胰腺,而在部分环状胰腺患者中,胰腺组织可能会以钳状(也称鳄嘴样)方式向后外侧或前外侧延伸至十二指肠的第二段或十二指肠前方和后方。

5. MR断层扫描三维重建　可以更加立体、全面地观察十二指肠与胰腺的解剖关系,对术式的选择、手术难易的判断甚至预后的估算都有重要的指导意义。

【诊断】造成十二指肠梗阻的病因较多,临床表现相同,梗阻位置接近,影像学表现类似,仅仅依靠临床表现进行准确诊断有一定的困难。环状胰腺患者出现症状的早晚及程度不一,有少数患者终身无呕吐症状出现。出现症状早,呕吐情况重,往往提示十二指肠受压明显、梗阻完全。大

部分患者在新生儿期发病,出生后迅速出现胆汁样呕吐,无法喂养。经简单检查结合X线摄片及腹部B超应做出初步诊断。有些患者常为早产及低体重,甚至无法脱离暖箱,不适合进行复杂检查,肯定肠梗阻的诊断即有指征进行开腹探查手术。

【治疗】环状胰引起的肠梗阻应为非绞窄性不完全梗阻,择期手术是唯一的治疗方法。手术的目的是通过改道环状胰腺来解除十二指肠梗阻,切除环状部分的胰腺会引起胰腺炎、胰瘘形成及梗阻解除不完全,不应实施。

1. 十二指肠侧-侧吻合术　由于胰腺的特殊解剖位置,无法通过局部松解手术改变胰腺的压迫造成梗阻状况,传统的方法仍然是旷置手术,即环状胰腺远近端的十二指肠在胰环前对折,沿长轴平行侧-侧吻合。无须太多的局部解剖,出血少,沿肠壁长轴的切口损伤胰胆管乳头的可能相对较低,手术安全。

2. 十二指肠菱形吻合术　1974年日本学者Kimura提出应用十二指肠-十二指肠菱形吻合术,国内现已广泛采用。对比十二指肠侧-侧吻合,菱形吻合使吻合口开放时间早且开放程度大,便于肠功能的早期恢复。手术方法:适当游离松解环状胰远近端十二指肠壁,必要时可松解Treitz韧带。在胰环前互相对折。横切近端十二指肠壁,纵切远端十二指肠壁,全层连续自后壁至前壁缝合。吻合口直径不应小于1.2cm。因近端十二指肠的横行切开,应特别注意保护壶腹部胆胰管乳头开口。此外,应常规探查远端十二指肠及空肠近端至少30cm,以避免遗留并发性肠腔内隔膜。

3. 腹腔镜下十二指肠吻合术　全身麻醉后,患者取头高足底位,经脐部置入5mm套管,为防止漏气、套管滑脱及便于上提牵拉腹壁,丝线缝合腹壁及套管结扎固定,建立气腹,压力控制在5~8mmHg,插入5mm 30°腹腔镜,直视下术前除外肠旋转不良导致的十二指肠梗阻,术中先悬吊肝圆韧带、胆囊底部,探及扩张的十二指肠后,充分松解游离周围膜状组织,暴露肠管粗细交界部位,在环状胰腺下缘菱瘘的十二指肠前壁切开长1.0~1.5cm的纵切口,沿胰腺上缘横行切开肠壁,

25

菱形吻合(资源 22)。

【预后】 环状胰腺伴发畸形高达 20% 以上。死亡原因主要为早产低体重引起的感染败血症、新生儿呼吸窘迫症、新生儿出血症、新生儿硬肿症、多发畸形如复杂先天性心脏病、唐氏综合征等。治愈后远期效果好,生长发育完全等同于正常同龄人。

资源 22
腹腔镜十二指肠菱形吻合术

（侯大为）

五、原发性巨大十二指肠

【定义】 原发性巨大十二指肠是无机械性或解剖性原因,局限于十二指肠的慢性进行性扩张,表现为巨大肥厚的囊性畸形。1863 年,Rokitansky 首先描述此病,1924 年 Melchior 发表第一篇有关此病的论文。本病病因不明,可能为胎儿时期神经肌肉变性所致,但遗传因素可以排除。

【病理】 十二指肠功能障碍导致内容物滞留,肠腔扩大,肠壁慢性肥厚增生。不时发生大量呕吐。胰液胆汁被滞留于巨大十二指肠内,致使十二指肠以下的肠道内消化不完全,每每发生腹泻,最终影响患者营养状况和生长发育。

【症状】 主要症状为恶心、呕吐和间断性腹泻,伴上腹膨隆。一般对食欲影响不大。小婴儿时期症状不明显。喂奶后漾奶、腹胀,与正常儿无异。随着年龄的增长症状逐渐被注意。偶尔发现上腹胀、硬,大量呕吐含宿食的黄绿色液体。吐后腹软,患者感到轻松舒适。发生于学龄儿时生长

发育明显落后,常常上腹膨胀持续且明显。

【诊断】 因症状不明显,病例罕见而不熟悉,致使诊断延迟。即使产前检查偶然发现十二指肠扩张,但结合临床表现也常被误诊为良性囊肿而被忽视。无原因的大量呕吐和频繁腹泻婴儿应想到此症,钡剂检查必能诊断。即使不能肯定原发性,也有手术指征。该病可存在合并畸形。当合并肠旋转不良时,极易误诊,若仅行 Ladd 手术则效果不佳。无论如何,在临床诊疗中如遇到肥厚扩张变性的十二指肠,应考虑到其可能存在功能障碍而进行处理。大龄患者有大量呕吐及频繁腹泻并且生长发育落后者,更应想到此症而行钡剂检查。

【治疗】 本症在不明病因的情况下,治疗的目的是解决十二指肠内容物滞留问题。有效的方法是十二指肠旷置及尾状修剪加胃空肠吻合术(图 25-28)。

上腹横切口,游离脾结肠韧带,将降结肠掀起,暴露并提出巨大十二指肠。切开屈氏韧带,松动并拉直十二指肠。在幽门前横断胃,远端断端缝合闭严,留置原位。纵行裁剪巨大十二指肠外缘,将剩余的十二指肠缝合成正常肠管大小,注意保留胆胰管乳头部无损。最后将胃的近端切口与空肠上段行端 - 侧吻合。

【预后】 2010 年首都医科大学附属北京儿童医院报告 4 例(分别为 3 个月、10 个月、7 岁、12 岁),术后体重均迅速增加,未见后遗症。

（陈亚军）

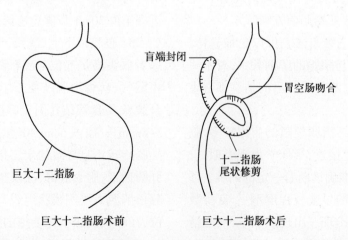

巨大十二指肠术前　　　巨大十二指肠术后

图 25-28　巨大十二指肠治疗

六、十二指肠重复畸形

肠重复畸形也是胎儿早期原肠发育错乱后遗畸形，可见于整个消化道（图 25-29）。病因多数认为是原肠实心期以后空化不全。因此应多见于十二指肠，但临床所见十二指肠重复畸形最少。事实上，纵隔肠源性囊肿、食管囊肿等胸腔内肠道畸形均为十二指肠柱形黏膜，可能是胎儿生长后原肠畸形仍遗留原位。有一个统计参考如图 25-29。

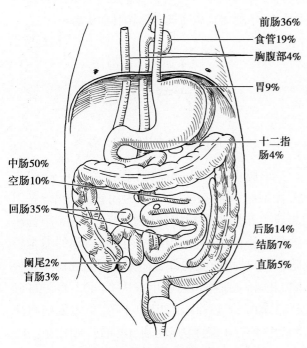

中肠50%
空肠10%

回肠35%

阑尾2%
盲肠3%

前肠36%
食管19%
胸腹部4%

胃9%

十二指肠4%

后肠14%
结肠7%

直肠5%

图 25-29　原肠后遗重复畸形

【病理】　重复畸形可分三种形式，在十二指肠均可发生（图 25-30）：

1. 双管型　两条长管并行，两端互相连通。两条肠管可以各有独立的完整的肠壁及系膜，也

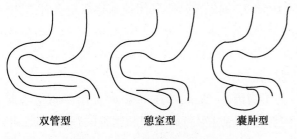

双管型　　　　憩室型　　　　囊肿型

图 25-30　十二指肠重复畸形（分型）

可有共同系膜或部分共用肠壁。平时多无症状，偶尔一侧发生异常可导致梗阻症状。此型以结肠多见。

2. 憩室型　并行的两管之一为盲端，因内容物滞留和压力，常引起腹痛、肠痉挛，甚至憩室炎穿孔、腹膜炎。十二指肠多见，但病变常远离十二指肠。因为憩室盲端可能在胸腔或下腹部。

3. 囊肿型　并行的两管之一两端均封闭。因黏膜分泌物无引流，使肠管胀成囊型。此型可终身无症状，也可引起腹痛或感染穿孔。如果附着在自由系膜的小肠，偶尔带动并列的肠管发生扭绞，成为绞窄性肠梗阻。

【症状】　肠重复畸形一般很少有临床症状，特别是罕见新生儿时的症状。十二指肠重复畸形的症状因病变部位和类型不同而各异。真正附着于十二指肠周围的病变一般也是十二指肠不全梗阻症状，包括呕吐胆汁、上腹胀、偶尔腹痛。囊性畸形患者吐后安静时可于剑突下摸到囊性肿块。严重呕吐患者出现消瘦、便秘，上腹可见胃型及蠕动波。位于胸腔纵隔者多无症状，只在胸部影像学检查时偶尔发现阴影。个别发炎穿孔时可出现相应的急腹症症状。

【诊断】　由于缺乏典型症状，诊断比较困难。十二指肠部位的重复畸形临床上多是无意中发现而诊断，常见有下列 3 种情况。

1. 以上消化道不全梗阻症状就诊，行影像学检查时见到特殊的囊肿或管道。

2. 偶尔摸到腹内肿块后，进一步行影像学检查时偶尔发现。

3. 因其他问题做腹部影像学检查时发现异常或肿块。

最后的确诊只能靠手术所见及标本的病理检查。

【治疗】

手术指征：①解除健康威胁；②解除症状；③腹腔手术顺便切除。

手术方法：十二指肠部位畸形按常规暴露、松动，并拉直十二指肠。

1. 囊肿型

（1）囊肿剔除，用于独立囊壁及血供者。

（2）囊肿及附着部分肠管共同切除，端-端吻合。

2. 双管型

（1）病变肠管剥除，用于独立肠壁及血供者。

（2）双管同时切除，正常肠管端-端吻合。

（3）部分病肠剥除部分双管切除，端-端吻合。

3. 憩室型

（1）10cm 以内的小憩室，连同附着肠管一并切除吻合。

（2）较长的憩室，如肠管正常，可将盲端修剪与附着肠管行端-侧吻合。

20 世纪末，李龙等发现不少过去认为非独立性重复畸形肠管系膜中实际上仍是两套血管供应。多数可以按自然层次分开，从而避免切除附着肠管。对长段双管畸形（多见为结肠）保留长度很有意义，均经实践证实保留成功。十二指肠双管畸形常包括十二指肠全部，如能保留，或部分保留，应当更有意义。

首都医科大学附属北京儿童医院普外科 10 余年共收治该病患者 4 例，其中男女各 2 例，发病年龄 1 个月至 9 岁。临床表现为呕吐（4 例），腹痛（2 例），发现腹部肿块（2 例），其母在孕期时的 B 超检查提示腹部肿块（1 例）。其中 1 例患者外院误诊为假性胰腺囊肿行囊肿外引流术，本次手术探查时腹腔粘连严重，完整剥除重复畸形内壁黏膜组织；另外 3 例行十二指肠重复畸形完整切除术。2 例患者存在异位胰腺组织。术后随访期间，患者一般情况良好。

（陈亚军）

七、肠系膜前门静脉

指先天性门静脉位于十二指肠前压迫十二指肠球部。正常门静脉应在胰头与十二指肠球部之后，上行至网膜孔，又称温斯洛孔（Winslow foramen），进入前缘肝十二指肠韧带入肝。胚胎时期中肠旋转失误，转入肠系膜上静脉之后，致使与脾静脉汇合成门静脉时留在胰头与十二指肠球前直接进入肝十二指肠韧带。此处为网膜孔边缘，固定较紧。因此对十二指肠压迫也较紧，梗阻症状出现较早且重。常需胃空肠吻合加幽门结扎，以保证胃肠通道，并避免幽门与吻合口循环反流，导致频繁呕吐。

（陈亚军）

八、肠系膜上动脉综合征

正常肠系膜上动脉始发于十二指肠横段上缘，在十二指肠前下行成一夹角。如果腹壁松弛，小肠重量下移，可使此夹角变小，影响十二指肠通畅。但此角并不固定，因此梗阻常为暂时性，时发时止，极少因发展顽固影响生活、营养而需手术治疗。一般调理是喂奶或食后放置体位合适可以缓解。随年龄增长患者能自己调理而渐愈。

（陈亚军）

第六节 小肠

一、先天性小肠闭锁与狭窄

小肠（small intestine）肠管连续性中断的先天性缺陷从形态学上可分为闭锁和狭窄，是引起新生儿期小肠梗阻的主要原因之一。小肠闭锁是指小肠腔的先天性完全闭塞引起的完全梗阻，狭窄是指肠腔的部分闭塞从而引起的不全梗阻。国际文献报道其发生率从 1∶400~1∶300 到 1∶3 000~1∶1 000（活产婴）不等，男女发病概率相等。约有 1/3 的空肠闭锁、1/4 的回肠闭锁及 1/2 的多发肠闭锁患者为低出生体重儿。国内梁娟等 2000 年报道，中国出生缺陷检测中心于 1987—1992 年对全国以医院为基础的孕 28 周至出生后 7 天的 4 489 692 例围生儿进行监测，其中共有小肠闭锁或狭窄 300 例，发生率为 0.69/10 000，男女比例约为 1.25∶1，与国外报道接近。首都医科大学附属北京儿童医院新生儿外科 2000—2005 年共收治 77 例先天性小肠闭锁和狭窄的患者，其中闭锁 59 例（77%），狭窄 18 例（23%）。平均出生体重为 2.59 ± 0.51kg（1.8~3.35kg），体重 <2.5kg 的病例约占 60%。

【病因】 Tandler 在 1900 年提出了肠实心期再空化贯通过程障碍引起肠闭锁的理论，1912 年 Spriggs 提出了由机械因素如胎儿期肠系膜血管发生闭塞等意外是导致肠闭锁的原因,1955 年 Louw 和 Barnard 通过经典的动物实验证明了孕末期宫内发生的肠系膜血管意外是导致空回肠闭锁的主要原因,为现代医学对此病的理解奠定了基础。由于血运障碍造成系膜血管栓塞,形成局部缺血坏死,由于胎儿肠管及腹腔为无菌环境,因此坏死的肠管会被吸收、修复形成闭锁。

　　大约在受孕后 12 周时,实心期的肠管开始出现空化和再通并形成肠腔。空化和再通不全,肠腔内残留部分上皮细胞管腔使肠腔堵塞,梗阻近端膨胀牵拉,将堵塞的细胞团拉成膜式闭锁,中间遗留小孔则成为狭窄。此种现象只多见于十二指肠及空肠开始部分。其他大多数临床上发现的小肠闭锁表现为有一段索条样或 V 形肠系膜的缺损。并且此种闭锁的远端肠管内可含有胆汁、上皮鳞屑和胎毛等内容物。说明闭锁出现在小肠管腔的空化和再通完成之后。比较符合血管意外的解释。胎儿肠道局部血液循环发生障碍,结果使胎肠发生坏死、断裂或缺失,可归纳为以下几种因素:①机械性作用,如肠扭转、肠套叠;②血管分支畸形、缺如;③胎儿期炎症,如胎粪性腹膜炎、胎儿坏死性小肠炎(图 25-31,图 25-32)。

　　肠套叠后遗肠闭锁只能形成于胎儿的后期。此时肠腔口径较大,容许近端套入远端。一旦发生绞窄坏死,完全脱落,残余肠壁互相愈合,肠管又恢复通畅。如果死肠脱落不全,残余坏死肠壁形成瘢痕性狭窄环,遗留隔孔大小不等的肠狭窄。如果残余肠壁未能互相愈合而断开,两端各自闭

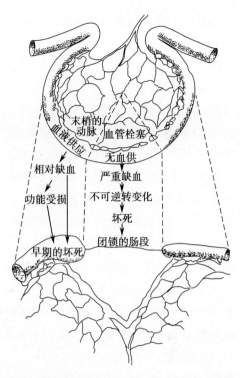

图 25-31　胚胎期肠闭锁发生机制。肠系膜血运障碍造成局部的肠管缺血坏死

合则遗留肠闭锁。这种闭锁或狭窄,是胎儿发育成熟时发生的,远近端肠管发育均较正常,因此术后预后最好。

　　先天性肠闭锁和狭窄虽然有单卵双胞胎和同胞兄弟同样患病的报道,但通常没有遗传学特性的根据。然而肠闭锁Ⅲ型和Ⅳ型多发闭锁似有遗传性。

　　【病理生理】　闭锁近端肠管因长期梗阻而扩张,直径可达 3~5cm,肠壁肥厚,也可发生局部贫

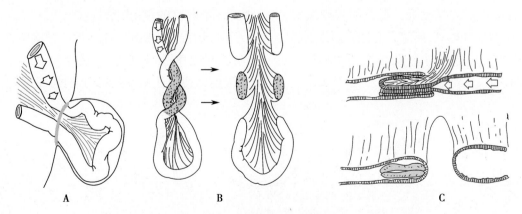

图 25-32　胚胎期肠闭锁发生原因
A.胎儿小肠通过狭小的腹壁缺损;B.胎儿小肠发生扭转;C.胎儿小肠在宫内发生肠套叠

25

血、坏死、穿孔。远端肠管细小瘪缩，直径 4~6mm，腔内无气，仅有少量黏液及脱落的细胞。若肠闭锁发生在胎粪形成以后，闭锁远端肠管发育尚好，肠腔内可充有黑绿色胎粪。

【病理分型】　先天性肠闭锁最常见于空肠下段及回肠，十二指肠次之，结肠闭锁则较少见。而肠狭窄则以十二指肠最多，回肠较少（图 25-33）。

Ⅰ型：膜式闭锁，肠管内有一隔膜将肠腔隔断形成闭锁，肠壁外观仍保持其连续性。

Ⅱ型：在闭锁两盲端之间有纤维索带相连，有完整的肠系膜。

Ⅲa 型：闭锁两盲端完全分离，肠系膜有Ⅴ形缺损。

Ⅲb 型：闭锁两盲端完全分离，远段肠管呈苹果皮或锥形圣诞树样，其血供来源于回结肠动脉或右结肠动脉。

Ⅳ型：多发肠闭锁（分节腊肠样闭锁）。

【临床表现】

1. 羊水过多　孕 11、12 周胎儿即开始吞咽羊水，胎儿 4~5 个月时可吞咽羊水总量的 25%~40%。肠闭锁的胎儿吞羊水较少，多伴有母体羊水过多。

2. 呕吐　肠闭锁的突出症状是呕吐。呕吐持续性反复并进行性加重。闭锁或狭窄部位的不同，呕吐物的性质有所不同。闭锁部位越高，呕吐出现的时间亦越早。呕吐物为喂入的乳汁，多含有胆汁。低位闭锁患者呕吐物则多呈粪汁样。

3. 腹胀　高位空肠闭锁的腹胀仅限于上腹部，多不严重，在大量呕吐之后或置胃管抽出胃内容后，腹胀消失或明显减轻。有时腹壁上可见到自左向右推进的胃蠕动波。低位闭锁则全腹膨胀，可见肠型及肠蠕动，肠鸣音亢进。如伴发肠穿孔时则腹胀更甚，腹壁水肿发红，腹壁静脉可见扩张，同时有呼吸困难和中毒症状。

4. 胎粪排出异常　肠闭锁患者出生后多无正常胎粪排出，肛门指检后可见灰白或青灰色黏液样大便。但有少数患者，在妊娠后期形成的肠闭锁，可排出多少不等的绿色胎粪。

【辅助检查】

1. 产前 B 超检查　显示扩张和梗阻的胎儿肠管可以诊断。特别是母亲妊娠期有羊水过多史，应反复进行 B 超检查。超声诊断胎儿小肠闭锁的阳性率比其对十二指肠闭锁的诊断阳性率要低。

2. 腹部 X 线平片检查　在诊断上有很大价值，十二指肠闭锁立位 X 片上腹可见胃与十二指肠扩张的典型"双泡征"。如为闭锁，则其他肠管完全不充气；如为狭窄则可见散在小气泡。低位肠梗阻可见充气扩大肠袢与多个液平面（图 25-34A）。

3. 钡灌肠检查　可见瘪缩细小的胎儿型结肠。通过钡灌肠结果，还可以鉴别同样造成梗阻的先天性巨结肠与肠旋转不良（图 25-34B）。

【鉴别诊断】　新生儿出生后开始持续性呕吐，呕吐物为大量黄绿液体。无正常胎粪排出或有进行性腹胀，即应怀疑有肠闭锁的可能。应注意与以下疾病进行鉴别。

1. 全结肠型先天性巨结肠　钡灌肠显示类似于胎儿型结肠，但加压注钡时直肠呈痉挛状不能扩张。全部结肠僵直，结肠脾曲呈钝角，钡剂可逆流入回肠等征象不同于一般胎儿型结肠。有时二者鉴别困难，需行探查手术或活检明确诊断。

2. 胎粪性腹膜炎　胎儿期发生肠穿孔导致胎粪进入腹腔所致，出生后可出现肠梗阻，有时合并出现化脓性腹膜炎的症状。腹立位片可见大量气腹及有特征性的钙化阴影存在。

3. 胎粪性肠梗阻　有浓厚的异常胎粪聚积在肠腔引起的梗阻，B 超及腹立位片可见多个肠腔扩张液面的梗阻征象，液面下有时可见粗颗粒状阴

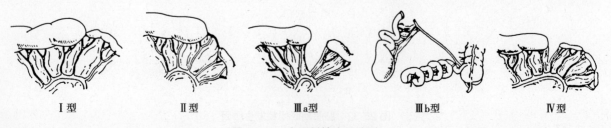

Ⅰ型　　　Ⅱ型　　　Ⅲa型　　　Ⅲb型　　　Ⅳ型

图 25-33　小肠闭锁病理分型

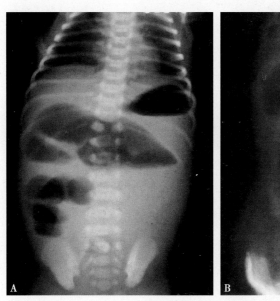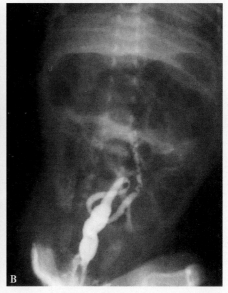

图 25-34　小肠闭锁的 X 线诊断

A. 腹立位平片；B. 钡灌肠

影的"皂泡"征。泛影葡胺溶液灌肠造影可起到诊断和治疗腹泻、通便的作用。

4. 结肠闭锁　钡灌肠检查即可明确诊断。

【治疗】　先天性肠闭锁如不手术，绝无生存希望。手术治疗的早晚，手术前的准备及手术前后的护理，直接影响其预后。

1. 术前准备　术前注意保暖、胃肠减压，矫正脱水及清洁口腔分泌物，预防性应用抗生素。低体温对新生儿是主要的危险因素。要注意进行繁杂的术前检查与准备时可能导致热量丢失。

2. 手术方式　根据闭锁的不同类型可选用以下手术方式。

（1）肠切除吻合术：如患者一般情况好，应争取一期切除闭锁部，再行远近段肠端 - 端吻合术。由于远近端肠管大小悬殊，并且闭锁附近肠管发育不良，闭锁肠管远近端各切除 10~15cm 再行端 - 端吻合。常用的吻合法有端 - 端吻合、侧 - 侧吻合与斜吻合（图 25-35，图 25-36）。空肠上段隔膜闭锁或狭窄的病例，可行隔膜切除术（但须注意隔膜底部绝对无有肠壁狭窄环），方法简单效果也较好。

（2）肠造瘘：现在对于小肠闭锁多行一期吻合，低位肠闭锁、全身情况差，不能一期肠切除吻合者，可先做双孔造瘘术，改善患者一般情况后，再行二期吻合术。造瘘后可使近段扩大的肠管得

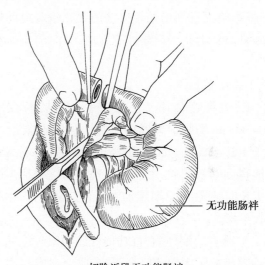

无功能肠袢

切除近段无功能肠袢

图 25-35　肠切除

到减压，肠管口径逐渐缩小，同时远端瘘口注入葡萄糖液以扩张肠管（每日 1~2 次），待 1~2 个月后，钡剂证明远近端肠管口径接近和蠕动功能皆正常时，可作肠吻合关闭瘘口。

因肠闭锁和狭窄可多发，行一期肠吻合时术中应特别注意检查远段肠管通畅情况，可向远段注入生理盐水以除外膜式闭锁。回肠闭锁接近回盲部时，应注意保留回盲瓣。另外新生儿多不能耐受肠液的丢失，高位肠闭锁肠造瘘术后容易引起电解质紊乱、营养缺乏，死亡率很高，应尽量争

25

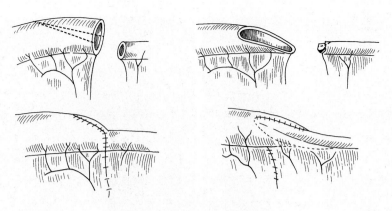

图 25-36　端 - 端吻合手术示意图

取一期吻合而不做肠瘘。

3. 术后护理　持续胃肠减压,静脉应用抗生素及肠外营养支持,直至肠功能恢复。吻合口一般于术后 6~7 天基本愈合并恢复功能,可以开始给予少量的经口喂养,奶量可以从每次 5~10ml 开始,根据情况逐渐增加。造瘘的婴儿争取提前经口喂食。新生儿术后要注意保暖,及时纠正体温不升。

【并发症】

1. 短肠综合征　正常新生儿小肠长度为 250~300cm,肠闭锁患者小肠的长度明显缩短,一般长 100~150cm。如为Ⅲb 型或Ⅳ型者,远端肠管不能得到有效利用,术后可出现短肠综合征。患者生长明显落后,早期靠 TPN 补偿,必要时需小肠延长手术。

2. 吻合口漏、吻合口功能性肠梗阻　近远端肠管直径差距太大或吻合不当,吻合口容易出现渗漏造成腹膜炎。远端肠管由于失用,肠功能恢复较慢,术后可以出现不全梗阻症状。为了预防,可做吻合口近端减压。上消化道吻合靠鼻插管胃肠减压;回肠下段可于吻合口远端做 Stamm 造瘘(图 25-37),将引流管向上插过吻合口近端持续吸引减压,1~2 周后吻合口愈合牢固通过顺利后拔管。一旦发现腹膜炎,立即提出破口造瘘,不可企图侥幸。

【预后】　肠闭锁的预后与闭锁位置有关,单纯闭锁、空肠远端和回肠近端闭锁存活率高,早产儿、低体重儿或并发其他畸形者存活率较低。常见导致肠闭锁患者死亡的原因有新生儿肺炎、腹

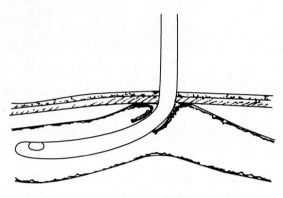

图 25-37　Stamm 造瘘

膜炎和败血症。中部小肠闭锁进行切除的病例比回盲部切除的病例术后预后要好,大多数肠管长度超过 35cm 且有回盲瓣的病例存活;如保留的肠管长度只有 15~25cm 并有回盲瓣者,存活率降至 50%;如即使有回盲瓣,但肠管长度少于 15cm,或者近段肠管长度少于 40cm 且无保留回盲瓣者,存活率可降至 0。尽管绝大多数切除 50% 以上肠管的患者可以有正常的生长发育,但那些损失大部分远段肠管,特别是回盲瓣没有保留的患者会有肠吸收障碍、腹泻和肠内细菌增生的并发症。

首都医科大学附属北京儿童医院新生儿外科 2000—2005 年收治的 77 例先天性肠闭锁及严重狭窄患者中,有 21 例为多发肠闭锁或狭窄。有 10 例术中探查为Ⅲb 型或Ⅳ型,家长放弃治疗。其余治愈的 67 例患者中,56 例行Ⅰ期肠切除吻合术,5 例行双孔造瘘,6 例行倒 T 形造瘘,经Ⅱ期关瘘术后痊愈,平均住院天数为(16.9 ± 10.14)天。新生儿时期以后就诊的肠狭窄基本上无死亡,均不在新生儿外科统计之内。

二、胎粪性肠梗阻

因为异常稠厚、黏滞的胎粪造成的小肠梗阻称为胎粪性肠梗阻（meconium ileus）。黏稠的胎粪油灰样阻塞在末段回肠，远段的结肠成为失用的细小结肠，在梗阻的回肠近端的肠管扩张，充满黏稠的胎粪。

多数胎粪性肠梗阻患者合并纤维囊性病（cystic fibrosis，CF），特别是胰腺纤维性变。偶尔，胎粪性肠梗阻是一种独立的症状而没有潜在的疾病。在纤维囊性病的婴儿中 30%~40% 出现胎粪性肠梗阻。胎粪性肠梗阻在亚洲人中非常少见（1/90 000 活产儿）。

【病因】　造成胎粪异常的原因不清。患者的胎粪中蛋白氮含量高，糖类含量较低。蛋白质的来源不能确定，可能来自于吞咽的羊水或腺体分泌。分析胎粪蛋白成分可见主要是白蛋白，并含有异常高黏度的黏蛋白。有学者提出胰腺的外分泌功能不全是主要问题。但在伴有胎粪性肠梗阻的 CF 患者中肠黏膜腺体异常更加突出，说明这些腺体病变可能是引起患者梗阻的黏蛋白产生的原因。

【遗传学】　纤维囊性病为常染色体隐性遗传，基因位点定位于 7 号染色体长臂 q31 带，编码 CF 跨膜调节蛋白（CFTR）。CFTR 蛋白在多种上皮细胞中被表达，为一种环磷腺苷诱导的氯离子通道。CFTR 的突变导致细胞膜顶端外环境的电解质含量异常。

在不同的 CF 患者中发生 ΔF508 突变是最常见的，同时表达 ΔF508 和 G542X 的患者发生胎粪性肠梗阻的概率更高。然而，不是所有这些基因型的患者都会发生胎粪性肠梗阻。异常的 CFTR 蛋白是如何导致临床纤维囊性病和胎粪性肠梗阻的，目前仍不清楚。

【临床特征】

1. 病史　10%~33% 的患者有 CF 家族史。结合宫内遗传学分析和产前超声结果，可以预测可能发生胎粪性肠梗阻的患者。产前超声可以显示胎粪性肠梗阻扩张的肠袢肠壁和胎粪，母亲羊水过多也可为胎粪性肠梗阻的特征之一。

2. 临床表现

（1）单纯的胎粪性肠梗阻：患者出生时腹部膨胀，可能在新生儿吞咽空气之前即可出现。出生后不久出现呕吐，通常一开始就是绿色胆汁样呕吐。不排胎粪。腹部查体可见到并触及扩张的肠袢，指压时可凹入。右下腹常可扪及狭窄而硬的肠管。肠鸣音减少。直肠指检时直肠狭窄，拔指后不能诱发排便，指套上可见少量黏液。绝大多数患者则除了有低位肠梗阻的征象外，其他生理状态稳定。

（2）有并发症的胎粪性肠梗阻：可并发肠扭转、肠闭锁、肠坏死或穿孔。扩张严重的肠袢在出生前易发生扭转，而且可能由于肠管失去弹性而使扭转不能复位。有时穿孔造成广泛的胎粪性腹膜炎，产前检查表现为胎儿腹水、钙化和肠管扩张。出生后如穿孔未愈可见气腹及腹壁红斑，这一征象是细菌到达了穿孔的肠段的结果。另外，出生前也可形成局限性脓肿，出生后继发感染。其内含有脓液逐渐增多，可以扩散形成严重的腹膜炎，也可出现肠梗阻，很可能需要出生后急症手术治疗。

【辅助检查】

1. X 线腹部平片　显示一些扩张充气的肠袢。腹部立位平片很少见到或见到少量气液平，当胎粪太过黏稠无法因重力分层时，立位片可不见液平。右下腹可见到称为 Neubauser 征的肥皂泡样改变，是因远段回肠气体和胎粪混合所致，为胎粪性肠梗阻的典型表现。

2. 钡灌肠　检查显示狭窄、未充盈过的细小结肠——胎儿结肠。持续压力下造影剂可进入末端回肠，显示萎陷的肠管和腔内弹丸样胎粪块。如果造影剂能继续逆行前进，则可以显示梗阻近端扩张的小肠及胎粪的不规则充盈缺损。

3. 腹部 B 超检查　可探及扩张、肠壁增厚的肠管，肠管缺乏蠕动并充满回声物。有时可探到腹水或腹腔内囊肿影。

在纤维囊性病发病率高的国家，通常对新生儿进行常规筛查。通过用干燥血点进行免疫活性胰蛋白酶（immunoreactive trypsin，IRT）测定完成，结果阳性者或出现胎粪性肠梗阻症状可疑者可进一步行最常见基因突变的遗传学分析。然而胎粪性肠梗阻患者通常在筛查前就出现症状,并且这些患者年龄太小不能提供足够的汗液做钠、氯浓度测定。术中获取肠管或阑尾标本存在特异性病理改变,包括杯状细胞增生,隐窝或管腔中可见肠腺分泌物积聚,也有助于诊断 CF。

【鉴别诊断】 通过患者阳性家族史、体格检查及影像学检查可确定胎粪性肠梗阻的临床诊断。结合患者母亲羊膜腔穿刺或婴儿汗液检查的结果,可以确诊 CF。因在亚洲人中发病率极低,新生儿早期出现低位肠梗阻,在除外所有常见的引起肠梗阻的原因后,包括先天性巨结肠、小肠闭锁、胎粪阻塞(meconium plug)综合征(非梗阻)和左小结肠综合征,要考虑本病的可能。

全结肠型巨结肠有回肠受累的患者与纤维囊性病合并胎粪性肠梗阻的临床征象非常相似。全结肠型巨结肠亦可有家族史,如最初的治疗无效则应考虑胎粪性肠梗阻的可能性。

小肠闭锁患者平片可见低位肠梗阻伴多个气液平。钡灌肠时亦可见细小结肠,但造影剂不会反流至闭锁近端扩张的肠管。胎粪性肠梗阻患者可伴有小肠闭锁,手术时发现特征性的黏稠胎粪,则要考虑合并胎粪性肠梗阻。

左小结肠综合征也要与胎粪性肠梗阻相鉴别。本病局限于左结肠,钡灌肠显示病变肠管变细,近端呈漏斗状。常与母亲患有糖尿病、甲状腺功能亢进症、子痫或药物滥用有关。一般没有胎粪性肠梗阻的其他特征。

胎粪阻塞综合征患者可在肛门检查、灌肠后自行排出黏稠胎粪,症状缓解,可以鉴别。CF 患者中常见合并胎粪黏稠塞综合征,应做进一步检查除外 CF。

【治疗】 最初的治疗方法与其他肠梗阻的治疗一样,包括胃肠减压、静脉输液和应用广谱抗生素。

1. 非手术治疗 在单纯胎粪性肠梗阻患者中可以考虑应用非手术治疗。非手术治疗的效果取决于肠腔内异常胎粪的溶解度。

1969 年 Noblett 总结应用泛影葡胺灌肠治疗胎粪性肠梗阻的原则。

(1) 首先除外其他引起低位肠梗阻的可能原因。

(2) 排除肠旋转不良、肠闭锁、肠穿孔或腹膜炎及其他并发症。

(3) 灌肠过程需在透视下进行。

(4) 静脉应用抗生素。

(5) 操作之前及过程中积极静脉补液(1~3 倍维持量),补充肠管中液体丢失。

(6) 灌肠过程中注意观察,如有并发症发生,急症手术。

当年他用的泛影葡胺除了是 X 线造影物外,含有吐温 80,这是一种表面活性乳化剂。现在的制剂中不再含有吐温 80,这是否是泛影葡胺效果变小的原因尚不清楚。泛影葡胺是高渗性溶液,可以吸引大量液体进入肠腔,使胎粪稀释,减轻黏附性,从而解除梗阻。由于大量液体转移到肠腔,所以在做灌肠前应开始输液。

灌肠治疗方法:在 X 线透视下将 50% 的泛影葡胺经肛管注入直肠,持续压力下可看到经回盲瓣反流,继续灌注直到泛影葡胺到达扩张肠管。灌肠 6~8 小时后患者会排出大量胎粪。对怀疑单纯性胎粪性肠梗阻者可用稀释的泛影葡胺灌肠,造影剂到达充气扩张肠管时停止灌肠。如果未解除梗阻,可考虑第二次灌肠。如果第一次灌肠造影剂不能到达充气肠袢,应立即手术。同时,如有梗阻加重或有可能的穿孔引起腹膜炎的征象时,均应施行手术。

灌肠最严重的并发症是肠穿孔。肠穿孔可发生在回肠,也可发生在结肠,常在灌肠时发现,也可发生迟发型穿孔。穿孔率为 0~22%,一些报道为 10% 左右。

2. 手术治疗 在剖腹探查手术中发现单纯性胎粪性肠梗阻时可行肠切开和大量盐水冲洗。最初本病存活的患者应用此种方法,现在多应用稀释的泛影葡胺作冲洗液。在梗阻近端几厘米处切开扩张回肠,注意保护腹腔避免被冲洗液和肠内容物污染。从肠切口插入胶管后经胶管注入冲洗液,或用注射器直接从切口注入冲洗液均可。冲洗要耐心和轻柔,冲洗后将肠切口间断双层内翻缝合。

当处理复杂的胎粪性肠梗阻时可以遇到两种情况,最常见的情况是存在穿孔、囊肿、肠扭转或肠闭锁,少见的情况是上述并发症已经发生在宫内。

复杂性胎粪性肠梗阻手术最常选择的方法是肠切除和肠端-端吻合。当肠扭转造成的穿孔发生在出生前近期,腹腔内组织可能非常脆弱易出血。试图根治可能会造成严重和致命的出血。这种情况下,最好的选择是在扩张的肠管行造瘘,3~4周后再探查关瘘。

【预后】　现在胎粪性肠梗阻造成患者死亡很少见。由于对CF并发症的处理不断进步,伴有胎粪性肠梗阻患者的成活率与其他CF患者相似。1945年Swenson和Ladd报道胎粪性肠梗阻是致命的。至20世纪末实际上所有患者都可存活。总的来讲,患者与没有胎粪性肠梗阻的CF患者没有区别。

Fuchs和Langer报道了存活患者长期的外科并发症为20%,包括粘连性肠梗阻5例,4例进行肠切开和冲洗患者没有晚期外科问题。另外这些患者与没有胎粪性肠梗阻的囊性纤维性病患者比较,总的状况没有区别。

三、胎粪性腹膜炎

【定义】　胎儿肠穿孔,胎粪漏入腹腔引起无菌性腹膜炎。临床上常指出生后的继发化脓性腹膜炎及粘连性肠梗阻等并发症。

【病因】　胎儿4个月以后,原肠已经分化并有胎粪及蠕动。有时胰腺发育较晚,消化酶不全,胎粪黏稠不得消化稀释,形成胎粪性梗阻,而使薄弱之肠壁穿孔。胎粪溢出引起腹膜炎,后遗粘连及钙化。待胰液分泌充分,肠内堵塞解除,穿孔愈合,继续完成肠道的发育而以活产降生。如果在婴儿降生前未能完成上述发育,不同阶段就会发生不同的病理变化。

【病理】　婴儿出生后,立刻哭闹、吞气,接触外界污染,于是发生各种临床病变。

1. 胎粪黏稠未解,梗阻未除,出生后发生胎粪性肠梗阻。

2. 梗阻解除,穿孔未愈,粘连不多,发生弥漫性感染性腹膜炎及游离气腹。

3. 穿孔未愈腹膜粘连已感染局限,形成含气性脓肿。

4. 穿孔愈合梗阻解除,遗留钙化性顽固性腹膜粘连。

【并发症】　继发性感染常导致新生儿败血症。后遗粘连常导致机械性肠梗阻。畸形儿常有多发器官畸形,此处常见并发肠闭锁及旋转不良。远处畸形须常规逐一排除。

【症状】　随病理与年龄不同,临床表现各异。

1. 新生儿

(1) 弥漫腹膜炎表现为早期呕吐黄绿色液,腹胀严重但很软,吃奶无力。

(2) 局限脓肿表现为吃奶后呕吐,腹软,可摸到肿块,有压痛表情。

(3) 后遗粘连平时毫无症状,偶尔发生肠梗阻则突然呕吐、腹胀硬,有时有肠型。

2. 婴儿　均为后遗粘连病理。

(1) 平时无症状。

(2) 慢性梗阻常常频繁呕吐,腹胀、有肠型,但能按时吃奶。

(3) 突发急性肠梗阻则呕吐大量黄绿色液,不能进食,很快脱水衰竭。

3. 大龄儿

(1) 常腹痛,时间短而缓解,偶尔呕吐。少数患者健康发育落后,常被误诊为胃肠痉挛。

(2) 突发急性肠梗阻则出现腹部绞痛,持续呕吐黄绿液。有时可见肠型,但压痛和肌紧张轻,因粘连较多,很少发生绞窄。

【诊断】　急性发作者X线平片及B超多能诊断气腹、肠梗阻及腹内含气脓肿,钡灌肠结肠无气即可作为手术指征。慢性腹痛患者,钡灌肠可了解广泛粘连及慢性梗阻情况。右上腹发现钙化灶多可诊断胎粪性腹膜炎。

【鉴别诊断】

1. 新生儿自由穿孔腹膜炎须与胃穿孔相鉴别　后者气腹出现更快更重,张力较高,腹内无钙化点。

2. 婴儿急性肠梗阻须与肠套叠或腹内疝相鉴别　后者均为绞窄性肠梗阻,中毒症状突出,腹部有压痛紧张肿块或肠型。B超可见肿块及腹水。

3. 儿童慢性肠梗阻须与结核性腹膜炎相鉴别　后者结核素OT皮试反应强阳性，身体其他部位有结核灶。并且腹部钙化点散在分布，而胎粪性腹膜炎钙化点多集中在右上腹肝缘下。

4. 儿童轻型腹痛须与原发性肠痉挛症相鉴别　后者腹痛时间短，通过后立即恢复一切正常健康活动，一般能摸清腹主动脉搏动。

【治疗】　临床上无肠穿孔、无急性肠梗阻患者，尽量取非手术疗法，包括禁食减压、静脉营养及抗菌治疗。新生儿应特别注意保暖、吸氧。手术治疗要根据不同病理结果而决定手术方法。术后要求同上述治疗。

1. 新生儿自由穿孔腹膜炎　立即开腹引流，缝合穿孔。如无粘连。探查有无其他畸形。

2. 含气脓肿　切开引流，置管关腹，任其自然愈合或成瘘，待二期处理。极少机会发现穿孔肠管在术野中可能提出缝合或造瘘。

3. 广泛粘连肠梗阻　患者粘连较松、较少，可以分离梗阻点处粘连。严重粘连肠管难以完整分离，或者存在明显肠管扩张时，如受累肠管长度有限，可行切除吻合。肠管广泛严重粘连，病情不允许时，暂行肠造瘘，1个月后行二期选择性修复吻合。

四、腹内疝

【定义】　病理学定义腹内脏器穿过异常腹内孔道，扭曲了正常解剖关系，称为腹腔内疝（intraperitoneal hernia）。临床定义指上述的疝入引起消化道症状，包括腹胀、腹痛及肠梗阻。

【病因】

（一）解剖基础

1. 先天性正常隐窝凹陷过深、过大　在胚胎发育过程中，中肠逆时钟旋转270°后，盲肠固定于右髂窝部，中肠系膜根部与后腹膜融合在十二指肠旁、盲肠旁和乙状结肠系膜根部等处形成腹膜皱折或称后腹膜隐窝（retroperitoneal recess）。正常的后腹膜有许多隐窝如十二指肠旁隐窝（paraduodenal recess）、盲肠周围隐窝（pericecal recess）、乙状结肠间隐窝（intersigmoid recess）及膀胱上隐窝（supravesical recess）等。正常情况下各后腹膜隐窝均较浅小不致引起病理现象，如在胚胎发育过程中发生异常变化，导致上述隐窝变大、变深时，则交通口相对变小形成疝环，成为疝的解剖基础。小肠即可在腹压增高的情况进入。

（1）十二指肠旁疝：在所有年龄中是一种最常见的先天性腹内疝。①左侧多见，肠管疝入十二指肠升部的左侧隐窝（Landzert 隐窝）。开口向右上界为十二指肠空肠曲、胰腺下缘和左肾血管起始部。前界为肠系膜下静脉和左结肠动脉，右界为主动脉。疝囊向左侧深入，浅面为降结肠系膜，深面为左肾、输尿管和腰大肌。②右侧十二指肠旁疝，肠管疝入十二指肠水平部和十二指肠空肠曲下方隐窝（Waldeyer 隐窝）。开口向左，上界为十二指肠，后界为腰椎，前界为肠系膜上血管。疝囊向右侧深入，浅面为升、横结肠系膜，深面为右肾、输尿管、下腔静脉和腰大肌。

（2）盲肠旁疝：远较十二指肠旁疝少见。肠管可从以下几个隐窝疝入。①升结肠内侧回肠上方的回结肠隐窝；②回盲部下方的回盲肠隐窝；③盲肠下后方的盲肠隐窝。这些隐窝入口处均有回肠血管的分支和疝入的肠管。疝囊位于盲肠及回盲部后的间隙。

（3）乙状结肠系膜疝：极为罕见。肠管从乙状结肠系膜根部和后腹膜之间的隐窝疝入。前缘为乙状结肠血管。疝囊向左外下方呈漏斗状伸展，浅面为乙状结肠系膜，深面为髂总血管和输尿管。

（4）网膜孔（文氏孔，Winslow foramen）疝：亦属罕见，游离的小肠祥（偶为横结肠胆囊）有时可通过此孔进入小网膜囊内形成文氏孔疝或称网膜孔疝。疝颈环口的前壁为肝十二指肠韧带，比较坚韧，容易发生嵌顿、绞窄。偶尔肠祥也可以从同时存在的胃结肠韧带或肝胃韧带上的先天性裂孔进入小网膜囊。此外先天性肠系膜过长也是疝入的解剖基础。

2. 先天性异常缺损　肠系膜裂孔疝系先天性腹内假性疝，指肠管穿过大网膜、小肠和结肠系膜裂孔疝入的内疝。以小肠系膜裂孔疝多见，好发部位在末段回肠系膜处。有报道71%的缺损发生在小肠系膜，其中回盲部系膜的缺损占小肠裂孔的 54%。结肠系膜的缺损占全部系膜裂孔疝的 26%，而其中横结肠系膜的缺损占其 59%。引起先天性系膜缺损的病因并不清楚。目前提出许多假说：如部分背侧系膜退化，在少血管区穿孔和基质发育缺陷等，是几个著名的理论。系膜缺损的裂孔通常是单个、圆形，直径为 1~3cm。

3. 后天性粘连条索　后天性腹内疝又称继发性腹内疝（secondary intraperitoneal hernias）。是指继腹部手术或腹部创伤和感染后形成非正常的病理性的孔隙，在某种情况下肠管突入其中而引致的内疝。后天因素最常见为创伤、感染或术后粘连束带，可见于肠管之间或腹壁之间形成的粘连索带，肠管由这些后天造成的间隙疝入。

4. 后天性医源性间隙　医源性手术创伤或感染等造成脏器和组织的部分缺损移位粘连等，改变了机体的正常解剖关系，产生新的空隙，增加腹腔脏器和组织的活动空间等。均可使部分器官或组织疝入孔隙继发腹内疝。如肠切除术中肠系膜缺损修复不佳或创伤引起肠系膜撕裂形成的裂孔，胃肠吻合术后固定不严形成的异常间隙，乙状结肠造瘘后肠管与侧腹膜间遗留孔隙等。

（二）诱因或外力因素

1. 蠕动慢性冲击　邻近的肠管不断蠕动，常有机会穿入空隙。特别是腹腔内活动度过大的脏器如小肠、大网膜、横结肠和乙状结肠等，尤其是肠系膜较长者，更容易发生移位并通过上述各种孔隙疝入。一般情况下，慢性冲击，肠管进入逐渐增多，疝囊逐渐增大。进入的肠管位置稳定，疝囊成了腹腔的一部分，肠蠕动功能维持正常。临床上多无症状。

2. 偶然钻入　孔隙较小而浅，邻近器官比较固定，因蠕动或偶尔压力小的部分脏器可以疝入，但不稳定，会随时退出。临床上可出现偶发腹痛等不适症状，可自然消退，也可能突然嵌顿，出现急腹症症状，急需手术。

3. 慢性持续腹压增高　在腹压增高的情况下，肠管可进入隐窝内形成疝。由于受到疝囊的限制，肠管受压通过不畅而形成慢性肠梗阻。囊外近端肠段扩张肥厚，囊内少量渗出粘连。虽不能发生扭绞，但也有发生完全性急性梗阻的趋势。

临床上症状明显而持续。

4. 突然高压　咳嗽、排便、排尿费力（尿道狭窄或结石等），导致突然腹压增高，可使大量肠管涌入疝囊穿过疝孔，造成嵌顿或绞窄。发病很急，全身反应严重。

【病理解剖】　腹内疝可按有无疝囊分成真性疝和假性疝两种。脏器经正常或异常孔道进入到另一个腹膜囊或网膜囊，因具有疝囊称为真性疝。如网膜或肠系膜因胚胎发育异常产生裂孔，或因腹腔手术构成一异常孔隙，肠管因此疝入，则无疝囊称为假性疝。

1. 真性疝或称隐窝疝　正常腹内解剖隐窝受压加深扩大，使裂孔相对显小，形成疝囊及囊颈。疝入的脏器自由出入。

2. 假性疝或称裂孔疝　不正常腹内裂隙，先天性或后天性，内脏穿过，有疝孔而无疝囊。许多解剖学家和病理学家描述系膜缺损，大约 400 具尸体中有 1 例系膜缺损。1888 年 Marsh 首先描述了成功用手术方法治愈了一例系膜裂孔疝。

【病理生理】

1. 稳定性疝　平时脏器（多为小肠，偶为大网膜）疝入疝囊，囊颈内外压力平衡，肠在囊内自由蠕动，不影响生理活动。即使不能出入自由，也无梗阻症状。

2. 嵌顿性疝　一旦疝入肠管被囊颈或疝孔卡紧，肠管不通，称为嵌顿性疝。特别是无疝囊限制者，疝入的肠管太多而发生扭绞，则形成绞窄性肠梗阻。发展为肠坏死、穿孔、腹膜炎（图 25-38~图 25-41）。

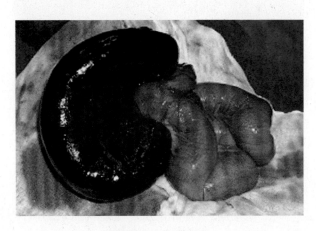

图 25-38　肠管坏死

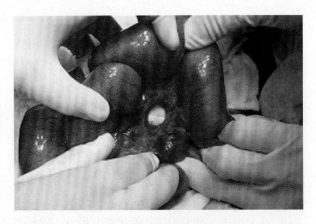

图 25-39　肠系膜裂孔

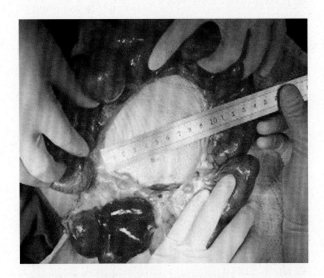

图 25-40　巨大肠系膜裂孔

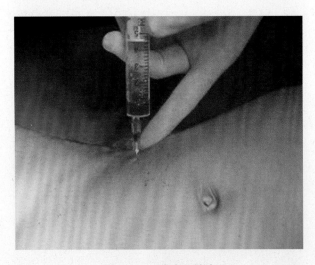

图 25-41　腹穿血性液

【症状】

1. 稳定疝（或称静止期）　如隐窝入口的口径大,肠管自由出入,可无症状。但偶尔有腹胀、恶

心、隐痛等短暂性肠梗阻的临床表现。也有不少患者表现为慢性不完全性肠梗阻病史。包括:叙述含糊的间歇性上腹痛、恶心、呕吐、腹胀等。症状常发生在进食后,特别是暴食后更明显。偶尔突然疝囊内压力过高,发生肠管梗阻,同时系膜受压肠壁缺血,则可出现腹绞痛、出汗、翻滚。但多数时间较短(十余分钟)内自然缓解,腹检无压痛、紧张,可与肠绞窄及胃溃疡穿孔相鉴别。

2. 嵌顿疝　表现为典型急性完全性肠梗阻。病程进展迅猛,可在短时间(6 小时)内致使嵌顿的肠管坏死。患者表现为突发性腹部剧烈绞痛,呈进行性加剧,频繁呕吐,持续不停。晚期腹胀,排气、排便停止。查体可见腹胀或腹部局限性膨隆,有时可见到蠕动波,可触及压痛性包块。早期肠鸣音亢进,晚期出现腹膜刺激征、肠鸣音消失,表明嵌顿的疝内容物可能已发生绞窄坏死。

本病发病急、进展快、中毒症状重、迅速恶化。有时就诊以无原因休克为主述。抗休克治疗无效,同时腹部有可疑体征,腹穿有血性腹水,则应立即开腹探查、积极抢救。

【诊断】　腹内疝比较少见,医师常想不到,且无特征性临床表现,诊断困难。然而临床上并不需完全确诊,能辨明急性肠梗阻与慢性腹痛,能决定是否急需手术即可。事实上,在临床常用的腹部检查方法中,都有各种腹内疝的诊断线索。只要想到此病,考虑后天性腹内疝的可能,至少会有所准备,避免术中被动、慌乱。

（一）两种腹内疝气临床表现的基本诊断

1. 稳定性腹内疝　临床以慢性腹痛或不适就诊。多为反复发作的轻度腹痛,多无恶心呕吐和便秘。也可表现为慢性单纯性肠梗阻,经常大量呕吐,呕吐物含胆汁,腹部检查有肠型。一般情况良好,多能进食。主要靠钡剂与 B 超确诊。

2. 嵌顿性腹内疝　临床以急性腹痛就诊。腹痛呈持续性绞痛并阵发性加重;有频繁黄色呕吐,无排气或排便。腹部检查有腹膜刺激征,腹痛暂缓时可摸到腹内肿块及局限性腹胀,叩诊呈鼓音。可有面色苍白、脉搏加快及四肢发凉等休克前驱症状。绞窄性肠梗阻确诊主要靠钡灌肠证实结肠空瘪无气,对比腹内多数张力性气液面影,与腹腔穿刺见血性或浑浊性腹水。B超有时提供内疝线索。

（二）常用诊断方法线索

1. 病史　包括主诉及既往史。

（1）患者以轻度频繁腹痛就诊：曾有慢性不完全性或完全性肠梗阻病史，如间歇性上腹痛、恶心、呕吐、腹胀等。禁食后可缓解，或经非手术治疗症状、体征消失。特别是体重不增。应想到腹内器质性病变。

（2）以急腹症就诊：在一般慢性肠梗阻的基础上，突然转为急性完全性梗阻。特别是有肠绞窄的腹征，又不能用其他原因解释，应想到肠粘连或内疝。

（3）腹痛突然且剧烈：腹部触及高张力肠型而非实性肿块，能够排除肠套叠、肠肿瘤、蛔虫团或异物块等症。应想到狭窄性肠粘连或内疝肠梗阻。

2. 体检　腹部检查的特点如下。

（1）无阳性征：腹软、不胀、无压痛、紧张、肿块、肠型，可以排除急腹症。如果不能摸清腹主动脉搏动，常是诊断稳定性腹内疝的线索。

（2）肠型蠕动波：提示慢性肠梗阻的存在，有稳定性粘连或内疝的可能。如以急腹症就诊，也应想到长期腹内疝的突然嵌顿。

（3）压痛紧张：腹部局限性固定性压痛紧张，说明局部炎症反应。如果同时摸到明显肠型，则提示慢性基础上的绞窄性肠梗阻，就有内疝的可能性。

3. 实验室检查　主要是鉴别急腹症，提示嵌顿性内疝的可能。

（1）血红蛋白及血细胞比容：可因肠梗阻脱水血液浓缩而升高。

（2）白细胞计数和中性粒细胞：明显升高时考虑发生肠绞窄。

（3）血清电解质（K^+、Na^+、Cl^-）血气分析：反映水、电解质与酸碱平衡的情况。

4. 影像学检查　为确诊的主要手段，对稳定性内疝更能定性。

（1）X线平片：除一般肠梗阻征象外在腹腔内可见某一部位有异常积气影。常有一团小肠袢聚在一起，局限于一个团形小范围内，似装袋内。没有

小肠梗阻，腹部平片多无特殊表现，但新生儿、小婴儿腹内广泛积气仍可仔细辨认。

网膜孔（Wislow孔）疝可见胃影向左、向后移位，结肠向下方移位。成簇的小肠液平面积聚在小网膜囊区。十二指肠旁疝可见一组积气肠管位于中线不能移动。胃体被牵引向下，结肠在积气肠管的侧方。左侧十二指肠旁疝可见包裹成团的肠袢位于胃和胰腺之间；右侧十二指肠旁疝可在右中腹部见到扩张的肠管和气液平。

（2）钡剂造影：对稳定性内疝的诊断可明确疝的部位和类型。

为避免钡剂的滞留，有人选用水溶性肠道碘剂进行造影。但必须注意不用高渗制剂，以防高渗液的强力腹泻作用加重肠梗阻的危险。对可疑肠梗阻患者，钡灌肠显示结肠空瘪，对比小肠大液面，可以诊断为完全性肠梗阻。虽不能诊断腹内疝，但已有手术探查的指征。

（3）B超：B超检查可在腹内某一部位探测到异常积气或见一团小肠袢聚集在一起，不易被推移，与装在一个袋内相似。此法用于一般腹部检查可发现稳定性内疝，也可用于绞窄性肠梗阻，提示嵌顿性内疝。一般急腹症患者，当怀疑是小肠梗阻或行阑尾炎探查时，有时B超可发现系膜裂孔疝。

（4）选择性肠系膜血管造影：可见肠系膜血管走向和分布异常，有助于诊断。此法可用于鉴别慢性腹痛和稳定性腹内疝。

（三）剖腹探查　因诊断狭窄性肠梗阻而开腹探查，腹膜后隐窝疝内肠坏死有可能被遗漏。因为开腹可见腹腔内游离肠管均正常，而认为探查阴性。特别是抢救休克的探查，为了减少打击，争取时间，匆匆关腹。必须强调系统规范地探查，特别是有血性腹水时，迅速将肠管全部提出腹外。清除腹水，查看后腹壁，切开各处可疑血肿。暴露屈氏韧带，顺序查看全部肠管直至回盲部系膜固定处。轻柔操作，边查看边送回腹腔。如此可以排除腹膜后隐窝及文氏孔疝。最后查看横结肠及乙状结肠，送回腹腔关腹。对稳定性内疝进行确诊。也可用腹腔镜按上述系统逐个查看腹后壁隐窝。

【治疗】　腹内疝均须手术治疗。稳定疝即使

无症状,只要肯定诊断,也要尽早修复。因为毕竟威胁生命。甚至诊断不明确,但梗阻症状明显怀疑内疝或营养进行性受损者,也值得行手术探查。

1. 稳定疝修补 原则是闭合裂孔,不必切除疝囊,但须切断囊颈。

(1) 真性疝:首先还纳疝入物。如果囊口太小,回纳困难,可切开扩大囊环。先天性腹内疝的疝环缘多有重要的血管或器官,肠管在复位时不可强行扩张或任意切剪疝环以免损伤。Winslow 孔疝可做 Kocher 切口,充分游离十二指肠以扩大疝环。十二指肠旁疝只能在疝环的下方剪开,尤其对右侧十二指肠旁疝绝不可误伤其疝环前缘的肠系膜上血管。总之,术中要求十分注意疝环毗邻的解剖关系。先天疝多为有疝囊的真性疝,残留疝囊是复发的根据,但切除技术很困难且危险。因此强调完整地切断囊颈,两断端各自封闭。必要时腹腔端的腹膜瓣折叠缝合加固,避免因腹压而裂开。

(2) 假性疝:肠系膜裂孔疝无疝囊,只需缝闭疝孔。为了防止裂开,可以切开边缘腹膜将其分成两层,并各自封闭。粘连所带造成的疝环,只需切除有关的粘连。同时可能见到其他粘连,原则上不动。游离的索带可顺手切除。

2. 嵌顿疝整复 不可企图强拉,否则造成穿孔污染腹腔。

(1) 早期肠未坏死:嵌顿肠管近端高度膨胀,妨碍探查。搬动不慎极易穿孔。必须先行穿刺吸引减张。肠瘪后看清嵌顿情况再试求回纳,必要时切开疝环。肠管全部退出后缝闭疝孔。观察退出肠管的颜色变化,边缘血管搏动。坏死肠需切除吻合,情况危急先提出造瘘,待二期手术。

(2) 晚期肠已坏死:按上述方法近端肠吸瘪后,发现已经坏死而扩张的肠管复位有困难,可在严格防止周围污染的情况下,在嵌顿口外切断肠管暂时外置。行囊内死肠吸引减压后拉出,缝合疝环并置管引流。患者情况许可,则行一期肠吻合。如需继续抢救,则贯穿缝合腹壁。24~48 小时后,再决定吻合或造瘘。

【术后处理】 按肠切除术后常规,禁食、减压、静脉滴注抗菌药物。危重患者继续抢救休克,纠正电解质紊乱。肠瘘患者 48 小时后开放瘘口,同时进行肠瘘护理。

【预防】 先天性腹内疝无法预防,但手术造成的假性疝可以预防。如:胆肠 Roux-Y 吻合与结肠造瘘等的游离肠袢固定,一般肠吻合的系膜缺损修补,顽固性肠粘连的预防包括避免浆肌层损伤、异物残留、缝合口漏等。

【预后】 与一般同类各种肠梗阻预后相同。情况复杂,诊疗困难较多,医疗水平因素比重较高。

五、新生儿坏死性小肠结肠炎

新生儿坏死性小肠结肠炎(neonatal necrotizing enterocolitis,NEC)是 NICU 中导致死亡最主要的原因。以广泛的小肠和结肠的炎症、坏死为特征。损伤可以局限在黏膜,也可是整个肠管的坏死。临床以腹胀、呕吐、便血为主要症状。

本病 90% 以上的患者为早产儿。在 1960 年以前早产儿的成活率极低时,文献中罕有对本病的描述。1939 年 Thelander 观察到一些消化道穿孔可能是 NEC 的结果。1953 年,Schmid 和 Quaiser 首次使用"坏死性小肠结肠炎"这个词。1959 年 Rossier 等描述了 15 例患"溃疡性坏死性小肠结肠炎"的早产儿,14 例死亡。1967 年第一次对早产儿的 NEC 的表现、诊断和病理进行了全面描述。1978 年 Bell 等发表了一个以严重程度为基础的分类方案。1970 年以后新生儿重症监护病房逐渐建立,使体重小于 1 000g 和(或)孕周小于 28 周的早产儿成活,使 NEC 的就诊率与生存率逐渐上升,因此现在普遍认为 NEC 是现代新生儿重症监护病房组建成功的结果。

NEC 的发生率难以查明。在美国占 NICU 收治全部患者的 1%~7%。其中超过 90% 的患者为早产儿,体重小于 1 000g 的极低体重儿(very low birth weight infant,VLBW)中发病率为 10%~20%。但是许多研究都低估了 NEC 的发病率,因为有些易感患者在出生后 3 天内死亡,无法存活到可以发生 NEC 的时间。

【发病高危因素】

1. 孕龄与成熟度 在早产儿和低体重患者中

NEC 是危及生命的主要疾病。对 123 例 NEC 患者的研究表明平均妊娠时间为 31 周,平均出生体重为 1 460g。极低体重儿和那些孕期 <28 周的患者发病风险最大。

2. 喂养方式　90% 的 NEC 发生于开始喂养之后的婴儿。很多回顾性研究可以观察到在进行缓慢递增的喂养之后,NEC 的发病率明显下降。但在前瞻性的随机试验中,并未得出同样支持这一观点的结论。虽然低剂量的调节喂养可以防止 NEC,但开始喂养也是发生 NEC 的一个因素。

3. 高渗性配方奶及药物　肠内喂养内容物的渗透压与 NEC 的发生有关。高渗透压的配方奶可以增加 NEC 的发病率。许多口服药及其辅料的高渗成分可以导致肠黏膜损伤,使 NEC 的发生率增加。

产前母亲应用可卡因被认为是引起 NEC 的一个原因,其他诱发 NEC 的药物有甲基黄嘌呤、吲哚美辛和维生素 E 等。

虽然大多数 NEC 患者为早产儿,仍有 7%~13% 的患者为足月儿。体重 >2 000g 的新生儿发生 NEC 的危险因素包括:低血糖、早破水、绒毛膜羊膜炎;可疑因素包括:窒息、换血、不耐受经口喂养、先天性心脏病、血液黏滞性过高和肺部疾病。

【发病机制】　NEC 的发病机制尚未明确,可能是多种因素,涉及黏膜受损、病原菌和喂养的协同作用,导致易感患者发生肠管损伤和炎症反应。

1. 肠黏膜屏障受损　早产儿肠黏膜屏障功能发育不良,细胞和体液免疫发育不成熟。肠壁通透性增高,胃酸分泌减少,消化酶浓度较低,肠管的运动性不成熟。肠黏膜屏障的损害是早期症状,导致一系列炎症反应被激活。

围生期多种生理应激过程导致内脏循环分流(血液再分配)后肠黏膜缺血。在许多动物实验中可以证实这种因缺血导致的 NEC(应激性)的改变。由于多数 NEC 患者临床研究及前瞻性的对照研究中缺乏低氧与 NEC 发生之间的相关性证据,因而这一理论被怀疑。现在还不清楚缺血是 NEC 的诱发剂,还是包括了感染、炎症、黏膜免疫屏障损害的,最后的一致结果。

大量研究已证实多种炎症介质在 NEC 的发病机制中扮演了重要角色。对动物模型及临床标本的研究中已确定血小板活化因子(PAF)、脂多糖(LPS)、一氧化氮(NO)和肿瘤坏死因子 α(TNFα)都是 NEC 发生过程中的炎症介质。LPS 和 TNFα 是由 PAF 介导的,导致肠上皮通透性增加,使细菌移位或细菌毒素扩散。其后一系列炎症反应被激活,进一步破坏肠黏膜,更多细菌和细菌产物经黏膜受损处侵入肠壁,加重肠管损伤,导致全层坏死和穿孔。

2. 感染性致病菌　喂养的方式和肠道细菌的定植种群的不同,可决定发生 NEC 的风险。母乳喂养的婴儿肠道内以双歧杆菌(革兰氏阳性菌)定植为主,可以抑制革兰氏阴性菌的生长。配方奶喂养的婴儿肠道内主要以大肠埃希菌、肠球菌定植为主。已证实用不同配方奶喂养猪的肠黏膜通透性发育不同。一些研究显示母乳可以预防 NEC 的发生。母乳的有益成分被认为是 IgA,还有可溶性因素如乳铁蛋白、维生素 E、β 胡萝卜素和 PAF 乙酰水解酶。

早产儿许多非特异性黏膜防御成分异常。胃酸减少,腔内 pH 升高,使致病性细菌生长。在细菌过度生长的情况下,乳糖被酶解成氢气,导致肠腔膨胀和肠壁积气。长链和短链脂肪酸吸收障碍使肠道通透性增加。

NEC 的流行病学提示细菌感染可能是 NEC 的病因。切除的标本经常显示细菌过度生长,然而没有主要的微生物从 NEC 患者中培养出来。血培养、腹腔渗出物培养和便培养可见克雷伯菌属、大肠埃希菌属和梭状菌属。有病例报告 NEC 合并特殊病毒如轮状病毒、冠状病毒和 coxsackie B2。由产气荚膜梭状芽孢杆菌的肠毒素引起的坏死性肠炎的临床情况与 NEC 相似。

【病理】　NEC 累及一段或多段肠管。常见部位是末端回肠和升结肠。食管、胃、十二指肠及直肠很少受到侵犯。手术切除和尸检的肠标本显示 44% 的标本同时累及小肠和结肠。单独结肠受累者 26%,单独小肠受累者 30%。全肠管受累患者占手术患者的 19%(至少有 55% 的肠管受累),这类患者多数死亡。

NEC 病变肠管最常见的显微镜下特征是凝固

性坏死。其他特征包括急性炎症和慢性炎症,细菌过度生长和肠壁积气。在黏膜和黏膜下坏死区域附近可见肉芽组织和局部纤维化,这是 NEC 好转后肠管发生狭窄的原因。病变范围可为局限性,也常见间断受累与正常的肠管有明显的分界线,广泛者肠管全部病变。

【临床表现】 NEC 常发生在出生后的 3~12 天。患者多为早产儿,初期多无特异性表现。患者表现为嗜睡、体温不稳定、呼吸暂停、心动过缓及低血糖。典型的 NEC 表现为开始经口喂养后出现腹胀、便血、呕吐。25%~63% 的患者大便带血,22%~59% 的患者大便隐血阳性,多无大量血便排出。

疾病初期体检只有轻微腹胀和触痛。疾病进展后,腹部触痛明显,有时可触及固定的肠袢,或者腹壁可触及捻发感。疾病后期,腹壁水肿、充血发红,腹部可有腹膜炎表现。

【辅助检查】 没有一项实验室检查可以诊断 NEC,NEC 的临床严重性可以用完整的实验室资料来判定。NEC 患者通常有中性粒细胞及血小板减少,有代谢性酸中毒。

白细胞计数可以升高、正常或降低。白细胞计数降低的患者预后差。血小板减少常见,可能与革兰氏阴性菌脓毒症导致血小板被内毒素结合有关。血小板计数越低的患者,病情往往越严重。

代谢性酸中毒较常见,认为与低血容量及败血症有关。

大便隐血阳性。

C 反应蛋白升高,如 10 天内未降至正常,提示可能存在脓肿或败血症。

对怀疑 NEC 的患者需进行腹部前后位和卧位 X 线检查。放射学肠梗阻的征象包括:气腹、腹腔内游离液体,持续扩张的肠袢和肠管充气减少并伴有不对称的肠袢。左侧卧位对于观察少量的肝上游离气体非常重要。有意义的放射学发现肠管扩张、门静脉肝门积气和肠壁积气。肠壁内积气主要为氢气,是由细菌代谢过程产生的。门静脉肝门积气由肠壁内气体扩散进入门静脉周围疏松纤维层所致,也可能为门静脉系统外围出现产气菌的结果。虽然认为肠壁内积气对 NEC 是非特异性的,并不总是存在,在高度怀疑存在 NEC 的情况下,尽管不存在肠壁内积气,也应开始治疗。每 6 小时做一次放射学检查进行检测,做动态观察。

B 超可以发现穿孔和腹腔内液体,腹腔穿刺吸出棕色和黄棕色液体,革兰氏染色可见细菌,都是提示肠管坏死强有力的证据。

【分类】 1978 年,Bell 等提出了 NEC 的分类方法(表 25-2)。

【治疗】

(一)内科治疗 没有外科指征的 NEC 患者采用内科治疗。内科治疗的目的是肠道休息,减少肠道致病菌和纠正水、电解质平衡紊乱。

当 NEC 诊断后,停止经口喂养。留置胃管减压以减少肠管积气,通过减少肠腔内外对肠壁的

表 25-2 坏死性小肠结肠炎的分类

分期	临床表现
Ⅰ期 (疑似期)	任何一种或多种围生期的高危因素 体温不升、嗜睡、呼吸暂停、心动过缓 拒食、胃潴留、呕吐(可含胆汁或隐血阳性)、轻度腹胀、大便隐血阳性(除外肛裂)
Ⅱ期 (确诊期)	存在既往高危因素 Ⅰ期症状和体征合并持续性胃肠道隐血阳性或肉眼可见的出血 腹胀加重 腹部平片可见肠管明显扩张,合并肠梗阻、肠间隙增宽 持续固定扩张肠袢、肠壁积气、门静脉积气
Ⅲ期 (进展期)	存在既往高危因素 Ⅱ期症状和体征合并生命体征恶化、有败血症、休克表现或者明显胃肠道出血 腹部平片可见Ⅱ期表现及气腹

压力,预防肠管缺血。应用广谱抗生素减少病原菌和菌血症。在大多数新生儿中心,应用的是氨苄西林、庆大霉素和克林霉素。如果抗凝固酶阴性的葡萄球菌在治疗机构是重要的病原菌,应用万古霉素代替氨苄西林。因为在许多 NEC 肠穿孔的患者腹腔培养中有厌氧菌生长,所以抗生素应包括抗厌氧菌药物。常需要输血小板和红细胞。补液和应用碳酸氢盐对纠正酸中毒是非常重要的。NEC 患者死于真菌感染败血症的发生率很高,如果患者有败血症表现,抗菌治疗效果差,则应进行经验性抗真菌治疗。

适当的内科治疗疗程,应通过患者临床和放射学表现判定。对临床情况改善和放射学异常消失的患者,治疗应持续 7~10 天。

(二) 外科治疗

1. 手术目的　解决肠穿孔腹腔播散;解决肠梗阻预防穿孔;旷置肠管保证休息;引流腹腔控制腹膜炎败血症。

2. 手术指征　25%~50% 的 NEC 患者需要外科治疗。最好是在肠坏死但未穿孔时手术。遗憾的是目前尚没有一项临床表现或检查能诊断早期肠坏死。气腹是绝对的手术指征。其他指征包括:临床情况恶化,腹壁红斑,门静脉积气,腹部触及包块,X 线或 B 超见结肠瘪缩无气和腹腔穿刺阳性。此外,参考性手术指征包括:血小板减少症,腹部无气伴腹水和腹壁压痛。

3. 术前准备　纠正酸中毒、贫血、血小板减少和低血容量。必须预防患者出现低体温,避免不必要的转运。如果可能,应在开放式暖床上手术,以帮助保持患者体温。术中侧腹部应用防水布,以防皮肤被水浸湿后散热。所有的冲洗液应保持在 38℃ 恒温。

4. 技术要求　要减少疾病过程和手术对生理的干扰,外科医师必须精确迅速的操作。手术的技术目标如下。

(1) 确认和切除坏疽的肠管。

(2) 保留边缘灌注良好的肠管。

(3) 建立有效的肠造瘘。

(4) 避免医源性肝脏损伤。

(5) 将生理干扰减至最小。

5. 手术方案　肠管造瘘腹腔引流为基本方案,按病情选择搭配。

(1) 局限性病变:对于病变只累及一段肠管,远端正常,患者一般情况良好时可选择病变肠管切除和一期吻合。有多数成功的报道,但是 10% 并发吻合口瘘和复发性败血症。最好吻合口近段插管造瘘,以资保护。

(2) 一般广泛病变:片状区域坏死和败血症不断进展、病情不稳定的患者应考虑做造瘘。将血运良好的肠管端提出造瘘是最安全的处理方法。包括双腔或插管造瘘,也可做单孔瘘将远端关闭并放回腹腔。对于病情危重、肠管短或肠系膜厚、僵硬的患者可直接从原开腹切口提出,不另外切口放置近端瘘。如果瘘口的活力可疑,可切除一小块观察直至切缘有活跃出血。多段肠切除吻合而不行造瘘术容易发生肠瘘和脓毒症。

(3) 有活力的肠管 >50%:多段肠管坏死,中间间以有活力的肠管,可以分别切除坏死肠段并做多个造瘘,而不是广泛切除。也可选择在最高位坏死肠管近端造瘘,远段有活力的肠管做多处吻合,这样可以避免多个造瘘。高位肠瘘(通常是空肠)可导致严重液体和电解质丢失,以及瘘周围皮肤并发症。给予营养支持和仔细的瘘口护理可解决多数问题。然而,远端肠功能降低的肠管可发生肠狭窄,在最终关瘘前这些需要胃肠造影明确并修复。

Vaughan 等施行了肠外置术,切除了多发坏死肠管并夹闭断端,48~72 小时后再次探查,3 例中 2 例在第二次手术时进行了间断肠吻合。另 1 例在切除了另外的坏死肠段后,再夹闭断端,第三次手术中成功吻合。

广泛肠管受累和多发穿孔的患者可应用 Moore 提出的"patch(修补)、drain(引流)、wait(观察)"。关闭穿孔并放置腹腔引流。如所预期地发生术后肠瘘,一些患者可形成自发瘘口。在解决了临床败血症之后,需行消化道造影明确消化道的通畅情况,这些患者几乎都需要以后的手术修复肠瘘和重建消化道的连续性。

(4) 全肠坏死(有活力的肠管 <25%):大约 19% 的 NEC 患者,其有活力的肠管 <25%,死亡率

25

高达 42%~100%。治疗选择包括切除全部坏死的肠管并造瘘和不切除肠管的近端造瘘。广泛切除可导致短肠综合征。对于体重低于 1 000g 的患者死亡率是 100%。高位肠造瘘不切除死肠，可以使部分受损和缺血的肠管恢复。因为阻断肠内容物，促进肠管的减压，减少了肠管的代谢需要，减少细菌的繁殖养分与炎症介质，可能促进有活力的肠管恢复。通常需要后续的手术切除坏疽的肠管，但可保留足够的有活力的肠管，患者可以存活且不合并短肠综合征。

（5）极低体重婴儿（VLBW）肠穿孔：1977 年，Ein 等报道对 NEC 施行腹腔引流，作为剖腹术前稳定病情和改善全身状况的一种姑息方法。其后有些报道患者痊愈，不需再次手术治疗。方法是在局部麻醉下，一个或两个 1/4 英寸的橡皮片（penrose）引流置于右下腹或左下腹。给予广谱抗生素并观察患者的临床情况，如果临床无改善，做剖腹探查术。

6. 二期关瘘　在关闭造瘘之前，需要做造影检查明确远端肠管的管径和连续性，在 NEC 发生后数周远端肠管可以发生狭窄。造瘘口流出量、体重增长和手术后的时间是决定关瘘时间的重要因素。然而，对于何时应手术关瘘尚没有一致意见。一般体重 2.5~5kg，年龄在 3~5 个月可关瘘。一些患者造瘘口流出量过多，体重不增，或显著的瘘口狭窄，早期关瘘通常较安全。术后 4~6 周关瘘时，由于肠管和腹腔存在残余炎症手术较困难，在肠管分离时紧密的粘连增加了损伤肠管的危险性。高位空肠瘘和远端回肠胆盐重吸收不足的患者，在重建小肠结肠连续性后可出现大量分泌性腹泻，对这些患者需要如考来烯胺处理这一并发症。

【预后】　大约 50% 的接受非手术治疗的 NEC 患者可以临床恢复。药物治疗后最常见的并发症是肠狭窄，通常在结肠。

经过手术治疗的患者的存活率为 44%~87%。所有手术的患者大约 50% 出现并发症，包括瘘口狭窄、瘘口回缩、肠狭窄、肠瘘、短肠综合征、腹腔内脓肿和伤口感染。特殊的手术指征和特别早产并不增加并发症。VLBW 的患者死亡率高。

对于 NEC 患者后来发育的情况报道不足。大约 50% 存活的患者长期随访神经发育正常。在一小组 40 例 NEC 存活者，神经发育的结果与早产其他相关情况有关，而不是与 NEC 本身有关。至少有 10% 的儿童有消化道后遗症，包括短肠综合征、脂肪吸收不良或肠狭窄。任何消化道损害的严重性与 NEC 的严重性呈正相关。

（李樱子）

第七节　先天性巨结肠

一、概述

先天性巨结肠（congenital megacolon）又称希尔施普龙病（Hirschsprung disease，HD/HSCR），肠无神经节细胞症（aganglionosis），其特点为肠道远端肌间和黏膜下神经节细胞缺如，外源性神经纤维增粗、增多，导致该段肠管失去正常的蠕动功能产生肠梗阻，而梗阻近端肠管被动扩张肥厚。Hirschsprung 于 1886 年首次对该病进行了详细描述，所以后人用他的名字来命名这个疾病。

HD 为常见的小儿消化道畸形之一，发病率为 1：5 000 左右，位列消化道畸形的第二位。男女之比与病变类型有关，短段型男：女为 4.2：1~5.5：1，长段型男：女为 1.2：1~1.9：1。

【病因】　目前对 HD 确切的病因仍在探索中，外胚层神经嵴细胞迁移发育过程停顿造成的肠壁肌间神经丛中神经节细胞缺如被认为是导致 HD 的主要原因，因此停顿发生越早，无神经节细胞段越长。

在基因突变、胚胎发生阶段早期微环境改变及遗传学等方面的相关研究同样证实可能与 HD 的发生相关。

目前已发现有基因突变的患者多为家族性、全结肠型或长段型；短段型、散发型突变率低。与 HD 关系较密切的主要分布在两个受体、配体系统，即酪氨酸激酶受体（RET）- 胶质细胞源性神经营养因子（GDNF）和内皮素 B 受体（EDNRB）- 内皮素 3（EDN3）系统，此外转录因子 SOX10、PHOX2B 和 ASCL1 等也对 HD 的形成发挥了重要作用。

多数学者认为胚胎早期环境因素在决定神经嵴细胞的迁移途径和最终分化上起主导作用。肠壁内细胞外基质蛋白、细胞黏附分子、神经生长因子及其受体、神经营养因子及酪氨酸激酶等物质的分布异常或缺如，能影响神经嵴细胞迁移分化及神经节细胞的发育与成熟。

HD 存在有家族史为 3.6%~7.8%，全结肠型家族史甚至高达 15%~21%，罕见的全肠型 HD 是50%。目前有关 HD 有遗传研究尚无明确结论。有 12% 的 HD 患者可检测到染色体异常，有研究提示 HD 遗传病变基因可能在第 21 号染色体上。目前的看法是 HD 确有明显的遗传因素。然而单纯的遗传因子尚不能发病，而必须有环境因素的共同作用才能导致 HD 的发生。

【病理解剖与病理生理】　HD 的受累肠段可以出现典型改变，即明显的狭窄段和扩张段。狭窄段位于扩张段远端，狭窄肠管细小，与扩大肠管直径相差悬殊，在与扩大结肠连接部形成漏斗状的移行区。扩张段肠管异常扩大，其直径较正常增大 2~3 倍，最大者可达 10cm 以上。肠壁肥厚、质地坚韧如“皮革状”。肠管表面失去红润光泽，略呈苍白。结肠带变宽而肌纹呈纵形条状被分裂。结肠袋消失，肠蠕动极少。

（一）组织学检查

1. 神经节细胞缺如　狭窄段肌间神经丛（Auerbach 丛）和黏膜下神经丛（Meissner 丛和Henley 丛）内神经节细胞缺如，很难找到神经丛。这是本病的基本病变。移行段为狭窄段的被动扩张，同样表现为无神经节细胞。扩张段病理特点是神经节细胞减少或形态异常。

2. 胆碱能神经系统异常　病变肠壁副交感神经节前纤维大量增生增粗。其原因主要由于壁内缺乏神经节细胞，使外源性神经找不到靶细胞，故而增生延长，此种现象称为向神经性（neutropisim）。以致大量胆碱能神经递质作用于肠平滑肌的胆碱能神经受体，引起病变肠管持续性强烈收缩，这是造成 HD 病变肠管痉挛收缩的主要原因。

3. 肾上腺素能神经（交感神经）及非肾上腺能非胆碱能神经（NANC）异常　在无神经节细胞段

交感神经纤维数量是增加的，但排列混乱，而且对肾上腺素的敏感性也并没有因为数量的增加而增加。自 20 世纪 60 年代人们发现肠壁内除胆碱能神经、肾上腺素能神经外还存在第三种神经以来，到目前仍称之为非肾上腺素能非胆碱能神经（non-adrenergic non-cholinergic，NANC），主要释放一氧化氮（NO），它对肠肌有非常强烈的抑制和舒张作用。Rattan 等研究提出肠道肽类递质发挥作用需通过 NO 中介而发挥调节肠道功能的作用。因此可认为狭窄段肠管痉挛与无神经节细胞肠段缺乏产生 NO 神经有关。

4. Cajal 间质细胞异常　Cajal 间质细胞（interstitial cells of Cajal，ICC），是胃肠慢波活动的起搏细胞，以网状结构存在于胃肠道。由于其在控制胃肠动力方面独特和重要的地位，已逐渐成为胃肠动力领域的研究热点之一。Vanderwinden 等首先应用抗 c-kit 抗体检测到 HD 无神经节细胞段 ICC 数量减少，伴 ICC 网络破坏；而在 HD 正常肠管 ICC 数量与分布未见异常。Rolle 等研究发现在整个切除的肠管中均发现 ICC 分布异常，并不仅局限于无神经节细胞肠管，因此推测，HD 根治术后复发可能与保留 ICC 异常肠管有关。另外，还有研究利用抗连接蛋白 43 抗体发现 ICC 的缝隙连接在无神经节细胞肠管消失。

（二）病变范围　在常见型病例（约 75%），无神经节细胞区自肛门开始向上延展至乙状结肠远端，随着出现一般较短的移行区，在其中偶尔可见到神经节细胞；然后进入正常的神经组织区，相当于结肠扩张部分。少数病例（约 8%）无神经节细胞段局限于直肠远端部分，人们称之为“短段型”。相反，约 20% 之病例病变范围较为广泛，包括降结肠、结肠脾曲（10%），甚至大部分横结肠（约 4%），这类病例称为“长段型”；尚有极少数病例，整个结肠受累，甚至包括回肠末段，完全没有神经节细胞，称为“全结肠或全结肠-回肠无神经节细胞症”（约 3%）。无神经节细胞段累及全部结肠及回盲部30cm 以上小肠，甚至累及十二指肠，这类病例称“全肠型”，此型罕见。

（三）病理生理　HD 的病理改变基础是由于狭窄肠段无神经节细胞。冈本英三研究证实在病变肠段未找到神经与肌肉的连接点(缺如),并在神经递质受体定量测定时发现无论是胆碱能受体还是肾上腺素能β受体的含量均较正常肠段明显减少,从而造成病变肠管及内括约肌痉挛狭窄和缺乏正常的蠕动功能,形成功能性肠梗阻。本应与神经节细胞建立突触联系的副交感神经节前纤维在无神经节细胞肠段大量增生变粗,大量释放乙酰胆碱被认为是引起肠段痉挛的主要原因之一。此外,也由于神经节细胞缺如,增生的交感神经原有的抑制通路中断,不能由β抑制受体去影响胆碱能神经引起肠壁松弛,而是直接到达平滑肌的α兴奋受体造成肠管痉挛。壁内NANC系统抑制神经元也缺乏,因而失去有效的松弛功能。内括约肌长期处于收缩状态,导致肠道的正常推进波受阻。久之,近端正常的肠段发生代偿性、继发性扩大肥厚,神经节细胞亦产生退化变性直至萎缩,以致减少或消失。

【临床表现】

(一)症状

1. 不排胎粪或胎粪排出延迟　所有新生儿期胎粪排出延迟的患者均应怀疑HD。据统计,正常足月新生儿98%于出生后24小时内排出黑色黏稠胎粪,其余胎粪在48小时内排出,72小时内胎粪基本排完。新生儿HD于出生后48小时内未排出胎粪者占50%,94%~98%在出生后24小时内不排便,且黑色黏稠胎粪向正常大便转化时间可能延迟。由于胎粪不能排出,患者发生不同程度的肠梗阻症状,往往需要洗肠或其他处理后方可排便。

2. 腹胀与便秘　大部分患者有程度不同的腹胀,患者腹部呈蛙形,早期突向两侧,继而全腹胀大。腹围明显大于胸围,腹部长度亦大于胸部。腹胀如便秘一样呈进行性加重,大量肠内容、气体滞留于结肠。腹胀严重时膈肌上升,影响呼吸。患者呈端坐式呼吸,夜晚不能平卧。正常新生儿出生后排便次数随年龄的增长而减少。出生后1周的新生儿排便为每天4~8次。2~3个月后变为每天2~3次,而4岁以上小儿为每天1~2次。大多数巨结肠患者发病初期每周排便少于两次,大便排出困难而且排便异常费力。如果未加干预,

便秘症状逐渐加重,甚至有的10天至半个月才排便1次。少数HD患者出生后可胎粪排出时间正常,在婴儿期母乳喂养也可维持较好的排便,但在添加辅食后,逐渐表现为严重的顽固性便秘。少数严重便秘患者平时虽然不定期排少量稀便,但肠腔内有巨大粪石梗阻,表现为充盈性大便失禁。

3. 一般情况　小儿全身情况不良,呈贫血状。由于长期营养不良,患者消瘦,发育延迟,年龄愈大愈明显。患者抵抗力低下,经常发生上呼吸道及肠道感染。加之肠内大量细菌繁殖毒素吸收,心、肝、肾功能均可出现损害。严重时患者全身水肿,以下肢、阴囊更为显著。

(二)体征　腹部高度膨大、腹壁变薄,缺乏皮下脂肪,并显示静脉曲张。稍有刺激即可出现粗大的肠型及肠蠕动波。腹部触诊有时可扪及粪石。听诊时肠鸣音亢进。肛门指检常可查出内括约肌紧缩,壶腹部有空虚感。如狭窄段较短,有时可以触及粪块。当手指从肛管拔出时,常有气体及稀便呈爆破样排出,为巨结肠的典型表现。

(三)小肠结肠炎　小肠结肠炎常见的症状包括患者出现腹胀加重、发热和腹泻,还可能合并有呕吐、血便、嗜睡、稀便和便秘等的非特异临床表现。根据不同的诊断标准,文献报道小肠结肠炎的发生率为12%~58%,不论何种手术前后均有可能发生。小肠结肠炎是引起死亡最多见的原因,占20%~58%,重型病例其死亡率极高。肠炎可以发生在各种年龄,但以3个月以内婴儿发病率最高。90%的肠炎病例发生于2岁以内,以后逐渐减少。引起肠炎的原因和机制至今尚不十分明了。

肠炎发生时进行结肠镜检查,可以见到黏膜水肿、充血及局限性黏膜破坏和小型溃疡。轻擦也容易出血。病变加重时向肌层发展,出现肠壁全层水肿、充血、增厚,在巨大病灶的浆膜层可见有黄色纤维膜覆盖。如病变进一步发展即可发生肠穿孔,并导致弥漫性腹膜炎。其病理检查可见隐窝脓肿、白细胞细胞聚集,深达浆膜的小溃疡和帕内特细胞化生。

在有严重肠炎时,患者有频繁呕吐、水样腹泻、高热和病情突然恶化。腹部异常膨胀并呈现脱水症状。进而发生呼吸困难、衰竭,全身反应极

差。少数患者虽未出现腹泻，当进行肛门指检或插入肛管时迅即见有大量奇臭粪水及气体溢出。腹胀可随之消减，但不久又加重。小肠结肠炎往往病情凶险，治疗若不及时或不适当可导致死亡。由于肠炎时肠腔扩张，肠壁变薄缺血，肠黏膜在细菌和毒素的作用下产生溃疡、出血甚至穿孔形成腹膜炎，肠炎并发肠穿孔死亡率更高，尤其是新生儿。2017 年美国小儿外科学会先天性巨结肠学组推出了先天性巨结肠相关性小肠结肠炎的诊断标准，并建议在早期临床表现疑似时即给予对症治疗。

【诊断】　凡新生儿时期出现胎粪排出异常，或以后反复便秘、肛门指检壶腹部空虚，随之有大量气便排出症状缓解者，均应怀疑有先天性巨结肠的可能，为了确诊还需进一步检查。

（一）X 线检查　包括平片和钡灌肠，能提供非常有价值的资料。

1. 腹部立位平片　腹部立位平片是简单易行的初步检查方式。常表现为低位性肠梗阻，扩大的结肠及气液平，其远端少有气体。新生儿时期 HD 主要表现为肠管的广泛胀气。

2. 钡灌肠　钡灌肠是最常用的筛查 HD 的检查方法之一，造影测算直结肠指数可辅助诊断，并可通过显影判断病变肠管的范围。对于典型的 HD 在新生儿期钡灌肠仍然可见狭窄段、移行段及扩张段。对部分新生儿 HD，因结肠被动性扩张尚不明显，与狭窄段对比差异不大，可能会对诊断有影响。24 小时后复查，钡剂残留的情况可反映结肠的蠕动功能，HD 患者钡剂排空的功能很差，这一点对诊断来说也有重要意义。但检查前对患者进行过洗肠治疗，会影响其检查结果。

（二）直肠组织活检　高度疑似患者进行直肠组织活检是诊断 HD 的金标准。

1. 直肠组织取材方法　目前常用的直肠组织取材方法包括直肠黏膜吸引活检及直肠全层活检。

（1）直肠黏膜吸引活检：使用特定的直肠肿块吸引钳在齿状线上 2~3cm 的肠壁组织处取材，吸取组织应包含黏膜层及黏膜下层。由于此操作不需要全身麻醉和镇静，且出血、直肠穿孔和盆腔感染等并发症发生率低，被认为是诊断 HD 的首选方法之一。

（2）直肠全层活检：该方法可获取肠壁全层组织，且获取组织较大，缺点是需要麻醉且肠穿孔的风险较大，对一些诊断困难的病例仍是一种十分有效的诊断方法。

2. 直肠组织染色方法　直肠组织采用何种染色方法目前仍存在争议。大致分为 HE 染色、酶组织化学染色及神经标志物免疫组化染色等。

（1）HE 染色：作为传统的全细胞染色方法，操作简便成本低廉。该染色方法可以鉴别神经丛内有无神经节细胞和发现过多肥大的神经纤维，但对于细胞分化和功能改变观察有限。一些病理学家主张术前直肠组织活检诊断巨结肠进行 HE 染色的同时必须有其他染色方法共同诊断，以保证结果的准确性。

（2）乙酰胆碱酯酶（AChE）染色：在正常结肠黏膜内呈阴性，在无神经节肠管黏膜固有层中可见 AChE 染色阳性的神经纤维及肥厚的神经干。但是 AChE 染色在诊断全结肠型或者长段型 HD 时易产生假阴性结果。

（3）钙视网膜蛋白（calretinin）染色：操作简单，可以在冷冻标本和石蜡标本中显示神经纤维和神经节细胞，其在 HD 的无神经节肠管中染色则为阴性。学者将其作为术前诊断 HSCR 的重要指标。

（三）直肠肛管测压　直肠肛门抑制反射（rectal anal inhibitory reflex，RAIR）对 HD 诊断具有重要价值，90% 以上的 HD 患者 RAIR 消失。有报道在 6 个月以上的患者中，先天性肛门直肠畸形（congenital ano-rectal malformation，ARM）的敏感度为 91%（85%~95%），特异度为 94%（89%~97%）。检查过程中需要患者保持绝对镇静状态，在低龄婴幼儿中容易产生不准确性结果。

我国 2017 年《先天性巨结肠的诊断及治疗专家共识》推荐：术前钡灌肠检查显示移行段可辅助判断病变肠管范围；直肠黏膜吸引活检或直肠全层活检应作为术前诊断 HD 的金标准（1A），但采用何种染色方法尚无定论；有条件的情况下，应将钡灌肠、直肠黏膜吸引活检或直肠全层活检列为术前诊断 HD 的常规方法。

25

【鉴别诊断】 凡新生儿在出生后胎粪排出的时间较晚，量较少，或经指检、灌肠才排出胎粪，并伴有腹胀和呕吐，均应怀疑为 HD 的可能。完善钡灌肠、测压及组化检查进一步明确。但有不少其他疾病在新生儿期酷似 HD，需进行相关检查以便鉴别。

1. 巨结肠同源病　临床上可见到部分患者表现类似 HD，直肠活检却发现有神经节细胞，但神经节细胞数量或质量异常，目前多数学者称之为巨结肠同源病（Hirschsprung's disease allied disorders，HAD），主要病理类型有神经节细胞减少症（hypoganglionosis）、肠神经发育不良（intestinal neuronal dysplasia，IND）、神经节细胞未成熟症（immature ganglionosis）等。HAD 的发病年龄普遍较 HD 患者晚，但在新生儿期出现症状的患者也逐渐增多，对新生儿胎粪排出排尽时间延迟，腹胀、呕吐等的患者一定要考虑到 HAD 的可能。HAD 可以单独发生，也可以同 HD 合并存在。

2. 继发性巨结肠　先天性直肠肛管畸形，如直肠舟状窝瘘、肛门狭窄和先天性无肛术后等引起的排便不畅均可继发巨结肠。这些患者神经节细胞存在，病史中有肛门直肠畸形及手术史，结合其他检查诊断并不困难。而直肠肛门畸形合并 HD 亦偶有发生。

3. 神经系统疾病引起的便秘　患有唐氏综合征、大脑发育不全、小脑畸形和腰骶部脊髓病变者常可合并排便障碍、便秘或失禁。患者都有典型的症状和体征，必要时可作黏膜组化检查及直肠肛管测压和脊椎平片检查。

4. 内分泌紊乱引起的便秘　甲状腺功能不全（克汀病）或甲状腺功能亢进均可引起便秘。患者除便秘外尚有全身症状，如食欲缺乏和生长发育不良等。经内分泌及其他检查可明确诊断，前者可口服甲状腺素，后者须手术治疗。

5. 单纯性胎粪性便秘或称胎粪阻塞综合征　症状类同 HD，胎粪排出延迟、便秘腹胀，但经直肠指检、开塞露刺激或盐水灌肠后则可排出多量胎粪，且从此不再发生便秘。患者直肠壁神经节细胞正常存在。

6. 先天性肠闭锁　为典型的低位肠梗阻，直肠指检仅见少量灰绿色分泌物，盐水灌肠后并未见大量胎粪排出，钡灌肠结肠呈胎儿型结肠，但结肠袋存在。

7. 新生儿腹膜炎　新生儿因败血症、脐部感染或其他原因引起腹膜炎，临床上也可有腹胀、呕吐、少便或腹泻；与新生儿 HD 合并小肠结肠炎相似。鉴别时需注意有否胎粪排出延迟，另外病史中有感染发展情况。鉴别困难时需进行相关辅助检查。

8. 获得性巨结肠　毒素中毒可导致神经节细胞变性，发生获得性巨结肠。最有代表性的是南美洲发现的锥体鞭毛虫病。由于毒素的影响，不但结肠扩大，而且可出现巨小肠、巨食管。组织学检查贲门肌呈慢性改变。钡餐检查从食管到结肠全部扩张。此外还有人报告维生素 B_1 缺乏和肠结核可引起神经节细胞变性发生巨结肠。

【治疗】

（一）治疗时机选择　确诊巨结肠的患者除部分短段型外，大多数应进行手术治疗，手术时机应根据病变肠管范围、患者全身状况及手术医师的经验来制定个体化手术方案。无条件行根治手术或准备做根治术之前，结肠灌洗是既简便又经济有效的辅助排便措施，新生儿结肠灌洗易发生肠穿孔，操作时应密切注意。

如婴儿一般情况差、梗阻症状严重合并小肠结肠炎或合并严重先天性畸形，尤其是全结肠型者，宜暂行肠造瘘，待一般情况改善后再行根治手术。如患者一般情况良好且肠道感染控制的情况下可考虑行一期根治手术。部分短段型巨结肠可通过扩肛、开塞露通便、服用缓泻药等非手术治疗的方法解除低位肠梗阻症状，如不能维持排便可能出现小肠结肠炎、肠梗阻症状，最终仍需手术治疗。

近年来，越来越多的巨结肠患者在新生儿期就能明确诊断，新生儿期是否行巨结肠根治手术仍然存在争议。新生儿期手术行肿块切开相对简单，通过结肠灌洗后可改善结肠扩张程度，手术中吻合肠管管径接近正常便于吻合，但有报道显示新生儿期一期手术术后恢复时间和住院时间更长。目前我们认为大多数选择新生儿期确诊巨结肠后,若患者一般情况良好,可以先行扩肛、结肠灌洗缓解症状,1~3 月龄、体重达到 5kg 再行一期根治术,可降低手术风险和并发症发生率。

(二)手术方式　巨结肠手术的基本原则是切除无神经节细胞肠段,将有正常神经节细胞的肠管降至肛门。Swenson、Duhamel、Soave 和 Rehbein 是被公认为的治疗巨结肠的经典手术方式,许多学者在经典手术方式的基础上对手术方法进行了改良。近年来,经肛门手术和腹腔镜辅助手术的开展避免了开腹术式带来的并发症,成为改良手术方法上的重要进展。

1. 拖出型直肠、乙状结肠切除术(Swenson 手术)　1948 年 Swenson 设计了拖出型直肠、乙状结肠切除术。手术操作要点:开腹后经腹腔向肛门游离直肠至皮下,在腹腔内切断直肠上端并切除扩张结肠,封闭两断端,然后将直肠外翻至肛门外,结肠由直肠腔内拖出肛门外。在齿状线上 1cm 处切断直肠,将拖出结肠浆肌层与直肠环形缝合。术毕将吻合部推回肛门直肠内。该手术是 HD 根治术首创术式,许多手术方法均在此手术基础上加以改进。

2. 结肠切除、直肠后结肠拖出术(Duhamel 手术)　1956 年 Duhamel 设计了直肠后结肠拖出术(又称 Duhamel Ⅰ式),其后 Grob 进行了改良(亦称 Duhamel Ⅱ式);前者拖出结肠自直肠下段肛门后半部肛管皮肤边缘引出,后者自齿线后半部引出。

手术操作要点:开腹后分离直肠及乙状结肠,直肠于腹膜返折水平切断后断端缝合两次封闭。游离并切除巨大结肠,结肠断端封闭备拖出用。用手指或钳夹纱布球分离直肠后骶前间隙建立隧道直至皮下。术者转至会阴部,扩肛后牵开肛门,在齿状线处切开后半环,沿此切口分离肛管与外括约肌进入骶前间隙隧道,将结肠由此隧道拖出肛门外。拖出结肠后壁切缘与肛管齿状线下切缘做二层缝合。远端肛管后壁与结肠前壁用两把血管钳钳夹形成倒"V"形。术后 6~8 天,两钳夹间肠壁坏死通成一新的肠腔,此肠腔前壁为原无神经节细胞的直肠,后壁为正常的结肠。该手术的缺点是直肠残端可能保留太长而形成盲袋,导致积粪和污裤,称为盲袢综合征。近年来肠吻合器的使用有效地改善了这一问题。

3. 直肠黏膜剥离、结肠于直肠肌鞘内施出切除术(Soave 手术)　手术操作要点:开腹后游离直肠及乙状结肠同前两种手术,解剖盆部直肠时,将生理盐水注入黏膜与肌层之间使黏膜层与肌层分开,环形切开直肠肌层,将黏膜保持完整剥离,直至齿状线水平。术者转至会阴部,扩张肛门后沿齿状线切开黏膜 1 周,将盆腔已分离管状黏膜及粗大结肠一并经肛门拖出后切除,正常结肠经直肠肌鞘内拖出与肛管做一期二层缝合。盆腔内将直肠肌鞘后侧切开,肌鞘与结肠周围固定。该手术的优点是不需要游离盆腔,对盆腔神经损伤少,并完整地保留了内、外括约肌。但如直肠黏膜剥离不完整,残留黏膜与夹层内分泌黏液,可引起夹层感染。肛门直肠有双层肠肌,常有狭窄倾向,大多数病例术后需坚持扩肛 3~6 个月。

4. 结肠切除、盆腔内低位直肠结肠吻合术(Rehbein 手术)　手术操作要点:开腹后直肠两侧腹膜被缝吊上提,直肠周围的腹膜返折分离后暴露外纵肌层,向下继续分离至肛提肌水平横断直肠。游离并切除扩大肥厚结肠,于盆腔内行低位直肠结肠端 - 端吻合术。该手术的优点是完全不分离盆腔,既保留了内括约肌的完整又不损伤盆丛神经,是唯一未发生大便失禁及污粪的术式。但这种术式也有其根本缺点,它保留了 3~5cm 无神经节细胞的病变肠管,相当于短段型巨结肠,术中要求强力扩张肛门,且术后常有内括约肌痉挛和便秘复发。

5. 单纯经肛门巨结肠手术　1998 年 Torre D L 报道经肛门巨结肠手术成功,我国自 2001 年高亚首先开展该术式以来目前在国内各医院已广泛采用。手术操作要点:患者体位取膀胱截石位,用针式电刀环形切开齿状线上 0.5cm 处直肠黏膜,可在环形切开黏膜处缝置多根缝线用以集中牵引,利于分离直肠黏膜。沿直肠黏膜下向近端分离直至进入腹膜返折,切开前壁肌鞘及腹膜,证实进入腹腔后紧贴肠管将肌鞘切开一周。继续向上分离肠系膜至正常段肠管,术中冷冻切片检查神经节细胞确定吻合部位。在齿状线上 0.5~1cm 处纵行切开或楔形切除直肠肌鞘后壁。在活检近端切断结肠,断端与肛门齿线切缘黏膜吻合。此术式不必开腹,具有损伤小、出血少、术后全身情况恢复快、住院时间短、腹部无伤口等优势,更适用于新生儿、小婴儿常见型及短段型巨结肠,手术切除病变肠管范围可达降结肠,故不适用于长段型巨结肠,术中必须病理检查明确肠管吻合切缘存在发育成熟的神经节细胞。

6. 腹腔镜辅助下经肛门巨结肠根治术 随着微创手术技术在小儿外科的应用,我国采用腹腔镜辅助下经肛门巨结肠根治术的病例不断增多,近年来有腹腔镜监视下经肛门自然腔道完成长段型巨结肠手术的报道,也有采用达芬奇机器人辅助完成巨结肠根治术的报道。

在腔镜下可探查腹腔内肠管情况,明确狭窄的长度、扩张肠管的位置,取直肠组织活检确定病变范围,用超声刀离断结肠二级系膜血管可保留肠管血运,在盆腔游离乙状结肠时需紧贴肠壁避免损伤输尿管。肛管直肠处吻合采用 Duhamel、Swenson 及 Soave 术式均有报道,以 Soave 术式居多。腹腔镜辅助手术可以达到单纯经肛门手术无法达到的结肠肠管,术后肠蠕动恢复快、进食早、肠粘连发生少、抗生素应用时间短、住院日缩短,这些都是开腹手术无可比拟的优点。

根据笔者的治疗经验,短段型及部分常见型巨结肠推荐单纯经肛门巨结肠手术;部分常见型及长段型巨结肠推荐利用腹腔镜辅助下经肛门巨结肠根治手术;长段型和全结肠型巨结肠推荐利用腹腔镜辅助或开腹手术;近年来,有多篇文章报道采用传统手术方法治疗全结肠型巨结肠亦取得了较好的治疗效果。

【并发症预防及处理】

1. 伤口感染、裂开 特别是开腹手术,在腹腔内切断肠管、盆腔缝合时粪便泄漏都可导致伤口、腹腔及盆腔的污染。术前结肠灌洗并预防性使用抗生素,术中尽可能避免在腹腔内切断、缝合肠管是预防此类并发症的有效方法。经肛门手术及腹腔镜手术的开展大大降低了伤口感染裂开的发生率。

2. 吻合口漏 是术后早期最严重的并发症,可造成盆腔脓肿和腹膜炎,严重者可危及生命。

吻合口肠管血供不良、盆腔感染、Duhamel 手术中钳夹过高及钳夹后肠壁粘连处撕裂、吻合口肠壁间夹杂脂肪垂及大量疏松结缔组织导致愈合不良、吻合口裂开、缝合不当等都是导致吻合口漏的可能原因。一旦出现吻合口漏,用禁食、抗感染、引流等方法可能不能控制者,应及时做近端肠造瘘,否则不但感染发展危及生命,而且盆腔肛周形成多个脓肿、瘘管、窦道及死腔。久而久之,肉芽组织增生,黏膜长入窦道内,再次手术时很难将黏膜切除搔爬干净。黏膜分泌物引流不畅,反复感染形成瘢痕增殖及肛门失禁,虽经多次手术,亦难以建立正常功能。

3. 吻合口狭窄 早期可能是由于吻合口水肿,更多的原因可能是手术方法本身的问题。如 Swenson 及 Rehbein 术需将结肠直肠型端端吻合,术后瘢痕挛缩形成环形狭窄。Soave 术结肠由直肠肌鞘内拖出,肛管为双层肠壁组成,容易收缩狭窄。术后早期扩肛是良好的解决方法。

4. 尿潴留 主要是因为盆腔广泛分离,盆丛神经受损导致。尿潴留多数可在 3~5 天恢复,少数持续时间较长。预防这一并发症的主要方法是减少盆腔损伤,一旦发生尿潴留,应留置导尿管,定期钳夹开放,辅以针灸理疗等方式,多可顺利恢复。

5. 术后肠梗阻 手术后发生肠梗阻的原因多为术后肠粘连。腹腔镜手术盆底分离创面需予以修复,肠系膜根部缺损应仔细封闭。出现肠梗阻症状者如非手术治疗无效时应及时手术。

6. 小肠结肠炎 小肠结肠炎可发生在病程中的任何阶段,一旦患者出现小肠结肠炎症状,如腹泻、发热、腹胀、大便腥臭,应及时给予静脉广谱抗生素,必要时可给予保留灌肠。严重的小肠结肠炎可引起败血症、脱水、休克,若治疗不及时可导致死亡。

7. 污粪、失禁 引起这一并发症的原因主要是切除的括约肌过多,通常切除了 1/2 或者更多。内括约肌切除过多容易发生污粪,相反保留过多,又可出现内括约肌痉挛便秘复发。术后扩肛、排便功能训练可改善以上症状。

8. 便秘复发 便秘复发的原因有很多,主要有病变肠管切除不足、肠炎反复发作、内括约肌痉挛或吻合口狭窄以及合并有神经系统的病变,需根据不同的原因做相应处理。

（陶强）

二、研究与展望

先天性巨结肠被人们所认识已有 300 余年,虽然发病原因尚未能完全明了,但诊治水平在不断进步,临床治疗效果及远期生活质量也基本令人满意。我国对该病的研究基本与国外的研究水平相当,但在某些领域还需进一步深入。

【历史与现状】　新中国成立后不久,我国小儿外科先驱们就认识到了先天性巨结肠诊治工作的重要性,从引进国外的治疗手段开始,逐步探索适合我国国情的治疗方法,其后各种改良与创新术式不断涌现,诊断方法也与国际接轨,临床治疗效果已达到发达国家水平,而且还出现了一些具有中国特色的诊断治疗方法,引起了国外学者的兴趣。

（一）治疗方法的改进与创新　最初我国学者多选用 Swenson 手术来治疗先天性巨结肠,但在应用过程中发现该术式缺点较多,如操作范围过广、打击大,不适合于新生儿及婴幼儿,以及手术死亡率较高、易发生吻合口瘘、术中损伤盆腔神经丛导致术后尿潴留等。1960 年后各地逐渐开展了 Duhamel 手术,克服了 Swenson 手术的一些缺点,但术后常发盲袋及闸门症状群,影响疗效。为了解决这些问题,首都医科大学附属北京儿童医院张金哲教授改良了 Duhamel 手术,将直肠盲端内翻,用特制环钳将翻下的直肠前壁与后方拖出结肠的前壁夹在一起,形成结肠前壁与直肠前壁相接、结肠后壁与肛门后壁吻合,从而较好地解决了 Duhamel 手术后的闸门问题。广州赖炳耀教授亦对 Duhamel 手术进行了改良,将直肠、乙状结肠套叠状拖出肛门外,将直肠环形切断,并将近端结肠拖出至正常段切除,然后将拖出的近端结肠后半环与肛管吻合,结肠前壁和翻下的直肠前壁钳夹,7~9 天后夹钳脱落,形成直肠与结肠端 - 端吻合,解决了直肠盲袋这一并发症,称为赖氏手术。此两种改良式被国内众多医院采用。但 Duhamel

手术需应用制钳或 Kocker 钳来钳夹结肠与直肠组织,术后护理不便,且术后仍有一些并发症。1986 年武汉同济医院王果教授设计了一种"心形吻合术",此术式既保留了全部括约肌的功能,又解除了内括约肌痉挛及便秘症状复发的问题,同时减少了各种并发症的发生。

1993 年以来,随着腹腔镜技术的大规模推广,微创理念渐渐被人接受。1995 年,我国尝试腹腔镜辅助巨结肠根治手术,取得了较好的前期经验。1998 年后,全国有条件的医院陆续开展了腹腔镜辅助巨结肠根治术,并对国外术式进行了改良,腹腔镜下游离结肠和直肠后,经肛门拖出结肠并切断。2001 年西安交通大学高亚教授借鉴国外的手术方法,率先开展了单纯经肛门巨结肠拖出根治术,适用于短段型及常见型巨结肠,该术式损伤小,腹部不留瘢痕,肠粘连发生率低,患者恢复快,花费少,迅速被患者家长广为接受,成为巨结肠根治手术的"标准术式"之一。目前全国有条件的医院已普遍应用经肛拖出术,对于长段型巨结肠多采用腹腔镜辅助下经肛拖出术,均获得较好的治疗效果。

中医是我国千百年来劳动人民智慧的结晶,我国也有人尝试用中医的方法来治疗先天性巨结肠,并取得了一定的效果。中医主要采用扩肛、洗肠、中药及针灸等方法治疗短段型巨结肠,有效率达到 75% 以上。

（二）诊断方法不断完善　诊断巨结肠的经典方法包括钡灌肠、直肠肛管测压、直肠黏膜活检、乙酰胆碱酯酶检测、直肠活检等,这些方法各有其优、缺点。我国早期由于医疗条件缺乏,有些单位仅凭钡灌肠检查将小儿顽固性便秘,钡灌肠结肠远端狭窄、近段扩张诊断为先天性巨结肠而施行根治术。20 世纪 70 年代武汉医学院在直肠黏膜活检组织化学染色的基础上,采用直肠黏膜胆碱酯酶活性检测诊断先天性巨结肠。2004 年又总结了直肠黏膜活检乙酰胆碱酯酶组化染色诊断先天性巨结肠的经验,发现该检查不仅能准确诊断先天性巨结肠,还可以安全地应用于新生儿。快速乙酰胆碱酯酶染色也应用于临床,并且可应用于术中诊断。直肠黏膜吸引活检 HE 染色诊断先天性巨结肠进一步提高了该病诊断的正确率,但染色所需时间较长。

关于直肠肛管测压检查,我国学者在20世纪70年代晚期自行研制了直肠肛管测压装置,目前已经被高分辨率多导生理记录仪所代替。由于肛门直肠松弛反射检测受外界环境影响较大,特别是在新生儿时期,准确率又较直肠黏膜活检乙酰胆碱酯酶(AchE)检测低,所以有人认为不应作为新生儿期巨结肠的常规诊断手段。但该检查可发现内括约肌失弛缓症,对巨结肠同源病检测还有典型的压力曲线,对判定巨结肠同源病有较大的意义。

(三)基础研究的跟踪与探索 1981年,国内有人报道了先天性巨结肠的大鼠模型的制作,该模型采用直肠内注入氯化汞并加压来造成大鼠直肠狭窄、结肠扩大等病理变化,类似于人类的先天性巨结肠改变,并对该模型鼠的发病机制进行了探讨。其后,苯扎氯铵(BAC)制作先天性巨结肠(HSR)动物模型和 Ednrb 基因敲除小鼠的动物模型陆续引入国内,有关先天性巨结肠的发病机制研究逐渐增多。

1985年,武汉医学院报道了先天性巨结肠的病因与流行病学调查,在对71 864名新生儿进行病例配对对照调查后发现,先天性巨结肠在湖北省天门市的发病率为2.37/万,发病率与国外报道相近。研究还对先天性巨结肠可能的致病原因进行了调查,发现母亲受孕前半年月经周期紊乱、妊娠期外伤与精神创伤、妊娠期用药等与本病存在不同程度的相关性,但未发现孕期接触农药与先天性巨结肠的发生有关。

先天性巨结肠的发生与多个基因突变有关,是一种复杂的多因素遗传病。有研究显示中国人家族患者 RET 基因的突变率为25%,散发性患者 RET 基因的突变率仅为4%;家族性患者的 EDNRB 基因无突变,散发性患者突变率也不高,约2.3%;全部患者中未发现 RET 和 EDNRB 基因同时突变的病例。这表明中国人群先天性巨结肠的发生与 RET 和 EDNRB 基因突变有关,而且同时显示中国人群家族性 HD 的发生主要与 RET 基因突变有关,EDNRB 基因突变主要发生在散发性

短段型 HD 患者,与国外报道的一致。

近来有人探讨了干细胞移植替代治疗先天性巨结肠病的可行性,替代种子细胞包括全能胚胎干细胞(embryonic stem cells,ESC)、中枢神经系统干细胞(central neural system stem cells,CNSSC)和充质干细胞(mesenchymal stem cells,MSC)等,并取得了一些进展。如对神经上皮干细胞分离培养和体外标记,再将这些干细胞移植到模型鼠去除肠神经节细胞的肠段。移植4周时检测发现,移植细胞存活良好,移植8周后移植细胞分化成为 nNOS 及 ChAT 阳性的神经细胞。结肠测压显示细胞移植后肠神经反射性收缩恢复。这提示神经上皮干细胞在肠壁的微环境中可以存活,并分化为功能性肠神经细胞,而且可恢复无神经节细胞结肠段的神经运动功能。该研究表明神经干细胞肠壁内移植有望成为治疗先天性巨结肠的新方法。但干细胞替代治疗从实验阶段到临床应用仍有很长的路要走。

(四)巨结肠同源病的诊治问题 早在20世纪80年代中期,我国就有学者认识到先天性巨结肠同源病(HAD)的存在,佘亚雄教授等率先报道了5例肠神经元性发育异常症的临床特征。武汉李娜萍教授也曾报道有关巨结肠同源病的病理诊断标准。华中科技大学同济医学院附属同济医院报道了 HAD 肛门直肠测压的特点,85%以上的患者存在直肠肛门抑制反射(RAIR),但反射波波形发生明显改变,如反射阈值增大、迟缓、波幅恢复变慢,出现特征性"w""u"波形,提示反射途径上有病变存在。由于 HAD 是一大类疾病,其病理改变千差万别,神经节细胞的发育程度又无统一的评价指标,所以对这类疾病的诊断有一定的困难。常规 HE 染色还无法判定神经节细胞的发育是否成熟,故需要开发反映神经节细胞发育程度的检测技术。

HAD 的治疗一直存在争议,早期和轻型者倾向于非手术治疗。传统的巨结肠根治术式疗效不佳,常有复发。病理研究提示,HAD 的肠道神经系统的病变要比 HD 广泛,并非像 HD 无神经节病变只局限于结肠远端,而后继发近端扩张。因此,传统的巨结肠根治术式切除狭窄段肠管常无法彻底

切除病变的肠管,易导致复发。所以近年来多主张对病变广泛者采取结肠次全切除术,将升结肠拖出吻合以求较彻底地切除病变肠管,防止复发。手术方法类似于先天性巨结肠,可采用开放手术或腹腔镜手术,也有单纯经肛门拖出治疗巨结肠同源病的报道,但是疗效尚待大样本的长期随访结果。

【研究展望】　综上所述,我国对先天性巨结肠及其同源病的诊治进行了大量研究,并取得了一些重要的研究成果。但我们也应清醒地认识到,我国对巨结肠病因学的研究还不够深入,有关该病的发病原因及发病机制的研究与国外相比还有一定差距。在大数据时代背景下,需要我们更加努力。

(一)开展先天性巨结肠多中心临床研究　先天性巨结肠是小儿常见消化道畸形之一,目前国内关于巨结肠的研究大部分是单中心回顾临床研究或多中心回顾性治疗结果分析,多家研究数据互相隔离,处于数据孤岛状态。这种回顾性研究在特定时间及范围内一定程度上反映了该病的一种或两种治疗方式的临床疗效,但存在局限性,难以获得大样本的专病队列,也就难以形成具有强大说服力的科学结果和结论。因此这类研究结果的论证强度较低,可靠性差,学术意义有限。在大数据时代背景下,开展多中心前瞻随机对照研究(RCT)能在较短时间内收集较多的受试者,避免单一研究机构可能存在的局限性,所得到的结论可信度高并且具有更广泛的代表性,是评价临床研究最科学、最可靠、最具可信度的方法,对于临床实践具有较强的指导性,并能充分发挥学术力量的优势。RCT 和大数据是顺应时代的产物,两者在临床研究中相辅相成,不能相互取代。小儿外科临床研究者应将两者结合起来,充分利用两者的优点,更好地开展临床研究,尽早制定出广为接受的 HD 临床诊疗指南,减轻患者痛苦及其家庭和社会的负担。

(二)建立并完善先天性巨结肠规范化诊疗流程　在先天性巨结肠及其同源性疾病诊断过程中,除典型的临床表现外,术前的钡灌肠、直肠肛管测压、直肠黏膜乙酰胆碱酯酶(AChE)检测等辅助检查方法均有其优、缺点,需综合患者术前一般信息、临床表现及辅助检查结果来综合判定才能得到较为准确的术前诊断。目前包括巨结肠和HAD 肠神经节发育异常疾病的术后病理诊断缺乏统一标准,肠标本 HE 染色仅能判断肠神经节细胞的有无或多少,但无法判定肠神经细胞成熟度;各种肠神经纤维及神经元的酶或免疫组织化学各具特点,染色结果代表意义截然不同,无法相互替代,且各种染色对予判定肠单个神经元的成熟度亦较差。虽然我国先后制定了有关《先天性巨结肠症围手术期管理专家共识》《腹腔镜先天性巨结肠症手术操作指南(2017 版)》和《先天性巨结肠的诊断及治疗专家共识》,但根据 2017 年中华小儿外科分会肛肠外科学组开展了一项关于我国大陆地区先天性巨结肠诊疗现状的调查结果显示,我国大陆地区目前有关巨结肠的诊断策略尚不统一、诊断标准不够规范。例如术前直肠活检及AChE 染色技术的应用率仅为 25.9%,而欧美国家及地区基本达到 100%。因此,有必要进一步完善先天性巨结肠及 HAD 的诊疗指南并推广应用和不断更新。

(三)深化先天性巨结肠及其同源病的基础研究　先天性巨结肠及其同源病的病因、发病机制尚不清楚,特别是同源病的临床表现变异性大,诊断尚无统一标准,病变肠管长度和神经元发育以及遗传分子生物学表达均呈现相当程度的异质性,需要不断地深入研究和探索。在国家层面上组建儿童医学中心生物样本库,利用先进的分子生物学检测技术,对先天性巨结肠的胚胎发生和遗传机制开展协同攻关;探索巨结肠同源病肠神经元发育异常的规律,开发具有临床诊断价值的检测方法;有计划、分阶段开展肠神经元损伤的移植替代和修复等再生医学工程研究。

(王维林)

附　斜吻合与套筒

张金哲教授改进 Duhamel 巨结肠手术的专用钳及肠拖出用套筒,曾为国际评奖内容之一。此技术虽已过时,但研制思路堪称经典仍可借鉴,特此介绍如下。

25

【背景】 Duhamel巨结肠手术技术简单污染少,但有三大并发症:闸门盲囊、盆腔脓肿与骶前感染后吻合口裂开。本设计的优点:以环钳斜吻合代替直钳侧吻合避免盲祥综合征,钳齿后移避免穿透肠壁形成盆腔脓肿,套筒送残端避免牵拉拖出时肠管损伤和污染骶前感染与吻合口裂开回缩。

【设计思路】 最初用直角钳代替原来的Kocker有齿直钳夹住反转直肠的前壁与拖出结肠的前壁以及直肠与结肠并拢一侧的侧壁。同时用另一只Kocker钳夹并拢夹住两肠的另一侧壁,直角钳避免了原术式采用Kocker钳齿咬穿正常肠壁导致盆腔感染及脓肿。直肠残端前壁上缘与拖出结肠前壁夹合属于端-端吻合,拖出结肠后壁与直肠末端后壁缝合。如此将原来的直肠后壁与结肠前壁夹合的侧-侧吻合改为上端双前壁与下端双后壁间斜形夹合的斜吻合。按此原理,设计了"环钳"(图25-42),缩短了原来两长钳在肛门外保留的长度,方便了术后护理。此外又设计了炮弹头形金属套筒(图25-43),保护结肠残端及系膜血管,从腹腔切口向下推进套筒,分离直肠后疏松组织做成隧道,顶出直肠末端后壁,暴露于肛门口外。在直视下沿齿线上缘切开直肠壁。继续向下推出套筒及结肠断端。套筒护送使拖出之肠管与周围组织无摩擦,肠壁及肠系膜血管不牵拉,断端不接触隧道组织,无污染。用套筒分离隧道,无死腔。

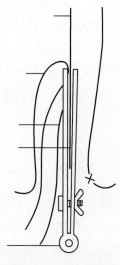

图25-42　环钳斜吻合

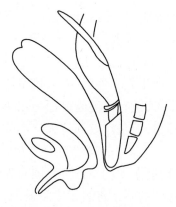

图25-43　套筒顶出肛窦

因而很少渗血,无血肿,基本控制了手术所导致的感染因素。

【理论发展】

1. 斜吻合(oblique anastomosis)的理论　端-端吻合受口径限制,侧-侧并行吻合有形成盲祥综合征的危险,斜吻合兼两者之利,避两者之弊。

(1)端-端吻合口为瘘肠时的小环形口径,手术后该环水肿、纤维化失去弹性,易产生吻合口狭窄,术后肠麻痹腹胀,则此环可起不全梗阻作用。特别是近端口径太大而行尾状修剪后吻合,则很长之缝合口处于梗阻近端,增加了渗漏或穿孔风险。

(2)侧-侧并行吻合虽然不受口径限制,但近端肠管的梗阻端首先承受蠕动的压力,易产生内容物滞留与涡流(eddy current),长时间会使梗阻端扩大形成盲祥,更加重滞留与涡流,而使盲祥更扩大而成为恶性循环。巨大的盲祥常常发生蠕动紊乱、腹痛、感染甚至肠梗阻,即盲祥综合征(blind loop syndrome),常需手术纠正。

(3)斜吻合的缝合口很大,即使吻合口水肿也不至于梗阻。远端肠管虽细,但有正常弹性,可以随需要而扩张。斜吻合虽也有较长之缝合口,但其远端无梗阻环,斜吻合肠壁平滑、无憩室形盲端、无折角,不产生涡流。即使吻合的远近段肠管口径相差很大,也无形成盲祥的条件。

综上所述,斜吻合消灭了直肠憩室样盲端,自然避免了盲祥的形成。斜吻合理论也应用于Duhamel手术以外的其他手术。如新生儿肠闭锁口径相差悬殊的端-端吻合(图25-44)。

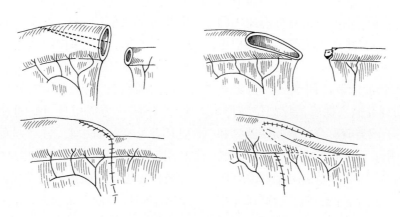

图 25-44　端 - 端吻合手术示意图

2. 炮弹套筒(shell protector)的理论　Duhamel手术需要从肛门后壁切口,打通隧道,插入长钳,夹住结肠盲端拖出肛门吻合。由于肠管与隧道间的摩擦阻力,易损伤肠壁、系膜及其血管,并挤压结肠残端缝合口污染隧道。如果为减少阻力而过分分离隧道,可能会损伤骶丛神经后遗排尿困难,并增大死腔、导致渗血、血肿及直肠周围感染。鉴于常用的各种医疗扩张器或探子的头端多是子弹头(bullet tip)形状,具有渐进扩张作用,减少对周围组织的损伤。在此理论基础上,设计了子弹头形状的金属"保护套筒"。前端为长 5cm 的子弹头形状空心筒(粗细要按常见的结肠盲端大小准备2~3 个),后面连接一条长 20cm、宽 1cm 的可屈性1mm 厚金属片作为手柄。将要拖出的肠端置入筒内绑牢。先用手指轻轻制造直肠后隧道,再用子弹头探条逐号扩大到与套筒同号时,换用绑好结肠之套筒,穿过隧道送出结肠。这样既不损伤肠壁及系膜,也不损伤隧道组织,并且保证隧道与肠壁贴紧而无死腔与渗血产生。拖出的结肠系由腹腔内送出,不需从肛门向腹腔内插入器械,也避免了盆腔污染。

【应用历史】　1965 年张金哲教授著文向国内推广,1983 年向国外发表,并由上海马孝义医师设计、上海医疗器械厂制成以环钳为主的全套器械向国内外销售。由于此法基本上属于闭式结肠手术,腹内无污染,盆腔分离少,直肠周围无死腔,术后感染少。钳夹吻合,不需缝合,斜吻合的吻合口大,无盲祥。因此当时很受欢迎。1986 年日本的 Nakajo 在日本的《手术》杂志中介绍此法称为

张(金哲)氏钳(Zhang's ring clamp)。此法的缺点是仍需在术后肛门内留置环钳 1 周,增加了护理困难与潜在危险。因此建议年长儿短段巨结肠因直肠壁肥厚易夹裂而禁用;小婴儿环钳相对过重可能撕破肠壁而禁用。此外钳夹坏死吻合伤口为二期愈合,比缝合后的一期愈合瘢痕显著。20 世纪 90 年代,吻合器盛行后,钳夹吻合基本淘汰。随后,会阴路经肛门一期巨结肠拖出切除手术基本上取代了各种开腹手术。张氏钳技术也成为历史,但斜吻合的理论受到广泛赞同。如国内流行Swenson 改良术、王果的"心形吻合"也都是前高后低的斜吻合;国内现行的 Soave 手术的直肠肌鞘也是前高后低的斜形。先天性小肠闭锁两端口径差别太大时,也用远端劈开插入式斜吻合。环钳虽然废除,而套筒仍然为保护肠管及系膜穿过各种隧道之用(如胸骨后或胸壁皮下结肠代食管手术)。

(张金哲)

第八节　先天性肛门直肠畸形

一、概述

先天性肛门直肠畸形(congenital ano-rectal malformation,ARM)是小儿最常见的消化道畸形,发病率为 1/5 000~1/1 500,据国内文献报道我国发病率为 2.81/ 万。男女性别的发病率大致相等,以男性稍多。

【概述】　我国古代对肛门直肠畸形早有认

识,明代孙志宏著作《简明医壳》中对肛门闭锁的手术治疗已有技术记载,并有成功的病例。根据国外文献记载,公元2世纪,Soranus医师报道首例经会阴切开并扩张治疗肛门闭锁。17世纪末Saviard从肛穴处切开并插入探条治疗高位畸形。以后陆续有人描述了该类畸形合并直肠膀胱瘘和直肠阴道瘘,在会阴部手术不成功时行尝试结肠造瘘,但死亡率很高。1835年Amussat采用会阴部切开法,并强调充分游离直肠,使直肠肿块无张力与皮肤缝合的重要性。以后有人为达到充分显露高位直肠盲端及尿道瘘的目的而切除尾骨或部分骶骨。1880年Neil Meleod提出腹会阴联合手术。直至1948年Rhoads等行一期腹会阴手术获得成功,但术后遗留较严重的排便控制障碍。此后,人们逐渐认识到对肛门直肠畸形仅仅通过手术成形肛门是远远不够的,如何获得术后较为理想的排便控制功能更为重要。随着对维持排便功能的解剖生理以及肛门直肠畸形的肛周肌肉和神经病理改变的深入研究,肛门直肠畸形手术方法不断改良。

ARM的规范化治疗始于19世纪中叶,Stephens提出直肠盲端通过耻骨直肠肌环拖出术,对高位畸形行骶会阴或腹骶会阴肛门成形术,强调耻骨直肠肌在维持肛门直肠畸形术后排便功能上的重要性,成为相当一段时期ARM的经典手术。直到1982年,来自墨西哥的DeVries和Peña报道了首例骶后正中后矢状入路肛门成形术(posterior sagittal anorectoplasty,PSARP),该术式采用骶后正中入路,最大限度地减少对横纹肌复合体(包括耻骨直肠肌和肛门外括约肌)的损伤,将直肠置于横纹肌复合体之中形成肛门,达到充分利用耻骨直肠肌、肛门外括约肌提高术后排便控制能力的目的,受到国际同行的认可并在国际上广泛应用。随着外科腔镜技术的发展和应用,2000年Georgeson报道腹腔镜辅助下治疗肛门直肠畸形。该术式将外科微创技术与肛门成形术有机结合,基本取代了传统腹骶会阴和骶会阴肛门成形术,开创了肛门直肠畸形治疗的新时期。

近年来,强调精准外科和微创技术在肛肠畸形外科治疗中的应用,对于高、中位肛门畸形和新生儿时期的根治手术,推荐术中利用电刺激及显微外科技术,尽量保护和利用那些位置异常和发育不全的肛周肌肉-耻骨直肠肌、肛门外括约肌及肛门内括约肌,使其尽量恢复与直肠之间的正常解剖关系,一方面应使直肠通过或位于耻骨直肠肌环及外括约肌中心,另一方面也应尽量保存和利用肛门内括约肌及其功能。在此基础上,张金哲教授提出括约肌以外的结构如直肠及其外膜的束缚与前倾角的形成,以及盆底肌张力都是重要的排便参与器官。

因此,对ARM的治疗不仅要挽救患者的生命,提高存活率,而且要使患者手术后达到正常或接近正常的排便控制功能,从而使患者在步入成年后能获得社会和家庭均可接受的生活质量。为此,除通过外科解剖重建纠正畸形外,还要重视术后的功能重建。对有排便功能障碍的患者,要坚持长期随访,特别在从儿童向成人过渡阶段,要做好多学科衔接合作,为患者提供专业咨询指导和心理支援,使其能像正常人一样生活、学习、工作及参加社会活动。

【胚胎学】 结直肠肛门发育始于胚期第3周,到16周左右基本完成。

(一)肛门直肠正常胚胎发育过程 胚期第3周,内胚层出现原始消化管,分前、中、后肠。前肠衍化出咽、食管、胃、十二指肠的前半部和肝脏、胰腺等。中肠衍化成十二指肠后半部、空回肠、盲肠、阑尾、升结肠和横结肠的前半。后肠则衍化成横结肠后半、降结肠、乙状结肠、直肠和肛管上段(图25-45)。

1. 泄殖腔形成 胚胎第3周末,泄殖腔由后肠末端的膨大部分与其前面相交通的尿囊共同构成,中肾管-原肾管开口于泄殖腔中。泄殖腔的尾端被外胚层上皮细胞膜封闭,称为泄殖腔膜,使其与体外相分隔。

2. 尿直肠隔形成 胚胎第4周,位于泄殖腔与后肠间的中胚层皱襞形成,并向尾侧生长;同时位于泄殖腔两侧壁内方的间充质增生形成皱襞,向腔内生长,二者构成尿直肠隔,将泄殖腔分为前后两部分,前者为尿生殖窦,后者为直肠。两个系统的交通越来越小,逐渐形成一个小管道,称为泄

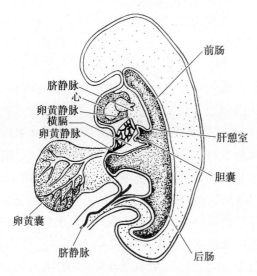

图 25-45　胚胎发生学（胚胎 3~4 周）

殖腔管，于胚胎第 7 周时完全封闭。尿直肠隔由两个内胚层板（尿生殖层和直肠层）构成，在两层之间充满中胚层组织和生殖胚芽。

3. 肛门形成　尿直肠隔与泄殖腔膜的中央处融合，并向外突出成为会阴矩状突 - 未来会阴的胚芽。同时泄殖腔膜也被分为前、后两部分，前者为尿生殖窦膜，后者为肛膜。胚胎第 7~8 周时，两个膜先后破裂。

肛门的出现不仅由于肛膜破裂，在此以前，从胚胎第 5 周开始，外胚层向肛膜的外表面发展，形成肛凹，肛凹逐渐加深接近肠管，肛膜破裂使起源于外胚层的肛凹与内胚层发生的直肠相通。

4. 会阴发育　胚胎第 16 周左右，会阴向前后方向迅速增长，使肛门后移至正常位置。

5. 胎儿直肠　呈纺锤状，上端球状膨胀部称肛球，相当于直肠壶腹部，纺锤状管以下短而不明显的膨大部，称尾球，相当直肠肛门下部。尾球存在时间较短，第 8 周时大部分消失。

6. 会阴部肌肉发育　起源于局部间质组织，约在胚胎第 8 周时出现泄殖腔括约肌，第 12 周时分化为肛门内括约肌、提肛肌和尿生殖窦括约肌。肛门外括约肌则在正常会阴肛门结节处独自发育而成。

7. 生殖器官发育　与上述过程同时进行，男、女生殖器胚胎发育在没有分化性别期，泄殖腔的分隔过程相同。其基本差别是在内、外生殖器官

和会阴形成时期，午非管发育成睾丸和中肾管变为输精管的同时，中肾旁管（米勒管）退化。

（1）女胎内生殖器官发育：由中肾旁管形成，该管开始与中肾管一起发展，向下延伸至中胚层的尿直肠隔的深部，中肾旁管的中段和下段靠近并融合在一起形成子宫和阴道，其上部没有融合则形成输卵管，午非管退化。在女胎泄殖腔分隔以后，生殖皱襞的后半部与尿直肠隔的会阴矩状突愈合在一起形成会阴和叉状的阴道前庭原基；生殖隆突没有愈合，变成大阴唇；生殖皱襞的前半部也没有愈合，形成小阴唇。

（2）男胎泌尿系发育：生殖结节增长形成阴茎。生殖皱襞左右愈合，覆盖于尿生殖窦的表面形成前部尿道和尿道球部。在生殖皱襞外侧的生殖隆突则形成阴囊，沿矢状线愈合处为阴囊正中缝。和女胎一样，男胎在第 4 个月以后的发育中会阴迅速向前后方向发展，将肛门推移至正常位置。

（二）肛门直肠畸形的胚胎发育　在泄殖腔形成和分隔期间，受某种因素或致畸物质的影响出现发育障碍，导致肛门直肠畸形发生。

1. 女胎可构成下列畸形

（1）直肠泄殖腔畸形（一穴肛）。

（2）直肠膀胱瘘（中肾旁管中部未愈合时，这种畸形伴有双角子宫；下部未愈合时，伴有双阴道）。

（3）直肠阴道瘘。

（4）直肠前庭瘘。

（5）肛门正常，直肠前庭瘘。

（6）肛门直肠发育不全，无瘘。

（7）肛门发育不全，无瘘（后期发育停止导致出生后肛膜未破）。

（8）肛门会阴瘘（会阴发育不良，肛门没有后移至正常位置的结果）。

2. 男胎肛门直肠畸形的发生和女胎原则上相同，只有解剖特点的区别。泄殖腔分隔障碍的结果，使尿生殖窦和直肠窦之间相通，在男孩可出现泄殖腔畸形，而较多见的是直肠泌尿系瘘，常见类型有直肠膀胱颈部瘘、尿道前列腺部瘘、尿道球部瘘。当瘘管闭塞时出现肛门直肠发育不全，无瘘。

胚胎发育后期出现发育障碍,可形成肛门发育不全,无瘘;肛膜未破,膜样闭锁;会阴发育不全,形成肛门会阴瘘和肛门皮肤瘘。

【病因】　肛门直肠畸形是正常胚胎过程发生障碍的结果,引起肛门直肠发育畸形的原因尚不清楚。流行病学和动物实验表明,遗传因素和环境因素在肛门直肠畸形发病过程中发挥着重要作用。根据统计,大约仅有 1/3 的患者为孤立的肛肠畸形,其余 2/3 往往合并其他畸形,后者可分为非综合征多发畸形(nonsyndromic multiple defects)、染色体异常、综合征和伴发畸形等。

1. 肛门直肠畸形的遗传学证据

(1) 许多文献报道家族性 ARM 病例,有些甚至是几代畸形病例。自从 1949 年 Sucling 报道家族性肛门直肠畸形病例以来,已有大量文献报道。有学者发现在 34 个家族发病者中,与遗传有关者有 19 组,其中的 16 组为常染色体隐性或显性遗传,其余 3 组为半性隐性遗传;双胎或三胎者 13 组,占 1/3。也有人认为肛门直肠畸形患者的同胞中发生该畸形的可能性为 25%。对家族发病者的发病基因研究结果表明,肛门直肠畸形与位于第 6 号染色体短臂的 HLA 基因有关,认为该畸形的致病基因位于 HLA 基因附近。中国医科大学报道一家三代肛门直肠畸形合并手足劈裂症病例,基因检测发现 P63 基因突变。近来研究显示 ARM 的家族性,15% 合并直肠前庭瘘和直肠会阴瘘的患者有家族史可循。

(2) 部分肛门直肠畸形是遗传综合征的一部分,而这些综合征是某些特定基因突变造成的,21-三体和 22q11.2 微缺失最常见。有文献报道,ARM 发生几乎与所有的染色体突变有关。

(3) 动物模型研究显示肛门直肠畸形具有遗传特性。有人发现 SD 基因突变鼠可表现为肛门直肠畸形,基因以半显性方式遗传,影响直肠、泌尿生殖系统和中轴骨骼系统的发育。Suda 等的研究结果显示,SD 基因突变鼠合并短尾和 2 号染色体突变 100% 发生 ARM。在对该畸形鼠胚胎发育观察中,发现其泄殖腔胚胎板没有延伸生长,形成泄殖腔背部缺陷,导致周围组织增厚。这些表型突变的结果,使该鼠在直肠和尿生殖道之间形成

瘘管。然而,这是否就是由 Skt 基因引起的尚在进一步研究中。用杂合子 SD 基因突变鼠可繁殖出肛门直肠畸形鼠仔,说明突变基因与鼠肛门直肠畸形有密切关系。国内外先后有人给妊娠早、中期大白鼠经胃管注入乙烯硫脲,或向腹腔注射视黄酸,或服用多柔比星等,均可使母鼠产生肛门直肠畸形鼠仔,其畸形发生率高达 30%~90%,畸形类型及病理改变与人类的肛门直肠畸形相似,提示这些药物可能是使妊娠动物产生肛门直肠畸形胎仔的直接原因。中国医科大学关于肛门直肠畸形的系列研究显示 Wnt5a、Cdx1、Hoxd-13、Notch-1 and jagged-2、Shh、Gli2/3、BMP、EphB2 等基因可能与肛门直肠畸形的发生相关。

(4) 在人类单纯性 ARM 分子生物学研究中,张志波等利用 ARM 患者手术切除的直肠末端组织进行基因表达水平检测,发现 2 例高位肛门直肠畸形患者 Hoxa-13 基因第二外显子第 158bp 发生点突变,相应的氨基酸序列发生改变(异亮氨酸→丝氨酸);发现 SHH、Gli2 和 BMP4 基因表达在 ARM 明显降低。Bai 等发现 Hoxd-13 基因表达在 ARM 患者直肠末端明显降低,提示 Hox 基因是肛门直肠畸形的易感基因之一。Sonic hedgehog 基因位于 7 号染色体,其转录因子称为 Gli2 和 Gli3。Sonic hedgehog 基因不仅本身可以调节消化道发育,而且还可以影响 BMP4 和 Hox 基因的表达。对国人 88 例肛门直肠畸形患者研究发现,SHH 及其转录因子 Gli3 基因存在多态性和点突变,肛门直肠畸形患者直肠末端 Gli2 基因表达明显降低。也有文献报道肛门直肠畸形患者 FGF10 及其受体 FGFr2b 表达异常。

虽然这些研究结果证实上述基因的表达异常,但其机制目前尚不清楚,人们试图从基因突变和 SNP 改变的角度进行探讨。目前对 ARM 患者进行 SHH、Hoxa13、Gli2、Gli3、BMP4、Fgf10、CDX1 和 Wnt5a 等基因的突变筛查,只发现 CDX1 和 Hoxa13 基因在个别患者中存在有意义的突变。SNP 方面的研究也只发现 EDNRB 基因的 3 个 SNP 位点与 ARM 有关联。Huang 等研究发现 SHH 基因启动子区高甲基化与肛门畸形患者直肠末端 SHH 基因表达水平降低有关。近年来,组学

技术的发展为肛门畸形易感基因的研究提供了新的技术手段。白玉作等应用基因表达谱芯片技术对 3 例 ARM 和正常患者的直肠末端组织进行检测，发现 54 个差异表达基因。Wong 等对 175 例汉族 ARM 患者进行全基因组关联分析（GWAS），未发现有价值的与肛门畸形相关的 SNP 位点，但对 363 例 ARM 患者进行全基因组拷贝数变异（CNV）分析，首次发现一些稀有的缺失和重复在 ARM 患者中明显增加，并提示 *DKK4* 和 *INTU* 基因可能与 ARM 发生有关。

2. 环境因素影响　研究提示肛门直肠畸形的发生与辅助生殖具有相关性，辅助生殖胎儿出生缺陷的发生率明显高于正常怀孕胎儿。此外，有研究证实母亲无论是在怀孕前还是在孕期患有糖尿病，均可明显增加胎儿出现肛门畸形的风险。其他导致胎儿 ARM 的环境因素包括早产、低出生体重、母亲怀孕时的年龄、过度肥胖、第一胎妊娠、孕早期母亲发热史，等等。口服某些药物和接触工业清洗剂等，也可增加胎儿发生肛门畸形的风险。

【畸形分类】　ARM 的分类方法有很多，Ladd 和 Gross 于 1934 年提出畸形 4 型分类法，即第 1 型肛门或直肠下端狭窄；第 2 型肛门膜状闭锁；第 3 型肛门闭锁，直肠盲端距肛门皮肤有相当距离；第 4 型直肠闭锁。以后又将第 3 型分为高位和低位二型。这种分类方法是单纯从解剖形态上制定的，对手术方法和途径的选择以及预后估计均无重要意义。1964 年上海第二医学院附属新华医院佘亚雄教授等报道先天性肛门直肠畸形 172 例，对畸形的分类和 X 线诊断发表临床体会，提出畸形分类有一定缺点，既不能指出手术的适应证或手术途径，也不能启示手术的年龄与预后。而外科医师最关切的是该类畸形新生儿是否需要即刻手术和有无生命危险。1970 年在澳大利亚召开的国际小儿外科医师会议上，制定了肛门直肠畸形的高位、中间位和低位的分类方法，分类标准是以直肠盲端与肛提肌，特别是耻骨直肠肌的关系作为区分高、中、低位，即直肠盲端终止于肛提肌之上者为高位畸形；直肠盲端位于耻骨直肠肌之中，被该肌所包绕为中间位畸形；穿过该肌者为低位

畸形。该分类体现了 Stephens 关于耻骨直肠肌在肛门直肠畸形外科治疗中的重要性，为国际经典分类，对于指导肛门成形术术式的选择和提高术后肛门控制能力方面起到十分重要的作用。其不足之处是种类较为繁多（共 27 种），分类过于复杂。因此，于 1984 年将该分类法加以简化，修改后的分类法又称为 Wingspread 分类法，分型基本标准没有变化，但分类简化后更方便临床应用，具体分类见表 25-3。

表 25-3　肛门直肠畸形 Wingspread 分类法（1984 年）

女性	男性
（一）高位	（一）高位
1. 肛门直肠发育不全	1. 肛门直肠发育不全
（1）直肠阴道瘘	（1）直肠前列腺尿道瘘
（2）无瘘	（2）无瘘
2. 直肠闭锁	2. 直肠闭锁
（二）中间位	（二）中间位
1. 直肠前庭瘘	1. 直肠尿道球部瘘
2. 直肠阴道瘘	2. 肛门发育不全，无瘘
3. 肛门发育不全，无瘘	
（三）低位	（三）低位
1. 肛门前庭瘘	1. 肛门皮肤瘘
2. 肛门皮肤瘘	2. 肛门狭窄
3. 肛门狭窄	
（四）泄殖腔畸形	（四）罕见畸形
（五）罕见畸形	

20 世纪 80 年代后期，随着对肛门直肠畸形的深入认识和骶后正中入路肛门直肠成形术的广泛应用，原有的分类方法仍然存在类型繁杂、不利于指导外科手术术式选择等缺点。2005 年 5 月在德国 Krinkenbeck 举行的肛门直肠畸形诊疗分型国际会议上，根据 Peña 等提议，提出了新的分型标准，即 Krinkenbeck 分类法（表 25-4），该分类取消了原有的高、中、低位分型，根据瘘管不同进行分类，并增加了罕见畸形，其目的是使分类进一步简便、实用，为手术术式的选择提供指导。

与 Winspread 分类法相对应，上述分型中的会阴瘘、前庭瘘和肛门狭窄属于低位畸形，尿道球部瘘、无瘘和多数直肠阴道瘘属于中位畸形，前列腺部瘘和膀胱颈部瘘属于高位畸形。

表 25-4　肛门直肠畸形 Krinkenbeck 分类法(2005 年)

主要临床分型	罕见畸形
会阴(皮肤)瘘	球形结肠
直肠尿道瘘	直肠闭锁/狭窄
前列腺部瘘	直肠阴道瘘
尿道球部瘘	"H"瘘
直肠膀胱瘘	其他畸形
直肠前庭(舟状窝)瘘	
一穴肛(共同管长度<3cm、>3cm)	
肛门闭锁(无瘘)	
肛门狭窄	

【病理】　肛门直肠畸形病理改变复杂,随着对肛门直肠畸形患者和肛门直肠畸形动物模型的病理组织学、神经病理学、免疫组化、超微结构和胚胎发育研究的深入,发现肛门直肠畸形不仅肛门直肠本身发育缺陷,同时盆底肌肉、骶骨、神经及肛周皮肤等均有不同程度的病理改变,肛门直肠畸形的位置越高,这种改变越明显。其中肛门直肠畸形的神经肌肉病理改变是影响术后排便控制能力的重要因素之一。

(一)盆底肌肉改变

1. 横纹肌复合体　盆底横纹肌复合体呈内纵外环两层排列,内纵肌向下延伸呈袖状包绕直肠抵肛门,由上向下依次为肛提肌纵层、肛门悬带、肛门皱皮肌。外环肌由上向下逐渐增厚,依次形成耻骨直肠肌,外括约肌深部、浅部、皮下部。

已有的关于肛门畸形盆腔解剖研究证明,高位直肠肛门畸形括约肌发育不良,位置异常,肌纤维走形紊乱,电镜下可见肌微丝不整齐,部分有溶解现象;"Z"线破坏;线粒体有空泡,嵴有断裂、扭曲或消失等改变。耻骨直肠肌发育不良,长度变短且位置上移,并与外括约肌分离,骶前间隙增大,被脂肪所填充。中位畸形时耻骨直肠肌虽有上移和短缩,但不如高位者明显,与正常儿比较无显著性差异。该肌纤维包绕直肠盲端,且直肠盲端位置越低,被肌纤维包绕的越多。该肌在直肠盲端的后外方与外括约肌深浅部肌纤维相接。直肠前庭瘘者和低位畸形一样,耻骨直肠肌环绕于直肠或瘘管的后方,处于正常解剖位置。

在对正常胎鼠和肛门直肠畸形胎鼠盆底肌肉胚胎发育研究显示,横纹肌复合体在大鼠胚胎第16天出现,肛门直肠畸形胎鼠胚胎第16天横纹肌复合体位置、形态及走行与正常胎鼠无明显差异,从胚胎第18天开始出现异常,表现为向腹侧、头侧及中线移位,最终表现为横纹肌复合体位置、形态异常,肌细胞凋亡明显增多,肌束间脂肪组织增多。另有文献报道,肛门直肠畸形患者盆底横纹肌复合体发育也不完全相同,从发育正常到完全不发育均可见,畸形位置越高发育越差。

胚胎研究显示,肛门外括约肌是单独发育的。肛门直肠畸形患者均存在肛门外括约肌的痕迹,但由于畸形类型不同,该肌的分布、形态、大小和肌纤维走行方向变化较大,即直肠盲端位置越高,外括约肌发育越差。

2. 肛门内括约肌　肛门内括约肌是由直肠下段的直肠环肌增厚形成,有直肠纵肌层和肛提肌的纤维穿过,大约长3cm、厚5mm。肛门内括约肌为不随意肌,提供至少85%的肛管静息压,使肛管处于关闭状态。

关于 ARM 患者有无内括约肌,文献中说法不一。Stephens 和 Kiesewetter 等认为肛门直肠畸形患者无肛管,也无内括约肌。我国学者对肛门直肠畸形完整病理标本和大鼠动物模型的组织学研究发现,有瘘型肛门直肠畸形瘘管具有明显的内括约肌特征,内括约肌的发育程度与畸形类型有关,即位置越高,发育越差,甚至完全缺如。内括约肌肌间神经丛和神经节细胞数均减少或缺如,有瘘管者在其近端附有变移上皮,此瘘管实为移位的肛管。因此,应行保留内括约肌的肛门成形术,即手术时保留直肠盲端及瘘管,这样可以最大限度地保存发育不全的内括约肌,以便获得较好的排便功能。

3. 肠壁纵肌　对正常胎鼠和肛门直肠畸形胎鼠纵肌发育的研究显示,正常胎鼠消化道的纵肌遵循从头侧到尾侧的发育方向进行,先在中肠壁内出现,之后出现在后肠壁内,后肠纵肌的发育与环肌的发育不同步,纵肌发育时间晚且发育过程较长,纵肌层的发育从胚胎第17天开始出现不连续的纵肌片段到胚胎第21天形成完全连续的薄层纵肌层,而肛门直肠畸形胎鼠纵肌出现时间和形成完整肌层的时间与正常胎鼠相同,但纵肌末端的发育较正常胎鼠差。在部分高、中位畸形的病例中,可见直肠盲端肠壁纵肌向下延伸,可延伸至外括约肌的肌纤维内,其长短不同。

(二) 神经病理改变

1. 骶髓病理改变 李龙等对 10 例肛门直肠畸形儿的骶髓标本进行观察,其中高位畸形 4 例,中位 1 例,低位 5 例。患者末段骶髓均存在异常改变,如中央管呈菱形扩大,实质变薄;中央管和前正中裂未发育,左、右前角内侧群的运动神经元在中线处融合;末端骶髓的中央管横向扩大,似脊髓裂样改变等。并且患者骶髓前角内侧群的运动神经元的数目较正常儿减少,高、中位畸形和低位畸形分别为正常的 34.4% 和 70.5%。袁正伟等通过荧光金神经逆向示踪方法研究乙烯硫脲致畸肛门直肠畸形胎鼠支配肛提肌(相当于人耻骨直肠肌)的脊髓运动神经元和感觉神经元,也证实运动神经元和感觉神经元发育异常,且畸形位置越高神经元减少越明显。贾慧敏等也通过此方法研究肛门直肠畸形胎鼠支配直肠的骶髓副交感神经元的改变,发现副交感神经元位于脊髓侧角,分布在 $L_6 \sim S_1$ 脊髓节段,肛门直肠畸形胎鼠神经元数量减少、体积减小,畸形位置越高越明显。

2. 骶神经病理改变 至少 1/3 以上的 ARM 患者合并脊柱畸形,其中 20%~30% 合并脊髓栓系。当骶椎椎体缺如时,可伴有骶神经的改变,缺如的节段越多,骶神经改变越明显。中国医科大学杨中华等观察到肛肠畸形胎鼠腰骶髓长度显著小于正常胎鼠,在 E16~E21 腰骶段脊髓中神经细胞凋亡显著增多,以前角为主。盆底肌、直肠末端平滑肌发育不良,并且骶神经的发育异常,将直接影响肛门直肠畸形患者的治疗和预后。有报道显示,在肛门直肠畸形术后排便功能障碍的病例中,至少 10% 的病例合并骶椎畸形和骶神经发育障碍。袁正伟等检测了 20 例正常小儿和 45 例先天性肛门直肠畸形会阴 - 肛门反射、脊髓 - 肛门反射和马尾神经诱发电位的潜伏期,发现肛门直肠畸形患者各种反射潜伏期均有不同程度地延长,以中枢传导时间延长最明显,为正常儿童的 2.7 倍。因而临床上观察畸形儿骶椎改变具有重要意义。

3. 肛周组织中神经末梢改变 在正常儿盆底和肛周组织中共有 4 种感觉神经末梢存在:肌梭、环层小体、球样末梢、游离神经末梢。研究发现,在高、中位肛门直肠畸形患者中,仅耻骨直肠肌中 1/3 段内可见形态完好的肌梭,肛门外括约肌未见肌梭。肛门外括约肌和骶前间隙内的感觉神经末梢数量明显减少,发育不良且分布不均。肛门直肠畸形儿耻骨直肠肌和肛门外括约肌中运动神经运动终板的分布与正常儿相似,但是其面积较正常儿小,且着色淡,畸形位置越高越明显。

4. 直肠远端肠壁内神经系统改变 肠神经系统包括神经节细胞、中间连接纤维、神经胶质细胞和 Cajal 间质细胞。肠神经系统与其他系统的联系需要一些化学物质的参与,这些化学物质称为神经递质或神经肽。目前的研究显示,肛门直肠畸形直肠神经节细胞、Cajal 间质细胞和一些神经递质如胆碱能、肽能和肾上腺素能神经等均有不同程度的改变,这些改变可能与肛门直肠畸形患者术后便秘有关,因此研究者主张术中不能过多保留直肠盲端。

5. 肛门部皮肤神经改变 正常儿肛门部皮肤有丰富的感觉神经末梢,能辨别直肠内容物的性质是固体、液体和气体。因此许多学者强调行肛门成形术时应充分利用肛穴部的皮肤形成肛管,以保留感觉功能。Kiesewetter 等发现,低位畸形肛门直肠感觉功能良好;而高位畸形仅在齿状线上 1~2cm 的直肠黏膜有感觉,其他部位无感觉。有人对肛门直肠畸形病例肛穴部皮肤进行研究,发现该处皮肤菲薄,乳头变平,全部表皮被 2~3 层细胞和角质层覆盖,特别是没有神经纤维和神经末梢,肛穴部皮肤发育不良的面积大小与肛门直肠畸形的位置高低无关。但我们对肛门直肠畸形儿肛门部皮肤的组织学检查显示,该处皮肤及皮下组织中均有神经纤维存在,但是高位和中位畸形儿神经纤维的密度明显低于正常儿,且高位低于中位。

25

【伴发畸形】 肛门直肠畸形往往伴发其他畸形,发生率为 50%~67%。有人将肛门直肠畸形及其伴发畸形归纳为 VACTERL 联合征,由 7 个代表畸形的英文首字母组成:V——椎体畸形,A——肛门直肠畸形,C——心血管畸形,T——气管畸形,E——食管畸形,R——泌尿系畸形,L——肢体畸形。

1. 泌尿系畸形　33%~50% 的肛门直肠畸形合并泌尿生殖系统畸形(不包括直肠尿道瘘),常见的为膀胱输尿管反流,严重者有肾发育不良。2%~6% 远期发生慢性肾衰竭的可能。其他畸形包括马蹄肾、多囊肾、肾移位、尿道下裂、隐睾等。女婴生殖系畸形有阴道积水、阴道或宫颈闭锁、双角子宫等。近来 Senel 等报道 ARM 患者中合并严重泌尿畸形的比率高达 25%。Atakynol 对 61 例 ARM 患者进行常规做泌尿系检查中,发现 47 例(77%)合并泌尿系畸形,故推荐对 ARM 患者常规进行泌尿系超声筛查。对合并上尿路畸形、腰骶椎和脊髓发育异常及反复尿路感染的患者,推荐行排泄性膀胱输尿管造影,对高位复杂畸形患者推荐行尿流动力学检测。

2. 腰骶椎畸形　约 39% 肛门畸形患者合并腰骶椎或脊髓发育畸形,如半椎体、半骶椎、脊髓拴系、脊膜膨出等。中国医科大学对 97 例 ARM 病例骶椎正侧位 X 线片进行研究,结果发现骶椎有异常者 52 例(53.6%),高、中、低位畸形的发生率分别为 66.6%、58.3% 和 40.5%,其中多发性异常则各为 50%、25% 和 0。可见畸形位置越高,腰骶椎越异常,特别是多发性异常的发生率越高。近年来的研究显示,骶骨比率能客观地反映骶骨发育程度,能较好地预测患者的预后。骶骨比率的测定方法是在患者骨盆正位或侧位 X 线片上做 3 条线:A 线为两侧髂嵴连线;B 线为两侧骶髂关节最低点连线;C 线是以骶骨最低点作 B 线的平行线。分别测出 AB 和 BC 的长度,计算骶骨比率(BC/AB)。骶骨比率的正常值在正位片为 0.74(图 25-46A),在侧位片为 0.77(图 25-46B)。比率 <0.3 者,预后差,常出现大便失禁;比率 >1.0,预后较好。脊椎畸形中,20%~30% 可合并脊髓栓系综合征,后者有必要请神经外科医师进行评估,是否需要手术治疗。筛查脊椎畸形的推荐技术为:1 岁以内小婴儿以脊柱超声为主,超过 1 岁,应行脊柱 MRI,对脊柱超声异常的小婴儿,也推荐进一步 MRI 检查。

3. 心血管畸形　肛门畸形合并心血管畸形的比率从 10% 到 30% 不等,依次为动脉导管未闭、房间隔缺损、室间隔缺损及法洛四联症和大动脉转位等。多数不需要紧急处理。

4. 食管畸形　肛门直肠畸形合并食管闭锁和/或气管食管瘘的比率为 5%~10%。多数患者出生后出现呛咳、窒息,下胃管受阻或影像学检查时可发现。

5. 生殖系畸形　生殖系统畸形在 ARM 患者中也比较常见,Levitt 等总结文献发现,17% 的直肠前庭瘘患者合并生殖系统畸形,包括子宫阴道畸形(如子宫阴道缺如、双子宫、双阴道等),阴道闭锁仅见于该类患者的 7%,且容易漏诊。在 Mayer-

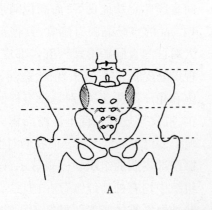
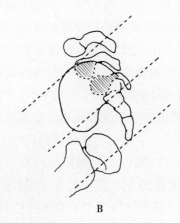

图 25-46
A. 正位片骶骨比率;B. 侧位片骶骨比率

Rokitansky 综合征中,75% 存在阴道闭锁,其余 25% 为阴道盲袋。该类患者为 46XX 基因型,15% 出现原发性闭经。虽然多数生殖系畸形可等到青春期或成年后处理,但早期诊断对青春期或成年阶段选择合适的治疗也很重要。

6. 多发畸形　ARM 患者也可合并其他畸形或几种畸形同时存在,例如中国医科大学曾报道一家三代肛门直肠畸形合并手足劈裂症,基因检测发现 P63 基因突变。多发畸形常以综合征的形式存在,如肛门闭锁合并骶椎畸形、骶前肿块称 Currarino 综合征等。有些伴发畸形可直接影响预后,甚至危及患者生命。

【临床表现】　先天性肛门直肠畸形病理类型较多,临床表现依类型不同而异。绝大多数肛门直肠畸形患者在出生时即被发现,表现为正常肛门位置没有肛门开口。特别是婴儿出生后 24 小时不排胎粪,应想到肛门直肠畸形的可能,应及时检查会阴部有无肛门或异常瘘口。如未能早期发现,约有 3/4 的病例,包括全部无瘘的肛门直肠闭锁和一部分瘘口狭小不能排出胎粪患者,表现为喂奶后呕吐,吐出物含有胆汁,甚至粪样物,腹胀进行性加重,如未及时诊断和治疗,可在 1 周内死亡。另一部分病例,包括肛门狭窄和直肠前庭瘘等瘘管较粗者,出生后一段时间内不出现急性肠梗阻症状,而在数月甚至几年后出现排便困难、便条变细、腹部膨胀,有时在下腹部可触到巨大粪块,出现继发性巨结肠改变。

1. 高位畸形　约占肛门直肠畸形的 40%,男孩较女孩多见。不论是男孩或女孩往往有瘘管存在,但因瘘管较细,几乎都有肠梗阻症状。此类患者在正常肛门位置皮肤稍凹陷,色泽较深,但无肛门。患者哭闹或用劲时,凹陷处不向外膨出,用手指触摸刺激该处也没有冲击感。

女孩往往伴有阴道瘘,多开口于阴道后壁穹隆部。此类患者外生殖器发育不良,呈幼稚型。因无括约肌控制,粪便经常从瘘口流出,易引起生殖道感染。以后便秘越来越重,逐渐形成继发性巨结肠,腹部膨隆,常常可以触到巨大粪块,患者全身情况不佳,有慢性消耗症状。

泌尿系瘘几乎均见于男孩,女孩罕见。从尿道口排气和胎粪是直肠泌尿系瘘的主要症状。膀胱瘘时因胎粪进入膀胱与尿混合,患者在排尿的全过程中尿呈绿色,尿的最后部分色更深,同时可排出潴留在膀胱内的气体。如压迫膀胱区则胎粪和气体排出的更多,在不排尿时,因受膀胱括约肌控制,无气体排出。直肠尿道瘘时,仅在排尿开始时排出少量胎粪,不与尿相混,而以后的尿液则是透明的。因为没有括约肌控制,从尿道口排气与排尿动作无关。

上述症状对诊断泌尿系瘘有重要意义,但由于瘘管的粗细不同,或往往被黏稠的胎粪所堵塞,出现的程度不一样,甚至完全不出现。因此常规检查患者尿中有无胎粪成分非常重要,一次尿检查阴性,不能除外泌尿系瘘的存在,必要时需重复检查。

伴有泌尿系瘘的病例在新生儿期如未得到矫治,可反复发生尿道炎、阴茎头炎和上尿路感染,甚至出现外瘘。高位畸形患者合并脊柱畸形者较为常见,多合并骶神经发育不良,其分支支配膀胱和肛门括约肌,即或在行畸形矫治手术之后,也可能存在尿失禁和大便失禁现象。

2. 中间位畸形　约占 15%。其肛门部位的外观与高位畸形相似,也可自尿道或阴道排便,探针可通过瘘管进入直肠,用手指触摸肛门部可触到探针的顶端。

在女孩直肠前庭瘘较阴道瘘多见。瘘孔开口于阴道前庭舟状窝部,也称舟状窝瘘。瘘孔较大,婴儿早期通过瘘孔基本能维持正常排便,故能正常发育,甚至较大儿童也不出现排便困难,仅在稀便时有失禁现象。如直肠前庭瘘的瘘口很窄,其临床表现与开口于外阴部的各种低位畸形相似,然而通过瘘口插入探针,则探针向头侧走行而非向背侧。婴儿期因经常有粪便流出,如护理不周,阴道前庭部经常有便污染,可引起阴道炎或上行性泌尿生殖系感染。

3. 低位畸形　约占肛门直肠畸形的 40%。此种畸形多合并有瘘管,伴发其他畸形的比率较小。

临床表现为正常肛门位置有凹陷,肛管被一层隔膜完全闭塞,隔膜有时很薄,透过它可看到存留在肛管内的胎粪,呈深蓝色。患者哭闹时隔膜明显向外膨出。有的肛膜虽破,但不完全,其口径仅有 2~3mm,排便困难,便条很细,像挤牙膏一样。

有的肛门正常,但位置靠前,在正常肛门与阴囊根部或阴唇后联合之间,统称为会阴皮肤瘘,一般不伴排便困难。但因肛门位置前移,位于外括约肌前方,特别是女孩,开口距阴唇后联合较近,为防止成年后怀孕分娩造成会阴甚至肛门撕裂,多数医师建议行肛门后移术,必要时行会阴体重建术。对于部分男性患者,由于肛门位置靠前,排便时直肠轴线向后,久之导致直肠后突,出现功能性排便梗阻,也需要行肛门后移手术,并将直肠植回肛门括约肌中心。

很多低位畸形的患者,在肛门闭锁的同时伴有肛门皮肤瘘管,其中充满胎粪而呈深蓝色,瘘管开口于会阴部或更前一些至阴囊中缝或阴茎腹侧的任何部位。在女孩隐匿的胎粪不易看到,但如自瘘口插入探针,则紧挨皮下直接向后走行。

【诊断】 ARM 的诊断在临床上一般并不困难,但重要的是准确测定直肠闭锁的高度,直肠末端与耻骨直肠肌的关系和有无泌尿生殖系瘘及伴发畸形等,以便进行准确地临床评估并制定正确的治疗方案。

(一)X 线检查 X 线是最为传统和经典的诊断肛门直肠畸形的方法,包括腹部倒立侧位 X 线平片和瘘管造影,腹部倒立侧位 X 线平片常作为肛门直肠畸形首选的检查方法。1930 年 Wangensteen 和 Rice 设计了倒置位摄片法诊断肛门直肠畸形,至今仍被广泛采用。由于气体到达直肠盲端约需 12 小时,故出生后不久即来诊住院患者暂不行胃肠减压,保温,平卧位,出生后 24 小时左右在检查前先让患者卧于头低位 5~10 分钟,用手轻揉腹部,使气体充分进入盲端,在会阴正常肛穴处贴一金属标志,一定贴在肛穴凹陷处,不要浮起。也有人在肛穴处涂以少量钡剂做标志。再提起患者双腿倒置 1~2 分钟,X 线中心与胶片垂直,X 线球管与患者间距离应为 2m,双髋并拢屈曲位(70°~90°),射入点为耻骨联合,在患者吸气时曝光,分别做侧位和前后位摄片。盆腔气体阴影与金属标志之间距离即代表直肠盲端的高度。在侧位片,从耻骨联合上缘中点向骶尾关节画一线为耻尾线(PC 线),再于坐骨嵴与耻尾线画一平行线为 I 线,PC 线与 I 线之间的等分线为 M 线(图 25-47)。如直肠气体影高于 PC 线者为高位畸形,位于两线之间者为中间位畸形,低于 I 线者为低位畸形。除了经典倒立位 X 线片外,Narasimharao 等报道了改良方法,即俯卧侧位拍照法,将患者俯卧位放置床上 3 分钟,侧位拍照。值得注意的是,倒立侧位 X 线片有时遇到下列情况可造成误差:①检查过早(出生后 12 小时以内者),肠道气体尚未充盈达到直肠末端;②检查时患者倒置时间少于 1~2 分钟;③X 线射入角度不合适及在患者呼气时曝光;④直肠盲端过度膨胀而类似低位闭锁。上述 X 线检查结果要与临床局部检查密切结合,否则易造成治疗和术式选择上的错误。

在观察 X 线倒置位平片时,同时观察骶尾骨

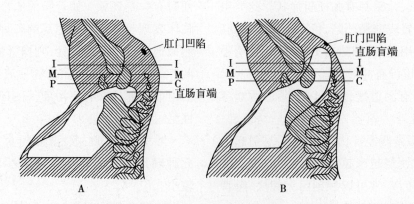

图 25-47 肛门直肠畸形倒置侧位 X 线摄片标记线
A. 高位畸形;B. 低位畸形;PC:耻尾线;I:坐骨尖线;M:中间线(Cremin)

有无畸形、反曲、融合、半椎体及缺如等改变。同时应观察膀胱内是否有气体或液平,或在肠腔内有无钙化的胎粪影,直肠盲端呈鸟嘴状改变等提示合并泌尿系瘘的可能。发现此种改变应行逆行性尿道膀胱造影,此时可见造影剂充满瘘管或进入直肠,对确定诊断有重要价值。但对新生儿检查有一定的困难,对有结肠造瘘的患者采用经肠腔或瘘管造影,可以了解瘘管长度、瘘管走行方向及直肠末端的水平等。

(二) 超声显像检查　超声显像检查因其安全简便、测量数据可靠、较 X 线误差小以及可操作性和重复性好等优点,成为肛门直肠畸形临床常用的一种诊断检查方法。超声显影检查包括产前超声检查及术前超声检查和术前、术后肛管内超声检查。

1. 产前超声检查　随着超声水平的提高,孕妇产前进行超声检查时如发现胎儿直肠扩张、钙化或直肠部位缺少胎粪。泌尿生殖系异常,如阴道积液、肾积水、肾缺如等。脊柱超声发现脊椎异常如半椎体、神经管畸形、脊髓栓系等。骨骼异常如桡骨缺如等。上述畸形线索均能提示医师警惕胎儿是否存在肛门直肠畸形。

2. 术前超声检查　患者检查无须特殊准备,取平卧截石位,探头接触患者肛穴处会阴皮肤,做矢状切面扫查可获得肛门直肠区声像图。会阴部皮肤呈细线状强回声;骶骨椎体常显示串珠状排列强回声伴有后方声影,第 1 骶椎较宽,并向前下方倾斜,构成骶曲起始部,易辨认;骶椎前方一般可见直径约 1cm 的管状结构回声,管腔内多为无回声区,其中可见有气泡的强回声;直肠前上方可见充盈的膀胱,膀胱壁呈细线状强回声,内部则为无回声区,而膀胱后方可见回声增强。

正常直肠在骶前穿过盆膈肛提肌与外括约肌中心至肛门与体外相通。直肠闭锁形成的直肠盲端与肛穴皮肤之间被软组织相隔,在超声检查中常显示非均质强回声。直肠盲端多充满胎粪,在超声检查中显示盲管形低回声,但要注意盲腔内胎粪稀稠可导致回声有差异,稀薄胎粪呈低回声或近似无回声,如盲腔内含有气体则有强回声区,体位改变时,强回声位置常随之移动。Han 等报道相对于传统的会阴部超声检查,探头位于尾骨下、肛门后部位更有利于观察肛门直肠畸形新生儿直肠盲端、耻骨直肠肌及其两者的关系。

3. 术前、术后肛管内超声检查　全身麻醉、截石位或侧卧位,360° 旋转探头,频率 10MHz 左右。将探头插入肛管,深度为耻骨直肠肌的近端。当探头超过耻骨直肠肌时,由于探头与直肠黏膜接触不良,产生亮的同心圆光环,见到此图像即停止插入,开始逐渐向外拔出探头,边拔边观察图像,可先后观察到耻骨直肠肌和肛门内、外括约肌的发育。肛管内超声可清晰地显示耻骨直肠肌的发育,表现为直肠后方 U 形强回声带。肛门内括约肌的肛管内超声影像比较稳定,表现为两个高回声带之间的低回声环形光带。肛门内括约肌厚度随着年龄不同有所不同,目前尚缺乏公认的不同年龄小儿正常值标准。Jone 等统计 30 个正常儿童的肛门内括约肌平均厚度为 0.7mm。肛门外括约肌的超声影像是强回声带,在个别男性可出现接近于低回声的影像,有人认为出现这种超声影像的差异可能与肌纤维的类型有关。根据超声影像可将外括约肌分为深部、浅部和皮下部 3 个部分。肛门外括约肌深部是环状强回声区,不与尾骨相连,有时不易与耻骨直肠肌相鉴别。在女性常在前方变短,形成由后向前逐渐变细的性状,有时易被误认为存在肌肉缺损。肛门外括约肌浅部类似椭圆形,向前连接会阴中心腱和球海绵体肌,向后逐渐变细借助肛尾韧带与尾骨相连。皮下部较容易发现,它位于低回声区的肛门内括约肌的下方,形成圆形的强回声光带,有时向后方逐渐变细。

(三) CT 检查　肛门括约肌群包括内、外括约肌及耻骨直肠肌,其形成及发育程度是决定肛门直肠畸形患者预后最重要的因素。应用 CT 可直接了解直肠盲端与耻骨直肠肌环的关系,对提高婴幼儿肛门直肠畸形的治疗效果十分重要。

应用 CT 仪进行盆腔扫描,患者在镇静条件下取仰卧位,双下肢伸直固定于检查台上,以耻骨联合下缘为零点,每 5mm 为一平面,从 −5mm 位开始倍精扫描,依次向头端断层检查,共获取 8 个断面图像。也有人自会阴部皮肤表面向头侧端与体轴成直角,每隔 5mm 作一次扫描,CT 水平窗中心为正 30,宽 250,耻骨联合下缘作为标准扫描平面。在扫描限幅内,用电子计算机算出骨盆下口肌肉分布面积。骨盆下口三角是以两坐骨结节下缘为底边,耻骨联合为顶点,用计算机求出三角形面积。用骨盆下口肌肉分布的面积与骨盆下口三角面积之比乘以 100%,即算出二者之比。正常儿随年龄增长面积比值基本相同,为 37.2% ± 5.7%。不同类型肛门直肠畸形患者比值有明显差异,低位与中位肛门畸形患者肛周肌肉分布及面积比值基本接近正常,而高位畸形肌分布范围小,比值低。Watanabe 采用多排螺旋 CT 对于小儿肛门直肠畸形盆底肌群进行三维重建,CT 普通扫描后将图像重建成 0.5mm,通过 MPR、MIP 和 VR 技术显示盆底肌群和畸形,结果发现重建图像与手术所见有着较好的符合度,但是对于垂直的纤维组织和旁矢状位的肌群显示效果欠佳。对于单纯的直肠肛管闭锁,肛管发育不全者,CT 可以做到较好的诊断,但是合并复杂的瘘时,对于瘘管的走行和相互关系的评价价值有限。

(四)磁共振成像(MRI)检查 患者镇静条件下取仰卧位,在正常肛穴位置和瘘孔处用鱼肝油丸做标志,可对盆腔做矢状、冠状和横断面扫描,层面厚度 1~2mm,层间距 0~1mm,矢状、冠状断面从直肠中央向外和向后扫描,横断面从肛门标志处向上扫描。检测指标:直肠盲端到肛门的距离,直肠盲端与 PC 线的关系,评价盆底肌肉发育情况,了解直肠瘘口位置。

正常新生儿肛周肌群在 MRI 各断面上的表现:耻骨直肠肌在矢状面上位于 PC 线部位骶尾骨前方,冠状面位于直肠远端两侧,横断面位于直肠远端前后方。肛门外括约肌在横断面位于直肠远端,呈圆形肌束围绕于肛门周围;在矢状、冠状面位于肛管前后或左右。

MRI 具有较高的软组织分辨率,并且胎粪是良好的 MRI 自然对比剂,因此肛门直肠畸形患者术前行 MRI 检查能很好地显示盆底肌肉发育情况,直观清晰地显示直肠盲端与肌肉系统,从而能准确地判断畸形的程度和类型。MRI 对瘘管的显示也有一定的帮助,它能将瘘管内外口及其与肛门直肠肌群的关系清晰地显示。胎粪在 T1 加权像中显示为高信号,一般认为是其高黏液或液性成分所致。但是由于小儿瘘管细小,有研究认为 MRI 显示瘘管仍然不是特别可靠,尤其是对于瘘管进入尿生殖系的入口难以显示。

MRI 也可应用于产前检查中,国内孙子燕等对 38 例妊娠 19~37 周孕妇通过 MRI(3D-FSPGR)显示胎儿三维磁共振结肠成像,正常结肠体积为 5.1~69.2ml,结肠横径 <1.8cm。对结肠闭锁、先天性巨结肠、先天性膈疝及泄殖腔外翻等复杂畸形具有诊断价值。

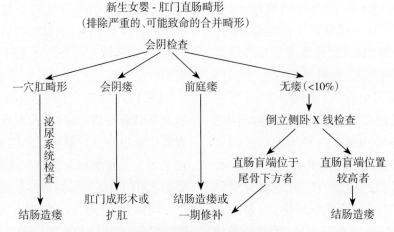

女孩肛门直肠畸形的治疗原则

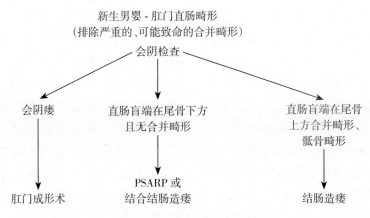

男孩肛门直肠畸形的治疗原则

【治疗】 根据肛门直肠畸形的 Krinkenbeck 分类方法,应根据瘘管的不同,以及是否伴发其他畸形制定不同的手术方案。

(一)正确进行术前综合评估 ①患者的发育情况及其对手术的耐受能力;②直肠盲端的位置;③瘘管的开口部位;④合并畸形对身体生长发育的影响。术者对畸形应有正确的判断,对患者耐受手术的能力要有充分的评估,并需要综合考虑医院的设备条件和术者的经验。

(二)外科治疗原则 ①挽救患者生命;②术中尽量保留耻骨直肠肌和肛门括约肌,尽可能减少对盆腔神经的损伤,避免损伤尿道、会阴中心腱,最大限度保留原有的排便控制功能;③对早产儿、未成熟儿及有严重心脏血管畸形的患者,特别是高位肛门畸形患者,要简化手术操作,争取分期手术,先做结肠造瘘;④重视肛门直肠畸形的首次手术。术式选择不当,不仅使再次手术很困难,而且将显著影响远期治疗效果。如:仅做肛门成形,未处理尿道瘘;术中损伤组织过多或出现副损伤;游离直肠不充分导致直肠回缩、瘘管再发或瘢痕形成肛门狭窄等。

(三)手术年龄与手术时机选择 低位肛门直肠畸形包括无瘘或有细小瘘孔不能通畅排便者,应在出生后24~48小时手术,但对于全身情况较差的会阴瘘和前庭瘘患者,可扩张瘘管维持排便,待全身状况改善后再进行根治手术。为了预防继发性巨结肠,减少每日扩肛的痛苦,也可暂行瘘口后切。对中、高位肛门直肠畸形,除了直肠前庭瘘因瘘管较粗大可在出生3~6个月以后行会阴肛门成形术外,大多数学者主张在新生儿期先施行结

肠造瘘术,3~6个月再行根治性手术理由是由于随年龄的增长,盆腔结构发育逐渐成熟,易于辨认耻骨直肠肌环,使直肠通过该肌中心拖出,术后能保持良好的排便功能。其次,新生儿各项生命体征尚不稳定,一期根治手术创伤较大,有一定风险。有研究显示结肠造瘘术后再行根治手术,术后并发症显著减少。此外,对伴有泌尿系瘘的患者,造瘘术后能仔细清洁末端结肠,改善泌尿系统感染,亦可减少骶部及肛门切口感染机会,并利用造瘘口行结肠高压造影,正确判断畸形类型和瘘管位置及走向。然而,随着围生期生命支持条件的改善和手术技术(包括腹腔镜微创技术)的改进,许多医师主张可根据患者情况、手术医师经验选择在新生儿期行根治手术,认为有以下益处:①新生儿骨盆浅,尾骨至肛门距离近,皮肤脂肪组织较薄,手术野较浅,分离创面小,暴露良好,有利于操作;②从理论上讲,将直肠放于横纹肌复合体中间越早,越有利于术后功能的恢复;③直肠远端扩张轻有利于肛门成形术和术后扩肛;④手术越早,直肠内胎粪细菌污染机会少,手术创面感染机会少;⑤部分家长对结肠造瘘后再行根治术的分期手术依从性较低。

(四)常见术式及其操作要点、注意事项

1. 肛门扩张术 适用于肛门狭窄,根据狭窄开口大小选用合适扩肛器扩张肛门,20~30分钟/(次·日),1个月后改为隔日扩肛1次,并逐渐增大扩肛器直径,3个月为1个疗程,一般持续半年左右。对于出生后没有扩肛,或肛门开口极其狭小者,可选用会阴肛门成形术。

2. 会阴肛门成形术 适用于会阴瘘、肛门闭

25

锁(低位无瘘)和直肠前庭瘘。一般须在出生后 1~2 天完成手术,直肠前庭瘘因瘘孔较大,在一段时间内尚能维持正常排便,便可于 3~6 个月以后施行手术。

手术操作要点:术前留置导尿管。全身麻醉或加骶管麻醉,截石位,臀部稍垫高。于正常肛门位置做 X 形切口,各长为 1.2~1.5cm,切开皮肤及皮下组织,游离直肠,用弯血管钳向深部做钝性剥离,找到直肠盲端。在游离直肠盲端时,以紧贴灰白色的肠壁为宜,从后壁向两侧壁游离,最后达前壁。前壁距尿道及阴道较近,需要贴近直肠前壁谨慎游离,为防止尿道、阴道损伤,术前必须放置导尿管。游离直肠要充分,在无张力情况下,使直肠盲端突出于皮肤切口 0.6~0.8cm 为宜。将直肠浆肌层固定于肛周皮下组织,切开直肠盲端。将直肠全层与皮肤对合缝合(图 25-48),置入直径 1.0~1.5cm 的肛管,插入直肠内。

3. 其他几种低位肛门直肠畸形的手术要点

(1) 肛门闭锁(膜样闭锁):其厚度在 0.1~0.2cm 者,在局部麻醉下将肛膜做十字切开。留置肛管 24 小时。压迫止血。如肛膜厚达 0.5cm 以上,则需行会阴肛门成形术。

(2) 肛门狭窄:肛门或直肠下端轻度狭窄,一般采用扩张术多能恢复正常功能。如肛门显著狭窄,肛探插入困难时须行手术切开,即在狭窄的肛门后缘呈倒 V 字形切开皮肤,向上稍游离直肠后壁及两侧壁,剪除狭窄的部分肠壁后,将正常的肠壁纵行切开,与插入的皮瓣切缘仔细缝合。

(3) 会阴皮肤瘘:沿瘘孔两侧及后缘呈半环形切开皮肤,并于其中点向后延长切开 1.2~1.5cm。充分游离直肠后壁及两侧壁,前壁不游离,与皮肤切缘缝合。由于保留直肠前壁,仅缝合侧壁及后壁,可避免瘢痕所致的肛门狭窄。女孩肛门会阴瘘如果开口距阴唇后联合较近,为防止成年后怀孕分娩造成会阴甚至肛门撕裂,建议行肛门后移术和会阴体重建术。沿瘘孔边缘环形切开皮肤,并于后缘中点向尾端延长切开至正常肛穴中心,向后方左右两侧做倒 V 字形切口,环形游离直肠,先充分游离直肠后壁及两侧壁,注意保护肛门外括约肌环,然后游离前壁,由于前壁与阴道后壁紧密相贴,游离时务必注意紧贴直肠侧并保证游离充分,以无张力状态下,直肠前壁拖至肛门前缘不回缩为准。将直肠浆肌层固定于肛周皮下组织,

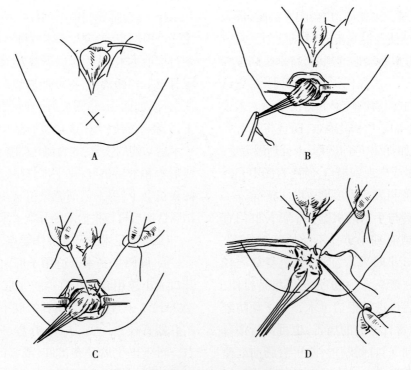

图 25-48　会阴肛门成形术
A. 切口;B. 游离直肠盲端;C. 缝合固定直肠;D. 缝合

依次缝合会阴中心腱肌和皮肤,完成会阴中心腱重建,修剪直肠外口,将直肠全层与肛门切口皮肤对合缝合,留置肛管。

(4) 直肠前庭瘘:与肛门成形术的切口相同,在正常肛门位置行 X 形切口,以保存阴唇后联合的完整性。切开皮肤、皮下组织,充分游离直肠盲端,由后壁及两侧壁开始,在充分显露直肠盲端和瘘管以后,用探针插入瘘管内,于瘘管壁上缝支持线,先横断瘘管下壁及侧壁,最后仔细切断上壁,自下而上地将直肠前壁与阴道后壁分开。相反,如先游离切断瘘管,因接近瘘管处直肠与阴道后壁紧密相连,婴儿阴道壁较薄。稍不注意即可造成阴道损伤或直肠损伤。当直肠前壁与阴道充分游离后,再将远端瘘管由前庭窝处的瘘孔向外翻出,并于靠近瘘管口处将其贯穿缝合结扎。或在肛门切口内将瘘管远端贯穿结扎缝合,将瘘孔闭合,将直肠向上游离,按上述方法缝合直肠与皮肤。

4. 后矢状入路肛门直肠成形术(posterior sagittal anorectoplasty,PSARP)　1980 年由 de Vries 和 Peña 提出,本术式适合于直肠尿道瘘、阴道瘘、一穴肛和较高位置无瘘的肛门闭锁。在电刺激引导下,由骶后正中入路,纵行切开横纹肌复合体,直视下游离直肠和闭合泌尿系瘘,准确地将直肠放置于横纹肌复合体中心。患者术后的排便控制功能有了进一步的提高,术后便失禁发生率明显减少,由于 PSARP 手术切口损伤较大,需劈开横纹肌复合体,术后发生感染将引起严重后果,常需要保护性的结肠造瘘。瘘口的选择应满足以下要求:造瘘口不易脱出或回缩,有利于根治术前造影及清洁远端肠管,不妨碍根治术术中远端肠管的拖出。由于乙状结肠起始部无后腹膜的束缚,故一般选择乙状结肠起始部造瘘,造瘘口近端位于乙状结肠起始部。由于目前围手术期监护水平和手术技术的提高,也有在新生儿期即行 PSARP 手术的报道。

(1) PSARP 手术要点:术前留置导尿管,气管插管麻醉,患者俯卧位,将腰部及臀部垫起,使骨盆高位,两下肢略外展固定。自骶尾关节上方至肛门窝前正中线上切开皮肤、皮下,如发现脂肪组织即偏离中线,纵行切开尾骨。为保证切口居于正中且术野暴露清楚,应用针形电刀以小放电量

依次切开皮肤、皮下组织。切开皮下组织后,通过电刺激器可清晰地显示两侧肌肉的发育程度,从正中分开抵止于尾骨的外括约肌及肛提肌(坐骨尾骨肌、耻骨尾骨肌),各从正中分为左、右两部分,再稍向深部剥离,即可见直肠盲端。对于直肠盲端辨认十分困难的,特别是直肠盲端发育不良时,极易损伤肠管,应从直肠后壁及两侧壁开始,以免损伤尿道或阴道。

(2) 瘘口处理:肠盲端剥离后,应根据直肠尿道瘘的位置和走向决定瘘口的处理。如直肠尿道瘘瘘管较短,应先将直肠盲端缝 4 针支持线,切开肠腔,把拉钩放入肠腔内,在直肠前壁中央发现一凹陷处,即为瘘的内口,极易辨认。如瘘口较粗大,在肠腔内常见导尿管,继续从直肠前壁与尿道后壁之间小心剥离,注意勿损伤尿道。在直视下将瘘管距尿道壁 3mm 处切断,用 6-0 号可吸收线结节缝合,注意尿道瘘应尽量紧贴尿道后壁进行修补,以防止术后出现尿道憩室。把直肠末端用支持线轻轻提起,从两侧切开直肠与尿道的共同筋膜,继续在直肠与尿道间隔中间轻轻向上方钝性剥离,勿损伤精囊及前列腺,直到直肠无张力拖出至肛穴处为止。

(3) 直肠剪裁及肌肉修复:如直肠盲端极度扩张,可将后壁做一倒 V 字形剪裁,新生儿以直肠能通过直径为 1.2~1.3cm 的肛探子为度,1 岁左右患者以直肠能通过直径 1.3~1.5cm 的肛探子即可。当游离直肠困难,可将直肠后壁剖开,游离直肠达会阴部。也可通过切除直肠周围的韧带,包括韧带内的血管和神经,游离直肠,使直肠无张力状态下与会阴部皮肤吻合。通过此方法,即使瘘口很高的前列腺部瘘也可游离足够的肠管吻合。将分离开的耻骨直肠肌从两侧包绕直肠,紧密缝合直到肛门部,形成一个新的肌筒。缝合外括约肌深部时,应同时与直肠浆肌层固定 5~6 针,以防术后直肠回缩或肛门直肠黏膜脱出。将直肠黏膜与皮肤缝合形成肛门(图 25-49)。

5. PSARP 在其他几种畸形手术操作要点

(1) 直肠前列腺部瘘和膀胱颈部瘘:骶后矢状入路肛门成形术往往找不到直肠盲端或很难充分游离直肠达会阴部,应开腹或在腹腔镜辅助下游

25

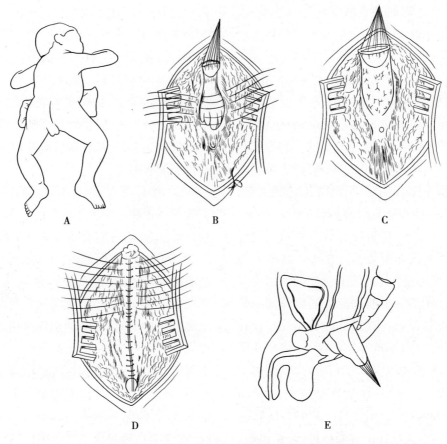

图 25-49 后矢状入路肛门成形术（PSARP 手术）
A. 体位与切口；B. 游离直肠肛提肌、外括约肌,预置缝合线；C. 关闭瘘管；D. 成形的直肠
从缝线下拉至会阴与肛门皮肤缝合；E. 修整扩大的直肠,从耻骨直肠肌环拖出

离直肠,直视下修补瘘管。如果术前不能准确判定直肠尿道瘘的位置,可先经骶部切口探查,按照"优先遇见"的原则决定,即经骶部切口分离最先遇到的如果是直肠盲端,提示多数为尿道球部瘘。如果最先遇到是尿道,提示直肠盲端位置较高,可能是高位的直肠尿道瘘,需追加腹部切口或腹腔镜辅助(详见相应术式介绍)。术前做胸部以下全身消毒,以利于术中俯卧位到仰卧位姿势的转换。俯卧位,骶部正中切口,分离皮肤、皮下脂肪和括约肌复合体。为模拟直肠,在骶前间隙尿道后方肛提肌前方放置一条橡胶管,此橡胶管位于横纹肌复合体中。然后,在橡胶管周围重建横纹肌复合体。患者翻身转为仰卧位,行腹腔镜手术或剖腹手术,寻找乙状结肠并向下游离致膀胱颈部。膀胱颈部常位于腹膜返折下方 2cm 处,需要盆腔操作。分离过程中牢记紧贴直肠壁分离,以防损伤输精管和输尿管。腹腔镜手术游离肠管时需注

意,直肠在下方变细,常以 T 形开口于膀胱颈。高位畸形很少共壁,很容易分开直肠和尿道,可吸收线缝合瘘口。直肠末端口径需与橡胶管口径相仿,若直肠盲端扩张明显,需适当剪裁,通过橡胶管将直肠拖出与肛门皮肤吻合。

(2) 直肠前庭瘘：该畸形的复杂性常被低估,切口感染和裂开是影响术后效果的关键因素。可新生儿期行一期手术,也可在生后 3~6 个月手术。位置较低的前庭瘘可经会阴肛门成形术完成,位置较高的直肠前庭瘘,会阴切口分离困难者,建议经骶部小切口完成修补,又称 mini-PSARP。取俯卧位,骶部正中小切口,不需延伸至骶骨中部,切口包绕瘘口至前庭。瘘口周围放置牵引线,将直肠与周围组织分开。在分离过程中,可将直肠后壁切开并向两侧延伸。直肠与阴道的共壁较长且薄,注意分离直肠时,勿损伤阴道。在直肠侧壁常发现痔血管的分支,可结扎这些血管使直肠可无

张力吻合。应用电刺激将直肠放于括约肌中心，并重建会阴中心腱。

（3）PSARP 某些改良技术：①保护性结肠造瘘。近年来国内经济与小儿护理条件大幅度改善，造瘘技术也有改进。家长接受造瘘基本上无大困难，造瘘的选择更趋合理。在造瘘或不造瘘的选择上，可以根据各自医疗技术、手术经验和患者的个体条件灵活掌握。近来腹腔镜技术发展迅速，肛门畸形手术造瘘的指征也有很大的变化，趋势是结肠造瘘越来越少。②肛门成形大小、位置与功能问题。PSARP 为正中纵向切口，尾骨后直切口隐藏在臀沟内，在美观上比传统的尾骨横切口更受欢迎。但是切口连接肛穴，成形后的肛门为一字形，一旦感染裂开则肛门外形不正。有人建议尾部切口与肛穴间留出 5~10mm 的皮条，以防术后肛门感染向后裂开。肛穴处另做 X 形切口肛门成形，并根据直肠盲端的大小与肛穴开口的匹配，选择全层修剪或黏膜外肌层修剪。也有人用尾路直口，在近肛窝后改为弧形。既保留了肛周皮肤的完整，又扩大了骶后的暴露（图 25-50）。仍可以切断尾骨，自由翻开盆底肌群，穿过括约肌拖出直肠，在肛穴处做小圆形切口缝合。

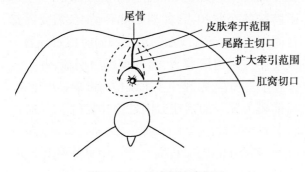

图 25-50　改良尾路直切口

6. 腹腔镜辅助下肛门直肠畸形成形术　自从 2000 年 Georgeson 报道腹腔镜辅助下肛门成形术（laparoscopic assisted anorectal pull-through，LAARP）治疗高、中位肛门直肠畸形以来，由于微创外科技术的介入，使得该术式获得广泛应用（资源23）。手术从盆底可清楚显示直肠尿道瘘管及周围组织，准确放置直肠

资源23
腹腔镜辅助下
肛门成形术

于肛提肌与外括约肌中央，腹部和会阴部切口小。该手术对括约肌损伤小、恢复快，术后排便功能较满意。

目前 LAARP 治疗高、中位肛门直肠畸形分为两种情况：一种为不进行结肠造瘘，在新生儿期一期行肛门成形术；另一种为在新生儿期造瘘，二期手术时应用腹腔镜进行腹腔盆腔的直肠游离，再结合会阴部切口或后矢状切口行肛门直肠成形术。

（1）手术操作要点：术前留置导尿管，头低仰卧位，在脐与剑突中点插入气腹针，建立气腹，或做脐部小切口，插入 3~5mm 的 trocar，直接建立气腹，压力 8~12mmHg，然后两侧腹分别放置 3mm 的 trocar，建立操作通道。首先切开直肠和乙状结肠系膜腹膜，分离显露直肠上动脉和乙状结肠动脉，靠近系膜根部结扎离断血管，保留三级血管弓完整。提起直肠，切开返折腹膜，贴近直肠壁向远端分离到直肠逐渐变细，如遇到膀胱下垂遮挡直肠尿道瘘管时，可经下腹壁缝线将膀胱顶牵引开来，继续充分游离直肠尿道瘘管，靠近尿道后壁处，用缝线结扎并切断尿道瘘管，也可用可吸收性生物夹夹闭瘘管后切断。将直肠远端拉入腹腔，将镜头从正中 trocar 导入，直视盆底，分离盆底的脂肪组织，显露盆底肌肉。同时在电刺激仪引导下，经肛门外括约肌的中心纵行切开皮肤 1.5cm。刺激肌肉的同时，在腹腔镜下可以清晰地看到盆底肌肉的收缩反应，辨认肌肉收缩的中心。从会阴肌肉的中心向盆底游离，在腹腔镜监视下从盆底肌中心进入形成盆底隧道，将直肠从隧道中拖出。用 6-0 可吸收线将直肠与会阴皮肤相缝合。

在新生儿期行乙状结肠造瘘的患者，腹腔镜下游离瘘口的近侧和远侧肠管，断离瘘管。沿瘘口边缘游离肠管，将其远端直肠切除，然后把近端正常结肠从盆底肌中心拖出。

（2）术中注意事项及适应证选择：①根据患者的年龄合理选择气腹压力。小儿腹腔容积小，腹膜吸收 CO_2 快，对缺氧耐受差，压力过高可导致小儿呼吸、循环和神经内分泌等发生一系列生理改变。在术野暴露充分的情况下，压力越低对患者的呼吸影响越小。因此小儿腹腔镜气腹压力应控制在 8~12mmHg。如果手术时间长，为减轻高碳

25

酸血症,在进行腹外操作时应暂停气腹,需要时再重建。腹腔镜手术对小儿循环、呼吸的干扰可持续至术后,包括外周阻力升高和循环高动力状态以及高碳酸血症和低氧血症等,所以腹腔镜手术术后应常规吸氧。②腹腔镜操作空间的扩展。新生儿期的手术,没有结肠造瘘,直肠盲端扩张明显,甚至占据盆腔空间,影响腔镜手术操作。为方便操作,需要扩展空间,对直肠盲端进行减压处理,可采用经腹壁穿刺肠腔减压术,也可通过阑尾造口插管及通过尿道瘘管向直肠内插管洗肠减压。③瘘口显露问题。对于高位肛门闭锁合并直肠尿道瘘患者,瘘管部位显露困难,可经腹壁穿入丝线将膀胱悬吊于腹壁,并将腹腔镜镜头深入盆腔,有助于显露瘘管部的解剖,避免尿道损伤。④本术式主要替代传统的开腹手术操作,故主要适用于高位锁肛病例,如直肠膀胱颈部瘘、部分(高位)前列腺部瘘、直肠阴道瘘和部分一穴肛(共同管>3cm)以及少数中位瘘管患者。对 1998—2010年发表的 47 篇共 323 例 LAARP 治疗 ARM 的英文文献进行分析,发现瘘管位置越低,LAARP 操作越困难,尿道憩室或尿道/阴道损伤等并发症越多。故临床上应注意积累和总结经验教训,特别是新生儿期手术,应选择好手术适应证,避免应用扩大化。

(3) 术后效果评价:①本术式的优点是不开腹,直视下游离肠管,可较为准确地将直肠盲端从横纹肌复合体中心部位拖出至正常肛门窝表面,无须从骶会阴入路切断该肌群,术后括约肌在新肛门周围形成较为有力的、对称性收缩,提高术后排便控制能力;②与 PSARP 手术相比,腔镜下易于游离结扎和切断直肠尿道瘘管,特别是接近膀胱颈部瘘管远比腹骶会阴手术容易暴露。因此,从中期随访资料来看,大多数对该术式持肯定态度,认为优于传统的经后矢状入路肛门成形术。香港大学玛丽医院随访 30 例畸形术后肛门测压结果显示,多数术后获得理想的肛门括约肌静息压力和肠道控制功能。

(4) 术后并发症:名古屋大学随访 45 例男性中高位肛门直肠畸形远期功能,认为该术式有效改善大便失禁,但术后黏膜脱垂和后尿道憩室发生风险增加。Peña 等认为,腹腔镜手术对盆腔和直肠盲端及周围组织的广泛分离,使盆膈悬吊和稳定性受到影响,是导致术后直肠脱垂率增加的主要原因。但尚缺乏术后远期大样本的随访证据支持。

但腹腔镜辅助下高、中位肛门直肠畸形成形术要求手术医师有娴熟的腹腔镜操作技术,以免因操作原因损伤盆底重要的泌尿生殖通道及对后期效果至关重要的盆底肌肉组织;又需要有传统开放性手术的经验,对盆底肌肉组织解剖结构非常熟悉和了解,才能保证手术的成功完成。

7. 泄殖腔畸形的治疗　泄殖腔畸形(一穴肛畸形)病理改变复杂,在明确一穴肛诊断后,还应行膀胱镜、阴道镜或逆行造影以了解:①共同管道的大小及长度;②阴道的大小及其与尿道或膀胱会合的平面;③直肠瘘的高低。也可通过超声、CT、MRI等检查了解畸形的类型和复杂程度。一穴肛畸形确诊后,应先行结肠造瘘术,多数选择右半结肠造瘘,其优点在于不影响二次手术的结肠拖出,有利于实施结肠代阴道手术或阴道延长术。根治术时间应根据患者的状态、畸形的复杂程度及术者的经验而定。已有新生儿时期行一期根治术的报道。

(1) 治疗原则:共同管长度在 3cm 以下预后较好,>3cm 畸形较复杂,预后较差。如发现阴道积液,特别是过量的积液导致膀胱颈部受压,引起巨膀胱甚至肾积水,如遇到此种情况,需要急诊行阴道引流减压,或在肠造瘘的同时留置导管引流。伴有阴道隔膜者,需开窗置管引流,并注意检查子宫和宫颈,避免手术误伤而影响日后生育。目前较为统一的治疗原则是:共同管长度 <3cm,行泄殖腔整体游离术(total urogenital mobilization,TUM)联合 PSARP。Peña 主张术中只分离出直肠,经横纹肌复合体中心拖出,行直肠肛门成形术,解决尿、粪分流问题,尿道和阴道暂不分离,作为一个整体游离并拖出至会阴,学龄期以后再行尿道及阴道重建术;若共同管长度 >3cm,需开腹联合 PSARP 手术,分离直肠、阴道和尿道,完成肛门、阴道、尿道成形术。也有新生儿期腹腔镜辅助下一期泄殖腔畸形根治术的报道,无须结肠造瘘,完成直肠肛门、阴道、尿道成形术。

(2) PSARP 联合泄殖腔整体游离术的操作要点:①体位。同 PSARP 手术,术前置导尿管,从骶部至泄殖腔纵行切开,缝线标记并保护肛门外括约肌、耻骨直肠肌群,显露直肠后壁及泄殖腔管。②分离直肠与阴道。缝线牵引直肠壁,于直肠黏膜下层分离直肠与阴道。注意直肠前壁必须有足够的长度,以保证无张力拖至成形肛门口处吻合。③分离阴道与尿道。该操作复杂精细,因局部组织弹性差,且阴道约50%环绕在尿道周围。分离至膀胱颈部时勿损伤输尿管,少数病例可能存在输尿管外翻。尚需注意阴道前壁血运,往往因为分离时尽量保留尿道组织,以防止尿失禁,导致阴道壁分离过长,使之发生供血不足。④重建尿道。以导尿管作支撑,用5-0号可吸收线无张力缝合,需缝合双层,尤其是尿道最上部多为尿道瘘好发部位。用刺激器检查共同管两侧横纹肌收缩功能,该肌对排便控制作用十分重要。一般骶骨发育正常者,术后排尿功能均正常。应注意尿道括约肌是从肛提肌水平起始向下直至共同管两侧皮肤处的连续性肌结构,并非如有人报告为小的环状肌肉。⑤重建阴道:阴道分离后,直接拖到会阴皮肤处,以5-0号可吸收线间断缝合,用刺激器判断肛

门外括约肌前后部的范围大小,以确定重建会阴中心腱的大小。如阴道前壁在分离过程中损伤,则应尽量避免直接与尿道后壁贴近,否则易引起尿道阴道瘘,可旋转阴道壁使侧壁转为前壁以防止瘘管的发生。⑥重建直肠。建立会阴中心腱后,直肠必须通过横纹肌肌复合体和肛门外括约肌中心,肛提肌在直肠后应做适度张力的缝合,肛门成形用6-0号可吸收线缝合(图25-51)。

共同管长度>3cm,需增加开腹手术或腹腔镜下分离直肠、阴道和尿道,重建各自的开口。术中如发现阴道尿道距离短,游离张力大,可行耻骨截骨术。如果仍然游离困难,可先将阴道与尿道分开,再继续手术。若阴道位置过高或阴道太小,不能拖出至会阴中心腱,应在腹腔游离一段肠管下拖至会阴,行阴道延长术。个别病例共同管长于5cm,除开腹及整体游离外,还需将直肠和阴道充分暴露并从尿道上完全游离开,使共同管长度缩短,易于游离组织。

(3) Peña手术操作要点:体位同PSARP手术,术前置导尿管,自骶骨中部至一穴肛开口,正中线

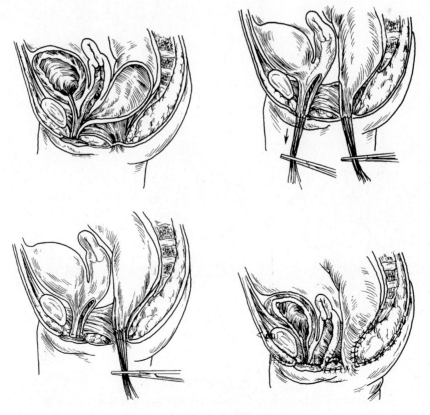

图25-51 泄殖腔畸形修复术(低位)

上切开皮肤、皮下脂肪组织,纵行切开尾骨,分开横纹肌复合体,显露直肠。在中线切开直肠后壁,后壁边缘缝支持线,切口向下延伸至共同管后壁,直视下观察共同管长度。若共同管长度<3cm,分离直肠与阴道,手术方法同PSARP手术。直肠分离后,将尿道和阴道作为一个整体(泌尿生殖窦)游离并拖出至会阴。在阴蒂近端5mm处,泌尿生殖窦开口周围放置牵引线。在最后2针牵引线和阴蒂间横断泌尿生殖窦,使共同管变为两个部分与皮肤吻合,这有利于间歇性放置导尿管排尿。将直肠固定于横纹肌复合体内,与肛门皮肤吻合(图25-52)。若共同管长度大于3cm或更长,尿道和阴道作为一个整体游离不利于间歇性导尿,因此阴道与尿道需完全分离。若从骶部切口分离直肠、阴道和尿道困难,需加用剖腹手术。推荐下腹部中间切口切开膀胱,为保护输尿管,从膀胱切口向双侧输尿管内放置导管。若输尿管位于共同壁内,需进行输尿管移植。在腹腔分离过程中,需检查中肾旁管发育情况。

(4)腹腔镜下一穴肛手术:腔镜下手术非常复杂,涉及直肠、阴道和尿道的重建。虽然可提供清晰的盆底视野及准确的肛门直肠拖出位置,减少腹部、会阴部瘢痕,但对阴道和尿道的游离没有帮助,故适合直肠盲端位置高的患者,方便直肠近端的游离,阴道和尿道成形术需要结合后矢状切口完成手术。女孩一穴肛畸形常常合并卵巢、子宫和阴道畸形,其治疗仍然是小儿外科领域的难点。过去因为开腹手术侵袭大,患者难以承受,人们一直主张分期手术,逐步解决尿道、直肠和阴道畸形。腹腔镜有利于全面了解腹腔内情况,对阴道和子宫的变异及时采取正确的治疗方案。由于腹腔镜所具备的微侵袭特点,如果技术条件和患者状况允许,可无须肠造瘘,一期行直肠肛门、阴道和尿道分离成形术。2015年首都儿科研究所李

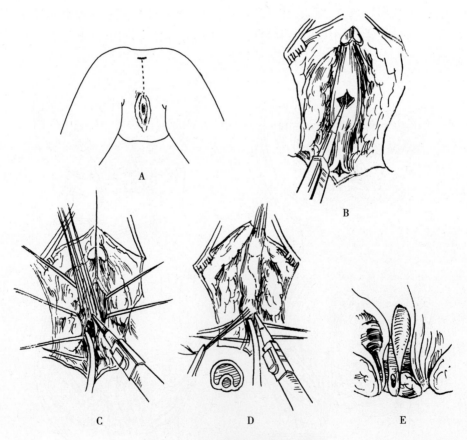

图 25-52 泄殖腔畸形修复术(高位)
A. 皮肤切口;B. 切开直肠;C. 分离直肠与阴道;D. 分离尿道与阴道;E. 完成直肠、阴道、尿道重建

龙教授团队报道 7 例一穴肛腹腔镜辅助一期肛门成形、尿道成形、阴道成形术。术后均无大便失禁，排便控制良好 5 例(71.4%)，污便 2 例(28.6%)。

(5) 注意事项：①泄殖腔畸形手术，特别是共同管 >3cm 需要联合开腹手术的病例，要求操作精细，时间长，创伤较大，术后并发症较多。术前应详细检查，明确畸形的具体改变，正确选择手术方式和手术时机。②关于阴道成形中的组织替代问题，原则上与直肠阴道尿道相类似的上皮组织均可应用于阴道重建。最常用的有直肠、乙状结肠及小肠甚至口腔黏膜。Bischoff 2016 年报道 570 例泄殖腔畸形，有 124 例行阴道移植，其中使用直肠 52 例，小肠 40 例，乙状结肠 32 例。③目前泄殖腔畸形的主流术式以会阴中心腱整体游离术为主。腹腔镜辅助下治疗泄殖腔畸形，操作辅助，技术要求高，建议有此方面经验的医师进行手术。

【术后护理】

1. 肛门护理　手术留置肛管一般在术后 24 小时拔出，开始暴露肛门切口，保证局部干燥清洁。

2. 留置尿管　直肠尿道瘘术后留置尿管至少 7 天，而一穴肛畸形至少留置导尿管 3 周。共同管 >3cm 的一穴肛畸形，常常需要经皮耻骨上膀胱造瘘术或膀胱造瘘术。术后 3 周进行内镜检查，如果成形的尿道已愈合，应使用细导尿管间歇性导尿。对于膀胱造瘘患者，在能自主排尿或学会间歇性导尿后拔除造瘘管。

3. 扩肛　为防止肛门狭窄，建议术后 2 周开始扩肛。应使用适当尺寸的扩张器，新生儿从 9 号或 10 号开始，每天 2 次，每周增加 1 号，直至需要的尺寸。Peña 认为尺寸较合适的 Hegar 扩张器为：1~4 个月 12 号，4~8 个月 13 号，8~12 个月 14 号，1~3 岁 15 号，3~12 岁 16 号，12 岁以上 17 号。扩肛开始时每天 2 次，1 个月后减为每天 1 次，维持 1 个月，再减为 1 周 2 次维持 1 个月，1 周 1 次维持 3 个月。术后 4~6 周行结肠闭瘘术。

【术后并发症与处理原则】

1. 术后暂时性尿潴留　多由于盆腔手术游离过程中刺激盆神经向泌尿生殖系统发出的分支所致。一般情况下，经留置导尿管、排空膀胱、针灸、按摩、理疗、严格控制尿路感染等措施，于术后 1~2 周即可解除。

2. 切口感染　为术后早期常见并发症。当切口浅层感染，往往不伴有拖出肠管的吻合口裂开，可很快愈合，无不良后果。当感染较重造成吻合口裂开，往往出现后遗症如大便失禁、瘢痕性肛门口狭窄、直肠回缩瘘管复发等，严重者甚至出现获得性肛门闭锁和盆腔纤维性瘢痕(冰冻盆腔)。Peña 认为术后出现切口感染的患者大多数未行保护性结肠造瘘术。主张慎重选择不行结肠造瘘、一期根治手术，要根据每一位医师手术经验和患者情况选择适宜的术式。

3. 便秘　不论何种肛门成形手术，便秘都是常见的术后并发症。早期可因肛门部切口疼痛或创伤的影响所致。如能注意调整饮食、肛门坐浴等措施，待肛门部切口愈合，便秘多可自然缓解；如有肛门狭窄，应指导家长做扩张肛门护理；症状仍不缓解，需考虑是否存在肛门成形术后的直肠末端粪便潴留综合征。

直肠末端粪便潴留综合征又称直肠无力或直肠扩张症，近年来报道的病例较多，尤其畸形部位越低发生率越高。临床表现为术后肛门切口位置、大小正常，肛门无瘢痕狭窄，但有持续便秘、腹胀和不全肠梗阻症状，久之出现营养不良，长期保守治疗效果不理想。钡灌肠显示直肠末端明显扩张，张力低下。不论是继发还是原发引起的轻型便秘，均应首先采用非手术疗法，如扩肛、洗肠、训练排便、调节饮食及服用缓泻药等。非手术治疗法无效，症状逐渐加重者应考虑二次手术，可选用黏膜剥除、保留直肠肌鞘的腹会阴手术或切除扩张的乙状结肠。

近年来的研究显示，PSARP 手术广泛应用后便秘的发生率明显增加，尤其是低、中位肛门直肠畸形。认为 PSARP 手术过多地强调保留直肠盲端，而直肠盲端神经丛、神经节细胞、Cajal 间质细胞和一些神经递质发育异常，可能是术后发生便秘的原因之一。

4. 肛门狭窄　是肛门成形术后较常见的并发症之一。

(1) 主要原因：①术前肠道清洁准备不够认真；②肛门切口太小或偏前，尤其女孩肛门切口与会阴后联合距离太短；③直肠黏膜与肛门皮肤切缘缝线过密或缝线结扎过紧，影响血运，切口愈合不佳；④直肠游离不充分，直肠回缩，瘢痕形成；⑤术后肛管放置时间过长，或肛管硬、直径过大压迫切口引起缺血、坏死、感染；⑥术后护理不当，切口被尿粪污染，导致切口感染；⑦术后未坚持扩肛。

（2）处理措施：①膜样狭窄，瘢痕浅表、不伴直肠狭窄，肛门检查时成人示指第一指节尚可通过，仅便条细，可采用扩张肛门的非手术疗法，多可治愈；②肛门狭窄外口细小，成人小指亦不能通过，但无直肠狭窄，经钡灌肠造影，狭窄段仅在 1.0~1.5cm 及以下，可采用瘢痕切除、会阴肛门成形术，术后坚持扩肛；③肛门瘢痕性狭窄，瘢痕硬韧呈环状，扩肛疗法无效，但不伴直肠狭窄，可行瘢痕切除、会阴肛门成形术；④肛门直肠狭窄、继发巨结肠，应行肛门部瘢痕切除，直肠黏膜剥离，结肠直肠鞘内拖出术（Soave 法），必要时术前先行结肠造瘘，清除结肠内潴留的粪块，做好肠道准备。

5. 直肠黏膜脱垂　因肛门口径过大，经腹会阴肛门成形术时，保留在肛门外口的肠管过长或瘢痕挛缩致肛门不能完全关闭，造成直肠黏膜脱垂，临床可出现不同程度的污便或便失禁，影响排便功能。近年来，腹腔镜辅助下肛门成形术的开展，报道术后并发直肠肿块脱垂的病例增加。有人认为，腹腔镜手术在游离盆腔组织时损伤较大，特别是对闭锁位置较低，如直肠尿道球部瘘，需要进行较深部位的分离操作，导致盆膈组织悬吊的稳定性降低，出现直肠脱垂。轻者每日用温盐水坐浴，促进瘢痕软化，多可随肛门括约肌功能的恢复而自愈。如肿块脱出过多，非手术疗法不见好转，应将多余的肿块切除。

6. 瘘管复发　临床较常见，对预后影响较大。

（1）主要原因：①术式选择不当或漏诊，术前对直肠尿道瘘漏诊，只做肛门成形术，术后复发。②术中处理不当，游离直肠，特别是直肠前壁游离不充分，缝合直肠与皮肤时有张力，致血运不佳，缺血坏死或缝线切割裂开，直肠回缩，原有瘘孔因直肠回缩，粪便污染使瘘孔处创面感染，引起远端闭锁的瘘管开放而复发；术中只将瘘管内口黏膜切开缝合结扎，瘘管未切断。③术后未留置导尿

管，尿流未阻断或切口感染，使瘘管修补处感染裂开致瘘管再发。

（2）预防措施：①术前均需做瘘管或尿道造影，也可配合肛门、直肠镜检；②术前做好肠道准备，必要时先行结肠造瘘；③术前必须留置导尿管。

（3）处理原则：①直肠前庭瘘复发，一般不必急于二次手术处理，坚持肛门坐浴，保持会阴部清洁和排便通畅，控制感染；同时坚持扩张肛门，防止肛门狭窄，经过一段时间，由于肉芽组织增生，填满瘘管腔有可能自行愈合。对于术中瘘管游离不充分或术后未能坚持扩张肛门，致使肛门瘢痕狭窄而排便困难，稀便时经常自瘘孔排出，瘘孔则不能愈合，建议 6 个月后再次手术矫治。如第一次手术失败，不仅瘘管复发，由于会阴部切口感染全部裂开，使会阴皮肤缺损，再次手术时，应考虑同时行会阴体重建。②直肠尿道瘘复发，临床处理比较困难. 再次手术的目的是关闭瘘管，使粪尿分流，纠正肛门狭窄，形成一个具有良好排便功能的肛门。因此再次手术时，应充分考虑以下因素，即患者有无肛门狭窄，尿道瘘的部位、深度、口径大小及其走向、有无继发结肠病变、患者周身情况及术者经验等。笔者主张应先易后难的原则，以下 3 种术式可供选择：一是肛门瘢痕呈线状狭窄，尿道瘘内口距肛缘在 1.5cm 之内，为较小的孔穴状瘘，可行直肠内瘘修补术。或采用后天性直肠前庭瘘修补方法，经肛门前缘切口，游离并关闭内瘘口，将近端直肠游离拖至肛门吻合，使内瘘口完全遮盖，上述两种方法都比较简单；二是尿道内口距肛缘 1.5cm 以下的低位瘘管且瘘管较细长者，也可先选经会阴瘘修补术。取截石位，经尿道内置导尿管，做会阴前横切口，切开海绵体肌后，游离尿道，在尿道与直肠之间进行仔细剥离。术者示指伸入肛门，将直肠前壁向上托起，有利于识别瘘管并能起到止血作用，将瘘管切断，继续将直肠与尿道做钝性剥离，尿道侧瘘口应距尿道壁 3mm 处用 6-0 无损伤线间断单层修补瘘口，以防术后发生尿道狭窄或尿道憩室。如尿道狭窄，应切除狭窄段行端 - 端吻合术，再用球海绵体肌覆盖缝合。因为再次手术，瘘管周围已形成瘢痕，海绵体肌亦

部分破坏,术后一旦切口感染,尿道瘘极易复发。此术式成功之关键在于直肠与尿道两端瘘口结扎切断后的间隙要有带血供的组织填塞。而直肠与尿道之间又缺少可利用的组织,有报道利用带蒂的阴囊肉膜堵塞修补,取得满意的效果;三是直肠尿道瘘经骶会阴肛门成形术失败或高位畸形的尿道前列腺部瘘或膀胱颈部瘘复发者,应选用直肠肿块剥离、直肠结肠鞘内拖出术(Soave法)。

7. 泌尿系并发症 常见于直肠尿道瘘术后患者,发病率在25%左右,如尿道狭窄、憩室,以及神经性膀胱和尿失禁等,值得重视。

(1) 主要原因:瘘管处理不当,在游离、切断、缝合尿道瘘时,如过于靠近尿道,或将部分尿道壁切除,或缝合闭锁瘘口时过紧,可致尿道狭窄;过于牵拉瘘管致使尿道成角,导致尿道狭窄。反之如切断瘘时残留过多,可形成憩室。另外,盆腔游离时损伤了盆神经也可引起排尿功能障碍,甚至神经性膀胱。

(2) 预防措施:术前明确瘘管的位置以正确选择术式,对伴有尿道瘘的肛门直肠畸形,术前行瘘管造影,以了解瘘管的走向。术中在直视下处理瘘管,如果骶部切口分离瘘管困难,如尿道前列腺部瘘或膀胱颈部瘘,应及时增加腹部切口或在腹腔镜辅助下进行,切不可勉强游离。为及时发现和处理泌尿系并发症,术后定期随访十分必要。对尿道狭窄患者行尿道扩张术多可治愈,尿道憩室无症状者可暂不处理,如经常出现尿路感染或出现尿路结石应手术治疗。

8. 肛门失禁 多见于高位肛门直肠畸形术后。

(1) 主要原因:①肛门外括约肌损伤;②肛门切口过大或遗留肿块较多,出现肿块外翻;③肛门切口感染直肠回缩,肛周形成厚而硬的环形瘢痕,使肛门明显狭窄及闭合不全;④肛门成形术时,直肠盲端未能通过耻骨直肠肌环;⑤会阴部及盆腔分离直肠时,损伤盆神经及阴部神经,引起肛提肌或肛门外括约肌收缩无力;⑥肛门直肠畸形常伴有盆底神经肌肉发育异常,畸形位置越高越严重;⑦肛门直肠畸形常伴有结直肠动力异常。

(2) 预防措施:①拖出直肠应通过耻骨直肠肌

环及外括约肌中心,尽量保留和利用肛门内括约肌;②会阴部切口不要大于2cm,术中充分游离直肠盲端并保护好血供,以防直肠回缩及切口感染;③注意避免损伤盆神经及肛周肌群;④加强术后护理,定期扩肛及排便训练和长期随访十分重要。

(3) 治疗原则:根据不同原因采取不同方法。如肿块外翻可将多余的肿块切除;瘢痕狭窄应行瘢痕切除,严重者可再次行Soave肛门成形术;肌肉发育不良或肛周肌肉损伤、神经损伤建议进行系统的排便训练,如果症状仍不改善者可考虑括约肌成形术。常用术式有以下几种:①肛门皮肤成形术。②肛门外括约肌修补或重建术,如肛门外括约肌修补术、括约肌折叠术、股薄肌移植括约肌重建术及带蒂臀大肌瓣移植外括约肌重建术等。2017年国内报道37例高位肛门闭锁术后重度大便失禁行股薄肌移植肛门外括约肌重建术,31例术后获得随访,分别在术后1个月、6个月、12个月行肛门直肠测压和肛门功能评分,术后12个月行盆底肌MRI、肌电图及结肠传输试验。4例患者术后肛周感染,无移植肌肉坏死等严重并发症。患者术后排便评分明显提高,肛管静息压、最大收缩压、持续收缩时间和高压区长度均有显著增加,提示股薄肌移植肛门外括约肌重建术治疗小儿肛门闭锁术后重度大便失禁安全有效。③肛门内括约肌成形术,如高位肛门直肠畸形患者肛门内括约肌缺如,手术时可将结肠拖出会阴部切口外5cm,切除该段肠管肿块,将肌鞘向上翻转180°或360°,与肠壁缝合固定,使结肠远端形成一个增厚的肌袖,然后再与肛周皮肤缝合,形成新的肛门。④髂腰肌盆底悬吊术,代替肛提肌功能,用于高位肛门直肠畸形多次手术后的肛门失禁患者。⑤骶神经电刺激疗法(sacral nerve stimulation, SNS),2012年德国Hasselbeck等报道应用超声引导下采用SNS,在术中标定肛门外括约肌范围,以最大限度减少术后排便功能障碍。2019年Peña等统计有关儿童接受SNS治疗文献28篇,仅4篇(29例)涉及肛门直肠畸形,缺少有关肛门直肠畸形术后大便失禁治疗的疗效和风险评估。

9. 性功能障碍 长期以来有关对肛门直肠畸形患者青春期性困扰问题重视不够,小儿外科医师很少追踪患者到青春期。2018 年一项在对 74 例肛肠畸形术后有关性功能调查中，36.8% 女性有性功能障碍，45% 有性困扰；男性 8.8% 有轻到中度的勃起障碍。在交友和性欲等方面自信心明显下降。陆续有专家呼吁关心该类患者从儿童期向青春期和成年期过渡中出现的种种问题。建议成立由小儿外科、成人肛肠外科、妇产科和泌尿科医师在内的肛肠与泌尿生殖健康护理多学科团队，为这部分患者提供儿童向成人过渡的关怀指导。

【预后】 肛门直肠畸形的治疗效果，近年来已有明显改善，但由于肛门直肠畸形的病理改变很复杂，肛门直肠畸形术后肛门功能与畸形类型及伴发畸形，特别是与伴发脊椎、泌尿生殖系及神经系统发育缺陷有密切关系。64.5% 肛门直肠畸形术后肛门功能良好，排便正常，约 1/3 的病例术后有不同程度的肛门功能障碍。肛门直肠畸形的位置越高，术后排便功能障碍的发生率越高，程度越严重。采用李正肛门功能评分对肛门直肠畸形术后 5 年以上的 102 例随访评定结果显示，高位畸形肛门功能优者为 26.9%，中间位 54.1%，低位为 89.7%；大便失禁比率分别为 23.1%、2.7% 和 0。近年来，由于手术方法的改良、精准外科技术(包括腹腔镜辅助技术)的进步及术后管理措施的提高，特别是对高、中位畸形手术时，使直肠准确地通过耻骨直肠肌和外括约肌中心，尽量减少对原有解剖结构的损伤，使高位畸形术后肛门功能综合评定优者由过去的 26.9% 提高到 57.9%。

肛门直肠畸形手术后远不是治疗的结束，外科解剖重建以后的肛门功能重建和远期生活质量的提高，是一个需要医师、家庭和全社会参与的系统工程。对有排便功能障碍的患者，还要对肛门功能进行比较客观准确的评估，并积极采取有针对性的排便训练，对出现的社会和心理问题，要取得家长、学校和社会的配合，及时采取干预措施，进行必要的心理咨询和治疗，以达到个体、家庭和社会均可接受的排便控制能力和生活质量。

（王维林）

二、研究与展望

先天性肛门直肠畸形（ARM）是小儿外科常见

的先天畸形，经过一个多世纪的不懈努力，ARM 的发生机制研究和临床治疗水平虽然取得了很大提高，但肛门直肠畸形的胚胎发生及其关键基因调控的分子生物学机制仍在探索之中。在临床治疗方面，术后排便功能障碍仍然困扰一部分患者的生活质量，特别是高位肛门畸形术后患者，甚至影响一生。因此，小儿外科医师面临的任务和挑战仍然十分艰巨。在基础研究领域，需要进一步深化对肛门直肠畸形胚胎发生机制的研究，通过胚胎病理学、遗传分子学及其他相关致畸因子的研究，揭示畸形发生机制和遗传规律，探讨畸形的产前诊断和干预，开展肛门直肠畸形原发性盆底神经肌肉损伤移植与修复试验。在肛门直肠畸形的外科治疗上，通过精准外科和微创外科技术提高肛门畸形的外科治疗水平，重视术后排便控制能力的改善，在肛门解剖重建基础上力争达到肛门功能重建的统一。

【历史与现状】 新中国成立后，从 20 世纪 50 年代起我国各地陆续开始组建小儿外科机构，受到当时医疗技术条件、设备和人民群众经济水平低、交通不便等制约，此时重点关注如何挽救肛门直肠畸形患者的生命。通过改善传统手术方式或发明新术式、提高术后护理水平，进而提高我国肛门直肠畸形患者的围手术存活率。1964 年我国第一本小儿外科专业期刊《武汉医学杂志小儿外科附刊》创刊发行，到"十年动乱"结束，共出版 3 卷 17 期，刊登肛门直肠畸形相关文章 8 篇。我国小儿外科创始人张金哲教授最早报道了北京儿童医院及同仁医院 1954—1963 年收治的 236 例肛门直肠畸形患者的手术经验，经会阴肛门成形术死亡率(20/128)15.6%。获 1~8 年随访 174 例，大便失禁发生率(41/174)23.6%。提出重视手术后大便失禁问题。此为我国首次大样本肛门直肠畸形临床病例经验总结。同年，上海第二医学院附属新华医院佘亚雄教授等报道先天性肛门直肠畸形 172 例，对该畸形的分类和 X 线诊断发表临床体会，提出高低位畸形分类有一定缺点，既不能指出手术的适应证或手术途径，也不能启示手术的年龄与预后。而外科医师最关切的是该类畸形新生儿是否需要即刻手术和目前有无生命危险。至今这些观点仍具有很重要的临床指导价值。国际上，Stephens 等提出耻骨直肠肌在维持肛门直肠畸形术后排便功能上的重要性,1970 年在澳大利亚召开的国际小儿外科医师会议上,根据直肠盲端位于该肌的位置,分为高、中、低病理类型。Stephens 设计的针对不同病理类型的骶会阴、腹骶会阴肛门成形术。骶部切口便于游离直肠,直视下修补直肠泌尿生殖系瘘管,并准确定位耻骨直肠肌环的位置,将游离后的直肠从肌环中拖出,部分高位畸形患者需要经腹腔联合操作。该术式使患者术后排便控制功能有了显著提高,成为当时的经典术式。其不足之处是种类较为繁多(共 27 种),分类过于复杂。因此,于 1984 年将该分类法加以简化,修改后的分类法又称为 Wingspread 分类法。

从 20 世纪 70 年代开始,在显著提高肛门直肠畸形术后生存率的基础上,开始重视肛门成形术后的排便控制问题。北京、沈阳、上海等全国许多儿科医院开始对术后病例进行随访和肛门功能评价,并根据随访结果提出相应的治疗策略。通过改良术式,减少术后并发症的出现,提高患者术后的排便控制能力。1980 年 8 月 10 日 Peña 等在墨西哥城开展首例肛门直肠畸形经后矢状入路肛门成形(PSARP)。该术式在电刺激引导下,由骶后正中入路,纵行切开横纹肌复合体,直视下游离直肠和闭合泌尿系瘘,准确地将直肠放置于横纹肌复合体中心,使患者术后的排便控制功能有了进一步的提高,术后大便失禁发生率明显减少。1982 年在 JPS 杂志正式发表,受到国际同行的广泛认同,并迅速推广,逐渐代替了传统的手术。PSARP 术式的出现代表了肛门直肠畸形外科治疗的新纪元。Peña 形容 PSARP 的开展,犹如打开了潘多拉盒子,一夜之间全世界都在做 PSARP。仅 2012 年在玻利维亚一肛肠畸形国际讲座中心就有 3 000 例肛门直肠畸形数据。随着 PSARP 术式的推广应用,Peña 等认为原有的分类方法仍然存在类型较为繁杂,不利于指导外科手术术式选择等缺点,2005 年 5 月在德国 Krinkenbeck 举行的肛门直肠畸形诊疗分型国际会议上,提出了新的分型标准,即 Krinkenbeck 分类法,该分类取消了原有的高、中、低位分型,根据瘘管不同进行分类,并

增加了少见畸形,其目的是使分类进一步简便、实用,为手术术式选择提供指导。

PSARP 手术虽然在全世界获得了巨大成功,但是该手术也存在一些缺点,如切口损伤较大,需劈开横纹肌复合体,术后发生感染将引起严重后果,常需要保护性的结肠造瘘等。Georgeson 等在 2000 年首次报道腹腔镜辅助下肛门成形术(laparoscopic assisted anorectal pul1-through,LAARP),是小儿肛肠外科手术进入微创技术时代的标志。腔镜手术的腹部和会阴部切口微小,并可清楚显示直肠尿道、阴道瘘管及盆底周围组织,引导术者准确将直肠经肛提肌和外括约肌中心拖出。LAARP 用于 ARM 的治疗改变了传统的经腹经骶开放性手术途径,但手术原理不变,该手术对括约肌损伤小、恢复快,切口微小、美观。因此认为 LAARP 术优于传统的 PSARP,近期随访结果显示,术后排便功能较满意,LAARP 术后出现尿道憩室、尿道/阴道损伤和直肠黏膜脱垂等发生率比 PSARP 术高。由于腹腔镜技术主要替代传统开腹手术的盆腔游离,因此适用于畸形位置较高的病例,对于闭锁位置较低的畸形,视野不如骶后正中切口暴露充分,而且对盆腔组织的过深游离,增加了尿道、阴道的损伤,并可能破坏盆膈悬吊的稳定性,术后出现直肠脱垂等并发症。故术前需要选择好适应证。最近 Bischoff 采用腹腔镜技术结合小切口 PSARP 治疗 ARM,该技术发挥了 LAARP 和 PSARP 的各自优点,避免或减少上述并发症的发生,还能够进行直肠远端的剪裁。该技术适合于高位,甚至中位 ARM。

进入 21 世纪后,小儿微创外科技术发展迅速,2003 年首都儿科研究所李龙团队率先报道腹腔镜治疗高位肛门直肠畸形,陆续有华中科技大学同济医学院附属协和医院、上海交通大学医学院附属新华医院等也相继报道了该手术在 ARM 患者中的应用。

随着精准医学和微创外科技术的普及和提高,我国以李龙教授为代表的团队进入国际小儿肛肠畸形外科微创治疗的领先行列。2015 年首次报道一穴肛腹腔镜辅助一期肛门成形、尿道成形、阴道成形术;2017 年首次报道单孔腹腔镜辅

25

助下会阴肛门成形术(single-incision laparoscopic-assisted perineal anorectoplasty,SILPARP),对 15 例平均年龄 4 个月的低位直肠尿道球部瘘(瘘管距肛穴皮肤距离 1.15cm)实施手术,无血管和尿道损伤,无切口感染、直肠回缩、肛门狭窄或直肠脱出等并发症。术后尿路造影未见尿道憩室,盆腔MRI 显示直肠位于括约肌复合体中心。2018 年再次报道一期腹腔镜辅助肛门成形术新生儿锁肛直肠尿道瘘(直肠前列腺瘘 6 例,尿道球部瘘 11 例),随访 2.6 年,无尿道瘘复发无尿道憩室形成。认为新生儿锁肛合并直肠尿道瘘(前列腺瘘和尿道球部瘘)行腹腔镜一期成形术是安全有效的,并避免了结肠造瘘分期手术。近年来,机器人手术也进入小儿外科领域,为肛肠畸形等外科治疗开辟了广阔前景。

基础研究方面,早在 20 世纪 80 年代开始,以中国医科大学李正教授为代表,开始了肛门直肠畸形的盆腔神经病理研究,1984 年首次获得国家自然基金资助,1996 年在中国医科大学建立了我国首家以先天畸形为研究中心的部级重点实验室。肛门直肠畸形的基础研究更加深入,扩展到畸形发生的遗传学、胚胎发育学和分子生物学领域,并不断系统化,一批研究成果在国际核心杂志发表。通过遗传学研究,发现肛门直肠畸形是遗传和环境因素共同作用的多基因遗传病,发现了一些合并综合征的肛门直肠畸形的致病基因,以及非综合征的肛门直肠畸形的候选基因,提出产前基因诊断的新思路。通过人类肛门直肠畸形盆底标本和肛门直肠畸形实验动物模型的研究,发现肛门直肠畸形盆底肌肉、支配神经、骶骨和直肠的神经系统均存在发育异常,证明先天性肛门直肠畸形腰骶髓神经元和盆底肌肉异常是一种胚胎发育过程中的原发异常,尽管肛门直肠畸形已经进行手术修复,但明显的神经肌肉功能异常是导致先天性肛门直肠畸形患者术后肛门直肠功能不良的重要因素之一。因此,肛门成形术后并不是治疗的结束,要重视患者术后排便控制能力和排便功能障碍对患者远期生活质量的影响。建立了临床评分与客观评分相结合的肛门功能综合评分系统,并应用盆底神经电生理检测、肛门直肠向

量测压、X 线与放射性核素动态排便造影等先进检测手段,全面、系统地研究了肛门直肠畸形术后排便功能障碍的发生机制,提出排便功能障碍的 5 种病理类型,并提出针对具体不同病理改变的生物反馈治疗方案,取得比较满意治疗效果,患者的远期生活质量获得明显提高。2007 年,先天性肛门直肠畸形的临床与基础研究获得国家科技进步二等奖。进一步奠定了我国在肛门直肠畸形研究领域的国际地位。

【病因与病理学研究】 到目前为止,先天性肛门直肠畸形的病因不十分清楚。由于人类畸形标本收集困难,通过制备与人类肛门直肠畸形病理改变相似的动物模型,为深入、系统地研究肛门直肠畸形的胚胎发生机制、病因研究及产前诊断、预防提供理想的研究工具。

(一)动物模型　常用的动物模型有乙烯硫脲、维 A 酸和多柔比星等药物致畸的肛门直肠畸形鼠模型,可以自发出现肛门畸形的模型猪和 Danforth 短尾突变鼠(SD 鼠)以及各种基因敲肛门畸形鼠模型。

1. 乙烯硫脲致畸鼠动物模型　大白鼠妊娠 10~12 天经胃管灌注致畸药物乙烯硫脲(ethylene-thioureal,ETU)能诱导使其产生肛门直肠畸形胎鼠。胃管灌注 ETU 125mg/kg,畸形发生率最高,胎鼠肛门直肠畸形的检出率为 40.6%,雄性多见。ETU 制作的胎鼠动物模型除肛门直肠畸形外,部分胎鼠还伴发其他畸形,如脊膜膨出、脊柱裂、脑积水、脑膜膨出、唇腭裂、短尾、无尾及肢体畸形等,这些畸形与人类肛门直肠畸形类型相类似,且致畸作用稳定,后常用于肛门直肠畸形的研究。

光镜下正常直肠肛管垂直地固定于骶椎前方,解剖位置与人类相同。直肠黏膜单层柱状上皮与肛管角化的鳞状上皮交界清晰,即有明显的齿状线。直肠壁内环肌在直肠末端局限性增厚形成内括约肌。矢状面观肛门外括约肌为不对称式生长,多见于肛管前壁,呈上小下大、楔形或条索状结构,肌纤维由前下走向后上,且与直肠纵肌及尿道球部括约肌相连。肛提肌由耻骨联合发出走向骶尾关节,方向一致,分布均匀。

肛门直肠畸形胎鼠盆腔结构改变不仅与畸形

类型有关,且与有无泌尿生殖系瘘有关。有瘘型肛门直肠畸形其瘘管内覆有未角化的复层上皮,为正常鳞状上皮幼稚型,上界与直肠黏膜单层柱状上皮分界清晰,下界与膀胱、尿道或阴道上皮分界清。此类畸形胎鼠其直肠末端环肌层在复层上皮覆盖区明显增厚,位于此区域全部或上 2/3,肌细胞发育正常。即有瘘型肛门直肠畸形具有明显的内括约肌。无瘘型高、中位肛门畸形直肠盲端内未见复层上皮,皆由单层柱状上皮构成,亦未见环肌层明显增厚。低位肛门闭锁直肠盲端覆有角化的鳞状上皮,范围较广,发育正常,在鳞状上皮覆盖区环肌局限性增厚,肌细胞发育正常,即存在内括约肌。形态学测量结果显示,正常肛门内括约肌为前后壁对称式发育。内括约肌发育皆较对照组面积小,肛门直肠畸形类型不同,其内括约肌发育亦不同。低位有瘘、无瘘型肛门直肠畸形内括约肌发育同正常胎鼠,且为前后壁对称式发育;而高、中位有瘘型肛门直肠畸形及泄殖腔畸形内括约肌面积相对减少,畸形位置越高,畸形越复杂,面积也越小,其中以泄殖腔畸形内括约肌发育最差,且为不对称式生长,前壁较后壁发育小;高、中位无瘘型肛门直肠畸形内括约肌面积为零。

肛门直肠畸形类型不同,外括约肌发育亦不同。低位有瘘、无瘘型肛门直肠畸形胎鼠外括约肌形态及位置正常;高、中位肛门直肠畸形及泄殖腔畸形外括约肌主要有下列 3 种改变:①外括约肌缺如;②正常解剖位置无外括约肌,在直肠盲端存在肌肉团,范围较大,但肌纤维稀疏,走行紊乱,难以辨认肌肉止点;③正常位置处有外括约肌,但可见肌纤维向上逐渐延续直至直肠盲端,形成条索包绕直肠后壁。肛门直肠畸形胎鼠肛提肌位置正常,但肌纤维薄弱,畸形位置越高越薄弱。

2. 全反式维 A 酸致畸大鼠动物模型 大鼠妊娠 10 天经胃管注入全反式维 A 酸 135mg/kg,肛门直肠畸形的发生率达 81.3%,但大多数表现为神经管畸形,故也常用于神经管畸形的胚胎研究。

妊娠第 16 天时可见骶尾部结构明显畸形,呈显性脊柱裂同时伴脊髓膨出,未见正常尾部形态,局部仅见一结构紊乱的团块;脊柱前方可见发育不良的直肠但没有形成肛门开口,同时可见到幼稚的膀胱和 / 或子宫,分辨不清,并且伴有直肠尿道瘘(雄性)或直肠泄殖腔瘘(雌性);脐孔未闭合,肝脏连同未腔化的肠管均位于腹腔外。妊娠第 18 天时,骶尾部畸形更显明显,同时可见骶尾部包块、无尾、脊柱裂、脊髓膨出,无肛门畸形合并直肠尿道瘘(雄性)或直肠泄殖腔瘘(雌性)等,脐孔仍未闭合,肝脏已还纳,但仍有近腔化的肠管位于腹腔外。妊娠第 20 天时,畸形更趋明显,脐孔变小但未闭合。

(二)胚胎发生学 结肠、直肠、肛门和尿生殖道在胚胎期均由后肠发育而成,后肠的发育异常可导致不同类型的 ARM。了解肛门直肠畸形胚胎发育的演变规律,为预防畸形和产前诊断提供重要的理论依据,一直是国内外研究者研究的重点领域之一。

1. 正常胎鼠泄殖腔发育 胎龄 12.5 天,尾端可见泄殖腔轮廓清晰,背侧一个略向腔内突出的近似 L 形结构,为初期的尿直肠隔,将泄殖腔分为腹侧的尿生殖窦和背侧的原始直肠两部分。尾沟(肛门开口)已经形成。胎龄 13.5 天,尿直肠隔进一步向泄殖腔内伸展,直肠末端逐渐接近于尾沟。胎龄 14.5 天,尿直肠隔继续向下延伸,直肠与尿生殖窦间共同相通的泄殖腔管变得越来越狭小。直肠末端与尾沟的上皮已生长连接到一起。胎龄 15 天的胎鼠,尿直肠隔尖端的上皮与靠近背侧泄殖腔膜的上皮融合,消除了直肠与尿生殖窦间的共同通道,使直肠与膀胱尿道完全分离。尾沟与直肠即将相通。胎龄 16 天,肛膜破裂,尾沟变成肛门,直肠与外界相通。胎龄 18~20 天,肛门直肠及膀胱尿道轮廓清晰,直肠各层分化完毕。

2. 畸形胎鼠泄殖腔发育 胎龄 12.5 天,尾端可见泄殖腔轮廓,尿直肠隔没有形成,无尾沟。胎龄 13.5 天,尿直肠隔形成并向泄殖腔内突出呈 V 形,尿直肠隔与泄殖腔膜距离较大。无尾沟,尾部仅有一表浅的凹陷。胎龄 14.5 天,尿直肠隔更加清晰,尿直肠隔与泄殖腔膜间距离仍较大,尿直肠隔与泄殖腔膜未融合,泄殖腔管仍然存在。胎龄 15 天的胎鼠,泄殖腔仍被尿直肠隔分为腹侧的尿生殖窦和背侧的原始直肠两部分。尿直肠隔与泄殖腔膜间距离减小,但尿直肠隔与泄殖腔膜并

25

未融合，二者相通的共同开口泄殖腔管仍然存在。直肠末端未与外界相通。胎龄 16~20 天，尿直肠隔尖端仍未与泄殖腔膜上皮融合，形成直肠尿道瘘或泄殖腔畸形。直肠末端未与外界相通。肛门直肠畸形的发生可能与下列因素有关：①泄殖腔膜过短；②泄殖腔构型异常；③没有尾沟形成；④尿直肠隔未与泄殖腔膜融合。并提出，尿直肠隔与泄殖腔膜融合是直肠和膀胱分离的决定因素。Bill Johnson 提出胚胎期直肠开口有一个逐渐向下迁移的过程，ARM 的瘘管是由于迁移障碍引起的直肠开口异位。最近，Kluth 利用扫描电子显微镜观察正常和 ARM 动物模型胚胎泄殖腔的发育过程，并未发现有尿直肠隔下降的现象存在，但发现 ARM 胚胎的背侧泄殖腔膜缺失，因而提出泄殖腔膜发育异常是导致 ARM 的主要原因。引起上述研究结果不一致的主要原因是早期胚胎发育过程的观察难度较大，一方面由于早期胚胎发育速度较快而取材的时间间隔较长，进行形态学观察很容易遗漏最佳发育的时间点。另一方面由于早期胚胎很小、很脆弱，进行切片观察容易损伤组织结构导致观察错误。因此，更新研究技术手段，利用三维成像和胚胎体外培养技术，对早期胚胎组织结构进行连续、动态、立体成像观察，将会是未来解决上述问题的关键。

2019 年 Nandaml 首次阐述了正常后肠发育中，尿直肠隔的形态发生动力来源于肌动蛋白产生的细胞间拉力，产生拉力梯度，将尿直肠隔前方的内胚层细胞被牵拉而形成后肠。同时发现，在尿直肠隔表面形成有极性的上皮细胞之后才形成后肠的管状形态，提示了尿直肠隔背侧细胞形成有极性上皮细胞是后肠形成的关键节点，但是产生的具体机制并不清楚。

3. 胚胎发育过程中的细胞凋亡　Wistar 大鼠胎鼠胚胎 13 天尿直肠隔可见凋亡细胞，随着胚胎发育，尿直肠隔间质内的凋亡细胞逐渐增多并向下延伸，腹侧比背侧明显；直肠背侧间质可见大量凋亡细胞。胚胎 14 天，直肠末端和未来肛门开口处的泄殖腔膜开始出现凋亡细胞。胚胎 15 天，尿直肠隔与泄殖腔膜融合，尿直肠隔间质内的凋亡细胞一直向下延伸到融合部位。而 ETU 致畸胎鼠，

尿直肠隔间质、直肠背侧间质和泄殖腔膜的凋亡细胞均明显减少。提示，在泄殖腔的胚胎发育过程中，尿直肠隔间质、直肠背侧间质和泄殖腔膜细胞凋亡的异常是导致肛门直肠畸形的原因之一。细胞凋亡的正常调控是保证肛门直肠胚胎期能否正常发育的关键机制之一。

（三）病因学　目前认为 ARM 是遗传因素和环境因素共同作用的结果。流行病学和动物实验表明，遗传因素在肛门直肠畸形发病过程中发挥重要作用。

1. 遗传因素　ARM 在直系亲属中发生率为 1%，明显高于普通人群发生率（2‰~6‰），尤其是直肠会阴瘘和直肠前庭瘘更容易存在阳性家族史。Falcone 等对 1 606 例 ARM 患者进行调查，结果显示有 39 例 ARM 患者其家庭成员中至少有一人患有先天性异常，占 2.4（39/1 606），39 例患者中有 6 例患者有两个或两个以上的家庭成员患有 ARM，占 15.4（6/39），且多为一级亲属。而且多数合并综合征的 ARM 可找到明确的基因或染色体异常（表 25-5）。某些基因敲除动物模型可以复制人类 ARM 改变，SD 鼠合并短尾和 2 号染色体突变（含有 *SktGT* 基因突变）100% 发生 ARM。

表 25-5　肛门直肠畸形遗传综合征

综合征	染色体改变
Townes-Brocks 综合征	SALL1 deletion 16q
Currarino 综合征	HLXB9 Deletion7q36
Pallister-Hall 综合征	Gli3 7q36
Pallister-Killian 综合征	Tetrasomy 12p
Jacobsen 综合征	Deletion 11q24
Velocardiofacial 综合征	Deletion 22q11.2
Cat-Eye 综合征	Duplicated 22q
唐氏综合征	Trisomy 21

近年来，组学技术的发展为肛门直肠畸形易感基因的研究提供了新的技术手段。对畸形患者直肠末端组织的基因表达谱分析显示，肛门直肠畸形直肠末端与正常直肠末端组织中表达差异在 2 倍以上的基因有 776 条，其中肛门直肠畸形下调的基因有 399 条，上调的基因有 377 条。表达

差异在 4 倍以上的基因有 259 条,其中肛门直肠畸形下调的基因有 150 条,上调的基因有 109 条。应用 RT-PCR 方法对筛选出的 7 个表达差异基因进行验证,其中 RHOB、HOXA5 基因表达明显高于正常对照,而 SOX11、MMP7、SALL1、NKX3-1 和 EPHB2 基因的表达明显低于正常对照。Wong 等对 175 例汉族肛门直肠畸形患者进行全基因组关联分析(GWAS),尚未发现有价值的与畸形相关的 SNP 位点,但对 363 例肛门直肠畸形患者进行全基因组拷贝数变异(CNV)分析,首次发现一些罕见的缺失和重复在畸形患者中明显增加,其中 DKK4 和 INTU 基因可能与肛门畸形发生有关。目前研究较多的肛门直肠畸形相关基因为 SonicHedgehog(SHH)基因信号通路、Hox 基因家族、Wnt5、Td4、FgflO、Cdxl、Skt 和 Eph-ephrin 信号途径等。

SHH 基因位于 7q36,表达一种分泌性信号蛋白,在胚胎期参与许多器官的形态发育。SHH 信号通路是由 Hh 配体、跨膜蛋白质受体 Patched(Ptch1 和 Ptch2)和 Smoothened(Smo)组成的受体复合物、下游转录因子 Gli 蛋白(Gli1、Gli2、Gli3)组成。SHH、Gli2 和 Gli3 基因敲除鼠可分别出现一穴肛、肛门狭窄等不同病理类型的肛门畸形。Huang 等研究发现 SHH 基因启动子区高甲基化与 ARM 患者直肠末端 SHH 基因表达水平降低有关。张志波等利用肛门畸形患者手术切除的直肠末端组织进行基因表达水平检测,发现 SHH、Gli2 和 BMP4 基因表达在 ARM 明显降低,但 Gli2 表达水平在不同类型畸形之间无明显差异。

Hox 基因是同源盒基因家族中一个高度保守的亚群,有 4 个基因簇(Hoxa、Hoxb、Hoxc 和 Hoxd)组成,在胚胎后肠的发育过程中具有时空性表达,是后肠发育的关键基因。有研究证实,Hoxa13 和 Hoxd13 在肛门畸形动物模型中的表达明显异常,而且 Hoxa13 和 Hoxd13 基因突变鼠可出现泄殖腔发育畸形。正常大鼠胚胎 Hoxd13 表达于尿直肠隔的间质以及后肠、泄殖腔膜和尿生殖窦的上皮层,随着胚胎发育,Hoxd13 的表达逐渐增加。而肛门直肠畸形胎鼠,在尿直肠隔的间质后肠上皮层、泄殖腔膜或瘘管的上皮层表达明显减弱。临床试验发现肛门直肠畸形患者直肠末端 Hoxd-13 基因

表达明显降低,提示 Hox 基因是肛门直肠畸形的易感基因之一。

Wnt 基因及其信号通路在动物胚胎的早期发育、器官形成、组织再生和其他生理过程中具有至关重要的作用。研究发现,Wnt3a 和 Wnt5a 在胎鼠盆底横纹肌复合体中存在时空表达,并且在肛门畸形胎鼠中表达明显低于正常。Wnt5a 基因敲除鼠可以出现肛门畸形。β-catenin 是 Wnt 信号通路重要组成部分,利用条件性基因敲除的方法降低内胚层上皮的 β-catenin 表达,可以出现肛门畸形表型。作为 Wnt 通路的核内信号分子,Tcf4 在 Wnt 信号调控转录过程中起着分子开关作用,参与对肛门直肠畸形发生相关的 Shh、Bmp4、Fgf10 和 EphB2 等基因的调控。从蛋白水平和分子水平研究正常胎鼠和肛门直肠畸形胎鼠泄殖腔和直肠 Tcf4、Cdx1 的表达情况,显示在大鼠正常发育过程中及在畸形泄殖腔均有表达并表现出时空依赖性。在肛门直肠畸形胎鼠泄殖腔和直肠黏膜亦有表达,但强度较正常组明显减低。在胚胎 14 天、14.5 天和 15 天时,正常组 Tcf4 表达达到最高水平,而畸形组同期表达明显降低。动物实验证实,FGF10 和其主要受体 FGFr2b 基因纯合性突变的鼠存在胃肠道发育畸形包括肛门直肠畸形。张海兰等发现 28 例肛门直肠畸形末端标本 FGF10 和 FGFr2b 基因表达明显降低,提示直肠末端 FGF10 和 FGFr2b 基因的减弱可能与肛门直肠畸形的发生有关。张志波等研究 4 例先天性肛门直肠畸形合并 Townes-Brocks 综合征患者的基因型,4 例患者均表现为 SALL1 基因相同位点的突变,可能为 Townes-Brocks 综合征的病因。

酪氨酸蛋白激酶受体 EphB2 是目前已知最大的酪氨酸蛋白激酶受体 Eph 家族成员,在胚胎期与细胞的增殖迁移等有关,并参与发育过程中功能区域的规划和界定,在肛门直肠畸形胎鼠泄殖腔和直肠黏膜层表达,胚胎第 13~16 天表达明显降低。在对 31 例肛门直肠畸形直肠后壁末端 EphB2 蛋白水平和 mRNA 表达水平研究中发现,畸形直肠末端肠壁 EphB2 基因 mRNA 相对表达量明显低于后天性瘘组和正常对照组。直肠末端 EphB2 蛋白水平和 mRNA 水平的表达组间比较,

25

高位组和中位组之间无显著性差异,但二者明显低于低位组。

其他相关基因:研究发现 *DKK1* 基因突变鼠和 *FGF10* 基因敲除鼠均可产生肛门畸形表型。另有一些报道,肛门畸形动物模型的后肠和盆底组织 *P63*、*Skt*、*BMP4*、*BMP7*、*Six1*、*Eya1*、*Bcl2*、*Bax*、*Sall1*、*Notch1* 和 *Jagged2* 等基因表达异常,提示这些基因也可能与肛门畸形发生有关。

2. 环境因素 目前认为肛门畸形是环境因素和遗传因素相互作用所致的复杂多基因疾病。临床上,多数 ARM 患者都是散发病例,没有明确的家族史。实验研究中,乙烯硫脲、维 A 酸和多柔比星等可以诱发胎鼠产生肛门直肠畸形。提示环境因素可能在 ARM 的发病中起着重要作用。①辅助生殖技术:许多研究显示辅助生殖胎儿的出生缺陷发生率明显高于正常怀孕胎儿,肛门畸形与辅助生殖具有相关性。Zwink 等分析了 15 年德国诊断为肛门畸形的 295 例患者资料,其中 10% 是通过辅助生殖受孕,这些患者合并其他先天畸形的比率明显高于正常怀孕出生的肛门畸形患者。辅助生殖导致肛门畸形的具体机制目前尚不清楚,有报道认为与克罗米芬等激素类促排卵药物有关,也有报道认为与引起胎儿父亲生育能力低下的有害因素有关。②某些代谢性疾病:母亲无论在怀孕前还是在孕期患有糖尿病,均可导致胎儿出现肛门畸形的风险明显增加。Dawson 等对美国 10 年出生缺陷数据进行分析,结果显示即使母亲未患糖尿病,但如果饮食中升糖指数高,胎儿发生多种先天畸形(包括肛门畸形)的风险增高,如果再加上母亲肥胖等因素,该风险增加更明显。Correa 等发现患有糖尿病且没有补充叶酸的母亲,其胎儿肛门畸形的发生率更高。上述研究从不同角度证明孕母血糖升高是导致胎儿肛门畸形的重要因素。③其他因素:包括早产、低出生体重;母亲怀孕时年龄、过度肥胖、第一胎妊娠、孕早期母亲发热史;饮用过量咖啡;母亲患慢性甲状腺疾病、慢性胃肠道疾病、癫痫病史;母孕期间口服阿片类、苯二氮䓬类、抗哮喘及甲硫氧嘧啶类抗甲状腺药物;母孕期间接触工业清洗剂等。这些因素的致病机制还需要进一步研究证实。由于社会

环境和个体生存环境的多样性,以及母体内、外环境变化的不确定性,有关环境对畸形发生影响的研究有待于深入进行。

综上所述,ARM 是遗传因素和环境因素共同作用所致的复杂多基因病,相关畸形的分子生物学研究虽然取得很大进步,但除了少部分合并综合征的肛门畸形已经明确致病基因以外,其胚胎发生机制和遗传规律尚不清楚,尚未找出其主效基因。目前倾向于肛门直肠畸形发生可能是该区域若干关键信号通路和调节基因之间的交叉和连锁反应所致,即所谓的肛门直肠畸形发生的"遗传分子链"(genetic link)效应。相信随着大数据时代的到来,一定可以使 ARM 的致病基因得到明确定位和克隆、环境致病因素得以明确,为将来基因诊断、基因治疗和畸形预防奠定基础。

(四)病理学 我国对肛门直肠畸形病理学研究有许多成果,其中关于肛门直肠畸形的神经病理学研究是对国际该研究领域的重要补充。研究显示,肛门直肠畸形除相关肌肉发育异常外,肛周、盆底和骶髓神经发育异常是其重要的病理改变,肛门直肠畸形的位置越高,改变越明显、越严重,术后并发症越多、生活质量越差。

1. 肛门直肠畸形神经病理改变

(1) 骶髓病理改变:早在 20 世纪 80 年代,在李正教授指导下,李龙等报道了 10 例肛门直肠畸形儿骶髓标本观察,其中高位畸形 4 例,中位 1 例,低位 5 例。末段骶髓均存在异常改变,中央管呈菱形扩大,实质变薄。骶髓前角内侧群的运动神经元的数量较正常儿减少,高、中位畸形和低位畸形分别为正常的 34.4% 和 70.5%。

通过荧光金(FG)神经逆向示踪方法,标记胎鼠支配肛提肌的脊髓运动神经元和感觉神经元,发现支配肛提肌的脊髓运动神经元总数在正常组为 (135 ± 29) 个,先天性肛门直肠畸形胎鼠组为 (55 ± 26) 个,先天性肛门直肠与神经管联合畸形组为 (54 ± 29) 个;高位畸形组脊髓神经元总数明显少于低位畸形组。支配肛提肌的感觉神经元主要分布在 $L_5 \sim S_1$ 脊髓节段的脊髓背根神经节,畸形组神经元数量减少,体积变小,感觉神经元总数在正常组为 $(11\,804 \pm 2\,362)$ 个,低位肛门直肠畸

形组为（2 886±705）个,高位肛门直肠畸形组为（1 026±425）个,高位肛门直肠畸形与神经管联合畸形组为（964±445）个。中国医科大学杨中华等观察到肛肠畸形胎鼠腰骶髓长度显著小于正常胎鼠,在胚胎第6~21天期间腰骶段脊髓中神经细胞凋亡显著增多,以前角为主。

（2）骶神经病理改变:肛门直肠畸形患者常伴有骶椎畸形。当骶椎椎体缺如时,可伴有骶神经的改变,缺如的节段越多,骶神经改变越明显。对肛门直肠畸形儿尸体（高位畸形10例,中间位畸形6例）解剖发现:在10例高位畸形中,有5例直肠盲端位于第2骶椎水平以上,第2、3、4骶神经与直肠盲端无联系;其余5例直肠盲端在第2骶椎水平以下者,仅1例第2骶神经进入直肠壁。提示肛门直肠畸形儿骶椎有明显改变者,可伴有骶神经的发育异常,直接影响本病的治疗和预后,因而临床上观察畸形儿骶椎改变具有重要意义。

（3）肛周组织中神经末梢改变:11例死于新生儿期的先天性肛门直肠畸形儿（高位5例,中位5例,低位1例）盆底及肛周组织中的感觉神经末梢形态学观察结果显示,肌梭仅见于耻骨直肠肌中,分布在中1/3段内,在肛门外括约肌中未见肌梭。进一步研究发现,高位和中位肛门畸形儿耻骨直肠肌、肛门外括约肌和骶前间隙内的感觉神经末梢呈发育不良改变。一方面,感觉神经末梢的密度降低,以肛门外括约肌和骶前间隙内的感觉神经末梢降低为甚,另一方面,骶前间隙内感觉神经末梢发育不良。

（4）直肠远端肠壁内神经改变:肠神经系统包括神经节细胞、中间连接纤维、神经胶质细胞和Cajal间质细胞。国内多项动物实验和临床标本研究显示肛门直肠畸形肠神经节细胞发育异常。应用PGP 9.5抗体标记神经节细胞研究神经节细胞在正常胎鼠和肛门直肠畸形胎鼠直肠内的迁移发育情况,显示正常胎鼠胚胎第16天,神经嵴细胞已经定植于整个后肠,直肠壁内可见散在神经节细胞;胚胎第16~18天,神经节细胞出现在肌间神经丛,呈散在单个出现;胚胎第17~18天,神经节细胞出现在黏膜下层,数量逐渐增多;胚胎第20天可观察到团簇状的神经节细胞;肛门直肠畸形

胎鼠胚胎第16~17天,直肠内可观察到神经嵴细胞,与正常胎鼠无明显差异,但直肠尿道瘘周围未见神经节细胞;胚胎第18~19天,近直肠盲端可见神经节细胞,但数量明显减少,瘘管周围仍未见神经节细胞;胚胎第20~21天,直肠盲端内的神经节细胞明显减少,未见明显神经细胞簇形成。但有人发现肛门直肠畸形患者直肠盲端及瘘管可见神经节细胞,位置越高,直肠盲端及瘘管神经节细胞发育越差、分布越稀少,术后半年内便秘发生率越高。

通过HE染色和免疫组化方法研究肛门直肠畸形内括约肌和末端肠壁神经节和神经丛的发育情况,发现畸形胎鼠肛门内括约肌肌间和末端肠壁内神经节细胞数目和神经丛数均较正常胎鼠明显减少,畸形位置越高,减少越明显,提示末端直肠肠神经系统（enteric nervous system,ENS）的发育程度与畸形位置密切相关。高位畸形直肠盲端ENS发育差,虽然随着年龄增长直肠末端肠壁肌层有所增厚,但肌层中ENS的发育仍无明显改善,中位畸形直肠盲端ENS的发育程度随着年龄增长,可逐渐趋向于成熟。

Cajal间质细胞是胃肠肌肉的起搏细胞,能产生生理性慢波,控制胃肠道的收缩和蠕动活动。我国学者高度关注肛门直肠畸形患者肠管Cajal间质细胞的发育情况。通过ETU致畸肛门直肠畸形胎鼠研究直肠末端Cajal间质细胞的表达情况,发现Cajal间质细胞的发育明显滞后,小肠Cajal间质细胞的表达与正常胎鼠无明显差异,但结肠和直肠Cajal间质细胞明显减少。研究ARM患者直肠末端Cajal间质细胞发育,结果显示高、中位肛门直肠畸形直肠末端Cajal间质细胞和它的配体干细胞因子受体SCF表达明显降低,而低位畸形和后天性肛瘘无异常。提示ARM患者存在Cajal间质细胞的发育异常,并推测可能与肛门直肠畸形术后便秘有关。

对ARM直肠远端肠壁内胆碱能、肽能和肾上腺能神经分布观察发现,肿块下层AChE阳性神经丛及神经节细胞数及肌间神经丛数较正常儿减少,酶活性减弱,肌间AChE阳性神经节细胞数则明显减少,并且以不成熟型为多。

目前研究者对于 ARM 患者术中直肠远端的保留长度有争议。一方面,研究者认为多数肛门直肠畸形(包括高、中位畸形在内)患者都有内括约肌,应行保留内括约肌的肛门成形术,即手术中最大限度地保留直肠盲端和瘘管组织;另一方面,因肛门直肠畸形患者直肠盲端和瘘管肠神经系统发育异常,过多地保留直肠盲端和瘘管会使高位畸形患者术后大便失禁发病率升高,中、低位畸形患者术后便秘发病率升高,主张术中不宜过多保留直肠盲端。

(5) 肛门部皮肤神经改变:通过对 11 例肛门直肠畸形患者肛门部皮肤进行组织学检查,发现该处皮肤及皮下组织中均有神经纤维存在,但是高位和中位畸形儿神经纤维的密度明显低于正常儿,且高位低于中位。

(6) 肛门外括约肌神经电生理改变:采用神经电生理方法对 20 例正常小儿和 45 例先天性肛门直肠畸形术后 5~19 年患者的肛门外括约肌神经电生理功能进行检测。通过测定会阴 - 肛门反射、脊髓 - 肛门反射和马尾神经诱发电位的潜伏期,并对会阴 - 肛门反射弧的传入、传出和骶髓中枢神经传导情况的定量分析。结果显示,正常儿会阴 - 肛门反射、脊髓 - 肛门反应、马尾神经诱发电位潜伏期和骶髓中枢传导时间分别为 (23.35 ± 6.92) ms、(4.61 ± 1.93) ms、(3.76 ± 0.93) ms 和 (14.84 ± 6.57) ms,患者各种反射潜伏期均有不同程度地逐渐延长,其中脊髓中枢传导时间延长最明显,为正常儿童的 2.7 倍,与小儿排便功能呈明显负相关。提示肛门直肠畸形支配肛门外括约肌神经功能异常是影响术后排便功能的重要因素之一,神经损伤在骶髓中枢最严重。

上述研究结果提示,ARM 从骶髓到盆腔和肛周组织中各种神经末梢发育异常是胚胎发育过程中的原发病变,畸形位置越高改变越明显。尽管肛门直肠畸形已经进行手术修复,但明显的神经功能异常是导致 ARM 患者术后肛门直肠功能不良的重要因素之一。

2. 肛门直肠畸形肌肉病理改变

(1) 横纹肌复合体:小儿排便功能主要由盆底横纹肌复合体控制。盆底横纹肌复合体呈内纵外环两层排列,两者协调收缩共同维护排便活动。对正常胎鼠和肛门直肠畸形胎鼠盆底肌肉胚胎发育研究显示,正常胎鼠在胚胎第 16 天观察到盆底横纹肌纤维样结构,松散地包绕直肠末端和前方的尿道,在肛管与尿道间无肌肉结构出现;胚胎第 18 天横纹肌复合体肌结构增粗,与直肠关系较紧密,并在直肠前外侧方分为两支,外侧支位于球海绵体肌外上方,内侧支较细小走行于直肠前内侧,于球海绵体肌的内上方止于会阴中心键;随着胚胎发育,横纹肌复合体与直肠关系越来越紧密,到胚胎末期可见其与直肠紧密相连,并与联合纵肌有部分融合。肛门直肠畸形胎鼠胚胎第 16 天横纹肌复合体的发育与正常胎鼠基本一致,胚胎第 18 天起横纹肌复合体开始向头侧、腹侧及中线方向移位,即向直肠盲端下方、尿道后方聚集,与肛穴的距离逐渐增大,会合于直肠盲袋后方或后下方中线上,呈倒 "V" 字形结构。至胚胎期末,形成一位于直肠盲端下方、向中央靠拢且背侧上翘的环状紧缩结构。从胚胎第 18 天起可观察到横纹肌复合体外观粗大,镜下肌束间含大量脂肪组织,纤维走行紊乱。

对 ARM 患者耻骨直肠肌的位置和长度测量,发现高位畸形时耻骨直肠肌上、下缘延长线与耻尾线的交角明显小于正常儿,其后上、下缘与肛穴的距离明显大于正常儿,说明该肌上移,另外耻骨直肠肌的长度也较正常儿短。耻骨直肠肌与外括约肌分离,与骶椎间隙增大,由脂肪占据。中位畸形时耻骨直肠肌虽有上移和短缩,但不如高位者明显,与正常儿比较无显著性差异。该肌纤维包绕直肠盲端,且直肠盲端位置越低,被肌纤维包绕的越多,并在直肠盲端的后外方与外括约肌深浅部肌纤维相接。直肠前庭瘘者和低位畸形一样,耻骨直肠肌环绕于直肠或瘘管的后方,处于正常的解剖位置。根据骨盆部位 CT 扫描的影像学表现,将耻骨直肠肌发育分为 3 种程度。①发育好:耻骨直肠肌呈规则的条带样。②发育可:耻骨直肠肌呈线状,稍薄弱。③发育差:耻骨直肠肌不完整,细线样。

胚胎研究证明,外括约肌是单独发育。对 ARM 患者的盆腔正中矢状断面标本进行解剖和组织学研究证明外括约肌均存在,由于畸形类型不同,该肌的分布、形态、大小和肌纤维走行方向变化较大。在正常儿盆腔正中矢状断面上,肉眼观察外括约肌呈前、后两团,位于肛管的前后方。肛门直肠畸形病例直肠盲端的位置越高,两团结构越不明显,不易分开,甚至失去正常形态。在镜下观察外括约肌纤维走行方向,正常儿外括约肌深、浅部肌纤维呈横断面,低位畸形其肌纤维也为横断面;而中位畸形肌纤维多为斜行,仅少部分为横断面;高位畸形时,深浅部肌纤维多为斜行和纵行,呈横断面者甚少,有的病例几乎以纵行肌纤维为主,呈高柱状。采用方格图表法对 13 例 ARM 盆腔标本外括约肌分布面积进行观察,并与 6 例正常新生儿标本做对照,发现 ARM 外括约肌的面积较正常儿增大,低位畸形时外括约肌面积与正常儿基本一致;中位畸形时为正常儿的 1.4 倍;高位畸形时,仅 1 例外括约肌明显缩小,约为正常儿的 1/2,并移位至尾骨尖部,其余均较正常儿的面积大,平均为正常儿的 2.5 倍,在外括约肌内部有不同程度的脂肪充填。

对肛门直肠畸形动物模型的肛门外括约肌的组织化学观察发现,高、中位畸形在单位面积中无论是肌纤维数,还是收缩慢耐疲劳的Ⅰ型肌纤维所占比例均明显减少,而低位畸形则基本正常。超微结构显示,部分肌原纤维排列紊乱,结构不清,有的呈溶解状态;Z 带有不规则改变,扭曲、断裂;线粒体大小不等,嵴有缺失、断裂、空泡变,有早期髓鞘样变,这些改变可能与该畸形有骶髓和肛周组织中神经发育不良有关。

(2)肛门内括约肌:肛门内括约肌是由直肠下段的直肠环肌增厚形成,有直肠纵肌层和肛提肌的纤维穿过,大约长 3cm、厚 5mm。

对 10 例 ARM 完整病理标本的组织学研究发现,在 5 例高位畸形标本中,3 例直肠远端肠壁环肌层有限局性增厚,但范围较小;4 例中位畸形中,3 例也有局限性环肌增厚,范围稍大,多为前后两处,另 1 例前庭瘘,其内括约肌发育良好;1 例低位畸形内括约肌基本正常。对 28 只肛门直肠畸形鼠肛门内括约肌观察发现,有瘘型肛门直肠畸形其瘘管内覆有未角化的复层上皮,在该处直

肠末端环肌层明显增厚,肌细胞发育正常。即有瘘型肛门直肠畸形具有明显的内括约肌,无瘘型肛门直肠畸形直肠盲端内无复层上皮,环肌也未增厚,即无内括约肌;但无瘘型低位畸形直肠盲端覆有角化鳞状上皮,在有鳞状上皮的范围内环肌层局限性增厚明显,肌细胞发育正常,即低位无瘘畸形存在内括约肌。通过免疫组化研究观察,正常胎鼠和肛门直肠畸形胎鼠胚胎第 15 天后肠壁内均出现环肌层,并有轻微的末端膨大,表现肛门内括约肌的特点;胚胎第 17~21 天,末端环肌膨大部分在后肠末端漏斗样过渡区后逐渐变薄弱,并形成一个锐角末端,正常胎鼠末端膨大以钝圆形末端结束,而畸形胎鼠的肌束界线较模糊,排列略紊乱。

(3)肠壁纵肌:正常胎鼠和肛门直肠畸形胎鼠纵肌发育的研究显示,正常胎鼠消化道的纵肌遵循从头侧到尾侧的发育方向进行,先在中肠壁内出现,之后出现在后肠壁内,后肠纵肌的发育与环肌的发育不同步,纵肌发育晚且发育过程较长,纵肌层的发育从胚胎第 17 天开始出现不连续的纵肌片段到胚胎第 21 天形成完全连续的薄层纵肌层,而肛门直肠畸形胎鼠纵肌出现的时间和形成完整肌层的时间与正常胎鼠相同,但纵肌末端的发育较正常胎鼠差。在部分高、中位畸形的病例中,可见直肠盲端肠壁纵肌向下延伸,可延伸至外括约肌的肌纤维内,其长短不同。

【临床研究】

(一)诊断方法 20 世纪 90 年代以前,我国肛门直肠畸形的辅助诊断方法主要依靠 X 线检查,如腹部倒立侧位 X 线平片和瘘管造影来分型,因 X 线检查常出现误诊,影响手术术式的正确选择,故如何提高术前诊断率是当时小儿外科医师研究的课题之一。

腹部倒立侧位 X 线平片是诊断 ARM 畸形类型的经典方法,由于拍照位置和技术原因,有一定的误差。为提高腹部倒立侧位 X 线平片的诊断率,有人通过对 50 具新生儿盆腔尸体解剖,观察耻骨直肠肌上、下缘最低点做与 PC 线的平行线,分别为 SS' 和 LL',测得 SS' 线及 LL' 线分别距肛门 1.75 ± 0.3cm 和 1.04 ± 0.27cm;认为在 X 线照片

25

上，以耻骨直肠肌上、下缘最低点作为高、中、低位畸形的分界线较为合适。提出直肠盲端气体阴影距肛穴 1.8cm 和 1.1cm 两个距离标准，即盲端距肛穴 1.8cm 以上者为高位，1.1cm 以下者为低位，1.1~1.8cm 者为中间位畸形，此标准与 PC 线、M 线、I 线的位置关系基本一致。

山东医科大学陈雨历等研究认为耻肛尾（pubo-ano-coccygeal，PAC）三角的测量可作为肛门直肠畸形的分型诊断依据。PAC 三角可直接在患者身体上测量，摸及耻骨联合上缘定为 P 点，尾骨尖为 C 点，肛穴最低点为 A 点，用特制卡尺测出 PC、PA 和 AC 距离，画出 PAC 三角，再测量其 A 角并计算出 PC 线与 A 角至 PC 线垂线长度的比（a/h），临床上用耻肛尾（PAC）三角的测量，判断肛管直肠畸形的高中低位。笔者测量 114 例正常新生儿的耻肛尾（PAC）三角，得出正常 PAC 三角的平均 A 角为 99.6°，90% 上限为 82°，95% 上限为 80°；a/h 为 2.9，90% 上限为 2.3，95 上限为 2.1。应用于临床测量：A>82°，a/h>2.3 为低位肛门闭锁，82°>A>80°，2.3>a/h>2.1 为间位闭锁，A<80°、a/h<2.1 为高位畸形。

20 世纪 80~90 年代，随着超声在我国各地医院的普遍应用，因其安全简便、测量数据可靠和可重复性好等优点，也广泛用于 ARM 的产前诊断和术前分型。1986 年国内全学模首先报道 B 型超声用于 ARM 的诊断以后，我国多家医院也应用超声诊断肛门直肠畸形，虽然各家医院报道的诊断符合率不同，在 83%~100%，但均高于 X 线检查的诊断率。2019 年上海交通大学附属儿童医院胡慧勇等进行超声与倒立位 X 线诊断先天性肛门直肠畸形的一致性研究，对 48 例先天性肛门直肠畸形患者的超声和倒立位 X 线和手术结果进行比较分析，超声诊断 ARM 准确率 93.8%，X 线诊断 ARM 准确率 89.6%，差别无统计学意义。但超声具有无辐射、检查不受限制，不必倒置，也不受体位和时间的影响等优点。此外，超声检查不仅可测量直肠盲端与肛穴的距离，观察直肠盲端与耻尾线的关系及瘘管走向，肛周肌肉的发育程度，同时可检查是否合并心脏、泌尿系等器官的畸形。

超声检查还是妊娠期发现胎儿畸形的常规检查方法，国内有人报道超声测量直肠前后径有助于发现胎儿期病理性直肠扩张，特别是对于合并直肠泌尿道瘘的肛门闭锁和泄殖腔畸形的产前诊断具有较高的参考价值。但超声诊断肛门直肠畸形也有其局限性，其对软组织的分辨能力差，受观察者经验影响大。

随着肛门内超声的临床应用，超声基础不仅用于临床诊断，通过肛门内超声探查，可以显示肛门成形术后肛周肌肉的形态学改变，为术后排便功能评估和治疗方法选择提供参考。山西省儿童医院对肛门直肠畸形术后患者肛管内超声检查，显示肛门内括约肌（IAS）、外括约肌（EAS）最大厚度与正常儿童无明显差别，但存在局部缺损或变薄，其完整性、受损程度与肛门直肠畸形术后排便功能密切相关。

20 世纪 90 年代后期，我国多家医院也广泛应用 CT、MRI 检查诊断肛门直肠畸形，通过 CT、MRI 检查可明确直肠盲端到肛门的距离，直肠盲端与耻骨直肠肌的关系，了解直肠瘘口位置，评价盆底肌肉发育情况，预测患者愈后，其准确率优于 X 线和超声检查，但检查时需要镇静。

华中科技大学同济医学院附属同济医院通过对 38 例孕 19~37 周胎儿进行三维磁共振结肠成像（3D-MRC），给出胎儿正常结肠体积为 5.1~69.2ml，结肠横径 <1.8cm。认为对结肠闭锁、先天性巨结肠、先天性膈疝及泄殖腔外翻畸形等复杂畸形具有诊断价值。

正常新生儿肛周肌群在 MRI 各断面上表现为：耻骨直肠肌在矢状面上位于 PC 线部位骶尾骨前方，冠状面位于直肠远端两侧，横断面位于直肠远端前后方。肛门外括约肌在横断面位于直肠远端，呈圆形肌束围绕于肛门周围；在矢状、冠状面位于肛管前后或左右。

MRI 具有较高的软组织分辨率，多平面成像多序列成像可多角度、多体位观察肛周肌群发育情况，可清晰显示肛门括约肌及肛提肌的形态及发育情况。具有非侵袭性、无创伤、无辐射、可重复性强等优点，并且胎粪是良好的 MRI 自然对比剂，因此肛门直肠畸形患者术前行 MRI 检查能很好地显示盆底肌肉发育情况，直观清晰地显示直肠盲端与肌肉系统,从而能准确地判断畸形的程度和类型,为手术术式的选择、手术的成功及减少术后并发症提供重要的影像学证据。但有研究显示新生儿肌肉不发达,MRI能清晰地显示肛提肌,而对肛门内、外括约肌显示困难。对肛周肌群发育情况的评估缺乏量化指标。随着计算机三维结构重建技术的导入,CT、MRI对盆底组织结构的三维重建,更有利于人们对肛门畸形解剖病理改变的深入认识。

(二)治疗技术　现代医学时代的重点是精准治疗、微创技术和功能康复。20世纪50年代我国小儿外科成立后,经过前后几代小儿外科医师的不断努力,深入系统地研究肛门直肠正常解剖结构和肛门直肠畸形的解剖异常,不断提出新的观点指导手术或改良术式,减少术后并发症的发生。

1. 治疗技术改良与进步

(1)"张氏膜"的发明与应用:在外科治疗ARM进程中,首都医科大学附属北京儿童医院张金哲发明了"张氏膜"(详见本节后附)。通过40具尸体及一具高位无肛尸体解剖,对直肠周围纤维鞘膜的结构进行研究,并用模拟直肠模型观察排便功能,证明直肠壁外存在一层纤维层,该层有限制直肠弹性,保持直肠容积、长度及其筒状形态的作用,有利于维持直肠内压,协助诱发排便反射,使压力向肛门外口呈定向性传导,便于粪便排出。故在直肠拖出术中,尽可能保持直肠壁组织,有利于保持排便功能。肛门成形手术中松解此膜,解除束缚,可使直肠盲端有一定程度的延长,缓解肛门口吻合的张力。

此外,山东大学齐鲁医院选用无肛门直肠病变的胎儿、新生儿骨盆标本16例行解剖及组织切片观察,发现联合纵肌是来自耻骨尾骨肌和直肠肌壁纵行平滑肌的延续部分共同组成,他们提出联合纵肌是排便肌,具有固定肛管、防止直肠黏膜脱垂的作用,在术中应尽量保持该肌的完整,以实现良好的排便功能及减少术后并发症的发生。中国医科大学等单位提出肛门直肠畸形直肠盲端和瘘管具有内括约肌样结构,术中应尽量保留直肠盲端和瘘管。此观点的提出,立即得到我国小儿外科同仁的认同,通过术中尽量保留直肠盲端和

瘘管,肛门直肠畸形术后大便失禁的发生率明显降低。

(2)张力应力定律在肛肠外科的应用:首都儿科研究所李龙在张金哲院士的指导下,对豚鼠进行肛门外括约肌急性和慢性扩张实验,结果表明肛门外括约肌被拉长至原长度的100%~300%时,肛管静息压力上升平稳(平稳期),其收缩压力呈正比例上升;在301%~370%时,静息压力迅速上升(迅速上升期),而收缩压力逐渐减少至0;超过370%,尽管肌肉拉长,但是肛管压力不变,同时肌肉中神经纤维、肌纤维和血管出现变性坏死,于肛管压力上升期持续牵拉6天后,肛门外括约肌出现活跃生长现象,电镜下可见肌细胞的肌节分裂增殖。发现肛门外括约肌牵拉长度、肛管压力、肌肉损伤及生长之间存在依从关系,此关系对于指导先天性肛门直肠畸形的治疗有重要意义。由于ARM的肛门外括约肌的发育较差,术中过度牵拉来包绕直肠会对肌肉产生明显损害,术中保护残存的括约肌避免过度牵拉是促进肛门直肠畸形术后排便功能改善的重要方法。应用张力应力定律诱导肛门组织生长及治疗ARM术后肛门狭窄获得成功。对13例先天性肛门直肠畸形术后肛门狭窄的患者进行持续肛管扩张治疗,12例获得满意疗效,经过4~14个月随访,所有患者排便正常,无明显排便困难,说明利用张力-应力定律的治疗方法是肛门狭窄患者的最佳选择。在高位泄殖腔畸形的阴道和尿道成形,毕讯等报道应用张力-应力法则,采用球囊扩张法,诱导共同管生长,解决尿道阴道成形组织材料不足,再造阴道取得满意结果。

(3)直肠前庭瘘术式的改良:20世纪80年代以后,后矢状入路肛门成形术在我国各地已普遍应用,为减少术后并发症的出现,提高患者排便控制能力,出现了一些术式的改良。有人发现对于直肠前庭瘘和会阴瘘,后矢状入路肛门成形术可能破坏瘘口远端的内括约肌结构,提出前矢状入路直肠肛门成形术。早在2002年汕头大学医学院和上海第二医科大学附属新华医院介绍16例肛门闭锁直肠前庭瘘前矢状入路直肠肛门成形术(anterior sagittal anorectal plasty,ASARP)治疗的经

验,术后获随访 2 个月~5 年,肛门功能临床评分达优 13 例,良 3 例,切口感染 1 例,认为 ASARP 是治疗肛门闭锁直肠前庭瘘较佳的手术方式。后来首都医科大学附属北京儿童医院报道保留肛门内括约肌的直肠前庭瘘及会阴瘘的手术方法,其手术要点为:①经瘘口向直肠腔内填塞无菌绷带以阻止肠内容物外溢干扰手术及污染伤口;②瘘口皮肤黏膜交界处缝 4~6 根牵引线,避免钳夹瘘口组织加重组织损伤;③用电刀在牵引线外游离瘘口和分离直肠阴道间隔(勿损伤直肠及阴道,若损伤及时修补),可减少出血并保持良好的手术视野;④在电刺激仪引导下纵向正中劈开外括约肌前部,将直肠置于横纹肌复合体中心。然后原位修复括约肌;或在电刺激仪引导下于外括约肌收缩中心纵行切开皮肤 1.0cm,将直肠经括约肌中心穿出;⑤利用两侧的耻尾肌重建会阴中心腱,缝合时勿留死腔。患者术后最长随访 7 年,52 例会阴及肛门外观良好;2 例会阴部矢状切口感染形成直肠会阴瘘,再行瘘口修补术,3 例术后顽固便秘,需开塞露协助排便。采用李正肛门临床评分标准评估患者排便功能,92.6% 患者术后排便功能良好,总评分达 5~6 分。

(4) ARM 新生儿期一期根治:目前我国一些家长不接受结肠造瘘及分期手术,一些医师也认为分期治疗,前后需 3 次手术,历时 1 年左右,给患者带来很大痛苦,使患者家庭承受较大的经济负担。同时横结肠造瘘术后护理复杂,且有严重的并发症,而倾向选择一期行 PSARP。

深圳市儿童医院、济宁医学院和复旦大学附属儿童医院先后报道在新生儿期中、高位肛门直肠畸形不造瘘,一期行 PSARP。他们认为只要手术者能熟练掌握 PSARP,熟悉肛门直肠畸形的异常解剖,在专科医师精细操作下,新生儿一期行 PSARP,还是可以实施的。这样可以避免患者承受二次手术打击,减少并发症和降低病死率。有人认为新生儿期解剖学特点也有利于一期行 PSARP:①骨盆浅,尾骨至肛门距离近,皮肤脂肪组织较薄,手术野较浅,分离创面小,暴露良好,有利于操作;②直肠盲端扩张程度轻对手术有利;③手术越早,直肠内胎粪细菌污染机会少,手术

创面感染机会少;④一期行 PSARP,可使新生儿 ARM 术后大便早期通过成形的直肠肛门,通过排便控制机制,有利于肛门括约肌、耻骨直肠肌功能早期得到锻炼和排便反射早日完善。华中科技大学附属同济医院对 113 例高、中位锁肛术后患者进行随访,结果显示新生儿期行一期 PSARP 可以获得良好的远期结果。

(5) 微创外科技术进步:2000 年美国 Georgeson 等首先报道了 11 例腹腔镜辅助下将直肠经会阴拖出治疗 ARM;2003 年我国北京、武汉和上海等医院也先后报道了腹腔镜在肛门直肠畸形患者中的应用。

腹腔镜治疗高、中位肛门直肠畸形目前在我国分为两种情况:一种为不进行结肠造瘘,在新生儿期行一期肛门成形术;另一种为在新生儿期造瘘,二期手术时应用腹腔镜进行腹腔盆腔的直肠游离,再结合会阴部切口或后矢状切口行肛门直肠畸形成形术。2003 年首都儿科研究所李龙团队率先报道腹腔镜辅助下一期治疗高位肛门直肠畸形。2015 年首次报道一穴肛腹腔镜辅助一期肛门成形、尿道成形、阴道成形术。腹腔镜辅助下高、中位肛门直肠畸形成形术具有以下优点:①对患者损伤小,术后恢复快,让新生儿能够承受整个手术打击。②有利于处理直肠泌尿系瘘管,由于高位肛门闭锁患者直肠尿道瘘多位于尿道前列腺部,无论是开腹手术,还是经会阴手术均显露困难,不易准确修补,这也是高位肛门闭锁患者术后尿瘘容易复发的原因之一。而腹腔镜镜头可以轻而易举地深入盆腔,清晰地显示瘘管部的解剖,有利于准确分离和结扎瘘管,避免尿道损伤。因此到目前为止,尚未见到腹腔镜肛门成形术后尿瘘复发的报道。③有利于从盆底侧准确地辨认横纹肌复合体纵肌漏斗的中心,利用腹腔镜的放大功能,可以从盆面观看到两侧耻骨尾骨肌肌腹的中心点,同时再配合电刺激进一步显示肌肉的收缩中心,指导直肌从盆底拖出的隧道准确地位于肌肉中心,减少了对周围肌肉的损伤,这可能是该手术后排便控制功能良好的一个重要原因。④一穴肛畸形的女性患者常常合并卵巢、子宫和阴道畸形,其治疗仍然是小儿外科领域的难点。过去

因为开腹手术侵袭大,患者难以承受,人们一直主张分期手术,逐步解决尿道、直肠和阴道畸形。腹腔镜有利于全面了解腹腔内情况,对阴道和子宫的变异及时采取正确的治疗方案。并且其具备的微侵袭的特点,让患者能够承受一次性泌尿生殖和直肠系统成形手术;⑤腹腔镜不但适用新生儿而且适用于已经行结肠造瘘的婴幼儿。对新生期已经行乙状结肠造瘘后的幼儿,腹腔镜辅助可以减少手术对盆腔的干扰,准确地将肠管从横纹肌复合体纵肌的中心拖出,缩小腹部切口长度。从中期随访资料来看,大多数医师对该术式持肯定态度,认为优于传统的经后矢状入路肛门成形术,如我国武汉华中科技大学附属协和医院汤绍涛等对 33 例高位 ARM 患者两种术式研究结果显示,LAARP 组 Kelly 评分与 PSARP 术组无差异,MRI检查显示直肠位置更准确,直肠肛管向量测压提示向量容积高,非对称指数小,肛管压力高。但报告病例数仍较少,尚缺乏长期的随访资料。

但腹腔镜辅助下高、中位肛门直肠畸形成形术要求手术医师有娴熟的腹腔镜操作技术,以免因操作原因损伤盆底重要的泌尿生殖通道及对后期效果至关重要的盆底肌肉组织;又需要有传统开放性手术的经验,对盆底肌肉组织解剖结构非常熟悉和了解,才能保证手术的成功完成。因此,对于新开展腹腔镜手术的医师和没有一定开放性肛门成形手术经验的医师,开展该项手术具有较大的风险因素,甚至可能给患者造成无法弥补的损伤。这也是目前影响该项技术在我国临床全面开展和普及的重要原因之一。新近,腹腔镜三维显示技术和机器人手术也进入小儿外科领域,Da Vinci 机器人采用主从式操作模式,完善的人机交互接口更符合医师的操作习惯,而高像素三维图像处理系统则提供了真实、放大、高清的视野,能更有效地避免副损伤,为肛肠畸形等外科治疗技术提高开辟了广阔前景。

2. 术后功能评估　肛门直肠畸形术后,约 1/3 患者出现这样或那样的并发症,如术后暂时性尿潴留、切口感染、肛门狭窄、直肠黏膜外翻、瘘管复发、便秘、大便失禁等,其中便秘、便失禁是最常见的并发症,严重影响患者的身心发育,其病因较复杂,如何客观评定肛门直肠畸形术后排便功能、有效治疗术后排便功能障碍,是小儿外科的难题之一。我国许多小儿外科医师致力于此研究。

中国医科大学最早在国内建立了临床评分与客观评分相结合的肛门功能综合评分系统,使其成为我国肛门直肠畸形排便功能评定的重要参照标准。即以便意、失禁的有无及其程度判定的临床评分与以直肠肛管测压、肌电图和钡灌肠检查等指标的客观评分相结合(表 25-6)。

表 25-6　临床评分标准

项目	临床表现	评分
便意	有	2
	偶有	1
	无	0
污便与失禁	无	4
	偶有(1 次 /1~2 周)	3
	经常污便(>1 次 / 周)	2
	污便 + 稀便失禁	1
	完全失禁	0

通过大量研究观察,在众多客观检查指标中筛选出下列指标作为客观评分的指标:代表肛门内括约肌功能的肛管高压区长度,代表肛门外括约肌功能的肌电图静息振幅,代表耻骨直肠肌功能的直肠肛管角(表 25-7)。

综合评分是临床评分与客观评分的平均值,5~6 分为优,3~4 分为良,2 分以下为差。该方法较其他方法能够更全面、准确地反映排便功能,多年来已经成为我国肛门直肠畸形排便功能评定的重要参照标准之一,称为李(正)氏评分系统。此外,国际上常用的肛门功能评估方法有 Kelly 评分和 Krinkenbeck 评分等,也各有其优、缺点。

3. 术后并发症处理

(1) 便秘:肛门直肠畸形术后,无肛门狭窄,但直肠乙状结肠扩张、收缩无力或不收缩,临床表现为腹胀、持续便秘,并伴有充溢性大便失禁,钡灌肠提示直肠乙状结肠高度扩张,蠕动差。此现象称为直肠末端粪便贮留综合征或直肠无力或直肠扩张症。此病在 20 世纪 90 年代以前报道的病例

表 25-7　客观评分标准

项目	正常值	评分标准	评分
肛管高压区长度	(24.58 ± 0.61) mm	15mm 以上	2
		8~14mm	1
		7mm 以下	0
直肠肛管收缩压差	(2.47 ± 1.36) kPa	0.98kPa 以下	1
		0.98kPa 以下	0
静息肌电振幅	(35.4 ± 8.8) μV	30μV 以上	2
		10~29μV	1
		9μV 以下	0
直肠肛管角	79.0° ± 11.6°	115°以下	1
		116°以上	0

数较少,现在病例越来越多。早在 1988 年,首都医科大学附属北京儿童医院王燕霞、张金哲就对此病进行过详细报道。直肠末端粪便贮留综合征的病因不十分清楚,病因有两种可能。①原发因素:系肛门直肠畸形合并直肠蠕动无力或不蠕动,手术只能解决肛门成形,而近端直肠仍功能不良,部分性低位肠梗阻持续存在。②继发因素:近端直肠和乙状结肠由于术前排便困难,继发扩张、肥厚、组织结构变性,丧失紧张性及蠕动功能。结肠容积过大,近端推下的肠内容物不能产生压力反射,无便意,亦不能引起排便。肥厚、扩张肠管的病理切片多表现为肠壁肌肉纤维增厚,肌间神经节细胞减少或正常;肿块下组织化学检查显示乙酰胆碱酯酶活性较正常下降,肛门直肠测压无松弛反射。

此外,随着 PSARP 手术广泛应用,术后便秘的发生率明显增加,尤其是低、中位肛门直肠畸形。有人认为 PSARP 手术过多地强调保留直肠盲端,而直肠盲端神经丛、神经节细胞、Cajal 间质细胞和一些神经递质发育异常,不建议术中过多保留直肠盲端。

对该类患者一般建议先采用非手术疗法,如扩肛、洗肠、训练排便、调节饮食及服用缓泻药等。非手术疗法无效,症状逐渐加重者应考虑二次手术。首都医科大学附属北京儿童医院李龙报道 6 例(2~18 岁)ARM 会阴肛门成形术后巨大乙状结肠合并便秘和大便失禁,行骶后正中入路切除巨大乙状结肠、肛门再造,术后获得良好排便控制能力。相比经尾路切除继发巨直肠及乙状结肠,腹腔镜辅助下肿块剥除、保留直肠肌鞘、切除扩张的乙状结肠手术,具有创伤小、恢复快等优点,也为国内广泛接受。

(2) 大便失禁:大便失禁是肛门直肠畸形术后常见的并发症,客观地评定术后排便功能是探索大便失禁原因、改进术式及治疗大便失禁的前提。中国医科大学将肛门直肠向量测压、盆底神经电生理检测和 X 线与放射性核素动态排便造影等技术应用于术后排便功能的评定,全面、系统地研究了肛门直肠畸形术后排便功能障碍的发生机制,提出排便功能障碍的 5 种病理类型,并首次创造性地提出针对具体不同病理改变的生物反馈治疗方案,取得非常满意治疗效果,患者的远期生活质量获得明显提高,使针对性生物反馈训练成为有效治疗肛门直肠畸形术后排便功能异常的重要手段。

本研究应用盆底神经电生理检测、直肠肛管向量测压、X 线排便造影和同位素动态排便造影等先进检测手段,对 21 例肛门直肠畸形术后大便失禁小儿和 31 例正常儿童进行检测,从排便控制的压力动力学、神经反射与中枢传导和肌肉电生理学等方面系统研究便失禁发生的病理生理机制,提出小儿肛门直肠畸形术后排便功能障碍的 5 种病理类型,即肛周肌肉收缩无力型、直肠感觉阈值升高型、肛门括约肌收缩反应时间延长型、直肠肛管收缩反射阴性型和排便动力异常型。根据小儿排便功能障碍的病理类型，有针对性地选择下列5种生物反馈训练方法，即增强肛周肌肉收缩力量的生物反馈训练、降低直肠感觉阈值的生物反馈训练、缩短肛门括约肌收缩反应时间的生物反馈训练、重建肛门括约肌收缩反射的生物反馈训练和改善排便动力的生物反馈训练，制定一套有针对性的生物反馈训练方案。通过对21例大便失禁患者的治疗，排便功能获得显著改善，排便功能评分平均增加2分以上。对生物反馈治疗后5~10年的患者进行了远期疗效随访，结果发现接受生物反馈训练患者的临床评分与生活质量评分在训练前、训练后、近期随访和远期随访分别是 3.19±1.08 分与 8.74±1.06 分、5.16±0.64 分与 11.00±0.77 分、5.05±0.64 分与 10.81±0.91 分和 4.62±0.66 分与 10.05±0.73 分。经过训练之后，代表肛周肌肉力量、直肠功能和直肠肛管综合控制能力的指标均有非常明显的改善，并且疗效能够长期保持，随着术后年龄增长，排便综合控制能力提高更明显，是有效治疗肛门直肠畸形术后排便功能异常的重要方法之一，对提高患者生活质量具有重要意义。

对于肌肉发育不良或肛周肌肉损伤、神经损伤的肛门失禁经过系统的排便训练，症状仍不改善者需再次手术，应行括约肌成形术。肛管内超声检查有助于术者选择最佳的二次手术方式和入路。若肛管内超声提示肛门括约肌缺损小于45°可不必重建肛门括约肌；若肛管内超声提示括约肌重度受损，考虑此情况下肛门括约肌受损是导致大便失禁的主要原因，因此可酌情选择肛门括约肌修补术、括约肌重建术、Malone术、盆底肌生物反馈训练及电刺激。术中结合肛管内超声检查可以更精准地完成肛门成形的解剖重建，降低术后并发症的发生率。目前我国常用术式有：①肛门皮肤成形术；②肛门外括约肌修补或重建术；③肛门内括约肌成形术；④髂腰肌盆底悬吊术。

2019年，陶然等对42例年龄大于3岁的无脊髓发育畸形行腹腔镜辅助肛门成形术后的ARM患者进行盆腔MRI扫描，探讨与排便功能的关系。结果显示直肠肛管与高位横纹肌复合体中心的位置关系在不同的自主控便、污粪及排便功能分组中的差异有统计学意义。直肠肛管偏离高位横纹肌复合体提示患者预后不良，而盆底肌肉发育良好并不足以保证术后排便功能良好；术后MRI图像所测得肛管直肠角可作为判断预后的客观指标。

4. 远期生活质量　世界卫生组织将生活质量定义为：不同文化和价值体系中的个体对与他们的目标、期望、标准及所关心事情有关的生活状态的体验。它不仅考虑个体客观的生理指标，而且强调主观感受和功能状况。小儿外科医师不断深入、系统地研究肛门直肠畸形的发生机制、病理改变、不断改良术式的目的是提高肛门直肠畸形患者的远期生活质量，但如何评估肛门直肠畸形远期生活质量呢？中国医科大学率先应用自行设计的问卷和标准化儿童行为量表对71例肛门直肠畸形术后患者远期生活质量从身体、心理和社会等方面进行综合调查和评估，包括排便功能、饮食睡眠、上学情况、运动娱乐、同伴交往和家庭关系等18项内容的问卷调查，全面评估肛门直肠畸形术后远期生活质量。具体表现为术后小儿饮食受限、缺课退学、同伴交往受限、行为问题异常等。初步提出了肛门直肠畸形术后8~16岁（学龄儿和年长儿）患者的生活质量评定标准。同时应用自行设计的量表对30岁以上的肛门直肠畸形患者进行生活质量评估，结果显示术后大便失禁患者中，89% 食物受限，68% 有旷课行为，63% 交友障碍，47% 性格压抑。证明排便功能障碍对肛门直肠畸形患者远期生活质量有显著影响。

关于肛门畸形术后到成年阶段的生活质量如何，由于受到小儿专科的年龄限制，肛门畸形术后患者到了成人阶段，多数失去与小儿外科医师的联系和随访，而成人专业对小儿肛门畸形专业知识了解不够，也很少关注这一部分患者，遗留下无人关照的"真空地带"。目前，这一问题已经引发学者们的关注。研究显示，肛门畸形术后排便功能障碍对患者的影响不仅在儿童和青春期，即便到了成人期，仍然有显著影响。2017年菲律宾大学总医院成人肛肠外科报道8例成人先天性肛门直肠畸形患者，25% 是因为反复尿路感染就诊,其中1例锁肛无瘘,1例直肠闭锁,6例锁肛合并瘘。除1例外均曾在小儿外科行结肠造瘘分流粪便。根治手术包括3例行 PSARP,2例结肠转位,剖腹探查行结肠皮肤吻合2例、行 PSARP 1例。3例(37.5%)术后并发症,包括尿道损伤、肠瘘和狭窄、直肠狭窄、直肠前庭瘘和直肠尿道瘘复发。2018年,美国儿科学院小儿外科分会外科关照委员会(Academy of Pediatric Section on Surgery's Delivery of Care Committee)组织了包括布法罗妇儿医院、加拿大多伦多儿童医院、辛辛那提儿童医院等共8家儿童医学中心参与的调查研究,涉及儿童期外科手术后护理向成人期过渡中的问题。接受调查的118例患者中(61.2%肛门畸形,一穴肛9.6%,巨结肠29.2%),44.1%合并便秘,40.9%合并腹泻,接近40.9%因为肠道功能不良需要长期处理;52.7%需要每年至少两次的咨询和指导。但仅有不到13%的患者因上述并发症向成人专业医师咨询,原因是绝大多数患者认为成人医师缺少儿外科专业知识和经验。2019年瑞典 Johan 等随访了44例(平均年龄40.5岁)成人肛门直肠畸形术后大便失禁患者,发现18例接受相关检查,17例有异常,其中8例肛门狭窄,9例肛门外括约肌收缩功能缺陷,5例直肠肿块严重脱出。也建议肛门直肠畸形术后的功能随访应该延长到成人阶段。2019年,美国科罗拉多儿童医院的 Shannon 等对出生后于该院手术的肛门直肠畸形成年病例(51例肛门畸形,18例泄殖腔畸形)进行随访,结果显示,尽管这些患者已经步入成年,但仍有许多相关问题来咨询小儿外科医师,其中主要问题有原手术并发症便秘或大便失禁的肠道管理,或因肛门畸形在出生时被漏诊出现严重排便功能障碍。其中2例分别为25岁和54岁直肠会阴瘘患者被漏诊,因严重的便秘和大便失禁前来咨询;另一例为51岁女性肛门直肠畸形患者,发现与肛肠畸形相关的病变骶前肿块以及有关婚后性生活和生育问题等。鉴于上述问题,专家们呼吁,关注肛门畸形术后全生命期的生活质量,对存在的问题提供跨患者年龄段的专业支持和社会支持。所谓社会支持是指个体通过社会联系所获得的减轻心理应激、缓解紧张压力和提升主观幸福感和社会适应能力,社会联系指来自家庭成员、亲友、同事、社区组织和专业团队的精神上和物质上的支持和帮助。他们认为有必要组成一个由小儿外科、成人肛肠外科、妇产科和泌尿专科医师在内的专家合作组,为这部分患者提供由儿童向成人过渡的关怀指导。为适应患者的需要,科罗拉多儿童医院已经成立了肛肠与泌尿生殖健康国际护理中心(International Center for Colorectal and Urogenital Care)作为 MDT 模式为该类患者提供咨询和诊疗服务。

我国在这方面也迫切需要建立这种跨年龄段、跨专业限制的多学科协作组织,为肛门畸形术后患者特别是并发排便功能障碍的患者提供帮助和支持,以最大限度改善术后功能,使 ARM 患者即使到成人阶段也能得到来自不同方面的关心护理和专业支持。

综上所述,先天性肛门直肠畸形的治疗从早期的手术切开闭锁肛门挽救生命,到后矢状入路肛门成形术和腹腔镜辅助下肛门成形术,不断改善术后排便功能;通过动物实验、人类解剖标本研究畸形的发生机制及病理改变,为临床治疗技术的提高提供基础支持,力求达到外科解剖重建与术后功能重建的统一,即不仅使畸形患者通过外科手术,解剖重建肛门,术后还要通过各种康复策略努力恢复或改善肛门功能,使其获得正常或接近正常的排便控制能力,以及提高远期生活质量。

【研究展望】 ARM 胚胎发生机制和遗传规律目前仍不清楚,临床外科治疗方面仍有很大的改进空间,肛肠畸形患者术后排便功能和远期生活质量也期待进一步提高。我们正处于大数据时代,精准医学(precision medicine)成为现代医学的发展趋势,也是今后小儿肛肠外科临床和基础研究的方向。在大数据背景下,以新一代生命组学技术为基础、以大规模人群队列和专病队列研究为手段、以个性化精准治疗为目标,构建临床决策体系。即根据患者的特征,整合患者遗传、分子或细胞学信息基础上,对疾病诊治进行个体化制定,包括基因筛查(测序)、建立数据库(建库)、云计算分析(分析)、制定个体化方案(方案)等步骤,最终实现"在正确的时机将正确的治疗施与适合的个体"（delivering the right treatment at right time to the right person）。

精准医学在小儿外肛肠外科领域主要体现在以下几个方面。

1. 建立先天性肛门直肠畸形生物样本库和大数据云计算平台，开展肛门直肠畸形专病人群队列研究。加强学科交叉融合，组织肛门直肠畸形的多学科团队联合攻关，实现国内和国际范围内的多中心相关数据整合存储、信息共享。构建标准的肛门直肠畸形个体化临床决策体系和动态评估系统。并以此为基础，对畸形的发病机制、胚胎病理演变过程的调控机制进行精准研究，在基因组学基础上提供畸形发生的精确变异位点和有效的调控手段，以终止畸形的发生，或在胎儿期或围生期进行精准有效的外科修复。

近年来生命科学取得了巨大成就，其中许多突破来自于多学科交叉融合。由于 ARM 是环境与遗传因素共同作用所致的复杂多基因疾病，而且发病率较低，单单依靠一个中心对少数病例和个别基因的研究，很难全面揭示其发生机制和筛选治疗靶点，要努力改变目前存在的研究团队各自为战、数据孤岛局面，通过联合国内外多家小儿外科中心和相关基础学科，进行顶层设计，建立国家乃至世界范围内大型临床资源库，联合攻关，将有可能取得突破性进展。

2. 依托大数据平台和现代外科技术和设备，实现小儿肛肠外科手术和修复精准化。①在结合患者个体基因、表型分析和畸形的临床特点，以安全、高效、精准为基础，强调病灶的准确定位、导航和彻底清除，兼顾脏器的最大保护和损伤的最小控制，设计最适合的外科治疗方案，利用计算机辅助设计和导航，通过机器人精细操作完成复杂畸形的无创或微创外科手术。青岛大学附属医院董蒨教授团队开发的三维可视化肝脏外科手术导航系统，为小儿肝胆外科的精准操作提供了技术手段。②开展组织工程和三维打印技术，对畸形的矫正及组织器官的替代和修复提供仿真模型。目前已有以细胞、生长因子等为基础设计具有生物活性的人工器官、细胞的三维结构模型。我国利用同种异体肌卫星细胞对肛肠畸形胎鼠盆底横

纹肌发育不良的修复和利用骨髓间充质干细胞移植修复腰骶髓发育不良神经元的研究正在进行中。2014 年 Lancet 杂志发表了组织工程初步实验研究，应用组织工程产生的自体同源阴道，成功用于 4 例需要阴道移植的患者。也为高位泄殖腔畸形的阴道重建提供了新思路和新技术。③构建小儿肛肠畸形术后功能重建的临床综合评估和远期生活质量预测和健康指导平台。组建包括遗传、围生、小儿肛肠外科、成人肛肠外科、泌尿生殖外科在内的多学科多专业协作团队，协同家庭为肛肠畸形患者提供全生命周期的专业指导和社会支持。

3. 提高基础研究水平和质量。①提高动物模型制作水平，深入机制研究动物模型是研究 ARM 的重要手段，利用各种先进技术改进动物模型制作方法，在实验动物身上模拟和研究胚胎发育规律、遗传基因改变、病程演变及其转归，寻找科学有效的新方法进行早期干预。②提高研究技术手段，紧密追踪生命科学领域的新动向，采用 CRISPR 技术、类器官细胞团、全胚胎体外培养、全基因组测序技术、三维打印、纳米技术、基因组学、蛋白质组学、代谢组学等最新技术探索 ARM 的发病机制和早期诊治新方法。③ARM 产前诊断的技术手段有待提高：随着产前诊断技术的不断提高，尤其是影像学检查设备的分辨率越来越高，许多有明显结构异常的先天畸形可以在孕中期或孕早期获得诊断，但由于 ARM 胎儿的直肠末端和肛门轮廓很难清晰显示，导致 ARM 难以在产前明确诊断，未来需要进一步探索新的影像学技术或筛选孕妇血清学诊断的分子标志物，建立 ARM 产前诊断新方法，在母亲怀孕期间对胎儿进行基因检测，获得易感基因或突变基因，预防先天性结构畸形的出生。

我国小儿外科在精准医学道路上已经起步，例如广州妇儿中心构建的大型生物样本库，并开展了先天性巨结肠、神经母细胞瘤等专病队列研究；复旦儿科医院推出的胆道闭锁诊断筛查平台；中国医科大学关于肛门直肠畸形进行的长达 30 余年的胚胎发育研究等。

有理由相信，在大数据驱动下，通过不懈努

力,在不远的未来,实现对畸形的早期发现、早期诊断、早期治疗的目标,使我国传统医学"上医治未病"的理想真正成为现实。

（王维林）

附1 直肠周围纤维鞘膜（张氏膜）

直肠周围纤维鞘膜（张氏膜）（adventitia rectalis）曾作为张金哲教授在国际上评丹尼斯金奖内容之一,现介绍如下。

【背景】 经会阴或尾路肛门成形时常因直肠盲端不够长,又因为直肠壁缺乏弹性,达不到拖出到会阴皮肤肛窝位置的目的,不得不开腹游离直肠,或广泛分离直肠周围组织,使直肠盲端松动下移,势必增加盆腔损伤,影响盆膈悬吊的稳定性,并增加感染机会。本设计理念是想借用食管盲端环切肌层延长法（levaditis lengthening）延长直肠盲端。意外发现轻轻划开直肠外部浅层纤维组织尚未达肌层,而局部肠壁立刻表现为松开。偶然意识到直肠有一层纤维外膜,松解后则可使直肠壁像小肠肠壁那样具有弹性,同样可以拉长。实践证明环直肠壁多处划开后,直肠盲端可以拉长3~5cm。应用此方法使该类患者肛门成形手术时基本上避免了过去的开腹或广泛分离。本法于1988年在天津召开的国际小儿外科学术会上示范后传入瑞士。1989年瑞士苏黎世Stauffer用此法后一年未曾开腹,故将其称为Zhang's sheet（张氏膜一词由此而来）,并建议深入研究此膜。

【操作技术】 取蛙式俯卧位,切断尾骨,连同盆底肌向下翻开。暴露直肠盲端,分离盲端肠壁1cm长。四周均匀置牵引线8~12条（减少每条线的损伤力）,将直肠盲端拉出,锐性分离直肠周围组织,使直肠壁充分暴露至少3cm长。拉紧牵引线使肠壁保持一定的张力,则能发现某处最紧,即可用刀轻轻划开该处薄层紧张的纤维,马上看到松解（注意不需切入肌层）。一处松解后必然显出另一处突出紧张,则再如法施行松解。如此在盲端周边多处松开,可从原来的3cm拉长至6cm,毫无张力地达到会阴皮肤肛窝位置（图25-53）。

【理论发展】 很多著名解剖学教科书都谈到直肠外纤维层,但未见系统描述,也无专用名称。

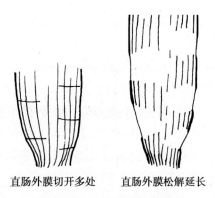

直肠外膜切开多处　　直肠外膜松解延长

图25-53　松解直肠纤维膜

通过多处小肠结肠标本研究,明确此膜为直肠特有,系结肠带的延续。电镜观察以纵行肌原纤维为主,全面覆盖直肠外层与直肠最外层纵肌纤维交错。动物（犬）实验发现主要功能是限制直肠容积、形状（一定大小的圆柱形,阻力小,便于粪便排出）、压力传导方向（通道保持直线,使腹压导向肛门）（图25-54）。临床作用为正常排便的重要参与因素。

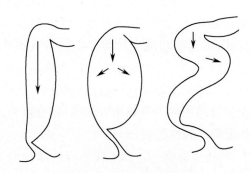

图25-54　腹压传导图解

随诊实验证明外膜松解切断后可以在1周内很快有纤维再生。临床研究中,记录手术中松解外膜后延长比例大约可以延长1倍。随访部分Swenson、Duhamel、Soave术后患者钡灌肠的直肠图像变化,以及Peña直肠裁剪与张氏膜松解患者术后1年后钡灌肠影像变化,也都能证明直肠的限制容积作用。总之,直肠外膜是直肠特性的重要组成部分,肛肠拖出手术时应尽量保留部分直肠壁的长度,特别是下1/3。缺乏直肠外膜结构的肠管代替直肠,必然增加排便困难。通过此项研究,明确了此膜的保留与部分保留,在无肛手术与巨结肠手术中的应用（图25-55）。

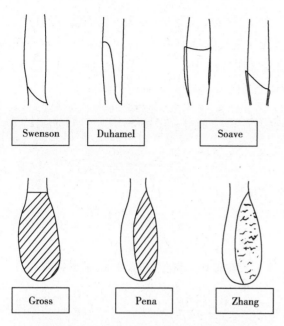

图 25-55　临床常见手术利用直肠壁情况

【临床应用】　系统研究是 1990 年以后完成，但此前，明确松解直肠纤维层至少已经实行了 10 年。然而临床实践中，很多人早已发现直肠的特殊性与重要性，摒弃了 Gross 的彻底切除直肠盲端，用各种形式保留部分直肠，已如上述。此外，在直肠外膜限制直肠弹性原理上，张金哲又制作了气囊扩肛器。

附 2　气囊式小儿扩肛器

"手术后扩肛"成为婴儿肛门手术后的护理常规。用金属扩肛器(探子)，每天由家长操作，要坚持几个月。婴儿术后疼痛的肛门内频繁更换粗探条，患者痛苦万分，不能合作，难免发生损伤危险。张金哲设计了气囊扩肛器，软囊保护细探条一次插入不需更换，达到指定的扩张直径。家长自制自用，随意修改。

【制法】　用尼龙布缝成 10cm 管套(或无弹性塑料膜粘成)，管套的直径达到欲扩张的需要(一般为 20mm)。一端封闭。用筷子或长镊子夹住一个 15cm 长棒形玩具气球送入管套内(图 25-56)。10cm 在尼龙管套内，余 5cm 露在管套外。外面涂油后借管内筷子的支撑插入直肠，撤出筷子。打气(如欲超声观察可以注水)使管套内的部分气球撑开、胀满。管套外的部分膨胀成大于 5cm 直径球形(图 25-57)。慢慢挤压管外的球形部，使管套内气囊压力增高变硬，进行扩张(图 25-58)。最大扩张直径不会超过套管内径，保证安全无痛。慢慢压挤气囊的远端，增加张力等于增号，避免多次更换粗探条造成的损伤与疼痛。如需增大扩张，则另缝一个较大直径的尼龙管套。必须强调无弹性的管套，无管套则无扩张(图 25-59)。气球橡皮强度不够，可在原气球内用细筷子捅进另一个同样气球使成双层气球增加强度。花钱不多但解决问题不少。

【使用方法】　患者取截石位，强调稳定技术(图 25-60)。初次扩张前，先用 10mm 直径金属探子试探，了解肛门内情况(以后扩张无须试探)。充气前的气球连同管套及支撑筷子一起挤瘪，总的直径 <10mm。肛门外及管套外充分涂油后，捏住筷子为支撑插入肛门 >5cm 深。拔出筷子，注气，使套管外气球膨胀直径 >5cm。捏挤气球使肛门内管套加压变硬，进行扩张(节奏性加压起按摩作用)(图 25-60)。

【使用方法】　患者截石位，强调稳定技术(图 25-60)。初次扩张前，先用 10mm 直径金属探子试探，了解肛门内情况(以后扩张无需试探)。充气前的气球连同管套及支撑筷子一起挤瘪，总的直径 <10mm。肛门外及管套外充分涂油后，捏住筷

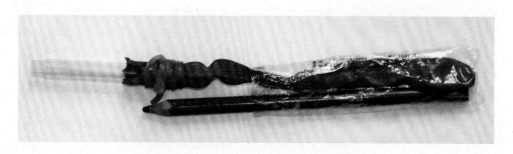

图 25-56　充气前用筷子支撑置入尼龙布管(袋)

25

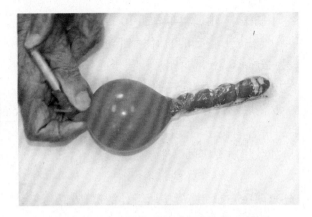

图 25-57　充气后尼龙管内高张力固定直径

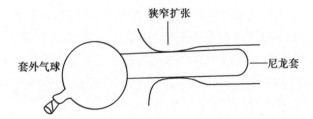

图 25-58　有尼龙管套注气后扩张狭窄

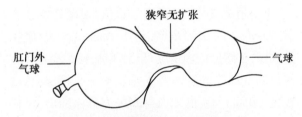

图 25-59　无尼龙管套注气后不扩张狭窄

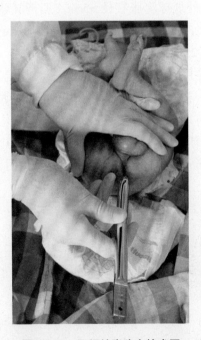

图 25-60　肛门扩张稳定技术图

子为支撑插入肛门 >5cm 深。拔出筷子，注气，使套管外气球膨胀直径 >5cm。捏挤气球使肛门内管套加压变硬，进行扩张（节奏性加压起按摩作用）（图 25-61）。

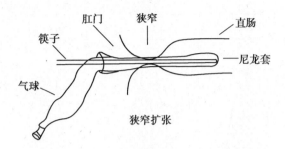

图 25-61　有尼龙管套注气后扩张狭窄

（张金哲）

参考文献

1. NERURKAR N L, LEE C, MAHADEVAN L, et al. Molecular control of macroscopic forces drives formation of the vertebrate hindgut [J]. Nature, 2019, 565(7740):480-484.

2. YUANYUAN G, HONG G, HIUMIN J, et al. Analysis of BMP4 expression during development of the striated muscle complex in rat embryos with anorectal malformations [J]. Int J Clin Exp Pathol, 2017, 10(3):3123-3129.

3. ZHONGHUA Y, YUANYUAN G, ZHIYA Y, et al. Spatiotemporal expression of Bcl-2/Bax and neural cell apoptosis in the developing lumbosacral spinal cord of rat fetuses with anorectal malformations [J]. Neurochem Res, 2017, 42:3160-3169.

4. ZHONGHUA Y, HUIMIN J, YUZUO B, et al. Bone morphogenetic protein 4 expression in the developing lumbosacral spinal cord of rat embryos with anorectal malformations [J]. International Journal of Developmental Neuroscience, 2018, 69:32-38.

5. 陶然, 李颀, 袁新宇, 等. 先天性肛门直肠畸形经腹腔镜辅助肛门成形术后 MRI 表现与排便功能的关系[J]. 中华放射学杂志, 2019, 53(6):502-506.

6. 袁正伟, 王维林. 加强基础与临床融合, 提升小儿实验外科创新能力[J]. 中华小儿外科杂志, 2015, 36(9):641-643.

7. 耿媛媛, 王维林. 肛门直肠畸形大鼠盆底肌发育异常的研究进展[J]. 中华小儿外科杂志, 2018, 39(12):29-31.

8. YUAN-YUAN G, JIE M, HONG G, et al. Spatiotemporal expression of Wnt3a during striated muscle complex development in rat embryos with ethylenethiourea-induced

anorectal malformations［J］. Molecular Medicine Reports，2017，15：1601-1606.

9. DIAO M，LI L，KAOPING G，et al. A novel laparoscopic technique for anorectal malformation with low recto-bulbar fistulae［J］. Surg Endosc，2017，31（10）：4326-4330.

10. LOPEZ M P J，ENCILA V I，ALAMO S G，et al. Anorectal malformations：definitive surgery during adulthood［J］. Tech Coloproctol，2017，21（2）：111-118.

11. CARIO S，CHIU P，DASGUPTA R，et al. Transitions in care from pediatric to adult general surgery：evaluating an unmet need for patients with anorectal malformation and Hirschsprung disease［J］. J Pediatr Surg，2018，53（8）：1566-1572.

12. SHANNON A，PEÑA A，WDUNCAN，et al. Transition of care：a growing concern in adult patients bornwith colorectal anomalies［J］. Pediatr Surg Int，2019，35：233-237.

13. 王维林. 小儿排便功能障碍性疾病的诊断与治疗［M］.2 版. 北京：人民卫生出版社，2013.

14. HALLERAN D R，AHMAD H，BATES D G，et al. A call to ARMs：Accurate identification of the anatomy of the rectourethral fistula in anorectal malformations［J］. J Peiatrc Surg，2019，54（8）：1708-1710.

15. TAINAKA T，UCHIDA H，TANAKA Y，et al. Long-term outcomes and complications after laparoscopic-assisted anorectoplasty vs. posterior sagittal anorectoplasty for highand intermediate-type anorectal malformation［J］. Pediatr Surg Int，2018，34：1111-1115.

16. CHUNG P H Y，WONG C W Y，WONG K K Y，et al. Assessing the long term manometric outcomes in patients with previous laparoscopic anorectoplasty（LARP）and posterior sagittal anorectoplasty（PSARP）［J］. J Pediatr Surg，2018，53（10）：1933-1936.

17. 王琛，李龙，郑伟，等. 腹腔镜技术在治疗一穴肛畸形手术中的应用[J]. 中华小儿外科杂志，2015，36（6）：409-412.

18. WITVLIET M J，GASTEREN S，HONDEL D，et al. Predicting sexual problems in young adults with an anorectal malformation or Hirschsprung disease［J］. J Pediatr Surg，2018，53（8）：1555-1559.

19. DEWBERRY L，TRECARTIN A，PEÑA A，et al. Systematic review：sacral nerve stimulation in the treatment of constipation and fecal incontinence in children with emphasis in anorectal malformation［J］. Pediatr Surg Int，2019，35（9）：1009-1012.

20. ROSEN R，VANDENPLAS Y，SINGENDONK M，et al. Pediatric gastroesophageal reflux clinical practice guidelines：joint recommendations of the North American Society for Pediatric Gastroenterology，Hepatology，and Nutrition and the European Society for Pediatric Gastroenterology，Hepatology，and Nutrition［J］. Journal of pediatric gastroenterology and nutrition，2018，66（3）：516-554.

21. ALIOTO A，DI LORENZO C. Long-term follow-up of adolescents treated for rumination syndrome in an inpatient setting［J］. Journal of pediatric gastroenterology and nutrition，2018，66（1）：21-25.

25

第二十六章 胃肠外科

第一节　胃肠外科评论

一、历史地位与展望

胃肠道指从口到肛门的管道,本书按解剖部位分章,本章只讨论腹部从膈下到肛门。小儿腹部外科的诞生是从 1922 年 Ramstedt 幽门狭窄环肌切开手术的推广开始。1941 年 Ladd 出版了《小儿腹部外科疾病》奠定了以先天性胃肠道畸形为特点的现代小儿外科专业。目前小儿外科手术已无禁区,都是在胃肠道外科取得小儿体腔内手术基本经验以后才得到发展。大的综合医院的小儿外科基本上仍是以胃肠道外科为主。我国小儿外科从 20 世纪 50 年代初开始建立,也是从胃肠道畸形开始。20 世纪 50—60 年代以前,国际小儿外科基本上也是以新生儿致命性胃肠道畸形急症为代表,以及降低新生儿胃肠道急症手术死亡率为研究目标的临床工作。新中国成立之初,我国受西方国家的封锁,只能按我国当时的条件发展自己的小儿外科技术。基础麻醉加硬膜外阻滞麻醉的推广,克服了缺乏婴儿专用麻醉设备的困难,为我国各地开展小儿腹部手术提供了有利条件。为了适合我国经济条件,对某些外科疾病,开展了减少手术、简化手术的研究。成功开展了肠套叠空气灌肠疗法、蛔虫并发症的非手术疗法以及新生儿肛肠一期拖出手术(不需提前造瘘)。为国际小儿胃肠道外科增添了新思路。

20 世纪 80 年代自我国实行改革开放政策以后,国际交流的增多,激发了国内同道急起直追的热情,使我国小儿外科工作迅速发展。1999 年 5 月在北京召开的第 32 届太平洋小儿外科年会上,我国小儿胃肠道外科的临床文章水平与美、加、澳、日等国家基本上不相上下,但基础研究与高科技发展的报道无论在数量上或水平上仍然落后,如器官移植、胎儿外科及腹腔镜微创介入手术等,这些治疗方法当时还只是处于试行阶段。

现代小儿外科,已经发展了很多分专业,除骨科、泌尿、心、胸、脑外科外,仅在腹部外科专业就分出新生儿、肛肠、肝胆、肿瘤等亚专业。原来的腹部外科特别是胃肠道外科似乎沦为小儿外科的入门技术及一般小儿外科普及的知识,在高级学术活动中几乎被忽视、被摒弃,认为已经过时,无可发展。然而,事实上小儿胃肠道外科无论如何仍然是小儿外科各个亚专业发展的基础,永远是代表小儿外科技术水平的标志。新兴的腹腔镜外科,也正在从胃肠道外科开始发展。虽然已经能做颈部手术,做脊柱手术,但也都是在腹腔手术基础上发展的。下面就胃肠道外科的几个现实问题与展望进行讨论。

二、急腹症

小儿急腹症依然是父母最担心的疾病。虽然现在死亡率已经不像过去那样高,但小儿手术带来的损害、痛苦和危险仍不免使母亲哭泣。对母亲和孩子来说,"必须住院"就不情愿。所以对急腹症的要求,仍然是进一步减少手术与简化手术。

(一)预防　古代讲"上医治未病",现代讲"预防为主"。但长期以来,外科医生认为急腹症不可预防,只能以及时手术为主。事实上,小儿急腹症的预防已经和小儿传染病、贫困病以及照顾不周所致各种意外伤害的预防一样,收到显著的效果。广泛开展了门诊疝缝合手术,小儿嵌顿疝已很少见;广泛开展灌肠治疗肠套叠,病房里难得收治肠套叠;过去常见的小儿蛔虫外科并发症,现在在城市居民中已经绝迹;随着腹部外科技术的进步,粘连性肠梗阻也明显减少。人们对急腹症的要求已经不满足于降低死亡率,最好是不发生、不住院、不手术。所以预防工作已成为新时代急腹症工作的尖端。

(二)不住院　住院治疗对孩子和妈妈都是极大的勉强,肯定不受欢迎。肠套叠可以不住院,疝修复可以不住院,阑尾炎是否也可不住院?腹腔镜手术之中是否能保证更多的手术可以不住院或少住两天?当然,把住院治疗改为门诊治疗,手术方法设计、术后护理要求、术后反应及预后的安全性必须都要有所提高,还要保证适应具体家庭的护理知识的普及与水平的提高,不能盲目热情从事。

(三)腹腔镜手术　面对疾病,患者的要求是不做手术,但目前还不现实。尽量减少手术、简化手术,将是我们的发展渠道。大力开发腹腔镜技术,使常见急腹症手术均不需开腹,应该可以做到。只是目前技术水平尚不够满意,有时镜下手术反不如开腹更简单安全。特别是腹腔内有粘连、积血、积脓等影响操作空间与光照问题,有待进一步钻研与提高。

三、先天性胃肠道畸形

先天性胃肠道畸形实际上也是急腹症的一种特殊类型。直接影响患者的生命。目前对解剖畸形的矫正与手术后生存问题基本上可以保证,但对功能异常的畸形仍然很不满意。现行的破坏正常解剖以求代偿和改进功能的办法(如胃食管反流手术、局部肠麻痹的短路旷置手术等),从理论到疗效,均不能令人满意,有待从病因病理方面进行根本的研究解决。

(一)基因学与预防 优生优育,乃人之向往。产前筛查能解决部分问题,但为时已晚,并且也只能是被动地弥补。根本的解决办法应寄希望于基因工程。试管婴儿为人们提供了一个选择胎儿的机会,但是严重破坏人类生存的自然规律,受到社会伦理学的制约,恐怕很难广泛被生殖功能正常的人群所接受。目前可行的仍然是出生后早期治疗。胃肠道畸形多是致命的畸形,并且常常很急。产前检查可以把胃肠道畸形按轻重缓急分成三级:腹壁畸形直接影响胃肠道发育、严重的膈疝也还影响肺的发育、严重腹壁裂及胎粪性腹膜炎可能影响肠道发育及出生后的生命,最好需胎儿外科解决,应划为一级;一般消化道梗阻包括食管闭锁、肠闭锁、无瘘的肛门闭锁等,出生后需要即刻手术,可划为二级;肛肠狭窄合并各种瘘管,可以暂缓手术,划为三级。及时处理可以预防死亡或严重后遗症。如果早期发现致病基因,都有可能在胚胎时期解决。因此当前国际上都以此为研究的尖端。然而必须认识到此项研究的长期性与广泛性,需要全世界很多人共同坚持钻研,目前尚不能赖以解决现实临床问题。

(二)产房手术 消化道畸形无论几级都应尽早手术。所谓三级有充分外引流瘘管的肛门畸形,由于瘘管引流总有不畅,长时间慢性梗阻必然引起继发性巨结肠,甚至发生巨大粪石,使根治手术复杂化。这种病情不紧急的患者,如果条件不利于一期根治时,可以先造瘘或扩大瘘管引流。此外,畸形儿的出生对母亲的心理必造成很大的伤害。"产房手术"即在产房妈妈未看到婴儿之前实施适当的初步矫正(如腹壁裂的一期缝合、肛门会阴瘘的扩大切开等),不使母亲看到患者最难看的形象。早期纠正病理,抢在婴儿吞气肠管膨胀之前,可使手术简化,也缩短了婴儿转移到小儿外科病房易受污染的时间。这也符合人文医学的要求。

(三)胎儿外科 国际上对胎儿外科争论很多。关键是对母亲的安全性保证。如果胎儿镜手术达到成熟水平,早期干预胎儿的发育生长对先天性畸形问题将是一个划时代的革命。因此胎儿外科的研究还是有价值的先进工作。

(四)社会问题 先天性畸形历来就与社会伦理问题关系密切。胃肠道畸形多是生与死的问题,于是出现"完美或死亡"的选择。事实上也是"生命与质量"这对矛盾哲学问题的一部分。我国目前新生儿医疗尚有经济问题,同时又多是一个孩子的家庭,抢救一个残疾孩子的积极性显然不高。特别是个别地方仍有一些旧社会残留的迷信思想,认为畸形儿不吉利,又怕遗传后代。突出的事例是认为无肛门患者是"因为祖上缺德"。即使治疗成功,患者及其家庭仍会受到歧视,日后社会生活质量也会受影响。据了解,这个迷信可能是人们不满意某人做事"不留后路",于是就骂他生孩子无肛门(后路),虽是无稽之谈,人们都已不信,但仍在很多方面影响治疗,目前仍应要求医者注意避讳和保密。

四、胃肠动力问题

影响胃肠动力最常见的问题是腹腔损伤及感染后(包括手术后)的肠麻痹或功能紊乱,先天性动力缺陷是罕见的。目前只知道一些常见的现象,对发病原因与机制了解甚微,基本上任其自然发展,成为胃肠外科严重失控的一个重要方面。长时间的肠麻痹造成腹腔严重粘连,蠕动紊乱造成粘连性肠梗阻。且长时间肠麻痹也会造成肠内菌群失衡、败血症、多器官衰竭,目前仍是胃肠外科的"死角"。

（一）基础理论 胃肠道为什么能蠕动，为什么能分泌，谁管它？如何活动，有什么规律？能否人为控制，有什么方法？对于以上问题目前仍然缺乏系统了解，因此诊断治疗也多靠片面的经验。现代胃肠道医学对解剖异常问题，多可纠正或代偿，但对功能问题似乎无能为力。特别是外科医生受"外科管解剖，内科管生理"的思想误导，使得对外科患者胃肠功能问题，特别是手术后功能问题长期存在内外科之间的"踢球"现象。

（二）诊断落后 蠕动诊断靠听肠鸣音，分泌诊断靠分析胃十二指肠液。多年来尚未找到便捷、客观、可靠的诊断方法。胃肠电图检查、动力测压以及各种显示动力的示踪造影等，目前能获得的信息对解决临床问题帮助有限。常见的肠痉挛、肠麻痹仍然主要依靠经验性诊断。

（三）无法控制 多年来人们渴望能控制消化道功能。内科、外科、理疗、针灸，在多方面积累了不少经验。虽方法繁多、层出不穷，但也说明至今尚无满意的有效方法。外科常见的肠麻痹与肠痉挛仍在颠茄、新斯的明与多潘立酮等药物使用之间摸索试探，使用不当反而造成蠕动紊乱。肠麻痹的严重腹胀，经过近端胃肠减压，远端肛管排气，使高度膨胀的小肠将屈氏韧带与回盲瓣处压成死角，造成机械性肠梗阻的恶性循环，致使外科医生不得不在两端封闭的小肠上，多处造瘘引流减压，更增加了不可估量的损伤与感染，最后仍然只能等待自然恢复。这是一个多科研究问题，需要共同合作，而不是互相等待，轮流表演。

（四）机械代偿 有的胃肠道近端有造瘘，远端也有造瘘。有人将近端瘘收集物从远端瘘注入肠道，以维持接近正常的肠道消化功能。能否利用机械设计将二者连接？更有人设想在严重短肠之间，能否加入机械性肠管以协助消化吸收，一切由电脑程序操纵，并且做成随身带的小仪器。记得我们50年前从苏联进口一台电子计算机（电脑），全部装置占了办公室的一面墙。而50年后的今天，一部手机，除通信外，可以摄像、看电视、上网等，进行笔记本电脑的各种工作。可以将其轻松地放入上衣口袋。前后不过50年，这不是幻想。人工肠管也不应视为只是天方夜谭。

（五）诊断的要求 由于影像诊断学的发展，消化道的解剖形态诊断已有很大的进步。发展了"四维"器官影像重建技术（包括器官外形三维与腔内共四维）。然而对消化道功能，包括机械功能与化学功能，诊断方法仍太贫乏，有待跨行业学科联合研究解决。

五、诊断方法

（一）B超 B超在小儿腹部外科诊断中非常重要。尤其是B超检查发展为专业之后，更显出B超在腹部疾病的诊断与介入治疗中的重要地位，特别是在急腹症与肿瘤的诊断中常起决定性作用。B超的进步，有赖于经验的积累与器械的改进和专业工作者的钻研开发。水平越高专业性越强，使一般临床医生望尘莫及，难免有互相脱节的趋势。小儿腹部外科的摸腹技术，应该是一门基本功。然而由于小儿的不配合，检查结果中，医生个人经验成分太重，并且缺乏客观验证。20世纪80年代初，小儿外科医生曾把计划生育工作者走家串户用的手提B超机带入急诊室与小儿外科病房，也曾积累了一些成功的经验。然而随着B超的进步与人们要求的提高，手提B超机远远落后于时代，因而从临床医师手中消失。如果B超仪器发展成像听诊器、叩诊锤、电话手机那样小巧，成为医生随身仪器，将会协助医生解决小儿腹部检查时的困难，至少可能多发现一些诊断线索，必要时再推荐到超声专科，进行复杂的检查（如多普勒、弹性测定、三维聚焦断层等），对小儿腹部诊断必然进一步提高。

（二）示踪检查 对消化道的动力与分泌、吸收功能等检查可以提供有益的信息。目前研究仍不够成熟，尚不能形成常规，有待进一步发展。

（三）钡餐在急腹症中的地位 有人把钡餐检查列入急腹症的禁忌，这是严重的误解，他们认为钡餐可加重肠梗阻，造成肠穿孔，一旦穿孔，钡糊留滞于腹腔可造成顽固性肠粘连，引起无休止的复发性粘连性肠梗阻。这些顾虑缺乏科学分析。钡糊混在食糜中，既不溶解，也不分解，不改变食糜的性质,对肠管不增加刺激。不像可溶性高张碘液(如泛影葡胺),可能和高浓度硫酸镁一样成为强烈泻药,使急腹症恶化。有人认为进入结肠内的钡形成粪石,造成顽固性便秘,事实上是顽固性便秘,造成粪石,由于粪便混有钡糊,显示在 X 线片上而误解,因为钡糊既不凝固(不像石膏),又不可能黏附于可分泌黏液的黏膜面上,一旦粪便排出或洗出、洗净,钡糊全部排出。至于穿孔后异物滞留造成顽固性粘连问题,则很难说清。异物造成顽固性粘连是因为异物的持续刺激发炎渗出。单纯的钡糊没有刺激性,即使不能吸收,也能被某一侧肠管浆膜生长所覆盖。X 线片上显示满腹钡影,但手术时可见多处浆膜下钡残留而无粘连。遗憾的是穿孔后腹膜炎虽然主要不是由钡糊引起的,然而钡糊混在粪便中,也是导致炎症的因素之一,因此后遗顽固性粘连责任不清。

由于钡糊误被禁忌,于是对不全性肠梗阻的观察,就失去了一个有效的工具。在目前尚无满意的代用品时,使不全性肠梗阻与术后肠蠕动的恢复观察,都失去了可视目标,只能等待肠梗阻的临床症状全部表现明显后才能发现问题。更有人因惧怕钡糊而使用可吸收性碘剂(如泛影葡胺),其实高张碘溶液的致泻作用更危险。而且观察动态变化需要几小时以上的时间,但可溶性液很快被吸收,达不到动态观察的要求。目前的泛影葡胺类的造影只可用于观察肠黏膜的分泌和吸收功能的一个侧面。

六、腹腔镜的发展

腹腔镜的发展有取代传统开腹手术之势。目前正在不断开发新的手术。然而广泛粘连无自由腹腔,则无法建立气腹。现时的腹腔镜对突然大出血缺乏应急措施,仍感危险。缺乏快速清除积血与血块的办法与具有示指样功能的迅速压迫止血的器械。另外,对新生儿而言,腹腔操作空间不足,也使腹腔镜手术范围受限。当然,腹腔镜与小切口联合手术也是研究利用的方向。人们应对镜用新器械的发明与镜下开腹联合手术的开发有充分的信心。目前胃肠道外科对腹腔镜发展有如下的要求。

(一)**小婴儿腹内操作空间的开发** 小婴儿肠管多呈胀气状态,严重影响了操作空间。首先应该研究如何使胃肠胀气减少,术前禁食减压、使用泻药及术前洗肠等方法常不奏效,特别是新生儿,有时反而因哭闹吞气增加腹胀。因此需要研究新的方法,不排除镜下直视减压方法,要求随时迅速消除严重胀气。消除严重胀气不但能让出操作空间,同时保护了肠管少受损伤。另一方面,要研制各种镜用牵开器,与开腹手术一样,随时可以创造局部空间。现在已经应用的局部器官及腹壁外力悬吊法,也有必要进一步研究发展与改进。

(二)**简化手术** 目前腹腔镜手术基本上是通过腹腔镜施行各种成熟的开腹手术。然而更广泛的开发应是充分利用腔镜的特殊优势,创造新的手术方法。特别是腹内深部手术、很难暴露的隐蔽部位手术和改革性的简化手术。腹腔镜的出现,所有传统开腹手术都应该面临改进,而不是简单的继承。

(三)**开展镜下介入治疗** 通过镜下直视,进行选择性神经血管针对性介入治疗,必将进一步扩大介入治疗的范围与效果,这将是控制胃肠道功能治疗的新途径。

(四)**术后护理的改革** 传统的消化外科手术后护理,包括禁食减压、绝对卧床,已经百年不变。特别是小儿腹部手术后多需绝对固定到床上,这种强制式护理,始终因为母亲和患者的反对而无奈。现在进入人文医学时代,再不改变,恐将面临投诉。事实上,禁食减压的过程中,可以微量喂些液体(5ml 之内),刺激口腔分泌,刺激胃肠活动,维持菌群平衡。小量液体随时经胃肠减压管吸出。如果使用随身吸引器引流,则患者可以不必固定在床上。如果切口不大(如腹腔镜手术),使用局部保护性固定,母亲可以随时抱起患者外出阳光下活动。对术后恢复肯定有利。此外,当前有些具体技术也有待改进。

七、特殊护理

(一)**肠瘘的护理** 肠瘘的反应分 3 个阶段,因此护理也要针对 3 个阶段有不同的要求。

1. 早期糜烂前阶段　要求各种方法保护皮肤不接触漏出液,以免发生糜烂。打开肠瘘以前,使用医用皮肤胶,应该是合理方法,但是临床使用常不能满意,因为有一点皮肤与胶的分离即可发生胶下糜烂,临床实际上仍靠专人随时用吸引器吸除漏液,此法虽仍不能避免糜烂的发生,却能避免糜烂扩大。

2. 急性糜烂阶段　目前尚无满意的控制方法。止痛收敛涂药的各种剂型均难使用。水剂易被冲掉,油剂涂抹不上,只有粉剂可以喷撒,但清除也很困难,常常是造成的痛苦比减少痛苦更多,一般多是无可奈何地使患者熬过急性糜烂的两周,目前仍靠早期的预防。

3. 适应期以后　皮肤糜烂区缩小,疼痛基本消失。漏出物也不太稀且易收集,此阶段各种粪袋设备与技术度比较发达,效果也很好,但是太复杂,也太贵,需要针对不同情况选用适宜的药物与方法,还要根据情况的变化随时改变药物性质及方法。因此有必要进一步研究简化,才能普及使用。

（二）会阴的护理　肛门手术后会阴护理也和肠瘘一样有 3 个阶段,只是糜烂反应一般较轻。但是由于体位问题,局部通风不良,很难保持干燥。早期糜烂问题只靠专人吸引清除分泌物。晚期失禁也难带粪袋,只能靠随时蛙式位清理,并随时用低温吹风机或烤灯保持会阴干燥。然而,长期保持患者蛙式体位也非易事。蛙式石膏,或每天利用成叠的废报纸做成蛙式会阴固定,可以在保持蛙式体位的情况下搬动或抱出患者,值得提倡。晚期伤口愈合后,每天定时洗肠。保证一定时间直肠内无积粪,平时也就不再漏粪。同时也训练了定时排便的习惯。

（三）体位的固定　小儿固定体位常常困难,并且也很痛苦。像上述会阴护理的蛙式位就很难保持。长时间固定一个体位,也有发生压疮的危险,特别是新生儿、小婴儿更难用约束带固定。为了固定某种特殊体位,可以做一个临时小型石膏床,把患者绑在石膏床上。压力均匀,搬动方便。如果做一个前后双片石膏床,替换使用,可以保证翻身休息,也可以扣成一个整体管型石膏,可以将患者原位不变地抱出病房。越是特殊体位越需要塑形(石膏)夹板,协助固定。成叠废报纸的利用值得开发,比石膏易装易拆,质地比石膏软,少致压伤,又是废物利用。

八、肛肠外科评论

肛肠外科的任务就是保证患者正常排便。排便功能的正常,至少取决于两个因素:一是排便的器官"肛肠",二是排出的对象"粪便"。传统的外科任务只是解决器官的解剖异常问题。连器官的功能问题都不属于外科范畴,粪便则更与外科无关。然而排便问题是一个整体,从单一的解剖方面不可能解决得满意,这正是形成肛肠专业的自然需要。这样就有人专门研究排便,从人体器官功能的基因到粪便本身的性质与排出量,都需要系统研究,从而找出全面的控制规律。当然,这只是形成专业的初衷,尚有待于进一步发展与完善。首先要摆脱旧的医学内、外科分工观念,转向以人为本、以病为纲(不是以技术为纲),全面解决人的排便问题。

巨结肠看似是一种非常可怕的病,其实不过是个便秘问题。除了新生儿可能发生结肠穿孔外,一般没有引起机械性肠梗阻的报道。但是这种便秘与一般的便秘不同,这种便秘恐随时发生致命的巨结肠危象。关于巨结肠危象的讨论,现在仍是众说纷纭。一般认为巨结肠患者可以随时突然发生腹胀、中毒性休克,几小时内迅速死亡,为巨结肠一种特有的严重并发症,是主要的死亡原因,任何年龄均可发生。20 世纪 60 年代,北京儿童医院曾有一名学龄期儿童入院等待选择性手术。住院后吃、玩等一切正常,当晚突然腹胀、休克,虽经一夜抢救,最终抢救无效,患者死亡。这种危象与一般小肠结肠炎致死不同,事先多无先驱症状。因此,多数教科书中要求对巨结肠应尽早根治。由于危象的发病率不高,病程非常短促,缺乏系统的临床研究,因此理论上的认识很不统一。有一种学说认为肠内长期贮存的粪便,特别是大量固体粪便的中心部分,某种产气细菌在条件偶尔适宜时,快速繁殖,并且突然大量产气,使肠管急速高度气胀,引起广泛肠壁急性缺血坏死反应。

同时肠内菌群失衡,并且失控。巨结肠危象临床上与急性胃扩张引起的胃壁缺血休克死亡机制类似,同是因气体膨胀迅速,抢救常不及时,因为死亡过程很短,尸检常不能发现肠壁组织坏死的细胞学变化。有人在此学说理论下,提出及时迅速减压引流的抢救疗法设想,然而尚未见有说服力的文献报道。但人们有理由相信直接致死原因应该是粪便,而不是肠壁。

墨西哥的 Pena 强调了肛门成形手术局部解剖的严格复原,使肛门成形手术技术提高到一个新水平。然而有史以来不少肛门解剖破坏严重的患者,年长后有的也能保证按时排便,肛门清洁。而现在所谓解剖完全修复手术之后,仍有少数患者术后控制排便不满意。足以提示排便控制功能不单取决于肛肠局部解剖问题,至少年龄与智力发育也起着重要作用。康复医学中对不同年龄科学的排便训练研究,不容忽视。

现在小儿便秘发病率似乎有所升高。并且发病年龄越来越小,甚至新生儿也常有几天不排便之时。很多文献报道了各种现代化检查手段,排除巨结肠及类源病。但很难查到文献报道正常小儿一天吃多少食物能排多少粪便,吃什么食物排什么性质的粪便。至于多少粪便能引起排便感觉,如何控制排便的量,如何控制干稀,更难找到参考依据。可是有人却主观地建议多吃这个、少吃那个,完全不顾孩子的食欲与口味。正常排便是为了孩子吃饭好、食欲好,吃什么都应该正常排便,但不能本末倒置,为了正常排便而不顾孩子的食欲甚至限制孩子吃饭。

(张金哲)

第二节 胃疾患

一、原发性和继发性消化性溃疡

Marshall 和 Warren 于 1984 年报道原发性溃疡可能由细菌引起,继发性溃疡则被证实由严重应激或危重疾病引起。

【发病率】 儿童消化性溃疡发病率约为每年5.4/10 万新发病例。男孩发病率比女孩高 2~3 倍,但在婴儿和幼儿患者中,性别分布仍然相近。多种易感因素在各年龄组消化性溃疡患者发病过程中作用不一。

十二指肠和幽门前溃疡表现相似,常伴有高水平胃酸分泌。O 型血患者更容易发病,与 A 型、B 型及 AB 型患者相比其十二指肠溃疡发病率高30%。成年十二指肠溃疡患者多为 ABH 血型物质的非分泌型者,而消化性溃疡患者中没有观察到这些物质的过度分泌。胃溃疡主要发生于年轻患者,这些人通常胃酸分泌过少且多为 A 型血。溃疡常发生于壁细胞和胃窦黏膜连接部。

【病因学】 学者已经注意到该病有明显的家族倾向。33%~56% 的患者亲属中有消化性溃疡患者。同卵双胎消化性溃疡发病率也高于异卵双胎。消化性溃疡阳性家族史对患者而言是很重要的特征。在家庭个体成员感染幽门螺杆菌时,儿童原发性胃炎和消化性溃疡之间有一定联系。幽门螺杆菌导致损伤的患者中胃黏膜炎症比溃疡多。

目前证据显示,小于 18 岁表现出消化性溃疡而无其他明确病因者均为原发性胃十二指肠溃疡。工业化国家幽门螺杆菌每年感染率估计为 0.5%,发展中国家则为 3%~10%。幽门螺杆菌传播途径为粪 - 口途径或口 - 口途径。儿童幽门螺杆菌感染伴随的危险因素包括居住过密、地方病发源地、社会经济水平低下及种族特异性。幽门螺杆菌感染伴发的病变包括慢性浅表性胃炎、慢性活动性胃炎、原发性十二指肠溃疡、胃溃疡、巴雷特(Barrett)食管、胃癌和黏膜相关淋巴组织(mucosal-associated lymphoid tissue,MALT)。

继发性溃疡(应激性溃疡)在儿童中常表现为继发于较大的身体或热创伤、败血症、休克或其他病重情况的急性溃疡。应激性胃溃疡通常主要为发生于胃底部的多发性浅表黏膜糜烂。胃十二指肠溃疡的病因可为以下 1 种或 3 种因素的混合:①黏膜血流量减少;②黏膜屏障的破坏;③胃内酸性程度。

婴儿期和儿童早期消化性溃疡 80% 为应激性溃疡。药物和化学制品引起的溃疡在临床表现及分布上与应激性溃疡相似。

随着儿童内镜技术的发展,发现儿童应激性溃疡的发病部位与成人相似,多发生于胃。内镜技术优化了诊断手段,有助于更好地认识儿童溃疡病的表现和病程。超过 2/3 接受过皮质激素或非甾体抗炎药(NSAID)治疗的患者发生继发性溃疡,表现为急性上腹痛。实际上,消化性溃疡最基本的病理改变是黏膜受到侵袭和黏膜的防御因素平衡破坏。表 26-1 列出各种因子,有利于理解。

表 26-1 胃十二指肠黏膜平衡的攻击和防御因素

攻击因素	黏膜防御因素
血管损伤:微循环减少	黏膜循环:足够的微循环
肿瘤化疗药物	上皮细胞更新因子
阿司匹林	碳酸氢盐分泌增加
非甾体抗炎药	抑制胃酸分泌
传染因子:巨细胞巨化病毒、疱疹病毒	维持血流 / 微循环
系统应激:儿茶酚胺增加	修补上皮层表面
胃蛋白酶分泌增加	黏膜层:糖蛋白、多糖 - 蛋白质复合物
幽门螺杆菌	碳酸氢盐层:pH 梯度、免疫球蛋白:IgG、IgA

【临床表现】 儿童消化性溃疡病的临床表现易与许多疾病混淆,该相似性增加了儿童溃疡病的实际发病率。婴儿的临床表现包括拒食、持续哭闹及呕吐。呕吐在学龄前和学龄儿童中很常见。随着儿童年龄的增长,腹痛发生概率随之增大。疼痛通常为钝性且很难描述,可能由于饮食引起或者通过进食缓解。在年长儿和青少年中,消化性溃疡的临床表现和自然进程与成人更加接近。有消化性溃疡阳性家属的青少年溃疡表现为夜间上腹疼痛。这种情况下,不管急性溃疡治愈与否,该疾病的自然进程会导致溃疡复发。目前已明确这种溃疡与高胃蛋白酶遗传倾向无关,但会伴发幽门螺杆菌感染。几乎所有的原发性溃疡病患者都有腹痛。对胃镜下明确诊断消化性溃疡病的患者进行症状和体征预测值的评估,有 6

个症状明显与消化性溃疡有关,即上腹痛、夜间痛、进食后痛、反酸、体重减轻和消化性溃疡病家族史。

继发性溃疡为急性发病。尽管继发性溃疡发病年龄范围为 1 天~18 岁,但大多数患者小于 6 岁。继发性消化性溃疡常归因于有害因素(如皮质激素和 NSAID)的侵袭或发生于重大应激事件后(如烧伤、头部损伤、全身疾病)。在这些情况下常发生上消化道出血、呕吐或穿孔,因此使诊断更加困难,常在如出血或穿孔等突发事件发生时才可做出诊断。约 92% 6 岁以下的患者可发生胃肠道出血,这是继发性溃疡最突出的症状。若刺激因素或诱发黏膜溃疡形成的潜在疾病成功治愈,继发性溃疡在治愈后一般不会复发。

【诊断】 早期诊断溃疡病的指征为胃肠道出血、吞咽困难、持续性呕吐以及上面提及的特征性腹痛。内镜诊断后给予 H_2 受者拮抗剂治疗已经成功改善了儿童急性溃疡病的发病和转归。胃液分析不是有效的诊断措施。过去继发性溃疡通过对比造影检查、血管造影术、开腹术和尸检来诊断。已知患有继发性溃疡伴生理应激时,应在症状体征出现前就做出诊断,以免病情加重造成不良后果。在消化道出血时影像学诊断会变得困难,因为血块可遮盖溃疡。因此内镜已经成为诊断急性出血性溃疡的标准,并可同时达到治疗目的。一份报道指出内镜可对 85% 上消化道出血患者做出诊断,而放射学检查为 62%。血管造影术有助于对出血速度大于 0.5ml/min 的出血性溃疡进行定位。

从胃内取组织活检并以多种技术测定幽门螺杆菌的存在,如活检切片染色(银染色、吉姆萨染色、Genta 染色、吖啶橙染色)和显微镜评估,进行细菌培养并测定尿素酶活性。除胃窦外,应在胃体、贲门(甚至移行区)取活检以减少假阴性结果。

幽门螺杆菌感染会引起强烈的免疫反应导致局部或全身抗体产生。幽门螺杆菌特异性 IgG 抗体可出现于血清、血浆、全血、唾液、胃液和尿液中。体液免疫反应在儿童中并不强烈,因此适用于成人的决定幽门螺杆菌感染与否的检测值并不适用于幼儿。尿素呼吸试验对大于 2 岁的儿童准确率高。

【治疗】

1. 内科治疗 抑酸剂和 H_2 受者拮抗药(如西咪替丁)是药物治疗的主要手段。其他治疗方法包括选择性抗胆碱能药物、质子泵抑制剂、细胞保护药物和抗感染剂。

质子泵抑制剂奥美拉唑和兰索拉唑抑制了刺激胃酸分泌的最后共同通路(AMP-腺苷酸环化酶循环,H^+-K^+ 三磷腺苷酶抑制),因此各种形式引起的胃酸分泌均被阻断(组胺神经能、胃酸神经能和胆碱神经能)。奥美拉唑儿童用量为 $1mg/(kg\cdot d)$ 并逐渐增加到 $20mg/d$;兰索拉唑为 30kg 以下 $0.5mg/(kg\cdot d)$,30kg 以上 $30mg/d$,在 4 周内对 95% 的患者有效。虽然奥美拉唑耐受性很好,但副作用较多,包括头痛、恶心和腹痛。

对于确诊幽门螺杆菌胃炎或十二指肠溃疡的儿童,需使用标准抗微生物制剂才能根治(表 26-2)。目前的标准疗法包括两种抗生素合用(选取以下任何两种):阿莫西林、克拉霉素或甲硝唑以及一种质子泵抑制剂。用法为连续 2 周,每天 2 次定量使用抗生素,连续 4 周应用质子泵抑制剂。该三联疗法可根治超过 80%~90% 的患者。

表 26-2 对儿童合并幽门螺杆菌感染疾病的三种推荐联合根治方法

药物	剂量	治疗周期
阿莫西林	$50mg/(kg\cdot d)$	14 天 b.i.d.
克拉霉素	$15mg/(kg\cdot d)$	14 天 b.i.d.
质子泵抑制剂	$1.0mg/(kg\cdot d)$	1 个月 b.i.d.
阿莫西林	$50mg/(kg\cdot d)$	14 天 b.i.d.
甲硝唑	$20mg/(kg\cdot d)$	14 天 b.i.d.
质子泵抑制剂	$1.0mg/(kg\cdot d)$	1 个月 b.i.d.
克拉仙霉素	$15mg/(kg\cdot d)$	14 天 b.i.d.
甲硝唑	$20mg/(kg\cdot d)$	14 天 b.i.d.
质子泵抑制剂	$1.0mg/(kg\cdot d)$	1 个月 b.i.d.

与安慰剂相比,抗酸剂可有效中和胃酸分泌(分别为 75% 和 40%)。副作用有腹泻、便秘等。抗酸药($0.5ml/kg$)需饭前 1 小时、饭后 3 小时及睡前服用。

组胺可刺激胃酸分泌。针对 H_2 的 H_2 受者分布于分泌胃酸的胃壁细胞,H_2 受者拮抗剂可抑制所有促分泌的信号,因此可有效抑制胃酸分泌。西咪替丁的副作用有头痛、头晕、皮疹、核细胞下降、肝肾功能受损、男性乳房发育,个别有精神症状。雷尼替丁是一种没有咪唑环的 H_2 受者拮抗剂,其效价为西咪替丁的 6~8 倍,并在 8 周内可取得同样的疗效(85%~93%)。但有报道称其复发率为 20%。法莫替丁和尼扎替丁也是在成人中使用的有效拮抗剂,但在儿童中的应用报道甚少。

硫糖铝的细胞保护作用来自于覆盖作用,通过硫酸化二糖铝盐的负电荷与损伤黏膜的蛋白质正电荷相吸附。该复合物似乎能刺激黏液分泌和前列腺素合成,结合胆盐并中和胃蛋白酶和胃酸。儿童用量为 40~$80mg/(kg\cdot d)$。便秘是该药唯一明显的临床副作用。

E 族前列腺素如枸橼酸铋钾、恩前列腺素、甲基前列腺素 E_2 都具有细胞保护作用。黏膜保护的作用机制与阻断 AMP 生成循环、刺激 HCO_3^- 分泌和增加黏膜血供有关。成人用量为每日 4 次,每次 $200\mu g$,但是目前针对儿童的使用经验尚少。

2. 外科干预 消化性溃疡病的手术治疗主要针对其并发症如穿孔、出血、梗阻和顽固性疼痛,药物治疗中断后该病复发率很高。这些复发的患者数量越来越多,最终需要外科治疗。迷走神经切断术和幽门成形术而非胃切除术被推荐为有效治疗方法,对将来的生长发育影响最小。过去 10 年间,高选择性或胃壁细胞迷走神经切断术已在数个中心广泛使用来治疗成人消化性溃疡病,但是尚无儿童方面的报道。

出生后 1~2 周发生的出血或穿孔性溃疡(与其他疾病或应激无关)似乎是由母亲胃泌素导致胃酸过度分泌引起的一种急性溃疡。这种溃疡常伴发出血,可通过鼻胃管减压并给予盐水灌洗以保证从胃中抽出血凝块和适当补充容量。穿孔需迅速外科干预,应用最简单的方法缝合穿孔安全修复缺损。如果因出血而手术,单纯缝扎溃疡底部就足够了。没有证据表明这些溃疡会复发。

3. 佐林格-埃利森综合征(Zollinger Ellison

syndrome）治疗对策　佐林格 - 埃利森综合征在儿童中相对少见。可根据胃壁有较大的褶皱、十二指肠扩张和小肠黏膜水肿做出诊断，并通过升高的血清胃泌素确诊。钙负荷试验对于成人和儿童都很可靠，可用于明确诊断高胃泌素血症。除非原发性胰腺肿瘤可完整切除，过去需常规行全胃切除术治疗该综合征，一些报道称 H_2 受者拮抗剂或质子泵抑制剂可免除儿童胃切除的必要。事实上，许多内分泌肿瘤都是恶性的，必须在得出疗效可靠的结论前，对使用 H_2 受者拮抗剂或质子泵抑制剂治疗的每个病例仔细评估以决定其转归并进行长期随访。此外，分泌胃泌素的肿瘤偶尔会发生在十二指肠壁并需要切除。多发性内分泌腺瘤综合征 1 型见于 25% 的病例。生长抑素受者闪烁显像有助于探测原发性或转移性胃泌素瘤。

4. 预防是应激性溃疡的首选治疗目标　应激性溃疡的进展需要很低的胃酸 pH。应用预防性抗酸药以维持胃内 pH 等于 6.0 或更高是有效的方法。支持性疗法辅以改良通气支持、维持血容量、纠正酸碱平衡失调及营养支持也有助于胃黏膜抵抗胃酸消化损伤作用。

H_2 受者拮抗剂或质子泵抑制剂对于预防应激性溃疡极其有效。当继发性溃疡表现为出血时，应用平衡盐溶液和输血作为紧急支持治疗通常已足够。经历上消化道大出血或反复出血的患者需内镜治疗。出血时的内镜治疗相比其他内镜操作需要更高的技巧和技能。内镜医师不仅要明确出血部位还要有控制出血的知识及经验。可采取干预措施，包括治疗性注射（高渗 NaCl、肾上腺素、无水乙醇）、加热探针烧灼、双极电凝或激光（Nd：YAG 或氩）。

如果在药物和内镜治疗后大出血仍然持续或复发，则是外科手术的指征。大出血的定义是小于 2 岁的婴儿 24 小时内失血量等于全身估计血容量，或年长儿 24 小时内失血量等于一半估计血容量（使用 80ml/kg 作为估计全身血容量的指标）。目前已有报道成功地选择性使用动脉内加压素治疗儿童出血性应激性溃疡。尽管继发性溃疡出血通常在穿孔前发生，但穿孔可能是最初的临床表现并需立即手术治疗。

用于治疗应激性溃疡的外科手术包括单纯穿孔修补、出血性溃疡基底对缝缝合、胃切除等。对于幽门成形术无法解决的巨大穿孔需行胃窦切除术，为消化性溃疡病患者进行手术的外科医生必须注意患者还要生长发育，因此应选择最简单、损伤最小的术式。

二、胃急性大出血

（一）消化性溃疡出血　消化性溃疡出血多为小量出血，随时自停。临床表现为柏油便，或隐血检查阳性。大出血只见于大年龄儿童慢性溃疡，周围瘢痕形成血管硬化而失去弹性，损伤后收缩闭合困难而致持续出血。特别多是小动脉出血，出血不止，很容易发生休克。患者多有典型的消化性溃疡症状，以胃痛为主。无明显诱因突然呕血，色鲜红。常反复吐血，并伴有褐色或暗红色大便。诊断靠平时的钡餐，及出血时的内镜检查。暂时止血可通过胃镜处理，但操作危险并肯定复发，只用于抢救休克。一般治疗靠手术切开胃壁切除瘢痕缝扎出血处，或直接行胃部分切除根治溃疡病。

（二）应激性溃疡出血　应激性溃疡是指患者受到严重损伤引起胃肠道突然缺血导致胃黏膜坏死脱落，伤及黏膜下血管出血。应激性溃疡的形成，首先是身体严重损伤，引起外围循环衰竭。为了保障重要器官的血供，肾上腺素能系统的功能使部分血管收缩，血液再分配。第一级缩减胃肠供血，第二级缩减体表肌肉供血，第三级缩减肝、肾等内脏供血，最后保证第四级心、脑血供。长时间血供不足，末梢血管内可能发生血栓导致局部斑点状小型坏死灶。黏膜坏死脱落，失去保护屏障，受胃酸及胃蠕动的作用使局部不能及时愈合而形成溃疡。如果伤及黏膜下血管，则发生急性大出血。

临床表现：大出血以前临床常无表现，不幸休克死亡的患者可能口吐黑水（渗血酸化）。婴儿大手术后，经胃肠减压管吸出咖啡沫样液，反映术中曾有长时间的循环不足而有过应激性代偿。大出血常在蠕动恢复以后发生，表现为突然口吐鲜血，有时混有大血块及褐色血液，一般大量吐血后自停。如果吐后再吐，完全是鲜红血，并有休克趋势，则是继续出血，急需抢救止血。

临床上，多见于大面积烧伤、广泛创伤、败血症、心脑手术后。新生儿分娩过程窒息时间较长或难产损害等，再有维生素 K 缺乏因素，出生后不久可能发生大出血。

病理上属于急性局部溃疡出血，溃疡周围组织正常，治疗采取局部缝扎即可。一般不会复发出血。

（三）胃底曲张静脉出血 多见于门静脉高压症，食管与胃交界处也是门静脉系统与体静脉系统交界处。门静脉压升高使末梢门静脉扩张失去张力形成蜿蜒瘤状静脉曲张。主要分布在食管下半部和胃底部，受食物摩擦可能出血。胃底部受胃酸与强烈蠕动的影响最易出血，并且大量出血存于胃内，因此呕血量大得惊人，但很少引起休克，而且出血多能自然停止。患者也无任何症状，食欲照常。诊断靠钡餐及胃镜检查，后者还能进行局部注射治疗。至于根治有赖解决门静脉高压。静脉曲张太多分布广泛者，反复出血，内镜治疗困难者，应选手术治疗，包括曲张静脉缝扎或更彻底的胃底切开或部分切除断流。

三、胃穿孔

（一）消化性溃疡穿孔

1. 急性穿孔腹膜炎 消化性溃疡波及胃壁肌层坏死，偶然高压情况下如饱食、胀气或外力、猛咳等突然穿孔。强酸性溶液及大量气腹，可使患者剧痛翻滚，甚至休克。腹板硬，肠鸣消失，气腹征明显。诊断靠溃疡病史，X 线平片查气腹，腹腔穿刺抽出强酸性物质（可嗅出）。事实上单凭腹部检查即可决定立即开腹探查。腹腔镜探查可同时缝合穿孔。小儿溃疡穿孔周围瘢痕较少，多是缝合穿孔，以后内科治疗溃疡病。

2. 慢性穿透性溃疡 慢性消化性溃疡有时向深层腐蚀，渐渐穿透肌层，以致穿孔。因穿孔缓慢，邻近组织发生粘连，气腹及腹膜炎均被局限。反应较轻，症状较缓。一般以持续钝性腹痛为主，特别是十二指肠球部后壁穿透性溃疡粘连较早。常常发现时已形成局限性脓肿，甚至有的脓肿穿破

沿髂腰肌下移之腹股沟破出形成流注脓肿及窦道，以致长期误诊为阑尾脓肿、误切阑尾、反复引流不愈。诊断靠消化性溃疡病史与剑突下压痛，确诊靠钡餐及内镜。治疗需开腹缝合穿孔，或一期部分胃切除根治。

（二）应激性溃疡穿孔 病因与应激性溃疡出血一样，常与出血并存。溃疡坏死波及肌层则可发生穿孔。一般症状较急，突然出现腹膜炎气腹，腹痛严重。如有应激性反应病史，如严重烧伤、创伤、败血症或休克的长时间抢救后等，即可诊断。无论如何严重腹痛与气腹足以决定立即开腹探查。一般治疗常规缝合穿孔，持续胃肠减压即可。预后取决于原发疾病性质。新生儿应激性溃疡胃穿孔有时难以与原发性胃破裂相鉴别，后者多伴有胃壁发育不良或肌层缺损。手术时需予以鉴别，单纯缝合穿孔仍留后患，需按病理所见考虑修补。

四、幽门梗阻

（一）瘢痕性幽门狭窄 幽门附近慢性长期消化性溃疡瘢痕增生，可以引起幽门狭窄。小儿病史较短，临床上很少遇到像成人患者那样坚韧变形的幽门。临床症状以大量呕吐及胃胀为主，X线检查见到幽门通过困难或长时间完全不通，可能是合并继发性幽门痉挛所致。胃镜可见瘢痕性狭窄，镜管或扩张器通过受阻。但开腹探查时见瘢痕梗阻并不明显。因此年龄小、病史短的患者治疗只行幽门成形术即可，除非有其他指征，尽量不做胃部分切除术。

（二）反流性幽门痉挛 多与胃食管反流同时存在，贲门松弛、幽门痉挛，原因不明。临床表现以食后呕吐为主。贲门松弛为主者，食后不呕而吐；幽门痉挛为主者，常伴有剑突下痛。钡餐可见胃排空迟缓，幽门不能通过，胃蠕动强烈，但多无明显扩张。如果未注意到贲门反流，常误诊为幽门梗阻。误行胃空肠短路吻合，于呕吐无补，反而加重。因此手术探查时必须鉴别是否存在持续性机械性梗阻。无胃扩张的幽门梗阻必须想到功能紊乱性痉挛的因素。正确合理的治疗应为幽门成形手术。

小儿幽门成形手术要求较高，不能像成人幽

门纵切横缝。三层内翻势必造成术后立即出现唇状瓣膜梗阻和晚期瘢痕狭窄。规范性幽门成形要求如下。

（1）纵切长度与幽门横径相等并需彻底切断狭窄环，因此狭窄长度超过幽门横径则不宜选择纵切横缝手术。

（2）黏膜内翻只缝黏膜下层。

（3）肌层对齐密缝。

术后持续胃管减压 1 周（允许小量喂水喂奶）。如果诊断胃食管反流而行胃底折叠术，尝试同时行幽门成形术。

总之，幽门梗阻问题必须慎重辨别机械性与功能性。长期观察分析呕吐性质与胃体是否扩张，常为必要。

五、胃扩张

（一）急性胃扩张　这里是指儿童暴饮暴食后，迅速致命的恶性急剧胃扩张。多发生于学龄儿童，好胜逞强，生活经验又不足。贫困社会严重饥饿，偶见丰食，便狼吞虎咽，拼命抢食以防再饿。富足社会享受无度，腐败成风，国外儿童也有自发组织"热狗"比赛等情况，胜者为荣。食后不久，突然腹胀腹痛，呕而无吐。到医院后呼吸困难、趋于休克。检查：腹膨隆、胀硬，肠鸣音消失，叩音如鼓。病理机制系因过量食物使胃壁过度扩张缺血停止工作。食物在胃内滞留而发酵，产生大量气体，急速使胃加重膨胀，以致压迫膈肌，影响呼吸循环；胃壁长时间缺血产生乏氧代谢毒素；大量滞留腐败食物的毒素等，共同作用形成致命的恶性循环。一般患者入院时，情况很急，但生命体征基本正常，神志清醒。入院后企图插胃管减压，不可能成功，反而增加损害，甚至诱发休克。因为贲门已经压闭，插管甚至胃镜都难插入。即使插入胃内，也立刻被食物残渣堵塞。有人急速开腹，切开腹壁立刻引起患者胃爆炸死在台上。因为胃内气体迅速增多，受胃与腹壁的限制，使气体压缩，压力迅速增高。一旦腹壁切开，造成一个弱点，难以承受高压而破裂。高压气体的膨胀犹如炸药，瞬间腹压骤减，下腔静脉压力消失，无血归心。心内血量突然大幅度下降，几分钟内因无法维持循环患者

即刻死亡。合理的抢救方法应是在吸氧、静脉滴注的同时，迅速经皮几处粗细针穿刺入胃持续吸引，使腹部膨胀渐渐软化。情况稳定后，再考虑插管洗胃，最好是开腹清胃引流。缓缓减压使心脏逐渐适应，毒素缓慢吸收，避免突然死亡。本症虽然严重，但无器质性损伤，治疗及时而正确预后应良好。

（二）慢性胃扩张　慢性胃扩张定义很含糊。多数是指不全梗阻的继发现象，梗阻消除，扩张回复，并非一个特异性病种。也有人认为长期失代偿的组织学变化成为不可逆病变，如胃壁肌肉纤维化、玻璃样变等，称为慢性胃扩张。然而此种变化在先天性结肠病变中常见，罕见于胃。但是临床上确实可见有人的胃容积超长巨大，有人的胃竟长期达到盆腔上缘，然而很少有严重症状。多数成年患者自幼就只是经常嗝气，有声有嗅，习以为常。尚未见文献报道致残致命的个例。小儿外科医生见到的多是继发于幽门梗阻的并发症；小儿内科医生常见为超量饮食的不良习惯，严重者称为原发性胃扩张。因无确切的病理，诊断治疗均无标准。有人为了解决经常嗝气及口臭，施行胃"减体"手术。方法是切除巨大胃体保留胃底及胃窦端端吻合。尚未见到小儿的报道。

六、胃肿瘤

胃肿瘤在小儿非常罕见，在成人常见的是胃癌，在小儿尚未见报道。文献中常见的个例报道为良性息肉与恶性横纹肌肉瘤。息肉常为色素沉着息肉综合征的一部分。临床上毫无症状，偶尔注意到大便隐血阳性，钡餐或胃镜发现息肉，可顺便电刀摘除。横纹肌肉瘤则多是手术探查中的偶然发现，病理诊断。以后才安排肿瘤治疗，预后不良。

（陈亚军）

第三节　小肠疾病

一、色素沉着息肉综合征

色素沉着息肉综合征（Peutz-Jegher syndrome）是一种染色体显性遗传综合征，患者表现为口唇

和颊黏膜黑色斑和肠道息肉病。1921年由 Peutz 首先报道肠息肉伴口、手和足的皮肤黏膜色素沉着斑，1944年 Jegher 再次报两例后并于1949年加以系统描述，故被称为 Peutz-Jegher 综合征。

【病因】 本综合征较少见，近年来对其认识有所增加，病例报告数也逐渐增多。本病多为常染色体显性遗传，一些新发病例常表现为新的自发性变异，有研究表明可能与丝氨酸/苏氨酸酶（LKB1/STK11）的变异相关。男女发病率相似，近50%病例有家族史。

【病理】 主要特征为：①口腔黏膜、口唇、手掌和足底部、直肠结肠内有黑色素斑。颜色从棕色到黑色，这些色斑常在青春期消退；②胃肠道多发性息肉，从胃到直肠均可有，但是小肠最多，占55%，胃十二指肠病变约占30%，15%位于结直肠。大小从数毫米到数厘米。小息肉表面光滑或呈细颗粒状，较大息肉呈桑葚状或分叶状，小叶间有深的裂沟。部分息肉充血肿胀，顶部糜烂、出血。可散在分布或集中在某个节段。光镜下表现为错构瘤。局部黏膜上皮过度增生，黏膜腺体形成腺泡。表面腺管开口扩大，与周围腺上皮分界明显。腺上皮细胞形态正常，极少有分裂象。息肉间质少，伴水肿和淋巴细胞浸润，部分息肉内含有黏膜肌分支的平滑肌纤维伸入腺腔，形成树枝样结构，并可以同时伴有腺瘤。黑色素斑是皮肤鳞状上皮基底黑色素细胞数增多，伴黑色素堆积形成。

【临床表现】 患者在出生或幼年时出现皮肤、黏膜色素沉着。多为黑色或蓝黑色，或呈棕色或棕黄色。常分布于口唇及周围皮肤和口腔黏膜，手掌和足底也可见两侧对称的色素沉着。口唇和口腔黏膜色斑在婴儿期出现，幼儿期增多，皮肤黑色素斑出现较晚，随年龄增长而颜色加深，数量增加。黑斑的多少大小与胃肠道息肉数目无关。皮肤黑斑可能在成年后或胃肠道手术切除息肉后可逐渐消退。这种特征性色素沉着无任何症状，不恶变，是诊断本病的重要依据，据此可做进一步检查以明确诊断。

息肉较黑斑出现晚，多开始于青春期，儿童期即可出现。部分患者无明显消化道症状。可广泛分布于胃到直肠各部分。息肉常有继发病变，如

肠套叠以及胃肠道出血等。肠套叠的发生率约为34%，常发生于小肠。患者症状多反复发作。发作时腹胀、腹痛、腹部肿块、恶心、呕吐，息肉表面黏膜破溃或糜烂引起出血，量多不大，常为间歇性，非手术治疗可以停止。出血量从大便隐血至新鲜血便不等。25%的患者可出现贫血。患者还可以出现反复上腹部不适、疼痛等症状。直肠息肉表面破溃水肿感染时，排便次数增加，排黏液血便，可有里急后重。

【诊断】 根据有家族史，皮肤黏膜黑色素斑或胃肠道多发息肉，息肉为错构瘤样改变，则应考虑本病。患者出现脐周腹痛、便血，甚至急性肠梗阻，多半是由于息肉形成的肠痉挛及一过性肠套叠。多数患者可自行缓解，但以后可反复发作而形成慢性肠套叠。体检可发现典型的肠套叠腹部腊肠样肿块。

【辅助检查】

1. 胃肠道超声检查 对于儿童胃肠道息肉的诊断有着较高的敏感度和准确性，由于超声检查无放射性、经济及可重复等特点，越来越多的医疗中心应用超声来诊断儿童消化道息肉。

2. 胃肠道 X 线钡剂造影 可以清楚显示较大息肉的部位、轮廓和大小，但不能明确性质。

（1）气钡双重造影：口服钡剂和发泡剂可以清楚地显示胃十二指肠较大的息肉，呈圆形或椭圆形充盈缺损，边缘光滑。偶见龛影，为恶变指征。结肠气钡双重灌肠造影可以清楚地显示结肠息肉。但是当肠道准备不佳时可以引起漏诊或误诊。

（2）小肠低张气钡双重造影，待服用钡剂和发泡剂后，肌内注射山莨菪碱（654-2），使肠管松弛，蠕动停止，行分段加压检查。

3. 纤维内镜检查 纤维胃镜和小肠镜以及纤维结肠镜均可以检查消化道息肉病变大小、形态数目等，还可以行活检术以做出正确诊断。已经有使用胶囊内镜行全消化道检查以明确诊断的报道，其舒适度远超过传统内镜。

4. CT 增强加三维重建或 MRI 检查 可进一步明确疑诊病例的病变性质，了解病变部位和形态，更加容易明确诊断。

【治疗】 既往认为该病的息肉散布于胃肠

道,病变广泛,不易切除干净,且恶变率低,发生肠套叠也多可自行还纳,因此不需要手术治疗。但因为最近对该病患者成年后恶变的报道增加,Phlips和Spigelman建议对该病患者每年均需要检查:①息肉症状;②贫血;③女性宫颈涂片和盆腔超声检查妇科情况;④男性监察睾丸情况;⑤胰腺超声检查以及每两年一次的全消化道内镜镜检。目前认为为预防息肉引起的并发症和癌变,应彻底清除胃肠道息肉。

胃肠道器质性病变治疗原则应尽量切除。息肉已经证实有出血、肠套叠,以及以后的癌变问题更应该尽早切除。因为危害性不急、危害率不高,因此要慎重衡量手术的得失。一般原则是发现症状,明确息肉诊断,特别是肠套叠,应乘机手术探查。尽量切除手术野中能暴露的息肉,并应尽量做息肉病变所在位置远近端的消化道探查,若发现息肉应一并切除。

手术指征:①不可缓解的肠套叠并有肠坏死表现者;②明显肠梗阻不能缓解者;③反复大量肠道出血、长期贫血、生长发育迟滞;④孤立型大型息肉或肠段型密集息肉反复发作,引起症状者;⑤早期肠套叠,即使是一过性已退出,反复腹痛证实有息肉者,也应计划分期手术。

【手术方法】

1. 胃十二指肠和结肠直肠较小的息肉,行内镜切除,息肉较大内镜切除困难或基底太大太深,切除后可能发生出血、烧透肠壁,或发生肠穿孔等并发症的可采取开放手术。

2. 小肠息肉可优先选择小肠镜下息肉切除术,若小肠镜实施困难或存在禁忌证,需开腹,探查全部小肠。散在息肉就地开肠切除或尽量应用一个肠管切开口将切开口附近的零散息肉用人工套叠方式自切口取出并切除,特别是十二指肠水平部和升部的病变应尽量避免切开肠壁。这种方法可有效减少肠管切口数量,降低术后并发症的发生。集中多发息肉可行短段肠切除吻合。

3. 合并肠套叠、肠梗阻的处理 若为小肠套叠,多套不紧很少发生完全性肠梗阻。一般不需切除肠管,复位肠套叠即可。预防复发只需切除息肉。对已经确诊的色素沉着息肉综合征,应乘机探查,尽量切除息肉。如果套叠时间长,水肿严重者则不宜切开肠壁以避免发生肠瘘,若套入肠段已坏死则行肠段切除,暂不处理其他肠段。对于结肠息肉所继发的结肠套叠,可以给与气灌肠以暂缓症状,并做结肠镜行息肉摘除术。

4. 合并出血一般多能自止 色素沉着息肉综合征诊断肯定也应乘机探查,患者条件许可时,尽量切除息肉。大出血可参照本章消化道出血一节介绍的分段探查法处理。

5. 色素斑的治疗 色素斑不会发生恶变,也无任何症状,对容貌影响也不严重。可以通过化妆遮掩,成形手术很难获得满意效果。有时切除息肉后可逐渐消退,因此不需处理。

【预后】 一般来说本症预后良好,不良后果多是医源性错误所致。肠套叠、肠出血均较缓和,外科常规治疗均能成功。有报道称色素沉着息肉综合征常伴有小肠肿瘤,且有色素沉着息肉综合征中错构瘤样息肉常有恶变的报道,与一般人群相比,色素沉着息肉综合征患者发生胃肠道肿瘤而死亡的发病率是正常人群的13倍,发生各类癌症的风险是普通人群的9倍多,在60岁时因为发生肿瘤而死亡的概率是50%。

(陈巍 余东海 冯杰雄)

二、肠结核

肠结核(tuberculosis of intestine)是结核分枝杆菌侵犯肠道引起的慢性特异性感染,常为开放性肺结核的并发症,少数为饮用污染结核菌的牛奶或其他物品所致。常同时侵犯肠系膜淋巴结,可为全身血行播散型结核的一部分,多见于儿童及青少年。在欧美国家,由于艾滋病的发病率增高,导致肠结核病的发病率也相应提高。

【病因】 结核菌含有类脂质、蛋白质和多糖。类脂质能引起单核细胞、上皮样细胞和淋巴细胞浸润形成结核结节,蛋白质具有抗原性,可引起过敏反应、组织坏死和全身中毒症状,中性粒细胞和单核细胞浸润,多糖类可引起某些免疫反应。肠结核90%由人型结核分枝杆菌引起,患者多是与肺结核患者共进饮食,未采取消毒隔离措施,致使结核分枝杆菌直接进入肠道感染。也可能是自身开放性肺结核,特别是空洞型肺结核引发肠结核的机会更大。除肠道感染外,也可能经由血源感染,急性粟粒性结核约有 50% 以上患者合并肠结核。牛型结核分枝杆菌肠结核是因为饮用未经消毒的带菌牛奶或乳制品致病的原发性肠结核。

人体对结核菌的反应是通过自然免疫和获得免疫。其中主要是细胞免疫,表现为淋巴细胞致敏和吞噬细胞作用增强。入侵的结核菌被吞噬细胞吞噬和加工处理后,经抗原信息传递给 T 淋巴细胞,使之致敏。致敏的 T 细胞在结核菌的刺激下释放淋巴因子,使巨噬细胞聚集在细菌周围吞噬并杀灭细菌,然后变成类上皮细胞和朗汉斯巨细胞,最终形成结核结节使病灶局限化。人体发生的免疫反应虽对身体产生了一定的保护作用,但同时可能有组织破坏。结核病的发病是人体和结核分枝杆菌相互作用的结果,只有当入侵的细菌量大、毒力强、人体免疫力低下、肠功能紊乱引起局部抵抗力下降时才发病。所以,结核菌的致病性、病变范围和发病时间常取决于人体免疫状态以及感染细菌的量、感染途径、患病年龄、性别、健康水平和营养状态等,也和某些其他传染病、代谢性疾病、职业病和使用免疫抑制剂有关。

肠结核病好发于回盲部的原因在于进入回盲部的肠内容物能停留较长的时间,而这部分肠管蠕动和逆蠕动较强烈,容易引起局部组织机械性损伤,这样就使肠道内的结核分枝杆菌有充分的时间和机会接触肠黏膜而发生感染。回盲部结核分枝杆菌经吞噬细胞吞噬后沿肠管的淋巴系统进入绒毛内的中央淋巴管,隐藏在黏膜的深面。侵犯到固有层、黏膜下层、肌层的结核菌进入 Peyer 集合淋巴结形成含有上皮和淋巴组织的结核结节,再进一步由浆膜下沿着肠管的肠系膜附着部连接到肠系膜淋巴结,所以回盲部是肠结核的主要侵犯部位;结核结节增大时常有干酪样坏死和伴发闭塞性动脉内膜炎,影响邻近肠管的血供,造成黏膜水肿和局灶性坏死。坏死组织脱落形成小的溃疡,融合增大后呈深浅不一的潜行性溃疡,溃疡的边缘不规则,沿肠壁淋巴管道顺肠周径发展。在修复的过程中大量纤维组织增生,造成肠管环行瘢痕挛缩使肠管狭窄。同时溃疡可累及周围的

腹膜及邻近肠系膜的淋巴结,引起局限性腹膜炎和肠系膜淋巴结结核。后者可发生干酪样变或溃破至腹腔,引起急腹症表现。由于溃疡型结核病变发展过程缓慢,受累肠段常与周围组织紧密粘连,因此较少出现溃疡急性穿孔,慢性穿孔则多形成腹腔脓肿或肠内瘘。患者的免疫力强,入侵细菌的毒力低,病变则多局限于盲肠,少数可涉及末段回肠和近段升结肠。镜检见黏膜下层纤维增生和大量结核性肉芽组织。肠系膜淋巴结有网状细胞增生、钙化和假滤泡形成,肠系膜水肿,淋巴淤积。这类增生性病变约有 70% 见于原发性肠结核,继发性肠结核较少见。上述溃疡和增殖性病变可同时存在于一个患者。不同肠段的病变可处于不同的病变阶段,有的仅有水肿,有的出现溃疡,有的增殖样变。

【病理】 可发生于肠道任何部分,但好发部位为回盲部,因回盲部淋巴组织最丰富,占全部肠结核病例的 85%~90%。其次为升结肠、回肠、空肠及十二指肠。

人体的免疫反应强常表现为渗出型。当感染菌的量多、毒力大,可有干酪样坏死、溃疡而成为溃疡型肠结核。若机体免疫机制良好且感染轻微,常表现为大量肉芽组织增生及纤维组织增生,成为增生型肠结核。溃疡型表示坏死是主要病理,增生型表示结核肉芽肿及纤维组织增生是主要病理。两者常发生在同一患者,不同程度同时存在,在一定条件下互相转化。溃疡型肠结核患者常有活动性肺结核,增生型肠结核患者多无明显的肺部病变,即使有肺结核也多稳定。

(1) 溃疡型:细菌侵入肠黏膜集合淋巴组织和淋巴滤泡,出现充血水肿等浆液或浆液纤维素渗出性病变。镜下见小血管扩张充血和浆液纤维素及巨噬细胞等渗出物。进一步发展可在结核性肉芽肿的基础上出现干酪性坏死,常形成潜行性溃疡。一般为多发,可聚集于一处或散发在肠管的不同部位,常沿着肠管的周径扩展。溃疡的边缘不规则,大小深浅不一,局部可深达肌层或浆膜层,甚至累及周围腹膜和邻近肠系膜淋巴结。溃疡的边缘和基底多有闭塞性动脉内膜炎,较少出血。溃疡愈合后形成瘢痕可引起不同程度的肠腔

狭窄。这种肠腔狭窄常为多发、好集中于末段回肠,两个环形狭窄之间的肠管逐渐扩张,肠壁增厚呈腊肠样改变。肠穿孔常发生在末段回肠或阑尾部位,以及肠腔狭窄的近端或两个狭窄之间。肠管的结核性溃疡发展较慢,结核菌通过淋巴管侵犯浆膜引起纤维渗出和形成灰白色结节;多同时累及腹膜及肠系膜淋巴结,常与肠外邻近组织发生紧密粘连。溃疡型病变发生穿孔时可引起继发性腹膜炎、局限性脓肿或最终穿破肠壁形成肠内瘘。进入慢性阶段,病变肠管和附近肠外组织紧密粘连,晚期常有慢性穿孔,形成腹腔内包裹性脓肿或肠内瘘。在修复阶段,大量结缔组织增生和瘢痕形成使肠段收缩变形,回肠和盲肠的解剖关系紊乱,发生肠梗阻。

（2）增殖型:当机体免疫力良好,侵入细菌少,毒力弱,感染较轻时多呈增生性改变。好发于回盲部,有时可累及升结肠近端或盲肠。肠壁显著增厚变硬,黏膜可有多个小溃疡或大小不等的息肉样肿块,导致肠壁局限性增厚和变硬,肿块突入肠腔,引起梗阻。

【临床表现】　多数起病缓慢,病程较长。出现外科并发症将给患者带来严重的后果,所以必须认识早期肠结核及外科并发症的典型临床表现。

1. 早期肠结核的临床表现　肠结核常合并肺结核,当肺结核患者有下述情况时应怀疑肠结核的可能:①肺部有空洞,痰内有结核分枝杆菌;②有轻度腹部症状,尤其有排便习惯和大便性状改变;③有不规则的发热,但又不能用肺部病变解释;④虽经治疗,病情恢复不理想,体重不能增加,体温不能恢复正常;⑤在病情好转过程中,突然有逆转趋势,又非肺部结核病变所能解释。

2. 典型的临床表现

（1）全身症状:一般起病缓慢,病程较长。溃疡型肠结核常有结核毒血症,表现为午后低热、不规则热、弛张热或稽留高热,伴有盗汗、倦怠、消瘦、苍白以及维生素缺乏、脂肪肝、营养不良性水肿等表现。可以同时有肠外结核特别是肺结核的临床表现。增生型肠结核的病程较长,全身情况多较好,常无毒血症症状,无发热或仅有低热,多

不伴有活动性肺结核或其他肠外结核。

（2）腹痛:溃疡型肠结核的疼痛性质一般为隐痛或钝痛,偶呈阵发性绞痛。回盲部病变时右下腹疼痛,可向上腹部或脐周放射。回盲部病变使胃肠反射或胃结肠反射亢进,进食可以促进病变部位肠管痉挛、变形、蠕动增加,从而加重腹痛和排便感。便后腹痛常有某种程度的缓解。增生型肠结核或合并肠梗阻时,初期往往有上腹部不适,并有腹泻。随着肠腔狭窄程度的增加将出现肠梗阻的表现。常有右下腹或脐周阵发性逐渐加重的腹部绞痛,伴腹胀、肠鸣音亢进。肠袢慢性增厚及蠕动亢进可出现肠型和蠕动波。亢进的肠蠕动缓解后腹痛随即减轻,隆起的包块也随之消失,甚至有经肛门排气或排出稀便。肠系膜淋巴结在急性炎性肿大时也可发生明显腹痛,有腹膜刺激现象时和急性阑尾炎相似。有时腹痛相当严重以致被怀疑有肠穿孔。

（3）腹泻和便秘:活动性肺结核患者出现腹泻症状时应怀疑肠结核的可能。腹泻可能是单纯溃疡、部分梗阻或肠壁的交感神经丛受累导致胃肠功能紊乱的结果。病变肠管炎症和溃疡的刺激使肠蠕动增加,肠排空过快。若不侵犯结肠,每日排便1~3次,多呈糊状,不含黏液和脓血便,不伴里急后重。病变严重、范围广泛或累及结肠时腹泻次数增多,有时达10余次,可有里急后重感,有时在大便中有黏液和脓液。腹泻一般是间歇性的,甚至腹泻和便秘交替出现。在多次腹泻之后出现便秘,隔几天再腹泻,如此往复交替。如病变范围广泛或已累及结肠则出现经常性的腹泻。增生型肠结核多以便秘为主。

（4）腹部肿块:腹部肿块主要见于增生型肠结核。发生肠狭窄后出现不完全性低位小肠梗阻症状。大部分患者有右下腹部稍可活动的类肠管状肿块,中等硬度,伴有轻压痛。溃疡型肠结核肠壁有穿孔或已有结核球形成时,病变肠管和周围组织粘连,或同时有肠系膜淋巴结核时,可出现腹部较大肿块。肿块的位置一般比较固定,压痛较明显。

【辅助检查】

1. 血常规　溃疡型肠结核可因营养障碍表现

为中等程度的继发性贫血,白细胞总数可能增加,核左移,单核细胞数增加,淋巴细胞相对减少。没有并发症的患者白细胞计数一般正常。

2. 红细胞沉降率　当机体内有炎症反应或组织坏死时红细胞沉降率增速,炎症好转病变吸收时红细胞沉降率趋向正常,定期测定红细胞沉降率可反映疾病发展的趋势,可作为随访指标。

3. 结核菌素试验　结核菌素试验强阳性对诊断有参考意义(患者接种过卡介苗)。

4. 粪便　溃疡型肠结核腹泻时粪便呈糊状或水样,一般不混有脓血及黏液。显微镜下可见少量红细胞和脓细胞。大便隐血可为阳性。有时粪便找结核菌或细菌培养阳性。粪便检查出结核分枝杆菌有可能来自于肺内的痰结核菌,只有痰结核菌阴性,粪便中结核菌阳性才有意义。

5. X线检查　钡餐检查或钡剂灌肠检查对肠结核的诊断有重要意义。考虑病变累及结肠时当行钡剂灌肠检查,但应注意要低压。X线钡剂灌肠检查是主要依据,可见小肠蠕动增快,回盲部有激惹现象。个别病变的肠壁增厚致狭窄,有时出现肠管痉挛并有节段性扩张的钡影。肠壁亦可出现充盈缺损,肠胃内瘘的表现。

6. 纤维结肠镜检查　可观察全部结肠、回盲部、末段回肠的病变,并可取活组织送病理检查,这对诊断有重要意义。

7. 抗结核试验治疗　有些结核病的早期症状多不明显,借助于X线检查、纤维内镜检查仍不能做出明确诊断,又高度怀疑肠结核时可给予试验性治疗,观察应用抗结核药物治疗2周以上的疗效,有助于诊断。

8. CT和超声　CT检查发现当回盲部病变时,末端回肠或盲肠肠壁增厚。多为向心性增厚,也可以为偏心性增厚。有些患者可以发现代表坏死的低密度区,回盲部受累时常有邻近系膜的低密度淋巴结病变。还可以发现小肠其他部位发生病变时,有管腔变窄,近端扩张。超声可以发现肠管向心性肥厚,偶尔可以发现溃疡、增厚的肠袢形成的不规则肿块,还可以观察到腹水和肿大的淋巴结。

【诊断与鉴别诊断】　具备下述症状、体征及

放射线检查表现的,应怀疑有肠结核病。

1. 有肠外结核,主要是肺结核,尤其当肺部病变好转或稳定,然而一般情况和结核毒血症表现反而加重。

2. 临床表现主要为腹泻、腹痛、发热、盗汗等。

3. 有右下腹压痛,肿块或原因不明的肠梗阻。

4. X线检查发现回盲部有激惹,钡剂充盈缺损或肠腔狭窄等征象。

肠结核的最后诊断必须符合下述条件之一:①在病变组织中找到结核分枝杆菌;②病变组织培养或动物接种结核菌阳性;③镜下有结核结节或干酪样坏死;④手术中确实发现病变,肠系膜淋巴活检证实有结核病变。

此病应与慢性消化不良、克罗恩病、慢性细菌性痢疾、阿米巴痢疾、溃疡性结肠炎、肉芽肿性结肠炎及蛔虫病相鉴别。有时回盲部结核应与阑尾炎和盲肠肿瘤相鉴别。可根据结核接触史、结核菌素试验、大便镜检、细菌培养及全身其他部位的结核病变等协助诊断。

【治疗】　内科治疗包括药物抗结核治疗和支持治疗,适用范围:①没有外科并发症的肠结核;②合并肠外结核或活动性肺结核;③需要接受外科选择性手术治疗的肠结核;④能创造条件延缓手术时机,待一般情况好转接受手术治疗的肠结核的术前准备;⑤出现危重外科并发症需要急症手术的肠结核的协同治疗。

1. 抗结核治疗　为了防止耐药多主张采用多种药物联合用药的治疗方案。多数人认为,进展期患者用异烟肼、乙胺丁醇及利福平三种抗菌药物治疗,多足以控制肠结核的进展。治疗肠结核需长期方案,应注意遵循"早期、规律、全程、联合、适量"的原则。

(1) 早期:在肠结核的早期阶段病灶内的结核菌代谢旺盛,绝大部分对抗结核菌药物敏感,易使药物发挥杀菌或抑菌作用。早期用药常能快速改善自觉症状,患者食欲增加,体温和大便接近正常。若治疗不及时,即使给予合理、足量的抗结核药物也很难获得好的效果。

(2) 规律:抗结核化疗过程中必须定期给予药物,才能起到持续抑制细菌生长、最终将其杀灭的

作用。现为防止耐药性的产生多采用疗程为 6~9 个月短程化疗,采用异烟肼和利福平两种抗结核药联合使用,多采用两阶段间歇治疗方案。即第一阶段进行强化治疗,使结核菌停止繁殖,病灶内细菌数迅速减少;第二阶段实施巩固治疗,防止复发和恶化。对严重肠结核,或伴有严重肠外结核者要加强药物的联合应用,一般加用吡嗪酰胺、链霉素、乙胺丁醇三药联合治疗 2 个月,以后继续用异烟肼与利福平联合治疗 7 个月。

(3) 全程:随着治疗效果的提高,治疗期限已逐渐缩短。鉴于结核菌分为生长旺盛菌、间歇生长菌、缓慢生长菌和休眠状态菌的特点,采用异烟肼、利福平、吡嗪酰胺三药联合使用可在短期内发挥治疗的作用,疗效较其他药物联合使用好,复发少。

(4) 联合:为了延缓或防止耐药性的产生,强调采用两种或两种以上的药物进行联合治疗。联合用药既能防止天然耐药突变菌以及耐药菌持续存在和繁殖后终将取代整个敏感菌群,又能发挥单一药物能杀灭大量敏感结核菌的作用。肠结核多属继发性疾病,在外科接诊前多数患者多已接受过抗结核治疗。结核分枝杆菌对一线药物已产生一定程度的耐药性。应考虑使用二线药物(乙胺丁醇、乙硫异烟胺、卡那霉素、环丝氨酸、西索米星、卷曲霉素、氨硫脲等)。

(5) 适量:抗结核药物发挥疗效取决于给药后达到的血液中的有效浓度,增加给药剂量可以提高血液浓度,但也应考虑大剂量药物引起的不良反应。

2. 支持治疗　对不完全性肠梗阻患者应进行有效的胃肠减压,缓解梗阻近端肠管的膨胀;腹泻次数较多者可用碱式碳酸铋;腹痛可用阿托品或 654-2 治疗。食用易消化吸收和营养丰富的食物,必要时补充能量合剂。腹泻较多者注意补充水分,并维持电解质和酸碱平衡。

3. 手术治疗　小肠结核的外科治疗指征主要是伴有肠狭窄或结核性肿块病变,需行肠段切除吻合。多发的小肠结核若病变集中可做病变部位小肠切除术,如范围分散,完全切除难免导致短肠综合征的可进行分段的小肠切除,也可以分次手术。腹腔镜探查在该病中也起到一定作用。

(1) 回盲部结核:增殖型回盲部结核伴梗阻可行回盲部切除,如升结肠同时受累可行右半结肠切除术。病变部位广泛而固定,切除困难的不能强行手术切除,先行短路手术暂时解除梗阻,以后必要时再手术切除病变肠段。

(2) 急性肠穿孔:为了降低死亡率,应行急诊手术。目前多主张根据患者的全身状况和局部情况选择病灶肠段切除或腹腔引流术。慢性肠穿孔形成局限性脓肿可行脓肿切开引流术,待病情好转形成瘘管后再做进一步处理。有梗阻时只松解梗阻点,不要做广泛的松解手术。

(3) 肠外瘘:肠外瘘要根据病变部位按一般肠外瘘的治疗原则处理,包括维持水、电解质平衡,营养支持。保证引流通畅,保护接管周围皮肤。必须在抗结核治疗奏效后才能考虑关瘘,为彻底治疗除病变肠段创造条件。

(4) 肠内瘘:很难诊断,多数也无症状,不需治疗。临床上多因肠梗阻剖腹探查。术前诊断为粘连性肠梗阻,分离粘连时发现为内瘘。一般只需分开后各自缝合,少数粘连广泛,不得不切肠吻合。

(5) 肠系膜淋巴结:对较大的肠系膜淋巴结和易于溃破的可予以切除或清除其中的干酪样物质,以免以后形成肠梗阻。

任何手术,术后均仍继续加强全身支持治疗和抗结核药物治疗。

【预后】　早期行抗结核治疗则预后良好。晚期可因营养不良、继发感染、病程顽固而死于营养衰竭或其并发症,少数多发性肠外瘘久治不愈衰竭死亡。

(余东海　冯杰雄)

三、急性出血性坏死性肠炎

急性肠炎基本病理变化包括炎症、出血、坏死。病因不同,病变部位不同,表现形式不同,临床上出现不同病种。常见有新生儿坏死性小肠结肠炎(necrotizing enterocolitis of newborn,NEC)、肠伤寒(typhoid)、痢疾(dysentery),以及非特异性急性出血性坏死性肠炎。新生儿坏死性小肠结肠炎已在新生儿消化道疾病一章讲述。伤寒与痢疾现已少见，而且过去的外科并发症，现在更是罕见。本节只讲急性出血性坏死性肠炎（acute hemorrhagic necrotizing enteritis，AHNE），基本内容大同小异，可作参考。

急性出血性坏死性肠炎是近年来描述的一种非特异性肠炎，表现为一种暴发疾病，发生于小儿各年龄段。常与肠道缺血、感染有关，常累及小肠，出现特征性出血和坏死。临床表现为腹痛、腹胀、呕吐、便血，重者出现败血症和中毒性休克。曾用名"急性出血性肠炎""急性局限性肠炎""肠坏疽""坏死性肠炎"及"小儿急性出血坏死性空回肠炎"等名称。多散在发病，也可出现流行性倾向。我国20世纪60年代经济困难时期曾有集中发病，南方发病较北方为多。主要累及幼儿与学龄儿童。据统计，发病季节以春夏季为多，占67.2%，其高发季节与肠道传染病的高发期有密切关系。

【病因】 本病病因仍无定论，可能与多种因素有关。任何原因引起肠道神经血管反应导致肠道缺血、肠屏障功能受损，加以病菌侵入，均可造成肠壁发炎。平时应激能力与免疫能力差，不能及时适应环境变化，是本病的素因。临时饮食不当、寒冷、劳累、过敏影响胃肠道供血，为其诱因。

从发病率推论，本症曾有经济困难时期暴发流行的历史，患者多是贫困家庭，身体营养、健康素质较差。欧战后德国曾有暴发，我国1959—1961年报道很多，而现在则罕见。生活贫困、营养失常当视为本病的病因之一。

从病理分析为典型组织炎症过程。从黏膜下开始"组胺反应"变化，微循环停滞、细胞功能丧失、缺氧坏死。黏膜失去屏障，肌肉丧失蠕动在先，外力使黏膜脱落出血与肠壁穿孔在后，说明为原发性炎症。过敏与不适应环境突变的后果为主。包括外界环境、冷热饮食、身体损伤与精神激动等过度变化。

细菌感染是在病理变化基础上必然发展的，多不是特异性病菌。黏膜屏障的丧失为感染提供入路，菌群移位提供了感染源和组织坏死提供了培养基，致使病菌大量繁殖，毒素进入血液循环，甚至发生败血症。细菌培养包括大肠菌属、革兰氏阳性菌及阴性菌、厌氧菌等，均不能证明为原发病因。

【病理】 本病多发生于小肠，常见于空肠，较少波及回肠，在近回肠末端时，其病变肠管较短而且病理改变也较轻。少数病例影响全部小肠和结肠，受损肠管呈节段性，每处病灶长短不一，多为20~100cm。基本病理变化可分为4个阶段或称四期。

（1）开始是炎症期：黏膜下开始充血、水肿、渗出、白细胞浸润。

（2）黏膜坏死、脱落、出血。

（3）深入肌层失去活力、蠕动停止、动力性肠梗阻。

（4）肌层坏死、肠胀气、肠穿孔。

晚期患者以上4种病理形式同时存在。手术时可见患者肠腔内积气、积液，肠壁充血、水肿、失去光泽，严重处呈紫黑色。病灶区肠管表面覆盖纤维素性渗出物，肠管发硬，质地脆弱并失去弹性，肠管间发生粘连。肠壁黏膜皱褶肿胀粗大，表面亦见水肿、小出血点及纤维渗出物。黏膜坏死脱落后形成浅表溃疡，由少许脓液或纤维素覆盖。有的溃疡向深部肌层浸润，甚至发生穿孔。此外，受累肠管的系膜也可见充血、水肿，淋巴结有不同程度的肿大，有时可发生坏死。显微镜下见病变区呈出血坏死及炎症细胞浸润，多以淋巴细胞、单核细胞、浆细胞为主，嗜酸性粒细胞或多或少地存在。由于充血水肿导致肌层纤维分离，部分纤维可发生空泡状水样变性或溶解消失。深层病变更为明显，除大片出血坏死外，还可见毛细血管扩张。小血管壁及胶原纤维呈现纤维素样变为其特殊的变化特征，嗜银染色时可见小血管基膜疏松现象。有时小血管中可有透明血栓形成，使管腔阻塞，造成不同程度的肠坏死。血管改变越多则坏死范围越大。

【临床表现】 本病特点是突然发病，无前驱症状。起病后很快出现全身中毒症状、腹胀及肠型。

1. 腹痛 多数患者的腹痛为突然发作，呈持续性或阵发性加剧。初期多局限于脐周部位，此外以左上腹或上腹部多见，腹痛加剧时逐渐波及全腹,检查时若出现腹膜刺激征,有腹肌紧张,说明病变波及腹膜,肠鸣音消失已属晚期。

2. 呕吐 约 60% 以上患者出现呕吐,早期为反射性,晚期为梗阻性呕吐。呕吐次数不等,其内容物常含胆汁或呈咖啡渣样,有的可含血液,晚期可含粪汁。

3. 腹泻、便血 约 80% 的患者出现腹泻、血便。一期多腹泻,二期可便血。每天次数不等,多者可达 10 次以上。血便有特殊腥臭味,似洗肉水样,小量黏稠者可呈果酱样。大量便血时可见黏膜脱落块及血块,此时患者常有失血及贫血症状。三期蠕动受阻,四期发生腹膜炎肠麻痹时,排便、排气停止。

4. 发热 患者绝大多数会发热,体温为 38℃~39℃,可高达 40℃ 以上,病变严重时亦可出现体温不升或弛张热。

5. 全身中毒症状及休克 中毒反应无论在第几期均可较快地发生。患者呈急性病容,出现高热、狂躁或昏迷、面色苍白、四肢厥冷、口唇发绀,皮肤常出现花斑及脱水。患者呼吸急促、脉快,血压下降甚至不能测出。休克可以随时出现,有时 1~2 天即可衰竭死亡。

【辅助检查】

1. 实验室检查 白细胞计数往往增加,多数在 $(15~30)\times10^9$,常有核左移现象。患者还可以出现血小板减少,发生率为 65%~90%,可能与革兰氏阴性菌脓血症和血小板与内毒素结合有关。便血量多者呈明显贫血象。血清钾、钠、氯往往下降,常出现代谢性酸中毒。大便隐血阳性,并含大量红细胞。大便培养常无特殊发现,有时可培养出产气荚膜杆菌、大肠埃希菌、副大肠埃希菌或金黄色葡萄球菌。30%~50% 血培养为阳性。C 反应蛋白(CRP)是该病的早期指针。弥散性血管内凝血(DIC)的实验室指标在晚期休克病例中,阳性率可达 70%~80%。

2. X 线检查 腹部摄片或透视所见根据病变位置及程度而异,可显示散在、节段或广泛性积气,其位置多见于上腹或左上腹。腹部平片可显示肠管外形僵硬,肠壁增厚,小肠黏膜增粗、模糊,边缘似锯齿状,肠间隙增宽,肠腔扩张。立位平片

可见大小不等的液平。三、四期患者液平面大而液量多,排列呈拱形或阶梯状。发生肠穿孔时,可以观察到气腹。

【诊断与鉴别诊断】 典型病例诊断并不困难,根据腹痛、便血、腹泻与发热等症状。伴有腹部体征以及全身中毒症状和休克趋势,应考虑到本病。一、二期患者腹泻便血,应与内科情况相鉴别;三、四期患者出现肠梗阻腹膜炎,当与急腹症相鉴别。

1. 急性胃肠炎 常有饮食不当史,并伴有腹痛、呕吐、腹泻,但中毒症状少见,且亦无大量便血。

2. 中毒性消化不良 起病较慢,腹泻为主,也无便血,年龄多在 1 岁之内。大便培养可发现致病性大肠埃希菌。

3. 细菌性痢疾 大便以脓血为主,含黏液较多。排便次数多,并有明显的里急后重。腹部检查无阳性征。粪便培养可发现痢疾杆菌。

4. 伤寒便血、肠穿孔 以高热为主,很少腹泻,便血、穿孔突然,但发生较晚,常在发热 2~3 周以后。肥达反应阳性。

5. 绞窄性肠梗阻 以急性腹绞痛、呕吐为主。无腹泻、便血等症状。早期不发热,结合 X 线有高张力肠积气的液平面及结肠无气体可做出诊断。

6. 其他急腹症 必须有局部固定性压痛紧张,B 超多可鉴别。

【治疗】 本病发病急骤,临床经过凶险。在 20 世纪 60 年代流行期死亡率为 34%~43%,近年发病率与死亡率均明显降低。治疗关键在于争取时间,早期抢救。

(一)非手术治疗 在没有发生肠梗阻和穿孔时,行内科治疗,主要包括禁食,胃肠减压,补液,防治中毒性休克。具体措施如下。

1. 禁食和胃肠减压 一般应禁食与胃肠减压,至肉眼血便消失、腹胀好转、腹痛减轻后,然后再逐渐给予流质、半流质饮食至恢复正常饮食。

2. 抗感染 采用足量广谱抗生素及抗厌氧菌药物,2~3 种药物静脉滴注,以控制肠道细菌的繁殖及继发性感染,由于近年来血培养凝固酶阴性、金黄色葡萄球菌阳性率增加,必要时可以采用万

古霉素加第三代头孢进行治疗。

3. 输血、输液及抗休克治疗　患者入院后立即做血生化检查,纠正失血、脱水、电解质紊乱及酸中毒。为预防或治疗休克,必要时可用冬眠药物和血管活性药物,短期应用肾上腺皮质激素并积极预防重要器官衰竭。对合并 DIC 者采用肝素抗凝治疗。

4. 营养支持治疗　患者处于高分解代谢状态,需要蛋白质和热量补充,需要给予葡萄糖、脂肪乳、氨基酸进行营养支持,每千克体重可给予418kJ/kg 热量,并注意各种维生素的补充。

(二) 手术治疗

1. 手术指征　①肠穿孔:明显的腹膜刺激征,气腹。②肠梗阻:腹部 X 线平片显示液平面张力增大,结肠空瘪无气。③腹腔穿刺抽出液呈血性、浑浊、涂片有细菌感染者。④反复大量便血,经输血及应用止血药后仍不能控制出血,血压不能保持稳定者,休克症状经治疗暂时好转,很快又出现者。

2. 手术方式

(1) 开腹探查

1) 探查方法:先在右侧腹直肌中部做 5cm 小直切口,切开腹膜,注意出气和出水的色、嗅、量。吸净腹水,注意肠管颜色,示指插入探查粘连(急性出血性坏死性肠炎多无粘连)。按估计情况扩大切口。提出全部小肠,如果小肠很胀应立即穿刺,持续吸引减压,使肠变软。以防探查时爆裂,同时也有利于扩大操作空间。探查要按顺序,避免重复无效翻动。以首先暴露处或穿刺处做一标志为起点。顺序向一个方向,边提出边检查,直抵屈氏韧带或回盲瓣。然后再从原起点标志向另一方向探查。注意肠管颜色、光泽、蠕动及边缘血管搏动,只要颜色有变化即能反映有活力的可能。发现阳性问题做标志待处理。

2) 探查阴性的处理:肠壁外观探查阴性,不代表肠管功能解剖正常,因为无法解释腹胀探查的原因。因此,常规在肠管最胀处插管造瘘(Stam 瘘),同时腹腔置管引流。常规关腹。

(2) 坏死、穿孔:探查中发现肠管坏死或穿孔必须立即处理,目的是停止继续污染腹腔。穿孔要关闭,坏死要提出腹外,也要避免在腹内穿孔。坏死性肠炎的肠壁坏死多因静脉淤血后坏死,颜色暗红甚至纯黑,颜色鲜明、界线清楚。但也不排除散在末梢动脉梗死,面积微小颜色苍白,很难辨认。只要保证肠内无高压,均能无穿孔而自愈。但是如果恰好坏死点在吻合口,则难免发生吻合口瘘。近端预防性减压造瘘常为必要。①单纯一孔:如果只有一处穿孔,周围肠壁组织正常,缝合穿孔即可。可惜这种情况多见于肠伤寒,很少见于非特异性肠炎。因此,本症缝合穿孔后最好能同时做近端插管减压造瘘,引流腹腔。②局限一段:如果坏死穿孔集中在一段肠管,可行切除吻合。也以同时减压造瘘为宜。③界线不清:不少患者肠坏死界线不清。如果可疑肠段不长(50cm以内),可以切至正常外观处,观察切缘出血是否鲜红。如不红则再切一段,直至见红为止。如果可疑段太长,则暂时外置,临时贯穿关腹。24~48 小时后,界线清楚再行切除吻合或造瘘。④多发散在坏死穿孔:最近端的坏死边缘肠段切断造瘘,造瘘远端的坏死穿孔均做局部切除吻合。适当处插管减压造瘘,留置腹腔引流管。

(3) 麻痹腹胀:腹胀是坏死性肠炎的主要症状之一。坏死灶受高压造成穿孔。高度膨胀的小肠在屈氏韧带处可以压折成死角,特别是胃肠减压将十二指肠以上完全吸瘪;肛管排气使回盲瓣以下排空,也折成死角;使小肠成为上、下两端完全封闭的机械性肠梗阻。肠壁被撑薄,血供锐减,产生乏氧性代谢物;肠蠕动消失,细菌移位失衡产生毒素;一切形成恶性循环,终于引起中毒及休克。

诊断靠 X 线钡剂灌肠见结肠空瘪无气,对比小肠张力性大液面,即可诊断完全性肠梗阻而有探查的指征。治疗只能靠膨胀的小肠造瘘减压,使肠壁休息,打断恶性循环,等待自然恢复功能。造瘘的位置应在最胀处,有两种方法。①优选造瘘:全部小肠麻痹不动,都很胀,又没有机械性肠梗阻那样的粗细交界梗阻点,插管造瘘只能使一段肠管减压。按照华罗庚的优选法则,造瘘点可选在全肠的中下 1/3 交界处,保持持续吸引,探查时必须警惕"伪装粘连性肠梗阻"。膨胀肠管之间互相折叠,长时间不动,可能发生纤维蛋白(脓苔)性临时粘连。手术时误认为粘连性肠梗阻,分离后下台,手术失败而不觉。②三处造瘘:全肠严重膨胀,肠管有多处散在的可疑坏死点。最好选三点同时插管造瘘,持续吸引减压。情况好转后,分别注钡造影检查,观察恢复情况,决定下一步治疗。

造瘘只能减压,不能促进肠蠕动,更未针对治疗肠炎。因此除休息外还要进行营养支持疗法、抗生素治疗和调和肠动力用药,包括新斯的明、多潘立酮等各类药物的配合使用。

(4)活动出血:①分段探查。活动性出血患者开腹探查时可见充满血液的肠管很长,须将含血段肠管两端用橡皮钳夹闭。再用橡皮钳分成2~3段(每段约1m)。观察哪一段有增粗趋势,即在该段的一端(靠近下一段处)戳孔,插入双腔吸引管,吸净积血(参考本章消化道出血一节),同时注盐水、吸瘘。将橡皮前移至戳孔另侧,仍用原孔插管清洗下一段。吸瘘后,哪一段有出血,则再将此段分成3段(各0.5m)观察。哪一段迅速鼓起,就单查此段。方法是插粗针(腹穿针)持续吸引,保持肠内空瘪。用手术台边立灯从侧方照射,做该段小肠透光试验。一般可以看到活跃的出血点。但须与坏死斑及肠壁血肿相鉴别。看见一个暗点,用手指一推立即消失马上又原地出现,就是出血;推之不变则是肠壁之物。②局部缝扎:发现单一出血点,可以立即切开缝扎。也可从肠壁外贯穿缝扎。同时在附近插管造瘘,随时观察,也可局部注入止血药。③小段切除:不能发现确切出血点,但肯定该段内出血,则可切除该段,行端端吻合、减压插管造瘘;或不做吻合,外置造瘘。

(5)关肠瘘:肠造瘘是坏死性肠炎主要的外科治疗手段,必然涉及关瘘问题。

1)关瘘条件:①完成肠瘘任务,包括减压、补充营养、进一步功能检查;②患者全身营养状态恢复,包括食欲、精神与体重不断进步;③局部伤口愈合,无潜在感染;④肠功能恢复,包括经口喂养、瘘口远端喂养、钡餐及排便或远端注入粪便试验等,连续3天均及格。

2)关瘘方法:①插管造瘘(Stam瘘),一般直接拔管即可;②长时间插管,部分肠黏膜与皮肤愈

合,则需逐层分离,逐层缝合。但小儿腹壁太薄,缝合常再裂开,因此不如切除肠瘘段小肠正规端端吻合后逐层缝合腹壁;③外置造瘘,须切除瘘口,正规行肠端端吻合;④多发造瘘,根据患者身体恢复情况可选一起全关或分期关闭,最好是暂时保留最近端瘘口引流,将远段所有瘘口均关闭,最后再关近端瘘口。

3. 手术并发症 ①伤口感染和伤口裂开;②造瘘口出血,拖出肠管缺血、坏死、回缩;③肠狭窄,结肠中多见,严重者需要做肠切除,肠吻合;④短肠综合征和肠吸收不良;⑤长期静脉营养导致的胆汁淤积性肝病。

【预后】 急性出血性坏死性肠炎合并中毒性休克、多器官功能不全乃至衰竭是主要死亡原因,死亡率为20%~40%。但治愈后一般不会复发。少数遗留肠狭窄及顽固性肠粘连(包括肠间内瘘),偶有肠梗阻症状。

(余东海 冯杰雄)

四、克罗恩病

克罗恩病(Crohn's disease) 是由Crohn和Oppenheimer于1932年首先报道,曾被命名为回肠炎、局限性肠炎、肉芽肿性小肠结肠炎等。1973年世界卫生组织(WHO)专家组建议命名为克罗恩病(Crohn病),并定义为:"原因不明,多见于青年人,消化道出现纤维素样、溃疡性和肉芽肿性病变。临床上除有病变部位的症状外,常伴有发热、营养障碍、贫血、关节炎、虹膜睫状体炎和肝损害等全身并发症。"

【发病率】 在儿童中的发病率是每年11例/10万人,小于15岁的儿童发病率为每年2.5例/10万人,15~19岁的发病率为每年16例/10万人,该病好发于白种人,尤其是高加索人和犹太人,在中国发病率较低,儿童中较少见。

【病因】 克罗恩病的病因至今尚未明确。根据临床和实验室研究结果提出多种病因理论。

1. 免疫机制异常 研究发现,免疫因素在其中发挥着巨大作用,患者组织中破坏的区域被大量淋巴细胞浸润,肠壁上皮细胞间和黏膜固有层淋巴细胞、浆细胞增多;全肠壁可见T细胞浸润,

并有肠壁血管免疫复合物和 C3 沉积;患者的淋巴细胞在与其结肠黏膜上皮细胞混合培养中可显示出细胞毒性,使结肠上皮细胞遭破坏;患者血清中可测出 IgM 或 IgG 的抗结肠黏膜或抗小肠上皮细胞的自身抗体;约 80% 的患者血清中可测出免疫复合物等。此外,还有资料表明原发性免疫缺陷病患者易伴发此病。尽管没有直接证据显示 Crohn 病是由于食物过敏原引起,但是许多患者体内牛奶蛋白的血清抗体升高。

2. 感染 有人提出麻疹病毒和副结核分枝杆菌可能是致病病因。二者均可引起特异性肉芽肿性炎症、败血症和瘘。

3. 遗传因素 有人提出克罗恩病与遗传因素有关,克罗恩病患者兄妹中患病率是 7%,后代的患病率是 9%,单合子双胎也表现出相当高的一致性。还可能与地区、环境、民族、人种有关。研究人员发现 16 号染色体上的 NOD2 基因突变与克罗恩病有关。

4. 环境因素 研究发现城市和发达国家的发病率更高,因此有人提出由于卫生水平提高导致所接触的细菌发生改变引起免疫发生变化,在成人中吸烟也是一个重要原因。

【病理】 病变可发生于消化道任何部位。绝大多数病例病变起源于回肠,但范围仅局限于小肠的病变只占全部病例的 1/3,50% 以上患者的病变可累及结肠,极少数累及口腔、食管、胃和十二指肠。由于淋巴管的阻塞,淋巴液潴留,并逐渐延及肠壁全层。肉眼观病变处肠壁变厚、变硬。肠黏膜因高度水肿而呈块状增厚,并有脂肪层沿浆膜层浸润。肠黏膜溃疡区组织再生如鹅卵石状或息肉状,这种炎症可呈跳跃性出现。黏膜面可见裂隙及匍行溃疡,裂隙狭长而深入呈穿通性。肠壁病变增厚引起肠腔狭窄而导致慢性肠梗阻。当慢性炎症侵及脏腹膜时引起浆液性渗出,并逐渐形成纤维化,在肠管间或肠管腹壁间粘连成团,似回盲部增殖型结核。肠壁病变可引起慢性肠穿孔及瘘管形成,穿孔形成腹腔积脓,并可以侵入邻近组织,包括肠道、膀胱、腹壁、会阴等。

本病组织学表现为肠壁全层肉芽肿性炎症。裂隙状溃疡表面覆以坏死组织,肠壁下层各层组织中可见大量淋巴细胞、单核细胞及中性粒细胞浸润。肠黏膜下层增厚、水肿,其中有多数扩张的淋巴管,有的部位黏膜下淋巴组织增生并有淋巴滤泡形成。部分病例在肠壁内有类上皮细胞、多核巨细胞形成的肉芽肿。肉芽肿中心不发生干酪样坏死,此可与结核性肉芽肿相鉴别。这种非干酪性肉芽肿在病理上对本病有诊断意义。

【临床表现】 本病临床表现常不一致,常以腹泻、腹痛、发热、生长发育障碍、腹部肿块及便血等最为常见。大多数小儿在诊断为克罗恩病之前已经有 2 年以上的临床症状:

1. 腹泻 患者大便次数增加,每日数次至十数次不等,为水状或不成形,混有黏液或少量血液。当有结肠病变时可出现血便。由于肠壁吸收能力减弱,细菌繁殖加快,导致胆盐破坏,患者可出现脂肪泻。

2. 腹痛 腹痛常为间歇性,可能为部分肠梗阻所致。疼痛性质多为钝痛,但也有表现为不可忍受的绞痛,有时伴有恶心、呕吐。部分病例持续性腹痛时可扪到腹部有压痛性肿块,约 1/4 的病例腹痛局限于右下腹和脐周,类似阑尾炎的临床症状。

3. 发热 起病时常伴有不同程度的发热,热型不规则,可呈低热或中度发热,小儿病例发热更为多见。若出现高热及弛张热则多提示肠瘘或腹腔脓肿形成。

4. 营养与生长发育障碍 表现为青春期延迟、幼稚型性征,以及由于厌食、营养不良、腹泻和胰岛素生长因子导致的身材矮小。肠道吸收功能受损,患者体重常低于正常儿,身材矮小,并常伴有贫血、低蛋白血症、营养不良、维生素缺乏及水和电解质紊乱等。

5. 腹部体征 腹部可有压痛,无并发症时压痛点不固定,且无反跳痛。约 1/3 的患者可扪及腹部肿块,呈条索状、圆形,表面凹凸不平。多为扩张、肥厚的肠管,或肿大的肠系膜淋巴结,或肠瘘引起的局限性脓肿。

6. 肛周病变 小儿克罗恩病肛周病损发生率较高,表现为肛裂、肛瘘和肛周脓肿。

7. 肠道外表现 多见于进展期,也可出现在肠道症状发生之前。包括关节炎、杵状指、口腔溃疡、肝大、结节性红斑、虹膜睫状体炎和巩膜周围炎等。5%的患者有草酸钙和尿酸构成的肾结石，以及2%~5%的有胆囊结石。部分肠道外表现可随肠道症状好转而消退。

【诊断】 本病临床表现和实验室检查均无特异性，故需结合临床表现、实验室检查X线和内镜等检查结果综合做出诊断。凡不明原因的发热、消瘦、生长发育迟缓而又有胃肠道症状的儿童应考虑本病的可能性。临床症状常包括肛周病变、肛门手术史、腹部肿块、口腔溃疡、胃肠道症状。

1. 实验室检查 患者多有贫血，血红蛋白<11g/L，血清铁<8μmol/L，红细胞沉降率增快，血清白蛋白<35g/L。免疫学检查可发现循环免疫复合物升高，血清IgG、IgM含量增高，抗核抗体阳性，T细胞功能异常等。

2. X线检查 80%的患者有小肠受累，采用钡剂造影可显示小肠病变，钡剂灌肠显示结肠病变。小肠病变可见肠黏膜增粗，肠壁边缘不规则，出现缺损、溃疡或沟裂，有时出现假性息肉及区域性狭窄。晚期可见"铅管形"改变。钡剂检查若见钡剂分流现象。则说明形成内瘘，与其他部位相通。钡剂灌肠造影中结肠病变可表现为结肠袋不对称，肠皱襞粗钝，有溃疡、息肉或肉芽肿影等。

3. 内镜检查 纤维内镜检查被认为是小儿克罗恩病最重要的诊断方法，特别是结肠病变时。镜下可见肠壁充血、水肿，有"铺路石"样表现或匐行溃疡、结肠狭窄及跳跃性病变等。通过内镜检查和取活体组织病理检查还可对病情和治疗效果做出估价。

4. CT和MRI CT小肠造影可以发现肠壁增厚，黏膜分层加强，肠系膜血管扭曲、扩张、增多呈"木梳"征，还可以观察到全腹病变，以及瘘管和脓肿情况，可协助手术方案的制定。MRI上表现为节段性肠壁增厚，肠腔狭窄，周围炎性细胞浸润，肠系膜脂肪纤维增生，淋巴结肿大，T_2加权显示肠壁增厚，伴有肠系膜纤维脂肪组织增生包裹，T_1加权显示增厚的肠壁明显强化。合并使用造影剂后，可以更加清楚地找到病变的位置、受累情况。

【鉴别诊断】

1. 肠结核 增殖型和愈合期的肠结核与克罗恩病在症状和病理改变上颇有相似之处。如果诊断困难，可试行抗结核治疗，对治疗无效者考虑为本病，最后鉴别需做病理检查。克罗恩病为非干酪性肉芽肿，无结核分枝杆菌。

2. 溃疡性结肠炎 小儿溃疡性结肠炎症状较严重，病变仅限于结肠，表现为排便频繁，常有血便和里急后重感。腹痛较少见，扪不到腹部肿块。而克罗恩病在小儿一般发病较缓，病变常侵及回盲部，有腹泻但次数较少，便血亦不多，无里急后重感。有时腹部可叩及肿块。钡剂灌肠和纤维结肠镜检查对鉴别诊断有重要意义，溃疡性结肠炎以黏膜病变为主，肠黏膜有广泛充血、炎症和较分散的浅表溃疡；边缘呈毛刺状，并有"铺路石"征。

【治疗】 本病至今尚无根治方法，无并发症时一般采取内科非手术治疗，治疗的目的是减轻症状和减少复发，有并发症时，如梗阻、出血、穿孔等，则需手术治疗。

1. 一般治疗与营养疗法 原则上力求改善全身状态。给予充分营养，一般患者可供给高蛋白、低脂肪、高维生素的无渣饮食，补充足够热量。同时可输白蛋白、血浆，以纠正贫血、低蛋白血症及水与电解质紊乱。伴有肠道感染的患者应根据大便培养结果选用有效的抗生素。全肠外营养（TPN）适用于重度营养不良、恶心呕吐、腹泻及吸收功能严重减退的患者，也可用于手术前准备。每日补给250~335kJ（60~80kcal）/kg热量，包括充足的复方氨基酸、脂肪乳、糖类，并适当补充维生素、电解质和微量元素等，现多主张在TPN时继续进食而不必禁食和完全的肠道休息，这样可增加肠道的耐受性，并有助于调整消化道功能。TPN可使患者得以正常的生长生育。

2. 药物治疗 目前尚无特效药物。临床上常用药物为柳氮磺吡啶（SASP）、肾上腺皮质激素、5-氨基水杨酸（ASA）、甲硝唑、6-巯基嘌呤或硫唑嘌呤、环霉素A、单克隆抗体。

SASP对本病有一定疗效，其在结肠内代谢为磺胺吡啶，特别是对结肠型病变的疗效要优于肾上腺皮质激素，但两药并无协同作用。SASP的小

26

儿治疗剂量为 40~60mg/(kg·d),分 3 次口服,每日总量不超过 2.5g,维持量为 30mg/(kg·d),副作用与剂量相关,包括头痛、恶心、疲劳、氮质血症,超敏反应如皮疹、发热、肝炎、溶血性贫血和骨髓抑制,丙烯酸树脂或乙基纤维素中心体包裹的 5-ASA 可以在炎症部位最大限度地释放并减少吸收。

肾上腺皮质激素对急性进展型,特别是病变局限于小肠或伴有多种肠道外表现者效果好,但长期使用不良反应多,并能阻碍生长发育,故应慎用。泼尼松开始用量为 1~2mg/(kg·d),分 2~3 次口服,临床症状好转以及病情稳定后每周递减总量 5mg,给药次数可减为每日 1~2 次或每周间歇给药。但是激素使用不正规可导致 1 年内 70% 的复发率。

免疫调节药物硫唑嘌呤和 6- 巯基嘌呤与 5-ASA 合用可以减少激素应用和降低复发率,硫唑嘌呤在红细胞内代谢为 6- 巯基嘌呤,在肝脏转化为活性代谢物,抑制 DNA 合成,二者可对激素依赖和难治性 Crohn 病起作用,机制为抑制淋巴细胞、原始 T 细胞和 NK 细胞,但是起效较晚(通常 3~6 个月),副作用包括胰腺炎、骨髓抑制和肝损害,中性粒细胞减少,但是其潜在的致癌作用在儿童中不明显。甲氨蝶呤对 Crohn 病并伴有关节炎和关节痛的患者有效,每周 25mg 注射时,在 3~4 周内,64% 的患者对治疗有反应,毒副作用在于骨髓抑制和肝脏毒性。

抗生素如甲硝唑有辅助治疗作用,大剂量抗生素对肛周疾病有效,与柳氮磺吡啶合用对轻度或中度活跃性病变有效,并能减少术后复发。

3. 手术治疗 最初认为手术切除可以完全治愈克罗恩病,但是高死亡率和复发率导致倾向于旁路手术。但是旁路手术带来的感染和癌变导致现在对该病的手术治疗趋向于保守,其中包括狭窄成形术和保守性的肠切除,以及非手术治疗方法(包括经皮穿刺脓肿引流,狭窄病变的腔内扩张,抗生素治疗)。回盲部和小肠是最常见的手术部位。

手术的适应证有:①肠狭窄、粘连引起肠梗阻;②伴发不可控制的消化道大出血;③伴发肠穿孔或肠瘘形成;④腹腔脓肿及腹膜炎;⑤合并严重的直肠、肛门周围并发症;⑥长期内科治疗无效或病情迁延,影响生长发育;⑦压迫导致泌尿系梗阻。术前准备包括肠道准备、预防性使用抗生素(三代头孢或者甲硝唑),对于长期病变导致的贫血、低蛋白血症等常需要 TPN 或者 EN 治疗。

【手术方式】

1. 腹腔镜辅助下手术治疗 最近已经在克罗恩病变中采用,腹腔镜手术可以显著减少术后并发症,术后肠功能恢复快,减少住院时间,并可以降低腹腔粘连。腹腔镜手术可以用于肠造瘘、回结肠切除、小肠切除和狭窄成形术。

2. 旁路手术 鉴于旁路手术的高复发率和癌变的可能,该术式仅用于回直肠蜂窝织炎并与髂血管和输尿管严重粘连时,建议在炎症缓解后行根治性切除。十二指肠病变时也可采用这种方式,且有通过腹腔镜施行十二指肠旁路手术的报道,手术效果满意。

3. 狭窄整形术 由于广泛肠切除可导致术后短肠综合征,因此引入狭窄整形术、由于吻合处肠管血供没有受到影响,因此并发症不高。目前认为仅对初发的末端回肠病变,可采用单纯回肠切除肠吻合,吻合处肠管距离病变肠管 5cm。

(1)狭窄整形术适应证:①初次手术 1 年后复发,小肠有单个或者多个短的狭窄;②跳跃性病灶和广泛病变患者。

(2)狭窄整形术禁忌证:小肠穿孔,营养不良,低蛋白血症,全部狭窄部位均位于某段肠管上而且病变肠管超过 20cm,或者发现瘘管以及急性炎症病灶。

(3)术式:包括 Heinicke-Mikulicz(病变肠管短于 10cm)和 Finney 法(病变肠管 10~20cm)。

1)Heinicke-Mikulicz 法:纵行切开对系膜缘肠壁至超过狭窄段 3cm,将之横行单层缝合。

2)Finney 法:将狭窄段肠管 U 形排列,系膜缘切开,并将之吻合。多项研究表明狭窄整形术是安全有效的,出血及狭窄复发的并发症 <5%,发生吻合口瘘、腹腔脓肿的可能性 <10%,可以 100% 地解除梗阻和使 75% 的患者身高和体重增加。

整形术后克罗恩病 10 年内复发率类似于肠切除,均为 50%。再次手术时,狭窄整形部位没有病变发生。手术治疗后 5 年内 20% 需再次手术,

10年内达到35%,15年内达到45%。而这些风险在二次手术后同样存在。手术后复发的风险与患者的临床表现无关,不受性别、年龄、出现症状到手术时间或者手术指征的影响。而且组织学显示切除边缘距离病变组织不影响复发,切缘超过正常肠管3~5cm没有必要。唯一减少复发的方法是永久性造瘘。

4. 结直肠相关手术方式 结直肠克罗恩病的外科指征主要是对药物治疗无反应的顽固性病变、瘘管形成、脓肿、狭窄、生长障碍、穿孔及结肠外病变和恶变。主要手术方式包括:①次全结肠切除加分结肠切除,或者全结肠切除并回直肠吻合术或回肠造瘘以及 Hartmann 储袋;②直结肠全切并回肠造瘘,该术式远期并发症较回肠储袋肛管吻合术少;③直结肠全切,回肠储袋肛管吻合术(ileal pouch-anal anastomosis,IPAA),该术式安全有效,并发症低,但是术后不孕和性功能障碍发生率高,并有发生储袋炎的可能。研究表明直结肠切除复发率5年约为15%,10年约为20%,全结肠切除复发率5年约为30%,10年约为50%;部分结肠切除术的复发率为5年接近50%,10年约为65%。

相关外科情况的处理:对于肠瘘的治疗需要首先找到瘘管的原发器官。当大肠为原发器官时,瘘管常侵犯毗邻器官如其他肠管、肺、皮肤、膀胱及阴道。常需要采取原发器官切除、继发器官修补术。尽量一期吻合,必要时近端加改道手术。但是有时候炎症非常严重以至于吻合不牢靠。有报道英夫利昔单抗(抗类风湿药)对此类患者有一定效果。

对于结肠狭窄和梗阻,首先需要行镜检排除癌变的可能,如果是肿瘤则行手术切除并标准的化疗。如果是良性病变,可以考虑扩张治疗。但是研究表明1/3的患者2年内复发,此时可以考虑病变切除手术。克罗恩病导致结肠出血少见,首先采取内科非手术治疗,其次选择内镜治疗。如果持续出血或复发,则可以选择病变部位节段性切除术。

肛周脓肿和肛瘘的治疗:有50%~60%的患者会出现肛周脓肿,治疗肛周脓肿的原则是切开并充分引流。克罗恩病患者肛周瘘管常有广泛炎症,深在,侵蚀括约肌及有大量瘢痕形成,常难以完全缓解,应尽量采用非手术治疗。因为手术伤口不易愈合并会导致大便控制障碍。在外科治疗的同时采用药物治疗。但是仍然有12%~39%的患者最终采用直肠切除术,方法如下:①无症状的肛瘘处于静止期,无须治疗;②低位瘘管瘘管切除术,对括约肌内型或者低位括约肌间型的大多可以治愈,但伤口常需要3~6个月方能愈合;③复杂型肛瘘可以采用长期引流得到缓解,充分引流可以减少感染机会;④复杂型肛瘘合并直肠阴道瘘如果直肠黏膜无异常,可以采取直肠黏膜前徙瓣术(rectal mucosal advancement flap)。术中切除内口周围黏膜,将直肠黏膜、黏膜下组织和薄层内括约肌的广基瓣由远侧折叠至近侧并做无张力缝合。合并肛门狭窄的直肠阴道瘘需行全袖状前徙瓣术,但手术成功率均不高。

直肠肛管肿瘤非常少见,但有瘘管处有腺癌和鳞癌的报道,直肠切除后的肠管残基也有发生癌变的报道。因为症状不典型,因此建议对已经有15年病史且合并有广泛肠炎、慢性严重直肠肛管疾病、肠改道术后直肠残基、肛管直肠狭窄等患者密切观察。

【预后】 本病为慢性进行性疾病,经内、外科结合治疗后,可很大程度延长患者的生命和改善患者的生活质量。虽然经治疗病情可缓解,但最终很难根治。

【展望】 由于药物治疗对本病效果不佳,现在有一些新的尝试。因为已经发现数条炎症通路参与这一过程,所以将通路上的关键位点作为靶标分子靶标阻断炎症、免疫途径可能是一条新的途径。包括以下几类:①促炎症细胞因子抑制剂,如英夫利昔单抗(infliximab)、CDP571、CDP870、依那西普(etanercept)、奥那西普(onercept)、阿达木单抗(adalimumab)、RDP58、NF-κB、白细胞介素-6受者(IL-6R)抗体;②抗炎症细胞因子,如 IL-10、IL-11;③细胞黏附分子1抑制剂,如那他珠单抗(natalizumab)、MLN-02、ISIS 2302(alicaforsen);④1型辅助性T细胞(Thl 细胞)极化抑制剂,如 IL-12 抗体、IL-18 抗体、干扰素-γ(IFN-γ)抗体;

⑤T 细胞增殖抑制剂,如 IL-2R 抗体达珠单抗(daclizumab)、巴利昔单抗(basiliximab);⑥T 细胞活化抑制剂,如 CD40L 抗体;⑦抗 CD4 生物制剂,如 cM.T412、Max.16H5、BF-5;⑧抗 CD3 生物制剂,如 visilizumab;⑨生长因子,如表皮生长因子(EGF)、角化细胞生长因子(KGF)、生长激素(GH);⑩免疫刺激剂,如粒细胞集落刺激因子(G-CSF)、粒 - 巨Ⅲ细胞集落刺激因子(GM-CSF);免疫调节剂,如 IFN-β、IFN-γ;丝裂原活化蛋白激酶(MAPKs)抑制剂,如 BIRB-796、CNⅠ-1493。其中英夫利昔单抗是一种 IgG1 人鼠嵌合型肿瘤坏死因子 -α(TNF-α)单克隆抗体,对活动性或存在瘘管的 CD 具有有效诱导缓解和维持治疗的作用,是目前国内唯一被批准用于治疗克罗恩病的生物学制剂。使用要点为:①必须严格掌握适应证,主要适用于传统药物治疗无效或存在瘘管的克罗恩病患者;②诱导缓解应答率与国外报道相近,约为 60%;③我国乙型肝炎病毒(HBV)和结核感染率较高,英夫利昔单抗的使用可能导致乙型肝炎和结核复燃,因此更需谨慎使用。

(余东海　冯杰雄)

第四节　胃肠动力紊乱疾病

一、暴发性扩张危象

暴发性扩张危象属于局部特发性肠梗阻(local idiopathic ileus)一类。临床上多为消化道突然快速产生大量气体使其急剧膨胀,患者发生所谓"危象"而死亡。常见有急性胃扩张(酵母菌发酵产气)、巨结肠危象(产气杆菌产气)。胃肠急剧胀气,迅速达到将要"爆炸"的程度,进而引起胃壁或肠壁极度缺血,导致缺氧性中毒休克甚至破裂休克死亡。即使有条件迅速减压,恢复血运,也会引起缺血再灌注衰竭死亡。因此本疾病重在强调预防。

(一)急性胃扩张(acute dilatation of stomach)

【病因】　见于幼儿及学龄儿童的饥饿人群中,偶得丰富食物,过量暴食之后。大量食物将胃撑满,使胃无法活动(蠕动障碍或张力缺乏)。大量食物堆积于胃内,胃内食物不消化很快发酵,产生大量气体,高压使幽门及贲门闭死。患者可很快因休克而死亡。

【病理】　胃高压使贲门及幽门受压闭死成为闭祥,发酵胀气进一步加剧,导致胃压更高,出口压闭更紧,形成恶性循环。胃壁胀薄、缺血、坏死甚至穿孔。连同缺血代谢及食物变质毒素的吸收,导致中毒性休克或破裂休克而致患者死亡。

【症状诊断】　饱食后患者感到上腹胀痛,恶心呕吐,但很难吐出,小量吐出物为发酵食物,有强烈的酒糟发酵气味。数十分钟后患者突然精神衰弱,面色苍白,腹胀如鼓,腹痛加重,辗转不安。检查腹胀如鼓,坚硬如充气轮胎,听诊寂静无声。多于几小时后休克、昏迷死亡。B 超或 X 线片见胃极度扩大,呼气有霉味,诊断即可明确。

【治疗】　应立刻经口插管(18f 洗胃管)洗胃,边冲边吸,迅速使腹部变软。同时输液预防或抢救休克,注入抗生素、阿托品、异丙嗪等保护胃肠,预防缺血坏死或再灌注综合征。如果插管洗胃腹胀仍不见软,则立刻开腹减压。此时胃及腹壁张力很高,常规开腹常可引起胃爆破猝死。须先做 5cm 小口,显露胃壁。插入 2~3 个粗针同时吸气。胃变软后,在胃壁置牵引线,切开胃壁 5cm,将胃内容物顺序掏空。最后将胃切口与腹壁切口就地缝合成胃造瘘。24~48 小时后,待情况稳定,再拆线开腹探查,根据胃壁血运及蠕动条件,决定是否行部分胃切除手术。

【预后】　早期休克发生前,若抢救及时,多可获救。一旦发生休克,则继续变化很快。减压解毒措施很难及时打破恶性循环而生效。因此晚期患者极难成活。抢救过程中死在手术台上绝不罕见,也只能尽力而为。现在社会经济好转,此症已成历史故事,但教育孩子避免暴饮暴食,永远非常重要。

(二)巨结肠危象(crisis of hirschsprungs disease)

【病因】　巨结肠患者因长期便秘导致结肠内大量积粪,偶然发生肠内菌群失衡,某种产气菌大量繁殖,快速胀气不能排出,使肠壁缺血、中毒,发展为恶性循环,可迅速导致死亡。此种危象只见于合并肠炎患者。有人认为这与肠炎患者使用抗生素造成菌群失衡,致使某种产气菌短时间大量繁殖有关。

【症状】　此类危象多见于婴幼儿巨结肠患者。可发生于术前,也可发生于术后排便不畅者。平时患者经常胀气、腹泻或排便不净,同时有长期使用抗生素史。表现为突然急剧腹胀而精神不佳,面色苍白,安静或烦躁,很快发生休克而死亡。

【治疗】　本病重在预防。保证患者结肠每天有排空时间,保持正常经口喂养,坚持每天排便。及时治疗巨结肠合并结肠炎,强调彻底结肠引流,避免盲目为了控制感染而过量使用强力抗生素,导致肠道正常菌群被大量杀死,使肠道内环境紊乱,进一步加重结肠炎症。一旦发生严重腹胀,则可能是危象的前兆,需立刻洗肠或插肛管引流结肠。单用肛管排气容易被粪便堵塞,可同时插两条肛管互相冲洗,来回扭转,加以腹部按摩,气体、液体可自连贯之间排除。急速腹胀或有休克前期症状的患者,则应尽快行回肠末端双孔造瘘,以缓解肠梗阻,使结肠彻底休息。危象变化太快,抢救必须及时。

【预后】　巨结肠危象本来是先天性巨结肠的自然转归。Hirschsprung当年描写巨结肠症时提到患者随时可能死于危象,存活不到成年。现在诊断巨结肠后都可得到根治,自然死于危象的已较罕见。但是巨结肠合并结肠炎仍未消灭,危象仍时有发生。患者因有反复肠炎在先,偶尔发生危象时常被忽略,导致抢救不及时,仍为主要死亡原因。因此巨结肠根治时必须彻底解决排便通畅问题;反复肠炎必须及时控制;必须认识危象虽已罕见,但仍是现在巨结肠术后主要死亡原因。

二、肠痉挛症

肠痉挛症(enterospasm)是指肠管平滑肌强力收缩,持续较长时间引起腹痛。临床上可见3种情况。

（一）**原发性肠痉挛**(primary enterospasm)原因不明、查无病变、频繁发作一个较长时期,终能自愈。

（二）**继发性肠痉挛**(secondary enterospasm)腹痛由肠痉挛造成,但痉挛由某种器质性病变引

起,可能为胃肠道或消化系统以外器官病变所致。病种繁多,详情参阅有关章节。

（三）**偶发性肠痉挛**(transient enterospasm)原因不明,但只偶尔发作一次。临床上也无固定规律。虽然有时腹痛严重,但多能自愈而不留后遗症。只能称为一过性现象。

这里重点讨论原发性肠痉挛。

【定义】　不明原因导致的肠道平滑肌强力收缩,长时间持续不能放松,临床表现为反复频繁腹痛。

【背景】　很多学龄儿童常有腹痛,多是突然上腹部或脐周隐痛、胀痛或绞痛,可轻可重。但时间不长,痛过后症状全消,吃玩照常,甚至忘记曾有腹痛。到医院则检查不出病理症候,常拟诊为"肠痉挛症"或"腹痛待诊"。有人称健康为第一生态,疾病为第二生态,"查而无病"为第三生态。在小儿,这类第三生态的"病"多是经常发作,持续几周甚至几个月,但不影响营养生长、发育。一般也无显效的治疗,而多于1~2年后自然痊愈。患者虽然常有腹痛,但近期不影响上学,远期不影响生长,并且多为自然痊愈。长期以来家长、医生均未予以重视,对此症性质了解也很少。随着生活条件提高,特别是"一个孩子"的家庭,家长对孩子经常腹痛急欲得到解决;另外也因为大多数过去比较严重的小儿常见病已被控制或消灭,于是此类腹痛突出便成为小儿外科"新"的常见病。因为各科医生都查不出具体病因和病理变化,于是将患者在各科间转来转去,使此类腹痛在医院的就诊率(不少是复诊率)大幅度增长,最后总还要转到小儿外科。对此症的研究与解决,尽管不需手术,但小儿外科医生也应责无旁贷。

【病因与过敏学说】　原发性肠痉挛的病因不明,前苏联有教科书中曾提出患者过敏体质学说,认为小儿生长过程中要随时适应外界环境,机体必然有一定的反应。一般小儿对这种反应表现多不明显,但也有的小儿比较敏感,表现为某种临床症状,称之为"过敏"。表现形式与患者先天性遗传体质有关。最常见的过敏表现体质有4种形式:渗出性体质、痉挛性体质、出血性体质、胸腺淋巴性体质。分别以皮肤渗出反应(湿疹、风疹、瘙

痒)、气管痉挛(喘息)或肠痉挛(腹痛)、出血性反应(过敏性紫癜)、淋巴性反应(全身淋巴结常增大)为典型代表。腹痛就是肠痉挛体质患者过敏的临床表现。

环境适应反应的过程有多种模式,最常见的是"破伤风抗毒血清模式(TAT pattern)"。表现为:"第一次注射血清无反应;第二次1周后再注射则过敏;第三次以后小量多次注射则脱敏。"用此原理解释原发性肠痉挛则可能是:儿童接触新的环境刺激(第一次)开始无反应;待体内形成一定的抗体后再接触同样刺激(第二次)则发生过敏,出现肠痉挛腹痛;以后反复接触小量同类刺激(第三次)则逐渐脱敏而痊愈。例如:婴儿断奶期添加辅食就是典型的适应过程。痉挛性体质小儿对某种辅食过敏有时就可引起肠痉挛。由于婴儿肠管较细的特殊性,过敏严重者可以发生肠套叠。学龄儿童从家庭室内环境进入广阔的室外环境,也是一个对新环境的适应过程。虽然饮食可能无改变,但空气中"可吸入性颗粒物"则与自己家庭室内大不相同。从我们的统计看,二年级小学生比一年级小学生发病率高,这也符合TAT模式先产生抗体后才产生过敏的规律。至于哪一种具体物质是引起此次腹痛的变应原,对儿童则很难鉴定,至少众所周知的春季花粉、秋季草籽应是最常见的变应原。

【病理】 过敏反应虽有各种模式,但它的基本病理都是神经血管反应或称类组胺反应(histamine-like reaction)。血管变化(微血管痉挛、动力及渗透性改变,局部形成丘疹,皮肤发红、水肿、痒感)引起局部供血不足,导致肌肉痉挛。发生在气管则为喘息,在肠管则为肠痉挛腹痛。外科医生在手术台上常见阻断系膜血管或暴露在寒冷中的肠管,亦可引起肠痉挛。此外人们常见儿童穿冷、吃冷或饭后跑跳过累后,都可发生肠痉挛腹痛,这都与肠供血不足有关。当然,肠痉挛体质仍是导致过敏的原因,而寒冷等则是过敏反应发作的诱因。原发性肠痉挛是肠功能紊乱中运动增强的表现。对某种诱因过敏,导致肠平滑肌收缩力增强,持续时间延长,同时长时间收缩又进一步造成平滑肌缺血,形成恶性循环,痉挛持续。局部组织代谢产物刺激痛觉受者产生长时间强烈腹痛,直至肌肉疲劳麻痹无力收缩而放松,则腹痛停止,形成间断性发作。然而这种痉挛性缺血在一定时间内可自行缓解,因此从不遗留器质性损害。临床上腹痛缓解后一切恢复正常。由于本症病理基本上是暂时(一过性)功能紊乱,无器质性损害,不符合局部病理学称为疾病的要求,因此有人将本症划归为生命第三生态。

【临床诊断】

1. 病史 原发性肠痉挛多发生在学龄期儿童。本病无明显诱因,大多有多次发病史而且未经过专门治疗而自愈。家庭成员也有发病倾向。精神紧张、学习压力过大及气候变化被怀疑为可能的诱因。北京儿童医院门诊统计结果显示冬季易发生此病。

2. 临床表现 起病较急,无明显诱因的阵发性腹痛。腹痛发作时可以很剧烈,有时伴有呕吐症状,大多痛在脐周。发作时间不长,多为几分钟或十几分钟,极少超过1~2小时。而缓解期患者可像正常儿一样活动,吃、玩、跑、跳如常。夜间很少因疼痛而惊醒。患者腹痛时喜按,按压腹部时疼痛减轻,此点与器质性急腹症的压痛紧张截然不同。

3. 体检 患者生长发育良好,疼痛发作时躯体喜欢俯卧或侧卧蜷曲甚至不停翻滚。腹部检查无压痛、紧张、肿块、肠型的阳性体征。触诊有时可触及硬细的条索状痉挛肠管,几分钟后变形或消失。听诊肠鸣音活跃。稳定持续按压腹部常可缓解腹痛。

4. 辅助检查 辅助检查的目的是为了排除器质性腹痛。血、尿、便常规及腹部立位平片通常无异常改变。疼痛发作时腹部B超阴性对诊断也有帮助。另外,肠道动力检测、胃电图检测,如能检测到肠活动力异常,"消化间期移行性复合运动(migrating motor complex,MMC)"异常活跃则对诊断有阳性依据。

5. 诊断标准 目前尚缺少公认的标准。北京儿童医院小儿外科特级专家门诊及特需(高级会诊)门诊1996—2005年门诊登记记录未能诊断为器质性病变的"慢性复发性腹痛"患者有432例。

根据临床经验印象,逐渐拟订"原发性肠痉挛症"诊断条件如下:①年龄 6~12 岁慢性复发性腹痛;②腹软不胀,无阳性体征,排除急腹症;③每次疼痛时间短暂,在两小时以内,痛过后饮食跑跳正常;④生命体征正常,血、尿、便正常,B 超和 / 或 GI 无病征。

432 例中完全符合上述 4 条者共 354 例(81.9%)为典型组,余 78 例(18.1%)4 项不全为非典型组。均按典型组肠痉挛处理,未发现明显不当问题。

【鉴别诊断】 人们对小儿腹痛的担心主要是诊断不肯定。因为查不出器质性病变,又无代表性阳性诊断标志,很难使人信服。因此必须计划系统地逐项鉴别诊断。首先是排除急腹症及其后遗症,然后再逐项排除各系统疾病中可能引起的"继发性肠痉挛"。

小儿继发性肠痉挛病因较为广泛。各系统疾病直接或间接影响肠血运及肠蠕动都可引起肠痉挛,长时间肠壁肌肉痉挛必然引起肠壁缺血刺激肠管疼痛受者,引起腹痛。如果发生缺血痉挛恶性循环,则发生长期痉挛性腹痛。常见引起肠痉挛的慢性原发病可归纳为 8 类,按各病的诊断要求逐项检查分析。

(1) 消化道本身病灶:消化道慢性炎症、溃疡、肿瘤、重复畸形。

(2) 胆道病引起胆管及肠痉挛:胆胰管汇合异常、胆总管扩张与结石。

(3) 细菌或肠道寄生虫繁殖:幽门螺杆菌、蓝氏贾第鞭毛虫等,常引起胃肠及胆管痉挛疼痛。

(4) 神经性腹壁痉挛痛:腹型癫痫、腹型破伤风、脊髓瘤等。

(5) 血液、血管病:腹型紫癜、肠系膜脉管炎或肿瘤等。

(6) 代谢病:克汀病、糖尿病等。

(7) 慢性免疫病:风湿病、川崎病等引起的腹型反应。

(8) 慢性中毒:农药、食物或化学元素中毒等。

我们的经验是在已经确定的检查基础上,先暂时"确诊"肠痉挛症,给予相应的对症治疗。以后按轻重缓急,在约定随诊中考虑实际误诊的可能性,选择性地逐项做补充鉴别,直到证据确凿,家长满意为止。

【治疗】 因为诊断缺乏过硬的正面依据,治疗必须争取家长的信服与接受。因此必须实行"循证医学",并向家长公开讲透判断的依据,也就是"透明医学"。具体做法如下:①宣读病史根据,请家长认可;②查腹时要摸到腹主动脉跳动,请家长同摸,解释"如有任何肿胀或疼痛病变都不可能摸到跳动";③共同看影像学表现及化验结果,解释正常标准,同时解答家长一切问题;④介绍一个有益的经验,即本症就诊后,除必须写记录、签字盖章外,还交给家长一个随诊条,印好本症简介及随诊方式,以加强与患者家长的信任。

不做透彻的分析解释,简单宣布肠痉挛或腹痛待诊,反而增加家长的疑虑,可能促使家长盲目另求名医,甚至寻找偏方,有可能使情况恶化。

治疗原则有:①帮助家长建立信心,互相信赖;②说明为环境适应的反应可以自愈,建议患者坚持正常的生活活动;③有效解除腹痛症状与忧虑。

前两项要通过透明医学使家长了解小儿生长适应环境过程的自然规律。避免患者自认为已成难治的慢性患者,以致身心恶性转化。但是建立信心关键仍在解除腹痛。解除腹痛的基本措施仍不外是脱敏与解痉。然而此类患者多已反复接受过多种脱敏与解痉治疗,包括服药、注射、理疗等,均不见效,早已失去信心。所以必须使家长理解药性和用药后预期的效果。说明一般药效达到高峰需一定时间,而腹痛持续时间本来就很短,因此很难显示用药缩短疼痛时间。而下次再腹痛时药效早已消失。应建议连续常量服药,使体内持续保持一定的药物浓度,即使不能制止痉挛发作,也能减轻痉挛强度,减少发作次数。有的解痉剂可引起口干、面红,而脱敏剂可引起困倦。为了维持患者正常生活、学习,可指导家长在一定范围内灵活掌握用药剂量。如:白天上课可以免用脱敏剂;腹痛严重时可适当增加药量。家长直接参与治疗,从心理上增加了疗效。家庭用药一般连续应用不超过 3~7 天。如果仍需继续用药镇痛,约定随诊时间另议。

北京儿童医院患者基本治疗方案包括:在门

诊治疗;平时偶尔腹痛不需用药;连续发作频繁而就诊者,绝大多数用颠茄 10mg 与异丙嗪 12.5mg 配合,每日 4 次。指导家长按患者腹痛发作情况,分为以下 3 种情况处理。

(1) 每次发作时,一般轻痛可忍,时间很短,不足 10 分钟,可使患者闭目不动休息几分钟即可恢复。

(2) 痛重难忍,可躬身压腹,10 分钟内不缓解,可卧床、保暖或加用热水袋。

(3) 持续两小时仍疼痛不止,特别是腹部拒按者,应急去医院排除外科急腹症。即使以往多次均已排除急腹症,现腹痛超过两小时者仍须看外科急诊。发作严重影响正常生活者,则应住院观察、治疗。本组 432 例中尚未见真正按此需要而住院者。无论门诊或住院,在治疗过程中,均应随时抓住机会进行必要的检查,逐项排除可能混淆的器质性疾病,以印证并坚定医生及家长对诊断治疗的信心。

【预后】 原发性肠痉挛由于原因不明,因此不易预防,也无特效治疗。但这种功能性腹痛预后良好,一般 1~2 年后自然痊愈。有临床研究报道,过了学龄期发作次数会明显减少而消失,这可能是由于学龄期后儿童胃肠功能对环境变化逐渐适应。但也有极个别的报道,频繁的发作影响患者的学习及日常生活,特别是医生建议"腹痛待诊"后,家长认为为疑难重症而到处求医,以致休学,成为治疗失败病例的典型。

三、迁延性肠麻痹症

(一) 中毒性肠麻痹(toxic paralytic ileus) 指非胃肠道本身疾病引起的肠麻痹。

【病因病理】 多因全身性外周血液循环不足,长时间胃肠道代偿性缺血、痉挛以致最后疲劳麻痹。如创伤休克、感染败血症等(继发)肠麻痹。肠蠕动停顿,经口吞气及肠内容物发酵产气,滞留肠内,引起严重腹胀。腹胀既是全身中毒的结果,又是加重中毒的因素,形成恶性循环。最终导致斑点性肠坏死与肠穿孔。因为此时小肠高度膨胀,如果结肠空瘪,势必使回盲部受压折角闭死,越压越死,在麻痹性肠梗阻的基础上又合并机械性肠梗阻。此时即使肠蠕动恢复,肠梗阻也不得解除。

【临床诊断】 患者除全身性中毒症状之外,表现为腹胀、呕吐、肛门无排气排便。早期诊断靠腹胀表现,叩诊鼓音范围大,肠鸣音全部消失。X线平片见全腹高度胀气,特别是结肠胀气。全腹胀气不能鉴别是否结肠同时胀气,可行低压钡剂灌肠证明结肠是否充气扩张。晚期患者为避免穿孔后钡糊外溢,可选用可吸收性造影剂。结肠的胀与瘪是鉴别麻痹性肠梗阻与机械性肠梗阻的标志。然而,晚期肠麻痹常因反复插肛管,而使结肠空瘪导致误诊。实际上,此时的病理改变已经从麻痹性肠梗阻转成机械压迫性肠梗阻,同样要求手术干预。

【治疗】 关键是治疗原发病变,治疗休克、败血症的同时配合治疗肠麻痹。除输液、营养、抗生素等常规治疗外,主要是胃肠减压,减轻腹胀。常常因为幽门的关闭与小肠的成角,减压效果达不到空肠。有条件时可经胃镜将减压管插过十二指肠,或用特制汞袋式肠减压管(Cantor 管)自鼻孔插入胃,在 X 线下改变体位,借汞的重力使汞囊通过幽门。然后将床头垫高,俯位或侧位卧床,自由翻动,使汞囊借重力逐渐下移,可达回肠,持续吸引减压。非手术治疗务必达到腹软,保证小肠得到充分休息,创造蠕动自然恢复的条件。至于手术的指征则取决于全身疾病情况有无生存能力。然而一旦发生继发性压迫性完全性肠梗阻,则肠梗阻本身即能致命,而且不可能自然缓解。此时有人仍然主张外科引流,以减少一个绝对致命的因素。当然也不排除手术打击对垂危患者的危害。

(二) 继发性肠麻痹(secondary paralytic ileus) 一般指腹部大手术后、腹膜炎、腹部创伤、新生儿坏死性小肠结肠炎(neonatal necrotizing enterocolitis, NEC)以及截瘫、脑病神经适应稳定期前合并发生的暂时性反应性肠麻痹。随着原发病的好转,肠麻痹自然恢复。一般多在 3~7 天患者逐渐恢复精神、食欲、肠鸣音及肛门排气而自愈。此时尽管原发病变未愈,甚至尚需进一步治疗,然而却可恢复经口进食,对全面身体的恢复提供了进一步的保证。但是也不排除个别病例 3 天后无进步,反而腹胀日渐加重,以致形成恶性循环,以死亡而告终。这种类型称为迁延性肠麻痹（prolonged paralytic ileus）。

【病因病理】　继发性肠麻痹是手术或其他打击后的暂时休息样反应，这与多种原因包括抑制性神经反射、肠道神经递质紊乱、炎症因子刺激等有关。减少、减轻打击可预防或缩短麻痹时间。超大量打击则成为迁延性肠麻痹的主要原因。特别是继续损伤尚未纠正，感染尚未控制，异物性刺激不能适应，肠道各部位动力无法协调，以及其他物理化学因素的存在，均可能继续刺激腹膜，影响肠蠕动的恢复。肠麻痹超过3天，可能发生腹腔内纤维性粘连，手术或损伤时肠管的不良位置难以纠正，从而发生机械性肠梗阻的成分。进行性腹胀本身必将发展为恶性循环，最后发展为折角压迫性机械性肠梗阻。根据一般临床经验，1周以上肠麻痹不能恢复则成为迁延性肠麻痹，不可能自然缓解。

【临床诊断】　根据肠麻痹发病机制，一般肠麻痹3天后应减轻，腹胀稍软。即使肠鸣音尚未恢复，也未排气，但患者精神好转，口腔湿润，而且以后日见好转。如果第4天后又见恶化，并且日渐恶化，则说明发生了不良并发症。常见为：早期粘连性肠梗阻（不良位置粘连），术后小肠套叠与迟发型肠穿孔腹膜炎。以上情况均在蠕动初步恢复时发生，如观察密切，可以发现曾有过肠鸣音。可疑恶化时B超及低压结肠造影可见结肠空瘪，说明完全性机械性肠梗阻而要求即刻手术。如果始终保持结肠胀气，则应诊断为迁延性肠麻痹。

【治疗】　因为此类肠麻痹的原发病多为可治之情况，并且多在恢复过程中，必须尽力抢救，创造条件，帮助恢复。迁延性肠麻痹本是过分打击的后果，因此应尽量避免手术。腹胀张力见增，治疗目标是积极有效的肠管减压。

【非手术疗法】　持续胃肠减压，包括经内镜插管和使用汞袋肠减压管。静脉注射阿托品（0.05mg/kg，每15~30分钟一次）、新斯的明、多潘立酮等调节肠动力药物。继续输液、高营养、抗生素、维生素等综合治疗。同时检查排除器质性并发症，特别是迟发性隐蔽性肠穿孔。B超发现腹水时，腹腔穿刺常能提供诊断依据。只要非手术减压能保持腹软不胀，尽量保守等待。1个月的肠麻痹自然恢复者仍有报道。腹胀不能缓解或发现完全性机械性肠梗阻症状，应及时手术干预。

【手术疗法】　肠麻痹是功能问题、蠕动动力问题。外科引流手术只能解决肠管胀气的张力问题，解决不了动力问题。因此外科指征只能是肠内持续高压不减。一般肠高压1周以上，非手术减压仍不能停止继续膨胀的趋势，则应尽早决定手术协助减压。持续高压1周以上难免发生部分肠缺血坏死而不可逆。可选用的手术方法如下。

1. 胃造瘘　胃管减压不利，特别是胃胀明显，向肠内插管更不可能。手术的目的是经腹壁小切口（5cm以内）切开胃，经胃内摸到幽门，将减压管插过十二指肠，以达到小肠减压的作用。

2. 小肠造瘘　是小肠减压的直接措施。一般1周以上的肠麻痹，仍无停止进展的迹象，最好是尽早考虑开腹，肠戳孔插管或使用吸引器使小肠彻底减压，同时可留管造瘘。使小肠得到充分休息，创造恢复蠕动条件。高度腹胀时开腹非常危险。大量高压肠管突然膨出，可能发生爆裂或浆肌层裂开肠黏膜管剥脱膨出，甚至发生休克。因此必须先在腹壁开一小口（或原缝合口拆两针缝线），暴露胀气肠管后先用粗针头连接吸引器，穿刺减压。腹壁松软后，再扩大切口进行探查。危重患者尽量缩小手术，少动内脏，就便在提出腹外的肠管中选最胀而合适的部位戳孔减压。肠麻痹情况下，一处减压只能减压一小段肠管。如果小肠高度膨胀，提出的肠管还纳与关腹都很困难，不可勉强填塞，高张缝合。最好用多孔气流式长吸引管（图26-1）插入肠内吸引减压。沿肠腔深入吸引，将吸瘪的小肠尽量套在吸引管上，边吸边套（图26-2），渐渐将小肠彻底吸空。然后留置引流管（导尿管即可），妥善固定于腹壁，持续引流。

有时一处减压仍不能彻底解决腹胀。可同时或陆续做2~3个肠瘘。腹胀而危重患者愈合能力较差。戳孔插管（Stam肠瘘）常有外漏、瘘孔扩大甚至断开脱出。然而，只要腹胀能解决，在合理的抗生素与静脉高营养治疗下，总有希望保全生命，恢复肠道功能。

3. 阑尾造瘘（马龙手术，Malone operation）　为

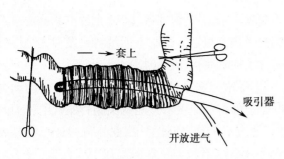

图 26-1　减压

边吸边套上吸管

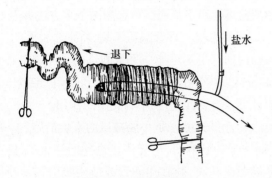

图 26-2　边吸边退出

边注盐水边退下套上之肠管,然后边吸边套

了避免上述腹壁多处伤口、继发感染、漏粪,有人在成功插入肠减压管基础上同时加用阑尾造瘘,从上、下两端进行小肠减压。方法是麦氏切口,提出阑尾。切开阑尾向回肠方向插入较长的引流管持续吸引减压。按正规马龙手术应该裂开阑尾,插入楔形皮瓣(利用腹壁切口边缘),使之成为永久性瘘口,随时插管拔管。危重患者临时减压可以简化,直接把阑尾与腹壁皮肤切口缝合。如果不能缓解腹胀,仍可加做小肠造瘘。只要患者能与死亡拼搏,医生就不应放弃。

【预后】　迁延性肠麻痹是严重外科并发症,多为死亡的信号。也正是需要外科医生拼尽全力协助挽救患者生命的情况。当然,预后取决于发生肠麻痹的原发病。但是如果原发病治疗成功,不幸发生肠麻痹并发症,则必须要抢救成功,也应该能抢救成功。一般说来,肠麻痹3天不恢复,即应提高警惕,积极解除腹胀。腹胀1周继续不停则应早予外科干预。在动力控制不能掌握之前,肠麻痹的恢复只能靠患者自己,医生只是尽力。事实上按现在的医学水平,只要能维持生命,消除腹胀,长期坚持,肠蠕动总能自然恢复。北京儿童

医院1958年先后曾有两例学龄前儿童腹部手术后(外院穿孔性阑尾炎术后)肠麻痹1周后转来。经多次肠造瘘,约1个月后始能正式经口进食,痊愈出院,当时称为奇迹。

四、蠕动紊乱

(一)原发性动力性肠梗阻(primary dyskinetic ileus)

【定义】　病因不明的慢性不全梗阻,无机械性肠梗阻病理改变,部分患者可以自愈,也可发展为进行性营养不良而死亡。

【发病率】　不少患者症状较轻,不影响营养而在门诊就医缺乏统计。发展为顽固性营养不良者,北京儿童医院50年内收治10例,8女2男,都经过不止一次手术。只有2男1女学龄期后不再有症状,营养恢复而痊愈。

【病理】　大体病理是肠管某处顽固性痉挛。可疑部位活检,病理组织学变化均不明显。由于长期固定位置的痉挛性不全梗阻,近端可有继发性扩张与肠壁肥厚,但组织学检查基本正常。严重肥厚的肠壁偶见肌纤维肥大、玻璃样变、肠肌间神经节细胞变形及神经纤维断裂。如果梗阻位置固定时间较长,远近段交界处常发生折角及轻度粘连,于是在手术探查时常被误认为是粘连性肠梗阻,分离粘连后梗阻如故。梗阻部位可以是消化道的任何部分,较常见的是胃幽门、回盲部、乙状结肠直肠交界处。有时两处以上、多部位同时梗阻。并且是常常解决胃梗阻后出现小肠梗阻,解除小肠梗阻后又出现结肠梗阻。痉挛段肠管切除后,又可能出现某部位新的痉挛性梗阻复发。曾做过脑电图的患者也未发现有意义的异常(排除继发性可能)。

【临床过程】　早期主要症状为轻度不全肠梗阻的表现,包括慢性腹胀、偶尔轻度腹痛,罕有呕吐。生长、营养、发育正常。晚期肠梗阻发作频繁而严重,呕吐频繁而量大,则出现营养不良及生长发育落后。一般食欲尚好,每天可排便。检查:腹胀,腹部膨隆,可见肠型及蠕动波。可能时轻时重,反复维持多年。最后出现恶病质,慢性脱水,血浓缩,肌肉消耗,骨瘦如柴,但患者精神食欲状态良

好,直至衰竭死亡。本病为慢性病,症状呈渐进性加重。可以出生后即开始出现腹胀呕吐,但多数是进固体食物之后才注意到腹胀的不正常现象。严重而住院治疗的患者,经过各种治疗甚至几次开腹探查,少数莫名其妙地痊愈,多数甚至已经勉强生活到青春期后,坚持学习到高中,最后仍不免衰竭死亡。

【诊断】 本症各家认识不一,因此诊断也无公认标准。早期一般靠慢性腹胀,查无机械性梗阻,精神、食欲、营养基本正常即可考虑为动力性肠梗阻。钡餐造影、示踪动态检查和消化道压力测定可以协助诊断。开腹后肠壁活检的阴性病理结果可以增加诊断依据。B超、CT等只用为鉴别其他疾病。诊断的目的在于肯定顽固性梗阻的存在,梗阻程度及位置,以为决定手术的指征。

【治疗】 原发性胃肠蠕动紊乱应以内科疗法调整肠蠕动为主,目的是控制症状,维持足够的营养。包括:调整饮食内容与方式,药物调理蠕动规律与动力及全身和局部肠道的休息。偶尔发展为完全性机械性肠梗阻恶性循环时,则应考虑手术造瘘或短路吻合。以后仍须坚持内科调整肠蠕动治疗,以防复发。

【手术指征】

1. 急性完全性肠梗阻 因偶然的强烈蠕动紊乱发生完全性肠梗阻,经胃管减压同时注入钡餐观察 24~48 小时无缓解,必须手术引流。

2. 慢性情况 呕吐严重,营养不能维持,情况急剧下降,希望手术止吐同时协助喂养。

【手术方式】

1. 插管造瘘,选择梗阻近端造瘘,可以引流,可以喂养,可以造影示踪检查梗阻情况。

2. 短路吻合,肯定某部肠管失去功能,成为梗阻的病灶,则可行旷置该部的短路吻合。为了考验短路的效果,吻合的远端可同时插管造瘘。

3. 肯定变质的部分肠管也可以考虑切除吻合。因为病理不肯定,可同时插管造瘘引流,喂养与检查。

【预后】 因为病理不明,预后很难估计。有些轻型病例,也可能不来外科或在门诊自然痊愈。重型在外科住院的患者,目前总结病例不多,但是

死亡为多数,并且常是青春前期女孩。目前至少可认为手术治疗效果不佳。

(二)手术后蠕动紊乱(postoperative dyskinesia) 术后肠麻痹开始恢复蠕动,可能发生不规则活动而引起腹痛。有时引起严重机械性肠梗阻。

1. 暂时性蠕动紊乱(transient dyskinesia)

【诊断】 一般在术后第三天,患者突然腹痛。腹痛不严重,又在手术恢复期,本来也有腹部伤口痛,所以常不引起患者的注意。多数患者感到腹痛,听到肠鸣音,肛门排气后腹痛缓解。少数腹痛严重,表现为偶发性肠痉挛绞痛。时发时停,不过几小时或 1 天内自然痊愈。但是必须警惕合并器质性急性肠梗阻。

【治疗】 继发性肠蠕动紊乱的治疗主要在于预防。预防感染、减少损伤、避免严重肠麻痹的发生,是根本的预防原则。术后有效胃肠减压、使用抗菌药物、早日肠道喂养等都是预防严重肠麻痹的传统措施。已经发生严重肠麻痹,腹胀有张力,3 天后毫无肠音,则估计发生蠕动紊乱的机会很大。不妨静脉注射阿托品 0.05mg/kg 或山莨菪碱(654-2)0.1~0.2mg/kg,每 15~30 分钟一次,直至皮肤红润。改进肠道微循环,避免强烈肠收缩。对促进肠蠕动、预防紊乱有利。

2. 术后小肠套叠 发生于严重肠麻痹 3 天以后蠕动开始恢复,因运动不协调,某一段小肠发生强力痉挛,套入下一段小肠内而形成小肠套叠。此种蠕动紊乱是暂时的,套叠比较松,症状自然较轻,有可能自然脱套。即使诊断延误,估计手术时套叠已有 2~3 天,但从未见肠坏死的报道。

【诊断】 这种肠套叠无便血、肿块等典型症状,腹痛又常被肠麻痹所掩盖。因此常被误诊。凡是肠麻痹 3 天以上不能恢复肛门排气,则必须注意查腹。可疑时,B 超检查可见小肠套叠影,钡剂灌肠可以确诊完全性肠梗阻而要求探查。

【治疗】 阳性诊断应及时拆线探查。最好经腹腔镜探查。一般多容易整复,尽量减少手术打击,避免在发生术后肠麻痹。术后小肠套叠预后良好。

3. 早期粘连肠梗阻 也是暂时性肠蠕动紊乱

26

的并发症。腹部创伤或手术后，或是腹膜炎后，腹腔内粘连不可避免。关腹时送入肠管可能处于曲折不顺位置，一般3天以内，纤维性粘连形成以前，肠蠕动恢复，则可自动拉开活动余地。如果肠麻痹时间太长，纤维性粘连已经坚硬，不良位置的肠管则难纠正，蠕动恢复则将出现肠梗阻。

【诊断】 术后第三天肠蠕动开始恢复，能听到肠鸣音。患者突然发生腹痛，肛门不排气。钡剂灌肠见结肠空瘪而小肠高度胀气，即可诊断为机械性完全性肠梗阻。B超也有助于了解梗阻的原因与部位。仍难确诊时，可向胃管内注入稀钡糊，观察钡影活动。24小时停在某部位不能前进，则应及时开腹探查。早期粘连性肠梗阻，不太可能发生绞窄，一般允许24小时观察。

【治疗】 明确完全性肠梗阻则应及时开腹探查。术后1周内再探查多无明显出血，梗阻部位多数就在切口下。但是术中必须见到梗阻点，即胀瘪肠管交界处。并且分离后立刻见到瘪肠充气。提出与暴露肠管不多，关腹应无困难。分离粘连后继续胃肠减压即可。如果肠胀气严重，甚至关腹困难，则应术中戳孔插管吸引减压，将小肠彻底吸瘪，缝合肠戳孔或保留造瘘。正常蠕动恢复后拔管。

【预后】 术后肠蠕动紊乱为一过性变化，一般都能在1~2天自然恢复。严重患者，3天后腹痛腹胀不减轻，给予静脉阿托品治疗多能缓解。一旦发生早期粘连性肠梗阻，手术处理及时均应预后满意。但是处理不及时或不当则仍然常常危及生命或遗留肠瘘等复杂后遗症。

（陈亚军　张金哲）

第五节　消化道出血

一、急性大出血

小儿胃肠道大出血（profuse hemorrhage）可发生于任何年龄，出血的部位可以是上消化道，或是下消化道。出血可能是全身疾病的局部表现，也可能是消化道本身疾病，或者是肝胆系统疾病所致。

【诊断依据】

1. 临床表现

（1）呕血与便血：两者可单独出现，或兼而有之。呕血常常意味着上消化道出血，幽门以上出血兼有呕血和黑粪，但出血量少而慢时，仅表现为黑粪。便血较多时则提示下消化道出血，位置愈低，颜色愈鲜红。

（2）低血容量性休克：急性大量出血时可出现低血容量性休克，主要表现为烦躁不安、口渴、脉速、血压下降、皮肤苍白、尿量减少。

（3）吞线试验（string test）：患者当时已无呕血或呕血已停止，可行吞线试验。方法是：用一条相当于从患者头顶到剑突长度的白丝线或棉线，末端缝扎一个空的口服胶囊（或鱼肝油丸），令患者随饮水将胶囊及白线吞咽，线尾固定于牙缝间（或用导尿管自鼻插入从口腔拉出，再将线尾绑在管上，拔出鼻管带出线尾粘于鼻翼）。以后饮食随意，第二天将线轻轻拉出。线末段染成黄色为正常。可以排除十二指肠以上包括食管、胃、十二指肠，以及肝、胆、胰的出血。如果临床上出血不止而须开腹探查，则可免查十二指肠悬韧带以上器官，简化了手术。吞线试验简单、无创，能免去复杂的上消化道探查，当作为第一常规检查。但是，无出血或大便隐血阴性时，检查无意义。

2. 辅助检查

（1）实验室检查

1）血液学检查：血红蛋白、血小板、出凝血时间、血细胞比容检查，有助于出血量的估计及出、凝血障碍疾病的诊断。

2）肝功能检查：肝功能损害可以提示肝内型门静脉高压，有食管曲张静脉出血的可能。

3）大便检查：隐血试验、有无红细胞、脓细胞、虫卵等。

4）骨髓检查：对疑有血液病者进行骨髓分类检查。

（2）X线钡剂造影：钡餐检查可发现食管静脉曲张及胃、十二指肠溃疡。钡剂灌肠可辅助诊断直肠、结肠息肉、肿瘤、肠套叠等病变。

（3）纤维（胶囊）内镜检查：用来迅速明确上消化道和直肠、结肠出血的原因、部位、范围，同时取活检判断病变的性质,并即刻进行止血。纤维胃镜用以诊断食管或胃底曲张静脉出血、溃疡出血和胆道出血。纤维结肠镜可以观察息肉、肿瘤和血管瘤等。胶囊内镜可辅助诊断小肠出血,尤其是儿童小肠普通内镜很难达到。

(4)腹部核素扫描:^{99m}TcO4腹部扫描可发现异位胃黏膜出血灶,提示梅克尔憩室或肠重复畸形。^{99m}Tc-RBC腹部扫描可对消化道出血部位进行定位。

(5)选择性腹腔动脉造影:当出血速率达0.5ml/min时,可显示出血部位,同时进行栓塞止血。

(6)腹腔镜检查:经各种检查仍不能明确出血原因,腹腔镜检查可发现梅克尔憩室、肠重复畸形、肝脏和脾脏病变等。

【治疗原则】 消化道出血的治疗原则为急则治标,缓则治本。先以非手术疗法控制出血,同时做必要的检查和化验,尽可能做出定位、定性诊断,为手术创造条件。大出血抢救措施如下。

1. 循环复苏 早期无休克之出血,可行成分输血,利于预防继续出血;晚期有休克时,先输注生理盐水,再输红细胞或血浆。如仍不能纠正休克,则应考虑出血不止而进行必要的止血术。

2. 止血药物的应用 临床上小儿常用的止血药物有维生素K、酚磺乙胺、卡巴克洛、氨甲环酸、氨甲苯酸、巴曲酶、凝血酶等。新生儿出血宜用维生素K;门静脉高压出血者,应用生长抑素125U/h,24小时持续静脉滴注,从而降低门静脉压力抑制出血。消化性溃疡或应激性溃疡出血者,可给予质子泵抑制剂奥美拉唑静脉滴注。

3. 镇静疗法 出血患者常有烦躁不安,须给与镇静药,常用巴比妥类药物。

4. 局部止血疗法

(1)上消化道出血

1)鼻胃管充分减压。

2)冷盐水洗胃。

3)去甲肾上腺素溶液胃管灌注:去甲肾上腺素4~8mg,加入生理盐水100ml,胃管注入,夹管30分钟后抽液观察。

4)止血药灌注:通过胃管注入制酸药、西咪替丁、云南白药、三七粉等止血药剂。

5)三腔双囊管填塞(triple balloon tampon):用于年长儿食管曲张静脉破裂出血。填塞时间不宜超过24~48小时。

(2)纤维内镜止血法:经纤维内镜应用高频镜电灼止血,注射硬化剂于出血的曲张静脉,激光热凝固止血等方法。

(3)选择性动脉栓塞止血:明确出血部位后,经股动脉插管,将导管推至出血部位,进行栓塞止血。

5. 手术治疗指征 对经积极的初步处理后仍出血不止,或短时间内反复大出血,甚至威胁生命的消化道出血患者应早期剖腹探查。对多次慢性出血致贫血不能控制,严重影响健康而找不到出血原因者也应择期剖腹探查。推荐微创腹腔镜手术。对诊断明确,难免再次复发出血的病儿可择期施行根治手术。对有些大出血后不再继续出血,又未查到明显出血灶的患者,暂无手术指征。

6. 双腔管分段探查消化道大出血 开腹探查消化道大出血时,如见小肠充满积血,可用橡皮钳将小肠夹成三段。逐段做小切口,插入双腔管,边吸引边用盐水反复冲洗直至回水无色澄清。如回水始终有血,则该段肠当为出血段。出血段可再夹钳分成33cm长的小段,同法冲洗。进一步明确较小之出血范围。切除此段肠即可止血。

按一般经验,大出血不止者多为上消化道出血如食管静脉曲张或消化性溃疡出血。但最难诊断之小肠出血在小儿相对较多见,如梅克尔憩室出血、多发性肠息肉、血管瘤及大量原因不明的小肠出血等。因此小儿常需紧急探查。探查方法如下。

(1)食管出血探查(图26-3):经鼻孔(新生儿可经口)插入能容45ml或60ml水的套囊导尿管达贲门以下,充气后拉紧压迫并堵住贲门,使胃与食管隔开,从另一鼻孔插入普通导尿管达于贲门之上,冲洗食管(每次不可超过5~10ml盐水,并将床头抬高,以免反流误吸)可以探知是否有食管出血。管冲洗后不再有血可排除食管出血,始终有血可诊断食管出血;管冲洗后不再有血可诊断食管出血,始终有血可疑诊胃出血。

(2)胃出血探查(图26-4):临床上多开腹探查。

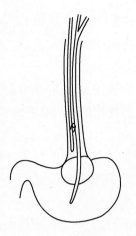

图 26-3 食管出血 - 气囊管堵住贲门试验

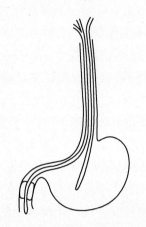

图 26-4 胃出血 - 堵住幽门试验

如 X 线显示双腔气囊管已通过幽门,则可依上原理,另插一管入胃,以大量盐水冲洗。管冲洗后不再有血可排除胃出血;管冲洗后不再有血可诊断胃出血,始终有血可疑诊十二指肠出血。如能证明胃十二指肠无出血,则开腹探查时可不必开胃探查,双腔气囊管通过幽门有一定困难,且不易确定其位置。我们曾用水银袋管的方法是在管端扎一橡皮指套,内贮 2ml 水银,经鼻孔插入后,先仰卧至水银袋到达咽部时,使患者半坐饮水,随吞咽动作将管插入胃。插入之长度为从头顶到剑突之距离。然后使患者右侧卧,允许小范围前后翻身活动。床边透视见管前端已达十二指肠中部,则可使气囊充气,拉回至幽门,进行分段冲洗。患者情况不允许时,忌用此法。

(3) 乙状结肠以下出血探查:通过乙状镜填塞绷带,冲洗,以诊断或排除填塞处以下出血。

如经上述检查而确诊出血部位,则行相应之

治疗。否则在积极抢救休克的同时开腹探查小肠,结肠。

(4) 小肠结肠出血手术探查(图 26-5):首先用橡皮肠钳夹住屈氏韧带处之空肠,顺序提出肠管,在手术台旁立灯透照下检视 1m 后再夹一钳,最后第三钳置于回盲瓣前。将小肠隔为 3 段,各约 1m。如有活跃出血,则可见该段肠管逐渐胀起。据我们的经验一般出血不够活跃,常待一二十分钟不见明显膨胀,因此多须分段冲洗。明确某段出血后,可将该段再分夹成 3 段,约各 33cm,分段缩短后,一般稍等片刻则可见某段迅速胀起,以明确更短的出血段。此时即使不能查出明确出血点,亦可将此段肠管切除(约 33cm)。我们探查小肠之双腔管是用聚乙烯透明或半透明管,质硬而能弯曲(图 26-6)。

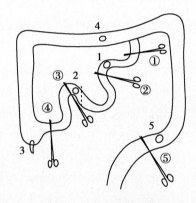

图 26-5 小肠出血探查

小肠结肠出血 - 开腹探查分段检查①②③④钳将小肠分为三段;⑤钳在乙状结肠,顺序造瘘三处用双腔吸引管冲洗探查;③钳探查完近端后移至虚线处探查远端

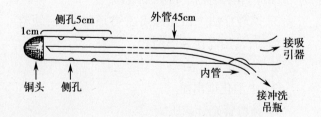

图 26-6 双腔管构造

外管长 45cm,直径 1cm,前端为圆头(可缝扎一个金属头)。前端 5cm 内开 6 个侧孔。管的尾端 5cm 处开一侧孔,插入直径 4~5mm 的聚乙烯内管。使用时同肠梗阻减压手术,通过肠壁小切口

迅速插入此管,然后边吸引边将该段肠管全部套于吸管上。为了避免吸管吸住肠壁,堵住侧孔,必须开放内管,使空气进入管内以缓解过高的吸力。将肠内容全部吸出后,停止吸抽,将肠管逐渐退下吸管(管不拔出),同时将内管接盐水瓶进行冲洗,直至冲洗液清晰为止(聚乙烯管可以看出红色)。结肠探查也与小肠同。小儿结肠基本上(或稍分离后腹膜)可以活动而能套上吸引管。但结肠急性大出血需立刻探查者极罕见,我们尚未见过。

通过乙状镜先填入纱布绷带,末端缝一牵引线以备查完时拉出绷带,通过乙状镜用导管冲洗后无血可排除乙状结肠以下出血,始终有血可诊断出血,镜查出血点。

(5) 胃十二指肠出血探查(图26-7):如果术前双管探查不能排除胃、十二指肠出血,手术台上见十二指肠悬韧带以上有血,则可按图26-8的方法,用双腔吸引管探查。

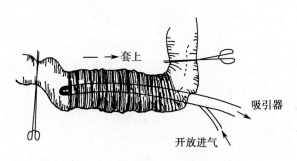

图 26-7 胃十二指肠出血探查(双腔管)
边吸边套上吸管

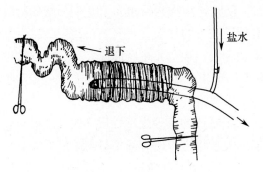

图 26-8 术中双腔管探查
边注盐水边退下套上之肠管,然后边吸边套

两只橡皮肠钳分别夹闭胃窦及屈氏韧带下之空肠,另一钳夹在肝十二指肠韧带上(图26-9)。首先冲洗胃。如洗后无出血,可从胃窦部(或空肠

近端)切口插入吸引管,分别冲洗探查。明确出血位置再行必要的台上造影,如直接胆道造影、十二指肠注钡造影、肝十二指肠动脉造影等。

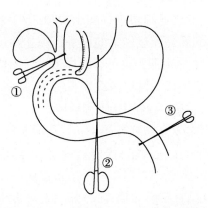

图 26-9 十二指肠出血——手术分段探查
①②③示橡皮肠钳夹闭位置。使用①钳后冲洗有血可诊断十二指肠出血,使用①钳后冲洗无血可排除十二指肠出血,撤除①钳后冲洗有血可诊断胆道出血

一般大出血时探查要争取手术时减少探查范围。尽量在术前排除食管、胃及直肠的出血,开腹探查重点只在小肠与结肠。十二指肠探查也应尽量利用纤维内镜检查,避免手术探查。术前术中抢救休克应持续进行。原则是按出血性休克抢救方案进行 2 小时内血压不升或升而又降(不能维持 2 小时)均应立即手术探查。因此术前检查,要求在抢救休克的同时进行。

二、慢性小量便血

【分类与定义】 小量便血,无痛、无泻。按临床粪便表现可分三类。

1. 大便带血(bloody stool) 以粪便为主,混以红色血液或便后小量滴血。为下部结肠出血。

2. 柏油便(tarry stool) 排便如柏油,油亮黑色。为胃十二指肠出血。

3. 隐血便(occult blood stool) 粪便颜色正常,检查隐血阳性,为消化道慢性微量出血。

【诊断与治疗】 分析出血部位与疾病。

1. 小量红血 多来自直肠与左结肠,常见于幼儿。

(1)"青年息肉(juvenile polyp)":直肠指检可摸到圆滑活动的樱桃样球形软瘤,多有不同长短

的蒂与直肠壁相连。用手指按压容易使瘤体与蒂分离脱落,出血微量。送病理检查为良性肉芽肿。高位息肉则指尖不能触及,可用钡剂灌肠或结肠镜检查证实,同时进行摘除。

(2)淋巴滤泡增生(folliculosis):指检无息肉,但可摸到肠黏膜呈密集的扁平丘疹样感(如玉米棒表面)。钡剂灌肠也可有同样玉米棒图像显示。此为该年龄段的淋巴组织发育特点,一两年内自然消失。一般为偶然出血,量也不大。

(3)多发息肉症(polyposis):常为家族性恶性瘤的一种,出血较多,指检易发现,诊断靠活检。治疗需彻底摘除甚至结肠切除(根据病理)。

(4)结直肠癌(colorectal carcinoma):幼儿罕见,好发于学龄期以上患者。早期症状不典型,诊断较为困难。晚期可出现少量黏液脓血便。左半结肠及直肠病变指检易发现。钡剂灌肠可有典型"苹果核"征,可用结肠镜证实,明确诊断及治疗需根据病理检查结果。

2. 柏油便　多来自胃、十二指肠及肝胆系统。

(1)消化性溃疡(peptic ulcer):一般多见于十二指肠球部或幽门附近。慢性小量出血多见于成人溃疡病。小儿常见急性病变,以大出血或穿孔为主。特别是新生儿应激性溃疡或严重烧伤等合并应激性溃疡。慢性小量出血偶见于学龄期以上儿童。出现柏油便后,钡餐或胃镜检查,可以明确诊断。一般靠内科治疗。

(2)上消化道肿瘤(upper digestive tract tumor):常见有血管瘤、P-J 息肉症、各种转移恶性瘤,包括淋巴瘤、神经母细胞瘤、白血病等。可能发生的器官包括胃十二指肠及胆胰系统。常需各种肿瘤化验指标及 B 超、CT 甚至 PET 系统扫描等检查才能确诊,决定治疗。

(3)先天性畸形(congenital anomalies):常见有肠重复畸形、胆道畸形。一般靠影像学诊断及针对性治疗。出血不多,不是手术指征。

(4)寄生虫感染(parasitic infection):如胆道蛔虫、贾滴虫等感染都可能有无痛性小量出血的症状。重点是治疗感染。

3. 长期慢性隐血(prolonged occult blood in stool)

(1)上述各症:上消化道各器官微量出血时均可发现粪便隐血阳性。然而偶然阳性无诊断意义。必须连续 3 天严格控制饮食后隐血检查,方有临床诊断意义。具体诊断,可按上述分析方法选择进行。

(2)肠结核、克罗恩病(intestinal tuberculosis, Crohn's disease):有时毫无其他症状,只有大便隐血。发现长期隐血影响到本病,观察或排除本病的活动性,也可用隐血作为简便检查方法之一。

(3)门静脉高压(portal hypertension):检查隐血主要是观察静脉曲张出血的手段,借以决定干预性治疗的指征,以防突然大出血而造成的措手不及。

(陈亚军　张金哲)

第六节　肠粘连与肠梗阻

一、肠粘连的理论

(一)当前争论背景　腹部手术后或其他任何腹部疾病损害后,都要后遗一定的肠粘连,而肠粘连总会有不适的症状,甚至发生急性致命的肠梗阻。特别是对腹部外科是极大的挑战。但是多年来发展了一个学术误区,不少人纷纷研究消灭粘连、减少粘连。看来已经误导了大约 1 个世纪。《亚洲外科杂志》2009 年 7 月发表了一篇综述文章总结了 1990—2006 年的英文论文。收集了不少方法,只有极少数得到了美国食品药品管理局(FDA)的认可。防粘连药物 Seprafilm 和透明质酸钠凝胶似乎有较受推崇的疗效,但是仍有较多并发症(如伤口不愈合与出血等),并且价钱太高。文章结论是"临床上可用的减少粘连药物,尚需进一步动物研究与临床考验。"

(二)粘连的病理生理性质　腹部外科与腹腔粘连的关系相当于所有的外科与瘢痕的关系。应该是损伤愈合的自然过程,不能避免,也无法消除。然而在消化外科,腹腔粘连常常引起一些临床症状,特别是可能发生粘连性肠梗阻。小儿粘连性肠梗阻可以发生大量肠管坏死、休克、死亡。也可能反复发作肠梗阻,越做手术粘连越多,永无止境。因此预防粘连成为小儿腹部外科的研究热

26

点。遗憾的是至今始终未见到满意的解决,看来已经进入误区。应及时改变方向,另寻出路。

（三）粘连的形成与发展规律　腹腔内粘连的形成过程:大致可归纳为3个阶段。第一阶段是浆膜损伤后(机械性或感染性)的渗出,继而渗出液中有黏性纤维蛋白的沉积,使浆膜之间形成暂时性软性粘连,保证损伤部位休息恢复、愈合。此时如果有机会开腹手术,粘连可以轻易分开,也无出血。正常情况下,随着肠管正常的蠕动,一般在3天内,暂时性软性粘连逐渐分开而吸收。第二个阶段是3天以后,渗出中随着纤维母细胞的移入,开始产生胶原纤维沉积。将第一阶段的软性纤维蛋白粘连转化为有韧性的纤维性粘连。此时的粘连比较牢固,机械性分离时引起出血,形成临床上的腹腔广泛性粘连,使肠管与腹壁间活动受限,然而对患者全身恢复与肠管功能恢复均为有利。保护肠管休息,促进患者的健康复原。第三个阶段是2周以后,随着肠管的正常活动,纤维粘连的肠管逐渐被拉开。首先将广泛粘连拉成膜式粘连,继续牵拉,膜式粘连被拉破形成多数大洞。再进一步牵拉,大部分拉断的粘连被吸收,只遗留少数纤维性条索。最后条索也被拉断而吸收。至此粘连全部被吸收而消失,完成腹腔损伤愈合的全过程。临床上大约需4周。

（四）粘连的形式分类

1. 全腹粘连　指全部或绝大部分肠管互相粘连,甚至与腹壁融合一起,消灭自由腹腔间隙。依粘连强度可分为膜式(松软薄膜)粘连与冰冻(坚韧纤维)粘连;按粘连肠管排列可分为顺位粘连(无症状)与异位粘连(通过不畅)。

2. 部分粘连　指腹内肠管基本上活动自由,只有个别点遗留粘连。从粘连形式上可分为条索粘连(肠管间粗细长短不同的圆带)、带状粘连(宽而薄的纤维带)、点状粘连(肠壁的一点被固定形成吊角)。

3. 顽固性粘连　指不能按时吸收消失的粘连。常见原因是浆膜缺损严重,特别是浆肌层广泛缺损。浆膜本身不能愈合,而与邻近的破损浆膜之间互相愈合,称为机化粘连或修复粘连,而不能分开。此外是粘连间有异物停留,持续刺激发炎渗出,如过去常用的手套滑石粉或慢性活动性病变(结核、恶性肿瘤等)的持续刺激。最顽固的粘连是肠管间内瘘的形成,肠壁各层接连完整。

（五）粘连的临床病理　腹腔内粘连是愈合的正常过程,不应该引起疾病。然而粘连限制了肠管正常的活动,当然也难免发生问题,其中最严重的问题是粘连性肠梗阻。所谓粘连性肠梗阻是指因某处的粘连引起的肠道不通,粘连近端肠管高度膨胀,粘连远端肠管瘪缩无气。粘连造成肠梗阻有两种形式。

1. 第一种是粘连压迫肠管,或使肠管曲折成角,影响肠道的通畅。平时食物仍能通过,偶尔蠕动紊乱,则可能造成拥堵。拥堵膨胀的肠管受粘连的限制,不能自由伸开使膨胀缓解,反而加重压迫远端肠管,形成完全性机械性肠梗阻。此种肠梗阻只是肠道不通,系膜血管不受影响,称为单纯梗阻。如果早期及时减压,解除膨胀肠管的压迫,肠道恢复到梗阻以前的情况,则肠梗阻得以解除。第一种情况只发生在广泛粘连时期,使肠管粘连遗留在不良位置(异位粘连)。

2. 第二种是部分肠管膨胀伸长,但系膜缘因受血管限制不能同步伸长,于是以血管为轴自行扭转,发展为扭绞;或是偶然的原因疝入粘连形成的孔道,同样发生扭绞。此时不但肠道不通,系膜血管也不通,称为绞窄梗阻。肠管可能在数小时内坏死,不可能自然缓解或退出。第二种情况必须是有一定的自由活动肠管,才能自由扭转或疝入粘连形成的孔道。因此可以说少量粘连比广泛粘连更危险。而顽固性不吸收的粘连常为永久的威胁。

3. 平时粘连限制肠管活动,即使不发生肠梗阻,也可能出现一些不适症状。引起常见的短暂肠痉挛与腹痛。此时虽不能称为肠梗阻,然而确有发生肠梗阻的风险。因此可以认为"粘连"是粘连性肠梗阻的素因,但粘连的存在可以永远不发生肠梗阻。真正发生肠梗阻的诱因必须是肠蠕动紊乱。

（六）粘连性肠梗阻的发病机制　粘连的存在不等于粘连性肠梗阻的发生。肠梗阻的病理取决于肠蠕动紊乱。突然强烈紊乱,持续一定时间,形成恶性循环,使粘连近端极度膨胀造成肠管压闭或扭绞。病理上称为完全性肠梗阻,临床上称为急性肠梗阻。蠕动紊乱不强烈,持续时间不长,在形成恶性循环以前自然缓解,病理上称为不完全性肠梗阻,临床上称为慢性肠梗阻。偶尔发生一次称为突发性梗阻,反复多次发作称为复发性梗阻。

二、临床诊断

临床诊断的目的主要是诊断肠梗阻,给与必要的治疗和抢救。然而以肠粘连就诊的患者却有以下三类,包括有粘连史的急腹症、无粘连史的急腹症和有粘连史的非急腹症。

(一)肠梗阻的诊断

1. 急性完全性肠梗阻 前两类患者均以突然腹剧痛、呕吐、腹胀、不能排气排便的急性肠梗阻症状就诊。腹部摸到张力性肠型,影像学检查见到小肠积气膨胀、结肠空瘪,呈肠管外压闭的完全性小肠梗阻。无论是否粘连所致,手术探查指征均已明确。特别是拟诊绞窄性肠梗阻(基本上都是粘连性急性肠梗阻),必须即刻探查。诊断方法已在急腹症一节中另有详述。

2. 不完全性肠梗阻 有腹腔内广泛粘连的可能。肠管绞窄机会小,手术危险性大,非手术减压可能解除梗阻。因此必须明确粘连的诊断。此外,还有一组有粘连史的非急腹症患者,多数因为腹部手术后常有腹痛,查无实据,家长与患者的心理负担对患者的健康生长不利,他们也希望了解腹内粘连情况。

(二)腹腔粘连的诊断 目前尚无满意的常规诊断方法。多数靠腹部术后、创伤、感染等病史的猜测。

1. 钡餐 对广泛粘连诊断有一定的帮助。可以观察肠管与腹壁间的活动关系和肠管之间的活动关系,至少可以明确肠管之间与腹壁之间是否存在可以移动的间隙。可以预知切开腹壁后能否找到腹腔。如果发现钡影停顿不前,并且局部肠腔胀粗,可以诊断为肠梗阻及顽固性粘连的位置,更可提示腹壁切口位置。如非广泛粘连,钡餐造影对少量条索粘连则很难显示。只有已发展为慢性肠梗阻时,同时钡剂灌肠见结肠空瘪,对比小肠气影高胀形成大液面,可以推测为条索粘连引起的长期通过不畅所致。

2. 气腹造影 可以显示小量以至个别顽固点状粘连。特别是加用三维造影技术,可以显示各种有潜在危险的条索粘连。确诊后,也可以选择性经腹腔镜切除或其他腹腔镜手术。然而此方法的选用,也必须在设法(钡餐后)肯定肠管与腹壁之间有自由空间时,方可进行气腹穿刺。

3. 腹部 B 超 有时能观察到某些肠粘连,虽然也有报道,但精确的技术尚有待进一步开发。

(三)钡餐的争论 肠梗阻患者或怀疑肠梗阻患者做经口钡餐检查,在传统观念中常视为禁忌。担心加重堵塞,甚至发生肠穿孔。事实上这种担心毫无科学根据。钡糊与食糜的物理性质相似,化学性质不溶解不吸收,不刺激肠蠕动,不影响肠内渗透压。如果说钡糊加重肠梗阻而不给钡糊,自己的食糜或肠内容物同样加重肠梗阻。不同的是,万一穿孔,钡糊滞留于腹腔,永不吸收。但也未见有害的报道。有人使用有机碘溶液(如 30% 泛影葡胺),均属高张溶液,作用与强烈泻药一样,迅速增加肠内压,加重梗阻,促进穿孔。溶液很快稀释吸收,2 小时即从尿路排出,无法观察肠道活动。其他油类制剂不能与食糜混合,不能全面显示肠黏膜形象。目前尚无公认的胃肠造影剂能代替钡糊。暂时选用的指征与禁忌见表 26-3。

表 26-3 钡餐使用指征与禁忌

是否钡餐	病理基础	治疗方法	临床诊断依据	腹腔穿刺	钡剂灌肠
指征条件	全腹粘连不全梗阻	观察 找入路	无中毒无压痛、有肠鸣	无腹水	直肠有气
禁忌条件	条索绞窄完全梗阻	急救 除梗阻	有中毒有压痛、无肠鸣	有腹水	直肠无气

三、预防粘连

主要是预防顽固性粘连。首先是腹腔内手术操作轻柔,避免对浆膜的损伤。除注意机械性损伤之外,暴露于寒冷、高温、干燥等环境时间太长,各种刺激性药物,特别是滑石粉一类的不能吸收的粉末异物都必须严格避免。浆膜缺损,特别是浆肌层缺损应尽量修补。感染灶或肿瘤等活动性刺激性病灶尽量清除或大网膜保护性覆盖。力求术后2~4周,粘连吸收干净。

第二是避免肠麻痹,促进早期恢复肠蠕动。术后前3天内,粘连属于可塑性纤维蛋白粘连。手术结束时,肠管纳入腹腔,可能排列位置不理想,甚至造成严重曲折。术后随着肠管的蠕动自然调整,肠管的位置自然顺应蠕动的需要。如果肠麻痹时间太长,粘连转入纤维形成阶段,则不良位置可能被固定。从而可能发生早期粘连性肠梗阻,或后遗慢性不全肠梗阻。肠麻痹的预防,也是靠术中避免肠管的损伤。更重要的是减少手术的全面打击损害,包括麻醉中的长时间缺氧与低血压等。总之,手术时间短、打击小、出血少,术后肠麻痹的发生率就低,麻痹的时间就短。术后胃肠减压,保护性避免过度腹胀,同时注意小量口腔喂食(水),刺激并避免胃肠道因长时间禁食而停止活动。以上所述对促进肠蠕动的恢复,对肠内细菌的平衡,都已证实为有效可行的措施。

四、预防肠梗阻

平安度过围手术早期以后,肯定腹内仍有残余粘连。此时应设法注意避免发生肠蠕动紊乱。一般原则是控制过饮过食,避免过敏食物,避免花粉、草籽季节的郊游。但是具体实行,还要靠家长的经验,尽量不改变过去快乐生活的习惯。医生要帮助家长回忆总结患者的习惯,特别是对于冷热与饮食的反应;是否有时因寒冷或饮食不当引起腹痛或腹泻;有无饮食过敏史。新的、无把握的生活活动必须先做小量试行。注意护理6~12个月,估计腹腔粘连(除特殊顽固者外)应全部吸收。在此期间,偶尔发生1小时以内的短暂腹痛,禁食休息可以完全恢复正常。即使有发生肠梗阻的趋势,

一般也可以缓解。总的概念是:粘连性肠梗阻的预防在于控制偶然发生的肠蠕动紊乱,不能企图依靠药物减少粘连。因为粘连减少,反而使肠梗阻更危险。

五、肠梗阻的治疗

临床上3种情况,按不同病理选择可行手术治疗。

(一)急性肠梗阻

1. 条索粘连　完全性肠梗阻,有腹水,直肠空瘪。术前纠正脱水。腹直肌小口探查,肠管游动则扩大切口提出腹外。寻找梗阻点,分离粘连。观察肠管蠕动畅通与血运颜色(必要时切除吻合)。切除条索粘连,不动其他膜片粘连。止血冲洗关腹。

2. 休克抢救　休克、腹征、血性腹水、直肠空瘪。边抢救边开腹,提出全部肠管。1%~2%普鲁卡因10ml封闭肠系膜根部。寻找梗阻点与无生机肠管钳夹外置,其他脏器送还腹腔,暂时贯穿关腹。继续抢救休克。血压、脉搏、呼吸、血氧恢复稳定后,24小时内随时再开腹继续手术。包括必要的切除吻合或切除造瘘。以后再计划二期吻合。

3. 广泛(冰冻)粘连　腹胀痛、无中毒、巨大肠型及蠕动波,直肠空瘪。在肠型突出部位做切口探查。暴露腹膜后试探有无自由腹腔。如能插入手指,则可引导扩大切口暴露3~4个肠袢。如无自由腹腔,则须小心分离腹膜与肠壁间粘连,同样暴露3~4个肠袢。如能查出远近端肠袢,即可做邻近肠管侧侧吻合或矩形瓣吻合。如不能明确暴露肠管的部位,最好暂时在最低的膨胀肠袢造瘘引流减压,关腹下台。以后经造瘘管造影了解腹内粘连情况,寻找梗阻点与远近端吻合的最佳部位。

(二)慢性肠梗阻

1. 不全性肠梗阻　在肠粘连病例中多见于广泛粘连的个别位置不当。更多见于肠管本身的狭窄、疾病、肿瘤等。症状特点为腹痛、腹胀、呕吐,时发时消。腹检可见肠型与蠕动波。偶尔发作情况严重持续时间长而以急症入院。钡餐连续动态检查可以了解粘连范围、梗阻部位及通过情

况。如有自由腹腔,梗阻点明确,即应手术探查,切除梗阻点粘连。其他粘连尽量不动。但是松解梗阻点粘连后必须蠕动通过畅通,否则必须探查肠内病变。即使未发现病变,只要梗阻处肠管弹性不良,也应行切除吻合。因为长期压迫该处肠壁可能发生缺血变性。有时切除后端端吻合口比原来梗阻处还小,但肠壁弹性正常,可以恢复正常功能。

2. 另一种情况称为"冰冻小肠" 系肠管全部与腹壁粘成硬块,有如食品店中的冰冻海鲜。其中如有位置不良的肠袢,也可因通过受阻而使梗阻近端肠管肥厚扩张,随时发生急性梗阻。急症入院盲目探查常常造成严重损害无法下台。术前钡餐检查十分必要。此类患者一般无中毒症状,精神正常,腹部有肠型但无压痛、肌紧张,B超无腹水,钡餐无禁忌,明确诊断后,手术也有困难。

侧侧短路肠吻合矩形瓣防盲囊手术:侧侧短路肠吻合在严重广泛粘连性肠梗阻治疗中常用。但因吻合口距梗阻点距离很难估计。常常后遗盲段太长,而发生盲囊症状群。1982 年,张金哲的研究生王毅用动物实验证明了矩形瓣手术的防盲囊效果。方法是:找到梗阻远近端肠袢,少量分离后,将近端膨胀之肠管断开并拢缝成双腔管道,并将远侧段肠管并拢面的浆肌层切除,形成矩形瓣。然后将此双口肠管与远段瘘肠行端侧吻合。食糜可直接排入远段瘘肠,不需推至梗阻点再返回吻合口。而盲段的分泌物不需高压可自由返回吻合口,从而避免了盲囊综合征(图 26-10)。如能事先用钡餐确定梗阻点部位,切口合适,则可分离不多而完成短路手术。他的另一个实验是用胃管注气方法寻找肠梗阻的近端。方法是:首先钡餐选择切口位置在梗阻点范围。直切口暴露 3~4 个肠袢,最好包括横结肠(钡剂灌肠或肛门注气可以鉴别)。经胃管连续注入氧气,同时观察暴露的肠袢中膨胀顺序。最后膨胀的肠袢当为近端肠管的最底部,可与不膨胀的远端行侧侧吻合。如果暴露的肠袢全部膨胀,则需向下扩大切口,寻找瘘肠。仍找不到则与横结肠吻合,因为膨胀肠管已经够长,估计短路足以维持营养。预防侧吻合的盲囊症状群,仍以矩形瓣方法为宜。

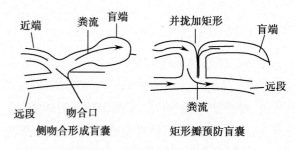

图 26-10 矩形瓣短路肠吻合手术

3. 复发性肠梗阻 指多次手术后再发生粘连性肠梗阻。有时经禁食减压而愈,有时需再手术解除梗阻。越做手术,粘连越多,可影响生活,甚至危及生命。20 世纪曾有肠排列手术,企图使肠管固定于有利位置永不分离,称为 Noble 手术。后来从临床到实验都证明失败。因为肠管永远在动,有一处分离就会发生肠梗阻。目前尚无一种方法能够保证肠管永不分离,而且这不符合自然规律,研究方向是错误的。因此根治只靠尽量预防顽固性粘连和预防肠蠕动紊乱。一般可行原则如下:平时注意保持正常习惯的生活规律,随症状的发生不断调理改善。急性发作时,禁食保暖休息,2 小时以上无缓解者应去医院胃肠减压。发展成完全梗阻(小肠张力肠型直肠空瘪)应急症手术。手术要做到三点。

(1) 只松解梗阻点,严格不分离无关粘连。

(2) 切除梗阻点的顽固粘连及所有条索。

(3) 止血冲洗,少打击早关腹,预防肠麻痹。发生绞窄时按绞窄性肠梗阻处理。在遵循上述治疗原则的同时,可以考虑选用一些消除或减少粘连形成的药物,希望能加速残余粘连的吸收。尽量不增加新粘连,切除顽固粘连,再促进残余粘连的吸收,可望逐渐消除全部粘连。

(三)粘连的威胁 肠粘连难免使患者产生不适与长期精神负担,因此有人要求清除粘连,至少除掉危险的索条。首先必须明确诊断,常规钡餐检查无广泛粘连,可行气腹三维造影,肯定粘连形式、部位及周围关系。然后计划安排腹腔镜进行必要的修复,先做气腹造影,后做腹腔镜手术,尽量减少腹腔镜打击引起粘连。

(四)腹腔镜手术对减少腹腔粘连的作用 内脏不暴露于外,避免寒冷干燥及机械刺激造成炎性粘连;脏器基本保持原位,减少打击性肠麻痹后遗异位粘连;很少带入异物造成顽固性粘连。遗憾的是目前多把粘连视为腹腔镜手术的禁忌。主要原因是制造气腹有穿破肠管危险;分离粘连出血难止(电刀易伤肠壁);目前腔镜下操作技术(肠粘连的剥离切缝)达不到开腹操作水平,局部打击大时间长。这正是对小儿外科医生的挑战,有待于他们进一步设计研究,并在动物模型上训练成熟,将对小儿腹部外科技术进步是一个划时代的飞跃。

(张金哲)

第七节　短肠问题

一、短肠综合征

【定义】　短肠综合征(short-bowel syndrome,SBS)指小肠过短,影响消化和吸收,不能维持生命。具体解剖生理条件因人而异,差别很大。1967 年,Rickham 曾提出新生儿残余小肠不足 75cm 为参考标准。相当于新生儿平均小肠长度的 30%,所以一般把残余小肠不足正常均值 30% 作为短肠综合征的参考标准。但真正定义仍以不能靠口服维持生命为基础,2016 年版《中国短肠综合征诊疗共识》特意提出儿童 SBS 指小肠吸收能力受限,无法满足患者正常发育需求,需要肠外营养支持 42 天以上。

【病因】　新生儿多见于坏死性小肠结肠炎后遗症,先天性肠旋转不良的全肠扭转,罕见先天性短肠畸形。更多见短肠综合征为手术后遗症,如多发性肠闭锁切除后、超长段全肠巨结肠术后、粘连性肠梗阻肠坏死术后等。有时因暂时挽救生命,对远期后果考虑不周。

【病理】　空肠主要功能为食物消化,回肠主要功能为吸收。靠肠黏膜面完成任务,取决于黏膜面积大小与食糜停留时间。小肠有一定的再生能力。一旦有所损失,根据需要将小肠逐渐延长和变粗(增宽),称为肠代偿(或称肠适应,intestinal adaptation)。包括增加黏膜面积、改变消化吸收功能、肠管增粗、肠蠕动减慢。但延长有限,有时远

端增粗比较明显。如果损失主要为空肠,这种代偿可以增加消化能力,多可维持生命。如果为回肠损失则难以维持营养,并且发生各种并发症。首先是脂肪吸收障碍,引起顽固性脂性腹泻,同时各种脂溶性维生素缺乏,特别是维生素 B_{12} 缺乏引起贫血。远端肠管扩张,停留时间过长引起肠内菌群失衡,发生感染及败血症。

【诊断】　分为两部分:①功能诊断,包括身高体重与其他营养指标。核对食物与粪便成分,评价胃肠功能。②解剖诊断,包括造影评价容积与形态及各部位动态检查。要了解是否能靠口服维持生命,吸收面大小,蠕动快慢,有无麻痹扩张,以及可利用的肠管情况。已决定是否需手术,以何种手术为宜。

【治疗】　理想的治疗应争取合理喂养以求肠管的适应。早期抢救急性饥饿要靠静脉高营养。逐渐增加口服补充,尽快以肠道高营养替换静脉营养,维持平衡营养。适当使用肠动力调理药物。目前尚无满意的有效药物值得推荐。随时检查血液生化及各项肝功能,以防长期静脉营养对肝脏的损害。发现不能代偿的迹象,或发现肝功能受损,如有可能,即时选用外科手术予以协助适应。

【外科指征】　要根据病理而选择适当手术。主要分为三类情况。

1. 吸收面太小　根本方法寄希望于小肠移植,目前尚不算成功,很难推广实行。其他各种培养扩大黏膜面的方法,均不能证实是有效的功能。包括:造成人工狭窄,使部分肠管扩大增粗,以后劈开成为双管,再互相连接以求延长肠管长度;暂时游离小段回肠,按 Ilizarov 胎儿期器官生长原理,每天小量牵拉使该段肠管适当延长;暂时游离小段回肠,劈开后展平与腹壁腹膜缝合,企图使肠黏膜增长覆盖腹壁腹膜,以后再将两端与主肠道吻合。以上均有实验报道,但均无成功的临床资料。

2. 明显扩张段活动缓慢　临床报道较多,大致有尾状剪裁与尾状剪裁加延长两种手术。

(1)尾状剪裁(tapering):将增粗肠管的肠系膜对缘肠壁全层做适当的梭形切除。对拢缝合成为与正常肠管相同的粗细。手术要保护黏膜不受损伤,保证血运问题,不用电刀,用可吸收 6-0 细线,

间断缝合浆肌层,不缝黏膜。

卷入缝合(infolding):有人报道将增粗部分肠壁纵行折叠缝入扩张之肠腔内,使扩张之肠腔变小,而保留了黏膜面积。遗憾的是日后常常自行松开。于是又有人施行卷入时将卷入部肠壁浆肌层剥除,使之成牢固粘连避免松开。

(2) 尾状剪裁加延长(tapering and lengthening):方法是将扩张之肠管,纵行劈开,缝成并行的双管。然后再将双管截断,按顺蠕动互相吻合,使成为一条较细加长的肠管(图26-11)。手术要求严格保护肠壁的血供,严格遵循上述浆肌层缝合技术要求。即使如此,因为并行的劈开肠管顺蠕动衔接仍不免牵拉或压迫供应血管而发生迟性坏死或动力障碍。也有人施行并行肠管逆向吻合避免血管的扭曲,并且有延长停留时间的作用(图26-12),但要考虑是否需要。也可暂时将劈开的一支游离造瘘。按 Ilizarov 胎儿型生长的原理,每天用粗肛管探入延长。每天延长 1~2mm。1个月后间置吻合。

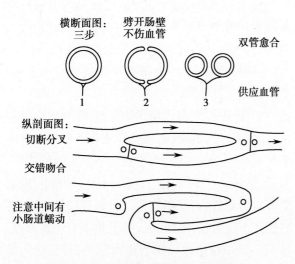

图 26-11　小肠劈开延长同时倒转吻合

用适当调节蠕动药物也不满意,或有不良副作用,于是考虑各种手术。

3. 停留时间太短　短肠的自然适应包括蠕动减慢,使食糜在肠内停留时间延长,然而有时仍感不足。

(1) 小段肠倒转间置(reversal):一般截取回肠末端3cm,连带系膜倒转180°,成为逆蠕动,增加

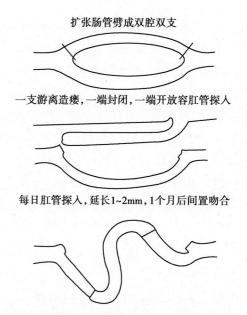

图 26-12　劈成双支,一支游离造瘘,经 Ilizarov 胎儿型延长后,间置吻合

通道阻力,延长停留时间。

(2) 短段结肠间置(isoperistaltic interposition):截取横结肠 10cm,按顺蠕动方向,间质吻合于回肠近端(注意方向与长短均与倒置不同)。

(3) 套叠式回盲瓣(intussusception valve):对失去回盲瓣的患者,可将回肠末端做成顺蠕动肠套叠,长 3~4cm。借以代替回盲瓣作用。有人为了防止套叠日后松开脱回,可将套叠处肠壁浆肌层剥除,制造顽固性粘连。但是,有不少文献报道回盲瓣的存在,对短肠的保护作用并不明显。

【预后】　摘录美国 Marc Rowe 等合著的《小儿外科学》中一个统计表,可以反映一般水平(表26-4)。

总的说来,短肠治疗效果仍不尽人意,应强调预防短肠的发生,早期采取适应疗法,开发一些药物用于调理、早日摆脱静脉营养是本症的研究方向。目前能用的外科只是协助适应疗法时的不得已的措施。当然小肠移植仍然是我们的希望。

二、小肠移植

(一)小肠移植概述　小肠移植的概念可以追溯到 20 世纪初,临床上虽然首例成功的小肠移植距今已有半个多世纪,最早的小肠移植的临床尝试也是与肝移植、肾移植同时展开的,然而

表 26-4　短肠综合征预后

来源	年份	例数	长度/cm	总成活率/%	口服成活率/%
Cooper	1984	16	15~105	81	47
Dorney	1985	13	0~30	69	56
Caniano	1989	14	15~53	86	67
Goulet	1991	87	—	82	86
Weber	1991	16	22~98	94	67
总计		146		82	63

小肠移植的效果却相对较差,富含淋巴组织的小肠同种异体移植物可引起强烈的难以控制的宿主抗移植物反应、严重的感染及移植物抗宿主病(graft-versus-host disease,GVHD)。同其他实体器官移植一样,小肠移植的发展也是建筑在反复基础实验和临床尝试基础之上的,其中包括外科技术的改进、免疫学机制的研究,免疫抑制剂的改良(包括环孢素前期、环孢素期和FK506 期)。

随着环孢素(CsA)的临床应用,小肠移植开始逐渐成为解决短肠综合征和终末期小肠衰竭的有效手段。在 1987 年第一例多脏器移植患者中,曾应用抗淋巴细胞单克隆抗体注入供者体内清除所有 T 淋巴细胞的方法,但此方法并未成功防止排斥反应的发生,而且在接下来的多脏器移植中,传统免疫抑制剂的治疗也未能有效控制排斥反应。在缺乏有效免疫抑制剂的情况下,1988 年 Deltz 施行的一例活体单纯小肠移植中移植肠管维持营养功能达 56 个月。由于肝脏同种异体移植物能够有效保护小肠移植物免除免疫性损害,Grant 所倡导的简化肝肠联合移植能够有效地提高术后效果。在环孢素期,唯一的单纯小肠移植存活者是由 Goulet 在 1989 年实施的手术,而此例患者也不得不由 CsA 治疗转为 FK506 治疗。因此,小肠移植的成功还有赖于严密的术后外科监护和免疫抑制剂的合理使用。

1990 年,FK506 的引入使得小肠移植在临床上取得了一系列的成功报道。同时,相伴而来的器官保存、多器官获取及小肠植入等技术的开展更是对小肠移植的临床应用起到了推动作用。然

而当 1995 年统计的 5 年患者和移植物存活率都只有不到 50% 的时候,人们才从早先的成功中清醒过来。尽管供者和受者之间的免疫反应并不会引起早期移植物的功能丧失,但小肠移植很难获得长期移植物免疫耐受和免疫抑制剂剂量最小化。

尽管面临许多挑战,小肠移植的发展却始终没有停止。目前世界上已有超过 60 个医疗中心在进行小肠移植的临床与研究。截至 2005 年,全球小肠移植患者已超过 1 300 例,5 年存活率接近 40%,最长生存时间超过 15 年。但其效果仍难与肝、肾、心、肺等实质器官移植相比。这是由小肠的生理、病理及免疫学特点决定的,其中急、慢性免疫排斥反应是引起移植小肠功能丧失的主要原因,移植后患者长期免疫抑制剂的使用也会导致多种并发症和不良反应的发生。

(二)小肠移植的适应证　小肠是维持人体营养、生存的重要器官,由于创伤、血管病变、肠管病变或先天性畸形,导致某些患者丧失该器官或小肠功能,造成不可逆转的肠功能障碍,而不能维持机体所需的最低营养量及水、电解质平衡。

小肠衰竭(intestinal failure)是指由于肠道功能不全而造成的已经丧失或即将丧失自主营养支持能力的状态。患者一般需要全肠外营养(TPN)支持才能存活。家庭全肠外营养(HPN)使得许多小肠衰竭患者能够长期存活,并改善了生活质量。然而长期 HPN 不仅要承担昂贵的医疗费用,还会导致小肠衰竭综合征,即出现静脉通路的缺乏、致命的感染、严重的脱水或代谢异常以及肠外营养相关性肝病(PNALD)等。上述患者在 1 年内有接近 70% 的死亡率,因此同种异体小肠移植就成为其生存的希望。目前国际认可的小肠移植的指征是:"不能耐受 TPN 或同时合并有 TPN 严重并发症的不可逆转的肠衰竭患者,小肠移植是最理想的治疗选择。"根据多个国际小肠移植中心报道儿童占到小肠移植患者总数的 2/3 以上,其适应证以先天性畸形为主(表 26-5)。临床上出现以下情况应考虑实施小肠移植:中心静脉通路的丧失、感染引起的致命性多系统器官衰竭、持续且进行性加

重的黄疸。其中 TPN 诱发的胆汁淤积性肝病是最为严重的并发症,持续性黄疸会很快发展为终末期肝病,并会相继出现肾脏和胰腺功能衰竭的"多米诺"效应。

表 26-5　小肠移植常见适应证

小肠衰竭常见原因	小肠移植适应证
短肠综合征	坏死性小肠结肠炎
	腹壁裂
	肠扭转
	小肠闭锁
	外伤
肠运动功能障碍	假性肠梗阻
	先天性巨结肠
	家族性微绒毛萎缩
肠细胞功能障碍	肠上皮发育不良
	自身免疫性肠病
肠道肿瘤	家族性息肉病
	炎性假瘤

理想的情况是,小肠衰竭的患者在出现不可逆性的肠外营养相关性肝病(parenteral nutrition associated liver disease,PNALD)之前考虑行单纯的小肠移植。如果出现严重的 PNALD 而造成不可逆性的肝损害,则肝肠联合移植就不可避免。然而,何时需要同时移植肝脏却没有统一的标准。根据美国器官共享联合网络组织(United Network for Organ Sharing,UNOS)的经验,大约 75% 的小肠移植患者需要同时移植肝脏。这使得原本就缺乏的器官来源更加捉襟见肘,而且联合移植的预后也要明显较单纯的小肠移植相差很多。因此,把握在出现肝脏不可逆性损伤之前及时行单纯的小肠移植的时机也就成为提高小肠移植临床应用和最终成活率的关键。多脏器移植是小肠移植的第三种形式,目前对多脏器移植的概念尚未统一。UNOS 定义多脏器移植为包括小肠、肝脏及胰腺或肾脏。国际小肠移植注册组织则认为多脏器移植还应当包括胃。尽管多脏器移植在简化外科技术和减轻免疫排斥反应方面具有优势,在小肠移植患者中如何合理应用多脏器移植

仍存在争议。

(三)小肠移植的手术方面　小肠移植的供者小肠多来于血流动力稳定,ABO 血型相符的脑死亡的供者。排除条件包括严重的腹腔脏器缺血、肝功能明显升高(ALT、AST>500U/L),血清乳酸盐及乳酸明显升高(>5mmol/L)或者需要大剂量血管加压药支持。供者可应用全身或肠内抗生素,同时可应用单克隆抗淋巴细胞抗体或体外供者肠管放射性照射预防 GVHD 的发生,然而这些处理对防止 GVHD 和免疫排斥反应发生的作用尚不明确。

根据小肠移植患者的需要,移植的小肠供者可以分为单纯小肠和联合供者。联合供者主要是指肝肠供者和多器官供者。移植器官的获取要强调保留作为血管入口的腹腔干或肠系膜上动脉以及作为血管出口的肠系膜上静脉或肝静脉。成功的小肠移植要根据小肠衰竭的不同病因应用不同的移植供者,以满足患者在解剖和生理功能上的特殊需要。单纯小肠移植用于没有终末期肝病的小肠衰竭的患者;肝肠联合移植用于有 TPN 诱导的终末期肝病的小肠衰竭的患者;多器官联合移植用于病变侵犯多个脏器的患者。由 Grant 首先提出的肝肠联合移植方案已经调整为连同十二指肠一起移植以保证肝门的完整性,同时以便于供者的获取和移植时结合受者大小的供者剪裁。

小肠移植的技术难点是多方面的,主要决定于小肠衰竭综合征的严重程度。终末期肝病的患者常表现出严重的门静脉高压、凝血障碍、消化道出血和感染,而且常由于以往的腹部手术使得移植手术难度加大。单纯的小肠移植需要暴露下腹部的肠系膜上动脉或肾上腹主动脉作为动脉入口,同时暴露肠系膜上静脉、下腔静脉或门静脉作为静脉出口。间置一段供者的髂血管特别是髂静脉可以提高手术的可操作性,改善静脉的回流。但是上述各种方法在术后肠功能以及临床结果方面并没有显著性差异。对于联合移植的患者则还需要切除受者的原始肝脏并暴露下腹部。供者的胸主动脉与受者的肾上动脉或髂上动脉吻合作为动脉引流,而供者的肝静脉则与肝上腔静脉

吻合作为静脉引流。肠道的吻合如常规进行,只是留下远端的肠造瘘口以便术后内镜监测和取活检。

(四)小肠移植的免疫治疗 小肠移植的免疫抑制治疗同其他器官移植一起经历了反复临床实验,早期包括硫唑嘌呤/类固醇方案和环孢素/类固醇方案。这些方案主要是用于淋巴细胞清除的诱导。然而有限的临床病例表明这些方案对于小肠移植排斥反应多为不可控制性,同时长期使用也会引起严重的药物毒性反应和反复的感染。

自从1990年FK506应用后使得小肠移植的效果有了明显改观,但却需要达到2~2.5g/L药物浓度的大剂量FK506来控制排斥反应的发生,而这个剂量又具有较强的肾毒性。尽管早期的患者及移植物的存活率都很高,但在移植后几年间出现的晚期排斥反应、感染和药物毒性会导致患者死亡或移植物的丧失。在其他器官移植长期免疫抑制剂剂量最小化治疗后出现的稳定生存平台似乎很难在小肠移植中获得。因此药物的联合治疗,包括硫唑嘌呤、环孢素、霉酚酸酯(MMF)及IL-2拮抗剂等,也被尝试用于获得免疫稳定、药物毒性最小化和感染的控制,但却收效甚微。

近年来多个中心使用术前、术中或术后的免疫抑制诱导取得一定的效果,包括应用抗淋巴细胞单克隆抗体(alemtuzumab,basiliximab,daclizumab)和多克隆抗体(thymoglobulin)治疗方案较好地控制了排斥反应、感染和药物毒性的发生,提高了移植肠管和宿主的存活率,同时也可早期使FK506剂量最小化。免疫维持治疗一般是口服或肠道应用FK506,类固醇激素多数情况下也被用于术后免疫治疗,MMF由于其较强的胃肠道反应而不建议使用,西罗莫司(sirolimus)与FK506的联合应用可有效控制慢性排斥反应的发生,而且可减少患者对FK506和类固醇激素的依赖。

(五)小肠移植的排斥反应 急性细胞性同种异体移植物排斥反应可以发生在移植后的任何时间,但最常见的是发生在术后1年之内。单纯的小肠移植的急性排斥反应发生率是79%,是造成移植物丧失的首要原因。联合移植肝脏或多脏器移植对排斥反应的发生具有保护作用,急性排斥反应发生率在肝肠联合移植时为71%,多脏器移植时为56%。而慢性排斥反应的发生率在上述三种情况时分别为13%、3%和0%。因此,对小肠移植急性排斥反应的控制仍然是提高小肠移植存活率的关键。目前虽然以实验研究为基础提出了一些小肠移植免疫排斥反应的标记物,如Citrulline、Calprotectin等,但评价移植小肠出现排斥反应的金标准还是有赖于系列的内镜监测和移植物活检。当出现早期排斥反应时,可表现为肠道固有层活性淋巴细胞浸润、肠道杯状细胞消失、肠道微绒毛减少及肠道黏膜溃疡。腹泻、肠梗阻、血便等症状都是内镜检查或活检的指征,病理检查常常发现散在的黏膜红斑、肠上皮脆性增加和溃疡,严重时可有肠上皮的脱落。慢性排斥反应表现为移植肠管全层增厚,同时伴有血管病变和黏膜缺血。对于轻微的排斥反应,可用大剂量类固醇激素3~5天即可缓解。而对于严重或持续的排斥反应,可用莫罗单抗(muromonab)或抗胸腺细胞球蛋白(thymoglobulin)治疗7~14天。同时,要监测FK506的药物浓度,并可适当加用MMF、FTY720、抗TNF抗体或rapamycin等免疫抑制剂。持续高浓度的免疫抑制剂可导致致命的感染和肿瘤,因此需要严密监测,必要时可行移植物切除。

在受者的外周血中存在供者的淋巴细胞的"嵌合现象"存在于一些患者中,而这些患者从不发生GVHD反应。这说明供者和受者淋巴细胞的接触是移植肠管产生免疫耐受的重要机制,这也促使在进行器官移植时同时注入供者的骨髓的方法。在小肠移植中此方法并不能减少排斥反应的发生,但却使GVHD反应的发生率从5%降为0。最新研究表明抗淋巴细胞抗体治疗可以促使形成稳定的"嵌合现象",并可较早实施有效的免疫移植剂最小化治疗。

(六)小肠移植后的相关问题 由于不同免疫抑制方案的应用,小肠移植术后常常发生感染,而且败血症和多脏器功能衰竭已经成为手术后死亡的最主要原因。小肠移植后常见的感染是细菌感染,多是因长期保留静脉插管所致。而因免疫抑制剂的使用而造成的感染一般是病毒性的,其中巨细胞病毒(cytomegalovirus,CMV)感染约占22%、EB病毒感染约占21%、腺病毒肠炎约占40%。有研究表明,CMV感染在单纯小肠移植中占24%,肝肠联合移植中占18%,多脏器移植中占40%。另外,EB病毒可引起严重的移植后淋巴增生性病变(post-transplant lymphoproliferative disorders,PTLD),也是造成移植失败的主要因素。研究表明,PTLD在单纯小肠移植中占7%,肝肠联合移植中占11%,多脏器移植中占13%。通过早期检测和早期干预可以有效控制CMV和EB病毒感染,如对外周血EB病毒PCR检测、组织EB病毒RNA染色等,但是更为有效的方法还是要在免疫抑制剂的管理调控上有新的突破。

由于移植肠管不可避免地去外源性神经,移植后正常肠道蠕动功能的恢复也是需要解决的问题。此外,肠道的运动还受免疫反应和非免疫性炎症的影响。因此,是单纯小肠移植还是连同胃、结肠的共同移植还值得探讨。移植肠道吸收功能的恢复对术后免疫抑制剂的吸收的影响也是干扰预后的重要因素,如药物吸收不良、术后恶心呕吐及无顺应性都会造成抑制剂吸收不良。研究表明,移植术后小肠对糖类、氨基酸及脂肪的吸收功能均明显减弱,因此术后TPN的支持是必要的,一旦肠道营养吸收功能恢复,TPN就可停用。目前有70%~80%患者术后能够完全脱离TPN支持。

根据UNOS的数据,单纯小肠移植的移植物和患者的1年生存率分别是73.8%和85.7%。肝肠联合移植的移植物和患者的1年生存率分别为65.7%和66.7%。而单纯肝移植的移植物和患者1年生存率则分别为82.2%和86.8%。其中造成小肠移植术后死亡的主要原因有败血症(47%),多脏器功能衰竭(26%),移植物血栓(10%),PTLD(10%),排斥反应(4%)。而引起移植物丧失的主要原因是排斥反应(56.3%),缺血、出血或血栓形成(20.6%),败血症(8.8%)。可见小肠移植的短期生存率已经接近肝移植,但其长期生存率仍然有待进一步提高。

(七)小肠移植的展望 小肠移植是小肠衰竭患者的希望所在,同时它又为我们提出了许多挑战。小肠移植的难点在于以下几点。

1. 急、慢性排斥反应发生率高且难以控制。

2. 移植物及全身感染严重。

3. 移植肠管功能恢复缓慢。

因此,为了达到与其他实体器官移植相近的效果,要在以下几个方面加强研究:进一步加强小肠移植免疫学机制方面的研究,不仅包括对宿主抗移植物反应及GVHD的研究,而且应对肠道正常菌群和致病菌群的关系进行研究,这将对完善免疫抑制治疗方案和药物剂量最小化具有重大的价值。同时,应认识到移植小肠的功能不仅与肠黏膜上皮细胞和免疫调节细胞有关,而且还与肠道的神经和肌肉细胞功能密切相关。深入研究移植后肠道的再生与适应性机制可有助于获得术后肠道功能的及时恢复。此外,活体小肠移植、干细胞的应用、嵌合现象与免疫耐受的研究也都成为小肠移植领域的热点方向。相信随着患者选择的完善、外科技术的提高、术后管理的加强和免疫抑制剂的合理应用,小肠移植患者最终生活质量的提高将同其他实体器官移植一样成为本研究领域关注的焦点,并最终获得同样的成功。

(李小松 张金哲)

第八节 消化道瘘管
(肠瘘与胰胆瘘)

【定义】 消化道瘘管一般指肠腔或胰胆腔与皮肤的非正常开口相通,成为肠瘘或消化性瘘。典型肠瘘由三部分组成,即肠腔内口,皮肤外口与内外口之间的瘘管。瘘管部分可能很短,若表现为脏器黏膜与外口皮肤直接愈合,称为直接瘘。相对较长瘘管的就称为间接瘘。自然形成的肠瘘,也称病理性肠瘘,属于疾病,需要治疗;医生有目的制造的肠瘘称肠造瘘,也称医疗性肠瘘,属于治疗方法,需要护理。

【病因】 病理性瘘:又分为两类:即先天性瘘与后天性瘘。

1. 先天性瘘 指胎儿期即已形成肠瘘,常为胎儿发育畸形。如先天性脐肠瘘,即胎儿卵黄管发育残余畸形。

2. 后天性瘘 大致可归纳为3种,即炎症后遗、创伤后遗与医源性瘘。

(1) 炎症后遗性瘘:如克罗恩肠炎,肠结核及胰腺炎等。

(2) 创伤性瘘:腹部创伤肠穿孔,胰腺损伤,特别是腹膜后的损伤导致的迟发性穿孔,可于急性腹膜炎经抢救之后,逐渐发生残余脓肿或囊肿,以后经腹壁薄弱处发炎穿出形成瘘管。

(3) 医源性瘘:多数发生在腹部手术之后,少数发生于腹腔穿刺之后。吻合口裂开为最常见原因。其次是早期腹壁伤口部分裂开,膨胀之小肠嵌顿于腹壁疝口中坏死。此外,腹腔引流、胃管引流及肛管引流,如果引流管粗硬,压迫时间长,则压迫坏死慢性穿孔。腹腔穿刺穿孔主要因为穿入高压肠内,未能充分减压所致。内镜下用电刀使肠壁坏死,也可引起迟发性慢性穿孔。都是经过坏死、周围发炎、先粘连、后穿孔而成瘘。

【瘘管形成的条件】 病理性瘘除极少数为先天性胚胎发育畸形以外(如脐肠瘘、脐尿瘘和罕见的骶尾瘘等),消化性瘘的形成必须有三个条件:坏死、粘连、梗阻。

1. 新生儿胎便性腹膜炎 由于胎便性梗阻,肠道引流不畅,局部梗阻膨胀压迫引起肠壁部分坏死,最后因高压引起穿孔,肠液溢出但受到粘连的限制,未引起死亡,而形成局限性脓肿。如果此时肠管梗阻解除,肠内引流畅通,脓肿逐渐缩小最后穿孔愈合,遗留钙化性粘连,多数新生儿胎便性腹膜炎如此转归。如果肠梗阻不能完全解除,脓肿可以扩大至薄弱区溃破则形成肠瘘。腹壁薄弱处常见为脐与腹股沟或阴囊。也有少数出生后仍存在含气脓肿,经切开引流后形成肠瘘。

2. 十二指肠创伤 由腹部钝挫伤而致部分肠壁坏死,发炎过程中与腹膜后形成广泛粘连,然而肠道由于水肿及麻痹引流不畅而膨胀,致使坏死组织脱落而穿孔。因周围粘连,只能在腹膜后形成脓肿。如果十二指肠引流畅通,不久脓肿吸收穿孔愈合。如果脓肿扩大则可沿髂腰肌流注至腹股沟,从腹股沟管或海氏三角,或股三角穿出,此种肠瘘因瘘管太长,穿孔较小,每天分泌物流出很

少,基本上看不出粪汁,常常长期不能确诊。按一般窦道处理,反复治而复发,长期不愈。

3. 特殊性肠炎 如肠结核、克罗恩病(Crohn病)。溃疡加梗阻在广泛粘连基础上发生穿孔,形成脓肿,有时同时有两个以上穿孔,肠内引流畅通,脓肿吸收肠管之间可以形成内瘘。临床上常发生粘连性肠梗阻,或因短路引起腹泻及营养不良。少数从腹壁薄弱处穿出形成瘘。

4. 医源性肠瘘 多数为手术后粘连及肠麻痹情况下,使吻合口裂开。粪便从腹部切口漏出。如果术后有腹腔引流管,则可沿引流管形成肠瘘。此外,由于引流管太硬,长期固定的压迫,以致肠穿孔成瘘。又如婴儿腹胀,麻醉不满意,关腹时可能把肠壁缝在伤口上,以后沿针孔形成肠瘘。也有时是腹胀后伤口内层裂开,肠管疝入腹壁,膨胀穿孔而成瘘,直接向腹部切口漏出。

5. 腹内异物 如术中遗留纱布,可以引起发炎,压迫肠壁穿孔,从切口漏出,因纱布的过滤,粪汁很难辨认,肠瘘的确诊也很困难。阑尾炎残端粗丝线结扎,也有异物作用,形成脓肿。脓腔中阑尾残端黏膜愈合不良而发展为瘘。因为只是肠黏膜的分泌物并不与主肠道相通,所以也不漏粪便,表现为一般慢性窦道,但经多次搔刮也不能愈合。

【病理】 典型的肠瘘(真性瘘或称上皮瘘),其瘘道的3个部分分别为内口、外口与瘘管,都有完整的上皮覆盖。瘘管太短,皮肤与肠黏膜互相连接成为一个完整的瘘口,称为直接瘘;瘘管很长,管壁由瘢痕上皮覆盖,称为间接瘘;上皮不完整而由肉芽面覆盖着,称为假性瘘或称肉芽瘘。

【症状】 事实上不同病理结构原是一个病理发展过程的不同发展阶段。各阶段各有其临床表现。

1. 肠穿孔腹膜炎阶段 一般有发热、腹痛、腹胀、呕吐等轻重不等的急腹症症状。一般2~3天后经胃肠减压、禁食、静脉输液等抢救措施,腹膜炎逐渐局限,全身症状好转。

(1) 如果系腹部手术后医源性瘘,则很快从切口漏出渗液,黄色臭味。切口面临再裂,拆开一、二针缝线则粪液流出,已证实有肠穿孔。

(2) 如果系肠炎、肿瘤等病理性穿孔,则发现

脐部或腹股沟处红肿。以后皮肤红肿穿破或由医生切开引流而流粪汁。此阶段仍属于肠穿孔腹膜炎阶段。

2. 局限性腹膜炎阶段 全身仍有高热、腹胀、厌食。而局部漏粪汁量日益增多。但一般情况日趋好转，开始退热，能经口进食，能经肛门排气、排便，则已开始形成肠瘘。

3. 间接瘘阶段 此时局部糜烂严重，皮肤烧痛、不时发热，食欲不佳。如果某处引流通畅，漏液排出顺利，1~2周逐渐形成单一通道，连接肠穿孔与皮肤瘘口。漏粪可畅通无阻全部排出。一般情况基本上恢复正常，热退，食欲佳。漏出粪便开始固化，为糊状。皮肤糜烂减轻，范围缩小。

4. 愈合或直接瘘阶段 此时患者一般恢复日常生活活动，只是局部漏粪。①如果肠穿孔的远端肠管无梗阻，则漏粪日趋减少，肠瘘有愈合趋势。如果瘘管壁的覆盖以肉芽组织为主，则2~3周逐渐不漏，肠瘘自然愈合。②如果瘘管已由肠黏膜及上皮覆盖，则瘘管不可能愈合但也无严重症状。也有部分肠瘘患者因腹压不时增高（哭闹），与肠蠕动的自然推动，致使肠穿孔部位逐渐向腹壁伤口移动靠近。则肠壁穿孔破缘黏膜与皮肤创口伤缘互相愈合成为直接瘘口（无瘘管），于是则更不可能愈合。然而临床上如果原来漏粪较干，则随瘘口日益窄缩，平时可以不漏，貌似愈合。但偶尔腹泻腹胀则再发漏粪。

以上肠瘘形成过程系治疗顺利的幸运儿。实际上不少患者因抢救不力，死于腹膜炎期、间接瘘期。感染不能控制，营养不能维持，引流不畅，特别是较小患者，很难长期维持生命及生长能力。因此临床上所谓的自然病理肠瘘，绝大多数是经医生抢救治疗之后，有目的的促使成瘘。小儿偶然见到脐疝嵌顿破裂或腹股沟疝嵌顿破溃后而幸运生存，真正自然形成的肠瘘非常少见。十二指肠穿孔的腹膜后流注腹股沟形成长道间接肠瘘者更为罕见。

【病理生理理论】 消化道穿孔及腹膜炎肯定影响营养代谢。一般空肠以上肠瘘消化性强称为高位瘘。由于大量损失食物及肠液，严重影响水与电解质平衡，患者迅速出现急性低张性脱水，

甚至发生休克、死亡。回肠主要吸收养分，结肠主要吸收水分，因此即使是低位瘘，也使患者处于脱水、血浓缩状态下，随时休克死亡。但是事实上，只要肠瘘发生后，1周内不死亡，肠瘘就能被患者"适应"。生理功能可能逐渐发生变化。所以临床上很难具体从肠管解剖位置上划定高低。这种"适应"基本上也服从机体免疫功能形成规律。也分3个阶段。

第1周为无反应阶段，漏出不多，全身基本上为围手术期反应，包括中毒症状、无食欲、发热、局部皮肤无腐蚀。

第2周为强反应阶段，反应非常严重，可以从3个方面观察。

(1) 漏出粪便：无论瘘位高低，食物未消化而漏出。基本为水状液体，量大，对皮肤腐蚀性强。

(2) 皮肤反应：皮肤受肠液腐蚀，发炎、红肿、表皮脱漏、表面渗出。

(3) 全身反应：精神不佳、烦躁、发热、无食欲。慢性脱水。

第3周和第4周为适应阶段，粪便变干，即使是空肠瘘，排便也呈糊状。皮肤糜烂范围缩小，趋于愈合。全身症状消失。精神、食欲正常。腹内粘连大部分吸收。发展为肠瘘病理的第4期，愈合或直接瘘阶段。

【诊断】 不同阶段的病理要求截然不同的治疗。必须诊断肠瘘的病理现实情况。

1. 分析病理阶段 肠穿孔有急腹症症状，但因腹内多已早有粘连，虽有穿孔，典型的气腹征也很难见到，因此诊断常不确切。粘连情况不明情况下，很难决定开腹探查修补穿孔或穿孔部提出。局限性腹膜炎阶段同样因为因不能确诊肠穿孔而不敢开腹探查。此时的诊断一般靠抢救时观察全身情况及腹部情况变化。好转则继续保守治疗，明显恶化则考虑探查、引流。包括全身情况无好转，腹痛、呕吐，则诊断为引流不畅，要求手术扩大引流。下一步的诊断就是穿孔的位置，如何选择手术入路，使穿孔便于与皮肤引流口连通。口服高浓度泛影葡胺有高张泻剂作用，可以诱发强烈肠蠕动，使造影剂迅速从穿孔漏出，进入腹腔。借以观察穿孔位置及腹膜粘连情况。可见造影剂漏

出及聚集的部位,用以协助决定手术引流部位,并指导手术探查的目标。当然强烈腹泻又能加重腹痛症状,迫使急症探查。造影诊断并不完全可靠,有了初步概念在手术台上还需进一步诊断。如术前服适量炭末、术中施行胃肠内注气等诊断方法,都有助于穿孔定位诊断。如无急性症状,一般尽量等待 4 周以后再行探查,穿孔后 2 周探查是最危险的时机,此时粘连严重、充血旺盛、组织脆弱,必须尽量避免。

2. 判断肠瘘的高度(与营养有关) 除上述造影之外,漏出液的分析检查酸碱度、各种消化酶及粪液中食物成分,更直接地了解营养平衡状态,作为补充营养的根据,也作为护理皮肤用药的根据。

3. 瘘管复杂情况 肠瘘形成的过程有时不像上述典型规律,常见的复杂瘘道有下列几种。

(1)炎症进行期的瘘管:上述典型肠瘘的形成是在原发肠道炎性灶的恢复期愈合的基础上发展的,如原发灶仍处于炎症的进行期如 Crohn 病、结核、肿瘤,瘘道本身就有扩大的趋势,自然很难愈合或发展为简单瘘道。

(2)瘘管通向引流不畅的脓肿:或多发性腹腔残余脓肿,也不易自然自寻路,形成简单瘘道。

(3)瘘管内口可能为多发肠穿孔:原发肠穿孔应为 1 个,因穿孔减压后就不再穿孔。但长时间不能解决畅通问题,也有可能发生第二、第三穿孔。有时并不在一小段肠管内,也使瘘管复杂。

(4)异物存留:如纱布、蛔虫等,也使瘘管复杂化,不能自然收缩。凡是临床上情况反复,感染始终不能控制;或无明显原因,引流时好时坏;都应考虑复杂瘘管的可能。诊断方法可以用瘘管内造影观察瘘道的形态、容积、走向及内部特殊影像,瘘管搔刮活检与细菌培养也有助于诊断。

【治疗】 一旦发生病理性肠瘘,治疗的目标首先要保证瘘管畅通。再设法改造成简单直接瘘后才能二期手术修复。一期根除肠瘘只是偶然的特殊情况。一般盲目追求一期修复多以失败而告终,屡修屡漏,屡漏屡修,希望医生与家长共同接受这种笨拙的教训。

1. 腹膜炎急性期的治疗 患者尚在发热,不能正常进食,局部糜烂开始扩大。如果患者仍在手术后 1 周之内,并且术者比较肯定吻合口瘘。可以在输液支持疗法之下,拆线迅速提出吻合口外置。急速贯穿关腹。第 2 天如果全身情况稳定,精神、体温、脉搏、呼吸、血压恢复顺利。可以再行切除吻合。但必须充分了解上次手术失败的原因,以免重蹈覆辙。一般情况下,全身情况不稳定,只能在第 2 或第 3 天开放外置肠管造瘘。1 个月后再行二期关瘘。

如果患者情况不好,对肠瘘的情况不明。此时既不能手术,也不能造影。只能沿粪液漏出方向,轻轻分离,行简单稍扩大瘘口以利引流。加强保守疗法,包括胃肠减压、静脉抗生素及高营养、电解质平衡。局部皮肤需床边专人吸引漏液,保持皮肤干燥。如果皮肤尚无糜烂,可以涂油或防腐蚀剂。如果已经有糜烂,只能常洗,常吸,喷些保护性粉剂。一般 1~2 天情况可以好转。

如果腹膜炎情况加剧,根据全身反应允许的情况,可以考虑造影检查或直接探查。因为全身情况一直不好转,也说明局限能力不足。很可能粘连也不牢固,反而有可能探查。

2. 腹膜炎局限期瘘管已形成 如果瘘口通畅,仍有发热及肠梗阻症状,腹部仍有压痛。应进行 B 超检查。发现脓肿,也应考虑探查引流或 B 超监视下穿刺探查。此时有可能发现瘘管的复杂化趋势,则应及时手术探查瘘管。尽量改长瘘(间接瘘)为短瘘(直接瘘)。这一步骤为治疗肠瘘急性期的基本技术。

具体方法:手术前口服炭末 1 天。探查时寻找炭末的出口方向,为了进一步证实,术中由胃肠减压管注入大量氧气。如能观察到气泡集中处,即为肠瘘内口的方向。用探针引导,探明腹壁下肯定无粘连之肠管,则切开该处腹壁。暴露粘连之肠管群及覆盖之纤维素肉芽面。同法再进一步沿炭末及气泡踪迹寻找瘘管部位。再进一步敞开瘘道,继续追踪。如果皮肤瘘口与肠瘘口相距太远,为了避免破坏腹壁太多,可由探针引导切一两个中途处小口,继续探查暴露。最后找到肠瘘内口处(肠穿孔处),置管引流。部分缝合并填塞其他部位敞开之腹壁,待肉芽愈合后,在引流管处形成直接瘘。如无其他合并复杂情况,这样形成的肉

26

芽管肠瘘,只要原肠管远端蠕动畅通,等到伤口全部愈合后,肠瘘多可自然封闭。少数患者因腹壁太薄,瘘管太短,肠黏膜与皮肤直接愈合,形成上皮型肠瘘则需手术切除,逐层关闭。

3. 新生儿胎便性腹膜炎 出生时可有3种形式:①自由穿孔性腹膜炎,有全腹气腹及全肠粘连,肠穿孔开放于自由腹腔;②局限性气腹,肠穿孔开放于脓腔中;③无气腹,有腹腔钙化灶,同时有粘连性肠梗阻或无肠梗阻。除第3种情况外都属于肠瘘治疗范畴。

治疗方法:开腹探查,直接切入巨大脓腔,寻找瘘口。因胎儿时肠管均在腹后部粘连很难分离,一般办法是经胃管注气探查。发现气泡集中处放置引流管。迅速关腹,低压吸引,以求形成直接肠瘘。只要患者无肠梗阻,瘘管形成一个时期后,多能自然愈合。如果简单引流手术后,发现同时存在肠梗阻,经进一步造影诊断后做相应选择性手术治疗。同时保留此肠瘘正可起减压引流作用。待日后肠梗阻解决后自然闭合。

4. 窦道探查手术 顽固慢性窦道中有一类是隐蔽性肠瘘。一般从无明显漏粪。常见的有阑尾残端瘘与腹膜后十二指肠瘘。阑尾残端瘘有两种情况:一种是阑尾残端残余黏膜太长,仍维持分泌。在术后脓肿与异物(粗线双重结扎)基础上保持分泌,使阑尾切口感染形成窦道,不能愈合或反复愈合复发。另一种是腹膜后阑尾穿孔形成脓肿,沿髂腰肌自腹股沟穿出(或切开),反复不愈。十二指肠迟发型穿孔自腹股沟穿出更为罕见。

下面一个罕见个例报告,颇有参考意义。20世纪80年代初期,6岁男孩,1年前因右侧腹股沟脓肿,在当地医院行切开引流。术后恢复顺利。但伤口遗留慢性窦道反复不愈。经转院清创手术多次无效,转来北京儿童医院。当时患者一般情况良好,局部只有豆状肉芽小伤口,周围皮肤健康。插管造影只能显影十余厘米细线,未见可疑病变。某日在窦道渗液中护士见有植物纤维(完整韭菜叶),使人想到肠穿孔的可能。首先是阑尾炎后遗症。当年的检查手段无法进一步诊断,只以上述之窦道探查剖开手术进行诊断与治疗。

手术方法:分期逐步敞开窦道,使窦道外口向深部内口接近推移。全部手术实际上分了三期进行。边敞开边愈合,使内外漏口步步靠近。使复杂的长管道变成能见底的短道。每期手术,首先向窦道内插细管,注射泛影葡胺造影剂,同时混入大量炭末。造影后了解部分解剖关系。手术时,插入探针,沿皮下入路方向,逐层切开瘘管前壁,敞开黑色腔道。尽量冲洗敞开之腔道,可以发现有个别黑点永不能冲掉。或可发现某黑点冲掉后复现。其中可以找到能插入探针之孔,继续逐层切入敞开。估计已达盲肠阑尾附近,瘘道仍未到尽头。手术暂时停止,插管做引流,将管固定在切口最上端。其余伤口内填塞油纱(20年前的方法)。3天后取出填塞油纱,每日更换敷料,约1周后基本上切口愈合,瘘管已移至髂骨翼以上。因前次探查瘘道未引向阑尾,疑为上部肠瘘,因此口服炭末3天,发现瘘口内出现炭末。通过插管注药造影见碘剂高达腰椎上节、肾前内侧。二次探查从右髂前上棘沿侧腹壁,在探针引导下边敞开边探查,始终在腹膜外向内侧推移管道外组织,劈开全部管道(内有炭末)。管道中段有两处宽大之处4~5cm,似为管道连通之脓肿。窦管最上端仍有黑点,显示孔道,插管很长仍不见尽头。术中注泛影葡胺造影见药物直接进入十二指肠腔。解剖比较复杂,手术暂停。将敞开之黑色窦道上部尽量切除彻底。该处置引流管自侧腹壁切口上端引出。切口上端在引流管下缝合两针,以下切口全部敞开填以油纱。3天以后引流管渗出不多,填塞之伤口逐渐愈合。第三期手术为选择性上腹横切口,探查十二指肠,见十二指肠憩室,长约10cm,宽2cm。位于十二指肠横部并行,顺蠕动方向开口于十二指肠下缘,诊断为肠重复畸形。周围粘连不多,全部切除缝合。病理切片见分化不全之肠道黏膜组织符胚胎中肠重复畸形的诊断。术后钡餐未发现明显之异常。

(张金哲)

第九节 胃肠道造瘘

【造瘘的目的】 一为引流性瘘如结肠造瘘,二为喂养性瘘如空肠造瘘。

【常见的造瘘】

1. 胃造瘘（gastrostomy）或称胃造口　是把胃前壁与腹壁开通，目的是喂养、减压及为逆行食管扩张提供逆行扩张器的入口。

一般多采用 Stam 方法。将胃前壁选择的部位切一小口，切口周围做双重荷包缝合，插入菌形管，扎紧使切缘内翻，于相应的腹壁位置戳洞，将导管引出皮外缝合固定。拔管后瘘口自然愈合。但按一般要求是瘘管长度（黏膜口与皮肤口之间的距离）与瘘管直径的比，要不小于 2.5∶1。成人腹壁很厚，无必要考虑此项要求，但小儿腹壁很薄，特别是新生儿更薄，插 1cm 直径的管要求腹壁及胃壁厚度至少是 2.5cm。否则，平时会有胃液漏出，拔管后也不可能愈合。所以新生儿强调胃壁要行 3 个荷包，使胃壁翻入更多，延长黏膜口与皮肤口的距离，以达到要求的瘘管长度（图 26-13）。Stam 造瘘非常简便，因此也常用于肠麻痹小肠减压。应急而做，短期拔除（图 26-14）。

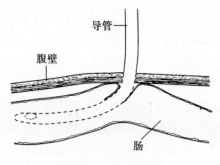

图 26-14　Stam 造瘘

现在内镜外科时代，胃造瘘可以通过胃镜施行。先用胃镜从胃内选好造口部位。将胃前壁顶向前腹壁。借助灯光引导，切开皮肤及肌膜 1~2cm，分开肌肉。用胃镜将腹膜顶出切口外，双钳提起腹膜切开。再用双钳提出胃前壁，原位切开小口，插入菌形管（或气囊管）。将胃壁与腹膜密缝。撤除胃镜，手术完成。有人同时自胃瘘的菌形管内插入细乳胶喂养管，借助胃镜，插过幽门，送入 20cm 使达空肠而后固定。是一管两用，既能减压，又能喂养，比直接做空肠喂养瘘更安全简便（图 26-15）。

2. 空肠造瘘（jejunostomy）　目的是喂养。但在新生儿肠闭锁或狭窄时为了使近端极度扩张的肠管减压缩小，也可用作减压引流。

大龄患者一般采用 Witzel 方法。先行空肠切口，插入较细的导管，荷包缝合。管端插向远端肠管，管尾并向肠管近端肠壁外。从荷包缝合处开始，将近端肠壁纵向折叠，包裹肠外的部分导管。将折叠的肠壁密缝 5~10cm，缝成管道，将部分导管包埋于肠壁间，再引出皮肤。拔管后可以自愈。必须提醒注意，Witzel 瘘做成后必须将造瘘之肠段

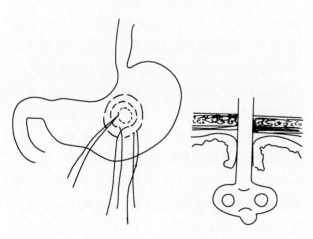

图 26-13　Stam 胃造瘘

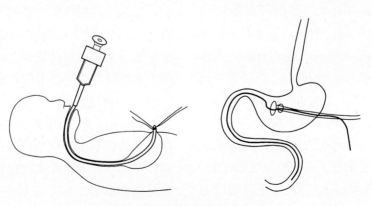

图 26-15　胃镜造瘘（附空肠瘘）

从荷包以下到引出皮肤口以上全长妥善固定于腹壁,必须两排缝线,将肠壁与腹壁缝合。将肠管缝合线全部埋入,以防拔管时万一某处粘连不实而使肠液漏入腹腔(图 26-16)。但太小婴儿肠腔小不可能包埋,所以事实上,小婴儿喂养,宁可做胃瘘,手术时切开胃,用手向十二指肠以下插管。

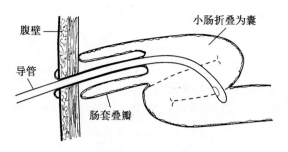

图 26-17 Kock 造瘘

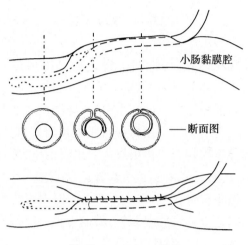

图 26-16 Witzel 造瘘

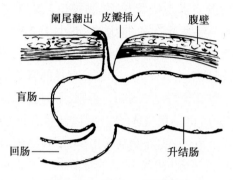

图 26-18 Malone 阑尾造瘘

3. 回肠造瘘(ileostomy) 多数是为了永久性引流,如克罗恩病或溃疡性结肠炎等。目前国际上通用的是 Kock 手术。方法是将回肠末端 30cm 反复折叠三折,将近端两折中间隔劈开造成一大腔,远端一折提出腹外做成乳头状,以便以后带粪兜。为了使粪便不太稀而扩大储存容积,为了不使稀粪自然流出,Kock 本人又设计了肠套叠式乳头瓣阻止粪便自然溢出,只能定时插管排便。Bronsther 又利用张金哲设计的矩形瓣代替了肠套叠式乳头瓣,手术更简单而使用方便,然而国内对此法需要很少(图 26-17)。

4. 盲肠造瘘(cecostomy) 是指利用阑尾残端插管升结肠,称为 Malone 手术。为灌洗结肠以控制排便,对顽固失禁及严重便秘均有效。方法是保留阑尾 5cm,系膜对缘劈开 2cm,在脐下缘做 2cm 小横口进腹,于切口上缘斜 30° 角切开小皮瓣,插入阑尾背侧切口密缝,阑尾端切缘缝于脐下切口皮缘,使该切口内半周为翻入皮肤,半周为阑尾黏膜,可以保证一漏斗形孔,不狭窄,也无分泌物,以后随时可以插管入结肠进行灌洗,平时拔管不需敷料(图 26-18)。

5. 横结肠双孔造瘘(double barrel transverse colostomy) 是公认的常规典型结肠造瘘。为了引流、治疗直肠梗阻,如巨结肠、高位肛门闭锁等应急手术或准备手术,以便旷置左结肠及肛门。一般用下腹横纹开腹探查切口选横结肠中动脉左支处切断横结肠。近端从平脐腹直肌右缘做 2cm 直径圆形切口,切除中间皮肤及深肌膜,劈开肌肉,进入腹腔。将横结肠近端的断端提出皮肤切口外 3~4cm,肠壁周围与肌膜切口缝合固定。将提出之横结肠断端肠壁向外翻转重叠,使成 1.5cm 高出皮肤表面的乳头(子宫颈状)。皮缘下线筋膜缝于拖出之横结肠壁,皮缘与翻转之结肠切缘缝齐缝密。远端结肠切口可稍紧缩为 1.5cm,缝于开腹探查切口之右端(下腹横纹右端)肠缘与皮缘缝齐缝平。腹壁主切口逐层缝合。远端保留开口以备以后手术洗肠及造影之用(图 26-19)。

6. 乙状结肠单孔造瘘(single pore sigmoidostomy) 多为以会阴直肠严重损伤或感染转流为目的。远端盲端肠管不多,可以双层内翻关闭牢固,固定于切口左端。近端做乳头,方法与横结肠乳头相同,只是通常开口于脐左方腹壁皮肤平坦部位,以便佩戴粪兜。单孔瘘对粪便转流作用更彻底。由于

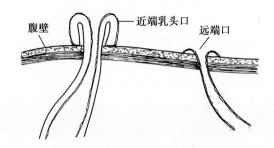

图 26-19 横结肠双孔造瘘

结肠连同系膜完全切断游离后,失去相互关系。必须注意单孔瘘的远近端不可弄错,系膜的方向更不可扭转(图 26-20)。

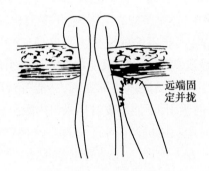

图 26-20 乙状结肠单孔瘘

7. 临时性肠外置(temporary exteriorization)用于急救。患者休克或情况不好时必须减少手术打击,缩短手术时间。开腹后迅速将病变肠管提出腹外,暂时贯穿腹壁全层关腹,继续抢救患者。如果估计病肠已不能留,则于关腹后用钳在需切除段之远近端各置一钳夹紧,同时将供应血管夹死。情况稍好后切除钳夹以远的肠管,钳夹仍保留不动。等待 24~48 小时情况完全稳定后,去钳夹,修剪断端,再行吻合。如始终情况不稳定,则 3 天后去钳,将外露之肠端与腹壁皮肤缝合固定,开放肠端双孔造瘘。如果决定外置只是因为局部肠管生机情况不肯定,则不必用夹钳损伤肠壁。可暂时将提出之肠壁与皮肤固定几针,或用小棒穿过系膜,横跨于切口外,作为外置肠管的固定(图 26-21)。24 小时后情况好转即放回腹内,逐层缝合腹壁。24 小时后无生机则切除吻合或开放造瘘。一般约需 1 个月后开腹吻合关瘘。

8. 临时结肠侧壁瘘(lateral colostomy) 结肠的巨大粪石一般手法及洗肠难以清除。可在左下

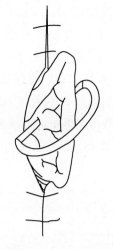

图 26-21 临时性肠外置

腹外侧做斜切口(至少 10~15cm),暴露结肠,可先将含巨大粪石之结肠(多为乙状结肠)侧壁与腹壁切口三层缝合(腹膜肌膜与皮肤),暴露出长 10cm、宽 2cm 的肠壁,用油纱覆盖。24~48 小时后,切口周围已有粘连。切开暴露之乙状结肠侧壁,立刻将肠壁切缘与皮肤切缘密缝。用油纱保护切口。轻轻用匙勺等器械将粪石清除(图 26-22)。如果粪石太大、太硬,并有梗阻,可以先开一隧道,使结肠近端气体穿过粪石隧道减压放出。以后每天陆续清除粪石。待粪石清除之后,可按计划进行根治手术,同时关瘘。如果需等待时间很长(如等待长期扩张之乙状结肠恢复原状需几个月)则可粪石清除后暂时先关闭大部分瘘口,只留一小口(3~4cm)。或宁可关闭此瘘口另行正规乳头状结肠瘘。因为侧壁瘘护理困难,无法带粪兜,并且容易发生肠瘘疝并发症。

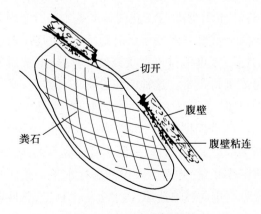

图 26-22 侧壁瘘掏粪石

26

9. 丁字小肠瘘（T-enterostomy） 多用于新生儿肠闭锁。远近端口径相差悬殊，直接吻合是否能通畅不肯定，可将近端粗肠断端与远端细肠侧壁行端侧吻合，再把远端肠之断端外置造瘘。可以由此口向近端插管以利引流解除梗阻。同时可向远端插管喂养，也可同时使远端肠管扩张。待吻合口逐渐通畅，造影证实后可以拔管关瘘（图 26-23）。

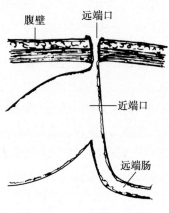

图 26-23 肠闭锁丁字造瘘

【肠瘘的护理】 肠造瘘反应：肠造瘘对机体的损害除一般手术损伤打击及感染反应之外，突出的还有消化功能和局部免疫反应。从口唇口腔舌咽一直到胃肠道黏膜都可能发炎甚至溃疡。引起发热、疼痛、腹胀、腹泻、食欲不振、精神不佳。局部皮肤免疫也有变化。瘘口周围皮肤初次接触消化液，引起一定的抗体，形成过敏基础。3~4天后出现广泛糜烂，表皮自动剥脱渗出。2周后逐渐脱敏，皮肤反应恢复正常。只有严重受消化液腐蚀部位有糜烂，其余大部糜烂与溃疡逐渐自愈。高位瘘比低位瘘反应变化明显严重。一般2周后全身及局部皮肤对肠瘘已有适应，即使是比较高位的回肠瘘也可排出糊状粪便。营养、电解质平衡也能维持正常。这种反应过程不可避免，必须妥善护理。临床上可分为急性期与慢性期。

1. 急性期护理 一般造瘘手术应属于选择性小型手术。手术设计应保证术后反应不大，吃、玩应该基本正常，才符合及格的医疗水平。然而少数患者因重病被迫造瘘，再加上手术打击，急性期难免有一定的严重反应。

（1）全身方面护理：因患者精神不振、拒食，有些口腔炎与溃疡常被忽略。特别是术后早期，减压禁食期间，必须注意口腔卫生。经常向口腔内滴些生理盐水，引导患者口腔活动与吞咽。患者营养，主要靠静脉营养维持，并保证正氮平衡。但要注意引导患者尽早恢复经口进食。从极小量开始，按反应情况逐渐增加量与品种，直至患者恢复正常食欲。

（2）局部护理：急性期皮肤护理更为困难，造瘘的前3天为"非过敏期"，皮肤无糜烂。此时应涂油膏保护皮肤，尽量不受消化液腐蚀。一旦发生糜烂即"过敏期"，任何油膏都不可能涂敷。但是瘘口周围必须保持清洁干燥，不受消化液腐蚀。因为剧痛，不能用棉球擦拭。并且任何轻微摩擦均能使表皮剥脱。此时只能由专人用吸引器在瘘口外吸引流出肠液。特别强调，只能等待肠液流出时，及时吸引，不能用皮管插入口内吸引。此外，还需随时用吹风机微风吹干局部。严格要求要目不转睛地专人护理，向患者家长讲明重要性，才比较可靠。才能保证糜烂不致扩大。如果已经发生广泛糜烂，则更须随时吸引、随时吹风，企图用各种药物保护，基本上均告失败。为了保持清洁，必须常用温水清洗伤口或常洗温水澡。局部用药也只能用无刺激性粉剂喷撒（特别注意避免酒精制品），同时要求药物比较容易洗掉。这种强化护理下，一般2周基本上可以度过急性期。此时瘘口排出液也比较稠糊，即可改用粪兜护理。

2. 慢性期护理 全身已不发热，精神食欲恢复，局部糜烂基本控制，瘘口排出物已成糊状，即为慢性期也即粪兜期。如果造瘘为正规乳头状，用现代化正规粪兜，可以保证不外漏，不糜烂，无疼痛，保持患者衣物清洁、无臭气。肠瘘的乳头周围皮肤可以涂防蚀膏，垫上防蚀防漏软垫，再用皮肤胶将粪兜粘严，外用腰带绑紧，可保万无一失，任何体位也不致漏撒。防腐蚀药物配方要与排出物成分相匹配，至少酸碱缓冲系统必须符合。高位瘘消化酶的中和也很重要，市场已有各种成品供应。

如果造瘘不是正规乳头状瘘口，则不能用密闭式粪兜，先用厚纱布环垫敷盖住瘘口周围皮肤，再将粪兜罩于纱垫外绑紧,尽量消灭皮肤与粪兜间隙。稍有漏出及时更换并清洁护理。也可使用尿不湿类制品,作为环垫(粪兜垫圈)。慢性期结肠造瘘,正常情况下可以训练定时排干便。一般排出量也不大。平时可用纱垫压住即可保持一定时间不漏粪。少许粪污,及时更换即可。

3. 带管肠瘘护理　胃瘘、Stam 肠瘘、喂养瘘以及胆、胰管造瘘等都是长期带管的造瘘。护理的重点为管的固定与换管。

(1) 管的固定:急性期问题与早期粪兜护理相似,重点在皮肤糜烂使引流管固定困难。粘膏粘不住,皮肤缝线易豁开脱落。小儿又不知保护,常无意识地拔掉。导管的固定要求克服因漏出液造成的皮肤湿滑与导管湿滑。推荐可行的方法为:在干燥的皮肤上事先贴上大块粘膏,导管使用前(干燥的)牢固贴一层粘膏。插好管后,就地用针线缝合皮肤的粘膏与导管的粘膏(图 26-24)。此法至少可以维持度过急性期。与此同时,根据小儿年龄做必要的保护性肢体固定。婴幼儿必须固定完全,包括手腕、手指。此时期管周围可有漏液,必须随时吸干、吹干。

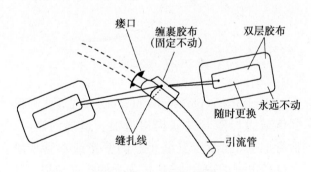

图 26-24　造瘘管的固定

(2) 换管与脱管:一般长期带管,应每 2 周换管一次。一般换管不需麻醉,但须妥为固定。如无把握,最好是在麻醉下换管。操作要快。拔管后立即插入原处。稍后几分钟常常因肉芽移动而难插入原处,所以必须事先准备完善。如果估计插管困难,拔管后先立即插入粗探条,必要时逐号加粗。直到比导管粗几个毫米,再插导管。

如果不幸意外脱管,必须及时在麻醉下,先用探条,从最小号开始,逐号扩张。直到比导管粗几个毫米,再插导管。

【肠瘘并发症】

1. 早期并发症

(1) 伤口再裂:急救造瘘引流多为感染病危患者,愈合能力差,再有肠瘘置于伤口中间,非常容易发生伤口再裂,使内脏溢出。如果发现不及时,死亡率很高。因此术后要随时观察,伤口是否有渗出。暴露的切口,可见有渗液流出;敷盖的伤口,则渗液湿透;粘膏封闭的切口,可见粘膏边缘有渗液。都应立刻更换敷料观察。用棉棒轻压切口。如能压出渗液或感到缝线下空虚,都应想到伤口再裂。一般有肠造瘘的切口,均应置张力缝合线。如果未置张力线,此时应送手术室补缝张力线。补缝的方法是在麻醉下拆一针缝线,探查切口下层是否已裂开。如已裂开,顺便用一手指伸入腹腔内,引导贯穿缝合 3 针贯穿型张力线。如果事先未能发现任何症候,患者突然哭闹,伤口的敷料下有大量渗出,则腹壁切口多已裂开。应立刻用盐水纱垫压住伤口,急送手术室。尽量避免掀开敷料查看,以免引起患者哭闹,使更大量的小肠立刻溢出,增加危险性。此时必须压住切口直到麻醉完全,腹壁松软。如果发现伤口再裂时,已经有大量小肠溢出。则用盐水纱垫保护内脏,不可企图送回腹内。马上给麻醉,在手术室内按大手术处理。腹壁缝合针脚应大,缝合的组织较多。直切口可用 4~5 针贯穿缝合,横切口则要求腹膜缝严,肌肉肌膜用大针脚对合拉紧。皮肤与浅肌膜可以再缝数针贯穿。腹壁大横口全厚贯穿有可能阻碍中心部位的血供,而致切口中部愈合不良。必须注意,如果肠瘘置于腹部主切口中间,则瘘口与主切口之间必须有一大针张力线,至少保持2~3 周。

(2) 瘘口脱开:指瘘口的肠管与皮肤间缝合裂开。肠开口缩入腹腔或部分缩入腹腔,粪便流入腹内。必须即刻缝合修复,同时引流腹腔。一般缝合法。多因感染及张力关系使缝合再裂开,甚至引起主切口裂开。所以必须用大针脚,贯穿缝合脱开之肠壁全层及腹壁全层。只求并拢,不求扎紧。以免缝线割裂肠壁而再裂开。如置放腹腔引流管,则引流管与主切口之间必须有张力线。腹腔引流,一般无感染时,3 天即可拔管。

26

26

2. 晚期并发症

(1) 瘘口狭窄：肠瘘患者突然发生腹胀，瘘口无排出。用手指或探条可确诊瘘口狭窄。一般乳头瘘管狭窄较易忽略。因乳头看来无变化，仍然很大。但其颈部即皮肤环瘢痕挛缩，使探子或手指不能插入。治疗方法：必须翻开部分乳头，暴露颈部狭窄环，彻底切开，使手指能自由插入（图26-25）。一般用探子作为引导，于一侧切开狭窄环，以后用探子扩张至必要之大小。

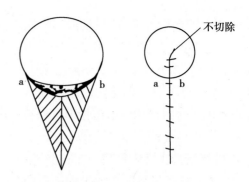

图 26-26 瘘口太大修剪

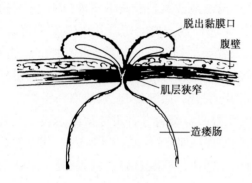

图 26-25 瘘口狭窄

无论乳头型瘘管或平皮型瘘口狭窄，都必须切开皮肤及肌膜的瘢痕狭窄环。真正能使手指插入而无阻力。不可使用扩张器强力扩张，企图使瘘口扩大。强力扩张可使肠管壁，在狭窄环处，压迫坏死穿孔。而狭窄也不得解决。瘘口狭窄的预防，靠皮肤与肌膜开口大小合适，与肠壁缝合整齐。

(2) 瘘口太大：初造瘘时，瘘口附近肠管常因梗阻严重肥厚扩张。因此当时的瘘口较大。造瘘之后梗阻解除，肥厚扩张之肠管恢复正常。原来的皮肤切口不能随之缩小，显得瘘口太大。清洁护理困难，并且常有肠黏膜脱出容易出现损伤。此时应选择一侧沿皮肤黏膜交接处做半弧形切口，从皮肤切缘中点垂直向外劈开2~3cm。将皮肤切缘两端各掀起一个三角皮瓣。将此皮瓣切除后，互相缝合使皮肤口径缩小，多余之肠黏膜不必切除，修剪整齐缝平即可（图26-26）。

(3) 瘘口肠管脱垂（stoma prolapse）：多因瘘口松大，近端肠管自内瘘口向外翻出。可脱垂很长至几十厘米。开始时可以送回。后来长期脱出部分肠壁，逐渐发炎肥厚。终于不能还纳，甚至顶端

因血运不足而坏死。治疗应修剪整缩瘘口。必要时将送回之脱出肠管，就近固定于瘘口附近一侧腹壁内，约5cm（图26-27）。

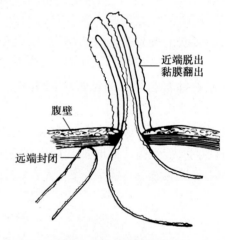

图 26-27 瘘口脱出

(4) 肠瘘疝（parastoma hernia）：多见于大口侧壁瘘或大口双管并联提出造瘘。造瘘的当时，肠管肥大，逐渐恢复缩小。侧壁瘘或双管瘘原来口径占据的皮肤大口，成为大的腹壁缺损。随着生活、排便等腹压增高，部分肠管疝出，将肠瘘后壁顶出，成为疝囊，称为肠瘘疝。表面形如腹壁外凸出的巨大黏膜球，形似先天性脐膨出（图26-28）。

原来侧壁瘘的肠管本应保持远近端的连续性，粪便基本上能正常通过。因肠瘘疝的发生使造瘘肠管彻底断成双口。管腔失去连续。远、近端开口均在黏膜球的边缘某处，有时很难找到。漏便无法护理。治疗须彻底改造成为远近端双孔瘘。切除已成为疝囊的肠壁。逐层缝合两瘘口间的腹壁缺损。两瘘之间各加张力缝合。

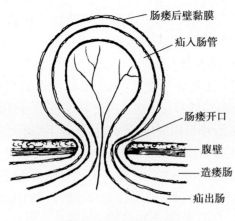

图 26-28 侧壁瘘口疝

（5）Stam 造瘘翻出（eversion）：只见于新生儿。因为新生儿肠管细、腹壁薄。行 Stam 瘘后不久，即因局部过敏免疫反应而使皮肤及肠管瘘口糜烂扩大。皮管缝线脱落。小肠后壁自瘘口翻出，使肠管远近端彻底断成双口。甚至腹壁皮肤继续溃烂，而致腹壁裂开。因此新生儿、小婴儿多不宜行 Stam 小肠造瘘。此时治疗方法也只有立刻改造为远近段两个单孔瘘。贯穿缝合腹壁。待腹壁完全愈合后再考虑下一步手术。

（6）瘘口黏膜溃疡与息肉：瘘口黏膜经常受到摩擦刺激与不断的各种病原菌侵害。造瘘口黏膜常出现小溃疡，疼痛、出血，甚至有时发热，食欲缺乏。可能同时也有口腔及咽部发炎、溃疡。属于小儿异常免疫反应的一部分。另有部分患者造瘘口黏膜常发生小息肉。无痛、无其他症状，但常渗血。病理切片为急性及慢性炎症反应及白细胞浸润。系慢性轻微炎症，影响不大，也多不需治疗。造瘘早期，时发时愈。一定时间后多不再发生。以上两种情况，目前尚无特效疗法。全身疗法包括调理蛋白营养、维生素与微量元素平衡。保持粪便（或漏出物）通畅，维持食欲、活动与精神正常。局部用激素、抗生素、甲紫、薄荷一类的乳剂，或稀油剂、粉剂保护与止痛。口服一些小儿消食去火中药，有时也似乎见效。

【关瘘手术】

1. 关瘘的指征　儿童肠瘘中除极少数永久性造瘘外所有造瘘均为暂时性瘘，完成任务达到目的即应关瘘。

（1）引流性造瘘：待远端肠道畅通即应关瘘。

畅通的条件：远端钡剂灌肠（顺行及逆行）无狭窄，蠕动正常，按时排出，排出后无残余滞留。客观上已具备关瘘条件，最好还要从瘘口收集全天粪便向远端灌注粪便，观察全身反应及排出功能，一切正常则可以安全关瘘。

（2）转流性造瘘：待远端一切手术及治疗完毕，并且效果满意后即可关瘘。会阴部成形手术后须大、小便控制正常，才能关瘘。阴道问题如暂时不能得到解决也可先关瘘，以后随年龄增长解决阴道问题。但最好就有转流瘘时，将以后阴道成形手术的准备工作做齐，以免成年后，局部发育空间不足，巨大阴道植入困难。

此处必须提醒注意：由于肛门手术、巨结肠手术直肠肛门管之间吻合裂开后，紧急造瘘。等待局部自然愈合。有可能愈合不完全，而形成直肠假性憩室（一部分脓腔壁为黏膜上皮，残余未愈的另一部分仍为肉芽组织）。有转流肠瘘保护之下，可长期无症状。因憩室内口（原直肠吻合口）位置很低而隐蔽，造影检查及镜检均难发现。一旦直肠内充满粪便，因肛门括约肌的阻力，产生肠内高压，迫使粪便压入黏膜覆盖不全的憩室（实为脓肿腔），而诱发感染、高热、腹胀以及肛周局部红肿、疼痛。只能再打开肠瘘。因此必须强调灌粪便试验，认真全量灌注 3 天。如果粪便太少，还需加灌适量盐水。观察自然排便情况，有无不适症状，排便知觉与控制是否正常。因为关瘘后，如果肛门失控，护理工作比肠瘘更困难。

（3）喂养性插管肠瘘：多能于拔管后即可自然愈合。平时带管如不妨害生活活动，宁可多保留些时间。一般要待精神、食欲正常，体重身高增长。生化指标满意。完全靠口服饮食 1~3 个月以后，拔管才比较安全。

（4）临时外置造瘘：一般 24~48 小时后不能放回腹腔则应开放成为正规造瘘。因为手术 1 周以后是肠瘘免疫过敏期，或称急性炎症反应期。如果企图关瘘十有八九会失败。比较安全的关瘘时间，要在术后 1 个月左右。此时一般情况良好，排便已不太稀，局部皮肤糜烂基本愈合，腹内粘连大部吸收。而尚留有瘘口附近有局部粘连。此时尽管仍有些皮肤糜烂感染甚至伤口缝线孔处尚有肉芽,仍可按常规方法开腹关瘘。因为此时局部免疫处于优势阶段,缝合切口仍得一期愈合。延期关瘘最好不超过1年。特别是皮肤早已恢复正常,瘢痕软化。说明此时强免疫反应已趋减弱,耐受感染能力比肠瘘1个月后反而不如。如果开腹,关瘘必须要求按严格结肠无菌手术准备。警惕腹内切开结肠,偶不慎则可引起腹膜炎。

(5)胃瘘:除减压、引流、喂养之外,还有为保留导线为逆行食管扩张之用。因此食管瘢痕狭窄治疗情况不稳定,则不能撤除导线。也有可能须几年时间,至少1年以上。如果早已无喂养问题,只为扩张目的,则可以拔管而只留导线。任其瘘口自然愈合关闭。逆行扩张时,扩张器自口腔插入食管,拉动胃瘘瘢痕中保留之导线。将扩张器拉入狭窄处,反复扩张,最后仍由口腔拉出。更换一条新保留导线备用。万一又需要打开胃瘘进行喂养或引流,也可用此导线孔插入各号扩张器,使胃瘘口再扩大后插管。早期关闭胃瘘,对改进患者精神生活质量有利。

(6)新生儿"丁"字形肠瘘:只要患者无肠梗阻,能经口喂奶即可拔管。如果造瘘时同时置有近端减压管与远端喂养管。也可先拔减压管(近端管)保留喂养管(远端管)。拔管后暂时敷盖瘘口,稍加压力。漏液多时临时更换敷料,更换不及,则可暴露吸引保持干燥。钡餐了解肠吻合通畅情况,证实远端无梗阻,则可手术关瘘。经腹或腹外关瘘均可,取决于术者技术习惯。

(7)结肠侧壁瘘:关闭原则与新生儿"丁"字瘘相同,堵瘘后不再漏,并经钡(餐)造影证实功能满意,即可经腹或腹外缝合关闭。

2. 关瘘的禁忌　总之肠瘘关闭指征基本原则是完成任务、达到目的。通过模拟无瘘试验3天以上证实满意,关瘘必须能改进生活质量。应按一般选择性手术评价原则,对待关瘘手术冒险性的代价。常见的禁忌情况如下。

(1)瘘远端有梗阻,不能关瘘,也不能允许自然闭合。

(2)营养不良、负氮平衡,局部无愈合能力;免疫状态不正常,局部尚有未控制的感染等,均不宜关瘘。

(3)如果关瘘术中发现隐藏脓肿,宁可暂停手术,控制感染后再择期关瘘。

3. 基本手术方法

(1)正规乳头瘘关闭法:瘘口消毒后用碘仿(聚维酮碘)纱布塞入瘘口内之后,再一次手术区消毒。先行瘘口周围环形或梭形切开至肌层。将塞碘仿之瘘口皮缘反转,两侧对拢缝合,使黏膜口及碘仿纱全部埋入缝合之内。另行全面消毒铺单准备正规开腹手术。经原主切口开腹。但考虑到切口下常有粘连,因此切口可选择愈合比较良好、估计粘连不多的一端,向外(无瘢痕处)延长3~5cm,先切一小口。经无疤处逐层进入腹腔,手指伸入腹膜腔,探查原切口下粘连情况。同时尽量分离粘连,松解腹壁。然后沿原切口瘢痕下缘劈开全部切口开腹。从腹腔内探查瘘口处,分离粘连,直抵瘘口周围腹壁腹膜全部松开。再从腹壁原瘘口的环行切口继续切开深入,与腹腔内分离间隙会合。切开腹膜层,将缝闭之瘘口拉进腹内,再从主切口提出至腹外,继续下一步吻合手术。在主切口之另端寻找远端肠管。分离后提出腹外。剪除准备吻合的肠端原瘘口处部分肠壁,进行端端吻合。然后修剪原乳头瘘处切口,逐层缝合。最后逐层缝合腹壁主切口。

单孔乳头瘘、双孔乳头瘘、外置双孔造瘘均可采用本法。尽量保持无菌手术原则。术后禁食减压(结肠关瘘可用肛管减压)。静脉抗生素治疗3天。禁食同时也允许经口少量饮水或糖水,促进肠蠕动早日恢复正常。

(2)腹外关瘘法:只用于基本上不漏或少漏的肠瘘。本来可望自然愈合,但1个月以上未见愈合趋势。经检查排除隐蔽脓肿、异物或特异感染与肿瘤。应该探查并关瘘。方法是:局部消毒后,探针插入瘘管为引导,切开瘘口周围的皮肤瘢痕。尽量作成符合皮肤纹理的横梭形切口。切开外层肌膜,保持腹横肌膜与腹膜层完整。围绕插探针的瘘管周围,钝性分离而暴露瘘管(道)。尽量切除瘘管周围瘢痕及软组织。于腹横肌膜腹膜层外1cm处切断瘘管。切除瘘管远端包括瘘口及周围附带组织。敞开瘘管口并消毒。然后内翻缝合两层。始终不进腹腔。缝合肌层,修剪切口,缝合皮下及皮肤。此法多用于慢性病理瘘的关瘘。胃瘘的关闭也多用此法。

（张金哲）

第十节　排便控制

近年来,有关排便控制的生理研究进展很快,特别是有关神经支配及肠动力学方面有很多新学说,远远超出以往熟悉的交感神经副交感神经之外。但是从临床实用出发,本节主要介绍有益于指导临床治疗的比较成熟的学说。

排便是消化系统的生理功能,排便控制(fecal continence,FC)由机体一系列复杂的神经肌肉反射活动组成,包括肛门和盆底肌群协调有力收缩、良好的直肠顺应性、正常的直肠肛门抑制反射、完整的骶髓和中枢反射通路。当粪便进入直肠壶腹达到一定容量后,直肠被动扩张,感觉信号经骶髓上传至大脑产生便意,同时诱发直肠肛管抑制反射,内括约肌松弛,粪便进入肛管上部,产生精细的排便感觉和排便冲动,经大脑整合,在排便条件允许情况下,启动排便动作:关闭声门屏气,膈肌下降,腹肌收缩,腹压升高,结肠节段性收缩抑制,粪便迅速进入直肠,肛提肌群松弛,直肠肛管角变直,会阴下降,粪便继续下移,肛门外括约肌适时松弛,粪便排出,直肠排空,肛门外括约肌收缩,肛管关闭,便意消失,排便过程结束。如果不具备排便的外部条件,外括约肌随意性收缩,关闭肛门口,通过内括约肌逆向反射,直肠扩张,肛管内粪便返回直肠壶腹,便意暂时消失,称为"随意性排便抑制反射"。

小儿是一个不断发育的个体,要达到上述排便控制有一个渐进的过程。新生儿时期为"自然排便模式":进奶、消化、吸收、粪便自然排出。随着年龄的增长,渐渐懂得排便必须适应社会文明,不能随意排便,学会从自然排便转为有意识的控制排便,即"意识排便模式"。

一、排便控制反射

以肛窦为中心的神经反射学说:肛窦信号—神经中枢—排便行动组成反射弧。新生儿和小婴儿的自然排便模式包括"诱发反射"与"排便反

射",即有了排便信号,马上就有排便行动。成人或大孩子为意识排便模式,包括两次排便行动:"预备排便"与"实施排便"。预备排便由"诱发反射"与"便意中止反射"组成;实施排便由"诱发反射"与"便意排出反射"组成。从新生儿排便模式过渡到意识排便的成人模式,要经过一定的学习与锻炼。凡是能够影响两种模式相互转换的任何外部因素,都可能导致后续排便障碍的发生,如先天性巨结肠肌间神经节细胞缺失、肛门直肠畸形根治手术,在一定程度上打破了自然状态下的排便模式转换,更容易出现排便异常。

通过对不同年龄小儿的肛门直肠测压、肛门括约肌神经电生理检测和钡剂灌肠排便等观察,以及临床排便行为的观察与对妈妈的问讯调查,初步对小儿排便生理反射有以下认识。

1. 自然排便模式　由"诱发反射"和"便意反射"组成。新生儿出生后24小时内即有胎便排出,进奶后为黄色稀便,每日2~3次或更多。两次排便间隙,肛门无粪便,表现为完全控制,称为自然排便模式。由两个反射弧完成。

(1) 诱发反射:启动排便动作。结肠蠕动不断推动粪便下行直肠内,加压于直肠壁,牵张感受器兴奋,逐渐达到一定的"启动压力阈",将排便信号传导到肠壁间神经节,引起排便反射,称为"诱发反射",包括两个运动:①直肠收缩;②内括约肌放松。反射中心在肠壁神经节,属于下神经原反射弧(图26-29)。

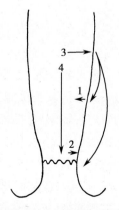

图26-29　诱发反射弧

1. 生物钟直肠收缩;2. 内括约肌放松;3. 直肠内反压刺激直肠壁;4. 粪便下移刺激肛窦

26

（2）便意反射：内括约肌放松，粪便被挤压入肛管，刺激肛窦，产生强烈的便意，即"便意反射"。便意反射有3个传递途径。①重复下神经原反射，加强直肠收缩，保持内括约肌放松；②脊髓反射，肛窦信号经下腹丛（交感神经T_{10-12}）传入脊髓，再由脊髓神经S_{2-4}，主要为盆神经（副交感神经）使肛提肌及外括约肌维持紧张状态，构成肛管直肠的锐角，关闭肛门，阻止排便；③高级反射，由大脑皮质参加。信号通过脊髓传入大脑，形成排便决策，再通过脊髓返回抑制阴部神经，缓解肛提肌及外括约肌的收缩。同时通过脊神经指挥腹肌（T_{6-9}）及膈肌（C_{2-4}）收缩。增加腹压，协助排便。便意反射弧组（三个途径同时反射）见图26-30。

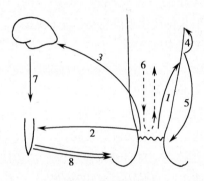

图 26-30 便意反射弧
1.便意刺激直肠壁；2.刺激脊髓；3.刺激大脑；4.收缩；5.放松；6.粪便；7.收缩；8.抑制

1）下神经元反射弧：肛窦信号—神经节—粪便下移。

2）脊髓神经反射弧：肛窦信号—脊髓—暂停排出。

3）高级神经反射弧：肛窦信号—大脑—加强排出。

在新生儿时期，两组反射、三个途径几乎同时连续进行。但是，细心的家长仍能观察到：婴儿开始排便后，立刻暂停一瞬间，然后才又继续顺利排便，直至排完。排便似有定时，但无自主。从以上排便反射过程分析，在新生儿和小婴儿，排便动作似乎是无意识的，可以随意随时排便。但从排便反射过程看，是有规律的，即只有当直肠内充盈足够量的大便，达到能够诱发便意反射的条件时，才能引发排便动作。所以新生儿小婴儿的排便模式

是只要排便反射的信号足够强，就可以发生排便动作，而不受主客观条件的控制。随着年龄增长，中枢（大脑）神经发育渐成熟，"诱发反射"逐渐增加了"条件反射"因素，如喂奶、换尿布、冷热刺激等，形成诱发排便的规律性习惯。在"便意反射"中，大脑皮质的作用也越来越占主导地位。从必须通过蹲位（或家长"把"着）、坐盆、定时排便等直接感觉，所谓的第一信号系统条件反射，逐渐学习过渡到通过语言、知识等间接感觉，所谓的第二信号系统条件反射，逐渐过渡到完全由主观意识控制的排便模式。

2. 意识控制排便模式　由两次排便行动组成。第一次是"预备排便"，提供排便要求后必须中止排便活动。准备条件成熟后再启动第二次行动"实施排便"，进行实际排便活动。

（1）预备排便行动：正常情况下，当直肠内粪便充盈压达到一定的压力阈值，启动"诱发反射"，迅速过渡到"便意反射"。但是，此时之诱发因素已有转变。从新生儿时期不自主的肠蠕动压力性诱发因素，过渡为习惯性条件反射为主的诱发因素（如每天早晨洗漱后或早饭后就想大便的习惯）。与新生儿和小婴儿的自然排便模式不同，此时突出了大脑皮质（第三条途径）的抑制性反射作用。大脑皮质下达的信号，不是抑制肛提肌收缩而是增强收缩。将接触到肛管的粪便憋住，并且挤回到肛管直肠角上方的直肠，解除对肛窦的刺激，达到完全消除便意的目的。这是第一次排便反射或准备反射，其作用就是信号通报，使人知道直肠已充满粪便，应该排便。安排时间，创造条件，准备排便。待排便条件准备完毕，再重新启动诱发反射，进行实际的排便活动。所谓准备条件包括：选择合适的排便时间，拿手纸，去厕所，解裤子，蹲下或坐盆等一系列工作。两次排便反射之间时间长短无限，甚至似无联系，有时也可能完全取消此次排便活动（图26-31）。

预备排便行动："诱发反射"，迅速过渡到"便意反射"诱发反射弧。

习惯直肠信号—肠壁间神经节—①直肠收缩；②内括约肌放。

便意中止反射弧组（三个渠道同时反射）如下。

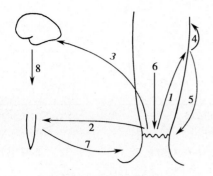

图 26-31 便意中止反射弧

1.刺激直肠；2.刺激脊髓；3.刺激大脑；4.直肠收缩；5.内括放松；6.粪便；7.加强收缩；8.外括收缩

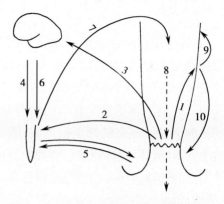

图 26-32 便意排出反射弧

1.便意刺激直肠壁；2.刺激脊髓；3.刺激大脑；4.抑制；5.外括约肌放松；6.加强；7.腹肌收缩；8.粪便排出；9.直肠收缩；10.内括约肌放松

1）下神经元反射弧：肛窦信号—神经节—粪便下移。

2）脊髓神经反射弧：肛窦信号—脊髓—暂停排出。

3）高级神经反射弧：肛窦信号—大脑—加强憋回。

（2）实施排便行动：是实际的排便活动。这次反射的启动一般由下蹲、坐盆及腹压增高为诱发因素。事实上，此时粪便已在直肠和肛管上部等候，并且已经达到诱发排便的压力阈值，只要主观增加腹压，传导到直肠即可启动排便反射。此时的排便反射也同样由诱发反射与便意反射两组反射弧组成。粪便信号传至肠壁内神经节，反射到直肠肌层收缩及内括约肌放松。粪便下移，刺激肛窦引起便意反射的 3 个反射弧为：①下神经原反射继续下推直肠内粪便；②脊髓的停止排便反射非常短暂；③大脑反射加强腹内压力，直肠纵肌收缩，盆膈松弛下移，协助直肠排空。从而完整地完成诱发反射与便意反射的系列活动（图 26-32）。

实施排便行动："另起诱发反射"，迅速过渡到"便意排出反射"诱发反射弧。

腹压直肠信号—肠壁间神经节—①直肠收缩；②内括约肌放。

便意排出反射弧组（3 个渠道同时反射）如下。

1）下神经元反射弧：肛窦信号—神经节—粪便下移。

2）脊髓神经反射弧：肛窦信号—脊髓—暂停排出—大脑—加强排出。

3）高级神经反射弧：肛窦信号—大脑—加强

排出。

由此可见，排便固然是一项生理活动，然而在人类社会生活中，必须通过学习与训练使之成为一项文明的社会活动。尽管人们并未察觉曾受过某种训练，但生活过程中自然强迫人人适应社会的规范。只有到一定的年龄，能完成意识性排便控制，才能参加正常的相应社会活动，如进幼儿园、小学、集体活动、旅行等，保证生活质量。

（3）排便控制的"生物钟"节律：使排便行为养成习惯，每天到一定时间就想排便，并且按既定习惯很快排空直肠，这就是在人的意识中形成的所谓"生物钟"节律，这是之前很多条件反射（如妈妈吹哨等）的反复刺激和积累的结果，一旦形成节律，以往的刺激条件都不需要，只要到时候自然就想排便。虽然排便反射的直接刺激信号是直肠内粪便的压力，但是经过培养，妈妈的动作如口哨、呼喝、摆便盆等刺激逐渐代替了肠内压力而诱发排便，成为条件反射。与巴甫洛夫的犬闻摇铃声而流口水一样，属于第一信号系统条件反射。随着年龄的增长，孩子懂话、懂事，妈妈嘱咐排便即可诱发孩子排便。这种条件反射要经过大脑思维，称为第二信号系统条件反射。第二信号系统包括语言、文字、各种概念。时间观念就是思维概念的一种，经过培养形成自然的反射，也就是人们所称的习惯。当然，在社会意识排便反射中，这只是作为反射的第一步，即"预备排便行动"的启动。真正的"实施排便行动"还要靠个人更复杂的意识决定。

（4）高级排便活动的要求：人类文明社会生活对排便控制要求很高，学龄期儿童需要对排便信号感觉灵敏，并且熟练掌握暂时抑制排便、消除便意的能力。不同的排便情况有不同的信号，需要不同的控制方法。肛窦的知觉很灵敏，能辨别粪便性质为固体、液体、气体或是混合间杂。灵敏的肛门外括约肌能够遵循人的主观意识分别允许气体、液体或固体个别排出。例如三四年级的小学生患腹泻，能在课堂上偷偷地无声放屁，不使稀便漏出，而缓解直肠胀痛。人群中肛门排气（放屁）是不文明行为，通过训练能有意识控制，这不仅是社会文明的需要，更反映了人类在不断进化过程中对某些特定生理活动（如排便排尿等）的高度自制能力。

二、参与排便反射的因素与器官

排便活动主要有两个因素，即粪便与排便器官。肠内容物到达结肠远端时，经过营养和水分的吸收形成粪便。乙状结肠是完成粪便从稀便转为成形粪便的器官，停留24小时的粪便，为黄色黏软的成形条便；3天以上的粪便水分吸干，为棕色硬棒状便块；停留1周以上的粪便则成为黑色硬便。因硬便在结肠袋内形成，所以成为小黑球便，与羊、兔粪球相似。直肠也是分配与控制一次排便量的器官。直肠与乙状结肠交界处有一个90°折角，称为直肠上角。排便时腹压增高，乙状结肠下移。直肠因在腹膜外而不动，使折角处被压闭。排便时直肠排空，乙状结肠内尚存的粪便，不能随之进入直肠。于是完成一次排便量，俗称"一抛屎"。直肠末端与肛管连续，而肛管为内外括约肌围绕，平时处于完全关闭状态。直肠与肛管相连处受耻骨直肠肌环向前牵拉形成一个折向耻骨的前倾角，称为肛管直肠角。这一折角平常呈锐角，阻挡了直肠内粪便下移，保证了小儿平时突然哭闹、蹦跳、腹部用力时不致挤出粪便。若偶然受压挤入肛管而失控排出，即出现临床的污便表现。排便时直肠肌肉收缩，耻骨直肠肌松弛，将直肠肛管角拉直，使粪便顺利排出（图26-33，图26-34）。

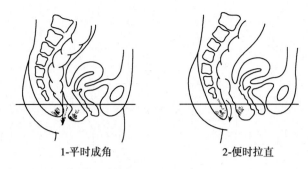

| 1-平时成角 | 2-便时拉直 |

图 26-33　直肠前倾角

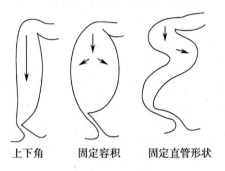

| 上下角 | 固定容积 | 固定直管形状 |

图 26-34　直肠外膜功能

1. 感受器官（反射弧的输入支）

（1）肛窦黏膜，是最重要的感受器官，也是肛窦为中心的神经反射学说的核心部分，便意是排便反射的重要环节。人类的所谓"便意"就是要急需排便的感觉，中医书上称"内急"，即憋不住大便的意思。肛窦是肛管的上缘，对接触性刺激最敏感，对压力、冷热、化学刺激都有量感，能辨别干便、稀便、气体（屁）等产生的不同压力。平时受内括约肌保护，关闭严紧，肠内容物不得进入。即使少许粪便残留，也有便意和排便不净的感觉，必须继续挤净。痢疾患者直肠有溃疡，肛窦内经常受分泌物刺激而不能摆脱，甚至引起内括约肌痉挛疼痛，中医描写为"里急后重"，说明肛窦在排便反射中的重要性。现代分析排便反射过程，以肛窦反应为全部反射的中心枢纽。肛窦一旦接收信号，立即向3个渠道传递，形成3个反射弧和一系列反射，而完成排便行动，所以称之为"肛窦为中心的神经反射学说"。肛窦损害很难弥补，只能靠训练其他器官代偿。

（2）直肠壁黏膜及肌层与纤维膜，分布大量的牵张感受器，接受诱发排便的刺激信号，信号源主要是粪便施加于直肠壁的压力。压力受粪便体积、直肠容积及直肠壁顺应性三方面所制约。当压力达到启动阈才能引起反射，产生便意。压力之外，寒冷刺激(包括挥发性药物)、酸碱、高张电解质等也可被直肠黏膜所接受而引起反射。

(3) 肛门括约肌及周围皮肤与肌肉能接受粪便活动产生的间接压力刺激信号，传达到脊髓与大脑。

2. 反射器官(反射弧的反射中心)

(1) 直肠壁内神经节细胞：是"诱发反射弧"的中心，能独立完成反射，又能把信号传入脊髓，进而传入大脑。肠壁神经节细胞是排便反射的第一级神经中心，缺损则不能启动排便反射，例如先天性巨结肠。

(2) 脊髓：是抑制排便反射的中心，又是意识性排便控制反射的主要通道。"诱发反射"启动以后，需要立刻暂停排便活动，这是脊髓的自主反射，以便等待大脑的排便决定信号。然后再由大脑传达各个有关脊神经的活动，以完成全部排便反射。

(3) 大脑：大脑皮质外层为意识排便反射的中心。根据个人生活知识与社会知识判断并指挥排便行动，完成社会性意识排便行动模式。皮质下层只能保持抑制排便反射。小儿睡眠尿床、遗便也是大脑皮质外层半醒时的动作(梦中行动)。

3. 运动器官(反射弧的输出支)

(1) 直肠：直肠壶腹部随时接受乙状结肠蠕动推下之粪便。直肠外纤维膜限制了直肠的弹性，使其具有一定的顺应性，保持管状形态与固定的容积，当粪便积存到一定的量时，必然对直肠壁产生压力，当压力达到阈值而引发排便反射。排便过程中时，直肠发生强烈收缩，使直肠容积缩小，耻骨直肠肌松弛，肛管直肠角消失，保持直肠内压力及传导方向向肛门外口推进，便于粪便排出(图26-35)。

(2) 内括约肌：是直肠末端与肛管环肌的增厚部分，平时为收缩状态，使肛管保持关闭状态，并与直肠肛管角共同保护肛窦不受粪便刺激。排便反射第一个活动就是内括约肌放松，允许粪便进入肛管，使肛窦接受刺激引发便意以及三个渠道的便意反射弧。内括约肌不受意识控制。

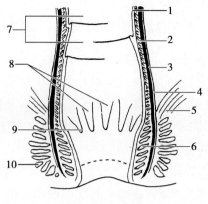

图 26-35　直肠

1.黏膜；2.肌层；3.直肠纤维层；4.环直肠鞘；5.盆底肌；6.内括约肌；7.皱襞；8.肛柱；9.肛窦；10.外括约肌

(3) 外括约肌：是环绕肛管的盆底肌群的连续。受阴神经支配，由脊髓及大脑自主控制。但平时处于不自主的收缩状态，保持肛门关闭，不使肠黏膜分泌物或粪便溢出，肛门保持干燥。排便时为意识性括约肌松弛，允许粪便自由将肛门撑开(但不能主动使肛门张开)。排便活动中，外括约肌的强力收缩，主要出现在终止排便或禁止排便时，特别是意识性临时中止排便时。

(4) 肛提肌群：包括全部盆底肌。特别是所谓"耻骨直肠肌环"，平时保持肛管直肠角。尾骨直肠肌(及肌膜)保持肛门及会阴位置稳定，排便时呈半收缩状态，起固定肛门的作用，作为承受腹压传导的反抗力，使直肠得以彻底被压空。强力收缩主要是为了禁止排便或中止排便(憋住)，特别是便后协助外括约肌收缩关闭肛门，挤净肛管内残余粪便，消除对肛窦刺激，达到便意完全消失。

(5) 参与排便的其他肌肉与器官：包括膈肌、腹肌、臀肌、股肌等，对增加腹压及会阴固定都有协同作用。腹壁、膈肌包括盆底肌同时收缩，使腹腔容积缩小，压力增高。间接压迫直肠上段，增加直肠内压，达到启动阈，诱发排便反射。从腹压的形成到引起一系列的排便反射和排便动作，需要一定的持续憋气时间。有的孩子排便时连面部及上肢肌肉都有收缩，也是为了憋气、增加腹压。如果腹肌无力(腹肌、膈肌缺损)或心肺功能不全(如先心病)则难完成排便动作，临床可能出现排便无力，导致排便不净、污便和便秘等症状。

三、排便行为的年龄特点（大脑的发育）

1. 新生儿　为纯反射性排便控制，虽然属于自然生理活动，但细心的妈妈可以掌握婴儿排便规律，及时更换尿布。保证不脏、不烂。并且能利用唱歌、吹口哨、抚摩等方法尽快建立条件反射，在一定程度上控制排便。

2. 2岁以内　向个人意识性排便控制过度，能反映排便要求，也能有限度的控制排便。如果有人关心和指导排便，2岁以上可以保持清洁文明的排便规律或习惯。如果缺乏教育与训练，一般要4岁左右才达到清洁排便。

3. 学龄儿　为社会意识性排便控制年龄。正常排便应该是每天一次，定时、规律并迅速排空。随着社会经济和文明程度的提高，大多数家庭的儿童能够养成这种习惯。但仍有少部分家庭，缺乏对儿童排便的关心和指导，加上在生活和饮食方面不良习惯的纵容和溺爱，如偏食、排便玩耍等，出现不同程度的排便问题。此外，神经发育迟缓患者等也存在社会意识性排便控制障碍，并影响其未来的生活质量。

4. 排便缺陷病儿　一般排便器官不正常的患者，如中高位肛门直肠闭锁和先天性巨结肠等，术后不同程度存在排便功能障碍，常需代偿性排便控制。代偿的水平与年龄及接受排便训练能力关系极大。从远期随访结果看，尽管这些患者存在先天性排便控制器官发育不良，但术后随着年龄的增长，依靠自身的智力发育与排便训练和相关肌肉（如臀大肌）的代偿，可望逐渐达到社会、家庭和患者所能接受的排便控制能力。

（王维林）

第十一节　排便控制失调（便秘与便频）

排便控制失调主要表现在排便频率变化和大便节制的异常。前者表现为排便次数过少，称为便秘；后者表现为排便次数多，排不干净，称为便频，临床上以大便失禁对患者影响最大。广义上讲，不能按社会条件要求（包括年龄因素）做到规律性定时排空大便者，都应称为排便控制失调或排便功能障碍。

粪便干稀、硬度与量是影响排便的主要因素之一，而干稀是基本条件。正常小儿粪便应该是黄、软、圆条状，有黏性，能弯曲，随年龄不同，直径1.5~2.5cm。过干或过稀可能引起顽固便秘或便频等恶性循环。对排便器官有缺陷的患者，粪便软硬则直接影响控便的效果。粪便的成分、酸碱度、感染与某些异物都会影响排便活动。特别是肛门手术后肠道蠕动及吸收不正常，容易出现稀便。便稀对代偿性控制排便比较困难，并且非常容易导致便频恶性循环。小婴儿还容易排出酸性便（多大奶瓣）或碱性便（深绿色），腐蚀性强，使会阴发生糜烂。不能消化的食物随粪便排出，对小婴儿可起异物作用，加重局部（肠管及皮肤）的刺激，诱发便意及便频。肛门术后2周内，加强会阴护理，强调通风、烤灯、随时吸除流出物，保证局部清洁干燥，非常重要。

根据近年来对结直肠和肛门排便压力动力学和神经电生理学研究，本节对便秘和便频中影响最大的大便失禁等发生机制、分类与诊治方案进行介绍。

一、便秘

便秘是小儿排便控制失调中最常见的症状之一，占儿科门诊患者3%~5%，占消化道疾病的25%。便秘是一组临床综合征，不是独立疾病，原因众多，影响因素和发生机制复杂，对患者生活质量影响深远。

（一）诊断标准　依据便秘性质分为功能性便秘和器质性便秘；儿童便秘绝大多数属于功能性便秘（functional constipation，FC），根据2016年国际功能性胃肠病的最新诊断标准（Roma IV），儿童FC诊断标准如下。

1. 4岁以上儿童　①每周如厕排便≤2次；②每周至少1次大便失禁；③粪潴留姿势或过度克制排便史；④排便疼痛或排便困难史；⑤直肠内存在大粪块；⑥粗大粪块曾堵塞抽水马桶。接受排便训练儿童，以下条件作为选项：⑦能控制排便后每周至少出现1次大大便失禁；⑧粗大粪便曾堵塞抽水马桶。

诊断标准:便秘每周至少1次,持续1个月以上,且符合以上2项或多项条件。经过适当评估,便秘症状不能用其他疾病来完全解释者。

2. 4岁以下 ①每周排便≤2次;②大量粪便潴留史;③有排便疼痛和排便费力史;④排粗大粪便史;⑤直肠内存有大量粪便团块。

诊断标准:至少符合上述2项,持续时间达1个月。

与过去的儿童FC诊断标准相比,这次修订的RomaⅣ标准突出特点是,将便秘症状持续时间从罗马Ⅲ标准的2个月缩短至1个月,强调早期干预治疗,可以改善婴儿Fc症状,症状持续时间越短,治疗效果越好。循证医学证据显示,为年长儿便秘界定的2个月病程,可能造成某些患者的治疗被不适当地延迟。

(二)便秘的原因 引起便秘的原因较多,相当多的便秘属于饮食不当或排便习惯不良或缺乏良好的排便训练引起的功能性便秘。器质性便秘由肠道本身疾病、全身性疾病及神经系统病变等引起。

1. 饮食摄入不足 饮食摄入不足直接影响大便性状和排便状态。肥厚性幽门梗阻小儿,反复呕吐,进乳量少,经过消化后残渣减少,大便量和次数自然减少。牛乳喂养小儿,粪便呈碱性,质地坚硬,若不及时添加辅食,非常容易发生大便干燥。饮食不规律者容易发生便秘。长期饮食摄入不足,可导致营养不良,使腹肌和肠肌薄弱,张力低下,肠管推送功能减弱,形成便秘的恶性循环,最终发展成顽固性便秘。

2. 食物成分不均衡 大便性状与食物成分关系密切。食物中含有过高的蛋白质而糖类较少,则肠内分解蛋白质的细菌多于发酵菌数目,肠内容物发酵减少,大便呈碱性、干燥变硬,排便次数减少。进食大量钙化酪蛋白后,粪便内含多量不能溶解的钙皂,粪便量虽然增加,但容易干结便秘。在碳水化合物中,米粉、面粉之类食品较全谷类食品易于发生便秘。食物中缺乏蔬菜尤其缺乏粗纤维也容易发生便秘。

近年来小儿食品过于精细,食物全部消化吸收,无残渣形成粪便。由于父母溺爱等因素,小儿偏食问题日渐突出,由此引发的因饮食成分摄入不均衡造成的便秘逐渐增多。由于粪便在肠道内停留时间长,则水分吸收,粪便变干。干便形状固定,不易压入肛窦,即使有粪便潴留,小儿也不感便意。几天以后,直肠内积粪太多,感觉小腹胀满而必须排便,又因过多的粗硬粪块堆积于肛管上部,排出困难,并产生排便剧痛,使小儿对排便产生恐惧而拒绝排便。导致粪便越积越多,越来越硬,排出更困难,从而形成便秘恶性循环。同时,因直肠内长期充满粪便,诱发便意感觉的压力阈越来越高,日久可能发展为继发性巨结肠或乙状结肠冗长,而成为器质性便秘。

3. 精神因素和排便习惯不良 儿童从小由于饮食不规律和缺乏按时排便的训练,以致未形成规律排便和相应的条件反射,可发生便秘。此外,长时间有意识地抑制排便,可使排便刺激逐渐减弱甚至消失,如小儿过于贪玩,无时间顾及排便;幼时因排便不良受到惩罚或训斥;学龄儿童害怕上学迟到不敢耽误时间去排便,或上课时不敢向老师请假去排便,产生排便抑郁或恐惧感;经常长途旅行,排便规律被打乱等。

4. 肠道疾病 器质性便秘的主要原因有以下几种。

(1)肛肠发育畸形及其他疾病:①肛门狭窄。如先天性肛门狭窄,无肛会阴瘘、直肠前庭瘘等畸形患者生后勉强可以排便,一旦增加辅食大便成形,即出现排便困难;外伤性、感染性、肛门成形术后导致肛门瘢痕性狭窄;肛门疼痛性疾病(肛裂、肛门瘘、皮肌炎等)不敢充分松弛排便,导致肛门开口保护性狭窄。②肛门位置不正(肛门前移)。先天尾骨直肠肌或肌膜缺损或肛门成形术后肛门口位置向前移位,偏离了腹压及直肠内压向下传导的轴线。粪便不得压向肛门口,不能排出。因括约肌及盆底肌群主要部分都在肛门后方,收缩时将肛门推向更前方,甚至将肛门口压闭。尽管肛门皮肤弹性正常,肛门直肠检查毫无狭窄或痉挛,排便时肛门后凸出,但粪便不能排出。用手将肛门后的突出处先前推挤,粪便可顺利排出。久之可能造成巨结肠或粪便滞留出现假性大便失禁。③直肠狭窄。先天性或损伤后形成,狭窄常为管状,受压部位常上移至乙状结肠,无直肠外膜的限制,更易发生巨大粪石及继发性巨结肠。与肛门位置不正类似,直肠不在盆底肌肌环中心,导致排便压力(腹压及直肠内压)传导偏离轴线,造成排便动力不足。④直肠缺如或直肠纤维外膜缺如。直肠是粪便贮存器官也是排出器官,纤维外膜限制了它的弹性扩张,使直肠保持基本的固定容积与形态,保持稳定的启动排便压力阈值。直肠缺如,更换任何肠管代替,也不能保全完整的上述功能,导致便秘,排便不净,粪便不成形等现象。因此手术中尽量避免切除直肠,或保留部分直肠肌鞘。

(2) 结肠神经肌肉发育缺陷:先天性巨结肠(无神经节细胞症)、肠神经元发育不良症(intestinal neural displasia,IND),由于肠壁内神经节细胞及神经丛异常,直肠内压力不能引起内括约肌放松,下一步反射不能进行。临床上表现为顽固性便秘。

(3) 结肠梗阻性疾病:假性肠梗阻、机械性肠梗阻(乙状结肠扭转、结肠肿瘤、炎性狭窄、术后瘢痕性狭窄等)、结肠外压迫(如盆腔肿瘤、骶尾部畸胎瘤、Currarino 三联症等)。

(4) 结肠慢传输性便秘,如出口梗阻性便秘、盆膈下降综合征、直肠前突等。

5. 结肠外疾病

(1) 内分泌、代谢性疾病:甲状腺功能减退(克汀病)、甲状旁腺功能减退、糖尿病酮症、肾小管性酸中毒等。

(2) 神经原性:神经管畸形如脊髓脊膜膨出、脊髓栓系;脊髓损伤、脑瘫、肠易激综合征等。

(3) 肌肉与结缔组织疾病:系统性红斑狼疮、硬皮病、囊性纤维化、皮肌炎等。

(4) 精神和神经性因素:压抑、神经性厌食、神经病等。

(5) 继发于某些药物:长期服用镇痛药、麻醉剂、抗胆碱能药物、铁剂等。

(6) 其他:长期无规律滥用泻药、栓剂和灌肠,使结肠内排空,2~3 天结肠不产生集团运动。营养不良,长期卧床,均可导致结肠运动功能减退,发生便秘。

二、便频(大便失禁与污便)

便频则粪便在直肠内停留时间太短,水分吸收不够而成为稀便。稀便极易进入肛窦,引起便意,急于排便。于是越稀越想频排,越频排越不得干而形成恶性循环。临床上对患者生活质量影响较大的是大便失禁和污便。

大便失禁(fecal incontinence)是指不能随意控制排便,直肠内容物随时不自主的排出。小儿大便失禁病因复杂,治疗效果尚不十分理想,给患者、家庭和社会带来很大不便和困扰,导致生活质量明显下降。大便失禁严重影响生活质量,远期随访评估结果显示,肛门畸形术后大便失禁儿童中,68% 经常旷课,89% 进食食物受限,63% 性格压抑,拒接交友。

(一) 大便失禁的诊断 根据美国结直肠外科医师协会标准委员会关于大便失禁的定义为:难以控制粪便排出的症状反复、且不少于 1 个月。按病变性质分为功能性和器质性两种,功能性(特发性)大便失禁包括功能性非潴留性大便失禁和功能性充溢性大便失禁;器质性(继发性)大便失禁则由明确病因所致的大便失禁。按病变程度分为完全性及不完全性大便失禁。干、稀便和气体均不能控制为完全性肛门失禁;干便能控制,稀便和气体不能控制为不完全性肛门失禁,又称污便。

1. 功能性大便失禁 根据儿童功能性胃肠病诊断标准如下。

(1) 功能性非潴留性大便失禁:①每月至少出现 1 次大便失禁症状;②无明确的导致大便失禁的原因;③无便潴留的症状和体征。满足上述 3 条标准,并且年龄大于 4 岁即可诊断。

(2) 功能性便秘所致充溢性大便失禁:①每周排便≤2 次;②每周至少有 1 次大便失禁发生;③直肠指检或 X 线腹平片有大便潴留征象。满足上述 3 条标准,并且年龄大于 4 岁即可诊断。

(3) 按失禁的程度临床上分为 4 级:①轻度污粪,偶有稀便溢出;②污粪,有正常排便,在排便间隔期有液状和小粪块流出;③部分失禁,平时污粪较多,稀便不能控制;④完全失禁,不能区别气体、液体和固体粪便,完全不能控制排便。

2. 器质性大便失禁　由明确的病因导致的大大便失禁或污便。

（二）大便失禁的原因

1. 功能性大便失禁　有关功能性大便失禁的报道较少，研究报告一组体格和智力发育均正常的功能性肛门失禁病儿，多数是在心理极度恐惧和精神抑制之后发病，如双亲死亡、不幸肇事，在学校怕老师批评，回家又怕父母打骂等。情绪激动和忧郁对大脑皮质的排便中枢有抑制作用，不能完成正常的排便动作，致肛门失去控制。

部分患者肛门失禁与便秘有关。便秘时粪便长时间潴留在直肠内，使直肠过度扩张和受者的感受性降低，直肠远端过度膨胀后，造成肛门括约肌松弛，当直肠内积满粪便，其压力超过括约肌收缩力时，粪便随时从肛门溢出，称为功能性充溢性大便失禁，经常与便秘同时存在。

2. 器质性大便失禁

（1）肛门缺陷：常见于肛肠和会阴手术后、会阴创伤及烧伤、先天性肛门狭窄、某些局部感染及肿瘤等。瘢痕硬化影响肛门皮肤的弹性，括约肌无力使肛门关闭，则造成失禁。表现为以下5种情况。①皮肤肌缺损：肛门皮肤肌呈放射状收缩肌，使肛门闭紧。先天性高位无肛，皮肤肌全无或部分缺损，肛穴处平坦无皱褶。手术后即使括约肌关闭很紧，肛门皮肤口也不能闭严，甚至使黏膜外露，分泌物污染内裤。②肛门口不圆不平：正常肛门开口为圆形，手术切口常为纵行或十字形，预防环形狭窄而缝成四角交错锯齿形。而括约肌的约束力是环形的，与皮肤开口不匹配，更难使肛门开口闭严。加之瘢痕不平而硬，便后擦不净，常致严重污便，而需成形修整。③肛门口小：指无弹性的瘢痕狭窄，可以是先天畸形，也可是后天瘢痕所致。造成既关闭不严，又开放不全，粪便积存过多既排出困难（便秘），又经常溢出稀便（失禁和污便）。④肛门口大：指会阴皮肤部分缺失，暴露直肠黏膜，女孩甚至会阴体裂开，直肠与阴道黏膜连成一片。一般以失禁为主。⑤排便无知觉：肛门瘢痕感觉不灵敏，影响便意信号的接受。皮肤不知冷热、不感到粪便已溢出。肛门虽有括约能力，但收缩不及时，至少造成污便。

（2）直肠缺陷

1）肛管直肠角不足：该角是由耻骨直肠肌环向前牵拉直肠形成锐角，肛管直肠角阻断了腹压向肛门传导的轴线压力，避免了平时突然腹压猛增下传时，将粪便挤出而出现污便。直肠手术时无论是神经损害或是肌肉损害，如果破坏了此角，都可能发生污便，严重者出现失禁。高位肛门闭锁，由于耻骨直肠肌发育不良，直肠肛管角度开大，甚至消失。

2）直肠上角（乙状结肠直肠夹角）消失：该角的作用是排便时直肠上端关闭，使排便时限制一次排便的容量。但肛肠拖出手术常将此角拉直，造成近端肠管内粪便源源不断地连续下移，则失去明确的排空感觉，甚至平时生活中常有便意干扰（随时刺激肛窦），干扰正常排便习惯的形成。

（3）肌肉缺陷

1）内括约肌缺失：内括约肌平时保持肛管关闭，保护肛窦不受刺激，肛门直肠测压显示为肛管高压区。多数患者系因肛肠手术时将肛管切除，少数因先天性高位无肛，内括约肌未发育。使得粪便（特别是稀便）经常达肛门口而不自知。如果肛窦正常，可能感到便意，但也来不及控制而出现污便。如果肛管直肠角及外括约肌正常，平时排出为成形干便，可无症状。但稀便仍难免污便。必要时需内括约肌重建术。

2）外括约肌损害：外括约肌是完全意识控制肛门紧缩关闭的器官，起到应急启动及执意加强紧缩的作用。特别是深层浅层外括约肌的绞锁作用：深层与耻骨直肠肌协同，浅层向后与深层对抗避免排便时使肛门前移。特别是外括约肌的浅层为皮肤肌，平时自然紧闭肛门口的皮肤环，避免黏膜外露，黏液污染内裤。一旦损坏（目前尚无法代替或修复类似的皮肤肌），很难保证不污裤（图26-36）。

3）肛提肌失控：肛提肌是盆膈肌群的重要成分，主要功能是稳定盆底，排便时对抗腹压，协助大便排出，保障直肠内粪便排净。此外能使肛门上缩，形成双臀间的深凹沟，保护肛门不受摩擦。肛提肌损害后导致大、小便不能排净，出现滞留性失禁。同时因会阴潮湿并受摩擦，常致肛周糜

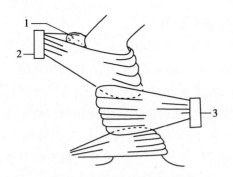

图 26-36 外括约肌三环绞索
1. 会阴中心体；2. 耻骨；3. 尾骨

烂。遗憾的是，因该处知觉迟钝，患者无主诉，缺乏护理要求，而致家长及医生均不重视，乃致溃烂很深。临床上常见于脊柱裂患者或脊髓神经损伤，修复困难。

（4）神经缺陷

1）神经管畸形：腰骶部脊膜（脊髓）膨出、脊髓拴系和骶尾椎发育异常，可能伴发肛门失禁或尿失禁。脊髓脊膜膨出患者，外括约肌和耻骨直肠肌失去正常神经支配，无收缩功能，处于弛缓状态。由于感觉和运动系统均受影响，直肠黏膜在粪便充盈时缺乏膨胀感，不能引起便意及发动排便动作，直肠内粪便随时排出，往往伴有尿失禁。脊髓栓系综合征（tethered cord syndrome，TCS）与排便排尿功能障碍联系密切，有报道 TCS 骶髓神经元发生变性坏死，盆底肌、肛门外括约肌失神经是导致粪便潴留、大便失禁的重要原因。隐性脊椎裂患者肛门痉挛和尿失禁发生率较高，盆底神经电生理检测显示会阴 - 肛门反射潜伏期明显延长，表明支配肛门外括约肌的神经传导功能异常，证明隐性脊椎裂对脊髓神经功能有影响。结肠传输试验结果显示传输时间明显延长，结肠传输指数为出口梗阻型。

2）脊髓损伤：随着社会的发展，交通肇事多发，儿童脊髓损伤发生率不断上升，外伤所致的脊髓横断和部分脊髓损伤导致排便排尿功能障碍日益受到重视。脊髓损伤的病理变化主要有：与损伤节段相对应的肠管上肠壁肌层副交感神经节数目减少，体积肿胀变性，保留的神经节细胞胞核深染，细胞质严重皱缩。黏膜下层的神经节亦发生萎缩变性。高位截瘫，脊髓失去大脑的控制。如果脊髓本身无损，则发生类似婴儿型反射性排便。脊髓损伤后因支配肠道运动的 S_2、S_3、S_4 神经的神经根受损，发生下运动神经元性损害。当支配肛管外括约肌的阴部神经作用丧失，则出现外括约肌舒缩紊乱，导致排便障碍。Gregory 报道不同水平面脊髓损伤时，便秘和大便失禁的发生率分别为：胸椎 95%、39%，腰椎 36%、84%，骶椎 50%、100%。此类患者训练疗法效果不佳，只能靠"姑息手术"改善生活质量。

3）运动神经损害：主要指脊神经的阴神经与副交感神经的盆神经而言。除先天性发育畸形外，多为手术损伤，必须强调预防。阴神经损坏出现外括约肌与盆底肌麻痹，外括约肌麻痹引起失禁，盆底肌麻痹失去腹压的抗力，使得排便困难。盆神经麻痹使得直肠不得收缩，内括约肌不得放松而发生顽固性便秘及粪便滞留。

4）知觉神经及接受器损害：直肠壁各层特别是肛窦的支配神经包括交感神经系的腹下神经丛纤维及脊髓神经骶丛的阴神经的感觉纤维受损，则失去粪便刺激（主要是压力感）信号的输入，不能形成反射弧，导致不知排便的粪便滞留。肛窦及外括约肌失去知觉，不知及时控制而发生失禁。

（王维林）

第十二节　排便控制障碍的治疗

如前所述，维持肛门自制的必备条件包括：完整的肛门直肠和盆底解剖结构和收缩功能、直肠良好的顺应性和正常的直肠肛门抑制反射和连续的骶髓和中枢神经反射通路。临床上常见两种排便控制障碍：排便控制的器官和组织结构完全正常，但反射失控，称为原发性或功能性控制障碍。如果任何一种器官组织结构有病变而引起排便控制紊乱，均称为继发性失控或器质性控制障碍。从治疗的角度要求，功能性失控则以排便训练为主，手术只为训练创造条件。器质性失控需纠正解剖异常，以手术治疗为主。

一、排便失控的训练疗法

正常小儿控制排便要靠意识训练，养成规律

排便。一般情况下,不需"有意识地训练",随着周围人对孩子的影响,潜移默化,即可达到正常人控制排便的要求。但是,有排便器官缺陷的患者,本来没有正常排便的基础,如果任凭患者自由发展,可能形成不良排便习惯,发展为便频、肛门糜烂,或发展为顽固便秘、继发巨结肠,需要排便训练治疗。

通过排便训练形成一个正常的排便习惯是排便控制障碍治疗的根本目的。常用有两种训练治疗方法。

(一)生活训练 在日常生活中训练培养排便习惯,称为三段排便训练法,主要用于儿童功能性便秘和便频的训练治疗。

1. 便秘的训练治疗

(1) 训练目标:每天一次排便,坐盆后5分钟内即可排出,一次排便可将直肠排空。

(2) 三段排便训练的原理:排便行为从新生儿的自然排便过渡到成人的意识排便,都是要经过训练学习而成。如果患者产生不良习惯,无法用语言教导纠正,就需要创造客观条件,使患者自己体会,产生系列的排便条件反射,最后形成符合人类社会要求的生物钟节律。三段排便法创造的客观条件,就是使患者的直肠"有空的时间,也有满的时间"。这个客观条件可使患者在主观上感到空与满的差别,逐渐意识到"满"了应该排便(因为"满"的同时,提供诸如坐盆、开塞露等协助排便的条件,为"满"制定了量化的"排便阈值")。也体会了"空"才算排完。因此,"定时"和"排空"是排便训练过程中核心和关键。

(3) 具体方法:共3个程序。每天定时让小儿坐盆,鼓励排便,准备开塞露,暂时不用,为第一段程序。提醒5分钟内排不出,则注入开塞露诱导排便,必须要求尽量排空,为第二段程序。擦拭肛门后,再坐盆注一支开塞露,以测验是否排空,多数只排出开塞露而无粪便,证明已经排空。如果仍有粪便排出,则说明未能排空,但也不需再用开塞露,本日到此为止,为第三段程序。每天严格准时进行训练。1~2周后患者逐渐习惯,再按情况发展而调整。

如果第一段坐盆后马上能排便,则免除第二

段,不必再注开塞露。擦拭肛门后仍进行第三段,再注开塞露以检验是否排空。如果连续3天,便后注入开塞露只排开塞露而无粪便,则可免除第三段的开塞露。此时虽然已经达到完全不用开塞露而能按时排便,但仍需密切监督,准备好开塞露,进行排便,称为监督排便,坚持半年到1年,以巩固已经形成排便习惯。在监督排便期间,无论哪天,5分钟不能排出,仍需注入开塞露。每隔1周,便后突然注入一支开塞露,作为抽查,检验是否排空。如排出粪便,则恢复每天的第三段开塞露,直到连续3天排空后再停。

对于顽固性便秘,有时一支开塞露不能诱发排便反射,可以同时注入2~3支。如果仍不排便,则需温生理盐水洗肠。一般大量陈旧粪便排出后,开塞露即可诱发排便。上述训练过程基本上由家长完成。因此,必须使家长全面掌握训练方法,充分了解原理。

开塞露是家庭常用药,使用细节仍需注意:首先检查开塞露的"插入头端"是否圆滑?是否会刺痛患者肛门?必要时可以用刀刮光或用砂纸磨光。再查开孔是否合适畅通?如不满意,不可修理开孔而破坏圆滑。可以在插入头管侧壁另开一孔。插入肛门时技术非常重要,在肛门处涂油(不是仅仅在开塞露上涂油)时顺便轻轻按摩做准备工作。然后轻轻缓慢插入开塞露,必须强调要插到底(球部紧紧顶住肛门)。稳定后,一次挤进全部开塞露,不放手迅速拔出空管。避免将注入液吸出,也缩短插管在肛门停留时间,减轻孩子的负担。注意不可引起疼痛,使患者反感、恐惧、不合作,以后很难坚持训练,也可能造成危险。所以事先必须说服接受。有人担心开塞露管插深,有损伤直肠的危险。其实恰恰相反,插入越浅越危险(图26-37)。孩子动,大人手不稳,难免左右摆动或前后滑动。

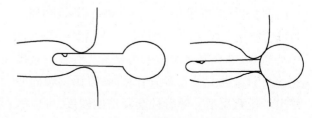

图26-37 开塞露侧孔及深浅对比

球体紧贴肛门,保证稳定,与患者同步移动,移动幅度也最小。排便训练时还要注意解除家长的疑虑,如使用开塞露是否会中毒?应事先解释:第一,开塞露为甘油、硫酸镁与水的混合物,无毒药;第二,用量很小影响不大;第三,注入后立即排出,来不及吸收,不会中毒。是否产生依赖性?开塞露训练排便的目的是设法鼓励孩子自己排便,其目标是摆脱开塞露。即使训练不成功,始终未能摆脱开塞露。成人之后,对生活质量影响也不大,不值得用手术或长期服药代替开塞露。

顽固性便秘患者训练效果不理想时,需要洗肠,利用等渗液体清除肠道内潴留的粪便,促进肠蠕动、防止便潴留和大便失禁。常用的灌肠液体有等渗盐水。对于粪便潴留严重并有继发巨结肠的患者可增加盐的浓度,或将少量泻药溶入灌肠液中,刺激肠管收缩,完全排空潴留的粪便。

清洁洗肠液体量计算方法:体重 <10kg 的患者按每 5kg 体重 60ml 计算,体重 >10kg 的患者按成人剂量计算。对于粪便潴留较重的患者应加大灌肠液量。判定肠道是否清洁主要根据洗肠后是否还有大便失禁的发生,也可拍 X 线腹平片观察肠管是否清洁。一般每日洗肠一次。洗肠不当也会出现并发症,如水中毒、高血容量、血清电解质紊乱、高钠血症、高磷血症、癫痫、严重者也可死亡。如果家长自己洗肠,建议带患者先到医院去洗肠,掌握了洗肠的技术后,回家再给小儿洗肠。

家庭洗肠技术有两种:一种为吊桶式洗肠器法,另一种为注射器洗肠法。在家庭可以将吊桶挂在高处,连接皮管再长出 1m。贮满洗肠液后,夹闭皮管,随用备用。排便时接一合适肛管,插入肛门约 10cm,扶住固定。放开皮管夹,使洗肠液自然流入直肠,患者感到腹胀急排时,夹闭皮管,拔出肛管排便。小婴儿按年龄估计洗肠液量,同时摸腹部结肠胀满硬度。学龄儿期,可教会患者自己做。注射洗肠器为一个 50~100ml 容量注射器,与肛管相接。再经插好之肛管注入结肠。按患者年龄需要,可反复几次注入需要量。然后坐盆排便。注射器也可吸入多只开塞露,以诱发顽固便秘患者便意反射。随着社会经济的发展,可以购置专门的洗肠器械和包装好的无菌生理盐水,在家里完成洗肠。

对于顽固性便秘或继发性巨结肠、结肠粪石的患者,上述洗肠治疗可能效果不理想,则建议经阑尾造瘘或者结肠造瘘顺行洗肠,文献报道效果要优于普通的经肛门逆行洗肠。1990 年 Malone 等把阑尾造瘘与顺行性结肠灌洗结合起来,提出经阑尾造瘘顺行可控性结肠灌洗技术(malone antegrade continence enema,MACE),已被广泛应用于临床,收到良好效果。①MACE 适应证:任何原因引起的难治性大便失禁和顽固性便秘,如高位肛门直肠畸形、神经管畸形、难治性便秘(先天性巨结肠,肠神经元发育不良)、会阴部严重创伤等。②外科操作要点:阑尾造瘘(图 26-18),腹壁皮瓣插入,避免狭窄及黏膜暴露。可供随时插管顺行洗肠。为了美观可经腹腔镜将瘘口置于脐环内。有时结肠太短,无法使粪便成形,可在腹壁上行小肠折叠有瓣造瘘代替直肠(Kock 手术),定时插管排便(稀便)或洗肠(图 26-17)。③洗肠技术:大部分儿童自行或由家长协助插管,洗肠液、冲洗时间和冲洗间歇根据个体状况而异。洗肠液一般用生理盐水、含磷酸盐液、盐水和甘油的混合液、肥皂水或自来水等。洗肠液量 80ml 到 1L 不等,以肠道清洁为限度。大多数患者 48 小时冲洗 1 次,洗肠时间为 1 小时左右。

值得一提的是,目前顺行洗肠在我国被认可程度低于国外,无论患者还是家长,对这种洗肠的依从性尚有待提高。

2. 便频的训练治疗

(1) 基本理论:便频患者粪便在肠内停留时间短,水分不得吸收而形成稀便,稀便更易刺激产生便意和使大便急促排出,形成恶性循环。切断便频恶性循环有两点,即延长粪便停留时间与减少粪便水分。适当采用治疗腹泻的药物、炭末等,延长粪便在肠管内的停留时间,增加水分吸收。但最基本的疗法仍是生活中训练。训练的目标是逐渐改变生物钟节律,使排便的间隔时间延长,最终达到每天排便 1 次的目的。

(2) 具体办法:分 3 个阶段训练。

第一阶段,摸清排便规律。首先做到排便后使直肠保持一个时期彻底空虚,无便可排。待又有便意时,再洗肠使其空虚,又待再有便意时,再洗肠。摸清便意出现时间大致规律后,规定一个定时排便时间(例如每2小时),坚持按时排便,不到时间即使自然挤出,也不坐盆。如果不能坚持,缩短排便时间,保证每次排空,便后用一支开塞露。这一阶段目标是训练一个定时排便的习惯。待排便间隔时间稳定后,进入下一步训练。

第二阶段,逐渐延长间隔时间。开始延长15分钟、30分钟,每延长一段时间,必须达到稳定,然后再延长时间。便频一般都是白天活动时间,偶尔夜间遗便或惊醒排便。所以必要时临睡前服用催眠药,有助于防止睡眠时排便。第二阶段的任务必须达到夜不排便,常用方法是:醒后即排便,然后每天8、12、16、20时,4次排便。为了预防夜遗,睡前排便后用开塞露清理直肠。如果每天4次不能维持,可以增到到每天6次。平时预防污裤,可带尿不湿。第二阶段的训练目标是每天1次排便,如果每天2次或3次可控排便,也不影响生活。

第三阶段,训练目标是自主排便。不需别人提醒,不需尿不湿,按时有便意,有排空感觉。至少严格监督排便半年到1年,才能真正达到自主排便的目的。

训练治疗中兼顾饮食调整、药物镇定与必要的手术配合。手术后便频,还要针对病因治疗。

(二)生物反馈训练 利用物理仪器方法进行排便训练,通过电脑程序控制的节律性刺激进行被动的肛门排便活动。包括感受器对便意的知觉训练与有关肌肉的协调舒缩运动锻炼。

生物反馈训练具有双重临床价值,既可以应用到功能性排便控制障碍的儿童,也可以应用于肛肠外科术后排便控制异常的患者。通过生物反馈训练,不仅使患者的便意感觉灵敏,提高盆底和肛周肌肉群收缩力,而且训练的效果给患者及家长以精神鼓励和信心,为生活训练创造积极条件。生活训练在家庭进行,与起居生活息息相关,既不吃药,又不开刀,好像没有治疗。而生物反馈训练开始时要去医院,用现代化仪器进行刺激治疗。辅之以患者和家长的信心以及配合训练的热情,常常是训练成功的关键。但是必须注意,真正的控制排便,必须是主观控制,生物反馈只是"协助"训练。

生物反馈训练包括以下4个步骤:①填写排便日记,对排便控制障碍程度进行临床评估;②进行肛门功能检测,确定排便功能障碍的病理改变类型;③制定方案,进行针对性生物反馈训练;④训练效果评价,定期随访。

1. 填写排便日记 建议家长填写2周左右的排便日记,记录每日污便和失禁的次数、泄漏肠内容物的性质、什么情况下泄漏气体、液体或成形大便、能否区别肠内容物的性质是气体、液体或固体、有无便意等,通过排便日记可以对肛门失禁程度进行准确判定。

2. 肛门功能检查 对肛门功能进行全面系统的客观检测,评估患者排便障碍的病理改变类型,为有针对性的生物反馈治疗提供依据。

(1)直肠肛管测压:目前三维高分辨率多导压力检测仪已经广泛应用,检测指标有以下几个。①直肠肛管压力:包括肛管静息压(代表肛门内括约肌功能)、肛管最大收缩压和最大收缩时间,后两项指标主要代表肛门外括约肌、盆底肌收缩功能。②直肠肛管反射:包括内括约肌松弛反射和外括约肌收缩反射两种,松弛反射阈值是指能引起肛门内括约肌松弛反射的直肠最小扩张容量。收缩反射阈值是能引起肛门外括约肌收缩的最小直肠扩张容量,只有达到直肠感觉的膨胀容量才能引发肛门外括约肌收缩。③直肠感觉阈值:指引起直肠短暂感觉的最小直肠充气量。直肠恒定感觉值是指直肠感觉持续存在的直肠充气量;直肠最大耐受值是指感觉到直肠内明显不适或疼痛时所需充气量,这三项指标代表直肠的感觉功能。感觉收缩时间是指从气囊膨胀开始至感觉膨胀后立即收缩肛门外括约肌所需的时间,是评价直肠感觉和括约肌神经传导功能的综合指标;直肠顺应性是指直肠容积变化与压力变化的比值,代表直肠壁弹性。

(2)肛门括约肌肌电图:记录静息、收缩和排便状态下的肛门外括约肌肌电波形。①静息状态下肌电振幅主要反映Ⅰ型肌纤维数量,参与静息状态关闭肛门作用;②收缩状态下肌电振幅则主要反映肛门外括约肌收缩力量;③痉挛指数反映排便动作时肛门外括约肌松弛程度。计算公式:痉挛指数 =(排便动作时肌电振幅 – 静息肌电振幅)/(用力收缩肛门时肌电振幅 – 静息肌电振幅),正常为负值,出现排便动力异常时痉挛指数增高为正值;④单纤维肌电图:测定肛门括约肌肌纤维的密度,了解肌肉神经性病变。

(3) 肛门括约肌神经电生理:反映肛门括约肌神经传导功能。①会阴 - 肛门反射潜伏期:测量从阴茎背神经(刺激点)的感觉信号传入到骶髓中枢,经过中枢的突触间传递再产生运动信号传出到肛门外括约肌(记录点),整个反射路径的神经传导时间;②脊髓 - 肛门反应潜伏期:反映从骶髓神经根至肛门外括约肌的运动神经传导时间;③马尾神经诱发电位潜伏期:反映从神经刺激点到马尾神经的感觉神经传导情况。

(4) X 线排便造影:①首次漏出量。将钡糊注入直肠,出现钡糊自肛门流出时的注入量,反映肛门直肠综合控制能力。②直肠肛管角。是耻骨直肠肌环绕直肠向前上方悬吊牵引形成的夹角。③直肠肛管交点移位是在排便动作时直肠肛管交点垂直移动的距离。后二项反映盆底肌的功能,是评价肛门功能的重要指标。

(5) 结肠传输试验:吞服不透 X 线的标记物观察标记物在结肠内的传输情况,计算结肠传输时间,是判定结肠动力的客观检测方法。

(6) 球囊逼出试验:①排出球囊容量,指成功排出球囊的最少注水量。②球囊排出时间,指从开始排便至球囊排出所需时间,是反映排便力量的指标。

(7) 肛门直肠形态学检测:肛门内超声、CT、MRI 等可直接显示肛周肌肉形态学异常,对于评定肛门括约肌功能和生物反馈训练后肌肉形态改变具有重要意义。

3. 制定排便训练方案　综合全面系统的客观检测结果,评估排便障碍的病理类型,设计针对性的个体化生物反馈训练方案。只存在一种排便机制异常,选择相应的一种方法进行训练即可。如果存在两种或两种以上的排便机制异常,先选择影响排便功能最严重的病理类型进行矫正,然后依次矫正其他异常。下列 5 种针对不同病理改变

的训练方法,基本按照以下步骤进行:①以患者能听懂的语言讲解正常排便过程,排便过程中盆底各肌肉的协调运动以及结肠和直肠活动在排便控制中的重要作用,使患者对自身疾病有一定的了解,争取患者主动配合治疗,激发其参与训练的信心和积极性;②给患者展示正常人应达到的标准和波形变化,让患者在观察监视器波形情况下通过不断训练来达到这一标准,并产生这种波形;③关闭监示器上的反馈信号,观察患者训练动作是否正确,并不断强化使其建立反射;④结束强化训练,间断巩固训练,定期随访。

(1) 加强肛周肌肉力量训练:适于收缩状态肌电振幅和向量容积低于正常的大便失禁患者。将肛探电极插入肛管,指导患者边观察监视器肌电波形,边摸索调整用力方式,尽最大努力提高肌电振幅,并延长括约肌收缩时间。每天训练 2 次,每次 30 分钟,待患者学会使用肛周肌肉进行收缩训练 3~4 天后,可使用便携式训练仪在家中训练,待肌电振幅和最大收缩时间达到正常标准后,停止强化训练,改为在家中进行间断巩固训练。

(2) 改善直肠感觉阈值的训练:适于直肠感觉阈出现异常的便秘和大便失禁患者。将带有气囊的测压导管插入直肠,膨胀气囊达到患者感觉阈值,然后减少 5~10ml 注气量,在患者观察监视器压力波形的情况下,反复注气,让患者仔细体会并牢记气囊膨胀感觉,然后关闭监视器,随机地注气或不注气,如果回答次数至少 75% 正确,说明感觉阈已达到这一水平。然后再次减少气体量 5~10ml,重复上述过程,直至感觉阈降到正常水平。

(3) 缩短括约肌反应时间的训练:适于感觉收缩时间延长大便失禁患者。首先膨胀直肠内气囊以达到患者感觉阈,让患者感觉到直肠膨胀后立即收缩肛门外括约肌,患者可通过监视器观察从气囊膨胀至括约肌收缩所需时间,通过不断训练逐渐缩短感觉收缩时间,直至达到正常。

(4) 建立肛门括约肌收缩反射的训练:适于直肠肛管收缩反射阴性的大便失禁患者。在患者直肠感觉阈和感觉收缩时间均达到正常后,继续进行膨胀气囊训练,通过不断巩固,使患者能够建立

26

条件反射,只要直肠出现轻微膨胀感觉,肛门括约肌就会立即出现反射性收缩。

(5) 改善排便动力的训练:适于排便动力异常的便秘和大便失禁患者。表现为排便时,耻骨直肠肌和肛门外括约肌不出现松弛,而异常收缩,使肛管直肠角变钝,肛管压力上升,粪便排出困难。如果 5 次排便动作(直肠压力升高 30mmHg)肛门括约肌肌电至少有 4 次升高就可认为是排便动力异常。先让患者观看正常排便时肛门外括约肌肌电波形变化,然后在直肠气囊内注入一定量的气体后,让患者在观察监视器肌电波形情况下,做排便动作,并通过一定方式(如想象、意念等)尽量缩小肌电振幅,如此不断训练,进行巩固。然后关闭监视,做排便动作,如果 5 次排便动作至少有 4 次肌电振幅降低,则认为排便动力训练成功。再进行巩固训练 3~4 天后结束训练。也可使用便携式训练仪在家里进行训练。也有使用直肠气囊排出试验作为反馈方法。

训练注意事项:①因训练需要患者听懂语言和合作,因此年龄要求在 5 岁以上,智力发育正常。②生物反馈训练同时,需要家庭排便习惯训练,即每日三餐后 30 分钟内立即到厕所训练排便,经过 1 周左右的训练都能按要求排出粪便,以此保证每日 3 次排空直肠,减少粪便潴留,可以有效防止大便失禁的发生,同时也对伴有便秘患者的防治有利。

4. 疗效分析与定期随访

(1) 临床评估:主要采用排便日记,记录每天大便失禁或污便次数,每周排便次数,是否使用泻药、是否存在腹痛等,根据记录综合分析。大便失禁训练有效的标准:在一定记录时间内失禁次数至少降低 75%,也有使用降低 90% 作为有效标准。Miner 等使用患者主观问卷评价进行评估:①你是否认为你的排便控制已获得改善?②大便失禁要发生之前你是否已有更强的警觉?③你的生活方式是否已获得改变?④你能否离家更远进行活动?⑤你能否离开厕所更远进行旅游?也有使用 Kelley 评分法或其他评分法进行大便失禁疗效评估。便秘训练有效的标准:不使用任何泻药每周能无明显困难排便 3 次以上,每月污便少于 2 次,并持续

4 周以上。

(2) 客观检测评估:经过首次随访的客观检测之后,患者在家中自己进行收缩肛门和排便习惯训练,1 个月后重复上述客观检测,对比训练前后的相应指标变化,评估训练效果。

由于生物反馈涉及心理学、生理学和机能康复治疗学等多个学科领域,因此影响疗效的因素很多,也很复杂,良好的医患关系,患者及其家长对治疗的强烈要求和信心,患者心理健康等也是保证生物反馈训练成功的关键因素。因为生物反馈训练主要依靠患者自己训练,并不是被动地接受治疗,所以只有充分调动患者的训练积极性,增强战胜疾病的信心,才能保证训练顺利完成,并取得良好治疗效果。在进行训练之前,要以患者和家长能听懂的语言,对肛门直肠的解剖、肛门控制机制、生物反馈训练原理以及仪器的使用与性能进行耐心细致的讲解,使患者能够理解并积极配合训练,还要不断地进行鼓励,提高患者训练的兴趣和积极性。同时还要鼓励患者参加正常的社会活动,消除心理障碍,使患者以积极乐观的态度对待学习和训练,这样不仅能提高患者的排便控制能力,还能提高患者的生活质量,这才是生物反馈训练的最终目的。

(三) 肛肠手术后的康复训练 目前不少医院术后忽视康复训练,对肛肠术后疗效水平产生负面影响。其实肛肠手术后,有史以来就有很好的常规,就是"术后扩肛 3~6 个月",至今肛肠医生普遍遵循,术后扩肛的目的有 3 条。

1. 预防狭窄 肛门手术很难保证无菌一期愈合,必然形成环形瘢痕,必成狭窄。一般瘢痕变化规律是术后 2~6 个月为增生期,瘢痕最大最硬。以后逐渐萎缩软化。所以术后常规扩肛 3~6 个月。

2. 定期随诊 预防狭窄是人们的主观愿望。一旦发生狭窄,扩肛困难或出血,通过随诊,及时发现并得到纠正。在互联网时代,许多随诊和健康指导可以经过网络医患互动进行,极大地方便了患者。

3. 刺激排便 每天定时扩肛,势必引起排便。家长自觉促使患者排便排空,以便清洁会阴,整理衣裤。每天定时排便排空,就是理想的排便训练。

6个月以后,巩固的排便习惯自然形成。如果医生未能交代清楚,家长可能无规律地扩肛,给患者造成不良排便习惯,很难纠正。医生不过一句话,可避免很多复杂问题的产生,也避免了肛门手术留下不良的社会印象。一般不良习惯,到中学时期,患者自己多能代偿,适应社会规律。遗憾的是,有些医生发现排便不满意,不考虑训练,而改造原来的手术方式,破坏解剖结构,使情况变得更复杂。即使必须手术,术后也需要在训练基础上,提高排便控制能力。

(四)骶神经刺激 骶神经刺激(sacral nerve stimulation,SNS)是近年来开始使用的一种新的物理疗法,截至2019年,统计有关19岁以下儿童接受SNS英文文献28篇,其中12篇便秘(269例),16篇肠道和膀胱功能障碍(441例),4篇(29例)涉及肛门直肠畸形。它是通过电极刺激,缩短结肠传输时间,以达到促进粪便排出的目的。骶神经调节分为经皮调节和植入式两种。同生物反馈疗法一样,其对出口梗阻型便秘效果疗效较确切,对其他型便秘疗效欠佳,且远期持续疗效有待提高。Leanne等给予39例出口梗阻型便秘患者经皮电刺激治疗。结果显示73%患者的症状得到缓解,其中患者年内未在复发,25%~33%的患者治疗6个月内再次出现便秘。

二、内科疗法(包括药物、饮食、体育运动)

1. 均衡饮食 纤维丰富的食谱可以增加粪便量,有利于培养每天排便的习惯。24小时的粪便量少达不到压力阈,不能诱发排便反射。有人认为2~3天一次排便也可以,排便无困难,节省时间,方便生活。然而,2~3天的间隔排便比每天定时排便更难训练和掌握。特别是更难训练孩子。因此还是要求每天排便。然而事实上随着生活水平的提高,食物越来越精细,孩子的便秘现象确实越来越多。若经常让孩子吃粗食,也不现实,可适当注意搭配,但大前提是不可倒置。不能为了排便限制饮食,应该养成吃什么也要正常排便的习惯。这就需要从小儿时期注意培养每天排便。预防直肠被撑大,需要大量粪便才能诱发排便。饮食调

整的原则,是在不能损害患者食欲的前提下,适当增加患者爱吃的纤维食品。无论如何也要督促患者每天定时排便。必要时可用开塞露。

2. 加强运动 对于排便控制来讲,体育运动当然是必要的,加强腹肌力量锻炼,增加肺活量,为排便动作发生时储备足够的腹内压力。特别是肥胖儿,腹肌软弱,肺活量太小,经常训练是有益的。

3. 药物干预 为了增加肠蠕动与粪便水分,适量的润肠药、泻药等偶尔应急时可以应用,但治疗便秘长期使用则弊多利少。首先是产生耐药,越用越多,有时常需增至数倍剂量才能生效。泻药的种类很多,选用要有针对性。有人主张正常排便小儿每周服一剂泻药(中医称清火)清理结肠可能积存的粪便,对小儿消化功能的训练有利,也比较符合一般临床经验。

4. 肠道菌群调节 肠道菌群有助于调节肠道微生物平衡,产生抗菌物质,竞争营养物质,从而抑制有害菌,通过诱导黏附素的分泌或阻止细胞凋亡来增强肠道的屏障功能。目前广泛使用的益生菌主要包括双歧杆菌和乳酸杆菌。双歧杆菌还可以产生多种有机酸,降低肠道pH,同时产生抗菌物质,抑制腐生菌。乳酸杆菌能产生乳酸,能使金黄色葡萄球菌细胞膜瓦解,对其起到抑制作用。益生元主要包括乳果糖、低聚果糖和低聚半乳糖等,可以促进益生菌增殖,调节胃肠动力。

三、手术疗法

手术多限于修复局限性皮肤与肌肉缺损,主要用于先天性畸形与手术后遗病变的修复。由于引起大便失禁的病因往往不是单一的,且每个患者的重点亦有所不同,因此如果对失禁的原因判断不准确,或手术针对性不强,术后效果必然会受到影响。术前的临床诊断应充分具体,以便选择最适合该患者的手术方案。

(一)术前诊断 术前客观准确评估患者排便功能障碍的具体原因,是否具备手术适应证至关重要。

1. 病史采集 仔细收集小儿大、小便失禁的病史对诊断和制定治疗方案十分重要。由于小儿

大便失禁与协调性因素常有密切关系,许多患者曾行手术,因此应了解原始档案记录的有关部分,如肛门闭锁类型、术前评价、手术方法、术中所见、术后康复治疗与功能恢复状况、有否其他系统的并发症如骶骨发育不全、术后有无尿失禁等。为了判断失禁的程度,了解失禁或污便的次数和量、漏出物的性质。漏出前能否感觉到漏出物的性状,是气体、液体或固体;有无便意和便急感,有无直肠充盈量的感觉。

2. 局部检查 会阴部检查十分重要,注意肛门位置是否在坐骨结节连线之后正中。会阴、肛门周围有无粪便污渍、溃疡、糜烂或瘢痕。肛门形状是否圆整。用棉签或钝头针轻轻刺激肛周,观察是否引发肛门外括约肌收缩。用力时肛门外口是否有收缩,外口是否能够关闭,会阴中心腱下降程度,直肠黏膜有无脱出。肛门指诊了解肛门口的大小、柔软性、扩张性及收缩力;有无瘢痕及软硬度、累及范围;判断直肠是否有大便存留,存便的量和性质,如果直肠内充满大便,而患者没有便意感觉,提示直肠顺应性过高,常见于慢性便秘患者。年长儿通过肛门指诊可以了解肛门括约肌的收缩能力,特别是模拟排便动作时盆底肌群与肛门外括约肌的运动是否协调。最后观察手指退出肛门时是否有闭合反应。肛门指诊是临床常用的检查手段,对判定排便运动是否协调的敏感率为75%,特异率为87%。然而很多医生意识不到肛门指诊在排便功能障碍是诊断价值。一项研究对256名毕业前医学生调查显示,仅有17%做过肛门指诊,其中48%不知道肛门指诊的作用和价值。因此,对临床医生特别是小儿外科医生来说,应当重视肛门指诊在评估排便障碍的应用价值。

耻、肛、尾三角(P、A、C三角)的测量可以反映盆底肌的状态,通过耻骨结节、肛门开口和尾骨尖三点距离的测量,绘出三角形,A角和低高比数值来评价盆底肌的位置。正常发育良好的新生儿肛提肌向下弧突小,呈扁平状,漏斗的形态宽而短,而在肛门直肠畸形的患者,肛提肌向下弧突明显,横纹肌复合体的漏斗状变尖变长,这种变化实际是反映出盆底肌的发育程度和功能好坏程度。越是高位肛门直肠畸形,或是盆底肌瘫痪严重的患者,漏斗状结构就变得越尖越长。

3. 特殊检查 随着现代检测手段的进步,可在接近生理状态下实时观察排便功能,即X线动态排便造影、同位素排便造影。肛门外括约肌的神经电生理检测和多维向量测压技术和三维成像应用,可对肛门失禁等排便功能障碍的病因、病理进行深入探讨。

(1)放射学检查:①动态排便造影。患者钡剂灌肠后,坐在透X线便盆上、提肛、憋便、诱导排便和用力排便,全部动作可在X线侧位片或录像显示。盆底肌下降状况、肛直角的改变、肛管长度等都可从造影检查资料获得。现代高级三维成像技术显示得更细,但并非必需;②钡剂灌肠。钡剂灌肠本身既可以提供关于结肠管径,存便量和形态的最直接手段,而钡剂灌肠X线造影时,显示的直肠肛管角主要由耻骨直肠肌环绕直肠向前上方悬吊而成,该角度大小直接反映耻骨直肠肌的位置和功能,正常小儿呈锐角(79° ± 11.6°),肛门失禁时,常常超过115°。

(2)肛直肠测压:通过肛门直肠测压,可了解肛管静息压、收缩压、高压区长度、直肠感觉以及直肠肛门抑制反射等信息,对肛门失禁评价的临床意义很大,尤其是肛管向量容积,更直观用三维图像反映肛管压力分布及对称状况。

(3)现代影像学检查:①肛管内超声。肛管内超声扫描对肛门失禁患者可提供肛门部位及括约肌改变的重要信息。横纹肌有线性超声特点,耻骨直肠肌为V形,肛门外括约肌为一增厚环状影像,内括约肌为清晰的低回声环状带,其宽度为1.5~4mm,随年龄增长而增宽。自主收缩时可清晰见到盆底肌群的运动。括约肌损伤所致肛门失禁,可见环状括约肌连续性缺损及瘢痕形成,由于瘢痕组织多少不同,而呈高回声、混合回声或低回声区,有时括约肌环不对称,可作为肛门失禁患者选择手术方案的参考。②CT、MRI盆腔结构三维重建。早在1985年Konda Ikawa先后报道了应用CT扫描技术研究肛门直肠畸形发现患者耻骨直肠肌及肛门括约肌的发育明显低于正常儿童。1990年Sachs应用MRI技术获得同样结果。CT及MRI可显示肛周肌肉发育及损伤的程度,有助于判定肛门失禁的原因、术式选择及肌肉移植后的疗效分析。

（4）肌电图：肛门括约肌和提肛肌的收缩活动都可通过肌电图检测显示。肛门表面电极对儿童比较容易接受，其显示综合肛门括约肌的整体肌电活动状况，甚至还可能包括周围的盆底肌、附近的臀肌、内收肌等的肌电传导。针电极一般只在手术台上、麻醉下应用。可以精确显示各组肌群或肌束的肌电活动。正常小儿肛门外括约肌表现为连续性电活动，刺激时或自主收缩时，无论波幅或频率均明显增高，肛门外括约肌静止时，波幅为 $35.4 \pm 8.8\mu V$，如果低于 $30\mu V$ 就可出现肛门失禁。

（5）结肠传输时间测定：服用不透光颗粒可以测定全肠传输时间、结肠时间，以了解肠运转功能。

（6）内镜检查：对肛门失禁患者，在怀疑有直肠以上合并病变存在时，可行结肠镜检查。可了解肠管内瘢痕或黏膜病变、乙状结肠内粪石、结肠黏膜炎症或其他病变。

（7）盐水灌注失禁试验：让能合作的较大患者坐在便盆上，灌肠桶在比患者肛门位置高出 1m 的高度，灌肠液保持 40℃，用恒定的压力阈速度自然流下注入直肠，并令患者尽量憋住不使其排出，直到无法阻止盐水从肛门流出。记录流出前最大灌注量。

（二）常用手术方法（原理与针对性）

1. 皮肤成形

（1）切除缝合：用于肛周会阴小瘢痕，应严格遵循成形外科原则。会阴广泛瘢痕包括肛门则需广泛切除，皮瓣转移植皮，肛门处剪成小圆孔与肛门黏膜密缝。必须强调，如果肛周皮肤完好或有任何些许保存，也必须保留完整边缘与植皮密缝，不可任意切除。

（2）V-Y 手术：用以修改肛门皮肤环形口大小（图 26-38）。

（3）皮瓣插入：用于管状肛门皮肤狭窄（图 26-39）。

（4）肌皮瓣插入：用于会阴广泛缺损。取皮肤、皮下组织包括深肌膜及部分耻骨肌（肉），整体转移插入肛门阴道间的横切口中（图 26-40）。与切口

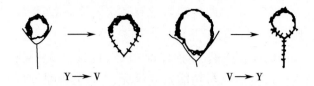

图 26-38　V-Y 手术

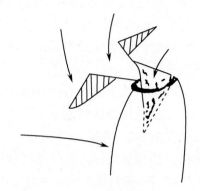

图 26-39　皮瓣插入

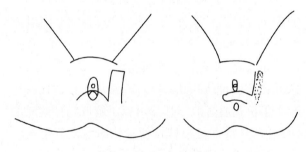

图 26-40　肌皮瓣插入

中的肌肉、肌膜、皮肤逐层缝合。取皮伤口松解后缝合或植皮覆盖。

2. 肌肉重建

（1）外括约肌重建：用于自主肌损害性失禁。

1）股薄肌转移肛门外括约肌成形术（Pickrell 术）：1952 年 Pickrell 首先提出用保留血管神经的股薄肌围绕肛门，重建新的肛门外括约肌。Hartle（1972）采用双侧股薄肌，切断远端血运不良的肌性部分和腱性部分，两侧肌肉经直肠前方环绕对侧直肠侧方，在直肠后方相互缝合。此手术适合 5 岁以下儿童。

手术方法：在股薄肌体表投影的中下 1/3 处做与肌肉走向一致的切口，长 3~4cm，自前向后钝性分离。在胫骨髁内侧做第二个切口以显露并切断该肌腱的远端，拉回自第一个切口提出。经第一个切口沿游离之肌肉向上继续游离，在该肌起点

下方做第三个切口,并提出全部游离肌肉及肌腱。以锐、钝结合形式经此切口至肛周做一环形隧道以容股薄肌无约束地通过,沿肛管周围缠绕1周。最后把肌腱缝合在耻骨或坐骨结节内侧的骨膜肌鞘(图26-41)。亦有人主张把肌腱远端劈开分为两部分,一部分缝合在坐骨结节,另一部分与对侧植入的股薄肌相应对称的一部分,互相交错在肛管后方缝合。使双侧股薄肌环绕肛管形成一个完整的括约肌环(图26-42)。Holl(1976)、刘贵麟(1991)先后用去神经保留血运股薄肌转移肛门外括约肌成形术,通过去神经,达到改造股薄肌成为具有耐疲劳的肛门外括约肌特性的肌肉。Beaten(1988,1991)设计的以低频电刺激改造后的股薄肌移植获得临床成功。

位时肛门括约肌和臀大肌都处于收缩状态,而蹲位或坐位排便时括约肌松弛,臀大肌亦处于松弛状态。20世纪初 Chestwood、Shoemaker 及近代的 Prochianty、Henty 等都报道了臀大肌瓣转移肛门外括约肌重建手术。较多采用两侧同时移植的方法,肌条前半部顺其肌纤维方向劈开为两叉支。从皮下通至肛管,两叉支分别穿过肛门周围皮下隧道的肛前和肛后孔环绕至对侧相互交错缝合成为肌环,闭紧肛管。亦可分别固定缝合在耻骨结节和坐骨结节上(图26-43)。如此形成两个相反方向牵拉的肌肉环形结构。

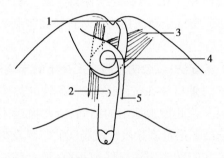

图 26-43　臀大肌双环
1. 骶骨;2. 阴茎;3. 臀肌下三分之一;4. 肛门;5. 耻骨

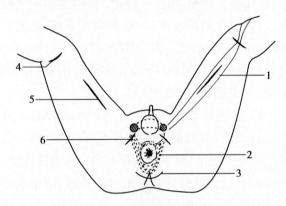

图 26-41　股薄肌移植切口
1. 肌薄肌;2. 肛周;3. 尾骨;4. 肌腱;5. 肌腹;6. 耻骨

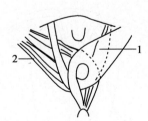

图 26-42　臀大肌移植
1. 左肌腹;2. 右肌腹

2) 臀大肌瓣转移肛门外括约肌成形术:臀大肌是肛门附近的一组巨大而强有力的横纹肌,其支配神经的臀下神经源自 L_5~S_{12} 脊神经节段;而支配肛门外括约肌和提肛肌的神经都是阴部神经,源自 S_1~S_4 脊神经节段,可见臀大肌和肛门外括约肌具有同源的神经供应,日常生活中直立

手术方法:骶骨下部至双侧坐骨结节行弧形切口,暴露两侧臀大肌下缘。沿下缘选肌瓣宽约2cm,沿肌纤维方向与分界向远侧分离,不超过坐骨结节的矢状线,游离后将各自的前瓣等量沿肌纤维劈成两叉,各自经过肛管前后隧道穿过,并与对侧穿过隧道的肌肉条相互交错,形成完整的环绕肛管。两侧拉紧缝合时以手指在肛管内侧松紧适度,并且分别固定于骨结节。臀大肌与周围组织的肌膜不很清楚,分离较困难,手术创伤亦较大。

3) 游离掌长肌移植:瑞典 Freiberg 用游离的掌长肌移植于颞肌与口轮匝肌之间以纠正口角下垂,偶尔也用于肛门括约肌。1988年北京刘贵麟进一步研究用以加强外括约肌。因为取材简单,移植物体积小,需要隧道小,几个小切口即可完成环形括约肌。只是厚度及收缩力较差,用以加强原有的括约肌,不失为可选手术。

(2) 内括约肌重建——不自主肌性失禁:肛门内括约肌系肛管齿状线下肠壁环肌(平滑肌)增厚,

为保持肛管持续静息压的组织学基础,肛管静息压80%~85%来自该肌。高位肛门闭锁患者常无内括约肌。如果外括约肌等横纹肌结构发育不佳,很容易出现术后大便失禁。

Schmidt(1978)采用游离的肠管平滑肌,在一定张力下围绕肛门缝合。Holschneider(1980)报道在腹会阴拖下手术同时,把末端结肠去黏膜,肠肌层向上翻转180°~360°缝合,使新肛管末端的肠壁肌层加厚,希望起到内括约肌的作用。动物实验和临床证明,翻转的肠壁肌层增厚可使局部腔内压力明显增高。组织学观察可见部分肌间神经节出现变性和坏死,但肌纤维保持正常。术后肛管测压亦证实这个新的括约肌对直肠膨胀刺激出现松弛反应。

手术方法:经会阴或腹会阴拖下的末端肠管,拖出肛门外口3~5cm,剥除该段肠管的黏膜及黏膜下层。若此段为拖出的结肠,应在血运不受影响的基础上尽量剥除该短段肠壁的浆膜及附着的肠系膜和脂肪垂组织。仔细止血,观察肠管切缘血运良好,上翻一折或两折(外翻180°~360°),缝合固定。把这一段返折的肠端与周围裸露的横纹肌(括约肌和盆底肌)缝合固定,并使肠管平滑肌和周围的横纹肌密切接触。最后肛门皮肤口与返折肠的远端折叠边缘缝合成为肛门口(图26-44)。

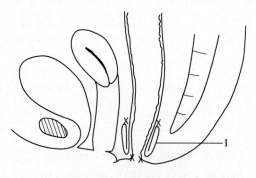

图26-44 内括约肌重建
1.直肠末端肌层反射

(3)盆底肌重建——髂腰肌盆底悬吊术:近年来许多学者都已注意到盆底肌对排便控制的重要性。盆底肌损伤,不管是肌源性还是神经源性,都可引起难治性便秘和失禁及盆腔脏器脱垂(如直肠脱垂)。在儿童最常见的为腰骶部脊膜膨出合并

神经性膀胱和神经性排便障碍。

肛提肌群是盆底肌的主要成分,由髂骨尾骨肌、耻骨尾骨肌和坐骨尾骨肌组成。其中部纤维还参与形成肛门纵肌。肛提肌在功能上具有两重性,既是排便的控制肌又是排便肌。Shafik认为,排便时耻骨直肠肌和括约肌松弛,肛提肌保持张力,与腹部向下的压力对抗。通过肛门纵行肌使肛管固定,并使肛管变短变直,加上腹压增高即可把肠内容物排出肛门。而平时生活中,非排便时的任何腹压增高(如咳嗽、用力等),都可使肛门括约肌和肛提肌反射性收缩,盆底肌抬高,耻骨直肠肌前拉,肛直角变锐,使腹部压力不能直接传向肛门,避免挤出粪便。同时由于括约肌和肛提肌强力收缩,使肛管压力剧增,迫使残余粪便逆向上移,从而阻止排便,消除了便意。一旦肛提肌功能丧失,则排便时腹压下推,盆底同步下移,抵消了腹压,粪便不能排出。而不排便时,每当腹压增高,盆底肌整个向下弧突,降低了括约作用,使肠内容外溢,形成充溢性大便失禁。

1)盆底肌紧缩手术:采用Parks和Nixon等的设计,把提肛肌后方紧缩折叠缝合(图26-45),加强盆底肌厚度,减少了提肛肌向下弧突的程度。同时也有利于使肛管直肠前倾角变锐,防止了粪便突然溢出。从而能不同程度地改善神经性肛肠的失控。

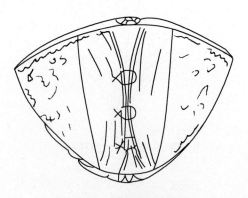

图26-45 尾路紧缩盆底肌

2)髂腰肌盆底肌悬吊术:手术原理是将能活动的髂腰肌在股骨的附着点,转移到盆腔,与盆底肌缝合,使髂腰肌带动盆底肌运动。手术目的在于改变患者盆底肌的下垂状况,使排便时腹部用

26

力,盆底能起到抗压作用,共同加大腹部挤压力,协同排便。

　　手术方法:在双侧腹股沟下卵圆窝外侧各做一小切口。将髂腰肌腱于股骨小转子附着点处切断。然后沿下腹部横纹做切口,在两侧髂窝处游离髂腰肌。将其远端附着点切断处,充分游离后,经腹部切口提到腹腔。然后再把远端游离的髂腰肌经直肠前壁与膀胱后壁或子宫阴道后壁(即膀胱直肠窝或子宫直肠窝底部)与会阴中心腱缝合在一起。同时把直肠前壁与髂腰肌及膀胱后壁或子宫阴道后壁也缝合加强固定(图26-46)。

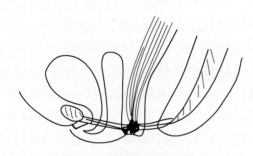

图 26-46　双髂腰肌固定于中心体

　　(4)腹肌、膈肌修补:排便运动需要保持一定时间的腹腔内压,主要肌肉力量是来自腹肌与膈肌。对于存在腹肌和膈肌缺损的病变需要进行修复,如腹裂、巨大脐膨出、先天性膈疝等。

　　(5)肠管成形

　　1)直肠成形:切除继发性肥厚扩张肠壁,缩小拖出的盲端,保留直肠外膜。维持直肠的直筒状外形及固定的容积,并能通过肛门切口而不紧(能自由通过小指)(图26-47)。

　　2)直肠纤维层代偿性修复:①骶前固定肠壁

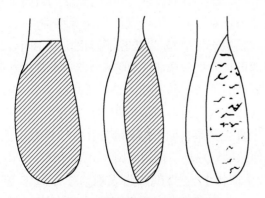

图 26-47　尾状修剪:三种方法对比

与骶前筋膜缝合;②直肠后硬化剂注射;③直肠后填塞碘仿纱布,3天内逐渐拔除;④直肠后壁纵行折叠缝合2~3行,加强直肠硬度。

　　3)结肠成形:①缩小容积缩短停留时间。切除扩大结肠(继发性巨结肠),切除冗长结肠(先天或后天性结肠冗长)。应在彻底休息(保证不涨)3~6个月且无收缩时为手术指征。②结肠太短时,利用小肠扩大吸收面,延长停留时间。劈开延长(正、反吻合)弥补超短肠(见图26-11)。小段肠管倒转吻合延缓排出时间,小肠壁劈开,缝入结肠补片(Martin),增加吸水黏膜面。

　　综上所述,随着现代医学发展和人们日益增长的健康需求,必须重视儿童排便控制异常对生活质量的影响。社会、家庭和医生都应当给与足够的关心和爱护,重视肛肠外科手术式的正确选择和对术后并发症的研究与治疗,重视加强外科手术解剖重建以后的功能重建问题。肛肠外科手术不再是仅仅制造一个能排出粪便的肛门开口,而要求能够控制排便、远期达到能够被社会所接受的生活质量。

　　　　　　　　　　　　　　　　(王维林)

第十三节　肛门复杂病

　　一般常见简单肛门复杂病,包括单发肛周脓肿、简单肛瘘、肛裂、蛲虫肛门瘙痒、肛周血管扩张、幼儿淋巴滤泡性便血、幼年性息肉等,多在门诊处理,可参考门诊外科疾病章节。本章重点讨论需住院治疗的复杂肛门疾病,包括会阴直肠撕裂创伤、严重感染、复发性手术后遗肛瘘与特殊肿瘤。

一、会阴直肠撕裂创伤

　　会阴直肠撕裂属于严重创伤,早期感染率及死亡率均很高,晚期后遗大、小便失禁,严重损害患者的正常生活。早期正确处理非常重要。

　　【原因】　多见于车祸,常合并下肢骨折及骨盆骨折,为严重复合创伤的一部分。单纯骑跨伤在小儿很少见。

　　【病理】　创伤打击严重,多发骨折多处内出血,因此常发生休克。会阴创伤可以合并骨盆骨折,也可为单纯软组织撕裂伤。车撞伤一般以直肠肛门撕裂为主,单纯骑跨伤可能只伤尿道。会阴创伤污染严重(大、小便)并且引流不畅。盆腔外口小,直肠周围疏松组织多,并有括约肌、盆底肌的约束。因此感染率很高,直肠损伤极易发生败血症。尿道断裂,发生尿路梗阻及尿外渗,也是败血症的主要原因。女孩阴道破裂,晚期后果也很难处理。如果合并骨盆骨折,无论直接污染与否,均易发生骨髓炎,经久不愈。总之,早期病理主要是感染与败血症,晚期后遗症常为反复瘘管、尿路梗阻与子宫脱垂会阴裂。

【诊断】 诊断依靠局部检查,但是患者很难耐受会阴暴露,因此必须在麻醉下检查(简短全麻或鞍麻),同时做初步处理。因为患者多为复合伤,常规影像学检查必要时包括 IVP、MRI。诊断要求直肠指诊、插导尿管,以明确直肠尿道损伤情况及引流通畅程度。

【治疗】 早期治疗重点是预防感染扩大,保证引流通畅。只要肯定有直肠破裂则必须行结肠造瘘使粪流改道,会阴局部需填塞引流者,最好同时切除尾骨,以利引流。尿道破裂应做膀胱造瘘,小儿尿道很细,插导尿管引流等于造成尿路狭窄,难免尿外渗及以后的瘢痕狭窄。会阴皮肤软组织伤口尽量缝合完整,特别是肛门周围皮肤必须完整,以免后遗顽固难修的狭窄。会阴需引流或填塞,可在尾骨根部另做切口,切除尾骨的同时引流,以求保证肛周皮肤一期愈合。

晚期后遗严重瘢痕者应予彻底切除,行皮瓣转移,保证肛门周围皮肤柔软且有弹性,以便以后做肛门成形。女孩直肠阴道完全连通敞开,子宫颈脱出,可行会阴肌皮瓣转移,填补于肛门阴道之间;利用转移的部分肌肉修补盆底肌形成会阴中心腱。

二、严重肛周感染

【定义】 严重肛周感染是指直肠周围脓肿及其并发症。常见并发症为败血症、直肠周围脓肿(盆底肌以上脓肿);常见后遗症为复杂肛瘘、假性直肠憩室、直肠狭窄失禁等。

【感染原因】 感染入路多因肛窦损伤。常见为便后用粗布或粗纸用力擦拭肛门,将肛窦翻出擦破;少数因粪便中有不能消化的谷壳、果核、硬皮(瓜子皮)刺入肛窦感染并常有异物滞留;近来更多见为手术后遗,如先天性巨结肠 Soave 术后,极少数为特异感染或免疫缺陷(肿瘤化疗并发症)。

【局部特点】 肛门口有平时处于收缩状态之肛门皮肤肌(皱皮肌)、内外括约肌,以保持直肠内的压力;有一定阻力并且敏感的一排肛窦;直肠周围有大量疏松组织,有类似死腔作用;盆底肌群抵抗腹压也能迫使感染向上扩散;尾骨的存在,使盆腔外口缩小,增加骶尾前倾弧度缓冲突然腹压增高的冲力,但在感染时妨碍了引流畅通。

【粪便特点】 众所周知,粪便的生物学特点含有大量细菌、厌氧菌,特别是产气菌,大量气体增加直肠内压力;粪便的物理特点包括硬便的机械损伤性、稀便的失控性、气体的压缩与爆炸性;粪便的化学特点包括酸碱的刺激性、各种酶的腐蚀性;粪便的异物性特点,如果核、谷壳等很难消化或排除。以上都是造成感染复杂性的客观因素。

【病理】 淋巴组织松散,死腔性淋巴滞留,易感染、易扩散,易发生败血症及多脏器功能衰竭。感染不易局限,可转移至后腹膜及纵隔、肝、肺,形成远处迁移性脓肿。直肠壁无浆膜保护,肠内、外隔离较差。毒素细菌均可透出、透入,发生毒血症。渗出分泌物引流不畅,直肠内受阻于括约肌,盆底引流受阻于尾骨使外口缩小,骶骨弯度增大。腔内张力增高,影响血运,直肠壁可发生局部缺血坏死,肠内产气菌产气导致肠壁破溃穿孔,增加新内孔,形成复杂多发瘘。复杂肛瘘可以是多内孔的多发瘘,或单一内孔多个外口的多支(叉)瘘,以及侵及邻近器官的尿道瘘及阴道瘘等多种形式。直肠黏膜生长较快,如果脓腔不能很快缩小闭合,黏膜即可长入瘘管及脓腔,但不易覆盖全部肉芽面,而形成假性憩室而不能闭合。如果有异物或特异耐药感染则更易形成假性憩室。反复复发感染可发生直肠狭窄,但也不排除先有狭窄导致引流不畅使感染病理复杂化的原因。

【症状】 急性期临床表现为中毒高热,甚至休克。局部症状常不明显而被忽略。直肠周围脓肿形成后,可出现腹胀、腹痛、排便感,偶见小量脓血便。盆底脓肿引起会阴红肿非常少见。偶见肛门口下垂甚至轻度黏膜外翻。发展为肛周感染时,局限后形成肛周脓肿,则可见肛旁红肿,逐渐凸出、增大、有波动,以致溃破。晚期形成复杂性肛瘘则常反复急性发作。发作间歇时,除可见残留小量分泌物的无痛瘘口之外,无其他症状,甚至瘘口暂时愈合,但不久复发。长期反复发作后发生瘢痕性直肠狭窄,可表现为便秘或失禁、污裤。

【诊断】 急性早期,需明确中毒情况与性质,确定感染部位在盆底肌以上或以下,日趋恶化或已稳定。晚期瘘管期,诊断瘘管类型与位置、瘢痕狭窄情况,以及复发情况,同时探查估计原发病的情况与现实局部病理。

【治疗】 急性期以全身性抗感染治疗为主,特别注意预防与抢救中毒性休克。此时病变多在盆底肌以上,须经 B 超探查是否有张力性脓肿形成,可在 B 超引导下穿刺减张。张力复增时应考虑经皮或经直肠,先穿刺,就地切开引流。盆底下感染多可形成脓肿,自然溃破或直接切开。但是必须注意盆底下感染很少出现严重中毒表现,需警惕哑铃形(葫芦形)脓肿的可能性。慢性瘘管期治疗要研究瘘管情况,并进行针对性治疗。继发性肛瘘,也应治疗原发病。严重肛门感染很少能一期治愈,须有复发及分期治疗的思想准备。

三、常见手术后遗复发瘘

【定义】 手术后遗复发瘘是指反复发作并且两次以上修复手术失败之肛瘘。

【反复复发原因】 主要是因为盲目重复失败的"常规操作"方法,不问失败原因,主观认为前人操作不规范,自己小心细作即可。

【原始病因】 常见有以下 4 类。

1. 先天性畸形 包括无肛会阴瘘、尿道瘘、前庭瘘及阴道瘘等修复术后,肛门成形术成功但瘘管残留或复发,或闭锁复发瘘管复回原位。

2. 原发性感染 包括一般急性化脓性肛周感染所致肛瘘,结核性肛瘘,克罗恩病性肛瘘,以及其他特异性感染如梅毒、真菌等感染。

3. 手术失败性 包括肛肠拖出手术后吻合口瘘、残端回缩或其他邻近手术时误伤直肠。

4. 创伤后遗性 包括会阴撕裂伤、直肠穿孔、回缩、狭窄等。

【基本病理】 反复复发的肛瘘主要是因为有持续感染慢性炎症,引流不畅。

1. 因为括约肌的封闭使直肠内压增高,内容物及病菌不断压入瘘管。同时因直肠周围组织疏松,淋巴液易滞留,利于感染与扩散。

2. 瘢痕组织过多,皮肤缺损严重,残余上皮及黏膜生成假性憩室,也可能有异物滞留或特异抗药病菌感染。

【临床症状】 反复复发肛瘘有两种表现。

1. 发作性发热(有肉芽创面) 食欲缺乏、精神不佳,肛周肿痛、分泌物增多、便秘、便痛、便血、肛周糜烂。

2. 无症状(完整上皮化瘘管) 漏气,偶尔漏粪及肛周糜烂。

【预后分级】 按症状对生活的影响,复发肛瘘可分 5 级,作为选择治疗的参考。

1. 影响生命生长 经常发热、肿痛、糜烂,随时有败血症的可能;近期影响精神食欲,远期影响生命生长。

2. 现实痛苦 不发热、不影响精神食欲,局部常肿痛、糜烂,排便疼痛、出血。近期生活痛苦,远期威胁生长发育。

3. 生活不便 常污裤、失禁,但无痛苦、不影响生活,只是有生活不便。

4. 社会舆论 本人无不便,但肛门、会阴疾患为社会性隐私,可能影响社会生活,特别是"婚前检查"的记录,增加婚姻的阴影(如女孩的直肠会阴瘘)。

5. 个人心理负担 慢性肛瘘,从无症状,偶尔漏气、污裤,只是个人希望尽除隐患而手术。一旦手术失败,则更加重心理负担,以致反复手术失败。

【诊断要求】 多次手术失败复发,患者特别是家长,对医生失去信任,怨气冲天。必须遵循透明医学,严格循证、充分透明;每一个决定和每一种操作都要争取家长的理解与同意。因此诊断应包括:核实临床症状、局部病理、解剖生理改变、分析以前手术失败的原因。在此基础上确定预后分级,再按手术成功与失败的规律,估算手术价值与成功率。

【治疗原则】 尽管多次按常规方法规范操作,但屡次失败,如能找到肯定的失败原因并加以纠正,仍以按常规规范加细手术为上策。因为"常规、规范"是经过反复研究长期考验的经验。如找不到肯定的前人"施行错误",或发现所选方法有"适应证错误",则必须另选方法,不能盲目重复失败。另行选择方法的原则包括:实行解除病因病理,避免重复以前失败的操作;缝合的组织须无张力、血运好;操作时尽量避免污染、牵拉、压迫、损伤,必要时行保护性肠造瘘以转流粪便;手术后保证直肠内及直肠外残腔引流畅通(必要时切断括约肌、切除尾骨)。

【治疗各论】 常见病举例如下。

1. 多发性瘘及象皮肿(multiple anal fistula and elephantiasis) 复杂肛瘘,反复发作、反复手术失败,于是瘢痕增生,肛周硬化、狭窄,皮肤不平,排便不畅、常污裤。严重者会阴阴囊多处瘘口,周围皮肤广泛象皮肿。常有急性发作,经久不愈。反复感染复发的原因多为引流不畅、残余黏膜、异物滞留或特异性感染。合并象皮肿者多因尿道瘘引起。决定治疗前需先搞清当时的病理诊断,常需瘘管及泌尿系造影(包括 B 超、同位素等),特别是尿道造影,包括逆行、排尿及加压造影。治疗原则包括乙状结肠造瘘(远端封闭置皮下,必要时随时打开)、尽量彻底切除瘢痕、游离直肠、分离阴道。松动直肠切除瘘口(或缝合瘘口),拖出与肛门皮肤缝合(缝合前须填塞白纱布,经尿道口逆行注入亚甲蓝,证实广泛剥离无尿道损伤)。预防直肠狭窄,留导线逆行扩张(如乙状结肠瘘远端封闭,可用探针将导线经皮穿出)或保留气囊式扩张器定时扩张。必须等待所有伤口全部愈合,排尿及排便(注粪试验正常)功能恢复满意,方可关瘘。

2. 假性直肠憩室(rectal pseudo-diverticulum) 主要病理是瘘管或脓腔内肉芽面中有残留黏膜,产生分泌物,妨碍愈合。发生的原因多为:拖出的直肠回缩,吻合口裂开,特别是 Soave 术切除直肠鞘内黏膜不净;少数因瘘口长期不愈,直肠黏膜长入瘘管及脓腔。病理特点包括:内口常为感染的肛窦,位于内括约肌水平。在有乙状结肠造瘘情况下,肛门不排便,内括约肌将内口闭死,瘘管内炎症消退,外口可能临时愈合。一旦关闭肠瘘,直肠内充满粪便和气体。因受括约肌阻挠,常被压入瘘管而引起急性发作,不得不再开瘘缓解。如此反复关瘘失败而形成慢性瘘管,瘢痕增生,使手术更加困难。治疗常需分期手术,因此应继续保持结肠造瘘。具体治疗计划包括两个部分:首先是确诊并切除假性憩室,其次是评价并改进直肠控便功能。具体步骤如下。

(1) 经肠瘘远端口做高压注液(盐水及造影剂)及注粪试验(连注 3 天),明确排便知觉、控便能力、是否引起急性发作、脓腔是否显影。

(2) 划分三级病理区别治疗

1) 低位瘘:直肠壁瘘口很低,在内括约肌下(多数病例属于此型),可行挂线疗法。使瘘管逐渐外移,最后在括约肌外敞开成为小肉芽面,等待自愈。再做注粪试验,控便满意后,再关肠瘘。

2) 高位瘘:尾路分离直肠缝合瘘口;切除周围脓腔及瘢痕组织(无法切除时可用电灼或石炭酸腐蚀);切除尾骨扩大直肠外引流。伤口愈合后,注粪试验 3 天,无发作、能控便后再关肠瘘。

3) 直肠狭窄:尾路切除尾骨,游离直肠,切除狭窄段,行端端吻合。如果游离困难,拖出太短,则可劈开直肠,切除或刮除黏膜,拖出腹腔内结肠与肛门吻合(Soave 术式)。敞开引流直肠周围。愈合及注便满意后关肠瘘。

3. 尿道瘘(urethral fistula) 按其形成原因常见有 3 类,即先天无肛合并尿道瘘术后复发、先天无肛合并尿道瘘漏诊、无肛手术损伤尿道。临床症状也有 3 种,即随时漏尿(污裤)、大便或放屁时尿道漏气(自己感到)、小便时肛门漏尿(男孩不能直立排尿)。反复失败后可能发生尿道狭窄,尿液几乎全部自肛门排出。治疗原则为保护尿道(无狭窄则不动尿道,有狭窄则耻上造瘘、尿道不插管),缝合直肠壁瘘口。因为小儿青春期前尿道很小,任何分离缝合后均发生水肿,引起梗阻,使缝合裂开,尿外渗。插尿道导管缩小了通道口径,使梗阻加重。为了保证尿道的连续方向,尿道内可留置细支架或留线,以备日后需要时行逆行扩张。成人的直接分离瘘管,各自缝合瘘口,术后必然复发,虽有结肠造瘘却无法保证。

4. 女孩前庭瘘(recto-vestibular fistula) 本症是指新生儿时肛周感染后遗直肠前庭瘘。瘘口黏膜覆盖完整,有如先天畸形生成。平时排成形粪便时不漏,排稀便时偶尔漏出污裤。按病理危害性轻微,本不需手术,但因心理负担要求而行手术不当者,则常造成反复性复发瘘。此种瘘的基本病理关键在于直肠壁与阴道壁粘连太紧,只有瘘口而无瘘管。分离后两边瘘口均损坏、血运均不良,愈合很难。反复失败后,瘢痕增生,直肠狭窄,称为Ⅰ型;前庭后联合裂开,阴道黏膜与直肠黏膜连成一片,称为Ⅱ型;甚至损伤阴道,子宫颈脱垂,称为Ⅲ型。凡此三型虽然对生活健康无大碍,但会令患者感到不适,为了手术而行肠造瘘则不值得。术前要清洁洗肠,术后禁食及静脉营养1周,同时口服肠内抗菌药。治疗原则在于保护会阴完整,排便正常。具体手术方法如下。

Ⅰ型:会阴正常,应采用前会阴或经直肠入路两种手术方式。前会阴入路手术主要采用单纯瘘管游离,即从瘘管外口游离至内口。另外,直肠前壁齿状线处的瘘口原位缝合或缝扎,对齿状线的完整性无影响。而齿状线向上1cm的范围内,分布着特发的神经末梢组织,保持其完整性对人体的精细感觉有重要意义。

前会阴入路手术的几个关键点如下。

(1)明确瘘口:有时瘘口细小,需借助示踪剂来显示瘘口,常用的方法是经肛门向直肠腔内注入10ml混有亚甲蓝的生理盐水,能很好地辨别瘘口。

(2)游离瘘管:用针形电刀游离瘘管并不困难,瘘管长度一般为6mm左右,与周围组织界线清楚。游离近直肠壁时,可清楚看到白粉色的直肠壁。用蚊式钳通过肛门口可探及瘘管内口,并可依此来预估分离的层次。当瘘口较大时,内、外口几乎重叠,没有明确的管型结构,仅仅是一个环形缺损,但也需要完整剔除内、外口之间的组织,才能满意修补瘘口。

(3)缝扎瘘管或缝合瘘口 瘘管直径<3mm,可紧贴直肠壁缝扎并切除瘘管;瘘管直径>3mm,基底部较宽广,若结扎或缝扎瘘管,其基底部形成的皱褶较多,且有一定的张力,此时,以切除瘘管后直肠壁缺损行黏膜外间断或连续缝合为妥。肠壁的黏膜下层是肠壁各层最坚韧的结构,不缝黏膜,仅缝合肌层和黏膜下层,可保证肠壁断面边缘既不内翻也不外翻,整齐对合,相当于解剖复位,利于切口愈合。

经直肠入路手术是通过肛门口在直肠腔内操作,其手术空间相对狭小,导致操作不便。另外,肛门过度牵拉有可能造成肛门括约肌损伤。经直肠入路手术最大的优势是会阴部没有切口,尤其对于外口位于舟状窝处的患者,可以最大限度地保证会阴的正常外观和完整。

经直肠入路手术的几个关键点如下。

(1)手术体位:臀高蛙式位俯卧于手术台上。

(2)显露瘘口:用小直角拉钩向两侧牵开肛门口,显露瘘口,瘘口均位于直肠前壁正中肛窦附近。

(3)游离瘘管:瘘口3、6、9、12点各缝一根牵引线,拉紧牵引线,用针形电刀由瘘管内口向外口方向游离瘘管,近前庭部外口时,缝扎、离断瘘管。

(4)闭合切开:吸收线纵行间断缝合两侧肛提肌,然后横行全层间断或连续缝合直肠切口。

Ⅱ型:会阴呈正常黏膜片,应行"H"手术。沿黏膜片两侧皮肤交界线各做一纵行切口,切口两端跨过阴道口与肛门口半径。在阴道口与肛门口中间做一横口,连接两纵口,形成H形。通过两纵口深入分离直肠与阴道的粘连达横口使直肠与阴道充分分离。拉拢手术术野内两侧组织在直肠与阴道之间缝合两层,最后将两侧皮缘缝合成为会阴皮肤。两端各与直肠或阴道切缘缝合。括约肌紧张可做后缘皮下切断减张,括约肌太松而失控则待日后另行修复。

Ⅲ型:会阴全裂子宫脱垂,应行会阴肌皮瓣插入手术:在"H"手术基础上,充分分离直肠与阴道后,寻找并暴露括约肌残端备用。选择延长一侧纵切口达耻骨结节。在此切口外侧2cm处做一平行切口,在耻骨结节处横切使两口连接。向深部分离各切口达肌肉层,连同部分肌肉掀起一条状

26

肌皮瓣。向直肠与阴道之间隙旋转插入,皮肤肌膜逐层缝合。取皮瓣之创面,拉拢缝合。皮肤太紧可做减张切口。

四、特殊肿瘤

(一)家族性息肉病(多发息肉病,polyposis)

【定义】 结肠内多数息肉,有恶性趋势,有家族性,也称家族性多发息肉病。

【病理】 一般息肉如幼年性息肉(juvenile polyp)组织病理学表现为慢性炎性肉芽肿,多发息肉则常有黏膜增生覆盖,甚至有的为腺瘤结构并有恶性变趋势。形态多样,常见有两大类:小球状,直径 1cm 以下,有蒂或广基,散在或连片;绒毛型,呈连片刺疣状赘生物,长约 5mm 以下。后者多见于肠结核及克罗恩病,但也偶有家族性及恶性变趋势。病变分布多在结肠,继发于克罗恩病者可波及回肠,结核可发生在十二指肠。

【症状】 原发结肠息肉病早期无症状。发展到一定大小时偶尔发生小量无痛性便血,但比幼年性息肉的便血量大而频,多合并明显贫血。少数患者可出现腹胀、不规则腹痛、腹泻或便秘交替。慢性长期患者常可发生直肠脱垂,而将大量息肉部分脱出。继发于慢性增生性肠炎者另有结核及克罗恩病的其他全身症状。

【诊断】 慢性小量便血患者肛门指检多可摸到多个息肉,应追查家族类似症状发病史。结肠镜检可见到息肉分布形态,同时摘取不同部位的活检,可以鉴别肉芽肿、腺瘤或恶性变。钡剂灌肠可了解分布范围(必要时做钡餐检查),B 超有时也能发现不同位置散在的息肉及淋巴转移。怀疑恶性变者应查肝、肺转移。广泛连片息肉群应排除结核及克罗恩病。

【治疗】 手术切除为主,取决于局部症状与诊断结果。息肉多发出血严重引起贫血者应予切除,镜检为腺瘤或恶性者即使单个也应切除。切除方法以局部息肉摘除为主,一般可经结肠镜逐个摘除,数量太多时可分期进行。用电刀切除需防烧深肠壁以致迟发穿孔。连片息肉(特别是绒毛型)并且已有狭窄趋势,应考虑部分结肠切除吻合。证实为结核感染者应先行抗结核治疗,克罗恩病应用激素治疗观察疗效,某些病例可以使息肉萎缩自消。出血及狭窄症状无缓解时仍应及时切除吻合。恶性变者应按病理性质使用化疗。晚期有病变转移者按恶性瘤常规要求行系统治疗。

(二)肛门血管瘤(peri-anal hemangioma)

【定义】 肛门旁红色毛细血管瘤侵及肛门括约肌环内皮肤并与直肠周围血管瘤连通。

【病理】 一般为毛细血管瘤,呈杨梅状或海绵状结构,少数为交通性。可侵及皮肤、肌肉、结缔组织、直肠壁及黏膜。范围大小不一,严重者可达骶骨上腹膜后,环绕直肠全周。可能继发感染或出血,但很少危及生命而自愈。非交通性血管瘤常可逐渐或部分栓塞消失。交通性血管瘤则可逐渐增大,反复出血感染,甚至发生直肠狭窄,最终危及生命。

【症状】 一般无症状,只有肛旁红色小斑块(但不排除内部复杂情况)。排便时可见部分黏膜翻出,呈杨梅状血管瘤。擦拭肛门时偶见出血,无痛、血量很小而自停。偶遇交通性血管瘤则可出血不止。

【诊断】 凡是肛门括约肌环范围附近血管瘤都应排除深层联系。首先观察肛门内黏膜,继而做直肠镜检、直肠 B 超、血管 MRI 或其他影像学检查了解直肠周围情况。初步了解交通情况可做玻璃片压迫试验。方法是用小块透明玻璃片压迫肛旁血管瘤,使之压平变白,然后放开使之恢复原状。记录变白与恢复时间,估计交通通畅程度。离肛门太近的血管瘤,可用示指插入肛门,抵住血管瘤的同时用玻璃片压迫。确切的诊断仍需动态血管造影,同时了解供应血管情况。

【治疗】 复发性出血或感染,有可能威胁生命者,应考虑手术治疗。影像引导下注射硬化剂,治疗多限于离肠壁较远处组织,达到部分栓塞后适可而止,以免发生肠壁溃破、迟发性出血或狭窄。事实上,部分栓塞基本上可以解除生命威胁。无症状无危险迹象者,最好不动。误认为小型皮下血管瘤,草率手术,常致大出血而措手不及。

【手术方法】 必须了解直肠周围情况,特别是交通程度,以决定会阴、开腹或尾路手术。一般直肠周围血管瘤需手术切除时,以尾路为宜。大弧形切口切除尾骨,暴露范围充分,术野周围为真骨盆的骨质围墙,急救必要时可以加压填塞止血。即使压闭直肠及尿道,也可事先插导尿管及肛管引流。充分敞开术野后,先从血管瘤外围寻找供应血管及可疑大血管,置临时备用止血带(细绳);分离无瘤处直肠,也预置止血带(粗带),必要时随时拉紧止血。严格按肿瘤分离技术,边试探、边切、边止血,力求术野无血。分离时术野血多,则拉紧止血带,再继续分离。根据出血情况随时输血。血管瘤完全切除后,放开止血带仔细止血。缝合切口(切除尾骨后有利于闭合无效腔)留置两条香烟引流。直肠壁内血管瘤残体出血不止,则需切除修补,但需术后造瘘。术中患者血压不稳应及时终止手术。必要时加压填塞止血下台,24 小时后行二期手术。一切并发症均待以后分期处理。

五、小儿脱肛

小儿脱肛(rectal prolapse),过去曾为儿童常见病,主要是因为对孩子照顾不周,忽视慢性腹泻、肠炎营养不良而引起,多于 3 岁左右渐渐自然痊愈,少数情况严重时而需各种手术。近年来因为社会经济条件改善,孩子受到重视,偶尔腹泻、便秘都能得到及时治疗,不会长期存在,营养不良等情况已很少见,从而小儿脱肛已成罕见,因此医生对此病也已生疏,常常处理不当,造成恶果。现在一般门诊偶见以脱肛就诊的主要包括两种情况,即真性脱肛与假性脱肛。

【病理】

(一)真性脱肛 排便时有大量肠黏膜翻出肛门口外,按脱出多少分为三度。

Ⅰ度脱肛:又称黏膜脱垂,只有黏膜外翻,柔软、无肠壁的弹性,便后自然缩回,或容易用手指推回(图 26-48)。

Ⅱ度脱肛:又称肌层脱垂,指黏膜肌层同时翻出,拖出较长约 5cm,有弹性,排便时脱出长度常保持固定的长度,便后必须用手指推回。

Ⅲ度脱肛:又称直肠脱垂,指直肠全长翻出连同盆底腹膜下移,长度有时超过直肠长度,但肛窦及齿状线必须翻出,作为与肠套叠的区别。便后还纳困难,常需一定的手法推回。

(二)假性脱肛 肛门下坠松开基本上无明显的黏膜外翻,常见两种情况。

1. 肛周血管扩张 又称假性痔,指排便用力血管膨胀凸出,肛门口周边出现青紫色豆状软包,直径约 0.5cm,陆续出现 1~6 个,偶尔见到黏膜,便后自回。无痛、无出血。常被误诊为痔或轻型脱肛。不需任何治疗,2~3 岁后自然消失。

2. 盆底下垂 又称盆底松弛,排便时肛门凸出,会阴沟变浅或呈平板,肛门松弛暴露黏膜,但无脱出,多因神经麻痹或肛门狭窄所致。常见如脊柱裂合并盆底肌麻痹;少数因狭窄,长时间排便用力使盆底肌松弛下垂,肛门凸出皮肤平面,括约肌松弛。便后自然复原,平时会阴沟基本正常。可能日趋严重,须按病因给与不同治疗。

【治疗原则】 小儿脱肛绝大多数自愈,1~3 年渐渐不再脱出。患者每天正常排便,脱出后能还纳、无症状,不影响日常生活,则不需治疗。但必须绝对避免用力排便,必要时洗肠或用开塞露。同时治疗便秘及腹泻,预防和积极治疗肠炎,排除寄生虫病及纤维囊性病。纠正营养不良。尽可能

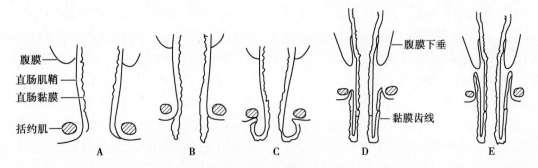

图 26-48 脱垂分型
A. 正常肛门;B. Ⅰ度脱肛;C. Ⅱ度脱肛;D. Ⅲ度脱肛腹膜下垂;E. 肠套叠自肛门脱出

不做手术,不破坏肛窦,更不应开腹。

如果是每天习惯性脱肛影响生活不便,可用高位排便法,坚持两个月避免脱出,多可治愈。难以坚持或高位排便无效,仍偶尔脱出,可做肛门环箍术(Thiersch operation)。仍偶脱出再做直肠后填塞或直肠周围注射。全直肠脱出,上述方法均不能阻止拖出,宁可实行肛门外 Soave 式拖出(包括切除习惯性死褶部)。必要时用腹腔镜协助悬吊。总之,要避免复杂的腹内手术损伤。

【治疗方法】 治疗方法很多,仅推荐下列比较实用方法。

1. 注射治疗技术 注射治疗脱肛有两种技术,一为黏膜下注射,二为直肠旁注射。黏膜下注射是为了治疗黏膜松脱的 I 度脱肛。方法是脱肛还纳后,在肛门镜下,分别在对称四点穿刺,细针刺入肛窦上的黏膜下层,纵行在黏膜下向上刺入 5cm,针在黏膜下能摆动,边注射药物边拔针,在黏膜下留一长 5mm 宽 5cm 的药带,将来使直肠内形成 4 条纵行瘢痕阻止黏膜脱垂,需避免环形注射日后形成狭窄,并且要求离肛窦较高,避免伤及肛窦。直肠旁注射是为了使直肠周围发炎粘连,但不能损伤骶前神经引起神经性膀胱,因此注射在直肠两旁。主要用于 II 度脱肛,肌层在固定位置折叠翻出。方法是脱肛还纳后,细针经皮刺入直肠两侧的疏松组织中,直肠内手指能摸到针在直肠外,能自由活动。回抽无血,则可注射药物。选用药物为各种引起局部发炎的物质,包括苯一类的化学硬化剂和平阳霉素等生物发炎剂,有人用高张盐水(20%)、葡萄糖(50%)或无水乙醇等。用量多控制在 1~3ml,无效时可重复治疗。注射疗法常配合其他疗法共同使用。

2. 高位排便治疗 避免下蹲脱肛,代之以坐高盆、直立位、平卧位排便或洗肠。典型方法是仰卧或截石位洗肠,平卧,用床上便盆,插粗肛管,每天定时注入 500ml 2% 肥皂水,分两次洗出。两个月后改用开塞露,坐位垫高盆排便,肛门比膝盖高,每天定时,再坚持两个月。以后撤高盆改平盆(普通恭桶),每天定时用开塞露排便 1 个月,每次坐盆不超过 10 分钟。以后撤开塞露坐盆,10 分钟不排仍用开塞露引导,直至 10 分钟内能自由排便

则不需再用开塞露。如果孩子健康无其他疾病则宣布治愈,恢复正常生活。如果仰卧插管洗肠仍然脱出,则需肛门环箍术。术后仍需上述排便训练,不过时间可能缩短,较快改为平位坐盆,但至少两个月后拆除箍线。

3. 肛门环箍术(图 26-49) 清洁洗肠后,取仰卧截石位,基础加局部麻醉,直肠内填塞盐水绷带,直肠内外用络合碘消毒,铺孔巾,肛门皱襞环外 3 点处用尖刀戳一小口,示指插入直肠为引导标志,动脉瘤针穿入皮下环绕肛门至对侧 9 点处穿出(皮肤做小切口),带过粗丝线拔出瘤针,再从原切口插入围绕肛门另侧从对侧切口穿出,带过原丝线的一端,退出瘤针,使丝线环绕肛门皮下,两端从一口拉出拉紧结扣(扣要小而牢),使示指在直肠内能自由出入,两侧小切口各缝一针,拉出直肠内填塞绷带。伤口无须包扎。术后 3 天开始洗肠,以后每天定时洗肠,1 周后改用开塞露高位坐盆。1 个月后平位坐盆,逐渐摆脱开塞露。两个月后基础加局部麻醉下自一侧原切口切开插入蚊式止血钳,直肠内插入示指为引导,用止血钳夹住丝线环(夹牢),撤出直肠内示指,将丝线环拉出切口外,剪断一侧,拉出切口,切口缝合。

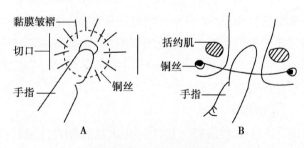

图 26-49 肛门环箍术

4. 直肠后填塞手术 主要是代替直肠旁注射疗法,因为注射发炎范围很难控制准确,发生神经性膀胱时比较难治,机械性破坏,控制较易。方法是取俯卧位,基础加局部麻醉,尾骨尖端处做半环切口,掀开尾骨,沿直肠后壁向上做钝性分离达示指高度,填塞碘仿纱布,切口覆盖。每天拉出 1/3 部分,3 天全部拉出,二期缝合切口。术后高盆洗肠训练同前(图 26-50)。

5. 肛门外鞘内拖出手术 主要用于全直肠脱

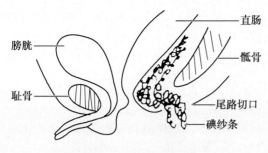

图 26-50　直肠后填塞手术

出,在肛门外操作,比开腹更安全。方法是俯卧骶麻,尽量翻出直肠,消毒。在脱出的尽端置全层牵引线,剥除直肠外翻的黏膜(保留全部肛窦)。在翻出的直肠返折尽端切断环周肌层鞘,使与连续之拖出的结肠完全离断,将离断之鞘内拖出之结肠断端进一步继续拖出切断之肌鞘断缘之外,约与剥除的黏膜管等长。就地原位缝合,将直肠远端肌鞘断缘固定于脱出的结肠肠壁。送还翻出的原直肠肌鞘及连带之脱出结肠肠管,全部还纳于肛门以内,将结肠断端切缘修剪后与保留之肛窦上部黏膜切缘缝合。留置粗肛管引流排气。此时如需做腹内探查及直肠悬吊,可通过腹腔镜完成。

一般用不吸收的细线,将原直肠肌鞘固定于骶前筋膜,缝两排,上下各 2~4 针(图 26-51)。

【脱肛急症】

1. 绞窄坏死　长时间脱出忽略还纳,影响肠管血运而发生水肿则更难还纳,而致淤血,逐渐坏死。早期多为黏膜坏死,立即使用温盐水或 25% 硫酸镁溶液湿敷,轻轻压挤消肿还纳,必要时可在镇静剂或麻醉下还纳。为了避免损伤肠壁,常需在肛门内插入粗肛管作为支架,连管带肠同时推入肛门,否则会因为肠管很软不易控制用力方向。一般浅层坏死还纳后多可恢复。当然,还纳后仍需肛管洗肠以防再脱出。如果还纳失败或还纳后马上有拖出,则说明肌层坏死,需考虑切除吻合,建议不必还纳,就地实行肛门外拖出吻合。

2. 脱出肠管损伤　多因强力还纳时挤伤或擦伤黏膜出血,少数为不慎用硬物扎伤穿透肌层。浅层损伤用含副肾的局麻药湿敷止血后还纳,可以自愈。肌层穿透则多需手术修复。旧社会时农村患者常因在田边排便,与家畜同时就餐,曾见脱出肠管被咬破吃掉而就诊。如为新鲜出血伤口,

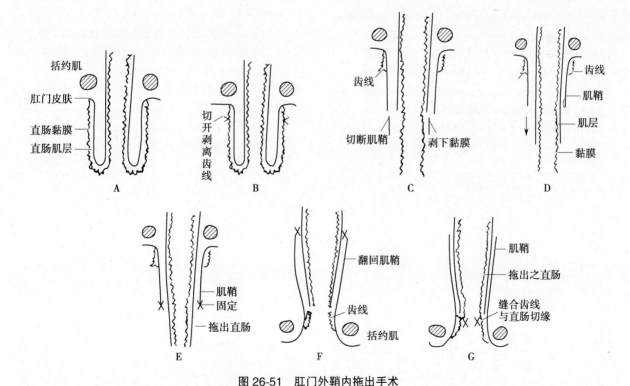

图 26-51　肛门外鞘内拖出手术

A.直肠拖出;B.切开黏膜齿线;C.切断翻出的肌鞘;D.拖出一段直肠;E.缝合固定直肠肌鞘与拖出的直肠;F.送回拖出的直肠;G.缝合齿线

可以消毒扩创缝合,但需防止肠管会缩入肛门。方法是在肛门口处脱出的肠管壁上缝几针牵引线,然后再进行麻醉、消毒、扩创。如果发现直肠穿透,则需乙状结肠造瘘。如果就诊时已是晚期并有感染,原则是保持粗肛管引流通畅。必要时扩大引流口,切开括约肌,切除尾骨。有败血症趋势者,行乙状结肠造瘘。根据情况有时需预防破伤风及狂犬病。

(张金哲　陈亚军　张廷冲)

参考文献

1. STEELE S R.Operative management of Crohn's Disease of the colon including anoretal disease〔J〕.Surg Clin N Am, 2007,87(3):611-631.

2. GARDINER K R.Operative management of small bowel Crohn's disease〔J〕.Surg Clin N Am,2007,87(3):587-610.

3. RENNA S.Meta-analysis of the placebo rates of clinical relapse and severe endoscopic recurrence in postoperative Crohn's disease〔J〕.Gastroenterology,2008,135(5):1500-1509.

4. 冉志华,沈骏.炎症性肠病治疗中的新概念〔J〕.胃肠病学,2009,14(2):69-73.

5. GUNER Y S.Necrotizing enterocolitis-bench to bedside: novel and emerging strategies〔J〕.Semin Pediatr Surg, 2008,17(4):255-265.

6. TAN K K.The spectrum of abdominal tuberculosis in a developed country:a single institution's experience over 7 years〔J〕.J Gastrointest Surg,2009,13(1):142-147.

7. MEHENNI H,RESTA N,GUANTI G,et al.Molecular and clinical characteristics in 46 families affected with Peutz-Jeghers syndrome〔J〕.Dig Dis Sci,2007,52(8):1924-1933.

8. FLUTTER L,MULIK R.Peutz-Jegher syndrome〔J〕.Arch Dis Child,2008,93(2):163.

9. CURETON E,KIM S.Images in clinical medicine.Peutz-Jeghers syndrome〔J〕.N Engl J Med,2007,357(8):9.

10. O'KEEFE S J,EMERLING M,KORITSKY D,et al. Nutrition and quality of life following small intestinal transplantation〔J〕.Am J Gastroenterol,2007,102:1093-1100.

11. TAKAHASHI H,KATO T,SELVAQQI G,et al.Subclinical rejection in the initial postoperative period in small intestinal transplantation:a negative influence on graft survival〔J〕.Transplantation 2007,84:689-696.

12. JONATHAN P FRYER.The current status of intestinal transplantation〔J〕.Curr Opin in Org Transpl 2008,13:266-272.

13. ZHANG T C,PANG W B,CHEN Y J,et al. Recto-vestibular disruption defect resulted from the malpractice in the treatment of the acquired recto-vestibular fistula in infants〔J〕. World J of Gastroenterol,2007,13(13):1980-1982.

14. LI L,ZHANG T C,CHEN Y J,et al. Rectovestibular fistula with normal anus:a simple resection or an extensive perineal dissection?〔J〕. J Pediatr Surg,2010,45(3):519-524.

15. 王增萌,阿里木江·阿不都热依木,陈亚军,等.前会阴入路手术治疗女童感染性直肠前庭瘘〔J〕.中华小儿外科杂志,2014,35(10):783-785.

16. WANG Z M,ZHANG T C,CHEN Y J,et al. Anterior perineal fistulectomy in repairing H-type rectovestibular fistula with a normal anus in female children〔J〕. J Pediatr Surg,2015,50:1425-1428.

第二十七章　肝胆胰脾外科

第一节　肝胆外科绪论

　　肝、胆、胰、脾疾患是小儿腹部外科常见疾病。既有先天性疾病又有后天获得性疾病。其各种病的发病比例与成人不同,有的为小儿特有疾病,因此构成了小儿在诊断、治疗上与成人不同的特点。

　　肝脏由前肠内胚层和横膈中胚层演变而来,是人体内最大的实质性脏器。肝脏位于右上腹膈下,小儿的肝脏相对较大,占体重的1/20~1/16,年龄越小,所占比例越大,尤以肝左叶为明显。小儿肝呈粉红色,组织厚而脆嫩,血管丰富。肝脏的血流量极为丰富,据统计约占心输出量的1/4。肝脏主要已知功能有:进行糖的分解、贮存糖原;参与蛋白质、脂肪、维生素、激素的代谢;解毒;分泌及排泄胆汁;吞噬、防御功能;制造凝血因子;调节血容量及水、电解质平衡;产生热量等。在胚胎时期肝脏还有造血功能。因此肝脏一旦患病或进行外科治疗,上述这些功能将会不同程度地受到损害,必须予以及时预防和治疗。

　　胆道分为肝内胆道和肝外胆道两部分。肝内胆道包括肝内左、右肝管,肝叶胆管和肝段胆管。肝外胆道包括肝外左、右肝管,以及肝总管、胆囊、胆囊管和胆总管。肝脏的肝细胞每天不间断地生成胆汁酸和分泌胆汁,胆汁在消化过程中可促进脂肪在小肠内的消化和吸收。成人每天分泌胆汁600~1 100ml。小儿因年龄不同胆汁分泌量亦不同。肝细胞分泌胆汁进入相邻肝细胞形成胆小管,这些胆小管逐渐汇集成汇管,小叶间胆管及较大的肝管,出肝门后形成肝总管与胆囊管合成胆总管并开口于十二指肠,将胆汁送入肠内参与食物的消化吸收。胆囊具有储存和浓缩胆汁、吸收水分、分泌黏液、排泄胆汁的功能。胆囊呈梨形位于肝脏脏面胆囊床内,可分底、体、颈三部。颈部呈囊状与胆囊管相连,称哈德门(Hartmann)袋,结石常嵌顿于此。胆囊颈管与胆管相连,其中有螺旋式黏膜皱襞称海特(Heister)瓣,有调节胆汁的出入作用。胆囊的大小、形态和胆囊颈管及其开口的位置均有较大的变异。各种变异和胆管通路受阻是小儿常见的病变。新生儿胆囊的容量为2~5ml,随着小儿生长发育,胆囊的容量逐渐增大。胆道闭锁患者的"白胆汁"是一种黏液分泌物,不含胆汁成分。

　　胰腺位于上腹部腹膜后,横卧于第1~2腰椎前方,可分为头、颈、体、尾四部分。胰腺头部被十二指肠包绕,尾部与脾门相邻。胰腺的前方为胃结肠韧带覆盖,其下方为横结肠及其系膜。胰管在胰头部与胆总管汇合共同进入十二指肠。胰腺头、体之间的狭窄部为胰腺颈部,其后有肠系膜动、静脉。肠系膜上静脉与脾静脉在其后方汇合成门静脉进入肝脏。胰腺是具有分泌功能的腺体,既有内分泌功能又有外分泌功能。其外分泌物称为胰液,主要成分是碳酸氢钠和消化酶。它由腺泡细胞和导管细胞产生。导管细胞主要分泌水和电解质,而腺细胞主要分泌胰消化酶。这些外分泌的消化酶进入肠道参与食物的消化,促进食物的吸收。胰腺的内分泌来源于胰岛,胰岛细胞内含有多种细胞,其中以B细胞最多,占50%以上,分泌胰岛素;A细胞分泌胰高血糖素,占20%左

右;D细胞可分泌血管活性肽(VIP);G细胞分泌胃泌素;胰岛和腺细胞之间还存在胰多肽细胞,胰岛内还有少数具有分泌5-羟色胺、生长抑素和脑啡肽等功能的细胞,一旦胰岛内某种细胞发生异常,即可出现相应的内分泌失调。因此维持胰腺的正常功能非常重要,直接影响小儿的正常发育和营养。

　　脾是人体内最大的淋巴器官,占全身淋巴总量的25%。有5%~10%的正常人有副脾,一般较小,多位于脾门附近。脾脏主要有四大功能。①造血:脾是胚胎阶段重要的造血器官,生后成为淋巴器官。但在成体脾中仍有少量造血干细胞,当动物体严重缺血或在某种病理状态下,可以恢复造血功能。②储血:脾是血液的储存库,将血细胞浓集于脾索、脾窦之中,当有大量失血时,脾会收缩将血细胞释放到循环血液中。③滤血:脾是有效的过滤器官。血液中的细菌、异物抗原抗体复合物及衰老的血细胞在流经脾时,被大量的巨细胞吞噬和消化。④免疫:脾有产生免疫反应的重要功能,在淋巴器官中占有重要的地位。

　　胆道疾病是小儿常见病患,如胆道闭锁、胆道发育不良、胆汁黏稠症、先天性胆总管扩张症、胆总管自发穿孔、硬化性胆管炎、胆石症等。胆道闭锁的诊断、手术适应证的掌握已取得一致意见。20世纪80年代后采用Kasai手术,术后积极防治胆管炎的发生,均取得了不同程度的效果,术后5年自肝存活率达60%以上。先天性胆总管扩张症发病原因尚无定论,但有胆胰管合流异常是多数学者的共识,术前MRCP及术中造影已成为必要的检查项目。临床诊断应用B超、CT等检查多能确诊。手术治疗首选囊肿切除术,多年来在胆道重建及防止术后逆行性胆道感染的手术方式上有众多研究。

　　胰腺先天性疾病中以先天性环形胰腺最多见,出生后表现为十二指肠梗阻症状,依据临床表现及上消化道造影多可确诊。手术采用十二指肠侧侧吻合或十二指肠空肠吻合以解除梗阻症状。胰腺后天性疾病发病率较多的是胰腺假性囊肿,多继发于急、慢性胰腺炎或胰腺损伤后。根据病

史、体征、淀粉酶检查、B 超、CT 检查多可确诊。近年来对于早期囊肿较小在 B 超或 CT 引导下穿刺置管引流可以达到治愈从而免于手术，治愈率可达 80%。囊肿内引流术适用于病史长、囊肿巨大、壁厚的囊肿，可做囊肿空肠吻合术，多可收到良好的效果。

近年来由于研究的深入，对脾脏的解剖和功能有了更多的了解。人们对脾脏疾病的治疗也更加重视。如为了保存脾功能，对于脾外伤在严密监视体征的同时，利用 B 超监测脾外伤的损伤情况，有的在 B 超的严密监测下采用非手术治疗，在保留了脾脏功能的同时得以痊愈。对脾脏严重损伤的病例，也尽量采用保存部分脾脏、脾网袋和脾自体移植等方法，其目的都是为了保存脾脏的功能。因此，对于小儿脾大的脾切除术均需严格掌握适应证。在血液病脾大中遗传性球形细胞增多症脾切除是最有效的治疗方法。其他疾病均应慎重考虑其治疗和手术方式。小儿门静脉高压症是小儿脾大中常见疾病。不论肝内型还是肝外型所致的脾功能亢进和上消化道出血一旦危及患者生命，采取手术治疗是非常必要的。采取脾切除术和相应减少或防止食管静脉曲张出血为大家所用，但手术方式有多种，各有优、缺点，目前尚无公认的统一有效的手术方式或治疗方法。

随着医学事业的发展和科学科技的进步，小儿腹腔镜外科也得以快速发展，特别是在肝胆外科。腹腔镜胆道造影术、胆囊切除术、胆道闭锁肝门肠吻合术、先天性胆总管扩张切除肝管肠吻合术、脾切除术、胰腺囊肿内引流术等均已广泛开展。相信在我国小儿外科工作者的共同努力下，小儿肝胆外科将会持续发展进步。

（庞文博　陈亚军）

第二节　胆道闭锁

【定义】　胆道闭锁（biliary atresia，BA）是以炎症、纤维化及肝外胆道阻塞为特征的一种进行性炎性胆道疾病。欧美国家活产儿发病率为 1/18 000~1/14 000；亚洲高发，日本发病率为 1/9 600。女婴发病率高于男婴，男∶女约为 1∶2。这种疾病在 1892 年首次被人们所认识，最初分为两型："可治型"和"不可治型"，后者由于 1955 年日本人 Kasai 首创了肝门空肠吻合术（hepatic portoenterostomy，HPE）而得以治疗，在过去 40 年中儿童肝移植的发展使胆道闭锁总的长期生存率上升到 90%。

胆道闭锁是新生儿期一种以梗阻性黄疸为直接表现的炎性肝胆系统疾病，约占所有新生儿胆汁淤积症的 1/3。目前，胆道闭锁的治疗原则是先行 Kasai 手术，可以使 50% 以上的患者获得较长时间的自肝生存，无须短期内行肝移植治疗。对于 Kasai 手术效果不佳或初次就诊时年龄较大、肝硬化严重的患者，可考虑行肝移植手术。由于目前国际上推荐的胆道闭锁 Kasai 手术的最佳手术年龄为小于 60 天，且近年来有一经诊断即早期行手术治疗的理念，因此诊断为胆汁淤积症后的新生儿或小婴儿首要的是由小儿外科医师来排除胆道闭锁的可能，再行内科疾病的进一步诊治。

【病因】　BA 的病因不明确，可能的病因有基因变异、毒素、病毒感染以及自身免疫等。

1. 基因相关学说　主要是基于国内 BA 患者单核苷酸多肽性（single nucleotide polymorphism，SNPs）的研究发现 ADD3 与 BA 发生相关，ADD3 基因在肝细胞和胆道上皮表达，其缺失可导致肌动蛋白和肌球蛋白的过度沉积，引起肝纤维化；综合征型 BA 患者中检测到 FOXA2 基因的突变并与之相关的 NODAL 基因表达的减少，NODAL 多态性与 BA 发生相关。

2. 毒素学说　近年来，费城儿童医院的研究小组发现一种名为 biliatresone 的胆道上皮细胞毒素，这种毒素的发现是因为澳大利亚的家畜因吞食含有这种毒素的植物暴发了胆道闭锁。动物实验证实 biliatresone 可破坏肝外胆道系统，通过减少谷胱甘肽和 SOX17 破坏胆道上皮细胞的极性和正确排布，经此毒素处理过的人类新生儿胆道上皮的体外移植培养物显示管腔梗阻和纤维化。

3. 病毒感染　病毒感染引发的针对胆道上

皮细胞的免疫应答导致进行性的胆道损伤和纤维化,可能相关的病毒有呼肠弧病毒、巨细胞病毒、呼吸道合胞病毒、人乳头瘤病毒、单纯疱疹病毒、轮状病毒及 EB 病毒等。国内最近的一项研究发现,60% 的 BA 患者体内可检测到 CMV-DNA。

4. 免疫相关学说　包括天然免疫、获得性免疫和自身免疫。巨噬细胞活化导致的天然免疫的过度激发与胆道损伤相关,NK 细胞数目增加可促进肝脏慢性炎症的发生,Tregs 细胞数目的减少和功能的降低可导致 BA 患者体内过度的炎症反应,这一现象在巨细胞病毒(cytomegalovirus,CMV)阳性的 BA 患者中表现更加突出。

【病理】

1. 光镜显微形态观察

(1) 胆囊及肝门纤维块:胆囊常常是小的、皱缩或萎瘪的,胆囊和胆囊管的镜下改变较肝外胆道要轻,肝门部则表现为胆管完全纤维性梗阻、小胆管或腺体样结构形成。最初在行肝门空肠吻合术患者进行的有关闭锁胆管的研究根据近端管腔的大小将其分为三类:Ⅰ型≥150μm,Ⅱ型 <150μm,Ⅲ型无被覆上皮的管腔结构。有研究称胆管直径 >150μm 的患者术后胆汁引流充分,提示预后较好。后来的研究不支持这一结论。但是,肝外胆道闭锁患者肝门部纤维块内无小胆管时,术后胆汁引流不良,提示预后差。

(2) 肝组织:主要是肝内汇管区胆管炎症及纤维化的表现,且纤维化程度明显高于同年龄组胆汁淤积综合征和先天性胆管扩张症的患者。肝内在镜下未见到胚胎型和围生期型肝外胆道闭锁之间有明显的区别。

早期,即 3 月龄之前,肝脏活检的特征是肝小叶和肝门部非特异性变化。肝小叶内可有巨细胞变性、淤胆、髓外造血和库普弗(Kupffer)细胞含铁血黄素沉积。大多会有明显增生的小叶间胆管,管腔内淤胆,汇管区纤维化伴单核细胞浸润,汇管区之间的桥联形成也会发生。但也有少数患者在此期小叶间胆管增生及纤维化不明显,不易与新生儿肝炎(neonatal hepatitis,NH)区分。

3 月龄后,未手术的和已手术的患者肝小叶汇管区纤维化,导致胆道纤维化和硬化。小叶间胆

管的数量在 5 月龄时就会显著减少。肝段之间、小叶之间在纤维化和胆管减少的程度上表现不同。Ho 等对 11 例肝外胆道闭锁患者肝动脉疾病累及肝外和肝内胆树的情况进行了报道,超声检查观察到肝外动脉的扩张,显微镜下可观察到由于间质增生导致的动脉管壁增厚,同时也可见到肝内外胆管的迂曲、扩张。

Kasai 术后,有报道称肝内胆道可发生不同类型的扩张:单独的无交通的、交通性的囊状或多囊状的扩张。

2. 电镜下形态

(1) 肝组织:肝细胞肿胀、外形不规则,排列紊乱,呈不同程度的淤胆、变性,胞质内线粒体肿胀、体积增大,基质密度减少,嵴减少或消失,有的线粒体呈空泡样改变,糖原含量较多,含少量或大量胆汁成分,粗面内质网数量减少,大多沿线粒体周围排列,变性严重的肝细胞中可见粗面内质网脱颗粒,滑面内质网数量增多,其他多呈囊泡扩张,坏死肝细胞中滑面内质网不清,次级溶酶体明显增多,其密度深浅不一、形态各异。在变性严重或将要坏死的肝细胞中微丝成分明显增加,多在核周和细胞边缘成束排列。大部分肝细胞中都含有大小不等、形态各异、密度不均的高电子密度物质。胞核变形或有双核,核仁明显,核染色质溶解或部分溶解,少数核内可见液泡和假包涵体,亦可见核固缩、碎裂。汇管区周边肝细胞胞质多发生胆汁性坏死(以高电子密度的胆汁样物、显著增多的溶酶体和髓样体物质为特征)。

肝细胞间隙增宽,多呈微绒毛指状扦插,部分肝细胞间有胶原沉积。肝内毛细胆管大多狭窄甚至闭锁,但也可见部分毛细胆管扩张,直径可达 5~7μm,内含大的、颗粒状的胆栓,呈高电子密度的均质物质,其形态与肝细胞内所见的高电子密度物质相似,可见炎症细胞,微绒毛数量减少、肿胀、短小,有的微绒毛呈空泡样改变。毛细胆管周围肝细胞间的紧密连接未见明显改变,其周边肝细胞胞质中微丝成分显著增加。

由于肝细胞间质明显增加,同时弥漫性增生

的结缔组织挤压肝细胞索,使其扭曲变形,肝细胞排列紊乱、数量减少且变性坏死,血窦面积大大减少。肝窦内皮细胞肿胀或坏死脱落,窦内可见较多的库普弗细胞和炎症细胞,部分肝窦内可见血小板凝集。窦周隙(Disse 间隙)内可见较多的胶原成分沉积,部分区域胶原排列致密。大多数肝细胞的窦周隙相邻面微绒毛消失,窦周隙明显增宽,可达 14~20μm,其内充满网状纤维和中等电子密度的细颗粒状物质,少数窦周隙可见细胞堆积。

在汇管区可见到Ⅲ型和Ⅳ型胶原的增加,Ⅳ型胶原多见于血管和胆管的周围,胆管周围成纤维细胞也增加。在肝小叶内,Ⅳ型胶原在肝窦处沉积并伴有基膜的形成(肝窦毛细血管化)。小叶间胆管的上皮细胞内可见大量胆色素沉积,细胞质发生退化;小叶间胆管微绒毛消失,无或充满胆汁样物;汇管区增生的小胆管周围可见胶原增生、炎症细胞浸润及胆汁成分漏出;某些患者肝细胞内可见病毒样颗粒物;在月龄不足 2 个月的患者中,肝细胞和小叶间胆管的表现可类似 NH 的表现(细胞质局灶性坏死、内质网扩张、轻微的胆汁性坏死;胆管内可见肝细胞的细胞质碎片;但观察微绒毛形态相对正常,但黄疸重的患者会有轻微的微绒毛消失并出现胆栓),随访过程中行二次肝活检行透射电镜检查则发现显著的胞质胆汁性坏死等典型的 BA 表现。

(2) 肝门纤维块:目前针对肝门纤维块的电镜研究较少。国内学者研究发现电镜下肝门成纤维细胞活跃,其分化程度与肝组织纤维化程度呈正相关。

3. 免疫化学研究　Segawa 等研究发现毛细胆管膜相关细丝(bile canalicular membrane-associated filaments,BCMF)影响患者术后退黄速率,毛细胆管周围 BCMF 过度增生的患者术后胆汁引流不佳,而 BCMF 的量基本正常的患者术后排胆状况佳,因此可以借检测毛细胆管周围 BCMF 的量来预测患者的长期预后。用 AE1/AE3、CK7 或 CK19 单克隆抗体,可识别特异的细胞角蛋白,增强了对胆管增生的识别能力。

不论发病原因如何,胆道闭锁的宏观结构可表现为由炎性、纤维化致管腔阻塞或完全萎缩缺乏主要结构的肝门纤维块。肝内组织学表现包括早期肝门部胆管炎症、胆管栓塞和增生以及后续纤维化导致的明显的胆系硬化。

上述是经典的类型,也有患者表现在第一次肝活检时未发现胆管增生,在第二次活检时发现了显著的胆管增生,这种不典型的表现可能是由于早期部分肝内胆管阻塞仅造成了局部的改变。或许最初肝内胆道损害的表现要重于肝外胆道,导致了最初表现为胆管减少或不增生。事实上,一些学者将新生儿期的胆管阻塞性疾病看作是一个渐进性的过程,且这一过程是由单一的潜在的原因造成的,后来也有研究强化了这一理论。

【分型】

1. 形态学分型　日本小儿外科学会依据肝外胆道阻塞的程度将 BA 分为 3 型。

Ⅰ型(5%):胆总管闭锁,闭锁近端有开放的胆管,因此胆囊内含胆汁。

Ⅱ型(3%):肝总管闭锁,胆囊内不含胆汁,但肝总管解剖横断后近端可看到管腔内含胆汁的左右肝管。

Ⅲ型(>90%):肝门部闭锁,即肝外胆道完全闭锁。还有一类特殊类型的 BA,即囊肿型 BA,占 BA 的 5%。囊肿内含有黏液或胆汁,后者使其与真正的先天性胆总管囊肿的鉴别诊断困难增大。但囊肿型 BA 的囊壁较厚且囊肿与肝内胆道无交通,这可以通过术中胆道造影来诊断。

2. 临床症状分型　Davenport 根据 BA 患者不同的临床表现将其分为 4 型。

(1) 综合征型 BA:女孩多见,可合并有不常见的畸形,包括多脾(或无脾)、血管畸形(十二指肠前门静脉、腔静脉缺失)、内脏转位及心脏畸形等。这一类型的 BA 倾向于肝外胆道先天发育的异常,母亲前期可能患有糖尿病。

(2) 囊肿型 BA:大宗病例报道中可占 5%~10%,表现为梗阻胆道的囊性变,囊内可能存在胆汁或黏液,50% 以上的病例可以产前诊断,Kasai 手术预后相对较好。

(3) 血清 CMV-IgM 阳性型 BA:多见于非白种

人患者,相对于 CMV-IgM 阴性的 BA 患者,此类患者就诊时多年龄较大,胆红素和 AST 水平较高、脾较大。肝外胆道组织学表现为炎症更重,肝脏有明显的单核细胞浸润,但肝脏组织活检未发现 CMV 病毒。这一类型的 BA 患者 Kasai 手术预后较差,婴儿期死亡率高。

(4)单纯型 BA:一般占到病例总数的 70%~80%,此型病因不明,可能是发育异常,也可能是继发梗阻。近期有证据表明倾向于前者,这组 BA 患者在出生后 24 小时即检测到结合胆红素水平升高,提示出生时存在胆道梗阻。

【症状和体征】 新生儿以结合胆红素升高为主的持续性、渐进性黄疸,伴有白陶土样便和深黄色尿,在西方国家,大多数患者在 2 月龄之前确诊,此时患者无严重的肝纤维化及门静脉高压出现。多数患者表现为程度不一的黄疸,有些患者除黄疸外还表现有肝脾大。

【辅助检查】

1. 粪便检查 粪便检查是提高 BA 早期诊断率的重要手段,自 1987 年日本开始使用大便比色卡(stool color card,SCC)筛查 BA 以来,中国台湾、欧洲、加拿大等地也相继开展 SCC 的早期筛查,这使得 BA 患者的早期诊断率得到了显著提高。国内近年来在北京、天津、上海、深圳等地也开始应用 SCC 或与之类似的手机 APP 应用程序等筛查手段,提高了 BA 的早期诊出率。

2. 实验室检查 常规检查项目包括肝功能、凝血、全血细胞计数等,其中,TBIL、DBIL、AST、γ-GGT 等是重要的参考指标。此外,病毒感染的血清学检查、自身免疫性疾病、α_1 抗胰蛋白酶及相关的基因检查也较常应用。

3. 腹部超声 需禁食后进行,胆囊萎瘪或缺如、三角形索带征(肝门纤维块)和肝脏质地的变化提示 BA。

4. 肝弹性测定 近年来,肝脏瞬时弹性成像(transient elastography,TE)作为一项新型的检查手段,实现了 BA 患者术前无创性肝脏硬度检测(liver stiffness measurement,LSM),已广泛应用于 BA 患者的术前诊断及术后肝纤维化进展的评估。

5. 肝活检 最近的 Meta 分析显示肝活检是术前诊断胆道闭锁精确率最高的方法,但因其为有创性操作,临床应用不如其他无创性操作广泛。

BA 的组织学诊断标准为小胆管增生伴胆栓形成,以及汇管区的纤维化和/或炎性改变。诊断性的穿刺必须至少包括 5 个完整的汇管区,胆管增生提示胆道梗阻,胆管与汇管区比率下降提示肝内胆管缺乏。当患者年龄较小时,BA 和 NH 有时不易区分,在表现为不明原因的结合胆红素升高的胆汁淤积症患者,随诊性的肝活检来排除或诊断 BA 是有必要的。

肝活检在成人病毒性肝炎、胆汁性肝硬化、自身免疫性肝炎等疾病的长期随访中得以广泛应用,胆道闭锁患者 Kasai 术前即存在不同程度的肝纤维化,而且术后这种纤维化有可能会发生不同程度的进展,最终导致肝硬化、肝功能失代偿,这使得半数以上 BA 患者最终需行肝移植来获得长期生存。有学者对 BA 肝纤维化的机制进行了综述,得出持续的炎症反应、免疫应答、胆道上皮-间质转变、基质沉积、血管生成失代偿以及胆道结构特异性的发育等都作用于肝纤维化的产生,而且这些因素路径之间相互作用会加剧肝纤维化的进程。日本等国家将肝脏穿刺活检应用于 BA 患者的长期随访,以准确了解患者肝纤维化的进程。

6. 内镜逆行胰胆管造影(endoscopic retrograde cholangiopancreatography,ERCP) ERCP 可用于新生儿,但要求操作医生经验相对丰富。

【诊断及鉴别诊断】 术前需结合病史、查体和实验室检查综合判断,病史和临床表现是首先要关注的,此外,可行相关的基因和影像学检查,必要时需行肝脏组织活检。有不足 20% 的患者经由上述的检查方法并不能够排除胆道闭锁的可能,因此需行术中胆道造影检查

BA 须与新生儿期可引发胆汁淤积性黄疸的多种疾病进行鉴别,包括 α_1 抗胰蛋白酶缺乏、全肠外营养(total parenteral nutrition,TPN)、新生儿肝炎(NH)、胆总管囊肿、胆道发育不良、肝动脉发育不良、进行性家族性肝内胆汁淤积(progressive familial intrahepatic cholestasis,PFIC)Ⅲ型及囊性纤

维化(cystic fibrosis,CF)等。

α₁抗胰蛋白酶缺乏和完全肠外营养导致的胆管增生趋向于局灶化,没有显著的汇管区扩张和纤维化。

NH早期光镜下唯一的改变是巨细胞变形,随病情进展可出现髓外造血、肝细胞退化的表现,但小叶间胆管增生、胆栓形成和纤维化程度轻微。由于上述肝小叶的变化是完全不特异的,因此并不能作为临床诊疗指南。且婴儿实施肝活检的年龄是相对的:正常情况下小胆管和汇管区正常的比率是(0.9~1.8):1,这在孕36周之后才会变得明显,在早产的婴儿中小胆管和汇管区之比低于0.9也可能是生理性的。因此,早产儿的高结合胆红素血症常常是多因素的,而且特别关注汇管区的形态学特征(如小叶间胆管的数量)也是相对而论的。

BA和胆总管囊肿都有汇管区的扩张和小胆管增生,因此,3月龄以下的患者单纯凭借肝组织形态学不能明确胆道梗阻的原因。需结合临床表现综合考虑,并借助B超等加以鉴别。

Alagille综合征又称先天性肝内胆管发育不良征,动脉-肝脏发育不良综合征,显微镜下大多数汇管区无胆管,有时可见发育不良的胆管,多无明显管腔,伴有明显的淤胆现象和汇管区轻度纤维化,睾丸可见间质纤维化。有文献报道,肝动脉发育不良的患者在早期可有显著的胆管增生,这类似于胆道梗阻。如果胆管增生在Alagille综合征很显著,在出现黄疸的时期,应进行全面的临床检查。Alagille综合征常合并的肝外畸形是肺外周血管狭窄、蝴蝶椎和角膜后胚胎环。在持续白陶土样大便的情况下行重复的肝活检可明确诊断。

PFIC Ⅲ型又称高GGT型PFIC,起源于多糖黏蛋白(MDR3)基因突变,肝活检显示小叶间胆管增生伴胆栓形成,致使肝门区域增大,提示梗阻性病变。这类患者有一部分通常在1年内即出现严重的胆汁淤积,并在生命的最初几年很快发展成肝衰竭,还有一部分是因不严重的基因突变而致轻微病变的患者,直到学龄期或青春期甚至成人期才发病。

累及肝脏的CF最初有不到2%的患者会有新生儿期胆汁淤积的症状,肝活检表现为局灶性胆管硬化,而患者的血清AST、ALT或GGT常是正常的。

【治疗】　BA治疗以手术治疗为主(资源24)。"可治型"胆道闭锁可行肝管肠吻合术,"不可治型"胆道闭锁自从1955年Kasai首创肝门空肠吻合术后得以行手术治疗,未行手术的BA患者大多数在2岁以内死亡。目前,胆道闭锁的治疗主要包括Kasai肝门空肠吻合术、术后药物、营养支持治疗及肝移植。

资源24
胆道闭锁Kasai手术

(一) Kasai 手术

1. 基本手术方法　开腹时取右上象限或右肋缘下切口,结扎切断肝镰状韧带,分离胆囊残留以便寻找肝总管和肝门(资源25)。如果胆囊有腔,则需做术中胆道造影来明确肝外胆道的解剖结构。胆囊中有墨绿色胆汁提示存在近端胆管,但远端胆道的情况仍需经胆囊底部注入造影剂后观察。如果经术中观察及胆道造影确定为肝门部闭锁,则将纤维化的肝总管和肝管解剖至靠近肝表面的位置,注意保护肝动脉的较大分支。进一步解剖则暴露肝门部及门静脉左右分支的分叉部,进一步将从门静脉至尾状叶的分支分离出来。沿门静脉的上缘解剖肝门及纤维块直至进入肝实质的位置。用锐利的剪刀沿平行于肝包膜方向剪断纤维块。然后将Roux肠袢自横结肠后穿出与肝门部边缘做吻合。自肝脏右叶边缘取小块肝组织(检查肝硬化),与纤维块(检查胆小管)一起做组织学检查。

资源25
开腹、结扎肝脏相关韧带、寻找肝总管和肝门

2. 纤维块切除　门静脉前纤维组织与肝表面交界处三角区为切除范围;纤维组织与肝组织交界面为切除深度(资源26)。太浅不能达到残存小胆管,太深怕是管径越深越小。Kimura建议切面为波浪式,以及增大切面面积游离暴露各层小胆管。纤维块切除后止血要彻底,但不能用电刀类破坏性方

资源26
游离肝总管、解剖肝门、游离剪断纤维块

法,以防瘢痕挛缩。最好是用45℃热盐水加肾上腺素冲洗,直至止血。最后用吸墨纸轻压三角区观察胆汁黄迹大小、多少或有无,以估计引流效果。

3. 肝肠吻合法　典型吻合法是将 Roux-Y 胆道支封闭,然后在近封闭端处侧壁切口与肝门三角纤维边缘吻合。边缝边切,使吻合对缘等大,缝合后吻合口展平。然而肝门三角纤维切缘常不整齐,并且肝门处术野深而窄,缝合技术困难,难免有漏针、错针以致愈合不良,瘢痕凌乱,成为小胆管狭窄与结石形成的基础,影响术后胆汁引流。纤维块切缘可预留缝合线,保证吻合效果(资源27)。

资源 27
肝门空肠吻合

4. 防反流　肠道反流被认为是术后胆道感染的主要因素,因此很多方法流行。Kasai 最早是将 Roux-Y 的胆道支断开,双控外置造瘘,2~4 年,胆汁流量充足时再关瘘。Suruga 将胆道支断开,胃肠段外置造瘘,胆道段与胃肠段行端侧吻合。Ohi 在胆道支上做两个防反流瓣(一个是肠套叠瓣,另一个是矩形瓣),不造瘘。张金哲对晚期患者不做 Roux-Y,先做胃管钉合外引流。方法是用自动切缝胃吻合钳在胃大弯切取带蒂胃管。近端与肝门三角钉合,远端外置造瘘。待胆汁引流充分时,再将外置瘘与空肠吻合(资源28)。

资源 28
Roux 肠袢及防反流瓣(张氏瓣)制作

5. 胃管钉合法　张金哲设计取胃大弯缝成胃管作为胆道支,管口切缘内翻与肝门钉合,操作简单,愈合整齐。方法是在胃管上端切缘圆周,等距离选 6 个点,距边缘 5mm 处浆肌层各缝一长线备用。在肝门三角也选相当的 6 个点。将胆道支(胃管)备用线双尾对齐穿入长针,经肝门 6 个点各自带双线穿透达肝叶表面。拉紧缝线使胆道支端切缘与肝门三角形成内翻吻合。缝线在肝叶表面互相交错结扎。检查肝门处吻合口是否严紧,必要时小针细线缝合肝被膜与胃管浆膜加固几针(图27-1,图27-2)。

用犬做动物实验后证实:肝叶外围人造创面与 Roux-Y 胆道支切端钉合,愈合平滑,有些小肝管切缘上皮互相融合保持开口的完整。

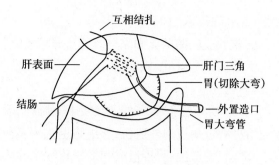

图 27-1　胃管肝门钉合术

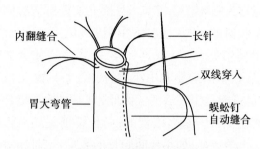

图 27-2　胃管内翻缝合

(二)术后　术后静脉滴注抗生素及糖皮质激素或前列腺素。强调激素治疗是必须的,它可以提高患者的 5 年生存率。口服熊脱氧胆酸(ursodeoxycholic acid,UDCA)对于排胆也是有效的。此外,患者需长期口服预防量抗生素。值得注意的是,黄疸清除并不等同于治愈,这是因为肝活检提示有 80% 的患者已存在肝纤维化,并可能进展为肝硬化并最终导致门静脉高压等一系列并发症。

(三)并发症

1. 胆管炎　早期发现并治疗胆管炎非常重要,这是因为反复发生的胆管炎以及治疗的延误可导致进行性肝衰竭。胆管炎可发生于葛西术后 30%~90% 的患者,常在术后第 1 年发生。其临床表现包括黄疸加重、发热、大便颜色变浅、转氨酶升高及白细胞计数增加(中性粒细胞)。病原菌常为革兰氏阴性菌(大肠埃希菌多见)和肠球菌。

2. 门脉高压　70%~80% 长期生存的患者可出现门静脉高压且 30%~40% 会发生食管曲张静脉出血,推荐定期行内镜监测并结扎曲张静脉。

3. 营养不良　胆道闭锁患者常发生脂肪和脂溶性维生素(维生素 A、维生素 D、维生素 E、维生素 K)吸收障碍,因此患者需常规补充中链脂肪酸和脂溶性维生素。手术后大多数患者的吸收不良会逐渐缓解，但持续性黄疸可导致代谢性骨病、凝血障碍性疾病、发育停滞及神经发育缺陷。

4. 肝肺综合征　有进行性肝病的患者有可能发生肝肺综合征。患者表现为不同程度的缺氧和凝血功能障碍，这与肝功能严重不良、肺内动静脉分流及动脉性缺氧有关。

（四）肝移植　Kasai 手术不是治疗 BA 的根治性手术，部分患者术后仍需行肝移植。国外有大约 1/3 的 BA 患者在 1 岁之前行肝移植，另外有 1/3 的患者在青少年期行肝移植。我国 BA 患者肝移植起步较国外晚，但目前为止也已取得了初步成效。特别是在中国台湾与中国香港，亲体供肝移植已在世界领先。肝移植的指征：①Kasai 手术失败；②就诊过晚，延误手术时机；③慢性肝脏疾病和门脉脉高压；④肝肺综合征；⑤显著的营养不良或发育停滞；⑥由肝脏疾病引起无法忍受的生活质量问题。

【预后】　胆道闭锁患者在不行手术治疗的情况下 2 岁内会死亡。提示预后良好的指征包括：Kasai 术后黄疸早期清除（术后 3 个月内总胆红素<20μmol/L）；肝组织活检未发现严重纤维化和巨细胞肝炎；不发生或不反复发生胆管炎。值得一提的是，对于 BA 患者的长期严密随访是预防严重并发症、保证良好预后的必要条件。

在日本，Kasai 术后患者 5 年自肝生存率接近 80%，术后 10 年自肝生存率在 70% 以上，长期自肝生存达 10 年的患者中有 90% 以上可自肝生存至 20 年。目前，Kasai 手术和肝移植术后总的 10 年生存率为 90%。有研究统计 Kasai 术后生存 20 年以上 BA 患者的临床资料，其中 88% 为自肝生存，但自肝生存患者中有 60% 存在肝脏相关的并发症（胆管炎、门静脉高压、消化道出血）。

（庞文博　陈亚军）

第三节　先天性胆总管囊肿

先天性胆总管囊肿（congenital choledochus cyst）又称先天性胆管扩张症，可以发生在肝内、外胆管的任何部分，是胆道畸形中最常见的一种类型。1723 年，Vater 和 Ezler 首次对先天性胆总管囊肿进行了描述。本病可发生于任何年龄，在婴幼儿及学龄儿童多见，新生儿亦可发病，此外约 20% 发病于成年期。男女比例为 1∶4~1∶5，一般认为亚洲人发病率（1/13 000）较西方人（1/100 000）高。

一、病因

先天性胆总管囊肿的病因及发病机制至今尚未完全阐明，一直是人们讨论的话题。本病是先天性还是继发性的疾病也仍存在争议，目前主要有以下几种学说。

1. 先天性胰胆管合流异常（anomalous pancreaticobiliary union）　1969 年，Babitt 首次提出胰胆管合流异常是本病的发病原因。随着胆道造影技术的开展，人们对胰胆管合流异常学说有了更加深入的研究，这一学说被绝大多数学者公认为是先天性胆总管囊肿的主要病因之一。文献报道，90%~100% 的先天性胆总管囊肿患者合并有胰胆管合流异常。胰胆管合流异常是指胰胆管汇合部位不在十二指肠乳头而在十二指肠壁外或汇合部的先天性畸形。由于胰胆管在壁外合流后形成共管，其远端有壶腹括约肌包绕，对共管有括约作用，可造成胆汁与胰液相互交流，由于胰管内压高于胆管内压，活化的胰酶逆流入胆管，致使胆管黏膜损伤，长期炎症使胆管壁变薄弱，从而形成囊肿。

从胚胎发育来看，肝憩室（肝芽）在胚胎第 22 天时发生于前肠的腹侧，在第 4 周时分化成肝脏、胆道和腹胰。腹胰向背侧旋转，在第 5 周时与背胰相融合，同时腹胰管与背胰管相吻合形成主胰管。胰胆管合流异常的形成因素主要有以下几种假说。

（1）胚胎发育过程中胰胆管汇合部向十二指肠壁内的迁移受阻是胰胆管合流异常的成因。

（2）胰胆管合流异常可能发生在胎龄 22 天左右，肝和腹胰始基的位置比正常人位置偏远，导致腹胰旋转与背胰融合时形成过长的原始胆总管和共通管。

（3）胆总管末端退化和腹胰小管异常融合沟

通,进而形成了过长的胰胆共同管是胰胆管合流异常的原因。

(4) 妊娠早期胆管与腹胰导管系统结合时的胚胎排列错位。

Tashiro 等回顾日本文献中先天性胆总管囊肿的报道,发现存在胰胆管合流异常的患者不一定会发生先天性胆总管囊肿。并且产前检查在孕 15 周就有发现先天性胆总管囊肿的报道,而此时胎儿阶段胰腺尚未发育成熟到具备产生胰酶的功能,胰液就不可能逆流到胆管内损伤黏膜,这就与胰胆管合流异常学说相矛盾。可见胰胆合流异常并不是先天性胆总管囊肿的唯一原因。先天性胆总管囊肿的产生是多种因素综合作用的结果。

2. 胆总管壁薄弱和远端胆总管狭窄梗阻 胚胎早期胆总管远端狭窄梗阻可能是先天性胆总管囊肿的原因之一。先天性因素造成远端胆总管狭窄梗阻,导致胆管内胆汁淤积、胆管腔内压力增加,从而形成囊状扩张。1936 年有人提出胆总管扩张与胚胎早期胆总管上皮过度增生有关。胎儿原始胆管上皮细胞增生转变为"实心期"时,不均衡的上皮增殖,下部增生过度,在空泡化再贯通时远端出现狭窄而造成梗阻。Stain 等研究证实胆总管囊状扩张与胆总管远端狭窄关系密切。李龙等也发现胆总管远端的梗阻造成了胆总管内压力增高,形成胆总管的扩张,并且认为这种胆总管远端的狭窄可能是先天发育所致,是与胰胆管合流异常并存的病变。Todani 等认为胆总管远端狭窄段长度与胆总管扩张的形态有关系,狭窄段长容易导致囊状扩张,狭窄段短容易导致梭形扩张。而李龙等发现梗阻的程度与胆总管远端狭窄段的直径有关,即狭窄的直径小胆总管发生囊状扩张多。

早在 1852 年就有人提出胆总管扩张是由于胆总管壁薄弱松弛所致。1959 年 Alonso-Lej 提出先天性胆总管囊肿的病因是胆总管壁的先天性薄弱和其远端狭窄梗阻的结果。1977 年 Spitz 等通过动物实验证实:胆总管发育早期胆道薄弱时如果发生梗阻会导致囊肿形成,从而可以证实胆总管壁薄弱和其远端狭窄梗阻是胆总管囊状扩张的

两个重要因素。20 世纪 80 年代 Okada 发现胎儿,包括 1 岁以内的婴儿胆管壁缺乏弹性纤维,因此遇梗阻扩张后不能复原,从而形成囊性扩张。年长后再遇梗阻有一定的抗力及恢复能力,于是只能形成梭形扩张。

3. 神经分布异常 1943 年,Shallow 发现先天性胆总管囊肿胆管壁上的神经节细胞较正常明显减少,类似巨结肠改变,以此作为先天性胆总管囊肿的病因。1995 年,Shimotake 等研究发现囊肿型扩张的患者,其囊肿远端壁内的神经节细胞总数均明显低于对照组,但柱状扩张的患者与扩张的直径有关,直径越宽远端神经节细胞越少。目前这一理论尚存在很多疑问,王燕霞认为神经节细胞减少或神经发育异常是先天性病变还是后天继发性病变需深入研究。

4. 病毒感染 胆道闭锁、新生儿肝炎、先天性胆总管囊肿患者具有相似的肝脏病理改变,认为是由病毒性感染所致,多数为乙型肝炎病毒感染,此外还有巨细胞病毒、单纯性疱疹病毒及腺病毒。病毒感染后,使胆管上皮损害变性,胆管腔狭窄梗阻、近端胆管壁薄弱而扩张。

5. 遗传学说 Ohita 等发现 1 例胆管乳头状瘤病的先天性胆总管囊肿患者,经基因分析发现在 *K-ras* 基因的第 12 密码子(condon 12)的核苷酸序列上有点突变,这是文献报道的首例怀疑 *K-ras* 基因的 condon 12 点突变可能与先天性胆总管囊肿的发病有关。Tokuhara 等对既往文献中出现的 16 对即 32 名先天性胆总管囊肿患者包括 8 对父母和子女病例、6 对兄弟姐妹病例和 2 对双卵孪生病例进行分析后认为先天性胆总管囊肿的发生可能与基因轻微损害有关,认为遗传因素可能是先天性胆总管囊肿的致病因素。

6. 细胞凋亡/增殖学说 bcl-2 和 bax 是细胞凋亡相关因子,二者的比例关系决定细胞的凋亡状态,当 bcl-2 表达高于 bax 时,细胞凋亡受到抑制;当 bax 高于 bcl-2 时,细胞凋亡增强;当 bcl-2 和 bax 水平相当时,细胞凋亡终止。张爱民等研究发现胆总管囊状扩张组和梭状扩张组囊肿上皮细胞的 bax 表达阳性率较对照组明显升高,认为细胞凋亡及其相关因子 bcl-2 和 bax 在胆总管囊

肿的发病中有一定的作用。

7. 其他学说　末端胆总管囊肿是胆总管囊肿中最少见的类型,Scholz 认为这是一种发生在壶腹和胆总管之间的憩室;Wheeler 提出这是十二指肠乳头梗阻的结果。另外也有研究者认为只要长期存在奥迪括约肌(Oddi sphincter)功能异常,理论上胰液都可以逆流到胆管中,从而就有可能形成先天性胆总管囊肿。有研究者对 116 例显影清晰的先天性胆总管囊肿患者的 ERCP 或术中胆道造影的正位 X 线片进行有关数据的测量分析后认为,由于共同管肝胰(Vater)壶腹的开口代表胚胎早期肝憩室的发生部位,胚胎时期肝憩室向远端异位发生导致肝胰肝胰开口至肝脏和背胰的距离增加,使相应的胆总管和共同管拉长,形成胰胆合流的病理改变。因此胚胎时期肝憩室发生远端异位可能是先天性胆总管囊肿的发病原因,而胰胆合流异常、胆总管远端狭窄只是先天性胆总管囊肿通常并存的病理改变。

总之,先天性胆总管囊肿是由多种因素造成的发育畸形,目前尚不能确定其明确的发病原因,考虑是多种因素综合作用的结果。

二、病理改变

先天性胆总管囊肿主要指胆总管各种程度的扩张,同时也可以合并发生于肝内胆管的扩张。由于先天性胆总管囊肿几乎均合并胰胆管的合流异常,所以在疾病的发生发展中,肝脏、胰腺等也常会出现各种病理改变。

1. 胆总管病变　胆总管扩张的程度、胆总管远端狭窄段的直径大小,可因病程长短、病理类型及有无并发症而不同。病程早期,胆管内炎症不严重时胆管壁的组织、结构接近正常。随着病程进展,由于大量胰液反流,激活的各种胰酶可以引起较严重的生化性破坏。胆总管远端的梗阻可以导致胆管内压力增高、胆汁淤积,这些因素都可以使胆管壁发生较严重的病理改变。胆管壁增厚、纤维壁层明显增生、内层被覆的黏膜上皮往往消失而常发现扩张胆管的内面被覆以胆色素的沉积物,有时伴有溃疡面及胆色素结石。胆管壁内有大量炎症细胞浸润,特别是年长儿童

的病例由于炎症反复发作胆管壁增厚、脆弱易碎,并且常可发现囊肿壁与周围组织有较严重的粘连,给手术时的囊肿剥离带来极大的困难。胆管局部破坏严重时可能发生穿孔性胆汁性腹膜炎。肝内胆管因受肝组织的限制不能形成囊性扩张。因此认为胆道梗阻引起肝内胆管扩张只能累及近端肝管柱状扩张,梗阻解除后自然恢复。Caroli 病肝内胆管囊性扩张并非胆管远端梗阻所致。

2. 肝脏病变　由于胆管长期梗阻、胆汁淤积、反复感染以致肝功能受损,其损害程度与病程长短、梗阻轻重有关。婴儿胆道梗阻严重时,甚至会有胆道闭锁样的胆汁性肝硬化、门静脉高压等并发症。Shukri 和 Suita 等均报道婴儿胆总管囊肿的肝硬化程度明显高。如早期手术解除梗阻,肝脏病变可以恢复。另外也有研究者认为早期肝硬化是可逆性的,随着年龄的增长,反复出现的胆汁逆流可使肝损害从可逆性变为不可逆转的晚期肝硬化。

3. 胰腺病变　胆总管扩张合并急慢性胰腺炎已被人们重视,认为是由于胆汁向胰管内反流所致。胰腺病理可见胰腺充血、水肿、变硬,严重者可见红褐色坏死灶。但大川治夫及董倩等提出由于胰胆管合流异常,分泌压高的胰液反流入胆总管及肝内胆管,肝脏毛细胆管内的胰淀粉酶会通过肝静脉窦系统扩散进入血液系统表现为高胰淀粉酶血症,是假性胰腺炎而非真正的胰腺炎症。当胰胆分流、胆管扩张症根治手术后多较快恢复正常。

4. 胆囊病变　胆囊呈现不同程度胆囊炎的改变,胆囊增大、壁厚、充血、水肿、炎症细胞浸润亦可合并胆囊结石,晚期以致发生胆囊癌。文献报道,先天性胆总管囊肿癌变率是正常人群的 5~35 倍,随患者年龄的增长,癌变发生率亦有增加。除年龄因素外,男女患者癌变比例为 1:3。故术中需将胆囊一并切除。有学者认为胰液内含有致癌因素,长期反流至胆管、胆囊,被胆汁激活而发生癌变。因而认为将胆胰合流分开即可防癌,更有人强调尽量切除胆管的远端,以防远端遗留已经激活癌变的组织。

5. 临床分型　先天性胆总管囊肿的临床分型有多种方法可供参考,但目前较为普遍采用的是Alonso-lej分类及Todani分类方法。

Alonso-lej于1959年提出根据本病形态特点分为三型。Ⅰ型:胆总管囊性扩张型,从胆总管起始部位到胰腺后的胆总管均呈囊性扩张。Ⅱ型:胆总管憩室型,较少见,在胆总管侧壁有囊肿样扩张,囊肿以狭窄的基底或短蒂与胆总管侧壁连接,胆管的其余部分正常或有轻度扩张。Ⅲ型:胆总管囊肿脱垂型,罕见,胆总管末端小球形扩张并疝入十二指肠内。

1975年,Todani在Alonso-lej分类的基础上增加了Ⅳ型和Ⅴ型。Ⅰ型:胆总管囊状扩张,最常见,临床上90%为此型。Ⅰ型又分为3个亚型。Ⅰa型:弥漫性胆总管囊性扩张;Ⅰb型:局限性胆总管囊性扩张;Ⅰc型:弥漫性胆总管梭状扩张;Ⅱ型:胆总管憩室;Ⅲ型:胆总管末端囊肿脱垂型;Ⅳ型又分为两个亚型:Ⅳa型:肝内外胆管多发性囊肿;Ⅳb型:肝外胆管多发性囊肿;Ⅴ型:肝内胆管单发或多发性囊肿,即将先天性肝内胆管扩张(卡罗利病,Caroli disease)也列入先天性胆管囊肿症的一个类型。

2013年我国成人肝胆外科医生董家鸿等提出了一种新型分类方法:A型为周围肝管型肝内胆管扩张。分为2个亚型:A1型,病变局限于部分肝段;A2型,病变弥漫分布于全肝。B型为中央肝管型肝内胆管扩张,分为2个亚型:B1型,单侧肝叶中央肝管扩张;B2型,病变同时累及双侧肝叶主肝管及左、右肝管汇合部。C型为肝外胆管型胆管扩张,分为2个亚型:C1型,病变未累及胰腺段胆管;C2型,病变累及胰腺段胆管。D型为肝内外胆管型胆管扩张。分为2个亚型:D1型,病变累及2级及2级以下中央肝管;D2型,病变累及3级及3级以上中央肝管。

三、临床表现

先天性胆总管囊肿在不同的发病年龄有不同的临床表现。新生儿及幼儿通常表现为腹部肿块、黄疸和白便。由于梗阻程度的不同,一些病例有类似胆道闭锁的表现,有些表现为上腹部巨大肿块而不伴有黄疸。Todani等将婴儿胆总管囊肿的特点归纳为:①囊性胆总管扩张;②巨大的腹部包块、黄疸伴白色大便;③无急性胰腺炎症状;④胆汁淀粉酶不高。

年长儿通常表现为典型的"三联征",即腹痛、腹部肿块和黄疸。但临床上同时具备这3种典型表现的患者较少,从现有的国内外统计资料来看,最多不超过20%。

1. 腹痛　先天性胆总管囊肿症状与体征常表现不相称的特点,特别是幼儿可表现为剧烈的腹部绞痛,甚至需取特殊的体位如膝胸位甚至角弓反张位以求疼痛稍减,但却无发热、黄疸或肝功能损害等表现,腹痛间歇期亦无腹膜炎体征。

2. 黄疸　先天性胆总管囊肿出现的黄疸多系因胆道狭窄、胆汁排出不畅所致,多数患者也因出现黄疸就诊。平时黄疸不明显,偶尔胆管发炎时加重梗阻,突然黄疸加重。间歇性黄疸为其特征,间隔时间长短不一,黄疸程度亦不一。

3. 腹部肿块　常为患者就诊的重要体征,肿块位于右下腹肝缘下,呈囊性感,上界多为肝边缘所覆盖。巨大者可超越腹中线,亦可达脐下。

除上述3个主要症状外,在发作间期可因合并囊内感染、胆管炎等,体温可高达38℃~39℃,亦可因炎症而引起恶心、呕吐的消化道症状。黄疸加重时,粪便颜色变淡,乃至呈白陶土色,尿色深黄。如病情未能控制,可导致以下几种并发症。

1. 胆汁性腹膜炎　先天性胆总管囊肿自发性穿孔是胆总管囊肿少见的并发症,文献报道其发生率为1.8%~7.0%。由于胰、胆管合流异常,胰液进入胆道造成了局部组织损伤;胆道梗阻引起压力突然升高,在其血运不良的情况下加重了局部缺血,以上因素共同作用的结果最终造成胆道穿孔。可以发生于囊肿型合并感染、炎症时,但更多见于梭状型的病例。此外,憩室型、脱垂型胆总管囊肿穿孔可能与原始胆管发育异常有关。既往有腹痛和黄疸病史的患者,突然出现剧烈腹痛,伴发热、呕吐;全腹压痛、反跳痛明显,腹腔穿刺抽到含胆汁的腹水即可明确诊断。

2. 胰腺炎　先天性胆总管囊肿合并胰腺炎在1959年首次报道,10.5%~56.0%的胆总管囊肿患者合并急性胰腺炎。因此,临床上对不典型的"急性胰腺炎",尤其是反复发作的胰腺炎的鉴别诊断均应考虑到胆总管囊肿。

3. 胆管结石　先天性胆总管囊肿诸多并发症中,结石较为常见,胆结石发生复杂,且为多因素作用的结果。可因胆汁流动缓慢、淤积、胆盐沉积、感染等因素诱发结石。有研究者认为先天性胆总管囊肿患者胆汁成分存在明显异常,尤其是胆汁酸的代谢异常,胆汁酸的组分比例改变,这可能是先天性胆总管囊肿患者易发生结石的主要原因之一。

4. 出血　主要原因是胆道梗阻导致肝功能损害,维生素K缺乏;或因肝功能受损,凝血酶原及各种凝血因子合成障碍,导致自发性出血倾向。

5. 门静脉高压症　有研究者认为先天性胆总管囊肿合并门静脉高压症与反复胆系感染有关,胆系感染可导致肝细胞肿胀、坏死,肝内纤维组织增生以致肝硬化,肝硬变是门静脉高压的基础。也有人认为是窦前门静脉受阻导致门静脉高压症。先天性胆总管囊肿合并门静脉高压症在解除胆道梗阻后门脉高压多数可以逆转。

6. 癌变　先天性胆总管囊肿癌变的原因不清,随患者年龄增长,癌变率明显增高。年龄<10岁为0~0.7%,10~20岁为6.8%,21~40岁为15.0%,41~70岁为26.0%,>70岁达45.5%。癌变常见部位为肝外胆管和胆囊。

7. 胆管炎、肝内感染及胆囊炎　由于胆汁引流不畅,局部抵抗力低下,特别是胆石的存在,发生胆管及肝内感染是本病常见的并发症。

四、诊断

先天性胆总管囊肿有80%的病例在10岁前得以诊断。本病一经确诊均应及时进行手术治疗。术前需要对胆总管囊肿的范围、胆道系统及相关的解剖关系有全面了解,以便完整切除胆总管囊肿。本病实验室检查多无特异性,术前诊断主要依靠影像学检查。本病的诊断主要依靠超声检查、CT、磁共振胰胆管造影术(magnetic resonance cholepancreato-graphy,MRCP)、内镜逆行胰胆管造影术(endoscopic retrograde cholangiopanreatography,ERCP)等。

1. 超声检查　超声检查能显示胆管扩张的部位、程度,胆管壁的厚度,囊内有无结石,肝有无纤维化,胰管有无扩张,胰体是否水肿等。超声检查具有价格便宜、无创、可重复检查和动态观察等优点,对先天性胆总管囊肿的显示直观、灵敏、准确,其特异度高达97%。超声检查为诊断先天性胆总管囊肿的首选方法,但超声检查很难详细地显示解剖结构。超声检查获得的图像为断层,胆系及胰管的全貌不能在一张图像上完全显示,特别是对胆总管远端、胆管与胰管是否有异常合流不能做出诊断。

2. CT　CT对先天性胆总管囊肿在肝内外发生的部位、病变范围、有无合并结石、病变与邻近脏器的关系均可清晰地显示,CT不但能明确诊断,同时还能指导手术。有研究者发现,CT较体表超声检查更准确,特别对肥胖或肠道内有积气的患者。虽然CT确诊率很高,但是检查前需要静脉注射造影剂,一些人可能会发生过敏反应。另外,在进行检查时需要检查者屏住呼吸,5岁以下的儿童往往不能完全配合,常常使检查效果受到影响,产生伪影。

3. MRCP　MRCP是一种利用磁共振水成像技术使胆系显影的方法,是一种无创伤性的胰胆管成像方法。它同时还具有安全、简便、无需造影剂等优点。MRCP能清晰地显示先天性胆总管囊肿患者扩张的肝内、外胆道系统,并可做多方位的旋转,可多角度观察,有利于本病的分型;可显示囊肿解剖与肝内、外胆管的关系,以及胰胆管合流处的解剖结构。有学者认为确诊胎儿先天性胆总管囊肿,MRCP可以提供比超声检查更加准确的空间影像,并且可以与其他囊肿相鉴别。目前MRCP已广泛应用于临床,已能替代ERCP、PTC,为临床手术提供重要的信息。研究表明,MPCP与ERCP提供的诊断信息几乎完全一致。Tipnis等发现MRCP评估胰胆系疾病的结果与直接方法的评估结果是一致的。MRCP可以同时并且有效地显示胆管和胰管的结构,但是当胆总管囊肿远端

27

胆道狭窄严重时,ERCP 却不能显示。因此,在应用直接胆胰管造影诊断胰胆系统疾病前应先做 MRCP,尤其是当腹部超声检查或 CT 不能明确诊断时。

4. ERCP ERCP 曾经被认为是确诊先天性胆总管囊肿和其并存畸形的标准方法。ERCP 是在 X 线监视下,经过内镜、导管将造影剂直接逆行注入胰胆管造影,其图像清晰,分辨率高。其最大的优点是能清晰地显示全程胆胰管,显示各型囊肿位置、大小和形态,对选择治疗方案有决定作用;能很好地显示胰胆管合流处,判断有无胰胆管合流异常。虽然 ERCP 对先天性胆总管囊肿具有较明确的诊断价值,但因具有一定的创伤性,增加了患者胆管出血、胆瘘、急性胰腺炎、胆管炎等并发症发生的危险,这种检查方法的应用受到了很大的限制。而且小儿 ERCP 操作复杂,需要进行全身麻醉,所以 ERCP 对儿童来说更不适用。

5. 经皮肝胆管造影术(percutaneous transhepatic cholangiography,PTC) PTC 是确诊先天性胆总管囊肿的诊断性治疗检查方法之一,敏感度高。此操作可以在 X 线下或超声引导下进行,能清晰地显现囊肿的外形、类型、大小和累及范围,可以了解整个胆管系统的情况,并可显示肝内胆管囊肿,证实是否存在胰胆管合流异常。PTC 多用于肝内、外胆管扩张患者,穿刺前应检查患者的出凝血时间、凝血酶原时间,以防术后出血。因为 PTC 对肝内胆管不扩张者造影成功率低,且可能并发出血和胆汁性腹膜炎等,故其应用也受到了很大的限制。

6. 内镜超声检查术(endoscopic ultrasonography,EUS) EUS 最早于 20 世纪 80 年代应用于临床,是超声学及内镜发展结合的产物。是经内镜导入超声探头,通过体腔在内镜直视下对脏器进行断层扫描,获得其超声图像。对胆总管扩张程度及扩张原因的诊断有很大价值。由于超声内镜较粗,前端硬性部较长,在检查管道有狭窄时需十分谨慎。

7. 术中胆管造影 术中胆道造影费低廉、简便易行,患者痛苦不大,一般医院均有条件采用。

近几年,MRCP 被认为是诊断先天性胆总管囊肿的理想、无创伤性的诊断方法,它的使用已经可以排除术中胆道造影的需要。

8. 放射性核素检查 ^{99m}Tc-HIDA 为胆道快速通过型显像剂。它首先被肝细胞吸收,随后排泄进入胆道系统。放射性核素检查可以显示胆管扩张的部位、大小、形态,根据放射性物质排入肠道情况判断胆道远端梗阻情况,并可进行动态观察。随着超声检查、CT、MRCP 等影像技术的长足发展,放射性核素检查多不作为诊断先天性胆总管囊肿的常规方法,仅在症状相似、鉴别比较困难的情况下才有可能被使用。

B 超是目前先天性胆总管囊肿首选的筛选方法。MRCP 可显示精确的胆道解剖结构和胰胆管合流情况,是目前诊断先天性胆总管囊肿的理想方法。各种方法的使用可根据医院设备条件、个人技术及患者的病情进行选择。

五、鉴别诊断

1. 胆总管囊肿主要表现为腹部包块,无黄疸等表现时,应与右侧肾积水、右侧腹膜后畸胎瘤、大网膜囊肿或肠系膜囊肿、肝包虫囊肿等相鉴别。

(1) 右侧肾积水:可能与囊肿型先天性胆总管囊肿相混淆,但肾盂积水多偏向侧方,肾区饱满,无黄疸,可经 B 超、静脉肾盂造影加以鉴别。

(2) 右侧腹膜后畸胎瘤:从症状和体征来看,很难与无黄疸的胆总管囊肿鉴别,B 超、CT 可基本区别,行 MRCP 检查可除外胆管扩张。有时巨大囊性畸胎瘤也不易区分,最后需术中诊断。

(3) 大网膜囊肿或肠系膜囊肿:囊肿位于中腹部,界线清楚,可活动,腹痛不明显,亦无黄疸,易于鉴别。

(4) 肝包虫囊肿:肝包虫囊肿在肝脏部位有肿块,局部可有疼痛及不适,合并感染可出现黄疸及发热。但肝包虫囊肿多见于畜牧区,病程缓慢,呈进行性加重,嗜酸性粒细胞增多,卡索尼(Casoni)试验阳性率高达 80%~95%,80% 补体结合试验阳性。

2. 胆总管囊肿以黄疸为主要表现者需与黄疸

型肝炎、胆道闭锁相鉴别。

(1) 黄疸性肝炎:由于肝炎比较多见,小儿出现黄疸时可能诊断为肝炎,特别对胆管扩张不明显,右侧肿块扪不清时,尤应注意,应及时行超声检查及血清胆红素及肝功能检查,发现胆总管扩张及梗阻性黄疸时,应考虑为先天性胆总管囊肿。

(2) 胆道闭锁:对于出生后2~3个月出现黄疸,进行性加重,大便白及尿色深黄时,首先应考虑胆道闭锁,术前可通过生化检查、肝胆超声、肝脏硬度测量等鉴别。囊肿型胆道闭锁是胆道闭锁的一种亚型,有时与胆总管囊肿很难区别,如术前肝胆超声、MRCP等无法明确诊断,应早期手术探查,术中造影明确诊断。

3. 胆总管囊肿以腹痛为主要表现者需与肠套叠、胆道蛔虫、胆囊炎等相鉴别。

(1) 肠套叠:本病主要症状为较有规律的阵发性腹痛。腹部肿块呈椭圆形或长圆形,易移动,稍偏韧,位置多位于右上方,可有果酱样大便。钡灌肠或空气灌肠可见典型的套叠头部的杯口状影。

(2) 胆道蛔虫症:突然发生的右上腹或上腹部钻顶样疼痛,发作后可缓解或恢复正常。症状严重而体征较轻为其特点。多无黄疸,有时也较轻。右上腹或上腹部无肿块。超声检查可见胆总管内有虫体样回声影,胆总管可有轻度的扩张,而胆总管囊肿无虫体样回声,可见胆总管的囊状或梭状扩张。

(3) 胆囊炎:发热、右上腹疼痛、触痛和肌紧张明显,墨菲(Murphy)征阳性。有时可触及胆囊随呼吸移动并较浅表,不像胆总管囊肿的位置深并范围大。黄疸如有也较轻。超声检查较易鉴别。

六、手术治疗

回顾先天性胆管囊肿手术治疗的历史,20世纪60年代以前,多采用外引流术或囊肠吻合术,术后死亡率高达20%~30%。20世纪70年代以后则以囊肠吻合术为主,近期疗效佳。但病灶未能切除,术后并发症较多,远期可以出现癌变。自20世纪80年代以来,则以囊肿切除、胆道重建的根治术为基本手术原则,死亡率下降至5%以下。

目前普遍认为胆总管囊肿彻底切除肝总管空肠Roux-Y吻合是最理想的术式。

(一)手术方式 先天性胆总管囊肿一经确诊,原则上应及时进行手术治疗。手术种类包括外引流术、囊肿切除胆道重建术、脱垂型的"去顶"手术、肝叶切除术或肝移植。

1. 外引流术 包括经皮肝穿刺外引流术(percutaneous transhepaticcholangeal drainage, PTCD)和囊肿内置管外引流术。本术式适用于严重胆道感染、肝功能不良、患者全身状态不佳、中毒症状严重、囊肿穿孔或胆汁性腹膜炎不能耐受根治性手术者,可暂行囊肿外引流术,术后能迅速降低胆管内压力,使胆汁引流通畅。肝功能改善,胆道感染得以控制。

PTCD可在超声或CT引导下进行,置入导管后引流胆汁,以缓解急性梗阻及感染引起的感染性休克等危重情况。待全身情况改善后,行根治手术。

囊肿内置管外引流术也可选用右上腹横切口,切开腹膜见到囊壁后,穿刺抽出胆汁即可确定诊断。造口位置应在囊肿外侧中下部。先在囊壁做一荷包缝合,于缝线周围放置纱布,以保护腹腔防止污染。于荷包缝合线中央戳穿囊壁,尽量吸出囊内胆汁,取出脓苔,以防术后阻塞造成引流不畅。放入蘑菇头引流管,在腹壁上切一小口,牵出并固定。如为囊肿破裂发生弥漫性腹膜炎,可于囊壁穿孔处置入蘑菇头引流管腹壁引出固定,同时吸净腹水并冲洗腹腔,于肝肾隐窝放置腹引流管。

2. 囊肿切除胆道重建术 囊肿切除、胆道重建术式主要是肝总管肠吻合术,包括肝总管十二指肠吻合术和肝总管空肠Roux-Y吻合术,后者是目前治疗I型、II型胆总管囊肿公认的首选术式,近年来也可以使用腹腔镜完成此手术。

(1) 囊肿切除肝总管空肠Roux-Y吻合术:于脐与剑突中点做右上腹部横切口。进入腹腔后,将肝脏向上方牵拉,显露胆总管囊肿。一般情况下,十二指肠位于囊肿前内侧,横结肠被囊肿推向下方移位。仔细探查囊肿的大小和范围,肝管、胆囊管的位置和大小。抽取胆汁测胰淀粉酶并做细菌培养。尽量吸空囊内液体。

首先将胆囊从胆囊床上剥离下来,沿胆囊管分离,显露囊肿壁。切开囊肿前壁,吸净内容物。一般囊壁增厚变硬,呈黄褐色,与周围组织粘连。囊壁外层有丰富的细小血管网,剥离时出血较多,故应先摸清囊壁情况。从囊内辨明胆囊管口、胆总管下口、上端肝胆管分叉口以及囊壁与周围器官关系。在肝总管处横断囊肿后壁,游离囊肿远端直至胆总管变细,与胰管的汇合处。用 5-0 可吸收线结扎胆总管远端,并切除囊肿。将残余囊壁外层两侧切缘对缝,保护肝动脉、门静脉及胰腺等。

如果胆总管囊肿周围组织炎症反应较重,后壁与肝十二指肠韧带内门静脉、肝动脉主干粘连致密,侧支血管丛生,局部解剖不清时,可仅将胆总管囊肿后壁黏膜层切除保留纤维层,有助于减少手术创伤和并发症。

距 Treitz 韧带 15~20cm 处切断空肠,将空肠远侧断端自横结肠后上提与肝总管做端端或侧端吻合。吻合应在无张力、无扭曲、吻合端血运良好的情况下进行。

距肝总管空肠吻合口 25~30cm 处,空肠与近段肠段做端侧吻合。将空肠与结肠系膜裂口缝合数针,并缝合闭锁空肠系膜游离缘,防止发生内疝。为防止术后反流,可将空肠吻合口近端 5cm 的相邻肠壁做矩形瓣防反流。

(2) 囊肿切除肝总管十二指肠吻合术:切口选择、探查及囊肿切除与囊肿切除、肝总管空肠 Roux-Y 吻合术相同。于距幽门部 5cm 处的十二指肠壁与肝总管后壁,浆肌层间断缝合。距缝线 0.5cm 处切开十二指肠,长度与肝管直径相等,全层间断缝合吻合口后壁及前壁,再做肝总管十二指肠前浆肌层间断缝合。

本术式操作较简单,较小婴儿也可耐受;胆汁直接进入十二指肠,符合生理状态。但有时肝管与十二指肠间距离太远,吻合困难,愈合不良,术后上行性胆管炎机会较多。

3. 脱垂型胆总管囊肿的"去顶"手术 Ⅲ型胆总管囊肿实际上是十二指肠壁内胆总管膨出,手术纵行切开十二指肠前壁,在囊肿顶部下方找到排胆汁的小出口,自此开口小心剪去囊肿顶部,缝合囊壁的切缘使胆管黏膜与十二指肠黏膜相连续。仔细检查囊肿后壁胆管及胰管开口有无损伤及狭窄。最后横行缝合十二指肠前壁。近年有文献报道内窥镜下囊肿去顶手术。

4. 肝切除术或肝移植 Ⅳa 型病变在成人和儿童中的处理存在明显差异。Ⅳa 型属于董家鸿分类中的 D 型,如果为 D1 型,则行肝外病变胆管切除及胆管空肠吻合术;如果为 D2 型,除此之外,还需行受累肝段切除。对于儿童,目前国内外最常用肝外胆总管囊肿切除及肝总管空肠吻合术,肝切除少见。

对于 V 型囊肿(Caroli 病)如果囊肿位于单一肝叶可行肝叶切除,涉及两个肝叶的 Caroli 病需要进行肝穿刺引流或 U 管引流。症状不能缓解者要行肝移植治疗。

(二) 术后处理

1. 术后应禁食,持续胃肠减压,待肠蠕动恢复后停止胃肠减压。

2. 将引流管接于床边无菌引流袋内,妥善固定,保持通畅。每日观察、记录胆汁排出量、颜色及清浊度。发现引流不畅时,用生理盐水轻轻冲洗即可。腹腔引流管一般在术后 7 日拔除。

3. 术后继续应用广谱抗生素控制感染。肝功能有损害者,应保肝治疗,给予维生素 K 等。

4. 胆总管囊肿外引流术后,待患者全身及局部炎症消失,1~3 个月二次行根治术。此间注意防止胆汁丢失造成的水、电解质紊乱和对食物消化、吸收的影响,积极补充液体和电解质。

5. 如出现上腹痛、发热、黄疸等症状,多为食物反流及胆道上行感染,应禁食,给予广谱抗生素联合应用,辅以消炎利胆的中药制剂。

(三) 术后并发症 近期并发症有术后出血、胆漏、肠漏、粘连性肠梗阻及上行性胆管炎;晚期并发症有吻合口狭窄、肝内结石、肝内胆管扩张、癌变及胰腺疾病等。出现并发症的原因主要有 3 个:与术式选择有关、与术中操作有关、与患者自身因素有关。

1. 近期并发症

(1) 吻合口漏:吻合口漏是常见的严重并发

症,病死率高达 28%。常见的吻合口漏多发于肝总管空肠吻合口,轻者经引流多能自愈。术中常规放置腹腔引流管,对该并发症的早期发现和治疗至关重要。

(2)腹腔出血:其原因是由于肝功能损害致凝血功能下降、剥离面广泛渗血及术中止血不严密造成,大多数可经输血和应用止血药物治愈,否则需再次手术止血。

(3)急性肝衰竭:急性肝衰竭是胆总管囊肿术后严重并发症之一,预防主要是早期诊断、及时治疗、避免应用损害肝脏的药物。

2. 远期并发症

(1)吻合口狭窄:吻合口狭窄多由于术后反复感染,或吻合口不够大,吻合口对合不良造成。为防止吻合口狭窄,其近端应在尽可能切净病变胆管的基础上行肝总管空肠吻合;若近端肝总管不扩张,可在近端肝管汇入处保留少许囊壁组织(3~5mm),呈喇叭口样,以利于吻合。

(2)逆行性胆管炎:胆道逆行性感染是胆总管囊肿术后主要的并发症。单纯感染行抗生素治疗后可痊愈,但胆道逆行性感染常继发胆道的严重感染和结石形成。预防逆行性感染应选择适宜的术式,选择合适的防反流瓣技术。

(3)胰石和蛋白栓的形成:胰腺并发症主要有胰石、蛋白栓、胰腺炎、胰漏等。其中胰漏较常见,多为术中损伤主胰管,又未及时发现、处理所致。术前行 MRCP 或 ERCP,掌握胰、胆管的形态可尽量减少损伤。发现胰漏后,立即禁食,补液,维持水、电解质平衡,减少胰腺外分泌,积极有效预防感染,多数患者可痊愈。

(4)癌变:手术方式的选择关系到囊肿的癌变问题,囊肿的癌变可发生在未行手术的胆总管囊肿的原发性癌变或发生在囊肿内引流术后。癌变也可发生于囊肿以外的胆道系统、肝脏或胰腺。所以防治的关键是选择包括胆囊切除的根治术,并做到胰、胆分流和足够大的吻合口,使胆汁引流通畅。术后定期随访观察亦十分重要。

(四)防反流问题讨论 为了更好地防止肠内容物反流,有很多学者设计了防反流措施。见附3 矩形瓣手术

附1 腹腔镜胆总管囊肿根治手术

胆总管囊肿手术可根据患者特点及医生情况,选择开腹或腹腔镜手术。腹腔镜手术具有视野清晰、创伤小、康复快、疼痛轻等优点,但以下患者应慎行腹腔镜手术:①反复囊肿感染患者;②已往接受过内引流手术或因穿孔置管引流造成严重粘连的患者;③胆管恶变患者;④肝内肝段胆管狭窄者,胰管严重畸形合并胰管内结石需要手术矫治者;⑤并发肝硬化、门静脉高压症者。

(一)手术要点

(1)术前准备:术前留置胃管和导尿管、洗肠,以减小胃和膀胱的体积、排净肠内积粪和积气,可帮助增大术中术野。

(2)体位:患者取仰卧位,头稍抬高,监视器放于患者头侧,术者站于右侧,助手站于左侧。

(3)trocar 放置:首先在脐部横行切开腹壁5mm 或 10mm 长,开放式置入 trocar,形成腹压10~12mmHg,然后分别于右上腹腋前线的肋缘下,右脐旁腹直肌外缘处和左上腹直肌外缘下,置入3 个 5mm trocar(图 27-3)。术中为了全面立体地了解术野解剖情况,有必要从各个 trocar 置入镜头,从不同的角度观察胆总管与周围组织的相互关系。

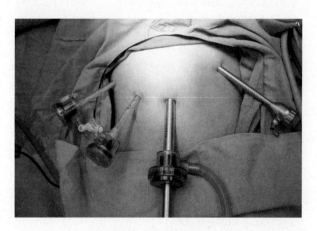

图 27-3　trocar 位置

(4)胆道造影:在腹腔镜监视下,经右上腹穿刺孔置入弯钳,将胆囊底提出至腹壁外置管,根据囊肿的大小注入 38% 泛影葡胺,透视下行胆道造影,准确了解胆道系统和胰管系统的解剖。

（5）牵引线分别悬吊肝圆韧带及胆囊床（图27-4），向上提拉肝脏，暴露肝门。

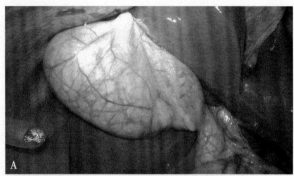

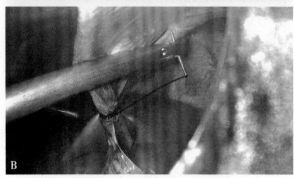

图27-4　悬吊肝圆韧带及胆囊床

A.悬吊肝胆囊床；B.悬吊肝圆韧带

（6）游离切除胆囊：见胆囊切除术章节。

（7）囊肿彻底切除：囊肿型游离的顺序为右前外侧壁开始，逐渐向远端游离至与共同管的交界部，横断变细狭窄的远端，然后向头侧提起远端游离后壁至近端正常肝总管水平（图27-5~27-7）；梭型囊肿游离的顺序为胆总管右前壁开始，在胆总管的前壁中部横行切开，放大视野下横断后壁，提起远端囊肿壁，由近端向远端环周游离至胆总管

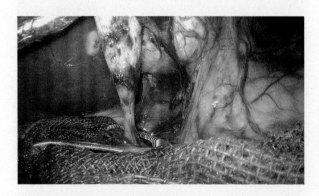

图27-5　提起游离远端囊肿壁，远端囊肿壁游离到与胰管交界处

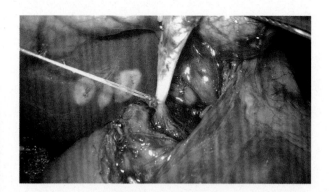

图27-6　结扎远端

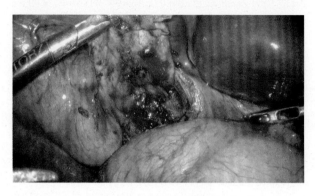

图27-7　囊肿后壁游离

接近胰管的汇合处，在胆总管远端近胰管的变细处用Hem-o-lock夹闭或5-0可吸收线结扎横断。在离断囊肿近端前，先切开囊肿前壁，从内部观察明确没有迷走胆管开口后，在近端较正常肝总管水平横断切除（图27-8，图27-9）。

（8）空肠空肠Roux-Y吻合：助手向头侧牵拉横结肠，术者用抓钳提起距Treitz韧带15cm处空肠，稍扩大脐部切口至1.5cm左右，将空肠随Trocar一并从中提出腹壁外（图27-10）。与常规开腹手术方法相同，距Treirz韧带15cm横断空肠，

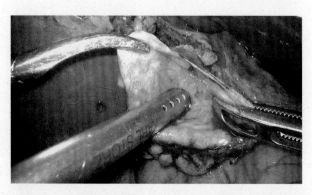

图27-8　打开囊肿前壁，从内部观察明确有无迷走胆管开口

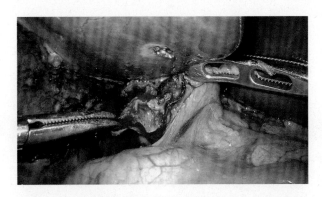

图 27-9　近侧囊肿壁切除至其与正常肝总管的交界处

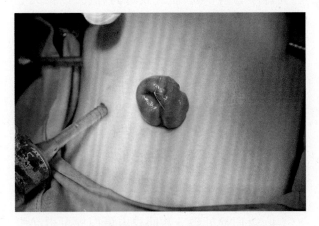

图 27-10　将空肠提至腹腔外进行 Roux-Y 吻合

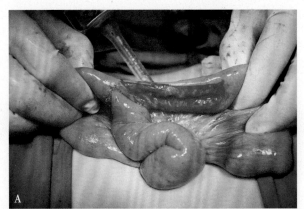

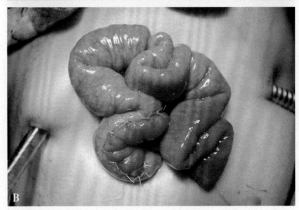

图 27-11　行矩形瓣

A.剥离胆道支浆膜层;B.肠管并拢缝合

封闭远端肠腔,将近端与远侧 25cm 处空肠行端侧吻合,并做矩形瓣(图 27-11),然后把肠管送回腹腔。

(9) 结肠后隧道形成:用电切松解肝结肠韧带,切开结肠中动脉右侧无血管区的横结肠系膜,分离成直径 3cm 的隧道(图 27-12)。

(10) 肝管空肠端侧吻合:腹腔镜监视下,把肝支空肠袢经结肠后隧道上提至肝下(图 27-13)。根据肝总管的直径,切开空肠端系膜对侧肠壁(图 27-14)。用 5-0 可吸收缝线,首先把 3 点处肝管与肠管切口的内侧角相缝合(图 27-15),然后借用此线,把肝管的后壁与肠管的后壁连续吻合,再用另一针线从近 3 点处开始把肝管的前壁与肠管的前壁相吻合,在吻合的外角处与前缝线汇合,打结。吻合针距 0.2mm,边距 0.2mm。

(11) 固定上提的肝支空肠袢,并关闭系膜裂孔。

(12) 引流放置:关闭系膜裂孔,彻底冲洗腹腔,最后从右侧腹 trocar 孔导入一枚引流管于

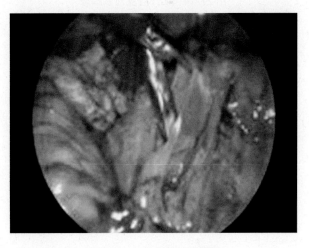

图 27-12　建立结肠后隧道

Winslow 孔处。

(13) 关腹:逐渐减低腹腔压力,无出血后全部放出腹腔气体,去除 trocar,缝合切口。

(二) 手术难点

1. 巨大囊肿切除　由于囊肿占据了腹腔的空间,给操作造成困难。可在胆道造影后经胆囊置

27

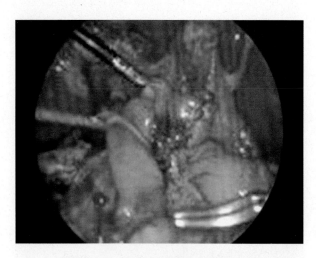

图 27-13　将肝支经肠后隧道提至肝下

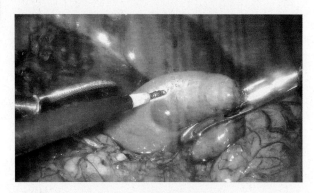

图 27-14　切开肝支对系膜缘

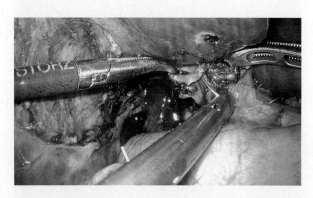

图 27-15　后壁吻合自 3 点处开始

管抽吸囊液,然后腹腔镜下将囊肿切开或穿刺囊肿吸出胆汁,囊壁塌陷。将巨大的囊肿壁分割成 7~8 块逐渐切除,使手术就像切除数个小囊肿一样简单易行。随着手术经验的丰富,即使巨大囊肿也可整个切除。

2. 肝门部肝管狭窄的处理　先按照上述方法彻底切除囊肿,然后在腹腔镜监视下,从狭窄部前壁的正中劈开狭窄环的前壁至扩张部,解除梗阻;将 5mm 直径的腹腔镜头导入肝内胆管,检查肝内胆管情况,明确有无肝内胆管狭窄及异物,指导冲洗胆道,然后按上述肝管空肠吻合方法进行吻合。

3. 新生儿胆总管囊肿手术　①适应证,如患者有黄疸加重、转氨酶升高、白便等情况,应积极手术治疗。②术前充分准备,对患者情况准确评估,充分估计术中可能出现的异常情况,提前做好应对准备。③新生儿腹腔容积小,术前有效的洗肠排净肠内积粪、积气及胃内容物,以扩大空间。另外,应用肝门牵引线,充分显露肝门。④新生儿对气腹耐受能力差,采用二氧化碳气腹压力 7~9mmHg,手术过程中如果呼气末二氧化碳分压超过 45mmHg,可暂停手术和气腹 5~10 分钟,二氧化碳水平会自动恢复,然后再行手术。⑤手术中使用 3mm 器械,操作更准确精细,损伤小,解剖层次更清楚,止血确切。⑥新生儿囊肿炎症水肿重,组织脆弱,与周围层次不清楚,要求手术者有较高的腹腔镜和开放手术经验。

4. 蛋白栓处理　共同管内蛋白栓可引起腹痛、胰腺炎,应在手术的同时处理。游离囊肿全层至胆总管远端的狭窄处后,向共同管内插入 8 号单腔硅胶尿管,用 0.9% 氯化钠溶液反复冲水和抽吸,直到注水无阻力,回抽的氯化钠溶液清亮无蛋白栓沉淀颗粒为止。然后将冲洗管留于共同管中,结扎远端胆总管,以 36% 的泛影葡胺造影,确定共同管内无充盈缺损,胆管直径缩小,造影剂直接入十二指肠和胰管不再显影后,在胆总管与胰管的交界处结扎,切除囊肿壁。也可以用小儿尿道镜导入共同管,直接监视下清除。

附 2　先天性肝内胆管扩张

【定义】　先天性肝内胆管扩张,又叫卡罗利病(Caroli disease),系肝内先天性弥漫性胆管扩张,有人认为是先天性退化性纤维囊性病的一部分,也有人认为是肝外胆管扩张的同缘病,意见颇不一致。无论如何在病理上是胎儿早期肝内胆管组织纤维化变性,增加胆汁引流阻力,致使众多远端薄弱小胆管淤胆高压扩张。管内高压刺激管壁纤维增生,阻力更加大,形成恶性循环,导致胆汁性肝硬变。

最后肝衰竭死亡。由于临床上常见到肝外胆管同时扩张,因此想到与肝外胆管扩张同源。Spitz 称为 V 型胆管扩张。由于症状及病程转归与胆总管囊肿完全不同,因此在临床上视为独立的一个病种。

【临床症状】 早期毫无症状,可能发现肝稍大,但新生儿期间很少引人注意。随着病变的发展,肝大逐渐突出,并且偶尔发生黄疸,成为患者就医的主诉。B 超可见肝内胆管多处扩张:有的全肝弥漫,有的局限于部分肝脏,多数病例肝内外胆管同时扩张。一般习惯,影像学上只有肝内胆管扩张诊断为囊性肝,肝外胆管与肝门附近肝内胆管扩张诊断为胆总管扩张;肝外胆管扩张同时肝内三级胆管扩张(肝脏外围区)诊断为卡罗利病。

【病程发展】 一般情况下毫无症状,只是肝大,偶尔黄疸,常常同时几天不适,类似感冒。平时不影响生活、生长、发育、营养、精神。如果病变发展恶化,黄疸频发不退,以后逐渐出现腹水、消瘦,以及其他肝衰竭症状。患者多于学龄后持续黄疸,常于青春期前死亡。肝内弥漫性囊性变者,未有治愈或自愈的报道。

【治疗】 局限部分肝内者可以切除肝叶。肝外扩张为主者按肝外胆管切除改道引流。无手术目标者,可按纤维囊性病治疗,使用激素、前列腺素以及退黄保肝中药治疗。如果病变仅限于肝内,未波及肾、胰、肺等可考虑肝移植。此外只能对症治疗以及治疗随时发生的并发症。

附3 矩形瓣手术

矩形瓣手术是在肠管中制造单向瓣的技术,用以阻止肠管内容物反流。可用于很多种手术。原始是 1960 年张金哲设计为了小儿胆肠吻合手术防反流之用。当时通用的胆肠吻合多采用空肠上端 Roux-Y 手术。但 Y 形的两升支可能因长期蠕动而变成 C 形,因此常常仍有反流。曾宪九将两升支并拢缝合,保持 Y 形稳定。张金哲在小儿再次手术中发现仍有部分患者 Y 形缝合裂开。为了防止缝合后裂开,张金哲剥除 Y 形并拢肠管相贴的半周肠壁浆肌层,使两升支间创面互相愈合,形成顽固粘连。动物实验中偶然发现一侧肠管无肌层被对侧肠管压瘪,形成单向活瓣作用。于是设计了将胆道支剥除肌层(半周肠壁 5cm 长)的 Roux-Y 手术。因为并拢的共同肠壁呈长方形舌状瓣,故称矩形瓣。

【制作技术】 在胆肠吻合 Y 形吻合口起始分叉处,将胆道支肠管用示指与拇指捏紧,使肠系膜对缘折叠并紧有些张力。在肠系膜对缘用刀轻轻划开浆膜层,从吻合口延续 5cm 长,然后用刀柄钝性划开肌层,暴露黏膜。沿黏膜下层将预备并拢的半面肠壁分离,从吻合口处向上分离 5cm,从肠系膜对缘到肠系膜缘,充分分离半周,形成一个长方形(矩形)游离浆肌层片,用剪刀剪除,使该部黏膜完全暴露,形成矩形创面。完善止血后与相邻的肠管并拢缝合(图 27-16)。注意使暴露的黏膜创面完全展平与对面肠壁贴严,不留死腔,以免渗血。小儿正常小肠黏膜层相对较厚,只要层次找准,很易分离,一般无穿孔或出血。

【理论启发】

1. 胆内压防反流的理论 动物实验中发现矩形瓣的单向活瓣作用的同时,又发现胆肠反流有

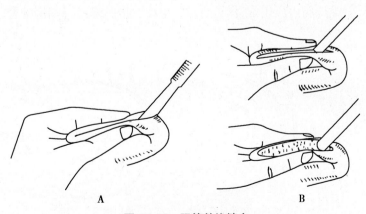

图 27-16 肠管并拢缝合

A. 切开浆膜层;B. 游离暴露黏膜

两种形式。平时肠蠕动可出现低压反流,这种反流在正常胆道中靠胆内压阻挡;肠梗阻时肠管膨胀出现高压反流,正常时则需 Oddi 括约肌单向(瓣)阻挡。原始的 Roux-Y 设计靠肠蠕动方向的推动力防止反流,防高压反流则需较长的肠段。其他任何单向瓣膜(肠套叠瓣、矩形瓣等)均需在高压下,压动瓣膜,才能起关闭作用。事实上肠梗阻或高压蠕动紊乱的发生率很低,或者只是偶然意外。而平时都是正常蠕动使食物残渣反流后滞留在代胆道内,导致结石形成,进一步成为逆行感染灶。正常情况下肠蠕动的反流只能靠持续保持的胆内压所阻挡,而正常胆内压的形成取决于胆道管径细小与细长,能自然存留一定量的液体。按流体力学的毛细管现象原理,胆内压是由于较细的胆管内胆汁的粘着力与表面张力形成一个滞留水柱,在人类是保持 25cmH₂O 压力。Roux-Y 的空肠内腔太大,胆汁的黏着力与表面张力不足以维持胆汁的水柱存留,不可能形成持续的胆内压,因此不能抵抗低压反流。但是矩形瓣的肠腔瘪陷成为狭小缝隙,胆汁的附着力与表面张力足以保存缝隙中胆汁的扁薄片形水柱,维持一定的胆内压(实验中称顺流压),以阻挡平时的蠕动压反流。试验证明 5cm 长的缝隙能保持 20cmH₂O 压力,符合正常要求(肠蠕动压约为 5cmH₂O)。因此可以证明矩形瓣有双重防反流功能(图 27-17)。与常用的肠套叠式瓣做了比较试验,显然有其优越性(图 27-18)。胆内压防反流设计的提出,在胆道防反流手术中是一个新的启示。

2. 反流感染的核心 现在的研究认为各种防反流瓣形式并不重要,而维持胆内压正常,保证合

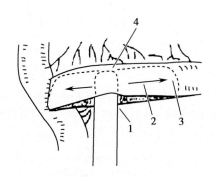

图 27-17 制作矩形瓣
1. 刀柄;2. 剥离方向;3. 肌瓣;4. 保护血管小支

理储存与必要时通畅排放,更加符合生理。复杂的造瓣手术反而使后遗狭窄的机会更多,后遗症也更多。反流如能及时排除,一般无大危害,问题是有残渣滞留,则成为胆结石的核心,成为反复感染的病灶。动物实验发现吻合口瘢痕不平滑常为小颗粒残渣滞留的原因,并且很难排出。因此吻合口平滑非常重要。首先要保证切缘血运良好,其次要切缘对齐,在放大镜下用细线做黏膜下缝合(图 27-19)。

20 世纪 60 年代,张金哲设计了矩形瓣(当时无名称),并在 Roux-Y 手术中使用。1980 年张金哲设计的矩形瓣参加日本小儿外科年会,有了很多改进,并引起国外同道兴趣,推广用于很多手术。下面介绍 7 种应用成功的手术,以供参考。

1. 张金哲典型短段空肠间置矩形瓣胆肠吻合手术 1980 年,芝加哥的 Raffensperger 介绍了短段空肠间置手术,张金哲加入了矩形瓣,并且改进了胆肠吻合技术。20 世纪 90 年代称为芝加哥北京手术。方法如下:取空肠上段 15~20cm,远端口与十二指肠降段行端侧吻合,就地做成矩形瓣(长

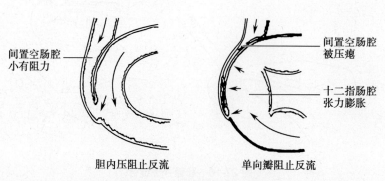

图 27-18 两种防反流的模式

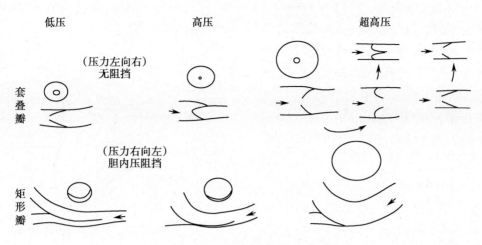

图 27-19　矩形瓣与肠套叠式瓣比较

5cm)。近端口封闭盲端的侧壁与肝管断端行端侧吻合。先在空肠侧壁切小口,与肝管口切缘缝合,边缝边切,使两边切缘等大,完全对齐,以防瘢痕不平。多余的封闭肠段插引流管,置于切口皮下。以备随时穿刺、造影,或插入腔镜检查吻合内部。事实上,两三年后因从未用过此口,渐渐自流废除了(图 27-20)。

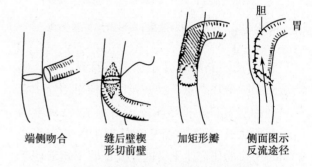

图 27-21　Roux-Y 楔形吻合加矩形瓣

试用成功,发表文章称"Roux-Y 加张氏瓣"手术。比上述典型空肠间置少做一个吻合,现在北京地区的医院基本上均用此法。

3. Thal 胃底折叠加矩形瓣手术　Thal 胃底折叠防食管反流手术比传统 Nissen 手术简单得多。但是日后折叠处常有部分分开。日本的 Kasai 做 Thal 手术时把食管末端前壁肌层切除 5cm,形成矩形瓣,加强防反流,避免术后分开(图 27-22)。

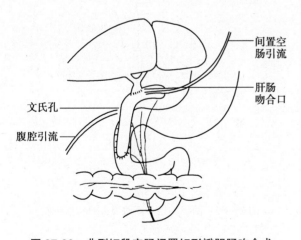

图 27-20　典型短段空肠间置矩形瓣胆肠吻合术

2. 传统 Roux-Y 加矩形瓣手术　矩形瓣传入夏威夷,Shim 来信称用于 Roux-Y 仍有反流。张金哲在动物实验中发现胆道支为原来的主通道,而胃肠支为吻合的的侧通道,不如主通道通畅,高压时可能被压闭。于是修改了吻合方法,把并拢侧的吻合口缘切成楔形。使侧通道口扩大。做矩形瓣后拉直并拢将原主通道压瘪(图 27-21)。Shim

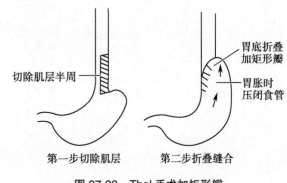

图 27-22　Thal 手术加矩形瓣

4. Kock 回肠造瘘加矩形瓣手术　1980 年世界小儿外科技术援助基金会长 Bronther 访问北京，见到矩形瓣手术，提出用 Kock 回肠造瘘，代替套叠单项控制瓣。他亲自在张金哲实验室用犬试验成功。回美国后用于临床，并在胃肠道杂志发表文章称为张氏瓣（当时用 Chang'valve），并说明张氏瓣优于套叠瓣（图 27-23）。

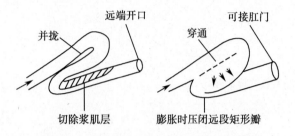

图 27-23　Kock 回肠造瘘，矩形瓣代替套叠瓣

5. 侧侧短路肠吻合矩形瓣防盲囊手术　侧侧短路肠吻合在严重广泛粘连性肠梗阻治疗中常用。但因吻合口距梗阻点距离很难估计，常常因后遗盲段太长，而发生盲囊症状群。1982 年张金哲当时所带的研究生王义的论文证明了矩形瓣手术的防盲囊效果。方法：找到梗阻远近端肠袢，少量分离后，将近端膨胀之肠管断开并拢缝成双腔管道，并将远侧段肠管并拢面的浆肌层切除，形成矩形瓣。然后将此双口肠管与远段瘘肠行端侧吻合。食糜可直接排入远段瘘肠，不需推至梗阻点再返回吻合口。而盲段的分泌物不需高压可自由返回吻合口。从而避免了盲囊症状群（图 27-24）。如能事先用钡剂确定梗阻点部位，切口合适，则可分离不多而完成短路手术。

6. 矩形瓣可控代膀胱手术　带膀胱常需用尿袋，难免遗撒。用一段回肠做成 Kock 囊和引流管

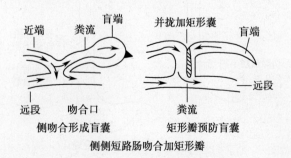

图 27-24　矩形瓣短路肠吻合手术

道，同时加用矩形瓣，即可不用尿袋，改为定时清洁导尿（图 27-25）。

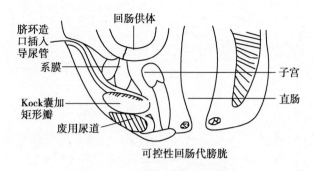

图 27-25　代膀胱加矩形瓣通道

7. 回肠末端矩形瓣 Malong 洗肠手术　顽固便秘或失禁患者常需 Malong 手术，行阑尾造口，定时插管灌洗结肠。但有时开腹后发现阑尾已烂掉、梗阻甚至已切除。术者只好切断回肠末端，近端与升结肠行端侧吻合，远端提出脐窝作为插管外口。同时与盲肠前壁做成矩形瓣，加强原有回盲瓣的单向控制力度（图 27-26）。

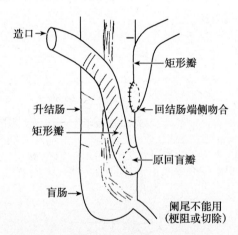

图 27-26　回肠加矩形瓣改良 Malong 手术
Malong 手术，阑尾不能用时，用回肠远端造口

（彭春辉　张金哲）

第四节　肝胆感染

一、细菌性肝脓肿

【定义及发病率】　细菌性肝脓肿（bacterial liver abscess）是细菌经过不同途径侵入肝脏，引起

感染后形成,多发生于学龄前小儿,新生儿期亦可因脐炎引起。近年来由于各种新型抗生素的应用,细菌性肝脓肿的发病率明显下降。

【病因】

(一)个体因素　当小儿因先天、后天疾病身体抵抗力下降或肝脏受到损害,细菌毒力过强时,即可发生肝脏感染,形成肝脓肿。

(二)病原菌　多由金黄色葡萄球菌、大肠埃希菌引起,其次为革兰氏阴性杆菌、厌氧菌等。

(三)感染途径　细菌可经以下途径进入肝脏。

1. 血源性　凡与门静脉有关或邻近器官的细菌感染都可侵入肝脏,如脐部感染、急性阑尾炎、胃或结肠穿孔等。此外,当人体他处受到感染时,如脓毒血症、软组织蜂窝织炎、疖肿等,细菌可经肝动脉进入肝脏。

2. 胆系感染　如急性化脓性胆管炎、胆囊炎、胆道蛔虫继发感染后,细菌逆流入肝内。

3. 经淋巴系统感染输入肝脏,如急性淋巴腺、淋巴管等感染,细菌经淋巴管侵入肝脏。

4. 原发性肝损伤,继发感染后形成肝脓肿。

【病理】　细菌经不同途径进入肝脏,引起肝内汇管区炎症,肝细胞肿胀、坏死,小脓肿形成,逐渐扩大融合成大脓肿。脓肿可多发也可单发,左、右叶均可发病,但以右叶占绝大多数。血源性感染多引起肝内弥漫性化脓感染,局限性脓肿多来自胆道逆行感染。当脓肿增大时,脓肿壁有浸润增生及纤维化,中心积脓,常因内部压力成球形,但脓肿外肝组织可正常。

【临床症状和体征】

1. 临床症状　细菌性肝脓肿,多先有原发病的症状,如来源于血源性感染者,先有败血症等先驱病变。当肝脓肿形成后,大都有弛张性高热、寒战、长期厌食、呕吐、上腹痛、腹泻、体重减轻、贫血等症状。膈面肝脓肿刺激膈肌引起咳嗽、胸痛、呼吸困难,左叶肝脓肿可累及心包而并发心包炎。

2. 体征　肝大为其主要体征,肝区压痛,脓肿接近体表可发现肝区皮肤红肿,多发脓肿可伴发轻度黄疸与腹水。

【诊断】

1. 实验室检查　白细胞上升,总数达$(20~30) \times 10^9/L$(20 000~30 000/mm²),中性粒细胞达80%~90%,有时出现中毒颗粒,进行性贫血,血培养及穿刺液培养,致病菌阳性。

2. 腹部B超　可测定肝脓肿的部位、大小、数目及距体表的深度,以便确定穿刺部位。

3. X线　肝右叶脓肿,可见膈肌抬高,运动受限,肋膈角消失,胸腔反应性积液,肝影增大。

4. CT断层扫描　肝脓肿直径0.5cm即可做出诊断,并可显示脓肿的数目、大小和位置。由于CT值的不同,在脓肿中央部分为低密度区,周围为高密度区,在周围有低密度环,可构成"双靶征(double target sign)",有其特异性。

5. 同位素肝扫描　也可反映脓肿的位置、范围和数目。

【鉴别诊断】　以发热、肝大为主的与败血症、肝肿瘤相鉴别;以肝囊肿为主的应与阿米巴肝脓肿、肝包虫病、先天性肝囊肿继发感染相鉴别。

【治疗】　抗生素治疗和脓肿引流是最重要的治疗。

(一)抗生素及支持疗法

1. 一般支持疗法　卧床休息,注意营养,每日供给足够量的蛋白质及维生素,矫正电解质紊乱,必要时输血及血浆。

2. 抗生素的应用　一般共识是患者应当全身早期、足量使用抗生素,未明确细菌的种类之前,可经验性选择广谱抗生素。待明确病原菌后,可参考药物敏感试验,改用有针对性的抗生素。若细菌培养为阴性的肝脓肿,应考虑厌氧菌感染,加用抗厌氧菌药如甲硝唑。重症急性期宜用足量抗生素静脉滴注,体温下降,病情好转后可改用口服,抗生素的持续时间取决于肝脓肿的消退情况。

(二)外科治疗　广泛多发小脓肿或广泛肝蜂窝织炎性感染为手术禁忌,只有当肝脓肿局限,且有张力时(球形)方可考虑行脓肿减压引流术。

1. 脓肿穿刺引流　超声引导下经皮穿刺引流已经成为细菌性肝脓肿的主要治疗措施。单发的小脓肿可以考虑单纯抗生素治疗,大脓肿(5~10cm)考虑抗生素联合经皮穿刺抽脓,对于巨大脓肿

（>10cm）可以持续置管引流。

肝脓肿在 B 超引导下穿刺置管引流术：经 B 超检查肝内有脓肿，脓液较稀薄，再根据 B 超提供脓肿的位置、深度，在相应的皮肤上做出标记，局部麻醉下切开穿刺点的皮肤约 0.5cm，用一带套管穿刺针，尖端刺入脓腔中心，抽净脓液，放置引流管，可负压吸引，引流期间要注意有无出血、胆瘘等并发症。若有应及时停负压吸引，当患者体温正常，引流或吸引无脓液，再做 B 超检查，如显示脓腔基本消失即可拔除引流。

2. 经腹手术切开引流　暴露充分，排脓彻底，且可发现原发病及并发症，便于一并处理，手术指征如下。

（1）抗感染治疗和经皮穿刺引流后仍有败血症表现。

（2）多发脓肿，部分融合成较大脓腔者。

（3）脓液黏稠经皮穿刺引流失败，或脓肿已破溃形成膈下脓肿、化脓性腹膜炎、脓胸及支气管瘘者。

3. 经腹膜外切开引流　主要用于肝右叶后侧部位的脓肿，经右侧第 11 或 12 肋骨床，在腹膜外用手指钝性分离肾上极与肝之间的腹膜后间隙，直达脓肿处，切开脓肿，置管引流。

4. 肝部分切除或肝叶切除　对单个、局限性，肝一小部分的反复发作性肝脓肿，可选择行肝部分或肝叶切除术。

【预后】　本病的预后取决于患者的全身状态、原发病的性质、有无并发症以及致病菌的种类和毒性、诊断和治疗是否及时和彻底。如能积极治疗原发病，早期诊断出肝脏继发感染，早期应用敏感抗生素治疗，早期脓腔引流，注意全身支持疗法，预后一般良好。

二、阿米巴肝脓肿

【定义及发病率】　阿米巴肝脓肿（amebic liver abscess）常并发于阿米巴肠病、阿米巴原虫的感染，主要见于热带和亚热带，温带和寒带也可见到。根据国内文献报道，粪便检查溶组织阿米巴阳性病例中，有肝脓肿者为 1.8%，阿米巴痢疾患者中有肝脓肿者为 10%~25%。目前由于卫生知识

水平的提高，本病的发病率及严重并发症的发生率均有明显下降。

【病因】　病原体为溶组织阿米巴原虫，它以滋养体和包囊形式存在，包囊呈球形，滋养体有伪足能运动。人食入包囊后，在小肠内受碱性消化液的作用，虫体破囊而出，形成 1~4 个小滋养体，继之一部分小滋养体形成包囊随粪便排出，一部分停留在回盲部。滋养体分泌溶组织酶，破坏肠壁，通过破坏的肠黏膜进入血液循环到达肝脏，引起肝脏感染。

【病理】　滋养体入肝后，引起炎症反应。肝细胞缺血、坏死液化成微小脓肿，肝大。早期阿米巴小脓肿形成外观白色圆形区，逐渐即呈棕黄色，由纤维组织形成脓肿壁，内含咖啡色或巧克力色溶解的坏死组织，脓肿时间越长，壁越厚。

阿米巴肝脓肿多发生在肝右叶，约占 80%，肝左叶约占 10%，左、右叶同时发生者约占 10%，单一脓肿占 65%，多发占 35%。一般体积较大，呈球形。

阿米巴肝脓肿继发细菌感染后，囊液即变为黄绿色，味臭，患者全身情况恶化，可出现毒血症症状。

【临床症状及体征】

（一）症状　多发生于年长儿，病前 80% 有阿米巴肠炎病史，可与肠炎同时发生，或肠炎愈后数月发生肝脏感染。肠道携带溶组织阿米巴者亦可只表现肝脏感染。

阿米巴肝脓肿起病缓慢，多有肝区疼痛、胀痛，严重者可向右肩、背部、上腹部放射。发热常与肝区疼痛并存，为间歇热或不规则热，亦可发生食欲缺乏、恶心呕吐、无力等症状。

（二）体征　慢性病容，消瘦、贫血、肝大，肝区有压痛及叩击痛。囊肿位置浅表者，可触及囊性肿块。肝顶部脓肿刺激膈肌，运动减弱，胸腔积液，咳嗽，呼吸困难等。

【诊断】

（一）实验室检查

1. 白细胞急性期上升，后期正常，并发细菌感染时又急剧上升。

2. 粪便中可检查出溶组织阿米巴滋养体和包

囊,国内统计阳性率为 15%~45%。也可用纤维结肠镜取肠黏膜检查滋养体,阳性率约 50%。

3. 血清免疫学检查　有较高特异性,抗体只有在阿米巴对人体组织损害后才能产生。抗体可在血清中存在相当长的一段时间。亦可行特殊补体结合试验、血凝试验、荧光素标记抗体试验、酶标记免疫吸附试验等,均可作为辅助诊断方法。

(二)X 线检查　肝影增大,右膈肌升高活动受限,右肋膈角消失及肺内浸润性阴影。

(三)腹部 B 超　敏感性高。B 超可显示有无肝脓肿,肝脓肿的数目、大小和部位,并可指导行肝穿刺排脓,或手术治疗。

(四)CT 断层扫描及磁共振　CT 平扫可见圆形低密度区,增强扫描脓肿壁呈环形强化轮廓,外周可显示低密度水肿带。CT 和 MR 均可显示出脓肿的部位、大小和数目,有利于治疗方法的选择。

(五)试验性治疗　临床表现可疑但又不能确诊时,可考虑用甲硝唑、依米丁、氯化喹啉做试验性药物治疗,效果明显者,即可确诊。

【鉴别诊断】　应与细菌性肝脓肿、膈下脓肿、先天性肝囊肿等相鉴别。

【治疗】

(一)内科药物治疗　患者应卧床休息,摄入高蛋白、高维生素饮食,以及一般支持疗法。治疗阿米巴感染多用以下药物。

1. 甲硝唑　此药服用方便、安全、副作用小,连服 7 天为一疗程,药量要足,否则易复发。

2. 依米丁　对控制症状有效,但不能根治。在体内排泄慢,有蓄积性,不宜长期服用,婴幼儿及心脏病患者禁用。

3. 磷酸氯喹　其效果比甲硝唑差,副作用大。因阿米巴肝脓肿常合并细菌感染,应同时应用抗菌药物。

(二)B 超引导下穿刺引流　可起到诊断和治疗作用。应在抗阿米巴药物治疗下进行穿刺,注意事项及方法同细菌性肝脓肿。

(三)手术治疗

1. 适应证

(1)阿米巴脓肿过大,药物治疗效果不佳。

(2)经皮经肝穿刺抽脓不满意或左叶脓肿不易穿刺。

(3)脓肿破裂进入邻近脏器或腹腔,引流不畅。

(4)有多个较大脓肿,穿刺困难。

(5)混合细菌感染,药物治疗效果不显著。

(6)脓肿穿破至肝内胆管。

2. 手术方法　以充分引流、减少污染为原则。经腹腔引流时,要用干纱布保护好周围组织,以防脓液外溢污染腹腔。若脓腔位置较深,则用穿刺置引流管的手术方法。居右叶后上方或前方肝浅面脓肿行切开排脓置管引流并缝合部分切口。肝右叶顶部脓肿可经腹膜外、十二肋骨床或肋缘下切口,剥离至肝右叶上方或前方脓肿部位切开引流。对长期慢性阿米巴脓肿,外壁较厚,可考虑将其切除,闭合残腔,并放置引流管。

【预后】　与脓肿部位、大小、数目、有无继发感染及患者抵抗力、有无并发症、是否早期诊断、早期药物治疗是否彻底有关,一般预后良好。治愈后肝组织自行修复,其功能不受影响。

三、肝棘球蚴病

【定义】　肝棘球蚴病(hepatic echinococcosis)又称肝包虫病(hepatic hydatidosis),是因棘球绦虫幼虫侵入肝脏引起的病变。肝棘球蚴病有两种,一种是囊型包虫病,我国主要流行此种;另一种为泡型包虫病(又称多房性棘球蚴病),发病率低,预后差。

【发病率】　为人畜共患的寄生虫病,流行于畜牧业发达的地区,在我国西北、内蒙古、西藏等地发病率高,亦散发于华东及华南地区。世界一些地区流行仍很严重,如地中海、中东、南美等地。棘球蚴可寄生于人体的多个脏器,常见的寄生部位为肝,其次为肺、脑、脾等处。

【病因】　棘球绦虫的终末宿主为犬,是主要的传播者,中间宿主为羊、牛、猪等,人也是中间宿主。泡型棘球绦虫终末宿主为野狐、犬、猫,中间宿主为野生啮齿类动物。泡型棘球蚴囊肿为侵袭性生长,具有恶性肿瘤的特性,小儿发病率极低。

棘球绦虫寄生在犬的小肠内,虫卵随粪便排出。当人吃了被虫卵污染的水及食物,即被感染。

吞食的虫卵在人的十二指肠内,经消化液的作用,破壳孵化成蚴,穿破肠黏膜,进入门静脉,再进入肝。肝脏为主要的受侵器官,约占75%,也可通过肝脏,进入血液循环到肺也较常见,其次为脑、脾、肾等处。棘球蚴在体内约3周后即发育成包虫囊肿。

【病理】 棘球蚴为棘球绦虫的幼虫,进入肝脏后,先发育成小的空囊,其中不含头节。小囊逐渐长大,形成包虫囊肿,亦即内囊。内囊由内、外两层构成。外层为角质层,有弹性,乳白色、半透明,厚约1mm,质脆易破;内层为生发层(胚层),很薄,实际为包虫的本体。生发层又分为内、外两层,内生发层分泌透明的囊液,并长出很多头节和子囊。子囊破裂,头节进入囊液,形成"棘球囊砂"。每毫升囊液内约含40万个头节,每个头节可发育成一个包囊。在包虫囊肿生长过程中,人体肝组织受包虫刺激及压迫,在囊肿周围形成一层厚而致密的纤维包膜,使囊肿与肝组织隔开,其厚度为3~5mm,可发生钙化。

肝包虫囊肿多为单发,70%发生于肝右叶,约有1/4为多发,分布于左、右叶。囊肿生长缓慢。囊体直径的大小因寄生部位、时间长短而不同,小者可不足1cm,大者可数十厘米,少量囊液外渗至囊壁外,人体吸收后可致敏。长大的囊肿若破裂入腹腔,大量囊液被吸收,即引起急性过敏性休克,甚至导致死亡。头节入腹腔、胸腔、胆道后可形成继发性囊肿。

囊肿继发细菌感染后可形成肝脓肿,或因胆液流入囊内,生发层、子囊和头节因营养不足而变质死亡。

【临床症状和并发症】

(一)临床症状 初期症状多不明显,发展到一定阶段时,即出现上腹部胀满感,轻微疼痛或压迫邻近器官时引起的症状,如压迫胃肠道可产生食欲减退、恶心、呕吐、消瘦、贫血等,位于肝顶部的囊肿可使膈肌上抬,影响呼吸;囊肿压迫胆道,可引起梗阻性黄疸。由于棘球蚴代谢产物对人体的刺激,患者常有过敏反应史,如皮肤瘙痒、荨麻疹等。腹部检查时见右肋缘及右上腹较左侧隆起,若囊肿位于肝下,可触及与肝相连的半圆形肿块,

轻叩肿块感到囊肿深处有震颤感。位于肝顶部的囊肿,可使肝浊音界上移。

(二)并发症 主要是囊肿破裂和继发细菌感染。

1. 囊肿破裂 囊肿长大后,可因张力或外力使其破裂。破入腹腔者,使其突然发生剧烈腹部疼痛、恶心、呕吐、腹泻,甚至出现过敏性休克。溢入腹腔内的头节、子囊,日后可发育成新的囊肿,亦可破入胆道、胆囊,囊液、囊内容物阻塞胆道或胆总管引起梗阻性黄疸、胆管炎、胆结石症状;破入胸腔、支气管时,患者即出现高热、胸腔积液、咳嗽、呼吸困难等症状,较少见。

2. 继发细菌感染 多由于囊肿破入胆管后引起,临床表现为细菌性肝脓肿的症状,因有厚韧的纤维膜,故中毒症状较轻。

【诊断】

1. 病史 来自流行病区,并有与犬等家畜密切接触史,或曾在牧区居住过,就诊时发现肝大或肝区有囊性肿块。血化验嗜酸性粒细胞增加。

2. 腹部X线检查 显示肝大,有圆形、密度均匀影;或有弧形钙化影,膈肌上移,活动受限。

3. 腹部B超 是诊断肝包虫病的主要方法,准确率可达90%以上。B超可显示囊肿的大小、部位、数目。囊肿呈圆形低回声液性暗区,并可显示其"双层壁"征。B超可用以区别肝脏的先天性囊肿及肝脓肿,并可作为术后疗效随诊及观察的有效手段。

4. CT或MRI检查 均能显示囊肿的部位、大小、数目以及和邻近脏器的关系,为手术提供方便。

5. 包虫皮内试验(Casoni test) 取新鲜稀释无菌的包虫囊液0.2ml作皮内注射。20分钟后局部皮肤红肿超过2cm即为阳性,其阳性率可高达85%~90%,但应注意18%的正常人可出现假阳性。包虫囊肿坏死或化脓感染后可呈阴性反应。

6. 血清补体结合试验 其阳性率可达70%~80%。包虫囊肿破裂或手术后近期内由于人体吸收了较多的抗原,其阳性率更高,对判断疗效有帮助,如手术后补体结合试验仍阳性,提示体内仍有包虫囊肿存留。

【鉴别诊断】　应与先天性胆总管囊肿、胰腺囊肿、先天性肝囊肿、右肾积水、右侧腹膜后囊性畸胎瘤、肝脓肿进行鉴别诊断，一般借助 B 超、CT 及 MRI 水成像检查不难做出正确诊断。

【治疗】

（一）手术治疗　目前外科手术能够比较有效地治疗肝细粒棘球蚴病，其中内囊摘除术、外囊完整剥除术、内囊摘除＋外囊次全切除术、肝部分切除术均是常用的手术方式。

1. 包虫囊肿内囊摘除术　是最早应用的术式，可应用于各个时期囊型包虫病的治疗。剖腹显露肝上病变后，用纱布垫保护切口与周围器官，预防囊液及头节、子囊污染腹腔，用粗针穿刺囊肿后抽出囊液。在无胆瘘的情况下，向囊内注入适量的 20% 氯化钠溶液，或 70%~95% 乙醇，等待 10 分钟杀死头节，再吸净囊液。20% 氯化钠溶液对杀灭包虫蚴有较好效果，且低毒、简便，故多选用。切开纤维囊壁，完整摘除内囊，再用 20% 氯化钠或乙醇纱布球擦抹外囊壁，彻底杀死残留的生发层、子囊和头节，用生理盐水冲洗干净。如残留囊腔不大，囊壁较薄，在内囊清除后，可一次缝合消灭无效腔，不放引流。若残留囊腔较大，囊壁厚，应消灭无效腔，可用大网膜作填塞，放置引流管，术后 1~2 周拔除。囊腔内有胆瘘或细菌感染时亦应放置引流管。应用抗生素 3~4 周后拔除引流管。1992 年报道了第 1 例腹腔镜下肝包虫内囊摘除＋大网膜填塞术后，该手术方式得到了大力发展。

2. 外囊完整剥除术　是根治性治疗细粒棘球蚴病术式。肝包虫外囊与其紧贴的肝组织之间存在一层纤维膜，在切除外囊时通过此纤维膜可无损伤地将肝包虫外囊剥除，达到根治肝包虫病的目的。相较于内囊摘除术，外囊剥除术术中风险较大，若病灶靠近第一或第二肝门，或囊肿直径大、囊壁薄、囊内压大时，应酌情选择该术式。

3. 内囊摘除＋外囊次全切除术　该手术主要应用于局部组织解剖不清，或囊肿靠近重要组织如第一、二肝门。

4. 肝部分切除术　术后囊腔长期不闭合、残留胆瘘、多个包虫囊肿局限于肝一叶、巨大囊肿已将肝叶组织破坏或囊肿继发细菌感染形成厚壁肝脓肿时，可考虑行肝叶部分或肝叶切除术。

肝包虫囊肿破入腹腔时，应吸净腹腔内的囊液及内容物，用大量生理盐水冲洗后，腹腔及盆腔放置引流管。

（二）药物治疗　对多次手术后复发不能根治的肝包虫病，或细菌感染后患者瘦弱不能耐受手术者，以及多房性肝包虫病患者，因其病变广泛，使肝弥漫性肿大，难以手术治疗，均需服药治疗。

常用的抗棘球蚴病药物有阿苯达唑（albendazole）、甲苯达唑或吡喹酮等。

【预后】　应重视预防工作，在牧区加强动物管理，严防犬粪污染农场、饲料、菜园。对小儿加强卫生教育，养成饭前洗手的习惯，瓜果必须洗净后再食用。流行病区儿童应经常进行健康检查，做到早诊断、早治疗，该病近、远期效果均较满意。

（彭春辉　王燕霞）

第五节　门静脉高压症

门静脉高压症（portal hypertension）是指门静脉系统压力病理性升高。最近，随着对门静脉高压症的病因和病理过程的深入认识，药物、手术、微创技术和脏器移植在该症的治疗中发挥了重要作用，治疗策略已发生变化。

【定义】　门静脉高压症是由于门静脉系统压力病理性增高所引起的一组临床综合征。最常见的表现为静脉曲张伴消化道出血，也是门静脉高压症最严重的并发症。其他常见表现还包括脾大合并脾功能亢进、腹水等。此外还有肝性脑病、肺部表现（肝肺综合征、门静脉性肺动脉高压）、肾脏表现（肝肾综合征）、生长发育受限、门静脉性胆道病变等。正常门静脉压力为 7~10mmHg，超过 10mmHg 诊断为门静脉高压症。由于儿童尚未建立明确诊断标准，因此借鉴这一成人诊断标准。

【发病率】　有关儿童门静脉高压症确切发生率的文献资料仍很缺乏。儿童门静脉高压症首位病因是肝外门静脉阻塞（extrahepatic portal vein occluction，EHPVO），其次是胆道闭锁后肝硬化。在发展中国家 EHPVO 占儿童的 54%，是儿童上消化道出血最主要的病因（68%~84%）。

【病因】　儿童门静脉高压症的病因可以分为两大类,肝硬化性门静脉高压症和非肝硬化性门静脉高压症(血管性因素)。

肝硬化是肝细胞损伤、细胞损伤应答和再生的复杂动态过程,而肝纤维化、肝细胞外基质堆积是肝损伤应答的共同反应。长期持续的肝损伤导致慢性炎症、细胞外基质过度堆积形成瘢痕。肝窦结构改变、门静脉周围结缔组织束形成导致血流下降,引起肝细胞代偿性再生(结节形成)。肝硬化后门静脉高压的发生原因是门静脉血流阻力增加和/或门静脉血流量增加。肝硬化性门静脉高压的特点是肝静脉压力梯度(hepatic venous pressure gradient, HVPG)明显升高。常见的肝硬化性门静脉高压症的病因见表 27-1。

非肝硬化性门静脉高压症来源于血管病变,单纯表现为门静脉高压而没有慢性肝脏病变。非肝硬化性门脉高压的特点是 HVPG 正常或者轻微升高。在分类上可以分为肝前性、肝性和肝后性,其中肝性又可以进一步分为窦前性、窦性、窦后性三种亚类。儿童非肝硬化性门静脉高压症的病因见表 27-2。

在儿童 EHPVO 是最常见的非肝硬化性门静

表 27-1　肝硬化性门静脉高压症的病因

类型	疾病	类型	疾病
遗传代谢性疾病	α_1 抗胰蛋白酶缺乏	炎症疾病	自身免疫性肝炎
	胆汁酸合成缺陷		原发性硬化性胆管炎
	囊性纤维化	胆汁淤积性疾病和胆道畸形	阿拉基综合征和非综合征型胆道发育不良
	半乳糖血症		胆管狭窄
	戈谢病		胆道闭锁
	糖原贮积病Ⅲ型和Ⅳ型		胆总管囊肿
	肝卟啉病		先天性肝纤维化
	遗传性果糖不耐症		卡罗利病(肝内胆道囊状扩张)
	遗传性血色素沉着病		进行性家族性肝内胆汁淤积症
	印度儿童肝硬化	血管性病变	巴德 - 吉亚利综合征
	朗格汉细胞组织细胞增生症		先天性心肌病
	线粒体肝病		充血性心力衰竭
	尼曼 - 皮克病 C 型		缩窄性心包炎
	酪氨酸血症Ⅰ型		肝窦阻塞综合征
	肝豆状核变性		腔静脉网 / 下腔静脉阻塞
	沃尔曼病(溶酶体酸性脂肪酶缺乏症)		
感染性疾病	上行性胆管炎	药物和毒物	肝毒性药物(异烟肼,甲氨蝶呤)
	慢性乙型肝炎 ± 丁型肝炎		高维生素血症 A
	慢性丙型肝炎		自然毒素(如蘑菇毒素)
	巨细胞病毒肝炎		有机溶剂
	戊型肝炎		全肠外营养
	单纯疱疹病毒肝炎	其他	脂肪性肝病
	反复新生儿败血症		肝细胞癌
	风疹病毒肝炎		特发性新生儿肝炎
			脑肝肾综合征(泽尔韦格综合征)

表 27-2　非肝硬化性门静脉高压症的病因

类型	疾病
肝前性	肝外门静脉阻塞（EHPVO）
	门静脉血栓
	脾静脉血栓
	内脏动静脉瘘
	巨脾
	恶性肿瘤浸润门静脉
	戈谢病
肝性	
窦前性	先天性多囊性疾病（先天性多囊肝）
	先天性肝纤维化
	遗传性出血性毛细血管扩张症
	紫癜性肝炎
	原发性硬化性胆管炎
	原发性胆管硬化
	血吸虫病
	结节病
	特发性门静脉高压
窦性	药物毒物（甲氨蝶呤、胺碘酮、氯乙烯、铜）
	非酒精性脂肪性肝炎
	肥大细胞增多症
	髓样化生
	淀粉样沉积
	戈谢病
	酒精性肝炎
	内脏利什曼病
窦后性	腔静脉阻塞（辐射、药物、毒物）
	肿瘤（上皮样血管内皮瘤、血管肉瘤）
	结节病
	分枝杆菌感染
	肝静脉流出道梗阻
肝后性	下腔静脉阻塞
	缩窄性心包炎
	三尖瓣反流
	严重右心衰竭
	限制性心肌病

脉高压症的病因。EHPVO 是发生于儿童的慢性门静脉血流阻塞，导致门静脉高压症和相关的并发症，但同时肝脏功能良好；是一种肝外门静脉堵塞的脏血管病变，伴随或不伴随肝内门静脉或脾静脉或肠系膜上静脉受累，不包括所有肝脏硬化或继发于肝细胞癌的急性或慢性门静脉血栓栓塞，同时不包含孤立性脾静脉或肠系膜上静脉栓塞。EHPVO 是一种独立的疾病而不是继发于某种肝脏疾病。诊断标准为：儿童或青少年起病的明显的门静脉高压症，不伴任何肝功能异常，多普勒超声显示门静脉主干血流消失，显示为一团侧支血管——门静脉海绵样变。EHPVO 的病因见表 27-3。

表 27-3　儿童 EHPVO 的病因

类型	疾病
血液疾病	凝血因子 V Leiden 突变
	凝血酶原基因突变
	甲基四氢叶酸还原酶（MTHFR）基因突变
	高同型半胱氨酸血症
	蛋白质 C 缺乏
	蛋白质 S 缺乏
	抗凝血酶Ⅲ缺乏
	抗磷脂综合征
	阵发性夜间血红蛋白尿
局部炎症	脓肿
	腹腔感染败血症
	炎性肠病
	胰腺炎
门静脉损伤	外伤
	腹部手术
	脐静脉插管或感染
	肝移植
特发性	

【解剖学和血流动力学】　门静脉主干由胃冠状静脉（胃左、右静脉）、脾静脉、肠系膜上及下静脉和一些较小属支汇合而成（图 27-27）。在肝门处门静脉主干分为左、右两支，分别进入左、右半肝，经多次分支后行走于肝小叶间（汇管区），进而分支

27

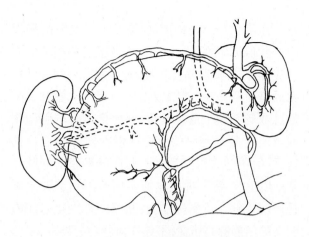

图 27-27 肝外门静脉系统的解剖

进入肝小叶内,与肝动脉的细小分支汇合于肝窦
(肝的毛细血管网)。肝窦的血液再汇集至肝小叶
的中央静脉,中央静脉出肝小叶后在小叶间形成
小叶下静脉,最后集合为左、中、右肝静脉注入下
腔静脉。

门静脉系统和体循环静脉系统之间存在侧支
交通,在正常情况下这些交通支非常细小,但在门
静脉高压症时则开放、扩张。侧支交通部位:①在
食管下段和胃底,胃冠状静脉、胃短静脉经食管静
脉丛与奇静脉和半奇静脉吻合;②在前腹壁,脐
旁静脉与腹壁上、下静脉吻合;③在肛管和直肠
下段,直肠上静脉与直肠下静脉、肛管静脉吻合;
④在腹膜后,肠系膜上、下静脉通过许多细小静脉
与腔静脉吻合;⑤在肝脏裸区,肝静脉的细小支和
膈静脉交通(图 27-28)。

根据解剖学特点,门静脉系统还可分为脾胃
区和肠区两个门静脉血流功能性区域。脾胃区引
流脾、胃冠状静脉及一部分胰腺的静脉,进入脾
静脉,再汇入门静脉;肠区则引流小肠和结肠的静
脉,进入肠系膜上静脉,然后汇入门静脉。近来认
为,门静脉高压症的分流术只需分流食管下段和
胃底的静脉,即引流脾胃区的血流,Warren 提倡的
选择性分流术就是根据这一解剖特点设计的。

肝脏的血流丰富,接受心输出量 25% 的血流,
其中 70%~80% 来自门静脉,20%~30% 来自肝动
脉。输入门静脉的血流 20%~30% 来自脾脏,其
余来自消化道。门静脉系统是腹腔内脏器和肝脏
二者毛细血管网之间的低压灌流系统,压力略高

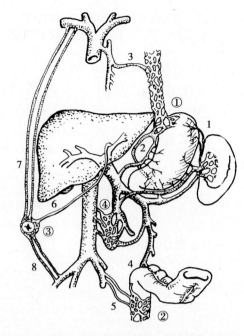

图 27-28 门静脉和腔静脉系统间的交通支
1. 胃短静脉;2. 胃冠状静脉;3. 奇静脉;4. 直肠上静脉;5. 直
肠下静脉、肛管静脉;6. 脐旁静脉;7. 腹上深静脉;8. 腹下
深静脉;①胃底、食管下段交通支;②直肠下段、肛管交通
支;③前腹壁交通支;④腹膜后交通支

于下腔静脉,波动范围较大。由于门静脉系统内
没有瓣膜,经门静脉各属支和不同部位测得的压
力均能反映门静脉压。门静脉压力可采用间接的
测量方法来推算,也可在腹部手术时通过门静脉
主干或属支直接测量,这两类方法获得的参数值
近似。

正常门静脉压力为 7~10mmHg,目前尚无明确
儿童门静脉高压的诊断标准,通常借用成人的诊
断标准,认为门静脉压力超过 10mmHg 或 HVPG
超过 4mmHg 时,可诊断门静脉高压症。

【病理】

1. 门体侧支循环开放 门静脉压升高,正常
门体交通不足,门静脉扩张,侧支循环开辟分流,
侧支增加不济,门体交界处承受压力最大而曲张,
外伤出血,暂时缓解,压力仍高,侧支继续增加,分
流不足,继续升压,再出血,分流平衡,高压解除,
如无肝内病变,门静脉高压症自然痊愈。

2. 静脉曲张

(1) 静脉曲张分布:门静脉压力升高导致门静
脉主干和属支迂曲、扩张,与体循环系统之间的侧

支循环开放,其中的食管下段和胃底静脉曲张最具临床意义。由于食管下端的静脉丛位于黏膜层内的固有层,而非像食管的其他部位或胃肠道那样位于黏膜下层,位置表浅,周围缺乏组织保护,在门静脉压升高时易扩张,管壁变薄。肛管和直肠下段的静脉丛曲张则形成痔。在腹膜后,肠系膜上、下静脉通过许多细小静脉与腔静脉之间形成弥漫性扩张的 Retzius 静脉。在肝脏裸区,肝静脉的小分支和膈静脉交通形成 Sappey 静脉。

(2)静脉曲张破裂:胃底与食管下段保护不良,受强烈蠕动损伤及胃酸腐蚀导致破裂出血。一般是静脉出血压力低且曲张血管内流速慢,因此多能自停。但高压不减,终要复发。反复大出血可威胁患者生命或导致贫血。小儿痔的发生与出血非常少见,只见于 Abernethy 盆腔门静脉畸形。此外亦有肠道外腹腔内迂曲扩张静脉罕见破裂引起腹腔内出血的报道。

3. 高动力循环状态 当机体形成上述侧支循环后,门静脉阻力按理应减小,但事实上门静脉仍维持高压状态。新近的研究发现,除门静脉阻力增加这一基本异常外,内脏血流增加在门静脉高压的形成和维持方面也起着重要作用。门静脉血流的下降导致全身血管阻力的增加和显著的内脏动脉血管扩张,这将导致全身血流动力学的改变。低有效循环血量状态将激活肾素-血管紧张素-醛固酮系统,抗利尿激素水平随之上升,引起水钠潴留。低有效循环血量还将导致内脏血管扩张,以及发生高动力循环状态,心输出量增加,心率加快。过量的水钠潴留导致门静脉血流增加,门静脉压力升高,进一步加重门体分流。

4. 脾大和脾功能亢进 门静脉高压症患者常伴有脾大和脾功能亢进。研究表明,脾大并非单纯由被动性充血所致,还与脾动脉的血流量密切相关。正常脾脏 5%~10% 的血流量进入红髓,经受过滤并清除老化和受损的血细胞。门静脉高压时,脾脏血管床扩张,流入红髓的血流增加,大量正常和异常的血细胞滞留其间,使脾髓细胞代偿性增生,破坏血细胞的功能也随之增强,导致脾动脉血流量进一步增多,脾则呈持续性肿大。随着病程的进展,单核巨噬细胞系统增生,造成外周血

细胞尤其是白细胞和血小板减少,也影响了出血与贫血。

5. 门静脉高压性胃病 门静脉高压症引起胃底静脉曲张后,胃底黏膜处于充血、水肿状态,黏液形成减少,壁细胞数目和胃酸分泌量下降,胃黏膜屏障遭到破坏,导致门静脉高压性胃病的发生。临床资料表明,40%~60% 的门静脉高压症患有该胃病,其中 30%~60% 发生慢性隐匿性出血或继发性出血,1%~8% 的原发性急性上消化道大出血由此引起,因此大便隐血常阳性。

6. 腹水 腹水由胃肠浆膜表面产生,门静脉高压症时也出自肝脏表面,是淋巴液的生成超过吸收的结果。门静脉压力升高使淋巴的生成增多,肝硬化合并的低蛋白血症进一步促成腹水的渗出。门静脉高压症时出现的水钠潴留,导致血浆容量扩大,也参与了内脏淋巴液的增多和腹水的生成。一般而言,腹水在肝窦及其以上水平阻塞的门静脉高压症中多见,而在先天性肝纤维化和门静脉血栓形成中较为少见。

【临床表现】 胃肠道出血、脾肿大和腹水是门静脉高压症的主要症状与体征。由于小儿自身的生理、解剖和病因特点,临床表现与成人不尽相同。

(一)胃肠道出血 食管胃底曲张静脉破裂所致胃肠道出血是门静脉高压症最严重的并发症,出血常突然发生,表现为大量呕血,有时出血较隐匿,以黑粪为首发症状。常见的先驱情况有反酸、感染、咳嗽和打喷嚏等,或有阿司匹林及其他非甾醇消炎药服用史。门静脉海绵样变多在 6 岁左右发生出血。少数患者 1、2 岁后即开始呕血,一般预后较差。发生出血前并无明显的相关病史,体检缺乏肝病证据。由于肝功能正常,患者一般状况良好,对出血的耐受力较强。静脉出血一般均能自止。有些病例随年龄增长,侧支循环不断增加而代偿,在青少年期以后出血次数明显减少,直至不再出血。但在肝硬化合并门静脉高压症的患者中,出血前已有数年的肝病史。常有慢性肝病体征如黄疸、蜘蛛痣、腹壁静脉曲张、脾大、腹水、生长发育迟缓和营养不良等。最后常以肝衰竭而告终。部分肝硬化患者有较好的肝储备,也

可能以出血为首发症状。

（二）脾大和脾功能亢进 脾大是门静脉高压症较为恒定的体征。如脾大存在时间较长,一般均合并功能亢进。脾功能亢进早期导致白细胞或血小板减少,晚期发生外周全血细胞减少。患者多表现为贫血,血小板明显减少时出现皮肤瘀斑、鼻出血、牙龈出血等出血倾向。约25%的门静脉高压症患者因脾大就诊,就医前并无不适。

（三）腹水 腹水形成一般呈慢性过程,偶然以此为最先发现的症状。腹水少时仅在超声检查中偶然发现,量巨大时腹部极度膨隆,呼吸困难,可合并脐疝、阴唇或阴囊增大。体检示腹水征和移动性浊音,但婴幼儿腹水体征有时并不明显。全腹轻轻叩击均有腹水震颤传导感常为诊断线索。任何腹水患者在出现发热伴有腹痛情况下,应评估是否是自发性细菌性腹膜炎(spontaneous bacterial peritonitis,SBP)。

【诊断】 根据门静脉高压症的症状和体征、慢性肝病的表现、生化等实验室检查,一般不难做出临床判断。但要明确诊断,分析病因、了解疾病严重程度和决定手术方式,需做下列特殊检查。

（一）影像学检查

1. 钡剂 X 线检查 可显示食管和胃底的曲张静脉。食管静脉曲张表现为食管下段黏膜皱襞紊乱,有蚯蚓状迂曲充盈缺损影,曲张病变范围可延伸至食管的中、上段(图 27-29)。食管常处于舒

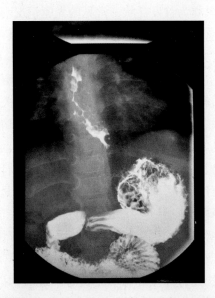

图 27-29 门静脉高压症患儿的钡餐 X 线检查

张状态,蠕动减弱。合并胃底静脉曲张时,胃底黏膜皱襞粗大紊乱。

2. 血管造影 是影像学诊断的"金标准",可直观显示门静脉系统及其侧支循环,同时还可进行血流动力学测定,对门静脉高压症的诊断和手术方式的选择具有重要意义。但该检查具有创伤性且遭受辐射,造影剂用量大,可引起过敏反应,限制了在门静脉高压症的广泛应用。多数情况下,传统血管造影已被彩超和磁共振血管成像代替。对于儿童病例,血管造影目前主要用于排除巴德 - 吉亚利综合征,或为了明确血管解剖以便决定手术方式。具体造影方式有经皮脾门静脉造影(目前已很少使用)、选择性动脉造影(经股动脉插管肠系膜上动脉或脾动脉造影的门静脉象)、术中门静脉造影(经脾静脉或网膜静脉插管)、肝静脉造影(经颈静脉插管)。

3. 超声显像 具有无创、费用低、应用广泛的优点,是检测门静脉系统解剖和血流动力学的主要方法,但其准确性受操作者技术水平的影响,易受胃肠内气体和腹水等因素的限制,图像缺乏解剖结构的三维直观性,躯体深部侧支循环的显示精确度较低。B 型超声可显示脾大、门静脉系统和肝静脉的增粗、门静脉海绵样变、腹水和门静脉血栓形成等征象,多普勒彩色超声显像还能测定血流方向和速度并计算血流量。

4. 磁共振血管成像(magnetic resonance angiography,MRA) 具有无创、无放射性、无过敏反应等优点,可重建出清晰、直观的空间图像,应用于门静脉高压症的报道渐多。该方法的缺陷是检查费时,受检者需较长时间屏气,甚至需全身麻醉。对于屏气困难的婴幼儿而言,易产生运动伪影。

5. CT 血管成像(CT angiography,CTA) 多排螺旋 CT 可清晰显示腹腔内血管图像及肝胆解剖情况(图 27-30)。与 MRA 相比,检查迅速,运动伪影少,但具辐射性。

（二）内镜检查 可观察食管、胃静脉的曲张程度。如食管静脉曲张明显,充满食管的 1/3 以上腔隙,静脉直径 >3mm,有红色征,提示发生出血的可能性大;如胃底见樱桃红斑、黏膜颗粒样变,则

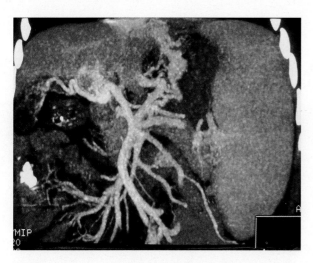

图 27-30　CTA 示门静脉海绵样变及门静脉高压症

提示胃内出血可能性增大。发生上消化道出血时，还可用内镜查明出血的部位，如观察到活跃出血点或曲张静脉上附有新鲜血凝块均提示为出血部位，并鉴别其他出血来源，如胃黏膜糜烂、胃溃疡或十二指肠溃疡等。通过内镜穿刺和用气囊装置还可测定食管曲张静脉压力。

（三）其他检查　经腹腔镜肝活检或经皮肝穿刺活检有助于病因学诊断。肝功能检查及血生化检查，可以了解肝损害情况。

【并发症及治疗】　当前常用的治疗技术包括药物治疗、非手术干预、手术治疗。根据不同的疾病表现和患者的情况选择恰当的治疗方式至关重要。

（一）曲张静脉破裂消化道出血　曲张静脉破裂消化道出血是儿童门静脉高压症最常见的表现。通常发生在上呼吸道感染、发热的情况下，患者因咳嗽、擤鼻涕导致腹压增大，发热导致循环加快，服用非甾体抗炎药导致胃黏膜损伤等，引起静脉曲张破裂消化道出血后门静脉高压性胃病出血。针对儿童门静脉高压症的治疗主要是预防和治疗曲张静脉破裂出血。可以分为：一级预防，即预防第一次急性静脉曲张破裂出血；二级预防，即预防后续再次破裂出血。

1. 一级预防　一级预防的目的是避免第一次曲张静脉破裂出血的发生和发生后导致死亡。非特异性 β 受体阻滞药（non-specific bata-blockers，NSBB）和内镜下静脉曲张套扎（endoscopic variceal

ligation，EVL）是一级预防最主要的两种选择。

NSBB 可以降低心输出量并收缩内脏血管从而降低门静脉压力。成人研究显示 NSBB 可以降低 25% 静息心率并降低 20%HVPG。但在儿童的研究很少，并且已有的研究并没有显示出降低 HVPG 的有效性。小年龄儿童接受 NSBB 治疗更可能会发生不良反应，如更易发生低血压休克。所以在儿童 NSBB 不应该作为一线一级预防治疗策略。

在内镜监测的肝病或者门静脉高压症的患者，如果内镜下出现高风险静脉曲张，可以实施预防性 EVL。EVL 在儿童中作为一级预防策略耐受良好，套扎后出血率低，无严重并发症报道。EVL 的安全性和有效性应都超过内镜下硬化治疗。在小年龄儿童，如果套扎装置无法使用，可能内镜下硬化治疗就是唯一的选择。

2. 急性曲张静脉破裂出血的治疗　急性曲张静脉破裂出血是门静脉高压症的最严重并发症，在慢性肝病患者中致死率高达 20%。急性曲张静脉破裂出血的初始治疗步骤见表 27-4。

表 27-4　急性曲张静脉破裂出血的初始治疗步骤

复苏和一般治疗
静脉液体复苏
静脉晶体液
输注红细胞：目标血红蛋白水平 70~80g/L
禁食水，留置鼻胃管自然引流
纠正凝血功能异常（维生素 K，新鲜冰冻血浆）和血小板减低（如果 $<20 \times 10^9$/L）
经验性使用光谱抗生素
监测生命体征、尿量、意识水平、血糖、血红蛋白
药物治疗
奥曲肽（静脉）：1~5μg/（kg·h）泵维
奥美拉唑（静脉）：每次 1mg/kg q.d.，或者雷尼替丁每次 1~3mg/kg t.i.d.
硫糖铝（鼻饲/口服）：250~1 000mg q.i.d.
乳果糖（口服）：起始剂量每次 0.5mg/kg，t.i.d.，加量至每日排 2~4 次软便
内镜治疗
内镜下静脉曲张套扎
内镜下硬化治疗

27

27

曲张静脉破裂出血的早期治疗目标是稳定病情。监测生命体征并迅速建立静脉通路。心动过速和低血压是大量失血的表现,此时使用 NSBB 的患者可能不会表现代偿性心动过速并且更容易出现失血性休克,应警惕。静脉输注晶体液和红细胞以维持血容量,但不要过度输注以免造成门静脉压力进一步升高。输注红细胞的目标是维持血红蛋白水平 70~80g/L 即可。放置鼻胃管是安全可行的,鼻胃管可以监测出血是否在持续,并且可以将胃内血块移除。胃内血块可能会引起肝性脑病或者加重出血情况。慢性肝病的患者需纠正维生素 K 缺乏情况。严重凝血功能障碍和血小板减低情况($<20 \times 10^9$/L)需要输注凝血因子和血小板进行纠正,但必须平衡风险避免液体负荷过重,尤其在有慢性肝病脑水肿或者反复曲张静脉破裂出血的患者更要注意这一点。在成人的研究中预防性应用抗生素治疗可以降低死亡率,因此在儿童怀疑感染情况下应经验性迅速使用广谱抗生素。

曲张静脉破裂出血时应早期应用血管活性药物,维持用药 2~5 天。主要的药物包括升压素和生长抑素以及它们的衍生药物。升压素可引起广泛的血管收缩,尤其对肝、脾和胃肠道的血管床小静脉、小动脉及微血管有明显的收缩作用,使门静脉的血流减少,从而降低门静脉压力;同时还能减少心输出量,也起到降低门静脉压力的作用。生长抑素是 14 氨基酸多肽,体内半衰期仅 1~2 分钟;奥曲肽为人工合成的 8 氨基酸生长抑素类似物,半衰期为 1~2 小时,较生长抑素显著延长,因此后者在临床中更为常用。这类药物除抑制胃酸、促进胃液素和胃蛋白酶的分泌外,能选择性收缩内脏小动脉平滑肌,从而降低肝血流量和肝静脉楔压,与升压素相比具有不引起全身血管收缩、不良反应轻的优点。儿童适合应用的有两种药物:特利加压素和奥曲肽。特利加压素是升压素的长效衍生物,可以收缩内脏血管以减少门静脉血流,无须持续输注,但在儿童缺乏应用剂量推荐标准。奥曲肽是生长抑素的衍生物,可以减少内脏血流,在儿童中可以有效治疗曲张静脉破裂出血。起始给与负荷量 1μg/kg,持续泵为 1~3μg/(kg·h),安全有效。

推荐在所有上消化道出血的患者行内镜检查治疗,包括曲张静脉破裂出血的患者。理想状态下应该在充分液体复苏后尽快进行内镜检查治疗,最好在 24 小时内进行。推荐内镜下行 EVL,较内镜下硬化治疗并发症发生率更低。但在小年龄儿童中没有合适尺寸情况,内镜下硬化治疗就是唯一选择了。内镜下治疗后禁食、水 2 小时,然后进食流食和软质食物,逐步过渡至正常饮食。推荐使用硫糖铝治疗,可以降低早期再出血率。

(1)内镜下曲张静脉套扎疗法:该技术的内镜头端装有套上橡皮圈的双层管状装置,观察到食管曲张静脉后,先将曲张静脉吸入装置内,然后牵拉钢丝使内套管回缩,橡皮圈即被推出管外,紧套住被吸入的曲张静脉(图 27-31)。每次可套扎 5~10 个部位。橡皮圈仅结扎位于黏膜下的静脉,不会损伤黏膜固有层,不需针刺和注射,在出血导致视野不清晰时,仍能安全地进行套扎。最近,多次击发橡皮圈的设备问世,使操作更加安全、便

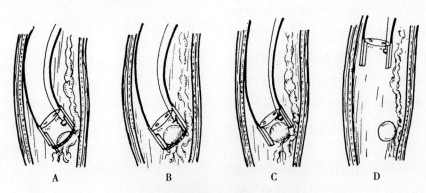

图 27-31　内镜下曲张静脉套扎疗法
A. 内镜对准拟套扎的曲张静脉;B. 将曲张静脉吸入套管内;C. 回拉钢丝将橡皮圈推出并紧套被吸入的曲张静脉;D. 完成一次套扎

捷。由于具有这些优点,套扎疗法已成为成人患者急性出血的首选疗法,用于儿童也显示出相同的疗效和安全性,目前使用的最小年龄为3月龄。

(2)内镜下硬化剂疗法:是食管曲张静脉出血的常规治疗方法之一。对于急性出血已经停止,生命体征趋稳的患者,可在12小时之后进行硬化治疗,亦可用于预防性治疗。治疗时选择有明显破裂出血倾向的部位进行注射,常用的硬化剂有5%鱼肝油酸钠、5%乙醇胺油酸盐、5%乙醇胺四烷磺酸钠等。注射方法有曲张静脉内注射、曲张静脉旁注射或两种方法的联合应用。每一注射点用量一般为0.5~1.0ml,每次注射总量为2~5ml,最多不超过10ml。一般需注射治疗3~5次,先隔周进行,2~3次后延长时间间隔。硬化剂治疗的近期并发症有食管溃疡、穿孔、败血症、门静脉栓塞、肺动脉栓塞和细菌性心内膜炎等,远期可发生食管狭窄、食管动力障碍。据小儿的治疗文献,39%的病例在曲张静脉消除之前再次出血,29%发生食管溃疡,16%有食管狭窄,8%的病例静脉曲张复发。为防止或减少并发症的发生,每次治疗后应给予清流质饮食,以及黏膜保护剂(硫糖铝等)、组胺H_2受体拮抗剂(西咪替丁等)或质子泵抑制剂(奥美拉唑等)等药物。

不推荐使用三腔二囊管压迫止血。只有极少数难治性病例,在重症监护病房内有经验的医师操作下才可以使用,使用时间不超过24小时,而且只作为下一步确切治疗实施前的临时过渡。应选用适合儿童尺寸的气囊管,慎防食管囊过长压迫气管、阻塞喉头的危险。气囊管置入胃内后,在胃囊内注气,然后将气囊管向外拉,至不能拉动为止,使胃囊压迫于胃食管交界处,此时宜用床边B超或X线透视确定气囊的位置。如出血仍不止,再将食管囊注气。可用固定器将气囊管固定在鼻唇部。一般需向胃囊内充气100~150ml,食管囊内充气后不能高于第5胸椎。胃囊和食管囊压力一般以20~25mmHg(2.67~3.33kPa)为宜。为保持气道通畅,防止误吸或气囊向上移位引起窒息,宜行气管插管并密切监护。气囊管的放置时间一般为24~72小时,放置时间过久可使受压黏膜发生糜烂、坏死。放置24小时后,可先排空食管囊,再

排空胃囊,分别观察有无出血。如有出血,胃囊可再度注气用以压迫,食管囊充气的时间一般不应超过24小时。气囊填塞控制出血的成功率接近80%,但并发症的发生率为15%,包括鼻孔部坏死、吸入性肺炎、纵隔填塞、急性气道阻塞、食管胃底压迫性溃疡等。

当发生再出血时,可以重复内镜治疗,但如果持续出血经药物和内镜治疗均无效,应考虑经颈静脉肝内门体分流术(transjugular intrahepatic porto-systemic shunt,TIPS)。经颈静脉置入导管至肝静脉,在门静脉和肝静脉之间建立永久性门体分流通道。主要并发症是分流通道血栓导致再出血。TIPS在儿童中经验尚不足,只作为难治性出血的重要挽救治疗手段。

急诊分流手术或者急诊断流手术极少施行,急诊肝移植也极少采用,均因死亡率较高,预后较差。

3.二级预防 经历首次曲张静脉破裂出血后的患者应采取二级预防手段降低再出血的风险。EVL治疗安全有效,需要治疗次数少,故优于内镜下硬化治疗,是二级预防的优选手段。EVL应该在第一次出血后每2~4周治疗1次,最多治疗5次,以根除曲张静脉,如果5次治疗后未能根除曲张静脉,应考虑其他治疗手段,如分流手术。但在小年龄儿童没有合适尺寸的情况下,内镜下硬化治疗亦可。不推荐儿童使用NSBB作为二级预防手段。二级预防失败再次出血的患者,应采用手术门体分流、meso-REX手术、TIPS或者肝移植治疗。

4.手术治疗 国际上门静脉高压症的治疗策略已对如下两种情况达到共识:①控制急性出血,可选用药物、内镜,有条件者可考虑TIPS技术,不得已才采用外科手术;②预防再出血,多采用药物和内镜治疗,治疗无效时采用外科手术。

对于儿童门静脉高压症,不再推荐使用断流手术(devascularisation),而推荐使用分流手术(shunt),尤其对于儿童EHPVO,肠系膜上静脉至门静脉左支的搭桥手术(meso-Rex bypass procedure)是首选的术式。内镜治疗失败的患者,或伴有其他问题如顽固性腹水等的患者,可以考虑分流手术或者TIPS。进展性肝病的患者此时还可以考虑

肝移植手术。肝病稳定,不太可能短期进展至肝移植的患者,适宜选择分流手术。

分流手术用于治疗非肝硬化性门静脉高压症的并发症,包括特发性门静脉高压、先天性肝纤维化和 EHPVO。手术后食管胃底曲张静脉破裂出血的控制率可达 90%,总体预后良好。分流手术术式的选择取决于疾病的类型和血管解剖情况。所有 EHPVO 患者均推荐行 meso-Rex 手术,但前提是肝脏结构正常。远端脾肾静脉分流术将脾静脉引流至左肾静脉,可以选择性减压食管胃底静脉曲张。

TIPS 在儿童患者中也是可行的,通过介入操作手段建立肝静脉和门静脉的分流。TIPS 的儿童门静脉高压症的适应证包括反复静脉曲张破裂出血非手术治疗无效、脾功能亢进、顽固性腹水、肝肾综合征和肝肺综合征。TIPS 并发症主要有门静脉漏、肝性脑病、穿孔、溶血、感染、分流通道再狭窄等,但总体死亡率低。儿童 TIPS 后反复静脉曲张和顽固性腹水的缓解率高。

所有分流手术后均需要严密监测并发症,如肝肺综合征、门静脉性肺动脉高压、肝性脑病等。一旦出现这些并发症,应考虑其他干预措施,包括肝移植。

以下介绍各种断流和分流手术。

(1) 门体静脉断流术:又称门奇静脉断流术或非分流性手术(nonshunt procedure),旨在阻断门、奇静脉间的异常血流,达到预防或止住出血的目的,以离断贲门周围血管的疗效最为明显。断流术的合理性主要体现在:①可维持甚至增多门静脉的入肝血流,其中的各种营养因子有利于肝脏组织的生理功能;②直接针对造成大出血的胃底、贲门区的侧支血管,手术目的明确,止血确切;③不发生术后肝性脑病,患者生存率、生活质量优于分流术者。断流术存在的缺点:①重度门静脉高压症患者局部组织水肿增厚、静脉呈瘤样团块,造成断流手术困难,易致损伤出血或遗漏曲张的血管,尤其是高位食管支,造成出血的复发;②术后门静脉压力更趋升高,可促使已离断的侧支循环重建,导致再度出血;③术后胃壁瘀血更加严重,使门静脉高压性胃病加重。

目前较为常用的断流术如下。

1) 经腹胃底曲张静脉缝扎术。适用于:①食管胃底曲张静脉破裂出血,非手术止血方法无效,继续有凶猛出血,情况危急;②患者肝功能差,不能耐受门体分流术;③不具备施行门体分流术的技术条件。手术时在距贲门 5cm 处横行切开胃前壁浆肌层,显露出黏膜下曲张静脉,用丝线将血管一一做上、下两道缝扎,然后缝合关闭切开的浆肌层,同法处理胃后壁的黏膜下血管,并切断和结扎胃冠状静脉及上行食管支。

2) 经腹食管下端横断再吻合术。适应证同经腹胃底曲张静脉缝扎术。术中游离食管下段,在胃前壁做切口置入管状吻合器达食管下段的预切水平,在吻合器的钉仓和砧头之间用粗线结扎食管,收紧后击发即同时完成切断和吻合。

3) 贲门周围血管离断术。该术需离断食管和贲门周围的静脉,包括胃左静脉及其属支(胃支、食管支、高位食管支和食管旁静脉)、胃短静脉、膈下静脉、胃后壁静脉等,以期阻断门静脉和奇静脉之间的反常血流,常同时施行脾切除术,是断流术中最常用的术式(图 27-32A)。适用于:①急性大出血,非手术治疗无效;②反复出血经非手术治疗无效,一般情况良好但不适合做分流术;③拟行门体分流术,但在术中吻合失败;④脾切除术后再出血。如患者一般情况差,合并腹水、黄疸或已有肝性脑病表现者,应视为手术禁忌证。

术中离断胃短静脉并切除脾脏,沿胃小弯侧垂直部紧靠胃壁显露胃左静脉的数根胃支和伴行的胃左动脉胃支,逐一结扎、切断。继续沿贲门壁向上直达食管下端右侧缘,离断进入食管壁的食管支、高位食管支及食管旁静脉。将胃底向下向右牵拉,可见曲张的胃后静脉和膈下静脉,均予以离断。最终使食管下段 5~8cm 及上半胃完全呈游离状态。游离贲门及食管时慎防损伤迷走神经,如两侧神经干均损伤,可造成胃排空障碍,此时应同时做幽门成形术。

最近,有学者对手术进行改进,提出选择性贲门周围血管离断术的概念,认为应选择性离断引起出血的输入静脉,但保留对机体危害不大的自发性分流侧支循环,既能阻断出血来源又可减

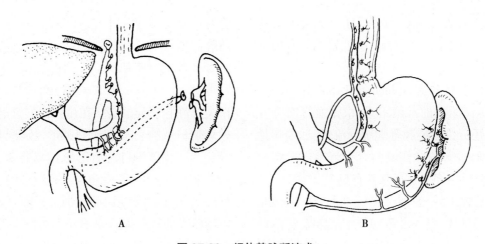

图 27-32　门体静脉断流术
A. 贲门周围血管离断术；B. 食管下段横断术（Sugiura 术）

缓术后门静脉系统压力的升高，起到阻断和疏导的双重效果。手术只离断所有进入下端食管壁（6~10cm 长）和上半胃壁的输入静脉，但保留胃左静脉主干和食管旁静脉的完整。术中需紧靠食管壁从下向上逐一离断 5~6 支穿支静脉（即食管支），并离断胃裸区和食管下段后壁的疏松组织及侧支血管，直至食管裂孔。向左前下方牵拉贲门，向右侧推开食管旁静脉主干，此处常有 1~2 支增粗的高位穿支静脉进入食管下端，务必将其离断。该术不需经胸离断胸腔的食管穿支静脉，理由是：a. 避免开胸创伤；b. 食管曲张静脉出血位于食管下端 6cm 以内，属于腹部食管的栅状区和穿支区；c. 膈肌上下存在压力差，胸腔血液不会反流到腹腔静脉内。

4）贲门周围血管离断、食管下端横断术：即 Sugiura 手术（图 27-32B），适应证同贲门周围血管离断术。手术操作范围较广泛，需取左侧胸腹联合切口。将左肺静脉以下至膈肌的所有来自食管旁静脉通向食管壁的穿支静脉，以及通向食管的小动脉、迷走神经分支均结扎、切断，保留食管旁静脉，离断的距离 12~18cm。食管胃底交界上方 3cm 处切开前侧食管肌层，保留后壁肌层，游离食管黏膜鞘 1 周后予以切断和再吻合，同时结扎或缝扎曲张静脉，缝合前壁肌层。进腹后先切除脾脏，离断通向胃大、小弯侧上部的血管，但保留网膜内的血管弓。离断操作需从食管胃交界处向远端延伸 6~7cm，可加做幽门成形术。

（2）门体分流术（portosystemic shunt）：该类手术通过门静脉向腔静脉的血液分流，降低门静脉压力，以达到制止出血的目的。分流术一般能获得较好的早期效果，止血疗效显著，还可改善胃黏膜的血液循环，减轻门静脉高压性胃病。国外应用门体静脉分流术治疗肝外型门静脉高压症的报道较多，认为疗效肯定，应为肝外型的首选术式。分流术的缺点在于：①使门静脉向肝血流减少，甚至形成离肝血流，可致术后肝性脑病和肝功能障碍；②原本由肝脏灭活的活性物质直接进入体循环，可导致肺动脉高压或肝肺综合征；③手术本身及其并发症将增加日后肝移植的技术难度；④儿童的血管较细，血管吻合较困难，术后易发生血栓形成。

根据对门静脉血流的影响，分流术可分为 3 种类型。①完全性分流，即门静脉血流完全不经过肝脏而直接流入下腔静脉，典型的有门腔静脉端侧吻合术，大口径的门腔静脉侧侧吻合亦属此型。②部分性分流：即将吻合口的长径控制在 0.8~1.2cm，手术有限制性门腔静脉分流术，或利用门静脉的属支进行吻合的手术，包括肠系膜上静脉下腔静脉分流、近端脾肾和脾腔静脉分流术。③选择性分流：典型的有远端脾肾静脉分流术（Warren 术），还有远端脾腔静脉分流、胃冠状静脉 - 下腔静脉架桥术（Inokuchi 术）等。目前，完全性分流术已逐渐被选择性或限制性门腔分流术替代。但是，这些类型之间的区别是相对的，随着时间的推移,选择性分流在术后远期可能会失去其选择性而转变成完全性分流。目前常用的有如下术式。

1) 脾肾静脉分流(splenorenal shunt):是治疗小儿门静脉高压症的常用术式,根据血管吻合方式的不同,还分为近端脾肾静脉分流术、远端脾肾静脉分流术、脾肾静脉侧侧吻合分流术等。施行该术应符合以下条件:①患者有反复出血,经非手术治疗无效;②一般情况良好,肝功能为 Child A 或 B 级;③年龄在 5~8 岁以上,脾静脉直径在 6~8mm 以上;④急性大出血停止,一般情况已恢复。如患者肝功能不良,合并腹水、黄疸和低蛋白血症,存在孤立肾或左肾静脉畸形,脾脏已切除,均视为手术禁忌证。术中应探查肝、脾,并测定门静脉压力或行术中造影了解门静脉系统的通畅情况。静脉吻合有以下方式。

近端脾肾静脉分流术(图 27-33A):又称常规脾肾静脉分流术。术中先切除脾脏,保留脾静脉的脾门分叉部,将脾静脉游离出 3~4cm,修剪脾静脉分叉使之呈喇叭口状,以便吻合。暴露一段左肾静脉,长约 3cm,游离其周径的 2/3。用心耳钳钳夹肾静脉周径的 2/3,在钳夹内的肾静脉壁上缘做纵切口或修剪成细长椭圆形,长度与脾静脉口径相当。将脾静脉与肾静脉做端侧吻合,吻合口后壁多采用连续外翻缝合,前壁行间断缝合。门静脉高压症时腹膜后侧支循环开放,门静脉血液可经粗大的肾上静脉(或肾上腺静脉)流入肾静脉,形成脾肾自发性分流,术前 MRA 和 CTA 可显示出左肾静脉上缘有粗大血管汇入。有报道利用该静脉与脾静脉做端端吻合,操作较为方便。

远端脾肾静脉分流术(图 27-33B):即 Warren术。该术保留脾脏,显露胰腺后方的脾静脉后逐一结扎汇入脾静脉的细小胰静脉支,向近端游离脾静脉达肠系膜下静脉汇入处,紧靠汇入处远端

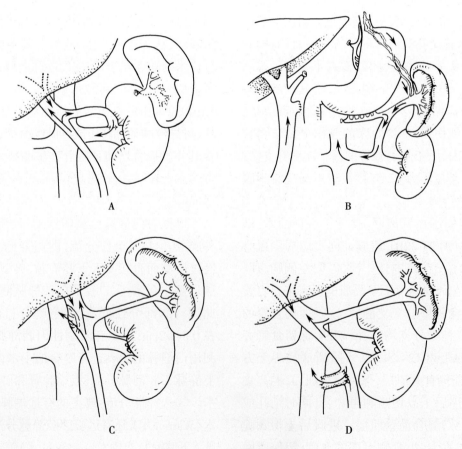

图 27-33　门体静脉分流术

A.近端脾肾静脉分流术;B.远端脾肾静脉分流术(Warren 术);C.肠系膜上静脉下腔静脉
侧侧吻合术;D.肠系膜上静脉下腔静脉架桥分流术

切断脾静脉,脾静脉近侧断端缝合关闭,用远侧断端与左肾静脉做端侧吻合。离断胃冠状静脉和胃网膜静脉,保留胃短血管,贲门右侧缘增厚的肝胃韧带和脾结肠韧带亦予以切断。该术使胃和食管曲张静脉的血液经胃短静脉进入脾静脉,进而流入体循环,由于具有选择性分流同时保留脾脏的优点,对日后肝移植的干扰小,因此受到许多小儿外科医师的推崇。

2)脾腔静脉分流术:与脾肾静脉分流比较,脾腔分流避免了肾静脉细小或变异对血管吻合的限制,也避免了术后左肾静脉高压的弊端,同时还具有下腔静脉位置较浅、血管壁厚、吻合口大小易于掌握,压力低、血流量大、吻合口不易闭塞的优点。适应证同脾肾静脉分流术,儿童肾静脉较细时脾腔分流术式应是合理的选择。术中需将十二指肠和空肠的连接部推向右侧,在腹主动脉右侧显露出下腔静脉。最近,有学者在 Warren 术和脾腔静脉分流术的基础上设计出远端脾腔分流术,可综合体现二者的优点。

3)肠系膜上静脉下腔静脉分流术(肠腔静脉分流术):这类术式是利用肠系膜上静脉与下腔静脉做侧侧吻合(图 27-33C)或侧端吻合,也可在两者之间做架桥吻合(图 27-33D),以达到降低门静脉压的目的。肠腔静脉分流术多属完全性分流,肝性脑病发生率较高,可发生下肢水肿,在儿童应用较少。但在脾脏已切除,脾静脉有血栓形成,或门静脉血栓形成范围广泛,无法行脾肾分流术,或脾肾分流术失败后,仍可考虑使用。

4)分流加断流联合手术:近来,分流加断流的联合手术在国内逐渐受到重视。许多学者认为,断流术和分流术各具优劣,具有互补性,二者联合应用既可维持一定的门静脉压力及向肝供血,又能疏通门静脉系统的高血流状态,达到"断、疏、灌"的多重效果,因此更为合理。联合手术中的断流术多用贲门周围血管离断术,必须离断胃冠状静脉的高位食管支和可能存在的异位高位食管支,以达到彻底断流的目的;分流术多采用脾肾分流术,亦可用肠腔静脉侧侧分流,分流口须远离肝门或门静脉重要属支的汇合处,以期维持一定的入肝血流,减少肝性脑病的发生。国内已有用于

小儿的报道,手术包括贲门周围血管离断、脾肾分流加大网膜腹膜后固定,术后降压效果明显,患者生存质量良好。

5)经颈静脉肝内门体分流(transjugular intrahepatic portosystemic shunt,TIPS)术:TIPS 在 CT 或 B 超监视下,经皮行颈静脉插管达肝静脉,将针穿过肝实质进入门静脉系统,放置引导钢丝后反复扩张,最后在肝实质内形成隧道并置入可扩张的管状金属支架,由此在肝内建立人工瘘管,实现门体分流(图 27-34)。该技术于 1983 年首次报道,目前在国内外应用已相当广泛。TIPS 可有效控制成人难治性食管特别是胃底曲张静脉出血,对难治性腹水也有一定的疗效,一般在药物和内镜止血无效时选用,或作为肝移植前的过渡手段,但不适合肝外型门静脉高压症。儿童 TIPS 的经验有限,已成功用于囊性纤维化病、胆道闭锁和先天性肝纤维化,甚至可治疗 1 岁以下的患者。该技术的并发症有肝内血肿、腹腔内出血、胆道出血、肝性脑病,分流支架自身还会发生狭窄、闭塞或感染。儿童在 TIPS 后发生肝性脑病较成人少见,但由于分流支架较细,易发生闭塞,远期疗效尚不理想。

(3)肠系膜上静脉门静脉左支分流术:又称 meso-REX 手术,是目前 EHPVO 的首选手术方式。1992 年,de Ville de Goyet 等在处理小儿肝移植术后门静脉血栓形成时,将患者自体颈内静脉间置于肠系膜上静脉和门静脉左支,成功恢复了门静脉通路。该学者又于 1998 年将该术用于小儿门静脉海绵样变,患者术后门静脉压明显降低,出血等症状得到控制(图 27-35)。

解剖学显示,门静脉左支位于肝脏左内、外叶之间的脐静脉窝(又称 Rex 隐窝)内,切断肝Ⅲ、Ⅳ段之间的肝组织桥即可显露。拟显露的门静脉左支位于Ⅲ段支的发出点和Ⅱ段支的发出点之间,一般不为海绵样变所累,有一定的口径,且不与肝动脉或胆管的分支紧密伴行,具血管吻合的可行性。由于门静脉主干阻塞后入肝静脉血流减少,肝内门静脉系统一般较正常人细,血管吻合的技术要求较高,但随着小儿肝移植、血管吻合技术的提高,手术效果已得到可靠保证。据美国医生的

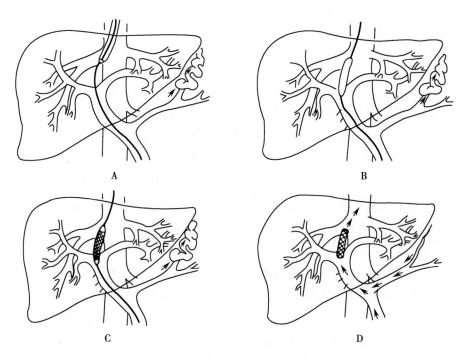

图 27-34　经颈静脉肝内门体分流(TIPS)

A. 经导管将针头从肝静脉刺入门静脉大的分支,置入引导钢丝;B. 通过气囊扩张在肝实
质内建立隧道;C. 在隧道内留置可扩张金属支架;D. 肝内门体分流完成

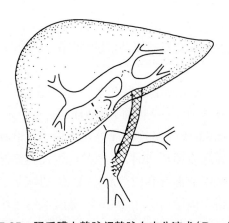

图 27-35　肠系膜上静脉门静脉左支分流术(Rex 分流)

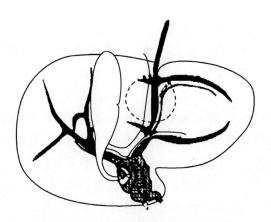

图 27-36　Rex 分流的门静脉左支吻合部位

经验,患者年龄 3.3 月龄 ~16.5 岁(平均 7.5 岁),首
次手术的通畅率可达 88.2%,再次手术通畅率也有
63.6%,门静脉左支直径术前平均为 2.6mm,2 年后
可增至 7.3mm,并认为大龄儿血管顺应性降低,术
后肝内门静脉增粗幅度较年幼者小,建议宜在疾
病早期施行手术(图 27-36)。

　　该术仅适用于肝内门静脉左支通畅、肝脏正
常的门静脉海绵样变(EHPVO)患者。术中先解剖
肝圆韧带,在近肝组织水平找到未闭塞的脐静脉,
插入导管达肝内门静脉左支,造影以明确门静

左支乃至整个肝内门静脉系统的通畅情况。继续
游离肝圆韧带达门静脉左支矢状部远端,在其内、
外两侧分别显露出Ⅳ段前支和Ⅲ段支的汇合部,继
续沿矢状部两侧游离,达Ⅱ段支汇合部,如此显露
门静脉左支 3~4cm 一段。用心耳钳阻断该段并做
纵行切口,取自体颈内静脉或大隐静脉等材料作
间置移植物,与门静脉左支做端侧吻合。将移植
物经胃窦前方或后方,穿过横结肠系膜裂孔与肠
系膜上静脉做端侧吻合。如胃冠状静脉曲张明显,
有足够长度,也可将其游离切断后,与门静脉左支

做吻合。

（二）腹水 腹水是门静脉高压症的常见并发症，7%~21%患者门静脉高压症的最初表现就是腹水，肝硬化性门静脉高压症在肝硬化进展至晚期几乎均有腹水表现；而 EHPVO 患者中腹水发生率为 13%~21%，通常发生于静脉曲张破裂出血后，与低白蛋白血症相关，或者在晚期与肝实质消失肝衰竭相关。

腹水的发生机制是肝静脉和肠系膜毛细血管的渗透压和静水压超过毛细淋巴管的吸收能力，多余的液体在腹腔内聚积。临床上主要表现为体重增加、腹胀、液波震颤、移动性浊音等。白蛋白可以保持血管内胶体压，低白蛋白血症可以加重腹水。腹水的初始治疗包括限钠[≤2mmol/(kg·d)]和应用利尿药。如果血钠水平低于 125mmol/L 时应同时限制液体摄入。一线利尿药应选择螺内酯，主要针对门静脉高压症的高醛固酮血症。二线利尿药可选择氢氯噻嗪和呋塞米。低白蛋白血症患者可输注白蛋白，提高胶体渗透压有助于减少腹水，起辅助利尿药的作用。对腹部不适或呼吸困难大量腹水的患者，可间断穿刺放液。对严重腹水的患者可以考虑行 TIPS。任何门静脉高压腹水的患者如果有发热和腹痛症状，都应做诊断性腹腔穿刺以明确 SBP，诊断标准是腹水培养阳性或多核白细胞数量超过 250 个/ml。SBP 通常继发于革兰氏阴性肠杆菌感染，最常见的是大肠埃希菌、肺炎克雷白杆菌和肺炎链球菌。治疗可采用第三代头孢菌素，疗程 5~10 天。SBP 反复发作风险较高，推荐治愈后继续采用口服抗生素进行预防。

（三）脾大和脾功能亢进 脾大是儿童门静脉高压症的第二常见表现，经常在曲张静脉破裂出血后发现或作为第一症状出现。偶尔有儿童因脾功能亢进引起血小板减少、白细胞减少、紫癜、瘀斑等就诊。此时应做肝功能检查和腹部超声检查，严重脾功能亢进将引起全血细胞减少。门静脉高压儿童的脾脏大小并不与门静脉压力相匹配。脾功能亢进极少需要手术干预，除非引起症状性贫血和严重的症状。通常在肝移植后或者门体分流术后脾大和脾功能亢进会随着时间的延长而缓解。在 EHPVO 患者，血小板计数 <50×10⁹/L，或

者脾大引起外伤性脾破裂风险增高并血小板计数 <100×10⁹/L，是 meso-REX 手术的强烈指征。不推荐行脾切除术治疗，切除脾脏后并不会降低曲张静脉破裂出血的风险，并且远期无法再行脾肾静脉分流术。只有在脾静脉血栓栓塞引起左侧门静脉高压症的情况下，可以采用脾切除术治疗。

（四）肺部并发症 门静脉高压症患者的肺部并发症主要包括两类：肝肺综合征（hepatopulmonary syndrome, HPS）和门静脉性肺动脉高压（portopulmonary hypertension, POPH）。

1. 肝肺综合征（HPS） 是肝病患者以低氧血症为主要表现的肺部并发症，病因可能是过量的血管活性物质导致异常的肺部动脉和毛细血管扩张，引起肺部动静脉瘘和通气血流不匹配。常见临床症状是呼吸困难、发绀、杵状指。肝移植是 HPS 的唯一治疗手段，肝移植后的缓解率约为 80%，但 HPS 进展期严重低氧血症的患者，在吸纯氧状态下氧分压低于 50mmHg，肝移植预后不良。

2. 门静脉性肺动脉高压（POPH） POPH 定义为门静脉高压症患者在没有心肺疾病的情况下，平均肺动脉压升高，肺血管阻力增加。病因可能是血管活性物质作用的结果。诊断标准是静息状态下肺动脉压 >25mmHg，运动后 >30mmHg，肺血管阻力增大，左心室舒张末压力 <15mmHg。主要临床症状为劳力性呼吸困难、疲劳感、心悸、晕厥、胸痛等。肝移植应在右心衰竭发生前进行。

EHPVO 患者应常规行周期性监测右上肢经皮血氧饱和度，低于 97% 时应进行相应检查以除外肺部并发症。主要的检查手段包括心脏彩超、导管测压等。肺部并发症是 EHPVO 患者行 meso-REX 手术的绝对指征，术后通常肺部并发症会得以改善。

（五）肝肾综合征 肝肾综合征（hepatorenal syndrome, HRS）发生在肝硬化性门静脉高压症患者，肾血管收缩导致肾灌注不良，肾小球滤过率降低，水钠潴留。I 型 HRS 特点是迅速发生的进行性肾衰竭，死亡率高。II 型 HRS 进展缓慢，预后较好。在成人，发生 SBP 的患者输注白蛋白可以预防 HRS 的发生。HRS 的治疗主要包括：纠正可逆的肾衰竭因素，如纠正低血容量，停用利尿药，避

免肾毒性药物;升压治疗,包括特利升压素、奥曲肽、去甲肾上腺素、输注白蛋白等。氮质血症、容量负荷过重、电解质紊乱的患者也可以选择肾脏替代治疗。肝移植可以治疗 HRS,但部分患者在移植后仍然需要持续透析一段时间。

(六)门静脉性胆道病变　门静脉性胆道病变(portal biliopathy),又称门静脉高压性胆道病变(portal hypertension biliopathy),发生于 EHPVO 患者,即门静脉海绵样变的患者。门静脉性胆道病变定义为肝外和肝内胆道(通常是左侧)以及胆囊壁的异常改变。胆道病变原因是大的门静脉海绵样侧支压迫胆道引起局部缺血狭窄、近端扩张,胆汁淤滞,胆总管或肝内胆管结石形成。这些胆道病变长期进展后导致进行性梗阻性黄疸、凝血功能异常、胆总管和胆道结石病、胆道出血、胆管炎和继发性胆道硬化。80%~100% 的 EHPVO 患者都有胆道形态学改变,但大部分患者并无症状。最常见的临床表现是反复腹痛、发热伴黄疸,部分或完全性胆道梗阻。约 80% 患者有碱性磷酸酶的升高,而转氨酶升高一般见于疾病晚期出现胆管炎和脓毒症的情况下。在 ERCP 下门静脉性胆道病变分为 3 种类型:Ⅰ型,肝外胆道受累;Ⅱ型,肝内胆道受累;Ⅲa 型,肝外胆道和单侧肝内胆道受累;Ⅲb 型,肝外胆道和双侧肝内胆道受累。MRCP 也是重要检查评估手段。无症状的胆道病变,可以采取观察或直接手术治疗,meso-REX 手术可缓解胆道病变,预防梗阻性黄疸,阻止胆道纤维化进展。有症状的胆道病变,治疗流程为:首先使用大剂量熊脱氧胆酸,同时进行胆道病变的治疗,如胆道镜球囊扩张、胆道镜放置支架、切除有结石的胆囊,有条件的情况下尽量减压门静脉系统,行胆道分流术,如果分流术后病变仍没有改善,考虑行胆道转流术(肝总管空肠吻合术或胆总管空肠吻合术)。

(七)肝性脑病　肝性脑病(hepatic encephalopathy,HE)是指肝硬化和/或分流手术后患者的集中可逆性神经精神异常。HE 继发于潜在神经毒性物质(如血氨)水平升高并透过血脑屏障。HE 表现轻重不一。在儿童 HE 表现为脑萎缩和认知功能受损,并可持续至肝移植后。HE 患者有发生脑水肿的风险,脑水肿产生的原因是星状细胞代谢血氨时肿胀。微小肝性脑病(minimal hepatic encephalopathy,MHE)是 HE 中最轻微的类型,患者通常没有明显症状,仅有轻微运动和认知功能缺陷,神经心理检查异常。约 50% 慢性肝病的儿童患有 MHE,影响脑功能和学习。大部分患者的 HE 有诱发因素,如感染、曲张静脉破裂出血、肾衰竭;HE 初始治疗就是治疗这些诱发因素。长期治疗包括口服缓泻药(如乳果糖)排泄肠道氨,或者口服抗生素抑制肠道菌群产氨。

(八)生长发育、营养和生活质量　肝硬化患者通常会有营养不良的表现,主要原因包括厌食导致摄入不足、代谢增加、吸收不良、脂肪泻、脂溶性维生素缺乏。大部分肝硬化儿童需要额外补充脂溶性维生素并且增加摄入总能量,如果不能经口满足摄入需求,可采用鼻饲,如果仍然不能满足,则需要肠外营养。营养不良导致的生长发育迟缓常预示预后不良。维生素 D 缺乏使骨折发生风险增加。生长发育迟缓作为儿童门静脉高压症的并发症,是多因素导致的,主要包括:①入肝血流减少导致肝源性因子缺乏;②门静脉高压性肠病导致的吸收不良(分流术后会得到改善);③脾大导致进食后早饱;④生长激素抵抗;⑤贫血和脾功能亢进。EHPVO 儿童生活质量降低,在体能、社交、情感、学习等各方面均不如正常儿童。生长发育情况和生活质量在食管静脉曲张内镜下根除后并不能得到改善,而会在分流术后得到改善。生长发育受限是 EHPVO 的相对手术指征。

【预后】　早期死亡多因反复出血失控,晚期死亡多因肝硬化、肝衰竭。发病年龄越小死亡率越高。由于患者死亡时多已超过儿科年龄,因此很少确切统计报告。大部分经治疗的患者可达健康成年,预后良好。不排除病变较轻的患者未经治疗自然痊愈。

附1　巴德 - 吉亚利综合征

巴德 - 吉亚利综合征是指肝静脉或肝段下腔静脉阻塞,阻塞远端产生高压,回心血流障碍,导致肝脏肿大、肝后型门静脉高压症。病理损害主要在肝脏,病情复杂、治疗困难。手术旨在解除血管阻塞,术式有脾肺固定门肺分流术、经右心房手指破膜术、下腔静脉隔膜切除成形和右心房下腔静脉人造血管转流术等。近年,腔内气囊导管扩张技术也收到了良好的近期效果。一般需多次扩张,有些病例需在下腔静脉内放置血管支架。对于少数严重病例,肝移植是最后的治疗手段。

（1）脾肺固定、门肺分流术:适用于以肝静脉阻塞为主要临床表现,或下腔静脉有长段狭窄、不适宜行人造血管转流的病例,亦有用于肝外型和肝内型门静脉高压症的报道。术中从左侧进胸,显露左下肺、左膈肌及膈神经,压榨膈神经。呈横S形切开膈肌,或切除部分膈肌形成椭圆形窗孔。游离脾脏并结扎脾动脉,常规加做断流术。将脾脏中上部移入胸腔,与膈肌切缘行缝合固定。将膈上的脾脏浆膜呈方格状切开并逐一撕去,去浆膜面积约 8cm×5cm。然后将左肺下叶底部脏面用干纱布摩擦至充血后,覆盖于脾脏顶部并予以缝合固定。

（2）经右心房手指破膜术:适于膈、肝段下腔静脉膜状阻塞但无活动血栓存在、隔膜厚度不超过 1cm 的病例,或全身状况较差、不能耐受下腔静脉隔膜切除成形或人造血管转流等大型手术者。经右胸切口,剪开心包,游离并控制近端下腔静脉。右心房中下部夹心耳钳并置荷包缝线控制,切开心房壁后插入左示指入下腔静脉,以指尖穿破隔膜并予扩张。亦可用二尖瓣扩张器替代手指进行操作。

附 2　先天性门静脉畸形

先天性门静脉畸形（Abernethy 畸形）是罕见的先天性肝外门体静脉分流,1793 年,Abernethy 首次描述了该病。1994 年,Morgan 和 Superina 将此病分为两型:Ⅰ型,肝内门静脉缺如,门静脉血完全分流至下腔静脉;Ⅱ型,肝内门静脉发育不良,门静脉血部分回流肝脏。1997 年,Howard 和 Davenport 将此病命名为 Abernethy 畸形。主要病理是门静脉压增高,痔静脉扩大迂曲,与髂静脉形成分流交通。临床表现为突发性肛门出血,贫血;化验血氨增高;影像见痔静脉粗大。

现在认识 Abernethy 畸形也是门静脉高压的一种临床形式。消化道静脉回流都归于门静脉系统。正常情况下,门静脉血经过肝脏过滤加工,纳入肝静脉进入体静脉系统。但同时在消化道的上、下两端都有门体静脉交接的静脉丛。上端在食管下段与胃底,由胸腔的膈静脉与胃冠状静脉末支在黏膜下形成静脉丛。下端由肠系膜下静脉的分支痔上静脉与下腹静脉的分支痔中下静脉在直肠肛门部黏膜下形成静脉丛。门静脉高压时,临床常见胃食管曲张静脉出血,直肠曲张静脉破裂大出血很少见,因而被认为是另一种先天性门静脉畸形。Kobayashi 等统计的 136 例门静脉高压病例中,分流至右侧髂内静脉 3 例,左侧髂内静脉 6 例,双侧髂内静脉 1 例,仅描述髂静脉 2 例。Lautz 等报道一例 7 岁女孩,为Ⅱ型 Abernethy 畸形患者,门静脉血经肠系膜下静脉分流至髂静脉,阴道静脉丛曲张导致阴道反复出血。

病理发展过程的分流平衡理论认为,门静脉高压迫使胃肠道上、下两端静脉丛扩大增多,并且直肠外的静脉间也形成侧支分流以补充分流从而缓解门静脉高压。如果是肝前型门静脉高压,更主要是肝内门静脉系统与肝外门静脉系统微小血管网受压扩大形成侧支,缓解高压,使大量门静脉血回归肝脏,恢复正常生理要求。分流与梗阻压达到平衡,停止了门静脉高压的恶性循环,临床上表现为痊愈。临床上大约要到青春期才能稳固。Ⅱ型 Abernethy 畸形实为肝前门静脉梗阻,肝内门静脉失用性萎缩,一旦肝内、外侧支循环形成,则可得痊愈。而肝内型门静脉高压Ⅰ型 Abernethy 畸形最后只能通过肝移植解决。

血氨升高、肝功能异常是小儿门体分流的必然结果,在Ⅱ型 Abernethy 畸形中也是最常见的问题。分流率超过 60% 是 Abernethy 畸形患者患脑病的危险因素。一般认为肝脑综合征多为学龄前高血氨影响脑发育,而脑病的敏感征兆多在成年后显现。Kobayashi 等统计 30 例Ⅱ型 Abernethy 畸形患者,仅 3 例患者出现脑病。

临床对本病的诊断手段已很发达,小儿反复大量便血就应想到本症。因为小儿很少发生成人型痔。血管造影、磁共振血管造影、三维 CT 血管造影和彩色多普勒超声检查检查方式均可以获得

27

血管影像,能清晰地显示门静脉与下腔静脉间的异常分流。

治疗的现实目的是止血,等待分流自然平衡。因为目前尚无根治门静脉梗阻的有效方法,只能维持生存,耐心等待。止血治疗的目的是阻止静脉曲张出血,而不是处理扩张迂曲的静脉。手术探查首先看到的是直肠外及盆腔内粗大有张力的静脉(痔上静脉),这是门静脉高压的自然结果,不应截断,也不需处理。因为直肠内静脉曲张出血是括约肌强力挤压诱发,恰如贲门附近静脉曲张受胃蠕动与胃酸诱发出血一样,从未见到以血腹就医的报道。

止血的方法有两类,即分流法与断流法。分流法在成人多用,一种是门体分流,另一种是肝内外分流。小儿以保护肝、脑为主,因此多用小量门体分流(如脾肾静脉吻合)或肝内门静脉左支与肝外就近门静脉大支吻合,称 Rex 分流术(Rex-shunt)。目前此法尚不普及,主要仍以断流为主。断流法也有两大类,即肛门镜(注射)栓塞法与手术断流法,基本与痔治疗方法相同。由于病变广泛,出血量大,因此多用广泛黏膜下静脉曲张切除手术(varicosectomy)。黏膜下环形切除,又称克洛斯手术(Close procedure):限用于短段病变。用长软木棒插入直肠,将齿状线翻出,在齿状线上做环形切开黏膜。将齿状线上的黏膜缘用多个大头针钉在软木棒上。轻轻牵拉软木棒使直肠缓缓脱出,边拖出边分离,切除静脉曲张,随时止血。直至全部静脉曲张切除,彻底止血后,将拖出的直肠送回。取出软木棒,缝合齿状线上黏膜切口。

严重出血肠管拖出切除,又称直肠肌鞘拖出吻合巨结肠根治术(Soave procedure)。限用于长段病变,或黏膜下分离出血难止的病例。方法与巨结肠根治法相同,保护直肠肌鞘以外的血管以免出血。预留肌鞘以上的黏膜及静脉曲张无须分离,可全层拖出后切除。拖出的正常肠壁与齿状线上切口吻合。

因为等待分流压自然平衡常需很多年(青春期才放心),因此手术止血,特别是断流手术,永远摆在治疗选择的最后,不得已才做。首先对出血不多、偶尔发作的病例,不需外科处理。因为静脉

曲张出血多能自停,贫血则通过内科补血。频繁出血者也先用注射治疗。威胁生命时才值得行大手术治疗。年龄越小,计划时间越应拖长。血氨升高也尽量用内科疗法。阻断自然门体分流不可取(图 27-37)。

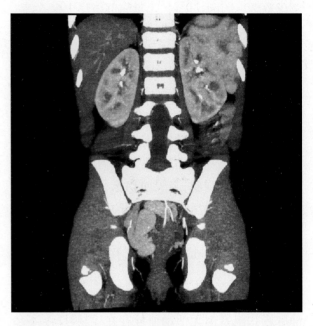

图 27-37 迂曲的肠系膜下静脉与右侧髂内静脉交汇处

(王增萌 陈亚军)

第六节 肝胆肿瘤

一、肝脏血管瘤

肝脏血管瘤(hemangioma of the liver)是小儿肝脏常见的良性肿瘤。病理上有两种主要类型:海绵状血管瘤和血管内皮细胞瘤。后者可能恶变为血管肉瘤,但罕见。近年来,由于腹部 B 超的普及,偶然发现的无症状、小体积肝血管瘤越来越多。

【临床表现】 本病多发生于 2 岁以下婴幼儿,女孩多见。小的血管瘤可无临床症状,也不需治疗。但部分海绵状血管瘤可累及肝脏的大部分,并对生命有潜在的威胁。较大的血管瘤除有肝大、上腹膨胀,于上腹部或右侧肋缘下可触及包块外,多伴有贫血、黄疸、出血倾向,50% 以上的病例皮肤常可见出血点或青紫色瘀斑。由于部分血管

瘤中有动静脉瘘的存在,可造成动、静脉分流,故在疾病早期即有充血性心力衰竭的临床症状与体征。约50%患者伴有皮肤血管瘤。因此,肝大、皮肤血管瘤、充血性心力衰竭是肝脏血管瘤的三大症状。本病可合并血小板大量减少,全身出现大小不等的瘀斑,即卡萨巴赫-梅里特(Kasabach-Merritt)综合征。少数病例可出现弥散性血管内凝血(DIC)。在某些情况下,运动或轻微的外力即可使体积较大、张力较高的血管瘤破裂,造成肝脏被膜下或腹腔内出血,严重者可出现低血容量性休克,甚至死亡。

【诊断】 腹部B超、增强CT及磁共振检查对确定肿瘤的部位和范围有帮助;肝放射性核素扫描显示肿瘤所在部位有局限性缺损或斑块,即可确定肿瘤的位置和范围。为确切做出诊断,应用氯化铟-113m肝血池延迟相,血管瘤部位呈放射浓聚区,选择性肝动脉血管造影显示极度血管增强,有分流而静脉很快充盈。实验室检查可有血红蛋白下降,合并Kasabach-Merritt综合征的患者血小板明显减少,肝、肾功能多正常,约1/3的病例血清胆红素升高。血清甲胎蛋白阴性。

【治疗】 较小的无症状的血管瘤,与皮肤血管瘤一样,有自行消退而自愈的可能性,无须治疗。对于有临床症状的肝脏血管瘤,可酌情首先采用非手术治疗,必要时可采用手术治疗。

(一)非手术治疗 非手术治疗即激素疗法。对于较大的肝脏血管瘤,可首先试用大剂量激素治疗,有时能使血管瘤消退或控制其发展,剂量是泼尼松2mg/(kg·d),口服,2个月后逐渐停药。休息数月,再重复一次治疗。近年来,普萘洛尔(心得安)或雷帕霉素(西罗莫司)口服在血管瘤治疗中的应用也逐渐增多。

(二)手术治疗

1. 手术治疗的指征 血管瘤体积巨大,持续生长,血小板明显降低,经口服药物治疗无效,伴有充血性心力衰竭。Delorimier等曾收集25例肝脏血管瘤病例,死亡率高达88%,死亡的主要原因为心力衰竭。因此,对于行口服药物治疗及未进行治疗的肝血管瘤病例应定期随诊检查,严密观察。充血性心力衰竭不能控制,应行手术。肝

脏血管瘤有破裂的危险,在严密观察中,肿瘤不断增大,为防止肿瘤破裂大出血的危险,可考虑手术治疗。

2. 术前准备 应与麻醉医师充分进行讨论,决定手术方案。术前注意调整患者全身情况及各项化验指标至最佳,准备足够的红细胞、血浆等成分血。

3. 手术 手术仍以上腹部大横切口或右侧肋缘下切口为宜,进腹后首先探查肿瘤的部位和大小,肿瘤多为单发性,两叶均可发生,但以右叶为多。肿瘤呈紫褐色,质软,有时表面有较粗大的血管。根据患者全身情况及肿瘤所在的部位、大小,酌情选择肝动脉结扎或肝叶切除手术。

(1)肝动脉结扎手术:适用于肿瘤局限于一叶而又不可能切除的病例,可根据肿瘤所在部位行肝动脉的分支或肝固有动脉结扎,有助于改善充血性心力衰竭,甚至有可能使血管瘤治愈。对于占据两叶,引起心力衰竭的血管瘤,只能行肝固有动脉结扎术。现以肝右叶海绵状血管瘤为例,简述肝右动脉结扎术。首先,切断肝圆韧带、镰状韧带、右冠状韧带、右三角韧带,必要时还可切断松解肝左叶诸韧带以便充分游离肝脏,暴露手术部位。将右半肝轻轻向左上方翻转,而后在肝脏的下面切开肝肾韧带,分离周围疏松组织,即可分离、解剖第一肝门。如果胆囊有碍显露,可将胆囊切除,即显露肝门右切迹。沿右切迹剪开Glisson包膜,胆总管的深面即是肝固有动脉。沿肝固有动脉向上向右即寻找到肝右动脉,确定为肝右动脉后,以血管钳钳夹此动脉,如包括肿瘤在内的肝右叶颜色随即变暗,进一步验证辨别后,即可将此动脉结扎、切断。若钳夹后不能完全控制血管瘤的范围,则可将肝固有动脉结扎、切断。肝固有动脉结扎、切断,有可能致肾衰竭,不过多可经腹腔透析而愈。

(2)肝叶切除手术:参阅肝母细胞瘤章节手术部分内容,但需强调的是应行肝叶切除,而不是行肿瘤切除。肝脏血管瘤没有确切的包膜,一旦分离进入肿瘤内部,就有可能引起无法控制的出血,以致危及生命。所以应切除包括肿瘤及周围正常肝组织在内的完整肝叶。

二、肝脏婴儿型血管内皮细胞瘤

肝脏婴儿型血管内皮细胞瘤（infantile hemangioendothelioma，IHE）在儿童肝肿瘤中的发病率并不高，但它是婴儿期最常见的来源于间叶组织的肝脏良性肿瘤，具有自发消退的倾向，但也有侵袭性生长和恶变的可能。

【临床表现】　多见于 1 岁以内的婴儿，6 个月内尤其多见。女孩发病率比男孩高。小的肝脏血管内皮瘤可以没有临床症状，较大的肝血管内皮瘤常表现为腹胀、腹痛、肝大等，常伴有贫血和黄疸。

部分肿瘤体积较大的患者，由于大量血液滞留在瘤体内，严重消耗血小板，凝血因子Ⅱ、Ⅴ、Ⅷ和纤维蛋白原，导致血小板减少、凝血机制异常及贫血，出现一系列的局部和全身症状，被称为血管瘤 - 血小板减少综合征（Kassabach-Merritt 综合征），可危及患者生命。常见于大于 5cm 的血管瘤，小于 1 岁的婴儿多见。发病前瘤体突然迅速增大，局部有出血点或瘀斑，可同时出现全身性瘀点或瘀斑，甚至 DIC，血液学检查示血小板减少，常在 $60 \times 10^9/L$ 以下，由于血红蛋白下降，可合并中重度贫血。

【病理】　肝脏婴儿型血管内皮细胞瘤是一种毛细血管性血管瘤。可以为肝内单发或多发的病灶，通常为孤立性的，大多无包膜，大小从几厘米到十几厘米不等，剖面呈灰白色或紫红色，中心部分有时可见出血坏死灶或灰黄色斑点状钙化。组织学表现形态变化多样，主要分成两型。

（一）Ⅰ型婴儿型血管内皮细胞瘤　是最常见的类型，肿瘤组织由大小不等的血管构成，管腔内壁可见肿胀增生的血管内皮细胞，核分裂象很少见。血管之间可见黏液纤维基质。有些区域细胞比较密集，其中可见小管、圆形血管或分枝状血管混杂存在，间质内和血管腔内可见小灶状髓外造血细胞，有些肿瘤中心部分可看到血栓形成、钙盐沉积和进行性纤维化，这种改变是一种自发性消退的表现，由于肿瘤内可看到黏液纤维基质、小胆管和血管，需要和间叶错构瘤相鉴别。有报道，Ⅰ型婴儿型血管内皮瘤经过数年后有发展成血管肉瘤的病例。

（二）Ⅱ型婴儿型血管内皮细胞瘤　主要表现为血管内皮细胞明显增生，不形成管腔，或管腔结构不清楚。有些区域可看到血管腔互相吻合，管腔内血管内皮细胞呈乳头状增生，内皮细胞有轻度的异形，核分裂象很少见。形态表现和血管肉瘤很相似，但血管肉瘤核分裂象很多见，并且可以看到肿瘤侵犯肝窦，沿肝窦生长。

【诊断】　影像学检查方面包括超声、CT、MRI、核素扫描等，对于肿瘤的定位以及该病与腹膜后肿瘤、神经母细胞瘤与肾母细胞瘤的鉴别均具有重要意义，其中超声表现为高回声或低回声病灶，以低回声多见，部分病例可见等回声。CT 平扫表现为均匀或不均匀的低密度影，边界清楚，近 50% 的瘤内有钙化，有时钙化显著，广泛分布，呈颗粒状聚集成堆；增强扫描后，血管内皮细胞瘤特殊的强化表现为在连续扫描中可见强化从周边向中心区扩展，即典型的"环形强化"；纤维化、血栓和瘢痕区无强化。MRI 表现为 T_1 低信号和 T_2 高信号，核素扫描则表现为巨大的放射性缺损区。腹腔动脉造影可见肝外动脉供血及动静脉瘘等特征性表现。实验室检查可有红细胞及血红蛋白下降，合并 Kasabach-Merritt 综合征者血小板计数明显减少，肝、肾功能多正常，血清 AFP 可阴性，也可轻度增高，但一般远低于肝母细胞瘤血清中 AFP 水平。

【治疗】　治疗仍有争议，由于肝脏婴儿型血管内皮细胞瘤具有自发消退的倾向，通常认为较小的单发无症状的可自愈，无须治疗；若肿瘤多发时首选药物治疗如类固醇激素和 α 干扰素等；特别多发弥漫性的婴儿型肝脏血管内皮细胞瘤可以完全消退；药物治疗效果不佳或肿瘤较大、有增大趋势时应手术切除；对于不具备外科手术切除条件的病例，如瘤体巨大、肿瘤切除后剩余肝组织不足以维持正常生理所需时，可以选用选择性肝动脉栓塞治疗。上述治疗方法均不能取得理想效果时，可考虑肝移植。但由于本病内在增殖的特点使其具有恶性倾向并且因并发症较多而预后不佳，目前多数学者主张尽早手术治疗，其综合治疗效果还有赖于长期随访评价。

三、肝错构瘤

肝错构瘤（hamartoma of the liver）是小儿较为少见的肝脏良性肿瘤，在临床上有重要意义。北京儿童医院平均每年约收治 10 例左右患者。目前对于肝错构瘤的起源尚不明确。病理学上它是由正常肝细胞、胆管、血管、淋巴管及纤维组织集合在一起，异常排列所形成的肿瘤样组织结构，而不是真性肿瘤。

【病理】　大体标本见肿瘤绝大多数为单发性，大小差异很大，多有完整包膜，与周围组织分界明显，肿块由多数大小不等的囊肿及较坚硬的实质性组织构成，囊肿内充满潴留性黏液、淋巴液。镜下见肿瘤由排列紊乱的肝细胞、血管、小胆管及结缔组织构成，常有多种多样的囊性病变，临床上也常称为囊性间叶性错构瘤。

【临床表现】　80% 的病例发病年龄在 1 岁以内。6 个月左右更为多见。性别无明显差异，病程一般在 1~3 个月。曾有报道最大年龄 12 岁，病程 8 年余。肿块较小，可无任何临床症状。当肿瘤增大至一定程度，便产生临床症状。绝大多数患者以右上腹部包块就诊。肿块生长缓慢，其他常见的症状还有食欲缺乏、消瘦及体重下降等，个别患者有发热。如肿块迅速增大，常因囊肿短时间内分泌大量液体或合并囊内出血所致。

体检患者全身情况良好，可于右上腹部或剑突下触及一肿块，一般 5~6cm，甚至 10 余厘米大小，偶见 20cm 以上者。肿块大部分为囊性，间或触及中等硬或较硬的实质性肿块，肿块可随呼吸略上下移动，肿块巨大者则不移动。当肿块很大时，往往占据整个腹腔，表现为全腹膨隆，腹壁静脉可见明显扩张。

【诊断】　上腹部 B 超检查可于肝区肿块部位探及强回声光团和 / 或无回声型光团，明显显示出实质性区域及囊性区域，腹部 CT 增强扫描可确切地显示出肝内肿块的位置、大小及肿块与血管的关系。肝放射性核素扫描可见肿块区放射性缺损或稀疏。选择性肝动脉造影清晰可见异常血管供应肿瘤，但无恶性特征。消化道造影现已不作为常规检查项目，其可显示胃及十二指肠受压移位，

胃大弯或胃小弯处有压迹。实验室检查中部分病例可见血红蛋白下降，血清甲胎蛋白、人绒毛膜促性腺激素较正常水平无明显升高。

本病主要应与下列疾病相鉴别。

1. 肝母细胞瘤　肿块生长迅速，为实质性肿块，质地较硬，常伴有贫血、消瘦、血清甲胎蛋白阳性。

2. 胆总管囊肿　在肿块、腹痛、黄疸三大症状中，黄疸及腹痛对诊断有很大帮助。肝错构瘤腹痛少见，黄疸罕见。在胆总管囊肿病例中，有时肿块在大小上可有变化。

3. 右侧肾积水　特别是较大的肾积水，体检常有紧张感的囊性肿块，无实性肿块区。腹部 B 超及静脉肾盂造影（intravenous pyelogram，IVP）可明确诊断。

4. 肝腺瘤　较少见，多发生于年龄较大的小儿，肿块一般较小，多无临床症状，往往因其他疾病施行腹部手术偶然发现肝脏局部表面凸起，其余部分肝组织正常。由于 B 超的广泛应用，因其他疾病行腹部 B 超检查时，偶然发现肝脏的某部位有占位性病变，其特点是肿块回声类型几乎与肝组织回声相一致。

5. 肝血管瘤　发病年龄与间歇性错构瘤接近，超声检查为低回声病灶，边界清晰，可见畸形血管供血，常为单发或多发病灶，CT 增强扫描可提示较为明显的环形强化。

6. 肝脏的其他良性占位病变　包括肝棘球蚴病、肝阿米巴病、肝脓肿，结合病史，临床表现及详细查体，辅以有关化验，一般不难做出诊断。对于诊断有困难的病例，腹部 B 超及 CT 可协助诊断。

【治疗】　手术切除肿瘤为治疗本病的唯一有效方法。由于肿瘤中的囊肿部分可大量分泌和产生潴留性黏液、淋巴液，使肿瘤迅速增大，给手术增加了困难，故主张及早手术切除肿瘤。肿瘤常为单个，术式应根据肿瘤所在部位，或施行肿瘤切除，或施行肿瘤所在肝段或肝叶切除。术前准备及手术具体操作参阅肝母细胞瘤手术部分。若肿块中囊性部分巨大，可先尽量抽尽囊内液体，使肿块体积明显缩小，但也可造成肿瘤张力下降，分离边界时可能出现包膜破裂残留的情况，应在手术

时加以注意。手术完整切除肿瘤,预后良好。值得注意的是,尽管肝错构瘤是良性病变,如果肿瘤巨大、侵犯肝门血管严重,切除手术同样具有出血危险,甚至可危及生命,需要做好充分的准备。

四、肝母细胞瘤

【病因和流行病学】　肝母细胞瘤(hepato-blastoma)是小儿最常见的肝脏原发性恶性肿瘤,发病原因尚不明了。美国的统计资料表明,20岁以下人群中每年发生100~150例,年发病率每百万儿童1.6例,4岁以内儿童肝脏恶性肿瘤中,肝母细胞瘤约占90%以上。肝母细胞瘤是一种胚胎性肿瘤,主要发生在3岁以内儿童。分析北京儿童医院2015—2018年收治的153例肝母细胞瘤,发病年龄多在3岁以下,约占全部病例的75%;男性患者约为女性患者2倍,大多数病例肿瘤发生于肝右叶或左、右叶同时受累及。肝母细胞瘤可合并贝-维(Beckwith-Wiedemann)综合征、加德纳(Gardner)综合征、半身肥大及家族性腺瘤样息肉综合征,最近又有发现与极低出生体重有关,原因不明。在一些肝母细胞瘤发现染色体11p15.5和1p36的杂合性丢失,拥有20、2和18三倍体。70%以上的肝母细胞瘤患者体内存在β-catenin与Wnt信号通路异常高表达。家族性腺瘤样息肉病家族中肝母细胞瘤发生危险增高,该瘤基因5号染色体长臂。该基因突变在无此综合征的肝母细胞瘤患者中也常见,提示它可能在肿瘤形成中起重要作用。

【病理】　肝母细胞瘤大多表现为单个较大的团块状肿瘤,少数为大结节状,肿瘤表面往往可见血管扩张。肿瘤切面的颜色依胆汁或脂肪的出现而不同,出血和坏死的区域呈棕黑色、黄褐色,可有液化性囊状区,也可见灰白色钙化灶。经过化疗的肿瘤往往质地变硬,坏死和钙化增多,化疗时间长者甚至大部分钙化,切面很多呈灰白色沙砾样。肿瘤中等硬,多数肿瘤有由纤维组织构成的假包膜,镜下见肿瘤主要由胚胎性肝上皮组织,间或有软骨、骨样和胚胎性间叶组织构成,髓外造血是肝母细胞瘤的典型特征,并可有钙化。根据细胞形态学特点,病理学上一般将肝母细胞瘤分为上皮型与上皮-间叶混合型两大类。上皮型又可分为胎儿型、胚胎型、巨小梁型、小细胞未分化型、胆管母细胞型等5个亚型,其中胎儿型预后较好,小细胞未分化型往往预后较差。上皮-间叶混合型可分为伴有畸胎样特征和不伴有畸胎样特征(间质来源)的混合型。肿瘤可直接浸润邻近的间质组织,并可浸润周围的脏器如大网膜、横结肠、膈肌,甚至右侧肾上腺。肿瘤首先在肝内转移,表现为肿瘤周围或较远处肝组织内有时可见大小不等的散在肿瘤结节,肝外转移最多见于肝门淋巴结或经肝静脉转移至肺。中枢神经及骨骼转移少见。

【临床表现】　肝母细胞瘤早期症状不明显,故早期发现有一定困难。多数病例以右肋缘下或右侧腹部肿块就诊,一般是在家长为孩子洗澡或换衣服时偶然发现,也有因其他症状就诊时经过医生检查或B超、CT等影像学检查偶然发现。早期症状除有时轻度贫血外,一般情况均良好。肿块可在短时期内生长迅速,很快达脐下或超越过中线,不少病例肿块几乎占据全腹,常伴有面色苍白、食欲缺乏、消瘦及贫血等症状。少数患者以腹痛为主要表现,偶有上消化道大量出血者。黄疸者罕见,一旦出现黄疸,往往伴有严重的肝功能异常,肿瘤范围广,或是已经发生肝内转移。小婴儿可伴有腹泻。晚期患者常有发热、明显消瘦、贫血、腹水、腹壁静脉怒张、下肢水肿等,一些患者因肿块巨大而呼吸困难。体格检查多数病例于右侧肋缘下触及体积较大的肿块,表面较光滑,边界清楚,少数病例肿块表面凹凸不平,为大结节团块状,肿块中等硬度,随呼吸可略上下移动;个别患者由于肿瘤源于肝边缘或发生于肝左叶,移动度略大些。晚期病例由于肿块巨大则固定不活动。另一重要特点是以手指触诊时于肿块与肋缘之间触及不到肝脏。

个别肝母细胞瘤患者可发生骨质疏松,受外力作用即可发生病理性骨折,少数患者因骨折而就诊。另外,肝母细胞瘤还可产生并释放促性腺激素,引起睾丸间质细胞的增生并分泌雄性激素,个别病例因性早熟而就诊,这部分患者人绒毛膜促性腺激素(HCG)多升高。偶见肿瘤自发性破溃出血,少量出血仅有腹痛、恶心或呕吐。大量出血时发病急骤,除有剧烈腹痛、恶心或呕吐外,可出现精神反应弱、面色苍白、呼吸急促、脉速、全腹压痛伴有肌紧张,严重者可出现低血容量休克,引发呼吸循环系统障碍,危及生命。

【诊断和鉴别诊断】 早期症状隐匿,故早期诊断有一定的困难。当出现典型体征时,根据患者年龄、临床表现及腹部肿块的特点,诊断一般多无困难。腹部X线透视可见右侧横膈升高,膈肌活动受限,部分病例腹部X线平片可见肿瘤内有钙化,但这可能并没有什么特殊价值。关于肿瘤的诊断、鉴别诊断以及有关肿瘤切除危险因素的评估还需要精细的影像学和实验室检查。

(1)影像学检查:B型超声检查显示肝脏增大,肿块区常呈低回声或回声不均,可确定肿瘤在肝内的位置、大小及其与重要血管的关系,肝门血管的侵犯情况等,有利于指导制定手术方案。肿块内有液化区,则提示为肿瘤内坏死、出血的表现。超声检查可以根据检查医生的需要改变扫描方向、推挤或按压肿瘤,从而得到声像学以外的信息,这在肿瘤的鉴别诊断时尤其重要。超声检查简单方便,无射线辐射,可多次重复。

CT扫描在肝母细胞瘤的诊断与治疗评估中的应用已经较为普遍,尤其通过增强(对比)扫描和三维重建技术,可以十分清晰地显示肿瘤的范围、内部质地(密度)、毗邻关系、肝门侵犯情况等,可以给手术医生提供直观的图像作参考,胸部CT平扫可以提示是否存在肺转移。如果仅为诊断目的,现在已经很少需要行肝动脉造影。肝肿瘤的CT诊断详见小儿肿瘤诊断一章。

PET技术可以显示肿瘤活性,因此主要用于肝肿瘤的鉴别诊断、肝内占位性质的判断及肝肿瘤治疗以后可疑复发灶的诊断等,但是由于可能存在一定的假阳性结果,常需与其他检查检验手段配合使用。

(2)实验室检查:测定血清甲胎蛋白水平对肝母细胞瘤的诊断有十分重要的意义。90%以上的肝母细胞瘤有血清甲胎蛋白升高,多为数十倍、数百倍地升高,且很少有假阳性。测定血清甲胎蛋白是肝母细胞瘤的常规检查,用于手术前诊断、化疗与手术的疗效评价,以及手术后随访。对肝母细胞瘤早期做出诊断,越来越受到医师们的重视。对于肝大、腹痛、腹胀不适,甚至需要排除恶性肿瘤的婴幼儿筛查性测定甲胎蛋白水平,可能较早发现早期肝母细胞瘤患者。血清甲胎蛋白的数值与肿瘤的病情有关系,进展的肿瘤甲胎蛋白数值很高。完全切除肿瘤后,甲胎蛋白水平转为阴性。复发或转移的患者甲胎蛋白又复升高。因此血清甲胎蛋白水平测定也可作为判断肿瘤是否彻底切除以及完整切除后肿瘤有无复发和转移的可靠依据。值得注意的是,对小婴儿甲胎蛋白的判读要慎重。正常情况下,出生时甲胎蛋白的水平明显高于正常值,1个月后逐渐降低,通常在1岁以前降到正常范围内。每个人的甲胎蛋白下降的速度并不一致,因此有时需要动态观察。

恶性肿瘤患者贫血常见,血小板增多($>1\,000\times10^9/mm^3$)可见于少部分肝母细胞瘤患者。多数病例各项肝功能检查正常,唯血清碱性磷酸酶值增高,在肝母细胞瘤比较常见。

(3)活体组织检查:对于儿童肝母细胞瘤患者,结合其临床表现、影像学资料和甲胎蛋白,常可做出临床诊断,但无法明确病理组织学分型。国外的一些肿瘤组织如国际儿童肿瘤肝脏肿瘤协作组(International Childhood Liver Tumors Strategy Group,SIOPEL)推荐对于无法手术切除的病例进行术前活检,其优点是可得到明确的病理诊断,避免误诊,并且可以根据病理分型制定治疗方案及判断预后,但活检手术可能存在针道转移、肿瘤扩散及破溃出血的风险,应加以注意。同时对于一期手术切除把握性较大或临床诊断较为确切的患者,可以不行组织活检。

活检的方法包括开腹活检、腹腔镜下活检及穿刺针活检。肝脏血液供应十分丰富,容易出血,各种方法的活检均应注意确切止血。可根据肿瘤部位、大小以及可否手术进行选择。现阶段超声引导下局部麻醉粗针穿刺活检因其操作相对简单便捷,已得到越来越多的临床医生应用。

(4)肝母细胞瘤主要应与以下疾病相鉴别。①肝细胞肝癌:与肝母细胞瘤在临床症状上很相似,在鉴别诊断上,年龄是非常重要的因素,肝母细胞瘤常见于 3 岁以下小婴儿,肝细胞肝癌则较常见于 8~10 岁以上的较大儿童,确切诊断需靠病理结果。②间质错构瘤:与肝母细胞瘤一样,多见于 3 岁以下婴幼儿,右季肋部包块多为囊实相间,较光滑,有时即使肿块很大,但患者营养及发育状态良好,血清甲胎蛋白阴性。③肝脏转移瘤:由于肝脏有动脉系统和门静脉双重血供,许多恶性肿瘤可经血运转移至肝脏。神经母细胞瘤常转移至肝脏,有时原发瘤很小,甚至各种检查手段也未查找到原发瘤,但是转移瘤已很明显,特别是新生儿及小婴儿的肝脏巨大或多发肿瘤,首先必须除外神经母细胞瘤肝转移。检测尿 3- 甲氧 -4- 羟 - 苦杏仁酸(VMA)水平,血清神经元特异性烯醇化酶(NSE)及甲胎蛋白数值往往可以鉴别,神经母细胞瘤的甲胎蛋白不增高。许多其他部位的恶性肿瘤如横纹肌肉瘤等也可经血行转移至肝脏,但在转移至肝脏以前,其他部位的肿瘤常已做出明确诊断。转移瘤的影像学特点是一般呈弥漫、散在、多发、小圆结节,这一点可与肝脏原发恶性肿瘤相鉴别。④肝血管瘤:主要是海绵状血管瘤及婴儿型血管内皮瘤。多发生于 2 岁以下婴幼儿,常为单发性,二叶均可累及。主要体征是上腹部包块,约 50% 的病例伴随有皮肤血管瘤。部分血管瘤中有动、静脉瘘存在,可导致高排量充血性心力衰竭。因此,肝大、皮肤血管瘤、充血性心力衰竭是本病的特点,部分患者合并血小板减少。⑤胆总管囊肿:虽为右侧腹部肿块并伴有腹痛,但多有黄疸、发热等,常有反复发作的病史,患者一般情况较好。B 超可见囊性肿块,可与肝母细胞瘤相鉴别。⑥右侧肾母细胞瘤:右侧腹肿块,质地偏硬、光滑、活动差。B 型超声、CT 及静脉肾盂造影可明确显示为右肾肿块。一般诊断不难,但有时也要综合其他指标分析。笔者曾遇一患者,很大体积的肿瘤发自右肾上极,只侵犯肾脏很小部分,很大一部分瘤体侵入肝脏右后叶,术中很难判断是肝肿瘤侵犯肾脏,还是肾肿瘤侵犯肝脏。唯一的判断指标是甲胎蛋白在正常范围内。⑦肝炎:多发生在 5 岁以上小儿。肝大,但无局限性占位。血清甲胎蛋白测定及甲胎蛋白和谷丙转氨酶(ALT)双项对比也可与肝炎相鉴别。

【综合治疗】

(一)外科手术 对于小儿肝母细胞瘤,以手术完整切除肿瘤为基础的综合治疗,是重要的治疗手段。

1. **术前准备** 对于小儿特别是婴幼儿,肝叶切除手术规模较大,术前必须全面了解患者的全身情况及肝脏的储备能力。应详细检查心、肺、肝、肾功能及水、电解质情况,凝血功能五项,做心电图,准备足够的红细胞、血浆等成分,以备术中大出血时输注。评价患者营养状况,积极纠治蛋白质能量营养不良,每日应给予高蛋白、高糖类、高维生素饮食,必要时经口要素饮食或经胃肠外营养补充纠正蛋白质和能量,促使机体达到正氮平衡,有利于手术后恢复。血浆蛋白过低者还可以输注血浆或白蛋白。贫血患者应适量成分输血(悬浮红细胞),一般要求血红蛋白升至 100g/L 方可进行手术。可于术前 1 周始每日口服维生素 B_1、维生素 C 及维生素 K,小婴儿可于手术前注射维生素 K 3 天。手术开始前预防性使用抗生素。

2. **手术方式** 根据肿瘤所在位置、大小,通常实施的手术方式为右半肝切除、右三叶切除、左半肝切除、左三叶切除、中肝切除,尾状叶切除以及不规则肝叶(肿瘤)切除术等。儿童肝肿瘤的特点是相对体积大,侵犯肝段多,对肝门及肝内血管和胆管的影响较大,但剩余肝组织一般无肝硬化、条件好。因此,儿童肝肿瘤切除手术在参照规则性肝叶切除的基础上尽量保留未被肿瘤侵犯的肝组织,以保存正常的肝功能,满足远期生长发育需要。

3. **术后处理** 肝叶部分切除后,依据肝切除的量、失血量及手术损伤程度,患者都有不同程度的代谢紊乱,对患者各脏器的生理功能有不同程度的影响。术后应密切观察病情,根据病情的变化随时给予恰当的处置,尽快使患者度过危险期。有条件的医院,患者术后应在外科监护室进行监测及治疗。术后应密切监测患者的呼吸、脉搏、血压及尿量,严格掌握出入量,保证水、电解质平衡,术后应给予足够的氨基酸、葡萄糖、维生素、微量元素等,必要时给予成分输血或输注白蛋白等血制品,合理使用抗生素,并给予止血药物及保肝药物。腹腔引流管要保证通畅,注意观察引流物性状和量的变化,防治出血和胆瘘。

4. 术后并发症 肝脏是人体主要解毒器官,血供丰富,同时也是最大的消化器官,分泌并输送胆汁。手术后最严重的并发症有出血、急性肝衰竭、肝性脑病、胆道损伤。出血是肝肿瘤手术中的主要危险,但手术后出血并不多见。如果手术中肝切除面处理确切和牢固,一般不会再发生出血。偶尔发生的出血往往是因为手术中血压低,出血点不明显,手术后血压升高,出血点开始出血加剧,个别可因结扎线脱落造成快速出血。表现为腹腔引流管内出血逐渐增加,如果使用止血剂无效,需要再开腹止血。肝叶切除术发生大出血、无法止血而只能以干纱布压迫止血的病例,特别是在术后 3~4 天逐渐缓缓撤出纱布时,要警惕血凝块随纱布一起撤出而发生大出血。肝叶切除术后2~4 天患者精神不振,巩膜、皮肤黄染,皮肤出现出血斑点,或胃肠道出血,是急性肝衰竭、肝性脑病的表现。肝肿瘤切除手术后肝功能各项指标会有不同程度的异常,在发生肝衰竭时,这些指标往往迅速地不断恶化。发生肝性脑病的患者,常伴有尿量减少,血压趋向降低,呼吸加深、加快。对急性肝衰竭患者虽经积极抢救,但相当一部分仍转归不良。胆道损伤是比较复杂的并发症,主要原因包括肿瘤侵犯肝门、手术中损伤肝外胆道、肿瘤侵犯肝内胆管造成手术中损伤,肝脏切除断面小胆管处理不全、结扎脱落坏死等。术后早期出现黄疸、发热、白色大便等要警惕胆道损伤的可能。如果症状明显,宜早处理。由于肿瘤侵犯造成解剖结构变化,手术后局部粘连、充血等,胆道损伤的修复往往比较困难,死亡率较高。一般给予充分引流,使之形成胆汁窦道,6 个月以后可以酌情考虑窦道支与空肠内引流手术。

(二)化学治疗 肝母细胞瘤对化疗敏感,手术前化疗可以使肿瘤有不同程度的缩小。有资料显示,手术前化疗可使 80% 原本不能切除的肿瘤转变为可以切除,从而提高手术切除率。而且,肿瘤的缩小也减少了手术出血的风险。如能得到手术机会并完整切除,肝母细胞瘤的总体治愈率现在可达到 70% 以上。即使已经发生肺转移者,化疗也可以使一部分患者的转移灶在手术前消失,结合外科手术及术后的辅助化疗,可以显著改善预后。肝母细胞瘤对化疗的反应因人因瘤而异,敏感者肿瘤很快缩小,AFP 显著降低。根据肿瘤侵犯部位、病灶数量、重要血管受累及情况、活检后得到的病理类型,以及有无肝外播散及远处转移等指标,即肝母细胞瘤的危险度分级,制定手术前化疗方案。一般手术前化疗 2~4 个疗程即应进行手术。手术前化疗时间不能太长,否则容易产生耐药。一旦产生耐药,肿瘤就会快速生长,从而失去手术机会。发生肺转移者,争取能在手术前消除转移灶。

目前,肝母细胞瘤在手术后常规化疗。在早期病例,手术后化疗使生存率超过 90%。目前认为,完整切除的分化良好的单纯胎儿型肝母细胞瘤,可以只做手术而不化疗。对于中低危组肝母细胞瘤,完全切除后化疗 4~6 个疗程。高危组在肝肿瘤完全切除后,至少要在 AFP 正常后维持化疗 4 次。肿瘤未能完全切除者,化疗后还有再次手术切除的机会。肝母细胞瘤手术后化疗有一个重要的参考指标就是 AFP。理论上,对于 AFP 升高的肝母细胞瘤,手术及化疗后 AFP 正常就说明已经没有肿瘤活动。如果术后 1 个月,AFP 仍高出正常范围,就说明可能有肿瘤残留。

肝母细胞瘤的化疗主要使用含顺铂和阿霉素的药物组合。一般常以 2~3 种药物联合使用。目前常用的化疗药物有 5- 氟尿嘧啶、长春新碱、环磷酰胺、阿霉素、顺铂等,阿霉素的毒性作用较大,主要是引起不可逆的心肌损害,导致充血性心力衰竭,有的发生在用药期间,有的则发生于用药后很长时间。阿霉素的毒性作用具有累积效应,一般认为多柔比星的累积中毒剂量为 450~550mg/m²。表柔比星、吡柔比星及脂质体多柔比星等其他蒽环类药物毒性低于多柔比星,对于年龄较小患者建议使用。顺铂的主要毒性作用为听力损害,5-氟尿嘧啶毒副作用稍小。

化疗期间定期检查腹部 B 超、胸部平片或 CT,以及测定甲胎蛋白数值,以监测肿瘤有无复发及转移。

(三)介入化疗和栓塞 肝母细胞瘤对化疗敏

感,一般全身化疗即可取得良好疗效。但对于复发、难治的肿瘤或者化疗反应太大的患者可以考虑使用经肝动脉插管,行瘤灶区域栓塞,阻断肿瘤血液供应,减少了化疗的毒副作用。

(四)放射治疗　由于肝母细胞瘤对化疗敏感,手术切除预后较好,加之放射性肝损伤之虞,普通放射治疗不作为肝母细胞瘤治疗的手段。但无法切除、化疗耐药或无法化疗的病例,或可选放疗为姑息治疗。部位危险、无法切除、瘤灶很小的病例,也可尝试 γ 刀或高频超声治疗。

(五)其他治疗　可提高机体免疫功能,用以消灭体内残留肿瘤细胞。常用制剂有淋巴转移因子、短小棒状杆菌菌苗、卡介苗、白细胞介素 -2 等,靶向药物如索拉非尼等也有应用。

(六)肝移植　肝肿瘤对机体功能的影响较大,肿瘤不能切除,化疗就容易耐药,最后进展至死亡。对目前常规治疗无法切除的病例,只能进行肝移植。成人肝肿瘤的肝移植逐渐增多,并取得了一定经验。但其适应证、复发、远期预后、花费等方面仍有很多争论。儿童肝肿瘤的肝移植经验相对尚少,目前对于肿瘤侵犯广泛、无完好肝叶,同时无血行转移的患者,建议进行原位肝移植。

【肝母细胞瘤切除技术要点】

1. **可切除性评估**　肝脏肿瘤是否可以切除,实施手术前首先要进行准确评估,这其中包括对手术危险性的评估。不同历史时期、不同条件的医院、不同的医生可能有不同的评价。例如,在未开展手术前化疗的时期认为不能切除的肿瘤;在实施术前化疗后,肿瘤缩小,就可能变为可以切除。当然,实施手术所具有的设备条件、开展肝脏肿瘤切除的经验技巧等都对评估有重要影响,随着技术的进步,不可切除的肝脏肿瘤越来越少。自本世纪初以来,我们相继采用了超声吸引器(CUSA)、微波手术刀等开展不阻断肝门的肝脏肿瘤切除术,已经很少有不可切除的病例。理论上,肿瘤不可切除的唯一指标是残留肝组织不足以维持正常生命的需要。肿瘤是否可以切除,需要反复研究影像学资料,CT 增强扫描与三维重建及增强磁共振扫描对于判定肿瘤情况、评估手术可行

性十分有帮助。施术者应该能够根据这些图像在自己脑海中再现肿瘤及其毗邻的关系,并依此判断具体的危险所在,并设计手术方案。主要考虑的因素包括:患者一般情况和肝功能储备、肿瘤的位置和大小、是否侵犯肝门与下腔静脉等大血管、剩余肝脏组织是否可以维持生命、手术中出现大出血的概率、有无相应的对策等。肝脏肿瘤手术的最大危险是肝门大血管的损伤,一旦损伤无法及时修补,就会造成术中死亡。事实上,肝脏肿瘤手术的死亡主要发生在手术中。第一肝门的损伤相对比较容易处理,第二肝门和第三肝门即下腔静脉的损伤往往来势凶猛,短时间内大量出血可以造成心搏骤停和不可逆休克。有时出血虽然控制,在中心血管破裂的刹那间,由于中心血管的负压吸引作用,造成气体进入,发生循环系统空气栓塞,也可致命。

2. **手术前化疗的选择**　近年来的经验证明,手术前化疗的确可以使肿瘤缩小,增加了手术切除率。然而,并不是所有的肝脏肿瘤都必须进行术前化疗。有人认为,大约 50% 的肝母细胞瘤在诊断时可以切除。由于各国家和地区的卫生条件不同,患者就诊时间也有差别。对于肝脏肿瘤可切除性的判断标准不客观、不统一,所以这个比例尚没有普遍意义。我国的普遍情况是就诊较晚,肿瘤往往较大。可以直接手术切除的病例不多。手术前化疗的优点是化疗使肿瘤缩小,使得手术切除更容易、更安全,并且减少了原本要切除的肝组织体积比例。但反对延迟手术的理由是术前化疗造成了对机体的毒副作用,降低了机体的免疫力,化疗推迟了将要进行的手术,并对手术后肝组织的再生可能产生不良影响,治疗期间也有发生转移的危险。又有报道认为,手术前化疗和不化疗直接手术两种治疗方法的治愈率相当,术前化疗者的手术死亡率并未见减少,甚至更高。笔者认为,对于治疗前分为 1、2 期的病例,可以考虑直接手术,否则应进行术前化疗。根据统计,术前化疗可以显著提高中晚期病例的手术切除概率,改善生存率。

3. **手术步骤和方法**　肝肿瘤切除手术一般取平卧位,为便于充分暴露肝脏,可于肝水平背部

垫高。切口依肿瘤部位和大小决定。肿瘤位置较低者，可做上腹部的大横切口。肿瘤位置较高者，做过中线的肋缘下弧形切口，必要时可延长手术切口至两侧腋前线及剑突下。第二肝门侵犯严重者，必要时加做胸骨劈开或胸腹联合切口。开腹后首先探查肿瘤的部位、大小，与周围脏器的关系，有无浸润周围脏器及浸润的程度，以判断肿瘤是否有可能切除。如肿瘤有可能切除，分离、切断镰状韧带、冠状韧带、三角韧带，游离肝脏。右半肝切除尚需切断、结扎肝肾韧带，左半肝切除还需切断、结扎肝胃韧带。此时，整个肝脏即可托出腹腔外，肝上、膈下间隙可以填塞纱垫以利于托起肝脏。在实施肝叶切除手术的整个过程中，需十分仔细、小心，动作要轻柔、稳定，切勿用力牵拉、撕扯，以免伤及周围大血管和脏器等。

无论实施何种手术方式，必须解剖分离第一肝门。在肝门处，先剪开 Glisson 包膜，可以分辨、解剖左右肝动脉、肝管及门静脉。若不易显露，可先切除胆囊，沿胆囊颈管分离寻找胆总管和总肝管。剪开 Glisson 包膜后，将所切除侧的肝动脉、肝管及门静脉属支一一分离、结扎、切断，然后将肝脏轻轻向上翻转，显露下腔静脉远端的右侧壁，将肝短静脉逐个钳夹、切断、结扎。然后，将肝脏轻轻往下牵拉，显露第二肝门，即显露出肝静脉，沿肝中静脉走向切开肝被膜 1~2cm，钝性分离肝实质，再将所要切除侧的肝静脉分离、切断、结扎。在解剖、分离肝静脉时，要注意肝静脉的畸形，有时肝中静脉往往与肝左静脉合为一支，分离中要特别注意。分离中为了避免肝静脉被撕裂，发生无法控制的大出血或空气栓塞，常常是在肝实质内显露并缝合、结扎切除侧的肝静脉。最后阻断肝门处血流切肝。一般以血管阻断带束扎第一肝门，即可暂时阻断肝脏血流，通常在常温下可阻断 30 分钟。在 30 分钟之内多可完成切肝手术。若切肝手术未实施完毕，应松解阻断，使肝脏得到血流灌注，灌注血流 10 分钟左右可再次阻断肝脏血流，至肝叶切除手术完成（图 27-38）。切肝时，沿切除线切开肝被膜及少许肝实质后，最好以刀柄或手指由前向后做钝性分离，将手指所触及的肝内血管、胆管一一给予钳夹、切断、结扎。如行

肿瘤切除，可以将手指伸入假包膜与肝实质之间，以手指行钝性分离，将手指触及的肝内血管、胆管一一钳夹、切断、结扎。肝叶切除或肿瘤切除后，残面以干纱布或温生理盐水纱布压迫止血。断面所有的出血点及小胆管均须结扎。无出血后，将创面沿边缘间断褥式缝合。如能以网膜覆盖，再加用网膜覆盖创面，残肝下方置胶管，另自腹部做切口引出腹腔外。

通常情况下，肝肿瘤切除手术需要阻断第一肝门。比较公认的肝脏安全热缺血时间为 15~20 分钟，由于儿童的肝脏储备功能较好，热缺血时间不超过 30 分钟一般不会出现明显的肝脏损伤。如果肿瘤侵犯第二肝门，甚至第三肝门，有时需要全肝血流阻断。近年来，由于无血切肝技术的发展，已经越来越多地采用不阻断肝门的肝叶切除手术。

肝脏肿瘤切除手术在小儿，特别是小婴儿，仍属于风险较大的手术。统计北京儿童医院 1980—1991 年肝叶切除手术死亡率为 13.2%（9/68）。1995—2000 年统计的肝脏肿瘤切除术手术死亡率仅为 5%，近 10 年来已低于 2%。手术死亡病例均为复杂肝切除手术，手术主要死亡原因如下。

1. 术中大出血，且均为切肝时大出血。由于肿瘤广泛浸润血管壁，肿瘤切除后，血管壁上大小不等的筛状小孔出血凶猛，无法结扎止血，只能以干纱布压迫创面止血。在切肝时常温下阻断第一肝门，甚至全肝血流阻断，能明显减少出血。其次为分离组织时的渗血、出血。为减少渗血，每次分离、切断组织中的血管时均要结扎牢固，在切断、结扎肝短静脉及分离、结扎相应的肝静脉时，为避免撕破静脉造成大出血，须尽可能切开肝组织，在肝实质内切断、结扎。也可提前在肝外辨认相关血管，将准备切除的肝叶的供应血管于肝外结扎切断，减少切除过程中出血危险。

2. 手术操作过程中过度牵拉肝脏可使下腔静脉成角，使回心血量骤减，导致心搏骤停。术中除应注意操作轻柔外，在分离肿瘤过程中还应注意勿过度牵拉肝脏，特别是 1 岁以下小婴儿，心脏充盈量很小，当术中发现患者呼吸变浅急促、心率减慢、心音低钝时，应立即停止手术操作，将肝脏

27

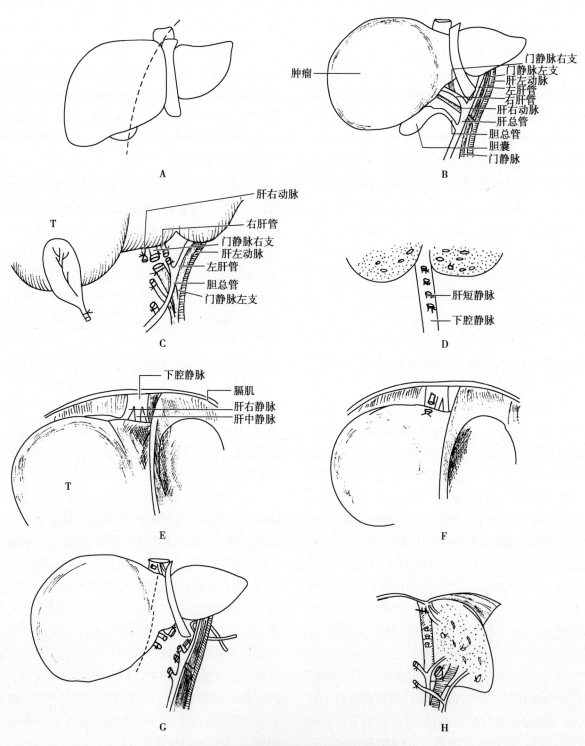

图 27-38　肝母细胞瘤右半肝切除示意图

A. 以下腔静脉左壁与胆囊切迹连线为切除线；B. 剪断肝脏诸韧带，将肝脏与周围组织游离开，剪开 Glisson 包膜，暴露第一肝门；C. 必要时切除胆囊。依次切断肝右动脉，右肝管及门静脉右支；D. 将肝向左上翻转，显露下腔静脉，右侧壁的肝短静脉。可切开肝组织 2cm，逐个切断、结扎肝短静脉；E. 向下推压肝脏，显露第二肝门；F. 以直角钳分离出肝右静脉，如有必要，切开肝实质 2cm，分离结扎，切断肝右静脉；G. 断肝：第一肝门用橡皮条阻断。然后，沿切除线切开肝被膜，以刀柄钝分开肝实质，达下腔静脉；H. 已断肝：所有出血点，小胆管均予结扎

还纳入腹腔,并经颈静脉快速输血或输液,待心音有力,呼吸恢复正常,血压升至正常后再进行手术操作。

3. 少见的情况是下腔静脉受浸润,分离肿瘤时下腔静脉撕裂,造成空气栓塞而死亡。

为了减少手术死亡率,提高手术切除率,对于肿瘤过大和/或对周围组织、脏器浸润严重者,术前经静脉或经股动脉插管至肝固有动脉给予化疗,待肿瘤明显缩小后,及时实施外科手术,切除肿瘤。因瘤体缩小后,增加了手术切除的可能性。北京儿童医院近年来陆续开展经股动脉插管至肝固有动脉化疗,同时行栓塞治疗,肿瘤明显缩小,介入治疗后短期内实施手术切除,效果良好。

4. 肝门阻断问题　前面介绍了传统的规则性肝叶切除手术步骤,儿童肝脏肿瘤体积较大,往往超过半肝的范围,而病变一侧往往还残存一部分正常肝组织,因此手术常为超过半肝范围的不规则切除。近10余年的主要改进是不阻断肝门进行肝脏肿瘤切除。由于不阻断肝门,肝脏可以避免缺血性损伤及缺血再灌注损伤,从而保全肝功能。在不阻断肝门的情况下,术者可以不受肝脏热缺血安全时间的限制,手术操作可以更加细致、更加有条不紊地进行,从而减少肝脏损伤和危险。不阻断肝门的肝脏肿瘤切除手术,前提条件是无血切割技术。最先应用的是超声刀或称超声吸引器(CUSA),之后我们又使用微波刀,对于较大肿瘤往往结合使用 CUSA 和微波刀。CUSA 的原理是利用超声波将含水量较高的肝组织击碎,而将含水量较少、纤维含量较多的血管和胆管组织保留下来。对 CUSA 分离出的血管和胆管组织可以结扎后切断,为节省时间,多用钛夹夹闭后切断。CUSA 的使用有效控制了肝切割面的出血,但对于极细小的毛细血管和胆管,仍然可能被击碎而出血,所以 CUSA 切割面上总是有一些渗血。如果 CUSA 的功率大,切割速度就快,但击碎的血管直径就大,渗血就多。同理,如果 CUSA 的功率小,切割速度就慢,击碎的血管直径就小,渗血就少。近几年使用较多的另一个肝脏切割工具是微波刀,它的原理是利用微波固化作用将肝脏切割面的肝组织、毛细血管和胆管、细小的血管和胆管

组织凝固,从而达到止血的目的。使用微波刀的切割面,就像电烙铁时烧灼一样,形成一层焦痂,没有渗血。对较大的血管和胆管,微波刀无法使其凝固。微波刀的优势在于对微小的管道和组织(断面)确切凝固、止血。如果遇到不易切开的脉管组织,就使用微波刀将其周围肝组织逐一切开分离,然后将粗大的血管或胆管以手术刀切断,断端给予结扎或缝扎处理。这种方法使创面不但不渗血、切割速度快,而且减少了血管损伤的机会。笔者已经使用这种方法进行过右半肝切除、右三肝切除及中肝叶切除等复杂肝脏肿瘤切除手术,如果使用得当,大部分手术出血量很少,多不用输血,达到"无血"肝脏肿瘤切除术的效果。

5. 手术中大出血的预防及处理　不阻断肝门进行肝脏肿瘤切除手术,发生大血管出血的危险在客观上并没有减少,甚至更大。任何肝脏肿瘤切除手术都要时刻准备好大出血的应对措施。因此,在切肝前一定首先分离出第一肝门血管(肝十二指肠韧带),并预置血管阻断带。然后,于肝下、肾静脉上水平分离出下腔静脉,预置血管阻断带。最后,于膈下、肝静脉水平上分离出膈下下腔静脉,并预置血管阻断带。这样,一旦有急性大出血,就可以收紧血管阻断带、阻断三个入肝血流,从而使肝脏和相连血管处于"无血"状态,避免大出血并给修补创造条件。儿童肝脏相对比较游离,肿瘤体积比较大,所以手术中翻动、牵拉幅度较大。一旦损伤,伤口往往容易造成撕扯发生大出血。一旦出现急性大出血,要保持镇定、不可忙乱。先试用手指压迫出血部位(手指柔软、感觉灵敏),切勿匆忙钳夹、胡乱填塞压迫,以免造成更大的损伤。然后迅速拉紧预置的血管阻断带,阻断血流,吸净出血,仔细察看出血部位情况,对于小血管出血可利用微波刀烧灼止血,如为主要大血管出血,可用血管缝线进行缝合修补。

此外,由于小儿成人相比具有以下特点。

(1) 与成人不同,小儿一般无心血管系统疾病,心功能良好,耐受打击能力强。即使术中因翻转或牵拉肝脏使心搏骤停,此时立即将肝脏还纳入腹腔,在膈下直接给予心脏按压,已停搏的心脏多可复苏。这种情况现在已少见。

(2) 肝母细胞瘤患者不像患肝癌的成人,基本不伴有肝硬化,降低了治疗的困难。

(3) 小儿腹腔相对较成人腹腔浅,肝脏易于托出腹脏外,有利于手术操作。

同时,由于术前化疗的发展,各种设备的应用,手术技巧的提高,使肝母细胞瘤的切除率不断上升、手术死亡率明显降低。目前,北京儿童医院肝母细胞瘤的手术切除率接近100%。

【预后】 肝母细胞瘤若能完整切除并经一系列综合治疗,5年生存率可达65%以上,1岁以下患者,整体生存率更高。统计北京儿童医院病例,5年总体生存率可达75%~80%以上。对于低危组肝母细胞瘤,生存率已达95%以上。在北京儿童医院随访病例中有很多长期生存者,其中有些是在读大学生,也不乏结婚生子者。因此,肝母细胞瘤是预后相对较好的一个肿瘤。对于未能完整切除或复发的病例,经数疗程化疗后肿瘤缩小及时行第2次手术切除残余肿瘤或复发瘤,仍有相当一部分患者可以长期生存。随着小儿麻醉及外科手术操作技术的不断改善及治疗技术的日益革新,该肿瘤的疗效将会有很大提高。

甲胎蛋白(AFP)水平在肝母细胞瘤预后判断中具有重要价值。AFP水平与肝母细胞瘤直接相关,理论上,如果没有肿瘤细胞,AFP就正常;有肿瘤细胞生长并分泌AFP,其水平就升高。所以,手术后约1个月,AFP应逐渐恢复正常。手术后AFP不能降低至正常、AFP降低后又复升高,往往预示肿瘤残留、复发,预后不良。笔者曾遇到几例手术后AFP又逐渐升高的病例,但一直找不到复发灶,遂停止化疗,最后于胃大弯胃结肠韧带内发现肿瘤。

五、肝细胞肝癌

肝细胞肝癌(hepatocellular carcinoma)在小儿原发性肝脏恶性肿瘤中发病率仅次于肝母细胞瘤而居第于2位。它也起源于肝细胞,属小儿型肝癌,北京儿童医院36年间共收治27例(表27-5)。

肝细胞肝癌多见于2个年龄组,即3~5岁及10~15岁。北京儿童医院最小年龄仅4个月。多发生于肝右叶,肿瘤往往很大,常是多中心的,较肝母细胞瘤更具侵袭性。往往呈弥漫性浸润性生长,常常侵入门静脉和肝静脉的分支,其组织结构与成人肝癌相同。

肝细胞肝癌的临床症状及体征与肝母细胞瘤相似,有时难以鉴别。但年龄是鉴别的重要因素,肝母细胞瘤多发生于3岁以下婴幼儿,肝细胞肝癌多见于3~5岁以上小儿。肝母细胞瘤大多为

表27-5 肝母细胞瘤与肝细胞癌的比较

	肝母细胞瘤	肝癌
发病年龄	3岁以下多见	好发于10~15岁
组织来源	胚胎性上皮细胞	肝细胞
组织学特征	髓外造血	血管侵犯,多中心
相关疾病	Beckwith-Wiedemann综合征、Gardner综合征、半身肥大及家族性腺瘤样息肉综合征、出生低体重	慢性乙型肝炎或丙型肝炎、肝硬化、黄曲霉菌素暴露、高酪胺酸血症、血色素沉着病、威尔逊病、原发性胆管硬化症和原发性硬化性胆管炎
遗传改变	染色体11p15.5和1p36的杂合性丢失,拥有20、2和18三倍体,β-catenin与Wnt信号通路异常高表达	p53肿瘤抑制基因的突变;Rb蛋白,p16、p21、p2蛋白异常
临床表现	无症状性腹部包块,可伴有贫血、营养不良	腹痛、食欲缺乏、体重下降等症状
副癌综合征	骨质疏松、HCG升高	无
影像学	单个巨大混合密度占位	多结节团块状
转移	肝内转移及肺转移	肺转移
预后	手术切除率高,大多较好	手术切除率低,相对较差

单个巨大团块,肝细胞肝癌则多为大结节团块状。与肝母细胞瘤不同的是,肝细胞肝癌患者一般无骨质疏松,也不像成人肝癌有明显的自然病程阶段。晚期患者可有发热、食欲缺乏、消瘦、贫血等症状,即使已有如肺、脑等脏器远处转移,但黄疸、腹水、脾大等却较少见。

【体检及诊断】　方法与肝母细胞瘤相同。

【治疗及预后】　手术切除肿瘤是治疗本病的主要方法。但由于肿瘤的多中心性、广泛浸润并常侵入门静脉及肝静脉的分支,完整切除往往比较困难,故预后较差,往往死于广泛转移。自从手术前化疗的进一步发展,肝细胞癌的手术切除率明显提高,长期生存也得到提高。如果发病时已经有肺转移等,一般建议手术前充分化疗,最好在清除转移灶后再行手术切除肝脏肿瘤。如果肺转移病灶局限,也可以考虑行局部肺切除。北京儿童医院曾经收治的 27 例中,肿瘤能完整切除者 5 例(4 例位右肝叶,1 例位左肝叶),本组最小的 1 例为 4 月龄的女婴,顺利地行右半肝叶切除,但术后 3 个月后死于脑转移及肺转移。

六、肝脏未分化胚胎性肉瘤

肝脏未分化胚胎性肉瘤(undifferentiated embryonal sarcoma of the liver,UESL),也称恶性间叶瘤,系来源于间叶组织的肝脏恶性肿瘤,较肝母细胞瘤少见。文献报道占肝脏原发性恶性肿瘤的 9%~15%,发病高峰在 6~10 岁。

【病理】　肿瘤多为单发,直径大部分在 10cm 以上。多数肿瘤分界清楚,质地软硬不一。切面为胶冻样,伴有出血、坏死及囊性变区域、囊腔形成。镜下检查示肿瘤由多角形梭形细胞、星状细胞等间叶细胞构成,基质呈黏液样。较大的细胞常含有多量呈 PAS 阳性的胞质内透明小体。

【临床表现】　UESL 早期症状多不明显,通常以腹部肿块就诊。早期无腹痛等消化道症状,随着病程的进展,肿块逐渐增大,患者可出现腹痛、食欲缺乏、消化不佳、消瘦及乏力,罕见黄疸,晚期病例多出现恶病质。若肿块自发性破裂大出血可致休克。肿瘤亦可转移至肺、淋巴结等。

【诊断】　B 超可显示肝内占位病变的位置及大小,根据回声可判断囊实性及肿块有无液化、钙化。CT 能清晰地了解肿块的位置、大小,以及了解肿块与血管的关系,可见肝内低密度病灶,明显的黏液样基质因含水量高,呈囊性表现,增强扫描病灶无明显强化;实性部分及包膜可强化。有时肿瘤内有出血,可见内壁高密度阴影。CT 和 B 超的差异性表现是该病一个重要的诊断意义,这是由于该病瘤体基质成分含水量高,所以 CT 增强可以出现类似于囊性的结构,但 B 超却能表现出混合回声区,故可以鉴别出真性的囊肿和肿瘤。在 MRI 上,肿瘤是异质性的,病灶区表现出 T_1WI 高信号和 T_2WI 低信号。

血清甲胎蛋白阴性,据此可与肝母细胞瘤、肝细胞肝癌相鉴别。癌胚抗原水平也正常。可有乳酸脱氢酶升高。

手术前得到明确的临床诊断比较困难,但如果肿瘤不符合肝母细胞瘤和肝细胞癌,又具有恶性肿瘤的特征时,要考虑本病。当然,最后诊断还需要组织学诊断。必要时可以穿刺活检或开腹活检,但因为肿瘤呈囊性,术前穿刺活检往往难以获得阳性结果。术后依据病理学形态,即可做出明确的诊断。

【治疗】　手术完整切除肿瘤是重要的治疗方法。术后根据病理和手术切除情况进行化疗和放疗的肿瘤综合治疗。无法切除的肿瘤可术前行辅助化疗后再行手术治疗。

手术依肿瘤所在部位,可行右半肝切除,左半肝、相应肝叶切除或包括肿瘤的不规则肝切除。手术方法详见本章第四节肝母细胞瘤治疗章节有关内容。

化疗方案通常为治疗其他软组织肉瘤或横纹肌肉瘤的药物,包括长春新碱、放线菌素 D 、环磷酰胺、异环磷酰胺和阿霉素。

【预后】　近年来,随着 UESL 的综合治疗,患者的生存率明显提高,肝移植也给肿瘤无法完全切除的患者带来了新的希望。Shi Y 等分析了美国国家癌症数据库中,1998—2012 年经过综合治疗的 103 例 UESL 患者的预后,结果显示,其 5 年生存率可达 86%,其中 10 例肝移植患者全部存活。

七、胆道横纹肌肉瘤

横纹肌肉瘤（rhabdomyoma of bile duct）是小儿时期最常见的软组织肉瘤，发病率约为4.5/100万，可发生于身体任何部位。但发生于胆管系统的横纹肌肉瘤少见，约占小儿横纹肌肉瘤的1%。胆道横纹肌肉瘤多发生于胆总管，少数发生于肝总管，原发于胆总管的横纹肌肉瘤，葡萄状样的肿瘤沿增大增厚的胆总管生长，向上可延伸至肝，向下可延伸至胰腺。肿瘤常有出血和坏死，也可发生感染及胆管穿孔。

【临床表现】　多见于2~6岁小儿，中位发病年龄为3岁，进行性加重的阻塞性黄疸是本病的主要症状。临床表现为腹痛、黄疸及发热，常伴有食欲缺乏、腹胀、右上腹部不适等症状，发病之初易被误诊为传染性肝炎、胆总管囊肿。随着病情的进展，肿块增大，阻塞性黄疸加重。体检肝大，有时可触及肿大的胆囊或胆囊区有实质性肿块。

【诊断】　上消化道钡剂造影可见十二指肠压迹，胆囊造影或静脉胆道造影显示胆道梗阻。腹部B超、增强CT及MRI能显示肿块的位置、形态及了解有无转移。MRCP可以提供关于胆道、肿块的位置，以及胆胰管交界处的解剖情况。

实验室检查多提示为阻塞性黄疸，在严重阻塞性黄疸的患者，可伴有不同程度的肝功能损害。

【治疗】　本病罕见，故治疗经验不多。以往该病的治疗都是在阻塞性黄疸进行性加重后，即行剖腹探查手术。均是行上腹部大横切口进腹。进腹后首先触摸肝大情况，并触摸有无肿块，然后探查胆道、胆总管、总肝管及左、右肝管是否充满肿瘤，周围组织、脏器有无肿瘤浸润，肝门部淋巴结，肠系膜淋巴结均须仔细探查，对可疑的淋巴结应切除做病理检查。十二指肠，特别是壶腹部及胰头，均应仔细探查。术中所见若肿瘤比较局限，能切除者应以手术切除为主。不能行根治性切除的病例，可行姑息性切除手术并加引流术。事实上，如果出现明显的梗阻性黄疸症状，肿瘤往往已经在局部严重地浸润性生长，几乎没有能够完全切除的机会。我们见到的病例多是在肝十二指肠区域充满葡萄样肿瘤组织，根本无法解剖正常的

组织结构。这种情况下进行的手术应以探查活检为主，明确病理后进行化疗或放疗，争取能够赢得再次手术完整切除的机会。最常用的化疗药物是环磷酰胺、长春新碱、放线菌素D、阿霉素和依托泊苷等。详见第十章横纹肌肉瘤章节。

对已知残留肿瘤的部位，应辅以局部放疗。

【预后】　综合性治疗措施的应用大大提高了横纹肌肉瘤患者的无瘤生存率。但对于胆道横纹肌肉瘤，因往往累及胆道的中央部分和肝门，故无法完全切除。但胆道横纹肌肉瘤对于放、化疗敏感，文献报道5年生存率为60%~70%。

（王焕民　杨维）

第七节　胰腺外伤与假性囊肿

一、胰腺外伤

小儿胰腺外伤常发生于儿童腹部闭合损伤时。单纯的胰腺外伤较少见，胰腺外伤常合并其他腹腔脏器，或其他组织器官损伤，由于近年来现代化交通的发达，交通事故发生增多，儿童胰腺外伤在临床上并不少见。

【病因】　胰腺解剖特点：胰腺位于腹膜后，前有腹内脏器，后为脊柱，致伤机制常为来自于前方的钝性暴力作用于上腹部，将胰腺挤压在脊柱上而发生挫裂伤或横断伤。

受伤原因如下。

1. 自行车手把事故　自行车手把对于上腹部的打击，或骑车时跌落，上腹部撞击在自行车手把上，均可产生对胰腺的直接暴力，由此导致的胰腺损伤。

2. 机动车事故　儿童在机动车事故中受伤并不少见。

胰腺外伤的分级：胰腺外伤的分级对于判定胰腺损伤程度以及采取何种治疗具有重要的临床意义。目前较多采用美国创伤外科学会制定的分级法（表27-6）。

【临床表现】　小儿胰腺外伤后多数有腹痛表现，可伴呕吐，查体腹痛局限于剑突下区域或呈弥漫状，可伴有肌紧张及反跳痛。

表 27-6　胰腺外伤分级（美国创伤外科学会）

分级	损伤部位和严重程度	大胰管损伤
I	较小血肿,浅表裂伤	无
II	较大血肿,较深裂伤	无
III	胰腺远侧断裂伤	有
IV	胰腺近侧断裂伤,或累及壶腹部	有
V	胰腺（头部）严重毁损	有

【辅助检查】　小儿胰腺损伤淀粉酶可增高或正常,不具特异性,而持续的淀粉酶升高伴随血清脂肪酶增高是诊断胰腺损伤较为可靠的指标。影像学检查在胰腺外伤诊断时具有重要作用,B超、CT可发现胰腺外伤的形态学改变。

【治疗】　胰腺外伤的治疗相当程度上取决于胰腺损伤的程度、部位以及是否合并其他脏器损伤。绝大多数腹部钝性伤所致的胰腺外伤较为轻微,一般非手术治疗均可治愈。

1. 非手术治疗　包括禁食减压、肠内或肠外营养、生长抑素抑制胰液分泌治疗等,一般同急性胰腺炎内科治疗方法。

2. 手术治疗　对于非手术治疗的患者病情无明确好转并继续恶化或合并其他脏器损伤需外科干预时应行手术治疗,手术原则为:①注意多发伤的处理;②先制止大出血,再处理其他腹腔脏器损伤,最后处理胰腺外伤;③尽量保留胰腺组织、脾脏及脾血供;④尽量发现存在的胰管损伤并妥善处理。

3. 负压闭式引流　I级和II级:挫伤或血肿形成者不予切开,较轻的胰腺挫伤也不予处理,清创止血后仅放置外引流。引流时间为10天左右,可减少并发症的发生。较大的挫裂伤是否缝合修补应视具体情况而定,因胰管损伤不易诊断,若有遗漏,缝合后可能发生胰腺假性囊肿。

III级损伤:即位于肠系膜血管左侧的胰体尾导管损伤,最常采用保留脾脏血供的远端胰尾或胰体尾切除术,胰管断端应妥善处理。

IV级损伤:是指位于肠系膜上动脉右侧的胰腺实质及胰管损伤,可行胰十二指肠切除。若胰腺头颈部横断后胰头组织挫伤较轻,有较好的生机,可将胰头断端做适当游离,然后用空肠 Roux-Y

肠祥行空肠 - 断端胰头套入式吻合。对于小儿,目前没有公认的处理方式,可采取与成人同样的处理方式。对于病情较稳定者,可先采取非手术治疗,以待后期假性囊肿形成后,再根据具体情况行囊肿空肠 Roux-Y 吻合或囊肿胃吻合术。

V级损伤:少见。须行胰十二指肠切除,但手术死亡率高达 30%~40%。由于病情危重,应先处理危及生命的损伤,如大出血等。同时处理肠道损伤,防止肠内容物继续外溢,变开放为闭合,而胰腺外伤的处理可滞后。

二、假性胰腺囊肿

假性胰腺囊肿（pseudocyst of pancreas）多由于胰腺外伤、感染或胰管梗阻所引起的胰液外渗或胰管断裂所形成的局部包裹性囊肿,其内无上皮细胞被覆。儿童假性胰腺囊肿多发生于胰腺外伤和感染后。

典型的假性胰腺囊肿位于胃后小网膜囊内,周围往往有炎症所造成的纤维结缔组织包绕。囊液通常是清亮的,其淀粉酶浓度远远高于血液中淀粉酶浓度。

【病因及发病机制】　假性胰腺囊肿往往和胰腺炎的发病率相平行。假性胰腺囊肿是急性胰腺炎和胰腺外伤的并发症之一。

假性胰腺囊肿的发病机制:急性假性囊肿的形成是在全身急性炎症反应的成熟时期,胰腺分泌的液体积聚,伴或不伴胰管的破裂。腺体表面液体渗漏可引起胰周液体的积聚,渗出的液体可在胰管破裂处形成局部的包裹。积液最常积聚于前至胃壁的小网膜,下至横结肠系膜,两侧至脾脏、脾曲和十二指肠。起初,液体积聚无边界、无固定结构,并沿着胰腺周围和肾旁间隙分布,因此可称之为急性液体积聚。如果无继发感染、不含大量坏死组织,大多数液体会自行吸收。当急性液体积聚持续超过 4 周以上并被纤维或肉芽组织包裹时,则形成急性假性囊肿。

慢性假性囊肿的发病机制:关于慢性假性囊肿的发病机制不清。

【诊断】　假性胰腺囊肿的患者往往有腹部钝性外伤史或胰腺炎的病史,并发生于外伤或胰腺炎缓解数周或数月后。腹痛常为假性胰腺囊肿最主要的症状,同时可合并黄疸、胸痛、消化道梗阻等症状,亦可有消化道出血、体重减轻、发热或腹水。查体常可于左上腹部触及一囊性包块。

腹部 B 超检查和 CT 对诊断有重要价值。同时影像学检查还可确定假性囊肿的壁厚,以决定手术治疗的时机。ERCP 检查可确定胰管的情况,并可据此决定是否需要手术干预。

【治疗】　对于假性胰腺囊肿是否或何时进行手术治疗,现今存在争议。

常规治疗包括大于 6 周的支持治疗。在此期间部分假性胰腺囊肿可自行缩小或消退,尤其是在胰体尾部的损伤、囊肿最大直径 <5cm 的情况下,自愈的可能性更高。这期间也可待囊壁逐渐成熟,为之后的内、外引流术创造条件。

生长抑素可有效减少胰液的分泌,用于假性胰腺囊肿的早期治疗。应注意的是生长抑素在应用 7~10 天会出现疲劳期,抑制胰液分泌的作用下降,需同时合并使用抑酸药物,以预防应激性溃疡的发生。

如果假性胰腺囊肿出现并发症如感染、出血或持续性症状无法缓解,应考虑早期干预治疗。

如果患者情况不允许,外引流术是很好的选择,通常可经 B 超引导下穿刺抽吸,或置管引流,此方法既可有效缓解症状,又可为可能需要的手术治疗提供充足的时间以待假性囊肿壁成熟。但外引流术可能会形成窦道并且复发率高。

对那些行支持疗法 6 周以上的患者,若仍存在单一壁厚的囊肿时内引流术为最好的选择。但是必须强调囊肿内壁必须有完整的上皮覆盖。内层上皮完整,外层不全,一般仍为胃壁、肠壁或系膜,才叫假性囊肿。内、外层俱全可称真性囊肿;内层上皮不全,而是广泛肉芽面,仍属于脓肿。为脓肿做肠内引流等于向脓肿内制造一个肠穿孔,是绝对禁忌。

Roux-en-Y 囊肿空肠吻合术临床上最为常用,其疗效确切,囊肿复发率和并发症率均低。

对于小网膜囊内假性囊肿与胃后壁粘连明显的病例可行囊肿胃吻合术。

若囊肿与十二指肠粘连紧密,可行囊肿十二指肠吻合术,但临床少见。

在有明确指征时也可行胰十二指肠切除术或胰腺远端切除术来治疗假性胰腺囊肿,后者可用来治疗位于胰腺体部和尾部的假性囊肿。

极少情况,假性胰腺囊肿累及胰腺头部或钩状部而无法行内引流者,可考虑行近端胰腺切除术,但此手术仅作为治疗上的最后选择。

内镜超声引导下囊肿内引流术,引流方式有两种:经囊肿壁引流和经胰管引流。①经囊肿壁引流有经十二指肠及经胃两条途径,对胰头部囊肿多采用经十二指肠引流,而对胰体、尾部囊肿多采用经胃穿刺引流;②经胰管引流需经十二指肠乳头置管于胰管,再进行穿刺引流,使囊液经胰管流入十二指肠而达到引流目的。

三、慢性胰瘘

胰损伤或感染常行袋形缝合及外引流,有时引流口不愈合,形成慢性胰瘘(chronic fistula of pancreas),常常几个月或经年不愈。但多数患者最后仍然自然愈合,因此应细心保证引流通畅,耐心等待自愈。只要保证无全身症状,不发热、食欲好、精神好,近期生活规律正常,远期不影响生长发育;局部引流不多,皮肤无糜烂、无痛,即应坚持长期带瘘生存,等待自愈。如果症状反复,长时间引流量不减,局部愈合无改善的情况下,则应考虑手术关瘘。首先应行瘘管造影了解瘘管情况。如果发现瘘管为简短直接瘘通向胰管,即可做肠转移内引流。如为细长弯曲的间接瘘,则需逐渐扩张瘘管使之成直接瘘,再行内引流。如果为曲折分叉并包括脓腔的复杂瘘管,则需先扩大引流,等待慢慢形成直接瘘管,或分期在麻醉下用手指逐渐扩张撑直,形成稳定的慢性直接瘘后,等待 1 年不能自愈才能考虑关瘘。有症状者随时研究对策,多以扩大引流为主。

1. 拔管自愈　引流量日趋减少,夹管 3 天无不适即可拔管。一般 3 天内即愈合。如果 3 天不愈,且有症状,则应在原处插管。如果原瘘管较长较细,再插管困难,可于拔管时留一导丝备用,3 天后愈合无症状则拔掉。如果拔管不愈,流出液很少,也无症状。多因插管时间太长,瘘口上皮长入口内太多,可用纯苯酚(phenol)棉棒腐蚀瘘口,用乙醇中和,促进愈合。

2. 开腹关瘘　术前必须先做钡剂,以了解腹内粘连情况,特别是十二指肠情况。因为胰瘘常合并十二指肠瘘,甚至根本就是十二指肠瘘。钡剂显示腹内粘连不严重,胃与横结肠都有活动的余地,则可开腹探查。切口要选在远离瘘口、有自由腹腔的部位。从腹膜腔内探查并分离瘘口周围,切除瘢痕组织,缝闭瘘口,留置引流、关腹。

3. Roux-Y 内引流　钡剂显示腹腔内粘连严重,瘘管周围毫无活动余地,则可在无粘连处开腹,取空肠上段做 Roux-Y,提出升支准备与瘘口处直接吻合。方法是:选自由腹腔部位做切口探查,选空肠上段做 Roux-Y,提出升支备用。按瘘口局部情况,可有 3 种吻合方式。

(1) 刮除肉芽瘘口吻合:瘘口较大,撑开后能看到瘘管内膜与肉芽面者。先做环瘘口梭形切口,切至肌膜层。切除瘘管以外组织及瘢痕皮肤。撑开瘘管,看到瘘管黏膜或上皮缘,刮除管内肉芽面。不需分离瘘管周围,以免出血与损伤周围器官。然后将 Roux-Y 升支穿过腹壁皮下送达瘘口切口。在瘘口内,将断端与瘘管黏膜缘行端端吻合。逐层缝合腹壁(图 27-39,图 27-40)。

(2) 不除肉芽瘘口吻合:瘘口不够大,撑开也看不到管内情况者。梭形切口切除瘘管以外组织及瘢痕皮肤后,暴露瘘口,直接与穿过腹壁皮下送达梭形切口的 Roux-Y 升支,行端端吻合。逐层缝

合腹壁。

(3) 连瘢带皮瘘口吻合:瘘口无法撑开,但引流畅通,每日流量很大者。可用此法,一般包括 3 个手术。①慢性窦道敞开技术:慢性窦道不愈,窦道尽端必有病变。一般有 4 种可能,即异物、活动病灶(如肿瘤、结核)、哑铃式脓腔、黏膜器官瘘管。窦道细长,走向迂曲或分叉复杂,一般造影很难显示全貌。常需剖开探查。方法是先向窦道内注入亚甲蓝,用探针试探管道与皮肤间是否可能有重要器官。向安全方向劈开窦道。暴露肉芽组织后,擦净亚甲蓝。发现肉芽面某处有蓝点擦洗不掉,蓝色始终保持很深。提示另有岔道,用探针或导尿管试探,常可又插入一段。如法再剖开一段。如果离皮肤较远不敢剖开,则暂留管引流,缝合周边多余的伤口。事实上已将瘘口向病灶移近一步。周围愈合后,再进一步探查剖开,逐步将原来的复杂间接瘘改成直达病灶处(窦道底)的直接瘘。明确找到病灶,再做相应处理。②原位瘘口内引流:一般黏膜器官瘘管通向皮肤,多有一段肉芽管道,因此常能逐渐愈合。但引流物太多或已数月不愈,则需行 Roux-Y 内引流手术。慢性瘘管曾经反复感染、多次手术,很难分离出完整的黏膜瘘管以供吻合。此时可以选择 Roux-Y 手术与瘘管的皮肤瘘口原地吻合。方法是:另外开腹做 Roux-Y,升支提出腹外备用。环瘘口周围做小梭形切口,切至筋膜下,使瘘口皮缘可以游动。保留原瘘口皮肤边缘,修剪成圆形,与 Roux-Y 升支口

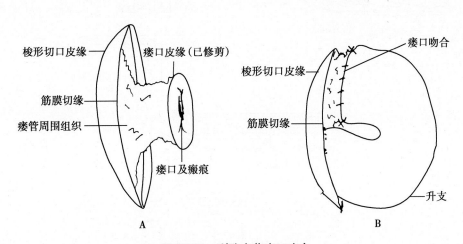

图 27-39　刮除肉芽瘘口吻合
A. 梭形环切瘘口并修剪;B. 第二层内翻吻合

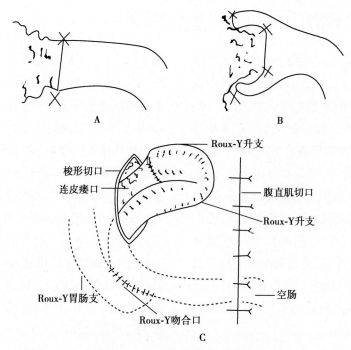

图 27-40 刮除肉芽瘘口吻合

A.第一层对端吻合;B.第二层内翻吻合;C.瘘口原位 Roux-Y 内引流,连皮瘘口吻合

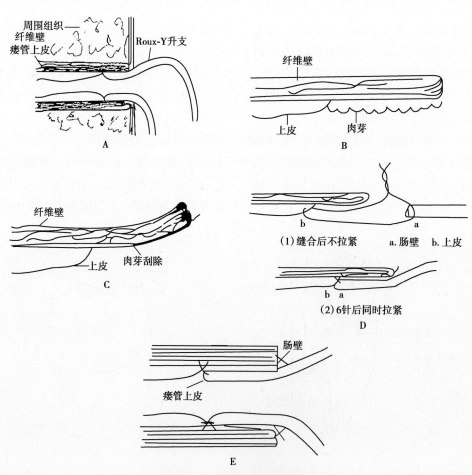

图 27-41 连瘢带皮瘘口吻合

A.去肉芽吻合;B.瘘管口结构;C.瘘口去肉芽;D.瘘管内端 - 端吻合;E.缝线在肠壁外

径等大(图 27-41A)。将备用的 Roux-Y 升支自皮下隧道拉至梭形切口提出,与瘘口皮肤做端端吻合(瘘口皮缘与肠管黏膜缘对严缝合两层)(图 27-41B~E)。埋入筋膜下,缝合两处伤口(开腹切口及梭形切口)。此法对腹腔内分离较少,内引流吻合比较安全可靠。③气腹探查腹腔粘连:腹部多次手术、多次感染,难免粘连严重。Roux-Y 手术开腹是否有困难? 开腹切口如何选择,才能少分离而进入游离腹腔? 术前钡剂检查注意肠管间活动度,特别是肠管与腹壁间活动度,可以提供一些间接依据,有时仍不确切。本例采用肝上气腹造影,可以选择安全切口,并对肠管分离难易提供一思想准备。方法是:选右侧肋缘下,用细针穿刺。穿向肝与膈之间(感到穿透筋膜的阻力,并且看到针头随呼吸摆动)。试探抽吸无血、无液、无气后,先注入 20~50ml 盐水试探,肯定毫无阻力后,再注入 100~200ml 空气。然后拍 X 线片(立位及仰卧侧位或 CT)。注意膈上有气,脐下有气,即可证明前腹壁下有无广泛粘连。此法对腹腔镜手术制造气腹也可应用。

以上方法可使大量分泌物引入肠腔。只要流量不减,引流可常保畅通。即使残留肉芽组织与瘢痕挛缩也不可能使吻合口完全闭死。即使闭死也不会有症状。

(张丹　张金哲)

第八节　原发性高胰岛素瘤

【定义】　先天性胰岛素分泌亢进,引起低血糖性休克及抽搐。

【发病率】　美国教科书统计原发性高胰岛素瘤约占活产中 1∶50 000。国内似乎少见。北京儿童医院外科 60 年来只有两例手术证实记录,而该院小儿神经内科比较发达。

【病理】　β 细胞增生(已知与 4 个基因突变有关),产生失控性胰岛素分泌。可分两种类型。

1. 弥漫性增生　β 细胞不正常,胞质多、核大。占发病率的 60%。

2. 灶性腺瘤性　β 细胞基本正常。占发病率的 40%。

【症状】　出生后不久即可出现无原因的抽搐,发作时间长短不定,自然停止后嗜睡。两个月后逐渐发作频繁。一般镇静药无效。一般 4 月龄后可能发作减少,如果仍不能控制,则常后遗严重智力迟钝。

【体征】　表现为严重低血糖,低于 40mg/dl(早产儿及足月儿)。患者平时可出现心跳迟缓,激惹,嗜睡;发作时抽风,战栗,心动过速。间歇时期常厌食、盗汗。严重发作可导致昏迷。

【诊断】　临床上新生儿无故抽搐就应想到本症。应做血生化试验。

胰岛素检查:血糖低于 40mg/dl;血浆胰岛素高于 10μU/ml(血糖∶胰岛素 <3∶1)。

静脉输糖量试验:需量 >10mg/(kg·min)(才能维持血糖达 40mg/dl)。

脂肪测定:非酯化脂肪酸 <1.5mmol/L。

【内科治疗】　补充糖摄入:静脉输葡萄糖 8~10mg/(kg·min),或口服高热量。

拮抗药:二氮嗪 Diazoxide(胰岛素拮抗剂)15mg/(kg·d)(副作用很多)

Hydrochlorothiazide(前者的协同药)

【外科治疗】　目标为切除大部胰腺以减少 Beta 细胞产生胰岛素。

1. 弥漫性患者须切除全部胰腺的 95%。

2. 灶性患者按冷冻切片评价,决定切除范围。

必须注意:切除 98% 以上者,常需补充胰岛素及其他内分泌激素。切除不足 95% 者,可能复发,或根本无效。

【手术方法】　一般用上腹横口,切开大网膜,掀开十二指肠暴露胰腺。切除胰尾、体、颈及大部胰头,结扎所有小动静脉管,只留胆总管附近一小条。结扎胰管,覆盖胰切面(可用生物胶)。引流腹腔。

【术后医嘱】　胃肠减压,静脉营养 1 周;频查血糖,抗生素 1 周;腹腔引流约 3 天后拔除。随诊半年。

【预后】　切除超过 95% 者约 50% 治愈;切除不足 95% 者不足 20% 治愈。灶性病变疗效较好。平均 15% 患者术后后遗糖尿病。有可能有损内分泌。出生后 4 个月未能控制频繁抽风者,多遗留不可逆性严重智力障碍。

（张金哲）

第九节　胰腺肿瘤

一、胰母细胞瘤

胰母细胞瘤（pancreatoblastoma）为一种罕见的儿童恶性肿瘤。在美国,总发病率约为 0.004/10 万,多见于儿童期和青春期,是 10 岁以下儿童中最常见的胰腺肿瘤,占胰腺肿瘤的 25%。世界文献报道的儿童胰母细胞瘤以个案居多,北京儿童医院于 2019 年报道了 2002—2015 年 13 年间收治胰母细胞瘤患者 21 例,是迄今为止关于胰母细胞瘤最大宗单中心病例报道。

【定义】 1932 年 Stout 报道首例胰母细胞瘤,1957 年 Becker 首先描述胰母细胞瘤的鳞状结构,1971 年 Fable 进行了最早的组织病理研究,称之为"婴儿型胰腺癌",1975 年 Kissane 首先使用胰母细胞瘤这个术语。1977 年 Horie 等鉴于其组织学图像与胚胎期胰腺相似,可与肾母细胞瘤、肝母细胞瘤相比拟,提出胰母细胞瘤之名。2014 年细胞病理学巴氏学会（Papanicolaou Society of Cytopathology）在制定新的胰胆管疾病指南时,保留了"胰腺母细胞瘤"分类。

【发病率】 胰母细胞瘤属罕见疾病,多数为个案报道,缺乏儿童胰腺肿瘤的大宗报道证据,发病率难以统计。美国国家癌症研究院（National Cancer Institute,NCI）的资料显示,胰母细胞瘤在儿童时期占所有胰腺肿瘤的 10%~20%。它是幼儿最常见的胰腺肿瘤,通常出现在生命的第一个 10 年,诊断中位年龄为 5 岁。

Cubilla 报道 645 例外分泌胰腺恶性肿瘤中,只有 1 例为胰母细胞瘤,占 0.16%。Jaksic 复习 20 年中 6 例胰腺肿瘤仅发现 1 例。Klimstra 报道胰母细胞瘤在 32 例儿童胰腺恶性肿瘤中占 25%。Grosfeld 复习所有的胰腺肿瘤未发现该肿瘤存在。值得注意的是,几乎 50% 的病例报道来自于亚洲人。在 Klimstra 的系列中,21% 的患者是亚洲人（表 27-7）。在笔者的统计数据中,21 例胰母细胞瘤来

表 27-7　儿童胰母细胞瘤发病率

作者	胰腺肿瘤/例	胰母细胞瘤/例	百分比/%
Cubilla	645	1	0.16
Jaksic	6	1	16.67
Klimstra	32	8	25
Grosfeld	13	0	0
Lack	8	0	0
Cheng	104	15	14.4

自于中国儿童。

【危险因素】 Beckwith-Wiedemann 综合征患者发生胰母细胞瘤的风险增加;胰母细胞瘤也与家族性腺瘤性息肉病综合征有关。

【病理】

1. 大体观察　胰母细胞瘤可发生在胰腺的任何部位,多累及胰头及胰体。肿瘤一般较大,呈分界清楚的肿块,80%~90% 肿块直径 5~20cm。肿瘤质软,来源于腹胰部分的肿瘤多有包膜,而来源于背胰部分的肿瘤多无包膜。切面为黄色、浅褐色,似鱼肉样分叶,可有片状坏死、囊变及沙样钙化。

2. 镜下观察　腺泡和鳞状细胞分化是胰母细胞瘤的主要特征。肿瘤富含细胞,细胞质内含有多种酶原颗粒。纤维间质将密集上皮细胞分隔成片状、巢状或腺泡样结构。可见特征性"鳞状上皮小体";免疫组织化学染色显示有腺泡、内分泌和导管分化的证据,表现为胰酶、内分泌标记和癌胚抗原的阳性表达。

3. 超微结构　多见腺泡分化,偶见黏蛋白和神经分泌颗粒。

4. Horie 分类　Horie 等建议把胰母细胞瘤分为腹侧和背侧两种类型,它们分别为胰腺始基的腹侧和背侧衍生物（表 27-8）。腹侧型来源于胰头,有完整的包膜,缺乏内分泌分化,预后好。背侧型来源于胰尾,没有包膜,含内分泌成分,预后差。

【发病机制及分子特征】 胰母细胞瘤被认为是由于胎儿胰腺腺泡细胞的类似物的持续存在而引起。Klimstra 研究显示,胰母细胞瘤具有向成

表 27-8　Horie 分类

类型	来源	包膜	内分泌成分	分化	预后
腹侧型胰母细胞瘤	胰头	有	无	好	好
背侧型胰母细胞瘤	胰尾	无	有	差	差

人胰腺癌三种主要细胞类型分化(腺泡、导管、内分泌)的能力,腺泡分化最常见,导管分化次之,内分泌分化为50%。多方式的分化是胰母细胞瘤的主要征象,即它的"分裂球"征象。在一些病例中已经描述了 *CTNNB1* 和 *IGF2* 基因突变,表明胰母细胞瘤可能是由正常胰腺分化的改变引起的。Abraham 等证明,11p 染色体上的等位基因缺失是胰母细胞瘤最常见的遗传改变。

【临床表现】　有学者总结文献报道的 67 例儿童胰母细胞瘤显示男性稍多于女性。所有患者发病均小于 10 岁。曾有死产和新生儿患此病的报道,成人偶见。临床表现无特异性,包括腹胀、腹痛、腹部包块、黄疸等,多以上腹部包块为主要症状。尽管约 50% 的病例起源于胰头,但黄疸并不常见。根据 NCI 公布的数据显示,约 80% 的病例出现甲胎蛋白增高,可用协助诊断、评价治疗反应并监测复发情况。值得注意的是,甲胎蛋白增高并不是特异的。30%~40% 的患者出现转移,转移部位多见于肝、肺和淋巴结。

【诊断】　如果影像学检查显示胰腺有界线清楚的异质性肿块,伴甲胎蛋白升高,应考虑胰母细胞瘤的可能。

1. B 超　上腹部胰腺区可探及形态不规则的中等偏强回声肿块,内部回声不均匀,有时可见颗粒状钙化声影,并可观察肿块对周围血管的压迫及包裹血管的情况。肿瘤较小可探及其来源于胰腺,并可与正常胰腺组织区分。如病变位于胰头颈部,可见病灶远侧体尾部胰管扩张。肿瘤较大则探及不到正常胰腺,根据肿瘤位于脾静脉的前方可推断为胰母细胞瘤。

2. CT、MRI　能明确肿瘤的部位和范围,有助于临床分期。可见胰腺不同程度的增大变形,甚至与肿块融合失去正常形态。肿瘤多为实性,

呈单发巨块,不规则分叶状,边界不清。密度与胰腺相近或略低,且不均匀,可见大小不等低度囊性变及坏死区,可见散在或聚集的不同程度钙化或骨化。增强后瘤周围轻度不均匀强化并有分叶,系小叶间有纤维隔之故。小叶内部有细胞巢间隙扩张的毛细血管窦,可能与组织强化有关,中心坏死区无强化。脾静脉常后移。肿瘤向周围侵犯时包膜不完整,脏器间脂肪间隙消失。胰头肿瘤可致肝内外胆管、胆囊扩张。肝、脾转移者可见肝、脾内单发或多发大小不一的低密度灶,无明显强化。细小钙化的发现 CT 优于超声及 MRI。

3. 活检　通过活组织检查进行组织病理学诊断。实际上不建议对所有胰腺肿瘤进行活组织检查。例如,在女性青少年中影像学检查提示实体假乳头状瘤的,不需要活组织检查而是行肿瘤切除术。如果临床诊断困难,笔者仍然建议进行活组织检查,可以通过开腹、腹腔镜或经皮穿刺进行活检。

【鉴别诊断】　胰母细胞瘤多以腹部包块为首发症状,应与腹膜后神经母细胞瘤、畸胎瘤及恶性淋巴瘤相鉴别。

1. 腹膜后神经母细胞瘤　多发生于婴幼儿,5 岁以前发病率高,转移早,很多初诊患者以转移症状为首发症状,如骨、骨髓、脑转移导致的贫血、发热及下肢疼痛等临床表现。CT 及 B 超检查显示肿瘤不规则,70% 散在颗粒状钙化,肿瘤压迫邻近脏器,部分瘤体包绕血管。通常伴有神经元烯醇化酶及儿茶酚胺增高,如骨髓转移骨髓穿刺可找到瘤细胞。

2. 腹膜后畸胎瘤　多发生于婴幼儿,腹部肿块边界清楚,有一定的活动性。CT、B 超检查为密度不一致的、囊实相间的肿块,可有坏死钙化或骨髓、牙齿影。恶性畸胎瘤甲胎蛋白增高。

3. 上腹部淋巴瘤　多发生于学龄儿或学龄前儿童,临床可有发热、贫血及腹痛,早期出现腹水,化疗后肿瘤很快消失,易发生骨髓转移而转成淋巴肉瘤白血病。

【治疗】　手术是治疗胰母细胞瘤的主要手段,应争取完整的手术切除。来源于胰头部位的

肿瘤,通常需要行 Whipple 手术。随着手术技术的进步,在保证切缘足够安全的情况下,保留幽门的胰十二指肠切除术及保留脾脏的胰体、尾切除术也逐渐应用于胰母细胞瘤中,以尽可能地保留了器官及其功能。

对于体积较大、不可切除的或有远处转移的胰母细胞瘤,需要进行术前化疗。目前公认胰母细胞瘤对化疗有效,通常建议采用基于顺铂的方案,PLADO 方案(包括顺铂和阿霉素)是最常用的方案。术前化疗 2~4 个疗程,然后手术切除,随后辅以术后化疗。

虽然放射治疗已被用于不可切除或复发的病例,但其在手术后治疗微小疾病中的作用尚未确定。

【预后】 胰母细胞瘤是一种罕见的儿童恶性实体瘤,发病缓慢,转移较晚,因此多数肿瘤能完整切除。北京儿童医院资料中 21 例胰母细胞瘤患者中行肿瘤完整切除者 18 例,5 年总体生存率为 94.4%。不容置疑,小儿胰母细胞瘤比成人胰腺癌预后好。但如果发生远处转移,预后则差,生存率只有 11%。

二、胰腺实性假乳头状瘤

胰腺实性假乳头状瘤(solid pseudopapillary tumor,SPT)是具有低度恶性潜能的胰腺肿瘤,也称为 Frantz 肿瘤或 Hamoudi-Frantz 肿瘤。本病发病较罕见,国外数据报道 SPT 约占胰腺肿瘤的 3%。

【定义】 1959 年,Frantz 描述的 3 例乳头结构的罕见胰腺肿瘤被认为是本病的最初报道。20 世纪 80 年代以来,相关报道逐渐增加,迄今为止,全球报道证据确凿的胰腺实性假乳头状瘤共有 1 000 余例,其中 2/3 以上为近 10 年报道。1997 年,北京儿童医院何乐健等首先报道 3 例 SPT。既往该肿瘤曾被误诊为胰腺癌、非功能性胰岛细胞瘤、囊腺瘤、乳头状囊腺癌、幼稚型胰癌等。基于病理学特征该肿瘤又有不同的命名,如乳头状上皮瘤、乳头状囊性瘤、乳头状实性瘤、乳头状囊性上皮瘤、实性乳头状瘤、囊实性腺泡细胞肿瘤、低分化乳头状瘤、Frantz 瘤等。不同的命名造成了概念上

的混乱。1996 年世界卫生组织(WHO)肿瘤病理学才统一命名为实性假乳头状瘤,将其定义为由形态较一致的细胞形成的实性巢状和假乳头状结构的上皮性肿瘤。

【发病率】 SPT 的准确发病率不详。据大宗回顾性统计,SPT 占所有年龄组外分泌肿瘤的 2%~27%。Lam 等报道 SPT 在中国香港的华人中发病率接近 25%。比较其他儿童胰腺肿瘤,SPT 是最常见的小儿胰腺肿瘤,占大多数机构系列病例的 70%。北京儿童医院近 13 年期间,共收治胰腺囊性实性乳头状瘤 73 例,占胰腺实体瘤的 70.19%。该病多发于青年女性,男女比例约为 1:9,可发生于胰腺的任何部位。

该肿瘤似乎“偏爱”于亚洲人。在 Wang 338 例大宗病例统计中,亚裔在女性占 67%,在男性占 49%。笔者总结 SPT 在儿童人群中的分布得出相同的结论。16 岁以下 78 例儿童胰腺囊性实性乳头状瘤,亚洲人 39 例(占 50%),美洲人 20 例(占 26%),欧洲人 19 例(占 24%)。

【病理】 该肿瘤可发生在胰腺的任何部位。2 例成人病例被发现在胰外组织。北京儿童医院 73 例 SPT 以胰头部多见占 49.3%,胰体占 12.3%,胰尾占 38.3%。

1. 大体观察 肿瘤呈球形或卵圆形,外覆完整的纤维包膜,凸出于胰腺表面,与正常胰腺有明确的界线。多数肿瘤体积较大,平均直径为 8.7cm,最大直径可达 20cm。剖面可见出血坏死灶,其内充满血性或胶冻样物,构成囊实性病变相间的结构,20%~30% 的肿瘤伴有不同程度的钙化。肿瘤偶浸润十二指肠、脾、大网膜、横结肠及门静脉等邻近脏器。文献统计的 78 例胰腺囊性实性乳头状瘤中,11 例(14%)伴有周围脏器浸润。

2. 镜下观察 光镜下乳头状结构和实性区相互交替,实性区由均匀一致的瘤细胞构成,并常因出血、坏死而出现囊性区域。瘤细胞胞质呈嗜酸性颗粒状,核圆形或卵圆形,核仁不明显,核异型性不明显,核分裂少,核皱褶明显。肿瘤间质中有大量薄壁血管或血窦,肿瘤细胞围绕纤维血管蒂呈复层排列成假乳头突起为其特征。

3. 电镜检查 可见高尔基复合体、粗面内质网、酶原颗粒等腺泡分化的结构；也可见与正常胰腺导管相似的小管样裂、线粒体等导管分化的结构。

免疫组织化学研究的报道多样化。波形蛋白、抗胰蛋白酶和抗糜蛋白酶这三种与肿瘤起源及功能相关的标志物在该病中呈弥漫性阳性表达，而突触素、神经元特异性烯醇化酶这两种与神经内分泌有关的标志物则呈局灶阳性表达。并且已经有研究报道，CD99、CD10、CD56、上皮钙黏素、半乳凝素-3及β连环蛋白等可作为胰腺实性假乳头状瘤与胰腺内分泌肿瘤和胰腺腺泡细胞癌鉴别的有效标志物。

有关肿瘤起源仍有争议，电镜和免疫组织化学研究尚未确定其起源。目前瘤细胞的来源有3种假设：胰腺导管细胞、胰腺腺泡细胞、胰腺胚胎干细胞。瘤细胞多具有腺泡细胞特征，如免疫组织化学胰凝乳蛋白酶和胰蛋白酶阳性。也有报道认为具有内分泌特征，如含有生长抑素细胞或导管细胞的特征。有的肿瘤含有高亲和性雌激素和孕激素受体。

【临床表现】

1. 性别特点 SPT好发于年轻女性。Lam 2000年大宗病例(452例)统计结果表明，女性占93.4%，男性占6.6%，女性与男性之比为14∶1。北京儿童医院复习73例儿童病例中，女孩46例，占63%；男孩17例，占37%，男性与女性之比为1∶2.7。在儿童中，性别差异远不如成人突出。

2. 年龄分布 根据国际上文献报道，SPT年龄分布跨度极大，范围从2岁到74岁，平均年龄为26岁。其中1/5的患者为儿童。在16岁以下的儿童中，发病年龄为7~16岁，平均年龄13岁。只有19.2%的患者<10岁，2.6%的患者<7岁。女孩的平均发病年龄13岁，男孩12岁。

3. 临床特点 最常见的症状为腹痛或腹部包块，部分患者诉说腹部不适。有些患者无明显症状，体检或因其他疾病进行影像学检查时偶然发现。瘤体较大，偶尔因压迫引起梗阻性黄疸、急性胰腺炎。文献中，仅有2例合并梗阻性黄疸。偶有肿瘤破裂、出血、感染的报道。没有内分泌

及外分泌紊乱症状。很少发生转移，转移以肝脏多见。

4. 实验室检查 综合文献报道，87%患者的肝功能、碱性磷酸酶、甲胎蛋白、淀粉酶、24小时VMA在正常范围内。

5. 影像学检查 ①腹部平片：SPT可显示与其他胰腺肿瘤类似的钙化灶。②B超检查：肿瘤为边界清晰的低回声占位性病变，内部回声不均。③腹部CT：显示肿瘤边界清晰，内部密度不均，形成囊实相间的改变，偶尔发现钙化灶。④MRI：在T_1加权像上，肿瘤内出血性坏死或破坏病灶呈现高强度的信号。肿瘤由纤维组织的被膜及残存的胰腺组织组成的边缘呈低强度信号。在T_2加权像上，肿瘤信号从极低信号到高强度信号。血管造影示肿瘤极少或无血供。

【诊断】 由于缺乏特异性的实验室检查，SPT术前诊断主要靠彩超、CT及MRI等影像学检查。

1. B超 肿块有完整包膜，内部回声不均，实性或囊实相间，可有间隔或钙化。

2. CT检查 肿瘤边界清楚，内部密度不均匀，实性成分多位于外周并在增强扫描时表现为周边部分及包膜强化，而囊性成分无强化，部分病例高密度实性成分悬浮于囊液中，表现为"浮云"征，另外，CT平扫可显示病变钙化的情况，位于周边的钙化多为肿瘤包膜钙化，位于实质内的不规则钙化或散在点状钙化多为肿瘤退变后纤维间质成分发生营养不良性钙化。

3. MRI检查 MRI检查在判定肿瘤坏死、出血、囊性变方面优于CT，囊性成分T_1WI为低信号、T_2WI为高信号，实性成分表现为T_1WI中低信号、T_2WI中高信号，动态增强扫描检查提示肿瘤实性成分渐进性强化。肿瘤包膜不完整、边界不清，合并周边血管及脏器侵犯时多提示肿瘤恶性倾向。

4. 穿刺活检 可提高术前诊断准确率。一般情况下，具备手术条件的患者并不推荐行术前穿刺活检。当肿瘤不能完整切除或术前必须行放、化疗时，可考虑进行肿瘤活检。

【鉴别诊断】 应与无功能性胰岛细胞瘤、胰母细胞瘤及假性胰腺囊肿相鉴别。当他们合并

出血坏死或含浆液及黏蛋白分泌时,均可呈现囊性区。

1. 无功能性胰岛细胞瘤　无功能性胰岛细胞瘤病情隐匿,生长缓慢,故多在中年发病,发病年龄明显高于胰腺囊性实性乳头状瘤,男女的发病率大致相同,无性别差异。组织学上,无功能性胰岛细胞瘤缺乏胰腺囊性实性乳头状瘤中所见的假乳头排列。该肿瘤属于神经内分泌系统,对神经元特异性烯醇化酶、突触泡蛋白及铬粒粒蛋白 A 皆呈阳性反应。

2. 胰母细胞瘤　胰母细胞瘤是小儿特有疾病,多发生于出生后头 10 年的儿童(平均年龄 4.1 岁)。男孩多于女孩。肿瘤恶性度高,预后差。影像学检查显示轮廓分明、圆形或小叶状的肿块,囊性变少见。特征性改变是出现鳞状小体。胰母细胞瘤也可出现坏死,但缺乏纤维血管轴心和假乳头样排列。

3. 假性胰腺囊肿　合并出血及间隔,易与胰腺囊性实性乳头状瘤相混淆。临床上急性胰腺炎和胰腺损伤的病史有助于正确诊断,B 超和 CT 多能确诊。

【治疗】　手术切除是胰腺实性假乳头状瘤主要的治疗方法。根据病变所在的位置不同,可选择(保留幽门)胰头十二指肠切除术、胰体尾切除术、中段胰腺切除术等。随着外科手术技术的不断进步,围手术期并发症及病死率也逐渐下降,但是传统手术因过多地切除胰腺组织或其他脏器,从而影响术后内、外分泌功能,因此对于包括胰腺实性假乳头状瘤在内的恶性程度较低的肿瘤,越来越多地保留器官功能的手术方式不断出现。对于胰头和钩突部 SPT,可选择保留十二指肠的胰头肿瘤切除术(duodenum-preserving pancreatic head resection,DPPHR),保留幽门及肝外胆管等结构,同时保留更多的胰腺组织,维持胰腺内、外分泌功能的完整性;对于胰体尾部 SPT,可选择保留脾脏胰体尾切除术,保留脾脏功能,以避免出现脾切除术后凶险性感染的发生;对于胰腺表面或突出于胰腺外的肿瘤,保证主胰管完整的情况下,可选择肿瘤局部切除或剜除术,以保留更多的胰腺组织。

选择保留器官的手术方式近年来得到大力推荐,特别对于儿童来说,为了保证以后的生活质量,有必要行保留器官的胰腺肿瘤手术。远端胰切除术应尽可能地保留脾脏以维持其免疫活性,胰头十二指肠切除术中力争保留幽门、肝外胆道,避免发生倾倒综合征、腹泻及胆瘘。北京儿童医院统计近 13 年小儿胰腺实性假乳头状瘤 73 例,全部施行手术切除。其中 24 例施行保留十二指肠的胰头肿瘤切除术,26 例行保留脾脏的胰尾切除术,8 例行局部剜除术,8 例行中段胰腺切除术,5 例行传统 Whipple 术,2 例行胰尾脾脏切除术。

对于不可切除的胰腺囊性实性乳头状瘤,Fried 等采用放射治疗收到一定的效果。多数报道不主张术后化疗及放疗,综合既往文献报道的 78 例小儿胰腺囊性实性乳头状瘤,只有 2 例术后进行化疗和放疗。由于 SPT 化疗经验少,目前没有明确的标准方案,有文献报道吉西他滨单药有效。雌激素受体阻滞剂对肿瘤的效果尚有待观察。

【预后】　SPT 是一种低度恶性肿瘤。绝大多数肿瘤自然病程较长,手术切除后多可获得根治性疗效。与成人比较,小儿 SPT 预后良好,极少数病例发生局部复发及转移。Wang 回顾了 83 例 20 岁以下的患者,未发生转移或死亡。而 20 岁以上 255 例患者中,40 例(16%)有转移,3 例(12%)死亡。北京儿童医院报道的 73 例患者中仅 1 例复发,即使局部复发或远处转移的肿瘤再次手术,远期效果也很好。

(成海燕　王焕民)

第十节　脾占位性病变

脾有极丰富的血液循环,实际上是脾动脉与脾静脉间的一个血窦。脾是体内最大的淋巴器官,占全身淋巴组织总量的 25%,内含大量淋巴细胞和巨噬细胞,其功能与结构上又与淋巴结有许多相似之处,故脾又是一个重要的免疫器官。脾还有造血功能,负责去除循环中衰老或异常的红细胞。脾的病变多见于继发性病变,原发于脾脏的占位性病变较少见,包括肿瘤、囊肿、脓肿等。

一、脾脏肿瘤

脾脏原发性肿瘤极罕见。良性肿瘤包括错构瘤、血管瘤、淋巴管瘤、腺瘤、纤维瘤、平滑肌瘤和脂肪瘤等。恶性肿瘤更为罕见,有血管内皮肉瘤、淋巴瘤、淋巴肉瘤、纤维肉瘤、横纹肌肉瘤及网织细胞肉瘤,转移性肿瘤,如神经母细胞瘤等。恶性肿瘤脾脏转移代表疾病进入终末期,手术已失去时机和意义,常仅能在尸检中发现。

肿瘤小者因生长较慢并无明显症状,大者可有局部压迫、占位等相关症状。脾脏良、恶性肿瘤术前鉴别困难,需手术切除并做病理检查。诊断多依靠影像学检查,超声检查因无创为临床首选。CT 和 MRI 对于辨别肿瘤的良、恶性有意义。怀疑肿瘤为寄生虫来源可行血液免疫学检测。但忌行穿刺,因有出血、寄生虫或恶性肿瘤播散的可能。

（一）脾淋巴管瘤和淋巴管瘤病　脾淋巴管瘤(splenic lymphangioma)一般认为是先天性淋巴管发育畸形的结果,淋巴管阻塞导致淋巴液淤积,淋巴管腔不断扩张。囊内淋巴液含蛋白质类碎屑。瘤体内衬扁平上皮细胞。肿瘤可以是孤立或多发的,脾淋巴管瘤常是多发囊性病灶,且合并其他器官或系统的淋巴管瘤。超声可清晰显示脾内单个或多个囊性等回声或低回声影,还可见囊内分隔。彩色多普勒则显示囊内无血流信号,沿囊壁走行动、静脉血管,有一定特征性。CT 是主要的检查方法,表现为单个或多个囊性低密度影,边界清晰,囊内密度往往较均匀,囊壁可有钙化(图27-42),发现脂肪密度影具有诊断意义。增强后囊壁可不强化或强化。淋巴管瘤为良性,生长缓慢,手术切除可同时达到诊断与治疗的目的,预后良好。

淋巴管瘤病(splenic lymphangiomatosis)则是更为少见的疾病,文献报道儿童较成人多见,以女性为主。脾脏内可见弥漫、多发的淋巴管瘤,甚至脾实质被大小不等的囊腔完全取代,失去功能。本院曾收治 1 例以发热、脾大为主诉的 2 岁女童。增强 MRI 可见脾脏多发结节样改变。增强后可见结节环形强化,环节中央低信号不强化(图

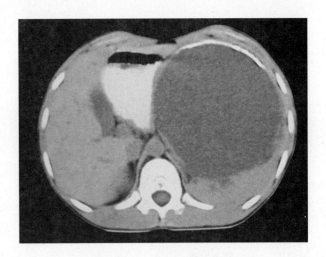

图 27-42　脾淋巴管瘤 CT
囊内密度均匀,周围可见钙化

27-43)。术中见脾脏弥漫性病变(图27-44)。全脾脏切除术后病理提示为脾弥漫性淋巴管瘤病。目前随访观察生存良好。但有文献报道,合并其他脏器或系统的淋巴管瘤病,如肺、肝时,死亡率高。死亡原因是肝、肺衰竭。

（二）血管瘤和淋巴血管混合瘤　脾血管瘤(hemangioma)是原发性脾脏肿瘤中较常见一类。大部分儿童无症状,一部分因脾功能亢进,血常规发现血小板减低就诊。约 25% 的血管瘤有自发破

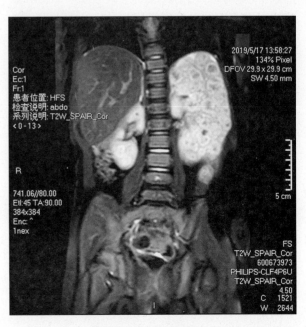

图 27-43　脾脏增强 MRI
脾脏多发结节样改变,结节环形强化,中央不强化

27

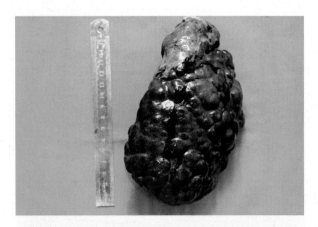

图 27-44　脾脏表面呈多个大小不等的葡萄珠样凸起,质地较硬,小部分颜色发黑

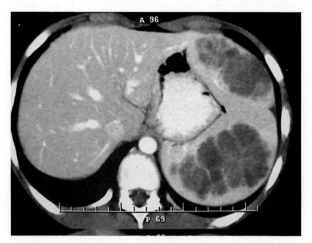

图 27-45　淋巴血管混合瘤 CT
多发菊花样结节性占位,中央为低密度

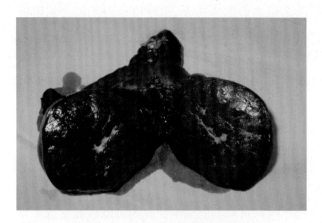

图 27-46　淋巴血管混合瘤剖面
大小不等的结节,结节呈菊花形,暗红色,中心为黄白色

裂的可能。血管瘤可以是独立的病变,也可以是综合征的表现之一(如 Klippel-Trenaunay-Weber 综合征、Beckwith-Wiedemann 综合征)。较大的血管瘤可能导致循环中更多的血小板被封存[卡萨巴赫 - 梅里特(Kasabach-Merritt)综合征]。血管瘤被覆内皮细胞。该病还可能合并皮肤血管瘤。海绵状血管瘤比毛细血管瘤多见。超声检查下可表现为低回声、高回声或均一的实性回声。病变可能为实性或包含部分囊性成分。彩色多普勒显示瘤内丰富的血流信号,这与淋巴管瘤不同。CT 增强检查中,海绵状血管瘤性质不均,病灶周围呈现点状增强。而毛细血管瘤更均匀。病灶中心强化的现象比肝脏血管瘤少见。磁共振图像显示 T_1 像为低信号或等信号,T_2 像高信号。较大的血管瘤在 ^{99m}Tc 硫胶体闪烁成像中显示充盈缺损。淋巴血管混合瘤同时有血管及淋巴管发育异常,影像学检查中更有特征性。CT 上可见到形似菊花的多发占位(图 27-45)。血管瘤病理检查镜下可见瘤体由以被覆扁平内皮细胞的扩大的血管腔构成,管壁薄,腔内充满血液,并常可见血栓形成。淋巴血管混合瘤还可见到剖面中大小不等的结节(图 27-46)。血管瘤及淋巴血管混合瘤有自发性破裂出血的可能,应选择手术切除。

(三)错构瘤　错构瘤(hamartoma)是儿童脾脏最常见的原发肿块,但仍然较罕见。错构瘤是一类良性、类圆形边界清晰的实性肿瘤,含有淋巴成分和紊乱、充血的脾血窦(组织异常的红髓和白髓)。病因为脾胚基的早期发育异常,使脾正常构成成分的组合比例发生混乱而引起。病变边界清楚,多为单发的实性或囊实性肿块(图 27-47)。超声检查显示低回声区,无血流信号,这与血管瘤正相反。CT 上大部分错构瘤表现为实性肿瘤,或以实性为主伴少量囊性成分。增强后强化程度较正常脾脏实质弱。MRI 中 T_1 像与正常脾脏等信号,T_2 像表现为不均与低信号或与正常脾脏等信号。儿童中单发多见,但多发错构瘤在儿童结节性硬化病患者中也有报道。本院曾收治 1 例因皮肤黄染就诊的脾脏错构瘤患者,考虑为脾功能亢进引起红细胞破坏所致。

(四)其他良性肿瘤　脾脏平滑肌瘤(leiomyo-mas)多伴有共济失调性毛细血管扩张(ataxia

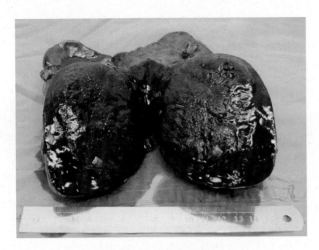

图 27-47　脾脏错构瘤
实性结构,剖面结构紊乱

telangiectasia)。该病通常表现为脾脏中实性圆形占位。假性炎性肿瘤同样罕见,也可表现为实性、边界清晰的圆形占位。目前肿瘤是来源于感染还是免疫原因仍不清楚。组织学检查发现肿瘤含有炎症细胞、浆细胞和淋巴细胞。

(五)恶性肿瘤　脾脏最常见的儿童恶性肿瘤是淋巴瘤(lymphoma)。原发于脾脏的恶性肿瘤非常罕见,包括各类肉瘤,血管肉瘤(angiosarcoma)是其中一种,在成人中有报道,但在儿童极罕见。明确的脾脏恶性转移性肿瘤通常仅在尸检时可发现。神经母细胞瘤(neuroblastoma)是儿童最常见的可转移至脾脏的恶性肿瘤。超声上显示为低回声。脾脏出现转移性肿瘤是疾病终末期表现,预后极差。

二、脾囊肿

脾囊肿(splenic cyst)是儿童脾脏局限性占位性病变的常见原因,一般为单发。脾囊肿在一般人群中发病率为 0.07%。根据其病理类型分为寄生虫性和非寄生虫性。寄生虫性脾囊肿主要由细粒棘球蚴引起,又称脾棘球蚴病(hydatid disease)。寄生虫性脾囊肿多见于中国西北的牧区,脾脏棘球蚴囊肿的发生率可占到儿童腹腔包虫性囊肿的 3.23%。非寄生虫性脾囊肿又分为先天性、肿瘤性和继发性脾囊肿。先天性脾囊肿和肿瘤性脾囊肿内壁有内衬上皮,是所谓的真脾囊肿(epidermoid cysts),又称原发性脾囊肿,多见于女性患者。先天

性脾囊肿占非寄生虫性脾囊肿的 10%,可在正常脾脏或胰腺内副脾中发现。原发性脾囊肿病因机制尚不明确。继发性脾囊肿内壁不含内衬上皮,又称假性脾囊肿(pseudocysts)。常在腹部创伤、脾出血、梗死或感染后发展而来。

大多数脾囊肿无任何症状或症状缺乏特异性。肿瘤增大至一定程度才可在腹部触及肿块,或左上腹饱满感,偶伴钝痛。在压迫邻近器官时可出现相应症状。主要并发症为感染、破裂、出血。包虫性囊肿破裂能引起腹膜炎、荨麻疹、过敏性休克,甚至死亡。影像学检查首选超声,但 CT 和 MRI 对囊肿位置、性质、形态显示效果优于超声(图 27-48,图 27-49)。怀疑寄生虫性囊肿时,可行相关

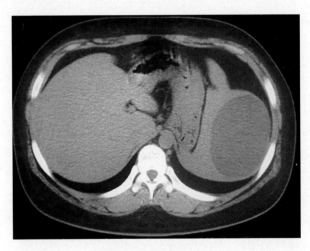

图 27-48　脾囊肿 CT
单发类圆形占位,密度均匀

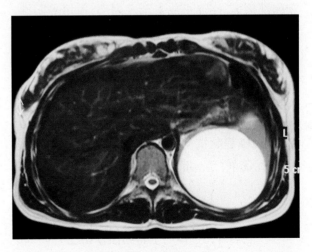

图 27-49　脾囊肿 MRI
单发类圆形占位,均匀高信号

免疫学检测,确诊多需病理,禁忌行穿刺检查。

对于寄生虫性脾囊肿,临床实践已表明单独口服驱虫药物不能达到治愈目的,需进行脾切除。针对非寄生虫性脾囊肿的临床处理,与患者年龄、肿块大小及位置有关。多篇文献报道,儿童无症状的小囊肿(<5cm)有自发性吸收的可能,不需要任何手术治疗,进行超声或 MRI 等检查定期复查即可。对有症状的或脾囊肿直径超过 5cm 的患者才考虑进行手术治疗。在选择手术方式时,要充分考虑脾切除术后凶险性感染(overwhelming postsplenectomy infection,OPSI)的风险。为保护脾脏的免疫功能,保脾手术已成为脾囊肿外科治疗的趋势,而且要至少保留 25% 脾实质,才能保证脾脏的免疫功能。保脾治疗方法包括囊肿开窗引流、囊肿去顶毁底、囊肿抽吸、抽吸 + 硬化、经皮穿刺抽吸冲洗、囊肿摘除和脾部分切除术。但对于脾残余实质不足 25%,位于脾门处或与脾脏大血管关系密切,多发性脾囊肿,已有并发症的囊肿,进展快、良恶性难以鉴别的囊肿仍然推荐全脾切除术。

三、脾脓肿

脾脓肿(splenic abscess)常是全身性感染的并发症,经血行感染,在健康儿童中罕见。但在免疫缺陷儿童中发病呈上升趋势。其他高危因素包括镰状细胞病、细菌性心内膜炎和化脓性细菌感染、创伤、脾外伤。常见致病菌为分枝杆菌、真菌和金黄色葡萄球菌等。临床表现为发热、左上腹痛或左胸部疼痛,疼痛可放射至左肩部,血培养阳性。X 线检查可见左侧胸腔积液,左肺下叶不张,左膈肌抬高等。超声下脓肿为低回声,内可见分隔。CT 能清楚显示脓肿为单房还是多房。增强后脓肿壁明显强化,而腔内脓肿不强化。单发的脾脓肿可在超声或 CT 引导下经皮穿刺引流或置管引流,并积极静脉抗生素治疗。但是对多发或弥漫性脓肿,需进行脾切除。

(陈亚军)

第十一节　脾功能亢进

脾功能亢进(hypersplenism)简称脾亢,是一种综合征,临床表现为脾大,一种或多种血细胞减少而骨髓造血细胞相应增生;脾切除后血象可基本恢复,症状缓解。根据病因明确与否,脾亢分为原发性和继发性。

【病因】 原发性脾亢较为少见,病因未明。继发性脾亢占多数。儿童最常见的原因包括感染,如 EB 病毒(Epstein-Barr virus,EBV)或巨细胞病毒(cytomegalovirus,CMV)、恶性肿瘤、免疫调节障碍(如系统性红斑狼疮、类风湿关节炎、普通变异型免疫缺陷病)和溶血性贫血(如镰状细胞病、其他遗传性溶血性贫血和获得性溶血性贫血)。其他重要的原因包括门静脉高压症、贮积病和占位性病变(如血管瘤、囊肿、错构瘤)。一项研究纳入了 1 400 余例脾大的住院患者,其中 1/4 年龄 <18 岁,最常见的疾病是血液系统疾病(67%,包括白血病、淋巴瘤和溶血性贫血)、感染性疾病(8%)、肝脏疾病(11%),以及充血性或炎症性疾病(9%)。

【发病机制】 通过吞噬与阻留机制过滤血液是脾的主要功能。脾脏为单核巨噬细胞系统的主要器官。血细胞经输入小动脉离开脾动脉床,输入小动脉穿过淋巴小结(白髓),止于 Billroth 索(红髓),血细胞即排入其内。脾血流的 5%~10% 缓慢流经红髓。正常缓慢通过脾索的血流可以让巨噬细胞高度选择性地对血细胞发挥作用,因为巨噬细胞的受体可以察觉血细胞的改变。这些受体包括结合免疫球蛋白分子相应部分的 Fc 受体、结合补体成分(如 C3b)的受体,也可能有察觉红细胞磷脂双层的外层或朝外糖肽改变的受体。巨噬细胞捕捉、扣留、"修饰(pits)"或"清除(culls)"这样的红细胞。脾脏正常的"点蚀作用(pitting)"可清除核残留物(Howell-Jolly 小体)和正常出现的内吞空泡(因干涉相显微镜或 Nomarski 显微镜下的外观而被称为"凹点"或"麻点")。脾脏的正常剔除作用可清除衰老红细胞。

此后血细胞必须穿过髓索,才能靠近和通过窦壁的狭缝重新进入循环。这些狭缝大小为 2~3μm,通常一侧内皮化,另一侧衬有巨噬细胞。正常成人红细胞为盘状,其表面积比同体积球形大 40%。正是这样大的表面积使得直径 8μm 的红细胞能够充分地扭曲、拉伸、变形,从而挤过

2~3μm 的狭缝。这种大表面积至关重要，正常红细胞的表面积/体积（surface area-to-volume，SA/V）约为 1.4。任何情况导致的 SA/V 比值下降，均会削弱红细胞穿过血窦狭缝的能力，因为一个表面积大为减少的丰满球体不能充分完成所需的椭圆化变形。

干扰红细胞胞质与细胞膜相互作用的因素亦会损害红细胞变形和通过狭缝的能力。脾脏将选择性地阻止这类细胞离开脾索和进入髓窦。此外，炎症或感染可能增强脾巨噬细胞攻击和吞噬红细胞的能力。

各种原因引起脾大时，经过红髓的血流比例增加，脾脏的所有活动均明显增强。如果吞噬作用增强到足够的程度，脾的滤血功能亢进，正常或异常的血细胞在脾中阻留或破坏增加，循环红细胞减少，骨髓造血代偿性加强，则会出现脾功能亢进的临床特征。不仅引起贫血，还会因脾脏捕获中性粒细胞和血小板而引起不同程度的中性粒细胞和血小板减少。

另外，脾脏还充当血小板池。在正常大小的脾脏中，循环中 1/3 的血小板和大部分中性粒细胞储存在脾中。脾大时，90% 的血小板可阻留在脾脏中。另外，脾大常伴随血浆容量增加，脾血流量增加，使脾静脉超负荷，从而引起门静脉压力增高。后者又可促进脾进一步增大，脾血流量增加，形成恶性循环。

【临床特征】 血细胞减少时有贫血，同时感染和出血倾向风险增高。明显增大的脾脏可产生腹部症状，如左上腹饱胀感，或胃肠道因受压而出现的消化道症状。其他临床特征包括淋巴结肿大、黄疸、肝大、胆石症、皮疹和/或关节肿胀、淤点和瘀斑，具体取决于引起脾大的原因。体格检查中脾大一般定义为左肋缘下 2cm 以下部位可触及脾脏边缘。少数情况下，若脾下极位于盆腔内或脾脏穿过中线，则称为巨脾。肋下触及脾脏可能在约 30% 新生儿，10% 健康学龄儿童中属于正常现象。各年龄段儿童脾脏正常长度上限见表 27-9。

需要注意的是，脾亢相关的血细胞减少与循环白细胞或红细胞形态异常无关。不同原因导致的脾亢引起血细胞减少的程度不同。脾脏大小与

表 27-9　不同年龄段脾脏正常长度上限

年龄	脾脏长度上限
≤3 个月	6cm
4~12 个月	7cm
1~6 岁	9.5cm
7~12 岁	11.5cm
≥15 岁	女孩 12cm；男孩 13cm

脾亢程度也不一定相关。

【实验室检查】

1. 血象　血细胞可一系、两系或三系同时减少，早期以血小板减少为主，晚期常发生全血细胞减少。

2. 骨髓象　增生活跃或明显活跃，外周血中减少的血细胞系列常在骨髓呈显著增生。部分患者可出现血细胞成熟障碍，这与外周血细胞破坏过快过多，细胞过度释放有关。

【诊断】 ①脾大；②红细胞、白细胞或血小板可单一或同时减少；③增生性骨髓象；④脾切除术可以使血细胞数接近或恢复正常。诊断以前 3 条最重要。

【治疗】 应首先治疗原发病。若无效且原发病允许，可以考虑进行脾部分栓塞或脾切除。以脾切除术最常用。但脾切除可产生某些严重并发症，应慎重选择。脾切除术指征有：①血小板显著减少或中性粒细胞显著减少，导致的出血或反复感染；②显著溶血性贫血；③脾大引起的压迫、疼痛；④多系血细胞减少时，为了能实施辅助治疗。

常见的脾切除适应证如下。

（1）遗传性球形红细胞增多症（hereditary spherocytosis）：是一种因红细胞膜先天缺陷引起的慢性溶血性贫血。绝大部分为常染色体显性遗传。该病是脾切除的最佳适应证，是其唯一有效的治疗措施。术后黄疸消失、贫血消失，但不能根除先天缺陷。手术一般在 5 岁后进行。反复发生严重贫血、明显生长发育障碍、溶血危象等严重并发症可适当提前手术时间。年长儿术前需注意同时存在胆结石的可能。

（2）自身免疫性血小板减少性紫癜（immune thrombocytopenic purpura，ITP）：是儿科常见出血性

疾病,发病前多有病毒感染史。患者血清中血小板相关抗体(PAIgG)含量多增高,血小板破坏增多,数量下降。脾切除术仅用于慢性病程 ITP,内科治疗效果不佳或激素依赖,有严重出血倾向时考虑进行。但术前尚难估计切脾后的效果。一项报告指出,对激素或丙种球蛋白治疗均不敏感者,术后约 70% 的症状仍不能得到改善。手术宜在 6 岁后进行,10 岁内发病者有自然缓解机会,尽量不做脾切除。

(3) 镰状细胞病(sickle cell disease):是一类血红蛋白病,导致红细胞变形性差,易发生血管外和血管内溶血。病情可急剧变化,反复发生再障危象、巨幼危象和脾扣留危象等。脾切除术在预防此类危象反复发作时有一定作用。术后需监测肺功能。

(4) 地中海贫血(thalassemia):又称珠蛋白生成障碍性贫血,是一类遗传性珠蛋白肽链合成数量异常的血红蛋白病。我国西南、华南一带为高发地区。对严重贫血和巨脾患者,脾脏切除后可达到减少输血需求、改善血象等作用。

(5) 戈谢(Gaucher)病、骨髓纤维化:Gaucher 病为常染色体隐性遗传性脂质代谢异常,过量的葡萄糖苷脂蓄积在脾内导致脾大。而骨髓纤维化是骨髓胶原纤维增生取代了正常造血组织,以致造血无效和红系增生不良,多伴有髓外造血。两类疾病可通过切除脾脏改善巨大脾的压迫症状,提高生活质量。

为降低术后感染风险,择期脾脏切除前应至进行免疫接种,包括多价肺炎球菌疫苗、b 型流感嗜血杆菌、多价脑膜炎球菌疫苗等,并至少在术前 2 周接种完毕。术后则推荐每年接种流感疫苗。

(陈亚军)

第十二节 脾切除术

脾切除术自 Zaccaeli 于 1594 年首次报道以来,距今已有 400 多年的历史。随着对脾脏生理、病理及临床研究的深入,很多脾脏手术的观点发生了重要转变。在小儿外科领域,随着各种非手术治疗方法的完善及各种保脾措施或手术方法的不断出现,以往认为脾切除术在脾外伤中的主导作用已经被更多非手术治疗的方法所取代。而脾切除术更多应用在儿童血液病、代谢性疾病、肿瘤等方面。

【小儿脾切除术的适应证】 小儿脾切除术的绝对适应证很少,大多数情况下小儿外科医生需要咨询小儿血液科医生或小儿肿瘤科医生,谨慎决定脾切除术的实施。

1. 遗传性溶血性贫血:包括遗传性球形红细胞增多症、遗传性椭圆形红细胞增多症、珠蛋白生成障碍性贫血和其他遗传性贫血,如镰状细胞贫血、苯丙酸激酶缺乏症等。

2. 自身免疫性血细胞减少症:免疫性血小板减少性紫癜、自身免疫性溶血、菲尔蒂综合征(Felty syndrome)。

3. 脾脏肿瘤或囊肿:如脾脏血管肉瘤、脾脏边缘区淋巴瘤、脾囊肿等。

4. 脾脓肿。

5. 严重脾损伤:除手术外其他方法无法有效止血的脾损伤、脾蒂血管损伤、合并其他重要脏器损伤需要手术治疗。

6. 有症状的游走脾。

7. 其他血栓性血小板减少性紫癜、慢性淋巴细胞白血病、霍奇金病等

【脾切除术】

1. 术前准备

(1) 急诊手术:对于非手术治疗无效的脾外伤或游走脾扭转的患者往往需要行急诊脾切除术。严重脾外伤的患者一般伴有严重的失血性休克,血流动力学不稳定,因此术前在积极纠正休克的同时需备大量的血液制品,备术中及术后用;术前还应尽可能明确是否合并其他脏器损伤,术中应予以关注。

(2) 择期手术:术前应积极改善患者的全身状况。患者血红蛋白和血小板计数在术前并没有一个绝对的需要达到的指标,血红蛋白需要在预估手术出血量的基础上保持患者血流动力学稳定,血小板计数理想上需要达到 50×10^9/L。术前应酌情配血,做好输血准备。脾切除术可能会引起术后肺炎链球菌、流感嗜血杆菌和脑膜炎球菌感染

的可能性会增加,因此术前2周接种上述疫苗可以降低术后上述风险的发生。

2. 开腹脾切除术

(1) 麻醉与体位:小儿脾切除术均应采取气管内插管的全身麻醉。仰卧位、仰卧位左侧腰部垫高 20°~30°或右侧卧位。

(2) 手术方法

1) 切口的选择:儿童脾切除常选择左侧肋缘下横切口或斜行切口,切口大小以术中术野暴露充分、利于操作为宜。若术中需行其他损伤脏器探查或合并胆囊结石的患者拟行胆囊切除术,可选择纵行探查口。

2) 脾损伤的探查:脾外伤行急诊手术时,首要原则应尽快控制出血,可用手压迫脾蒂及胰尾阻断脾脏血流,清理术野,依次探查脾后外侧面、上下极和脾门,同时探查周围脏器血管,避免遗漏损伤或出血部位。

择期脾切除术时,应仔细探查脾脏情况、了解病变性质及范围;探查并了解脾脏与周围脏器局部解剖情况,探查是否存在副脾;对溶血性疾病的患者应结合术前检查情况探查胆囊或胆道情况。

3) 结扎脾动脉:打开脾胃韧带,进入小网膜囊,于胰腺上缘寻找脾动脉,游离并结扎脾动脉。

4) 处理脾脏周围各韧带:可以沿处理脾蒂时打开的脾胃韧带作为起始,向上方游离脾胃韧带至脾上极,游离时应尽量靠近脾脏。向下方游离脾下极即脾结肠韧带,如遇小动静脉血管,应给与确切结扎并离断。再从脾下极向患者背侧并向上游离脾肾韧带,再次至脾上极,切断脾膈韧带。将脾周各韧带完全游离后,可以将脾脏搬出腹腔,置于切口外。

5) 脾蒂的处理:将脾脏搬出腹腔后,直视下确切处理脾蒂血管。可以分步钳夹并切断脾蒂各血管,再完全切除脾脏,也可一次性完全钳夹脾蒂各血管,先切除脾脏,再行各血管结扎处理。钳夹并离断血管时应尽量靠近脾脏侧,并注意勿损伤胰尾。

3. 腹腔镜脾切除术

(1) 麻醉与体位:腹腔镜脾切除术应采取气管内插管的全身麻醉。可采用仰卧位,也可采用右侧卧位。

(2) 穿刺孔大小、位置选择:由于体位选择的不同,穿刺孔的位置可灵活选择,穿刺孔大小需根据书中所应用的腹腔镜设备及手术器具的规格型号选择 5mm、10mm 或 12mm 等。

(3) 手术方法

1) 脾脏的游离:以右侧卧位为例,首先探查脾脏及大网膜,寻找副脾。如有副脾存在,应予以切除。先游离脾下极,用器械抬起脾脏充分暴露脾下极,游离脾结肠韧带,注意游离时尽量贴近脾脏,勿损伤结肠。接着暴露脾胃韧带,打开脾胃韧带并向上方游离,分离胃短血管至脾上极。转至脾脏背侧,游离脾肾韧带,向上至脾上极离断脾膈韧带;也可待脾蒂处理后再转入脾脏背侧面游离(图 27-50,图 27-51)。

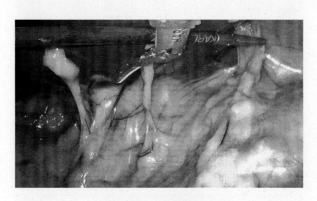

图 27-50　游离脾下极

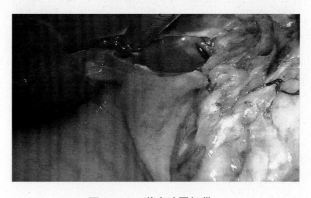

图 27-51　游离脾胃韧带

2) 脾蒂血管的处理:如胰尾距脾门距离较远,可考虑腹腔镜下切割闭合装置一次性处理脾蒂。如胰尾与脾门关系密切,需分步结扎离断脾蒂血管,与开腹脾切除方法相同,先寻找并游离脾动脉,予以结扎离断,后处理脾静脉,予以结扎离断,完全游离脾蒂(图27-52~图27-54)。

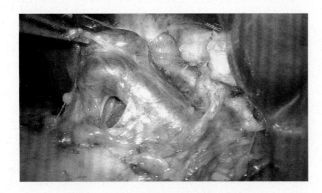

图 27-52　脾蒂的处理,游离脾动脉

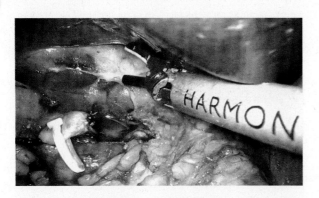

图 27-53　结扎离断脾动脉

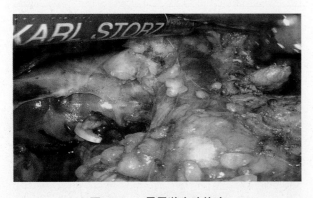

图 27-54　暴露游离脾静脉

3)脾脏的取出:脾脏是否能迅速顺利地取出,与适合的腔镜下取物袋密切相关。将腔镜下取物袋置入腹腔后,装入脾脏并收紧开口,将取物袋开口缘完整地自适合的腹壁切口或扩大后的切口提出,在腹腔外打开取物袋开口,用手指或器械将脾脏在取物袋内破碎后分小块取出。

【脾切除术后并发症】

1. 出血　脾切除术后大出血常发生于术后24~72小时,多与手术过程中血管结扎不确实、止血不彻底相关。对于术后出血量大,非手术治疗效果不满意,甚至出现血流动力学不稳定的患者,应积极手术探查止血。

2. 脾切除术后暴发感染(overwhelming post-splenectomy infection,OPSI)　长期的发病率可能会达到3%~5%,甚至更高,这与年龄、切脾病因及脾切除后的间隔时间长短有关。虽然OPSI终身均有发病可能,但以脾切除术后2年内发病多见。本病国内罕见报道,病因与以下几个方面有关:①脾切除后免疫功能和抗感染能力明显下降,最常见的致病菌为肺炎双球菌占50%~90%,与其相关的死亡率为60%。②脾切除后机体对寄生于红细胞内的微生物的易感性增加,如无脾者致命性疟原虫感染病例,即可发生致命性疟疾。③可增加真菌、病毒及艾滋病病毒感染。脾切除后病理生理发生如下改变:①脾为最大过滤器官,每分钟净化4%~5%的血容量。无脾者这种滤过功能丧失。②脾为产生特异性免疫应答的基地,也是产生各种免疫球蛋白的场所。③脾能合成多种激素或因子,以促进吞噬功能。切脾后虽然补体水平多属正常,但存在激活缺陷。中性粒细胞和自然杀伤(NK)细胞的功能下降,一些细胞因子如白细胞介素、γ干扰素、肿瘤坏死因子等的生产也有改变。切脾后以上免疫机制发生变化,红细胞内出现豪-周小体(Howell-Jowelly bodies),携氧能力降低,易导致乏氧,血小板数量增加,凝聚功能活跃。有利于败血症的发生、发展。一些血管活性物质,如5-羟色胺、组胺、缓激肽、蛋白分解酶等代谢产物增多,导致肺炎症状加重。引起肺毛细血管通透性增加,Ⅱ型肺泡上皮细胞产生的表面活性物质(二软脂酰卵磷脂)减少,以致肺泡顺应性下降,蛋白及水漏出,影响气体交换,进一步出现缺氧及休克,并出现呼吸窘迫综合征。

3. 临床上表现　①OPSI发病急、进展快、病程短。可有发热、肌痛、头痛等不适,并有呕吐、腹痛及腹泻。这些症状无特征,相继出现败血症、化脓性脑膜炎、感染性休克以致无尿DIC等多器官功能障碍等。②实验室检查可发现感染性血象、DIC 指标阳性、红细胞内出现豪 - 周小体，并在外周血中出现大量细菌，其数量可高于一般败血症万倍以上。如细菌学检查阳性，即可确定诊断。

4. 预防措施　①保脾：如脾外伤后非手术治疗观察，局部物理或生物胶止血，缝合修补，脾动脉结扎，部分脾切除及脾移植术等。②预防免疫：如肺炎球菌疫苗、脑膜炎球菌及流感疫苗预防接种。③抗生素预防应用：有人认为脾切除后抗生素预防应终身应用，尤其是切脾后 2 年内，小儿应继续给药至成人，但长期应用亦可出现抗药性。

对 OPSI 患者的治疗，应积极应对。对怀疑者应先治疗再等待其检查结果以免耽误。

部分脾切除（partial splenectomy）　部分脾切除既可以消除或缩减病灶，也可保留脾脏的免疫功能，随着外科技术的进步和对脾脏解剖的进一步了解，近年来开展较多。对于脾外伤的患者，若损伤局限在脾的上极、下极或脾的一部分，脾蒂及脾门附近完好无损伤，患者情况允许而又无法行修补术时，可采用部分切除术。对于脾脏良性占位的患者，若占位局限未累及脾蒂，可考虑行包括占位性病变在内的脾部分切除术。脾部分切除术包括规则性和不规则性两种。前者又称为节段性脾切除，是依照脾内血管分布规律所施行的脾段切除、脾叶切除或半脾切除，也可根据实际情况施行不规则性脾部分切除术。一般认为部分切除不宜超过正常脾脏体积的 2/3，保留 1/3 以上的脾脏才能维持脾功能。具体方法为：结扎相应的脾脏血管后，脾脏表面即显示出血运障碍和血运良好部分的分界线，在此线之健侧 0.5cm 切断脾组织，结扎断面血管，残面用 U 形缝合并用大网膜覆盖。

（陈巍）

参考文献

1. SUPERINA R.Portal hypertension.In：Grosfeld JL，O'Neill JA，Fonkalsrud EW，et al.eds. Pediatric surgery［M］.6th ed.Philadelphia：Mosby，2006，1651-1670.
2. SUPERINA R，BAMBINI D A，LOKAR J，et al.Correction of extrahepatic portal vein thrombosis by the mesenteric to left portal vein bypass［J］. Ann Surg，2006，243：515-521.
3. 庞文博，陈亚军. 脾囊肿诊治现状［J］. 国际外科学杂志，2008，35（6）：407-409.
4. PANG W B，ZHANG T C，CHENY J，et al. Space-occupying benign lesions in spleen：experiences in a single institute［J］. Pediatr Surg Int，2009，25（1）：31.
5. 庞文博，张延冲，彭春辉，等. 儿童脾脏良性占位性病变的外科诊治［J］. 中华小儿外科杂志，2012，33（11）：823-825.
6. LÓPEZ-TERRADA D，ALAGGIO R，DE DÁVILA M T，et al.：Towards an international pediatric liver tumor consensus classification：proceedings of the Los Angeles COG liver tumors symposium［J］. Mod Pathol 2014，27：472.
7. MEYERS R L，ROWLAND J R，KRAILO M，et al.Predictive power of pretreatment prognostic factors in children with hepatoblastoma：a report from the Children's Oncology Group［J］. Pediatr Blood Cancer，2009，53：1016.
8. SHI Y，ROJAS Y，ZHANG，et al. Characteristics and outcomes in children with undifferentiated embryonal sarcoma of the liver：A report from the National Cancer Database［J］. Pediatric Blood & Cancer，2016.
9. KENNETH N G，DO，DOUGLAS B. Mogul. Pediatric Liver Tumors［J］. Clin Liver Dis，2018，22（4）：753-772.
10. LÓPEZ-TERRADA，DOLORES，ALAGGIO R，et al. Towards an international pediatric liver tumor consensus classification：proceedings of the Los Angeles COG liver tumors symposium［J］. Modern Pathology，2014，27（3）：472-491.
11. FERNANDEZ-PINEDA I，MALKAN A D. The Evolution of Diagnosis and Management of Pediatric Biliary Tract Rhabdomyosarcoma［J］. Current Pediatric Reviews，2016，12（3）：190-198.

第二十八章　泌尿生殖外科(腹部)

第一节　小儿泌尿生殖外科概论

小儿泌尿生殖外科囊括了从复杂的修复手术如膀胱外翻到简单的门诊常见病如包皮粘连、小阴唇粘连。小儿不是"小大人",因而无论在病种或治疗上也与成人不尽相同。此外,同一种疾病在不同年龄段,治疗手段也可能不同,例如1岁以下小婴儿患后尿道瓣膜症,没有合适的膀胱镜,应先做膀胱造口,引流尿液。

国内早在1936、1937年间施锡恩、谢元甫就已报道后尿道瓣膜症、孤立肾等先天性泌尿生殖系畸形,其后尤以施锡恩尚有不少有关小儿泌尿外科疾病的论著。但在漫长年代中,都只限于个

案报道。1972年8月首都医科大学附属北京儿童医院外科首先成立泌尿组,得到北京大学第一医院泌尿科的支持与帮助,尤以孙昌惕、吴文斌医师不时给予具体指导。20世纪70年代末以来各项事业飞速发展,上海、沈阳、成都、重庆、山西、西安、南京、天津等各儿科医院中,先后均有从事泌尿外科专业的医生。1987年5月,在苏州会议上成立中华医学会小儿外科学分会,会上有小儿泌尿外科专题讨论会,继之成立泌尿外科学组。吴阶平、熊汝成、虞颂庭、马永江、张金哲、佘亚雄、童尔昌等老前辈都积极参与并领导这些工作。1989年至今分别在全国多大城市召开全国小儿泌尿外科学术会议。至今已经举办了十三届,参加会议人数从最初的几十人扩大到目前的三百余人,说

明中国的小儿泌尿外科的规模发展壮大。此外，1999 年在北京成立并召开第一届亚太地区小儿泌尿外科学术会议。其后每年都分别在亚太地区如加利福尼亚、马尼拉、中国香港、首尔、上海等地召开亚太地区小儿泌尿外科学术会议。至今已经举办了二十一届，我国均有小儿泌尿外科医师前往参加并主持会议，代表了中国小儿泌尿外科与国际水平逐渐接轨。伴随中国经济的发展，国力增加，医学水平进步，我国越来越多的小儿泌尿外科医生走出国门，去参观学习、交流，带动了小儿泌尿外科事业的进步。目前除在我国各大城市有小儿泌尿外科专业人员外，多数地区则由成人泌尿外科、小儿普外科或成人普外科兼做小儿泌尿、生殖外科工作。

实际上很多小儿泌尿、生殖外科疾病，需要各有关专业医师共同协商处理，例如膀胱输尿管反流与肾内科，性别发育异常与内分泌医师、心理及精神科医师协同处理等。

一、常见症状及门诊常见病

自 20 世纪 80 年代以来，B 超越来越普及，常作为产前胎儿常规检查，因之泌尿系畸形如肾积水、肾囊性病变等可于小儿出生前被检出，这就使无症状的小儿泌尿生殖系畸形就诊者增多，改变了小儿泌尿生殖系畸形因有症状就诊的情况。

【泌尿系感染】　小儿泌尿系感染是常见病，12月龄以下小儿，男性发病率为 1.2%，女性为 1.1%，也是泌尿系解剖结构异常尤其是尿路梗阻最常见的合并症。在小儿感染疾患中，泌尿系感染仅次于呼吸系统感染，居第二位。约 2/3 的男孩和 1/3 的女孩在泌尿系结构异常的基础上并发感染，3/4以上的女孩泌尿系感染后会复发，故凡是患泌尿系感染的小儿，如情况稳定应尽早用无创性的 B 超做初步筛查，了解肾脏、输尿管、膀胱及尿道的状况。如 B 超检查有异常，须做静脉尿路造影或其他影像检查。男婴的后尿道瓣膜症在控制泌尿系感染的同时需引流尿路，如留置导尿管。如小儿对治疗反应良好，应在感染控制后 2~4 周做排尿性膀胱尿道造影检查(voiding cystourethrogram,

VCUG)。观察有无膀胱输尿管反流以及男孩尿道有无畸形如后、前尿道瓣膜症。在感染控制后至排尿性膀胱尿道造影检查前应给维持量的预防性抗生素，小儿泌尿系感染不必做膀胱镜检查，只在特殊情况下需要时才进行。

【血尿(hematuria)】　血尿可以是肉眼血尿，或因其他情况被检出有镜下血尿。血尿可并发有临床症状如发热、水肿、高血压、尿急、尿频，或无症状性血尿；血尿可以单独存在，或并有蛋白尿、脓尿。

血尿在小儿尿常规检查中是常见的，是指 >5 RBC/HPF(高倍视野)。6~15 岁小儿有镜下血尿可达 0.25%~1.6%，多为原因不明，或所谓"良性血尿"，并不说明肾有明显病变，因为正常小儿每日可排出少量 RBC 及蛋白。必须连续 2~3 次检查都有血尿，才考虑做进一步检查。我国 1986 年对224 291 名 2~14 岁儿童进行尿过筛检查，最终诊断为无症状血尿者 942 例(0.42%)。Ingelfinger 等在儿科临床急症中肉眼血尿发生率为 1.3/1 000，更多见镜下血尿。Dodge 等分析 12 000 学龄儿童5 年间连续 5 个尿标本、计算镜下血尿的人数，女童为 32/1 000，男童为 14/1 000。血尿更多见于内科情况，血尿可来自肾小球、肾间质、肾血管或尿路疾病等，如炎症、外伤、肿瘤、结石。

今简述血尿常见的原因如下：

(一) 良性家族性血尿(benign familial hematuria)或称薄基底膜病(thin basement membrane disease)　儿童或少年表现为持续镜下血尿，无或伴轻度蛋白尿，与奥尔波特综合征的不同在于：

1. 不聋，也无耳的异常；

2. 罕见肾功能受损；

3. 肾活体电镜检查肾小球基底膜不厚也无致密层分裂。本症过程呈良性，不进展，也不必处理。

(二) 肾小球肾炎　虽然绝大多数小儿肾小球肾炎的预后比成人好，但儿童及少年的慢性肾小球肾炎仍是肾功能不全的最常见原因之一。肾小球血尿是肾小球基底膜组织结构缺陷或破裂的结果，包括急、慢性肾小球肾炎以及遗传性肾炎等。

1. 急性链球菌感染后肾小球肾炎(acute post-

streptoccal glomerulonephritis-APSGN） 经过咽部或皮肤 A 族链球菌感染后 1~3 周的潜伏期可发生 APSGN。发病高峰是 7 岁儿童,罕见于婴儿。男性的发病率 2 倍于女性。虽然临床表现差别很大,但多有血尿、水肿、高血压和程度不等的肾功能受累。临床症状持续 1~2 周后消退,镜下血尿可持续数月至数年。95% 以上的患者可获痊愈。抗链球菌溶血素 O(anti-streptolysin,ASO)试验,C3 测定以区别急性链球菌感染后肾小球肾炎或非急性链球菌感染后肾小球肾炎。如 8 周后 C3 持续降低,并有高血压、显著蛋白尿以及氮质血症,须考虑肾活体检查。治疗为限水、限盐,利尿及降压,如仍有链球菌感染、则须用抗生素。

2. 紫癜肾炎(Henoch-Schonlein purpura nephritis) 是一系统性血管炎,可侵及皮肤、胃肠道、关节或及肾脏。发病高峰在 4~6 岁,治疗目的是保护肾功能,病情进展者用免疫抑制剂,约 2% 的病例最终导致肾损害。

3. IgA 肾病(Berger 病) 是一组特殊类型的原发性肾小球肾炎,多见于年龄较大儿童和青年,男性的发病率 2 倍于女性。起病前多有诱因,最常见为病毒所致上呼吸道感染,临床表现多样化,虽然 ASO 可能增高,但 C3 值正常。典型症状是间歇性及复发性肉眼血尿或镜下血尿,可以伴发蛋白尿。肉眼血尿多于上呼吸道感染后出现,数日后自消。绝大多数 IgA 肾病患者血压及肾功能正常。4% 的 IgA 肾病患者经过 4 年的病程可自然缓解,但绝大多数为进行性,病情也可有反复,确诊只能依靠肾活体组织检查。本病无特效疗法,根据患者不同特点及不同病程,采用不同措施,目的是保护肾功能,减慢病情进展,近 10 年来国内外对应用激素及免疫抑制剂治疗仍有争议,应用方法及疗程也各不相同。

4. 奥尔波特综合征(Alport syndrome) 表现为镜下或肉眼血尿,有显著家族史。本病为进行性肾功能减退,男重于女,50% 伴神经性高频区耳聋,15% 有眼部异常。

（三）间质性血尿 可分为感染性、代谢性、药物性、中毒性、解剖性及肿瘤性。

1. 感染性 常见肾盂肾炎,除发热外,有腰腹痛、尿频、脓尿并常伴镜下血尿。血尿是因肾实质的炎症所致,随炎症的治愈而消失。

2. 代谢性 一些遗传性代谢失调也可引发肾钙质沉着症,它使弥漫性肾的钙含量增高,但未形成结石。肾钙质沉着症及特发性高钙尿症可表现为镜下或及肉眼血尿。

3. 药物及中毒性 非甾体抗炎药常导致间质性肾炎及肾中毒。

4. 解剖性 一些先天畸形可伴发镜下或肉眼血尿。肾囊性病变如单纯性肾囊肿、多囊肾常因轻或中度外伤后出现血尿而就诊。

5. 肿瘤性 小儿肾母细胞瘤多以腹部肿物就诊,少见血尿,易用腹部超声检出。

（四）血管性血尿 如镰状细胞肾病、左肾静脉压迫综合征及外伤等,小儿腹部钝伤后,易有尿路创伤,可因血尿就诊。

（五）尿路疾病 又可分为感染或炎症性,高钙尿症或结石,外伤,及解剖异常。后者如尿路梗阻时可并发血尿。

在诊断方面须注意药物改变尿色,如卟啉尿;酚红、刚果红、氨基比林、柔红霉素等均可使尿呈红色;新生儿尿中排出较多尿酸盐时也可使尿布红染;红色尿也见于血红蛋白尿及肌红蛋白尿;某些食物、蔬菜中的色素也可使尿呈红色。

如血尿合并红细胞管形或不相称的蛋白尿,须进一步查明肾脏方面的情况,包括 C3 及 ASO 指标。影像检查如 B 超、静脉尿路造影检查未见异常,也无肾小球肾炎征象,则应除外高钙血症,可测 24 小时尿钙排出量或测尿钙与肌酐比值。如影像检查未见异常,则很少须做膀胱镜检查。

家长对小儿有肉眼血尿时,常担心小儿有大量失血。实际上 1L 尿内有 1~2ml 血,就可使尿呈红色。除非合并外伤或罕见的肾囊性疾病,肉眼血尿常不引起细胞密度下降。

对镜下血尿来说,如在 2~3 周内连续 3 次尿检查中有 2 次红细胞为 5~10 个/HPF,才定为血尿。因为运动可引起良性镜下血尿,故随访中、不要在运动后取尿标本。如有持续血尿需随访有无蛋白尿或高血压出现。

【遗尿(enuresis)】 如小儿白天活动正常,没有遗尿,体格检查也正常,只是夜间尿床,就不必进行系统的泌尿系检查。可追问遗尿开始的情况或在排尿前后用超声检查膀胱,有无残余尿。傍晚限制入液量,试用一些药物,如去氨升压素片也可用条件反射如用闹钟定时唤醒小儿排尿。除遗尿外小儿尚有尿路感染史,体检中疑有肾结构异常如输尿管口异位、尿路梗阻或神经源性膀胱功能障碍,除用 B 超做初步筛查外,须做进一步泌尿系检查,如静脉尿路造影、排尿性膀胱尿道造影,尚须做尿动力学检查及拍摄腰骶椎 X 线片。

有些小儿有白天湿裤和 / 或夜间湿裤但无尿路感染,如这些小儿也有无抑制性膀胱收缩现象(尿频、尿急、湿内裤、尿后仍有排尿感),可应用抗胆碱药物,如有效果,就不必做进一步的尿路检查。

【腹部肿物(mass in abdomen)】　婴儿腹部肿物最常见的原发部位是泌尿系统,常于产前经超声检出,其次是在出生后、离院前被检出。新生儿、小婴儿耻骨上区肿物在男孩可能是膨胀的膀胱,应疑及后尿道瓣膜症。新生儿期以后,肾脏肿物中最常见的是肾积水及肿瘤。病史应包括有无腹痛、发作情况以及有无外伤、排尿功能有无异常。体检应注意肿物大小及硬度。影像检查首选腹部 B 超,它可检出肿物来源,是实质性抑或囊性。如为实质性肿物,应多考虑肾母细胞瘤,如为囊性则可能是肾积水,应做相应的进一步检查,如静脉尿路造影、CT 及 MRI 等。

【尿道下裂(hypospadias)】　阴茎畸形中最常见的是尿道下裂,应辨认尿道口位置及阴茎下弯程度,多可于 1 岁左右行修复手术,应向家长解释手术矫治可能出现的各种情况。重度尿道下裂即尿道口位于近端或有其他合并畸形,如隐睾症应注意有无性别畸形。如有尿路感染的病史,应进一步做腹部超声检查,筛查有无并发前列腺囊。

【睾丸未降(undescendent testis)】　小儿常以"阴囊内无睾丸"就诊,有些实际上是睾丸回缩,故体格检查很重要。体检的房间和检查者的手要温暖,在小儿精神放松的情况下将位于腹股沟部的睾丸推入阴囊,睾丸可在阴囊内停留,不会立刻回缩,称为睾丸回缩。这些小儿的阴囊发育良好,

而隐睾者的阴囊发育不良,小而空虚,可用 B 超作初步筛查,若仍未检出睾丸情况,再做腹腔镜检查。

双侧不能触及睾丸时,也可作腹腔镜检查,如采用绒毛促性腺激素(HCG)刺激试验,即睾酮水平低,对 HCG 刺激无反应并伴黄体素(LH)及促卵泡激素(FSH)增高,可诊为无睾症。

隐睾症小儿合并尿道下裂尤以严重尿道下裂时需注意性别畸形,应检查性染色体核型。

【阴囊肿块(scrotal mass)】　应询问阴囊肿块存在的时间、变化、有无症状及与活动的关系;须检查腹股沟部精索厚度,以了解有无鞘状突未闭;做阴囊肿块透光试验以分辨是囊性抑或实质性。如为交通性鞘膜积液,则小儿平卧后可将液体挤入腹腔,当站立或咳嗽增加腹压时肿块又徐徐出现。

小儿虽不常见睾丸肿瘤,但睾丸肿瘤时睾丸呈无痛性增大。阴囊的超声检查对阴囊肿块的诊断帮助很大。

少年时期左侧阴囊常见精索静脉曲张,站立时出现,平卧后消失。如伴发左侧睾丸小于对侧,当结扎曲张的精索静脉后,可使生长落后的左侧睾丸恢复其生长速度。

【尿道口狭窄(meatus stricture)】　男孩如曾做过包皮环切术,则有可能发生继发于手术或炎症的尿道口狭窄,使尿线细如火柴梗而排尿次数及排尿量正常。此时可用眼科涂眼药的玻璃棒试探尿道口狭窄情况,并于局麻下切开。做尿道口切开后的数周内须用眼药棒试探,每日 1~2 次,以保持尿道口畅通。

【尿道外口囊肿(Tyrson's cyst)】　门诊时常见小男孩在尿道外口边缘有一直径为 0.2~0.5cm 的表皮下囊肿,透明,不影响排尿,可不予处理或做去顶手术。

【小阴唇粘连(labial fusion)】　小阴唇粘连在门诊经常见到,家长多以外阴畸形就诊。多见于 2 岁以下婴儿,可以是先天性的,也可因炎症刺激而致粘连。检查外阴时,可见两侧小阴唇在中线粘连成膜状。膜薄、灰色透明,在膜的前端近阴蒂处留有一孔,尿即由此排出。可将探针或小弯

钳从前端小孔插入,逐渐向后移动,将粘连分开,分离后的小阴唇粗糙面可涂少量液状石蜡或油质软膏。

二、小儿泌尿生殖外科疾病的诊断

正确的诊断来源于详尽的病史、系统的体格检查及科学的检查手段。成人泌尿外科常以膀胱刺激症状、血尿和排尿困难就诊,小儿尤以婴幼儿不会申述病情,可以全身症状就诊,如发热、食欲不振、消瘦以及生长发育迟滞等。有些患者在就诊泌尿科前常已做了很多不必要的检查。如肾盂输尿管连接部梗阻所致先天性肾积水,因表现为腹痛、恶心、呕吐,医生误以为胃肠道疾患而做钡餐检查。患后尿道瓣膜症的婴幼儿因伴尿路感染及肾功能不全有发热及代谢性酸中毒,可误为呼吸道感染而延误治疗。

体检是诊断的重要组成部分,除泌尿、生殖外科检查外,全身检查是必要的,以便排除与泌尿系统疾病有关的或引起泌尿系统症状的其他系统疾病。例如引起小儿排尿困难的疾病中除先天性尿路梗阻性疾病外,其他常见者尚有神经源性膀胱功能障碍、膀胱、前列腺肿瘤、骶前肿瘤以及下尿路结石。除检查骶尾部及会阴有无异常外,直肠指诊就很重要,这项极简单的检查是发现肛门括约肌状况、膀胱结石、骶前肿块及膀胱肿瘤浸润范围的重要手段,对诊断及治疗有重要意义。

化验检查方面除血、尿常规外,要根据病情做相应的检查。如疑患神经母细胞瘤则应做尿儿茶酚胺最终代谢产物香草扁桃酸（VMA）测定,行骨髓穿刺查瘤细胞;疑有卵黄囊瘤则测血甲胎蛋白（AFP）;肾功能不良患者为了解肾功能,应测定血液中钾、钠、氯、钙、磷、尿素氮、肌酐、尿酸等物质。

影像学检查方面首选诊断迅速和无损伤者,如 B 超可探查肾脏大小、轮廓、位置及内部结构;可发现静脉尿路造影不能显示的小囊肿;对肾结石及发育不良的小肾定位也有帮助;对轻度肾积水的判断不可靠,对中、重度肾积水可测定残留肾实质的厚度;能较准确地确定肾上腺肿瘤的大小、位置,结合临床及 CT 做出诊断;能检出扩张的输尿管或静脉瘤栓;在超声引导下可做肾囊肿、积水的肾、输尿管穿刺造影;可了解膀胱残余尿量;检出膀胱底部的输尿管膨出及肿瘤;对鉴别阴囊内实性或囊性肿块也有实用价值。

X 线平片、静脉尿路造影及排尿性膀胱尿道造影仍然是经常采用且有诊断价值的检查方法。平片主要是检查尿路结石及骨骼病变。应用高浓度大剂量造影剂做静脉尿路造影及延迟摄片时间,可使应用常规造影方法不显影或显影不满意的病变能获得清晰的显像。近年来静脉尿路造影在不少单位已被磁共振成像（MRI）及肾核素扫描所代替。排尿性膀胱尿道造影则用于了解下尿路解剖形态及有无膀胱输尿管反流。逆行肾盂造影在小儿则需在麻醉下进行,目前应用不多。经皮肾穿刺造影近年来多已被超声检查所取代。

CT 对肾上腺、肾、膀胱肿瘤能准确地显示其侵犯范围及腹膜后淋巴结转移情况。对肾外伤则可显示肾实质受伤程度如皮质裂伤、尿外渗、肾周血肿范围以及血管损伤。

肾核素扫描是用放射标记物测定肾脏对示踪剂的吸收、分泌、排泄的过程,用以了解双侧肾功能及上尿路排泄情况,适用于尿路梗阻及分侧肾功能的诊断。

磁共振成像能获得肾、肾上腺病变的清晰显像,并清晰显示上尿路梗阻部位。

膀胱镜检查可治疗尿道瓣膜症及外伤性尿道狭窄,输尿管肾盂镜和经皮肾镜检查有一定危险。腹腔镜对摸不到的隐睾定位有帮助。

根据上述情况,目前绝大多数小儿泌尿、生殖外科疾病可作出术前诊断,使治疗能按计划进行。

三、治疗与研究工作的进展

【分子生物学基础与基因的研究】 先天泌尿生殖器官的畸形是身体各部先天畸形中发病数较高的。近年对人体基因组的研究和对小鼠基因工程试验揭露新生儿常见的肾、输尿管各类畸形是多基因疾病,即因多基因同时有缺陷所致,常包括血管紧张素Ⅱ受体基因（angiotensin type 2 receptor gene, AGTR2）异常。在泌尿生殖系统中可同时有多种畸形,又可和其他器官的畸形同时并存,如肛门闭锁、食管气管瘘以及心脏畸形等,而婴儿有先天性腹肌发育不全常合并泌尿生殖系畸形。现已知由正常细胞转变为肿瘤细胞是受基因调节的。10%~15% 的小儿癌肿是遗传或家族性,如肾母细胞瘤、视网膜母细胞瘤、神经纤维瘤病等。这些肿瘤的发生可为单基因所致。但更多肿瘤的发生是受内、外环境多种因素调节的。遗传基因的变异包括肿瘤发生学基因的三大类信号传递系统:原癌基因正面地调控细胞的增殖、抑癌基因负面地调控细胞的增殖,而变异基因如实地反应 DNA 变化复制过程的真实性。

【影像学检查】　尿路的影像学检查方法很多,如 B 超、X 线、核素、CT 和 MRI,每种检查根据需要,提供尿路的形态或者功能,当然也与医生的习惯、放射线量,及检查方法的价格和设备有关。如核素膀胱造影(NCG)的放射线量比常规 VCUG 小,但尿道影像显示不清,宜用于抗反流输尿管再植术后的复查。对上尿路梗阻可选用 IVU 及 B 超可了解有无输尿管扩张以协助定位,必要时也可用螺旋 CT、MRI 检查。腹膜后肿瘤的定位、肿瘤边界与周围脏器的关系以及有无腔静脉瘤栓可选用 B 超、彩色多普勒、CT 和/或螺旋 CT、MRI 检查。

【尿流动力学在小儿下尿路病变中的应用】尿流动力学对小儿下尿路功能不良起到重要的评估作用。很多小儿经用尿流动力学检查,可以评估他们的膀胱逼尿肌与尿道外扩约肌功能,从而了解其病理生理进程。影像尿动力学检查也已开展。

【腹腔镜在小儿泌尿外科的应用】　腹腔镜在妇科的应用已超过 50 年,在泌尿、生殖科方面,最初 Gans 等于 1973 年报道腹腔镜应用于一些病种的诊断,如触摸不到的隐睾症、性别畸形。其后受经腹腔镜成功切除胆囊的影响,才广泛开展各类腹腔镜手术。虽然腹腔镜术后痛苦小、恢复快,但不能替代全部泌尿、生殖外科的开放手术。现已用于小儿泌尿、生殖外科方面的病种有摸不到的隐睾症的诊治,性别畸形的性腺探查、活体检查或及切除,腹股沟斜疝及鞘膜积液可同期了解对侧腹股沟内环情况,有无鞘状突未闭(解决一侧病变后,对侧又出现明显腹股沟斜疝或及鞘膜积液者

可达 16%~20%),肾及肾部分切除,离断性肾盂成形,抗反流术(Lich-Gregoir 术)以及肠扩大膀胱术等。机器人手术国外开展较国内广泛。

【先天性肾积水 - 肾盂输尿管连接部梗阻】基本上统一了认识,即使对巨大肾积水,其分肾功能保持在 10% 以上,也应做保留肾脏的离断性肾盂成形术,手术成功率可达 95% 以上。近年来由于产前超声检查普及,先天性肾积水宫内检出率高。是否新生儿期即行手术目前尚有争议。利尿肾图检查对诊断有显著帮助。EAU 指南建议 UPJO 患者均行 VCUG 检查,了解有无 VUR,但国内开展少。目前腹腔镜手术已成熟且普及。

【输尿管膨出症(ureterocele)】　先天性下尿路梗阻性疾病中,输尿管膨出症在男孩中仅次于尿道瓣膜症居第二位,在女孩中则是第一位。临床表现最多的是尿路感染、排尿困难,女孩可因膀胱颈及尿道背壁肌肉发育不良或缺失而有尿失禁。诊断中除注意并发的膀胱输尿管反流外,当输尿管膨出瘪缩时可被误诊为其他尿路病变。治疗须根据患肾功能及输尿管膨出位置来定。如并发于重肾、双输尿管畸形的异位输尿管膨出症,上肾部功能严重受损或丧失则选患侧上肾部切除,再手术率约为 20%。如为单纯性或所谓正位输尿管膨出症,且肾功良好又不并发于重肾、双输尿管畸形,则首选经膀胱镜在输尿管膨出下缘电灼相当于 F3 直径小孔。当然如单纯性输尿管膨出症没有症状,可随诊监测,不必处理。

【膀胱输尿管反流(vesicoureteral reflux, VUR)】　膀胱输尿管反流,尿液不但逆流入输尿管,也常逆流入肾的集合系统。VUR 可以是原发性或继发于高压排尿如后尿道瓣膜症、神经源性膀胱功能障碍、排尿功能不良等。VUR 治疗目标是防止反复的泌尿系感染及肾脏损伤。包皮环切可减少婴幼儿反复泌尿系感染发生。膀胱肠道功能障碍(BBD)儿童反复泌尿系感染发生率高,VUR 自愈率低,内镜治疗成功率低,手术治疗后易发生泌尿系感染。随着腹腔镜的开展,近年来 Lich-Gregoir 术治疗 VUR 渐增多,但如双侧均需手术,输尿管再植术选用较多。行输尿管再植术前均应行膀胱镜检查。注射 Defux 国内应用少,效果

不详。

【尿道下裂(hypospadias)】 尿道下裂尿道成形术近40多年来在治疗上有飞跃进步,20世纪60年代国内只有各案报告且手术成功率很低,1965年吴文斌等报道改进的Denis-Browne分期术式,使手术成功率达到80%以上,但手术要分期且尿道口只做到冠状沟,这显然不能满足患者的要求。目前国内外已发表的术式在300种以上,但尚没有一种术式能适应各型尿道下裂。总的来说趋向一期尿道成形,要求阴茎下弯充分矫正,外观接近正常,正位尿道口及排尿畅通。一般按有无阴茎下弯及尿道口位置决定手术方式,也常根据术者对各术式的理解及经验决定术式。常用术式有Duckett带蒂包皮管形、加盖岛状皮瓣尿道成形术,Mathieu(翻转尿道口基底皮瓣)及Snodgress(尿道板卷管)等,一期手术成功率达70%~90%。遇有经多次手术,没有足够组织修复尿道时,只好用游离移植物,国外用得比较多的是颊黏膜。至于手术年龄,由于小儿阴茎的发育1岁与3岁差别不大,而蹲位排尿给小孩及家长带来很多焦虑及心理影响,且年龄越大,手术反应也越大,故应于12~18个月龄手术,至少于入幼儿园前即2~3岁前完成手术为好。

【隐睾症(cryptorchidism)】 隐睾治疗目的是解除给小孩及家长带来的焦虑及心理影响,解除对生育能力的影响,减少睾丸扭转及损伤机会及易于发现睾丸恶变。回缩睾丸不是隐睾,但应密切随访,每年检查一次至青春期。诊断性腹腔镜检查是诊断不能扪及隐睾的金标准。对双侧未扪及睾丸的男性新生儿应对性发育障碍(DSD)进行评估。因成功率低,缺乏远期疗效证据,不推荐激素治疗诱导睾丸下降。手术应在6~18个月龄内完成。10岁及以上隐睾患者,且对侧睾丸正常者,因为有后期恶化的理论风险,可选择切除患侧睾丸。双侧隐睾患者生育率明显下降。

【后尿道外伤】 后尿道外伤常是严重、复杂外伤的一部分如车祸、挤压伤。当患者生命体征平稳,如疑有尿道外伤,应尽早做排尿性膀胱尿道造影(VCU)。造影时只将导尿管插入1~2cm时就注入造影剂,以免强力或将导尿管插入过深会使

不完全性尿道断裂撕扯成完全性尿道断裂。不完全性尿道断裂可做膀胱造瘘,完全性尿道断裂如条件允许,应做经耻骨上及会阴联合入路的尿道端端吻合术。

对陈旧性后尿道外伤,应用B超或及静脉尿路造影了解上尿路情况,做排尿性膀胱尿道造影检查尿道狭窄或及闭锁的部位及其长度以及有无膀胱输尿管反流。短段者(长度<1cm)可经尿道镜做内切开,狭窄或及闭锁段在1~2cm者可在内切开基础上加用螺旋形镍钛记忆合金支架,如病变部>2cm或合并尿道直肠瘘、尿道会阴瘘须行开放手术。若显影的近端尿道长可经会阴入路,否则须经耻、会阴联合入路修复尿道。

【小儿泌尿生殖系肿瘤(urogenital tumor)】 越来越强调多学科联合诊疗:影像科、泌尿外科、病理科、输血科、肿瘤科、营养科、心理科等。肾母细胞瘤有人提出保留肾单位肿瘤切除术,但病例数少,效果难以评估,对局限在肾脏一极、体积较小的肿瘤可行尝试。肿瘤的任何外溢均归于Ⅲ期。膀胱横纹肌肉瘤行膀胱全切存活率高,但患者及家长接受困难。儿童睾丸不成熟畸胎瘤较少见,首都医科大学附属北京儿童医院2005年至2015年收治19例,8例行瘤睾切除术、11例行保留睾丸肿瘤剜除术,术后均未行化疗,15例获随访,均无瘤存活,未见肿瘤复发及转移。考虑其生物学特性为良性过程,可行保留睾丸的肿瘤剜除术,术后需密切随诊。

四、小儿肾衰竭的处理与肾移植

(一)急性肾衰竭(acute renal failure,ARF) 急性肾衰竭是指肾小球滤过率(GFR)突然降低,导致血清尿素氮、肌酐、钾、磷升高,常是可逆性。ARF常并发少尿[尿排出量<300ml/(m²·d)]或无尿(24小时内无尿液排出)。如能早期诊断和合理治疗,必要时加用透析治疗,可降低病死率。

【病因】

1. 肾前性 任何原因导致的血容量减少如脱水,低血压或休克,大出血,烧伤,败血症时外周血管扩张,充血性心力衰竭,肾动脉血栓以及药物因素(非激素类抗炎药,血管紧张素转化酶抑制剂)。

2. **肾性**　最常见的原因是肾实质损害。

(1) 急性肾小管坏死:缺血性(大出血,休克持续时间长,肾动脉尤以肾小动脉痉挛引起肾缺血),或对肾脏有毒性的药物(氨基糖苷类抗生素如庆大霉素、卡那霉素,环孢素,顺铂,大量造影剂等)直接作用于肾脏。

(2) 急性肾间质疾患:急性间质性肾炎,急性肾盂肾炎,药物过敏等。

(3) 急性肾小球肾炎。

(4) 溶血性尿毒综合征。

3. **肾后性**　任何原因的尿路梗阻都可引起急性肾衰,先天性疾病如后尿道瓣膜症、神经源性膀胱,肿瘤压迫输尿管,尿路结石特别是孤立肾结石突然嵌入输尿管,膀胱或及输尿管创伤等。

【临床表现及诊断】

1. **病史**　如有脱水、败血症或手术史导致血容量减少则疑为肾前性氮质血症或急性肾小管坏死。血性腹泻后苍白、乏力则疑为溶血性尿毒综合征。如近日有服用药物的历史如氨基糖苷类抗生素则为肾受毒性药物的作用。肉眼血尿或茶色尿可能是急性肾小球肾炎。

2. **体格检查**　急性肾衰时常有苍白、水肿、高血压,如有肺水肿或充血性心力衰竭则有呼吸窘迫症。肾肿大常是有尿路梗阻,新生儿膀胱膨胀可能有后尿道瓣膜症。

3. **化验及影像学检查**　须做血、尿常规,血清电解质、尿素氮、肌酐、钙、磷检查。如有脓尿须做尿培养而B超可做初步筛查有无尿路形态异常。

【治疗】　包括处理病因及其所带来的ARF临床表现。如为肾前性须补充液体,肾性常须限制液量,而肾后性则须解除尿路梗阻。今分述于下:

1. **液量**　临床判断患者液体情况以指导治疗,如有腹泻、呕吐病史则疑为肾前性氮质血症。尿比重高(>1.020),尿钠低(<20mmol/L),钠排泄分数低(<1%),尿渗透压高(>500mOsm/L)及血清BUN:Cr>20。

如少尿,疑诊为肾前性氮质血症可用补液试验,即2:1糖盐等渗液,10~20ml/kg快速输注(30~60分钟内输完),同时用血压、心率或及中心静脉压监测。如改善循环后,尿量明显增加,血

清BUN及Cr下降,就不需要进一步治疗。如尿量仍<17ml/h则疑诊为急性肾小管坏死。多数小儿ARF时有水潴留,表现为全身水肿、胸腔积液、腹水,严重者可发生肺水肿、充血性心力衰竭,应限制水、盐入量,量出为入。每日液量 = 尿量 + 不显性失水 + 异常损失 − 食物代谢和组织分解所产生的内生水。不显性失水按 400ml/(m^2·d) 或婴儿、幼儿、儿童分别为 20ml/(kg·d)、15ml/(kg·d) 及10ml/(kg·d),内生水按 100ml/(m^2·d)。可试用呋塞米 1~3mg/kg 静脉输注,每 6 小时可重复一次。其他利尿药有布美他尼(bumetanide,髓袢利尿剂)及噻嗪类(thiazide),如单用肾小管利尿剂效果不好,可加口服美扎拉宗(metolazone)或经静脉给氯噻嗪(chlorothiazide)。如利尿剂治疗失败尤以有肺水肿时应考虑透析治疗。

2. **高血压**　血压因患者年龄、性别及身材大小而异。高血压多因水潴留、血容量过大所致,当然也可有肾脏分泌肾素增多的因素。治疗应严格限制水分入量,限盐及利尿。轻度高血压可不予处理,中度及重度高血压通常用钙通道阻滞剂(硝苯地平)、血管紧张素转化酶抑制剂(卡托普利,依那普利)及 β 受体阻滞剂(普萘洛尔)。如严重高血压导致高血压脑病则需迅速降压,可用硝普钠静脉滴注,将硝普钠 10~20mg 加在 5% 葡萄糖 100ml 内,根据血压调节滴数 0.5~8μg/(kg·min),使血压稳定在一定水平。

3. **电解质紊乱**

(1) 低钠血症:应区分是稀释性或缺钠性,前者用严格限制水分入量,多可纠正。缺钠性者当血钠 <120mmol/L 且又出现低钠综合征时,可适当补充 3% NaCl,1.2ml/kg 可提高血钠 1mmol/L,3~6ml/kg 可提高血钠 2.5~5mmol/L。计算出总量,先给 1/3 量。

(2) 高钾血症:ARF 时电解质紊乱中最危险的是高钾血症,它可导致 ECG 变化,有心律不齐甚至心脏停搏的危险。轻度高钾血症虽然没有症状,但须认出,以防严重合并症。限制钾入量,如有代谢性酸中毒,应予纠正。持续轻至中度高钾血症而无 ECG 变化,可给阳离子交换树脂口服或灌肠 0.5~1g/(kg·次),6 小时后可重复,使钾从消化道排

28

出。钙型或钠型树脂中的钙或钠与钾交换,使钾排出体外,钠型树脂中的钠进入体内,可因钠潴留导致水潴留,故近年来多用钙型树脂。如急性肾衰时,患者尿量不少,用利尿剂可增加钾的排出。严重高钾血症并有 ECG 变化者需迅速矫正,在心脏监护下,首先于 5~10 分钟内静脉输入 10% 葡萄糖酸钙 0.5~1ml/kg,尤适用于有低血钙症者。钙稳定心脏细胞膜以拮抗高钾血症。用 5% 碳酸氢钠,每次 2ml/kg,在 5 分钟内静注以矫正代谢性酸中毒;或用高渗葡萄糖(25%~50%),1g/kg 于 30 分钟内经静脉输入,每 3~4g 葡萄糖加 1 单位胰岛素,均可使钾离子进入细胞,从而减少血清钾浓度。静脉输入葡萄糖及胰岛素时一定要检测血糖,以免发生低血糖症。上述 3 种治疗失败时应考虑透析治疗。

ARF 多尿期由于限钾,可出现低钾血症,故尿量增多时,需检测血钾量。

(3) 代谢性酸中毒:急性肾衰常并发代谢性酸中毒。维持血 pH>7.2 对维护细胞功能如酶的活性是重要的。虽然酸中毒本身没有症状,但它影响其他电解质如钾、钙的情况。代谢性酸中毒可用静脉输入 5% $NaHCO_3$(1mg/kg 可提高 HCO_3 1mmol/L)或口服 $NaHCO_3$,枸橼酸钠。在矫治酸中毒前或同时给予 10% 葡萄糖酸钙以免诱发低钙抽搐。

(4) 钙及磷:GFR 下降导致磷排出减少,血磷上升。高磷血症引发低钙血症及甲状旁腺内分泌增多,可用食物中限磷或及碳酸钙治疗。

(5) 其他电解质:如急性肾衰时也需注意高镁血症。

4. 其他　如确有贫血(血细胞密度 <20%)而非血被稀释,则需静脉输入红细胞,输血要缓慢以免加重已扩张的血容量及高血压。给予抗生素以预防及控制感染。为预防感染,不要长期留置导尿管。

【预后】　取决于疾病本身及恰当的治疗,肾前性肾衰多能恢复。肾性肾衰中以急性肾小球肾炎预后最好,而尿路梗阻性畸形中除及时引流尿路外,根据肾功能的反应而定。

(二)慢性肾衰竭(chronic renal failure,CRF)

慢性肾衰竭是指 GFR 降至 10ml/(min·1.73m²) 或更低,即慢性持久性肾功能减退所呈现全身多系统症状的综合征。近年来应用内科治疗、透析疗法以及肾移植使这些患者能有相对正常的生活。CRF 较早期用内科治疗可防止严重并发症如生长发育迟滞、骨性疾病。

【病因】　婴幼儿多为先天性尿路畸形,而儿童多为各型肾小球肾炎。

【临床表现】　起病潜隐,多呈非特异性,随病情发展,出现多系统受累的终末期肾病表现。

小儿肾性骨营养不良在早期无特异表现,易被忽略。其后可有:生长停滞;骨痛多发生于下腰和持重部位;骨骼变形 <4 岁者,类似于维生素 D 缺乏性佝偻病征;骨折近年 CRF 时,铝的作用也受到重视。铝不是人体必需微量元素,从消化道摄入,主由肾排出,少量未被胃肠吸收者仍从肠道排出。肾衰时铝排出减少,少量铝积聚于骨、肝、脑、甲状旁腺等处并引起相应症状。医源性因素导致铝积聚的,有常服用含铝的磷结合剂如氢氧化铝;透析用水中含铝过高(如 >10μg/L)以及治疗酸中毒常服用枸橼酸盐缓冲剂,如 Shohl 溶液。枸橼酸盐能加强肠道吸收铝,也是致体内高铝原因之一。

【治疗】　尽可能明确并处理原发病因及可能诱发急性加剧的因素。纠正临床症状;防治合并症;保存肾脏的残存功能。对终末期肾病,则依赖透析维持生命,等待肾移植。

(三)肾移植(renal transplantation)　小儿终末期肾脏疾病应用肾移植的数量及成功率随科技进步及成人肾移植经验的积累不断增多,但较之成人仍有很大差距。北美儿童肾移植协作组(North American Pediatric Renal Transplant Cooperative Group)于 1997 年报道一组 587 例儿童肾移植受者,其中 0~1 岁 39 例(6.5%)、2~5 岁 121 例(20.6%)、6~12 岁 267 例(45.5%)、13~17 岁 161 例(27.4%)。

小儿肾移植的目的是多方面的,远远超出肾功能的替代工作。至关重要的是理想的生长发育、社会心理的成熟以及减少免疫抑制剂的合并症。如在有效的治疗前小儿骨龄已达 12 岁或肌酐清除率 <50ml/(min·m²),则生长发育将有严重障

碍。上述 587 例儿童肾移植受者中,生长合格率:0~1 岁组为 47%,2~5 岁为 44%,6~12 岁为 19%,13~17 岁为 9%,总体生长合格率仅为 23%,远低于正常儿童。其他与成人肾移植的不同点尚有受 - 供器官体积的差异、受体血管细小易于栓塞、尿路畸形发病率高以及对免疫抑制剂的效应不如成人。

年幼儿的存活依赖于初期肾移植是否成功,因小儿对慢性肾衰竭、排异治疗以及多次手术的耐受力差,故最好选用亲属肾移植。Hoyer 等报道,目前儿童肾移植活体供肾的 1、5 年移植物存活率为 91% 和 80%;尸肾移植的存活率为 83% 和 65%。引起小儿死亡的两大因素是应用免疫抑制剂所并发的暴发性感染及慢性肾衰所并发的心血管病变。在幼儿接受尸肾移植的肾功能恢复后 2~5 天又复恶化,有时是发生血管栓塞而非早期的排异反应。

由于应用类固醇作为肾移植免疫抑制剂的诸多副作用,如高血压、高血脂、水肿、骨质疏松、白内障以及影响发育等,故国外目前已超过 2 500 例小儿肾移植早期停用激素,虽然增加急性排异反应几率,但几乎都是可逆性,并未影响移植肾的存活与功能。

联勤保障部队第九○○医院(原南京军区福州总医院)杨顺良等(2002)报告儿童肾移植 18 例,年龄 13~16 岁,占同期肾移植总例数的 1.4%。1、3、5 年人 / 肾存活率分别为 100%/100%、86.7%/73.3% 及 80%/70%。南方医科大学(原第一军医大学)南方医院肾移植科于立新等(2003)报告儿童肾移植 26 例,年龄 7~17 岁,平均 14.5 岁。1、3、5 年人 / 肾存活率分别为 96%/88%、92%/73% 及 88%/62%,总死亡率 12%(3/26)。后者于 1995 年报道的最小肾移植患者年龄 9 岁,现已降至 7 岁,但仍以少年(平均 14.5 岁)为主。Sheldon 等做 279 例小儿尸肾移植,年龄 <5 岁者 60 例(21%)。

国内慢性肾炎引起慢性肾衰病例不少见,在小儿泌尿外科中,下尿路梗阻如后尿道瓣膜症、原发性膀胱输尿管反流导致的肾衰竭,都有待肾移植以延续生命,获得比较正常的生长发育。北美儿童肾移植协作组于 1993 年的年度报告称 6

年间登记注册的 3 223 例小儿肾移植中,<1 岁者 69% 是尿路梗阻(主要是后尿道瓣膜症)及发育不良肾,2~5 岁组则降为 66%。所以中国小儿肾移植工作的开展以及相应的血液透析工作都有待今后各方面的努力及配合。

(王文杰　谢向辉)

第二节　肾及肾上腺疾患

一、肾脏损伤

在小儿腹部钝伤中占 8%~12%,而在小儿泌尿系损伤中最多见,占 50%。作者组 1968—2001 年的 33 年中共有住院治疗的肾损伤 186 例,均为闭合性损伤。小儿肾损伤发病率较成人高的原因有:①小儿肾脏的体积相对较成人大;②10 岁前小儿腰部肌肉较薄弱,肾周筋膜发育差,肾周脂肪薄;③11 肋及 12 肋骨化核在 25 岁前未闭合;④腹壁薄弱。上述各点削弱了小儿肾脏对外力的防卫。此外因先天异常导致小儿肾脏增大的概率较成人高,如先天性肾积水、肾肿瘤等。小儿约有 10% 的肾脏异常是因常规检查腹部损伤时才被发现。

【病因】

1. 暴力损伤　闭合性肾损伤中最常见的致伤原因是直接暴力(上腹或腰部肾区受到外力的撞击或腰侧受到挤压)的车祸伤、坠落伤、摔伤及踢伤。部分患者在车祸或坠落时肾区虽然未受直接暴力,但剧烈减速时由于肾蒂相对固定受到牵拉可造成撕裂或损伤痉挛。少见的原因有身体突然猛烈转动,肌肉强烈收缩造成的肾损伤。医源性损伤在小儿极为少见。穿透性肾损伤在国外报道约占小儿肾损伤的 20%,在发达国家小儿穿透伤是闭合性肾损伤的 4~5 倍。国内罕见肾穿透伤。

2. 病理性肾破裂　小儿原有肾脏疾病,如肾积水、大肾脏(单肾、重肾)、异位肾(缺乏肾周脂肪及筋膜)、马蹄肾、肾旋转不全、肾母细胞瘤及巨输尿管症等,即使轻微损伤也可造成肾破裂。上述 186 例中 8 例原有肾积水,3 例原患肾母细胞瘤。

【合并损伤】　小儿肾损伤常合并其他器官或泌尿生殖系其他部位损伤。上述 186 例中合并横膈破裂 3 例、脾破裂 9 例、肝破裂 8 例、肠系膜血肿 2 例、颅骨骨折并脑震荡 2 例、其他部位骨折 15 例,肺挫伤 3 例,胰腺挫伤 3 例,迟发肠穿孔 1 例,共计 46 例(25%)。国外报告的合并损伤可高达 40%~50%。罕见单独泌尿系损伤导致死亡,死亡多因其他合并伤造成。故诊断肾损伤时应检出有无其他合并伤,具有重要意义。

【分类与病理】 小儿闭合性肾损伤情况。

按 2011 年美国创伤外科协会(American Association for the Surgery of Trauma, AAST)分级标准:

Ⅰ度:挫伤镜下或肉眼血尿,泌尿系检查肾挫伤,包膜下血肿,无肾实质损伤;

Ⅱ度:血肿局限于腹膜后肾区的肾周,肾实质裂伤深度小于 1.0cm,无尿外渗;

Ⅲ度:肾实质裂伤深度超过 1.0cm,无集合系统破裂或尿外渗;

Ⅳ度:肾损伤贯穿肾皮质髓质和集合系统,血管损伤肾动、静脉主要分支损伤伴出血;

Ⅴ度:肾脏破裂血管损伤 肾门血管撕裂、离断伴肾脏无血供注。

Ⅰ~Ⅲ度多由一般钝伤所致,Ⅳ~Ⅴ度多由车祸、严重直接暴力挤压造成。按临床治疗需要可分为轻度、中度及重度伤。轻度伤包括肾挫伤及肾被膜下血肿;中度伤包括肾皮质裂伤、肾盏撕裂、肾全层裂伤;重度伤包括肾碎裂伤、肾蒂损伤和肾盂输尿管交界部断裂,肾盂输尿管交界部断裂将在输尿管损伤中讨论。一般来说,约 70% 属轻度伤可不做手术干预,10%~15% 是碎裂伤或肾蒂损伤需即刻手术以控制出血,常是肾切除。上述 186 例肾损伤中肾挫伤 118 例(63%)、肾皮质裂伤和肾盏撕裂 31 例(17%)、肾全层裂伤或肾碎裂伤 18 例(9.6%)、肾蒂损伤 7 例(3.8%)、肾盂输尿管交界部断裂 12 例(6%)。有时也可见因肾积水遇轻微损伤时致肾盂破裂,或肾盏漏斗部破裂。

小儿肾动脉内膜缺乏弹力纤维,当钝性外力或急剧减速使肾突然改变位置时,肾动脉内膜易受损伤,导致血栓形成,造成部分或完全性肾动脉阻塞(图 28-1)。由于左肾动脉短,又无十二指肠与肝的保护,受伤机会多于右侧。

【诊断】 多数肾损伤仅根据外伤史及血尿即

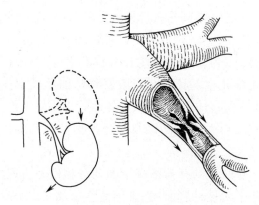

图 28-1 肾动脉阻塞

可做出初步诊断,但确切情况尚需影像学检查。

1. 病史 除家长陈述外,最好能询问患者本人,有时小儿因恐惧责骂而否认外伤史。婴幼儿由别人看管,不能详述受伤情况。有时阳性体征不多,但肾损伤可能很严重。

2. 临床表现

(1)血尿:肾损伤中约 90% 的病例有肉眼或镜下血尿,它是最常见的症状(1 000ml 尿中有 2ml 血可使尿呈红色)。因血块阻塞输尿管可引起肾绞痛,膀胱充满血块可导致尿潴留。重度肾损伤如肾蒂断裂或肾盂输尿管交界部断裂、肾肿瘤损伤破裂或肾盂输尿管交界部梗阻性肾积水损伤时血尿很轻或没有血尿。血尿程度并不能真实反映肾损伤的严重程度。肾损伤中可有 10%~25% 没有血尿。在一组 102 例肾损伤中,轻度损伤的 5.8%;重度损伤的 2.8% 以及肾血管损伤的 64.3% 没有血尿。有时矫正低血压或梗阻解除后才出现血尿。血尿如与损伤程度的病史不成比例,提示原有肾脏病变如肾积水、肿瘤、囊性病或血管畸形。

(2)疼痛:腰区局限性疼痛是另一常见症状,多因损伤致肾包膜内压力增高或血、尿外渗造成。有时伴弥漫性腹痛,吸气时胸痛,恶心呕吐,肾区有压痛或叩击痛。严重损伤可有腰部肌肉紧张或强直。合并腹腔脏器损伤者可有腹膜刺激征。

(3)肾区肿块:肾损伤患者中约 20% 出现肾区肿块,由肾周血肿和/或尿外渗所致。有时因肌肉紧张或腹胀(肠麻痹)触诊不清楚。肿块大时不仅能摸到而且可看到腰部隆起。局部有皮下淤血或血肿。小儿喜卧于患侧并屈腿以使腰大肌放松减轻疼痛。

（4）休克：因肾及腹腔神经丛损伤或出血造成低血容量均可发生休克。偶有小儿在玩闹中受伤，迟发休克表现为突然面色灰白、皮肤湿冷、血压降低、脉细速并呈进行性意识丧失。

3. 实验室检查　尿常规可发现镜下血尿，尿中也可有白细胞及轻度蛋白尿。贫血及血细胞比容降低提示失血，特别是血细胞比容是衡量循环系统状态的重要指标，血细胞比容低于 30ml/dl 提示休克；血清肌酐上升可因肾损伤或血容量不足；末梢血液中白细胞上升提示可能并发内脏损伤。

4. 影像学检查　用以判断肾损伤程度、范围，了解对侧肾功能，制订治疗措施。

（1）CT：检查前注射大剂量造影剂，行增强连续扫描，可检出 1cm 以上病变。CT 对各型肾损伤的诊断非常敏感。CT 可发现肾裂伤、肾周血肿、尿外渗以及并发的腹内脏器损伤，了解肾脏血液灌注情况，对肾损伤的分类较准确，可指导治疗方法的选择。增强 CT 扫描比静脉尿路造影准确，特别是肾周血肿和尿外渗准确率可达 98%，应为首选（图 28-2）。

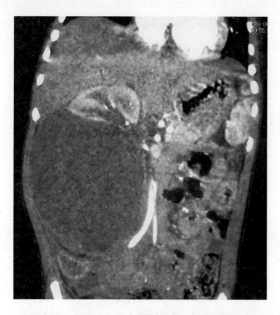

图 28-2　增强 CT 示右肾外伤后，肾周尿囊形成

（2）静脉尿路造影：通过静脉尿路造影了解肾功能、肾盂肾盏形态及造影剂外溢情况，并可发现合并存在的肿块或先天性畸形。

小儿肾损伤合并畸形或肿瘤发生率为 15%~20%。一般静脉尿路造影阳性率为 30%~60%。疑有肾损伤和 / 或严重腹部钝伤应进行此项检查。在抢救过程中就可经静脉注入造影剂，行腹部 X 线摄片，不仅可显示骨折、软组织密度和异物，而且造影剂的分泌与排泄可明确肾脏的情况，避免手术探查腹部钝伤时遗漏对肾损伤的处理。增强 CT 扫描结束后即刻摄泌尿系 X 线片可获得同样效果。

（3）超声检查：本法不能了解肾功能，也难于分辨肾挫伤及浅小裂伤，但可辨认肾结构改变及肾内、外血肿。最有诊断价值的是检出尿外渗及局限性肾周积尿（urinoma），另外在进行保守治疗时，可随时复查监测肾损伤的变化。

（4）放射性核素扫描：锝 -99-DTPA 静脉注入，检查肾形态与功能，是一种安全无创性方法。如与 CT 相配合，能准确显示肾损伤程度及范围。如血流期肾区无灌注，提示肾蒂撕裂或肾动脉栓塞，如为分支动脉栓塞则表现为楔形缺损；功能期如出现放射性摄取减低提示肾挫伤；放射性范围扩大且不规则提示尿外渗。

增强 CT 扫描和 / 或放射性核素肾扫描可代替静脉尿路造影。

（5）肾动脉造影：肾蒂损伤时，小儿可无内出血表现，也无腹内合并损伤，超声检查可以正常，而增强 CT 扫描患肾无增强或静脉尿路造影不显影，应即刻行肾动脉造影。肾动脉造影可以确诊肾蒂伤，也可显示严重肾裂伤。

（6）平片：胸腹平片可发现肋骨骨折、血气胸、脊椎骨折。当有尿外渗或肾周血肿时，脊柱凹向患侧，肾影模糊，腰大肌阴影消失。

（7）逆行肾盂造影（图 28-3）：对诊断肾盂输尿管连接部断裂很有意义。需在麻醉下进行。

此外，如合并腹腔脏器损伤，可行腹腔穿刺检查。

【治疗】　肾损伤治疗目的是最大限度保存有功能的肾组织。肾脏血运丰富，代偿及修复力强，在出血停止后常可自愈。

闭合性肾损伤治疗方法的选择，除根据临床表现和有无合并伤外，主要参考影像学方面的检

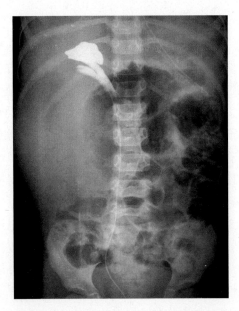

图 28-3　逆行肾盂造影显示右侧肾盂输尿管无断裂

查,以确定损伤程度及范围。上述 186 例肾损伤中,保守治疗 150 例(81%),手术 36 例(19%),包括肾缝合 7 例,肾盂输尿管交界部切除再吻合 8 例(肾盂输尿管吻合 5 例,肾下盏输尿管吻合 3 例),肾部分切除 1 例,肾切除 7 例(其中肾母细胞瘤破裂 3 例,肾碎裂伤 1 例,另一例因并发肾及肾周严重感染行延期肾切除,肾萎缩 3 例),肾血管修补 2 例,腹膜后血肿清除 3 例等。Javadpour、Morse 等也提出小儿肾损伤患者中的 70%~80% 可用保守治疗,20%~30% 须手术,其中 5%~7% 需做肾切除。绝大部分Ⅰ、Ⅱ、Ⅲ度肾损伤适于保守治疗,需手术治疗者仅约 4%。Ⅳ度肾全层裂伤多可保守治疗,肾碎裂伤手术探查肾切除比例较高,有作者认为在患者没有休克、影像学检查除外肾盂输尿管连接部断裂或肾蒂损伤情况下保守治疗,可以减少住院时间,减少输血量和肾切除率。亦有作者认为肾碎裂伤保守治疗约 50% 发生合并症,包括延期出血、持续性尿外渗及血肿感染。做延期手术时,被迫行肾切除的概率高,晚期尚可并发高血压。上述 186 例中有 1 例肾碎裂伤因并发肺损伤而保守治疗,发生肾内及肾周严重感染,最终做了肾切除术。肾盂输尿管连接部断裂、肾蒂损伤及肾碎裂伤需尽早手术修复,否则明显增加失肾率。

综上所述,轻度肾损伤,宜用保守治疗,包括:绝对卧床休息直至镜下血尿消失,广谱抗生素预防感染,注意腹部情况尤其腰部肿块有无增大,压痛有无加重,循环系统监测和血细胞比容测定,注意肾功能变化。也可用超声监测,必要时输血。离院前须复查增强 CT。

1. 肾周尿瘤的处理　伤后肾周尿外渗不是手术干预的指征。对于循环稳定的Ⅳ级肾脏损伤在除外上述肾盂输尿管交接部断裂、肾盂输尿管交接部梗阻肾积水破裂的情况下均先行保守治疗,超声和增强 CT 随诊观察病情变化,有报道 76%~87% 的尿外渗可以自行吸收。对于有症状的尿瘤,即尿外渗引起动力性肠梗阻、患侧腹部疼痛、尿瘤逐渐增大,超过 20 天持续性尿外渗,为手术干预尿瘤引流的指征。引流尿瘤有经膀胱镜留置输尿管内支架即"D-J"管,或经皮肤尿瘤造瘘引流,两种方法各有优缺点,输尿管内留置"D-J"管具有容易护理,不易脱落的优点而被很多人推荐,但留置输尿管内支架存在二次麻醉下取支架管和患者年龄小"D-J"管细血凝块堵塞引流欠通畅的缺点。文献报道,尿瘤引流的时机最早伤后 4 天,最晚 4 周,留置引流的时间不论是输尿管支架管还是经皮肤尿瘤造瘘引流,需至尿瘤消失,经皮肤尿瘤造瘘我们体会应造瘘管引流尿液逐渐减少至消失、复查超声提示尿瘤消失,文献报道尿瘤持续引流时间 40~67 天,平均 54 天。

2. 手术适应证
(1) 肾蒂血管损伤;
(2) 肾盂输尿管连接部断裂;
(3) 肾区肿块逐渐增大;
(4) 持续严重肉眼血尿;
(5) 持续严重尿外渗;
(6) 肾组织不能存活,如多次静脉尿路造影或肾核素扫描,一部分肾实质持续不显影者。

3. 手术治疗　肾损伤的手术治疗包括:切开引流、肾缝合、肾部分切除、血管修复、肾自体移植和肾造瘘术,严重肾碎裂伤或肾蒂伤无法修复而对侧肾正常,可行肾切除术。

单纯肾缝合或仅切开引流,可经上腹横切口,腹膜外入路。

重度肾损伤或有腹腔内脏合并伤、宜采用经腹切口,上自胸骨剑突,下至脐下正中直切口。在空肠起始部左侧结扎切断肠系膜下静脉,切开后腹膜显露腹主动脉,易于找到左、右肾动脉。先用动脉钳控制伤侧肾动脉,在良好控制出血情况下,再打开肾周筋膜,探查肾损伤情况,进行相应处理。

肾上极或下极损伤,不能修补时,可做肾部分切除,应注意保留肾包膜以覆盖肾创面。

肾血管损伤,用 5-0 Prolene 线修复,如手术显露困难,可做肾自体移植术。Cass 等证明肾动脉栓塞后,肾功能恢复与肾缺血时间有直接关系。在 12 小时内肾保存率达 80%,至 18 小时,肾保存率降为 57%。Lokes 证明如超过 20 小时失肾率为 100%。Maggio 和 Stable 还证明用非手术治疗肾功能未恢复者,远期高血压发生率分别为 57% 及 50%。上述 186 例中 2 例肾静脉破裂修复治愈,肾动脉栓塞 5 例肾功能均丧失。肾蒂损伤可合并严重肾碎裂伤,如对侧肾正常应做肾切除。

肾裂伤可用合成可吸收缝线或肠线做间断褥式缝合,多处裂伤在止血缝合后,可用带蒂大网膜包裹肾脏。

4. 并发症　肾损伤的早期合并症有继发性出血、尿外渗、脓肿形成及肾衰竭,多并发于严重肾损伤经保守治疗者。

晚期合并症有高血压、结石、肾囊性变、钙化、肾盂肾炎、局限性肾盏扩张、肾动脉瘘(引起高血压或血尿)、肾萎缩(阶段性或全肾)、胸尿等。

对晚期合并症的治疗视具体情况而定。有高血压时随访最少 1 年,如为瘢痕肾引起,以肾切除疗效最好;肾动脉狭窄者,可经皮行腔内动脉扩张术,其他治疗还有血运重建或肾自体移植术。

二、肾脏感染

(一)肾周围脓肿

【定义】　炎症位于肾包膜与肾周围之间的脂肪组织中称为肾周围炎,如感染未能及时控制,发展为脓肿,称为肾周围脓肿。

【发病率】　据报道肾周感染的发病率为 0.36%,左右侧无明显差异。

【病因】　感染途径包括血行感染和周围器官感染,也可继发于肾外伤和手术后。大多数源自肾源性病因,如肾内脓肿、肾皮质脓肿、肾积液、伴有尿路梗阻的慢性肾盂肾炎、黄色肉芽肿肾盂肾炎及肾痈等均可破入肾周围间隙。肾外来源包括血运种植、经腹膜后淋巴系统侵入、来自肾邻近组织如肝胆囊胰腺等。从 1940 年广谱强效抗生素普及,葡萄球菌导致的肾周脓肿从 1940 年之前的 45% 下降为 1940 年后的 6%,大肠埃希菌由 8% 上升为 30%,变形杆菌由 4% 上升为 44%。葡萄球菌导致的肾周脓肿大幅下降,与抗生素被用来有效治疗皮肤和伤口脓肿有关。

【病理】　脓肿如在肾上部周围,离膈肌较近,可引起病侧胸膜腔积液、肺基底部炎症或穿破横膈、胸膜和支气管形成支气管胸膜瘘。肾旁间隙脓肿,可向上形成膈下脓肿,如脓肿位于肾下后方,刺激腰肌,脓液沿腰大肌向下蔓延,可破入髂腰间隙、腹腔或肠道。

【症状】　大多数病例均有 2 周以上的症状,文献报道 84% 的患者有发热及寒战,70% 的患者在患侧腰部有局限性疼痛,50% 患者主诉有腹部疼痛。少见的有些患者由于脓肿向上延伸刺激横膈而主诉有胸膜疼,如脓肿刺激腰大肌及一系列盆腔内神经,如髂腹壁、髂腹股沟神经可出现患侧髋部、大腿、髂腹股沟或外生殖器疼痛。约 1/3 的患者有排尿症状如尿痛、尿急、尿频。较少见的症状为体重下降、呕吐、恶心或软弱无力。儿童发生肾周脓肿时常伴严重的肾盂肾炎 - 发热,腰疼,白细胞增多和有时败血症。

【体征】　腰部或脊肋角压痛,约占 69%,腹部压痛占 46%,37% 的患者在腰部或腹部扪及肿块。

【辅助检查】

1. 实验室检查

(1) 血常规白细胞及中性粒细胞均升高,但无特异性。

(2) 如继发肾脏病变,尿常规可见脓、白细胞,尿培养可找到细菌生长。

2. 影像学检查

(1) 胸片:可以发现离开的或固定的患侧横膈、胸腔积液、脓胸、肺脓肿、肺下浸润病变或肺不张等。

(2) 腹部平片:肾外形不清,肾区密度增加,腰椎向一侧弯曲,凹向患侧,腰大肌影像模糊。

(3) IVP 患侧肾脏显影差或不显影,有时可见肾盂或输尿管移位,肾盏拉长。

(4) B超:可显示透声包块,具有不整齐的壁,有时呈多房性肿块,有坏死组织与颗粒物时可见回声。

(5) CT:可见肾移位和肾周围有低密度肿块和密度稍高的炎性壁,患侧肾增大,肾周围筋膜增厚,有时病变内有气体或气液平。

【诊断】　随着肾脏超声的应用,以及肾周或肾脏脓肿特征性的表现,对它的诊断目前比较容易。大部分脓肿含有液性区域,肾周区允许超声穿过,诊断性穿刺危险性较小。CT可显示脓肿的范围,肾周液体或气体,肾扭曲和腹膜后累及。需与肾盂肾炎、胸膜炎、膈下脓肿、腹膜炎鉴别。

【治疗】　较小的脓肿(文献报道直径 <3cm)可选用合适的抗生素治疗,对于较大的脓肿(直径 >3cm),需在 B 超引导下经皮穿刺置管引流,同时应用抗生素。症状好转,体温和血白细胞降至正常范围,引流管内无分泌物,重复 B 超或 CT 证明脓肿消失,可作为拔除引流管的指征。如为多房性肾周脓肿,有时需在经皮引流后再做手术引流。如患侧肾脏的功能已丧失伴有肾脏多处脓肿,应考虑行肾切除、彻底清创及术后引流。

【预后】　如不是继发与肾脏疾病的肾周围脓肿,早期进行引流,预后良好。若延误诊断和治疗,预后欠佳,死亡率可高达 57%。

(二) 肾结核(renal tuberculosis)

【定义】　肾结核是全身结核的一部分,90%为原发感染,少数为体内进行性原发感染或肺内感染扩散所致。肾结核进一步侵犯至输尿管、膀胱和生殖器,称为泌尿生殖系结核。

【发病率】　目前国内对此病发病率尚未见报道,英国 Maskell 报道:为每年 2~4/50 万人,儿童罕见,仅偶见于年长儿。

【病因】　致病菌为结核分枝杆菌,属分枝杆菌属,对人有致病性的为人型杆菌及牛型杆菌,在我国以人型为主。

【病理】　肾结核病理改变显微镜下为结核结节和肉芽肿形成,结核结节其中心为干酪样坏死,

周围被上皮细胞、朗格汉斯细胞、浆细胞和淋巴细胞浸润,外周为增生的纤维组织所包裹。中心的干酪样坏死常液化而形成脓肿,若其破溃而形成结核空洞。当整个肾内均为干酪样坏死物及结核钙化物质所充填时,则形成肾积液,即全肾被破坏。肾盂肾盏受侵犯时,在其黏膜上形成结核结节和溃疡,继之发生纤维化,而使肾盏颈部狭窄,形成近侧的闭合性脓肿,肾盂及输尿管壁增厚,而发生肾盏、肾盂及输尿管连接部狭窄,重者完全闭塞。输尿管结核同样表现为黏膜的结核结节和溃疡,呈多发性,环形破坏,尽管病变可能修复愈合,因管壁的纤维化,而使整个输尿管成为一僵硬的索条,继发梗阻形成肾积水,肾盂内压升高,加剧肾组织的破坏,逐渐使肾功能丧失。少数病例,输尿管完全闭塞者,此时细菌不能随尿流排入膀胱,膀胱结核可能好转甚至愈合,临床上症状又完全消失,而称为"肾自截",此时肾结核并未愈合,肾内仍为干酪样坏死和广泛的液化,含有大量结核菌。膀胱结核因继发于肾结核,首先表现在患侧输尿管口的周围,然后蔓延膀胱三角区至整个膀胱,初为黏膜充血、水肿、结核结节形成,然后出现溃疡,肉芽肿和纤维。轻者或治疗及时,病变可停止并愈合。若病变进展累及肌层,则可能发生严重的纤维组织增生,肌肉收缩能力丧失,容量缩小,形成"膀胱挛缩"。病变累及健侧输尿管口,可发生狭窄或闭合不全,或二者同时存在,引起健侧肾积水、膀胱输尿管反流而感染健肾。当双肾受累时,肾功能可能迅速恶化,临床上则逐渐出现肾功能不全表现。

【症状】　小儿早期肾结核表现多不典型,同时出现尿频、尿急、尿痛、腰痛及血尿等典型表现的不多见,而且症状可以很轻微或间段发作。

尿频,一般为初始症状,且夜间明显,随着结核次数的增多,逐渐出现排尿时灼热感并伴有尿急,此时为含有脓细胞及结核分枝杆菌的尿液刺激膀胱所引起,进一步治疗结核菌直接侵袭膀胱黏膜,为结核性膀胱炎所致,这时尿频则呈进行性加重,即尿急、尿频、尿痛,若未经治疗,一旦上述症状改善,则有"肾自截"可能。若病情恶化至发生膀胱挛缩时,尿频则更加显著,每日可达数十

次,患者排尿疼痛,甚至引起尿失禁。

血尿,多发生膀胱刺激症状之后,少部分为首发症状,多为终末血尿,因结核多侵犯膀胱三角区,引起溃疡出血。若结核侵犯肾脏血管时,则表现为全程血尿,可不伴有任何症状。

脓尿,指尿液有不同程度的浑浊,镜下大量脓细胞,随着病情的加重,尿呈米汤样,并混有血液,为脓血尿,也可排出干酪样、坏死脓性物质。

全身症状,早期不明显,即肾结核的早期,其他器官无结核病变时,全身可不受影响。只有肾结核破坏严重或伴有肾外器官活动性结核时,出现消瘦、乏力、低热、盗汗、食欲下降等结核中毒症状。

双肾结核或一侧肾结核而对侧肾积水时,可能出现慢性肾功能不全表现,甚至突发少尿或无尿表现。

【体征】　体征多不明显,仅少部分患者肾区可能触到肿大的肾脏,伴有压痛,严重的巨大肾积液扩散至肾周时,会出现局部症状和体征。

【辅助检查】

1. 尿液检查　尿常规检查可见红细胞、白细胞及尿蛋白,尿呈酸性。普通的尿培养无细菌生长时,应作尿液沉渣检查,寻找抗酸杆菌,但找到抗酸杆菌时,也不能确诊为结核,因包皮垢杆菌、枯草杆菌等也为抗酸染色阳性,需进一步做尿沉渣的结核菌培养,同时做药敏试验,其阳性率可达80%以上。但普通的尿培养为阳性时,不能除外肾结核,因可能同时存在大肠埃希菌的继发感染。因此临床高度怀疑结核时,应同时做尿结核分枝杆菌的培养。

2. X线检查　X线检查包括胸腹部平片,静脉尿路造影,逆行尿路造影及CT。通过胸片可以了解有无肺部及肺门结核病灶,腹部平片可见肾脏轮廓、大小、腰大肌影像。肾结核时全肾广泛的钙化,且沿输尿管走行区见输尿管钙化影。肾结核的钙化在肾实质内,不在肾盂、肾盏内,而区别于肾结石。静脉或逆行肾造影,结核的典型表现为肾盏破坏,边缘不整齐,呈虫蛀样改变,肾盏颈部狭窄、肾盏变形、消失,重者形成空洞,致肾盏不显影。病情发展晚期大部分肾盏破坏,而呈多个

边缘不规则,大小不等的空洞形成,甚至肾功能丧失,肾脏不显影。输尿管结核,即输尿管僵硬,阶段性狭窄呈串珠样。静脉肾盂造影肾脏不显影时进一步行膀胱镜检查或逆行膀胱造影。膀胱挛缩时,逆行膀胱造影可了解膀胱受损情况,膀胱容积,同时了解健侧反流及积水情况。

3. 免疫学及分子生物学　免疫学根据抗原抗体间的特异性反应原理,检测血清中及尿中的抗原、抗体及其抗原抗体复合物而进行诊断。常用的放射免疫测定法(RIA)及酶联免疫吸附试验(ELISA)用于检测结核患者血清、脑脊液等抗结核抗体,而作为结核病诊断的辅助指标。随着分子生物学技术的发展,聚合酶链式反应(PCR)或称DNA体外扩增技术,能在几小时内合成百万个同一种DNA片段,大大提高了试验的敏感度,目前已用于结核病的诊断,为在结核病学上快速、敏感、特异的诊断开辟新途径。

4. 膀胱镜检查　膀胱镜检查可发现膀胱黏膜充血、水肿、结核结节以及瘢痕形成等,同时于膀胱三角区见患侧输尿管开口变形,呈洞穴样,有时则浑浊尿液排出,若发生膀胱挛缩时,效果不满意。若膀胱容量<50ml时,则不能进行膀胱镜检查。

5. 结核菌素试验　结核菌素试验对辅助诊断很有意义,但有少部分病例试验为阴性,应予以注意。

6. 血沉　血沉虽不特异,但存在机体内活动结核时,血沉明显加快,结合临床表现及辅助检查等辅助诊断。

7. CT　CT检查不能诊断早期肾结核,但对晚期肾结核病变的观察可能优于静脉尿路造影。当晚期肾无功能静脉造影不显影时,CT可以清晰地显示肾盂、肾盏破坏,肾内空洞、钙化、纤维硬化增厚的肾盂及输尿管。CT直观地反映出结核破坏程度,为手术提供客观的依据。

【治疗】　肾结核的治疗同身体其他部位的结核治疗一样,包括周身治疗、药物治疗和手术治疗。周身治疗包括营养、休息、避免劳累,同时给予支持疗法,以增强机体的免疫力和抗病能力。随着科学的发展,抗结核药物亦不断改进和完善,肾结核需要手术治疗的尤其行肾切除的日益

28

减少。

1. 药物治疗　肾结核的早期经过抗结核治疗,大多能治愈。所以早期发现、早期诊断十分重要。只有当药物治疗无效,肾破坏严重或伴有泌尿生殖系严重并发症时,才需实行手术治疗。目前抗结核药物大致分两类:第一类为杀菌剂,如利福平、异烟肼、吡嗪酰胺和链霉素。第二类为抑菌剂,如对氨基水杨酸、乙胺丁醇和氨硫脲等。杀菌剂作为抗结核的一线药物。应用抗结核药物需注意:未明确诊断者,不要轻易进行抗结核的试验治疗;在明确诊断后,要制定合理、正规的治疗方案,首选一线药物,要保证足够疗程。在观察疗效时,除要达到抗结核的疗程外,同时做尿结核菌培养,分别在疗程结束时、结束后半年、一年共三次,均为阴性时,且查 X 线片肾脏已无钙化,称为临床治愈。若肾脏有钙化,还要每年进行随诊,以防钙化扩展至肾功丧失。

2. 手术治疗

手术治疗的原则:

(1) 无泌尿生殖系以外的活动性结核病灶;

(2) 术中尽量保存健康的肾组织;

(3) 手术前后要使用足够量及足够疗程的抗结核药物。一般术前要强化抗结核 6 周,目的是尽量杀灭机体内病变组织中的结核菌,缩小感染面积,防止扩散。术后疗程为半年至一年,以彻底清除机体内可能残留的病灶和细菌。

手术方式:

①肾切除术:肾切除术目前已很少用,其指征:肾已广泛破坏,功能丧失者,对侧肾脏正常;单侧肾结核病变广泛,继发感染或结核性肾积液;单侧肾结核伴输尿管多发狭窄、梗阻者;单侧肾结核合并大量出血者;单侧肾结核合并难以控制的高血压者;双侧肾结核时,一侧病变严重并有影响其他器官的危险,而另一侧病变轻微足以代偿双肾功能,并经药物治疗可以治愈者;单侧肾结核,药物治疗无效,病灶呈进行性扩大者。肾切除范围为患肾及其输尿管。②肾部分切除术:肾内病灶局限,经 6 周药物治疗无改善,且钙化灶扩大,有破坏整个肾脏危险时行肾部分切除术。目前用现代的药物多能治愈此类结核,此术式已很少应用。

③肾病灶清除术:此类病灶多位于肾实质仅表面处,可在 B 超引导下,局部穿刺吸脓,并行局部灌注药物治疗,已无须手术。④整形手术:适用于肾盂输尿管交接部狭窄、输尿管狭窄或膀胱挛缩者。因狭窄梗阻可能加速、加重肾脏的损害,一旦确诊,应立刻强化抗结核治疗,争取在用药 3~6 周后行手术。

【预后】　由于抗结核药物的不断问世与改进,肾结核的预后已大为改观,死亡率已明显下降。尤其是结核的预防接种,及卡介苗的推广,生活条件的改善,结核的发病率极低,医疗水平的提高,又使结核得以早期发现与诊断,合理用药,均使结核病得以控制。只有当周身状况差,又存在泌尿系以外的结核病变、双肾功能受损或膀胱结核病变严重,又得不到合理的治疗时,预后才较差。

三、肾脏畸形

(一) **肾脏的发生**　胚胎发育到第 3 周末,第 7~14 对体节外侧的间介中胚层向腹侧移动,并与体节分离,为索状,称为生肾索。胚胎第 5 周,生肾索迅速分化发育,形成两条纵行隆起,称为尿生殖嵴,产生肾和生殖系的结构。

人胚发育时,泌尿器官重演种系发生过程,经历前肾、中肾和后肾三个阶段,它们依次由头侧向尾侧发生。

1. 前肾(probephrone)　胚胎第 3 周末,生肾节开始形成,就进行分化,第 7~14 对体节两侧生肾节内发生 7~10 对小管,称前肾小管,小管外侧端向尾侧弯曲,并与相邻的前肾小管连通;形成一条纵行的管道,称前肾管。

前肾小管依次发生,当最后几对小管发生时,头端的小管已开始退化,在很短几天内,前肾小管退化消失,但前肾管不退化,继续向胚体尾端延伸,以后改称中肾管。

2. 中肾(midnephrone)　胚胎第 4 周末,前肾小管尚未完全消失时,中肾小管已开始在其尾侧发生,很快向尾端发展增多。中肾小管接在正向尾端延伸的前肾管上,此时前肾管改称中肾管或 Wolffian 管,继续向胚体尾端延伸,直至通入泌尿

28

生殖窦。

胚胎第 8 周,头端的中肾小管开始退化,尾端继续发生,到第 9 周,大部分消失,残留的中肾小管和中肾管,以后演化为男性生殖系统。

3. 后肾(metanephrone) 人体永久存在的肾为后肾,胚胎第 5 周时,后肾开始发生,来自两个不同的起源即输尿管芽和生后肾原基。

输尿管芽发生于中肾管近泄殖腔处,迅速增长。当输尿管芽伸入到间充质时,其周围的间充质分化成为生后肾原基。这时输尿管芽的顶端扩大,形成原始肾盂,将来形成肾盂和肾大盏,每个大盏又形成两个新的分支,在生后肾原基内继续分支达 12 级以上,第 3、4 级小管形成肾小盏,第 5 级以上各级小管形成各级集合小管。

当输尿管芽伸入到尾端间充质内,其顶端扩大时,间充质在输尿管芽顶端的诱导下,分化为生后肾原基,并出现内外两层。内层在集合小管头端的生后肾原基内的细胞,形成多个细胞团,这些细胞团进一步形成小泡,称为肾泡。肾泡分化为两条弓形小管,一端连于集合小管,另一端膨大,顶端凹陷为肾小囊。伸入小囊内的毛细血管成为毛细血管球,与小囊共同组成肾小体。此后弓形小管逐渐增长,近集合小管部分形成远端曲管,远离集合小管的部分形成近端曲管,中间部分伸长形成髓襻,它们共同构成肾单位。生后肾原基的外层形成肾的被膜及肾内结缔组织等。

由于后肾发生于生肾索的尾端,起初位于盆腔,以后随输尿管芽伸展,胚胎弯曲度变小,腰骶间距加大,肾逐渐上移到腰部。在肾上升的同时,肾脏内旋 90°,起初肾门朝向腹侧,随着上升,肾门朝向内侧。

(二)肾数目异常 肾数目的异常包括肾脏不发育、附加肾。

四、肾不发育

(一)双肾不发育

【发病率】 1671 年 Wolfstrigel 首先发现双肾不发育,直至 1946 年和 1952 年 Potter 对该病的临床表现做了全面的描述。这种畸形非常少见,文献中仅有 400 余例的报告,Potter(1965)估计 4 800

新生儿中有 1 例。Davidson 和 Ross(1954)指出,小儿双肾不发育的尸检发生率为 0.28%,并有显著的男性优势。

【病因】 很多学者试图更全面地阐明该病并探讨其确切病因,目前为止还没有公认的学说,其确切病因的争论也在继续。最新的研究多认为遗传引起的分子水平的变化是最可能的病因,上述变化引起输尿管芽及后肾胚组织缺如最终严重影响胎儿肾脏的发育。

【病理】 几乎占 75% 肾脏完全缺如,偶尔可能有一个小的间质组织肿块,罕有原始肾小球成分。输尿管可完全或部分缺如,膀胱多缺如或发育不良。

【临床表现】 尿液是羊水的主要来源。双肾不发育时,孕母羊水量减少甚至缺如。小儿体重低 1 000~2 500g,呈未成熟的衰老状。两眼上方有突起的皮肤皱褶,绕过内眦,呈半环状下垂,并延伸到颊部。鼻子扁平有时无鼻孔。小下颌,下唇和颏之间有一明显的凹陷,耳朵低位,耳垂宽阔而耷拉向前方。皮肤异常干燥而松弛。手相对大并呈爪形。肺不发育,常见铃状胸。下肢常呈弓状或杵状,髋和膝关节过度屈曲,有时下肢,肢端融合成并腿畸形。上述症状群已定名为 Potter 综合征。Potter 症状群和羊水过少,也可见于肾的多囊性病变、双肾发育不良、尿道瓣膜症等。羊膜结节,即一种小白色的角化小结在羊膜表面,也可提示这个缺陷。90% 的正常新生儿在生命的第一天内均有排尿,如果生命的第一个 24 小时后无尿,又无扩张的膀胱,将提示肾不发育。由于肺发育不良,许多新生儿在生命的第一个 24 小时患有呼吸困难,这将成为临床医师注意的焦点,而肾的畸形却可能被忽略。

【辅助检查】 超声作为初步筛查,如果腹部超声检查无确定的结果,应当施行肾核素扫描。肾窝中放射性同位素吸收缺乏,将提示双肾不发育的诊断。

【预后】 约 40% 的婴儿是死产,即使出生时存活,亦因肺发育不良,很难超过 24~48 小时。

(二)单侧肾不发育

【发病率】 一侧肾缺如,比双肾不发育的发生频率高。没有特异性的症状或体征能提示单侧肾不发育，因此无准确发病率的统计。多数尸检组提示，约1 100个新生儿中有1例。Mayo Clinic施行静脉尿路造影的一项研究中，提示临床发生率接近1/1 500。男、女比为1.8∶1，左侧多见，有家族倾向。

【并发症】　半数以上的患者有同侧输尿管缺如，或常伴输尿管闭锁，无输尿管完全正常的病例。膀胱三角区一侧不发育或不对称。10%~15%的男性和25%~50%的女性合并生殖器畸形。无论男孩女孩，性腺常是正常的，但起源于Müllevian管或Wolffian管的结构常是畸形的。在男性可有附睾尾、输精管、精囊壶腹和射精管的缺如;在女性可有单角子宫伴同侧子宫角和输卵管的缺如、双角子宫伴一个角的不全发育、双子宫或有中隔的子宫。也有报告双阴道或分隔阴道者。因此在女孩有内生殖器畸形者，临床医师应做泌尿系统的检查。其他系统畸形，包括心血管系统占30%、胃肠道占25%，骨骼肌肉系统占14%。单肾不发育也可发生在Turner综合征和Doland综合征等患者中。

【临床表现】　单侧肾不发育，因对侧肾功能正常，临床上无任何症状，可终生不被发现。体检时在男孩发现输精管、附睾体、附睾尾的缺如，在女孩有阴道发育不良或分隔，合并单角或双角子宫时，应想到单侧肾不发育的可能性。

【诊断】　以往报道病例多是在尸检时发现，近年来产前超声检查得以普及，多数患者产前便可诊断。腹部B超和静脉尿路造影，可以显示一侧肾缺如和对侧肾代偿性增大。放射性核素扫描也有助于诊断。膀胱镜可观察到不对称的膀胱三角区或半个三角区。

【预后】　单侧肾不发育，对侧肾患病的机会并不增加。但如罹病则其预后要比有两个正常肾者差。也有发生一侧肾不发育，对侧为先天性肾或输尿管积水者。1960年Ashley和Mostofi报道，仅有15%的孤立肾患者最终死于肾脏疾病，且大多数人并不了解自身孤立肾的情况，因此我们大多认为，孤立肾者肾脏疾病的发病率与正常人并无不同，对患者寿命也无太大影响，但是仍建议此类患者不要参加有身体接触的运动或重体力劳动。

（三）附加肾(supranumeral kidney,额外肾)

【定义】　肾实质的发育，在一定程度上受一种不明物质控制，该物质起限制功能性肾组织数量的作用。在一个体内有两个正常肾脏以外的，第三个有功能的肾称附加肾(额外肾)。它有自己的收集系统、血液供应和肾被膜，与同侧正常肾完全分开，或由疏松结缔组织与之连接。输尿管可与正常肾的输尿管完全分开或二者呈分叉形。但它们不同于由单一肾被膜包绕的重肾、双输尿管。

【发病率】　本症非常罕见，自从第一例在1656年被描述以来，仅有100例左右的报告。男女发生率无差异，但好发于左侧。Campbell(1970)曾报告一例双侧附加肾。

【病因】　目前有假说认为必须有一系列的因素同时影响了输尿管芽和后肾芽胚的发育，才会引起额外肾的发生。学者大都认为存在某些异常因素同时影响了以上两个过程，首先出现Wolffian管外翻及输尿管芽分支的异常，然后，肾原基会分裂出两个完全分离的后肾尾，当独立或分叉的输尿管芽插入到后肾尾，后肾尾才会开始分化。有的学者并不接受这种观点，Gesinger认为后肾组织的断裂或第二个输尿管芽存在线形梗死产生多个碎片是生成多个独立肾脏的主要原因。

【病理】　附加肾形态正常，但比同侧正常肾小，位于正常肾的头侧或尾侧，50%病例收集系统扩张、肾实质变薄，提示输尿管有梗阻。

【症状】　本畸形虽已存在于新生儿期，因不产生症状，儿童期也很少发现。在已报告的病例中，平均年龄36岁。腹痛、发热、尿路感染和可触及的腹部肿块是常见的主诉。如果附加肾有异位输尿管口，可有尿失禁，但很少见。有2例病例报道患者以腹部包块就诊，最终诊断为额外肾发生的肿瘤，另外有25%的患者生前没有任何临床表现，尸检时发现额外肾的存在。

【诊断】　附加肾可发生结石或者肾积水(Koureas等,2000)，此时肾盂扩张可能会压迫同侧肾或其输尿管，这种情况经超声检查可发现;如果患侧的集尿系统是分支型的，那么同侧的主肾很可能也同时存在结石或积水;如果输尿管各自独立则互相不受干扰。病情较复杂难以判断时,排泄性尿路造影、超声、CT 增强以及逆行性肾盂造影等检查都对明确诊断有帮助,放射性核素显像则可了解额外肾和主肾的功能(Conrad 和 Loes,1987)。膀胱镜检查可以了解患侧是否存在两个输尿管开口。有时患者只有在手术或尸检时才意外发现额外肾的存在。

(四) 异位肾、肾旋转异常与融合肾

1. 异位肾(ectpic kidney)

(1) 盆腔异位肾

【定义】 当成熟的肾脏未能达到它的正常位置即肾窝内,称为异位肾。它有别于肾下垂,后者肾是位于正常位置,有正常的血管和输尿管,肾下垂与体位等因素有关。异位肾通常是较正常肾小,形态也与正常肾不一致,因旋转不良,肾盂常位于前方(图 28-4)。

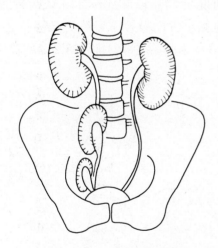

图 28-4　肾上升与旋转示意图

【解剖特点】 90% 的肾轴是倾斜的,甚至横卧于水平位。输尿管短或仅轻度弯曲,在同侧进入膀胱而罕有开口异位。肾血管是异常的,主肾动脉来源于主动脉远侧或其分叉处,伴一个或多个来自髂总动脉、髂外动脉,甚至肠系膜下动脉的迷走血管。

【发病率】 盆腔异位肾在尸检中的发生率为 1/3 000~1/2 100,孤立异位肾为 1/22 000,双侧盆腔异位肾更少见。尸检组男女发病率无差异,临床上多见于女性,是因女性泌尿系感染发生率高、和

生殖器畸形,而接受影像学检查的频率更高。左侧多于右侧。

【病因】 输尿管芽在胚胎第 4 周末从 Wolffian 管分化出来,并向尿生殖脊生长,在第 5 周与后肾组织结合,不断发育,向头侧移行并沿轴线向内侧旋转,整个过程在妊娠第 8 周完成。输尿管芽发育不成熟、后肾胚组织有缺陷、基因异常以及孕妇患病等都有可能导致肾脏上升不完全从而形成肾异位。

【并发症】 对侧肾多是正常的,但对侧生殖系患先天性畸形的也不少见。15%~45% 的患者有生殖器畸形,女性有双角或单角子宫伴一个角闭锁,子宫和近侧阴道或远侧阴道发育不全或缺如、双阴道等。男性有睾丸未降、双尿道、尿道下裂等。其他系统畸形多是骨和心脏畸形。

【症状】 很多异位肾无临床症状,输尿管绞痛最常见,可误诊为急性阑尾炎或盆腔器官疾病。也可有尿路感染和可扪及的腹部肿块。因肾的位置和旋转异常、异常血管的压迫和高位输尿管出口,可引起肾积水和结石形成。异位肾异常血管也可致肾性高血压。据调查,30% 的异位肾患者会出现患肾尿液反流。孤立的异位肾被误认为盆腔恶性病变而错误地被切除,将造成灾难性的结果。

【诊断】 静脉尿路造影易做出诊断,但因肾脏位于盆腔内,受骨骼和膀胱的掩盖可导致误诊。静脉尿路造影的肾断层摄影、B 型超声、同位素扫描、逆行肾盂造影,有助于诊断。随着上述技术的广泛应用,无症状的异位肾的诊断率也在增加。

【治疗】 无症状者可无须处理,对于合并输尿管开口异位或肾积水的,需依具体情况行膀胱输尿管再植或肾盂成形术,异位肾无功能且并发输尿管开口异位行肾切除术等。

【预后】 较正常肾脏而言,异位肾更易罹患尿路结石和肾盂积水,而其他疾病的患病率并无升高。另外,由于肾脏位置降低没有肋骨的保护,很容易在腹部受到钝器伤时发生损伤。

(2) 胸腔异位肾

【定义】 指部分或全部肾穿过横膈进入后纵隔。它不同于腹腔器官和肾同时进入胸腔的横

膈疝。

【解剖特点】 胸腔异位肾位于横膈的侧后方,Bochdalek 孔内,此处横膈变薄,似薄膜包住肾的伸入部分,因此肾不在游离胸腔内。胸腔异位肾已完成正常旋转过程,肾的形态和收集系统正常。肾血管和输尿管通过 Bochdalek 孔离开胸腔。输尿管被拉长,但无异位地进入膀胱,对侧肾脏正常。

【发病率】 胸腔异位肾占所有异位肾的 5%。左侧多于右侧,约为 1.5∶1。男性多于女性,约为 3∶1。此症已发现在所有年龄组,从新生儿到 75 岁的老人。

【病因】 尚不明确,可能横膈膜原基关闭延迟肾脏上升超过正常水平或者肾脏上升速度加快在横膈膜关闭前上升至胸腔,或中肾管退化延迟也可能是引起胸内肾的原因。

【临床表现】 大多数此类患者没有任何临床表现,呼吸系统症状很少见,泌尿系统症状更少见,多在行常规胸片检查或因纵隔肿瘤开胸手术时偶然发现。仅在最近才报道了第一例输尿管肾盂狭窄梗阻引起侧腹痛的患者。

【诊断】 胸部 X 线检查可见患侧横膈抬高,侧位片可见一光滑的圆形肿块从横膈后方伸入胸腔,前后位像肿块靠近中线。静脉尿路造影或逆行肾盂造影是主要的诊断方法。

【预后】 胸内肾一般不会引起呼吸或泌尿系的严重并发症,大多数患者没有任何临床表现,多为偶然发现患有该病,确诊后患者也无须接受任何治疗。

(3) 交叉异位肾

【定义】 本病是指一个肾越过中线至对侧,其输尿管仍由原侧进入膀胱(图 28-5)。

【发病率】 Pamarolus 于 1654 年首先报告。尸检发生率大约为 1/2 000,男女发病率为 2∶1,左向右交叉多于右向左交叉。

【病因】 原因尚不确定,Wilmer 认为脐动脉位置异常压迫肾脏,改变其上升路线导致交叉移位的发生。Potter 和 Alexander 认为输尿管芽游走到相反方向导致了肾脏交叉移位,Cook 和 Stephens 认为胚胎尾部的排列错乱和旋转异常导

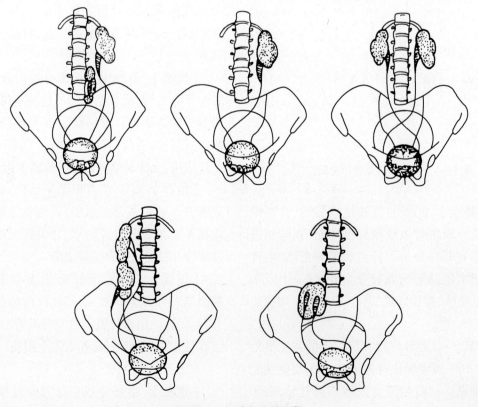

图 28-5　各型交叉异位肾

致肾脏交叉异位因遗传有关,Kelalis 等分析了该畸形的发病情况及伴发的相关生殖系畸形,认为该畸形与基因遗传有关。

【解剖特点】 McDonald 和 McClellan(1957)把交叉异位肾分成四种类型:①交叉异位伴融合;②交叉异位不伴融合;③孤立性异位肾;④双侧交叉异位肾。90% 交叉异位肾是融合的。当它们不融合时,非异位的肾保持其正常位置,异位的肾脏位于下方。孤立性交叉异位肾,常位于对侧肾窝内,且已完成其垂直轴线的旋转,当肾保留在盆腔内或仅上升到下腰部时,肾可呈横位,肾盂位于前面。双侧交叉异位肾,有完全正常位置的肾和肾盂。两输尿管在下腰椎水平交叉。

【临床表现】 大多数交叉异位肾患者无症状,如果有症状常在中年发病,包括模糊的下腹痛、脓尿、血尿和泌尿系感染。异常的肾位置和异位的血管可引起梗阻而致肾积水和结石形成。有的患者可有无症状的腹部肿块。

【诊断】 静脉尿路造影可以作出诊断。

因其他原因做 B 超和核素扫描,近年来发现更多无症状的病例。为确定肾轮廓,可以应用肾断层摄影,因肾血管通常是畸形的,肾动脉造影在手术前是需要的。

【治疗与预后】 绝大多数交叉异位肾患者预后良好,有合并症者则应对症处理。

2. 肾旋转异常(renal malrotation)

【定义】 正常成年人的肾上升到最终位置肾窝内时,其肾盏应转向外侧,肾盂指向中线。当这种排列紊乱时,叫肾旋转异常。更常见的旋转异常是与其他肾畸形并存,像异位肾、融合肾、马蹄肾等。本节只讨论单纯肾旋转异常,也需与因受外力压迫引起的旋转异常相区别,如腹膜后肿块。

【发病率】 由于轻微旋转的异常很难被发现,因而很难判断其确切的发病率,尸检报告其发病率在 1/939(Campbell,1963)~1/390(Smith 和 Orkin,1945)之间,男女之比为 2:1,双侧肾脏发病率没有差异。Turner 综合征的患者常伴发肾脏旋转不良(Gray 和 Skandalakis,1972)。

【病因】 大约第 6 周开始直到第 9 周完成 90° 的旋转并达到肾窝的位置,有理论认为输尿管芽分支不对称导致其旋转异常。

【解剖特点】 肾上升时正常的旋转是肾盂从腹侧向中线旋转 90°。Weyrauch 按肾盂的位置将旋转异常分四型:①腹侧位:由于肾上升时未发生旋转,肾盂仍指向腹侧,肾盏指向背侧。这是最常见的类型。非常罕见的是 360° 的过度旋转。②腹中线位:系旋转不全引起,肾盂指向内前方,肾盏指向后外方。③背侧位:肾旋转 180°,肾盂面向背侧。这种类型最少见。④侧位:肾旋转大于 180°,但少于 360°,或逆转 180°,肾盂指向外侧,肾盏指向中线。

【临床表现】 肾旋转异常本身不产生特异症状。但过多的纤维组织包绕肾盂、肾盂输尿管连接部和上段输尿管,以及附加的血管压迫可引起梗阻,而出现肾积水的症状如腹部包块或间歇性肾绞痛,也可出现血尿、感染和结石。

【诊断】 静脉尿路造影或逆行肾盂造影可显示肾盂肾盏定位异常,肾盂拉长变平,上盏伸展,中下盏短直,上 1/3 输尿管向外移位。双侧旋转异常需与马蹄肾相鉴别。

【治疗与预后】 旋转异常不会影响肾脏功能,对患者的正常存活没有影响。有的病例肾盂输尿管交界处狭窄、排尿异常可能导致结石、感染或肾盂积水,针对病因做相应处理。

3. 融合肾(renal fusion)

【分型】 ①单侧融合肾伴下肾异位;②乙状肾;③块状肾;④L 形肾;⑤盘状肾;⑥单侧融合伴上肾异位。

(1) 乙状肾(sigmoid kidney 或 S 形肾):是第二位最常见的融合畸形,交叉异位的肾位于下面,在肾极部融合,每个肾已在各自的垂直轴线上旋转,但肾盂方向相反,两肾的凸缘相接,因此有 S 状外形,正常肾的输尿管经下肾的凸缘向下入膀胱,异位肾的输尿管越过中线由原侧入膀胱。

(2) 块状肾(cake kidney):相对少见。两肾广泛融合成一个不规则的分叶状块,通常上升仅达骶骨岬水平,多数仍停留在盆腔内,两肾盂在前面分别引流分开的肾实质区域,输尿管不交叉。

(3) L 形肾(L-kidney):L 形肾是交叉异位的肾横卧于正常肾的下极而形成。异位肾在中线或对

28

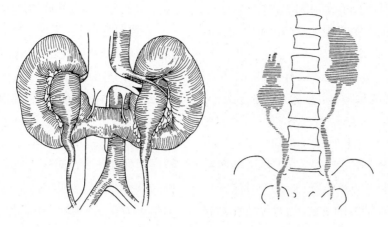

图 28-6 马蹄肾示意图

侧中线旁下腰椎的前面。肾长轴可产生颠倒或反向的旋转,每个肾的输尿管在其自己的一侧进入膀胱。

（4）盘状肾（discoid kidney）:盘状肾是肾的两极内缘的连接,形成一个边缘厚,中央薄的肿块。当两肾沿中线融合范围更大时,则更像一个盾状。每个肾的外侧缘保持其正常形态,肾盂位于前面,相互不通,输尿管不交叉。

（5）马蹄肾（horseshoe kidney）:马蹄肾是最常见的融合肾畸形,是两肾下极由横越中线的实质性峡部或纤维性峡部连接所致（图 28-6）。

【发病率】 本症首先由 DeCarpi 在 1521 年尸检中发现,Botallo(1564)做了全面描述并示以图解,Morgagni(1820)报告了第一例有合并症的马蹄肾患者。最近一项调查对 15 000 人行放射性扫描发现其发病率为 1/666（Weizer 等,2003）。男女之比约为 2∶1。

【解剖特点】 马蹄肾的峡部位于主动脉和下腔静脉的前方。在第 4~5 腰椎水平,有时位置更低。实质性峡部常较粗大,有固有的血液供应。由于肾旋转不良,肾盂位于前面。

【合并畸形】 至少 1/3 的患者合并其他系统畸形,包括骨骼、心血管、胃肠道和生殖系统畸形。马蹄肾也可见于 18- 三体综合征（trisomy 18 symdrome）和 Turner 综合征患者。泌尿系统畸形包括重肾双输尿管、输尿管口异位、输尿管膨出等,也有报告并发肾发育不良和多囊肾者。

【症状】 1/3 的马蹄肾患者无症状。如有症状则与肾积水、泌尿系感染和结石形成有关。1/3 的患者可并发肾盂输尿管连接部梗阻性肾积水、输尿管高位出口、输尿管通过峡部的异常过程和异位血管压迫是引起梗阻的原因（图 28-7）。1/5 的患者发生结石。首都医科大学附属北京儿童医院 1976—1993 年收治 9 例有合并症的马蹄肾患者,年龄 1~13 岁,其中 6 例是肾盂输尿管连接部梗阻性肾积水;1 例为重肾 Y 形输尿管,上肾部发育不良,下肾部为巨大肾及输尿管积水;1 例重肾双输尿管,输尿管口异位;1 例肾母细胞瘤。6 例合并肾积水者,5 例手术治疗,4 例是异位血管压迫,1 例为高位输尿管出口。

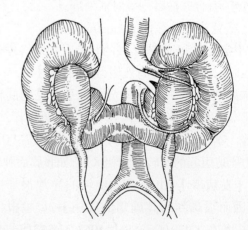

图 28-7 马蹄肾
左肾异位血管压迫致肾盂输尿管连接部梗阻示意图

【体征】 5%~10% 的患者可扪及无症状的腹部肿块。

【诊断】 主要靠静脉尿路造影（图 28-8）,因

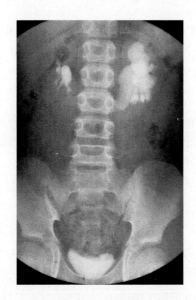

图 28-8　马蹄肾

IVP 示两肾下极内收,肾旋转异常

为除腹部中线可触及横行肿块外,腹痛、感染、消化道等症状,都是非特异性的。典型的尿路造影表现肾位置偏低,靠近脊柱,肾长轴旋转不良,肾盂肾盏重叠,肾下极向中线内收,使两肾长轴呈倒八字形。腹部 B 超、肾盂逆行造影、CT 及同位素扫描对诊断也有帮助。

【治疗】　单纯在中腹扪及肿块而无其他症状者,不需治疗。有合并症者,针对肾的具体病变对症处理。切断峡部的手术,因不能缓解症状,早已不用。

【预后】　Smith 和 Orkin(1954)认为马蹄肾多数伴有其他疾病的发生,但是其他学者并不认同。Gelenn 等(1959)对一组马蹄肾患者进行了 10 年的追踪随访,发现 60% 的患者始终没有任何临床症状,仅 13% 有持续的尿路感染或疼痛,17% 发生了结石。如果发生结石,体外震波碎石可以治愈 68% 的患者,而经皮肾镜的治愈率则可达到 87.5%(Kupeli 等,1999;Raj 等,2003)。在 Gellen 的调查中没有患者因为峡部切除从而缓解痛苦,这一观点目前受到大多数人的驳斥(Glenn,1959;Pitts 和 Muecke,1975)。许多患者伴发生殖系或其他畸形,胎儿或儿童时期便死亡,而马蹄肾多偶然发现,很少成为致死原因。马蹄肾发生肿瘤的易感性会增高,目前已有 123 例病例报道(Romics 等,2002)。慢性感染、

梗阻和结石形成等发病率的升高使肾盂肿瘤的发病率较正常人偏高,马蹄肾一般对妊娠和分娩没有影响。

五、肾囊性疾病与肾发育不良

肾囊性疾病是一组不同原疾病,其共同特点为肾脏出现覆有上皮细胞的囊肿。原因不同时,形态学特征及临床表现亦不同(图 28-9)。有些是先天性,其中有与遗传相关,有些是后天获得性。可在任何年龄发病,可在肾的任何部位形成,囊肿可为单发,也可多发。近年来应用超声和 CT 检查,能早期检出。临床上较常见的有下列几种。

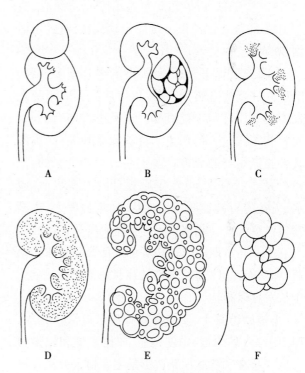

图 28-9　肾囊性疾病的常见类型

(一)多囊肾(polycystic kidney)

1. 婴儿型多囊肾

【病因】　本病属常染色体隐性遗传的疾病,发病机制不明。

【发病率】　大约 10 000 例新生儿中有 1 例,男女比为 2:1。本病主要发生在婴儿,也发生在儿童和成人。

【病理学】　双肾明显增大,外形光滑,切面呈蜂窝状,手感似海绵,远端肾小管和集合管呈梭形

囊状扩张,放射状排列。肾盂肾盏被膨胀的肾实质压迫而变形。肝门脉区胆管数目增加伴结缔组织增生,致门脉周围纤维化而并发门脉高压。根据起病年龄,肾小管病变的数量和肝脏损害的程度分为四型:

(1) 围生期型:肾脏显著增大,90% 以上的肾小管囊状扩张,伴轻度门脉周围纤维化,生后 6~8 周死于肾衰竭。

(2) 新生儿型:约 60% 的肾小管受累,肝的变化明显,<1 岁时死于肾衰竭。

(3) 婴儿型:25% 肾小管扩张,严重门脉周围纤维化,可存活到青春期。

(4) 少年型:以肝病变为主,门静脉纤维化,少于 10% 的肾小管扩张,5 岁时出现症状,有的可活到 30 岁。

【临床表现】　患严重类型的婴儿型多囊肾,围生儿和新生儿常死产,或出生后数日内因肺发育不良死于呼吸功能衰竭。这类患者多有 Potter 面容和羊水过少的历史。肾脏异常肿大,严重的腹部膨隆可导致难产。新生儿通常是少尿的,但很少死于肾衰竭,可在生后数日内出现贫血、脱水、失盐等肾功能减退的症状,随年龄增大,逐渐发生肾衰竭。幼儿和少年可有高血压和充血性心力衰竭。儿童期因门脉高压可致食管静脉曲张出血、脾功能亢进。非特异性的症状包括恶心、呕吐、生长发育迟滞。

【辅助检查】　实验室检查显示血清尿素氮、肌酐升高,酸中毒,中度贫血,尿比重低和轻微蛋白尿。超声和静脉尿路造影是主要检查方法。影像学表现是造影剂在皮质和髓质的囊肿中滞留,显示不规则斑纹或条状影像(滞留在集合管内产生放射状影像)。小婴儿因造影剂排出减少,肾盂肾盏几乎不显示,年长儿造影剂迅速排泄,可显示轻微变形的肾盂肾盏影像。超声显示肾脏增大,整个肾实质回声增强。逆行肾盂造影示肾盂肾盏轻微受损和肾小管反流。同位素扫描对诊断无帮助。

【诊断】　根据发病年龄、临床表现和阳性家族史而诊断。新生儿期需与其他引起肾肿大的疾病相鉴别,如双侧多房性肾发育不良、双侧肾积水、双侧肾肿瘤及双侧肾静脉栓塞等。儿童期鉴别诊断应包括进行性肾损害的其他病因,如儿童期发病的成人型多囊肾,肝病者应与肝先天性纤维化相鉴别。

【治疗】　本症无治愈办法。主要是对症治疗。对肾功能不全,透析疗法可延长寿命,有条件时可考虑肾移植。

【预后】　无论肾或肝损害预后均不良。

2. 成人型多囊肾

【定义】　本病属常染色体显性遗传的疾病,是以肾囊肿的发生、发展和数目增加为特征。

【发病率】　500~800 例尸检中有 1 例。人群发生率为 0.5%~0.1%。

【病理】　病变为双侧性,早期囊肿较小,肾大小正常,两肾病变发展不对称。后期肾显著增大,腹部膨隆可如足月妊娠,肾表面和切面满布大小不等的囊肿,只残留少量肾实质,囊内液体澄清、混浊或呈血性。

【临床表现】　发病缓慢,大多数在 40 岁后出现症状,患者可有持续或间歇性腰腹痛,有时剧痛;镜下或肉眼血尿,轻微蛋白尿,肾浓缩功能低下,可出现多尿,夜尿。体检时可扪及腹部肿块。60% 患者有高血压,可并发尿路感染、结石,并有慢性肾功能不全,最终出现尿毒症。

40%~60% 患者并发肝囊肿,随年龄增大,囊肿的数目和大小也渐增加,此外,胰、肺、脾、卵巢、睾丸、附睾、子宫、膀胱也可有囊肿形成。10% 的患者有颅内小动脉瘤。

【诊断】　超声、静脉尿路造影和 CT 为主要诊断方法。X 线表现肾外形增大,轮廓不规则,肾盂、肾盏受压变形,有似肾癌的影像,但为双侧病变。

核素扫描示肾内放射性核素显像剂减少。单侧腹部肿物要与肾肿瘤、肾积水、多房性单纯性肾囊肿相鉴别。对晚期病例诊断无困难。应多用 B 超检查,因对诊断很有帮助,无创故可反复进行。

【治疗】　无治愈方法,目的仅在于防止并发症和保存肾功能。巨大囊肿可行去顶减压术,以缓解症状,尿毒症者需作透析和肾移植。

【预后】　本病发病年龄越轻,预后越差,平均死亡年龄为 50 岁,一般在症状出现后 10 年。主

28

要死于肾衰竭、心力衰竭、急性感染或颅内出血。本病为遗传疾病，患者可结婚，但应劝其绝育。

（二）单纯性肾囊肿（solitary cyst of kidney）

【定义】　单纯性肾囊肿又称孤立性肾囊肿，是肾囊性疾病中最多见、症状最轻微的一种。

【发病率】　多见于50岁以上的成年人。发病率高达人群的50%，儿童罕见。

【病理】　囊肿多为孤立和单侧发病，也有多发或双侧发病者。囊肿起源于肾实质，内覆单层扁平细胞，不与肾盂、肾盏相通。囊肿大小不一，直径在2~10cm之间，压迫周围肾实质成一薄壁，囊内为浆液，含蛋白质、氯化物及胆固醇结晶，囊内如有出血则为血性液体。

【临床表现】　小的囊肿完全无症状，仅因其他原因做腹部影像学检查时偶然发现。大的囊肿可表现为腹部肿块，腹胀满或疼痛，偶有血尿、尿路感染、高血压等。

【诊断】　无症状者可终生不被发现，触诊腹部肿块，表面光滑，囊性感。B超和CT可明确诊断，易与肿瘤区别。

【治疗】　无症状的不需治疗。囊肿直径>4cm者，可行经皮囊肿穿刺，抽出液体后，注入等量硬化剂如95%酒精或四环素液，有效率可>95%。巨大囊肿可行囊肿去顶减压术或肾部分切除术。

（三）髓质海绵肾（cavernous kidney）

髓质海绵肾是一种较常见的疾病，最先于1908年被Beitzke提出，1939年Lenarduzzi描述了其放射特征。Cachi和Ricci于1949年报道该病。髓质海绵肾特征为集合管的远端扩张成囊状或者憩室样，扩张的小管可以通过静脉肾盂造影看观察到条形致密影。当集合管明显扩张和内含结石时，可以呈现为花束样。

【病因】　发病机制不明，一般无家族史。

【发病率】　1/2 000~1/5 000。男性多见，系先天性发育异常。

【病理】　多为双侧发病，肾大小正常或略大，病变限于肾锥体部，锥体增大凸入肾盏。乳头部集合管扩张形成无数个大小不等的囊腔，直径为0.1~1cm。切面外观似海绵，囊壁为单层上皮细胞，

内含不透明胶陈样凝块、钙质物质和小结石。多数小囊与肾小管或肾盂相通。

【临床表现】　多无症状，若有症状，可发生在任何年龄，从生后3周到70岁，多在30~50岁。主要表现有反复血尿、尿路感染，髓质内小结石可引起肾绞痛。多数患者肾功能正常，如两肾病变广泛，肾浓缩、稀释功能、酸化功能可轻度受损，可有高尿钙症。主要合并症是髓质内或锥体内大量小结石形成，多数为磷酸盐结石，少数为草酸钙结石。

【诊断】　腹部平片和静脉尿路造影有确诊价值。平片可见不同数目的小结石，位于小盏外侧肾实质内，扩张的肾小管有钙化。静脉尿路造影显示髓质明显增大，造影剂充盈小囊肿呈花束样或葡萄串样表现。

本病需与肾结核、肾乳头坏死和肾钙化鉴别。

【治疗】　无症状和无并发症者不需治疗。鼓励多饮水，增加尿量，减少结石形成。若有泌尿系感染和结石应对症处理。

【预后】　本病无合并症者预后良好。

（四）肾发育不良（dysplasia），多房性肾囊性变（multicystic dysplastic kidney）

【定义】　肾发育不良是指组织学上具有胚胎结构的分化不良，如囊肿、异常的肾小管、未分化的间充质或非肾成分的软骨等。本症无家族倾向，无性别差异，多为单侧发病。如果整个肾发育不良，以囊肿占优势，则称为多房性肾囊性变。

【病因】　尚无定论，包括梗阻学说和输尿管芽缺陷学说。

【病理】　肾失去正常形态，被大小不等的多个囊样结构所替代，体积可大可小，外观像一堆葡萄，看不到正常肾组织。囊壁薄而透明，彼此互不相通。囊壁内覆立方或扁平上皮细胞，囊肿间的组织内可含软骨灶，肾小球和肾小管呈初级形态，但也可见正常结构。常伴患侧输尿管闭锁，本病可能是胎儿早期肾脏形成期中，输尿管梗阻的严重后果，如严重的后尿道瓣膜症。多房性肾囊性变也可发生在重复肾的上肾部和马蹄肾的一侧，而肾的另一部分是正常的。

【临床表现】　腹部肿块是本病最常见的症

状,是新生儿期腹部肿块最常见原因。可合并远端闭锁的巨大输尿管积水,表现下腹部"S"形囊性肿物。发生在重肾者可因异位输尿管口而有尿失禁。双侧病变在新生儿期可有 Potter 面容,肺发育不良或羊水过少。单侧病变者 5%~10% 的患者可有对侧肾积水,15% 的患者对侧可有膀胱输尿管反流。

【诊断】 本症经产前 B 超可以检出。出生后 B 超显示肾脏由大小不等的囊肿所替代,囊肿互不交通,不能探及肾实质的存在。肾核素扫描,患肾无功能,IVP 患肾不显影(图 28-10),发生在重肾者,可显示下肾部向下向外移位。

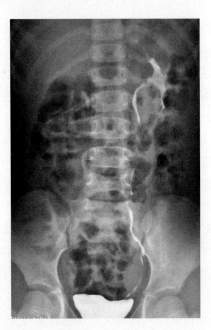

图 28-10 右肾发育不良
IVP 右肾不显影,仅见右侧输尿管间段显影

【治疗】 双侧病变,新生儿期死于呼吸衰竭或肾衰竭。因本病有潜在的恶变倾向,单侧病变应作肾切除术,发生在重肾者应作上半肾切除。手术宜在小儿 6 个月龄至 1 岁时进行。

(五)肾多房性囊肿(polycystic kidney)

【定义】 本病为肾内多房性囊性肿块,有完整包膜,肿块呈膨胀性生长,正常肾组织受压推移或萎缩,肿块无浸润性。

【病理】 切面可见肿块由很多囊肿构成,囊肿直径可由数毫米至数厘米。内含草黄或血性液体,液体内尿素及电解质含量与血浆相似。囊肿组织结构可见内覆规则的扁平或立方上皮细胞,间隔内有小圆形初级细胞及长而成熟的纤维母细胞,也可见胚胎性肾组织如肾小球和肾小管,偶见平滑肌细胞,间质为疏松组织或致密胶原纤维。

【症状】 本病可见于任何年龄,以腹部肿块为主诉,囊肿疝入肾盂可有血尿。

【诊断】 静脉尿路造影可见单侧囊性扩张性肿块,肾盂肾盏受压变形,囊肿疝入肾盂致造影剂不能排出时,可不显影。选择性肾血管造影可见边缘清楚的无血管肿块。肿块被膜可有血管。

【治疗】 单侧发病者可行肾切除术,双侧者则需做肿块切除或肾部分切除术。

六、肾血管异常

【定义】 多数肾脏只有 1 根肾动脉,肾实质可以分成多个节段,每个节段由单一的发源于主肾动脉的血管供应。肾血管异常包括多发肾动脉、迷走血管、副血管。多发肾动脉指任何一个肾脏由多根肾动脉供血的情况;迷走血管又称异位血管,指非来源于主肾动脉的血管给肾脏供血;副血管又称附加血管,两支以上的血管供应同一个肾节段。

【发病率】 71%(Merklin 和 Michele,1958)~85%(Geyer 和 Poutasse,1962)的肾脏由一根主肾动脉供应血液。右侧肾单动脉几率(87%)稍高于左侧(Geyer 和 Poutasse,1962),性别和种族之间没有明显差异;迷走血管仅在异位肾或马蹄肾时出现。

【病因】 肾动脉树从由三组原始血管沟融合形成的后腹膜腔血管中衍生而来,肾脏在向上移行过程中,此血管网络选择性退化,而剩余的邻近动脉则担负更多功能。经过血管的清除过程,最终只有一对血管最终形成主肾动脉,该过程的最终完成依赖于肾脏最终停留的位置(Graves,1956)。如果这一过程没有清除多余的血管则形成多发肾血管畸形。

【临床表现】 多发的、迷走的和附加的血管压迫一个小盏、一个大盏或肾盂输尿管连接部引起肾积水、泌尿系感染和结石形成,从而出现相应

28

的疼痛或血尿。下极的肾动脉缠绕和压迫肾静脉可出现直立性蛋白尿。高血压的发生与正常血液供应者无差异。

【诊断】 排泄性尿路造影有下列表现时可怀疑肾血管异常：①肾盂充盈缺损与异常血管情况一致；②肾积水伴锐利终止的肾大盏压迹；③肾盂输尿管连接处梗阻；④在一个肾段或全肾显影时间和显影浓度与对侧相应位置存在差异（特别是高血压时）。肾动脉造影是诊断肾血管畸形的金标准，CT 和 MRI 也有一定的诊断价值（Textor 和 Canzanello，1996；Salcarga 等，1999；Park 等，2003）。

【治疗】 无症状者无须处理，多发的、迷走的和附加的血管压迫肾盂输尿管连接部引起肾积水，因往往合并肾盂输尿管交接部内部狭窄，应做离断性肾盂成形术，同时将迷走侧血管置于肾盂输尿管交界处后方。

【预后】 肾血管异常不会增加肾脏患病的易感性，单由肾血管畸形引起的肾积水非常少见，尤其在考虑所有肾脏血管变异的相对发病率时。结石、积水、高血压等的发病率都与正常无明显差别。

七、肾发育不全

【定义】 肾发育不全是指肾小球及导管发育分化正常，仅肾单位数目减少，肾外形正常，但体积小于正常的 50% 以上，更小的肾脏可似蚕豆大小。本症无遗传，无性别差异。

【症状】 本症可无症状，因血管畸形可产生高血压；因输尿管开口异位可有尿失禁或泌尿系感染；合并输尿管膨出可有排尿困难或及泌尿系感染。双肾发育不全表现为慢性肾功能不全，多饮多尿，烦渴，生长发育迟滞。

【体征】 单侧发育不全，对侧代偿性肥大，肾脏可位于正常肾窝，或位于盆腔至肾窝之间的任何部位，如盆腔内、髂血管水平、腰部等。

【诊断】 B 超、静脉尿路造影和逆行肾盂造影可以确诊，过小的肾因排出造影剂量过少而静脉尿路造影常不显影。B 超对 <1~2cm 的小肾，也不易显示，或不易与周围淋巴结区别，螺旋 CT 增强扫描或可协助检出小肾。

【治疗】 肾发育不全并发高血压时，若对侧肾功能正常可作小肾切除术。但开放性手术，有时寻找小肾甚为困难，腹腔镜可清楚观察到发育不全的小肾和细小的输尿管。因此，经腹腔镜切除小肾是较为理想的治疗方式。合并输尿管开口异位者，静脉尿路造影显示功能良好的，可作输尿管膀胱再植术。

八、肾重复畸形

【定义】 肾重复畸形是较常见的肾、输尿管先天畸形。重复肾多数融合为一体，不能分开，表面有一浅沟，但肾盂、输尿管上端及血管分开，亦有各自的肾盂、输尿管和血管。重复肾可为单侧，亦可双侧。重复肾、重复输尿管多同时存在，重复输尿管可为完全型，亦可为不完全型，可开口于膀胱内，亦可异位开口于尿道、前庭或阴道。重复肾的上输尿管在膀胱内开口处常伴随输尿管膨出。

【症状】

1. 不完全的重复输尿管畸形，或完全型的重复输尿管畸形，输尿管均开口于膀胱内，且没有合并症。这类病例完全没有临床症状，只有在进行泌尿系全面检查时才被发现。

2. 重复肾伴有合并症，出现肾盂肾炎、肾结石、结核、肿瘤、积水等症状表现而进行泌尿系全面检查时发现。

3. 完全型的双重输尿管畸形，输尿管开口于外阴前庭、阴道、尿道等处。患者自幼年就有遗尿史，夜晚尿湿床铺，白天排成泡尿，间歇伴随滴尿。如有此种病史，仔细检查外阴，常能察见异常输尿管开口。即使找不到异常输尿管开口，静脉肾盂造影亦常能证实此种先天畸形问题。

【诊断】

1. 如无异位开口及并发症，常无症状，不易发现。

2. 如女性患者有正常排尿，兼有尿失禁，应考虑输尿管异位开口而做进一步检查。

3. 膀胱镜检查在完全型者常可看到患侧多一个输尿管口，位于外上方的常是低位肾盂来的输尿管。

4. 静脉尿路造影，如重复肾有功能，造影时可显示两个肾盂肾盏;如无功能,则仅显示一低位肾。逆行尿路造影时如插管成功,显影较清晰,更有助于诊断。

5. 女性尿失禁患者,应仔细观察前庭及阴道内有无小孔喷尿。如能经此孔插管造影,即可显示异位的输尿管及肾盂。

6. 如输尿管异位开口于尿道,则须行尿道镜检查。

【治疗】 需要根据相应的肾功能及合并畸形决定手术方式。

若上肾部功能丧失,做上半肾切除。传统是开放术式,优点是便于操作,尤其适用于年龄小的儿童,很容易达到患肾区域,而且常常不需要进入腹腔即能完成手术。但是对于年龄较大的儿童,并且较胖,采用这种开放手术会遇到一定困难,而当代流行的腹腔镜微创手术经腹腔操作,医生在已经掌握腹腔镜技术技巧的前提下,获得了放大的手术视野,进行半肾切除则带来更多便利。如果异位输尿管除梗阻外还有反流同时存在,一些医生还建议采用第二个切口(例如同侧下腹横切口或耻骨上横切口),切除整个异位输尿管。要注意保护远端下半肾输尿管的血运,可以留下上输尿管紧贴下输尿管的那一侧壁不切除。在膀胱水平外侧缝合几针关闭上输尿管切除后的缝隙。

若上半肾尚有功能,则做上输尿管与下肾盂吻合或将上输尿管与下输尿管吻合。对于同侧下半肾输尿管反流的病例,自行好转的可能性不大,最终往往需要输尿管膀胱再植解决反流。

对于伴有输尿管膨出的小婴儿,如果相对应的肾功能良好,且患者有严重尿路感染,药物未能控制,则可以考虑进行膀胱镜下输尿管开窗,术后须复查有无膀胱输尿管反流及上尿路情况。必要时做膨出切除、输尿管膀胱再吻合术。

(刘超　宋宏程)

第三节　输尿管疾患

一、输尿管外伤

小儿输尿管损伤不常见,多同时合并其他内脏损伤,易被漏诊,以致失去救治肾脏的机会,甚至危及生命。如能早期诊断、得到及时修复,肾功能多能完全恢复。

小儿输尿管细小,由肌肉和黏膜组织构成的管形器官,外有完整的筋膜,即输尿管鞘。输尿管位于腹膜后间隙,有一定的活动范围,前内侧有腹膜、腹腔内容物和脊柱,后外侧有腰肌群,故不易受损伤。

【病因】

1. 腹部钝伤　车祸或自高处坠落等腹部钝伤时,因胸、腰脊柱过度拉伸或侧弯,同时肾向上移位而肾盂输尿管连接部相对固定,输尿管受强力过度牵拉而致部分或完全性肾盂输尿管连接部断裂。作者科室曾总结 1972—2001 年共收治输尿管损伤 12 例,其中 10 例是腹部钝伤所致。

2. 医源性损伤　手术广泛剥离引起活动性出血、匆忙止血误伤输尿管;在输尿管内进行操作所造成的穿透伤。上述 12 例中有 2 例为医源性损伤,1 例为 8 个月女婴因先天生肛门闭锁、直肠阴道瘘做腹会阴肛门成形术。术中误切断左侧输尿管中段,及时发现做输尿管端端吻合治愈。实际上小儿输尿管周围脂肪少,在腹膜后操作时,如注意,可以避免损伤输尿管。另一例为新生儿肠闭锁,有广泛肠粘连,术中钳夹右输尿管,未予处理,术后 6 天肠瘘处渗尿。1 个月后做静脉尿路造影,右肾已不显影,5 年后才予以处理,见右输尿管中段闭锁,右肾萎缩,做了肾切除。近年来随着输尿管镜的应用增多,输尿管镜操作成为最常见的儿童医源性输尿管损伤原因。

3. 穿透性开放伤、枪弹伤及刺伤等　直接损伤可发生于输尿管的任何部位。罕见于小儿。来自作者科室的另一项报道显示 1993—2014 年收治肾盂输尿管连接部断裂患者 31 例,仅一例为刀扎伤,受伤部位在输尿管上段距肾盂 1cm 处。余 30 例均为车祸所致腹部钝伤。

【临床表现】 可有血尿,但没有血尿也不能排除输尿管损伤,存在肾盂输尿管连接部断裂的病人大约 30% 尿常规检验正常。腹部肿块(肾旁局限性积尿)、发热、胸腔积尿、尿性腹水等均是尿外渗及感染症状。少数病例一侧输尿管被误扎,术后该侧腰部胀痛。被误认为术后切口疼痛而被忽略,在日后作静脉尿路造影时才发现肾脏无功能。正是由于输尿管损伤无特殊症状,常被延误诊断。

【诊断】 输尿管损伤的诊断应首选 CT 扫描。在抢救休克过程中,待一般情况稳定后即做 CT 检查,可了解肾实质的损害及合并其他腹腔脏器损伤。加用造影剂的 3 期增强 CT(动脉期、静脉期和延迟期)可了解有无尿外渗,可通过观察输尿管的显影情况判断输尿管是否断裂。延迟扫描可明显提高输尿管显影的阳性率,时间选择一般可控制在注入造影剂 5~8 分钟,必要时可延长到 15~20 分钟。注入少量造影剂后(一般先注入 2~5ml)透视或摄片观察输尿管及造影剂外溢情况,防止大量造影剂外溢干扰输尿管的观察。与连接部断裂有关的 3 个典型表现是:在肾周和输尿管上段区域有中等程度的造影剂外渗;缺乏肾脏实质撕裂的造影剂外渗;看不到同侧远端的输尿管(图 28-11A,B,C)。

如无 CT 设备,在急症情况下可做静脉尿路造影,同样可显示肾功能及尿外渗,如输尿管清晰显影可除外输尿管损伤。当以上检查不能明确诊断时,做逆行肾盂造影检查,可以确诊。逆行肾盂造影可以显示断裂的输尿管造影剂外溢,不能进入肾盂(图 28-11C)。逆行肾盂造影应该待患者病情平稳进行,并注意预防感染。

B 型超声检查对泌尿系病变的辨认很有帮助,但对危重患者不如 CT 和静脉尿路造影。

作者科室收治输尿管损伤 12 例中(1972—2001 年),年龄 1 月至 7 岁,平均 3 岁。左侧 8 例,右侧 4 例。手术损伤 2 例,腹部钝伤 10 例,其中 4 例于伤后 20 小时内入院,另 6 例由外院于伤后 2~12 个月后转入。10 例中 3 例并发左胸积尿,2 例伴发横膈破裂。1 例伤后感染、发热。除 1 例于术中诊治外,均于伤后 8~60 天(平均 22 天)才被诊断有输尿管损伤。

【治疗】 如能及时检出输尿管损伤。应立即行修复手术。对已被延误诊断的患者,应对症治疗。包括抗感染及支持疗法,改善一般情况。如不能做修复术,应行经皮肾穿刺造瘘,争取日后进一步诊断及治疗。不能仅做肾周尿囊引流,因仅做局限性积尿引流,输尿管断端逐渐闭锁,引流尿液日渐减少、消失,会被误以为自愈,实际上肾功能丧失,肾萎缩。上述钝伤(1972—2001 年统计)中 1 例虽于伤后 20 小时入院,仅处理横膈破裂。伤后 5 天出现左腰局限性积尿,经引流月余后积尿消失,患肾萎缩;另 1 例在伤后月余肾造瘘,但 1 个月后肾造瘘管脱落,未及时处理、最终导致肾萎缩、感染、功能丧失。

肾盂输尿管连接部断裂手术修复极其困难。手术中首先要耐心寻找回缩的断裂输尿管远端。断裂输尿管近端一般位于肾蒂后方。充分游离肾

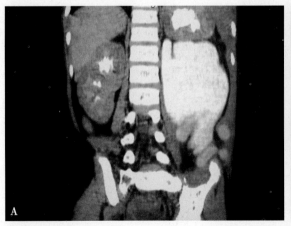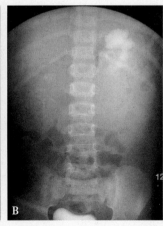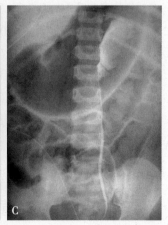

图 28-11 5 岁男孩,车祸多发复合伤

伤后 1 个月发现左肾下方造影剂外渗尿囊形成伴左肾上移(A)、不能看到远端输尿管显影(B)、经膀胱逆行输尿管肾盂造影显示输尿管近端断裂(C)

脏后,注意输尿管吻合口的张力,尽量做间断吻合。由于肾脏位置上移,输尿管缺损长。若上段输尿管缺损过长,则可将肾脏游离、下移,以利吻合。对盆腔手术损伤下段输尿管者。如损伤段长,不能做端端吻合,可游离伤侧膀胱,采用腰肌膀胱悬吊术,或利用管状膀胱瓣输尿管成形术。如缺损输尿管过多,不能采用上述各术式时,尚可用一段游离回肠代输尿管。手术困难,手术前应该向家长说明,并且有肾切除的可能。

在1993—2014年统计31例肾盂输尿管连接部断裂病例中,肾盂输尿管吻合21例,肾下盏与输尿管吻合5例,回肠代输尿管2例,阑尾代输尿管1例,肾切除2例。上述29例修复输尿管手术患者,术后半年复查IVP提示患肾功能良好者25例(86%),1例仅肾下极显影,另3例患肾显影差。

二、肾盂输尿管连接部梗阻

肾盂输尿管连接部梗阻(ureteropelvic junction obstruction,UPJO)是小儿肾积水的常见原因,由于肾盂输尿管连接部的梗阻阻碍了肾盂内尿液顺利排入输尿管,使肾盂排空发生障碍从而导致肾脏的集合系统扩张。先天性肾积水可经产前B超检出,有些患者在出生后很长时间才出现症状。继发于下尿路梗阻,严重膀胱输尿管反流所致肾盂输尿管连接部迂曲、扭转所造成的梗阻,以及因炎症、外伤、手术后粘连所致肾盂输尿管狭窄,不在本章叙述。

【发病率】 先天性肾盂输尿管连接部梗阻所致肾积水的发生率为1/2 000~1/750。本症可见于胎儿至出生后各年龄组,新生儿超声筛查1/500可发现肾积水,但很少需要手术干预的。本症多见于男性及左侧。有报告在新生儿中约2/3病变在左侧,而双侧病变发生率为10%。患单侧或及双侧肾盂输尿管连接部梗阻,可能有显性遗传,流行病学调查发现UPJO存在家族遗传性,但迄今尚未明确单发UPJO的致病基因。一些具有明显家族史的UPJO患者可表现出常染色体显性或隐性的遗传方式,符合单基因遗传病的特征,可能与单个基因的突变有关,故对患肾盂输尿管连接部梗阻的子代应强调胎儿的超声检查。

【病因】 尽管在胚胎学、解剖学、组织学等不同角度有深入的研究,但UPJO的确切病因尚不十分明确。引起UPJO的病因甚多,现主要将UPJO其病因归纳为3类。

1. 胚胎学原因 从肾盂输尿管连接部发育的胚胎学来看,正常情况下,胚胎第4周时,输尿管芽自中肾管的肘部(弯曲处)发出,并很快生长,穿入后肾胚基,在第5周时形成肾盂的雏形。以后形成肾脏集合系统的各部分:包括输尿管、肾盂、肾盏和肾曲小管等。输尿管芽在中肾管的下方靠近中线,二者相距很近。在发育过程当中,输尿管芽与中肾管交换位置。由于后肾向上迁移,输尿管向头外侧迁移,而中肾管则移至远端中线方向,形成含有精阜的后尿道进入膀胱入口。胚胎第12周时,输尿管口及中肾等完成了演变,形成最后位置。输尿管芽由中段向近端、远端延伸的过程中,起初是闭塞的,之后出现中肾管萎缩、活力消失而再通形成管腔结构。肾盂输尿管连接部是管腔最后再通的部位,如果该处再通过程出现异常,如管化不完全,则会出现梗阻,可能是先天性肾盂输尿管连接部狭窄引起肾积水的重要原因。

2. 解剖学原因

(1) 管腔内在因素管腔内的内在因素主要有UPJ狭窄、瓣膜、息肉和高位输尿管开口(图28-12~图28-14)。其中,管腔内狭窄是UPJO的常见原因(占87.2%),狭窄段一般长1~2cm,断面直径仅为1~2mm,常伴有高位输尿管开口。病理所见为肾盂输尿管连接部及输尿管上端肌层增厚和纤

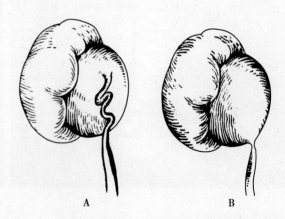

图28-12 肾盂输尿管连接部扭曲肿物就诊,无迅速增大(A)和狭窄(B)

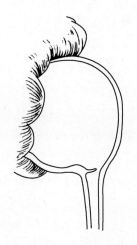

图 28-13　肾盂输尿管连接部瓣膜

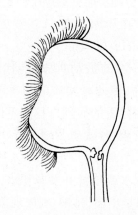

图 28-14　肾盂输尿管连接部息肉

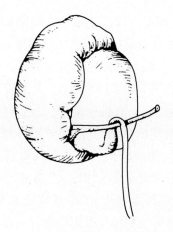

图 28-15　迷走血管压迫肾盂输尿管连接部

两处成角，即肾盂输尿管连接部及饱满的肾盂前垂时输尿管悬挂于血管之上。肾盂输尿管连接部成角的输尿管被粘连固定于肾盂上，而被挂在血管上的输尿管形成扭折，产生两处梗阻。

迷走血管造成肾盂输尿管连接部梗阻的病因尚存在争论。有学者认为迷走血管不是造成原发性梗阻的原因，只是在内源性狭窄存在情况下加重梗阻。首都医科大学附属北京儿童医院统计近十年迷走血管压迫致 UPJO 病例，发现近 1/3 的患者存在内源性狭窄。当输尿管近端和肾盂呈球囊形扩张时越过肾下极血管使输尿管扭曲，加重梗阻，这就可以解释单纯解除血管压迫并不能解除梗阻。此外，还有纤维索带压迫或粘连等致使 UPJ 纠结扭曲或高位附着。在大多数病例中，输尿管外部粘连是伴随输尿管内部狭窄存在的，所以应做离断性肾盂成形手术。这些瓣膜、索带、粘连还造成肾盂输尿管连接部的近侧扩张，特别是肾盂前下方扩张，使输尿管进入肾盂上端，出现高位输尿管口，加重原发性梗阻。

维组织增生。光镜下见局部平滑肌细胞增生、排列紊乱，肌细胞间有少量炎性细胞浸润。少数患者有多处输尿管狭窄，甚至全长输尿管狭窄。其他管腔内狭窄原因包括输尿管腔皱襞、葵花样息肉位于输尿管上端造成梗阻。输尿管腔内皱襞造成输尿管最近端的黏膜、肌肉折叠形成瓣膜。输尿管息肉表面为移行上皮，上皮下为增生的纤维层。

（2）管腔外在因素最常见原因为来自肾动脉主干或腹主动脉供应肾下极的迷走血管或副血管，跨越 UPJ 使之受压，并使输尿管或肾盂悬挂在血管之上（图 28-15）。Stephens（1982）认为，超过 1/3 的先天性肾盂输尿管连接部梗阻病例中存在动脉血管直接进入肾下极现象。这些肾下极的血管被称为迷走血管。事实上，这些血管不是直接起自腹主动脉，就是肾主动脉的分支，通常属于正常解剖变异。当迷走血管或副血管到达肾下极，输尿管位于其后且与血管紧密粘连，输尿管可有

3. 组织学动力学原因　组织学研究认为在正常情况下肾盂输尿管的平滑肌细胞排列成束，紧密相接（肌细胞有两层胞膜：内层浆膜，外层基底膜，前者包绕整个细胞）。肌细胞接触处称为中间接点（intermediate junction），通过中间接点受尿液刺激而产生的电活动在肾盏、肾盂的肌细胞从上而下传递，引起肾盂及输尿管蠕动，将尿液向下输送。能接受尿液刺激而产生电活动的是一种特殊的平滑肌细胞称为"起搏细胞（pacemaker cells）"，

位于肾盏、肾盂。肾盂输尿管连接部狭窄段的电镜检查显示肾盂输尿管连接部及输尿管上段平滑肌细胞异常，螺旋状排列的肌肉被不正常的纵形排列的肌束和纤维组织替代。大量胶原纤维沉积于狭窄段，将平滑肌分离，失去正常的排列，阻断了肌细胞间电活动的传递，导致自肾盂至输尿管的正常蠕动波消失。这一观点对肾盂输尿管连接部梗阻具有重要临床意义。组织学研究发现UPJO 部位肌纤维减少，胶原纤维增多引起狭窄，另外最近研究发现输尿管组织内存有多种类型的神经网络，而这些神经组织可能与肾盂输尿管的蠕动功能存在密切关。间质卡哈尔细胞（interstitial Cajal cell, ICC）与神经传导支配有关，认为输尿管蠕动也与 ICC 有关，并发现 ICC 也分布于输尿管的全长。ICC 与平滑肌细胞之间、神经细胞之间可形成网络连接，此种网络结构的特点在其控制平滑肌蠕动和介导神经信息传导功能中有重要作用。ICC 主要作用是起电传导作用（从非典型平滑肌至典型平滑肌），电起搏信号来自肾盂，然后传递至肾盂输尿管交界处，从而使输尿管平滑肌收缩蠕动，尿液顺利从肾盂流至膀胱。许多研究发现UPJO 中的 ICC 明显减少，并同时发现肌纤维减少，胶原纤维增多。但目前对于 UPJO 的认识仅限于此，对其减少（细胞死亡）的机制和原因仍不明确。因此手术切除病变部位对治疗 UPJO 至关重要。

4. 遗传学原因　先天性 UPJO 流行病学调查发现存在家族遗传性。各种分子、基因水平上的研究层出不穷，但其发病机制尚不明确。遗传学认为 UPJO 存在遗传性，流行病学调查研究发现 UPJO 发病具有家族聚集性，UPJO 患者近亲中 37% 存在发病可能，说明存在遗传倾向。目前关于 UPJO 发病的基因较多，包括突变位点的研究（实验动物及人体研究），又有通过组织、血液、尿液表达的蛋白、离子等异常继而研究基因突变位点，但研究结果均未详细明确地提出 UPJO 发病机制。一些具有明显家族史的 UPJO 患者可表现出常染色体显性或隐性的遗传方式，符合单基因遗传病的特征，可能与单个基因的突变有关。已有文献报道先天性肾输尿管交界处狭窄可能与 *BMP4*、*GLI3*、*JAG1*、*NOTCH2*、*TFAP2A*、*TSHZ*、*TBX18* 等基因突变有关。然后这些突变位点如何调节下游蛋白致 UPJO 尚待进一步研究。

【病理】　小儿肾盂容量随年龄而异。1 岁婴儿肾盂容量为 1~1.5ml。5 岁以内小儿肾盂容量约为 1ml/ 岁，5 岁以上为 5~7ml。肾积水时的容量可达数百甚至数千毫升。肾积水容量超过患者 24 小时尿量时称巨大肾积水，此时肾实质菲薄呈一囊袋样。在梗阻的基础上可继发感染与结石，加重了肾脏的破坏。

肾集合系统的扩张可造成肾髓质血管的伸长和肾实质受压缺血，肾组织逐渐萎缩与硬化以致不可完全逆转。髓质血管的过度伸长可引起断裂，是肾积水发生血尿原因之一，当然更多见的是并发结石所引起的血尿。

肾外型肾盂的被动扩张，能代偿一部分腔内压力的增高，因此肾实质的损害较轻，发展亦较慢。肾内型肾盂的病理进程则不同，肾实质受压力的损害较重，肾实质萎缩及肾功能低下均较严重。

双侧肾积水或单肾并发肾积水，梗阻解除后多有显著的尿量增多，排钠、利尿现象。单侧肾积水者尿量大致正常。

【合并畸形】　肾盂输尿管连接部梗阻常合并其他泌尿系畸形，有报告可达 50%，尤其多见于对侧肾脏。如单肾、马蹄肾、对侧肾积水及多房性肾囊性变。另外可伴有 21- 三体综合征。因此在处理过程中不能只满足于肾积水的诊断，还要注意其他并存的畸形，若被忽视就会影响治疗效果。

【临床表现】　肾盂输尿管连接部梗阻性肾积水，症状出现的早晚与梗阻程度成正比，梗阻越严重，症状出现越早。近年来由于孕妇产前 B 超的广泛应用，肾积水能于产前检出，使无症状的病例显著增加。

1. 肿块　在新生儿及婴儿约半数以上因腹部肿块就诊，更有表现为腹大膨隆者，75% 的患者在患侧腹部能触及肿块，多呈中度紧张的囊性感。少数质地柔软，偶有波动感，表面光滑而无压痛。少数病例在病史中，肿块有大小的变化，如突然发作腹痛同时出现腹部肿块，当大量排尿后肿块缩小甚至消失，这是一个重要的诊断依据。

2. 腰腹部间歇性疼痛　除婴幼儿外,绝大多数患者均能陈述上腹胃脘部或脐周部痛。年龄较大的儿童可明确指出疼痛来自患侧腰部。疼痛发作时可伴恶心、呕吐,故常被诊为肠痉挛,或其他胃肠道疾病而做消化道钡餐检查,当显示正常时才想到肾积水的诊断。

3. 血尿　血尿发生率在 10%~30% 之间,可发生于腹部轻微外伤后,或因肾盂内压力增高,肾髓质血管断裂所致,也可能因尿路感染或并发结石引起。

4. 尿路感染　发生率低于 5%,若一旦出现,均较严重,常伴全身中毒症状如高热、寒战和败血症。

5. 高血压　无论小儿或成人均可有高血压,可能因扩张的肾集合系统,压迫肾内血管,引起肾供血减少,产生肾素之故。

6. 肾破裂　肾积水患者受到直接暴力或跌倒时与硬物相撞,易于破裂。上述 1 055 例中有 12 例(1.1%),如急腹症表现。经手术证实为积水的肾脏破裂,腹腔内有大量尿液积聚。

7. 尿毒症　双侧肾积水或单肾并发肾积水的晚期可有肾功能不全表现。患者生长、发育迟滞,或喂养困难、厌食等消化道紊乱症状。

【诊断】　在发达国家,广泛做产前超声检查,故先天性肾盂输尿管连接部梗阻患者中,有 35%~50% 是产前诊断的。产前诊断肾积水的意义在于指导父母了解孩子是否需要做肾盂成形术,或者警惕泌尿系统感染以及肾功能损害。如产前超声检出胎儿有肾积水,应于小儿出生后 1~3 周复查。因胎儿及新生儿的肾发育不成熟,肾脏的锥体及髓质在超声检查上是透明的,可误认为肾积水图像,如仍怀疑有肾积水,可用静脉尿路造影和 / 或肾核素扫描进一步证实。

静脉尿路造影可见肾盂肾盏扩张,造影剂突然终止于肾盂输尿管连接部,输尿管不显影。延缓摄片很重要,如注射造影剂后除摄 7、15 及 30 分钟外,延缓至 60、120 分钟甚至 180 分钟,常可检出扩张的输尿管,如有输尿管扩张,则说明病变部位不在肾盂输尿管连接部。

如患侧不显影或未见到造影剂突然终止于肾盂输尿管连接部,超声检查就很重要,如超声检查有肾积水征象而无输尿管扩张,即可诊断为肾盂输尿管连接部梗阻,可免去既往作为常规的有创性经皮肾穿刺造影检查。自 1991 年以来作者组已有数百例,经静脉尿路造影及超声检查确诊为肾盂输尿管连接部梗阻,均经手术证实。

如超声有输尿管扩张则提示输尿管远端病变(反流或狭窄或两者兼有)。反流可作排尿性膀胱尿道造影证实,并可了解下尿路的解剖形态,如无反流再作经皮肾穿刺造影和 / 或逆行肾盂造影以确定输尿管上、下端并存的梗阻。对肾积水的影像检查,同时应用静脉尿路造影、排尿性膀胱尿道造影及肾核素扫描检查,将使多数单纯性肾盂输尿管连接部梗阻的患者,接受更多 X 线照射。目前用超声、肾核素扫描或及磁共振水成像将替代其他有创及繁琐的检查。

Koff(1994)报道测量积水肾脏与对侧正常肾脏生长速度,并进行比较,从而帮助确定有无梗阻。对新生儿单侧肾积水进行 B 超监测,根据对抗平衡理论监测对侧肾脏的生长速度。利用已经测出的正常婴儿生长速度,与标准肾功能表比较,当患者对侧正常肾脏的生长速度超过正常婴儿肾脏生长速度时,提示该患者有引起单侧肾积水的梗阻存在。反之,则无梗阻。

Cartwright(1992)认为肾小球滤过率、分肾功能检查非常必要。分肾功能检查显示 35% 肾单位丢失是肾积水安全警戒线。无症状患者生后 2 年内应每半年检查一次。Uiman(2000)提出新生儿单侧肾积水,行随诊监测时,应每 3 个月做一次分肾功能检查。

偶有肾盂输尿管连接部间歇性梗阻的患者,在无症状时静脉尿路造影正常。若在做静脉尿路造影或肾核素扫描时给呋塞米(1mg/kg 静脉滴注),可以了解肾盂排空效果,呋塞米的利尿作用可诱发腹痛。此外尚有肾盂侧压试验(Whitaker 1973,Krueger 1980),即通过经皮肾穿刺或肾造瘘管注入造影剂,在荧光屏下记录灌注造影剂时肾盂内压力变化,此法较复杂且带创伤性,近年来已很少应用。

遇有诊断困难病例,螺旋 CT 或 MRU 可清晰显示梗阻部位。

【治疗与预后】　中国儿童先天性肾积水早期管理专家共识中提出国内 UPJO 手术指征：①明显梗阻症状；②肾盂进行性扩张；③肾功能损害：分肾功能降至 0~35%；④虽无肾功能进行性损害，但梗阻持续 4~5 年不缓解；⑤并发泌尿系统结石或高血压等。也有文献认为，以下也为手术指征：①APD 值 >30mm；②APD 值 >20mm，同时伴有肾盏的扩张；③分肾功能 <40%；④肾功能于随访期间持续恶化；⑤持续加重的积水；⑥伴有血尿，肾绞痛等症状的肾积水。

围生期经超声检出的肾积水，如不合并羊水量少，则于出生后 1~3 周作超声复查及静脉尿路造影检查。轻度的肾盂肾盏扩张，可用超声随诊观察。Ransley(1990) 对中等度梗阻非手术观察 5~7 年，肾功能受损程度不大，当然这些小儿如有腹痛或继发感染、结石时须考虑手术治疗。Koff 和 Campbell(1994) 对 104 例患单侧先天性肾盂输尿管连接部梗阻的新生儿随访 5 年(平均 21 个月)，只有 7% 的患者(分肾功能 <40%，平均 <26%)需行肾盂成形术，术后患者分肾功能均好转。Dhillon(1998) 对 100 例产前检出的先天性肾盂输尿管连接部梗阻的新生儿行随诊监测，48 例需做肾盂成形术。52 例可保守监测，观察期 27% 的患者梗阻明显缓解，56% 梗阻存在但是肾功能无进行性损害，17% 的患者因肾功能进行性损害行肾盂成形术，术后肾功能很快改善。Subramaniam(1999) 研究显示，对肾功能进行性损害患者早期(平均 4.8 个月)行肾盂成形术，有利于术后肾功能改善。对晚期(平均 26.4 个月)行肾盂成形术的患者来说，肾盂前后径与肾功能损害有相关关系。一般生后 3~6 个月期间，肾盂前后径 <20mm 时，很少出现肾功能损害；肾盂前后径 <30mm 时，肾功能损害 <60%。因此，当肾盂前后径 <30mm 或肾核素扫描示分肾功能 >40% 时，应该保守观察。当出现进行性肾盂扩张(肾盂前后径 >30mm)或肾核素扫描，示分肾功能 <40% 时，证明患者出现明显的肾功能损害，需及时手术干预。总之，观察期出现下列情况需行肾盂成形术：①肾功能损害：分肾功能降至 35%~40% 以下；②肾盂进行性扩张；③虽无肾

功能进行性损害，但是梗阻持续 4~5 年不缓解。

Thomgs(1997) 报道，妊娠期肾积水持续时间与生后肾脏功能损害呈正相关关系。Dhillon(1998) 对胎儿肾积水肾盂前后径与生后肾脏功能损害程度的研究显示：当胎儿或生后肾盂前后径 >30mm 时，肾功能损害 >60%，当肾盂前后径 >50mm 时，肾功能损害可达 100%。因此，早期手术恢复尿流通畅对于新生儿、婴儿或儿童患者非常重要，可以解除梗阻，缓解症状，保护或改善肾脏功能。

有些患者延误至儿童期甚至青春期才获正确诊断。因慢性严重梗阻已导致肾功能进行性损害，或在尿滞留的基础上并发结石、感染；或因梗阻导致肾缺血而并发高血压。这些患者绝大多数都可做肾盂成形术。如有肾浓缩功能不良而肾不显影时，可做 ^{99m}Tc-DMSA(^{99m}Tc- 二巯基丁二酸)核素扫描检测分肾功能，一般患肾功能在 10% 以上，须保留患肾，梗阻解除后，肾功能可望改善。先天性肾积水患者经肾盂成形术后，行静脉尿路造影复查，术后 6 个月复查患肾功能及形态均有明显改善，而术后 1 年、3 年、5 年复查时与术后 6 个月复查时相同。

【新生儿肾积水的治疗】　对先天性肾盂输尿管连接部梗阻造成单侧肾积水的新生儿行外科矫治的时机尚有争议。

国外一些学者认为先天性肾盂输尿管连接部梗阻，引起的肾积水，可以在年长患者或成人中存在数年到数十年。患侧肾功能受损时，对侧肾脏可以完全代偿，60% 的患者通过对侧肾脏代偿性肥大使患侧肾脏避免手术，并逐步恢复正常肾功能或是肾积水明显改善。但是胎儿以及新生儿肾积水不同于年长儿或成人病例，当有梗阻时，血管活性肽使胎儿肾血管舒张，胎肾血流增加，收集系统负担过重、进而造成扩张。正常情况下胎儿以及新生儿对肾血流急骤变化自动调节能力差，宫内尿路梗阻引起肾积水，可以使肾脏发育迟缓。新生儿期行肾盂成形术的危险与其他年龄组没有显著差异，手术可以解除梗阻，保护肾脏实质免于受损，避免肾功能丢失，故一旦确诊先天性肾盂输尿管连接部梗阻造成单侧肾积水，需尽早手术。但是，更多学者认为：

1. 新生儿单侧肾积水是良性疾病,而真性肾盂输尿管连接部梗阻的发生率低于 15%。

2. 新生儿单侧肾积水有自行改善的可能,80% 以上的新生儿单侧肾积水保留了 35% 以上的肾功能,而且肾积水不继续加重,肾功能不继续受损,因此绝大多数患者不需要手术治疗。

3. 即使少数需要手术治疗的患者,在手术后肾积水也会明显改善或者消失,肾功能也会明显恢复甚至正常。一旦梗阻解除,对侧肾脏将不再受刺激而出现代偿性肥大。

4. 对于新生儿单侧肾积水首先要确定是否有梗阻。因此,利用 B 超和利尿性肾图随访非常重要,能够及时准确评价肾功能。Stephen(1998)认为按照积水肾脏的分肾功能决定复查间隔时间:如果分肾功能大于 40% 或者逐渐改善,超声证实肾积水没有进行性加重,对侧肾脏没有迅速出现代偿性肥大,说明没有梗阻迹象可以继续保守治疗,每 3 个月复查肾核素扫描。反之,如分肾功能降低则缩短检查的间隔时间,必要时行肾盂成形术。

总之,新生儿单侧肾积水具有特殊性,如果对胎儿肾积水病理生理和发展规律不清楚,诊断先天性肾盂输尿管连接部梗阻不正确,将对无真性肾盂输尿管连接部梗阻的肾积水患者进行不必要的手术治疗。

新生儿双侧肾积水也存在自行改善的可能性,大多数患者只需保守治疗。ONEN(2002)利用 B 超和肾核素扫描,对新生儿双侧肾积水进行长期随访。他报告先天性肾盂输尿管连接部梗阻引起双侧肾积水 19 例(38 侧),随访 14~187 个月(平均 54 个月)。根据胎儿泌尿外科学会(SFU)围生期肾积水分级,0~2 级 21 侧,3 级 4 侧,共 25 侧肾积水行保守观察;0~2 级 9 侧、3 级 4 侧,共 13 侧患者出现进行性肾功能损害或积水加重行肾盂成形术。因此只有 35% 双侧肾积水患者需要在生后 2 年内手术解除梗阻,避免肾功能损害。Minu Bajpai 等(2002)对 16 例(32 侧)产前诊断的双侧中、重度肾积水的新生儿进行随访(平均 36 个月),结论是对先天性肾盂输尿管连接部梗阻导致双侧中、重度肾积水的新生儿进行保守观察是安全的。

78% 的患者肾积水有改善,10% 的患者肾积水无变化,仅有 12% 的肾积水加重或出现症状需要手术治疗。

国外学者对新生儿肾积水手术时机观点相同,Dhillon(1998)推荐生后 3 个月内手术。Onen 组的手术平均年龄为 6.5 个月。Minu Bajpai 组手术平均年龄为 27 个月。但一致原则是避免出现进行性肾功能损害或积水加重。

【双侧肾盂输尿管连接部梗阻性肾积水】 近 10 年来本文作者组一期完成双侧离断性肾盂成形术约 50 例,缩短了病程,减少患者两次手术之苦,并未增加致病率。双侧肾积水常是一轻一重,可能一侧在检查时未有明显的影像显示,若被考虑不周的医生随便切除一侧积水肾,是无法补救的遗憾,术后易发生无尿。故对肾积水应考虑保留肾的手术,当患肾功能在 10% 以下或有明显发育不良时(肾实质呈分散片状,并可见有很多小囊泡),才进行肾切除术。

【先天性肾积水合并输尿管远端病变】 即肾盂输尿管交界部梗阻合并严重的膀胱输尿管反流和 / 或输尿管远端狭窄,对于远端狭窄病例先做离断性肾盂成形术,如随诊出现远端狭窄肾积水无法改善,则再行膀胱输尿管再植。如合并膀胱输尿管反流,反流度数较轻,术前不存在反复泌尿系感染,可行肾盂输尿管成形术,反之则先行再植。

【手术方法】 虽然肾盂成形术式很多,如 Y-V 成形术,但离断性肾盂成形术(Anderson-Hynes 术式)自 1949 年被首次报告以来,已成为治疗肾盂输尿管连接部梗阻的首选术式(资源 29)。因为切除了具有肌细胞发育异常的部位,故离断性肾盂成形术效果最好。本文作者组已做 958 例肾盂成形术,手术成功率在 98.4% 以上。手术要求吻合口宽广,低位,呈漏斗形,缝合密闭而无张力(图 28-16)。

资源 29
肾积水 - 开放
肾盂成形术

1. 离断性肾盂成形术

(1) 上腹横切口,内侧起自腹直肌外缘,外侧达腋前线。切开皮肤及腹外斜肌腱膜,撕开腹内斜肌及腹横肌。向内推开腹膜,从腹膜外剪开肾周筋膜。若双侧手术一期进行,则在一侧手术完

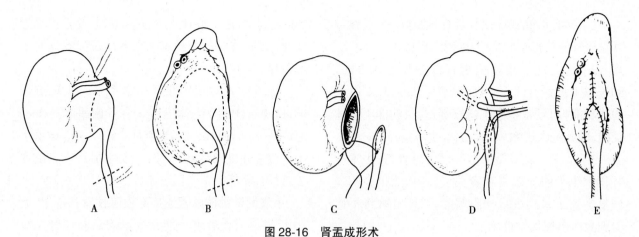

图 28-16 肾盂成形术

A.切除肾盂输尿管(侧面观);B.切除肾盂输尿管(肾门侧);C.输尿管尖端与肾盂吻合(第一针);D.吻合完成(侧面观);E.吻合完成(肾门侧)

成后,在对侧作同样切口进行另一侧手术。

(2)暴露肾下极(如有大量肾积水,可先用16号针头接吸引器,抽出积液,以利于手术操作),循肾下极可以找到肾盂及输尿管,如输尿管无扩张则证实肾盂输尿管连接部梗阻的诊断。

(3)于狭窄的输尿管远端缝一牵引线再切断输尿管。纵形剪开输尿管外侧缘直达管径正常部位。向输尿管内插入5F或6F硅胶管,并注入生理盐水10ml,将硅胶管插进膀胱,证实远端有无梗阻。

(4)切除过多的肾盂,残留肾盂缘距肾实质2~3cm。在拟切除的肾盂缘上也缝牵引线。

(5)用6-0 Dexon线自剪开的输尿管尖端与肾盂下缘吻合,连续或间断吻合均可。最下端的数针针距要相隔2mm,进针也不要离边缘太远,以免吻合缘翻入太多造成梗阻。先进行前壁吻合,然后行后壁吻合。

(6)吻合完前壁,经吻合口放入内支架(5F或6F硅胶管)至输尿管,做肾或肾盂造瘘管(12F硅胶管)共同引至腹外。继续完成吻合及缝闭肾盂。成人一般放内支架(双J管)4~6周,日后易于在门诊取出。小儿是否常规放内支架管及外引流,意见尚不统一,理由是外引流可招致感染及延长住院日期。本文作者组仍常规放5F或6F硅胶管作为支架管,引流至腹外,由此而招致感染者罕见。患者多于术后10~14天痊愈出院。

(7)肾窝置橡皮片引流。

(8)完成腹壁各层缝合。

【术后处理】

(1)用抗生素防治感染。

(2)术后2~3天如肾窝引流无渗出,可拔除肾窝引流片。

(3)术后7~10天拔除经吻合口至输尿管的支架管。

(4)术后8~11天向肾或肾盂造瘘管内注入亚甲蓝2ml,夹管观察排尿是否蓝染。如排尿呈深染蓝色,则连续夹管48~72小时,若小儿无发热也无腹痛,肾或肾盂造瘘管可以拔除。

(5)术后3~6个月做静脉尿路造影复查肾脏恢复情况,如有条件可做术前、术后肾核素扫描检查,更可了解肾脏形态及功能。

2. 异位血管压迫肾盂输尿管连接部矫治术 可切断输尿管上端,切除肾盂输尿管连接部及狭窄的上段输尿管,移位至血管之前,再行吻合。

3. 肾下盏与输尿管吻合术 如遇小的肾内型肾盂或肾盂外部都是瘢痕组织,不能做肾盂输尿管吻合时,可作肾下盏与输尿管吻合术,必须放置肾造瘘管及经吻合口的内支架管。

4. 腹腔镜肾盂成形术 可采用后腹膜入路和腹腔入路,做离断性肾盂成形术(资源30)。1993年由Schuessler首先实施,5例患者平均住院日3天,术后随访12个月,梗阻症状完全消失。Chen(1998)报道

资源30
肾积水-腹腔
镜肾盂成形术

44 例腹腔镜肾盂成形术,其中 31 例行离断性肾盂成形术,13 例行肾盂瓣成形术,住院日 2~6 天,平均 3.3 天,长期随访成功率达 94%。Bauer(1999)对 69 例 UPJO 患者随机分组,34 例行腹腔镜肾盂成形术,35 例行开放式离断性肾盂成形术,对两种手术方法成功率进行统计学处理,没有显著性差异,说明腹腔镜肾盂成形术可以达到开放手术疗效。后腹膜入路,建立腹膜后间隙及放置操作器械的方法同肾切除术,手术方法同开放手术的 Anderson-Hynes 术式。

【肾盂成形术后梗阻的治疗】 首都医科大学附属北京儿童医院 1972—1998 年共收治肾盂成形术失败导致肾盂输尿管连接部持续梗阻的患者 31 例,其中 25 例患者再次行离断性肾盂成形术。术后 23 例梗阻解除;1 例患者行两次离断性肾盂成形术;1 例患者在再次离断性肾盂成形术失败后半年放置了双 J 管,6 个月后梗阻解除。再次离断性肾盂成形术的手术成功率为 92%。另有 2 例保守治疗,4 例患者因患肾功能严重受损,改行肾切除术。总手术成功率为 84%。31 例原始手术的术式有离断性肾盂成形术 27 例,Y-V 成形术 1 例,肾下盏输尿管吻合术 1 例,肾盂输尿管连接部粘连松解术 2 例。两次手术间隔 1~18 个月,平均 4.8 个月。

肾盂成形术后肾盂输尿管连接部持续梗阻的原因为瘢痕增生造成肾盂输尿管连接部吻合口狭窄或闭锁。15 例为肾盂输尿管连接部,管腔内及周围瘢痕组织增生,造成狭窄或闭锁。尿外渗是造成瘢痕组织形成的主要原因。大量的外渗尿液,易诱发术后局部组织感染,进一步加重组织炎性反应的程度,促进了炎性肉芽肿及瘢痕组织的形成。因此,手术时应注意吻合严密,肾盂不要残留过多,输尿管应与肾盂下极做斜吻合,保证尿液引流通畅。其次,有 4 例的原吻合线为刺激性大且不易吸收的丝线,造成组织肉芽肿形成,应采用刺激性小,可吸收的合成线,如 Dexon 线(聚乙二醇酸线)作为缝线,即使在感染的情况下也具有很强的耐受性。另外,吻合口有肉芽组织形成和水肿 3 例;吻合口瓣膜样组织造成梗阻 2 例;UPJ 周围粘连严重,造成输尿管上段扭曲 2 例;异位血管压迫吻合口 1 例;输尿管与肾盂高位吻合,引流不畅 2

例,其中 1 例患侧肾脏为分支形肾盂,上下肾盂之间仅有一直径 0.2cm 小孔相通。

手术方法:再次行离断性肾盂成形术,应尽可能选择原手术切口,由腹膜外入路暴露肾脏,成功率为 75%~100%。在分离肾盂输尿管连接部时先找到吻合口下端正常的输尿管,然后再向上逐渐分离出吻合口部位;或于术前患侧输尿管内先逆行插入输尿管导管做标记;也可以术中经原肾(或肾盂)造瘘口插入探针将吻合口部位挑起作分离;或可以经过腹腔,打开后腹膜,暴露患肾及输尿管,利于操作。

对于梗阻不严重的病例可放置双 J 管 36 个月,若梗阻解除,部分患者可免除再次手术之苦。

近年来,采用经皮肾盂镜或用输尿管镜逆行做肾盂内切开治疗肾盂成形术后肾盂输尿管连接部持续梗阻的患者。Capolicchio(1997)用肾盂内切开术治疗 29 例年龄小于 14 岁的肾盂成形术失败的患者,成功率达 89.7%。内切开术对于因异位血管压迫造成的肾盂输尿管连接部梗阻、重度肾积水、肾盂较大和狭窄段较长的病例效果不好。

肾盂成形术后失败的病例再次手术时若发现肾盂为肾内型肾盂,可以用肾下盏与输尿管吻合。对于输尿管过短,无法与肾盂重新吻合时,可以根据情况行肾盂瓣缝成管状代输尿管、带蒂的膀胱前壁肌肉黏膜瓣缝成管状代输尿管或回肠代输尿管。

三、双输尿管

双输尿管(duplication of the ureter)常引流重肾,偶见引流 - 附加肾者。双输尿管可分为完全性与不完全性者(Y 形)(图 28-17),前者的另一输尿管开口于膀胱、尿道或其他部位。

【发病率】 双输尿管是输尿管畸形中最常见的,约 125 例中有 1 例,单侧较双侧者多 6 倍,女性是男性的 1.6 倍。

【临床表现】 双输尿管畸形,并不引起功能紊乱,很多是被偶然发现,但在尿路感染中被检出的双输尿管要比想象得多。有重肾、双输尿管时,下输尿管口靠头侧及外侧,而上输尿管口靠内、下即符合 Meyer-Weigert 定律(1877 年 Meyer 做最初

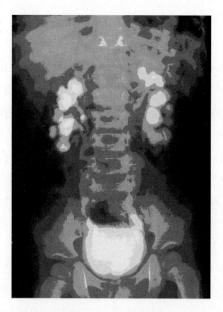

图 28-17　Y 形输尿管

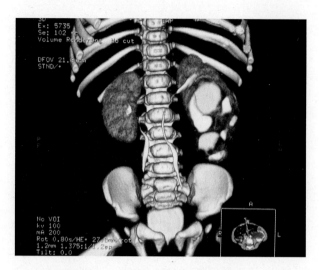

图 28-18　下肾肾盂输尿管连接部梗阻

描述,其后 1946 年由 Weigert 作了改进),在临床上引起症状的主要是上输尿管的异位输尿管口及异位输尿管膨出;下肾部及相应输尿管易有反流积水。双输尿管也常伴其他畸形及尿路感染。罕见上输尿口位于内上侧。肾实质的 1/3 由上部集合系统引流。肾脏单一系统引流者平均有 9.4 个肾小盏,重肾有 11.3 个肾小盏,平均上肾部有 3.7 个肾小盏,下肾部有 7.6 个肾小盏(Privett 等),他们注意到单一系统引流的肾脏,经影像学检查 97% 都正常,而有重复畸形者中 29% 有瘢痕和 / 或扩张。如做 VCUG 检查,重复畸形者中,反流率可高达 42%,而无重复畸形者仅为 12%。

下肾部常因并发反流而有积水,但也有下肾部并发肾盂输尿管连接部梗阻者(图 28-18)。

【并发畸形】　重肾双输尿管畸形常并发其他泌尿系畸形,包括肾发育不全和肾发育不良以及各型输尿管异常。

【不完全性双输尿管 -Y 型输尿管】　不完全性双输尿管(Y 形输尿管)在临床上常不重要,但因尿淤滞易导致肾盂肾炎。Y 形输尿管汇合支的横断面积,一般小于两分支面积的总和,故下流的尿液至此处,易于发生淤滞及出现尿液往反流动于两根输尿管之间,并多流向较宽的一根。当输尿管汇合处越靠远端,或汇合处较宽,则尿淤滞的后果就更明显。若同时有膀胱输尿管反流,则加重上述两输尿管间的回流,可发生腰痛。此时,如两输尿管间的接口近膀胱壁,可切除该 Y 形连接部,分别做两根输尿管与膀胱的再吻合。反之,若反流严重,而 Y 接口较高,则做接口以下输尿管与膀胱再吻合。如无膀胱输尿管反流,两输尿管间的往返回流重,并有症状时,可做输尿管肾盂吻合,或肾盂与肾盂吻合,同时切除上输尿管。

四、输尿管口异位

正常输尿管口位于膀胱三角区两上侧角,若开口于其他部位,则称为输尿管口异位(ectopic ureter)。异位输尿管口可位于泌尿系或生殖管道,如开口异位于三角区与膀胱颈间则不产生症状;如开口于膀胱颈远侧,可致梗阻、反流,在女性可有尿失禁。Stephens(1963)将女性尿道分为上部尿道内括约肌带及下部尿道外括约肌带。如开口于内括约肌带区,则可能有梗阻但无尿失禁。如开口于尿道远段,可能有梗阻,但患者以尿失禁为主要症状。

女性输尿管口异位于前庭的尿道口附近者约占 1/3,位于阴道者占 25%,罕见开口于宫颈及子宫(<5%)。曾有报告异位输尿管口在前庭或远段尿道而无尿失禁者。有些病例从未发生尿失禁,只因尿路梗阻或腰痛进行检查时被诊断,有些直到青春期或妊娠时才出现尿失禁。推测这些病例的异位输尿管口,经过一部分尿道外括约肌,只当排尿时才有输尿管的尿液流出。至青春期或妊娠

时,这些括约肌的肌力减弱,故迟发尿失禁。

　　男性异位输尿管口位于前列腺尿道者占半数,在外括约肌近侧,故无尿失禁。位于精囊者约1/3,其他可位于输精管或射精管,附睾。输尿管口异位于直肠是很罕见的。

　　【发病率】　异位输尿管口的发病率难以估计,因为很多病例没有症状。Campbell(1970)报告19 046例小儿尸检中有10例异位输尿管口,即约1 900例小儿中有1例。约80%的异位输尿管口病例,并发于重肾双输尿管的上输尿管。在女性异位输尿管口病例中,80%以上为双输尿管,而男性多为单一输尿管。

　　异位输尿管在女性中的发生率大约是男性的六倍。首都医科大学附属北京儿童医院1973—1994年共收治异位输尿管口约160例,其中仅有男性5例。有1例男性会阴型尿道下裂患者做IVU检查时发现有左侧输尿管口异位。双侧输尿管口异位占7.5%~17%,有些是单肾并输尿管口异位;一侧输尿管口异位,对侧是重复畸形并不少见。

　　【合并上尿路畸形】　异位输尿管口距正常位置越远,相应肾发育也越不正常。在重肾中,则上肾发育不全或不良。上述160例中有97例为一侧异位输尿管口并发同侧重肾双输尿管,97例均无例外地来自上肾部,该肾部为发育不良的肾组织;一侧单一异位输尿管口42例,其中34例患侧肾发育不全及发育不良;8例有患侧肾积水;双侧单一异位输尿管口13例;此外也可并发蹄铁形肾、盆腔肾等:

　　【临床表现】　男性常无症状除非有梗阻或感染,由于持续有小量尿流入后尿道,可能有尿频、尿急。如输尿管口异位于生殖道,可有前列腺炎、精囊炎、附睾炎。如系单一输尿管,膀胱镜检查可见患侧三角区不发育,膀胱底后外侧被其下扩张的输尿管抬高,而其内扩大膨出的输尿管酷似异位输尿管膨出。

　　女性约半数有尿失禁,表现为正常分次排尿及持续滴尿。如尿储存于扩大的输尿管中,则患者于仰卧时不遗尿,但站立时则有尿失禁。女性有尿失禁是因异位输尿管口位于括约肌的远侧。

输尿管口位置愈高,尿失禁愈轻,但常有梗阻,这是由于输尿管跨过膀胱颈的肌肉受挤压所致。较高位的异位输尿管口中75%有膀胱输尿管反流,也就是既反流又梗阻,常并发感染,多见于婴幼儿。小婴儿也可因梗阻出现腹部肿物。年龄较大的女孩,因尿路淤滞和阻塞会导致感染,出现患侧腹疼。

　　【诊断】　肾脏超声是最简单初始的方法。诊断女性输尿管口异位有时很容易,有时却很困难。如并发重肾双输尿管时,静脉尿路造影,功能良好的下半肾常显示向外下移位(图28-19)。

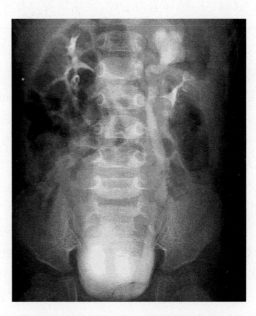

图28-19　重肾合并输尿管开口异位

　　仔细检查女性外阴,有时可在尿道口附近找到间断滴尿的异位输尿管口,自此插入导管做逆行造影可确诊。但造影常有困难,一方面由于管口难找,其次导管难插入狭窄的开口。假如是单一输尿管,病肾常无功能,尤以异位肾或交叉异位及融合肾时诊断困难,应用超声检查在膀胱后寻找扩大的输尿管可有帮助。膀胱镜及阴道镜有时可协助寻找异位输尿管口。

　　螺旋CT及磁共振成像(MRI)可清晰显示整个扩张的尿路形态,而发育不全合并发育不良的小肾及其相连的细输尿管可能经腹腔镜检出,并同期做小肾及其相连的细输尿管切除。

　　【治疗】　异位输尿管治疗的主要目标包括:

保护肾功能；消除感染，梗阻和反流；治疗尿失禁。根据相应的肾功能决定治疗，如单一输尿管开口于生殖系，肾功能常严重丧失，则做肾、输尿管切除。如异位开口于膀胱颈或尿道，肾功能常较好，则做输尿管膀胱再吻合术。如并发重肾，上肾部功能丧失，做上半肾切除。罕见的情况是上半肾尚有功能，则做上输尿管与下肾盂吻合或将上输尿管与下输尿管吻合。也可以将输尿管植入膀胱（资源31）。

资源 31
重复肾 - 腹腔镜
上半肾切除术

双侧单一输尿管口异位，如输尿管口位于尿道，则膀胱三角区及膀胱颈均发育差。多见于女性，患者有完全性尿失禁。静脉尿路造影及排尿性膀胱尿道造影可以诊断。可试做重建手术，包括输尿管膀胱再吻合，用肠管扩大膀胱及 Young-Dees-Leadbetter 膀胱颈重建术。如仍不能控制排尿，可考虑做以阑尾为输出道的可控性尿路改流术（Mitrofanoff 术）。

五、输尿管膨出

输尿管膨出（ureterocele）对尿路产生不同影响，如梗阻、反流、失禁以及肾功能损害，故其处理常需个别化。

本症是指膀胱内黏膜下输尿管的囊性扩张，大小差别很大，直径从 1~2cm 到几乎占据全膀胱；膨出的外层是膀胱黏膜，内层为输尿管黏膜，两者之间为菲薄的输尿管肌层。输尿管膨出常伴重复畸形（图 28-20），相应的输尿管口可位于膀胱内，或异位于膀胱颈或更远端。

【胚胎学】 本症形成原因尚不完全清楚，多数学者认为是源于 Chwalle 膜延迟破溃。正常胚胎 15mm 时，有 2 层上皮的膜位于发育中的输尿管与尿生殖窦之间。胚胎 35mm 时、在膜消失前，由于后肾的分泌，膜膨起，邻近的原始输尿管扩张。如膜延迟破溃，就发生输尿管末端扩张及管口狭窄。

对异位输尿管膨出的解释包括输尿管芽太靠近头端，故输尿管延迟了从中肾管分离，就更有可能发生输尿管末端扩张。如异位输尿管口位于近

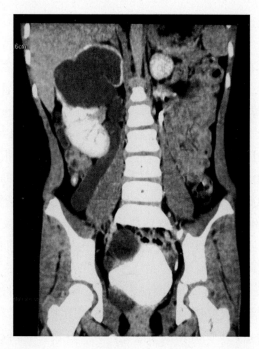

图 28-20　右重肾双输尿管，右上肾部输尿管膨出

端尿道或膀胱颈区域，可能没有内在的狭窄。由于膀胱颈的扩约作用，异位输尿管膨出，可引起梗阻。但一般异位输尿管口均较狭窄，不一定形成囊肿样膨出。

Tokunaka 等（1981）用光镜及电镜检查输尿管膨出，其组织结构与近端输尿管相比，输尿管膨出顶部缺乏肌束且肌细胞小；在膨出的肌肉中没有厚肌原纤维。他们认为，这些发现说明多数输尿管远端有节断性胚胎停滞，这在输尿管膨出形成中有一定作用。

总之，胚胎性梗阻；发育中的输尿管进入尿生殖窦的延迟吸收；输尿管芽分化的改变；并存的多数尾端输尿管肌肉发育停滞；以及尾端过多的扩大均有可能造成输尿管膨出。

【发病率】 各家的报告各异，Campbell（1951）在尸检时，发现每 4 000 例小儿有 1 例输尿管膨出。另一组 Uson（1961）观察 3 200 例小儿尸检时，发现 6 例，即每 500 例尸检中有一例。可能有些小的输尿管膨出，在尸检时已萎陷故未被发现。临床上的发病率差别也大，有 1 组小儿泌尿外科住院患者约 100 人中有 1 例，而另 1 组，5 000~12 000 例儿科住院患者中仅有 1 例。

有报告输尿管膨出有家族性，如发生于母女

两代。本症中 60%~80% 为异位型输尿管膨出,而输尿管膨出中 80% 并发于重肾的上输尿管。

输尿管膨出多见于女性及左侧,女：男 = 4~6：1,女性中 95% 并发重复畸形,而男性中 66% 来自单一系统。双侧占 10%~15%。首都医科大学附属北京儿童医院外科泌尿组收治 91 例输尿管膨出症(1991—2001),男 25 例;女 66 例。其中 70 例(76.9%)并发于重肾双输尿管畸形,包括左上输尿管膨出 40 例,右上 27 例,双上 3 例。输尿管膨出的开口可能狭窄、正常或偶然是大的。

【分型】　按其位置可分为单纯型输尿管膨出,膨出完全位于膀胱腔内,输尿管口较正常略有偏移;如输尿管膨出部分位于膀胱颈或尿道,则称异位输尿管膨出。单纯型输尿管膨出多并发于单一输尿管,膨出较小,多见于成人,又称成人型,对上尿路影响较小。异位输尿管膨出多较大,常合并重肾双输尿管畸形,下肾部的输尿管穿越膀胱肌层,开口于膀胱三角区。带有膨出的上输尿管经黏膜下层,开口于膀胱颈或后尿道,引起尿路梗阻。故上肾部多发育不全、发育不良及积水性萎缩并有肾盂肾炎等改变。异位输尿管膨出占 60%~80%,而 80% 输尿管膨出并发于重肾的上肾部。很罕见的是输尿管膨出可并发于盲端输尿管,也可并发于融合肾及异位肾。

Stephens 对异位输尿管膨出的分型如下:①狭窄异位型:约占 40%,狭窄口位于膨出尖端,或其上下面。②括约异位型:约占 40%,膨出终止于内括约肌之内,开口于男性后尿道或女性外括约肌远侧,开口正常或增大。③括约狭窄异位型:占 5%,开口于后尿道或更远处。④盲肠型:<5%,膨出如舌状或盲肠样伸入尿道黏膜之下,开口在囊腔之上(膀胱内),口大而功能不全。⑤盲端异位型:<5%,膨出为盲端。⑥无梗阻异位型:<5%,输尿管末端膨大,有 1 大孔位于膀胱内。

【临床表现】　大约 2% 的产前肾积水病例是由输尿管膨出引起的。尿路感染则是出生后最常见表现。异位输尿管膨出,是女婴先天性下尿路梗阻中最常见的原因,在男婴则仅次于后尿道瓣膜症居第 2 位。小儿多于生后的前数月内就有尿路感染,女孩的输尿管膨出可间歇地从尿道脱出,

不常见尿潴留,但当异位输尿管膨出经膀胱颈脱出时,可有尿潴留。女孩因大的异位于尿道的输尿管膨出,使外括约肌松弛及降低其有效率,故可有些尿失禁。婴幼儿也可有生长发育迟滞,或因梗阻造成涨大的膀胱及肾脏,而以腹部肿物就诊。如合并有结石,常会出现血尿。

【诊断】　声检查通常会在膀胱后部显示明确的囊性膀胱内肿块,也可以看到扩张的近端输尿管。异位输尿管膨出,常并发相应肾部发育不良,无功能或功能很差,放射线所见是它对同侧或对侧肾、输尿管影像的情况。大的异位输尿管膨出不但引起下肾部输尿管梗阻,也同样影响对侧。更常见输尿管膨出歪曲了同侧下输尿管口,使下肾部的黏膜下输尿管段变短而发生反流。

静脉尿路造影所见同于输尿管口异位,但上肾部更扩张、积水或不显影,膀胱颈部有圆形光滑的充盈缺损。有时局部膨出壁过薄,凹入,似呈分叶状,但与膀胱横纹肌肉瘤的多发不规则充盈缺损不同。

用稀释的造影剂如 15% 泛影葡胺,做排尿性膀胱尿道造影,可观察有无反流,排尿时输尿管膨出是否被压缩,及其后有无逼尿肌支持,呈膀胱憩室样。

单纯型输尿管膨出,可因膨出内并发结石而有血尿。静脉尿路造影因肾功能良好,可见膀胱内有圆形充药的输尿管膨出及菲薄的膨出壁。

女孩下尿路梗阻常见的病因有输尿管膨出、神经性膀胱,及横纹肌肉瘤,如能结合临床症状、体征及 X 线所见,诊断并不困难。而男婴更多见其他下尿路梗阻病变,如未考虑到本症,尤以膨出已萎陷时,易于误诊,故当有下尿路梗阻病变,并发上尿路重复畸形时应多考虑输尿管膨出症。

肾脏核素扫描用于评估所有肾段的相对功能,以便判断在进行手术时肾脏保留与否。

【治疗】　输尿管膨出的治疗常需个别化,取决于多种因素,包括临床表现和年龄(产前检测或症状),输尿管膨出的类型(异位或膀胱内),相关肾脏部分的功能,以及是否存在反流。大多数情况下输尿管膨出需要手术治疗

对于小的单纯型输尿管膨出,如无症状,也不

引起尿路梗阻,就不需要治疗。绝大多数输尿管膨出,其上半肾因受回压积水、感染,功能不良,则须做患侧上半肾切除。如术后仍有症状再处理输尿管膨出。如与输尿管膨出相对应的肾功能良好则经膀胱镜在膨出中间基底部做相当于 3F 粗导管电灼引流,术后须复查有无膀胱输尿管反流及上尿路情况。必要时做膨出切除、输尿管膀胱再吻合术。并有双输尿管的可做输尿管肾盂吻合术或上输尿管与下输尿管的端侧吻合术。通常继发于梗阻的败血症患者需要立即行输尿管膨出开窗引流。

综上所述,输尿管膨出症的治疗需根据下述情况决定:

1. 小儿年龄及一般情况,如小婴儿有严重尿路感染,药物未能控制。

(1)经尿道,用相当 3F 电极戳穿输尿管膨出下缘减压,10~14 天后超声复查及 3 个月后作排尿期膀胱尿道造影复查,如有反流,用预防抗感染药,待小儿 6~12 个月龄后再手术。对于膀胱内原位输尿管膨出,内镜下减压术可使约 80% 至 90% 病例治愈。相比之下,只有 25% 至 30% 的异位输尿管膨出此种疗法有效。

(2)经皮肾穿刺造瘘。

2. 输尿管膨出并发于重肾双输尿管畸形,输尿管膨出中 80% 来自上半肾。

(1)上肾部功能丧失:①切除上肾部及相应扩张的大部分输尿管,输尿管膨出瘪缩,从而解除下尿路梗阻及继发的泌尿系感染,如术前无输尿管反流,上尿路入路的再手术率为 20%。②上肾部及相应扩张输尿管、输尿管膨出切除,及下输尿管再植。上及下尿路同期手术操作多,增加术后恢复时间,而且多数病例并不必要,故不作为常规手术。③经尿道戳穿输尿管膨出;20 世纪 80 年代,我们都先做输尿管膨出开窗或同期切除上肾部,曾经因先开窗,反流,加重小儿尿路感染,故目前只用于小婴儿有严重尿路感染,药物未能控制者。

(2)上肾部功能良好:①上输尿管与下肾盂吻合或上输尿管与下输尿管吻合。②输尿管膨出切除,及上、下输尿管再植。③经尿道戳穿输尿管膨出。④输尿管膨出切除,输尿管膀胱再吻合。

3. 单一系统输尿管膨出

(1)肾功能良好:①如无症状,可以随诊观察。②经尿道戳穿输尿管膨出,本术式是肾功能良好的单一系统输尿管膨出的首选术式,它可以达到减压及不必要的第二次手术。③输尿管膨出切除,及输尿管再植。因经尿道戳穿输尿管膨出更为简单,故未作为常规手术。

(2)肾功能丧失做肾切除。

六、巨输尿管症

扩张的输尿管由于管壁缺乏有效的蠕动功能及远端梗阻,造成上尿路,尿液引流不畅,泌尿系感染、结石,最终损害肾实质,导致肾衰竭。不同原因的巨输尿管症的预后不尽相同,而且适当的治疗可防止肾功能恶化。

Cussen(1967)测量妊娠 30 周至 12 岁正常婴儿,及儿童输尿管直径指出,任何输尿管只要管径超过正常值上限即可被认为是巨输尿管。组织学上,正常的输尿管直径很少超过 5mm。一般认为小儿输尿管的直径大于 0.7cm 是巨输尿管。但实际上,巨输尿管症的泌尿系造影、超声所显示的输尿管扩张、迂曲都很典型。输尿管扩张的患者可合并肾盂、肾盏扩张,如果肾盂内压过高,肾内反流可造成肾瘢痕。至今巨输尿管症仍然是泌尿外科医生很重视、有时需要讨论争论的疾病。很多巨输尿管症,过去认为应该手术处理,而今只要对肾功能无损害、无症状,只是随诊观察,如产前超声诊断的巨输尿管症、后尿道瓣膜症解决后的上尿路扩张等。当然,对巨输尿管症的长期随访很重要。

巨输尿管一词现已越来越广泛地被用于原发性及继发性病变。根据 1976 年国际小儿泌尿外科会议(美国费城),将巨输尿管症分为反流性、梗阻性、非反流非梗阻性三类。

【巨输尿管症分类方法】

1. 反流性巨输尿管

(1)原发性:先天性反流,很多梅干腹(Prune-Belly)综合征。

(2)继发性:下尿路梗阻如尿道瓣膜症、神经性膀胱等;膀胱功能异常。

2. 梗阻性巨输尿管

(1) 原发性：先天性输尿管远端狭窄，无功能段输尿管等。

(2) 继发性：膀胱内高压如肿瘤、尿道瓣膜症、神经性膀胱等。腹膜后肿物压迫输尿管。

3. 非反流非梗阻性巨输尿管

(1) 原发性：原发性巨输尿管，很多新生儿巨输尿管症。

(2) 继发性：糖尿病、尿崩症、巨输尿管手术后残留的输尿管扩张；部分梅干腹综合征。

上述分类虽尚有缺点，但目前还是比较合理和全面的。另外，King 等(1980)又增加了反流合并梗阻性巨输尿管。在反流的巨输尿管中有 2%合并输尿管远端狭窄。这种输尿管的远端管壁发育不良，失去正常防反流隧道的结构，而且同时还有输尿管的蠕动异常，造成尿液排出梗阻。这种诊断非常重要，因为单纯的反流与反流合并梗阻性巨输尿管的治疗不同。

有时需根据治疗的情况进行明确分类。如诊断的后尿道瓣膜症引起的继发性梗阻性巨输尿管，在经尿道电灼瓣膜后，输尿管扩张好转，可诊断为非梗阻非反流性巨输尿管。

【临床表现】　尿路感染是最常见的症状。另外也可见血尿、腹痛、腰痛、腹部肿块、呕吐、生长发育迟缓、尿失禁等。有时做腹部手术或腹部疾病检查时发现巨输尿管。继发性巨输尿管症往往是在原发病检查时被发现。

【诊断】　根据症状、体征，怀疑巨输尿管症后做进一步检查。

1. 静脉尿路造影(IVU)　本方法是最常用也是必做的一项检查。了解肾功能及上尿路形态。大部分巨输尿管可被发现，输尿管膨出、异位输尿管口可被初步诊断。但是依靠 IVU 准确判断肾功能较困难，尤其是新生儿期的肾脏浓缩功能差，效果不佳。

2. 排尿期膀胱尿道造影(VCUG)　可发现反流性巨输尿管及继发性输尿管反流的原发病，如尿道瓣膜症、神经性膀胱。了解输尿管反流的程度及有无肾瘢痕。

3. B 型超声　随着检查技术提高，B 型超声逐渐成为发现、诊断巨输尿管的首要手段。而且可以进一步随访。在 B 型超声检查中不易发现正常的输尿管。而扩张的输尿管可被检出。首都医科大学附属北京儿童医院利用 B 型超声代替经皮肾穿刺造影及 VCU 筛选有无巨输尿管取得良好效果。

4. 经皮肾穿刺造影　常用于诊断梗阻性巨输尿管。经皮穿刺肾盂注入造影剂，15 分钟后拍片，了解造影剂的排出情况。正常情况下，注入造影剂 15 分钟内可排至膀胱，如排出延迟或未排出应考虑梗阻性巨输尿管，同时应注意梗阻部位。

5. 膀胱镜检查及逆行肾盂造影　膀胱尿道镜直接观察有无尿道瓣膜症、尿道狭窄，了解膀胱内有无肿块及膀胱黏膜的情况，观察输尿管口位置。输尿管插管行逆行肾盂造影，可帮助了解有无梗阻性巨输尿管及梗阻部位。

通过上述几种方法基本可明确巨输尿管症的病因。当区分梗阻性与非梗阻、非反流性，巨输尿管困难，或需确切诊断梗阻性输尿管时，可行利尿性肾图检查。

6. 利尿性肾图　通过静脉注射呋塞米辅助核素扫描了解上尿路的排泄情况。注射 ^{99m}TC-DTPA，早期记录肾血流的动脉象，3~4 分钟后记录肾的灌注情况，了解肾功能。然后记录肾图曲线，肾集合系统充盈后，可静脉注射呋塞米(1mg/kg)。图像应包括肾及整个输尿管。注射呋塞米后，半程清除率应在 15 分钟内完成，如大于 20 分钟可确诊为梗阻，15~20 分钟之间为可疑梗阻。肾图分类：①正常形态不受呋塞米影响而自然排泄；②输尿管扩张但无梗阻，给呋塞米后显示核素逐渐堆积，但很快排泄；③梗阻性巨输尿管，在注射呋塞米后未见核素清除，进一步堆积增加；④在可疑梗阻的肾图中，可见核素排泄增加但慢于正常。

核素扫描图像可帮助诊断输尿管梗阻的部位，其最大的优点是可以判断肾功能和分肾功能。有些因素影响肾图的准确性，如肾发育不全、肾功能不全时影响检查结果。该项检查最好用于 3~4 个月龄以上、肾功能较好的小儿。

7. 磁共振尿路成像(MRU)　MRU 可清晰显示整个尿路形态，对明确诊断巨输尿管、梗阻部位有很大帮助。

8. 增强CT　可以将输尿管形态以及肾功能检查良好结合。

【反流性巨输尿管症】

1. 原发性反流性巨输尿管症　本症无明确的梗阻部位,由于膀胱壁内输尿管太短、输尿管开口位置异常、先天性输尿管旁憩室或其他输尿管膀胱连接部紊乱所致。

2. 继发性反流性巨输尿管症　指继发于下尿路梗阻的输尿管反流。常见的原发病有:尿道瓣膜症、神经性膀胱、外伤性尿道狭窄,其他如输尿管膨出、肿瘤,放射性膀胱炎等。这类巨输尿管的治疗应先处理原发病。如后尿道瓣膜症患者40%~60%有输尿管反流。

电灼瓣膜后,反流有1/3缓解,1/3可被药物控制,1/3需手术。通常因为输尿管口解剖异常(如输尿管周围憩室),而行手术治疗。后尿道瓣膜电灼术后,反流持续存在的同侧肾脏通常无功能,在做肾核素扫描后,可根据肾功能情况决定做肾切除或输尿管再植。但应注意的是,一侧输尿管反流由于缓解了膀胱内压,反而对另一侧肾功能有保护作用。所以如有反流的无功能的对侧肾、输尿管也需手术时,可先做对侧手术,当其成功后再做无功能肾切除,有助于对侧肾手术后的恢复。

神经性膀胱合并输尿管反流在控制原发病如清洁间歇导尿后大部分可停止进展,需手术的占少数。

3. 输尿管反流合并狭窄　少部分输尿管反流,同时合并狭窄。该类病多可归类于原发狭窄继发反流。梗阻是由于输尿管壁肌肉被破坏、输尿管口憩室等造成。输尿管反流往往是轻度的,且随年龄增长可自愈,但输尿管狭窄仍存在,对肾功能有危害。

【梗阻性巨输尿管症】

(一) 原发性梗阻性巨输尿管症　包括输尿管膀胱连接部以上部位的梗阻,输尿管狭窄、瓣膜、闭锁、异位输尿管开口及远端无蠕动功能输尿管等。

1. 先天性输尿管狭窄　狭窄可发生在输尿管的任何部位,狭窄段长短不一,最常见的部位是输尿管膀胱连接部(图28-21)。

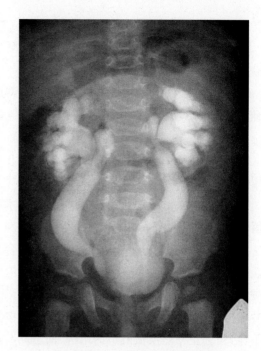

图28-21　左侧输尿管远端狭窄

大体观察见输尿管解剖狭窄,镜下可见管壁肌肉大体正常,可有近端肌细胞肥大及数目相对增多,狭窄段有胶原组织增生。病因可能是胚胎11~12周输尿管发生过程中假性肌肉增生或血管压迫所致。

2. 输尿管瓣膜　输尿管瓣膜很少见,为含有平滑肌纤维的横向黏膜皱褶呈瓣膜样造成梗阻,多发生在上下段输尿管。病因不明,可能是胚胎期输尿管腔内正常多发横向皱褶的残留。另有如心脏瓣膜、帆布样瓣膜发生在远端输尿管。

3. 远端无动力性输尿管　所致梗阻位于输尿管远端,梗阻段长3~4cm。管腔无解剖狭窄,只是无蠕动功能,近端输尿管扩张。此病较多见于男性,左侧较右侧多,25%是双侧病变,1岁以内双侧病变更常见。约10%有对侧肾发育不良。曾有人认为病因同先天性巨结肠,但无确切证据。病理组织学可见病变输尿管内胶原纤维增加,肌肉相对缺乏,环形肌肉增生等。电镜观察肌肉细胞之间的胶原纤维增生,干扰了细胞之间的紧密连接,阻止正常电传导及蠕动。未发现肌细胞超微结构异常。有人认为远端输尿管鞘增厚也是梗阻的原因。胚胎学认为远端输尿管发育不良,输尿管远端发育最晚,而环行肌肉发育早。无动力性输尿管近端扩张程度不等，有时合并肾盂肾盏扩张。

临床上真正的先天性输尿管狭窄并不多见，更多的是无输尿管解剖狭窄而尿液排出困难，与输尿管蠕动功能异常有关的梗阻。

治疗应根据临床表现：对于仅远端输尿管扩张的患者可随诊观察，如症状不缓解、肾积水加重或合并结石需手术。手术应切除无功能段输尿管然后做输尿管再植。

（二）继发性梗阻性巨输尿管症　多见于尿道瓣膜症、神经性膀胱、肿瘤、输尿管膨出等下尿路梗阻引起的膀胱内压增高。一般膀胱内压高于40cm水柱，肾脏内尿液排出困难。也有膀胱壁或输尿管远端纤维化形成狭窄。

后尿道瓣膜症是最常见的原因。在电灼瓣膜后，膀胱压力降低，巨输尿管好转，如无好转应怀疑该病。发病机制可能是膀胱功能异常、输尿管口或周围憩室纤维化，引起膀胱输尿管连接部梗阻。

输尿管膨出继发输尿管扩张的原因多为输尿管口狭窄，也有的膨出造成对侧输尿管扩张。有的巨输尿管继发于腹膜后肿块或血管压迫。

（三）医源性梗阻性巨输尿管症　最常见的是继发于输尿管再植术后，输尿管狭窄，也有外伤致输尿管狭窄。有的输尿管再植后狭窄，为一过性，可以恢复。有的与输尿管蠕动功能有关，在输尿管皮肤造口或肾造瘘术后，经休息一段时期，输尿管功能可恢复。

【非梗阻非反流性巨输尿管症】

1. 原发性非梗阻非反流性巨输尿管症　表现为全长输尿管扩张，但无迂曲。病因不清，无解剖狭窄，亦无反流。可能输尿管发育中的异常或输尿管梗阻解除后残留输尿管扩张。是否应早期手术，尚有争论。大多数人认为，如巨输尿管属轻、中度，肾功能无恶化，无泌尿系感染者可以随诊观察。该类巨输尿管往往在产前B型超声检查被发现。Reating（1990）随诊23例巨输尿管症的患者，发现15例好转。如随诊发现患者肾功能恶化则需手术治疗。

2. 继发性非梗阻非反流性巨输尿管症　输尿管扩张可继发于多尿，如糖尿病、尿崩症及强迫性多饮患者。反复泌尿系感染时细菌毒素也可影响输尿管肌肉蠕动功能，此类患者抗感染后大部分可好转。其他如后尿道瓣膜电灼术后巨输尿管、输尿管再植术后输尿管扩张，这类输尿管扩张属原发病已愈，输尿管本身不需处理，但需要随诊，注意肾功能有无恶化及梗阻症状。

这类患者如输尿管无蠕动功能，或做输尿管再植术后无效，则需考虑手术治疗，如回肠代输尿管。

【既梗阻又反流性巨输尿管症】　此外，有小部分患者出现反流性的梗阻，即反流性梗阻性巨输尿管。Weiss对400个反流输尿管的调查发现，梗阻出现的概率近2%。临床上应尽量鉴别清楚，因为梗阻的治疗与仅有反流不同。

【巨输尿管症手术治疗】　手术适应证为临床症状反复发作，肾积水、输尿管扩张加重，肾功能恶化，明确有输尿管梗阻。

对于产前、新生儿期发现的巨输尿管，在明确诊断后的处理与一般患者不同。大部分产前B超发现的巨输尿管不需处理。Keating等对17个患者23根输尿管作长期随访。其中20根输尿管（87%）经过7年观察无临床症状、肾功能好转，未经处理。产前B超发现的巨输尿管的自然好转率比肾盂输尿管连接部梗阻高50%。

对于重度新生儿原发输尿管反流不主张立即手术，如无症状可以观察，如感染症状严重，可以先做膀胱皮肤造口引流。同样对小婴儿的巨输尿管手术也应慎重。Peter等（1989）曾报道一组<8个月龄的婴幼儿巨输尿管再植术，因并发症再次手术率达12%，较年龄大的患者高。所以如感染症状严重、肾功能恶化，对小婴儿的巨输尿管应该先做输尿管皮肤造口或肾造瘘，1岁以后手术。

手术目的：抗输尿管反流，切除梗阻段输尿管。

手术方法：应用最多的是Cohen手术，即横向膀胱黏膜下隧道输尿管膀胱再吻合术。手术时应切除病变段输尿管，松解输尿管迂曲，恢复输尿管正常蠕动。如输尿管过度扩张，需缩小输尿管口径。通常只裁剪远端输尿管，因上段输尿管迂曲扩张可随梗阻解除而缓解。只有当梗阻加重，肾功能恶化时,才裁剪上段输尿管。缩小输尿管口径方法有两种:①切除过多的输尿管后缝合,保留适当的管腔;②做扩张的输尿管折叠。

该方法优点是保留了输尿管血运,但有可能造成输尿管壁膨出,而且如输尿管过宽、管壁过厚,通过膀胱黏膜下隧道较困难。裁剪输尿管时应注意保护血运。有报道当输尿管直径超过1.75cm时,做输尿管折叠的手术后并发症较高。

目前,输尿管膀胱再吻合术的成功率很高,达到90%~95%。通常输尿管狭窄的术后并发症高于输尿管反流,原因是输尿管反流的感染使输尿管管壁肌纤维异常,或输尿管、膀胱功能异常。对于失败的输尿管再植术的再次手术很困难,手术中应切除原瘢痕输尿管,做膀胱黏膜下隧道时尽量长。

如巨输尿管侧肾脏已无功能或无法控制的重度感染,则需行肾输尿管切除术。

七、原发性膀胱输尿管反流

正常的输尿管膀胱连接部具有活瓣样功能,只允许尿液自输尿管流入膀胱,阻止尿液逆流。因某种原因使这种活瓣样功能受损时,尿液逆流入输尿管和肾,这种现象称膀胱输尿管反流(vesicoureteric reflux,VUR),它可导致反复泌尿系感染、肾瘢痕、高血压、肾衰竭,因此需及时诊断及治疗。膀胱输尿管反流分为原发性和继发性两种。前者系活瓣功能先天性发育不全,后者继发于下尿路梗阻,如后尿道瓣膜症、神经源性膀胱等。

【发病率】 原发性膀胱输尿管反流在小儿泌尿外科较为常见,新生儿中发病率为1%,在尿路感染的小儿发病率达30%~45%。原发性膀胱输尿管发病率也与种族、性别、年龄有关:白种人发病率三倍于黑种人;女孩发病率两倍于男孩;年龄小于2岁的发病率明显增高。

【病因及病理】

1. 输尿管膀胱连接部正常解剖和抗反流机制 输尿管全长的肌层几乎都是由松散的、不规则的螺旋形肌纤维构成,只有膀胱壁段的肌纤维才是纵行,进入膀胱后肌纤维成扇形构成三角区肌肉的浅层,并向前延伸达精阜部的后尿道。当输尿管穿入膀胱壁时,由一纤维鞘(Waldeyer)包绕,此鞘在膀胱外固定在输尿管外膜上,下行附着在三角区的深层,输尿管位于其中,使能适应膀胱的充盈和空虚状态。穿过壁层进入膀胱腔内的输尿管段,位于膀胱黏膜下,并开口于膀胱三角区输尿管膀胱连接部的活瓣作用,取决于膀胱内黏膜下段输尿管长度和三角区肌层保持这个长度的能力;另一方面是逼尿肌对该段输尿管后壁的、足够的支撑作用。当膀胱内压上升时,黏膜下段输尿管被压缩而不产生反流,这种活瓣机制是被动的。也有主动的方面,如输尿管的蠕动能力和输尿管口的关闭能力,在防止反流中也起一部分作用。

2. 发生反流的原因 黏膜下段输尿管纵行肌纤维有缺陷,致使输尿管口外移,黏膜下段输尿管缩短,从而失去抗反流的能力。正常无反流时,输尿管黏膜下段长度与其直径的比例为5:1,而有反流者仅为1.4:1。Lyon等认为输尿管口形态异常是发生反流的原因,1969年描述有四种形态,即火山口形、运动场形、马蹄形和高尔夫球洞形。除火山口形外,其他三型是不正常的。此外,输尿管旁憩室、输尿管开口于膀胱憩室内、异位输尿管口、膀胱功能紊乱,也可造成膀胱输尿管反流。

3. 反流分级 国际反流研究机构将原发性膀胱输尿管反流分为5度:

Ⅰ度:反流仅达输尿管。

Ⅱ度:反流至肾盂肾盏,但无扩张。

Ⅲ度:输尿管轻度扩张和/或弯曲,肾盂轻度扩张和穹窿轻度变钝。

Ⅳ度:输尿管中度扩张和弯曲,肾盂肾盏中度扩张,但多数肾盏仍维持乳头形态。

Ⅴ度:输尿管严重扩张和迂曲,肾盂肾盏严重扩张,多数肾盏乳头形态消失。

4. 反流与尿路感染、肾内反流与肾瘢痕 反流使部分尿液在膀胱排空后仍停留在尿路内,并为细菌从膀胱上行到肾内提供了通路,因此反流常并发尿路感染,表现急性肾盂肾炎的临床症状和无症状的慢性肾盂肾炎过程。新瘢痕的发生总是在反复发作尿路感染的小儿,反流越严重,发生进行性瘢痕或新瘢痕的机会越高。肾瘢痕发生可以很快,也可在长时间之后出现。

28

5. 肾髓质及肾乳头的解剖　人肾由 14 个分叶组成,每个分叶有各自的乳头,在肾发育过程中,分叶融合,因此成熟肾包含 8~9 个乳头。大多数乳头呈圆锥形,乳头管呈裂隙状,随膀胱内压增加而关闭,以防止肾内反流,因此也叫非反流性乳头。肾的两极,特别是上极,乳头通常是融合型的,乳头表面呈平台或凹面状,乳头管开放,易导致肾内反流,也叫反流性乳头。

6. 肾瘢痕分级　患反流的小儿中,有 30%~60% 发生肾实质瘢痕,肾瘢痕的程度与反流的严重度成正比。Smellie 等将瘢痕分成四级:

第 1 级:仅有 1~2 个肾实质瘢痕;

第 2 级:较广泛、不规则的瘢痕,部分区域有正常肾组织;

第 3 级:全部肾实质变薄,伴广泛的肾盏变形;

第 4 级:肾萎缩。

【临床表现】　反复尿路感染,脓尿,尿液浑浊,尿液化验有多量白细胞。

发热,重者可伴嗜睡、无力、厌食、恶心、呕吐。疼痛,在婴幼儿无菌反流可表现为肾绞疼,大儿童可明确指出在膀胱充盈或排尿时胁部疼痛,年长儿在并发急性肾盂肾炎时也有胁部疼痛和触痛。

年长儿因反流造成的肾瘢痕,可引起高血压、蛋白尿和慢性肾衰竭及生长。

【反流的影响】

1. 肾小球和肾小管功能　反流对肾功能的影响,与尿路部分性梗阻对肾脏的影响很相似。反流时上尿路回压增加,肾单位远端首受其害,因此肾小管功能受损早于肾小球。无菌反流影响肾小管的浓缩能力,且持续时间较长。感染对肾小管浓缩能力的影响,在感染根除后 6 周内恢复;反流损害肾浓缩能力,在反流消失后改善。肾小球功能在有肾实质损害时受影响,并与肾实质损害的程度成正比。

2. 肾的生长　肾内反流合并生长障碍有不同的原因,一些可能是胚胎发生被抑制,如肾发育不全或肾发育不良同时合并反流;一些则是因反流引起的获得性生长障碍。Mcrae 等(1974)发现,轻度反流肾生长正常,严重反流影响肾生长,明显肾瘢痕者,反流消失后肾仍可生长。但近代研究指

出(Shimada 1988),75% 的小肾在反流消失后仍保持其形态,恢复肾正常生长的是少数。单侧肾瘢痕可致对侧肾代偿性肥大。

3. 身体的生长　Dwoskin 和 Perlmatter(1973)报告一组反流患者多有体重偏低。Merrell 等(1974)报告 35 例在经外科矫治反流后,身体生长改善。

4. 高血压　有肾瘢痕的反流患者,在成年后发生高血压的机会较高。高血压的发生与肾素有关,肾瘢痕越少,发生高血压的危险越小。患双侧严重肾瘢痕的小儿随访 20 年以上,18% 有高血压,单侧病变者为 8%。

5. 肾衰竭　肾衰竭随反流和肾瘢痕而发生,主要发生在患双侧肾瘢痕伴高血压的患者,佛罗里达大学统计 110 例有肾瘢痕的小儿肾移植中,7%~10% 是反流患者。

【反流的自然过程】

1. 储尿期(低压)反流　膀胱储尿期膀胱内压力未增加或明显增加时,尿液储留期,大多数储尿不到 50%(低压反流)便出现反流。可能与解剖结构发育异常有关(输尿管黏膜下段短,高尔夫球洞状),可通过 VCU 或结合 IVP 查看,仅 18% 左右自愈。

2. 与解剖结构发育异常有关(输尿管黏膜下段短,高尔夫球洞状)　输尿管黏膜下隧道有时可通过 IVP 或超声观察到,如隧道较短则自愈率低,另外输尿管膀胱开口正常情况下呈现"火山口"状,如呈现"高尔夫球洞"状则自愈率低下。

3. 重度反流　通过追踪随访、回顾性分析均发现反流度数越高自愈可能性越低。

4. 双侧　双侧反流自愈率低于单侧,这与概率学有关,与发病机制关系不太大,但有学者认为双侧反流膀胱功能异常几率增加,进而使反流自愈率下降。

5. 膀胱功能异常　膀胱功能异常表现为逼尿肌括约肌功能不稳定,导致膀胱内高压增加反流,继而导致自愈率下降可能。

【诊断】

1. 影像学检查

(1) 荧光屏监视下的排尿性膀胱尿道造影,是确定诊断和反流分级的精确有效的方法,称之为金标准,并可重复使用(图 28-22)。

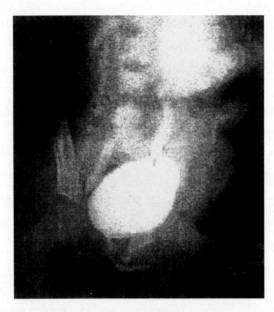

图 28-22　排尿性膀胱尿道造影

凡有泌尿系感染发作的小婴儿和幼儿,均应做排尿性膀胱尿道造影检查。但检查应在急性感染控制后 2~3 周进行,以免加重,甚至发生不易控制的泌尿系感染,及产生假象。

(2) 静脉尿路造影可很好地显示肾影形态。通过所显示的肾轮廓,可计算肾实质的厚度和肾的生长情况。肾盏变钝、输尿管扩张可能是膀胱输尿管重度反流的表现。

2. 超声检查　超声检查可用于计算肾实质厚度和肾生长情况。造影原理是利用含气体微泡的造影剂增加超声反射信号,使超声显像获得增强,进而为超声探头捕获。

3. 放射性核素膀胱造影　能准确确定有无反流,但对确定反流分级不够精确,可作为随诊观察。

肾核素扫描可显示肾瘢痕情况,用于随诊患者有无新瘢痕形成,比较手术前后的肾功能,并用于评价肾小球和肾小管功能。

4. 膀胱镜检查　不作为常规检查,可在决定继续使用药物治疗之前,用来了解输尿管口的形态和位置、输尿管膀胱黏膜下段的长度、输尿管口旁憩室、输尿管是否开口于膀胱憩室内或异位输尿管口。

【治疗】

1. 药物治疗　原发性膀胱输尿管反流,在许多小儿随生长发育可自然消失。无菌尿的反流不引起肾损害,可长期应用抗菌药物治疗,预防尿路感染,防止炎症损害肾脏,也为反流自然消失赢得时间。

所选择的药物应当是抗菌谱广、易服用、价廉、对患者毒性小、尿内浓度高、对体内正常菌群影响极小的抗菌制剂。抗菌药物的使用应以其最小剂量而足以控制感染。感染发作时使用治疗量,感染被控制后改用预防量,预防量应为治疗量的 1/3~1/2,这样很少引起副作用。预防量睡前服用,是因夜间尿液在体内存留时间最长,更易引起感染。服药时间一直持续到反流消失为止。

药物治疗期间,应定期随诊观察。每 3 个月做一次体格检查,记录身高、体重、血压。实验室检查包括尿液分析、血红蛋白、白细胞计数等,每年做一次肌酐清除率。以上检查也要根据患者的病情随时调整。为了解尿液是否保持无菌,每 1~3 个月做一次尿培养,细菌培养阳性者,应相应地调整治疗。静脉尿路造影在感染控制后 18~24 个月重复检查,如有感染发作,应于近期内重复检查。排尿性膀胱尿道造影在诊断后 6 个月重复检查,以后大约间隔 12 个月重复一次,以后的检查也可改用放射性同位素膀胱造影。

2. 评估排尿排便功能(膀胱直肠功能障碍,BBD)　需要在询问病史时详细询问患者有无尿频、尿急、排尿时间延长、排尿困难、白天湿裤、阴茎 / 会阴疼痛、便秘或大便失禁。存在 BBD 的患者 VUR 的自发缓解率低(31% vs 61%),存在 BBD 的患者在口服预防量抗生素过程中发现发热性 UTI 的几率大。

3. 按年龄选择性治疗

(1) 小于 1 岁 VUR 患者的治疗:小于 1 岁患者 BBD 的发生率高,VUR 自发缓解率低,发热性 UTI 导致的并发症少。①有发热性 UTI 病史的患者应持续预防量抗生素治疗(CAP);②通过筛查发现的无发热性 UTI 病史的Ⅲ~Ⅴ级患者亦首先行 CAP;③通过筛查发现的无发热性 UTI 病史的Ⅰ~Ⅱ级患者亦可行 CAP;④VUR 男婴可行包皮环切。

(2) 大于 1 岁 VUR 患者的治疗:①合并 BBD 患者应首先治疗 BBD,同时行 CAP;②对 BBD 的干预应先于手术干预 VUR；③治疗 BBD 的方法包括：行为疗法（排尿训练）、生物反馈（>5 岁）、抗胆碱能 /α 受体阻滞剂、治疗便秘；④不合并 BBD 的 VUR 患者，可行 CAP。亦可对此类无反复 UTI 及肾皮质缺损的患者进行密切观察等待，有 UTI 证据即时予以抗感染治疗。

4. 手术治疗

（1）下列情况应考虑手术治疗：①年龄大于 1 岁，不能自然消失的Ⅳ~Ⅴ度反流；②较大的输尿管口旁憩室或输尿管开口于膀胱憩室内；③异位输尿管口；④膀胱输尿管反流和梗阻同时并存；⑤异常形态的输尿管口；⑥存在明显药物副作用；⑦药物治疗不能控制感染或不能防止感染复发；⑧肾小球滤过率下降；⑨显著的肾生长抑制；⑩进行性肾瘢痕形成或新瘢痕形成；⑪药物不能耐受或家长要求手术治疗。以上 11 条每条可作为独立的手术指征针，但往往接收手术的患者都符合其中多条。

（2）常用手术方法：抗反流的输尿管膀胱再吻合术，或称输尿管膀胱再植术，有多种式式，分为经膀胱外、经膀胱内和膀胱内外联合操作三大类。目前较常用的术式有下列几种：

1）Cohen 输尿管膀胱再吻合术：耻骨上 2cm 处横切口 5~6cm，腹白线纵切开，显露并切开膀胱前壁。以环形自动拉钩拉开膀胱，显露膀胱三角区和膀胱后壁，两输尿管口内插入输尿管导管，患侧输尿管口缝牵引线，沿输尿管口 2mm 做环形切口，切开黏膜层及肌层，解剖出膀胱壁段输尿管，直达膀胱外输尿管段，此时可见光滑的输尿管壁

及包绕输尿管的疏松结缔组织，游离输尿管到膀胱内达 5~6cm 时，牵拉无张力感即可。在膀胱三角区头侧做横行黏膜下隧道，直达对侧输尿管口的上方，并切开此处膀胱黏膜，以直角钳自隧道内将游离出的输尿管牵引到此切口处吻合（图 28-23，资源 32）。黏膜下隧道长 2.5~3cm，通常以 5-0 Dexon 线间断缝合 5~6 针，形成新输尿管口，其中至少有一针要缝上膀胱壁肌层。

资源 32
膀胱输尿管反流 -Cohen 术

如果做双侧输尿管膀胱再吻合，两根输尿管可分别放在两个黏膜下隧道内，也可共用一个隧道，两根输尿管要上下平行，不能前后重叠。

输尿管内放置支架管，支架管放入顺利，表示植入的输尿管无成角或扭曲。原输尿管开口处的肌层和黏膜切口要缝闭，以免术后形成憩室。缝合膀胱前壁，做耻骨上膀胱造瘘。术后 7~10 天拔支架管，次日可拔耻骨上膀胱造瘘管。本手术操作并不复杂，植入的输尿管呈一大的弧形弯曲，无成角，不易形成梗阻。缺点是黏膜下隧道为横向走行，术后不能经尿道外口做膀胱镜行输尿管逆行插管。但可经耻骨上穿刺放膀胱镜逆行插入输尿管导管。

首都医科大学附属北京儿童医院收治的 39 例患者中，35 例行 Cohen 手术治疗，34 例（97%）术后效果满意。其中 1 例曾在外院手术者，经再次手术仍不能控制尿路感染，又经肾穿刺造瘘后好转，带肾造瘘出院。应用 Cohen 手术治疗原发反流，因膀胱黏膜光滑，无粘连，容易操作，成功率高，但

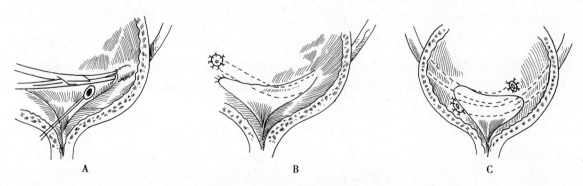

图 28-23　Cohen 输尿管膀胱再吻合术
A. 分离输尿管；B. 单侧膀胱黏膜下隧道；C. 双侧膀胱黏膜下隧道

28

Ⅴ度反流，输尿管扩张明显时，手术也有困难。在治疗继发反流时，如后尿道瓣膜症、神经源性膀胱等，因膀胱黏膜水肿、粘连、膀胱成小梁致膀胱黏膜凹凸不平，游离黏膜下隧道困难，黏膜易撕破，手术容易失败。1987 年作者曾报告 Cohen 输尿管膀胱再吻合术 27 例，其中包括原发性膀胱输尿管反流 6 例、神经性膀胱 4 例、后尿道瓣膜症 3 例、前尿道瓣膜症 2 例、输尿管膨出 7 例和输尿管远端狭窄 5 例共 44 根输尿管，术后近期 27 例的临床症状均消失，17 例 29 根输尿管术后随访 1 个月~4 年，仅 1 例 1 根输尿管手术失败，手术成功率达 97%。

2）Politano-Leadbetter 输尿管膀胱再吻合术：耻骨上横切口进入膀胱，插入两侧输尿管导管，反流的输尿管口缝牵引线，沿输尿管环切，游离膀胱壁段输尿管达膀胱外并游离腹膜外输尿管，用静脉拉钩拉开输尿管裂孔处，看到膀胱外腹膜后间隙。自原输尿管开口处向头侧做黏膜下隧道，隧道长度应是输尿管直径的 5 倍，在足够看得见的腹膜后间隙内，自隧道头侧端，以直角钳钝性分离膀胱壁，做一新的输尿管裂孔，输尿管末端由牵引线牵引，绕过腹膜后间隙，从新的裂孔进入膀胱，缝闭原来的裂孔，输尿管从黏膜下隧道穿出，在原输尿管口处吻合，以 5-0 Dexon 线间断缝合，并带上三角区的肌肉，以固定输尿管。隧道头侧黏膜切口缝闭，输尿管内放支架管。作耻骨上膀胱造瘘。本手术吻合后的输尿管为纵向走行，黏膜隧道长。缺点是操作较复杂，通过膀胱壁的输尿管容易成角或扭曲，造成梗阻。

3）两输尿管口间横切纵缝抗反流术：手术要点是两输尿管口间做横切口，切开黏膜层、黏膜下层和肌肉浅层，然后纵行缝合切口，但须用不吸收缝合线在膀胱黏膜下缝合两输尿管壁，以延长黏膜下段输尿管的长度，实现抗反流的目的。本组曾为 1 例双侧Ⅳ度反流患者行本手术治疗，术后 1 年时随访，症状消失。本手术更适合于两输尿管口向外侧移位的病例。

新生儿期发现严重反流，可先做膀胱造口术，1~2 年后，待肾的形态和功能改善，必要时，再做抗反流手术和修复膀胱。作者曾为一例患双侧Ⅳ度

反流的 2 个月男婴做膀胱造口术，术后 10 个月复查膀胱造影，显示一侧反流消失，一侧减轻为Ⅱ度反流。小婴儿有严重的上尿路扩张和肾功能受损，且感染不易控制时应先做暂时性肾造瘘或输尿管皮肤造口。膀胱造口和输尿管皮肤造口后，均应使用尿布护理而不使用收集尿液的容器。在行输尿管膀胱再吻合术时，输尿管粗大者应做裁剪，以缩小输尿管的口径。

黏膜下隧道的长度应至少是输尿管直径的 2.5 倍。双侧反流者，一侧轻一侧重时，也应同时行双侧输尿管膀胱再吻合术。首都医科大学附属北京儿童医院曾报告 2 例双侧反流者，第一次只做严重一侧的抗反流术，术后脓尿、发热虽好转，但尿内持续有脓细胞，复查时原对侧Ⅰ、Ⅱ度反流加重，不得不再做另一侧抗反流输尿管再植术。有作者报告，仅作患侧抗反流手术中，术后出现对侧反流的比率为 11%~27%。作了对侧输尿管口前移术者中，防止反流有效率为 100%。

4）内镜下输尿管口旁注射某种物质：内镜下输尿管口旁注射某种物质，治疗反流已有十余年的历史，即使用一种特制针头，经膀胱镜在输尿管开口旁的黏膜下注入一定量的生物合成微粒悬液，使输尿管口适当紧缩，以阻止反流。近年来注射技术的成功率已达 90%，但远期效果有待观察。最早应用 Teflon 注射，但注射的 Teflon 可渗入血流，引起生命器官的栓塞，或注射局部形成肉芽种。因此人们在不断寻找其他物质，如牛胶原（Collagen）、Deflux（葡聚糖颗粒和 1% 的高分子透明质酸钠各半混合的悬液）、软骨细胞、生物玻璃微球、固体硅胶悬液等。

【术后合并症】 最常见的术后合并症是未能消除反流，其次是新的输尿管膀胱连接部的术后梗阻，这可能是由于输尿管血液供应的破坏或输尿管穿入膀胱壁段扭曲所致。也可有术后反流和梗阻并存。

【术后随访】 超声检查是排除术后梗阻的最好方法，术后 4~8 周即可应用，术后 2~4 个月可做排尿性膀胱尿道造影了解手术是否成功，有无反流和憩室存在，如检查结果正常，1 年后再复查，若仍无反流者，以后不需复查。交替应用静脉尿路

造影和超声检查,用于随访肾结构,计算肾生长。肾核素扫描用于了解肾瘢痕。

(韩文文 李振武 李明磊)

第四节 膀胱疾患及结石症

一、膀胱损伤

小儿膀胱是腹腔器官、大部分被腹膜覆盖,当腹部损伤时膀胱受伤机会也多。儿童膀胱充盈时位于骨盆之上,更高的位置增加了受伤的机会。儿童腹壁肌肉未发育完善,膀胱周围的脂肪组织相对较少,外伤发生后的缓冲力下降。因此相对于成人而言,儿童更容易发生膀胱损伤,尤其在膀胱充容时受到外力的作用会增加膀胱破裂的机会。

【病因】

1. 腹部钝伤 钝性损伤是儿童膀胱损伤最主要的原因。成人多由骨盆骨折引起,而儿童膀胱位于骨盆上,因此骨盆骨折时很少发生膀胱损伤。一项大规模的前瞻性研究发现,只有57%的骨盆骨折患者合并膀胱损伤,但是成人中89%的骨盆骨折合并膀胱损伤。

腹部钝伤(如挤压伤、坠落伤)合并骨盆骨折尤其是耻骨联合或双侧坐、耻骨支骨折时,由于膀胱内压突然上升,约10%发生膀胱破裂。当下腹部受到钝器暴力时,处于轻度充盈的膀胱更易向腹膜外破裂;若膀胱呈空虚状态,则只发生裂伤而不破裂。如膀胱完全充盈,则常向腹腔内破裂。

腹腔内破裂约占20%,腹膜外破裂约占80%。膀胱空虚时受伤机会少。骨盆骨折时膀胱周围韧带可自盆壁撕裂。骨折片可刺破膀胱底部。但更多见膀胱挫伤,一般不造成临床严重后果。

在难产过程中偶可出现新生儿膀胱破裂,则可有尿性腹水。

2. 膀胱穿透伤、刺伤、枪伤 均不多见,偶发生于小儿坠落时尖物经直肠、阴道或腹壁刺伤膀胱;小儿自行经尿道放入针、麦秸或体温表等异物后穿透膀胱。

3. 医源性损伤 做内腔镜检查或电灼时造成膀胱穿孔,或做腹股沟斜疝手术时误将膀胱切开或缝扎。如做小儿腹股沟斜疝疝囊高位结扎术的切口小,暴露不满意,可能误将膀胱提出并按疝囊切开。

4. 病理性破裂 慢性梗阻性膀胱功能障碍(如神经性膀胱)合并炎症时可致膀胱破裂。有时可自脐部流尿,会被误认为脐尿管瘘。

【诊断】

1. 临床表现 膀胱损伤可以并发其他内脏损伤,因休克或骨折常常被忽略。临床表现为耻骨上区疼痛、无法自行排尿和肉眼血尿(95%患者会发生血尿)。同时发生骨盆骨折和肉眼血尿的病例中,约有45%发生膀胱破裂。患者可有腹胀、弥漫性腹痛、肌紧张及肠麻痹。膀胱挫伤及小裂伤的主要症状是痛性肉眼或镜下血尿。膀胱破裂口大时常不能排尿,大量血、尿外渗,在腹膜外沿输尿管上行,偶有经腹股沟管、闭孔及坐骨大孔积存于阴囊(大阴唇)、下腹、股部及臀筋膜深面。直肠指诊可触及软、有波动及压痛的肿块。

外渗的血和尿液形成尿性腹水,初期尚可耐受,继之腹胀、呼吸窘迫、严重肠麻痹以及腹膜自行透析产生低钠、高钾及氮质血症,最终发生严重败血症。临床表现既不能分辨并存的内脏损伤也不能区分是腹腔内还是腹膜外破裂。需要指出的是临床症状和膀胱损伤的程度不一定成正比,很多小儿虽有血尿或不能排尿,但无严重的膀胱损伤;反之,有些严重损伤患者能排出清尿。

2. 影像学检查 腹部钝性外伤后行膀胱影像学检查的绝对指征:①肉眼血尿合并骨盆骨折;②无法自行排尿。相对指征为尿潴留,会阴部血肿和膀胱扩大术后患者。

当发生腹部穿通伤,考虑存在弹片伤或存在腹腔游离液体时,均需尽快行膀胱影像学检查。

(1) 平片:可检出骨折、耻骨联合分离或异物。

(2) 静脉尿路造影:可检测泌尿系的完整性,发现膀胱移位、充盈缺损及尿外渗。

在一些病例中,诊断膀胱破裂并非易事,需要在膀胱完全充盈和排空的状态下分别行CT扫描。膀胱充盈状态下行逆行造影是诊断膀胱破裂最可靠的影像学检查方法。膀胱充盈到最大的耐受容量,摄取排尿前后正位及双侧斜位片。如有腹腔内破裂,则造影剂可移至横膈下及肠曲间;如为腹膜外破裂,可见膀胱受盆腔血肿的压迫呈倒泪珠样,常可见膀胱前及其周围尿外渗。可并存腹腔内及腹膜外破裂。如系穿透伤可同时有盲肠或阴道的损伤。

【治疗】　无论何种类型的膀胱外伤,均需要行静脉抗炎,在拔除膀胱造瘘管或尿管后,口服抗生素治疗需持续48小时。

膀胱挫伤表现为不同程度的血尿,治疗以留置尿管为主,注意引流尿液即可。

腹膜外型膀胱损伤:腹膜外破裂多位于膀胱前壁或侧壁。穿透伤时常并发内脏损伤、输尿管下端损伤。由于腹壁下动脉耻骨支破裂(偶也直接来自髂外动脉)以及耻骨上行支后侧的闭孔动脉分支破裂,可有大量膀胱周围出血。为防止进一步失血,如在手术探查时如发现盆腔出血已凝固成血凝块,且无继续出血倾向,可不必清除血肿。小的腹膜外型膀胱破裂且无明显并发症的患者通常采用保守治疗,单纯留置尿管7~10天引流尿液,在拔除尿管前需要复查膀胱尿路造影了解创面愈合情况。当出现如下情况时需要行手术探查:①术前CT检查发现膀胱内有骨折碎片时,则需开腹手术清除骨折碎片,修复膀胱裂口并引流尿液;②怀疑存在膀胱颈部损伤;③当骨盆骨折需要行内固定术;④考虑存在其他腹部外伤需行剖腹探查术时。在上述情况下,手术探查可减少并发症的发生,提高预后。

腹膜内型膀胱损伤:几乎所有腹膜内型膀胱破裂均发生在顶部,剖腹探查暴露膀胱破裂处并一期修复是腹膜内型膀胱破裂最可靠的处理方法,术中可一并探查膀胱颈有无损伤,术后常规行耻骨上膀胱造瘘术,为减少血凝块阻塞尿管引起尿外渗,建议使用管径较粗的尿管,膀胱前间隙留置皮片引流48小时。近期有文献报道,术后经尿道引流尿液的并发症更少,尿液转流的时间更少。通常情况下,术后7~10天复查膀胱造影确定膀胱创面愈合情况,需拍摄排尿前后的前、后及斜位X线片。没有尿外渗时可夹闭膀胱造瘘管,鼓励小儿经尿道排尿,观察24小时。小儿无不适可拔除膀胱造瘘管。

膀胱颈部损伤:儿童膀胱颈部损伤的发生率比成人高一倍,单纯行尿液引流而未行手术修复将引起持续性尿外渗,从而导致盆腔尿囊,脓肿,骨盆骨髓炎,甚至永久性尿失禁的发生。膀胱尿路造影发现造影剂外渗,膀胱颈部结构不清晰时,便需要怀疑膀胱颈部损伤的可能性并准备行膀胱颈部修复手术。手术时需经膀胱顶部入路,在膀胱内多层缝合裂口。需要注意的是膀胱颈前壁的撕裂伤常合并后尿道损伤,可行逆行尿路造影或膀胱镜检查了解后尿道情况。

【并发症】　并发症包括败血症、延期血尿、膀胱结石及膀胱瘘。延期血尿及膀胱瘘常并发于较长期经尿道留置导尿管的患者。合并感染应积极治疗,一旦感染控制,须在一段时间内持续应用抗感染药物。

二、膀胱畸形

(一)膀胱胚胎发生　胚胎3周时后肠末端和尿囊基部的膨大部分成为泄殖腔。泄殖腔末端有一层由内外胚层共同组成的膜与羊膜腔分隔。胚胎4~6周泄殖腔被尿直肠膈分成两部分(图28-24)。

腹侧部分发育成膀胱和近端尿道,即尿生殖窦。背侧部为后肠。泄殖腔膜破裂,泄殖腔与羊膜腔相通后,尿囊管闭锁。尿囊管形成部分近端脐尿管,其余大部脐尿管源于膀胱始基。随胚胎发育膀胱逐渐下行进入骨盆,同时保留与脐部相连的脐尿管。尿生殖窦背侧分化成膀胱和部分尿道并与尿囊相连续包含中肾管。膀胱上皮来自膀胱尿道管的内胚层。当膀胱增大时,中肾管尾侧部分并入膀胱成为其背侧壁的一部分,形成膀胱基底部和三角区。最初中肾管这部分构成三角区的黏膜,不久便被尿生殖窦的内胚层上皮所代替。当这部分中肾管被吸收并入膀胱后,左右输尿管分别开口于膀胱。肾脏在位置上升时产生的牵引作用使输尿管的开口由原来在中肾管的下方转位于中肾导管开口的外上方,而中肾管继续下移,在男性开口于尿道前列腺部,在女性中肾导管进入尿道部分将退化。

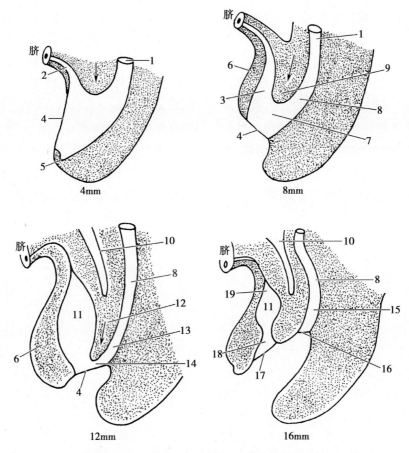

图 28-24　4~16mm 胚胎的泄殖腔及泄殖腔膜的发育

1. 中肠；2. 尿囊管；3. 膀胱始基；4. 泄殖腔膜；5. 尾肠；6. 生殖结节；7. 未完全分开的泄殖腔；8. 后肠；9. 尿直肠膈；10. 腹膜；11. 膀胱；12. 尿生殖膈；13. 缸管；14. Reichel 泄殖腔管；15. 直肠；16. 肛膜；17. 尿生殖膜；18. 尿生殖窦；19. 脐尿管

（二）膀胱憩室（bladder diverticula）　膀胱逼尿肌纤维间的黏膜向外突出形成膀胱憩室。多见于男性，小儿膀胱憩室多位于输尿管口外上方。继发性憩室的主要原因是下尿路梗阻、感染或医源性损伤，最多见于后尿道瓣膜、前尿道憩室、神经性膀胱。继发性憩室常为多发，有黏膜小梁（此类憩室壁中不含膀胱壁的各层组织，故又称假性憩室）。发生于膀胱顶部的憩室一般是脐尿管残留，常继发于下尿路梗阻或 Prune-Belly 综合征。先天性膀胱憩室则相反，常为单发，膀胱壁光滑，其原因是先天性膀胱肌肉层薄弱。膀胱憩室以输尿管口附近最多见，随憩室增大，输尿管口即移位憩室内，而发生膀胱输尿管反流。有时憩室容积可大于膀胱数倍。膀胱憩室可并发感染或结石，并有鳞状上皮化生及恶变的危险。

膀胱憩室壁肌纤维很少，有逐渐增大趋势。如较大憩室位于膀胱基底部，可导致膀胱出口梗阻，排尿困难。

静脉尿路造影可显示憩室或输尿管受压移位，但最有效方法是斜位或侧位排尿性膀胱尿道造影，膀胱排空后再次摄片可帮助进一步明确诊断。同样在膀胱充盈和排尿后进行 B 型超声检查亦有助于诊断。

继发性憩室治疗主要是解除下尿路梗阻，控制感染。如憩室较小，不必行憩室切除；如憩室巨大，输尿管口邻近憩室或位于憩室内造成膀胱输尿管反流，则需行憩室切除，输尿管膀胱再植术。先天性憩室多位于膀胱基底部，如造成膀胱出口梗阻、膀胱输尿管反流或继发感染时，需手术切除。

（三）重复膀胱（duplication of the bladder）

重复膀胱分为完全性重复膀胱和不完全性重复膀胱。完全性重复膀胱，每一膀胱均有发育好的肌层和黏膜，各有一侧输尿管及完全性重复尿道，经各自尿道排尿（图 28-25）。不完全性重复膀胱，则仅有一尿道共同排尿。还有膀胱内矢状位或冠状位分隔，以及多房性膀胱或葫芦状膀胱（图 28-26）。

胚胎 5~7 周时膀胱开始发育。如果出现矢状位或冠状位的尿直肠膈将膀胱始基进一步分隔，就可能引起重复膀胱以及后肠重复。Ravitch 和 Scott 发现 40%~50% 重复膀胱合并后肠重复。Muecke 指出，重复膀胱较多合并椎骨或其他骨骼畸形。Abrahamson 报告 16 例膀胱结构异常，有 2 例合并椎骨重复畸形。

重复膀胱还可合并其他严重尿路畸形，如膀胱外翻、输尿管开口异位等，可继发感染、结石和尿路梗阻等。一般经静脉尿路造影、排尿性膀胱

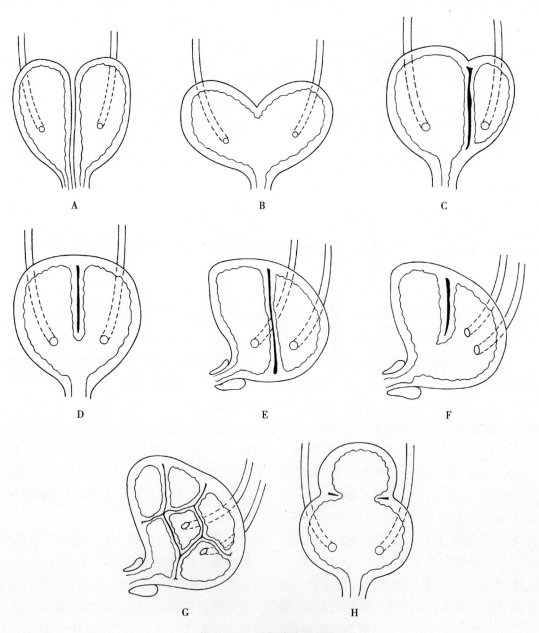

图 28-25　重复膀胱示意图

A. 完全性重复，有重复尿道；B. 不完全性重复；C. 完全性矢状分隔；D. 不完全性矢状分隔；E. 完全性额状分隔；F. 不完全性额状分隔；G. 多房状分隔；H. 葫芦状分隔

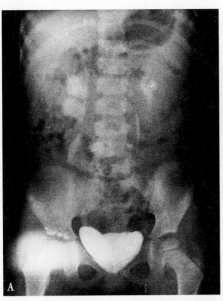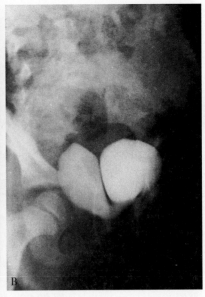

图 28-26　不完全性重复膀胱

女童,4岁,正常分次排尿及持续滴尿;手术见右输尿管口异位并狭窄,不完全性重复膀胱,切除膀胱纵隔,右输尿管膀胱再吻合

A.静脉尿路造影:右侧肾盂、肾盏扩张,右输尿管扩张,膀胱内造影剂似有分隔;B.排尿性膀胱造影(左前斜位)见膀胱内有纵隔,无重复尿道,不完全性重复膀胱

28

尿造影可获诊断。超声及膀胱尿道镜检查也是诊断的有效方法。

治疗包括切除膀胱中隔和解除梗阻。有输尿管开口异位或狭窄者,需做输尿管膀胱再植术。

(四)膀胱不发育及发育不全(agensis and displasia of the bladder) 膀胱不发育极为罕见,Campbell(1951)在 19 046 例尸检中有 7 例(2 例为无脑儿,全部 7 例均并发严重畸形)。Glenn 在 Duke 大学医院 28 年 600 000 患者中仅见 1 例。膀胱不发育的小儿很少存活,至 1988 年仅有 15 例出生时为活产儿的报告,15 例中除 1 例外均为女性。

本症原因未肯定,因为这些患者后肠正常,可以想象泄殖腔分化为尿生殖窦及肛门直肠的过程是正常的。膀胱不发育可能是泄殖腔前部继发性萎缩的结果,也许是由于中肾管及输尿管进入三角区配合不协调,阻止尿液在膀胱积聚,也就没有尿液充盈膀胱。

畸形的结局因性别而异,女性有正常发育的副中肾管则输尿管口可位于子宫、阴道前壁或前庭。患者有异位输尿管口,常可保留部分肾功能。在男性能得到尿液外引流的途径是泄殖腔残留及输尿管,引流到直肠或未闭脐尿管。常并发的畸形包括:单肾、肾不发育、肾发育不良及没有前列腺及精囊。在已报告存活的患者中治疗多为尿流改道用输尿管乙状结肠吻合或输尿管皮肤造口。

小膀胱可以是发育不良或发育不全。发育不良见于重复膀胱外翻或半膀胱外翻,膀胱小、纤维化及不易扩张。发育不全的膀胱见于严重尿失禁、完全性尿道上裂及双侧单一异位输尿管口。

三、脐尿管畸形

在胚胎发育过程中,膀胱自脐部沿前腹壁下降时,有一细管连接脐部与膀胱顶部,即脐尿管。以后脐尿管退化成为脐正中韧带。如脐尿管仅在脐部未闭则形成脐窦(图 28-27);若脐尿管近膀胱处未闭则形成膀胱顶部憩室(图 28-28);脐尿管两端闭锁,中段有管腔残存则形成尿管囊肿(图 28-29);若脐尿管完全不闭锁,则脐部有管道与膀胱相通,称脐尿管瘘(图 28-30)。脐尿管异常较为罕见,约 30 万出生儿中有 1 例,多见于男性,可合并下尿路梗阻。脐尿管内被覆移行上皮,也可发生

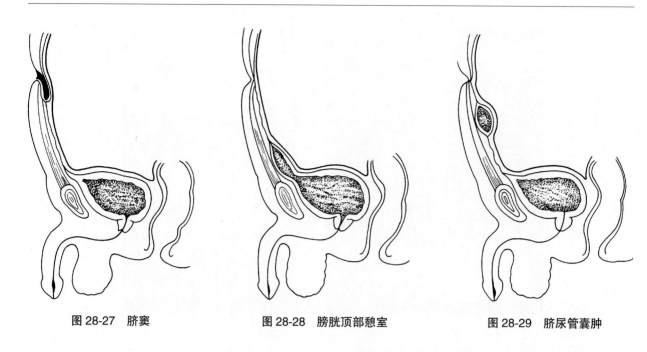

图 28-27　脐窦　　　　　图 28-28　膀胱顶部憩室　　　　图 28-29　脐尿管囊肿

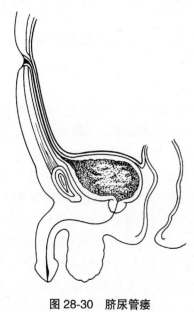

图 28-30　脐尿管瘘

脐尿管癌。

(一)脐尿管囊肿(urachal cyst)　脐尿管囊肿有临床症状者不多见,Yeorg 报告 12 500 住院患者中仅有 3 例,多见于男性。囊肿位于脐下正中腹壁深处,介于腹横肌和腹膜间。囊肿内液体为囊壁上皮的渗出物。囊肿大小不等,多无症状。大者下腹部正中可触及囊性肿块。囊肿如发生感染,则有腹痛、发热和局部压痛。囊肿可向脐部或膀胱破裂。本院曾有 1 例脐尿管囊肿感染,长期腹痛,因完全性肠梗阻手术时发现脐尿管囊肿,内充满炎性肉芽组织,腹腔内广泛粘连,索条压迫致完全性肠梗阻。下腹部中线深部肿块应考虑脐尿管囊肿,需与卵巢囊肿、阑尾脓肿、卵黄管囊肿鉴别。超声检查可以协助诊断。

治疗为切除囊肿。做脐下正中切口,分离囊肿直至膀胱,并缝合膀胱以避免复发。

(二)脐尿管瘘(Patent urachus)　脐尿管瘘罕见。临床表现为脐部有液体漏出,其程度视瘘管大小而定。大者脐部不断有液体流出,甚至在哭、笑、咳嗽,腹压增加时漏出更多的尿液。瘘管细小时脐部仅有潮湿。脐部瘘口由皮肤或黏膜覆盖,经瘘口注入泛影葡胺造影或排尿性膀胱尿道影可显示瘘管。

从导尿管向膀胱内注入亚甲蓝,可见脐部有蓝染尿液漏出。本病需与卵黄管未闭鉴别。卵黄管未闭脐部漏出为肠内容物,经瘘口造影,造影剂进入肠道。治疗为手术切除瘘管,连同脐一并切除,缝合膀胱顶部瘘口。手术后留置导尿管或膀胱造瘘管。需要注意脐尿管瘘可继发于下尿路梗阻,如有下尿路梗阻应先予以解除。

四、神经性膀胱

膀胱和尿道作为完整的统一体,其功能是以一定的容量储尿并通过合适的形式将尿液有效的排空。这是一个十分复杂的生理过程,有赖于完整的膀胱逼尿肌和尿道括约肌功能、盆底肌的作用以及它们之间的协调活动才能完成正常的贮尿和排尿功能。而上述各部分功能的实现及协调,都是在神经系统的良好控制下达到的。因而,由于神经损害而造成的膀胱和尿道贮尿和排空功能障碍,均称为神经性膀胱尿道功能障碍,即神经性膀胱。

小儿神经性膀胱最多见的病因是脊髓发育不良,包括脊膜膨出、脊髓脊膜膨出、脊髓脊膜膨出合并脂肪瘤、腰骶椎发育不全、隐性脊柱裂等。由于膀胱尿道功能障碍常常引起肾及输尿管积水、膀胱输尿管反流、尿路感染、慢性肾功能不全以及肾衰竭,最终导致小儿死亡。20世纪80年代脊髓发育不良的发生率是1:1 000,近年来随着产前超声的普及和孕早期摄入叶酸的推广,明显减少了患病胎儿的出现。

虽然不同节段的脊髓病变导致的神经源性膀胱患者在临床表现上有一定规律性,但其并非完全与脊髓损伤水平相对应——不同患者同一水平的脊髓病变,或同一患者在不同病程,其临床表现和尿动力学结果都可能有一定差异,不能仅根据神经损害的解剖部位推断神经性膀胱的类型和程度。

【分类】　随着尿流动力学的迅速发展,使人们对于神经性膀胱的病理生理学变化有了更深刻的认识。反过来,神经性膀胱的诊断和治疗也越来越依赖于尿流动力学检查。根据尿流动力学检查逼尿肌活动和尿道括约肌功能的关系,提出了神经性膀胱的分类。

逼尿肌的功能分为反射正常、亢进、低下(或无反射)三类。所谓逼尿肌反射正常是指逼尿肌在膀胱充盈期无异常的收缩,因而没有膀胱内压明显增高。而反射亢进则是指在膀胱充盈期内出现神经性的逼尿肌无抑制性收缩,而且这种收缩能使膀胱内压升高到15cmH$_2$O以上。逼尿肌反射低下或无反射则是指在充盈期膀胱充盈到相当大容量(明显超过同年龄组正常儿童的膀胱容量)时,仅有轻微的逼尿肌收缩或根本没有逼尿肌收缩。

尿道括约肌的功能分为协同正常、协同失调及去神经三种情况。协同正常是指在膀胱逼尿肌

收缩时,尿道内括约肌和外括约肌都能与之协同的松弛使尿液顺利排出。同时亦表示在逼尿肌舒张时,尿道括约肌能够协同收缩以关闭膀胱出口和尿道使尿液得以贮存。协同失调则是指逼尿肌收缩时,尿道内括约肌或外括约肌不能相应的松弛,导致排空障碍。在神经性膀胱患者中常能见到的是逼尿肌尿道外括约肌协同失调。尿道外括约肌去神经是由于下运动神经元损害所致的尿道外括约肌完全或部分性功能丧失,无论在贮尿期还是在排尿期,括约肌呈现既不松弛也不收缩的固定状态。依据尿动力学检查对神经性膀胱进行分类,有利于找出与上尿路损害有关的危险因素,选择制定正确的治疗方案。

【临床表现、体征与辅助检查】　神经性膀胱的临床表现主要有尿失禁或尿潴留、脊柱及表面皮肤受损、神经性肛肠功能障碍、下肢畸形及步态异常。

(一)临床症状　白天尿湿裤子和/或夜间尿床是大多数神经性膀胱患者就诊的原因。患者可表现为各种类型的尿失禁,但常为充盈性尿失禁、急迫性尿失禁、压力性尿失禁、真性尿失禁以及上述类型共同作用的混合性尿失禁。

1. 充盈性尿失禁患者因膀胱不能有效排空,膀胱内残余尿量过多,在逼尿肌无收缩的情况下,尿液不自主地自尿道溢出。

2. 急迫性尿失禁患者出现无法抑制的逼尿肌反射且伴有强烈的排尿感,并出现尿床或尿湿裤子的症状,多伴有尿频、尿急。

3. 压力性尿失禁当患者有咳嗽、哭闹、打喷嚏及屏气用力等增加腹压的动作时出现不自主的漏尿,但膀胱逼尿肌无收缩活动。

4. 真性尿失禁不管有无腹压增高动作,患者总是在持续不断的漏尿而完全没有控制能力。患者无成泡尿,呈尿滴淋状态,残余尿量少。仰卧位时漏尿可减轻,而在立位或行走时则加重。

5. 混合性尿失禁有上述两种以上类型的尿失禁中表现,为神经性膀胱患者最多见的尿失禁类型。

尿潴留也是神经性膀胱患者的常见症状,与逼尿肌反射低下或无反射、膀胱感觉减退或丧失

有关。患者表现为排尿费力、尿流无力、耻骨上膀胱涨满并有大量残余尿。神经性膀胱的患者常伴有神经性肛肠功能障碍，表现为便秘、排便困难和污粪。这些患者排便意迟钝或无便意，甚至不能发动排便动作，需长期用缓泻剂或开塞露协助通便。还可伴有双下肢、足部不对称畸形和步态异常。神经性膀胱的患者易伴发尿路感染及膀胱输尿管反流，表现为一些非特异性症状，包括发热、嗜睡、无力、厌食、恶心、呕吐及膀胱刺激症状，包括尿频、尿急、尿痛。还可有腰痛、腹痛、腹部包块、生长障碍及高血压等，晚期病例则可出现肾衰竭的各种表现。

（二）体征　对神经性膀胱的患者除进行系统的全身检查外，要重点检查患者的会阴部、背部、下肢及腹部体征。患者常发现有尿湿裤子、会阴部潮湿及肛门污粪，严重者可有会阴部湿疹，全身有刺鼻的尿骚和粪臭味，特别是卫生条件差者。有排便困难和便秘者常能扪及肛管直肠内积存有较多粪便。尿潴留患者在腹部检查时可发现耻骨上包块，导尿后可消失。腰部或腹部包块者可提示患者有肾积水和膀胱输尿管反流。患者背部检查可见脊突消失、脊膜膨出或手术瘢痕、局部多毛、色素沉着、皮肤凹陷及窦道等体征。

骶髓反射和会阴部皮肤浅感觉减退或丧失亦是神经性膀胱患者常见的体征之一。骶髓反射包括球海绵体肌反射、肛门外括约肌张力和肛门皮肤反射。

神经性膀胱的患者还可表现为双下肢，特别是小腿粗细和长度的不等，部分肌肉萎缩、腱反射亢进、减弱或消失，Babinski征可能阳性。足部非对称性畸形，如高弓足、仰趾足、马蹄内翻足、爪形足等和步态异常，如跛行等。

（三）辅助检查　凡疑有神经性膀胱的患者，均应行血常规检查、尿液分析、尿细菌培养和药物敏感实验，以便确定患者是否并发尿路感染，肾脏损害及指导抗生素的应用。除尿液分析外，进行有关的血生化检查，包括血尿素氮、肌酐、内生肌酐清除率及血钾、钠、氯和二氧化碳结合力有助于发现肾功能损害的程度，可行尿比重检查。对于营养不良，发育迟缓的患者，还应做血浆蛋白等检查以确定营养不良的程度。

影像学检查包括肾脏B超、静脉尿路造影了解肾、输尿管有无扩张积水。排尿性膀胱尿道造影常见膀胱壁粗糙增厚、憩室和小梁形成、呈松塔样改变。膀胱输尿管反流，明显增加的残余尿量。在排尿的过程中如果膀胱颈不能开放，则提示有逼尿肌内括约肌协同失调。而逼尿肌外括约肌协同失调时后尿道扩张而在尿道膜部突然变窄。腰骶髓磁共振成像（MRI）检查，为神经性膀胱的诊断提供直接依据。尿动力学检查包括尿流率、残余尿测定、膀胱测压、尿道外括约肌肌电图、尿道测压。此外，常与神经性膀胱合并存在的神经性肛肠功能障碍、下肢畸形则主要依靠临床表现进行诊断，必要时可进行肛肠动力学检查、肛肠造影及下肢肌电图测定，以便进行相应的治疗。

【诊断】　对于诊断或拟诊神经性膀胱的患者需进行全面的评估。大多数神经性膀胱的患者有明确的先天性脊髓和椎管病变的病史，表现为尿失禁或尿潴留，骶髓反射和会阴部皮肤感觉异常，脊柱及其表面皮肤病损，常伴有神经性肛肠和下肢神经性损害及畸形。神经性膀胱往往还合并有尿路感染、膀胱输尿管反流、肾盂输尿管积水、反流性肾病及尿路结石等，这些并发症可造成上尿路功能损害及肾衰竭。腰骶髓磁检查为神经性膀胱的诊断提供直接依据。综合上述特点，神经性膀胱的诊断不难确定。但更为重要的是及时发现神经性膀胱患者与上尿路损害有关的危险因素，这对于神经性膀胱治疗方法的选择和预后都有重要意义。通过尿流动力学检查发现：低膀胱顺应性、膀胱功能性容量减小、高逼尿肌漏尿点压力以及逼尿肌尿道括约肌协同失调是造成上尿路损害的尿动力学危险因素。

【治疗】　神经源性膀胱的主要治疗目的在于保护肾功能，改善生活质量。不同年龄患者治疗中的关注点不同——婴幼儿主要关注肾功能的保护，学龄期儿童同时需关注控尿及控便能力，青春期后及成年人还需关注性功能。目前有两种不同的治疗理念，一种为期待疗法，较为保守，即患者定期随访，根据临床症状及B型超声等辅助检查监测上尿路情况，只有出现症状或肾积水时才进行尿动力学检查及清洁间歇导尿。这种观点认为及时发现上尿路功能损害并进行干预,其损害是可逆的。另一种为前瞻疗法,较为积极,主张早期并定期进行尿动力学检查,一旦发现异常即开始清洁间歇导尿,同时可配合药物治疗,其可在上尿路发生改变前保护其功能。前瞻疗法对于如逼尿肌漏尿点压 40cmH$_2$O 及存在其他上尿路损伤高危因素的患者较为适用。这两种理论都有一定的适应证和优缺点,需根据每个患者的不同病情选择不同的治疗方案,但其根本的治疗原则是一致的。尿路感染、梗阻和膀胱输尿管反流引起的肾衰竭是本病患者死亡的主要原因,故其治疗原则是:保护肾功能,避免上尿路功能损害;防止尿路感染;改善异常的膀胱尿道功能,达到低压、高容量及可控的要求,避免长期留置尿管。

(一)导尿术　以导尿管引流尿液是神经性膀胱患者尿液排空障碍常用的治疗方法之一,因其操作简便、经济及效果好,但传统的留置导尿常引起尿路感染甚至威胁上尿路的功能。研究证明,留置导尿 24 小时尿路感染率可达 50%,3 天则近 100%。近年来推荐应用间歇性清洁导尿解决神经性膀胱患者的排空问题。

间歇性清洁导尿(clean intermittent catheterization, CIC)适用于需要长期在家导尿或缺乏无菌性导尿术操作人员和设备的患者。每次导尿前需用肥皂和清水洗净双手和外阴部。男孩需用少许润滑剂如液状石蜡,女孩可不用。导尿可由患者自己或家长完成。导尿操作先由医护人员示范,教会患者家长或患者,反复练习后自行操作。男孩操作很简单,女孩则需借助镜子自行导尿。导管可使用普通导尿管,每次用后及时洗净,用水煮沸 10 分钟后晾干,再置于干净容器内以备下次循环使用。一般应用此法 70% 的患者尿培养无细菌生长,即使有尿路感染者症状亦很轻微。CIC 目前在神经性膀胱的治疗、改善症状(尿失禁和尿潴留)以及避免上尿路损害等方面都有重要的意义,长期乃至终生每天 4~6 次的导尿也能满足患者学习和生活、为社会所接受的基本要求。神经性膀胱如有逼尿肌尿道括约肌协同失调和/或膀胱出口梗阻应尽早开始清洁间歇导尿治疗。有报道新生儿

期开始间歇清洁导尿治疗,随访到 14 岁上尿路仍正常,膀胱壁光滑无增厚,顺应性良好。

(二)药物治疗　神经性膀胱的药物治疗是以膀胱尿道的神经支配、神经受体分布及药物对膀胱尿道平滑肌或横纹肌的作用为基础的。膀胱和尿道主要受交感和副交感神经支配,而尿道外括约肌和盆底肌则受体神经支配。交感神经节后纤维为肾上腺素能纤维,释放的主要神经介质为去甲肾上腺素。膀胱和后尿道则含有 α 和 β 两种肾上腺素能受体。去甲肾上腺素对这两种受体都起兴奋作用,α 受体主要分布于三角区、膀胱颈和后尿道近侧部分,而 β 受体则在膀胱底和膀胱体占优势。α 受体兴奋可产生平滑肌收缩,增加膀胱颈和后尿道的阻力。β 受体兴奋则引起逼尿肌松弛,允许膀胱容量扩大而不明显增强膀胱壁的张力。

副交感神经节后纤维为胆碱能纤维,释放的主要神经介质是乙酰胆碱。这种介质引起兴奋的受体位于整个膀胱和小范围的后尿道。胆碱能受体兴奋产生逼尿肌收缩,同时反射性地抑制交感神经,使去甲肾上腺素释放减少,引起三角区、膀胱颈和后尿道平滑肌松弛。加之逼尿肌 β 受体兴奋停止,提高了副交感兴奋产生的收缩力。其净效应是逼尿肌持续性收缩直到膀胱完全排空。膀胱收缩之前,体神经冲动沿阴部神经到达尿道外括约肌使其松弛,通过减少尿流阻力而增强了排尿作用。

由于目前对于膀胱尿道的解剖生理知识有了更深入的了解,加上尿流动力学仪器及检查方法提高了神经性膀胱的诊断水平,以及新的有效药物的发现,使我们现在有可能更合理、更有效地进行药物治疗。但治疗的目的并不是针对病因,而是针对病因最终所导致的一种或数种具体的膀胱尿道功能障碍,因而在用药上按照下述几种情况进行选择:

1. 逼尿肌反射亢进可选用抗胆碱能药物　常用于扩大膀胱容量和治疗膀胱活动亢进引起的尿频、尿急和尿失禁。常用的药物有奥昔布宁(Oxybutynine)、托特罗定(Tolterodine)、曲司氯胺(Trospium Chloride)和丙哌维林(Propiverine)。但

副作用如口干、便秘和发热等使其应用受到限制。奥昔布宁 5 岁以上儿童口服常用量,5mg/ 次,1 日 2 次。5 岁以下儿童慎用。临床推荐从小剂量开始,根据临床反应调整剂量。托特罗定在儿童中应用通常 0.1mg/(kg·d),分 2 次服用。新一代的抗胆碱能药索利那新具有选择性高,副作用小的优点。但在儿童的应用有待进一步积累经验。

2. 逼尿肌无反射或反射低下选用拟胆碱药,如氨基甲酰甲基胆碱(氯贝胆碱)以兴奋胆碱能受体,增强逼尿肌收缩力。但需联合应用酚苄明来减低膀胱出口阻力,利于膀胱排空。

3. 外括约肌协同失调或痉挛治疗的目的是降低外括约肌的张力。可使用多突触抑制剂,如地西泮及肼双二乙胺三嗪。

4. 内括约肌协同失调或痉挛治疗的目的是松弛膀胱颈和后尿道平滑肌,使尿道阻力下降。可选用 α- 肾上腺素能阻滞剂:酚苄明、哌唑嗪。

5. 内括约肌功能不全治疗的目的是使膀胱颈和后尿道平滑肌收缩力增强,提高尿道阻力。可选用 α- 肾上腺素能药物:麻黄碱、去甲麻黄碱、丙咪嗪;β- 肾上腺素能受体阻滞剂:普萘洛尔。

此外,在清洁间歇导尿及抗胆碱药治疗不理想时,可考虑肉毒菌素 A 治疗。目前认为其适应证为保守治疗效果不理想的逼尿肌过度活动,而对于其他类型的下尿路功能障碍的治疗效果并不明确。肉毒菌素 A 为 ACh 释放抑制剂,可起到神经传导阻滞的作用。膀胱镜或 B 型超声引导下逼尿肌内注射肉毒菌素 A 可控制过度活动的逼尿肌,从而降低膀胱内压力,并且帮助控尿。其主要并发症包括残余尿增多、尿潴留、血尿及尿路感染,故行肉毒菌素 A 注射后,可能仍需清洁间歇导尿配合治疗。

(三)外科治疗　目前,神经性膀胱的外科治疗效果仍不理想。针对神经性膀胱的外科治疗方法很多,基本上是以改善膀胱尿道的贮尿和排空功能为主。而每种手术或处理方法通常是针对某一种或数种膀胱尿道功能障碍所设计的,因而均有其适用范围和局限性。必须根据每个患者的具体病情作出正确选择,方能取得较为满意的疗效。由于外科处理方法种类繁多,本章不能做逐一的详细描述,仅就较常用的方法进行简要的介绍。外科治疗的适应证为药物、导尿等保守治疗无效或效果较差者,以及出现了需要手术治疗的并发症等。

(四)改善贮尿功能

1. 膀胱扩大 + 可控性尿流改道术　适用于低膀胱顺应性、膀胱安全容量(充盈期逼尿肌压力小于 40cmH$_2$O 时的膀胱容量)缩小的患者。由于间歇性导尿技术的应用及药物和手术疗法的进步,永久性尿流改道在神经性膀胱的患者目前已较少应用。但为了保护和挽救受损害的上尿路、控制尿路感染和改变药物无法控制的尿动力学危险因素,解决难以克服的尿失禁等,施行永久性的尿流改道和重建仍然是神经性膀胱治疗必要的和最终的手段。

包括膀胱自体扩大术(膀胱壁肌层纵形切开术),回肠、回盲肠膀胱扩大术,胃膀胱扩大术及结肠膀胱扩大术(资源 33)。主要机制是扩大膀胱容量,减少逼尿肌无抑制性收缩,降低了膀胱内压力,改善了膀胱顺应性。为便于导尿,还可在膀胱扩大术的同时,利用阑尾或肠管行可控性尿流输出道手术,符合了可控性尿流改道手术的低内压、高容量及可控的要求。

资源 33
回盲肠膀胱阑尾输出道

因肠管膀胱扩大术的各种设计中,肠管本身的收缩能力不足导致膀胱不能有效排空,术后需要长期间歇清洁导尿。同时因有肠黏膜易于引起尿路感染、结石、尿中黏液多,尿路梗阻和水电解质紊乱及酸碱平衡失调,并有黏膜恶变的风险。

2. 增加出口阻力　适用于尿道括约肌功能不全或功能完全丧失的患者,表现为压力性尿失禁或完全性尿失禁,经药物治疗无效或不能有效地提高尿道阻力维持小便控制者。如同时有逼尿肌反射亢进,膀胱安全容量小及低顺应性膀胱,则应同时行膀胱扩大术。

此类手术包括:单纯性膀胱颈悬吊术;尿道延长、膀胱颈紧缩及膀胱颈悬吊术,如 Young-Dees-Leadbetter 手术;人工尿道括约肌置入。

(五)改善排空功能　旨在增强膀胱逼尿肌的收缩能力,减少膀胱残余尿量,包括电刺激治疗、腹直肌转位术等。但随着操作简便的间歇清洁导尿越来越被大多数医生和患者及其家长所接受,复杂而有创伤性的且疗效不确定的手术治疗逐渐已被间歇清洁导尿取代。

1. 电刺激治疗是应用一种可以限制电流扩散到电极周围的起搏器植入到膀胱或脊髓圆锥刺激逼尿肌收缩的方法,适用于逼尿肌反射低下或无反射的神经性膀胱的治疗。有作者报告膀胱电刺激治疗的成功率达 70% 以上,而脊髓圆锥电刺激治疗的近期疗效亦不低,但应用者较少,有待长期观察。

2. 腹直肌转位术治疗的主要原理是将腹直肌转位于膀胱侧后方,利用其收缩向前挤压及腹肌牵拉前鞘向后压迫作用来增强排尿能力。同时膀胱位置前移改变了膀胱尿道后角,而有利于排尿。

(六)排尿功能再训练　在现代神经性膀胱的治疗中排尿功能再训练与康复的地位越来越重要了。配合药物治疗,术后利用生物反馈技术进行膀胱功能训练以提高患者的生活质量,有时亦作为主要的治疗措施。

五、神经性膀胱的长期随访和并发症的处理

神经损害和由此造成的下尿路功能障碍从新生儿到青春期均可以发生或加重,以生长发育迅速的婴幼儿期最明显,其次是青春期。除神经外科随诊内容以外,小儿泌尿外科的随诊非常重要。应每 3 个月测定残余尿量,每年复查超声、静脉尿路造影或肾核素扫描、排尿性膀胱尿道造影和尿动力学检查。

膀胱顺应性低下和出口梗阻可继发膀胱输尿管反流。脊髓发育不良的新生儿约 5% 有膀胱输尿管反流,如不进行清洁间歇导尿等适当干预,到 5 岁时膀胱输尿管反流发生率可达 30%~40%。能自主排尿、没有膀胱出口梗阻而且残余尿量正常时,Ⅰ~Ⅲ度膀胱输尿管反流,口服预防量抗生素治疗即可。Ⅳ~Ⅴ度反流,需间歇清洁导尿治疗。膀胱不能自行排空的患者,无论反流程度如何均需间歇清洁导尿排空膀胱和口服抗生素。逼尿肌张力增高需加服抗胆碱药减低膀胱内压。经过上述治疗 30%~50% 反流可以消失。对于严重反流,上述治疗无效或家长经训练仍不能正确进行清洁间歇导尿,可做膀胱造瘘引流。

防反流手术指征包括:

(1) 恰当的治疗后仍有反复尿路感染;

(2) 肾输尿管积水加重;

(3) 严重反流合并输尿管口解剖异常,如输尿管开口于憩室内或憩室旁;

(4) 持续存在到青春期的反流;

(5) 施行增加膀胱出口阻力治疗尿失禁的手术同时或之前需做防反流手术。

在清洁间歇导尿等适当治疗的前提下,防反流手术成功率可达 95%。

六、膀胱外翻

Scheuke von Grafenberg(1597)首先描述本病临床所见,1780 年 Chaussier 始用膀胱外翻一词。Syme(1852)做了首例输尿管乙状结肠移植术,但 9 个月后患者死于肾盂肾炎。Trendelenberg(1942)试用截骨术使耻骨靠近。Mickuliez(1897)关闭膀胱外翻时用回肠扩大膀胱。Young(1942)、Michon(1948)分别报道首例女性及男性膀胱外翻关闭术后能控制排尿。

【胚胎发生】　胚胎 3 周时后肠末端和尿囊基部的扩大部分成为泄殖腔。泄殖腔末端有一层由内、外胚层组成的薄膜与羊膜腔分隔,称为泄殖腔膜。胚胎第 4~7 周泄殖腔被尿生殖隔分为背侧的直肠与腹侧的生殖窦。尿直肠隔与泄殖腔膜会合处形成会阴体。胚胎 4~10 周时泄殖腔膜内、外胚层之间的间充质向内生长,发育成下腹部的肌肉和耻骨,构成脐以下的腹壁。泄殖腔膜发育不正常将阻碍间充质组织的移行,影响下腹壁发育。泄殖腔膜破溃的位置和时间的异常决定了膀胱外翻、尿道上裂系列的各种类型,如膀胱外翻、泄殖腔外翻和尿道上裂等。

其中典型膀胱外翻占 50%~60%,尿道上裂约占 30%,其他 10% 为泄殖腔外翻及其他畸形如膀胱上裂合并重复膀胱等。

【发病率】　膀胱外翻发病率为 1/10 000~1/50 000,男性为女性的 1.7~2.3 倍。Shapiro(1984)等报告膀胱外翻和尿道上裂患者子女 225 人中有

3 例膀胱外翻，其发病率为 1/17，是正常人群发病率的 500 倍。

【临床表现】 膀胱外翻包括骨骼肌肉、泌尿系统、男女生殖系统及直肠肛门异常。

骨骼肌肉异常表现为耻骨联合分离、髂骨外旋、耻同支外旋及外转。患者初学步时有摇摆步态，以后多可自行矫正。分离的耻骨之间三角形筋膜缺损由外翻膀胱占据，其上极是脐，位置低于两侧髂嵴连线。脐与肛门之间距离缩短。膀胱外翻尤其是男孩常合并腹股沟斜疝。

出生时外翻的膀胱膜正常，异位肠黏膜或岛状肠襻可位于外翻膀胱表面。长期暴露的黏膜可有鳞状上皮化生、炎性水肿、炎性息肉。膀胱容量差别很大。如膀胱过小，严重纤维化，无弹性就难以做功能性修复。上尿路一般正常，也可合并蹄铁形肾、肾发育不良、巨输尿管等。输尿管下端一般从膀胱下外侧垂直进入膀胱，背侧没有肌肉支持，功能性膀胱修复后几乎 100% 有膀胱输尿管反流。一般认为需同时做抗反流输尿管再植。生后膀胱黏膜水肿、感染、纤维化，常引起膀胱输尿管连接部梗阻和输尿管下段扩张。部分膀胱外翻，腹壁缺损较小，膀胱黏膜翻出不多。

生殖系统异常在男性表现为尿道背侧壁缺如。阴茎海绵体附着于耻骨下支，由于耻骨联合分离两侧阴茎海绵体分离很宽，故阴茎变短。阴茎头靠近精阜，尿道板短，阴茎严重向背侧弯曲。

延长尿道板，矫正阴茎上弯，从耻骨支上游离两侧阴茎海绵体，并在中线缝合，可延长阴茎。小阴茎或阴茎退化仅占 1%~2%，需考虑变性手术。女性尿道阴道短，阴道口前移并常有狭窄，阴蒂对裂，阴唇阴阜分开。子宫、输卵管、卵巢一般正常，有时有重复副中肾管结构。

肛门直肠异常表现为会阴短平，肛门前移紧靠尿生殖隔，可伴肛门狭窄、直肠会阴瘘或直肠阴道瘘。如有提肛肌、坐骨直肠肌以及外括约肌异常，可引起不同程度肛门失禁或脱肛。

【治疗】 手术治疗目的是修复腹壁和外翻膀胱，使能控制排尿，保护肾功能及在男性重建外观接近正常并有性功能的阴茎。手术方式一类为功能性膀胱修复，另一类为膀胱切除，尿流改道。功能性膀胱修复应为首选。

1. 功能性膀胱修复 一般说来在生后 72 小时以内做膀胱内翻缝合，不需做截骨术。3~4 岁时做抗反流输尿管移植、尿道延长、膀胱颈紧缩成形术。两期手术之间修复尿道上裂。尿道上裂修复术前可试用睾酮肌内注射（25mg/次）每月一次共 3 次，促进阴茎发育，便于手术。也有作者主张在 8~18 个月龄时做双侧髂骨截骨及膀胱内翻缝合。也可一期完成髂骨截骨、膀胱内翻缝合、抗反流输尿管移植、膀胱颈紧缩成形和尿道上裂修复术。

髂骨截骨术 俯卧位，骶髂关节外纵切口，达髂骨翼。上起髂后上棘下至坐骨切迹，全层凿开髂骨翼骨质，保存前侧骨膜使耻骨联合能在中线对合或仅余 1cm 以内间隙。

术后双下肢悬吊牵引加用宽带将骨盆向上悬吊，髂骨截骨术可与膀胱内翻缝合同期或于数日前进行。双侧髂骨截骨术的优点有三（Jeffs 1990）：①耻骨联合对合可减小闭合腹壁缺损的张力；②把膀胱放入骨盆环内可减小输尿管膀胱角及重建膀胱颈后便于悬吊尿道；③使尿生殖隔及提肛肌靠拢，协助排尿控制。

膀胱内翻缝合术 多数作者主张在生后 72 小时内做膀胱内翻缝合。仰卧位，沿外翻膀胱边缘切口，头侧向上延长包绕脐部，在精阜远侧横断尿道板，后尿道和膀胱下缘两侧皮肤做矩形皮瓣（图 28-31）。沿两侧脐动脉在腹膜外游离膀胱

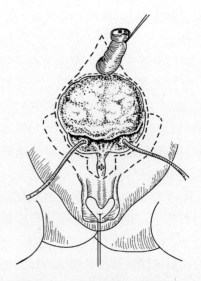

图 28-31 膀胱内翻缝合手术切口

到骨盆底部膀胱颈水平。游离两侧皮瓣,在精阜远端完全切断尿道板,显露耻骨间束。局部注射1∶200 000肾上腺素可减少出血。将尿道板近端、前列腺与海绵体分离使膀胱能复位到骨盆内(图28-32)。显露海绵体组织,从耻骨支上游离两侧海绵体并于中线缝合以延长阴茎及矫正上弯。两侧皮瓣用6-0 Dexon线或其他可以吸收线做Y形缝合,用以修复尿道板缺损和加宽后尿道(图28-33)。可吸收线缝合膀胱,留置双侧输尿管支架管。缝合膀胱颈和后尿道,尿道内留置导尿管,必要时

膀胱内置蕈状管造瘘。从两侧耻骨上分离耻骨间束(图28-34)。缝合耻骨间束包绕前列腺部尿道。缝合腹横筋膜,强力线(用Maxon线或粗丝线)褥式缝合耻骨联合,防止缝线嵌伤尿道(图28-35)。逐层缝合腹壁各层,脐带置于切口上端或结扎切除。

膀胱颈重建、抗反流输尿管膀胱吻合及悬吊膀胱颈:原下腹正中纵切口或下腹横纹切口,腹膜外显露膀胱前壁纵行切开。双侧输尿管口插入支架管作标记。Cohen法从膀胱内游离下段输尿管,

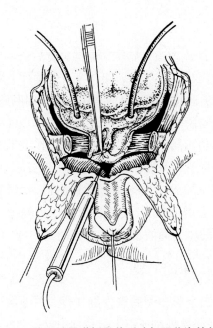

图28-32　将近端尿道板及前列腺与阴茎海绵体分离

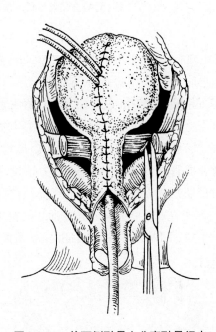

图28-34　从两侧耻骨上分离耻骨间束

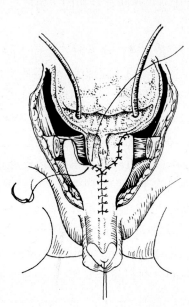

图28-33　两侧皮瓣延长尿道板和加宽后尿道

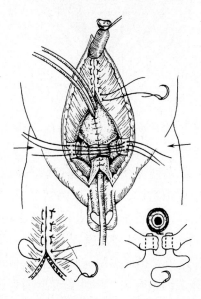

图28-35　缝合腹横筋膜,褥式缝合耻骨联合

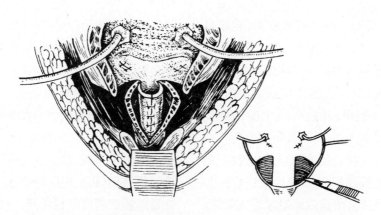

图 28-36　抗反流输尿管膀胱吻合，裁剪三角区中部矩形黏膜缝合成管，两侧去黏膜形成三角形肌层瓣

在黏膜下横行隧道内向对侧推进 2.5~3cm，做输尿管膀胱再吻合。或从膀胱外侧找到输尿管，在入膀胱处切断，远端结扎，近端引入膀胱经黏膜下隧道做吻合。其目的在于抗反流和便于裁剪膀胱三角区重建膀胱颈。裁剪三角区中部矩形宽 1.5cm 黏膜缝合成管长约 3cm，并将两侧去黏膜，形成 2 个三角形肌层瓣（图 28-36）。新膀胱颈须能通过 10~12F 支架管。重叠缝合三角区肌层瓣紧缩膀胱颈（图 28-37），即 Young-Dees-Leadbetter 术式。

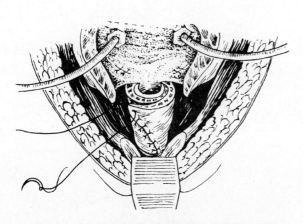

图 28-37　在新膀胱颈腹侧重叠缝合三角区肌层瓣

术后需定期复查静脉尿路造影、B 型超声、排尿性膀胱尿道造影，了解上尿路情况及有无膀胱输尿管反流。如膀胱容量过小，可考虑用肠管扩大膀胱。膀胱功能性修复患者中约 10% 因尿失禁而做尿流改道。排尿控制与膀胱容量、顺应性、肌肉弹性等多因素有关。男性青春期前列腺发育，排尿控制可有显著改善。

2. 尿流改道　膀胱功能性修复后仍不能控制排尿或仍有反复严重尿路感染及肾输尿管积水可考虑尿流改道手术。目前常用方法有回肠膀胱术、乙状结肠膀胱或回盲肠膀胱术。田军（2008）报告阑尾输出道可控性肠扩大膀胱术，其手术要点是将旷置肠管对系膜缘剖开并重建，形成容量大、压力低的贮尿囊。选择阑尾做输出道，并做膀胱黏膜下隧道增加阻力，使输出道内压力峰值高于贮尿囊内的压力峰值，达到控尿目的。

七、尿道上裂

尿道上裂多与膀胱外翻并存。单纯尿道上裂罕见，在膀胱外翻尿道上裂系列中仅占 30% 左右。其胚胎学基础与膀胱外翻相同。男性发病为女性的 4~8 倍。

男性尿道上裂表现为阴茎短而上翘，阴茎头扁平，自尿道口到阴茎顶部为被覆黏膜的尿道沟。

可分为阴茎头型、阴茎体型及完全型三种。阴茎头型尿道口位于阴茎头或冠状沟背侧，包皮悬垂于阴茎腹侧，无尿失禁；阴茎体型尿道口位于阴茎体背侧，多在近阴茎体根处，包皮堆积于阴茎腹侧，个别可有不同程度尿失禁；完全型尿道口在膀胱颈部位，呈漏斗状，有完全性尿失禁，可伴有不同程度的耻骨联合分离或膀胱外翻。女性表现为阴蒂对裂，阴唇分开，间距增大及耻骨联合分离，可分为部分型和完全型，以完全型多见并伴尿失禁。

尿道上裂有尿失禁者膀胱容量小。输尿管口

常位于不正常的三角区的外侧，几乎垂直入膀胱，约90%有膀胱输尿管反流。

【手术治疗】　手术目的是重建尿道，控制排尿，在男性要求阴茎成形外观和功能接近正常。

Thiersch-Duplay皮管尿道成形术适用于膀胱内翻缝合术后，尿道板已延长，阴茎上弯充分矫正的患者。尿道板顶部中线纵切横缝使尿道板向腹侧延伸，便于成形正位尿道外口。尿道板两侧平行切口间距1.2cm左右，近端绕过尿道口背侧，远端至阴茎头顶部。环形切开阴茎两侧及腹侧包皮，游离浅筋膜到阴茎根。松解阴茎悬韧带，松解两侧阴茎海绵体脚附着，矫正阴茎上翘。5-0 Dexon线连续缝合阴茎背侧尿道板，尿道口做到阴茎头顶部褥式缝合，成形阴茎头。阴茎腹侧包皮转到背侧，分别缝合筋膜层及皮肤。

阴茎腹侧包皮岛状皮瓣类似于尿道下裂的Duckett手术，横裁包皮成形尿道。可在一定程度上矫正阴茎上弯，伸长阴茎。可用于单纯阴茎型尿道上裂，也适用于尿道板未离断，前列腺未游离，阴茎脚仍附着于耻骨的膀胱内翻缝合术患者。先做包皮环切，游离浅筋膜到阴茎根，同时矫正阴茎上弯，横裁阴茎腹侧包皮宽1~1.2cm，保留浅筋膜内的血管蒂，缝合成管转移到阴茎背侧。近端与原尿道口吻合，远端穿过阴茎头隧道在阴茎头顶部做正位尿道口。阴茎腹侧包皮转移到背侧缝合切口。

也有学者报道在腹侧中线分别游离两侧阴茎海绵体，再将尿道板与阴茎海绵体分离，将缝合尿道板后成形的尿道复位到阴茎腹侧，可以更充分矫正阴茎下弯和获得更好的阴茎外观（资源34）。

资源34
尿道上裂-尿道成形术

尿失禁者可用前述Young-Dees-Leadbetter手术延长尿道，成形膀胱颈。Marshall-Marchetti手术即膀胱颈悬吊增加膀胱出口阻力，对改善尿失禁可能有效。

八、小儿尿石症

儿童尿路结石（urolithiasis）发病率低于成人，占尿路结石的2.0%~4.3%，且主要为上尿路结石，

近年来儿童结石发病率有逐年增高的趋势，且存在较大的地域差异，中东、南亚和北非地区相对高发，而在发达国家发病率相对较低。国外统计的儿童结石发病率约为0.05%，中国大陆地区缺少相关的流行病学资料。儿童尿路结石常与代谢疾病、解剖畸形有关。如胱氨酸尿涉及胱氨酸、鸟氨酸等的输送问题；特发性草酸钙尿是染色体显性遗传性疾病，有阳性家族史。尿路结石发病较早的小婴儿，提示先天性酶的缺乏，如原发性高尿草酸尿症。而原发性甲状旁腺功能亢进导致的结石，发病开始已接近青春期。营养状况、生活方式、地理环境等多种因素又能影响尿路结石的成分及部位，如贫困地区和营养不良儿童易发生以尿酸盐为主要成分的膀胱结石。泰国及我国广西山区，婴儿过早的食用糊状的大米粥，其中含有较高的草酸盐，加以婴儿摄入水分不足，尿量减少，尿中草酸盐含量增高，易形成以草酸盐为主要成分的膀胱结石。大、中城市儿童摄入过量的乳制品及动物蛋白，以致尿钙、尿酸含量增高，易发生肾结石。

【病因】　尿液是一复合性溶液，尿液中离子浓度及pH的改变，可使一些难溶解的盐类如草酸盐、磷酸盐、尿酸盐等呈过饱和状态，以晶体形式和胶体如尿中的黏蛋白，葡萄糖氨基聚糖等基质沉淀聚集而形成结石。小儿尿路结石主要成分为磷酸钙、草酸钙，其次为磷酸镁铵、尿酸、胱氨酸及嘌呤，尿酸和嘌呤结石为透光结石，X线平片上不能显示。

如上所述，小儿尿路结石的形成与多种因素相关，即有解剖异常、尿路梗阻、尿液滞留、感染的原因，又与生活习惯、喂养方式有关，有些结石又继发于代谢性疾病，下面介绍几种常见的尿路结石病因：

1. 继发性结石　所谓继发性结石是指继发于尿路梗阻、尿路感染，而产生的结石。感染尿中的细菌产生尿酶分解尿素，使尿液碱化并产生过多的氨，导致镁、磷等沉积而形成磷酸钙结石，是一种相对比较大的以细菌为底座的不透光的薄片状结石。继发畸形最多的是输尿管梗阻，例如肾盂输尿管连接部梗阻、膀胱输尿管连接部梗阻。治

疗最重要的是解决原发疾病,解除输尿管梗阻,手术纠正解剖畸形,取出结石。

2. 高钙血症　正常人中、钙的代谢保持相对平衡状态,受激素的控制。肾小球滤过的钙约98%被肾小管吸收,仅2%由尿中排出。任何原因引起的血钙含量过高都可以导致高钙尿症。尿钙量 >4mg/(kg·24h)的极限量或尿钙/肌酐比值 >0.25 为高钙尿症,从而形成钙性尿路结石,最常见为草酸钙。某些高尿钙的患者有家族倾向,推测可能属于多基因遗传疾病。甲状旁腺功能亢进所导致的高钙血症及高尿钙症常在青少年发病,钙从骨骼内动员出来进入血液,大量的高钙尿导致钙性的尿路结石,可伴有多发性骨折。其他罕见的原因包括皮质醇增多症、甲状腺功能亢进、肉瘤样病、维生素 A 过多症。针对病因治疗,可以预防钙性尿路结石的形成。

3. 胱氨酸结石 - 肾小管综合征　胱氨酸尿是常染色体隐性遗传性疾病,发病率约 1/20 000 人,占全部尿路结石症的 1%,主要涉及肾小管对胱氨酸、鸟氨酸、赖氨酸和精氨酸的再吸收障碍,而大量排于尿中,其中胱氨酸溶解度最低,容易析出胱氨酸结晶,往往在患者的第一次晨尿中存在六角形胱氨酸结晶,尿定量分析胱氨酸 >5.7mg/24h。可以通过碱化尿液和水化作用,来达到减少尿中胱氨酸浓度的目的,使胱氨酸排泄少于 800mg/d。

肾小管综合征是常染色体显性遗传性疾病,较常见。主要是远曲小管不能分泌氢离子到肾小管腔,不能酸化尿液,尿液 pH>5.4,有全身性酸中毒,产生磷酸钙尿路结石,可发展成肾钙质沉着。用枸橼酸钾和钠溶液纠正代谢性酸中毒并置换钾和钠的丢失,是治疗的首选方案。

4. 酶代谢缺陷　酶缺乏形成的尿路结石为遗传性疾病,发病年龄较早,2~3 岁,即开始出现尿路结石的症状和体征。

(1) 原发性高草酸盐尿症:草酸是代谢的最终产物,尿中草酸来源主要为内生性,高草酸尿症是尿中排出大量草酸,易形成结石。原发性高草酸盐尿症主要是代谢性酶缺乏,预后不良。

(2) 黄嘌呤尿:是常染色体隐性遗传性疾病,由于嘌呤氧化酶的不足,嘌呤和次嘌呤在尿中分泌增加,形成类似于尿酸结石。尿酸在尿中排泄减少,血浆尿酸水平 <1mg/dl。预防治疗包括控制食谱中嘌呤成分及增加水摄入量。

5. 尿酸结石　当 pH 接近 7 时,尿酸作为尿酸盐存在,是可溶性的。若尿中酸性产物过高,尿 pH<5.75 时,不溶解的尿酸浓度增加,尿中酸性的尿砂可形成结石。在小儿,尿酸结石并不多见,占 5%~10%。骨髓增生性疾病,可伴嘌呤快速过多的转化,而产生大量的尿酸产物;尿酸肾病、痛风及黄嘌呤尿等,系嘌呤代谢异常产生过多尿酸;葡萄糖 -6 磷酸酶缺乏症也可形成尿酸结石。短肠综合征合并慢性脱水及酸中毒,是尿酸结石最常见的原因之一。尿酸结石为可透 X 线结石,治疗原则是增加液体摄入量,稀释尿液,可以用碳酸氢钠等药物碱化尿液,使 pH 接近 6.5,黄嘌呤氧化酶抑制嘌呤醇,减少尿酸产物。

另外任何原因引起肠道养料吸收障碍都可引起泌尿道环境改变,而有利于尿路结石的形成。如短肠综合征,大量液体的丢失,尿量减少,增加了溶质的浓度;镁吸收障碍,造成镁在尿中排泄减少,尿中草酸盐增加;蛋白质和磷酸盐吸收障碍,降低了尿中磷酸盐和硫酸盐的浓度,而二者是钙的主要结合物。肠扩大膀胱和可控性尿路改流手术后,肠黏液积聚和慢性炎症有导致结石形成的倾向。

【临床表现】　肾结石发病无明显年龄差异,继发于肾盂输尿管连接部梗阻可能是常见原因。结石可单发或多发,双肾同时存在结石约占20%。多数病例有典型的肾绞痛,继之出现大量或微量甚至仅为镜下红细胞的血尿。婴幼儿表现为哭闹不安、骚动、面色苍白、出冷汗。有些无症状的静止结石,可经超声或泌尿系 X 线检查而被发现。

输尿管结石症状与肾结石相似,以绞痛和血尿为主,偶有尿频、尿急、尿痛症状。膀胱结石多与膀胱排尿异常、膀胱出口梗阻、尿液滞留有关。主要症状为尿痛、排尿困难,仰卧时可能得到缓解,站立时排尿剧痛,小儿牵拉阴茎,尿流中断、滴沥。

尿道结石多见于后尿道,结石一般都来自上

尿路,引起尿痛及尿流梗阻,如结石嵌顿于前尿道,可于阴茎根部或阴囊中线处触及结石。

【诊断】 根据典型的临床表现,疼痛、血尿、反复尿路感染,诊断并不困难,但须确切的询问病史,包括家族史,代谢疾病史,生长发育情况,饮食习惯,排尿情况等。同时应作一系列检查,包括 B 超、X 线尿路平片,静脉尿路造影(IVP),尿细菌学检查,测 24 小时尿中钙、磷、草酸、胱氨酸和尿酸的含量,根据需要,血清检查测血钙、磷、血 pH、肌酐、血钾。通过以上检查了解结石分布部位、结石大小、数目、结石肾的功能。有无并发畸形等各种资料。

【治疗】

1. 一般防治 针对结石形成的原因,去除发病诱因,如解除尿路梗阻,控制尿路感染,可减少或防止结石的生长及复发。纠治代谢性疾患,大量饮水,稀释尿液,减少晶体沉淀,冲洗排出微小结石。根据结石种类和尿液酸碱度注意调节饮食,草酸钙结石,少吃菠菜、苹果、番茄、土豆、可可、巧克力等高草酸食物。高尿酸尿症避免吃高嘌呤的动物内脏,胱氨酸结石多食高纤维食物。

2. 药物治疗 利尿剂,增加尿量。调节尿液酸碱度,尿液碱化,可应用柠檬酸钠,防治胱氨酸和尿酸结石。尿液酸化,可用氯化铵、水解酪蛋白,预防草酸钙、磷酸钙结石复发。

3. 结石的处理

(1) 体外震波碎石(ESWL):与成人相比,小儿体壁较薄,震波相对较强,结石容易击碎,小儿输尿管比较扩张,柔韧性较好,击碎的碎片容易通过。但在临床实践中,ESWL 并不被广泛应用,因为年幼儿体表小,组织器官脆嫩,震波冲击的同时,肾脏及其周围脏器易受到冲击,肾内可产生实质性瘢痕,或肺出血,胸壁损伤等并发症。另外较大的胱氨酸结石对 ESWL 不起反应,难以震碎。小儿肾盂输尿管连接部梗阻并发的结石,梗阻不解决,碎石无法排出,这些都成为 ESWL 在小儿身上应用受限的原因。

(2) 经皮肾镜取石术(PCNL):全麻下经皮肾穿刺插入肾造瘘,然后依次扩张通道便于操作,在荧光屏监视下用超声能、电、水压或有色激光直接破坏结石,用水冲洗,还可应用各类器械,抓钳、套蓝等将结石碎片取出。在成人,PCNL 已逐渐替代开放手术成为多数结石患者治疗的选择方式之一。随着科学技术的进步,小口径肾镜及器械的发展,微通道(miniaturised)PCNL(外鞘 13F 或 14F)、超微通道(ultramini)PCNL(外鞘 12F),以及微小通道(micro-perc)可视肾镜(all-seeing needle)PCNL(外鞘 4.85F)在治疗儿童尿路结石中得了良好的效果。

(3) 输尿管镜:根据输尿管镜进入的通道不同,输尿管镜取石术有经尿道逆行输尿管镜取石术(retrograde intrarenal surgery,RIRS)和经皮顺行输尿管镜取石术之分,前者为输尿管镜经尿道膀胱后进入输尿管,主要用于治疗输尿管中下段及部分输尿管上段结石;后者为输尿管镜经肾造瘘口通过肾盂进入输尿管,主要用于治疗输尿管上段结石。根据输尿管镜镜体可曲性分为不可弯曲的输尿管硬镜和可弯曲的输尿管软镜。

(4) 开放或腹腔镜手术取石:绝大多数儿童的结石可以用 ESWL 和腔内镜技术来处理。然而,对于存在先天性泌尿系梗阻,结石巨大的患者,开放手术是不可避免的。腹腔镜手术可以应用于腔内镜手术失败、肾脏异位、存在 UPJO、肾盏憩室、巨输尿管、或结石巨大的患者。可以通过常规或机器人辅助的经腹腔或腹膜后腔的方法进行腹腔镜手术。

(林德富 田军)

第五节 泌尿生殖系肿瘤

一、肾肿瘤

(一)肾母细胞瘤 肾母细胞瘤又称肾胚胎瘤(nephroblastoma or renal embryoma)。1899 年 Max Wilms 做了详细的描述,故又称 Wilms 瘤(Wilms' tumor)。肾母细胞瘤是小儿最常见的原发于肾脏的恶性肿瘤,主要发病于 6 岁以下。在过去的数十年中经综合治疗长期生存率明显提高。今后的治疗方向是减少低危病人治疗并发症和提高高危病人的长期生存率。

【发病率】　15 岁以下小儿肾母细胞瘤发病率为 0.7~1/10 万,占小儿恶性肿瘤的 6%~7%,儿童肾脏肿瘤的 95%。男女性别之比约为 1.1:1。虽然肾母细胞瘤可发生在各年龄段,甚至老年人,但 80% 以上发病在 5 岁以下,平均 3.5 岁,新生儿患病罕见,家族性肾母细胞瘤、双侧病变发病多在 1 岁以内。有一定的地域和人种差异,亚洲发病率比北美和欧洲略低,而黑色人种略高。肾母细胞瘤 4.5% 合并泌尿生殖系先天畸形,包括尿道下裂、阴睾、肾发育异常等。

【病因及病理】

1. 病因　肿瘤可能起源于后肾胚基,而肾母细胞增生复合体(nephroblastomosis complex)可能转化为肾母细胞瘤。妊娠 36 周后体内持续存在的后肾胚基称为肾源性残基(NRs),单侧或双侧肾脏多发或弥漫存在的 NRs 及其衍生物称为肾母细胞瘤病(Nbm)。肾母细胞瘤很可能是由持续存在的后肾胚基发展而来,早期胚基消失障碍导致 NRs,后者进一步发生遗传学变化,最后发展成为肾母细胞瘤。

肾母细胞瘤是胚胎性肿瘤,遗传因素在肿瘤发生中具有一定作用。有家族史的肾母细胞瘤病人常伴多种先天异常,可以检测到基因突变,与家族性肾母细胞瘤相关的两个基因已被定位:位于 17q12~q21 的 *FWT1* 基因和位于 19q13 的 *FWT2*。所有双侧肾母细胞瘤及 15%~20% 的单侧病变与遗传有关。肿瘤可以遗传的或非遗传的形式出现。若属于遗传形式,则肿瘤发生得更早,更易为双侧性及多中心性。此外,遗传性双侧肾母细胞瘤患者的后代患肿瘤的机遇可达 30%,而单侧病变者为 5%。

Knudson 和 Strong(1972)提出二步突变理论来解释遗传性和非遗传性病例的发病机制。第一步突变发生在胚细胞期(合子形成前)可来源于父母或有自身基因突变造成,合子形成后所有体细胞就带有突变所产生的基因,在体细胞期如果发生第二步突变就导致肿瘤产生。家族性肾母细胞瘤、双侧肾母细胞瘤和合并其他先天性畸形的肾母细胞瘤与此相关,具有遗传性,发病年龄常较早,平均为 2.5 岁。如果第一步突变发生在体细胞期,第二步突变后形成的肿瘤不具遗传性。80%~85% 肾母细胞瘤以非遗传形式出现,发病年龄平均为 3.5 岁。Belasco 等认为遗传因素并不重要,仅 1%~2% 肾母胞瘤患者有家族史。

接近 10% 的肾母细胞瘤患者合并有先天畸形和综合症状,这些综合征可以分为非过度生长型和过度生长型两类。常见的非过度生长型综合征有 WAGR 综合征(Wilms 瘤、无虹膜症、泌尿生殖系统发育异常和智力障碍)和 Denyse Drash 综合征(DDS)。过度生长型综合征中多见的包括 Beckwthe Wiedemann 综合征(BWS)和单纯偏身肥大(isolated hemihypertrophy)。根据 NWTS 资料,肾母细胞瘤的发生和马蹄肾有关,患有马蹄肾的病人患肾母细胞瘤的危险性是正常人的 7 倍。亦有报道称肾母细胞瘤发生于多囊肾和发育异常的肾,但目前尚无充足的证据能证明这两种异常肾脏肾母细胞瘤的发生率高于正常肾脏。患肾母细胞瘤的女性患者,其苗勒管异常的危险性增大。约 10% 的女性患者会有苗勒管异常,例如双宫颈、双子宫或者子宫双角畸形等。

2. 分子生物学改变　*WT1* 基因是一个公认的与肾母细胞瘤直接相关的抑癌基因,10%~15% 的患者存在该基因突变。*WT1* 基因对正常的肾发育和生殖腺发育非常重要,其突变可同时导致肾肿瘤和肾小球疾病。非过度生长型综合征中,WAGR 综合征是由 11p13 染色体的缺失所致,涉及的基因包括 *PAX6* 基因和 *WT1* 基因。*PAX6* 基因与 *WT1* 基因毗邻,与肾脏、泌尿生殖系及眼睛的发育相关,该基因缺失可导致虹膜缺失。伴有 *WT1* 基因缺失的虹膜缺失患者中,40%~50% 将形成肾母细胞瘤,相反 *WT1* 基因正常的虹膜缺失患者则不形成肾母细胞瘤。

Denys-Drash 综合征,包括由弥散性系膜硬化引起的早期肾衰竭,假两性畸性和肾母细胞瘤倾向,这类患者几乎都存在 *WT1* 基因锌指区的点突变引起的错义突变。不同的 *WT1* 突变可引起不同的 DDS 表现型,如在泌尿系统畸形,肾脏病理改变和肾母细胞瘤的倾向。该病患者较 WAGR 患者发生肾功能衰竭的年龄更早。WAGR 和 DDS 患者更多表现为早期发病年龄和双侧肿瘤,有较高的肾功能不全的风险,这与 WT1 基因突变相关。有研究表明,DDS 和 WAGR 患者的肾小球较正常同龄人小,这可能是造成该类患者更容易肾衰竭的原因。

在不伴有任何综合征表现的肾母细胞瘤患者中,WT1 基因的突变率大约为 2%。尽管这些病人的表型没有明显区别,但他们都有较早发病年龄和以间质为主的组织学改变。合并有 WT1 基因突变的肾母细胞瘤患者,半数以上同时有 β-catenin 基因突变[beta-catenin gene (CTNNB1)],与其相关的 Wnt/β-catenin 信号通路可能与肿瘤发生相关。β-catenin 定位于人染色体 3p21.3~22,是细胞黏连素家族中成员之一,主要参与细胞间的黏附,是 Wnt/β-catenin 信号通路中的重要组成部分。研究表明,β-catenin 突变与 WT1 之间有明显的相关性,两种基因突变致癌的方式各异,但这种相关性表明可能协同参与了肾细胞瘤(或某个亚型)的发生。另外 β-catenin 的突变也提示肿瘤具有高浸润性。许多过度生长型的综合征都存在发展为肾母细胞瘤的风险,包括偏身肥大、Beckwith-Wiedemann 综合征(BWS)及 Simpson-Golabi-Behmel 综合征。BWS 和偏身肥大患者中,4%~10% 可发展为肾母细胞瘤,且 21% 为单侧肿瘤。肾脏肥大的患者风险最高。

WT2 基因与 BWS 相关,该基因位于 11p15,同时伴随有该基因位点的一系列杂合子丢失。WT2 基因位点被广泛地研究,大量的基因已被识别,包括 H19 和 IGF2。IGF2 基因可诱发细胞生长,其过表达可导致肾母细胞瘤和 BWS。来自父系等位基因的复制或是来自母系等位基因的印记缺失(loss of imprinting,LOI)可导致 IGF2 基因的过表达。存在 IGF2 印记缺失(LOI)的肾母细胞瘤患者发病年龄通常较大。

最近的研究表明,另一个之前未被确认的抑癌基因,"位于 X 染色体上的肾母细胞瘤基因"(Wilms tumor gene on the X chromosome),或被称作"WTX",被证实在 1/3 的肾母细胞瘤患者体内被灭活。WTX 基因位于男性患者 X 染色体上,在女性患者,则位于有活性的 X 染色体上,出现频率无明显性别差异。具有 WTX 基因突变的肿瘤缺乏 WT1 基因突变。

P53 基因是一种公认的抑癌基因。在肾母细胞瘤患者中,肿瘤病理组织类型为组织分化良好型 P53 的突变率非常低,而组织分化不良的间变型肾母细胞瘤中突变率达到 75%,因而认为 P53 与肾母细胞瘤组织间变成分的发生有关。P53 突变与肾母细胞瘤产生的关系目前尚不明确。

另外,约 20% 肾母细胞瘤患者存在 16q 染色体杂合子丢失,10% 的病例存在 1p 染色体杂合体丢失。16q 和 1p 染色体的杂合子丢失被认为与肿瘤复发和死亡风险相关。NWTS-5 研究结果表明,Ⅰ~Ⅱ期组织学预后好的肿瘤患者中,存在 1p 或 16q 杂合子丢失的患者具有相对更高的复发和死亡风险。在Ⅲ~Ⅳ期组织学预后好的肿瘤患者中,仅同时存在 1p 和 16q 杂合子丢失的患者具有相对更高的复发和死亡风险。目前进行的美国儿童肿瘤协作组(Children's Oncology Group,COG)临床试验中,强化了对肿瘤中存在 1p 和 / 或 16q 杂合子丢失的患者的治疗。

3. 病理

(1) 大体病理:肾母细胞瘤是一边界清晰,有包膜的实体瘤,可发生于肾的任何部位。肿瘤剖面呈鱼肉样膨出,灰白色,常有出血及坏死呈黄色及棕色(图 28-38),可有囊腔形成。肿瘤破坏并压迫肾组织使肾盂肾盏变形。少见情况是肿瘤侵入肾盂向输尿管发展引起血尿及梗阻。肿瘤突破包膜后,可广泛浸润周围组织及器官。肿瘤经淋巴转移可至肾门及主动脉旁淋巴结,也可形成瘤栓沿肾静脉延伸入下腔静脉,甚至右心房。

显微镜下可见肿瘤由胚芽、间叶、上皮三种成分构成。胚芽成分为成巢状分布的中等大小的幼稚细胞,细胞核圆形或卵圆形,核仁不明显,细胞质中等量,核染色质深染并可见核分裂(图 28-39)。上皮成分是与胚芽幼稚细胞形态相似的肿瘤细胞,排列成原始肾小管形态(图 28-40)。间叶成分肿瘤细胞呈梭形,其长宽之比大于 3∶1,细胞成分较胚芽型略少,其内可见骨骼肌、软骨或较成熟的结缔组织(图 28-41)。

(2) 组织学分型:NWTS-1(1978)提出肾母细胞瘤以上皮、间叶、胚芽三种基本组织成分及细胞

28

28

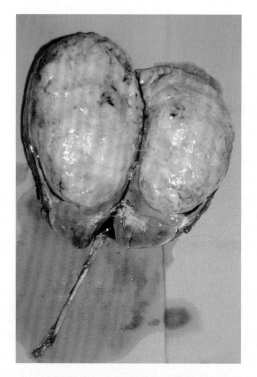

图 28-38　肾母细胞瘤大体外观

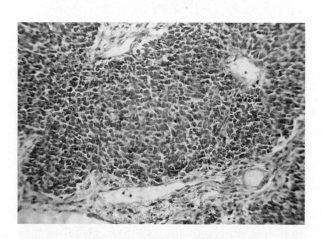

图 28-39　肾母细胞瘤胚芽为主型病理图像（HE，×40）

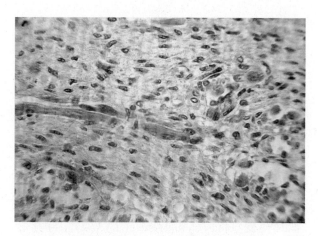

图 28-41　肾母细胞瘤间叶为主型病理图像（HE，×40）

未分化或间变程度为基础的组织学分类方案。肿瘤组织中三种基本组织成分之一占 65% 以上则分别定为上皮型、间叶型和胚芽型；如肿瘤由上述 3 种或 2 种组织形态混合构成，各成分均未达 65% 则定为混合型。从以上各型中检出肿瘤具有间变者归入间变型或称未分化型（anaplasia）。肿瘤细胞间变诊断须具备下述三条标准（图 28-42）：①间变肿瘤细胞核的直径至少大于相邻同类肿瘤细胞核的 3 倍。②这些大细胞核染色质明显增多。③有多极核分裂象。间变型约占肾母细胞瘤 5%，在 2 岁以下小儿很少见，但 5 岁以上间变型占肾母细胞瘤 13%。间变型诊断应慎重，要求取材广泛，有作者认为应按肿瘤长轴每 1cm 取材一块。对进行术前化疗的 WT，当整个肿瘤组织超过 2/3 发生坏死消退为消退型，如果坏死组织少于 2/3，则根据残余优势的肿瘤组织成分进行分类（如胚

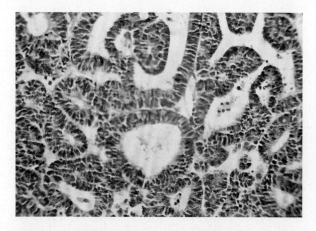

图 28-40　肾母细胞瘤上皮为主型病理图像（HE，×40）

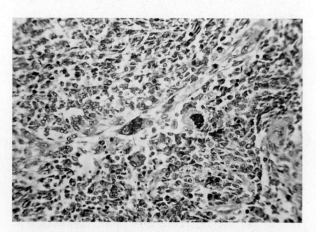

图 28-42　肾母细胞瘤间变型病理图像（HE，×100）

芽、上皮、间叶成分），如果肿瘤细胞完全坏死，没有可提供诊断的肿瘤细胞，为完全坏死型，说明对化疗敏感，预后良好。

NWTS-2 根据组织分型与预后的关系将肾母细胞瘤分为两大类：

1）预后好的组织结构（favorable histology，FH）包括上皮型、间叶型、胚芽型和混合型。

2）预后差的组织结构（unfavorable histology，UH）包括间变型、肾透明细胞肉瘤（clear cell sarcoma of kidney，CCSK）和肾恶性横纹肌样瘤（malignant rhabdoid tumor of kidney，MRTK）。近年多数作者认为，肾透明细胞肉瘤和恶性横纹肌样瘤并非来源于后肾胚基，不属于肾母细胞瘤范畴。NWTS-4 已将肾恶性横纹肌样瘤和肾透明细胞肉瘤除外，与肾母细胞瘤分开讨论。

【临床表现】

1. 症状

（1）腹部包块：为最常见症状。多在患者洗澡或更衣时偶然表现。肿瘤较小时不影响患者营养发育及健康状态，多不伴其他症状。少数巨大肿瘤可引起腹胀、慢性肠梗阻，还可伴有气促、食欲低下、消瘦，甚至贫血及恶病质。

（2）血尿：部分患者可有血尿，其中 10%~15% 为肉眼血尿。血尿出现与肿瘤侵入肾盂有关，与临床分期及预后并无直接关系。

（3）发热、腹痛：偶有低热及腹痛，但多不严重，高热罕见。

（4）其他：个别肿瘤自发破溃可有剧烈腹痛及休克症状以急腹症就诊。下腔静脉有瘤栓梗阻时可有腹壁静脉曲张及腹水，但绝大多数病例并无栓塞表现。脑转移可出现颅内压增高症状，如头痛、喷射状呕吐等，偶以此为首发症状就诊者。骨转移可有局部隆起及疼痛。

2. 体征

（1）腹部可触及肿块，多位于上腹季肋部一侧，表面光滑，中等硬度，无压痛，早期肿块可有一定活动性。少数巨大肿瘤可越过中线，活动度消失，引起慢性肠梗阻时可有相应体征。

（2）部分患者可有高血压，可能与肾血管受压缺血，肾素分泌增加或肿瘤细胞分泌肾素有关，切除肿瘤后血压可恢复正常。

（3）肿瘤自发破溃、瘤栓栓塞、肿瘤转移时有相应体征。

【诊断】

1. 实验室检查

（1）血常规：多数患者血常规无明显异常，少数恶病质患者及肿瘤破溃患者有贫血表现。

（2）尿常规：部分患者可伴有血尿。

（3）生化：大多数患者生化指标正常。少数恶病质、肿瘤自发破溃、瘤栓栓塞、肿瘤转移患者可有肝肾功及其他生化指标异常。

（4）尿香草扁桃酸（VMA）检查和骨髓穿刺：有助于与神经母细胞瘤鉴别。

（5）染色体检查：肾母细胞瘤合并先天畸形时可行染色体检查。

2. 影像学检查

（1）腹部超声：超声检查可分辨肿块为囊性或实性，肿块大小，了解有无腹膜后肿大淋巴结，还可检出肾静脉、下腔静脉瘤栓及确定瘤栓范围。

（2）腹部 CT：可进一步确定肿瘤浸润范围，肿瘤与周围脏器的关系，有无肝转移及腔静脉瘤栓。平扫与增强扫描的 CT 值变化有助于区别肾错构瘤。

（3）胸部 X 线或 CT 平扫检查：肺为肾母细胞瘤最常见的转移部位，胸片或 CT 应为常规检查。

（4）骨 X 线或骨扫描检查：疑有骨转移时可行相应检查，必要时局部穿刺活体组织检查。

（5）头部 CT 或 MR：有助于除外间变型肾母及肾透明细胞肉瘤等脑转移。

（6）骨髓涂片：有助于除外间变型肾母及肾透明细胞肉瘤等骨转移。

（7）尿香草扁桃酸（VMA）检查和骨髓穿刺：有助于与神经母细胞瘤鉴别。

（8）泌尿系平片：可见患侧肾区软组织密度影，偶可见钙化。

（9）静脉尿路造影：静脉尿路造影约 2/3 患者显示肾盂肾盏受压、被拉长、移位、变形。约 1/3 患者因肾被严重压迫，肾盂被肿瘤充满或肾血管闭塞而不显影，如静脉尿路造影不显影，必要时可经膀胱逆行插管造影。

经上述检查基本可与肾外伤血肿、肾囊肿、肾周感染及其他腹膜后肿块鉴别。

【治疗】　在过去的数十年，经综合治疗，肾母细胞瘤长期生存率明显提高。目前总体存活率已提高至 90% 以上。肾母细胞瘤的综合治疗，包括手术、化疗，必要时加用放疗。手术切除患肾是重要治疗手段之一，但手术时机一直有争议，北美和欧洲分别执行不同的治疗标准。

在北美，早期有肾母细胞瘤研究组(National Wilms' Tumor Study Group, NWTS)开展针对肾母细胞瘤的相关研究，后于 2000 年与 Children's Cancer Study Group (CCG), Pediatric Oncology Group (POG), Intergroup Rhabdomyosarcoma Study Group (IRS)合并，成立了美国儿童肿瘤协作组(Children's Oncology Group, COG)。北美的学者认为术前化疗会影响肿瘤的组织病理学分型及临床分期，提倡尽可能先行手术切除瘤肾，术后给予化疗，必要时加用放疗。

而在欧洲，国际儿童肿瘤学会(International Society of Paediatric Oncology, SIOP)的学者们则提出术前行化疗(早期为放疗)的概念，目的是缩小肿瘤、提高手术切除率和安全性，同时降低肿瘤分期。

COG 肾母细胞瘤分期系统是以外科手术及组织病理为基础。根据 NWTS 的研究结果，活检或是术中肿瘤破溃、溢出可增加局部肿瘤的复发率，故 COG 严格地将术前活检或是术中溢出的肿瘤列为Ⅲ期，术前化疗不论是否取活检均归为Ⅲ期。SIOP 则是在术前化疗后对肿瘤进行分期(表28-1、表28-2)。

在化疗药物的选择上，两者的观点一致，约 60% 的局限性肾母细胞瘤患者只需长春新碱 + 放线菌素 D(更生霉素)两药联合化疗，且都得到了相似的肿瘤控制率。

近年来，因疾病疗效有了较好的提升，目前 COG 及 SIOP 的治疗开始着眼于治疗的个体化、精准化，注意患者的分层处理，均以减少低危病人治疗并发症、提高高危病人的长期生存率为目标。

1. 手术治疗　患侧上腹横切口，必要时可过

表 28-1　COG 肾母细胞瘤分期系统

Ⅰ期	肿瘤限于肾内，肾包膜完整，完整切除；切除前无活检或破溃；肿瘤未涉及肾盂及肾窦，切除边缘无肿瘤残存。局域淋巴结阴性
Ⅱ期	肿瘤完整切除，切除边缘无肿瘤残存。局域淋巴结阴性。具有以下一项或更多：肾被膜受侵；肾窦软组织或标本内肾实质外血管浸润
Ⅲ期	肿瘤残存，限于腹部，伴有以下一项或多项：1 个或多个局域淋巴结阳性；肿瘤侵及腹膜或已突破腹膜；肉眼或镜下切除边缘有肿瘤残存；术前或术中肿瘤溢出、破溃，包括活体组织检查；肿瘤分为两块及以上取出；术前化疗
Ⅳ期	肿瘤有血源性转移，如肺、肝、骨、脑；或腹腔、盆腔以外的远处淋巴结转移，如胸腔
Ⅴ期	双侧肾母细胞瘤

表 28-2　SIOP 肾母细胞瘤分期系统

Ⅰ期	肿瘤限于肾内，如果肿瘤范围超过了肾轮廓，肿瘤有假包膜包绕；完整切除；无涉及肾窦脉管
Ⅱ期	肿瘤扩展超出肾脏达肾周脂肪囊、肾窦、邻近器官，或是下腔静脉，完整切除，切缘无肿瘤残存
Ⅲ期	肿瘤不完整切除；腹腔、盆腔淋巴结阳性，肿瘤突破腹膜；脉管切除边缘可见肿瘤血栓
Ⅳ期	血源性转移；腹腔、盆腔外淋巴结转移
Ⅴ期	双侧肾母细胞瘤

中线，切开后腹膜，游离瘤肾，如有可能先结扎肾蒂血管，肿瘤较大时可使解剖关系改变，注意勿伤腹主动脉、下腔静脉、对侧肾血管和肠系膜血管。肿瘤内坏死区域较软，易于破溃，要求操作轻柔。同时注意保护周围组织，避免全腹腔污染。若术中肿瘤破溃将使术后腹腔种植或局部复发机会增加六倍。若术前影像学检查未提示肝脏及对侧肾脏病变，肝脏及对侧肾脏探查不是必须，疑有肿瘤时需探查并取活检。注意肾蒂及腹主动脉旁淋巴结有无肿瘤转移，术中应取活检。切除转移淋巴结并不能改善预后，但助于判定肿瘤临床分期，决定术后化疗及放疗方案。各种术前影像学检查对于腹膜后淋巴结转移诊断的假阳性和假阴性率分别达 18% 和 31%，充分显示术中取淋巴结活检的重要性。同侧肾上腺与肿瘤不相连可以保留，如

果与来源于肾上极肿瘤相连则切除。如肿瘤巨大或浸润重要脏器,如十二指肠、胰头、肠系膜根部,不能完全切除肿瘤时,不可强行手术。放置银夹标记肿瘤范围,经化疗、放疗3~6个月后肿瘤缩小再行二次手术切除。对于巨大肿瘤、超越中线或术前检查发现已侵及周围重要脏器,或下腔静脉内长段瘤栓,预计手术困难或危险较大者,需有计划地进行术前化疗,时间为2~3个月,如效果不显著可加术前放疗。经术前化疗肿瘤缩小后手术,可减少手术危险,减少术中破溃,提高完整切除率。随肾母细胞瘤诊治水平的提高,特别是早期诊断和有效的化疗,有学者认为肿瘤体积小于300ml、位于肾脏一极、肿瘤边界清晰的高选择性的单侧肾母细胞瘤,行保留肾单位的肿瘤切除术,可获得与瘤肾切除相同的无瘤存活率,由于单侧肾母细胞瘤约7%是多中心发生,而且大宗病例报道单侧肾母细胞瘤肾切除术后罕有肾功能不全者,目前多数学者认为对于单侧病变没有必要保留患肾(资源35)。

资源 35
肾母细胞瘤 -
瘤肾切除术

2. 化疗及放疗　应用联合化疗使肾母细胞瘤患者的生存率大为提高,是近半个世纪来治疗学上重要的进展。肾母细胞瘤首选药物有长春新碱、放线菌素 D,用于肾母细胞瘤各型各期。

(1) 术前化疗:尽管术前化疗可使肿瘤缩小,包膜增厚,减小手术危险,避免肿瘤破溃扩散,提高完整切除率已得到公认,但使用适应证尚不统一。在欧洲 SIOP 认为在临床诊断基础上即可对大于 6 月龄患者进行术前化疗 6~8 周,不必等待病理组织学结果,其优势是减少肿瘤的体积,提高完整切除概率。NWTS 及 COG 的研究者认为术前化疗可能干扰病理组织分型,影响间变型检出率,降低临床分期,术前化疗会使重要的原始信息丢失,而且可能造成误诊(1%),因而强调在病理组织学诊断基础上只对以下情况考虑先化疗:①存在肝静脉水平以上的下腔静脉瘤栓;②肿瘤侵犯邻近组织,切除肿瘤的同时需要切除相应器官(如脾、胰、结肠等,肾上腺除外),不提倡过度切除邻近脏器的手术方式;③外科医生评估认为肿瘤切除可能导致严重并发症或病死率、肿瘤可能在手术中

播散或肿瘤不可能完全切除;④存在远处转移如肺部转移等;⑤双侧肾母细胞瘤。我们认为是否进行术前化疗不必强求一致,应根据不同医疗机构及手术医生的临床经验综合分析。对于手术切除无困难者先手术,然后根据病理组织类型和临床分期决定化疗方案为好。对双侧病变、巨大肿瘤手术困难者或长段腔静脉瘤栓进行术前化疗更能体现其优越性。

(2) 放疗:术前放疗适用于曾用化疗而缩小不明显的巨大肾母细胞瘤。6~8 天内给800~1 200cGy。2 周内可见肿瘤缩小再行手术。术后放疗用于 FH Ⅲ 期、Ⅳ 期及 UH 即间变型Ⅱ~Ⅳ期。术后 48 小时与术后 10 天开始放疗相比疗效无明显差异。早期给予放疗并不影响伤口愈合。但术后放疗不宜晚于手术后 10 天,否则增加局部复发机会。一般给予 180cGy/d,每周5 天,当放疗容积较大时(如全腹),肿瘤剂量可减少至 150cGy/d。 如有特殊情况可考虑 14 天内。一般小于 6 月龄不宜放疗,6~12 月龄剂量不大于1 080cGy。

(3) COG 肾母细胞瘤治疗方案总结(表 28-3)

表 28-3　COG 方案 WT 治疗方法总结

术前	
局部肿瘤	无
肝静脉以上瘤栓、转移、双侧以及难以完整切除肿瘤	化疗

术后	
Ⅰ 期	
FH	
<2 岁,肿瘤 <550g	观察
1p,16qLOH(-)	EE4A
1p,16qLOH(+)	DD4A
UH	DD4A 方案 / 如 6 周评估不良转 M 方案 +RT
Ⅱ 期	
FH	
1p,16qLOH(-)	EE4A
1p,16qLOH(+)	DD4A

续表

UH	
局灶	DD4A 方案/如6周评估不良转M方案+RT
弥漫	PE/CDV 方案+RT
Ⅲ期	
FH	
1p、16qLOH(-)	DD4A 方案+RT
1p、16qLOH(+)	M 方案+RT
UH	
局灶	I 方案+RT
弥漫	PE/CDV 方案+RT
Ⅳ期	
FH	
1p、16qLOH(-)	DD4A+RT
1p、16qLOH(+)	M 方案+RT
UH	
局灶	PE/CDV 方案+RT
弥漫	PE/CDV 方案+RT

1) EE-4A:适用于 FH Ⅰ、Ⅱ期(图28-43)。

```
评估            ↓           ↓          ↓
周数  1 2 3 4 5 6 7 8 9 10 11 12 13 14 15 16 17 18 19
药物  A     A     A     A        A       A        A
      V V V V V V V V V         V^X      V^X      V^X
```

图 28-43　EE-4A 方案

评估:6、12、18 周后 B 超及胸片,化疗结束时胸 CT 和腹增强 CT。

A:放线菌素 D 0.023mg/kg(小于 1 岁),0.045mg/kg(大于 1 岁,最大 2.3mg),第 1 天,静滴。

V:长春新碱 0.025mg/kg(小于 1 岁),0.05mg/kg(1~3 岁),1.5mg/m²(大于 3 岁,最大 2mg),第 1 天,静推。

V^X:长春新碱 0.033mg/kg(小于 1 岁),0.067mg/kg(1~3 岁),2mg/m²(大于 3 岁,最大 2mg),第 1 天,静推。

2) DD-4A:适用于 FH Ⅲ、Ⅳ期,局灶间变Ⅰ、Ⅱ期(图28-44)。

A:放线菌素 D 0.023mg/kg(小于 1 岁),0.045mg/

```
评估         ↓             ↓            ↓              ↓
周数  1 2 3 4 5 6 7 8 9 10 11 12 13 14 15 16 17 18 19 20 21 22 23 24 25
药物  A    D    A    D        A      D^X      A      D^X      A
      V V V V V V V V V      V^X      V^X      V^X      V^X      V^X
```

图 28-44　DD-4A 方案

kg(大于 1 岁,最大 2.3mg),第 1 天,静滴。

V:长春新碱 0.025mg/kg(小于 1 岁),0.05mg/kg(1~3 岁),1.5mg/m²(大于 3 岁,最大 2mg),第 1 天,静推。

V^X:长春新碱 0.033mg/kg(小于 1 岁),0.067mg/kg(1~3 岁),2mg/m²(大于 3 岁,最大 2mg),第 1 天,静推。

D^+:多柔比星 1.5mg/kg(小于 1 岁),45mg/m²(大于 1 岁),第 1 天,静滴。

D^X:多柔比星 1mg/kg(小于 1 岁),30mg/m²(大于 1 岁),第 1 天,静滴。

若术前化疗 6 周评估反应不良,则转入 M 方案。

3) M 方案:FH Ⅲ、Ⅳ期、局灶间变Ⅰ、Ⅱ期 6 周评估反应不良及 1p 和 16q 基因变异的患者(图28-45)。

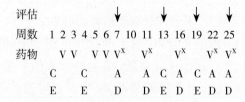

图 28-45　M 方案

A:更生霉素 0.023mg/kg(小于 1 岁),0.045mg/kg(大于 1 岁,最大 2.3mg);(放疗后)0.01mg/kg(小于 1 岁),0.02mg/kg(大于 1 岁,最大 2.3mg),第 1 天,静滴。

V:长春新碱 0.025mg/kg(小于 1 岁),0.05mg/kg(1~3 岁),1.5mg/m²(大于 3 岁,最大 2mg),第 1 天,静推。

V^X:长春新碱 0.033mg/kg(小于 1 岁),0.067mg/kg(1~3 岁),2mg/m²(大于 3 岁,最大 2mg),第 1 天,静推。

D:多柔比星 1mg/kg(小于 1 岁),30mg/m²(大

于 1 岁),第 1 天,静滴。

C:环磷酰胺 14.7mg/(kg·d)(小于 1 岁),440mg/(m²·d)(大于 1 岁),第 1~5 天,静滴。

E:VP-16 3.3mg/(kg·d)(小于 1 岁),100mg/(m²·d)(大于 1 岁),第 1~5 天,静滴。

4) Ⅰ方案:Ⅲ期局灶间变型(图 28-46)。

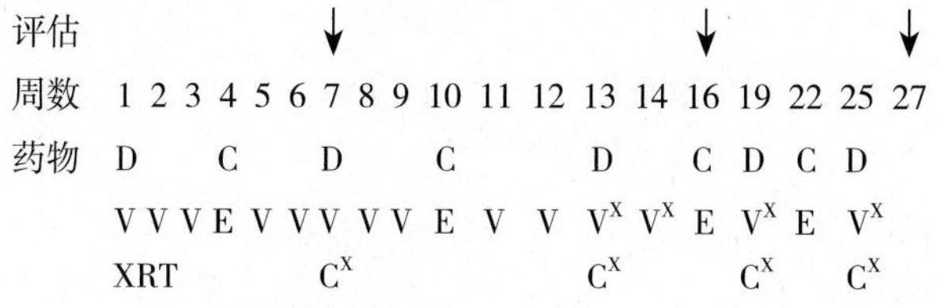

评估			↓			↓		↓

周数　1 2 3 4 5 6 7 8 9 10 11 12 13 14 16 19 22 25 27
药物　D　C　D　C　　D　C D C D
　　　V V V E V V V V E V V Vˣ Vˣ E Vˣ E Vˣ
XRT　　　Cˣ　　　　Cˣ　　Cˣ　Cˣ

图 28-46　Ⅰ方案

V:长春新碱 0.025mg/kg(小于 1 岁),0.05mg/kg(1~3 岁),1.5mg/m²(大于 3 岁,最大 2mg),第 1 天,静推。

Vˣ:长春新碱 0.033mg/kg(小于 1 岁),0.067mg/kg(1~3 岁),2mg/m²(大于 3 岁,最大 2mg),第 1 天,静推。

D:多柔比星 1.5mg/kg(小于 1 岁),45mg/m²(大于 1 岁),第 1 天,静滴。

C:环磷酰胺 14.7mg/(kg·d)(小于 1 岁),440mg/(m²·d)(大于 1 岁),第 1~5 天,静滴。

Cˣ:第一周如无手术和放疗加用,环磷酰胺 14.7mg/(kg·d)(小于 1 岁),440mg/(m²·d)(大于 1 岁),第 1~3 天,静滴。

E:VP-16 3.3mg/(kg·d)(小于 1 岁),100mg/(m²·d)(大于 1 岁),第 1~5 天,静滴。

XRT:放疗术后 10 天内进行。

5) PE/CDV 方案:Ⅱ~Ⅳ期弥漫间变型、Ⅳ期局灶间变型(图 28-47)。

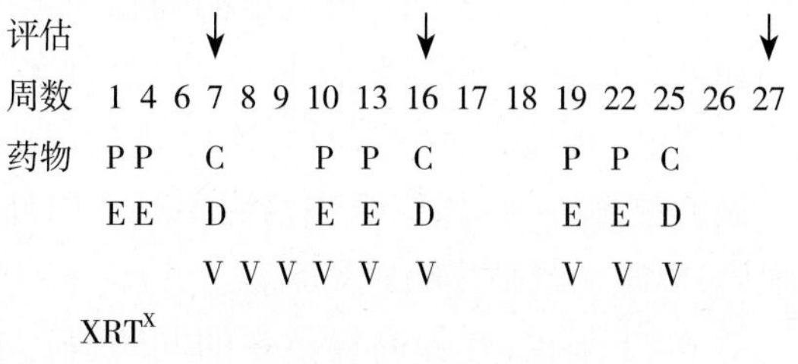

评估		↓		↓			↓

周数　1 4 6 7 8 9 10 13 16 17 18 19 22 25 26 27
药物　P P C　　P P C　　　P P C
　　　E E D　E E D　　E E D
　　　V V V V V V　　　V V V
XRTˣ

图 28-47　PECDV 方案

V:长春新碱 0.025mg/kg(小于 1 岁),0.05mg/kg(1~3 岁),1.5mg/m²(大于 3 岁,最大 2mg),第 1 天,静推。

D:多柔比星 1.25mg/kg(小于 1 岁),37.5mg/m²(大于 1 岁),第 1 天,静滴。

C:环磷酰胺 14mg/(kg·d)(小于 1 岁),440mg/(m²·d)(大于 1 岁),第 1~4 天,静滴。

E:VP-16 3.3mg/(kg·d)(小于 1 岁),100mg/(m²·d)(大于 1 岁),第 1~5 天,静滴。

P:卡铂 15mg/(kg·d)(小于 1 岁),350mg/(m²·d)(大于 1 岁),第 1~2 天,静滴。

(4) SIOP 肾母细胞瘤治疗方案(表 28-4、表 28-5)

3. 支持治疗　肾母细胞瘤患者由于恶性肿瘤消耗和化疗、放疗副作用,治疗期间支持治疗很重要。应有均衡的营养供应,必要时输入葡萄糖、复方氨基酸、脂肪乳剂、多种维生素和微量元素。骨髓抑制所致严重贫血患者可输入新鲜血。中性粒细胞计数低于 0.5×10^9/L(白细胞计数低于 1×10^9/L),可用粒细胞集落刺激因子(granulogyte colony stimulatingfactor,G-CSF)商品名惠尔血(Gran)3~5μg/kg,皮下注射至中性粒细胞计数大于 1.5×10^9/L(白细胞计数大于 3×10^9/L)可观察停用。严重消化道反应可口服或静脉注射 5-HT₃ 受体拮抗剂昂丹司琼(ondansetron)2~4mg,每日 2 次,可明显缓解症状。恩丹西酮与昂丹司琼作用相同。

4. 双侧肾母细胞瘤治疗　双侧肾母细胞瘤(bilateral wilms tumor,BWT)占肾母细胞瘤的 4%~6%,同期 BWT 约占肾母细胞瘤患者的 5%,而不同期者多为经成功治疗单侧病变后的 1 岁以下患者(约占 1.5%),再次检出时,95% 的患者年龄小于 5 岁。

手术原则是尽可能保留肾组织,防止远期肾功能衰竭。因此建议术前化疗,使肿瘤缩小,便于分清肿瘤与正常肾组织的界限,文献报道双侧保留肾脏累及大于一个肾脏时,术后 10 年肾功能衰竭比率明显下降。化疗前的活检大多数是不必要的,但除外以下情况:年龄大于 10 岁,腹内临床表现不典型。SIOP 目前对双侧肾母细胞瘤推荐方案:术前 ACTD+VCR 化疗 4 周,然后超声评估,如

表 28-4　SIOP 方案 WT 治疗方法总结

治疗	
术前治疗	
局部肿瘤	VCR+ActD×4 周
转移性肿瘤	VCR+ActD+Doxo×6 周
肾切除术后治疗	
Ⅰ期	
低危	无
中危	ActD、VCR（4 周）
高危	ActD、VCR、DOX（27 周）
Ⅱ期	
低危	ActD、VCR（27 周）
中危	ActD、VCR、DOX**（27 周）
高危	CPM、DOX、VP16、CARBO（34 周）+RT（仅限间变性 WT）
Ⅲ期	
低危	ActD、VCR（27 周）
中危	ActD、VCR、DOX**+RT（8~27 周）
高危	CPM、DOX、VP16、CARBO+RT（34 周）
Ⅳ期	
低危、中危、良好转移反应	无全肺 RT 的 Act D、VCR、DOX（27 周）提供肺转移对化疗 +/- 手术的完全反应
高危或不良转移反应（任何组织学）	CPM、DOX、VP16、CARBO+RT#（34 周）
Ⅴ期	
中低危	Act D、VCR +/- DOX +/- RT#（持续时间取决于反应）

注：Act D. 放线菌素 D；VCR. 长春新碱；DOX. 多柔比星；CPM. 环磷酰胺；VP16. 依托泊苷；CARBO. 卡铂；CAMPTO. 伊立替康；RT. 放射治疗；**. SIOP 随机试验的课题是术后化疗中避免使用 DOX；#. 全肺放射治疗适用于转移瘤对术前化疗和 / 或手术切除的反应；SIOP. 国际儿科肿瘤学会

肿瘤明显缩小继续化疗 4 周后手术，如肿瘤缩小不明显加多柔比星继续化疗 4 周后评估，如肿瘤仍不缩小组织会诊强化疗或手术。COG 2009 年 7 月至 2015 年 6 月做前瞻性研究，对双侧肾母细胞瘤术前长春新碱 + 放线菌素 D+ 多柔比星化

表 28-5　SIOP 初始治疗方案儿童肾脏肿瘤的组织学分型和风险分组

风险分组	术前化疗的组织学亚型
低危	中胚层性肾瘤 *
	囊性部分分化的 WT
	完全坏死的 WT
中危	混合型
	退化型
	上皮型
	间叶型
	局灶性间变型
高危	弥漫性间变型
	胚芽型 WT
	CCSK*
	MRTK*

注：* 非 WT

疗 12 周手术，其中化疗 6 周影像评估，如双侧能行保留肾脏肿瘤剜除术则手术，如肿瘤缩小但不能达到双侧保留肾脏肿瘤剜除术则继续化疗至 12 周手术，如肿瘤不缩小或增大则双侧活检后根据病理分型调整化疗方案至 12 周手术，术后按 SIOP 分期、危险度分层制定化疗方案，189 例患者，按单侧高分期 Ⅰ~Ⅳ 期分别为 37.5%、14.4%、48.1%、14.4%，间变型 26 例（13.7%），其余为预后良好型。163 例（84.4%）术前化疗 12 周手术，其中术前化疗 6 周手术占 30%，手术方式包括：单侧全切对侧部分切 48%，双侧部分切 35%，单侧全切 10.5%，单侧部分切 4%，双侧全切 2.5%，4 年无瘤存活率 82.1%，总体存活率 94.9%。

我们认为治疗应个别化，术前经化疗 4~6 周肿瘤缩小，预计肿瘤可完整剜除时需分期行手术，两期间隔 2 周。对化疗不敏感、瘤体缩小不明显的患者不能说明就是 UH，可以更换药物或手术，术中如能完整剜除肿瘤，是为上策；反之可做活体检查，根据病理检查，选用药物，6~12 周后再次手术。做肾瘤剜除时，根据术中情况不必须阻断肾门血管，以减少肾脏热缺血几率。

对 BWT 来说，在提高存活率的同时，最大的威胁是肾功能衰竭，如何保留肾单位是关键。

5. 转移与复发瘤治疗 肾母细胞瘤最好发远处转移部位是肺。接近 12% 的肾母细胞瘤患者在确诊时已有血行转移,其中 80% 是肺转移。据 NWTS-1 结果分析,经治疗 15 个月以后才发生转移的患者再经综合治疗,约 90% 可获存活,而治疗后 6 个月以内发生转移者仅 28% 可望存活。Ⅳ期组织学预后好的肿瘤患者仍然有较好的预后,但间变型肿瘤患者及伴有转移的复发瘤患者预后不佳。伴有肺转移的患者需化、放疗联合治疗。因转移灶对化疗敏感,所以多不需行肺切除术。在 COG 的 AREN0533 临床试验中,针对Ⅳ期患者采用了以治疗反应为基础的新的治疗方案。采用 DD-4A 方案化疗 6 周后,影像学检查肺转移灶完全消失的患者,或者是残余淋巴结活检未见到肿瘤细胞的患者,将继续采用 DD-4A 方案化疗,而不接受放疗。肺转移灶未完全消失的患者将转而采用 M 方案化疗,并加用全肺野放疗。在确诊时即有肺转移灶并接受了转移灶切除的患者,因为在化疗中不能观察到转移灶对化疗的反应,而将接受 DD-4A 方案化疗及全肺野放疗。所以,医生在诊断时需对是否切除肺内病灶进行权衡。若肺内病灶为良性病变,患者将不需要接受多柔比星化疗(如果肾脏病变为Ⅰ~Ⅱ期)以及放疗;若肺内病变为肾母细胞瘤转移灶,对转移灶的切除则可导致患者失去判断对化疗是否敏感的机会而需接受全肺野放疗。

肾母细胞瘤患者经历肿瘤复发的比率不高。部分复发瘤有较乐观的预后(低危复发),包括组织学预后好、原发瘤Ⅰ期或Ⅱ期,最早仅接受长春新碱和放线菌素 D 化疗,复发前未接受放疗,确诊 12 个月之后复发。组织学预后好的肿瘤患者复发时若不能严格全部达到上述标准,也将被列为"高危复发"。间变型、多处复发或是放疗野出现复发灶的肿瘤患者被认为是"极高危复发",预后差。根据以上的定义,NWTSG 采用了以危险度为基础的肾母细胞瘤复发瘤治疗方案。在 NWTS-5R(NWTS-5 relapse study)中,58 名低危复发患者接受了长春新碱、多柔比星、环磷酰胺和依托泊苷化疗,为期 24 周。4 年无复发生存率为 71%,总存活率为 82%。复发灶可行手术切除或放疗。全部

符合低危复发标准的患者可接受标准化疗方案。对高危复发患者,NWTS-5R 采用了 CCE 方案,即环磷酰胺加依托泊苷、卡铂加依托泊苷交替化疗 90 周。60 例患者无瘤存活率为 42%,总存活率为 48%。异磷酰胺、卡铂和依托泊苷在单药或双药化疗时各有不同的反应率,但在一个小样本试验中,异磷酰胺、卡铂和依托泊苷(ICE)联合化疗可以达到 100% 的反应率或是 70%~82% 的部分反应率。CCE 和 ICE 方案可用于肾母细胞瘤高危复发瘤患者,但最适当的化疗周期现在仍未得到确认。对高危复发但组织学预后好型的肿瘤患者,以及极高危复发瘤患者,可使用高剂量化疗加自体干细胞移植(HDC/ASCR)治疗。一些小样本试验(患者数目 1~28 名)报道,无瘤存活率可达到 36%~61% 不等。在 COG 联合 SIOP 即将开展的 AREN0631 临床试验中,将组织学预后好的高危复发瘤患者作为研究对象,使用 ICE 与托泊替康交替化疗 2 周。随后患者被随机分组,一组继续接受 ICE 和托泊替康化疗,另外一组接受 HDC/ASCR。有研究报道组织学预后好型肾母细胞瘤复发患者对托泊替康的反应率可达 48%。对于间变型肾母细胞瘤复发瘤患者,常规化疗仅能提供极小的希望。新的治疗药物及方法有待进一步的研究。

6. 特殊类型肾母细胞瘤

(1)先天性肾母细胞瘤:新生儿肾母细胞瘤极为罕见而且预后很差。Giangiacomo 和 Kissane 复习文献至 1984 年 5 例新生儿肾母细胞瘤仅 1 例存活,3 例在诊断时已有转移。

(2)肾外型肾母细胞瘤:发生于肾外的肾母细胞瘤极为少见。可能来源于畸胎瘤,亦可能来源于迷留的胚胎性肾组织。常表现为腹膜后肿块,也可位于肾盂内或位于腹股沟区及后纵隔。治疗同肾母细胞瘤。因其极罕见,难于评价治疗效果。

(3)囊性部分分化性肾母细胞瘤(cystic partially differentiated nephroblastoma,CPDN):CPDN 与典型的肾母细胞瘤相同,来自生后肾胚芽组织,属肾母细胞瘤的一种少见特殊亚型。本病多发生在 1 岁以内。其临床表现与多房性囊性肾瘤(multilocular cystic nephroma)相似,均表现为偶然发现腹部肾

28

区无痛性肿物,不伴有血尿、高血压。术前影像学检查及 B 超示肾多囊性占位,可有少量的肾皮质,术前难确诊。1998 年 Eble 等提出了较完善的诊断方案:①患者多为 2 岁以内的幼儿;②肿块由纤维假被膜环绕;③瘤体全部由囊及间隔构成,间隔内无膨胀性实性结节;④囊内衬扁平、立方及鞋钉样上皮细胞;⑤间隔内含有类似于肾小管的上皮结构;⑥间隔内含芽基,胚胎的间质及上皮成分。间隔内含芽基,胚胎的间质及上皮成分是诊断的关键,也是与囊性肾瘤区别的要点。有学者认为 Wilms 瘤、部分分化的囊性肾母细胞瘤和囊性肾瘤可能为同一类肿瘤分化发育的相互关联的不同阶段。对于 CPDN 的治疗,目前多数学者认为 CPDN 为肾母细胞瘤的一种特殊类型,如 I 期,年龄小于 6 个月,肿瘤重量少于 550g,一般不伴有微小转移灶,只行单纯肾脏切除术,不行化疗,术后需密切随访,如有残留应按肾母细胞瘤预后好的组织结构化疗。如术中与其他囊性肾肿瘤难区别,应行术中冷冻切片,如诊断为 CN 或 CHRP,可仅行肿瘤切除,保留部分肾实质,可避免全肾切除。

【影响预后因素】

1. 合理治疗　肾母细胞瘤需要手术、化疗、放疗等一系列综合治疗措施。单纯手术或手术加放疗存活率仅 20%~40%,Farber(1956)介绍放线菌素 D 化疗以来,肾母细胞瘤治疗发生根本变化。Fernbach 等总结 1970 年以前 8 份文献,用放线菌素 D 化疗的存活率达 68.2%,而对照组(手术 + 放疗)仅 37.6%。随后 Sutow 等(1963)介绍使用长春新碱,70 年代应用多柔比星。 NWTS-3 总的 4 年无瘤存活率达 83.3%。目前 COG 和 SIOP 报道总的 5 年无瘤存活率在 90% 以上。

2. 病理组织类型、临床分期与预后密切相关　肿瘤破裂(含溢出)、UH 病理类型、肿瘤未完整切除、术中未取淋巴结活检等均是影响预后的因素。COG 统计术中肿瘤破裂的发生率 9.7%,术后严格按Ⅲ期加多柔比星化疗和放疗。局灶间变型较弥散者预后好。CTX 仅对间变型有效。对于巨大肿瘤,手术切除困难者,术前化疗 1~3 个月,可降低分期,减少术中破溃,增加完整切除机会,改善预后。

3. 生物标记物　分子生物学的发展为肾母细胞瘤进一步的分层治疗(危险分级)提供依据。

1) *WT1* 基因:10%~15% 的患者存在该基因突变,以错义突变和无义突变为主,和肾源性残余、WAGR 综合征、DDS 的发病密切相关,和病理的分型预后有关。

2) 染色体 16q 的杂合性缺失(LOH):肾母细胞瘤患者发生率为 20%,NWTS-5 的研究已证实染色体 16q 或 1q 有杂合子缺失的 FH Ⅰ 期和 Ⅱ 期病人中,其复发和死亡相对危险度较无杂合子缺失的增高;Ⅲ 期或Ⅳ期病人中,染色体 16q 和 1q 同时出现杂合子缺失者,其复发和死亡危险度升高。这部分病人需要强化治疗。

3) 1q 染色体扩增:NWTS-4 中 226 例肿瘤标本的检测表明,1q 染色体扩增在 FH 肾母细胞瘤中发生频率很高,约 25%,与复发高度相关。1q 染色体扩增在临床上可以快速检测,如果阳性,则可以精准地预测有 40% 的复发几率,而目前 1p 和 16qLOH 检测阳性仅能提示有 9% 的复发几率。如果 1q 染色体扩增的诊断特异性能够被确认,那么它将成为 FH 型肾母细胞瘤新的风险判断因子。

4) 端粒酶:端粒酶是染色体末端的一种异质化结构,它在稳定染色体完整性及细胞增殖调控中起着重要的作用,Dome 等入组 291 例肾母细胞瘤患者,发现端粒酶 RNA 的高表达与肿瘤的复发相关,且独立于肿瘤的分期。有研究进一步根据肿瘤组织学成分进行分层,发现在胚芽和上皮成分中端粒酶的高表达与复发相关,而在间质成分中的高表达则无相关性,提示可以通过抑制端粒酶活性来治疗上述组织类型为主的肾母细胞瘤。以后的研究将寻求评价如何应用端粒酶的表达与其他预后指标(如染色体 16q 和 1q 的杂合子缺失)相联系的方法,以助于把病人分到与其危险度相应的不同的治疗组中。

5) *TP53* 及 *MYCN* 基因:均与肾母细胞瘤的间变相关,是预后的不利因素。*P53* 基因是一种公认的抑癌基因,目前认为 *P53* 与肾母细胞瘤组织间变成分的发生有关。*MYCN* 基因可以调控基因的甲基化修饰从而改变预后,伴有 *MYCN* 基因扩增的患者肾母细胞瘤为弥漫间变型的可能性明显高于其他组织学类型,FH 中存在 *MYCN* 基因扩增(9.9%)的患者预后差。

6) 血管内皮生长因子(VEGF):VEGF 是一种血管原性细胞因子,它在肾母细胞瘤样本的临床和实验都发现数量和频率增高。在动物模型中发现 VEGF 阳性的肿瘤可发生肺脏转移。抗 VEGF 疗法能够抑制老鼠肿瘤细胞的生长,并能预防肿瘤的转移。肾切除后血清 VEGF 水平下降。VEGF 水平升高是预后不良的因素。抗血管形成疗法对于肾母细胞瘤是一个非常有前景的辅助治疗法。

4. 其他因素　其他可供参考的因素有年龄及肿瘤体积,即诊断时年龄小于 2 岁及肿瘤重量低于 550g 者预后好,此外尚有流式细胞光度计,测定肿瘤细胞 DNA 含量,DNA 含量高的存活率低。

(二) 其他肾肿瘤

1. 先天性中胚叶肾瘤　先天性中胚叶肾瘤(congenital mesoblastic nephroma,CMN) 也称胎儿错构瘤(fetal hamartoma)或婴儿间叶性错构瘤,是一种少见的好发于新生儿和婴儿早期的先天性纯间叶性错构瘤。由 Bolande 等(1967)首次命名并描述组织形态。

【流行病学】　平均年龄 3.5 个月,偶见于周岁以后,罕见于年长儿。国外报道占小儿肾肿瘤 2.8%~3.9%。

【临床表现】　CMN 临床特点常表现为围生期羊水过多(70%)、血尿、贫血、高血压、高钙血症、高肾素水平、早产率高。这些表现考虑为胎儿腹部包块所致。随着围生期超声检查的普及,越来越多 CMN 产前发现,表现于孕晚期临近肾门、肾窦的单侧实性包块,常伴羊水增多。

【诊断】　肿物无轮廓分明的被膜,与肾实质混杂,但与肾组织可区分。影像学检查不能与其他肾肿瘤鉴别,诊断主要依靠病理。

多数肿瘤包膜完整,切面苍白质韧或质软如鱼肉样。呈螺旋状排列如平滑肌瘤或纤维瘤。组织结构分为三型:经典型(平滑肌瘤型,24%),细胞型(66%),混合型(10%)。经典型主要是交错排列成束状或编织状的梭形细胞,形态类似纤维母细胞或平滑肌细胞,细胞质丰富,淡嗜酸性,细胞核为长杆状或长梭形,核分裂象不多,核仁不明显图。细胞型是在平滑肌瘤型基础上细胞成分增多,形态似婴儿纤维肉瘤,排列无明显极向,细胞呈短梭形、多边形或星型。细胞核为短梭形或椭圆形,核分裂象增多,核仁明显。细胞型平均诊断年龄为 107 天,经典型为 32 天。细胞周期蛋白 D1 与β连环蛋白可作为区分细胞型与经典型的标记物。经典型在影像学上多表现为实性占位,细胞型则多提示囊性、钙化、坏死。

【治疗】　治疗为肾切除,不需常规化疗和放疗。如完整切除瘤肾并且年龄小于 3 月龄,罕有复发和转移。但亦有复发及心、脑、肺转移的报道。肿瘤复发常发生于术后 1 年内。复发的高危因素包括Ⅲ期(切缘阳性或肿瘤破溃)、大于 3 月龄细胞型、病理学核分裂象多见等。Beckwith 建议对有术中破溃或局部残留者,或大于 3 月龄虽完整切除肿瘤,但组织学类型为细胞型者,建议术后使用肾母细胞瘤预后好的组织类型的化疗方案。Richmind 曾报道 28 例中胚叶肾瘤无一例死于肿瘤,而有 3 例死于化疗或放疗合并症,故认为小婴儿化疗应用宜慎重。

2. 恶性横纹肌样瘤　肾恶性横纹肌样瘤(malignant rhabdoid tumor of the kidney,MRTK) 是近来认识的一种少见的高度恶性的好发于婴幼儿的肾肿瘤。

【发病率】　平均年龄 13 个月,约占小儿肾肿瘤 2%。

【临床特点】　可原发于肾外或合并脑胚瘤,易发生脑转移。

(1) 发病年龄小,多见于 2 岁以内;

(2) 临床表现以血尿或腹部包块为主,肿瘤切面与肾母细胞瘤相似,向周围组织浸润及出血坏死更多,影像约 30% 可见包膜下积液(积血)。

(3) 侵袭性强,发展迅速,易发生转移,就诊时分期高,以肺和脑转移多见,SIOP 报道 107 例患者中,Ⅰ~Ⅳ期比例分别为 6%、22%、43% 和 22%。本组Ⅰ~Ⅳ期分别为 13%、33%、33% 和 21%。

(4) 手术切除后即使辅助化疗和放疗,预后仍差,易复发,存活率低,SIOP 报道随访 104 例患者

28

中,60 例(58%)术后平均 8 个月(0~52 个月)复发,5 年存活率仅为 22%,与 NWTS 报道一致。

(5) 预后除与分期有关外,与患者发病年龄有关。SIOP 报道 107 例 MRTK 中,小于 6 月龄和大于 2 岁的患者 2 年生存率分别为 15%、48%,提示 MRTK 预后与年龄有关,小于 6 月龄预后更差,与 NWTS 报道相符。

【诊断】 MRTK 诊断依靠病理,肿瘤大体切面质呈鱼肉样,典型的肿瘤细胞中等大小,形态较一致,圆或卵圆形,细胞核偏位,核呈空泡状,染色质丰富,可见细胞质内嗜酸性包涵体,核分裂多,出血坏死明显。多数肿瘤内及其周围肾组织的脉管有瘤栓形成。电镜观察瘤细胞的包涵体是由紧密的轮状的中间丝构成,没有交替排列的细丝结构和 Z 带。MRTK 免疫组化染色显示为多表型肿瘤,多数病例 Vimentin、CK、EMA、CD99 表达阳性,分子遗传学研究显示,肾脏 MRT 均有 22q11.2 的 sMARCB/INll 基因缺失和突变,INll 基因为肿瘤抑制基因,其编码的 INll 蛋白是哺乳动物 SWI/SNF 复合物的组分,以 ATP 依赖的方式改变染色体结构,此基因失活可能通过其作用于染色体结构而改变基因表达,促进肿瘤形成,因此 INll 阴性为 MRTK 的诊断依据。

【治疗】 MRTK 的治疗应在明确诊断和确切分期的基础上,予包括手术、化疗和选择性放疗的综合性治疗。SIOP 建议术前Ⅰ~Ⅲ期应用长春新碱 + 放线菌素 D 化疗 4 周,Ⅳ期应用长春新碱 + 放线菌素 D+ 多柔比星化疗 6 周。Furtwangler 等认为术前加用多柔比星更能有效地缩小肿瘤的体积。不过,SIOP 同时指出虽然术前化疗肿瘤缩小,看似对化疗敏感,但并不能改善其不良预后。术后化疗目前方案不统一,多个病例报道应用 VDC(长春新碱、多柔比星、环磷酰胺)与 ICE(异环磷酰胺、卡铂、依托泊苷)交替方案治疗可改善 MRTK 的预后。随着分子生物学的发展,针对 hSNF5/SMARCB1/INll 基因的靶向治疗药物,有望改变患者的预后。

3. 透明细胞肉瘤 肾透明细胞肉瘤(clear cell sarcoma of the kidney,CCSK)亦称为小儿骨转移性肾肿瘤(bonemetastasizing renal tumor of childhood)。

1970 年以前一直被认为是预后不良型的肾母细胞瘤中的一类。Kidd 和 Marsden 等学者发现,该肾脏肿瘤较易发生骨转移,且具有独特的病理学表现,故将其从肾母细胞瘤中划分出来。

【发病率】 约占小儿肾肿瘤 3%。易发生骨转移(43%~60%),脑转移亦较肾母细胞瘤多见。

【病因】 CCSK 与肾母细胞瘤有着完全不同的生物学特征及基因表达特性,CCSK 无 WT1 基因转录因子且 P53 基因突变罕见。Rakheja 等发现 CCSK 有特征性染色体 t(10;17)(q22;p13)。CCSK 与肾母细胞瘤存在不同的病变过程,目前其发病机制尚不明确。此类肿瘤恶性程度高、侵袭性强,Ⅰ期病变也较多发生转移与复发,尤其是骨转移。

【诊断】 CCSK 术前与肾母细胞瘤很难鉴别,首都医科大学附属北京儿童医院放射科总结 CCSK 增强 CT 影像表现认为:

(1) CCSK 容易浸润肾外组织,并包绕相邻血管。

(2) 肿瘤血供丰富,肿瘤实性部分强化明显,平均强化程度 43.3HU,与 Wilms 瘤相比强化程度较为明显。

(3) 肿瘤密度混杂不均,液体成分多,所有瘤体内都有液化灶存在,这在其他儿童肾脏肿瘤中并不常见。

(4) 钙化率明显高于肾母细胞瘤。

(5) 肾外转移灶多、出现早,有文献认为 CCSK 早期出现骨转移是与 Wilms 瘤区别的重要征象。

CCSK 确诊依靠病理,肿瘤大体标本切面所见与肾母细胞瘤基本相同。显微镜下可见肿瘤向周围肾组织浸润。肿瘤细胞呈巢状分布,细胞核圆形或椭圆,核仁不明显,细胞质呈透明或淡嗜酸性,细胞核及细胞质均为透明空泡样。肿瘤细胞巢由细薄的网状纤维组织分割,其内含有较多的毛细血管(图 28-48)。

【治疗】 治疗仍为手术、化疗、放疗的综合治疗。目前 COG 对高危肾脏肿瘤临床试验(AREN0321)的治疗方案首先是手术切除,之后Ⅰ~Ⅲ期患者给予长春新碱、环磷酰胺、多柔比星、依托泊苷化疗 24 周;Ⅳ期患者在上述药物的基

28

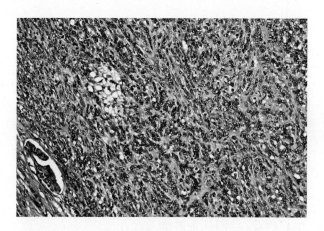

图 28-48　肾透明细胞肉瘤 HE 染色病理图像(HE,×20)

础上,加入卡铂,化疗周期更强化。Ⅰ期患者是否给予放疗目前尚有争议。Ⅱ~Ⅳ患者均接受放疗(10.8Gy)。该临床试验目前仍在进行中,尚未见疗效评估报道。SIOP 的治疗方案是Ⅰ期患者使用长春新碱、放线菌素 D 及多柔比星化疗,Ⅱ~Ⅳ期患者使用多柔比星、环磷酰胺、卡铂以及依托泊苷化疗并联合放疗。据首都医科大学附属北京儿童医院资料,透明细胞肉瘤除易发生骨转移外,另一特点为转移和复发可以出现较晚,对透明细胞肉瘤应延长随访年限。其预后与发病年龄、是否使用多柔比星化疗、肿瘤分期及坏死程度有关。出现转移、年龄 >4 岁、肿瘤内出现坏死或肿瘤临床分期较高者,预后更差。

4. 肾细胞癌　肾细胞癌(renal cell carcinoma,RCC)是成人最常见的肾脏肿瘤,但在儿童罕见,随着分子生物学和遗传学的深入研究,越来越多的报道认为儿童 RCC 在流行病、临床表现、行为特征、病理类型和预后有别于成人 RCC。

【流行病学特点】　发病率约为 2.2/100 万,占小儿恶性肾肿瘤的 1.9%~6%,较 WT 发病年龄较大,多发生在 5 岁以上儿童,是 10 岁以上儿童肾肿瘤的常见类型,迄今文献报道 21 岁以下 RCC 500 余例。

【临床表现及诊断】　儿童 RCC 以血尿为主要症状,血尿的早期表现可能与肿瘤位置深、血管侵蚀和早期侵犯肾盂有关,局部外伤、剧烈活动也可能是诱发或加重因素。超声检查因操作简便、无创伤、无放射性,应作为肾肿瘤的首选检查手段,对于血尿患者均应行超声筛查,以防延误诊断(表 28-6)。

Xp11.2 易位 /TFE3 融合基因相关性肾癌(Renal carcinomas associated with Xp11.2 translocations/TFE3 gene fusions)是儿童肾细胞癌的主要病理类型,其发病率在成人 1.6%,45 岁以下 15%,儿童 20%~75%。大体标本与一般肾癌相似,切面多为黄褐色,常有坏死和出血。其最具有特征性的组织病理表现为由透明细胞组成的乳头状结构,常伴有由嗜酸性颗粒胞质的肿瘤细胞组成的巢状结构,间质可见玻璃样变性和沙砾体形成。TFE3 蛋白作为 Xp11.2 易位 /TFE3 基因融合相关肾细胞癌的免疫标志物,具有较高的敏感性(97.5%)和特异性(99.6%)。肿瘤细胞核的阳性表达,结合肿瘤的形态学特征,对该肿瘤的诊断有决定性作用。分子生物学的方法如荧光原位杂交(fluorescence in situ hybridization,FISH)检测其融和基因类型及易位染色体表型,是更加有效的诊断方法。

【分期】　国际抗癌联盟(UICC)提出的 TNM 通过系统评价肿瘤局部生长、淋巴结受累及远处转移等情况对患者肿瘤进行分期,2010 年 UICC/AJCC 提出了新的 TNM 分期系统如下。

T

Tx- 原发肿瘤无法评估

T0- 未发现原发肿瘤

T1- 肿瘤局限于肾内,最大径≤7cm

　　T1a- 肿瘤局限于肾内,最大径≤4cm

　　T1b- 肿瘤局限于肾内,4cm< 最大径≤7cm

T2- 肿瘤局限于肾内,最大径 >7cm

　　T2a- 肿瘤局限于肾内,7cm< 最大径≤10cm

表 28-6　肾细胞癌与肾母细胞瘤鉴别

	发病年龄	肉眼血尿	腹部包块	肿瘤体积(均值 cm³)	肿瘤钙化率
肾细胞癌	7 岁以后,平均 9~12 岁	30%~87%	6%~25%	477	25%~53%
肾母细胞瘤	1~3 岁,90% 见于 7 岁前	10% 以下	95% 以上	840	5%~10%

T2b- 肿瘤局限于肾内,最大径 >10cm

T3- 肿瘤侵及主要静脉、肾周组织,但未达肾周筋膜,同侧肾上腺未受累

T3a- 肿瘤肉眼侵入肾静脉或其分支,或肿瘤侵犯肾周、肾窦脂肪但未达肾周筋膜

T3b- 肿瘤侵入下腔静脉但在膈以下

T3c- 肿瘤侵入膈上下腔静脉或侵犯腔静脉壁

T4- 肿瘤侵及肾周筋膜(包括侵犯同侧肾上腺)

N

Nx- 区域淋巴结无法评估

N0- 无区域淋巴结转移

N1- 区域淋巴结受累

M

Mx- 远处转移无法评估

M0- 无远处转移

M1- 有远处转移

TNM 分期

Ⅰ期 -T1/N0/M0

Ⅱ期 -T2/N0/M0

Ⅲ期 -T1 或 T2/N1/M0;T3/N0 或 N1/M0

Ⅳ期 -T4/ 任何 N/M0;任何 T/ 任何 N/M1

儿童 RCC 分期相对高,Geller 和 Dome 回顾分析 1974—2004 年 243 例儿童 RCC,低分期(Ⅰ期 和Ⅱ期)105 例(43.2%),高 分 期(Ⅲ 期 和Ⅳ 期)138 例(56.8%)。Geller 等总结复习文献 75 例儿童 RCC,Xp11.2 易位相关肾癌 40 例,高分期 26 例(65%),非 Xp11.2 易位相关肾癌 35 例,高分期 12 例(35%)。本组 29 例患者 13 例(41.4%)淋巴结转移,低分期 16 例(55.2%),高分期 13 例(45.8%),其中 Xp11.2 易位相关肾癌高分期 11 例(11/21,52.4%),非 Xp11.2 易位相关肾癌高分期 2 例(2/8,25%)。Xp11.2 易位相关肾癌高分期患者多于其他类型肾癌,Xp11.2 易位相关肾癌占儿童 RCC 重要比例,这可能是儿童 RCC 高分期比例高的原因。

【治疗】 RCC 对放疗、化疗不敏感,根治性肾切除(radicalnephrectomy,RN)是 RCC 的主要治疗方法。对于局限性 RCC(T1-2N0M0),近年成人大量研究表明保留肾单位手术(ephronsparingsurger,NSS)治疗直径 4~7cm 的早期 RCC 可取得与根治性肾切除相似的效果,患者的肾功能亦可得到很好的保留,NSS 术后生活质量明显高于 RN 的患者。Cook 等认为 NSS 同样适用于儿童 RCC,Rialon 等回顾 40 例行 NSS 的儿童 RCC,随访 5 年生存率 100%。首都医科大学附属北京儿童医院自 1973—2016 年 11 例 RCC 行 NSS,肿瘤直径 2.2~6.9cm,平均 3.3cm,Xp11.2 易位 /TFE3 基因融合相关肾细胞癌 9 例,透明细胞癌和嫌色细胞癌各 1 例,11 例随访 25~129 个月,平均 53.2 个月,无复发和死亡病例。因此,我们认为肿瘤直径小于 4~7cm 时,肿瘤的位置、医生的技术和经验允许的条件下,NSS 治疗儿童 RCC 是安全可行的(资源 36)。

资源 36
右肾下极肾癌 -
肿瘤剜除术

腹膜后淋巴结转移在成人已被认定为影响预后重要的因素。在儿童,Geller 和 Dome 复习文献总结 243 例儿童 RCC,单纯区域淋巴结转移而无远处转移即 N+M0 患者 58 例中 42 例(72.4%)无瘤存活,是成人单纯区域淋巴结转移患者 5 年生存率的 3 倍。因此目前多数学者认为小儿区域淋巴结转移不是影响预后的因素,行瘤肾切除时不必行淋巴结清扫,术后放疗、化疗几无疗效。Geller 认为儿童 TFE3+N+M0 手术切除肿瘤后,在目前尚没有有效的无毒性的辅助治疗药物,此类患者仅行手术切除,无须辅助治疗及淋巴结清扫。本组 T1~3N+M0 10 例,随访 7 例,6 例无瘤存活,平均随访时间 15.6 年(3~34 年),2 例 Xp11.2 易位相关肾癌超过 20 年并已育子女,我们也认为包括 Xp11.2 易位相关肾癌在内的儿童 RCC 局域淋巴结不是影响预后的因素,目前治疗仅单纯手术,无须清扫淋巴结及辅助治疗。在儿童 Xp11.2 易位肾癌生物学行为较惰性,预后较成人好。

5. 囊性肾瘤 囊性肾瘤(cystic nephroma,CN)临床罕见,自 1892 年 Edmunds 首次描述后,目前文献报道约 200 例,国内报道不足 20 例。

【发病率】 占儿童肾脏肿瘤的 0.5%。好发于 2 岁以内男孩和 4~20 岁及 40~60 岁女性。单侧多见,双侧罕见。

【临床表现】 CN 临床表现无特异性,在儿童往往因腹部包块就诊。在成人可表现为腹痛、血尿、泌尿系感染等。

【诊断】　B 型超声和增强 CT 是术前诊断的主要辅助检查手段。B 型超声表现为肾区界限清楚的囊性包块，由多个大小不等的囊腔构成，显示为低回声团块，内可见网络细条状强光带分隔。CT 表现为肿块位于肾实质内并突出于肾包膜外，成边缘光整的圆形或椭圆形，向内压迫肾盂，少数可位于肾门。囊内分隔光整，各小囊间不相通，无明显结节影，呈等或略低密度，增强呈轻、中度渐进性强化。

尽管术前影像检查有助于 CN 诊断，但确诊仍需依靠病理检查。尤其是 CN 与囊性部分分化型肾母细胞瘤术前无法鉴别。组织学，肿瘤由纤维假包膜环绕，形成一界限清楚的球形的多囊性包块，直径一般在 5~15cm，有的可占据整个肾脏。病变在肾被膜下延伸，可在局部形成疝进入肾盂或肾窦，或自肾皮质向外膨出，少数情况下瘤体位于输尿管而仅有纤细的蒂与肾实质相连。肿瘤切面完全成囊性，没有实性结节，囊内含透明或血性液体，囊大小从镜下小囊到 5cm 不等。间隔薄（典型病例小于 5mm），半透明状或呈均质状，局部可稍厚。镜检：囊壁内衬扁平、立方或鞋钉样上皮细胞，无核分裂象。间隔为成熟的纤维组织，大部分可见到成熟的类似于肾小管的结构。1951 年 Powell 首次提出了关于囊性肾瘤的诊断，此后不断得到完善。1989 年 Joshi 等提出修定意见：①肿瘤完全由囊及间隔构成；②肿瘤为孤立的界限清楚的肿块；③间隔为肿瘤的固有成分，囊的轮廓一致，无膨胀性结节突入；④囊内衬扁平、立方及鞋钉样上皮细胞；⑤间隔由分化好的纤维组织构成，其内含有成熟的小管状结构。CN 与 CPDN 的唯一区别是后者囊肿的间隔内含有芽基、胚胎的间质及上皮成分。

【治疗】　CN 为良性病变，治疗以手术切除为主，手术前后无须放、化疗。根据肿瘤的位置、大小、对侧肾脏情况，可选择性行保留肾脏的肿瘤剜除术。完整切除肿瘤是避免肿瘤复发的关键，条件允许如肿瘤位于肾脏一极且直径 <6cm 的单侧病变，或双侧 CN，可行保留肾脏的肿瘤剜除术。

6. 后肾腺瘤　后肾腺瘤（metanephric adenoma，MA）是一种罕见的肾脏上皮源性肿瘤。

【流行病学】　目前文献报道不足 200 例，其中儿童占 20%。后肾腺瘤可发病于任何年龄，文献报道最小发病年龄 5 个月，最大 83 岁，但以中年人 50~60 岁为主，尤其好发于中年女性，男女比例为 1 : 2。

【病因】　MA 组织来源尚无定论，多认为是后肾胚芽成分，与肾胚的残留、Wilms 瘤有一定的相关性，近期研究提示后肾腺瘤可能是一种具有显著特性的独立病种。

【临床表现】　1995 年美国华盛顿病理研究所报道 50 例后肾腺瘤是目前报道例数最多的一宗病例，其中腹痛 22%，血尿 10%，腹部包块 10%，但更多的小样本的报道表明后肾腺瘤临床症状缺乏特异性。

【诊断】　影像表现 B 超多表现为单发、类圆形、界清的低回声、等回声或高回声实质性肿块影，小者多见于肾皮质边缘靠近肾包膜，可明显凸向包膜外，大者占据局部皮髓质并挤压肾盂肾盏变形。彩色多普勒超声显示肿瘤有血供或少血供。CT 平扫表现为低密度、等密度或高密度实质性肿块，边界清晰，无或有假包膜，肿块内部欠均匀，少数患者肿块内部尚可见出血、坏死液化区，CT 增强后大部分肿瘤实质部分不均匀强化，但强化程度弱于周围肾实质。

确诊靠病理。光镜下细胞小，无异型性，无或罕见核分裂象，可见砂粒体，瘤细胞密集排列呈腺泡和小管样，可形成乳头状结构、微囊结构、肾小球样及花蕾样结构，后两者形态是本病所具有的独特结构，具有诊断和鉴别诊断的价值。

【治疗】　关于后肾腺瘤的生物学行为，目前国内外绝大数学者认为后肾腺瘤是良性肿瘤，根据肿瘤的大小、位置及对侧肾脏功能可选择肾脏切除或保留肾单位的肿瘤切除术。因为病理数少，对 MA 的生物学行为还有待大宗病例的循证医学证据及分子遗传学的研究，术后需进行长期随访。

7. 婴儿骨化性肾瘤　婴儿骨化性肾瘤（ossifying renal tumor of infancy，ORTI）是一种罕见的婴幼儿肾脏良性肿瘤，Chatten 于 1980 年首次报道，多见于婴幼儿，有独特的临床、影像及病理学特点，为良性病变，预后良好。

【临床表现】 临床表现缺乏特异性。肿瘤多位于肾脏一极且向肾盏、肾盂生长,尚未见双侧同时发病的报道。可以腹部包块、有肉眼血尿等表现就诊。

【诊断】 B超示肾脏一极强回声团块,后伴声影,可见血流信号。CT检查见肾轮廓正常,肾盂、肾盏部位肿瘤内骨样钙化像鹿角状结石,且伴肾盂、肾盏扩张;增强CT显示境界清楚的肿块,强化不明显,中央见骨化灶。Lee等认为CT未见明显钙化病灶低年龄患者可行MRI检查以进一步明确术前诊断。

确诊依靠病理。肿瘤大体呈结节状或不规则形,直径1.0~3.5cm,平均2.7cm,灰粉、灰白间淡褐色。切面肿物常位于肾盂、肾盏内,与肾乳头粘连,并从肾乳头尖端伸入肾盏内,呈灰白色,质硬,局部质软,或囊性变,可见出血,无坏死,与周围组织有时分界不清楚,其周围肾实质受压变形。组织学上,肿瘤主要由骨样基质、成骨样细胞和梭形细胞组成。骨样基质中混有多角形细胞,并且可见小血管增生及点灶状钙化。

【治疗】 婴儿骨化性肾肿瘤为良性病变,首选手术治疗。手术中尽可能保留肾实质为治疗原则。术后患者预后良好,以往报道病例中,均无复发或转移,尚无死亡病例报道,存活时间从7个月到23年不等,充分说明此肿瘤具有良性生物学行为。

二、睾丸肿瘤

【发病率】 儿童睾丸肿瘤的发病率不高,为0.5~2/10万,占儿童实体瘤的1%~2%,睾丸肿瘤的3%。隐睾发生恶性肿瘤机会为0.05%~1%,较正常睾丸高4~10倍,5%~10%的睾丸癌病人有隐睾的病史。发病原因与睾丸本身发育不良重要关系,也与激素和基因异常有关,但幼儿隐睾发生肿瘤的报告极罕见。

【分型】 按照发病年龄的不同可将儿童睾丸肿瘤分为青春期前及青春期的睾丸肿瘤,二者在发病率、临床特点、病理分布及预后等方面均有明显不同。

按肿瘤细胞起源睾丸组织的不同又可将儿童睾丸肿瘤分为生殖细胞肿瘤及非生殖细胞肿瘤(性索-间质细胞肿瘤),生殖细胞肿瘤又可进一步细分为精原及非精原细胞肿瘤(图28-49),其中非精原细胞肿瘤为儿童最常见的病理类型,占小儿睾丸肿瘤的60%~75%,包括畸胎瘤及卵黄囊瘤等,精原细胞瘤则极为罕见。此外,还有一些瘤样病变包括表皮样囊肿及先天性肾上腺皮质增生继发的增殖性小结等。

按照病理类型是否均一可分为单纯性及混合性肿瘤,混合性肿瘤可包括生殖细胞、支持细胞及间质成分,又称为性腺母细胞瘤。按照睾丸肿瘤是否为原发可分为原发性及继发性肿瘤,继发性睾丸肿瘤常见于淋巴瘤及白血病的睾丸侵犯。

【病因及分子生物学】 胚胎4~6周,原始生殖细胞自卵黄囊沿中线逐步迁移至胚胎体腔后壁两侧的嵴内。在Y染色体作用下生殖嵴的皮质退化,髓质发育形成睾丸,因此生殖细胞肿瘤不仅

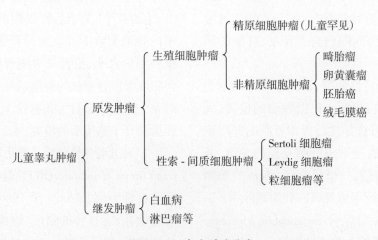

图28-49　睾丸肿瘤分类

局限于睾丸,亦可见于原始生殖细胞迁移的整个路径中,多位于中线部位如骶尾部、纵隔、颅内等。研究显示,孕期母体雌激素水平的升高、低/高出生体重、新生儿黄疸及性腺发育异常等可能与生殖细胞肿瘤的发生有关。

隐睾是预测睾丸肿瘤发生的独立危险因素,约10%的患者曾有隐睾病史,可能与睾丸本身发育不良有关。隐睾行睾丸固定术的时间决定了癌变的风险大小。研究显示在青春期前行睾丸固定术的患者此后发生睾丸肿瘤的风险为正常人群的2.23倍,在青春期后手术的患者其患病风险上升至5.40倍,而在2岁以前行睾丸固定术可最大限度地降低睾丸肿瘤的发生风险。

睾丸肿瘤也存在一定的遗传性,美国儿童肿瘤协作组(Children's Oncology Group,COG)对于278例存在家族史及423例正常人群进行对比后发现,在一级亲属中有睾丸肿瘤家族史的患者其患病风险提高3.1倍。SPRY4基因的多态性及BAKI基因突变可能与睾丸肿瘤的发生相关。在染色体方面,在青春期及青少年睾丸肿瘤中常见11、13、18号染色体的缺失及7、8及X染色体的扩增。

青春期前及青春期睾丸肿瘤的发病机制不同。在成人睾丸肿瘤中,小管内生殖细胞瘤变(Intratubular germ cell neoplasia,IGCN)被认为是睾丸肿瘤的癌前病变,约50%存在IGCN的患者会在5年内罹患睾丸肿瘤,其发生可能与12p染色体拷贝数的扩增有关。而在儿童中,青春期睾丸肿瘤亦可在免疫组化标本中发现IGCN的成分,而在青春期前的组织中IGCN很少被发现,这可能与青春期雄激素的分泌刺激处于静止期的生殖细胞发生有丝分裂有关。青春期的睾丸肿瘤同成人一样可观测到12p染色体的扩增,而在青春期前睾丸肿瘤中则主要表现为1p、6q、20p染色体的异常,因此青春期前及青春期睾丸肿瘤的生物学行为及预后不同,前者预后好于后者。

临床上正常患者偶可于B超中诊断睾丸微石症(testicular microlithiasis),其发生率在0~19岁患者约为2.4%,目前关于睾丸微石症是否为睾丸肿瘤的危险因素尚存在争议,文献结果不一,因此对于诊断睾丸微石症的患者需注意规律随访。

【临床表现】　小儿睾丸肿瘤91%以上以无痛性渐进性睾丸增大为主要临床表现,罕有疼痛表现。体检阴囊内可扪及无触痛性包块,透光试验阴性。由于25%的睾丸肿瘤可伴有不同程度的鞘膜积液,文献报道误诊为鞘膜积液的睾丸肿瘤为7%~22%,在囊性畸胎瘤或肿瘤伴有鞘膜积水时更易误诊,对于睾丸无痛性渐进性增大应行B超协诊。如有腹膜后肿块或锁骨上淋巴结肿大,应疑有肿瘤转移。内分泌功能性肿瘤则有性早熟现象。

【诊断】　超声检查是睾丸肿瘤的首选检查。睾丸肿瘤超声表现为睾丸不同程度增大,实质回声内可探及低或高回声包块,边界清晰或不清。儿童睾丸肿瘤以畸胎瘤和内胚窦瘤为主,睾丸畸胎瘤由为囊性、实性和/或钙化任意组成的丰富回声团块,常见钙化和脂肪组织,内胚窦瘤多表现为不均匀强回声团块。首都医科大学附属北京儿童医院超声科的经验认为:钙化、囊腔和血流是鉴别畸胎瘤和内胚窦瘤的主要依据。此外,超声和CT扫描均可用于检查腹膜后转移瘤。超声、CT扫描和静脉尿路造影可了解上尿路情况及输尿管是否受腹膜后淋巴结转移瘤压迫而向外移位。

甲胎蛋白(alpha-fetoprotein AFP)测定作为肿瘤标记(tumor marker)对小儿卵黄囊瘤分期及随访监测都很重要。AFP是胎儿早期由卵黄囊细胞、近端小肠和肝脏产生。足月产新生儿AFP的水平可达50mg/L,生后随月龄增长逐渐下降,至8月龄降至正常水平即20μg/L。经免疫荧光染色证明,AFP增高与肿瘤内卵黄囊的存在相关,来自卵黄囊的恶性肿瘤仍保留胎儿期的合成AFP的能力,并可成倍增加。小儿睾丸卵黄囊瘤中90%AFP增高,半衰期为5.5天,在卵黄囊瘤小儿瘤睾切除后,AFP应在5个半衰期内降至正常,否则提示有肿瘤残留、转移或复发,对疾病进一步治疗和监测有临床意义。因此AFP作为肿瘤标记物对小儿卵黄囊瘤的分期和术后监测、判断肿瘤转移、复发很重要。

血绒毛膜促性腺激素(human chorionic gonadotropin,hCG)是由胎盘滋养层细胞或特异的肿瘤产生。在成人型胚胎癌、绒毛膜上皮癌和多胚瘤中 hCG 测定为阳性。其半衰期为 45 分钟 ~24 小时,完全切除肿瘤后 5 天内,增高的 β-hCG 应降为正常。但 β-hCG 升高在儿童睾丸内胚窦瘤中很少见,Kaplan 等报道 55 例儿童睾丸内胚窦瘤 β-hCG 均正常,Mann 报道 56 中仅 7 例升高,故 β-hCG 不适于作儿童睾丸肿瘤的标记物。

【小儿常见的睾丸肿瘤】

1. 卵黄囊瘤(yolk sac tumor) 亦称婴儿胚胎癌(infantile embryonal carcinoma)、内胚窦瘤(endodermal sinus tumor)、睾母细胞瘤(orchioblastoma)、透明细胞腺癌(clear cell adenocarcinoma)及 Teilum 瘤,是小儿最常见的恶性睾丸肿瘤,在亚洲国家报道约占小儿睾丸肿瘤 33%~52%。多发生于 3 岁以前。肿瘤为实体性,直径 1~8cm。切面灰白色,散在有灰黄色区域,或间有黏液样或出血的区域,光镜下形态变异较大,可见网状结构或相互交错的腺样或管样结构。在小血管周围有扁平或立方形的肿瘤细胞形成乳头状突入腺样或管状结构中。在肿瘤细胞内外可见淡嗜伊红性玻璃样点状圆体。最特殊的结构是 Schiller-Duval 小体,由未分化的胚胎性细胞形成类似大鼠胎盘内胚窦的特殊血管周围结构。其形态为方立或柱状瘤细胞单层排列,包绕毛细血管,薄壁血窦或小静脉样血管形成一血管套样结构。其横切面很像不成熟肾小球,故有人又称其为中肾瘤(图 28-50)。

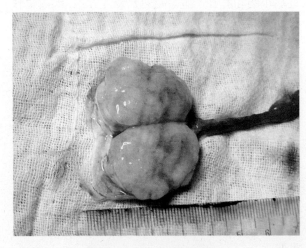

图 28-50 睾丸卵黄囊瘤剖面

(1)卵黄囊瘤分期:青春期前睾丸肿瘤主要采用 COG 的分期方法(表 28-7)。

表 28-7 COG 青春期前睾丸肿瘤分期

	肿瘤分期
I 期	肿瘤局限于睾丸并经标准的精索高位切断 + 睾丸切除术完整切除;睾丸切除术后 1 个月内 AFP 恢复至正常,且胸部及腹膜后影像学检查阴性
II 期	肿瘤存在镜下残留;切除后 AFP 指标在正常半衰期后仍呈升高状态;腹膜后淋巴结转移病灶≤2cm;在根治术前曾行经阴囊穿刺活检或术中肿瘤破裂
III 期	腹膜后淋巴结转移病灶 >2cm;无内脏及腹膜外转移
IV 期	肿瘤远处转移

儿童睾丸卵黄囊瘤就诊时约 85% 属 I 期病变,存活率可达 70%。约 90% 的儿童卵黄囊瘤血清 AFP 增高。AFP 测定可用于肿瘤残存或复发的监测。

(2)治疗:I 期卵黄囊瘤患者的标准手术方法为经腹股沟切口的高位精索切断睾丸切除术,绝不可经阴囊切口或经阴囊行肿瘤活检。在瘤睾切除后,升高的 AFP 应该在 25 天内降至正常,否则提示有可能存在肿瘤残留。在术后 1 个月时应复查 X 线胸片、阴囊及腹部 B 超(或腹 CT)及血清 AFP 值,此后应于术后半年内每月、半年至 2 年内每 3 个月复查 AFP 指标,于术后第 1 年内每 3 个月、第 2 年内每 6 个月复查 X 线胸片及 B 超,无瘤生存 2 年以上可视为治愈。对 II、III 期病变患者则应先辅以化疗使肿瘤缩小,常用化疗方案为顺铂 + 依托泊苷 + 博来霉素(cisplatin,etoposide and bleomycin,PEB),化疗后行手术探查。

2. 畸胎瘤(teratoma) 是儿童最常见的青春期前良性睾丸肿瘤,是由原始胚层的胚细胞异常发育衍生而来的胚胎性肿瘤,包括三胚层结构,但常以外胚层为主,可含有皮肤及附属结构及神经胶质成分;中胚层包括软骨、平滑肌和骨;内胚层包括消化道、呼吸道系统结构与内皮。小儿睾丸畸胎瘤可根据组织的分化程度分为成熟畸胎瘤与不成熟畸胎瘤。

(1)成熟畸胎瘤:与成人及儿童其他部位(如

卵巢、骶尾部等)的畸胎瘤不同,睾丸畸胎瘤常表现为良性,以成熟畸胎瘤为主,预后好。畸胎瘤的AFP指标大部分均正常,B超表现主要以乏血供、囊实性混合回声的肿物为主,可伴有不规则钙化。

(2) 不成熟畸胎瘤:睾丸不成熟畸胎瘤占5%~10%,其特点为在分化成熟的组织结构中,常混有未成熟的胚胎组织,多为神经组织(如原始神经管、未成熟菊形团等)。未成熟畸胎瘤按照Norris病理分级,以神经上皮的定量多少而定级。Ⅰ级:以成熟组织为主,少量未成熟组织,每张切片仅一个低倍视野出现神经上皮或其他未成熟组织。Ⅱ级:中等量未成熟组织,每张切片中1~3个低倍视野出现神经上皮或其他未成熟组织。Ⅲ级:为大量未成熟组织,每张切片中≥4个低倍视野出现神经上皮或其他未成熟组织。笔者中心的经验认为睾丸不成熟畸胎瘤常在1岁以内起病,肿瘤体积较大,因此在门诊接诊小婴儿起病且肿瘤体积较大时应考虑不成熟畸胎瘤可能。儿童睾丸不成熟型畸胎瘤,缺乏大宗报道,对其生物学特性了解不够确切,又由于有复发个案报道,是否可行保留睾丸的肿瘤剜除术,术后是否需化疗均存在争议。

(3) 治疗:成熟畸胎瘤可首选保留睾丸的剜除术,对于肿瘤体积较大、剜除后残余睾丸较少的患者亦可行睾丸切除术。

3. 间质细胞瘤(leydig cell tumor)　好发于5~10岁的患者,约占小儿睾丸肿瘤的4%,多具有内分泌功能,可分泌雄激素及雌激素,可能导致患者的性早熟现象表现为身高急速生长、外生殖器提前发育、会阴部及面部毛发增多、痤疮、勃起、变声及乳房发育等,文献报道约10%的性早熟现象是由Leydig细胞瘤引起。实验室检查应包括睾酮、17-羟皮质类固醇、11-去氧皮质酮、17-酮类固醇等,在Leydig细胞瘤的患者睾酮水平可升高,而促卵泡激素及黄体生成素均正常,这可与垂体病变导致的性早熟相鉴别。此外还需与肾上腺皮质癌、先天性肾上腺皮质增生症(congenital adrenal hyperplasia,CAH)相鉴别,17-羟孕酮正常可除外CAH。肿瘤一般体积较小,可由数毫米至3~4cm,多为单侧,大体标本呈灰棕黄色结节状,镜检可见

弥漫分层的多边形细胞,约40%可见Reinke结晶为3~20μm的棒状脂褐质晶体结构。儿童Leydig细胞瘤的生物学行为偏良性,预后良好,可行睾丸切除术或保留睾丸的剜除术,但因肿瘤体积较小,术中定位可能存在困难,肿瘤切除后雄激素的水平可明显下降,但其性早熟的表现可能持续。

4. 支持细胞瘤(sertoli cell tumor)　好发于4个月至10岁以前,肿瘤可分泌雌、雄激素,20%患者乳房增生。婴儿期肿瘤小而无症状,常呈良性过程。95%病例可经腹股沟切口切除睾丸治愈。10%的成年人支持细胞瘤有恶性变机会,如有后腹膜播散则需加化疗或放疗。大型支持细胞瘤常见于遗传疾病Peutz-Jeghers综合征及Carney综合征。

5. 表皮样囊肿　睾丸的表皮样囊肿可表现为无痛性肿块。常为单发,被覆鳞状上皮,含有角化碎屑,无畸胎瘤成分。本症占睾丸肿瘤的1%以下。病变为良性,可做囊肿切除而保留睾丸,有需要时也须作睾丸切除。

6. 睾丸继发性肿瘤　最常见的继发性恶性病变为淋巴瘤及白血病。约4%的男性Burkitt淋巴瘤患者可侵犯一侧睾丸,而以睾丸瘤为症状。睾丸也可被急性淋巴细胞白血病侵犯。由于急性淋巴细胞白血病受化疗控制者增多,睾丸成为残余肿瘤的"避难所",故在很多中心当白血病已明显治愈时,在停化疗药前,常规做双侧睾丸活体检查。约10%可得阳性结果而67%的患者最终再用化疗及睾丸放疗而救治。虽然有足够的间质不需要内分泌补充,但病人成年后通常不能生育。

三、常见小儿卵巢肿瘤

(一)畸胎瘤　畸胎瘤(teratoma)是卵巢生殖细胞肿瘤中最常见的,可分为成熟畸胎瘤和不成熟畸胎瘤,各占小儿卵巢肿瘤的50%~65%和5%。肿瘤可由三个胚层组成。外胚层成分中以皮肤及附属器具最多见,其次为神经组织;中胚层成分有结缔组织、脂肪、软骨、骨、肌肉;内胚层成分为肠道或呼吸道上皮组织。

【病理分级】　畸胎瘤组织成分多样,各成分的分化程序亦有差异,故病理分级十分重要。

一般按肿瘤中所含幼稚成分多少分四级:

0级　全部为高度分化的成熟组织。

1级　多数为分化好的成熟组织,偶见灶性未成熟组织。

2级　有中等量未成熟组织,细胞有轻至中度异型性和核分裂相。

3级　有大量未成熟组织,细胞异型性和核分裂相明显。

因肿瘤中未成熟的胚胎性组织大多数为神经上皮,Norris 提出以神经上皮的含量多少而分级的更明确的定量标准:

1级　有少量未成熟组织和核分裂相,无神经上皮或每一切片中神经上皮不超过 1 个(40 倍视野)。

2级　有较多未成熟组织,每一切片中所含神经上皮不超过 3 个(40 倍视野)。

3级　未成熟组织量多,每一切片中神经上皮超过 4 个(40 倍视野)。

0级为成熟畸胎瘤属良性病变,但有报告恶性变者,首都医科大学附属北京儿童医院 146 例卵巢畸胎瘤中成熟畸胎瘤占 132 例(90.4%)。1~3 级为不成熟畸胎瘤,占 20 岁以下病人所有卵巢恶性肿瘤的 10%~20%,诊断时平均年龄 11~14 岁。33%~65% 的不成熟畸胎瘤 AFP 可以增高。除腹部肿块外常有腹痛。

【治疗】　由于肿瘤生长较快并浸润包膜,手术时约 50% 属Ⅱ期以上病变。肿瘤可扩散到腹膜、区域淋巴结、肺和肝。如肿瘤破溃则预后不良。

病变在临床Ⅱ期、病理 2 级以下,可仅做患侧卵巢和输卵管切除,否则须加化疗。

(二)无性细胞瘤　无性细胞瘤(dysgerminoma)是儿童及青春期最常见的纯粹的恶性生殖细胞肿瘤,占卵巢恶性肿瘤的 26%~31%。多见于 10~25 岁。其形态学及生物学特性相当于睾丸精原细胞瘤(seminoma)。肿瘤不仅发生于性腺,与其他生殖细胞肿瘤一样还可发生于胚胎期生殖细胞迁移途经部位,如身体中线的松果体区、纵隔、腹膜后和骶尾部。有报道无性细胞瘤与性别畸形有关,46,XY 性腺发育不良的女性易发生卵巢无性细胞瘤。

无性细胞瘤是一大结节状瘤,直径可达 20cm,多见于右侧,双侧同时发生者占 8%~15%。因此,当一侧卵巢发生无性细胞瘤时,对侧卵巢可疑部位需要活检。此种肿瘤 14%~25% 为混合性无性细胞瘤,即含其他生殖细胞成分,如性腺母细胞瘤、畸胎瘤、内胚窦瘤、胚胎癌和绒毛膜上皮癌。在含有其他成分时相应的瘤标测定阳性。

如肿瘤局限于卵巢,仅做患侧卵巢及输卵管切除,存活率 80% 以上。如为Ⅱ~Ⅳ期则需采用手术、化疗和放疗的综合治疗措施,幸运的是大多数病人处在肿瘤Ⅰ期阶段。若肿瘤虽已有腹主动脉淋巴结及盆腔淋巴结或其他部位广泛转移,但并未累及对侧卵巢及子宫,也可选用单侧附件切除。对于是否行淋巴结清扫术存有争议:赞成者认为无性细胞瘤的淋巴结转移率较高应行清扫术;反对者认为肿瘤对化疗和放疗高度敏感,则不必对可能并无转移或仅有微小转移的淋巴结行清扫术。对于肿大的淋巴结,可选择性切除。

(三)内胚窦瘤　内胚窦瘤(endodermal sinus tumor)亦称卵黄囊瘤(yolk sac tumor),是第二常见的纯粹的恶性生殖细胞肿瘤,在小儿和青春期几乎代表了所有的高度恶性胚胎上皮瘤。诊断时平均年龄 18~19 岁。

【病理】　其特点是镜下可见胚胎性肿瘤细胞呈疏松网状结构或相互交错的腺样或管样结构,类似于鼠胎盘内胚窦的特殊血管周围结构,即立方状或柱状的肿瘤细胞单层排列,包绕毛细血管、薄壁血窦或小静脉样血管,形成一血管套样结构,其横截面很像发育不成熟的肾小球,被称为 Schiler-Duval 小体。肿瘤细胞内外都有 PAS 反应阳性的玻璃样小体,用间接免疫过氧化物酶——免疫组织化学方法鉴定肿瘤组织切片,证实该小体中富含 AFP。

【临床表现】　肿瘤高度恶性,病情进展快,迅速向淋巴和腹腔组织扩散,常伴有腹痛。诊断时多属Ⅲ期。血 AFP 多增高,但需注意小于 6 月龄的正常婴儿 AFP 同样处于高水平。

【治疗】　治疗主要为手术联合化疗。内胚窦瘤的手术范围亦为患侧附件切除及全面分期手术,对侧卵巢经仔细检查无异常者,可保留生育功能。对已有卵巢外转移的晚期肿瘤,应行肿瘤细胞减灭术。

（四）胚胎癌　占卵巢恶性肿瘤 3%~4%。除腹部肿块外，半数患者有腹痛。诊断时平均年龄 14 岁。肿瘤表面光滑，最大直径可过 10~20cm。镜下所见似内胚窦瘤，但缺乏内胚窦瘤网状或相互交错的腺样、管样结构，无 Schiler-Duval 小体。间接免疫过氧化物酶鉴定肿瘤组织切片 AFP 和 HCG 均阳性，而内胚窦瘤仅 AFP 阳性。临床上可有内分泌表现，包括性早熟，妊娠反应阳性，HCG 增高。诊断时约 60% 属Ⅰ期病变。偶为双侧。

Ⅰ期病变仅做患侧卵巢，输卵管切除，存活率可达 50%。化疗可参照内胚窦瘤，放疗效果不明显。

（五）恶性混合性生殖细胞瘤　约占小儿及青春期恶性卵巢肿瘤的 8%。诊断时平均年龄 16 岁，40% 是月经初潮前女孩。因肿瘤可含内胚窦瘤及胚胎癌成分，手术前后需测 AFP 和 HCG。双侧病变率可高达 20%，手术时需检查对侧卵巢。其预后取决于组织结构，存活率约为 50%。化疗可改善预后。

（六）颗粒细胞瘤　是最常见的恶性性索间质细胞瘤，可分为成人型和幼年型。约 5% 为幼年型，儿童青少年发病的为此类型。占小儿卵巢肿瘤 3%，诊断时平均年龄 13 岁，有报道年龄小至 13 个月和 4 周者。60%~80% 青春期前有性早熟，多为单侧病变。肿瘤圆形，常有光滑完整包膜，多为实性，可有囊性变。显微镜下见其由小圆形或多角形细胞构成，细胞质少，嗜酸性，核圆形、椭圆形或梭形，核染色质细，核分裂少见。抑制素可以作为瘤标为诊断和随访提供依据。

高达 90% 的此类病人诊断时分期较低，肿瘤局限于卵巢，单纯患侧卵巢和输卵管切除可以治愈。而高分期病人伴随核分裂活跃的则手术后辅以化疗。放疗只用于晚期和复发病例。肿瘤特点为：有些病例临床及病理均为恶性，但手术切除可治愈，而某些病例却在多年后复发。有报道 5 年存活率为 80%~90%，而 10 存活率降至 70%。因可能复发故需长期随访，有报告 8 岁儿童颗粒细胞瘤于术后 33 年出现同样病理形态的复发灶。

（七）卵泡膜细胞瘤-纤维瘤、硬化性间质细胞瘤和 Sertoli-Leydig 细胞瘤　卵泡膜细胞瘤-纤维瘤在儿童和青少年期少见，在所有儿科卵巢肿瘤占比中不足 2%。绝大多数良性，手术切除即可。硬化性间质细胞瘤为少见良性肿瘤，儿童和青少年病例中诊断时年龄中位数在 13 岁。个别出现雌激素或雄激素所产生的影响。Sertoli-Leydig 细胞瘤在所有儿科卵巢肿瘤占比中约 0.5%，诊断时年龄中位数在 14 岁。多数诊断时处于早期，低度恶性，预后通常较好。

（八）普通上皮性肿瘤　在成人卵巢肿瘤占 87%~90%，而在青春期前小儿却较为罕见。儿童期的病理主要可分为浆液性和黏液性。肿瘤细胞可有不同的分化程序，呈良性，交界性及恶性，约 84% 表现为良性和交界性。曾统计首都医科大学附属北京儿童医院 44 例小儿卵巢上皮性肿瘤，仅 4 例为恶性。上皮交界性肿瘤在儿童中发生的概率是成人的 3 倍。囊腺瘤绝大多数是良性，7% 交界性，4% 恶性。交界性肿瘤可发生于双侧，分期标准参照成人卵巢上皮性肿瘤。卵巢腺癌非常少见，预后很差。早期交界性或恶性上皮性肿瘤可行保留生育功能手术，即患侧附件切除、分期手术、对侧卵巢活检。仅侵犯一侧卵巢的Ⅱ期或Ⅲ期交界性肿瘤也可保留生育功能，而腹膜广泛侵袭转移、Ⅳ期需行肿瘤细胞减灭术及双侧附件切除。

四、横纹肌肉瘤

横纹肌肉瘤（rhabdomyosarcoma，RMS）来源于能分化为横纹肌的原始间叶细胞，占儿童实体肿瘤的第三位，是儿童最常见的恶性软组织肿瘤。RMS 不常并发先天性畸形，可发生于人体各部位，甚至也可发生在无横纹肌的部位。15%~20% 的 RMS 来源于泌尿生殖系统，常发生于前列腺、膀胱和睾丸旁，少部分发生在阴道和子宫。RMS 对于放化疗均敏感，其治疗需要小儿外科、肿瘤内科及放疗科多学科联合治疗。北美的儿童横纹肌肉瘤协作组（Intergroup Rhabdomyosarcoma Study，IRS）及欧洲的国际儿童肿瘤学会（International Society of Pediatric Oncology，SIOP）经过多年研究，不断改良 RMS 综合治疗方案，使得横纹肌肉瘤的治疗效果得到了很大的提高。

【流行病学及病因】　目前尚缺少国内 RMS 发病率数据,国外文献报道儿童 RMS 的年发病率约为 4.5/100 万,在美国每年约有 350 例患者确诊此病,其中男孩多发,男女比例为 (1.3~1.5):1。该病的好发年龄具有两个高峰,分别位于 2 岁以内及青春期。

本病病因尚不明确,大多数病例为散发性,但当合并某些特定的基因突变表现为综合征时则具有遗传性,如 Li-Fraumeni 综合征(P53 基因突变)、神经纤维瘤病(NF1 基因突变)及 Gorlin 综合征(PTC 基因突变)等。

【病理分型】　根据世界卫生组织(WHO)病理分型将 RMS 的组织学类型分为以下三种亚型:

1. 胚胎型(embryonal RMS)　可进一步细分为葡萄状 RMS 和梭形细胞 RMS,占所有泌尿生殖系统 RMS 的 2/3 左右,好发于膀胱的多为葡萄状 RMS,梭形细胞 RMS 则好发于睾旁。胚胎型 RMS 组织学特点类似于孕 7 到 10 周胎儿期的横纹肌。该病理类型表现为胞质极小的梭形细胞、具有含丰富嗜酸性细胞质的大细胞或小而暗的卵形细胞,一些细胞可能排列成特征性的交叉条纹状。

2. 腺泡型(alveolar RMS)　多见于青少年,以四肢和躯干部位多发。其组织学表现与孕 10 到 21 周的横纹肌相似,由小而圆的肿瘤细胞演变成不规则的瘤巢状,进而变成腺泡状。约 80% 的腺泡型 RMS 存在染色体易位,分别为 t(2;13)(q35;q14) 或 t(1;13)(q36;q14),这两种染色体易位分别形成 Pax3-FOXO1 及 Pax7-FOXO1 融合基因,肿瘤侵袭性更强,导致预后不良。

3. 未分化型(undifferentiated RMS)　儿童罕见,预后不佳。组织学特点上表现为:缺乏胞质的原始圆形细胞,并且缺少常见的抗原标记物。

RMS 不同的病理类型可作为影响预后的独立危险因素,其预后由良至差的病理类型依次为无染色体易位的腺泡型 RMS、胚胎型 RMS、含 Pax7-FOXO1 融合基因的腺泡型 RMS 及含 Pax3-FOXO1 融合基因的腺泡型 RMS。

RMS 最常发生于头颈部,约占 25%;其次是四肢及泌尿生殖系,各占 20%;再次是躯干、胸腔内,及腹膜后间隙。

【临床特点】

1. 膀胱／前列腺 RMS　常见的临床表现有尿路梗阻、尿潴留、尿急、尿频和尿失禁等。当肿瘤突破黏膜层时,会出现肉眼或镜下血尿。当年龄较小的男性患者出现尿潴留症状时,应常规除外此病。膀胱 RMS 好发于膀胱颈及三角区,沿壁内生长,外观上常呈葡萄状,前列腺 RMS 则常表现为盆腔实性包块。本病特异性体征较少,当肿瘤引起膀胱出口梗阻时可扪及充盈的膀胱。可使用腹盆腔 B 超评估原发病变,腹盆腔增强 CT 或 MRI 可评估原发病变及淋巴结受累情况,胸部 CT、头颅 MRI 及骨扫描等可评估远处转移情况,有条件的单位可选用 PET-CT 评估全身情况,其对 TNM 分期及分级的准确性更高。

2. 睾旁 RMS　患者常表现为单侧、实性、无痛性阴囊肿块。病变可与性腺边界清晰或不清。超声检查,尤其是首次检查,呈强回声,不均一实性包块。检查需包括睾丸肿瘤标志物、肝功能和用以评估是否存在肺转移的胸部 CT。腹膜后影像学评估应采用双期增强薄层 CT 扫描(患者年龄 <10 岁,5mm;>10 岁,7mm),扫描水平应达同侧肾门水平,即首站淋巴结转移位置,本病约 20% 的患者有淋巴结转移。

3. 女性生殖系统 RMS　最常累及阴道其次为子宫或宫颈,其临床特点以阴道出血、阴道分泌物或外阴肿物为主,95% 的病理类型为葡萄状／胚胎型横纹肌肉瘤。

【临床分期及风险分层】　根据美国儿童肿瘤协作组(Children's Oncology Group,COG)的分期标准,于治疗前先对泌尿生殖系统 RMS 的患者进行 TNM 分期(表 28-8),再根据手术或活检情况行术后 - 病理临床分组(表 28-9),最后根据 TNM 分级、临床分组及病理类型进行风险分层以指导治疗(表 28-10)。

【治疗】

1. 膀胱前列腺 RMS　目前对于膀胱／前列腺 RMS 的治疗强调尽量通过化疗放疗等综合治疗保留膀胱,避免一期行根治性的器官摘除手术。对于可通过膀胱部分切除术治疗的膀胱／前列腺

表 28-8　泌尿生殖道 RMS 的治疗前 TNM 分期

临床分期	肿瘤部位	T	N	M	肿瘤最大径
I期	女性生殖道 睾旁	任何	任何	M0	任何
II期	膀胱 / 前列腺	任何	N0 或 NX	M0	≤5cm
III期	膀胱 / 前列腺	任何	N1	M0	≤5cm
		任何	任何	M0	>5cm
IV期	所有部位	任何	任何	M1	任何

注:T1:肿瘤局限于原发部位,T2:肿瘤侵犯周围组织;N0:无区域淋巴结转移,N1:有区域淋巴结转移,NX:区域淋巴结转移情况不详;M0:无远处转移,M1:有远处转移

表 28-9　泌尿生殖道 RMS 的术后病理分组

分组	临床特点
I	局限性病变,肿物完全切除,局部无区域淋巴结转移
	Ia 肿瘤局限于原发器官
	Ib 肿瘤侵犯邻近组织
II	肉眼所见肿瘤完全切除,但镜下有残留或区域淋巴结转移
	IIa 肉眼所见肿瘤完全切除,但镜下有残留,区域淋巴结无转移
	IIb 肉眼所见肿瘤完全切除,镜下无残留,但有区域淋巴结转移
	IIc 肉眼所见肿瘤完全切除,镜下有残留,区域淋巴结转移
III	肿瘤未完全切除或仅行活检,肉眼有肿瘤残留
	IIIa 仅行活检
	IIIb 肿瘤大部分切除,但仍有明显肿瘤残留
IV	有远处转移,如肺、肝、骨、骨髓、脑、远处肌肉或淋巴结等

表 28-10　泌尿生殖道 RMS 的风险分层及治疗

风险分层	TNM 分期	术后 - 病理分组	组织病理类型	3 年 EFS	治疗
低危	II	I	胚胎型	88%	VA
	II	II	胚胎型		VA+ 放疗
	III	I	胚胎型		VAC
	III	II	胚胎型		VAC+ 放疗
中危	I、II、III	I、II、III	腺泡型	55%~76%	VAC/VI+ 放疗
	II、III	III	胚胎型		
高危	IV	IV	胚胎型	<30%	VAC/VI+ 放疗
	IV	IV	腺泡型		

注:V:长春新碱,A:放线菌素 D,C:环磷酰胺,I:伊立替康;EFS:无病生存率

RMS(如肿瘤位于膀胱顶壁等)可需行肿瘤完整切除,避免镜下残留。而对于大多数膀胱 / 前列腺 RMS 而言,初次手术很难在保留膀胱的前提下完整切除肿瘤,此时应仅行活检取病理,同时需注意行区域淋巴结活检,术后辅以化疗及放疗 3~6 个月(4~8 个疗程)后,再次评估残留肿物的大小,决

28

定是否行二次手术探查尝试切除使肿瘤体积缩小再行二次手术探查尝试切除，术中不常规行盆腔淋巴结清扫术。需强调的是，并非所有经放化疗后的残留肿物都具有肿瘤活性成分，其可仅为残留的基质成分或转变为横纹肌母细胞。若肿瘤经规范足疗程的综合治疗后残留肿物仍有活性且无法局部切除，则应行根治性器官摘除手术。对于最终因行根治性膀胱全切术而需行膀胱重建手术的病例，目前术中冷冻病理检查对于膀胱/前列腺 RMS 切缘的判断准确性较低，即使术中冷冻病理回报切缘阴性，仍不能除外最终病理结果回报切缘阳性而需进一步行放化疗的可能，故不推荐一期重建，可暂行尿流改道，延期重建膀胱。

膀胱/前列腺 RMS 对化疗敏感，需根据不同的风险分层采用不同强度及时间的化疗。既往一般采用长春新碱、放线菌素 D 及环磷酰胺的化疗方案，即 VAC 方案，最新研究显示对于中危 RMS 在部分化疗疗程中使用伊立替康替代放线菌素 D 及环磷酰胺并联合长春新碱化疗，即 VI 方案，可在保证疗效的同时，降低 VAC 方案的化疗毒性。

术后-病理分组Ⅰ组的胚胎型 RMS 不做放疗，Ⅱ~Ⅳ组的胚胎型 RMS 需行放疗，腺泡型 RMS 侵袭性较高易复发，故即使术后-病理分组为Ⅰ组亦需放疗。在放疗期间应尽量避免使用放线菌素 D 及多柔比星，化疗剂量减半。由于放疗可能损伤膀胱功能，因此放疗剂量及次数应在权衡肿瘤控制及功能保留的基础上与放疗科医师共同决定。

2. 睾旁 RMS 如为Ⅰ期病变，可经腹股沟切口做高位精索离断，瘤睾切除，术后化疗，用 VA（长春新碱、放线菌素 D，不用环磷酰胺）1 年。而不必做腹膜后淋巴结清扫，也不作放疗。如患者年龄 >10 岁，IRS 建议作患侧腹膜后淋巴结清扫，如有淋巴结转移，须用强力化疗+放疗。

若曾经阴囊手术，易有局部复发及非区域性淋巴结扩散。须再做经腹股沟切口，切除残留精索及原切口处的部分阴囊。

3. 阴道、子宫 RMS 除手术活检外，应作胸部及盆腔 CT 检查，了解局部情况及有无转移灶。经肿瘤活检明确诊断后，多数病例用 VAC 化疗取得满意效果，8~12 周后再次做肿瘤活检，不需要做

盆腔淋巴结清扫，只有在完成全程化疗后仍有肿瘤时，才做阴道或及子宫切除。肿瘤复发或持续存在时才做放疗。活检如果是横纹肌母细胞瘤，说明是化疗的效果，应继续选用化疗。

当肿瘤局限于阴道上皮下组织时，应做局部肿瘤切除；如肿瘤已扩散，应作阴道及子宫切除。

【预后】 预后决定于肿瘤的原发部位及病变范围（即分期），Ⅰ期病变长期存活率可达 80%~90%，Ⅱ期病变只有显微镜下肿瘤残存而无局部扩散者，5 年以上存活率可达 70%。诊断时肿瘤已有局部或远处转移者，其长期存活率下降至 30%。

总结预后良好因素有：①肿瘤 <5cm；②葡萄状或梭形细胞 RMS；③局限性非侵袭性病变，未侵及区域性淋巴结，也无远距离转移病灶；④最初能完整切除肿瘤。

预后不良因素有：①会阴部 RMS；②肿瘤 >5cm；③腺泡型 RMS 尤以有 *PAX3/PAX7-FOXO1* 融合阳性者，未分化 RMS；④局部侵袭性病变；⑤局部复发；⑥治疗过程中局部复发；⑦侵及区域性淋巴结，或有远距离转移病灶；⑧未能完整切除肿瘤。

（王冠男　宋宏程　孙宁）

参考文献

1. RUDZINSKI E R, ANDERSON J R, HAWKINS D S, et al. The World Health Organization classification of skeletal muscle tumors in pediatric rhabdomyosarcoma: a report from the Children's Oncology Group [J]. Arch Pathol Lab Med, 2015, 139(10): 1281-1287.

2. PDQ Pediatric Treatment Editorial Board. Childhood carcinoma of unknown primary treatment (PDQ®): Patient version. In: PDQ cancer information summaries. Bethesda (MD): National Cancer Institute (US); 2002.

3. DASGUPTA R, RODEBERG D A. Update on rhabdomyosarcoma [J]. Semin Pediatr Surg, 2012, 21(1): 68-78.

4. FERRER F A, ISAKOFF M, KOYLE M A. Bladder/prostate rhabdomyosarcoma: past, present and future [J]. J Urol, 2006, 176(4 Pt 1): 1283-1291.

5. SKAPEK S X, ANDERSON J, BARR F G, et al. PAX-FOXO1 fusion status drives unfavorable outcome for children with rhabdomyosarcoma: a children's oncology group report [J].

Pediatr Blood Cancer,2013,60(9):1411-1417.

6. FEDERICO S M,SPUNT S L,KRASIN M J,et al. Comparison of PET-CT and conventional imaging in staging pediatric rhabdomyosarcoma[J]. Pediatr Blood Cancer,2013,60(7):1128-1134.

7. WU H Y,SNYDER H R,WOMER R B. Genitourinary rhabdomyosarcoma:which treatment,how much,and when? [J]. J Pediatr Urol,2009,5(6):501-506.

8. WU H Y,SNYDER H R. Pediatric urologic oncology: bladder,prostate,testis [J]. Urol Clin North Am,2004,31 (3):619-627.

9. HENSLE T W,CHANG D T. Reconstructive surgery for children with pelvic rhabdomyosarcoma [J]. Urol Clin North Am,2000,27(3):489-502.

10. SALTZMAN A F,COST N G. Current treatment of pediatric bladder and prostate rhabdomyosarcoma [J]. Current Urology Reports,2018,19(1):1-9.

11. 中国抗癌协会小儿肿瘤专业委员会,中华医学会儿科学分会血液学组,中华医学会小儿外科学分会肿瘤组. 中国儿童及青少年横纹肌肉瘤诊疗建议(CCCG-RMS-2016)[J]. 中华儿科杂志,2017,55(10):724-728.

12. JOSHI D,ANDERSON J R,PAIDAS C,et al. Age is an independent prognostic factor in rhabdomyosarcoma: a report from the Soft Tissue Sarcoma Committee of the Children's Oncology Group [J]. Pediatr Blood Cancer, 2004,42(1):64-73.

13. MALEMPATI S,RODEBERG D A,DONALDSON S S, et al. Rhabdomyosarcoma in infants younger than 1 year:a report from the Children's Oncology Group [J]. Cancer, 2011,117(15):3493-3501.

14. ARNDT C,RODEBERG D,BREITFELD P P,et al. Does bladder preservation(as a surgical principle)lead to retaining bladder function in bladder/prostate rhabdomyosarcoma? Results from intergroup rhabdomyosarcoma study iv [J]. J Urol,2004,171(6 Pt 1):2396-2403.

15. RANEY B,ANDERSON J,JENNEY M,et al. Late effects in 164 patients with rhabdomyosarcoma of the bladder/ prostate region:a report from the international workshop [J]. J Urol,2006,176(5):2190-2195.

28

第二十九章　会阴部疾患

第一节　尿道

一、尿道外伤

尿道外伤是泌尿系常见的创伤,发病率仅次于肾脏创伤,多见于男孩。男孩的后尿道外伤多继发于骨盆骨折,处理方法也有争议。术后并发症多见于尿道狭窄、尿失禁和勃起功能障碍。前尿道外伤原因多为骑跨伤,治疗不当容易继发尿道狭窄。女童尿道外伤多合并阴道创伤,急症处理不当会造成尿道阴道瘘和尿失禁,部分患者因尿失禁无法治疗被迫尿流改道。

（一）男童后尿道创伤（posterior urethral injuries）

【相关解剖】　后尿道外伤几乎都并发于严重钝伤所致骨盆骨折，贯通伤少见。尿道穿过固定的盆底肌层即盆膈，膀胱及前列腺尿道位其上、球部尿道位其下，膜部尿道居其中并被盆底肌固定于骨盆环。成人已发育的前列腺附着于膀胱颈、构成一体，在盆腔中有潜在可移动性，它们是被膜部尿道固定于盆底。当严重创伤造成骨盆骨折时，支持盆底的骨盆环破裂，膀胱及前列腺被从固定的膜部尿道扯开，而膜部尿道仍与球部尿道相连，因此成人尿道创伤的部位基本是恒定于膜部尿道。小儿膀胱基本上是腹腔内器官，小儿前列腺未成熟，小而薄弱、未能广泛与膀胱相连，也不够大而结实的保护前列腺尿道。此外，耻骨前列腺韧带薄弱而不成熟。这些特点使类似的创伤造成不同的近端尿道外伤，除有与成人相同的膜部尿道断裂外，小儿可有前列腺尿道撕裂及前列腺以上尿道或膀胱颈的损伤。Boone 等统计 24 例小儿后尿道创伤中有 16 例（66%）为典型膜部尿道创伤，4 例（17%）为前列腺上尿路创伤及 4 例（17%）为前列腺尿道创伤。尿道破裂导致尿外渗、尿潴留以及盆腔膀胱周围的严重出血。前列腺从骨盆底的严重移位，加上血肿和尿外渗推移，造成近端尿道断端移位较成人更为严重，进而也有可能将来勃起功能障碍发生率较成人高（图 29-1）。

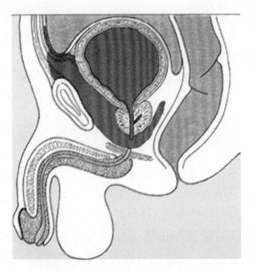

图 29-1　后尿道损伤导致尿外渗

【病因及机制】　骨盆骨折时约 10% 发生尿道创伤，多是完全性断裂。致伤原因 90% 是车祸，其余 10% 是坠落伤、砸伤以及运动性创伤。此外，还可有医源性创伤如内腔镜穿破、手术矫治先天性肛门闭锁或直肠尿道瘘时损伤尿道。

【临床表现及诊断】　当有骨盘骨折或会阴创伤时须想到尿道外伤。临床上最常见的症状是尿道口少量出血、血尿、排尿痛及尿潴留。会阴部蝴蝶形血肿、阴囊膨隆、局部瘀斑说明有血肿或尿外渗。任何患者有腹、盆腔或会阴创伤均应做肛诊，如有后尿道创伤，可能发现盆腔血肿或膀胱、前列腺上移。

X 线平片可发现骨盆骨折或耻骨联合分离。不要强行插导尿管，因其可使不全性尿道断裂进一步损伤成为完全性尿道断裂。膀胱尿道造影是尿道创伤的诊断依据，严格消毒将导尿管插入尿道外口内 2~4cm，无菌条件下注入稀释的造影剂（碘帕醇或碘海醇）。后尿道创伤造影剂外渗在尿生殖隔之上，与腹膜外膀胱破裂不易区分，再辅以膀胱穿刺造影，可见膀胱壁完整，并向上移位。如尿生殖隔也破裂则造影剂广泛外溢于会阴部。造影剂全部外溢不能进入膀胱考虑后尿道完全性断裂（图 29-2）。造影剂部分外溢同时也可进入膀胱考虑为不全性后尿道断裂。

【治疗】　如何修复后尿道外伤是泌尿外科最有争议和困难的问题之一。后尿道完全断裂大体有三种处理方案：

（1）各种尿道会师手术。

（2）急症仅做耻骨上膀胱造瘘，日后发生尿道狭窄，再行二期手术尿道修复。

（3）急症或亚急症经会阴入路做尿道端端吻合。

因小儿尿道细小，尿道会师手术难以保证两尿道断端对合，还可能造成新的损伤，导致尿失禁、尿道狭窄、勃起功能障碍等并发症发生率较高，在小儿后尿道创伤治疗中有很大局限性。目前应用很少。

单纯膀胱造瘘的优点有：手术简单、迅速，以便有时间精力处理其他严重创伤；可避免尿道内反复试插导尿管，使不全性尿道断裂被扯成完全

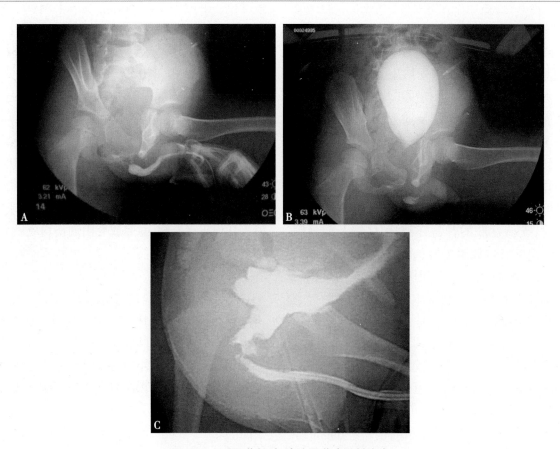

图 29-2　后尿道断裂,膀胱尿道造影剂外渗

A. 经尿道注入造影剂,终止于膜部尿道,造影剂无法进入膀胱;B. 经膀胱穿刺注入造影剂,尿道未见造影剂显示;C. 经尿道注入造影剂,膀胱内未见造影剂显示,膀胱周围有造影剂,提示尿生殖隔损伤

性尿道断裂;不暴露耻骨后血肿,继发感染机会少,同时减少勃起神经和血管束的进一步损伤,使发生阳痿、尿失禁机会减少。但完全性后尿道断裂做单纯膀胱造瘘,两尿道断端间形成瘢痕,日后不可避免地发生尿道狭窄或闭锁。如狭窄或闭锁段长,尤其合并尿道直肠瘘和/或尿道会阴瘘,治疗困难。

急症经会阴后尿道修复的优缺点与单纯膀胱造瘘正好相反,因此如患者情况稳定,医师经验丰富,造影检查诊为完全性后尿道断裂,宜经会阴修复后尿道。首都医科大学附属北京儿童医院泌尿外科 1994—2008 年连续做 20 余例急症完全性后尿道断裂的经会阴端端吻合。手术分别于伤后 2~72 小时进行,平均为 12 小时。术后 19 例排尿通畅,无须进一步手术治疗。均无阳痿和尿失禁。如患者病情平稳,手术医生有丰富后尿道外伤治疗经验,可急症经会阴后尿道修复。

急症经会阴后尿道端端吻合基本手术步骤:经耻骨上切口打开膀胱前壁,不做耻骨后探查、不向头侧牵拉膀胱及前列腺,避免损伤勃起神经,减少阳痿发生。会阴切口中线切开球海绵体肌游离尿道海绵体找到尿道远侧断端。从膀胱内向尿道内口插入 10F 导尿管 5cm,用示指尖在膀胱内抵住尿道内口向会阴部加压,使上移的膀胱、前列腺复位。于会阴部切口可清晰显露后尿道近侧断端,在直视下做两断端斜吻合,4-0 可吸收线间断缝合 6~8 针,置 8~10F 硅胶管做支架 3~4 周,同时置膀胱造瘘(资源 37)。

资源 37
新鲜后尿道外伤 - 经会阴尿道吻合术

陈旧性外伤性后尿道狭窄与闭锁根据狭窄或闭锁段的位置与长度选择经尿道镜内切开、经会阴尿道吻合、经耻骨与会阴联合入路后尿道吻合等术式。开放手术时中线切开两侧阴茎海绵体脚会合处可缩短两尿道断端距离,减少吻合口张力。如尿道缺损过长可用包皮或阴囊皮肤岛状皮瓣代尿道做一期尿道吻合或会阴尿道造瘘二期手术修复尿道。

(二)男童前尿道外伤(anterior urethral injuries)

【病因】　前尿道外伤最常见于骑跨伤,偶见刺伤、枪伤或动物咬伤。医源性创伤则见于留置导尿管压迫阴茎根部尿道,造成黏膜损伤继发狭窄。

【临床表现和诊断】　小儿伤后不能排尿、疼痛及尿道出血。排尿动作加重疼痛,有典型骑跨伤病史。球部尿道损伤时紧张而有力的阴茎筋膜限制血及尿外渗,如阴茎筋膜破裂,则血、尿外渗沿会阴浅筋膜(fascia perinei superficialis)弥散于阴茎、阴囊及会阴部;再向上可沿腹壁浅筋膜深层(scarpa fascia)弥散至腹壁(图29-3)。尿道造影可见造影剂外溢在球部尿道周围(图29-4),膀胱穿刺造影可见膀胱充盈但位置正常。

【治疗】　男童前尿道不完全尿道断裂,可经尿道留置导管7~10天。前尿道完全性断裂,需要急症经会阴手术尿道端端吻合,术后导尿管留置2~3周。

(三)女性尿道外伤　女性尿道创伤较男性少见,其原因女性尿道短、受保护的程度及活动度较大。女性尿道相当于男性后尿道,多并发于骨盆骨折,同时多合并有阴道损伤,如未及时修复,后

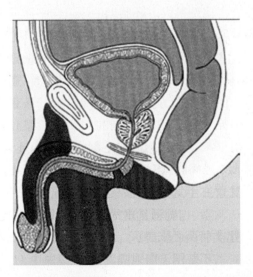

图29-3　球部尿道损伤,血、尿外渗沿会阴浅筋膜弥散于阴茎、阴囊及会阴部

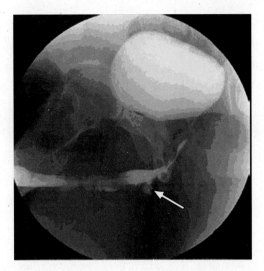

图29-4　部分尿道损伤,排尿性膀胱尿道造影见造影剂外溢

期常遗有尿道狭窄或闭锁、尿道阴道瘘以及阴道狭窄或闭锁。文献报告女性尿道创伤几乎都合并阴道创伤。陈旧性尿道创伤中90%存在尿道阴道瘘。

【致伤原因】　最多见的是车祸骨盆骨折,其次还可见于骑跨伤、砸伤。其他少见原因还有贯通伤、无肛手术损伤和阴道异物压迫。

【临床表现】　当患者有外伤病史伴骨盆骨折、伤后不能排尿或阴道出血均应做排尿性膀胱尿道造影以除外尿道创伤。陈旧性尿道创伤则表现为排尿困难、需带膀胱造瘘或因尿道阴道瘘表现为完全性尿失禁。

【治疗】　急症患者不完全尿道断裂并且阴道无损伤可留置导尿管。如尿道及膀胱显著移位尤以合并阴道创伤时应在患者情况稳定后尽早修复尿道及阴道。手术时耻骨上打开膀胱,从尿道内口向外插8F导尿管,自尿道内口向会阴部逐渐加压,在会阴部可显露尿道阴道断端并分别修复,有膀胱颈裂伤应一并修复,留置硅胶气囊导尿管2~3周(资源38)。

资源38
女孩陈旧尿道外伤-尿道吻合术

陈旧性女童尿道创伤多数病例是尿道远段或及中段闭锁,近端与阴道相通。少病例可经阴道修补尿道阴道瘘,绝大多数病例需做耻骨联合部分切除,经耻骨入路进行尿道阴道修复手术。尿

29

道闭锁及尿道阴道瘘,均有组织缺失,需用 Young-Dees-Leadbetter 术式,即剪裁膀胱三角区组织做尿道成形并延长尿道,修复尿道阴道瘘,新形成尿道长度应大于 3cm。留置硅胶气囊导尿管 2~3 周。女童陈旧性尿道创伤部分患者手术非常困难,效果不满意、尿道缺损过多无法修复或严重尿失禁无法治疗时,为改善生活质量可行阑尾输出道可控性尿流改道。

（屈彦超 张潍平）

二、尿道畸形

（一）尿道下裂及阴茎下弯（hypospadias and cordee）

【定义】 尿道下裂是因前尿道发育不全,所致尿道口达不到正常位置的阴茎畸形,即尿道开口可出现在正常尿道口近侧至会阴部途径上,部分病例伴发阴茎下弯（图 29-5）。

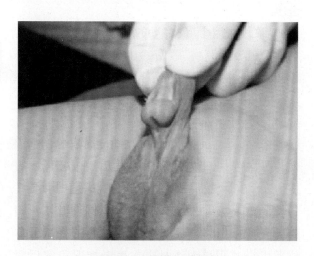

图 29-5 尿道下裂外观

【发病率】 尿道下裂是小儿泌尿生殖系统中常见的先天性畸形。国外报道在出生男婴中发病率为 3.2/1 000,或每 300 男孩中有一个。近年尿道下裂发病率增高,尤其是重度尿道下裂增多,原因不明。从 20 世纪 90 年代开始,尿道下裂发病率明显增加,可能与环境污染有关。一些欧洲国家的发病率从 0.3% 到 0.45% 不等。各个地区的发病率有区别,报道不一。尿道下裂发病率增高与遗传、环境因素相关。7% 的患者家族中其他成员也会出现尿道下裂,多见于阴茎前型及中

间型。

【病因】

1. 胚胎学 尿道下裂因胚胎期外生殖器发育异常所致:正常的外生殖器在胚胎的第 12 周发育完成。人胚第 6 周时,尿生殖窦的腹侧出现一个突起,称为生殖结节。不久在生殖结节的两侧各发生一个生殖突。在生殖结节的尾侧正中线上有一条浅沟,称为尿道沟。尿道沟两侧隆起部分为尿生殖褶。尿道沟的底部即为尿生殖窦膜,此时仍为未分化期的外生殖器。到第 7、8 周以后开始向男性或女性分化。第 10 周时可分辨胚胎的外生殖器性别。男性外生殖器的发育是在双氢睾酮的作用下,生殖结节增长形成阴茎。尿生殖窦的下端伸入阴茎并开口于尿道沟,以后尿道沟两侧的尿生殖褶由近端逐渐向远端融合,表面留有融合线称为阴茎缝,所以尿道是由近端向远端形成,尿道外口移到阴茎头冠状沟部。有人认为在阴茎头顶部,外胚层向内生长一个细胞索,细胞索中央与尿道沟贯通,使尿道外口移到阴茎头顶端。而 Baskin 等经过实验研究发现尿道远端部分同样是尿道沟融合形成。第 12 周时,阴茎头处形成皮肤反折,称为包皮。生殖结节内的间质分化为阴茎海绵体及尿道海绵体。在胚胎期由于内分泌的异常或其他原因致尿道沟融合不全时,即形成尿道下裂。尿道远端的形成处于最后阶段,所以尿道口位于阴茎体远端的尿道下裂占比例最大。胚胎期的尿道沟平面称为尿道板。

2. 基因遗传 尿道下裂发病有明显的家族倾向,本病为多种基因遗传,但具体因素尚不清楚。20%~25% 的临床病例中有遗传因素。尿道下裂患者的兄、弟也患尿道下裂的概率是正常人的 10 倍。根据一项 430 例尿道下裂患者的调查表明,同胞兄弟患病的风险约 12%。患者尿道下裂表型越严重,其一级亲属尿道下裂患病率越高。

3. 激素影响 从胎睾中产生的激素影响男性外生殖器的形成。由绒毛膜促性腺激素刺激睾丸间质细胞（leydig cells）在孕期第 8 周开始产生睾酮,到第 12 周达顶峰。中肾管（Wolffian duct）的发育依赖睾酮的局部影响,而外生殖器的发育则

受双氢睾酮的调节。双氢睾酮是睾酮经 5α 还原酶的作用转化而成。若睾酮产生不足，或睾酮转化成双氢睾酮的过程出现异常，均可导致生殖器畸形。由于生殖器的异常，有可能继发于母亲孕期激素的摄入，对尿道下裂患者的产前病史，要仔细询问。

【临床表现】 典型的尿道下裂有三个特点：①异位尿道口。尿道口可异位于从正常尿道口近端，至会阴部尿道的任何部位。部分尿道口有轻度狭窄，其远端有黏膜样浅沟。尿道口附近的尿道经常有尿道海绵体缺如，呈膜状。若尿道口不易看到，可一手垂直拉起阴茎头背侧包皮，另一手向前提起阴囊中隔处皮肤，可清楚观察尿道口。排尿时尿线一般向后，故患者常须蹲位排尿，尿道口位于阴茎体近端时更明显。②阴茎下弯，即阴茎向腹侧弯曲，多是轻度阴茎下弯。尿道下裂合并明显阴茎下弯者，约占 35%。阴茎下弯可能是胎儿期的正常现象。Kaplan 及 Lamn 在对妊娠 6 个月流产胎儿的调查中，发现有 44% 的胎儿阴茎向腹侧弯曲。随着胎儿生长，大部分阴茎下弯自然矫正。按阴茎头与阴茎体纵轴的夹角，可将阴茎下弯分为轻度：小于 15°；中度：15°~35°；重度：大于 35°。后二者在成年后有性交困难。导致阴茎下弯的原因，主要是尿道口远端尿道板纤维组织增生，还有阴茎体尿道腹侧皮下各层组织缺乏，以及阴茎海绵体背、腹两侧不对称。③包皮的异常分布。阴茎头腹侧包皮因未能在中线融合，故呈 V 型缺损，包皮系带缺如，包皮在阴茎头背侧呈帽状堆积。

根据尿道口位置尿道下裂分为四型（图 29-6）：Ⅰ°阴茎头、冠状沟型；Ⅱ°阴茎体型；Ⅲ°阴茎阴囊型；Ⅳ°会阴型。

阴茎下弯的程度与尿道口位置并不成比例，有些开口于阴茎体远端的尿道下裂却合并重度阴茎下弯。为了便于估计手术效果，有人按矫正下弯后尿道口退缩的位置来分型。按此分型，尿道口位于阴茎体远端的病例占大多数。另外，根据异位尿道口附近尿道海绵体分叉位置，也能判断尿道下裂的严重程度。国内多数医院的尿道下裂分型的分布与国外资料不相符合，可能很多阴茎

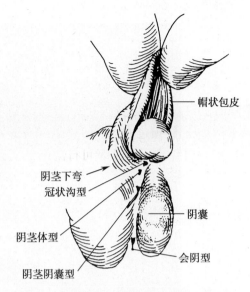

图 29-6 尿道下裂分型

头型、冠状沟型尿道下裂病例被漏诊；因为大部分前型尿道下裂对以后结婚、生育影响不大，故家长不要求治疗；到医院就诊病人中以阴茎体型、阴茎阴囊型病例占多数。

【伴发畸形】 尿道下裂最常见的伴发畸形为腹股沟斜疝及睾丸下降不全，各占约 9%。其他畸形中以前列腺囊最常见，处理方法也需要探讨。

前列腺囊常伴发于重度尿道下裂，Vries 把前列腺囊分为 5 度：Ⅰ度，前列腺囊的深度仅数毫米；Ⅱ度，前列腺囊底部达膀胱颈；Ⅲ度，前列腺囊底部超过膀胱颈；Ⅳ度，前列腺囊底部超过精囊；Ⅴ度，前列腺囊伴发其他米勒管残留组织。一般认为在会阴型及阴茎阴囊型尿道下裂中的发生率可为 10%~15%。而 Devine（1980）等报道会阴型尿道下裂中的发生率可达 57%；Ikoma 等（1986）报道 280 例尿道下裂中 27.5% 合并前列腺囊。前列腺囊也可发生在无尿道下裂人群中。

前列腺囊可能是副中肾管（Müllerian duct）退化不全，或尿生殖窦男性化不全的遗迹，开口于前列腺部尿道的后方（图 29-7）。正常人的精阜中央有一小凹陷称为前列腺囊。而尿道下裂合并的前列腺囊拉长、向膀胱后方延伸，形成一个大的囊腔，可能并发感染及结石，也可影响插导尿管。如并发感染，以反复附睾炎最常见。手术前感染症状少，尿道成形术后由于尿道延长，增加了尿道阻力，易伴发附睾炎。可以通过排尿性膀胱尿道造

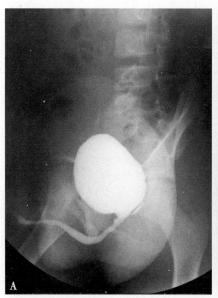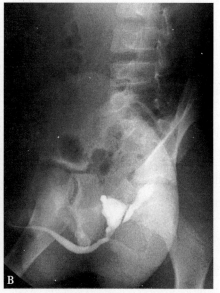

图 29-7　排尿性膀胱尿道造影示前列腺囊位于直肠前膀胱后,开口于精阜(A);膀胱排空后前列腺囊内仍有较多尿液残留(B)

影检出(图 29-8),尿道镜检查、超声及 CT 可明确其位置。

治疗方法:由于手术中经常要切断输精管,无症状时,不必做预防性切除。手术切除方法有经耻骨及膀胱三角区、会阴及直肠后矢状位,经腹腔镜等入路。目前,经腹腔镜入路应用较多。很多

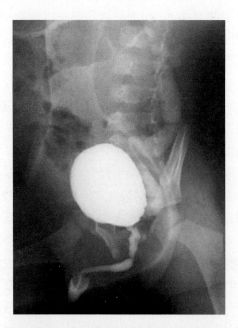

图 29-8　排尿性膀胱尿道造影示排尿时尿液自前列腺囊反流至输精管

前列腺囊病例的输精管因反复感染与囊壁重度粘连,手术时基本要切断患侧输精管,要注意保护健侧输精管。如果前列腺囊小,反复发作附睾炎,切除前列腺囊困难,可以单纯切断输精管。

胚胎期上尿路形成在尿道之前,所以临床上尿道下裂单独伴发上尿路畸形并不多见。

有少数的尿道下裂患者合并肛门直肠畸形、心血管畸形、胸壁畸形。

重度尿道下裂病例常合并阴茎阴囊转位。也有合并阴茎扭转及小阴茎、重复尿道等。

【诊断及鉴别诊断】　尿道下裂的诊断一望可知。当尿道下裂合并隐睾时要注意鉴别有无性发育异常。检查手段:①体检:观察患者的体形、身体发育、有无第二性征。检查生殖器时注意有无阴道,触摸双侧睾丸大小、表面及质地。②检查染色体。应用超声等辅助检查了解性腺发育情况。③尿 17- 酮、17- 羟孕酮类固醇排泄量测定等内分泌检查。④腹腔镜性腺探查及活检。怀疑性别异常,应该先到内分泌专业做详细检查。

需要鉴别的性别畸形有:

1. 肾上腺皮质增生　外阴检查可见阴蒂增大如尿道下裂的阴茎。尿生殖窦残留,开口前方与尿道相通,后方与子宫相通。性染色体 46XX,性

染色质阳性,尿 17- 酮、17- 羟孕酮增高。

2. 卵睾 DSD　外观酷似尿道下裂合并隐睾。尿 17 酮正常。性染色体半数为 46,XX,30% 为 46,XX/46,XY 嵌合体,20% 为 46,XY。性腺探查可见体内兼有睾丸、卵巢两种成分的性腺。

3. 46XY DSD　染色体 46,XY,多为 5α 还原酶缺乏,使睾酮转化成双氢睾酮的过程受到影响,出现异常可导致生殖器畸形。也可以有雄激素受体不敏感综合征,即使双氢睾酮正常,外生殖器受体不敏感,同样引起外阴异常。

4. 混合性腺发育不全　是合并尿道下裂最常见的 DSD。最常见的染色体核型为 45,XO/46,XY。表现为一侧性腺是正常睾丸,另一侧是原始的条索状性腺。60% 的患者在出生时表现为男性化不全、小阴茎,外生殖器对雄激素刺激较敏感。

【治疗】尿道下裂术后合并症多,尤其尿道瘘、尿道狭窄、尿道憩室发生率高。已发表的手术方法多达 300 余种,至今尚无一种满意的、被所有医师接受的术式。目前常应用术式多达 30 余种。

1. 尿道下裂手术治疗简史回顾　Galen 第一个使用 hypospadias 一词,并强调阴茎下弯需要治疗。现在还应用的 Thiersch 和 Duplay 在治疗历史上有重要地位。1869 年 Thiersch 采用局部皮瓣组织,修复尿道下裂,获得了成功。他首次提出用包皮瓣通过阴茎根部的纽扣眼状洞,绕过阴茎头,覆盖阴茎腹侧皮肤缺损。1874 年 Duplay 在矫正阴茎下弯后,二期手术,将正中皮肤缝合成管,形成尿道。1875 年 Wood 首先采用尿道口基底血管皮瓣,形成尿道。1891 年 Landerer 使用阴囊组织成形尿道,并用阴囊填补阴茎皮肤缺损。用血管蒂皮瓣做尿道历史也很久了,1896 年 Van Hook 采用带血管蒂的包皮瓣形成尿道,倡导用阴茎外侧斜行皮瓣成形尿道。1900 年 Russell 首先尝试了一期修复尿道下裂。1913 年 Edmunds 首次成功地在矫正下弯的同时,把包皮转移到阴茎腹侧,并在二期手术中用 Duplay 法做尿道成形。1932 年著名的 Mathieu 医生首次报道用翻转尿道口基底皮瓣,成形尿道术式后,经过多年使用、总结曾经被

公认是修复无阴茎下弯的前型尿道下裂的良好方法。1936 年 Cecil 改进了 Landerer 法,采用分期将阴茎埋入阴囊以获得皮肤覆盖。同年,Browne 也采用分期手术治疗尿道下裂,先矫正阴茎下弯,再利用阴茎腹侧皮肤,二期成形尿道。具有划时代意义的是 1953 年 Browne 发明了皮条埋藏法修复尿道下裂,阴茎腹侧皮条,被充分游离的皮瓣在中线覆盖,皮条沿着支架管生长,充分上皮化。随着手术技术水平的提高,越来越多的外科医生采用一期方法修复尿道下裂,首先是 1961 年 Devine 和 Horton 在矫正下弯的同时,使用游离的包皮代替尿道,取得一定经验。随之,带蒂皮瓣式开始流行,从 1970—1972 年,Hodgson 分别提出了直裁包皮内板及内外板交界部,将带蒂岛状皮瓣转至阴茎腹侧成形尿道。1971 年印度的 Asopa 首创斜裁带血运包皮内板与外板一起转移至阴茎腹侧代尿道。著名的尿道下裂学家 Duckett 发表了 3 个经典手术。1980 年他改进 Asopa 和 Hogson 的方法,即横裁包皮内板、分离出供应其血运的血管蒂,形成岛状皮瓣转至阴茎腹侧代尿道,并将原来的切开阴茎头翼改成阴茎头下隧道。1981 年他又介绍了尿道口前移、阴茎头成形术(MAGPI)。1986 年 Duckett 改进了横裁包皮岛状皮瓣的方法,保留尿道板,用带蒂岛状皮瓣与之吻合形成尿道,即 Only island flap 的方法,使手术成功率进一步提高。1994 年 Snodgrass 报道了尿道板纵切卷管,尿道成形术,目前在美国约三分之二尿道口位于冠状沟至阴茎阴囊交界处的尿道下裂和尿道下裂手术失败后再手术病例采用该术式。20 世纪 90 年代,英国医生 Bracka 再次提出使用口腔黏膜游离移植物来修复尿道下裂,该术式应用也越来越广泛,尤其在一些长段缺损及失败的尿道下裂病例。

2. 尿道下裂手术方法的选择　无论何种手术方法均应达到目前公认的治愈标准:①阴茎下弯完全矫正;②尿道口位于阴茎头正位;③阴茎外观满意,与正常人一样站立排尿,成年后能进行正常性生活。尿道下裂的治疗分为阴茎下弯矫正、尿道成形两个步骤。阴茎下弯矫正是前提。以下按有无合并阴茎下弯介绍手术方法。

29

（1）合并阴茎下弯的尿道下裂治疗：国外不同，国内大部分医院收治的病人中，合并阴茎下弯的尿道下裂占绝大多数。由于有阴茎下弯的尿道下裂在切断尿道板，矫正下弯后，均需用代替物形成新尿道，术后并发症尤其是尿道瘘的发生率较高，是一治疗难题。手术方法很多，目前主要应用的手术包括一期和分期尿道成形术。一期尿道成形术方法可分为三种：①利用带血管蒂的岛状皮瓣代尿道；②用游离移植物代尿道；③用与尿道口邻近的皮肤代尿道。以第一种方法应用最多，包括国内广泛使用的 Duckett 横裁岛状管形包皮瓣尿道成形术。

1）矫正阴茎下弯：对于阴茎下弯大于 30 度的病人，常需要切断尿道板矫正。距冠状沟 1.0cm 环行切开包皮内板，阴茎背侧的切口达 Buck 筋膜，阴茎腹侧切断尿道板显露白膜。将阴茎皮肤、皮下组织呈脱套状退至阴茎根部。在阴茎白膜表面尽量剥除腹侧纤维索带，一般要分离尿道口周围的纤维组织至阴茎根部后方能完全矫正下弯。在尿道下裂修复手术中，阴茎皮肤脱套之后，评价阴茎下弯的程度更为可靠。应该采用人工勃起试验判断阴茎下弯矫正是否成功，具体方法在阴茎根部扎止血带，将蝴蝶型小针头扎入阴茎头内或 1ml 注射器小针头扎入阴茎海绵体内，在术中间断向阴茎海绵体注入生理盐水借以评价阴茎下弯的程度。也有人采用动脉血管扩张剂—前列腺素 E1（PGE1）作为药物勃起试验判断阴茎下弯程度。对于切断阴茎腹侧纤维组织后，人工勃起试验仍有下弯存在的病例，要用阴茎背侧白膜紧缩术矫正。手术中应分离中线两侧的 Buck 筋膜，以避免损伤神经血管束，横行切除 5~8mm 白膜，5-0 prolene 线分别将两侧白膜边缘纵行缝合，以达到矫正阴茎下弯的目的。Baskin 后来又经过做阴茎血管的解剖研究，发现阴茎背侧 11 点至 1 点血管分布少，建议于阴茎背侧 12 点处做白膜紧缩，取得了满意效果。

2）横裁包皮岛状皮瓣管状尿道成形术（Duckett 法）：包皮是修复尿道下裂的良好材料，取材方便，没有毛发，耐受尿液刺激。Duckett（1980）改进 Asopa 及 Hodgson 的方法，横裁包皮内板，从阴茎皮肤上分离出供应岛状皮瓣的血管蒂，将岛状皮瓣转至阴茎腹侧代尿道，并将原来的切开阴茎头翼改成阴茎头下隧道。这个手术被国内外医生广泛应用，在国内被简称为 Duckett 手术（资源 39）。具体方法：①距冠状沟 1.0cm 环行切开包皮内板，阴茎背侧的切口达 Buck 筋膜，阴茎腹侧切断尿道板显露白膜。将阴茎皮肤皮下组织呈脱套状退至阴茎根部。尽量剥除腹侧纤维索带，一

资源 39
尿道下裂 - 尿道
成形 Duckett 术

般要分离尿道口周围的纤维组织后方能完全矫正下弯。剥除纤维组织后，尿道口向后退缩。下弯矫正后可采用人工勃起试验检查矫正效果。②测量尿道口至阴茎头舟状窝的距离，即为尿道缺损长度。③取阴茎背侧包皮内板及内外板交界处皮肤做岛状皮瓣。皮瓣宽度 1.2~1.5cm，长为尿道缺损长度。在皮瓣的各边共缝 6 根牵引线。用小剪刀将含有供应皮瓣的阴茎背浅动、静脉，深层皮下组织与阴茎皮肤分离开，形成血管蒂。血管蒂长度以能将皮瓣转至阴茎腹侧为准。④用合成吸收线连续缝合皮瓣成皮管。⑤做阴茎头下隧道。于阴茎腹侧，用小剪刀沿阴茎海绵体白膜与膨大的阴茎头尿道海绵体间隙做分离，于舟状窝处拟做尿道口部位先剪除一小片皮肤后，戳出及扩大成隧道，使能通过 12~15F 尿道探子。⑥将带蒂包皮管经阴茎一侧转至腹侧，其近端与原尿道口做斜面吻合（注意切除邻近尿道口的膜状尿道），远端经阴茎头下隧道与阴茎头吻合。若血管蒂过宽，可从其中央分出一个纽扣样孔，穿过此孔使皮管转至阴茎腹侧。近端吻合口及皮管与海绵体白膜固定数针，以防扭曲。可用血管蒂、阴囊肉膜覆盖尿道。⑦纵向切开阴茎背侧包皮，向阴茎两侧包绕，裁剪缝合皮肤覆盖创面。最好成型出阴茎阴囊角，使阴茎外观满意。留置 6-10F 尿道支架管。

对尿道缺损长的重度尿道下裂，带血管蒂包皮管长度不能弥补尿道时，可利用尿道口周围皮肤做一段皮管，与带蒂包皮管吻合。比较常用的是在尿道口周围做一 U 形切口，做局部的 Duplay 尿道成形，即 Duckett+Duplay 尿道成形术。由于

Duplay 尿道成形的应用减少了 Duckett 带蒂包皮瓣的长度,更充分地保证了成形尿道的血液供应,近端尿道吻合口可用阴囊肉膜来保护,所以对于阴茎阴囊皮肤发育较好的重度尿道下裂可使用本手术。

Duckett 手术的最常见并发症为尿道瘘。绝大部分为直径小于 1cm 的小尿道瘘,修瘘方法简单,成功率高。大部分尿道下裂病人经过两次手术(即经一次尿道瘘修补之后)可治愈。经过术后长期随诊,Duckett 术式的术后外观最满意(图29-9)。

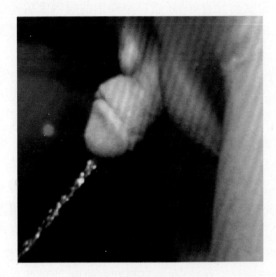

图 29-9　尿道下裂术后外观

其他的一期手术还有 Hodgson 纵向包皮瓣法、koyanagi 术等。

对合并阴茎下弯的尿道下裂治疗还有很多方法,国内应用较多的是阴囊中线皮肤岛状皮瓣法及以使用膀胱黏膜为主的游离移植物代尿道法。

3) 阴囊中线皮肤岛状皮瓣法:很早就有人使用阴囊中线皮肤修复尿道下裂。国内应用的方法是李式瀛等(1984)根据阴囊纵隔有固定血运设计的阴囊中线皮肤岛状皮瓣尿道成形术。手术方法:①距冠状沟 0.5~1.0cm 环形切开包皮,矫正阴茎下弯。②根据尿道缺损距离,于尿道口近端阴囊纵隔皮肤上做皮瓣标志,宽约 1.5cm,按标志做切口。切口应该达睾丸鞘膜外,充分松解阴囊皮下组织,保护纵隔的血管,做成岛状皮瓣。使皮瓣能

无张力、无扭曲地翻转于阴茎海绵体。缝合皮瓣成皮管。③翻转皮管,使缝合面对于海绵体上。④皮管远端经阴茎头下隧道或与切开的阴茎头翼吻合,使尿道口位于阴茎头正位。可将皮管的皮下组织与海绵体固定几针。⑤裁剪缝合阴茎、阴囊皮肤。该手术利用阴囊纵隔的血管解剖特点,设计合理,减少了尿道近端吻合,皮管的缝合面贴于海绵体,术后尿道瘘发生率低。国内也有很多作者报告使用本术式效果满意。阴囊中线皮肤岛状皮瓣尿道成形术最适于阴囊纵隔发育好的阴茎阴囊型尿道下裂。目前对本手术争论的主要问题是阴囊皮肤长有毛发,远期可能并发结石。若阴囊皮瓣有回缩,则阴茎上细下粗,像胡萝卜样,阴茎外观不满意。该手术应用逐渐减少。

4) 游离移植物代尿道:用游离移植物代尿道的应用材料很多,如包皮、膀胱黏膜、睾丸鞘膜、大隐静脉、口腔颊黏膜等。

本术式的优点是手术方法简单,容易掌握,国内有报道用膀胱黏膜代尿道法,取得了满意的效果。但由于游离移植物本身无血运,易挛缩,术后常因尿道狭窄,需做尿道扩张。因此,国内外大多数作者认为该方法只能用于不能应用带蒂皮瓣代尿道及多次手术后局部取材困难的病例。而口腔颊黏膜因取材方便,抗干燥,抗感染能力强,易存活,逐渐作为游离移植物的首选材料,而且手术效果好。

目前,对于阴茎下弯矫正后,尿道缺损长的病例,国内外医师有重新使用分期手术的趋势,而且应用逐渐增多。早期的分期手术主要分为两个步骤:Ⅰ期矫正矫正阴茎下弯,预铺尿道板,Ⅱ期尿道成形,但这种术式的缺点是Ⅱ期原位卷管时可用的覆盖材料较少,容易形成尿瘘,且尿道口很难做到正位。近年来,分期 Duckett 术式作为一种新的治疗重度尿道下裂的手术方式,越来越为广大医师所接受。要点是充分矫正阴茎下弯后,利用带蒂包皮缝合 Duckett 皮管并转移至腹侧成形阴茎头及大部分阴茎体,但近端不与原尿道口吻合,而是只做造瘘(图 29-10),半年到一年后,再将成形尿道近端与原尿道口吻合,从而显著降低了并发症

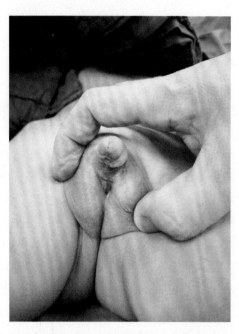

图 29-10 分期 Duckett 岛状皮瓣尿道成形术，近端尿道

的发生率。

(2) 轻度阴茎下弯的尿道下裂手术：阴茎下弯是否应该彻底矫正始终存在争论。这对于病人未来的性生活有影响，而对于医生选择哪种手术方法也是至关重要。因为彻底矫正阴茎下弯多需要切断尿道板，而尿道板是否保留，手术成功率相差很多，手术的难易程度相差很远。Baskin 曾经做过长期随诊，一般认为小于 15 度的阴茎下弯为轻度，不影响性生活。对伴有轻度阴茎下弯的尿道下裂，多数可以保留尿道板。阴茎背侧白膜紧缩是最常用的方法。

很多轻度或中度阴茎下弯是因阴茎海绵体不对称，阴茎腹侧的各层皮下组织缺乏引起，在使用阴茎背侧白膜紧缩、短缩，阴茎皮肤脱套，切开尿道板两侧及分离阴茎头翼瓣时切至白膜层，向上、下松解等方法可矫正下弯，保留了尿道板，可使用以下几种方法修复尿道下裂，从而提高手术成功率。

这类手术特点是可用异位尿道口远端尿道板作为修复尿道的部分材料，手术操作相对简单，成功率要高于合并阴茎下弯的病例。按异位尿道口位置介绍手术方法。

1) 尿道口前移阴茎头成形术（MAGPI）：由

Duckett 于 1981 年率先发表。手术方法：①向尿道口远端纵向切开阴茎头舟状窝背侧 0.2~0.3cm。②横向缝合伤口 3~5 针，使尿道口前移。距冠状沟 1.0cm 环形切开包皮至 Buck 筋膜，将阴茎皮肤呈脱套状退至阴茎根部。操作时插导尿管，以免损伤尿道。③用神经拉钩或缝线，提起阴茎腹侧冠状沟皮肤，纵向褥式缝合后加固了前移的尿道口。④纵向切开阴茎背侧的包皮，呈围巾式从两侧包绕阴茎，裁剪缝合阴茎皮肤。

MAGPI 操作简单，只要病例选择适当，术后效果好。它适用于阴茎头型、冠状沟型病例。阴茎头舟状窝发育好、尿道口呈圆形的病例术后外观更加满意。如术中未损伤尿道，术后一般不会发生尿道瘘。

2) 尿道口基底血管皮瓣法（翻斗式皮瓣，Mathieu 或 flip-flap 法）：1932 年 Mathieu 发表本术式后，经过多年的使用、总结，曾被公认是修复无阴茎下弯的前型尿道下裂的一个良好术式。手术步骤：①用着色笔在阴茎上做切口标记。②按标志沿尿道口两侧做平行切口，切口宽度不小于 0.5cm。远端至舟状窝顶，近端至与尿道缺损相等的长度。阴茎头处切口应深达显露阴茎海绵体白膜。阴茎处切口亦切进 Buck 筋膜，显露白膜。③距冠状沟 0.5~1.0cm 环形切开包皮，将阴茎皮肤呈脱套状退至阴茎根部。④分离出两侧阴茎头翼瓣及尿道口基底皮瓣。分离皮瓣时注意保护尿道口基底血运。⑤翻转皮瓣与尿道板处切口做吻合。⑥缝合阴茎头翼，尿道口位于舟状窝处。⑦裁剪缝合阴茎皮肤。

Mathieu 手术适用于冠状沟型、冠状沟下型及尿道口位于阴茎体前 1/3 的病例，并且要求阴茎头发育好，阴茎腹侧皮下组织充裕。手术成功关键是取阴茎的浅筋膜，或用翻转皮瓣的皮下组织覆盖尿道。其缺点是在阴茎头小的病例，有合并尿道口狭窄的可能；基底血管皮瓣的长度受血运的限制，尿道缺损长的病例不宜使用。而且该术式术后阴茎外观不太令人满意。本术式基本被 TIP 取代。

3) 加盖岛状皮瓣法（Onlay island flap 法）：本术式是 Elder、Duckett 等（1987）根据横裁包皮岛状

皮瓣法改进的(图 29-11)。其特点是保留尿道板,用带蒂岛状皮瓣与之吻合形成新尿道。手术方法:①在尿道板上做从尿道口至舟状窝宽约 0.5cm 的平行切口,成为新尿道的背壁;②距冠状沟 1.0cm 处环切开包皮,将阴茎皮肤呈脱套状退至阴茎根部;③根据尿道缺损长度,于阴茎背侧包皮内板或内、外板交界处做相应长度,宽 0.5~1.0cm 的带蒂皮瓣;④分离出两侧阴茎头翼。将岛状包皮瓣转移至腹侧,与尿道板做 U 形吻合,用血管蒂、肉膜覆盖尿道;⑤缝合阴茎头翼,裁剪缝合阴茎皮肤(资源 40)。

资源 40
尿道下裂 - 尿道
成形 Onlay 术

对于尿道板发育好,尿道口位于阴茎体、阴茎根部的病例可用本术式。由于应用了有血运的岛状包皮瓣,避免了近端尿道口的环形吻合,术后尿道瘘、尿道狭窄等合并症均很少。因尿道的一半是固定于阴茎体的尿道板,成形尿道不易扭曲,术后尿道憩室样扩张发生率很低。虽然操作方法比较复杂,还是被越来越多的医师接受并取得了满意的效果。术后阴茎外观好。

4)尿道板纵切卷管法(Snodgrass 或 TIP 法):1994 年 Snodgrass 首次报道尿道板纵切卷管尿道成形术,即将尿道板正中纵行切开,向两侧游离、扩展,加宽尿道板后,缝合成形尿道。本术式适于尿道板发育较好的前型尿道下裂,可以明显缩短手术时间,尿道口呈裂隙状使阴茎头和尿道口更美观。手术方法:①在尿道板上做从尿道口至舟状窝宽 0.6~0.8cm 的平行切口;②距冠状沟 1.0cm 处环切开包皮,将阴茎皮肤呈脱套状退至阴茎根部,如有轻度阴茎下弯,结合阴茎背侧白膜紧缩术矫正阴茎下弯;③分离两侧阴茎头翼瓣,于尿道板中央做纵切口达阴茎海绵体白膜层,向两侧分离,使其可以围绕 F8~10 导尿管缝合成尿道;④取阴茎皮下浅筋膜覆盖成形尿道;⑤关闭阴茎头翼瓣成形尿道口,裁剪缝合阴茎皮肤。Snodgrass 法也可用于失败的尿道下裂修复、长段尿道瘘修补。但是因为有瘢痕的阴茎皮肤的血液供应,比原始尿道板要差,所以手术成功率低于首诊病例(资源 41)。

以上介绍的几种手术方法,对不同类型的尿道下裂选择术式如下:①阴茎头、冠状沟型无阴茎下弯或不需切断尿道板可矫正下弯的尿道下裂可考虑采用 MAGPI。②冠状沟、冠状沟下型及尿道口位于阴茎体的尿道下裂考虑采用 TIP 或者 Onlay 手术。③有阴茎下弯的尿道下裂宜采用横裁包皮瓣,管形尿道成形法(Duckett 术式)。尿道缺损长的病例可以应用分期尿道成形术。④Duplay、Snodgrass 法适用于阴茎下弯已矫正或长段尿道瘘病例。⑤游离移植物代尿道适用于多次手术后,阴茎局部无足够的组织可供修复用的病例。

资源 41
尿道下裂 - 尿道
成形 TIP 术

由于尿道下裂各型差异大,修复要求高,医师需结合患者特点及自己对各种手术的理解和经验,来选择手术方法。

(3)无尿道下裂的先天性阴茎下弯手术:这种病人应该归类于尿道下裂。通常有三种类型。

1)尿道口正位,但是远端尿道海绵体缺乏,尿道壁薄如纸。大多因尿道发育不良而导致阴茎下弯。手术时首先做阴茎皮肤脱套,观察阴茎下弯情况,如果是轻度下弯可先尝试阴茎背侧白膜紧缩矫正下弯,保留原有尿道。如果下弯矫正不满意或因尿道壁过薄,分离时破裂,可切开尿道作尿道板,切开尿道板两侧、分离阴茎头翼瓣时切至白膜层向上下松解,协助矫正下弯,然后做加盖岛状皮瓣法(onlay)手术或者 TIP 手术。

如果是重度下弯需要切断发育异常的尿道,矫正阴茎下弯,做阴茎背侧的横裁包皮岛状皮瓣转至腹侧,形成皮管,分别与尿道两断端吻合。也可以切开远端发育不良尿道,按尿道下裂术式,切断尿道板,彻底矫正下弯后,做横裁包皮岛状皮瓣尿道成形术。相对而言笔者愿意选择后一种术式,因为前一种方法有两个尿道吻合口,尿道瘘发生率较高。

2)阴茎体段尿道周围有海绵体,但 Buck 筋膜、皮下肉膜及皮肤异常,引起阴茎下弯。大部分病例在使用阴茎皮肤脱套后可矫正下弯,只个别病例需切断尿道做尿道成形术。

3)尿道周围海绵体及各层组织均正常,只是

29

阴茎海绵体背侧白膜长于腹侧,引起下弯,缩短背侧白膜,下弯即可纠正。

【尿道下裂术后合并症的治疗】 尿道下裂术后最常见的合并症包括:尿道瘘、尿道狭窄、尿道憩室样扩张、阴茎外观不满意,而这些并发症处理不难。真正的尿道下裂失败的病例包括:残留严重的阴茎下弯;阴茎局部皮肤不能弥补修复尿道;阴茎海绵体或者阴茎头损伤;阴茎外观不可修复等。

1. 尿道瘘　尿道瘘是尿道成形术后最多发的合并症。公认的发生率为 15%~30%,即使术者技术熟练,其发生率也在 5%~10%。尿道瘘发生的主要原因是做尿道成形术的材料,血液供应差,局部组织缺血、坏死、感染。也有因为尿道狭窄、尿液引流不畅增加了切口张力,使其裂开及尿道覆盖层次少等原因。大部分尿道瘘在术后第一次排尿时出现,也有小瘘出现较晚者。一般尿道瘘多发生在冠状沟及尿道吻合口处,如阴茎根部。发现尿道瘘后不能马上修复,需要局部皮肤瘢痕软化,一般要等待术后 6~12 个月以上,血液供应重建后再行第二次手术修复。而位于阴茎根部、会阴部的小尿道瘘尚有自愈的可能。在修补尿道瘘前要了解排尿情况。如有尿道狭窄应先处理。还要明确尿道瘘的位置,尤其对于针眼大的小瘘肉眼难以辨认,可用缝针的针尾试探瘘口,或用手压住近端尿道,自尿道口注水,观察溢水部位,明确尿道瘘位置。

对小尿道瘘修补很容易,只要缝合瘘口,取周围组织覆盖,大部分病人可以治愈。而对大尿道瘘的修复方法根据瘘口的位置、大小、局部皮肤的条件而定,需要丰富的临床经验,其难度超过首诊病人。由于尿道成形术后阴茎皮肤的正常解剖、血运结构已被破坏,适于做岛状皮瓣的病例很少,最常用的方法是就地取材 Duplay、Thiersch、Snodgrass 等方法。

2. 尿道狭窄　狭窄多发生在阴茎头段尿道及吻合口处。术后 3 个月之内的早期狭窄可用尿道扩张解决,若无效需手术切开狭窄段尿道造瘘。

3. 尿道憩室样扩张　这种合并症多见于 Duckett 横裁包皮岛状皮瓣管状尿道成形手术的病例。其原因有:

(1) 继发于尿道狭窄:由于尿道狭窄造成近端的尿道扩张,有的形成憩室状扩张。

(2) 手术形成口径过大的尿道:有些成形尿道扭曲造成局部节段性狭窄,引起近端尿道扩张。

(3) 成形尿道周围组织少:当阴茎皮肤及包皮不充裕,缝合层次少,外周组织感染、坏死时,成形尿道周围支持组织减少,导致局部尿道扩张。

对继发于尿道狭窄的小的憩室状扩张,在解除狭窄后,大部分可好转。而大的憩室状尿道扩张应先消除原因,然后裁剪憩室样扩张的尿道壁,成形尿道。

【与手术有关的因素】

1. 手术年龄　只要麻醉保证安全,阴茎局部条件好,即可早期手术。被接受的年龄在 6~18 个月之间。早期治疗可减少患者的心理负担,而且小儿 3 岁之内阴茎增长幅度很小。如果患者年龄过大,如青春期后阴茎明显发育,阴茎体增长,由于修复尿道的阴茎皮肤相对少,手术缝合操作增加,局部容易感染,影响手术效果。

2. 手术器械、缝线　由于尿道下裂的修复是精细的手术,所以最好用整形外科的器械。必备的有小持针器、有齿整形镊、眼科剪等。有条件应配有针样双极电凝器及可放大 1.5~2.5 倍的手术显微镜,可减少出血。手术操作更清晰。对于缝线,最常用的是合成吸收线,缝线型号以 6-0、7-0 较佳。缝合皮肤可用快吸收的合成吸收线,因其吸收期在 14 天左右,不必拆线。但是必须强调,对于手术成功来说手术缝线与操作技术相比绝对是次要的。

3. 切口敷料　使用敷料的目的是固定阴茎,减少水肿,防止出血,保护切口。敷料并不能防止皮肤坏死及尿道瘘发生,因而不直接影响手术效果。敷料种类主要有吸水纱布、尼龙纱布、化学合成胶布、各种生物膜等。选择时以操作方便、患者感觉舒适为标准。

4. 出血控制方法　由于阴茎的血管丰富,尿道下裂手术易出血,始终是医师很注意解决的问题。首先应该认识到尿道下裂修复是技巧要求高、难度大的手术,熟悉阴茎局部解剖、准确地掌握手术操作层次是减少术中出血的关键。另外还要掌握一些止血方法。手术前可以向阴茎皮肤内注射1:100 000的肾上腺素,当然要准确掌握浓度、注意患者血压变化。术中应用双极电凝止血。在切开阴茎头时可在阴茎根部用导尿管做止血带,每10~15分钟放松一次。

5. 尿液引流方法　凡做了尿道成形的病例应引流尿液。不做尿道成形如MAGPI、单纯阴茎下弯矫正等手术可不置管引流。也有人报道保留尿道板的前型尿道下裂修复如Mathieu、Onlay、Snodgrass等手术不放引流管取得良好效果。但更多的医师还是主张置管引流。引流方法:①耻骨上膀胱造瘘;②会阴部尿道造瘘;③尿道内置导尿管引流。第二种方法已很少使用。近年来随着手术经验积累、导尿管改进,尤其是质量良好的Foley双腔气囊导尿管的应用使膀胱造瘘引流逐渐减少。国外大部分医师均认为没有必要做膀胱造瘘。作者自2000年起至今,对于轻度到重度尿道下裂均未用膀胱造瘘,只用Foley双腔气囊导尿管引流,不影响手术结果。不仅减少了手术操作而且膀胱痉挛也很少。引流管可接无菌瓶,如有条件,导尿管直接开放于尿布上。二者的感染率无差异。导尿管保留7~10天不等,对手术效果影响不大。需要注意的是合并前列腺囊时插导尿管较困难,一般是用手术探针引导紧贴尿道前壁将导尿管插入膀胱。

6. 术后用药　为减轻疼痛,可于术后给骶管麻醉,并给口服止痛药。为防止、减轻膀胱刺激症状,应给予解痉药。对青春期的患者,为防止阴茎勃起引起渗血、疼痛,应给予雌激素。术后常规用抗生素。

7. 切口护理　术后3~5天切口局部无出血倾向,可打开阴茎敷料。切口暴露,也可以用烤灯、药物涂抹等方法,以利其干燥愈合。

【随访与心理治疗】　对于尿道下裂术后患者,应做长期随访。随访有无合并症、排尿异常。远期了解患者青春期后的第二性征发育,婚后性生活及生育等情况。让患者及家长了解尿道下裂只是一种外生殖器畸形,治愈后与正常男性一样。成功的尿道下裂修复使术后阴茎外观接近正常,

是消除患者心理负担的最好方法。

【女性尿道下裂】　该病很少见。查体及做膀胱尿道镜检查可发现尿道口位于处女膜内,可从正常尿道口至膀胱颈的阴道背侧壁上任何位置。如果尿道口位于膀胱颈则常有尿失禁。尿道口靠远端的病例无尿失禁如有排尿困难,用尿道扩张等保守方法加以治疗。有尿失禁的患者须做膀胱颈括约肌及尿道成形术。

(二)尿道瓣膜和其他尿道病变(urethral valve and others)

后尿道瓣膜

【定义】　后尿道瓣膜(posterior urethral valves)是男性儿童先天性下尿路梗阻中最常见的疾病。估计发病率为5 000~8 000例活产男婴中有一例。同时有报道,胎儿产前诊断为后尿道瓣膜的产妇中,46%选择终止妊娠,提示本病的发病率可能较上述数据更高。最早Maorgani和Benjamin(1769)曾报道后尿道瓣膜,Young(1919)首先详细描述了本症,并做了合理分型。本病真正被广大医师认识是在20世纪50年代后期、60年代初期,排尿性膀胱尿道造影(VCUG)作为常用诊断方法以后。国内施锡恩与谢元甫(1937)曾报道后尿道瓣膜5例。由于该病多起病早,见于小婴儿、新生儿,症状常表现为呼吸困难、尿路感染、生长发育迟滞、营养不良等,经常被误诊为内科系统疾病,所以应与内科医师密切合作,做出正确的诊断及治疗。本院第一例后尿道瓣膜即是1970年在内科被发现。患者1岁,以肺炎、呼吸衰竭、败血症治疗无效而死亡,经尸检发现后尿道瓣膜。此后,逐渐认识了该病的诊断、治疗。1987年黄澄如报道了国内例数最多的后尿道瓣膜。

【病理及胚胎学】　后尿道瓣膜可分三型:

Ⅰ型:最常见,占引起梗阻瓣膜的95%。形态为一对大三角帆样瓣膜起自精阜的远端,走向前外侧膜部尿道的近侧缘,两侧瓣膜汇合于后尿道的背侧中线,中央仅留一孔隙。可逆行插入导尿管,但排尿时,瓣膜膨大,突入膜部尿道,甚至可达球部尿道,导致梗阻。瓣膜的组织结构为单一的膜性组织,但瓣膜基底较肥厚。

Ⅱ型:黏膜皱褶从精阜走向后外侧膀胱颈,目

前认为不造成梗阻,甚至有人否认其存在。

Ⅲ型:后尿道瓣膜Ⅲ型占梗阻性后尿道瓣膜的5%。该类瓣膜位于精阜远端膜部尿道,呈环状隔膜样,中央有一孔隙。瓣膜主要成分为黏膜。同Ⅰ型瓣膜一样,可逆行插入导尿管,但排尿时瓣膜膨出突入后尿道或球部尿道,造成梗阻。

Ⅰ、Ⅲ两型瓣膜的病理构成虽不相同,但临床表现、治疗方法及预后均无明显区别,甚至尿道镜检查也难以辨别。

后尿道瓣膜的病因尚不十分明确,家族倾向不明显,但有同卵双胞胎均发病的报告。关于胚胎学机制目前有学者提出了以下几种假说,最早认为是尿道黏膜皱褶肥厚增生导致梗阻,后被认为是尿生殖窦膜退化不全所致,目前多认为是由于中肾管发育异常。

【病理生理】　后尿道瓣膜于胚胎形成的早期就已出现,可引起泌尿系统及其他系统的发育异常及功能障碍。

1. 肺发育不良　胎儿尿是妊娠中、后期羊水的主要来源。后尿道瓣膜的胎儿因肾功能差,排尿少,导致羊水减少。羊水过少妨碍胎儿胸廓的正常活动及肺在子宫内的扩张,造成肺发育不良。生后患者常有呼吸困难、发绀、呼吸窘迫综合征、气胸及纵隔气肿,多死于呼吸衰竭,而不是肾衰竭及感染。

2. 对上尿路的影响

(1) 肾功能异常:后尿道瓣膜患者肾功能异常包括两方面病因,一是尿路梗阻,二是肾发育不良。尿路梗阻导致肾损害已经在各种动物模型中得到证实。梗阻所致的尿路压力增高,可损害肾小管腔内细胞,影响肾的集合系统,造成肾尿液浓缩功能障碍,尿量增多,尿比重下降,其尿量可以是正常尿量的2~4倍,即获得性肾性多尿症或肾性糖尿病。无论液体摄入量多少及有无脱水,尿液排出均增多,从而使输尿管逐渐扩张,同时也增加了膀胱容量。膀胱内压增高,加重上尿路的损害,形成恶性循环。在新生儿、婴儿期,由于胃肠功能紊乱及高热极易引起水、电解质失衡。由于肾性多尿症是因为肾集合管功能失调,所以抗利尿激素治疗无效,在某种程度上低盐饮食可控制多尿。

尽管关于后尿道瓣膜肾损害的病因中是否合并肾发育不良仍存在争论,但产前早期干预并未能明显改善后尿道瓣膜患者肾脏远期预后,提示合并肾发育不良是肾功能异常的另一病因。超声检查肾脏回声增强、肾皮质变薄伴皮质内小囊泡及皮髓质边界不清高度提示肾发育不良。根据动物试验推测,在原始后肾胚基生成时,因尿路梗阻、反流使肾小管内压力增高而造成肾发育不良。也有人认为,肾发育不良的原因是中肾管旁的输尿管芽位置异常。Henneberry 和 Stephens 解剖亦发现在后尿道瓣膜患者中,输尿管开口向外移位的病例出现肾发育不良的可能性大。总之,肾发育不良与胚胎发育有关。

(2) 上尿路扩张:后尿道瓣膜多合并程度不同的肾积水、输尿管扩张(图 29-11)。其原因除膀胱输尿管反流外,还有因后尿道瓣膜引起的膀胱内压力增高,使上尿路尿液引流不畅。肾集合管系统被破坏,尿浓缩功能差引起多尿。治疗后尿道瓣膜后,部分患者的肾积水、输尿管扩张应有所减轻,但还有相当一部分患者的上尿路改变不明显。其原因可能是尿道瓣膜切除后,膀胱功能异常。如尿道瓣膜切除后上尿路扩张无变化,尤其经常伴有泌尿系感染时,应怀疑膀胱输尿管连接部梗阻及输尿管蠕动功能异常。但真正的膀胱输尿管

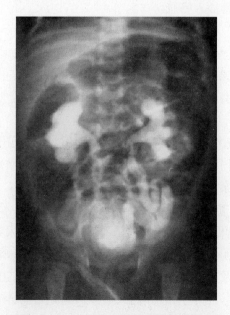

图 29-11　后尿道瓣膜合并双侧肾积水

连接部梗阻并不多见。

（3）膀胱输尿管反流：50%~80% 的后尿道瓣膜合并膀胱输尿管反流，后尿道瓣膜患者约 1/3 有双侧反流、1/3 有单侧反流、1/3 无反流（图 29-12）。双侧反流多见于 1 岁以下婴儿。单侧反流与年龄无关。单侧反流多见于左侧，即使在右侧一般也较轻，容易恢复。反流原因是膀胱压力增高，使输尿管口抗反流机制失调；输尿管口周围有憩室形成也是引起反流的另一原因。有些病例是胚胎期输尿管芽位置异常而引起反流。膀胱输尿管反流更加重了肾实质、肾曲管的破坏，易发生反复泌尿系感染，造成肾瘢痕形成、远期高血压、肾衰竭等合并症。

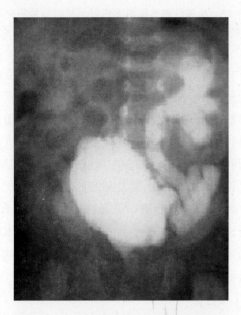

图 29-12　后尿道瓣膜合并左侧输尿管反流

（4）膀胱功能异常：后尿道瓣膜的患者膀胱功能障碍的发生率可高达 75%~80%，尿动力学的主要表现为逼尿肌不稳定、膀胱低顺应性及膀胱容量小，晚期可表现为肌源性衰竭。继发于胎儿期尿路梗阻的膀胱肥厚导致排尿压持续增加，膀胱在代偿期尚可完全排空，但增高的排尿压导致膀胱壁逐渐重构，进一步增加排尿压并最终导致排空障碍，残余尿增多。1982 年，Mitchell 提出"瓣膜膀胱综合征"的概念，用以定义部分后尿道瓣膜患者术后仍存在膀胱功能异常，导致肾输尿管积水不缓解和尿失禁的现象。瓣膜膀胱可能是由

于瓣膜形成于膀胱胚胎发育前，导致膀胱出现组织学改变，包括平滑肌肥厚增生、胶原亚型比例颠倒、肌球蛋白含量改变、弹性纤维增加和细胞外基质沉积等，使膀胱壁较正常增厚、扭曲，故膀胱收缩力及顺应性下降，进而导致充盈期膀胱内压力升高。尽管早期成功行瓣膜切除术，但上述膀胱组织学改变依旧是不可逆的，可能最终导致后尿道瓣膜患者膀胱功能异常。膀胱功能异常可使膀胱内压增高、残余尿量增多而导致肾输尿管积水无好转，最终导致肾功能恶化。Parkhouse 随诊后尿道瓣膜患者至青春期，发现膀胱功能异常严重的患者肾功能更低下。此外，多项研究证实合并膀胱功能障碍，是导致患者晚期肾衰竭的主要原因。

【临床表现】　由于年龄和后尿道瓣膜梗阻的程度不同，临床表现各异。

产前超声的普及和技术水平的提高，相当一部分后尿道瓣膜可于产前被诊断或怀疑，所以如生后及时复查，即使无临床表现也可确诊。

新生儿期可有排尿费力、尿滴沥，甚至急性尿潴留。可触及胀大的膀胱及积水的肾、输尿管。有时即使尿排空也能触及增厚的膀胱壁。也可有因肺发育不良引起的呼吸困难、发绀、气胸或纵隔气肿。腹部肿块或尿性腹水压迫横膈也可引起呼吸困难。胎儿或新生儿腹水可有不同原因，但约 40% 属于尿路梗阻的尿性腹水，其中后尿道瓣膜症更是常见的梗阻原因。首都医科大学附属北京儿童医院所见 9 例尿性腹水，其中 8 例为后尿道瓣膜。尿性腹水为尿液通过薄而有渗透性的腹膜渗入腹腔。尿液渗出可见于多种部位，但最常见的是肾实质和 / 或肾窦，因膀胱穿破而致的腹水罕见。虽然尿性腹水可引起水、电解质失衡，甚至危及生命，但由于尿液分流至腹腔，减少了肾脏的压力，腹膜又可吸收腹水，所以对患者的预后有较好的影响。患重度后尿道瓣膜的新生儿可有严重的泌尿系感染、尿毒症、脱水及电解质紊乱。

如在新生儿期未被诊断，至婴儿期可有生长发育迟滞或尿路败血症。很多婴儿因无特异性症状而被延误诊断。如因呕吐、营养不良被怀疑消

29

化系统疾病;因革兰氏阴性杆菌败血症盲目查找感染源;因高血压、多尿而怀疑内分泌疾病等。

学龄期儿童多因排尿异常就诊。表现为尿线细、排尿费力,也有表现为尿失禁、遗尿。有的儿童因患所谓"非梗阻性瓣膜",排尿症状不典型,影像学检查只见有尿道环周的充盈缺损,但无典型尿道及继发的膀胱病变,亦不一定有残余尿;尿动力学检查可显示排尿压增高及尿流率降低,电灼瓣膜后排尿压及尿流率恢复正常,尿道形态也趋正常。

【诊断】

1. 超声　随着产前超声检查的广泛应用,后尿道瓣膜及其他下尿路疾病的产前检出率明显提高。后尿道瓣膜症被检出率位于肾盂输尿管连接部梗阻、巨大梗阻性输尿管之后,居第三位。在产前检出的尿路畸形中,后尿道瓣膜症约占10%。超声检查具有诊断意义的特征性表现为膀胱壁增厚、扩张,伴双侧肾输尿管积水;此外,羊水量少和后尿道扩张呈"锁眼征"可进一步证实存在下尿路梗阻。尽管产前可诊断下尿路梗阻,但由于表现常不典型,本病很难与产前与尿道闭锁、梅干腹综合征(prune-belly syndrome)、双侧重度膀胱输尿管反流及双侧梗阻性巨输尿管相鉴别,需在出生后早期行超声复查及排尿性膀胱尿道造影检查以确诊。妊娠24周以前即诊断后尿道瓣膜的往往预后差;妊娠24周以后诊断后尿道瓣膜、羊水减少不多的病例往往预后相对较好。

2. 排尿期膀胱尿道造影(VCUG)　VCUG是可靠的可确诊本病的影像学检查,应在生后早期复查超声后尽早完善。VCUG可见前列腺尿道伸长、扩张,尿道瓣膜有时可脱垂至球部尿道。梗阻远端尿道变细;膀胱颈肥厚,通道比后尿道细小;膀胱边缘不光滑,有小梁及憩室形成(图29-13)。

50%~80%的患者合并不同程度的膀胱输尿管反流,也可反流入生殖道。有的可见瓣膜影像。对于为了控制感染而留置导尿管引流的患者,在不拔除导尿管的情况下做VCUG也可诊断后尿道瓣膜。手术后VCUG复查很重要,但要注意的是,有的病例后尿道扩张要维持很长一段时间,所以要了解手术效果,应该结合尿动力学检查。

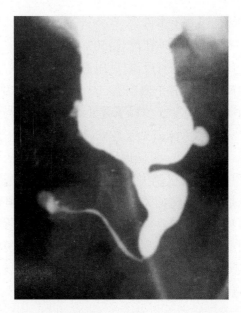

图 29-13　排尿性膀胱尿道造影显示膀胱边缘不光滑,后尿道扩张,前尿道充盈差

3. 尿道镜检查　膀胱尿道镜检查往往安排在术前与手术同期进行。于后尿道可清晰地看见从精阜腹侧两侧发出的瓣膜走向远端,于尿道背侧汇合,在膜部尿道呈声门样关闭。尿道镜进入膀胱顺利,但退出经过瓣膜时有过门槛样梗阻感,通常可见到膀胱内有小梁及憩室形成。

4. 尿动力学检查　有条件的尽量做尿动力学检查,了解膀胱功能,有无膀胱出口梗阻。术前术后测定尿流率有重要的临床意义。术后尿动力学复查可了解膀胱功能的改善情况。

【治疗】

1. 产前干预　因肺发育不良是后尿道瓣膜患者新生儿期致死的主要原因,故行膀胱羊膜腔分流解决羊水减少,从而改善肺功能。分流术式较多,常用的有做胎儿开放性膀胱造口、经胎儿镜于膀胱与羊膜腔之间放置分流管,亦有胎儿膀胱镜切除瓣膜的报道。早期文献报道羊水量恢复正常可防止肺发育不良,提高患者存活率,然而因缺乏对照组,无法证明其有效性。近年来,有文献报道下尿路梗阻中胎儿开放性膀胱造口与保守治疗的对照研究,但因缺少入组患者及终止妊娠,最终每组仅有12例活产儿。研究显示,分流组仅28天内的生存率有改善,两组预后均不良,仅有2例患者2岁时肾功能正常。而分流组因手术相关并发症和羊膜早破面临更高的流产风险。目前,膀胱羊膜腔分流的治疗效果、产前干预的指征和必要性仍有待观察探讨。

2. 手术干预　干预措施因年龄、症状及肾功能不同而异。主要原则是纠正水、电解质失衡,控制感染,引流及解除下尿路梗阻。

有的患者经尿道插入导尿管即可控制感染。若患者营养状况差,感染不易控制,需做膀胱造口或膀胱造瘘引流尿液。膀胱造口的优点是不带造瘘管,减少了膀胱刺激症状及继发感染的机会。极少数患者用以上引流方法无效,如果明确输尿管有梗阻需考虑做输尿管皮肤造口或肾造瘘。

后尿道瓣膜症的上尿路引流应用较少,主要因为:大量临床资料表明绝大部分患者上、下尿路引流对于控制感染、改善肾功能效果无差异;后尿道瓣膜中输尿管梗阻很少;上尿路引流有造成膀胱功能不良的可能;上尿路引流的护理较困难。

一般情况好转后的婴幼儿及肾功能较好的儿童可用尿道内镜电灼瓣膜。具体方法:采用 8F 或 10F 尿道镜(大患者可用更大口径)经尿道逆行插入膀胱,后退镜体至膜部尿道,冲水时可清晰看到瓣膜张开。主要电灼 12 点部位,再补充电灼 5 点及 7 点部位。也有主张电灼 4、8 点部位。因瓣膜薄有张力,电灼后很快破溃、分离(资源42)。

资源 42
后尿道瓣膜 -
瓣膜切开术

注意保护尿道腹侧的精阜。切除时注意观察瓣膜的边缘位置,电灼过多可造成尿道狭窄,尤其 1 岁以下的患者。对不能经尿道放入内镜的患者可经膀胱造口放入,顺行电灼瓣膜。此法的优点是在扩张的尿道中能清楚观察瓣膜,对尿道创伤小。如后尿道过分伸长,内镜不能抵达瓣膜部位,可选用可曲性膀胱尿道镜。电灼时,采用钩状电刀最满意,环形电刀因其破坏面大,应当慎用。亦可用输尿管导管内插金属丝做电灼的方法,效果良好。如果没有内镜,有人用绝缘的电切钩(Whitaker钩)在电视监视器下切除瓣膜也取得良好效果。另外,还有经耻骨、膀胱、会阴等入路切除瓣膜,用导尿管盲目扩张撑破瓣膜等办法,均因手术打击大、并发症高被淘汰。

术后至少应留置导尿管 24 小时。术后 1 个月内复查 VCUG 了解瓣膜是否完全切除。小儿一般状况改善较快,但膀胱恢复要慢得多,而扩张输尿管的恢复更慢。对原有膀胱输尿管反流的患者要观察反流是否改善或消失。

对特殊患者应对症处理。如有肺发育不良的新生儿、小婴儿应注意呼吸道管理,甚至需要气管插管,机械通气、膜肺改善呼吸障碍。对有尿性腹水的新生儿应做适当的膀胱减压以防止反流及腹水积聚。如腹部过度膨胀引起呼吸困难,则需腹腔穿刺减压。

后尿道瓣膜患者的尿路感染会很快进展为肾盂肾炎和败血症,主要是由于合并膀胱输尿管反流、膀胱排空障碍和上尿路严重扩张。后尿道瓣膜患者泌尿系感染的发生率为 50%~60%,远远高于无患病儿童 1% 的泌尿系感染发生率。有文献报道,包皮环切术可降低 83%~92% 的感染风险,使后尿道瓣膜患者泌尿系感染的发生率降至和正常儿童相似的水平。强烈建议后尿道瓣膜患者预防性的行包皮环切术,并且对于保守治疗下仍反复出现发热性泌尿系感染的患者,在考虑输尿管再植之前应先行包皮环切术。

【后尿道瓣膜并发症的处理】

1. 膀胱输尿管反流　后尿道瓣膜症继发的膀胱输尿管反流继发于梗阻所致的膀胱内压力升高,故在电灼瓣膜后有 1/3 自行消失;1/3 在给预防量抗生素的治疗下可控制感染;另 1/3 反流无改善,反复尿路感染。应该注意的是有时重度膀胱输尿管反流也有自愈的可能。有症状的合并膀胱输尿管反流的患者应注意是否存在残存的膀胱出口梗阻。因为后尿道瓣膜患者多合并膀胱功能异常,而膀胱功能异常导致的膀胱内压增高,残余尿量增多,也是输尿管反流不能消失的因素,故术后应定期行尿动力学检查评估膀胱功能,改善膀胱功能也能使部分反流好转。需要做抗反流手术应用方法最多的是 Cohen 膀胱输尿管再吻合术。手术时机应在电灼瓣膜后 6 个月以上,待膀胱及输尿管条件改善后。与原发输尿管反流 Cohen 手术相比,后尿道瓣膜的防反流手术因为膀胱壁厚、输尿管弹性差,手术难度大。对个别不能控制的感染病例可做输尿管皮肤造口引流尿液。有文献报道,合并膀胱输尿管反流与肾功能预后无相关性,提示无症状的反流不应作为干预指征。

2. 膀胱功能异常　后尿道瓣膜的患者膀胱功能障碍的发生率可高达 75%~80%,合并膀胱功能障碍,是导致 PUV 患者晚期肾功能衰竭的主要原因。膀胱功能异常的患者通常并无临床症状,有系统综述报道 1 474 名后尿道瓣膜患者中,平均 17% 有尿失禁病史,而尿动力学检查提示,平均 55% 的患者存在膀胱功能异常,故后尿道瓣膜患者在随访中需常规行尿动力学检查了解膀胱功能。尿动力学检查经常发现膀胱低顺应性、逼尿肌不稳定、膀胱容量小、反射亢进;晚期可表现为肌源性衰竭,如膀胱肌肉收缩不良、排尿时腹压增高,残余尿量增多。注意测残余尿量时最好用 B 超,导尿管测定不准确,因为插管后上尿路内的尿液涌入膀胱,增加了残余尿量。

关于膀胱管理,主要在于对家长和患者的宣教以及行为训练。此外,生物反馈治疗及家庭盆底肌训练对改善膀胱功能也有帮助。对行为训练无法改善的膀胱功能异常,根据尿动力学检查结果制定相应治疗方案。对膀胱低顺应性和 / 或逼尿肌过度活跃不稳定的患者可应用抗胆碱类药物治疗。为了开放膀胱颈减轻排尿阻力可同时使用 α- 肾上腺素能受体阻断剂治疗。对膀胱逼尿肌收缩不良、腹压参与排尿、残余尿量增多的患者可用清洁间歇导尿,必要时可辅以夜间留置导尿。因膀胱颈抬高或尿道敏感难以进行清洁间歇导尿及夜间留置导尿的患者,可行阑尾输出道可控性肠膀胱术。对经过以上治疗无效,膀胱顺应性差,安全容量低者,可用肠膀胱扩大术以改善症状。膀胱功能改善后上尿路积水有可能好转。

【预后】　由于对后尿道瓣膜症的深入认识以及产前诊断、治疗技术的提高,后尿道瓣膜症患者的死亡率已由原来的 50% 降至 5% 左右,其中新生儿死亡率为 2%~3%。后尿道瓣膜症应长期随诊,因为有的患者会在青春期或成年早期发生肾衰竭。后尿道瓣膜合并的肾发育不良造成的肾功能受损很难恢复。目前已知影响预后的危险因素包括:诊断时的年龄;肾发育不良伴或不伴膀胱输

尿管反流;1 岁内血肌酐最低值;反复尿路感染和膀胱功能异常。

血肌酐最低值一直被认为是最简便的预测肾功能预后的方法。1 岁内血肌酐最低值预测预后比 1 个月内最低值更为准确;亦有报道治疗后 1 个月的血肌酐值可更准确地预测肾功能。血肌酐 <0.8mg/dl 提示肾功能预后良好,血肌酐 >1.2mg/dl 提示具有较高风险进展为终末期肾衰竭。

诊断时的年龄与远期肾功能预后的相关性尚未明确。有文献报道,1 岁前诊断的患者 41% 肾功能预后差,而 1 岁后诊断的肾功能预后差的患者仅有 15%。有假说认为,晚出现症状的患者很可能是由于瓣膜梗阻较轻。然而,亦有研究认为诊断年龄大的患者具有更高的风险出现氮质血症、血肌酐值更高,远期肾功能预后差。

此外,超声检查发现肾回声增强、肾皮质囊性变和皮髓质边界不清亦提示肾功能预后差。有文献报道,1 个月时血肌酐在 0.8~1.1mg/dl 的患者,肾实质面积每增加 1cm² 均会降低进展为终末期肾病的风险。

另外,后尿道瓣膜患者中约 12% 合并隐睾,其中 5% 为双侧,而且后尿道经常扩张。为此需要了解远期对生育及性生活的影响。Woodhouse 等(1989)曾随访了 21 个平均年龄 24.6 岁的后尿道瓣膜患者,发现他们均有正常的性高潮,精液中的精子数基本正常,无逆向射精,只是精液较少而干。其原因可能是后尿道较宽大,射精前尿道内压力减低。

后尿道瓣膜肾衰竭晚期须做肾移植。有报道后尿道瓣膜患者肾移植远期存活率略低于其他患者,其原因是膀胱功能不良。在解决了膀胱功能不良的后尿道瓣膜患者,肾移植同样可取得满意效果。

前尿道瓣膜及憩室

先天性前尿道瓣膜是男性患者中另一较常见的下尿路梗阻,可伴发尿道憩室,本病较后尿道瓣膜少见。William(1969)报道同期收治患者中有 150 例后尿道瓣膜,17 例前尿道瓣膜,这也是国外前尿道瓣膜例数最多的报道,而国内例数最多的是黄澄如等报道的 50 例前尿道瓣膜(1990)。Firlit

(1978)认为后尿道瓣膜发生率 7 倍于前尿道瓣膜,也有报道认为前尿道瓣膜少于后尿道瓣膜 25~30倍。首都医科大学附属北京儿童医院近 10 年同期收治后尿道瓣膜 153 例,前尿道瓣膜 35 例,认为前尿道瓣膜的发生率高于文献报道。

【病因与病理】　前尿道瓣膜及憩室(anterior urethral valve and diverticulum)的胚胎学病因尚不明确,有可能是尿道板在胚胎期某个阶段融合不全,也可能是尿道海绵体发育不全使局部尿道缺乏支持组织,尿道黏膜因而向外突出。

前尿道瓣膜一般位于阴茎阴囊交界处的前尿道,也可位于球部尿道或其他部位。两侧瓣膜从尿道背侧向前延伸于尿道腹侧中线会合。同后尿道瓣膜一样不妨碍导尿管插入,但阻碍尿液排出,造成近端尿道扩张。有的伴发尿道憩室,前尿道瓣膜的 1/3 伴发尿道憩室。黄澄如等报道 50 例前尿道瓣膜中有 15 例伴发尿道憩室。憩室一般位于阴茎阴囊交界处近端的阴茎体部、球部尿道。

憩室分为两种:①广口憩室,若被尿液充满时,远侧唇构成瓣膜,伸入尿道腔引起梗阻;②有颈的小憩室,不造成梗阻,可并发结石而出现症状。憩室后唇不影响排尿。做尿道镜检查时仔细观察,前尿道瓣膜同样有不造成梗阻的后唇。前尿道瓣膜梗阻造成的泌尿系统及全身其他系统的病理生理改变与后尿道瓣膜相同。也可有膀胱功能异常。

【临床表现】　患者出现症状的年龄取决于梗阻的严重程度。症状包括排尿困难、尿滴沥,膀胱有大量残余尿。当憩室被尿液充满时,可于阴茎阴囊交界处出现膨隆肿块,排尿后仍有滴沥,用手挤压肿块有尿排出。若并发结石可被触及。危重患者临床表现与后尿道瓣膜相同。婴幼儿常有反复泌尿系感染、败血症、电解质紊乱、肾功能不全及尿毒症,表现为发热、脓尿、腹部肿块、生长发育迟滞,由此反而忽视排尿困难症状。

【诊断】　除病史、体检外,泌尿系平片观察有无结石。静脉尿路造影了解上尿路情况。重度前尿道瓣膜也常引起肾输尿管积水。静脉尿路造影及肾核素扫描可了解肾功能、分肾功能,应进行尿动力学检查。

排尿期膀胱尿道造影可明确诊断。造影显示阴茎阴囊交界处前尿道近端尿道扩张(图 29-14),伴憩室者可见尿道腹侧憩室影像(图 29-15)。梗阻远端尿道极细,膀胱可有小梁及憩室形成,可有膀胱输尿管反流。前述 50 例前尿道瓣膜中有 10 例膀胱输尿管反流,占 20%,发生率低于后尿道瓣膜。尿道镜检查能清晰地观察到瓣膜的形状、位置。

【治疗】　对于有电解质紊乱及泌尿系感染的

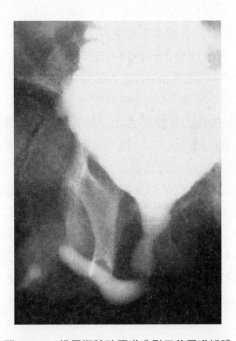

图 29-14　排尿期膀胱尿道造影示前尿道瓣膜

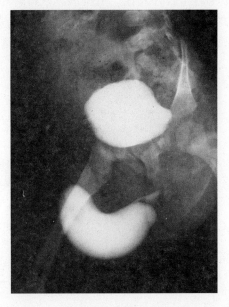

图 29-15　排尿期膀胱尿道造影示前尿道憩室

患者应对症治疗,插导尿管引流下尿路。若上尿路损害严重,应先行耻骨上膀胱造瘘,待一般状况改善后再处理瓣膜。对新生儿、小婴儿可先施尿道憩室造瘘,日后切除憩室,修复尿道。

对瓣膜的处理。若为单纯前尿道瓣膜可经尿道电灼瓣膜,简单有效。方法是:经尿道放入尿道镜,于前尿道清晰看到瓣膜,电灼4、6、8点三处。注意电灼6点处时勿损伤正常尿道,否则,易造成术后局部尿外渗或形成尿瘘。选用的电刀以钩状最佳,也可用冷刀。

对合并有憩室的病例应采用手术切除,对憩室大、位置明确的病例可直接做阴茎腹侧切口(图29-16)。对憩室小、位置不确切的病例,可先从耻骨上切开膀胱,从尿道内口顺利插入导尿管,前尿道梗阻处即为瓣膜位置。一般均在阴茎阴囊交界处阴茎腹侧做纵切口,切开憩室,沿中线剪开瓣膜远侧唇后,可见瓣膜破裂成两叶片,切除瓣膜,裁剪憩室,使其口径与正常尿道相一致。缝合尿道,加强皮下各层组织的缝合,以加固尿道腹侧。尿道引流一般7~10天可排尿。

术后和后尿道瓣膜一样,要定期严密随访。但前尿道瓣膜梗阻多相对较轻,故前尿道瓣膜患者远期肾功能预后明显好于后尿道瓣膜患者。

尿道缺如及先天性尿道闭锁

尿道缺如及先天性尿道闭锁(urethral agenesis and atresia)常合并其他严重畸形。尿道缺如及闭锁使产前胎儿在宫内排出的尿液潴留于膀胱内,致膀胱膨胀,进而压迫脐动脉,引起胎儿循环障碍,故多为死产。有的病例因合并膀胱外翻、脐尿管瘘或直肠膀胱瘘,尿液可排出而存活。

尿道闭锁的预后决定于闭锁部位。如为后尿道闭锁,与尿道缺如相同,多于产前或生后不久死亡。前尿道闭锁尤其靠近尿道外口者,上尿路受回压影响较轻,可行尿道造瘘术,日后再考虑尿道成形术。

先天性尿道狭窄较为罕见,其病理及临床表现类似后尿道瓣膜,常可导致羊水过少、双侧肾盂输尿管积水及膀胱扩大。新生儿先天性尿道狭窄早期处理与后尿道瓣膜相同,应行膀胱造口或造瘘。治疗方法取决于尿道狭窄段的长度及狭窄的程度,狭窄段较短,可行尿道扩张、内切开、狭窄段切除吻合等;如狭窄段长,远期需行尿流改道。

尿道重复

尿道重复(urethral duplication)很少见。按两个尿道的排列位置可分为上下位或称矢状位尿道重复,及左右并列位尿道重复两种类型,而以前者多见。两个尿道中多是一个位置正常,另一个发育差,又称副尿道。临床上多表现为排尿困难、泌尿系感染、尿失禁、排尿分叉等,也可无症状。可以合并尿道下裂、尿道上裂、膀胱外翻等畸形。

尿道重复类型非常多,但有一定规律,如上下位尿道重复中副尿道往往在正常位置尿道的背侧。按尿道外口的数量可分为:外阴部有两个

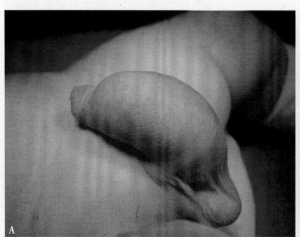
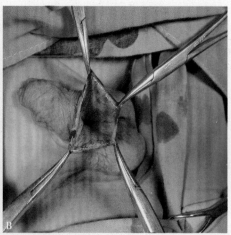

图29-16　前尿道憩室手术前(A)和前尿道憩室手术(B)

尿道口为完全性重复尿道;有一个尿道口为不完全性重复尿道。最常用的是 Effman 等(1976)分型。

Ⅰ型:不全性尿道重复(副尿道一端是盲端)。

A. 副尿道开口于阴茎的背侧或腹侧,与膀胱、尿道不相通(最常见类型)。

B. 副尿道开口于尿道,另一端呈盲端终止于尿道周围,经常与尿道憩室混淆。

Ⅱ型:完全性重复尿道。

A. 两个尿道口:①两个分别发自膀胱的互不交通的尿道;②其中一个尿道发自另一个尿道,但尿道开口不同。

B. 一个尿道口:两个尿道起源于膀胱或后尿道,远端汇合成一个尿道。

Ⅲ型:重复尿道是骶尾部重复畸形的一部分。

重复尿道中以ⅠA最常见。最常见的完全性重复尿道是ⅡA2。在Ⅱ型中发育差的副尿道多位于发育相对好的主尿道的背侧。副尿道多发自前列腺部尿道。重复尿道的一种特殊类型是副尿道于前列腺部尿道分叉,开口异位于会阴或肛周,而正常位置的尿道发育差或闭锁,称为Y形重复尿道,由于有膀胱颈括约肌控制,无尿失禁。

重复尿道的确诊主要靠排尿性膀胱尿道造影和膀胱尿道镜检查。通常只有主尿道可以通过内镜。

对于无症状、不影响外观的重复尿道不必处理。否则需要切除副尿道,或切开重复尿道间隔,保证正常位置的尿道通畅。对于Y形重复尿道的治疗很困难,需切除发育差的尿道,将会阴或肛周的尿道口经分期尿道成形术前移至阴茎头。一般应用带蒂岛状包皮瓣尿道成形术。有梗阻的重复尿道处理类似于尿道瓣膜,尤其要注意解决梗阻以后,上尿路的积水恢复情况,特别还要通过尿动力学检查了解膀胱功能。

并列位尿道重复少见,一般发生在重复阴茎的病例中,而且往往并发重复膀胱。

女性尿道重复罕见。可表现为两种类型:

(1)主尿道于会阴,副尿道于阴蒂下;

(2)两个尿道均开口于会阴或阴道;前者稍多见。有症状者需做尿道成形术。

巨尿道

巨尿道(megalourethra)指先天性无梗阻的尿道扩张。一般发生于阴茎体部尿道。发生率低,合并有尿道海绵体发育异常,有时也有阴茎海绵体发育异常。巨尿道可为独立的畸形,也常并发不同程度的尿道下裂及上尿路异常,尤其在Prune-Belly综合征中常见。

巨尿道是由于胚胎期尿道皱褶处的中胚层发育不良所致。可分为两种类型:①舟状巨尿道,合并尿道海绵体发育异常;②梭形巨尿道,有阴茎、尿道海绵体发育不良。以上两种巨尿道均可伴有肾发育不良、肾发育不全,而梭形巨尿道更可因并发其他严重畸形而致早期死亡。

【治疗】 治疗并发的上尿路畸形。对扩张的巨尿道进行裁剪、紧缩,使其口径与正常尿道相符。如果有严重的阴茎海绵体缺乏,要考虑是否早期做变性手术。

尿道息肉

尿道息肉(polyps of the urethra)指男性的后尿道息肉,是极少见的畸形。也有个别的前尿道息肉。发病年龄在9岁左右。病因不明,推测系中肾管演化而成。息肉多位于精阜附近,可脱入前列腺部尿道,其组织成分为良性的纤维血管组织。可导致排尿困难、尿潴留、血尿、尿路感染、尿失禁等症状。排尿性膀胱尿道造影可见后尿道内有充盈缺损影像,结合膀胱尿道镜检查可明确诊断。

【治疗】 可通过耻骨上切开膀胱手术切除息肉,目前应用最多的是经膀胱尿道镜切除。手术时应保护射精管、尿道。如息肉基底切除不彻底,有复发的可能。

阴茎及尿道外口囊肿

阴茎及尿道外口囊肿(Tyrson's cyst)多位于阴茎头尿道外口边缘及包皮系带处,也有的位于冠状沟及阴囊中线。肿块可小如粟粒或大如豌豆,呈囊泡样。囊肿壁很薄,多数内含胶冻样或无色透明液体,也有少数内容物呈皮脂样。

该病多无症状,大的尿道外口囊肿可影响排尿,使尿线散开,偏向一侧,个别的可有排尿困难;如继发感染则表面充血、红肿,严重者可形成脓肿或瘘孔。

【治疗】 小囊肿如无症状不必处理。较大的囊肿可局麻下行囊肿去顶,用小剪刀剪除囊肿顶部,术后外用药物清洗创面。少数大囊肿需手术切除。

先天性前尿道憩室

先天性前尿道憩室(anterior urethral diverticulum)很少见。主要包括来自于尿道腹侧的尿道球腺憩室(syringoceles)和来自于尿道背侧的尿道舟状窝憩室(lacuna magna)。

尿道球腺憩室是由于尿道球腺扩张造成的。当憩室未穿孔时,于球部尿道后方呈囊状扩张可压迫尿道引起排尿困难,严重者可有上尿路扩张;憩室穿孔与尿道相通后可引起泌尿系感染、排尿困难、血尿、排尿后滴沥等症状。通过排尿期膀胱尿道造影(VCUG)、B 超可明确诊断。治疗主要以经尿道用尿道镜做未穿孔的憩室开窗、已经穿孔的窄口憩室经扩大手术,解除症状。

(杨洋 屈彦超 张潍平)

第二节 阴茎

一、包茎与嵌顿包茎

(一)包茎(phimosis)

【定义】 包茎指包皮口狭小,使包皮不能翻转显露阴茎头。分先天性和后天性两种。

【发病机制和病理】 先天性包茎可见于每一个正常男性新生儿及婴幼儿。小儿出生时包皮与阴茎头之间粘连,在 3~4 岁之前,阴茎生长,随着包皮垢在包皮与龟头之间积聚,包皮逐渐与龟头分离。随年龄增大,阴茎间歇性的勃起可使包皮能够被完全上翻,显露龟头。包皮过长是小儿的正常现象,并非病理性。小儿 11~15 岁时,有 2/3 的包皮可完全上翻。16~17 岁时,仅不足 5% 有包茎。有些小儿的包皮口非常细小,使包皮不能退缩,妨碍阴茎头甚至整个阴茎的发育。有时包皮口小若针孔,以致发生排尿困难。有包茎的小儿,由于分泌物积留于包皮下,经常刺激黏膜,可造成阴茎头包皮炎。

后天性包茎多继发于阴茎头包皮炎及包皮和

阴茎头的损伤。发生率为 0.8%~1.5%。急性阴茎头包皮炎,反复感染,包皮口逐渐瘢痕性挛缩,失去皮肤的弹性和扩张能力,包皮不能向上退缩,并常伴有尿道口狭窄。这种包茎不会自愈(图 29-17)。

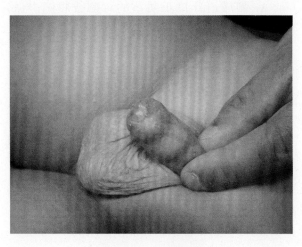

图 29-17 瘢痕阴茎

【临床表现】 包皮口狭小者有排尿困难,尿线细,包皮膨起。尿积留于包皮囊内经常刺激包皮及阴茎头,促使其产生分泌物及表皮脱落,容易形成过多的包皮垢。严重者可引起包皮和阴茎头溃疡或结石形成。积聚的包皮垢呈乳白色豆腐渣样,从细小的包皮口排出。有的包皮垢如黄豆大小,堆积于阴茎头的冠状沟处,隔着包皮可见略呈白色的小肿块,常被家长误认为肿瘤而就诊。包皮垢积留于包皮下,可诱发阴茎头包皮炎。急性发炎时,阴茎头及包皮潮湿红肿,可产生脓性分泌物。小儿疼痛不安,由于阴茎痛痒,排尿困难,往往养成用手挤压阴茎的习惯,至青春期可能造成手淫。

【治疗】 对于婴幼儿期的先天性包茎,如果无排尿困难、包皮感染等症状,大多数不必治疗。国外报道,对于 4~5 岁以上的反复发作包皮龟头炎的男孩,可以包皮局部用皮质甾类药膏(如 0.1% 曲安西龙)3~4 次每天,持续 6 周,以松解包皮的狭窄环,70%~80% 的患者获得较好效果,最终可以手法上翻包皮。依据国内临床经验,建议对有症状的患者先将包皮反复试行上翻,以便扩大包皮口。手法要轻柔,不可过分急于把包皮退缩上去。当阴茎头露出后,清洁包皮垢,涂抗生素药膏或液体石蜡使其润滑,然后将包皮复原,否则会造成嵌顿包茎。大部分小儿经此种方法治疗,随年龄增长,均可治愈,只有少数需做包皮环切术。后天性包茎患者由于其包皮口呈纤维狭窄环,需做包皮环切术。

对包皮环切术的适应证说法不一,有些国家及地区因宗教或民族习惯,生后常规做包皮环切。有人认为包皮环切可减少阴茎癌与宫颈癌的发病率。但有资料说明,常规做包皮环切的以色列,与包皮环切术不普及而生活水平高的北欧国家,这两种癌的发病率均很低,无显著差异。说明合理的卫生习惯有助于减少阴茎癌的发生。有学者认为包皮环切,可减少性传播疾病(包括艾滋病)的传播,但仍存在争议。包皮环切术已被证实的优点,在于可以降低泌尿系感染尤其是包皮感染、阴茎头炎的发生。但是包皮环切术毕竟是个手术,与其带来的手术风险相比,对手术的优点仍有争论。在20世纪60年代的美国,新生儿包皮环切术非常普及,到了90年代,从原来的90%降到64%。而且还有下降趋势。

首都医科大学附属北京儿童医院建议包皮环切术的适应证为:①包皮口有纤维性狭窄环;②反复发作阴茎头包皮炎。这两者为绝对适应证。对于5岁以后包皮口狭窄,包皮不能退缩而显露阴茎头者,需要根据患者具体情况及家长要求掌握。对于阴茎头包皮炎患者,在急性期应用抗生素控制炎症,局部每日用温水或3%硼酸水浸泡数次。

待炎症消退后,先试行手法分离包皮,局部清洁治疗,无效时考虑做包皮环切术。炎症难以控制时,应做包皮背侧切开以利引流。新生儿不是不可以行包皮环切,但合并外生殖器畸形,如尿道下裂、单纯阴茎下弯、蹼状阴茎、隐匿性阴茎、小阴茎等情况,不应进行包皮环切。

包皮环切术

(1)麻醉:依患者年龄可选择阴茎根阻滞麻醉、基础加局麻、全身麻醉、硬膜外麻醉。

(2)手术步骤(图29-18):①在注射局部麻醉前先用1%甲紫沿平行于冠状沟水平远端0.8cm做一个环形包皮外板切口标记。②按此标记切开包皮外板,结扎阴茎背浅动、静脉血管。③用止血钳扩大包皮口,分离包皮与阴茎头间的粘连。沿阴茎背侧正中剪开包皮内板,使包皮翻至阴茎头上方。清除包皮内板下的包皮垢。④距冠状沟0.8~1cm环形切开包皮内板,切除多余的包皮内外板。⑤充分止血后,用5-0快吸收合成线,间断缝合包皮内外板。

包皮环切术后并发症发生率为0.2%~5%。由于阴茎局部血运丰富,术后压迫止血困难,出血是最常见的并发症。所以术中应注意止血。如果切除包皮过少,可能有包皮口瘢痕狭窄,需要再次手术。而切除包皮过多,可能有阴茎勃起痛。另外,还有阴茎外观不满意,尿道口狭窄等并发症。

(二)嵌顿包茎(paraphimosis)
【定义】 嵌顿包茎是指当包皮被翻至阴头

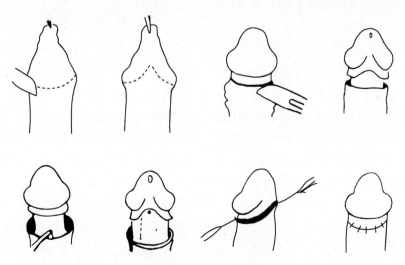

图29-18　包皮环切术

上方后,如未及时复位,包皮环将阻塞静脉及淋巴循环而引起水肿,致使包皮不能复位,造成嵌顿包茎。

【临床表现】 水肿的包皮翻在阴茎头的冠状沟上方(图29-19),在水肿的包皮上缘可见到狭窄环,阴茎头呈暗紫色肿大。患者疼痛剧烈,哭闹不止,可有排尿困难。时间过长,嵌顿包皮及阴茎头可发生坏死、脱落。

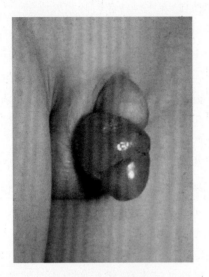

图 29-19　嵌顿包茎

【治疗】 嵌顿包茎应尽早就诊,大部分患者可手法复位。手法复位方法有两种:①在阴茎冠状沟处涂液状石蜡后,紧握阴茎头并逐渐加压,用两个拇指压挤阴茎头,两手的示指和中指把包皮退下来,使之复位。②左手握住阴茎体,右手拇指压迫阴茎头,左手把包皮从阴茎体上退下来,同时右手指把阴茎头推入包皮囊中。

有时可加用粗针头多处穿刺包皮,挤出水液,也有助于复位。复位后应择期做包皮环切手术。若手法复位失败,应做包皮背侧切开术。手术方法:先将有槽探子插入狭窄环内,然后把环切断,以保证不损阴茎体。手术要点是要切断狭窄环,否则不会奏效。待组织水肿消散后,做包皮环切术。如嵌包皮已破溃或情况允许,可急诊做包皮环切术。

二、重复阴茎

【临床表现】 重复阴茎(diphallia)是一种少见的畸形,发生率约为1∶500万。重复阴茎多位于正常阴茎的一侧,大小可从一个小的附属体到大如正常的阴茎。大部分有重复尿道及独立的海绵体组织。也有的表现为重复的海绵体但只有一个尿道。通常两个重复阴茎的位置是并列的,且大小不等(图29-20)。并发畸形很常见,包括尿道上裂、尿道下裂、膀胱外翻、重复尿道、隐睾、重复膀胱、耻骨联合分离、肾发育不良、肛门直肠畸形及心血管畸形等。

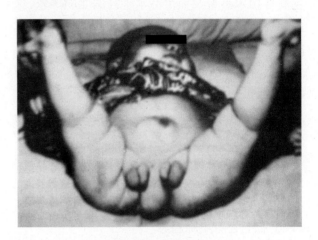

图 29-20　重复阴茎

【辅助检查】 应做整个尿路造影。磁共振成像用来评估重复阴茎体发育的情况。

【治疗】 切除发育相对不良的阴茎海绵体及尿道,对发育较好的阴茎施成形术。同时根据临床表现发现,治疗其他并发畸形。

三、阴茎阴囊转位

【定义】 阴茎阴囊转位(penoscrotal transposition)指阴囊异位于阴茎上方,又称为阴囊分裂、阴茎前阴囊,常合并尿道下裂(图29-21)。分为完全性和部分性。

【病因和发病机制】 病因可能是胚胎期生殖膨大向下迁移不全。阴茎阴囊转位常并发会阴、阴囊型尿道下裂,也有报道并发性染色体及骶尾部发育异常。阴茎阴囊转位一般不影响阴茎发育及将来的性功能,只是外观异常。对于较严重或家长、患者有要求的阴茎阴囊转位可手术治疗。

29

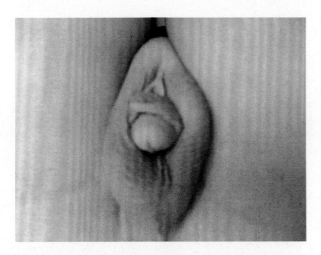

图 29-21　阴茎阴囊转位 + 尿道下裂

【治疗】 比较常见的阴囊成形术。手术前插导尿管。沿两侧阴囊翼上缘、阴茎阴囊交界处做两个弧形切口，两切口于阴茎腹侧会合，每侧阴囊缘的切口应至少包括阴囊的一半。切口深度达肉膜层。阴茎背侧的皮条宽度应在 1cm 以上，以保证阴茎皮肤的血运。阴茎腹侧的切口不宜过深，以防尿道损伤。分离两个阴囊翼瓣，于阴茎腹侧缝合，使阴囊转至阴茎下方，阴囊成形。

四、蹼状阴茎

【定义】 蹼状阴茎（webbed penis）又名阴茎阴囊融合，指阴囊中缝皮肤与阴茎腹侧皮肤相融合，使阴茎与阴囊未完全分离。

【病因和发病机制】 多是先天性异常，部分继发于包皮环切术后或其他手术切除阴茎腹侧皮肤过多所致。很多患者随年龄增长逐渐好转。大多数无尿道发育异常。约 3.5% 的尿道下裂并发本畸形。轻度阴茎阴囊融合一般不影响阴茎发育及将来的性功能。

【治疗】 在阴茎阴囊之间的蹼状皮肤上做横切纵缝，可满意矫正外形，也可做 V-Y、W 等成形手术。个别重度阴茎阴囊融合需要阴茎皮肤脱套后用背侧皮肤转至腹侧修补创面。

五、隐匿阴茎

【定义】 隐匿阴茎（concealed penis）指阴茎隐匿于皮下，阴茎外观短小。

【病因和病理生理】 流行病学调查发现，隐匿阴茎在青少年阴茎畸形中的发病率为 0.68%，仅次于包茎和包皮过长。由于胚胎期正常延伸至生殖器结节的尿生殖窦远端发育不全，阴茎隐匿于皮下。从解剖角度考虑，早期认为隐匿阴茎是由于：①过度肥胖，会阴部脂肪掩埋了阴茎体所致；②包皮与阴茎体不附着造成阴茎呈隐匿性外观；③阴茎海绵体根部与耻骨联合分离或阴茎皮肤过短，使阴茎隐匿在会阴皮下。最近有研究者对上述观点进行了更详细的解释，提出了引起阴茎隐匿的 4 种新观点：①Camper 筋膜的脂肪层在会阴部没有像正常男性那样变薄消失，而是像女性一样，脂肪层延续向阴茎的根部，甚至达阴茎体部；②会阴部 Camper 筋膜与深筋膜之间相连的疏松组织中有异常的脂肪组织堆积；③由于阴茎肉膜与阴茎筋膜间存在脂肪组织层，肉膜无法像正常那样从阴茎根部附着于阴茎体上，而是直接附着于阴茎体的前端，这样阴茎肉膜与阴茎体和耻骨之间呈三角形，从而造成隐匿阴茎的锥状外形；④阴茎肉膜中的弹性纤维增厚，弹性差，加重了阴茎隐匿的程度。这 4 点是共同造成隐匿阴茎独特外观的原因。

【临床表现】 包皮似一鸟嘴包住阴茎，与阴茎体不附着，背侧短、腹侧长、内板多、外板少（图 29-22）。

将阴茎周围皮肤后推，可显示正常阴茎体。

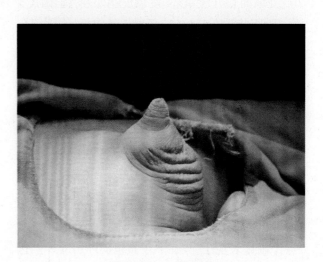

图 29-22　隐匿阴茎

29

应注意有无尿道上裂。如果并发阴茎头型尿道上裂,则相当于阴茎头部背侧可触及一浅沟。肥胖儿下腹部尤其耻骨前脂肪堆积时,阴茎可呈隐匿形,但不属于真正的阴茎肉膜层发育不良所致的隐匿性阴茎的范畴。

【诊断与鉴别诊断】 隐匿阴茎的诊断标准至少符合以下 4 个条件,即:①阴茎外观短小;②隐匿在皮下的是正常发育的阴茎体;③用手向后推挤阴茎根部的皮肤见有阴茎体显露,松开后阴茎体迅速回缩;④除外其他伴发的阴茎畸形,如尿道下裂或上裂、特发性小阴茎等。主要应与瘢痕束缚阴茎、蹼状阴茎、小阴茎相区别。

【治疗】 对隐匿阴茎的治疗及手术年龄有很大争议。如能上翻包皮暴露阴茎头,可不必手术。大多数隐匿阴茎随年龄增长逐渐好转,成人泌尿外科报道的隐匿阴茎极少见。手术只适应于反复包皮感染,有排尿困难,年龄较大、包皮口狭小而外翻包皮困难者。手术的目的是扩大包皮口,暴露阴茎头。应注意不要做简单的包皮环切术,以免阴茎皮肤减少。手术方法:①沿包皮口环形切口包皮外板,沿 2、6、10 三点纵向切开外板约 1.5cm。②沿 4、8、12 三点纵向切开包皮内板 1.5cm,外翻包皮,能顺利暴露阴茎头。③将包皮内、外板呈嵌插皮瓣状缝合。该术式要点:分别错开纵向切开包皮内、外板,呈嵌插皮瓣状缝合切口,以便扩大包皮口。

另一种手术方法:尽量外翻包皮,在 10 点及 2 点处纵向切开狭窄环,使包皮能外翻,露出阴茎头。距冠状沟 0.8~1.0cm 环形切开内板,修整缝合包皮。

隐匿阴茎的特点是外板少、内板多,阴茎背侧皮肤短、腹侧长,所以有时须将腹侧带蒂包皮瓣转向背侧修复缺损的皮肤。

六、阴茎扭转

【定义】 阴茎扭转(penile torsion)指阴茎头偏离中线,向一侧扭转,多呈逆时针方向,例如转向左侧(图 29-23)。

【临床表现】 本症多于做包皮环切或外翻包皮时被发现。许多患者阴茎腹侧中线扭向一侧。

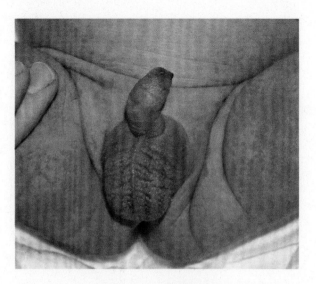

图 29-23 阴茎扭转

阴茎发育正常,有的合并尿道下裂或包皮呈帽状分布异常。

【治疗】 根据阴茎扭转的程度来决定治疗方式。阴茎扭转按阴茎头偏离中线的角度分为三类:①小于 60°;②60°~90°;③大于 90°。有些患者的阴茎体及尿道海绵体根部的方向正常,而阴茎头扭转却大于 90°。第一类患者如果不影响阴茎的外观及功能,可不必治疗。部分二、三类患者需要手术矫治。即在冠状沟上方环形切开阴茎皮肤,将皮肤分离脱套至阴茎根部,矫正扭转以中线为准,缝合阴茎皮肤。大多数阴茎扭转经过阴茎皮肤脱套可解决。但对阴茎扭转大于 90°的病例效果不佳。有的需要暴露并松解阴茎根部海绵体,切除引起扭转的纤维索带。若仍不满意,可用不吸引收线将扭转对侧(例如右侧)的阴茎海绵体白膜与耻骨联合固定,以达到整形目的。

七、小阴茎

【定义】 小阴茎(micropenis)指外观正常的阴茎体的长度小于正常阴茎长度平均值 2.5 个标准差以上的阴茎(图 29-24)。

小阴茎的长度与直径比值正常。有的病例可有阴茎海绵体发育不良,阴囊小,睾丸小并伴下降不全。

【阴茎长度测量】 阴茎长度测量标准应严格

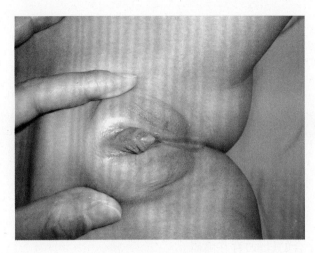

图 29-24　小阴茎

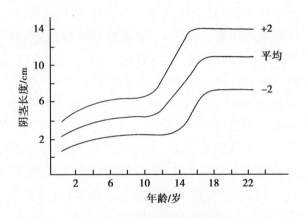

图 29-25　阴茎长度与年龄关系

规范。用手提阴茎头尽量拉直,使其长度相当于阴茎充分勃起的长度,用尺子测量从耻骨联合至阴茎顶端的距离为阴茎长度。阴茎长度与年龄关系见图 29-25。对隐匿阴茎及蹼状阴茎应尽量推挤脂肪及周围组织,准确测量。

国内男童阴茎大小可参考中国儿童的数据(表 29-1)。

【病因和病理生理】

1. 阴茎正常发育过程　正常男性外生殖器于胚胎期的前 12 周完成。阴茎发育分三个阶段。第一阶段为生殖结节期,阴茎于会阴部类似小丘,长 8~15mm。第二阶段为阴茎体期,阴茎拉长呈圆筒状,长 16~38mm,尿道沟延伸至阴茎头。第三阶段于胚胎的第 3 个月,尿道发育完成,阴茎长度为 38~45mm。胚胎第 4 个月后,阴茎逐

表 29-1　国人正常男孩阴茎大小

年龄 / 岁	例数	长度 /cm	周径 /cm
<1	30	3.72 ± 0.56	4.12 ± 0.52
1~2	41	3.75 ± 0.52	4.13 ± 0.43
2~3	42	3.67 ± 0.45	4.23 ± 0.38
3~4	39	4.02 ± 0.58	4.52 ± 0.47
4~5	45	4.08 ± 0.58	4.62 ± 0.52
5~6	43	4.05 ± 0.53	4.63 ± 0.47
6~7	31	4.13 ± 0.51	4.75 ± 0.47
7~8	25	4.20 ± 0.47	4.83 ± 0.41
8~10	25	4.24 ± 0.43	4.88 ± 0.51
10~12	42	4.57 ± 0.48	5.28 ± 0.57

注:引自陈瑞冠.儿科内分泌手册.上海:上海科学技术出版社,1994:87.

渐增长。阴茎的发育受激素的控制。妊娠的前 3 个月,胎盘产生绒毛膜促性腺激素(HCG)。妊娠 4 个月后胎儿下丘脑分泌促性腺激素释放激素(GnRH)或称黄体生成激素释放激素(LHRH),刺激垂体前叶的促性腺细胞合成并分泌两种促性腺激素即黄体激素(LH)及卵泡刺激素(FSH)。HCG、LH 及 FSH 刺激睾丸间质细胞(Leydig 细胞)产生睾酮(T),T 在 5-α 还原酶作用下转化为双氢睾酮(DHT),DHT 刺激阴茎发育。上述的每一个环节出现障碍,均可影响阴茎发育,而小阴茎多因胚胎 14 周后激素缺乏所致。睾丸间质细胞合成睾酮主要受 LH 调节,而精子发生受 LH、FSH、HCG 的共同调节,所以影响阴茎发育的因素大多影响生育。

2. 基因水平研究　新近研究发现,受体基因的突变是小阴茎发生的重要的分子生物学基础。GnRH、LH、FSH 受体属于 G 蛋白家族,其基因分别定位于染色体 4q13.1、2p21 和 2q21,基因突变导致遗传性受体功能异常。GnRH 及其受体缺陷引起低促性腺激素性性腺功能低下。男性患者表现为青春期延迟、小阴茎、隐睾,女性患者为闭经。研究证实 GnRH 缺乏具有不同遗传模式,其分泌受数个基因的调控,以 GnRH 受体基因、

KAL 基因、*GPR54* 基因最为重要。低促性腺激素性性腺功能低下个体中约 50% 发现有 GnRH 受体基因突变。Kallmann 综合征表现为低促性腺激素性性腺功能低下伴嗅觉丧失或减退，其 X 连锁型由定位于 Xp22.3 的 *KAL1* 基因缺失引起，而其常染色体显性遗传型与成纤维细胞生长因子受体 1(*FGFR1*) 基因突变相关。GPR54 是 G 蛋白偶联糖蛋白膜受体，其基因失活突变影响激素信号传递，是 GnRH 功能异常的重要原因。人的 LH 受体 cDNA 在 1989 年成功克隆，其后发现 LH 受体基因突变及 LH 受体信号转导缺失可导致的 Leydig 细胞发育不良和男性女性化，患者血清睾酮水平低而 LH 水平高，其 Leydig 细胞不能对胎盘充足的 HCG 做出应答，到青春期，成人型 Leydig 细胞成熟障碍，第二次性分化时不能产生足够的雄激素，是小阴茎、不育的原因之一。性激素特别是雄激素受体(AR)缺陷所致的雄激素抵抗综合征患者，雄激素受体基因发生突变或受体后信号转导受阻，表现为小阴茎、隐睾、尿道下裂或特发性男性不育。患者的 LH、睾酮水平均增高，雄激素受体基因的 1~8 外显子至今未发现任何突变，其外显子 1 的 CAG 重复长度也无异常，表明 AR 基因的变化在基因其他区域。有关雄激素受体基因突变在小阴茎、隐睾发病中的作用正在进一步研究。

【临床分类】　由于小阴茎的病因复杂，涉及内分泌学、遗传学、分子生物学等方面，分类困难。目前国内外多从内分泌角度，以下丘脑 - 垂体 - 性腺轴为参照进行分类。

1. 促性腺激素分泌不足的性腺功能减退 (hypogonadotropic hypogonadism)　病变原发于下丘脑或垂体。①下丘脑 GnRH 缺乏：包括先天性或特发性 GnRH 缺乏及获得性 GnRH 缺乏。前者如 Laurence-Moon-Biedle 综合征、Kall-Mann 综合征、Prader-Willi 综合征和 Demorsier 综合征(透明隔缺如，垂体功能低下和视神经发育不良)等。后者因下丘脑炎症、肿瘤、损伤引起。②垂体促性腺激素缺乏：包括先天性或特发性及获得性促性腺激素(Gn)缺乏。前者如特发性垂体功能减退症，单纯性 LH 或 FSH 缺乏症、GnRH 受体缺乏。后者

为垂体炎症、肿瘤、损伤引起。

2. 促性腺激素分泌过多的性腺功能减退 (hypergonadotropic hypogonadism)　这类患者的下丘脑、垂体分泌功能均正常，只是在妊娠后期睾丸出现退行性变而致睾酮分泌减少，通过负反馈途径而致促性腺激素分泌过多。引起小阴茎的原因主要在睾丸本身，如先天性睾丸缺如、睾丸发育不良、5-α 还原酶缺乏等。

3. 部分性雄激素不敏感综合征　主要是睾酮自睾丸分泌后的代谢过程(包括与雄激素受体结合的过程)存在障碍。

4. 性染色体或常染色体异常　性染色体异常常见于先天性睾丸发育不全综合征(Klinefelter 综合征)。染色体核型有 1 条 Y 染色体，男性表型，多了一条或几条 X 染色体。常见核型为 47,XXY，其他尚有 48,XXXY、47,XXY/46XY、47,XXY/46XX、49,XXXXY 等。常染色体异常见于 21- 三体综合征和部分 7q- 三体、14 号长臂缺失等染色体异常。

5. 原发性小阴茎　除上述原因外，还有少部分患者下丘脑 - 垂体 - 睾丸轴激素分泌正常，但有小阴茎畸形，到了青春期又多能增长，正常男性化。

【诊断与实验室检查】　小阴茎的诊断本质上包括对今后有无正常的第二性征和生育能力的判断。虽然泌尿外科医师和内分泌医师的共同愿望是早诊断早治疗，但如果不是明确的染色体异常或临床综合征，要在学龄期及之前做出结论十分困难。目前临床上多在患者身高增长初步完成，骨龄大于 14 岁仍没有第二性征出现时，进行相关检查和治疗。近来发现生后 6 个月内是诊断男孩促性腺激素缺乏的另一个时间窗口。由于胎儿 GnRH 脉冲发动的继续，男孩出生后 FSH、LH、睾酮分泌增高，8 周时达高峰，6 个月以后下降，血清睾酮高于 3.5nmol/L 属正常。

1. 病史　询问有无家族遗传病史，尤其是尿道下裂、隐睾、不育症，此外嗅觉不灵、早期聋哑、视力差等常是与小阴茎有关的综合征的一部分症状。另外要注意母亲孕期情况。

2. 体格检查　注意有无与染色体、脑发育异

常有关的体征,如小脑畸形、眼距宽、耳郭位置低、小嘴、高腭弓,手足有无并指(趾)、多指(趾)等。检查外生殖器,测量阴茎长度,阴囊发育,睾丸位置、质地、大小。

3. 影像学检查　有条件者应把磁共振成像作为常规检查。主要检查脑部有无下丘脑、垂体畸形。对有颅面部异常者应注意视神经交叉、第四脑室及胼胝体有无异常。

4. 常规检查染色体核型。

5. 基因检查　有关小阴茎的已知基因的筛查和未知基因的研究工作在发达国家已经开展,国内也将要进一步深入进行。

6. 脑垂体前叶筛查试验　疑有全垂体功能低下者应检查促肾上腺皮质激素、促甲状腺素、生长激素水平。小阴茎患者生后有可能因脑垂体发育不良而致促肾上腺皮质激素及生长素分泌降低,从而引起暂时性低血糖惊厥。虽不常见,一旦发生有生命危险。所以还要注意做血糖、钾、钠测定。

7. 下丘脑-垂体-性腺轴功能的检查　对小阴茎的诊断必不可少,应行睾酮、DHT、LH、FSH 的检测并进行 HCG 刺激试验、GnRH 刺激试验及雄激素诊断性治疗。

对 LH、FSH 高而睾酮低者,应怀疑原发性睾丸功能低下,可用人绒毛膜促性腺激素(HCG)刺激试验来证实。HCG 刺激试验在 HCG 的用量、使用次数、间隔时间及取血检测时间点上各家不一。现常用多次注射法:HCG 1 500IU,肌注,隔日 1 次,共 3 次。注射前及第 3 次注射后次日清晨留取血标本,测睾酮、DHT。睾丸功能正常者血睾酮水平增加可达 2 倍以上;无反应或反应低下多为原发性睾丸功能不全或无睾丸;继发性睾丸功能减退患者反应取决于下丘脑或垂体受损的程度;体质性青春发育延迟者常呈正常反应;反应迟钝者经多次 HCG 兴奋后血睾酮能上升,可排除睾丸本身的功能不全。

如睾酮、LH、FSH 均低,应怀疑促性腺激素分泌不足的性腺功能减退。先做 HCG 刺激试验以鉴定睾丸功能,然后做促性腺激素释放激素(Gn-RH)刺激试验以鉴定脑垂体前叶功能,但在学龄期及之前进行意义不大。刺激物可用 GnRH 或 GnRHa(GnRH 拟似物)。若男孩骨龄大于 14 岁,先给予 11 酸睾酮 40mg/d,口服 7 天,再行 GnRH 刺激试验,通常按 2.5μg/kg 静脉注射 GnRH,于注射前和注射后 30、60、90 分钟各采血检测 LH、FSH 反应峰值。当 LH<5U/L 可考虑促性腺激素缺乏。现在更主张行 GnRHa 刺激试验,可用布舍瑞林 100mg 皮下注射,于刺激前及刺激后 4 小时采血,检测 LH、FSH 水平。FSH 值对诊断意义不大,LH<8U/L 可诊断促性腺激素缺乏。该试验敏感性 100%,特异性 96%,简便易行。

正常 6 个月 ~14 岁的小儿血清 LH、FSH、睾酮值较低。对这个年龄组的小阴茎患者,如 FSH、LH 浓度轻度增高(LH 大于 6IU/L),有些是无性腺患者。需要 HCG 刺激试验来证实,隔日肌内注射 HCG 1 000~1 500IU/ 次,共 7 次。最后一次于注射后 48 小时测睾酮值,如大于 7nmol/L,可认为睾丸功能正常,否则需再做一次 HCG 试验以排除由于促性腺激素分泌不足所造成的酶底物匮缺而带来的假象。即使是阴性反应,也只能反映 Leydig 细胞的功能,而不能除外有发育不全的睾丸组织。如睾丸功能正常,则需做垂体前叶功能测定,包括:血氢化可的松、生长素、T$_4$、甲状腺结合球蛋白或甲状腺刺激素及促性腺激素释放激素刺激试验,该年龄组可用皮下或喷鼻给药。通过上述方法来确定是垂体前叶还是下丘脑分泌功能异常。虽然临床应用困难,但随着实验室技术的改进,诊断准确率将逐步提高。

雄激素诊断性治疗。该方法用于检测有无雄激素抵抗。肌内注射丙酸睾酮 25mg,每 3 周 1 次或口服十一酸睾酮每日 40mg,共 4 个月。如阴茎能增大,则可除外雄激素抵抗。治疗后有效者阴茎至少应比治疗前增长 2.5cm。对治疗后阴茎不增长患者,可从外生殖器皮肤取活检培养,做成纤维细胞激素受体检查,或分析雄激素受体基因有无突变。

8. 腹腔镜　主要是对未触及睾丸的患者做探查,取活检,如睾丸位于内环上方而且发育好,可经腹腔镜钳夹精索血管以建立侧支循环,待 6 个月后做 Fowler-Stephens 睾丸固定术。

29

此外还有性腺探查、造影等检查方法。

【治疗】　小阴茎的治疗一般在骨龄大于14岁诊断明确后开始。多用雄激素与HCG交替治疗。对促性腺激素分泌不足者，肌注HCG 1 500U/次，1周2次，持续3个月；再肌注庚酸睾酮25mg/次，每3周1次，或口服十一酸睾酮，40mg/d，3个月；两者交替治疗1~2年，可有助于男性第二性征发育和阴茎的增长，但对生育能力的改善尚不确定。对于单纯睾丸分泌睾酮异常，用睾酮替代疗法。可外用睾酮霜或肌内注射睾酮，每3周1次，每次25mg，共4次。如确定为单纯因生长激素低造成小阴茎，则补充生长激素可获满意效果。

手术治疗：对伴有睾丸下降不全患者做睾丸固定术。

对于激素治疗无效，尤其是用睾酮替代疗法无效，可能为雄激素受体异常的患者要考虑手术整形。坚持做男性的可用阴茎再造成形、阴茎假体放置等方法。但应用最多的还是变性手术。

【随访】　对小阴茎患者应长期随诊至成年，观察了解阴茎发育、性行为及生育能力。有作者报道激素治疗不规律或延迟的患者成年后阴茎发育差，性行为异常（同性恋），有的要求变性。而Reily及Woodhouse报告一组患者经早期诊断、治疗，虽然成年后大部分阴茎长度仍低于正常值，但性行为正常，性生活满意。所以应正确采用内分泌、心理治疗。对阴茎过小，无治疗可能的患者，做变性手术可能是最佳选择。

附：阴茎发育不全（penile agenesis，aphallia）

阴茎发育不全或称无阴茎指阴茎未发育，但有男性表型。有时外阴部有极小的可勃起组织。发病率很低，约3千万分之一至1千万分之一。病因可能是男性生殖管未发育。54%的患者合并泌尿生殖系畸形，如隐睾、肾输尿管异常。也可有消化系统、骨骼肌肉、心血管畸形。阴茎发育不全分为三种类型：

1. 尿道口位于膀胱括约肌远端，肛门前；

2. 尿道口位于膀胱括约肌近端，有尿道直肠瘘；

3. 尿道闭锁，有膀胱直肠瘘。尿道口越靠上，并发畸形及死亡率越高。

由于仅有的文献报道按男性抚养远期效果不满意，治疗多主张于婴儿期行变性手术，包括经后矢状位入路尿道成形、肠管代阴道，睾丸切除加外阴成形。但是阴茎再造也可行，所以，关于性别选择须征求家长意见。

八、大阴茎

【定义】　阴茎长度因人、因种族而异，超过正常值范围称大阴茎（megalopenis）。若超过正常值几倍称巨阴茎。

【病因和发病机制】　在青春期早熟、先天性痴呆、侏儒症、垂体功能亢进、肾上腺性征异常症及阴茎象皮肿等疾病时可见到大阴茎。此症亦可出现于应用促性腺激素治疗隐睾症时，但停用激素后阴茎即可不再增大。

【治疗】　以治疗原发病变，比如内分泌紊乱、肿瘤等为主。

（屈彦超　张潍平）

第三节　阴囊

一、阴囊及睾丸损伤

【分类】　根据致伤原因的不同可分为：

1. 开放性损伤　小儿多见的是动物咬伤（以狗咬伤最多）及摔伤。

2. 闭合性损伤　小儿阴囊受外力冲击如骑跨伤、挤压、脚踢均可造成闭合性损伤。

3. 医源性损伤　一般是做腹股沟斜疝、鞘膜积液、隐睾手术时造成的。这类损伤多很轻微，不会有严重后果。

【临床表现】

1. 有明确外伤史，如阴囊部被脚踢伤，球击伤，挤压伤、骑跨伤或切割伤、弹片穿透伤等。

2. 阴囊损伤时阴囊部肿胀，皮肤瘀斑、压痛，阴囊皮肤裂伤或撕脱伤等，故阴囊损伤诊断并不困难。

3. 睾丸损伤常有剧烈疼痛并向股根部和下腹

部放射,伴恶心、呕吐,严重者可出现痛性休克,患侧睾丸肿大,下坠感,触痛明显。如为开放性损伤,可造成睾丸组织外露、睾丸破裂或部分睾丸组织缺损等。体检时可见阴囊肿大、皮肤瘀斑,阴囊内巨大血肿或有破损裂口等。

【辅助检查】

1. B超检查对闭合性损伤,睾丸破裂,阴囊内血肿等有诊断价值。应用多普勒超声比较对侧睾丸血流对严重睾丸损伤,血供丧失或伴有严重精索血管损伤的诊断确帮助。

2. X线检查有助于了解阴囊开放性损伤造成的阴囊内异物(如弹片、玻璃碴、小石子等)的留存。

【治疗】

1. 开放性损伤 清创、注意伤口内有无异物。剪除血运差的阴囊伤口边缘及肉膜组织。还纳脱出睾丸时注意检查有无睾丸损伤并防止睾丸扭转。如果阴囊皮肤完全撕脱不能整复需通过植皮、做邻近皮瓣等方法重建阴囊。对于开放性损伤的睾丸应清除坏死组织,缝合白膜。除非主要血管或睾丸组织损伤过重有可能导致睾丸坏死,否则尽量保存睾丸。如果发现睾丸脱位、睾丸扭转应尽早手术复位。

2. 闭合性损伤 大部分患者通过卧床休息、早期局部冷敷、止痛、预防感染等措施均可治愈。阴囊血肿可用理疗促进吸收。如血肿进行性增大,应考虑切开止血、减压引流。

二、阴囊异常与病变

(一)鞘膜积液(hydrocele tunica vaginalis)

【定义】 睾丸鞘膜腔内含有少量浆液,使睾丸在鞘膜腔内有一定的滑动范围。若鞘膜腔内液体积聚过多,即成鞘膜积液。如在精索部位的腹膜鞘状突管未完全闭塞的残留部分,也可积聚液体,形成精索鞘膜积液。

【胚胎学】 胚胎发育的早期,下腹部腹膜即向腹股沟部形成一突起,并沿腹股沟管伸延至阴囊底部,称为鞘状突。在鞘状突形成时,睾丸也紧贴鞘状突背侧,经腹股沟管进入阴囊。鞘状突的背侧覆盖精索及睾丸的大部分。正常情况下,鞘状突管在胎儿出生前先从腹股沟内环

处闭塞,然后,近睾丸端的鞘状突管也开始闭塞。闭塞过程由两端向中间延续,使精索部鞘状突管完全闭塞,形成纤维索,仅睾丸部留有间隙,成为睾丸固有鞘膜腔。睾丸鞘膜腔与腹腔之间互不相通。

鞘状突管的闭塞过程可能出现异常,使睾丸鞘膜腔与腹腔之间在某个水平上有不同程度的沟通,而有腹腔液体积聚,即为临床所见的鞘膜积液。

【病理】 有学者对鞘膜积液的病理进行仔细地解剖研究。1981年对100例鞘膜积液采取逆行性染色对比法,即在手术时仔细解剖腹股沟管内容物。每例均于术前或术中向鞘膜腔注入亚甲蓝0.5~1ml。然后轻柔挤压鞘膜囊,观察囊内染料是否通过鞘状突管进入腹腔,并注意鞘状突管与鞘膜囊的关系。当时发现100例鞘膜积液手术时,能在腹股沟管内找到未闭鞘状突管者有97例。鞘膜囊与未闭鞘状突管显示蓝色者共69例;鞘状突管不蓝染者31例。之后,又于1983年再次对鞘膜积液的病理解剖采用顺行性蓝染法,进一步观察,即在腹股沟管内解剖出未闭鞘状突管,经未闭鞘状突管注入0.5~1ml亚甲蓝,然后穿刺鞘膜囊,几乎都得到蓝染的鞘膜液,最终获得无论是精索部位或睾丸部位的鞘膜积液囊,几乎都与腹腔相通的证据。鞘状突管周径一般2mm左右,位于精索前内侧,菲薄,半透明,有时可见鞘状突管内有积液。有些鞘状突管很细,竟如一号丝线大小,如不仔细解剖辨认,容易忽略。有些鞘状突管周径可达5mm或更粗。如鞘状突管较粗,可容肠管进入鞘状突管,即称腹股沟斜疝。

【分类】 根据鞘状突管闭合异常的部位,鞘膜积液大体上分为两个类型。

1. 精索鞘膜积液 近睾丸部的鞘状突管闭塞,而精索部鞘状突管未闭,腹腔内液体经内环部流注精索部未闭的鞘状突管而止于睾丸上方。

2. 睾丸鞘膜积液 整个鞘状突管未闭,腹腔内液体经鞘状突管流注睾丸鞘膜腔。睾丸鞘膜腔与腹腔之间有粗细不等的鞘状突管相通。

由于未闭鞘状突管的部位、鞘状突管的粗细、

鞘膜腔内积液的张力等情况的不同组合,在上述两种基本类型的基础上,又可衍变出许多不同的病理类型。

【临床表现】　鞘膜积液可见于小儿各个年龄期,绝大多数为男孩,表现为腹股沟或阴囊一侧或两侧出现包块,由于鞘状突管一般比较细小,因此包块没有明显的大小变化。如果未闭鞘状突管直径较粗,一夜平卧后,晨起可见包块有所缩小。女孩偶有鞘膜积液,特称为 Nuck 囊肿。新生儿出现的鞘膜积液相当常见。可能由于出生后鞘状突管继续发生闭塞,有一部分病例鞘膜积液逐渐自行消失。

【诊断】　鞘膜积液侧之阴囊或腹股沟部出现肿块,边界清楚,无明显柄蒂进入腹腔。肿块呈囊性,透光试验阳性。部分病例经反复挤压后,其张力可以降低,但无明显体积缩小,如肿块只限于精索部位,其体积一般较小,如指头大,呈卵圆形,于肿块下方,可清楚地扪及睾丸。牵拉睾丸,肿块可随之移动。睾丸鞘膜积液之肿块,悬垂于阴囊底部,呈椭圆形或圆柱形。如肿块张力较高,一般扪不到睾丸;如肿块张力不高,可扪及睾丸在肿块之中。少数病例鞘膜积液肿块向腹膜后突起,可于髂窝部或下腹部扪及囊性肿块。个别睾丸肿瘤也可伴有鞘膜积液,诊断鞘膜积液时应加以鉴别。鞘膜积液的肿块,一般无沉重感,透光试验阳性;而睾丸肿瘤伴有鞘膜积液者,其肿块比较沉重,透光试验阴性。必要时,可行超声检查,易于鉴别。

【治疗】　鞘膜积液如体积不大,张力不高,可不急于手术治疗,特别是 1 岁以内的婴儿,尚有自行消退的机会,如果张力较高,可能影响睾丸血液循环,导致睾丸萎缩者,手术治疗不受年龄限制。

1. 开放手术治疗　沿腹股沟方向作斜形切口,或按下腹壁皮肤皱褶作一横切口,切口一般 2~3cm 即可。切开皮肤,在切口下方的皮下组织内常有腹壁浅血管,可先分离结扎,尽量避免切断血管后出血才去结扎,以保持手术野干净。分离皮下组织后,切开外环,或在外环的上方切开腹外斜肌腱膜而保持外环的完整性。一般在切开腹外

斜肌腱膜时,即可见囊性肿物,此即为精索鞘膜囊肿或未闭鞘状突管,用血管钳夹住。连同其背侧的精索一起提出手术野,仔细辨认无误后,将囊肿或未闭鞘状突管从精索表面分离;如囊肿或鞘状突管较粗,可先切开其前壁,从鞘状突管后壁分离精索;如鞘状突管较细,直接将精索从囊壁上推开并不困难。游离鞘状突管直至内环高度,结扎鞘状突管,囊肿内积液可用针头经手术创口或阴囊皮肤穿刺排除。亦可不处理,检查无出血后,重建外环或缝合腹外斜肌腱膜,并逐层缝合皮下和皮肤。

2. 腹腔镜手术治疗　于脐部置入腹腔镜器,探查双侧疝内环口,确定是单侧或是双侧。如果发现疝囊内有大网膜或内脏粘连,则需先处理粘连,暴露疝内环口。于疝囊内环口处戳孔约 0.2m,用疝气针带线进入腹膜前间隙,先绕疝内环口内侧戳孔入腹留线于腹腔内,再绕疝内环口外侧与之前戳孔处入腹带出之前留置线于腹腔外,于皮下收线高位结扎疝囊。对于精索睾丸鞘膜积液疾病患者,于结扎后再用空针在阴囊作穿刺抽吸净鞘膜内积液。

（二）睾丸扭转（testicular torsion）

【病因】　睾丸扭转的病因尚不清楚。睾丸解剖异常可能是一因素,但有许多扭转睾丸并无解剖异常。突然剧烈变换体位也可能引发睾丸扭转,但有些睾丸扭转是在睡眠中突然发生。

【病理类型】　根据扭转发生的部位,将睾丸扭转分为两种类型。

1. 鞘膜外型　也称精索扭转,扭转度数多在 360° 以上。扭转方向,左侧多为逆时针,右侧多为顺时针。

2. 鞘膜内型　也就是所谓的睾丸扭转,正常的睾丸与附睾紧贴,大部分被鞘膜脏层所包裹,其背侧为裸部,直接附着在阴囊壁,使睾丸在阴囊的位置相对固定。

【发病率】　睾丸扭转的发病率在小儿阴囊急症中仅次于睾丸附件扭转,占第二位。Sidler D 对 1970—1996 年 26 年间 199 例发生阴囊急症的男孩（<13 岁）进行了回顾分析,发现:睾丸扭转 62 例,占 31%,而且左侧的发生率是右侧的 2.5 倍;

睾丸附睾扭转 62 例,占 31%;附睾睾丸炎 56 例,占 28%。

【病理生理】 睾丸扭转后,血供受到障碍,导致睾丸缺血。睾丸对缺血的耐受性极差,动物实验结果:睾丸缺血 6 小时,生精功能消失,部分内分泌功能损害,缺血 10 小时,生精和内分泌功能即完全被破坏。

当然,睾丸扭转后是否缺血坏死也与扭转程度密切相关。扭转 90°,持续 7 天才发生睾丸坏死;扭转 180°,3~4 天发生睾丸坏死;扭转 360°,12~24 小时发生睾丸坏死;扭转 720°,2 小时后即发生睾丸坏死。

文献报告,睾丸扭转后,如能在 5 小时之内复位,睾丸获救率约为 83%;如在 10 小时内为 70%;而 10 小时以上才进行手术复位的,睾丸的获救率仅为 20%,本院早年报告 33 例睾丸扭转,绝大部分因就诊过晚,睾丸已经坏死;睾丸尚有活力者,仅 1 例,获救率约为 3%。

【临床表现】 睾丸扭转绝大多数表现为急性发作,比较突然,约占 84%,缓慢发作者约占 16%,疼痛局限在阴囊内者约占 1/3,多数伴有向腹部或腹股沟部放射。隐睾发生扭转,其疼痛部位多在腹股沟部;腹内隐睾扭转,疼痛表现在下腹部。如为右侧腹内隐睾扭转,症状和体征颇似急性阑尾炎。少数病例可有胃肠道症状如恶心呕吐,为反射性,多不剧烈,也无明显的发热或排尿异常。

【诊断】 除症状外,主要根据局部检查,局部检查则依病程长短有明显差别。睾丸扭转早期,阴囊尚未明显肿胀,可较清楚扪及睾丸位置有所抬高,纵轴由原来的斜向位转为水平位;病程较长者,阴囊壁红肿,触痛明显,就难以判明阴囊内容物的位置。

如扭转发生在精索部,腹股沟区扪诊,可发现精索增粗,也有明显触痛。

如为腹内隐睾扭转,下腹部可有触痛;如为右侧腹内隐睾扭转,右下腹压痛,甚至有肌紧张,应与急性阑尾炎鉴别。

提睾肌反射较对侧减弱或完全消失。血常规白细胞计数和分类,一般并不增高。

【辅助检查】

1. 彩色超声检查 在睾丸扭转的诊断中,具有重要意义。两侧比较检查,患侧睾丸明显肿胀,动脉血供信号消失。

2. 同位素扫描 静脉注入 5~20mCi 锝,第一分钟为血管显影期,后 5~10 分钟为睾丸实质显影期。将 β 闪烁照相机对准阴囊和睾丸。每 5 秒钟摄照一次。睾丸扭转表现为血管期减少,实质期减退或消失,并出现晕环反应;同位素扫描对睾丸扭转术前诊断和鉴别诊断,准确率为 80%~100%,但也有一些假阴性或假阳性。

【治疗】 对于怀疑睾丸扭转者,应积极进行手术探查。

阴囊内睾丸扭转者,可做患侧阴囊横切口,切开鞘膜腔,可见鞘膜腔内有血性渗液。将扭转睾丸复位,应仔细观察睾丸有无活力,先用热敷,如睾丸由原来暗紫色逐渐转淡红色;提示扭转睾丸可能尚有活力,应予保留,行睾丸固定术,即切除大部分壁层鞘膜,以其残留边缘与阴囊壁缝合固定。但大体观察并不太可靠。此时可做睾丸组织出血试验,即在睾丸表面作一切口深达髓质,观察创口是否有鲜红的动脉出血达 10 分钟以上。Arda 等观察结果分为Ⅲ级。Ⅰ级,充分出血,即在切取活体检查标本时创口出血或渗血;Ⅱ级,不充分出血,即睾丸被切开后并无立即出血,但在 10 分钟以内开始出血;Ⅲ级,不出血,即 10 分钟之内无出血或渗血。该组 16 例Ⅲ级者均行睾丸切除,对Ⅱ级和Ⅰ级者行睾丸固定术。术后进行随访,并以睾丸活体检查作为参考标准,计算出血试验敏感性为 100%,特异性为 78%,阳性预测价值 83%,阴性预测价值 100%。而术前彩超血流图其敏感性、特异性、阳性预测价值和阴性预测价值分别为 78%、80%、78% 和 80%。

保留活力可疑的睾丸,有人认为可能由于血-睾屏障的破坏,患者置于精原细胞受自身免疫的危险而产生交感性病变。对此,也有不同的意见,认为小儿时期睾丸扭转,因睾丸生殖细胞尚未完全发育,很少发生因自身免疫而累及对侧睾丸。

目前对于是否需要行对侧睾丸固定术尚有争议。有学者认为睾丸解剖异常可能是对称性的,因此,应在手术的同时或延期行对侧睾丸探查,尤其对扭转睾丸已经坏死切除,其对侧无论有无异常均应作预防性睾丸固定术。但也有学者认为,患者一侧发生了睾丸扭转,必将十分关注对另一侧睾丸的疾患,一旦发生另一侧睾丸不适,及时就诊,不会对另一侧睾丸造成影响;而且一侧发生过睾丸扭转,不意味着另一侧一定会发生扭转。

(三)睾丸附件扭转(torsion of testicular appendiges)

【病因】 为何发生睾丸附件扭转,机制尚不清楚,可能与突然、剧烈的身位变动有关。

【临床表现】 睾丸附件扭转后,一般都出现患侧阴囊疼痛,并逐渐红肿。疼痛程度不一,以隐痛为主,可有阵发性加剧,但几乎都能忍受,不过正常活动受到一定限制。睾丸附件扭转很少伴有全身症状。

【诊断】 早期病例阴囊尚未明显红肿者,可能摸到睾丸上极痛性小结节,透过阴囊皮肤可见该处有一暗蓝色斑点,透光试验亦可见到该处透光度减低,而显示小片状暗影。着病程进展,阴囊红肿逐渐加剧,阴囊内容物触痛明显。精索一般不肿胀,腹股沟区无压痛。

【鉴别诊断】 在小儿阴囊急症中睾丸附件扭转占绝大多数,其次是睾丸扭转和急性附睾炎。这三者之间临床表现颇为相似。彩色超声检查,如睾丸血供正常,大致可以排除睾丸扭转,至于睾丸附件扭转和急性附睾炎之间,有时比较难以鉴别。

【治疗】 在小儿阴囊急症中,经检查除外睾丸扭转之外,对疑为睾丸附件扭转者可以采取非手术或手术两种方法进行治疗。

1. 非手术治疗 睾丸附件系胚胎发育的残余结构,不具任何生理功能,扭转坏死之后,也不构成严重后患,因此,也可以采取非手术治疗,给予一些相应的对症处理。不过等待坏死附件自溶和被吸收,其临床症状可持续相当长一段时间,而且附件扭转坏死之后,引起鞘膜腔内炎性反应。

2. 手术治疗 手术经阴囊切口。右手捏住患侧睾丸,尽量将阴囊皮绷紧,于其中部稍上方作一横切口,并逐层切开,不行潜行分离。当切开鞘膜时,可有少许渗液或渗血喷出,将睾丸轻轻挤出切口,即可见到扭转坏死的睾丸附件。用细丝线结扎其底部,切除坏死附件。有时附件极小,而且隐蔽在肿胀的附睾与睾丸连接的窦沟内,应仔细搜查。少数扭转附件为附睾附件。手术中也比较容易发现并加以处理。还纳睾丸进入鞘膜腔内,并逐层缝合鞘膜,鞘膜外组织和皮肤,创口不必引流。切除坏死附件之后,临床症状立即缓解或消失。阴囊红肿也逐渐消退。

三、青少年精索静脉曲张

【定义】 精索静脉曲张(juvenile spermatic varicosis)是指精索的静脉回流受阻引起血液淤滞,导致蔓状静脉丛伸长、扩张和迂曲。

【发病率】 精索静脉曲张是男科的常见病,发病率占男性人群的10%~15%,多见于20~30岁的青壮年。近10年来,精索静脉曲张在儿童群体中已逐渐被重视,其发病率并不低。有人统计7~10岁组发病率为2.44%;11~14岁组为16.53%;15~18岁组为20.61%;19~22岁组高达27.30%。我们的调查结果显示,7~10岁组发病率为5.73%,略高于上述统计,其余各组均偏低。虽然统计结果有所差异,但均表明儿童期发病率随年龄增长而升高,随后与成人发病率一致。

【病因】 来自睾丸及附睾的若干细小静脉共同汇集形成蔓状静脉丛,其中大部分静脉血上行通过腹股沟管,在腹环处汇合成一条,称精索内静脉。左侧精索内静脉于第一腰椎下缘呈直角注入左肾静脉;右侧则平第二腰椎以锐角汇入下腔静脉,其中有5%~10%直接进入右肾静脉。蔓状静脉丛的小部血流组成精索外静脉,引流入腹壁下静脉。另外,输精管及阴囊回流的静脉血,分别汇入髂内、外静脉和股静脉。上述各静脉之间存在着相互连接的交通支。

基于精索静脉的解剖结构特点,如静脉壁平滑肌或弹力纤维薄弱、提睾肌发育不全、精索内静脉瓣缺如或闭合不全以及受站立姿势的影响,可导致精索静脉回流受阻而发病,通常称为原发性精索静脉曲张。该症有80%~98%发生于左侧,双侧者不足20%,单纯右侧罹患最少见。左侧发病率高与下列因素有关：①左精索内静脉呈直角注入左肾静脉，易增加血流阻力；②左精索内静脉下段位于乙状结肠后面，受其压迫；③左肾静脉通过腹主动脉和肠系膜上动脉之间，形成近端钳夹现象；④右髂总动脉压迫左髂总静脉，使左输精管静脉回流受阻，即远端钳夹现象；精索内静脉变异畸形。

临床上少见继发性精索静脉曲张如腹膜后肿瘤、肾肿瘤、巨大肾积水、异位血管等所引起精索静脉曲张，也称为症状性精索静脉曲张。

【病理】　精索静脉曲张导致睾丸静脉回流受阻、内压增高、微循环减少、局部温度升高、代谢产物聚积等内环境改变，久之造成睾丸组织损害而萎缩。病理学观察，睾丸损害表现为生精小管基膜与界膜明显增厚，小管之间的间质明显增生，Leydig 细胞增生、肥厚，Sertoli 细胞发生透明样变。电镜见到精母细胞及 Sertoli 细胞核内有由自噬体、分解的溶酶体及线粒体、破坏的细胞组织等组成的局灶蜕变小体。它严重妨碍选择性物质交换，改变精曲小管内环境而减少营养物及氧代谢。另外，睾丸内小血管硬化血供减少，进一步加重精曲小管的损害，导致生精细胞数目减少，精子发育停顿，甚至变形。上述病理改变不仅限于患侧睾丸，也可累及对侧睾丸。睾丸的损害程度与精索静脉曲张的程度及患者年龄呈正相关。

【临床表现】　精索静脉曲张在儿童期多无临床症状，常被忽视，多在查体时发现。少数患者可发现患侧阴囊胀大，在洗温水浴时更明显。重者感阴囊部坠胀隐痛，运动及站立过久则症状加重。查体可见双侧阴囊不对称，患侧低于健侧。皮肤浅表显露浅蓝色扩张迂曲的蔓状血管丛。触诊时曲张的静脉似蚯蚓团块。平卧位或轻按压后曲张静脉即缩小或消失，站立时复现。对轻度或可疑者因局部体征不明显，可采用 Valsalva 方法检查，即患者站立位时，嘱其闭住口鼻、深吸气及检查者用手按压其腹部以增加腹压，则可显现隐匿的曲张静脉。

【诊断】

1. 诊断　精索静脉曲张一般分为临床型和亚临床型两类。临床型根据患者的临床表现诊断并

不困难，亚临床型多因男性不育在检查中确诊。

采用彩色多普勒超声血流频谱观察，可判断精索内静脉中血液淤滞、反流，血管增多、内径增粗。

2. 分级　精索静脉曲张一般分为亚临床型和临床型两类。

亚临床型是指查体未能发现精索静脉曲张，经 B 超等检查发现轻微的精索静脉曲张。临床型可分为三级：Ⅰ级：触诊不明显，但 Valsalva 试验可出现；Ⅱ级：外观无明显异常，触诊扪及扩张的静脉；Ⅲ级：曲张静脉如成团蚯蚓，触诊及视诊时均极明显。

精索静脉曲张的 B 超诊断标准：①平静呼吸时精索内静脉最大直径（DR）≥1.8mm，②Valsalva 试验阳性，即 Valsalva 试验时 B 超探及血液反流信号且反流持续时间（TR）≥1 秒。根据 B 超检查结果可将精索静脉曲张分为 4 级：0 级（亚临床型）：触诊阴性而超声检查发现精索内静脉有反流，DR 1.8~2.1mm，TR 0.8~2.0 秒；Ⅰ级：触诊阳性且超声检查 DR 2.2~2.7mm，TR 2.0~4.0 秒；Ⅱ级：触诊阳性且超声检查 DR 2.8~3.1mm，TR 4.0~6.0 秒；Ⅲ级：触诊阳性且超声检查 DR>3.1mm，TR>6.0 秒。

【治疗】　因有学者经过长期的临床随访发现，对青春期的患者进行手术治疗并不能明显提高生育能力，故笔者认为治疗该病没有绝对的手术指征。并将以下几项作为治疗该病的相对指征及次要指征。相对指征为：①睾丸体积小（比正常体积小 2ml 或小于正常体积的 20%）；②存在其他影响生育的睾丸异常；③双侧明确的病变。次要手术指征为：①精液分析异常；②睾丸质地变软；③睾丸疼痛或不适；④情绪焦虑；⑤有家族史；⑥阴囊不对称。

精索内静脉高位结扎术在临床上应用比较广泛。方法有保留睾丸动脉仅结扎静脉、动静脉同时结扎（Palmo）和保留淋巴管的血管结扎手术。保留睾丸动脉，主要是防止术后因动脉血供不足而发生睾丸萎缩，但有可能漏扎静脉分支，术后复发。Palmo 手术方法简单，术中不需要辨认精索动、静脉，因精索内动脉、输精管动脉和提睾肌动脉之间存在丰富的吻合支，即使结扎了精索内动脉，后

两支动脉也能够给睾丸提供足够的血供。而保留淋巴管的手术,可以明显降低术后鞘膜积液和睾丸肥大的发生。

开放手术入路可以选择腹股沟切口、经腹切口,手术时建议使用显微镜或放大镜,以便区分清细小的血管。腹腔镜手术可以选择经腹腔或腹膜后间隙两种入路。腹腔镜手术的优势在于创伤小、血管分辨清楚,可高位结扎精索内静脉,并可同时处理双侧病变。

常见术后并发症为鞘膜积液、睾丸萎缩、睾丸追赶式发育、腹股沟疝、下肢静脉曲张等。

【预后】　在儿童期获得治疗的患者中,经随访多数症状消失,萎缩变小的睾丸逐渐恢复,与对侧等同。但术后有 0.2%~25% 的复发率。成人统计资料证实,在不育症的患者中,手术治疗后有 50%~85% 精液质量改善,女方妊娠率可达 30%~55%。若患者得到早期治疗可避免睾丸损害加重,有望降低不育症发生的概率。

附:腹腔镜精索静脉曲张结扎术

1. 平卧位,左臀部稍抬高,于脐窝,耻骨上缘和左侧腹部分别置入 3 个 3~5mm 的 Trocar。

2. 暴露精索　在盆腔外缘髂外动脉的外侧透过腹膜可以见到其下的精索,距离内环 2cm 剪开精索表面 2~3cm 范围的腹膜,将精索暴露。

3. 游离结扎精索静脉　将镜头靠近精索,在放大视野下观察精索血管,可以见到明显搏动的精索内动脉和扩张的精索静脉及淋巴管等组织。可以抓提精索静脉,用弯钳的尖部钝性将其与周围组织游离,系线结扎切断。也可以钝性将动脉单独游离,结扎剩余的精索(包括精索内静脉和淋巴等纤维组织);一般有两根,分别结扎切断,而保留剩余的精索(包括精索内动脉和淋巴等组织)。不必缝合切开的腹膜。

【手术要点】　在游离精索静脉前,不要过多刺激精索,以防静脉痉挛,难以辨认,造成错误结扎血管。游离过程中,避免损伤精索动脉等组织,动脉细小有搏动,注意不要结扎精索动脉,避免影响睾丸血运的危险。在分离精索静脉时如果有较大的血管出血难以控制,使手术野不清楚,可以远离输精管将整个精索结扎切断,这样操作简单,有

报告结果显示不会导致睾丸萎缩。

(李宁　张潍平)

第四节　睾丸

一、睾丸附睾炎

【病因】

1. 非特异性感染　小儿睾丸附睾炎多为非特异性感染。致病菌主要为大肠埃希菌。其发生机制尚不清楚,可能与下列因素有关。

(1) 全身性感染经血行播散,或盆腔脏器感染逆行经淋巴系统扩散。

(2) 外界细菌直接被带入,如不洁导尿或导尿管留置时间过长。

(3) 直接外伤或不适当器械检查所致的损伤。

(4) 某些泌尿系先天性解剖异常,如尿道狭窄,后尿道瓣膜症,肛门直肠闭锁伴有直肠尿道瘘。解剖异常可引起尿道精道反流。

2. 特异性感染

(1) 淋病双球菌感染:小儿一般为间接接触感染,如使用被淋病双球菌污染的被褥、浴盆、浴池等。

(2) 结核杆菌感染:多为肺结核急性播散的局部表现。

【临床表现】

1. 阴囊肿痛　表现轻重不一,轻者仅表现为阴囊红肿及触痛,重者疼痛明显,行走受限。常见表现为患侧阴囊肿胀、疼痛,有时可涉及对侧。严重者整个阴囊及会阴部呈弥漫性红肿。

2. 发热　约 50% 的病例有发热表现,常表现为低热。

3. 胃肠道症状　如恶心、呕吐。

4. 泌尿系症状　如尿频、尿急、尿痛、遗尿,甚至排尿困难。极少表现有脓尿者。

5. 体征

(1) 睾丸附睾肿大,可扪及睾丸附睾肿胀,触痛明显。

(2) 阴囊一侧红肿,病程较长者,整个阴囊呈弥漫性红肿。

(3) 抬高阴囊,疼痛可有缓解。

(4) 提睾肌反射减弱或消失。

【辅助检查】

1. 超声多普勒检查　彩超可见到睾丸附睾部血流增加。

2. 锝-99 扫描　可见局部血流增加。

3. 放射学检查　IVP 检查多无阳性发现。排尿性膀胱尿道造影,偶见膀胱小梁(神经源性膀胱)及膀胱排空不全、膀胱输尿管反流。

4. 活体组织检查　如为探查病例,切取睾丸附睾组织病理检查,均显示急性炎性改变。

【诊断】　小儿急性睾丸附睾炎以阴囊急症为表现,而有类似表现的还有睾丸扭转,应注意加以鉴别。一般而言,急性睾丸附睾炎起病较急,发病至就诊时间较短,但不如睾丸扭转之突然发病。阴囊红肿比较弥漫,提睾肌反射存在,彩超检查睾丸附睾部位血流增加,此点有别于睾丸扭转。

尿常规,尿培养以及放射学检查,对诊断无多大帮助。

【治疗】

1. 非手术治疗　对于可明确除外睾丸扭转而更为倾向于睾丸附睾炎者,可行非手术治疗,包括卧床休息,抬高阴囊,早期局部冷敷,必要时给予镇痛剂。

选用适当的抗生素如氨苄西林或头孢类抗生素。

对于特异性感染如淋病性或结核性,可根据特别方案进行。

2. 手术治疗　适应证:①睾丸附睾炎与睾丸扭转难以鉴别时,如无彩超辅助检查,应及早进行阴囊探查,以免增加睾丸缺血的危险;②药物不能控制的急性附睾炎,附睾明显肿胀,包膜过于紧张时,压迫附睾导致疼痛不能缓解或加重者。手术切开附睾包膜予以减压即可,不可贸然行病变附睾的切除。

二、隐睾与附睾畸形

(一) 隐睾 (undescended testis)

【定义】　隐睾是指阴囊内无睾丸,包括睾丸缺如、睾丸异位及睾丸未降或睾丸下降不全,是指睾丸未能按照正常发育过程,从腰部腹膜后下降至阴囊内。

【胚胎学】　胚胎发育至第 5 周,尿生殖嵴内侧的腹膜上皮增生,变厚,称生殖上皮。不久,尿生殖嵴内外侧之间出现一条纵沟,把原来的尿生殖嵴分为内、外两部,内侧部称生殖嵴,是生殖腺的起源。6 周时,原来位于卵黄囊壁的原始生殖细胞沿中线逐渐迁移入胚胎体腔后壁中线两侧的生殖嵴内。原始生殖细胞在生殖嵴内增生,伸入,形成一些界限不清楚的上皮细胞索,称生殖细胞索。这时还不能区分是睾丸还是卵巢,统称为原始生殖腺。第 6~7 周,如果受精胚为 XY 形,因有 Y 染色体的存在,则有了 H-Y 的表达,诱导原始生殖腺的皮质退化,髓质发育成睾丸。此时,生殖细胞索与其间的间充质分界比较明显。由于系膜逐渐增厚,把生殖腺内的生殖细胞索和生殖腺表面的生殖上皮完全隔开。不久,生殖细胞索增殖,分为两部分,以生殖系膜为中心,呈放射状排列,一部分后来分化成精曲小管;而靠近系膜的一部分则分化为直细精管和睾丸。

睾丸形成之后,精曲小管内的支持细胞分泌一种非激素类的产物,抑制同侧的米勒管向输卵管、子宫、子宫颈、阴道等方向发育,称为米勒管抑制物(MIS)。最终促使米勒管退化。

睾丸如何从腰部腹膜后的原始部移位、下降,最终定位在阴囊底部,至今,仍然存在很多学说。

1. 睾丸引带(guberniculum)的牵拉　睾丸引带是 Hunter 首次描述睾丸未降时所命名的,其作用为引导睾丸离开腹部进入阴囊,但引带的结构与成分并未阐明。18 世纪强调引带是柔软的胶胨样物质。以后,又有人认为是纤维肌肉,具有一个非横纹肌核,而外层为横纹肌结构,近端附着于睾丸和附睾,其末端呈带状,附着于阴囊底的,是为主要分支;另有部分引带附着于耻骨结节、会阴部或股内侧部,称为相应的分支。Heyns 检查 178 例人胎和婴儿的尸检中发现,睾丸引带牢固地附着于腹股沟管。少数通过外环的睾丸,也无肉眼可辨认的睾丸引带向阴囊或其他任何部位伸延。曲金龙对 14 具 17~28 周胎龄的死胎进行尸检,也有类似的发现,即睾丸引带只附着耻骨联合,即使胎

29

龄增大,睾丸引带末端也不附着于阴囊底部,就无从谈起引带将睾丸牵入阴囊。

2. 腹内压 一些早期学者认为腹内的压力导致睾丸下降。其他学者也相信,呼吸、哭叫时的腹肌收缩及出生时产道的压迫产生动力使睾丸下降。但 Hunter 指出,在胎儿能呼吸之前,睾丸已在阴囊内。有些学者认为肝、小肠和大肠的发育以及大肠内胎粪的积聚使腹内压升高,从而将睾丸推入阴囊内。腹壁缺损的婴儿隐睾发生率高,被认为是支持腹内压论的证据。最典型的例证就是梅干腹综合征(prune-belly syndrome,即腹壁肌肉发育不全、不足或缺如,伴有上尿路扩张和双侧隐睾)。然而也有实验不支持腹内压的作用。实验者将幼鼠的腹壁肌肉切除,使其失去产生腹压的条件,但是,幼鼠的睾丸仍降入阴囊。

3. 附睾发育与睾丸下降 临床所见的隐睾伴有附睾畸形或附睾与睾丸分离者的比例甚高,似乎支持附睾发育与睾丸下降之间有着密切的关系。然而,临床遇到一些附睾和/或输精管缺如者,其睾丸却位于阴囊内。

4. 重力作用 Hunter 曾提及直立位(即重力)可能对睾丸下降起一定作用。一些其他学者随后提出了睾丸重量有助下降的理论。然而,Curling 指出,以胎儿宫内的常见位置,重力作用方向与睾丸下降通道恰恰相反。

5. 内分泌因素 1932 年 Engle 给 10 例青春期前的猴子注射垂体前叶提取液或孕妇尿液,其中 2 只出现睾丸从腹股沟管进入阴囊。自此之后,对隐睾的内分泌调控机制进行了大量研究,甚至有的学者断言,隐睾不是先天性畸形,而是一种内分泌疾患。支持者列举大量隐睾患者的血清有关性激素检测结果,揭示隐睾患者血清 LH 水平明显低于对照组。对隐睾患者给予 HCG 或 LHRH 治疗,有一部分的隐睾降入阴囊。然而,内分泌缺陷不能解释所见的双侧隐睾者远远少于单侧者,以两侧睾丸或精索的雄激素受体不相等也难圆其说。给予外源性激素治疗隐睾的效果也不如想象的满意。对于内分泌缺陷导致睾丸不降,其间关系尚无满意的解释,同样,对于激素治疗有效的隐睾,也无法阐明其促使睾丸下降的机制。

【病理】

1. 大体检查 未降入阴囊内的睾丸常有不同程度的发育不全,体积明显小于健侧,质地松软。少数睾丸缺如者,仅见精索血管残端。

隐睾患侧可伴有附睾和输精管畸形(参阅附睾畸形)。

2. 组织学检查 正常睾丸精曲小管内生殖细胞的发育过程是:生殖母细胞→Ad 型精原细胞→Ap 型精原细胞→B 型精原细胞→初级精母细胞→次级精母细胞→精子细胞→精子。

正常男孩出生后 60~90 天的睾酮峰波,促使生殖母细胞发育为 Ad 型精原细胞。这个过程在婴儿 3~6 个月时完成。隐睾患者生后 60~90 天 LH 和 FSH 潮涌受挫,胎儿型间质细胞数目减少,不能形成睾酮峰波,从而导致生殖母细胞不能转变成 Ad 型精原细胞,其组织学标志是:①1 岁以后仍持续出现生殖母细胞;②Ad 型精原细胞减少。可见,隐睾的组织学检查主要表现为生殖细胞发育的障碍。其次是间质细胞数量的减少,但即使是双侧隐睾,仍有适量的雄激素产生,可维持男性第二性征的发育,也很少影响成年后的性行为。

隐睾的精曲小管平均直径较正常者小,精曲小管周围胶原组织增生。

隐睾组织学改变的程度也和隐睾所处的位置有关。位置越高,病理损害越严重;越接近阴囊部位,病理损害就越轻微。隐睾的病理改变也随着年龄的增长而逐渐加重。成人的隐睾,其精曲小管退行性变,几乎看不到正常精子。

【临床表现】 隐睾可发生于单侧或双侧,单侧明显多于双侧。单侧隐睾中,右侧的发生率略高于左侧。

隐睾侧阴囊扁平,双侧者阴囊发育较差。触诊时阴囊空虚无睾丸。经仔细检查,约 80% 的隐睾可在体表扪及,最多位于腹股沟部。睾丸体积较对侧略小,不能推入阴囊。挤压睾丸,患者有胀痛感。如果能将扪及的睾丸逐渐推入阴囊内,松手之后,睾丸又缩回腹股沟部,称为滑动睾丸,仍应属于隐睾。如松手之后睾丸能在阴囊内停留,则非隐睾,称为回缩性睾丸。约 20% 的隐睾在触诊时难以扪及,但这并不意味着患侧没有睾丸。

扪不到的隐睾在手术探查中,80% 以上可在腹股沟管或内环附近被发现,而其余不足 20%,虽经广泛探查,仍然找不到睾丸。若其中一侧找不到睾丸,称为单睾症或单侧睾丸缺如,发生率占隐睾的3%~5%,约 5 000 例男性中有 1 例。如双侧隐睾经探查均未能发现睾丸,称无睾畸形(anorchism),约 20 000 例男性中有 1 例。

【诊断】　隐睾的诊断并不难。但应注意阴囊内扪不到睾丸者并非就是隐睾,特别要注意除外回缩睾丸。回缩睾丸多发生在提睾肌反射比较活跃的 5~6 岁小儿。在以隐睾就诊小儿中,经仔细检查,发现为回缩睾丸者,各家报告不一,为50%~80%。检查前应消除小儿的紧张情绪,诊室和检查者的手,都应是暖和的,以免寒冷刺激引起提睾肌收缩而使睾丸回缩。除平卧位检查外,还可以让小儿坐着,两大腿外展外旋,即所谓的 cross leged 位,或采取蹲踞位,进行检查。处于这样的位置,通常不会有提睾肌反射。如为回缩睾丸,不需检查者的手法,睾丸即能自己下降。此时,可用拇指和示指轻轻夹住,将其牵入阴囊内。松手后,睾丸仍可停留在阴囊内。对于较大的儿童,可在腹股沟部压迫股动脉片刻,或在腹股沟韧带以下的大腿内侧用指尖轻轻抚摩,回缩睾丸都会自行下降至阴囊内。必要时,可给局部热敷或温水浴,回缩睾丸也可降至阴囊内。更重要的是,应反复多次或多位医师共同检查。经过反复仔细检查,患侧仍不能扪及睾丸者,还应检查股部、耻骨联合部、会阴部,以除外异位睾丸。已如前述,约 80%的隐睾可在体表扪及。对于不能扪及的隐睾,术前如何判断患侧有无睾丸及隐睾所处的位置,可通过一些特殊检查,无损伤性检查,如超声检查、CT 检查、磁共振检查。

【治疗】　隐睾的治疗可分激素治疗和手术治疗。

1. 激素治疗　激素治疗之前,应反复检查并采取一定的措施以除外回缩睾丸。治疗时机应在生后 6~10 个月之间。

(1) 黄体生成素释放激素(LHRH)或称促性腺激素释放激素(GnRH)。

适应证:垂体分泌 GnRH 不正常,表现为 LH基础值降低。给予 GnRH 以提高 LH 值。

(2) 促性腺激素(HCG):刺激 Leydig 细胞以增高血浆睾酮浓度而促进睾丸下降。

剂量:5 岁前 1 000~1 500IU/(m^2·次),隔日 1次,共 9 次;5 岁后 1 500IU/(m^2·次),隔日 1 次,共9 次。

(3) LHRH+HCG:据报道,如果在 LHRH 治疗后再加用 HCG,每周一次,每次 1 500IU 连续 3 周,睾丸的下降率会有明显增加。

2. 手术治疗　对激素治疗无效者,应在 6 个月之后,1 岁半之前进行手术治疗。

(1) 睾丸固定术:手术可在全身麻醉或硬脊膜外阻滞麻醉下进行。做下腹横切口,长 2~3cm。切开皮肤及皮下组织后,即应开始寻找睾丸。不少隐睾位于皮下深筋膜与腹外斜肌腱膜之间(Denis Browne 袋)。如果睾丸不在 Denis Browne 袋内,则应该找到外环口,切开腹外斜肌腱膜,并注意保护其深侧的髂腹股神经。大多数隐睾即位于腹股沟管内。在腹股沟管内的睾丸,绝大多数都有鞘膜包裹。鞘膜囊远端,大多附着在耻骨结节。可用血管钳将其分离、夹住、切断、结扎。分离提睾肌,显露精索。在精索的前内侧,切开鞘状突管(或疝囊)的前壁,将睾丸牵出鞘膜腔,观察并记录睾丸的大小以及与附睾的关系。如需行睾丸活体组织检查者,此时可以取材。之后将睾丸还纳入鞘膜腔内。从精索表面游离鞘状突管(或疝囊)后壁。游离鞘状突管(或疝囊)至内环口以上。横断鞘状突管(或疝囊)予以高位结扎或缝扎。切开腹内斜肌和腹横肌 2~3cm。助手将睾丸向下牵引。而术者提起已结扎的鞘状突管(或疝囊),继续在腹膜后游离。将睾丸试向阴囊方向牵引,如精索已有足够长度,则不必再作腹膜后广泛游离。如精索长度不够,用深弯拉钩伸进精索与后腹膜之间,而助手应将睾丸轻轻向下牵引,术者在直视下钝性加锐性游离精索周围的膜状组织。精索周围的腹膜后组织一般都较疏松,比较容易游离。必要时可用示指探入后腹膜,一方面可以轻柔推动精索周围组织,一方面也可以探知游离的高度。如能探及肾脏下极,则表示精索全长几乎都得到游离。经此游离后,大多数睾丸均可无张力地牵至阴囊底部。手指经创口探入阴囊,扩张阴囊袋。以探入阴囊内手指为指示,于患侧阴囊中下部作一横形 1cm 左右皮肤切口。用蚊式钳在皮肤肉膜层与精索外筋膜之间作潜行分离,其范围以能容纳睾丸为度。用长弯钳夹住少许精索外筋膜,并将之向腹股沟创口顶出。用力戳破或用剪刀剪开鞘膜外阴囊壁,并将长弯钳伸出创口。理顺精索血管的轴向。轻轻地将睾丸经腹壁下血管背侧牵出。用伸出创口的长弯钳夹住睾丸(鞘膜)下极,将其拉出阴囊部切口。再次仔细观察精索血管走向,矫正任何精索血管扭转。将精索内筋膜与阴囊肉膜之间缝合固定 2~3 针。在固定睾丸时,切忌对睾丸本身以任何缝线作穿过牵引,否则可能引起精曲小管坏死或萎缩。将睾丸纳入阴囊皮肤肉膜层与精索外筋膜之间腔隙。缝合阴囊皮肤。手术转回腹股沟部。先修补腹横筋膜,再修补前被剪开的腹内斜肌和腹横肌。最后分别缝合腹外斜肌、皮下和皮肤。

有些术前不能扪及的隐睾,建议先行腹腔镜探查。如开刀手术,在探查过程中,腹股沟管内未能找到睾丸,如发现有精索血管盲端,则提示该侧没有睾丸,不必再作广泛的探查;如果只发现输精管盲端或附睾,应考虑输精管或附睾可能与睾丸完全分离,必须继续在腹膜后探查,直至睾丸原始发育的部位。睾丸原始发育虽为腹膜后器官,但不少高位隐睾都位于腹膜腔内,精索周围有腹膜包围,形成系膜;或睾丸与附近的腹膜粘连不能下降。探查时应加以注意。

(2)分期睾丸固定术或再次睾丸固定术:第一次手术时不能将睾丸固定在阴囊内,而权宜地将睾丸固定在腹股沟皮下环附近者;或第一次手术虽将睾丸固定在阴囊内,但尔后睾丸又缩回到腹股沟部者,都应考虑再次手术,将睾丸固定在阴囊内。第二次手术应在第一次手术后 6~12 个月进行。第二次手术操作与第一次大致相同,只是困难得多。因此,手术必须小心谨慎。

(3)精索动静脉切断术,或称长襻输精管法,Fowler-Stephens(F-S)手术:1903 年 Bevan 认识到高位隐睾之所以游离困难,是因为受到睾丸血管的约束。他提出将睾丸血管予以切断,而睾丸可

经输精管动脉获得血供。至 1929 年,他本人和其他作者都发现睾丸萎缩是这种手术常见的后遗症。30 年后,Fowler 和 Stephens 对腹内睾丸的血供作了详细的描绘,为精索血管切断术奠定了解剖学基础。遗憾的是 Fowler-Stephens 方法的效果并不确切。这可能是它设计本身的缺陷,也可能有操作不当的原因。对准备行精索血管切断者,则不宜对精索行广泛的游离。只在精索血管最上段稍加分离之后,用无损伤血管钳暂时夹住,切开睾丸白膜做出血试验。如睾丸血管不出血,或 5 分钟内出血停止,为阴性,表明睾丸血供不足,不宜行精索血管切断。如持续流出鲜血达 5 分钟以上,为阳性,表示侧支循环血供丰富,可在该处切断精索血管。将被切断的精索连同睾丸和输精管整块向下游离,不可再在精索血管与输精管之间进行任何分离,尽量保留其间的血管交通支。其他步骤与一般的睾丸固定相同。

(4)分期 Fowler-Stephens(F-S)手术:为了尽量减少侧支循环的破坏,并让侧支循环的血供得到充分的代偿,1984 年 Ransley 等提出,在第一期手术时,只是尽可能地高位切断精索血管,而不试图对精索作任何游离。待 6 个月之后,二期手术游离精索。1991 年 Bloom 等通过腹腔镜对精索血管加以钳夹,6 个月之后,再次进行切断血管并完成睾丸固定术。

(5)腹腔镜在隐睾的诊断和治疗的应用:腹腔镜检查作为不能扪及睾丸的定位方法始于 1976 年 Cortesi 等。对于不能扪及的隐睾,手术前先行腹腔镜检查,可以迅速明辨隐睾的位置,从而缩短手术探查的时间。如在腹内见有输精管或血管盲端,则提示该侧睾丸缺如,从而避免了盲目的手术探查。

(6)睾丸移植:自体睾丸移植。1976 年,MacMahon 借助手术显微镜,将狗的精索动静脉切断并分别与腹壁下动静脉进行吻合,使睾丸无张力地固定在阴囊内。实验成功,并应用于临床。同年 Silber 报告为一例 Prune-Belly 综合征患者进行腹内隐睾移植,术后随访睾丸无萎缩。之后,Janecka(1979)、Wachsman(1980)、Martin(1980)等都有临床病例报告。

同种睾丸移植。对于无睾丸或两侧睾丸发育极差者，虽可依赖外源性雄激素补充，以维持男性第二性征的发育，但绝不会有生育能力。同种睾丸移植之后，性激素水平可较快得到提高，有助于第二性征的发育并恢复性生活能力。就目前有限的资料看，对精子生成的效果，还不满意。

（7）睾丸切除术：对于腹内高位隐睾经充分游离精索后，仍然不能完成一期睾丸固定，而没有条件进行其他手术方法，或该侧睾丸发育极差，并无保留的实际意义者，特别是成年人隐睾，其对侧睾丸正常地位于阴囊内者，应将该睾丸切除。

（二）附睾畸形（epididymis anomaly）

【病因】　睾丸由性腺嵴发育。精曲小管汇集在睾门，形成睾丸。胎睾形成之后，支持细胞分泌米勒管抑制物质（MIS），抑制米勒管衍变为子宫、输卵管和阴道。间质细胞分泌睾酮，诱发中肾管发育成附睾、输精管、精囊和射精管。大约在胚胎第12~13周时，附睾与睾丸联合，完成男性内生殖器官的发育。如果胚胎发育在关键时间停滞或延缓，可能造成附睾与睾丸附着异常。在胚胎早期，性腺和中肾管均从胸主动脉的外侧支接受血供，以后睾丸血供来自精索内动脉，而输精管则由髂内动脉供血。在发育阶段，如果发生血管意外，可能出现附睾缺如或输精管节段性闭塞或缺如。

【病理】　光镜见附睾输出小管减少，间质纤维组织增生，上皮细胞发育不良；染色质深染、粗大，胞质少；固有膜增厚，环形肌发育较差，肌细胞被纤维组织代替。电镜所见，附睾上皮细胞幼稚，核大而圆，核质淡，异染色质少，胞质不丰富；线粒体、内质网和溶酶体少；基底膜增厚，肌细胞发育差，肌丝少。附睾组织学改变2岁以前还不明显，2岁以后逐渐加重。附睾畸形内环境的改变，使精子成熟过程受到不同程度的障碍。

【分类】　有学者曾对正常下降睾丸的附睾与隐睾的附睾进行比较，发现正常下降睾丸的附睾畸形发生率明显低于隐睾者，而且病变也轻微得多，大多数只能算作正常的变异。根据睾丸与附睾之间的解剖关系以及其生理功能的考虑，将隐睾的睾丸附睾异常分为两类。

1. 梗阻型　包括附睾头缺如，或附睾头与睾丸分离，或输精管任何部位闭锁、中断或缺如。此种类型，如睾丸缺如或发育不良，则无生精功能；如附睾头缺如或附睾头与睾丸分离，即使睾丸有生精功能，精子也不能进入附睾并进一步成熟；如输精管任何部位有闭锁、中断或缺如，即使有正常精子，也不能顺利通过而发挥生殖功能。

2. 非梗阻型　包括附睾头、尾与睾丸相连而附睾体与睾丸分离，无论其间距离多宽；以及附睾头与睾丸相连，而附睾体或附睾尾与睾丸分离，无论其附睾体或附睾尾有多长。这类异常，睾丸有生精功能，且精子能进入附睾能进一步成熟，并能无阻地进入输精管而有生殖功能。

【病理生理】

1. 对生育能力的影响　生精过程在精曲小管内完成，但精子必须在附睾内进一步成熟并获得能量，才具有致孕能力。如果附睾与睾丸分离，精子无从进入附睾。有些畸形虽与睾丸有某些程度相连接，但异常附睾本身也有一些内环境的改变，对精子的进一步成熟也有一定程度的障碍。并发于隐睾的附睾畸形，虽然各家所谓异常的标准不完全一致，但其各组中与疝、鞘膜积液手术中所见或尸体解剖资料比较，其结论都是一致的，即并存于隐睾的附睾畸形明显高于腹股沟疝或鞘膜积液，而且畸形程度也严重得多。未降睾丸本身即有一定病理损害而影响生育能力；若病侧有附睾附着异常，即便隐睾经复位固定后有正常精子发生，但其结果仍然是生育能力受到障碍。因此，对隐睾患侧生殖功能的评估，应持谨慎的态度。

2. 并发睾丸扭转　附睾与睾丸附着异常，特别是附睾与睾丸完全分离，其间仅有少许睾丸系膜相连，该处常是发生睾丸扭转的部位。

3. 有些附睾明显延长或输精管襻进入腹股沟管内。在疝修补术或鞘膜积液手术中，如不经意，容易造成附睾或输精管的医源性损伤。

【治疗】　对非梗阻型的附睾畸形，无须治疗。对梗阻型，有人报告对附睾头与睾丸分离的畸形以显微外科行睾丸吻合术。

（杨洋　田军）

第五节　女性生殖器与小儿妇科

一、概述

女性生殖系统的胚胎发生包括生殖腺 - 卵巢、生殖管道 - 输卵管、子宫、阴道以及外生殖器等部分。它是按照一定的次序渐次进行的,过程及机制极其复杂,目前尚不十分清楚。

（一）卵巢的发生　胚胎第 5 周时,在尿生殖嵴的内侧出现体腔上皮的增厚区,其深面得间充质集聚,形成一条纵嵴——生殖嵴,这是生殖腺发生的开始。不久,体腔上皮向其下方的间充质内长出许多指状的上皮细胞索,称为生殖细胞索或原始性腺索。因此,这种未分化的生殖腺即由表层的皮质和深部的髓质两部分组成。性染色体为 XX 的胚胎,其皮质分化为卵巢,髓质则退化;性染色体为 XY 的胚胎,则髓质分化为睾丸,皮质退化。

胚胎第 4 周时,在靠近尿囊起始部分的卵黄囊壁内胚层细胞间,出现了原始生殖细胞。胚胎折卷时,卵黄囊的一部分被包入胚胎体内,这些原始生殖细胞以变形运动的方式通过肠系膜于胚胎第 6 周时迁移到生殖嵴深部的间充质内,加入生殖细胞索中。女性的卵原细胞和男性的精原细胞都是由原始生殖细胞分化来的。

未分化的生殖腺向卵巢或者睾丸分化取决于胚胎的性染色体是否有 Y 染色体。在 Y 染色体的影响下,生殖细胞索分化为生精小管,缺乏 Y 染色体的则形成卵巢。

卵巢的组织分化较睾丸晚。胚胎第 7 周时,生殖腺表面的上皮继续增厚,产生第二代生殖细胞索,深入间充质中,当这些生殖细胞索增大时,原始生殖细胞加入其内。约在第 16 周时,第二代生殖细胞索开始断裂,分成许多孤立的细胞团,每个细胞团包绕一个或者多个原始生殖细胞,称为原始卵泡。卵泡内的原始生殖细胞分化为卵原细胞,周围的则分化为卵泡细胞。而生殖腺初始形成的生殖细胞索则退化消失。

卵巢和睾丸最初均位于腹腔的后上方,其尾端的生殖系膜形成的引带在胚胎迅速增长时并不相应地延长使生殖腺逐渐下降。卵巢的引带从卵巢尾端至大阴唇,中途附着在输卵管与子宫的相连处,自此以上形成卵巢固有韧带,以下形成子宫圆韧带。

（二）生殖管道的发生　生殖腺的分化取决于胚胎性染色体的组织类型,而生殖管道和外生殖器的分化又取决于生殖腺的分化。胚胎第 6 周时,无论男女都发生一对中肾管和一对副中肾管。在睾丸生成的雄激素的刺激下,中肾管发育成男性生殖管道。同时睾丸产生的米勒管抑制物则抑制副中肾管的发育。对于女性胚胎,生殖腺分化为卵巢,中肾管则退化。副中肾管发育为输卵管和子宫。

左右中肾管起源于左右中肾外侧的体腔上皮的凹陷部分,凹陷部分的边缘相互靠拢,合并成中副肾管。中肾管漏斗形的头端开口于体腔即腹腔。中副肾管于中肾管外侧与其平行向胚胎尾端延伸,当两管到达盆部时副中肾管横过中肾管的腹侧,在中线处紧密靠拢合成 Y 形的子宫阴道原基。这管状结构的尾侧端突入尿生殖窦的背侧壁,在其诱导下,尿生殖窦背侧壁内产生一小隆起称之为窦结节。

输卵管发生于左右副中肾管没有相互合并的头侧部分。副中肾管尾侧相互合并形成的子宫阴道原基发生子宫的上皮和腺体,子宫内膜的基质和子宫肌膜来源于邻近的间充质。胎儿时期子宫颈比子宫体大的多,儿童期子宫颈仍是子宫体的两倍,青春期子宫体增大。

阴道上皮来自尿生殖窦的内胚层,阴道的结缔组织与肌肉组织来自子宫阴道原基。胚胎第 9 周时尿生殖窦背侧壁长出的窦结节,深入子宫阴道原基的尾端。窦结节的内胚层细胞随即形成一实心的上皮板即阴道板。至 11 周左右,板的尾端中心部分上皮碎裂,开始出现腔隙并继续延长加宽,第 20 周左右阴道板变成管状,其周围的上皮即为阴道上皮。直至胎儿后期,阴道腔与尿生殖窦腔之间仍被一薄组织膜隔开。处女膜一般于围生期出现裂孔。

（三）外生殖器的发育　胚胎发育到第 4 周初,在泄殖腔膜的头侧中胚层增多形成生殖结节,伸长后称初阴。第6周时,泄殖腔膜被尿囊直肠隔分成尿生殖窦膜和肛膜,尿生殖窦膜两侧中胚层增厚的部分称尿生殖褶。以后两褶之间的尿生殖褶的同时,褶的两侧又各出现一个膨大,称阴唇阴囊隆突。胚胎第7~8周以后,由于生殖腺的分化,这些外生殖器原基开始向男性或女性方向演变。

女性外生殖器的分化较男性稍迟。无雄激素时,未分化的外生殖器发育向女性化发展。生殖结节稍延长成阴蒂,左右尿生殖褶不合并的部分形成小阴唇,左右阴唇阴囊隆突后方合并,形成阴唇后联合,而前方并合形成阴阜,左右阴唇隆突大部分不合并,形成大阴唇。

二、泄殖腔与泌尿生殖窦畸形

（一）胚胎发生　在妊娠4周时,泌尿道、生殖道与消化道为一共同开口的腔隙即泄殖腔。以后随着中胚层向下生长,形成尿囊直肠隔。于妊娠第6周完成。此时泄殖腔分为腹侧和背侧两部分。腹侧部分成为尿生殖窦,最终形成膀胱尿道与阴道。背侧部分成为直肠。当泄殖腔分隔完毕,位于会阴的泄殖腔膜破裂,形成两个开口。如尿囊直肠隔发育停顿则造成近端尿道、上2/3阴道、直肠均进入一共同腔道,会阴只有一个开口即为泄殖腔畸形或称为一穴肛。尿生殖窦发育在泄殖腔分隔完毕以后。男性与女性略有不同。在男性雄激素作用下,尿生殖褶在中线融合形成尿道,从中肾管发育而来的精囊、射精管开口于尿道精阜。而女性,尿生殖褶形成小阴唇。一对副中肾管融合形成窦结节及子宫阴道原基。子宫阴道原基发育成女性内生殖系统及阴道上部。窦结节向下延伸发育成尿道及阴道下部并在尿生殖褶之间形成两个分别开口的腔隙即尿道与阴道开口,窦结节在向前庭下降发育的过程中发生停顿则使尿道与阴道形成共同开口,产生尿生殖窦畸形。女性假两性畸形可因胚胎期受雄激素影响,使尿生殖褶过度融合而形成尿生殖窦畸形。

（二）泄殖腔畸形（cloacal anomaly）　女性泄殖腔畸形是一非常少见的疾病,发生率为1/50 000~1/40 000。直肠、阴道、膀胱均通过一个共同通道开口于会阴。女婴出生后,如果在会阴部仅有一个开口,则可诊断为泄殖腔畸形。

【分类】　泄殖腔畸形的分类方法较多。1973年Raffensperger分类法将其分为五型。即:

Ⅰ型:尿道、直肠、阴道交汇于泄殖腔顶端,泄殖腔管长3~4cm。

Ⅱ型:直肠汇合于阴道的近端,阴道与尿道汇合于泄殖腔。此型表现为阴道积液,在腹部X线平面上可见阴道内有巨大液平面。

Ⅲ型:泄殖腔管很短,阴道、尿道及直肠汇合于泄殖腔管。这类患者尿液不向阴道内反流,检查时可用小型鼻镜经泄殖腔开口看到尿道、阴道及直肠开口。

Ⅳ型:阴道完全封闭,阴道积液,膀胱与直肠汇集于泄殖腔顶端,无反流。

Ⅴ型:直肠在泄殖腔管后方完全闭锁,仅有尿生殖窦存在。以上各型常见合并畸形:双子宫、双阴道、输尿管重复畸形、输尿管异位开口、先天性心脏病、食管闭锁、脊膜膨出、脐膨出或合并泄殖腔外翻。

Pena则将之分为六型:

Ⅰ型:典型泄殖腔畸形,尿道、阴道及直肠汇于泄殖腔管近端,泄殖腔管长2~3cm,阴道大小正常,外括约肌复合体发育和位置均正常。泄殖腔管开口于正常尿道的部位,会阴体较正常小。

Ⅱ型:高位泄殖腔畸形,泄殖腔开口小,会阴短,该型泄殖管长3~7cm,阴道极小,拖出成形极为困难。盆腔狭窄、骶骨短、盆底肌及外括约肌发育差。

Ⅲ型:为不常见的泄殖腔畸形,直肠开口位置高,开口于阴道后壁的顶部。

Ⅳ型:低位泄殖腔畸形,泄殖腔管长0.5~1.5cm,直肠低位阴道瘘合并女性尿道下裂。

Ⅴ型:泄殖腔畸形合并阴道积液泄殖腔管为常见型。

Ⅵ型:泄殖腔畸形合并双子宫、双阴道约占泄殖腔畸形的60%。

畸形严重情况视泌尿道、生殖道与消化道在腔内开口位置的高低而定。三者可会合于低位,也可会合在膀胱颈部甚至膀胱三角区。开口位置愈高,病变愈严重。

出生时,婴儿常常表现为明显的腹胀以及尿液反流入阴道、子宫,进入腹腔,形成腹水,导致膀胱向前移位,使膀胱颈部成角而引起排尿障碍,这是宫内慢性下尿路梗阻造成肾积水的原因。患者的会阴部外观常不一致,最常见的会阴呈扁平状,无明显的阴道、直肠和尿道开口,阴蒂较正常儿大,小阴唇发育差,泄殖腔开口于阴蒂下方甚至可延伸至其顶端,像一个狭窄的尿道。有些患者的阴蒂、阴唇和阴道入口看上去似乎正常,但探针可发现仅有一个开口即泄殖腔开口,而在正常肛门开口的部位仅可以发现一个凹迹而无孔穴。

【影像学检查】 主要包括胸腹平片、腹盆腔超声及腰骶椎磁共振成像检查。腹部平片可见到下腹部、盆腔有一大的圆形肿块甚至表现为有气液平面的囊性肿物,即积尿扩张的子宫和阴道并混有由结肠瘘管的气体。腹部超声可见扩大的膀胱、阴道和直肠,有时还发现其他上尿路畸形如肾积水等。腰骶椎磁共振可观察是否存在脊髓栓系、盆腔及盆壁的解剖结构情况。静脉尿路造影可了解上尿路的情况。泄殖腔造影可显示膀胱、子宫、阴道或直肠瘘道。如已行结肠造瘘术,远端结肠造影可清晰显示直肠、阴道和尿生殖窦畸形的相互解剖关系。也可通过膀胱镜对泄殖腔内所有开口注入造影剂检查。如果泄殖腔开口过小,可向后切开少许,以利于膀胱镜插入或通过导管对膀胱或阴道减压。

此外,此病常可伴发其他畸形,其中上尿路畸形约占75%,包括肾发育不良、马蹄肾、重复肾、输尿管重复畸形及异位开口等。其他畸形有子宫阴道重复畸形、心血管、呼吸系统及上消化道畸形。因此检查时应全面、仔细。

【治疗】 主要针对存在梗阻的消化道和泌尿生殖道。最初的措施只要使扩张器官的减压,但不主张在新生儿期进行器官的重建,包括如先将直肠拖下做肛门成形。对泄殖腔畸形进行重建手术时间从国外资料来看是出生后6~12个月,待泄殖腔及相关畸形都明确后进行手术设计。手术包括四个步骤:

(1) 胃肠道减压。

(2) 泌尿生殖道减压。

(3) 相关泌尿系畸形的矫正修复。

(4) 泄殖腔畸形的修复。

新生儿待一般情况稳定后,即可行结肠造瘘,结肠造瘘可使胃肠道减压,也可防止粪便进入泄殖腔道。Hendren 建议做右半结肠造瘘,留下足够的左半结肠,便于直肠下拖,以及可能用于阴道重建。但大段左半结肠与尿道相通,反流的尿液又会经过肠黏膜吸收,导致高氯性酸中毒。所以这里有一个肠段长度的取舍问题,至少乙状结肠应该得到完全保留。

在进行结肠造瘘的同时,进行内镜检查,以明确泄殖腔畸形的解剖特征,也可以为阴道,膀胱进行减压,并清洁远端结肠内的粪便和黏液。

如果经上述处理后,尿液仍排入阴道和直肠,导致腹胀和酸中毒,要进行处理。对泄殖腔较细者,要进行切开,以助排尿。如尿液仍进入阴道,要进行清洁间歇导尿,如不解决问题,可做膀胱造口术。

根治手术方法近年来采用 Pena 的后矢状入路手术。手术要点包括:于骶骨下方正中至泄殖腔做一矢状切口,注意正确从中线进入。术中用电刺激器确认肛门外括约肌中心及近端提肛肌、括约肌复合体,保证正确切开和对合。扩张的直肠做裁剪以适合穿过括约肌复合体与外括约肌。阴道和直肠分别游离足够长度以保证无张力引出。此手术方法优点为暴露充分,直视下按正常解剖结构恢复直肠、阴道、尿道的关系,对外括约肌及括约肌复合体损伤小并使直肠准确通过诸肌。术后肛门失禁发生率减少。由于畸形程度不同,常在最终纠正解剖异常后仍可能有大便失禁、尿失禁、神经源性膀胱和膀胱输尿管反流。

(三) 尿生殖窦畸形 (urogenital sinus anomaly) 46,XX 女性,尿道与阴道相互会合开口于同一腔隙并在会阴只有一个共同开口,而直肠肛门发育正常,则称为尿生殖窦畸形。本畸形是副中肾管的融合发生障碍,因为它形成窦结节及子宫阴道原基,窦结节的下降发育停顿造成尿生殖窦畸形。它发生于尿囊生殖隔形成以后。尿生殖窦畸形可伴发其他泌尿生殖系统的异常,如尿失禁、双角子宫、阴道重复畸形等。

【临床表现】 临床上尿生殖窦畸形常见于女性假两性畸形(先天性肾上腺皮质增生症 CAH)是因胚胎期尿生殖褶过度融合形成。不论患者的男性化程度如何,其性别均为女性,具有子宫、卵巢及近端 2/3 的阴道,无睾丸。因男性化程度不同,患者阴蒂肥大程度及尿生殖窦融合形式也不尽相同。其他疾病,如真两性畸形、混合性腺发育不全也可有尿生殖窦畸形。上述疾病的诊断,包括染色体及内分泌的检查可见性别畸形章。

【病史】 在病史上要注意母亲孕期有无药物、含雄激素的药物或食物的摄入史。家庭内是否有新生儿死亡史或者外生殖器畸形,青春期发育异常,水、电解质平衡紊乱的患者。体格检查时要注意患者的全身情况:有无脱水、高血压,这两者都提示 CAH 的可能。腹部要注意有无耻骨上肿块,以排除扩大的膀胱或积水的阴道和子宫。外阴部要注意阴蒂(或阴茎)的大小和质地、与周围结构的关系、大阴唇处可否触及性腺、会阴部开口的数目以及位置等。用小指做直肠指检可以明确有无子宫颈。

【影像学检查】 造影和内镜检查可明确解剖特点、窦道的长度、阴道汇合于尿道的部位,该部位至膀胱颈的距离、阴道的数目、膀胱的情况等。造影时可将一 Foley 导尿管插入窦道,充起气囊,堵住开口,再逆行注入造影剂,进行正位、侧位和斜位观察。也可将导尿管插入膀胱做排泄性尿道造影。内镜检查可直接观察畸形的解剖情况。常在重建手术前进行。超声可以明确子宫、阴道和性腺的部位、结构,也可以检出泌尿系畸形。个别病例要用腹腔镜做性腺活检才能决定诊断。

【手术】 对于尿生殖窦畸形的手术时机至今仍存在很大的争议,尤其是涉及性别取向问题,到底是由父母来决定还是等患者长大后再考虑,直接与早期还是晚期手术相关。庆幸的是外科技术的发展使得许多患者无须考虑性别转换问题。

女性外生殖器成形术包括三个部分:阴蒂成形术、阴道成形术、阴唇成形术。

(1) 阴蒂成形术:国外提倡阴蒂成形应尽早于新生儿期进行,但是在国内,由于各地对 CAH 认识以及性别畸形诊断水平的差异,多在儿童期手

术。我们对 <1 岁的婴儿因 CAH 进行阴蒂成形的也只是个例。阴道成形的时机争议很大,一种观点认为阴蒂成形、阴道成形以及阴唇成形应在低龄时一期完成,因母亲雌激素刺激导致的阴道和阴道周围组织的增厚和扩张,使得新生儿阴道的游离非常容易。另外,组织不会形成瘢痕。相反的观点认为早期手术在阴道汇入点高的患者中会产生阴道狭窄,需要进行阴道扩张或进行再度手术(资源 43)。

资源 43
肾上腺皮质增生 - 阴蒂短缩术

阴蒂成形术至今已有很大的发展,其关键是暴露阴蒂头正常的神经支配,并有接近正常的外观。Kogan 报告的白膜下海绵体勃起组织切除在国外是应用比较多的手术方法。我们的经验提示,该方法阴蒂头的血供和神经支配都能得到很好的保留,手术也比较简单,创伤小。

(2) 阴道成形术:阴道成形术方法的选择主要根据阴道汇入尿道的部位来决定,主要有四种方式:

1) 后切开阴道成形:主要用于阴唇融合,但汇合点很低的尿生殖窦畸形。

2) 皮瓣法阴道成形:1964 年由 Fortunoff 首先提出,主要用于阴道汇合点低即,尿生殖窦短的患者。将尿生殖窦的后壁切开至阴道,再将会阴部的一片倒 V 形皮瓣插入切开处,使阴道的开口扩大。有一些在阴道汇合点高的患者中应用会阴皮瓣的报道,但其可导致尿道下裂、阴道积液、尿路感染和尿失禁。

3) 阴道拖下成形:1969 年由 Hendren 和 Carword 首先进行。主要用于阴道汇合点高,在尿道括约肌上方近膀胱颈的患者。其基本要求是将阴道完全与尿生殖窦断开,将尿生殖窦用作尿道,再将阴道游离后拖至会阴部。部分阴道汇合点位置在中份的患者也可应用。如阴道游离困难,常需用皮瓣或肠段来代替远端的阴道。

4) 完全阴道替代成形:主要用于阴道缺如或发育不良的患者。

Pena 将整个尿生殖窦视作一个整体,沿其周围进行游离,将其拖至会阴部。对阴道汇入点位置居中的患者比较适用。无须做阴道离断。如阴道汇合点位置很高,采用这一方法,可使阴道离断

再拖下的难度减少。这方法称为尿生殖窦整体游离术。Pena 认为这一术式可以做到外形美观、窦道形成的危险减少、阴道狭窄的机会也小且手术时间可减少 70%。Rink 报道尿生殖窦拖下后其窦道可用做外阴的一部分,使有黏膜覆盖。

对同时有尿失禁的病例,可考虑用部分阴道前壁进行尿道延长。在这种情况下,周围组织游离往往非常有限。Hendren 介绍一种臀部转移皮瓣的方法治疗这种类型的尿生殖窦畸形。Pena 也曾用后矢状经直肠入路的方法治疗尿生殖窦畸形,认为具有暴露好、直视下尿道与阴道分离容易、手术效果好等优点,但术前需先行结肠造瘘。

(梁海燕 孙宁)

第六节 卵巢疾病

一、卵巢畸形

(一)额外卵巢(supranumeral ovary) 患者除有正常位置的卵巢外,尚可在他处发现额外的卵巢组织,其部位可在腹膜后、乙状结肠系膜以及盆腔等处。这些额外的卵巢是由于胚胎发生的重复而形成的。

(二)副卵巢(accessory ovary) 副卵巢是一罕见畸形。多小于 1cm,常位于正常位置卵巢附近的阔韧带中,如子宫角等处,可与正常卵巢相连,有时看似由正常卵巢分化而来。常常是单个,很小,易被误诊为淋巴结。副卵巢亦有正常功能,无特殊表现。

(三)卵巢异位(ectopic ovary) 卵巢发生于后腹壁,位置较高,正常情况下胚胎期卵巢要降入盆腔,如果卵巢下降停顿则形成卵巢异位。由于可发生于胚胎的不同时期,卵巢可异位于肝下、肾下极下缘等处。可单侧、双侧异位。这种畸形常伴有卵巢发育不全及其他表现。如卵巢功能正常则无特殊表现。

二、卵巢肿瘤

详见二十八章第五节。

(梁海燕)

第七节 阴道疾病

一、先天性阴道缺如或发育不全

先天性阴道缺如或发育不全(agenesis or displasia)系因副中肾管的子宫阴道原基或阴道板发育不全所致,多伴有子宫缺如或发育不全。患者表现为先天性近端阴道缺如或发育不全,但具有正常的第二性征、染色体核型(46,XX),激素(黄体生成素和卵泡雌激素)水平。患者的卵巢和输卵管多能正常发育,故外生殖器形态无异常,青春期后患者在身高、毛发分布、乳房发育及体型方面可显示正常女性特征。患者多至青春期后以原发性闭经或婚后性生活困难就诊。体检时可发现阴道浅而短,剖腹探查或腹腔镜检查可见正常卵巢和输卵管,但子宫多呈双角残迹状。极少数患者子宫发育正常,仅阴道缺如。临床上表现为周期性腹痛。

先天性阴道缺如或发育不全常伴发其他泌尿系畸形如肾发育不全、异位肾、融合肾、马蹄肾、肾重复畸形、肾盂输尿管连接补狭窄及输尿管膨出等,另外还可以伴发骨骼及肛门直肠畸形,Mayer-Rokitansky-Kuster-Hauser 综合征(MRKH syndrome),是一组包括副中肾管衍生结构、肾脏和骨骼系统发育畸形的疾病,在染色体为 46,XX 的女性中发生的比例为 1/5 000。因此诊断为阴道发育不全的患者要做好上述相关各系统的详细检查。根据米勒管的发育情况,将 MRKH 综合征分为典型和非典型两类。典型 MRKH 综合征有对称的子宫残留结构和正常的输卵管,不伴有肾脏异常;而非典型 MRKH 综合征具有不对称的子宫芽或畸形的输卵管,此型患者无一例外均伴有异常的肾脏,考虑和胚胎早期中肾管与副中肾管相互接近有关。10%~20% 的 MRKH 综合征患者合并骨骼发育异常,以颈椎先天性融合最为常见,目前认为米勒管发育异常,肾脏异常和颈椎体节发育异常是由于胚胎第 4 周,中胚层广泛无序发育造成。

本病需与睾丸女性化综合征鉴别。后者也

29

无子宫,阴道亦短浅,但其颊黏膜涂片性染色体阴性,并在阴囊(大阴唇)部位有时可触及睾丸。

治疗上主要是行阴道成形术,为患者再造一个解剖和功能上都接近正常的阴道。目前采用的术式多达20余种,较为常用的方法主要有顶压法、皮瓣法、生物膜法(腹膜和羊膜)、肠管代阴道法以及腹腔镜辅助阴道成形术等。各种方法各有利弊。时间一般选择于性生活开始前,太早重建阴道无论是采用皮瓣法还是肠管代阴道法均面临再造材料的收缩问题。有子宫者,手术应于月经来临前完成。

二、先天性阴道梗阻性疾病

先天性阴道梗阻性疾病可发生于三种情况:①处女膜未穿孔或阴道远端闭锁;②阴道内有隔膜存在;③尿生殖窦畸形伴阴道远端梗阻。

(一) 阴道闭锁 (vaginal atresia)

【发病机制】 胚胎发育过程中,子宫及阴道上 1/3 由双侧米勒管中下段融合而成,副中肾管最尾端与泌尿生殖窦相连并同时分裂增殖,形成一实质圆柱状体即阴道板,然后阴道板由上向下打通,构成阴道中段及下段。先天性无阴道是双侧副中肾管会合后,未能向尾端伸展成阴道,它常合并先天性无子宫或痕迹子宫,即使行阴道成形术,也不可能有月经及生育能力。先天性阴道闭锁是会合后的副中肾管最下端与尿生殖窦相连处未贯穿所致,并于胚胎发育的第4~5个月时发生阴道腔化受阻而保留一段实性阴道。若闭锁发生于阴道中段、长度≥1.5cm,称为阴道闭锁,闭锁段在1.5cm 内则称为阴道横隔。

【分型】 目前尚无规定的阴道闭锁分型,临床上常用的是根据其解剖学特点分为两型:Ⅰ型:阴道下段闭锁,有发育正常的阴道上端、宫颈及子宫;Ⅱ型:阴道完全闭锁,伴宫颈完全或部分闭锁,子宫体发育正常或有畸形。

【临床表现】 多数于青春期出现临床症状,主要表现为无月经初潮、周期性腹痛及盆腔包块。症状出现的早晚、严重程度与子宫内膜的功能有关。Ⅰ型阴道闭锁者子宫正常,内膜功能好,症状出现较早而严重。表现为阴道上端扩张积血,严重时可有宫腔积血,检查时盆腔肿块位置较低,多位于直肠的前方,需与处女膜闭锁鉴别。由于多数患者就诊较早,经血及时得到引流,合并输卵管积血及盆腔内膜异位症较少。Ⅱ型阴道闭锁子宫发育及内膜功能稍差,症状出现较晚,程度较轻,就诊时间相对较晚。由于阴道完全闭锁,经血易通过输卵管反流至盆腔,形成输卵管积血及内膜异位症的机会增加。

【诊断】 先天性阴道闭锁诊断一般不难,往往于少女首次月经来潮出现症状,呈周期性逐渐加剧的下腹胀痛,严重者伴便秘、肛门坠胀、尿频或尿潴留等症状,结合年龄、病史及妇科检查诊断不难。如果不进行妇科检查容易漏诊、误诊。临床有误诊为阑尾炎、泌尿系感染及肠梗阻的报道,此外随着辅助检查水平的提高,B 超、CT 均可以协助临床诊断。

【治疗】 阴道成形术是阴道闭锁最根本的治疗方法,其目的是为患者人工再造一个解剖上和功能上都接近正常的阴道。手术时机应选择在青春期,过迟可引起子宫腺肌病或盆腔子宫内膜异位症。手术应选在经期进行,因经期积血包块胀大,容易选择穿刺点,特别是高位闭锁,便于避免误伤膀胱、直肠。根据阴道闭锁分型的不同,手术术式也不同。多篇文献指出对于Ⅰ型阴道闭锁主要行阴道闭锁段的切开术,使阴道上段开放,引流经血。若闭锁部分短、创面小,可缝合前庭黏膜与阴道上段黏膜;创面大则可以羊膜作为支架,待其术后上皮化。术后应放阴道模型,以防止阴道再次闭锁或狭窄。在阴道创面未完全上皮化之前,应坚持放置阴道模型,之后可间断放置阴道模型直至结婚。对于Ⅱ型阴道闭锁,需考虑是否保留子宫,随着腔镜技术的提高,可先进行腹腔镜检查,了解子宫发育及盆腔情况,再决定具体术式。

(二) 处女膜闭锁 (inperforated hymen)

【发病机制】 处女膜闭锁,又称无孔处女膜,临床上较常见,是由于胚胎发育过程中阴道板再通的终末阶段失败,处女膜无孔而致阴道不能向外贯通,其子宫、阴道发育正常。

【临床表现】 处女膜无孔者青春期月经来潮

阶段,可出现周期性腹痛及阴道积血,检查时见相当处女膜处膨隆呈紫蓝色,阴道与外界隔绝。用针穿刺处女膜膨隆处可抽出褐色或暗红黏稠血液,需与阴道闭锁鉴别。

【诊断】　处女膜闭锁的诊断主要根据临床表现、病史以及辅助检查。B 超诊断处女膜闭锁准确率高,诊断迅速,无损伤,无痛苦,重复性好,简便易行,能对积血部位、积血量及生殖器发育情况做出较正确的诊断,为临床诊断治疗提供依据,是首选的检查方法。CT 及磁共振亦可对此病的诊断提供重要的信息。

(三) 子宫阴道积液(hydracolpos)　子宫阴道积液为一罕见的先天性生殖道疾病。大多出现于新生儿时期,但亦可见于较大的儿童,偶见于青春发育期。

【病因】　此症发生取决于两种因素:

1. 生殖道梗阻性畸形存在　包括处女膜未穿孔或阴道远侧端闭锁。

2. 子宫腺体分泌异常增多　这是由于母体性激素通过胎盘血液循环进入胎儿体内,刺激胎儿的子宫腺体造成分泌亢进。分泌亢进可延续出生后数周不久。

【病理】　若积液仅局限于阴道内,可使阴道极度扩张,较正常体积扩大 3~5 倍,而子宫体则酷似一顶小帽戴在膨胀的阴道上端。但多数病例积液均侵入子宫腔内,使阴道与子宫均扩张呈哑铃状。由于生殖道极度扩张,它可从盆腔突入腹腔,故易被误诊为下腹部肿物而造成子宫全切除。阴道内积液的性质和颜色有类似蛋白样透明黏液,有类似乳汁或奶油状液体,有时混有血液则呈咖啡色,个别病例有继发感染者则可变成脓样黏液,也可有恶臭。显微镜检查可显示子宫颈腺体受性激素刺激而超量分泌黏液,阴道内上皮细胞有角化现象。

【临床症状及诊断】　诊断常不困难。主要症状为阴道口与阴唇的外突和下腹部肿块,有时伴有畸形或慢性压迫症候群。

1. 阴唇部的症状在尿道口下方,小阴唇之间有膜向外膨出,有时呈淡青紫色,哭闹时或按压下腹时更见隆起,触之囊性感,未见阴道开口。伴有阴道远端闭锁的患者,可无症状或不显著。如出生时患者阴道并不膨胀,则其症状将推迟到月经初潮时才出现或无月经来潮或周期性下腹部胀痛或盆腔内涨满和不适感。

2. 腹部包块绝大多数病例腹部膨隆,下腹部触及肿块。肿块或呈椭圆形,表面光滑,较为固定,位于耻骨上伸入盆腔,其上缘及两侧边缘清楚,巨大者其上缘可超越脐孔以上,质地坚韧,有时有实质感。因肿块与膀胱在同一部位,故常被疑为充盈之膀胱,但导尿后,该肿块仍然存在。

3. 压迫邻近器官的症状严重的阴道子宫积液向前可压迫尿道而引起急性尿潴留,向后压迫直肠而造成排便障碍。有时可压迫下腔静脉,使下腔静脉回流受阻,引起肢体水肿、淤血。也可因尿路受阻而引起肾积水或输尿管扩张等,从而产生尿路继发感染。在新生儿病例中偶见呼吸困难。

在阴唇间隆突部位作诊断性穿刺,不但可证实诊断,还可作为手术切开时的导引。经穿刺针流出的液体具有一定的压力,大多呈无臭,澄清或棕黄色黏液。有时混有血液或脓液。

【影像学检查】　X 线检查:腹部平片显示下腹部有密度增高肿瘤样阴影,上极呈圆顶状,并将肠管推向上方,B 超检查对诊断很有价值。另外需注意有无合并其他畸形。

【治疗】　用小针头穿刺阴道开口处的膜状隔,吸出液体而确定诊断后即于针头处做纵行小切口,并用血管钳扩大切口,使积液能尽量排空直至盆腔或腹部肿物消失。为了避免慢性感染,应于手术后用 1:5 000 呋喃西啉或 1:10 000 苯扎溴铵溶液冲洗阴道,每日 1 次,持续 1 周。

在阴道完全闭锁的病例,或个别仅有处女膜闭锁而其尿道和直肠之间的距离甚短者,单纯从外阴部实施切开手术,极易损伤尿道或直肠,故宜做腹 - 会阴联合手术。在膀胱后壁的下面,切开隆起的阴道前壁,用 Kelly 钳缓慢地向下插入,同时在阴道口查看 Kelly 钳的方向,这样可以正确地探知隔膜部位,从而能安全地施行手术或用示指插入亦可达到此目的。

(四) 阴道横隔膜(trabsverse septal vagina)

阴道横隔膜是一种罕见的先天性畸形。发生率为 1∶84 000。被认为是泌尿生殖窦和米勒管出现融合失败或者趋化失败（或者两者兼有）所造成的。许多病人有闭经和扩张的阴道上段。阴道横隔可以发生在阴道的任何位置、以阴道中段和上 1/3 多见。研究显示 46% 可发生在阴道上段，40% 发生在阴道中段，14% 发生在阴道下段。低位的阴道横隔膜常被误诊为先天性子宫阴道缺如。该隔通常不足 1cm 厚，而且经常有一个小环或者偏心小孔。

临床表现视横隔膜位置的高低和膜上有无小孔而异。如有小孔，早期可无明显异常，月经初潮可正常，故症状往往出现于结婚时或妊娠后。如无小孔则属完全性梗阻。月经初潮时无法排出和引起阴道子宫积血。阴道极度膨胀，患者有周期性下腹胀痛和不适。隔膜往往位于阴道的中上 1/3 交界处，也可以发生于阴道的任何部位，甚至可发生于子宫颈附近（阴道顶端）。横隔膜的厚度差异较大，可菲薄如纸也可很厚韧。其基质含有胶质纤维与平滑肌。治疗多数以手术切除隔膜为主，手术切除横隔直到横隔上下黏膜的横断边缘对应的阴道壁的部分。但因组织挛缩，易造成阴道狭窄。如其中央有小孔者可先选做扩张术或逐步扩张术。

三、子宫、阴道重复畸形

双子宫是由于子宫形成时副中肾管合并不全以及副中肾管部分或全部不合并引起的，以双角子宫和双子宫伴双阴道较为多见。

（一）双角子宫（uterus bicornis） 子宫底和子宫体裂为两个子宫角，轻者仅是子宫底裂为两角，或者子宫底和子宫体的一部分列为两角，重者子宫底和子宫体全部裂为两周，形成两个子宫腔。另一种情况是两侧副中肾管发育不对称，一侧发育成单角子宫并有功能，另一侧副中肾管发育不良呈始基子宫或残角子宫。残角子宫可无宫腔，或有腔及子宫内膜，但子宫颈闭锁，青春期后因经血淤积发生痛经。罕有残角子宫的宫腔有一间隙通入另侧单角子宫宫腔而出现妊娠的情况，这时患者可出现异位妊娠的症状并发生子宫

破裂。

（二）双子宫并双阴道（duplex uterus and vagina） 副中肾管完全没有合并，各自发育成一个具有输卵管及阴道的子宫，此类患者常伴有泄殖腔畸形。

（三）纵隔子宫（septal uterus） 副中肾管合并不全所致副中肾管的隔膜未消失而形成纵隔。可分为完全性和部分性纵隔。

（四）弓形子宫（arciform uterus） 表现为子宫底及体部稍增宽，宫底中线处略凸向子宫腔。这种子宫的副中肾管已合并，对功能一般无影响。

（五）双阴道（duplex vagina） 双阴道即为完全阴道纵隔。阴道纵隔是由于窦阴道球发育形成两个阴道板，两板合并不全，在形成阴道腔时留有一纵行的隔膜所致。双阴道常合并双子宫。

双子宫及双阴道的患者早期多无症状。多数患者因青春期月经初潮后周期性腹痛、体检时偶然发现肿块、婚后不孕或流产等就诊方发现。一些双子宫畸形患者仅单侧子宫出口处闭锁或梗阻。这些患者仍可有正常月经并伴经期腹痛。另外由于闭锁侧形成子宫阴道积液、积血，肿块挤压阴道壁常易误诊为阴道周围肿瘤。此外，单侧副中肾管发育畸形的患者多合并同侧肾发育不良或异位，前者更为常见。

诊断多不困难，腔道造影、内镜、超声、CT 等检查是常用的方法。

治疗上多通过手术在闭锁和非闭锁之间建立通道以消除症状。对残角子宫可做切除，明确为双子宫而致不孕者可考虑手术重建子宫。

四、阴道肿瘤

（一）阴道及子宫横纹肌肉瘤（rhabdomyosarcoma of uterus and vagina） 多见于 6~18 个月的婴儿。常发生于近子宫颈的阴道前壁，也可发生在阴道远侧、阴唇及处女膜。瘤体呈淡粉色水肿的息肉样。常有表浅溃疡及出血。肿瘤多为内部扩展侵及盆底及子宫，并可累及膀胱及直肠。初诊时少有远处转移。

初起症状多为阴道内黏液样或血性分泌物。肿瘤生长充满阴道并脱出阴道口。因感染、溃烂

常并发出血及坏死。可应用膀胱镜或阴道镜了解肿瘤生长的部位与范围。直肠指诊可协助了解肿块大小、光滑度及活动度。阴道口脱出的肿物活体检查可明确诊断。此外B超或CT也可以协助诊断。

【治疗】　泌尿生殖系统横纹肌肉瘤的预后较其他部位横纹肌肉瘤偏好,目前应用手术、放疗及化疗的综合治疗后3~5年无瘤生存率可达60%~70%。有报道指出婴儿早期胚胎型横纹肌瘤的预后良好可高达80%。

随着生活质量的提高,目前多倾向于保存脏器及其功能的手术。经肿瘤活体检查确诊后,多数病例用VAC化疗取得满意效果,8~12周后再次做肿瘤活检,不需要做盆腔淋巴结清扫,活检如果是横纹肌母细胞瘤,说明存在化疗的效果,应继续选用化疗。当肿瘤局限于阴道上皮下组织时,应做肿瘤完整切除;如肿瘤已扩散,应作阴道及子宫切除。肿瘤复发或持续存在时才做放疗。

1. 化疗　术后无肿瘤残留,最初的化疗是用VAC(长春新碱、放线菌素D和环磷酰胺)方案2年,比VIE(长春新碱、异环磷酰胺及VP-16),VAC(长春新碱、放线菌素D和环磷酰胺)方案更有效、更便宜、毒性更低。加多柔比星或美法仑(melphalan)无益。IRS-V的实验对低危患者用新药如拓扑替康(topotecan)于晚期病变以减少环磷酰胺和放疗量,因为晚期病变用大剂量化疗,继之做骨髓移植无效。为了选择治疗方案,IRS-V的建议如下:

对RMS的恶性度进行分级,以选择治疗方案:

低危组:大多数无转移、肉眼全切除的原发于阴道的胚胎型肿瘤:用VA(长春新碱、放线菌素D)或VAC+放疗。

中间组:大多数无转移,原发的胚胎型、腺泡型肿瘤或未分化有肉眼残留的肿瘤,年龄<10岁有转移的胚胎型肿瘤:用化疗+放疗,化疗用VAC或VAC与长春新碱、拓扑替康和环磷酰胺交替应用。

高危组:>10岁有转移的胚胎型肿瘤,有转移的腺泡型或未分化肿瘤:用CPT-Ⅱ(irinotecan)、VAC和放疗。

2. 放疗　除腺泡型外,Ⅰ期横纹肌肉瘤不做放疗,Ⅱ~Ⅳ期则须放疗。腺泡型横纹肌肉瘤易有局部复发,故Ⅰ期也做放疗。放疗剂量为40~60Gy(40Gy于4周内完成,60Gy于6周内完成)。

3. 生物治疗　目前,FGFR酪氨酸激酶抑制剂已成为抗肿瘤药物研究的热点,且已经合成出许多化合物用于多种肿瘤的靶向治疗。92%的胚胎型RMS会发生8号染色体的扩增和MCu/MICul表达下调,导致线粒体功能障碍和氧化应激,从而降低横纹肌肉瘤细胞的氧化应激水平,是治疗RMS的有效措施。目前有几种药物对于治疗小鼠胚胎型RMS异基因移植肿瘤模型有显著疗效,比如卡非佐米、金诺芬、西立伐他汀和毒毛花苷,它们都是以氧化应激为靶点,诱导细胞的线粒体死亡。N-Myc和融合蛋白PAX3/7-FOXOl在ARMS的生物学作用中起协同效应,N-Myc是PAX3-FOX01下游的直接靶基因。Tonelli等用PNA-N-Myc治疗小鼠ARMS模型,用微PET评估疗效发现,其中75%的样本肿瘤消除,25%的样本肿瘤信号很大程度的减少,其中肿瘤消除的样本30天后复查示病灶没有复发。而N-Myc基因在非胎儿小鼠和人体组织中很难表达,提示N-Myc作为一个癌症特异性治疗靶点的可能性。

(二)内胚窦瘤(endodermal sinus tumor)　婴儿阴道内胚窦瘤比较罕见。高度恶性,发病年龄很少超过2岁。血清甲胎蛋白升高。肿瘤对VAC化疗敏感,配合根治性手术可获较好疗效。

(梁海燕　孙宁)

第八节　外阴前庭疾病

一、尿道黏膜脱垂

尿道黏膜脱垂(prolapse of vaginal mucosa)是指尿道黏膜及黏膜下组织从尿道外口脱出。女性多见,年龄多为5~12岁,病因不十分明确。目前多数学者认为可能与下列因素有关:

(1)先天性因素:尿道黏膜发育过长、过多或黏膜下组织疏松,成为脱垂发生的基础。

（2）后天性因素：①慢性泌尿系炎症，长期刺激尿道黏膜，使之增生水肿；②腹压升高如长期咳嗽、便秘等导致腹压持续升高为诱发因素；③其他因素：如会阴部外伤、膀胱、尿道炎症等多种因素有关。

尿道黏膜脱垂大多发生于婴幼儿和8~12岁的女孩。可分为部分性和完全性。部分性尿道黏膜脱垂主要涉及尿道后壁，比较多见。完全性尿道黏膜脱垂极为罕见，多表现为肿块覆盖尿道口，尿道口位于肿块中央。

临床症状常表现为外阴部疼痛、尿频和尿道口出血。部分病例有血尿。外阴部检查可见阴道口上方有一环形或圆形肿块，呈红色或紫红色，光亮水肿状，触之敏感，易出血，尿道口显示不清。如不及时处理可发生嵌顿。临床上表现为出血、排尿困难、脱垂黏膜血管栓塞呈紫红色或暗紫色，水肿不能还纳，有的可伴有糜烂、继发感染时分泌物增多。严重时可有坏死，容易误诊为尿道癌。

诊断不难，但常易误诊。需与以下疾病鉴别：①异位输尿管膨出：本症在手法复位后可用膀胱镜检查，膀胱造影和静脉尿道造影等加以证实。如为尿道黏膜脱垂，肿块一般呈环状脱出，其中央有孔，可插入8F导尿管至膀胱内，而异位输尿管膨出，开口不在中央位而偏居一侧。②尿道息肉：位于尿道黏膜中央空隙处。③尿道肉阜：多发于尿道后壁。④尿道肿瘤：在小儿罕见，大多是膀胱葡萄状肉瘤的延伸或脱出，极易脱落。病理切片检查可明确诊断。

根据症状的轻重及脱垂的程度应采取不同的治疗方法：①保守疗法：症状轻微、不完全脱垂、发病早期的患者，应卧床休息，局部湿热敷，应用抗生素，局部水肿消退后试行手法复位，多可成功，成功后有复发的可能。复位方法：无菌技术下，肿块周围涂以液体石蜡，手指轻轻从四周向中心挤压，切忌暴力，时间不可过短。②手术疗法：对复位失败、病史长、复发性、嵌顿性的尿道黏膜脱垂病例，首选手术治疗，既可解除症状，又可避免复发。手术方法：在硬膜外麻醉或氯氨酮分离麻醉下，先插入8~12号导尿管，提起脱出黏膜，可见尿道黏膜与会阴部黏膜交界线，于基底部切开，边切边缝，环形切除脱垂黏膜，缝合线采用5-0无创伤线、肠线或Dexon可吸收缝合线。术后留置导尿管3~5天，预防应用抗生素，大多数病例无并发症发生。

二、尿道旁囊肿

Skene尿道旁腺导尿梗阻时，偶可导致先天性尿道囊肿，位于远端尿道的下方。如囊肿大可将尿道口推至偏离中线，并可导致尿线散开和阴道前壁外翻。囊肿常光滑、柔软，表面呈白色，可以看见浅表的小血管。一般在新生儿中存在的囊肿可以自行引流而消失，但时间需几个月，偶尔需进行囊肿穿刺或切开。引流后很少复发。

三、先天性膀胱阴道瘘

先天性膀胱阴道瘘（congenital vaginal vesical fistula）非常罕见。Swinney曾报告1例，在膀胱与阴道之间有一针状小孔相交通。病因不明，临床上经膀胱镜行膀胱颈部后唇切开可并发膀胱阴道瘘。

主要症状为出生后呈完全性尿失禁。膀胱镜检查发现口经阴道流出，膀胱容量极小，后经手术修补成功。但术后随访数年发现膀胱仍不发育并有严重膀胱输尿管反流，可能该病变与膀胱及膀胱三角区发育缺陷有关。患者又经抗反流输尿管再植手术及胃膀胱扩大成形术后治愈。

手术修补是治疗本病的唯一方法。患者置膀胱截石位，经耻骨上膀胱切口，各自将瘘口四周的膀胱壁与阴道组织分开，并分别将其缝合。可将一探子经阴道口插入以帮助辨认瘘口的边缘，必要时将阴道前壁瘘口部顶起以利修补缝合。如果局部组织太薄，必须保证膀胱缝合紧密，并用带蒂大网膜片插入两层组织之间以加强修补效果。术后耻骨上膀胱持续引流、双侧输尿管插管引流、患者取俯卧位、选用适当抗生素，均可保证手术成功。

四、小阴唇粘连

小阴唇粘连（fusion of labium minora）是指两

小阴唇的内侧在中线相互黏着。一般在小阴唇黏着的前方和阴蒂下方之间有一小孔，尿液可经此孔排出。

小阴唇粘连可以是先天性异常或后天获得性疾病。各学者意见不一。有学者认为是局部炎症和雌激素不足所致，也有学者认为是因阴唇皱襞变异和尿生殖窦发育不全的结果。目前多数学者同意前一种意见。

患者排尿多无困难，但尿线常射向上方从而引起母亲的注意，仔细检查发现患者外阴部有异常方就诊。局部检查可见小阴唇粘连，在中线上形成一菲薄、光滑并微红带蓝薄膜。阴蒂下方有一小孔。有时有少量尿液残留于阴道口附近而造成假性尿路感染，则局部可诱发阴道阴唇炎。小阴唇粘连一般都发生于婴幼儿时期。儿童比较少见。新生儿由于孕母雌激素的影响，也不会发生。

治疗一般无须麻醉。用蚊式钳的钳尖小心地插入阴蒂下方的孔隙，将钳子向下轻柔地撑开，分裂粘连，暴露阴道和尿道口，然后涂以磺胺软膏或红霉素软膏，持续 3 天，手术 1~2 分钟即可完成。

五、外阴阴道炎

婴幼儿的外阴及阴道黏膜菲薄且邻近肛门，易受细菌感染。故外阴阴道炎（vulvovaginitis）是婴幼儿常见疾患之一。由于母亲雌激素的影响，女婴出生时外阴与外阴分泌物为酸性，pH 约为 5.5。偶因子宫内膜脱落而少量出血致分泌物带血性。此后不久，随雌激素代谢排泄、外阴阴道上皮变薄、阴道分泌物减少，其酸碱度变为中性或碱性，局部对感染的抵抗力降低。细菌对阴唇发育较差的女婴较易侵入，容易发生外阴阴道炎。除了细菌性的因素以外，尚有其他特异性病原体感染。分述如下：

1. 细菌性外阴阴道炎　下生殖道任何部位的细菌包括溶血性或非溶血性链球菌、葡萄球菌、变形杆菌、大肠埃希菌、肺炎双球菌等均可引起外阴阴道炎。有时可出现混合感染。此外，外阴部皮肤擦伤等也可诱发此病。因不洁内衣的污染或便后清洁不够，使大便中的细菌进入外阴甚至在腹泻以后造成外阴部感染。阴道内有异物或者肠道蛲虫感染用刺激性的浴皂或溶液造成表皮剥脱均可引致感染发生。有些病例与上呼吸道感染一致，认为可能是葡萄球菌或链球菌由手指到外阴部。因此，了解病因并针对性地治疗，可获得良好的效果。

细菌性外阴阴道炎的临床症状因程度不同而表现不一。急性症状表现为外阴部疼痛、分泌物增多。尤其是当细菌为溶血性链球菌或化脓性葡萄球菌时，也可表现为仅有持续或间歇性的黄色分泌物、外阴部红肿甚至排尿困难。乳婴可表现为烦躁不安及哭闹。用手指在直肠按摩时分泌物可从阴道溢出。可用棉棒拭取阴道分泌物做细菌培养和药敏试验。棉棒拭肛周皮肤做蛲虫卵检查。

外阴阴道炎的急性发作可应用合适的抗生素以及彻底而轻柔的外阴清洁。具体方法：用 1∶5 000 高锰酸钾溶液坐浴，每日 2~3 次。可用软皂清洗外阴，切忌用刺激性大的肥皂或用力擦洗。轻轻吸干后使外阴皮肤干燥，炉甘石洗剂或适量婴儿爽身粉涂撒于局部。亚急性期如瘙痒症状明显可选用复方康纳乐霜或氢化可的松软膏应用。如果阴道炎很快复发且分泌物为恶臭或呈血性时，需排除阴道异物的可能性。对顽固性、持续性的细菌性外阴阴道炎，除了根据致病细菌的药敏试验，选用合适的抗生素以外还可应用雌激素疗法。因为雌激素可使阴道上皮增厚，分泌物呈酸性化，从而使局部抗感染能力增强。每晚可于外阴局部涂抹含雌激素软膏，也可口服少量雌激素，但须注意雌激素的副作用如乳房肿大、子宫出血等。一旦阴道分泌物停止，即可停药。

应告诉家长采用各种方法预防外阴阴道炎的复发。注意力应着重放在外阴部局部清洁以防止大便污染。要指导女孩养成每次便后自前向后揩拭肛门的习惯。经常洗澡并避免使用刺激性浴皂或清洁剂。每日两次更换内裤，最好使用吸水性透气性好的全棉制品。鼓励每天外阴坐浴，宜尽早不穿开裆裤，以减少污染外阴的机会。如有蛲虫感染可口服驱虫药物治疗。

2. 真菌性外阴阴道炎 真菌的种类很多,最常见的是白色念珠菌属。白色念珠菌属致外阴阴道炎可见于新生儿期。如孕妇患有此病则在分娩过程或者日后与目前的接触中传染给患者。同时,新生儿受母体雌激素影响,阴道分泌物呈酸性,阴道上皮富有糖原,是白色念珠菌生长的有利条件。儿童期此病可见于长期应用抗生素或者糖尿病的患者。临床表现主要为外阴黏膜产生白色凝乳状分泌物,周围皮肤充血水肿,可见白色真菌斑块,尤其在阴道内。诊断可由棉拭涂片检查证实。

对长期应用抗生素的患者,治疗首先停用抗生素,采用 2% 碳酸氢钠溶液冲洗外阴。或用细软的导尿管冲洗阴道。外阴局部涂制霉菌素软膏。如同时存在阴道炎,可同时用制霉菌素溶液(10 万 U/ml)滴入阴道,每日 3 次。对于顽固性病例需注意同时治疗口腔及肠道的念珠菌感染,选用酮康唑或制霉菌素口服治疗并要排除儿童糖尿病的可能。

3. 滴虫性阴道炎 新生儿期因受母体影响,雌激素水平增高,易发生滴虫性阴道炎。其感染源多数来自母亲的外阴阴道,也可从母体的尿液、粪便受到污染。儿童极少患滴虫性阴道炎,可能与雌激素水平低、阴道上皮缺乏糖原,阴道分泌物呈偏碱性不利于滴虫生长繁殖有关。青春期的女孩偶可见到。典型的临床表现为:有明显的前庭炎及阴道炎,分泌物增多,呈黄色稀薄的糊状或泡沫状。新生儿哭闹不安,有时有发热和尿路感染症状。分泌物涂片找到滴虫可明确诊断。治疗多数经口服甲硝唑片 0.2g,每 8 小时 1 次,连续服用 1 周即可治愈。虽然持续性或复发性感染小儿比成人少见,但仍需注意生活洁具的隔离并与母亲同时治疗。年长少女患此病时宜同时经阴道局部用甲硝唑,每日 1 次,连续用药 1 周并注意保持外阴清洁。

4. 病毒性外阴炎 本病在我国较为罕见。任何年龄生殖器官都缺乏对单纯性疱疹的免疫力。新生儿可通过受感染的母亲产道或疱疹患者而感染。感染可为全身性并可产生严重后果。单纯疱疹病毒对外阴的感染可产生特征性小灰色疱疹,以后发展为局部溃疡。治疗主要是做好局部清洁,预防继发性细菌感染。当阴唇有疱疹时可应用止痛软膏,以减轻局部烧灼样疼痛与不适。局部涂敷冰硼散或青黛散均有一定疗效。有些患者尚有复发倾向。

湿疣病毒感染引起的尖锐湿疣偶见于年长女孩。病毒感染引起生殖器皮肤与黏膜有肉赘样增生,产生单个或多发性乳头状瘤,尤其多见于阴唇内侧。偶然可形成较大的菜花状肿块。外阴炎症或长期受分泌物刺激是导致本病发生的主要原因。麻醉下可对尖锐湿疣烧灼或用二氧化碳冷冻治疗。

5. 淋球菌性外阴阴道炎(gonorrheal vaginitis) 淋病在儿童中极为少见。病原菌是淋病双球菌。此病的非性接触传播途径主要是由受感染的成人携带,并由衣服、毛巾或生活用具等间接接触传染。新生儿则主要是受感染母亲产道直接接触感染。成人人群中淋病发病率的增高可造成儿童中淋球菌性外阴阴道炎散发病率增加。

临床症状以急性女阴炎、阴道炎为主。阴道出现黄色脓性分泌物、外阴红肿。感染可蔓延到直肠或播散到眼睛,引起淋球性眼结膜炎。偶可累及尿道。前庭大腺炎和输卵管炎在成人是常见的并发症,但儿童则罕见。诊断主要依据分泌物涂片检查及细菌培养分离淋病双球菌。大多数病例对青霉素敏感。一次肌内注射青霉素 G 或普鲁卡因青霉素 240 万单位即可。几天后阴道细菌培养可呈阴性。但患者在治疗后的 2 个月内仍需重复棉拭细菌培养,以防复发。在这段时间需同时预防和治疗淋球菌性眼结膜炎,并采取适当措施,做好污染物的清洁消毒工作,防止感染播散。对青霉素过敏者,可用头孢曲松、氧氟沙星等其他药物治疗。

6. 坏疽性外阴炎(gangrenous vulvitis) 此病主要表现为外阴部迅速扩散且有腐烂的感染。发生于营养差、极度虚弱的女孩。男婴较为少见。局部分泌物可培养出厌氧菌、链球菌或螺旋体。治疗方面主要针对改善患者的全身状况,应用适当的抗生素,局部切开引流及清创。

六、阴道淋巴溢漏

阴道淋巴溢漏(vaginal lymphorrhea)罕见。病因多因腹腔内淋巴系统异常发育所致。临床表现为外阴与阴道有持续性或间歇性乳糜样液体。腹膜后功能不全的大淋巴管使引流到乳糜池的淋巴液发生反流。通常此病常伴有外生殖器部位或股部淋巴管瘤或皮下淋巴血管瘤。阴道淋巴溢漏丧失的乳糜液一般不会影响患者的营养状况。病因诊断主要靠淋巴管造影。手术结扎位于腹膜后和盆腔内功能不全的淋巴管是治疗的根本措施。

七、外阴及尿道损伤

女性外阴及尿道损伤(injury of vulva and vagina)的常见病因为车祸,其次为骑跨伤、砸伤、刺伤等外伤。具有两大特点:

(1) 易并发严重损伤及骨盆骨折;

(2) 损伤限于软组织、外阴、尿道及阴道。

鉴于女性尿道较男性短且活动度大,因此其损伤几率较男孩小。Perry 等报道的 130 例女性骨盆骨折中仅有 6 例合并尿道损伤。刘志平等报道的 522 例尿道损伤及狭窄中,女性仅有 17 例。但是无论是并发于骨盆骨折的尿道外伤还是其他外伤引起的尿道阴道损伤均需及时处理。如果未及时修补,后期常导致尿道狭窄及闭锁、阴道尿道瘘或阴道狭窄、闭锁等并发症。因此,在临床上当外伤患者伤后不能排尿或阴道出血时均应警惕是否存在尿道损伤。必要时可行排泄性尿道造影以协助诊断。如患者同时合并有骨盆骨折,则应警惕以防慢性出血导致出血性休克。

陈旧性尿道损伤可表现为排尿困难。需带膀胱造瘘或者因尿道阴道瘘表现为完全性尿失禁。此外因长期尿路梗阻或尿失禁还可继发双肾积水、尿路结石、膀胱输尿管反流以及神经性膀胱等并发症。首都医科大学附属北京儿童医院 1977—1999 年收治女性尿道损伤患者 44 例,其中 43 例均为陈旧性损伤。其中 15 例尿失禁、28 例因排尿不畅或不能排尿仍带膀胱造瘘。经静脉肾盂造影及排泄性尿道造影发现 2 例继发双肾积水。此外,

各有 1 例并发膀胱结石、膀胱输尿管反流及阴道结石。

尿道及外阴损伤患者的治疗原则是在患者情况稳定后及早修复尿道及阴道。急症患者不完全尿道断裂可留置 Foley 导管。陈旧性女童尿道损伤多数病例为尿道远段及中段闭锁,近端与阴道相通,因此手术入路可选择经耻骨入路。

结合女性尿道的特点术式多选用 Young-Dees-Leadbetter 术。剪裁膀胱三角区做尿道成形,延长尿道及修复尿道阴道瘘,近端对远端吻合使新形成尿道长于 3cm。手术时切除宽 2cm 的耻骨联合头端 3/4,将膀胱正中切口向远端延长,直达尿道病变部。切断瘘口部及闭锁部尿道,便于向远近端游离尿道,膀胱三角区与阴道间组织。根据所需尿道长度,近端可游离至输尿管口附近。如必要可上移输尿管口。切开阴道闭锁或狭窄环,缝闭阴道瘘口。剪裁三角区瓣与远端尿道缘做端端吻合。如远端无已残留尿道则将缝成管形的三角区瓣与戳穿的闭锁部尿道外口吻合。

陈旧性尿道外伤由于伤情及治疗经过不同,故治疗难易差别也较大。术后随访疗效也不同。术后再次出现尿道阴道狭窄、尿道阴道瘘者可能需多次手术,因此无张力的尿道吻合以免组织回缩是防止术后复发的主要对策。此外,术后还应长期监测患者的双肾形态及肾功能,膀胱功能等。因此术后长期随访具有重要意义。

八、阴道异物

小女孩偶可见阴道异物。如将铅笔、塑料片等物由自己或他人放入阴道。因异物刺激而现阴道分泌物量增多且呈脓性,一般无全身反应。偶可因阴道异物留置时间长而引起严重并发症。临床上如怀疑存在阴道异物可采用鼻镜撑开阴道进行检查并取出异物。

(梁海燕)

第九节　性别分化异常

小儿出生后,外生殖器表现为性别模糊是一

系列复杂性别分化异常的结果。对于此类患者从医学及社会学角度应进行充分评估,不宜草率地决定性别,而应经过详细的检验检查、病理活检及心理测试问卷,综合评估患者应选择的性别,对于性别决定困难的患者应尽量选择可复性手术,或暂时定义性别为"中性",待青春期或成人后让患者自主决定性别选择。如性别确定不合适,将给患者及家长带来性心理紊乱及终生的遗憾。

性别的确定及分化是一连续过程,卵子受精时就已确定染色体性别。性腺嵴生长前,即7周前的胚胎有共同的原始性腺,此时从表型无法分辨是男性还是女性。染色体性别确定性腺性别,同时性腺产生激素,诱导内生殖管道及外生殖器的发育,最终形成男性或女性表型。因此表型性别是遗传基因与内分泌信号间复杂的相互作用结果。在这一高度有序的过程中,任何一步受到干扰,就可能出现性别分化异常。

一、正常性别分化

(一)染色体性别　人体有 X 和 Y 染色体,只要有 Y 染色体,就形成男性胚胎;没有 Y 染色体,胚胎就发育成女性,所以在人类 Y 染色体短臂上的基因称为睾丸决定因子(testis determing factor,TDF),该基因又称 SRY(sex-determining region Y gene),在小鼠则称 Sry。

参与决定性别的基因除 SRY 外,尚有 WT1、SF1、SOX9、DAX1 和 WNT4。1998 年 Lim 和 Hawkins 研究小鼠 WT1 基因,提出 WT1 强化 SRY;WT1 对性腺组织是必要的。SF1 与合成类固醇(包括性激素)的酶有关,并参与早期性腺分化;SF1 又参与调控米勒管抑制物(müllerian-inhibiting substance,MIS)。SOX9 是一转录因子,也参与性腺分化;SOX9 可被 SRY 激活,胎儿支持细胞(Sertoli 细胞)可表达 SOX9 和 SRY 基因。DAX1 关系到先天性肾上腺发育不良(遗传性肾上腺发育异常),肾上腺和性腺都来源于原始间充质,它们都有产生类固醇的能力,这样就支持 DAX1 可能是先天性肾上腺发育不良和 DSS(dosage-sensitive sex reversal)基因。WNT4 位于染色体 1p34,2004 年 Biason-Lauber 等报道 WNT4 调控米勒管发育和卵巢产生类固醇,使女性发育和维持女性表型。

(二)性腺的形成　6 周内胚胎的性腺嵴、生殖细胞、内生殖管道和外生殖器在 46,XY 和 46,XX 胚胎都具有双向性。受决定性别基因的影响,具有双向分化潜能的性腺嵴分别分化为卵巢或睾丸,生殖细胞发育成卵母细胞或精母细胞。

妊娠 3 周时,在卵黄囊内层后壁上能认出原始生殖细胞。妊娠 5 周时生殖细胞开始迁移至尿生殖嵴腹侧中部。妊娠 6 周时原始生殖细胞抵达性腺胚基,总数达 1 000~2 000 个。

1. 男性在妊娠第 6~7 周时,SRY 诱导睾丸发育。一些原始生殖细胞分化为支持细胞,此后生殖细胞及支持细胞被包绕形成精子生成索,8~9 周时在索外部分又分化出产生类固醇的间质细胞(leydig cells)。疏松间质组织积聚压缩形成一厚层称白膜包绕睾丸、隔开与体腔上皮的连续、并防止中肾细胞进入睾丸。

2. 女性大约在妊娠第 15 周时,没有 SRY 也就无法诱导睾丸发育,此时原始性腺发育为卵巢。在胎儿卵巢内生殖细胞分裂活跃,至妊娠 20 周时细胞总数最高达 2 万。生殖嵴的细胞发育成颗粒细胞并围绕卵母细胞,最终发育为卵巢。

(三)内分泌的作用　在妊娠 3~5 周时,午非系统形成一长管道,头端与中肾相连,尾端则引流至泌尿生殖窦。大约在妊娠第 6 周时,就在午非管的外侧,在体腔上皮内发生呈外翻管形的米勒管。

1. 男性　大约在妊娠第 7 周至 8 周时,胎睾的支持细胞分泌一种糖蛋白,米勒管抑制物质(Müllerian-inhibiting,MIS)或抗米勒管激素(anti-Müllerian hormone,AMH)。MIS 是转化生长因子 -β(transforming growth factor-β,TGF-β)家族成员之一,位于人类染色 19 号染色体上。MIS 对细胞作用机制了解甚少。这种蛋白质通过溶解米勒管的基底膜并加厚米勒管周围的间质细胞使米勒管退化。因为 AMH 只作用于局部,故米勒管退化仅发生于胎睾的同侧。AMH 也引导精曲小管的形成及睾丸的进一步分化。妊娠第 9 或 10 周时,睾丸内出现间质细胞,开始合成睾酮。这种激素把午非管转变为男性生殖管道并完成于妊娠第

29

11 周。在妊娠第 9 周开始,睾酮也把生殖结节、泌尿生殖窦及生殖膨大引导发育成外生殖器。在这些组织内 5-α 还原酶把睾酮转化为双氢睾酮(dihydrotestosterone,DHT)。DHT 与受体核心结合形成复合物来控制这些组织转变为阴茎头、阴茎、海绵体尿道、前列腺及阴囊。妊娠第 28~37 周时,睾丸开始下降入阴囊,虽然下降的机制还不完全清楚,但可能依赖于雄激素作用。

2. 女性　在妊娠第 9 周时,女性胎儿中可检测出雌激素,因为没有睾丸产生的雄激素,午非管退化,同时米勒管开始分化,其头侧形成输卵管、尾侧融合形成子宫、宫颈及阴道上 1/3 部分。同期泌尿生殖窦及生殖结节发育成外生殖器(阴道下 2/3 部、前庭、Bartholin 腺、Skene 腺、阴蒂及大小阴唇)。像睾丸一样,卵巢在腹腔内也下降至骨盆边缘以下。雌激素在女性表型所起的作用不清楚。

二、性别分化异常

性别分化异常可分为三类(表 29-2)。

表 29-2　性别分化异常

46XXDSD
性腺(卵巢)发育异常
　卵睾 DSD
　46XX 男性(睾丸 DSD)
　单纯性腺发育不全
雄激素过量
　胎儿原因:CAH(21-、11- 羟化酶缺乏最常见,3β- 羟类固醇脱氢酶 2 缺乏)
　母体原因:妊娠黄体瘤、外源性药物
　胎盘原因:芳香酶缺乏、P450 氧化还原酶(POR)缺乏
　其他原因:泄殖腔外翻、阴道闭锁、米勒管、肾、颈胸体节异常(Müllerian duct aplasia, renal aplasia, and cervicothoracic somite dysplasia, MURCS),其他罕见的综合征

46XYDSD
性腺(睾丸)发育异常
　完全性腺发育不全(Swyer 综合征,又称 46XY 女性)
　部分性腺发育不全
　双侧睾丸消失或退化综合征
　卵睾 DSD
雄激素合成或作用缺陷
雄激素合成缺陷
　17,20- 裂解酶缺乏

续表

　17β- 羟类固醇氧化还原酶(3 型)缺乏
　男性 CAH(胆固醇侧链裂解酶 StAR 缺乏、细胞色素 P450 氧化还原酶 POR 缺乏、3β- 羟固醇脱氢酶缺乏、17α- 羟化酶缺乏)
雄激素受体和受体后缺陷:
　完全雄激素不敏感综合征
　部分雄激素不敏感综合征
　轻度雄激素不敏感综合征
睾酮在外周组织中代谢异常:5α- 还原酶缺乏
Leydig 细胞发育不良(LH 受体缺陷)
MIS 合成、分泌或对其反应异常:米勒管永存综合征
其他:重度尿道下裂、泄殖腔外翻

性染色体 DSD
45X(Turner 综合征和变异体)
47XXY(Klinefelter 综合征和变异体)
45X/46XY(混合性腺发育不良,卵睾 DSD)
46XX/46XY(嵌合体,卵睾 DSD)

注:DSD:性别发育异常;CAH:先天性肾上腺皮质增生症

三、染色体性别异常

常由于染色体上的基因物质未分离、缺失、破损、重新组合以及易位造成性染色体的数目或结构异常。本组有以下数种疾病。

(一)先天性睾丸发育不良症(seminiferous tubule dysgenesis)

本症又称精曲小管发育不良或 Klinefelter 综合征,它在性别异常中占重要地位,约 500 例男性中有 1 例。1942 年由 Klinefelter, Reifenstein 及 Albright 等描述,其根本原因是男性多一条 X 染色体,常见的核型是 47,XXY 及 46,XY/47,XXY。

【病因】　本症典型机制是由于配子发生时,在减数分裂过程中,性染色体未分离。约 40% 是在精子减数分裂过程中未分离,即含有 XY 的精子与一个 X 卵子结合,形成 XXY 受精卵。60% 是卵子性染色体未分离,即含 XX 的卵子与一个 Y 精子结合。

本症有多种变型如 48,XXXY 至 49,XXXXY。一般来说,X 染色体越多,智能低下的发生率越高,其严重程度也越重,男性化障碍程度亦更明显。但无论 X 染色体的数目增加到多少,只要有 Y 染色体就决定其表型为男性。

【临床表现】 出生时有双侧对称下降的睾丸以及睾丸的组织学检查也正常,但至婴儿早期生殖细胞就急剧减少,继之至青少年期精曲小管呈进行性玻璃样变性。

在青春期前患者除睾丸小,精原细胞少外,其他表现正常。青春期后患者不生育,出现女性乳房或偶有男化不足,体格较瘦长,体格高主要是下半身增长。面部及腋毛减少,阴茎长度减少。虽然此类患者罹患乳腺癌发病率只占女性的 1/5,但发生乳癌的危险性较一般男性多 8 倍。

47,XXY 的一般特点是精曲小管的损害及精子缺乏,小而硬的睾丸长度小于 2~3.5cm(相当于 2~12ml)。睾丸的典型组织学改变除精曲小管玻璃样变外,还有精子的完全停止产生或严重减少及明显的间质细胞增多。

内分泌在下丘脑 - 垂体 - 睾丸轴中发生特异性改变,尿内促性腺激素水平升高。血浆促卵泡成熟素(FSH)及促黄体生成素(LH)常增高,血浆睾酮平均值为正常的 50%,雌二醇平均值增高,其原因尚不完全清楚。乳房女性化可能是血浆中低睾酮,高雌二醇的原因。

【治疗】 可补充雄激素,对男性化有帮助,但不能解决生育问题,还可加重乳房女性化(补充的雄激素在外围组织中可转化为雌激素)。为了外观及心理因素,有时须做乳房成形术。

(二)XX 男性(46,XX Males) 1964 年 dela Chappelle 等首先认识本症,特点是 XX 染色体,没有 Y 染色体,表型为男性,SRY 常阳性。20 000~24 000 例出生男婴中有一例。出生时表型虽为正常男性,但至青春期精曲小管也呈玻璃样变性。

由于核型是 46,XX,故染色质(chromatin)阳性,也可有 H-Y 抗原阳性。这组病例可分离出形成睾丸的基因。用 DNA 探针及 X 染色体碎片限制酶,在绝大多数 XX 男性的 X 染色体短臂远段可显示 Y 染色体物质,包括 SRY。这些患者只有睾丸、午非管发育而米勒管退化。

临床上很像克氏综合征,但更常并发尿道下裂,身高正常或较矮。双侧睾丸下降,但发育较小,阴茎长度正常或较短,智力正常,可有家族性,也

可有乳房女性化。由于没有精子形成而导致不育。

治疗同 Klinefelter 综合征。

(三)先天性卵巢发育不良症(ovarian dysgenesis) 本症又称 Turner 综合征。特点是缺少 X 染色体。最常见的染色体组型是 45X,在受精卵中占 0.8%,但不及 3% 的 45X 胚胎能存活到出生,在活产婴儿中约每 2 700 人中有 1 例。表型女性、体矮小、颈蹼、原发性无月经、性幼稚、肘外翻等为临床特点,其性腺呈纤维索条状。

【病因】 本症 45X 核型占半数,这是因减数分裂时卵子或精子的性染色体分离,使一个无性染色体的卵子与一个带有 X 染色体的精子结合;或由一个带有 X 染色体的卵子与一个无性染色体的精子结合而成。约 1/4 是嵌合体无结构异常(46,XX/45,X),其余是有结构异常的 X 染色体合并或不合并有嵌合体。如 XO、XXp(p 示染色体短臂缺失)、XXq(q 示染色体长臂缺失、XXR(R 示环状染色体)。各种组合的嵌合体有 XO/XX、XO/XY、XO/XXY、XXX/XX/XO 等,其中以 XO/XX 出现率为最高,偶见嵌合体仅限于索条状性腺,而外围血及皮肤是 46,XX 核型。染色体属于嵌合体者少见流产,较易成活,症状亦较轻。首都医科大学附属北京儿童医院的经验是,在 XO/XX 型中,XO 细胞比例越高,性染色质比例越低,畸形相对地较多,反之,XX 细胞比例较高时,性染色质百分比亦高,畸形也相对地较少。

【临床表现】 患者可因并发畸形于出生时被诊断,但更多的是因青春期不来月经,性不发育及并发畸形而被诊断。表型女性,但不成熟,除非给雌激素,否则患者乳房常不发育。双侧索条状性腺位于阔韧带中,输卵管及子宫细小。青春期后,这些索条含纤维组织,不能与正常卵巢基质区分,常缺乏滤泡及卵子。

合并畸形主要限于中胚层即骨骼及结缔组织中。婴儿期表现有出生体重低、手足淋巴水肿、颈蹼、发际低、颈后皮肤过度折叠、胸部呈盾状、两乳头间距宽。此外面部的特点有小颌、内眦赘皮、畸形耳位置低而下垂。半数患者第四掌骨短,10%~20% 的患者有先天性心脏畸形,以主动脉狭窄为最常见,尤以 45,X 核型者为甚,次为主动脉

29

瓣二叶型,但无狭窄,无室间隔缺损、房间隔缺损、右位心及左心发育不良。45,X中偶见肺动脉狭窄。不常见血管畸形,但肠毛细血管扩张,血管瘤及淋巴管扩张是胃肠道出血的潜在因素。成年后,身高罕有超过150cm者,主要是下半身短。合并情况尚有肾畸形、色素痣、指甲发育不良,有形成瘢痕的倾向,高血压及一定的自身免疫紊乱。正常人中10%有肾畸形,而本症中60%有肾结构异常。蹄铁形肾合并或不合并重复畸形及旋转不良是最常见的。自身免疫紊乱包括原发甲状腺功能低下、炎症性肠病及糖尿病。

本症从新生儿期至4周岁间促性腺激素增高,此后至10岁逐渐下降至正常,10岁后又复增高。

本症须与三种相似情况鉴别,即:①混合性腺发育不良:一侧是睾丸,对侧是索条状性腺;②单纯性腺发育不良:双侧都是索条状性腺,并有正常46,XX 或 46,XY 核型,身高正常,原发无月经;③Noonan综合征:是常染色体显性遗传,有颈蹼、矮身材、先天性心脏病、肘外翻及其他先天性畸形在男或女性有正常核型及正常性腺。

【治疗】　用雌激素进行替代治疗,一般从13~15岁开始口服,继续6个月或直至来月经,然后进行周期性的雌激素 - 孕激素序贯疗法。

如用聚合酶链反应(polymerase chain reaction-PCR)检出患者有隐伏的Y染色体物质或是45,X/46,XY 嵌合体,发生生殖细胞癌的几率为7%~30%,故应切除索条状性腺,染色体是45,XO,就不必做预防性索条状性腺切除。

（四）混合性腺发育不良(mixed gonadal dysgenesis)　除先天性肾上腺增生外,本症是新生儿期外生殖器模糊的常见原因。60%按女性抚养。一侧是睾丸(常是未降的),另一侧是索条状性腺,多数是45,X/46,XY 嵌合体。

【临床表现】　患者有男性化不全及米勒管退化不全,故无论表型是男是女,总有一个子宫、阴道及至少一根输卵管。

组织学检查在青春期前的睾丸相对正常,青春期后的睾丸含较多成熟间质细胞,但精曲小管仅有支持细胞而无生殖细胞成分,故有男化

及阴茎增大。睾丸常未下降,即使睾丸已降也可并发疝,疝囊内可有子宫及输卵管。索条状性腺呈薄、苍白长条形组织位阔韧带内或位于盆壁,其中有排列成涡形的纤维结缔组织故像卵巢基质。

约1/3的患者表现为45,X 性腺发育不良,即身高低于150cm,后发际低、桶状胸、多发色素痣、肘外翻及颈蹼。实际上染色质均阴性。70%染色体是45X/46XY 核型。

【治疗】　主要是原始性腺发生恶变的问题,发病率约为混合性腺发育不良患者的25%。生殖细胞癌较性腺母细胞瘤多见。表型为女性的腹内睾丸,应做性腺切除,用雌激素维持女性特征。如表型为男性,睾丸可推入阴囊,用B超协助检查有无肿瘤,补充雄激素。

（五）部分性性腺发育不良(partial gonadal dysgenesis-dysgenetic male pseudohermaphroditism,发育不良男性假两性畸形)　1967年Federman 提出"发育不良男性假两性畸形"一词,与"混合性腺发育不良"相近,是双侧睾丸发育不良,而不是一侧是发育不良的睾丸,另一侧是索条状性腺。其他人则称为"部分性性腺发育不良"以区别于"混合性与完全性性腺发育不良"。这些患者核型多是 45,X/46,XY 或 46,XY 核形。根据发育不良性腺所产生的睾酮有不同幅度外生殖器异常。同时依据发育不良性腺所产生的 MIS 情况,可能有米勒管结构持续存在。

在组织学上,发育不良的睾丸含有不成熟、发育不全的精曲小管和持续的基质,就像索条状性腺。部分性性腺发育不良患者发生性腺恶变的机会增高,1976年 Manuel 等报告到40岁时发生性腺母细胞瘤或无性细胞瘤的几率高达46%。1995年 Borer 等报告发生 Denys-Drash 综合征的危险也增高。

对部分性性腺发育不良的性别确定与对性腺发生肿瘤的监控与混合性腺发育不良相似。

（六）真两性畸形(true hermaphroditism)　本症是在一人体内同时存有卵巢及睾丸组织,为了明确诊断,必须经组织学检查同时存在有两种性腺上皮,只有卵巢基质而无卵母细胞是不够的。

真两性畸形可有三种情况:①双侧均为卵睾(卵巢及睾丸组织在同一性腺内)占20%;②一侧是卵睾,另一侧是卵巢或睾丸占40%;③一侧是卵巢、另一侧睾丸占40%。卵巢多位左侧,睾丸组织以睾丸或卵睾状态存在者多位于右侧。

70%的病例是46,XX核型,10%是46,XY核型,其他是嵌合体。常见的嵌合体型有46,XX/46,XY和45,X/46,XY。在46,XX时,睾丸组织产生的原因尚不清楚,仅少数病例证实Y染色体上的男性决定基因易位于X染色体或常染色体上。46,XX/46,XY嵌合体多数是由于两种合子存在所致。

本症的外生殖器可有从男到女的各种表现。3/4的患者有足够的男化表现,按男性抚养,但仅有不足10%的患者表现为正常男性外生殖器,多数患者有尿道下裂,半数以上患者有不完全性阴唇阴囊融合。女性表型中2/3有较大阴蒂,多有泌尿生殖窦。通常内生殖管道的分化与邻近性腺有关。如邻近睾丸的常发育为附睾,但仅1/3患者有完全的输精管。邻近卵睾的2/3发育成输卵管,1/3为输精管。卵睾中睾丸组织越多,则发育为输精管的机会也越多。常有发育不良的子宫。卵巢通常在正常位置,但睾丸或卵睾可位于睾丸下降的途径中任何部位,常并发腹股沟疝。睾丸位于腹内、腹股沟管及阴囊内者各占1/3。

青春期有不同的男化或女化表现,3/4的患者有女性乳房,半数有月经来潮。表型为男性者,月经表现为周期性血尿。排卵较精子发生多见,表型男性者排卵表现为睾丸疼。文献上曾报告有3例真两性畸形妊娠者,3例中至少有2例是46,XX核型。也有报告有一例睾丸内有精子发生。这些报道说明真两性畸形患者有潜在生育能力,但须进一步观察及研究。

【治疗】 不受细胞染色体核型的限制,应根据外生殖器条件,保留适当的性腺组织,建立性别,以期能形成有功能的性发育。如有阴道无阴茎时应切除睾丸,保留卵巢组织,建立成女性,有阴茎时需考虑其他解剖情况,可建立成男性,亦可建立成女性。当性腺分化不良时有恶变的危险,则应将性腺切除。至青春期补充性激素,以促进第二性征发育。

四、性腺性别异常

性染色体正常如46,XX或46,XY,但由于某些原因,性腺分化异常,以致性染色体与性腺及其表型性别不相关。

(一)46,XY完全性(纯)性腺发育不良(pure gonadal dysgenesis) 本症表型是女性,核型是46,XX或46,XY,约8 000例女婴中有一例。两侧均为未降索条状性腺,至青春期则表现有性幼稚,午非系统退化而米勒管系统分化不良。

【临床表现】 如Turner综合征且未合并体表畸形时,则与本症不易区分。身高正常或可达170cm。雌激素缺乏的程度、差别很大,从典型45,X性腺发育不良到有些乳房发育,有月经来潮及早闭经。

如核型为46,XY,有同样表现,但索条状性腺发生恶性肿瘤率更高,常是无性细胞瘤或性腺母细胞瘤,表现为盆腔肿物或男化体征。

【治疗】 与Turner综合征相同,接近青春期开始用雌激素替代治疗,如核型为46,XY或男性化体格,应切除索条状性腺。

(二)无睾丸综合征(egonadism) 患者除男化不全外,表型为男性,核型为46,XY。这说明在胚胎期曾有胎睾,并合成睾酮,故内生殖道为午非管的派生物及不同程度的米勒管退化。类似情况可发生于46,XX表型女性,无性腺及米勒管派生物。

本症与核型46,XY纯性腺发育不良不同——无索条状性腺,无米勒管派生物,可能阴茎小,青春期后乳房女性化。

【治疗】 根据表型,手术整形,并于青春期开始用性激素替代治疗。

五、表型性别异常

表型异常可能是由于性激素产生障碍,或作用有缺陷。原因包括合成性腺激素不足、肾上腺产生异常激素、有外源激素或受体的接受作用有问题。

(一)46,XX DSD(女性男性化) 46,XX DSD

是指有卵巢的 46,XX 个体性别表型发育异常,表现为部分男性化,外生殖器模糊。目前为止,新生儿模糊外生殖器最常见的原因为先天性肾上腺皮质增生症(congenital adrenal hyperplasia,CAH),也是女性男性化最常见的原因。两个罕见的 46,XX DSD 原因为母亲摄取雄激素及母亲患男性化肿瘤。

临床上外生殖器的男性化程度差别很大,从阴蒂轻度增大到完全男性化。出生后有不同程度的男性化,表现为阴蒂肥大和不同程度的阴唇阴囊皱褶的后方融合,阴蒂有时显著增大看起来类似合并尿道下裂的阴茎。完全男性化者表现为双侧隐睾的正常男性表型,尿道外口可开在类似于阴茎的龟头上。此外,阴道和尿道开口于共同的尿生殖窦,阴道开口于尿道后壁的不同部位,但是不会高于相当于男性尿道精阜的位置。

如妊娠 12 周以后接受过量雄激素刺激,则男化仅限于外生殖器及阴蒂肥大。假如接受的雄激素更早些,则除有阴蒂肥大外,更有泌尿生殖窦残留及阴唇阴囊融合。这些患者必须得到正确的诊断及治疗,因为按女性抚养至青春期可有正常女性特征、性生活及生育。

异常的雄激素绝大多数来源于胎儿的异常生物合成或母体的内源或外源性。由于母亲应用合成的孕激素或雄激素导致女性胎儿男性化很罕见。任何雄激素或孕激素药剂对胎儿发育影响的程度都和药物的功能、强度、摄入剂量及持续时间有关。

先天性肾上腺皮质增生症(congenital adrenal hyperplasia,CAH)包含了绝大多数女性假两性畸形。肾上腺性征异常症有六个类型,均以形成可的松不足,继发 ACTH 分泌增多,导致肾上腺增生。只有 I~IV 型有男性化引起女性假两性畸形。

肾上腺皮质从组织学上可分为三个带:外层为颗粒带、中层为束状带、内层为网状带。颗粒带合成矿物质类固醇(主要是醛固酮)、束状带合成糖类固醇(主要是可的松)而网状带是合成性类固醇。肾上腺类固醇的分泌是受下丘脑及脑下垂体分泌的 ACTH 控制,而血浆可的松的浓度反馈控制下丘脑及垂体释放 ACTH。因此任何酶缺乏阻碍可的松合成将导致 ACTH 释放及刺激肾上腺素合成。

CAH I 型异常是在束状带而不是颗粒带的 21-羟化酶缺失(deficiency of steroid 21-hydroxylase),导致 17 羟孕酮(17-OH progesterone)增多及阻碍可的松的产生。21- 羟化酶缺失占 95% CAH 病例。

17 羟孕酮浓度的测定对临床诊断很重要。因阻碍可的松的产生,致过多的雄激素出现泌尿生殖窦及外生殖器男化。ACTH 的持续刺激致继发的色素增多以及因 C-21 羟化作用不足所引起的变化。

CAH II 型 21- 羟化酶缺乏也影响颗粒带,导致 17- 羟黄体酮增加、雄激素增高、ACTH 增多及可的松减少是相似的,但也有矿物质类固醇生物活性缺乏。后者致电解质失调有盐及水丢失,常需治疗。

CAH III 型阻碍在 11- 羟化水平,故两种中间代谢物即 17 羟孕酮及睾酮(testosterone)积聚。可的松缺乏及 ACTH 过量是特色,但也有强有力具生物活性的矿物质类固醇——去氧皮质酮(deoxycortico-sterone,DOC)积聚。患者有电解质失调,表现为高容量、低钾酸中毒及继发性高血压,如不经治疗可威胁生命。

CAH IV 型是最罕见的,3β- 羟类固醇脱氢酶(3β-HSD)缺乏,阻碍更高水平的代谢,也是唯一的酶缺乏可致男性及女性的先天性肾上腺增生及性别异常。由于有严重盐类缺乏,罕有存活者。主要雄激素的积聚是在阻碍前的脱氢表雄酮(dehydroepiandrosterone,DHEA),是一弱雄激素,故女性患者的男化没有其他类型 CAH 严重。多数患者有分开的尿道及阴道口,缺乏可的松及矿物质类固醇,ACTH 增高及严重低钠(图 29-26)。

新生儿筛查是为了检测疾病,特别是当疾病发生率大于 1:15 000 时,新生儿筛查用于避免因未早期诊断及治疗导致患者病情加重及病死的发生。新生儿筛查显著缩短了确诊时间,降低了病死率。生后 2~7 天检测血 17- 羟孕酮。早产儿、患患者、应激状态及出生 36 小时内的足月儿容易出

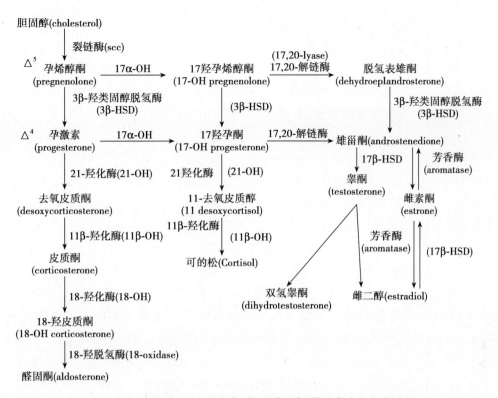

图 29-26 类固醇：盐皮质激素、糖皮质激素、性激素生物合成过程

译自 Diamond DA. Sex Differentiation：Normal and Abnormal // Campbell-Walsh Urology. 9th ed. Saunders，2007：3817.

现假阳性结果。内分泌协会临床指南小组（2010）提出二步法筛查，先行免疫分析，得到阳性结果再经液相色谱／串联质谱评价。

儿童期及青春期皮质醇治疗达到的目标：补充足够的激素，抑制垂体分泌 ACTH、肾上腺分泌雄激素和临床的男性化，防止异常快速的身体发育和骨化，允许性腺正常发育，矫正水盐失衡或高血压。儿童，给予氢化可的松片剂口服 [10~20mg/（m²·d），分 2~3 次]，此剂量为超生理剂量，儿童和青少年正常水平为 6~7mg/（m²·d）。氢化可的松半衰期短，对生长的抑制作用最小，适于青春期前及青春期儿童。接近或已经完成线性生长时，可以用长效泼尼松或地塞米松单独治疗，或联合氢化可的松治疗。在应激状态，如发热性疾病（体温 >38.5℃）、胃肠炎伴有脱水、全麻手术和大的创伤，需要用平时 2~3 倍的氢化可的松剂量，依据应激的程度给药，一般为 50~100mg/（m²·d）。

对于低位汇合，一期行阴蒂、阴道和阴唇成形已经是标准化操作。大多数学者建议对于小的、合流位置高的阴道可以延迟手术。

（二）46,XY DSD（男性化不足男性） 46,XY DSD 指 46,XY 个体有分化很好的睾丸，但是表现出不同程度的女性化表型。这些患者男性性分化障碍是由于在发育的必要阶段睾丸分泌睾酮不足，靶组织对雄激素反应异常，或 MIS 生成或作用障碍。

男性的性发育依赖于睾丸产生睾酮。胚胎睾丸间质细胞最初依靠人绒毛膜促性腺激素（HCG）的刺激，其后则依靠胎儿垂体黄体生成素（LH）的刺激。睾丸对 HCG 及 LH 不反应，睾丸间质细胞不发育以致不能产生睾酮，影响外生殖器的分化。

1. 间质细胞不发育（leydig cell aplasia-luteinizing hormone receptor abnormality） 本症特点是正常男性 46,XY 核形并有正常女性表型。在腹股沟或大阴唇可触及睾丸，没有米勒管系统结构，阴道短。睾酮低而 LH 升高，1978 年 Brown 等提出它的特点是经 HCG 刺激试验,血清睾酮值不升高。1984 年 David 等从生理上解释说本症异常是在没有间质细胞与间质细胞的 LH 受体不正常之间。本症经常是染色体隐性遗传,只表现于男性。轻症不完全型表现为睾丸发育不全,有男性表型。

临床表现:性幼稚,第二性征不发育,在腹股沟或大阴唇可摸到睾丸。鉴别诊断包括雄激素不敏感症和雄激素合成不足症。病理组织检查见精曲小管间没有间质细胞,有正常支持细胞。

2. 睾酮合成障碍　胆固醇转化为睾丸的五个酶任何一个出现缺陷都可导致胚胎发育期男性胎儿不完全(或没有)男性化。前三个酶(胆固醇侧链裂解酶、3β- 羟化类固醇脱氢酶、17β-羟化酶)在肾上腺和睾丸中均存在,因此,这些酶缺陷可以导致糖皮质激素、盐皮质激素及睾酮合成障碍。这些患者外生殖器男化不全的程度差别很大,从轻度尿道下裂及阴囊融合到完全女性表型,并有盲端阴道。午非管正常发育。少数有 3β- 羟化类固醇脱氢酶缺陷的患者可存活到成年表现有部分男化及青春期女性乳房。但从未见报道有生育者。男性化的表现是由于酶阻碍后有弱雄激素 DHEA(dihydroepiandrosterone)积聚。

17,20- 裂解酶缺陷时,没有前驱类固醇增高,不影响可的松合成,ACTH 不增高也就没有先天性肾上腺增生。青春期虽有些男化,但在文献上仅有少数病例报告,未形容对生育的影响。

17β- 羟类固醇脱氢酶(17β-hydroxy steroid dehydrogenase)缺乏也可引起睾酮合成障碍,核型是 46,XY 较常见,性腺是睾丸。内生殖道是午非系统,外生殖器含糊。青春期有男化。该病有特征性的激素变化,青春期前患者血浆雄烯二酮和雌酮可能不升高。青春期,雄烯二酮升高至正常的 10~15 倍,血浆睾酮在正常低值。血清 LH、FSH 也显著升高,是正常的 4~6 倍。可根据表型按男性或女性抚养。

17α- 羟化酶(17α-hydroxylase)缺乏,受累个体通常为女性外生殖器表型,无或轻度男性化,17α- 羟化酶活性缺陷导致皮质醇生成障碍,引起

ACTH 分泌增高,导致肾上腺内 DOC、皮质类固醇、18- 羟皮质类固醇增高、水钠潴留、高血压和低血钾。受累个体表现从有盲端阴道的女性外生殖器到会阴型尿道下裂的男性。内分泌检查提示血清黄体酮、DOC、皮质酮、18- 羟皮质酮和 ACTH 增高。

治疗为补充相应类固醇。

3. 睾酮代谢的缺陷　胎儿睾丸能合成睾酮,但因 5α- 还原酶缺乏,不能使睾酮转变为双氢睾酮(dihydrotestosterone)而失去作用,导致性别异常或青春期第二性征发育不良。

4. 雄激素受体和受体后缺陷　典型表现为 46,XY 核型,有睾丸,表型从完全女性外生殖器(完全雄激素不敏感)到模糊外生殖器(部分雄激素不敏感),到表型正常的不育男性。

(1) 完全(重度)雄激素不敏感综合征(complete androgen insensitive syndrome,CAIS):为 46,XY 核型,完全女性外生殖器,双侧隐睾,无米勒管结构。发生率为 1/60 000~1/20 000,为 X- 连锁遗传。目前尚无生育报道。治疗选择女性性别,延迟性腺切除至青春期,睾丸切除后,周期性雌孕激素替代。

(2) 部分雄激素不敏感综合征(partial androgen insensitive syndrome,PAIS):主要表现为不同程度的模糊外生殖器,从尿道下裂假阴道到男性女乳和无精症。不完全性雄激素不敏感综合征依据外生殖器男性化程度要个体化处理。选择女性性别者行性腺切除,女性外生殖器成形,青春期雌孕激素替代,监测乳腺癌的发生。选择男性性别的大多数患者需要睾丸固定,乳腺整形及生殖器重建。保留睾丸者需要每个月自检睾丸。

(3) 轻度雄激素不敏感综合征(mild androgen insensitive syndrome,MAIS):该综合征男性可以为正常表型,或有轻度尿道下裂修复病史,但是出现无精或严重少精。

5. 米勒管永存综合征(persistent Müllerian duct syndrome,PMDS)　46,XY 核型,有正常男性外生殖器,但是存在米勒管结构,典型患者为单侧或双侧隐睾,存在双侧输卵管、子宫,上段阴道引流到前列腺囊内。所有患者均为男性表型,男性性别

认定。需要行睾丸固定术,目前建议行腔镜辅助米勒管残余结构切除。

六、性别畸形的诊断

对于外阴表现有性别异常的婴儿,应及早做出病因的诊断,目的有两个:①正确性别的确立;②检出有无内分泌疾病,尤以有盐丢失类型,因对小儿有一定危险,最好由小儿泌尿外科、内分泌及精神科医师或对小儿性别畸形有经验的心理学者组成小组,与家长密切沟通,协商处理。

【病史】 询问详细的家族史和母孕史。父母是否为近亲结婚;家族中有不育,闭经,多毛;家族中不能解释的新生儿死亡,提示可能为 CAH;很大一部分 DSD 患者有遗传因素,通过家族病史可提示为常染色体隐性遗传疾病、X- 连锁遗传疾病;母孕期暴露史,包括口服外源性激素,避孕药,辅助生殖技术的应用;母亲异常男性化或库欣综合征面容,提示可能为母亲因素导致的 46,XX DSD;早产和胎盘功能不良和胎儿发育迟缓病史可能与男性的男性化不足有关。

【体格检查】 一般体态,有无脱水、发育生长迟滞及其他并发畸形(如 Turner 或 Klinefelter 综合征)。性腺是否对称或不对称下降,一般来说只有睾丸组织能充分下降,但也有报告卵睾下降至阴唇阴囊褶皱底部的。假如能在腹股沟部触及性腺,就可以除外性腺女化、Turner 综合征及纯性腺发育不良的诊断。就算是充分男化的婴儿,如摸不到性腺也需警惕先天性肾上腺增生的女性假两性畸形的严重男化征象。如阴囊或阴唇皱褶色素增多,应注意有无肾上腺性征异常症的 ACTH 增多。测量阴茎长度、观察尿道口位置。如尿道下裂伴单侧尤以双侧隐睾者,须疑及性别畸形。腹部触诊及肛诊也很重要,如有无米勒管系统派生物如子宫是否存在。

七、实验室检查

(一)确定细胞染色体核型及 *SRY* 基因 细胞染色体核型分析是诊断 DSD 最重要的步骤,染色体数目和形态的变化对疾病的诊断和分型有着重要的参考意义。SRY 基因位于 Y 染色体短臂,

在男性性别分化中起到重要作用,其由一段 3.8kb 的外显子组成。SRY 基因突变可导致睾丸发育不良、完全性性腺发育不良等情况。

(二)生化检查 如因内分泌异常导致性别畸形,生化方面的检查就很重要。

1. 尿类固醇测定在先天性肾上腺增生患者中,根据尿中排出类固醇类型来判断特殊酶的缺乏。如血浆 17 羟孕酮增高,可诊有先天性肾上腺增生。但这须在生后 48 小时后再测定,否则会受母体孕激素增高的影响。

2. 人绒毛膜促性腺激素(HCG)刺激试验 先测血浆睾酮量,然后肌注 HCG 2 000U/d,共 4 天,再测血浆睾酮量,如上升水平超过 2ng/ml,很可能是由于对睾酮不敏感,而不是睾酮合成不足。这试验也可用于 5α- 还原酶缺乏的检测。HCG 刺激后睾酮与双氢睾酮的比值如大于 30,则可诊为 5α- 还原酶缺乏。

八、其他检查

(一)超声检查 腹部超声检查可协助辨认有无米勒管系统派生物如子宫、输卵管。也可检查肾上腺是否增大,虽然不能作为诊断先天性肾上腺增生的标准,但可引导下一步检查。

(二)生殖道造影 如超声检查不够清晰,可将造影剂注入泌尿生殖窦的开口,观察泌尿生殖窦及内生殖管道的结构,可协助确定是午非管还是米勒管。

(三)手术探查 真两性畸形(资源44)、混合性腺发育不良以及多数男性化不足男性(男性假两性畸形)难以确定性别时,均需手术探查。手术包括性腺活体组织检查、肯定内生殖管道情况以及对睾酮不敏感病例取生殖器皮肤活体做纤维母细胞培养。腹腔镜可用以了解内生殖管道情况,确定摸不到的性腺位置及做活体检查。女性男性化(女性假两性畸形)根据其他检查可以确定诊断,不必做性腺活体检查。上述检查应根据体检选用,如新生儿期就不能分辨性别,可有下述三种情况(图 29-27)。

资源 44
真两性畸形 -
腹腔镜性腺活
检术

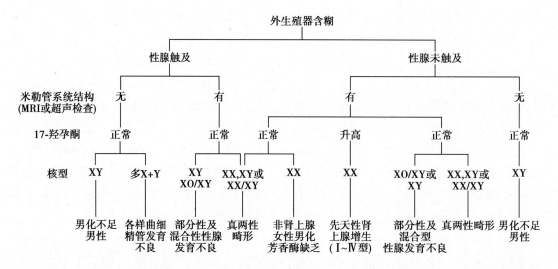

图 29-27　按照新生儿性腺是否触及,有无米勒管系统结构,17-羟孕酮浓度及核型来判断性别含糊

译自 Grumbach MM,Conte FH. Disorders of sex differentiation. // Wilson JD,Foster DW(eds). Williams Textbook of Endocrinology. Philadelphia:W B Saunders,1998:1401.

1. 双侧性腺均可触及,核型为 46,XY,则是男性化不足男性(男性假两性畸形),再进一步做 HCG 刺激试验以及测血浆及尿类固醇,以便判断属于哪一类型。

2. 双侧性腺均不能触及,核型为 46,XX 则测尿类固醇,如增高可诊为女性男性化(女性假两性畸形),如正常须手术探查。

3. 一侧性腺可触及,核型是 46,XY 或 45,X/46,XY,盆腔内有子宫,可诊为混合型性腺发育不良。如核型是 46,XX,而手术探查有卵巢及睾丸组织,则诊为真两性畸形(卵睾 DSD)。

如青春期发育不相配,也应查尿类固醇,类固醇增高可能是女性假两性畸形,如正常则可能是真两性畸形,须经活检证实。

如青春期发育滞后,核型为 45,X 或 46,XX/45,X 可诊为 Turner 综合征,核型为 47,XXY 或 46,XY/47,XXY 可诊为先天性睾丸发育不良综合征,核型为 46,XX 外生殖器为男性则为 XX 男性,而外生殖器为不成熟女性如手术探查无卵巢可诊为单纯性腺发育不良,如有卵巢则诊为女性 17β-氢化酶缺乏,核型为 46,XY 经手术探查如为索条状性腺,诊为单纯性腺发育不良,如无性腺则诊为无睾丸综合征。

如不育,核型是 47,XXY 或 46,XY/47,XXY

则考虑为先天性睾丸发育不良综合征;核型是 46,XX 考虑为 XX 男性综合征,核型是 46,XY 考虑为轻度雄激素不敏感综合征。

九、性别畸形治疗要点

1. 新生儿如不能确定性别,并有脱水,很可能有严重盐缺乏的先天性肾上腺增生,需即刻矫治水、电解质失调。

2. DSD 性别认定的主要目标是使性别认定与选定的性别保持一致,避免增加性焦虑的风险。获得确定诊断后,关于性别认定要和患者家庭做全面的客观的讨论,包括正常性功能的潜能,生育能力,性腺恶变风险,各种潜在的选择,并给予建议。性别决定是要考虑以下几个方面:诊断时年龄、生育潜能、阴茎大小、是否存在有功能的阴道、内分泌功能、性腺恶变倾向、产前雄激素暴露、总体外观、社会心理幸福感和稳定的性别认定,社会风俗习惯、父母意愿。在做性别决定时也要考虑性别认定后个体预后数据及生活质量。

3. 由于预测的性腺恶变风险并不能直接对应具体患者,需要性腺病理活检。腹腔性腺需要移出腹腔,放到腹股沟,最好是阴囊内,可以监测恶变,如果不能移出腹腔,需要切除性腺。性腺切除指征：①（早期）生殖细胞肿瘤（GCC）；②（预期）性腺分泌激素有相反作用；③患者自检或影像监测性腺恶变的依从性差，患者要求切除性腺；④存在 Y 染色体物质的条纹性腺（例如 46，XY 完全性腺发育不全、混合性腺发育不全、Turner 综合征里面存在 Y 染色体嵌合的患者）。

（李明磊）

参考文献

CROMIE W J，RITCHEY M L，SMITH R C，et al.Anatomical alignment for the correction of buriedpenis［J］. J Urol，1998，160：1482-1484.

29

第三十章 四肢躯干骨科概论

第一节 小儿骨科特点

小儿骨科学是一门预防和治疗小儿运动系统，即肌肉、骨骼疾病的医学专业。这个专业服务对象的年龄范围是从新生儿到青少年。小儿处在生长发育阶段，因此，首先要熟悉孩子的生长发育特点和表现：功能发育、何时能独立走路；不同部位的第一次骨化中心出现时间、骺板闭合时间；语言和动作技巧的成长，如持握能力、站立平衡、肌力强弱、能堆积木的层数和时间、解开纽扣等。

小儿骨科病史的采集从分娩情况、妊娠是否足月或早产；生产是否顺利，有无生后窒息，母亲羊水过少或过多常是患者有无畸形，神经系统缺陷的线索。主诉内容应注意脊柱四肢畸形、步态、局部和全身性力弱、关节肿胀、疼痛、僵硬。同时应关注主诉的来源是患者的诉说，还是家长或同学的反映。

总之，对了解小儿生长发育和病史询问最重要的是生长发育是否落后；心理活动或智力是否迟钝；有无行为异常。检查者应判断在预期年龄段能不能达到应有水平。对此，检查者要查找神经肌肉骨骼系统的功能缺陷，如体位姿势、上下肢的功能以及小儿对家长和外界环境的反应，如日常生活动作，对周围环境和讲话能力和态度。

骨科的检查方法实际上包括肌肉骨骼和神经的检查。这些检查针对新生儿（初生 ~28 天），婴幼儿（一个月到 2 岁之前），学龄前儿童（3~6 岁），儿童学龄期（7~12 岁）和青少年（13~18 岁）等各个不同阶段。因神经骨骼肌肉发挥正常功能取决于神经系统。因此，骨科检查和神经学科的检查从诊断层面讲其分界是模糊不清的。从骨科角度划分年龄便于检查的方法还有学步幼儿（1~3 岁）；小儿（4~10 岁）；青少年（11~15 岁）。这与患者合作程度相关。

骨科检查要查找有无畸形，存在什么样的畸形并要确定畸形的确切部位。若有畸形是否能用特殊试验测定。值得注意的是：畸形根源是在骨、关节还是软组织？畸形的严重程度？畸形是固定的，还是可以经过被动或主动矫正的？产生畸形的因素是什么？是否同时伴有肌肉痉挛？局限性压痛或活动进而诱发疼痛？

一项基本检查是熟悉每个关节的正常活动范围，常用两侧对比检查以了解患者的该关节有无受限或活动范围过度。

有几个特殊试验值得提出：

1. Trendelenburg 征 检查者坐于患者后面，患者站立，脱去衣、裤，以能观察到骨盆、髂嵴和双下肢。检查步骤如下：开始患者双足站立，然后用一侧单腿站立，屈曲对侧髋和膝关节。检查者的双侧手指置于髂嵴上。正常时，患者用髋外展肌，主要是臀中肌外展维持站立姿势。并使重心移向站立的下肢。注意检查过程中不能让患者扶身旁的支持物，如桌、椅、墙壁等；也不能让患者因屈髋膝后抬高的下肢倚在站立侧的下肢上。Trendelenburg 征阴性说明髋关节活动范围不受限，形态学正常，有关的各关节内、外无炎症,肌力正常特别是臀外展肌,如臀中肌的肌力正常。同时表明中枢和外围神经功能正常。若脱离上述要求属试验阳性。同时要注意完成上述检查有时有一定困难,如患者不能合作等。所谓Trendelenburg试验阳性表现为不负重一侧(屈髋、膝的一侧)在单腿站立时下垂。常表现为腰椎向站立负重一侧弯曲,尽量使体重移向站立一侧(图30-1)。

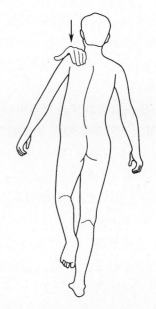

图 30-2 应力 Trendelenburg 试验
患者单腿站立时,检查者用手在屈髋、屈膝不负重侧的肩部下推;目的是检测负重侧外展肌(臀中、小肌)的肌力;如不负重侧骨盆下垂加重说明对侧髋外展肌力弱

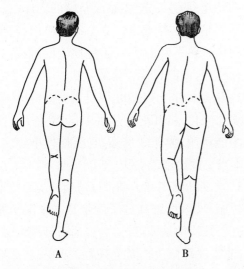

图 30-1 Trendelenburg 征
A. 正常:单腿站立对侧下肢屈膝屈髋负重侧臀中肌能拉住骨盆使对侧骨盆上升,使重心移向站立侧,维持身体稳定;
B. Trendelenburg 征阳性:表现为站立负重一侧髋外展肌力弱无法拉住骨盆,对侧下肢重量使骨盆降低,躯干不稳

有变换形式的 Trendelenburg 试验如 Trendelenburg "延迟"试验,即让患者按检查者的意愿延长单腿站立的时间,如 10 秒钟。目的是检测臀外展肌的肌力。此外,还有另一种称之为应力 Trendelenburg 试验,即在单腿站立时,检查者用手在屈髋、膝不负重一侧的肩部下推。这也是检查负重侧的外展肌的肌力的一种试验(图30-2)。

2. Gower 征 这是测定全身性,特别是伸膝肌无力的一种方法。患者平卧于检查台或地板上,让他在没有外力辅助的条件下站起。患者表现动作艰难,先翻身改为俯卧位,再用双手扶地面或台面支撑躯干,再用双下肢支撑以抬高臀部。主要表现是靠双手从膝前在大腿前方向上爬移以推动伸膝和伸髋始能勉强站起。典型的进行性肌营养不良的患者便可表现出 Gower 征阳性(图30-3)。

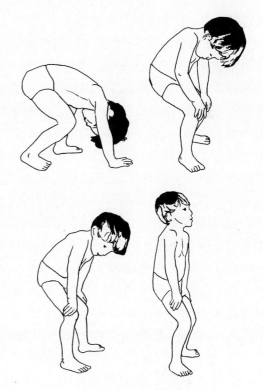

图 30-3 Gower 征
让患儿平卧于检查台上,要求无外力协助下站立;此征阳性时表现动作艰难,先翻身俯卧,再用双手支撑抬高臀部,然后用手置于膝部并逐渐向大腿上部挪动,直至勉强站起,此表现称 Gower 征阳性;多出现在全身性肌无力的患儿

30

此外,还有 Meryon 征,即检查者托起患者的胸部后,患者先外展其双上肢,然后再抱紧检查者的上臂。这是因为患者双侧臀部肌群肌力弱的缘故。

小儿骨科的一项非常重要而有用的检查法是各种造影,其中尤以 X 线平片最有价值。近 20 年,B 超、CT 和 MRI 已得到广泛应用。这对过去诊断有困难的病例是非常有帮助的。但有两点值得提出:一是不能忽略一般的体格检查和实验室诊断;二是不能跨过造影术的诊断而直接依赖病理检查。这正如 70 多年前有名的外科医师、病理学家尤文所讲的"大体解剖"(也在 X 线平片上有其表现)对正确理解疾病常比多变而捉摸不定的一小块组织更加安全和有指导意义。

(潘少川)

第二节　骨科石膏技术

石膏的使用是小儿骨科的基本技能,也是小儿外科医生临床技能培训的内容之一。

【医用石膏的历史】　公元 400 年西医医学的鼻祖希波克拉底(Hippocrates)描述了石膏夹板的使用方法,公元 900 年 Muwaffak 建议用石膏治疗骨折。英国人 Cheselden 小时候被正骨医生用蛋清和淀粉(egg white and starch)制成的石膏绷带给予治疗,当他成为医生之后,1740 年他完善了这种治疗方法。1799 年,土耳其医生将患者肢体放进盒子里,再将石膏注入,从而固定骨折,该方法在欧洲得到推广。1814 年,Pieter Hendricks 医生率先使用石膏绷带。1824 年,拿破仑的医生 Dominique Larrey 使用蛋清和铅粉(egg white and lead powder)制成的石膏。1835 年,Louis Seutin 发明淀粉石膏绷带(starch bandages)。1852 年,比利时的军医 Anthonius Malhijsen 第一次使用硫酸钙石膏绷带,需要医生自己动手制作。1903 年,"石膏技术是骨科的精髓"的理念被提出。1970 年,出现合成材料的石膏。

骨科疾病的治疗,尤其是骨折的治疗,随着石膏的发明,临床使用,和不断改进,其治疗水平和效果也不断得到提高。

【石膏的分类和特性】　根据石膏的成分,医用石膏目前有以下几类,其组成成分的差别,使他们既具有共同的性质,又具有不同的特性。

1. 普通石膏　主要成分是 $CaSO_4$,生石膏($CaSO_4 \cdot 2H_2O$)加热失去部分结晶水之后,成为熟石膏。熟石膏粉黏附到纱布上,可做成石膏绷带。熟石膏接触水分后,可较快结晶而硬化。熟石膏固化、定型的过程为 10~20 分钟。石膏绷带是一种脱水硫酸钙粉末,具有吸水性强、塑形性高、少弹性的特点,吸水后能还原成坚硬的固体。石膏绷带卷需储存在密闭的袋子(package)内,避免潮湿和硬化。熟石膏的 X 线透过性较低,带着石膏照 X 线片,骨骼的观察会受到影响。

2. 聚酯绷带　聚脂绷带属热型性材料,使用前必须先软化,将其泡在热水中(80℃左右),使其变软才能使用,操作较麻烦,且要格外小心,一旦操作不当易烫伤患者皮肤。

3. 玻璃纤维高分子绷带　玻璃纤维涂覆聚氨酯类树脂,玻璃纤维高分子绷带是未来医学绷带的主流。其特性是强度高,为普通石膏绷带 20 倍以上,非支撑部位包扎固定只需 2~3 层,支撑部位包扎固定只需 4~5 层。重量轻:同样部位的包扎固定,其重量比棉质石膏绷带轻 5 倍。无毒、不危害人体健康。操作简单方便,只需 5~8 分钟就能固化发挥固定支撑作用。透气性好:可避免患者在夏天因包扎固定而发生皮肤过敏、瘙痒和感染。不怕水和潮湿:患者可以洗澡,这在夏天对患者尤为重要。X 线透过率为 100%,带石膏 X 线检查,对骨骼观察的阻挡很小。另外,不同颜色的玻璃纤维绷带很受儿童患者的喜爱(图 30-4)。

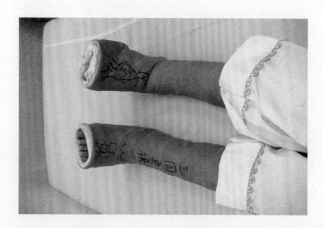

图 30-4　不同颜色的玻璃纤维绷带

【石膏的功用】

1. 骨折与关节损伤后的固定,保持肢体的位置。

2. 关节复位后,关节位置的固定,例如髋关节脱位复位后的固定。

3. 矫正肢体的畸形,如先天性马蹄内翻足的 Ponseti 方法的矫正。

4. 减轻或消除患部的疼痛,如关节炎患者的石膏托固定,可以缓解局部的疼痛。

5. 血管、神经和肌腱修复手术后的固定,例如跟腱延长术后的石膏固定(图 30-5)。

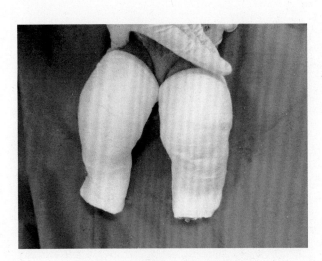

图 30-5 跟腱延长术后石膏固定

【打石膏所需物品】

1. 石膏绷带 用于石膏固定。

2. 普通绷带 用于石膏托的缠绕固定。

3. 袜套(棉织套) 贴近皮肤,起保护皮肤和衬垫的作用。

4. 医用脱脂棉(吸水绵垫) 绕在袜套的外面,起到保护皮肤和衬垫的作用。

5. 食盐 有时候需要用食盐加速石膏的固化。

6. 湿纱布 石膏固定后,擦去肢体其他部位的石膏污点。

7. 凡士林油膏 涂到打石膏部位的皮肤,有滋润皮肤的作用。

8. 手套 玻璃纤维石膏或者聚酯石膏对皮肤有影响,术者需要戴手套保护。

9. 盛水容器(水盆或水桶)和水(温度 35~40℃) 用于浸泡石膏。

10. 石膏车 摆放石膏绷带卷,打石膏用的物品和修整石膏的用具。

11. 石膏台 固定患者于适当的体位。

12. 石膏柜 储备存放石膏、石膏用品和用具的地方。

【打石膏的方法和步骤】

1. 皮肤准备 皮肤涂以凡士林油膏,保护皮肤;骨突和矫形受力部位加绵垫。

2. 包扎伤口 伤口部位敷料覆盖,胶布固定不要环绕肢体,防止阻碍血液循环。

3. 套以袜套 根据需要固定的肢体的长度截取适当长度,预留出翻折的长度。

4. 缠绕吸水绵衬(absorbent padding) 缠绕在袜套的表面。

5. 人员分工 泡石膏;扶持肢体;缠绕绷带,打石膏等。

6. 肢体置于功能位或矫正位置,由负责扶持肢体的人员实施。

7. 绷带选用 根据包扎部位选用不同宽度的绷带。通常原则是:手指需用 3cm 宽;手、臂、头、足用 5cm 宽;上臂、腿用 7cm 宽;躯体用 10cm 宽的绷带。

8. 浸泡石膏绷带方法 将石膏绷带轻轻平放于盛水的容器内,使其全部浸透,卷内气泡全部排出后,双手握石膏绷带卷两端缓缓与水面平行取出,用两手向石膏绷带卷中央轻轻对挤,挤去多余水分,即可使用。不可用双手拧石膏卷,以免石膏浆过多流失,影响固定效果。

9. 缠绕绷带或石膏绷带的操作

(1) 一般要由近至远。

(2) 通常采用环形包扎法。

(3) 肢体粗细不等部位采用螺旋包扎法。

(4) 缠绕绷带时,重叠宽度约为绷带宽度的 1/3~1/2。

(5) 用力要均匀、适当。

(6) 不能用手指压迫石膏,手只能在石膏表面滑动和托扶。

10. 骨折整复和畸形矫正,在石膏硬化之前石

30

膏固化过程中实施骨折整复或畸形矫正。

11. 修整石膏,抹平石膏,等待石膏硬化和定型。

12. 石膏分掰 将石膏一侧或两侧沿长轴方向剖开(图30-6)。

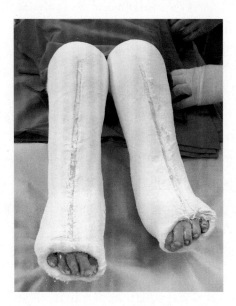

图30-6 石膏分掰

13. 擦拭石膏污点,保持石膏和皮肤的整洁。

14. 石膏开窗 观察伤口或者检查皮肤有无压伤。

15. 石膏标记 打石膏的日期,计划拆除石膏的时间,患者的姓名、病名、喜欢的图案等。

【石膏的护理和家庭指导】

1. 帮助搬动患者 患者打上石膏之后家长常常手足无措,需要医护人员帮助搬动孩子,注意扶持打上石膏的肢体。

2. 石膏体位摆放 石膏固定后肢体失去随意性,需要摆放到合适的体位(图30-7)。

3. 抬高患肢 减少下垂后肢体的肿胀。

4. 观察肢端血运、感觉和运动情况 特别是手术后最初几天,组织肿胀,会发生肢体末端血液循环和肢体感觉,运动异常。如有异常,需要及时报告医生,给予切开减压,开窗检查,或者去除石膏,重新石膏固定。

5. 渗血情况观察和标记 如果渗血范围增大,需要在石膏上开窗检查(图30-8)。

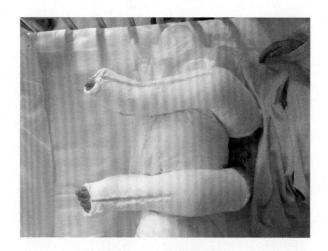

图30-7 石膏体位摆放

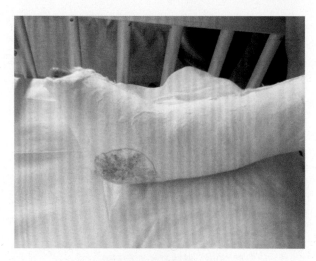

图30-8 渗血情况观察

6. 观察有无伤口感染现象。

7. 石膏的保护 防止尿湿和损坏。

8. 观察有无石膏压伤现象 大孩子会述说石膏内局限性持续疼痛;小婴儿则表现为"不停地哭闹",经观察不缓解时,应在疼痛处"开窗"检查和减压。

9. 加强患肢功能锻炼 防止和减少肌肉萎缩与关节僵直。

10. 石膏内皮肤发痒,禁用木棍、筷子等物伸入抓痒,以免污染手术伤口或将皮肤抓破导致感染。

11. 帮助患者翻身 一般为4~6小时翻身一次。

12. 指导和示范出院后的石膏护理。

【石膏的并发症及处理措施】

1. 局部血液循环障碍,严重者产生缺血性挛

缩 立即拆除石膏。

2. 石膏近端和远端肢体肿胀 松解石膏。

3. 压迫性溃疡 局部开窗,伤口换药。

4. 神经麻痹 立即拆除石膏。

5. 肌肉萎缩和关节僵直 石膏固定时间不宜过长,儿童骨折一般为4周左右,肌腱修复6周左右。

6. 过敏性皮炎 打石膏前最好涂以凡士林油膏(图30-9)。

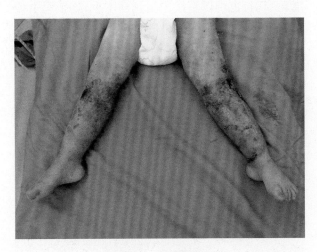

图30-9 过敏性皮炎

7. 石膏脱落 要有适当的角度,如马蹄内翻足需屈膝80°~90°。

8. 石膏断裂 跨关节部位需要特别加厚。

9. 石膏受污染 加强大、小便护理。

(祁新禹)

第三节 骨科牵引技术

牵引在骨科治疗当中有着重要的作用,在骨科发展的早期应用较多,小儿骨科应用较成人骨科为多。然而随着骨科医学的进展,牵引技术的应用情况较前减少。但是也出现了一些新的牵引方法。现在只是用于某些疾病的治疗,而不再作为一种标准治疗方法。

【牵引的原理】

1. 作用与反作用力,即牵引力和反牵引力。牵引力由牵引重锤提供,反牵引力即身体本身的重量,抬高床脚增大反牵引力。

2. 分力和合力,可由物理公式计算。

3. 定滑轮改变牵引力的方向,但不增加力的大小;动滑轮可省力一半。

【牵引的分类】

1. 按牵引的部位分类 皮牵引、骨牵引、枕颌带牵引、骨盆悬吊牵引等。

2. 按牵引的装置分类 固定牵引、滑动牵引和联合牵引等。

3. 按牵引方法的发明者分类 Bryant牵引、Russell牵引等方法。

【牵引的适应证】

1. 临时固定 儿童股骨干骨折石膏固定或者手术复位固定之前,常规采用皮牵引。在不稳定的股骨头骺滑脱,也要做术前牵引。

2. 家庭牵引 在发育性髋关节脱位的治疗当中,在家里可以做预牵引;小的孩子也可在家里做股骨干骨折的牵引治疗。

3. 治疗骨折 常用牵引治疗的骨折有:肱骨髁上骨折,股骨干骨折,以及转子下骨折。

4. 纠正挛缩 牵引常被用来治疗Perthes病和髋关节的软骨溶解,以改善关节的活动度。

5. 脊柱牵引 复杂的脊柱畸形,例如先天性重度脊柱侧凸,或者神经肌肉性脊柱侧凸,常需要牵引和手术联合治疗。

【牵引的并发症】

1. 皮肤刺激 这在皮牵引较常见。预防的方法是避免长时间牵引以及捆绑过紧。牵引期间,要经常检视皮肤情况。

2. 神经压迫 主要是小腿皮牵引压迫腓总神经。要避免腓骨上端捆绑过紧。

3. 肢体缺血 主要发生在11kg以上的婴儿股骨干骨折采用过顶牵引的病例。

4. 牵引针对骨骺的损伤 主要发生在胫骨近端骨牵引穿针的位置。

5. Halo牵引的颅骨穿透伤 儿童颅骨较薄,有发生穿透伤的危险,最好的术前进行颅骨CT检查,了解需要固定部位颅骨骨质情况。在牵引过程中有发生颅骨螺钉滑脱的危险,年龄大的孩子建议用6~8枚颅骨螺钉。

6. 肠系膜上动脉综合征 这个严重的并发

症常见于长时间仰卧位的患者,以及营养不良的患者。

7. 高血压　机制不明。

【皮牵引】　将牵引带约束于肢体的皮肤,通过牵拉皮肤间接牵引骨骼或关节的方法。是一种间接牵引方法。适用于:

(1) 股骨干骨折。

(2) 肱骨髁上骨折。

(3) 关节炎患者的制动和防止关节挛缩。如化脓性、类风湿、结核性关节炎,以及一过性滑膜炎。

(4) 发育性髋关节脱位手术前的牵引。

(5) 臀肌挛缩合并骨盆倾斜的术后处理。

(6) 新的皮肤牵引方法相对传统的皮牵引方法较为简单,首先选择合适型号的下肢牵引带,将牵引带约束固定到下肢,连接牵引装置,计算牵引重量,牵引重量一般为体重的 1/5~1/6。

【枕颌带牵引】　利用四头带,借助下颌和枕骨粗隆固定,牵引颈椎和 / 或脊柱的牵引方法。可以单独使用,也可以作为一种反牵引力使用。枕颌带牵引的适应证有:

(1) 寰枢椎旋转性移位($C_{1,2}$ 半脱位)。

(2) 脊柱侧凸(反牵引力)。

(3) 颈椎病。

枕颌带牵引的方法是:将四头带套入下颌和枕骨粗隆,调节牵引绳使其等长,连接牵引弓,牵引绳和牵引重锤,牵引重量一般为 3~5kg(图 30-10)。

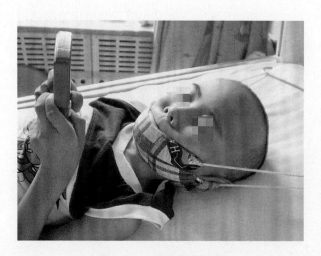

图 30-10　枕颌带牵引法

【布莱恩特牵引(Bryant traction)】　Bryant 牵引利用皮肤牵引的方法,将双下肢垂直悬吊,达到骨折复位和固定的目的。也称为悬吊垂直牵引法,或者过顶牵引。由于传统的 Bryant 牵引有可能导致肢体缺血。现在这种牵引方法已经很少使用。对 11kg 以上的孩子不要采用 Bryant 牵引。将髋关节由屈曲 90° 改为 45° 可以降低肢体缺血的风险,称为改良式 Bryant 牵引。其方法是:双下肢用医用胶带或牵引带约束固定;双下肢可以通过滑轮牵引,也可以直接固定到横木上;连接牵引装置,使曲髋 45°;牵引重量以使臀部离开床面 1cm 为宜(图 30-11)。

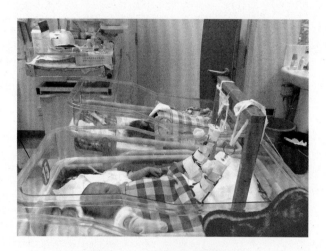

图 30-11　改良布莱恩特牵引

目前改良式 Bryant 牵引适用于:3 岁以下股骨干骨折,11kg 体重以下的股骨干骨折儿童。

【骨牵引】　把钢针穿入骨骼的坚硬部位,通过牵引弓,直接牵拉骨骼的方法。骨牵引为直接牵引方法。常用的骨牵引方式有:颅骨牵引,胫骨结节牵引,股骨髁上牵引,跟骨牵引,尺骨鹰嘴牵引。

以较为常用的股骨髁上牵引为例,股骨髁上牵引的适应证有:股骨骨折的整复和固定,脊柱侧凸的对抗牵引,2 岁以上,脱位较高的发育性髋关节脱位的术前牵引。方式是:穿针部位为腓骨小头向上延长线与平髌骨上缘的横线交点;穿针方向由外向内或者由内向外;手术后次日,连接牵引弓,针尖套以小玻璃瓶防止扎伤;牵引重量一般为 5~7kg;采用单侧股骨髁上牵引时,对侧应当用皮牵引对抗,防止身体倾斜(图 30-12)。

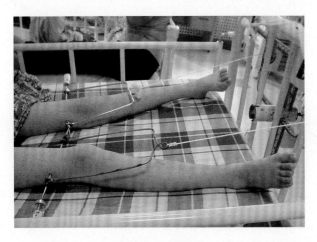

图 30-12　骨牵引

【颅骨牵引】　通过特制的 Halo 环,用特制的颅骨螺钉固定 Halo 环于颅骨,也称为 Halo 环牵引(图 3-13)。颅骨牵引适用于:颈椎骨折或脱位,严重的脊柱颈胸段侧凸或后凸畸形的术前牵引。

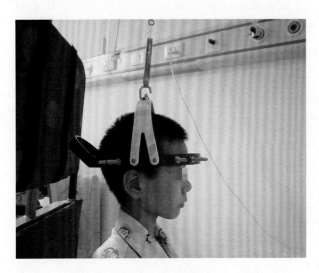

图 30-13　颅骨牵引

颅骨牵引的方式有:Halo 环 - 骨盆牵引,Halo 环 - 股骨牵引,Halo 环 - 支具背心牵引,Halo 环 - 重力牵引。

方法是:采用 0.5% 的普鲁卡因局部浸润麻醉;头环前方平眉弓,后方平耳垂上方,用 4~8 枚螺钉固定颅骨外板;采用对角线方法拧紧螺钉,防止头环偏移;术后 1~2 天需要继续紧固螺钉,最大固定力为 24.5 牛;术后第 3 天连接牵引装置,开始牵引。

【脊柱牵引】　采用对抗的方法,头侧用枕颌牵引或者头颅环牵引,尾侧采用股骨髁上牵引或者其他牵引方法,从而实现对脊柱的牵引。脊柱牵引适用于:

1. 严重的脊柱侧凸或者后凸畸形术前或者分期手术之间。

2. 严重的腰椎滑脱。

3. 青少年腰椎间盘突出症的保守治疗。

4. 特发性脊柱侧凸的保守治疗方法。

5. 不适合进行脊柱融合手术的先天性脊柱侧凸。

可以采用多种组合方法实现对脊柱侧凸牵引。例如:特发性脊柱侧凸患者采用保守治疗,则头侧用枕颌牵引,尾侧用双下肢皮牵引。重度脊柱后突的患者,可以采用移动式 Halo 环 - 重力牵引法(图 30-14)。

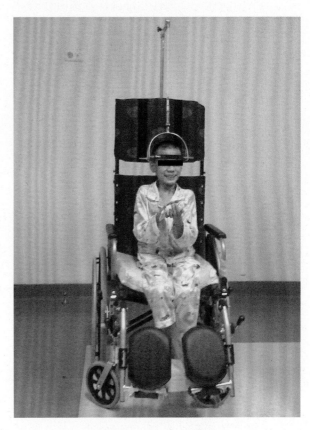

图 30-14　Halo 环 - 重力牵引

脊柱牵引的禁忌证有:骨容量差的患者,如先天性成骨不良;僵硬性侧凸,如牵引可能出现神经并发症;伴脊柱畸形的先天性颈椎、颈枕部不稳定,牵引过程中易出现意外。

(祁新禹)

第四节　儿童膝关节镜

近十年来,关节镜外科发展迅速。关节镜最初从四肢最大的滑膜关节——膝关节开始,逐渐发展到人体的各大关节,然后扩展到小关节。由最初的以蜡烛为光源,简单的目视镜检查发展到现代具有摄像系统、能够在电视监视器下清晰的观看,直视操作,并配有手术动力系统,图像存储处理系统,以及完成各种检查和高难度手术的配套器械,同时激光、超声和射频等技术开发与引入,使得关节镜手术从最初简单的单纯检查工具,发展成为能够完成多种关节内复杂手术的专门手术技术,彻底改变关节外科的概念。

关节镜的临床微创性和准确性逐渐改变着儿童骨科医生诊治关节疾病的手段。应该指出,目前尽管关节镜是一重要方法,但还不能或不是用它替代所有的外科手段和临床技能。

【器械和设备】

(一)关节镜　关节镜是一种光学仪器(图30-15)。关节镜的某些特征决定了关节镜本身的光学性能。最重要的是直径、倾斜角度和视野。倾斜角是指关节镜轴线与透镜表面垂线间形成的角度,介于0~120°。25°和30°角的关节镜是最常用的。70°和90°角的关节镜适用于观察周围的角落。

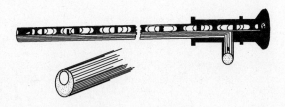

图 30-15　关节镜

视野是指透镜所包括的视角,且随关节镜的类型而变化。1.9mm 镜有 65° 视野;2.7mm 镜为 90° 视野;4.0mm 镜视野是 115°。较大的视角使观察者易于定位。旋转有前倾(25° 和 30°)的关节镜可使观察范围显著增大,而旋转 70° 和 90° 的关

节镜可看到极大的范围。

(二)光导纤维的光源　纤维光缆是由一束包在保护性套管中的特制的玻璃纤维组成。光缆的一端连在远离手术区的光源上,通常有高或低强度的输出能力。另一端连在关节镜上,有光导纤维的纤丝包绕。

玻璃纤维很易碎,应小心操作光缆。弯曲、缠紧或放在重物下均可造成纤维破损和降低光传导的强度及质量。

(三)电视摄像机　录像监视系统可以直接把摄像机连接到关节镜的透镜。这种系统可以消除镜片和 C 型架上的摄像机间由于潮湿而产生的雾气。

(四)摄像系统　最初的关节镜手术是术者用肉眼经目镜在直视下手术,容易引起手术区污染和术者疲劳,而且无法记录图像资料,不利于助手的辅助和培训。McGinty 和 Johnson 首先引入电子照相系统。目前,随着摄像技术和监视器技术的发明,所有图像采集后,通过图像处理器可以清晰地显示在监视其屏幕上,所有参加手术的人员可以与术者一样,清晰的观察手术视野,有利于共同配合完成手术。

(五)辅助器械　以下是用于常规关节镜手术的常用器械。还有其他器械在特殊情况下偶尔用到。每个外科医生对每种器械的类型、设计和制造商各有偏爱。基本的全套器械如下:关节镜,30°和70°角;探针;剪刀;篮钳;抓取钳;关节镜刀;电动半月板切削器械;电刀和激光器械和其他器械。

1. 探针　探针是关节镜最常用和触碰关节内结构的基本器械,称为"关节镜医生手指的延伸"(图30-16)。通过它可以建立什么是正常的、什么是异常的触觉感;感觉结构的轮廓,如关节软骨;确定软骨软化病变的深度,鉴别和触及关节内游离体,如半月板的撕裂和移动游离体;探查前交叉韧带,判别关节内韧带的张力和滑膜的结构;牵

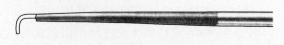

图 30-16　探针

开关节内结构以便显露;提起半月板以便看到下面的结构;探查窝凹部位,如关节内的腘肌腱断裂。多数探针呈直角,尖端 3~4mm,使用探针尖端时应注意,用探针的肘部触碰,而不是探针的尖或顶端。

2. 剪刀 关节镜剪尺寸不同,直径为 3~4mm。剪刀的齿板分直状和钩状。辅助剪包括左弯剪和右弯剪或直角剪。区别在于角的位置,弧形剪的柄微弯,以方便左右侧位置的操作,角形剪常带旋转型的齿板其剪切方向与剪刀体有一成角,用于半月板碎块的切除。

3. 篮钳 篮钳,或称冲击式活检钳,也是最常用的关节镜手术器械之一(图 30-17)。标准的篮钳底部是开口的,可以使咬下的组织自动掉入关节内。篮钳为 3~5mm 大小,有直或弧形的体部。用于修整半月板的边缘,也可以代替剪刀切割半月板或其他组织。篮钳按角度分类,有 30°、45° 和 90° 等几种,这些尤其适合于修整半月板的前部。15° 角向下或向上的弧形咬切的篮钳,易于到达股骨髁的周围,利于半月板后角的切除。

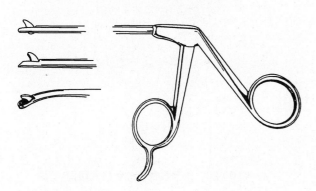

图 30-17 篮钳钝头、钥形头、弯形头

4. 抓取钳 抓取钳用于取除关节内的物体,如游离体或滑膜,拉紧半月板瓣及其他组织,同时用另一器械切割。大多数抓取钳的柄部都有某种类型的齿形闭圈,以便控制齿板内的组织。抓取钳的齿板可是单动或双动的,以保证抓牢组织。两齿板双动的抓取钳尤其适合于骨软骨性游离体(图 30-18)。

5. 刀片 目前使用的多数关节镜刀是可随意调换的一次性器械。一次性刀片有各种各样:钩形的或逆向的刀片及直的和弧形的常规下切刀

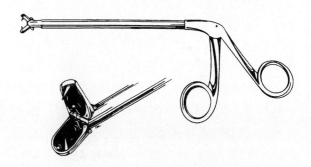

图 30-18 游离体钳,两齿板双动

片等。

6. 电动刨削系统 各种各样的刨削头可适应不同部位和功能的需要。刨削头直径通常为 3~5.5mm,用于半月板切除或修整,滑膜切除,关节软骨刨削。使用时应注意套管保护,减少关节表面损伤及刺入软组织(图 30-19)。

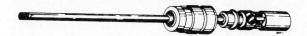

图 30-19 刨削器及刨头刀,可选择不同类型的刨头刀

使用电动刨刀时,应注意防止过度抽吸。当冲洗液流出大于流入时会发生过度抽吸,抽吸的湍流在关节内产生气泡。为防止发生这种情况,应减少抽吸的强度,增加入水量,或关闭切刀的窗口使入水充盈扩张关节。重新开始切削时,使削掉的组织填满窗口,以减少过度抽吸的发生。关节镜出水口应关闭,这不仅减少了过吸的可能,而且也防止无意中把可能污染的冲洗液逆流吸入关节内。

7. 电刀 早期的电刀需要在非电解液中使用,这要求排空膝关节的生理盐水和乳酸盐林格液。之后向关节内注入蒸馏水,二氧化碳气体,或氨基己酸扩张关节。较新型的电刀顶端带有保护层可在生理盐水或乳酸林格液中使用。

激光器械包括:CO_2 激光、YAG 激光、准分子激光。CO_2 激光需要关节中有 CO_2 气媒介,钬铷激光:YAG 激光和准分子激光可在液体环境如生理盐水中应用。准分子激光是一种脉冲激光,发射属于紫外线范围内的高能光。它切割精确,对周围组织热伤小。

(六)器械的维护和消毒 光纤维关节镜和光

缆均不耐受蒸汽高压灭菌,最好的消毒方法是气体(环氧乙烷)或低温灭菌消毒(Steris),两种方法均可杀死芽孢和细菌。气体消毒需要几个小时,而低温灭菌消毒仅用 30 分钟。两种方法均可用于连台手术时,对易碎器械灭菌消毒。刀、抓取钳、篮钳和套管等手术器械在每次术后应用高压灭菌消毒,但光缆、电动器械、光纤维镜、摄像机应于每次术后,在戊二酸醛液中浸泡 10 分钟或放在 Steris 灭菌剂中 30 分钟。

(七)冲洗系统 关节镜操作中用生理盐水或乳酸林格液维持关节扩张。灌注可直接经关节镜鞘或经套管使用单独的入口。为灌注充分,应采用 6.0mm 或 6.2mm 的关节镜护套。常规用乳酸林格液,因其符合生理环境并很少引起滑膜和关节面的改变。

通常用 2 个 5 000ml 塑料袋的乳酸 Ringer 液悬吊,用 Y 形连接器相连至关节镜。使用时,悬挂液体袋在关节平面以上 70cm 左右。当注水和出水套管建立后,应将关节冲洗至液体清亮。

1. 关节镜的优点 关节镜手术的优点远远大于它的缺点。与关节切开手术相比它有如下优点:

微创:诊断性关节镜检查和手术操作可通过关节附近的多个小切口进行,产生损伤外观瘢痕的可能性较小。

炎症反应较轻:经过关节囊和滑膜的小切口比标准的关节切开手术的炎症反应轻,术后疼痛轻,康复快。

使诊断更趋全面:在相当多的患者,仅依据临床诊断不全面。关节镜检查临床诊断正确率可达 97%。

无继发影响:关节镜技术消除了关节切开的继发影响,如神经瘤形成,痛性瘢痕,功能失衡(如膝关节伸展机制的不平衡)。

许多手术采用关节镜技术比采用关节切开手术更容易完成,如部分半月板切除术。

2. 关节镜的缺点 关节镜缺点较少。在紧张的关节间隙内操作器械可能对关节软骨产生明显磨损和划痕,尤其是没有经验的医生。在最初使用关节镜操作时可能很费时间。专用器械繁杂而昂贵。

3. 关节镜的适应证和禁忌证 关节镜对大量的关节病变是有用的,包括创伤和其他疾病。诊断性关节镜检查可用于术前评价和明确临床诊断。

关节镜不适用于对保守治疗有效的、轻微的关节病变。当局部存在的皮肤感染可能危及关节时或远处感染可能种植至手术部位时不宜使用关节镜。关节部分或完全强直是相对禁忌证。

4. 关节镜基本技术 熟练掌握关节镜技术需要很大的耐心和坚持。技术主要靠自学,需要掌握与其他骨科手术技术不同的技巧。器械小而精细,必须在封闭有限的腔隙内操作。每个结构都被放大,深度感觉靠经验而不只是靠观察。

关节镜检查的关键是选择正确的入路(图 30-20)。入路错误意味着浪费时间及关节软骨的损伤,有碍关节内结构的识别。

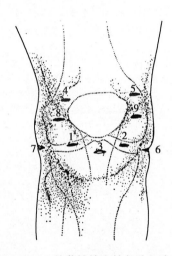

图 30-20 关节镜检查的各种入路口
1.前外侧;2.前内侧;3.中央入路;4.上外侧;5.上内侧;6.后内侧;7.后外侧;8.髌骨外缘中部;9.髌骨内缘中部

可使用人造模型和截肢的标本练习,但真实感不够或没有足够的标本,所以很难达熟练的程度。较好的办法是进行关节镜手术,在有经验的关节镜医生指导下练习三角技术。

患者及家长对使用关节镜技术的期望给小儿骨科医生提出了很高的要求。医生不应受这些压力的驱使做还不够熟练的高难度关节镜手术。如果关节镜手术进展不顺利,应放弃,改成过去已取得良好结果的切开手术方法是明智的。成功完成

30

复杂的关节镜手术需要经过艰苦的训练过程。应该清楚经关节切开进行熟练的手术优于拙劣的关节镜手术。

【三角技术】

三角技术指使用一种或多种器械通过不同的入口进入关节镜视野,器械的顶部和关节镜形成三角的顶点。三角技术的原则是关节镜手术的根本。三角技术把关节镜和手术器械分开,使观察关节镜放大,增加了视野。变换倾斜角可以增加关节内可见范围。关节镜与器械分离可增强深度感,或许最明显的优点是允许独立的移动关节镜和手术器械,这是关节镜手术的关键(图30-21)。

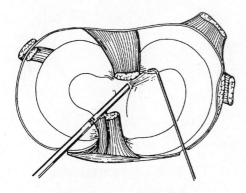

图30-21　三角定位技术

一个入口插入关节镜,另一个入口插入其他器械,并把器械的尖端插到关节镜的视野内,关节镜和器械尖端构成了三角的顶点

三角技术的唯一不足是需要掌握使用单目视觉将封闭的空间内的两个或更多的物体带到一起的心理运动技能。在简单的三角技术中,用探针诊断的熟练程度是关节镜技能的关键,一旦掌握,可提高其他技能。

全面了解关节内解剖可提高三角技术技能。开始应用三角技术手术时,关节镜应距探查区有一定距离以提供较大的视野。放器械时,镜子和器械一起前进至预定部位,当视野缩小时放大率增加。刚开始关节镜手术的医生的共同错误是把镜头放的离目标太近,这样失去维持恒定观察方向所必须的较大视野。

如果医生失去方向感或三角技术有困难时,需要用辅助器械进到关节腔触到关节镜套管,沿关节镜套管滑动器械到镜顶端,使器械进入视野。

随着实践增加,手术医生有了立体感觉,就可以将器械直接放到视野中。

并发症:关节镜术中或术后的并发症很少,而且常常很轻微。术前和术中明确手术计划并认真作好基本操作的每一细节,多数并发症是可预防的。

1. 关节内结构的破坏　关节内结构的破坏可能是最常见的并发症。当关节镜医生经验不足、关节较紧、手术时间长且操作困难时,最常发生关节镜顶端或手术器械划伤关节软骨。在膝关节手术中,用下肢固定架或支架是有帮助的。一旦关节镜放入关节面间,应维持牵引,结束时先取出镜子,再去掉牵引,可防止严重划伤关节软骨。正确选择入口或多做一个入口可减小器械划伤关节面的机会。

2. 半月板和脂肪垫损伤　膝前入口位置太低,半月板的两个前角之一就可能被割伤或刺伤如入口离髌腱太近,会横向穿过脂肪垫。反复穿透脂肪垫会引起脂肪垫的肿胀而妨碍观察,也可能引起出血、肥厚或脂肪垫纤维化。

3. 交叉韧带损伤　在切除半月板过程中,切断髁间止点时可能损伤前、后交叉韧带。韧带重建时,当用动力器械清理髁间凹时会损伤交叉韧带。

4. 关节外结构损伤

(1) 血管:关节周围血管损伤可能是最严重的关节镜手术并发症。血管损伤常为直接的穿透或切割伤。在半月板切除术中,当切断髁间止点时,尤其是用关节镜半月板切刀或其他关节镜刀时,会伤及腘动脉。半月板修复术中,缝合后部时易损伤腘动脉和静脉。使用后内或后外切口,暴露关节囊和选用适当的拉钩对腘血管加以保护。

(2) 神经:神经损伤可由解剖刀或锐的套管针直接损伤,也可由过度牵拉、机械压迫、外渗液压迫及过长时间使用止血带造成。应正确选择切口,确保解剖刀仅刺透皮肤或使用钝的套管针保护。

5. 关节积血　关节积血是最常见的术后并发症,常发生于滑膜切除术后。切除外侧半月板和滑膜时,位于腘肌裂孔前方的膝下外侧血管可能会被切断。对持续性出血并又无法解释的关节积

30

血应进行血管检查和血液凝血机制分析,以便给予适当的治疗。

6. 感染 感染率均低于 0.2%。应预防性应用抗生素。

7. 滑膜疝 小球状脂肪和滑膜组织可从关节镜任一切口疝出。切口越大,这种并发症的机会通常越多。这些脂肪和滑膜疝常常很小,几个星期后症状即可消失,不需特殊处理。如果疝长期存在,并有症状,则需要切除疝的部分,仔细缝合关节囊。

8. 器械损坏 关节镜器械有时会在关节内折断。器械折断发生率约为 0.03%,需要手术切开关节取出折断部件者占 0.01%。如果器械折断,应该立即关闭出水口套管,注入口保持开放,使关节膨胀。如断的器械在视野内,要全神贯注保持它在视野内并把它取出。断的器械受重力作用会进入膝内外侧沟或藏在半月板下,或受重力作用掉到关节的后部或最紧的部分。如果经过关节的全面检查和探查仍不能找到残端,需借助X线检查。如果确定了残断端的位置,可另做一个切口,用吸引器或磁性装置将其固定并取出,或经过第三个入口插入另一个抓取器械,抓牢并取出。

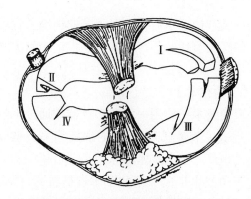

图 30-22 半月板撕裂的四个基本类型
Ⅰ.纵行;Ⅱ.水平;Ⅲ.斜行;Ⅳ.放射状

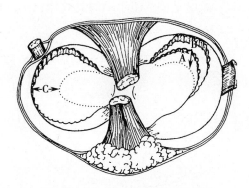

图 30-23 半月板切除的类型
A.半月板部分切除术;B.半月板次全切除术;C.半月板全切除术

【下肢关节镜手术】

(一)半月板关节镜手术

1. 半月板撕裂的分类 在诊断性膝关节镜检查中,将看到的半月板撕裂进行分类是决定下一步如何进行关节镜切除或修复的关键。半月板撕裂分为 4 类:

(1) 纵行撕裂;

(2) 水平撕裂;

(3) 斜行撕裂;

(4) 放射状撕裂(图 30-22)。

2. 半月板切除的类型 O'Connor 依据切除半月板组织的量,把半月板切除分为三种类型(图3-23)。

(1) 半月板部分切除术:仅切除游离、不稳定的半月板碎片。例如桶柄状撕裂可移动的内侧缘、瓣状撕裂的瓣或斜行撕裂的瓣。在半月板部分切除术中,保留稳定、平衡、健康的半月板周缘组织。

(2) 半月板次全切除术:因撕裂的类型和范围而需要切除部分半月板周缘。这种情况常见于半月板后角的复合撕裂或退行性撕裂。切除受累部分时必须切到半月板周缘,并包括部分周缘在内。所谓"次全"是因为在大多数病例中保留了半月板的前角和中 1/3 部分。

(3) 半月板全切除术:半月板与其周边滑膜附着部位脱离,并且半月板内病变和撕裂较广泛时,需要行半月板全切除术。如果与周边部分分离的半月板体部可以挽救,不必行全切术而应考虑做半月板缝合术。

(二)膝关节内游离体手术 游离体可分为下面几种类型:

1. 骨软骨性 由骨和软骨组成,因此 X 线检查可以发现。它可能有几个来源,最常见的是剥脱性骨软骨炎、骨软骨骨折、骨赘和滑膜骨软骨瘤病。

2. 软骨性 可透过 X 线,常为外伤性的,源于髌骨、股骨或胫骨髁关节面。

3. 纤维性 可透过 X 线,较少见,由滑膜的透明变性反应形成,通常继发于外伤或慢性炎性反应,后者更常见。滑膜绒毛增厚、纤维化、形成蒂,脱落后成为关节内游离体。结核等慢性炎症可产生多发的"米粒状"纤维性游离体。

4. 其他 关节内肿瘤,如脂肪瘤,和局限性结节样滑膜炎可形成蒂,触之感觉像游离体,极少数情况下会掉进关节内。子弹、针和折断的关节镜器械也可能成为外源性膝关节游离体。

手术方法:根据具体情况一般有两种方法:

(1) 吸引和冲洗出关节的小游离体;

(2) 用三角技术摘出大的游离体。

经前外入口插入 30° 关节镜。在取游离体手术中出血问题不大,因此,通常不必将止血带充气。进行完整、系统的关节镜诊断检查,如游离体大且不透 X 线,术前 X 线会显示其位置,但是 X 线检查后它可能再移动。系统地探查关节,寻找其他部位的游离体,包括髌上囊、内侧或外侧沟、内外侧间室、腘肌腱裂孔、髁间窝和后间室。

如果游离体位于髌上囊,它可能会漂离关节镜或夹持器械。另外,冲洗液的轻微干扰或夹持器械极轻的触动也会使其移开。关闭出水口和插入一个小的吸引头可减少此类问题,一般先用吸引头吸住游离体,再用第三个器械夹住它。

游离体也可通过三角定位用腰穿针扎住,以待夹持器进入,常用外上或内上入口。一旦已夹住游离体,慢慢退出夹持器到入口。如需要,可扩大入口取出游离体,最好先扩大入口以防游离体滑掉,再次游离到关节内。

(三) 盘状半月板手术

在整个人群中膝关节盘状半月板的绝对发生率尚无法确定,在各种统计中,发生率因人种和人群的不同,统计结果差异较大,据文献报道,一般人群的发生率为 1.4%~16.6%,内侧发生率为 0.06%~0.3%。根据 Watanabed 的分类方法,按照外侧胫骨平台覆盖的程度和有无正常的后方半月板胫骨附着部,将外侧盘状半月板分为完全型、不完全型和 Wrisberg 型。完全型和不完全型常见,呈盘状,并有半月板后方胫骨附着部(图 30-24)。Wrisberg 韧带型半月板,无胫骨后部附着,只有半月板 - 股骨韧带(Wrisberg 韧带)连接,此类型半月板可成盘状,也可不成盘状(图 30-25A,B)。

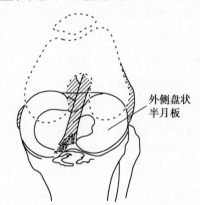

图 30-24 外侧盘状半月板示意图

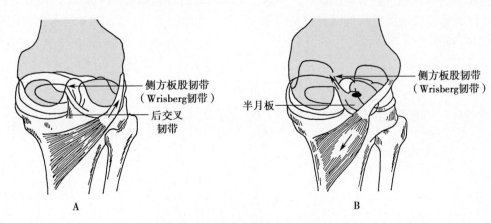

图 30-25 膝关节屈曲状态下的 Wrisberg

A. 膝关节屈曲状态下的 Wrisberg 韧带型外侧盘状半月板,胫骨附着部缺如,只有板骨韧带相连,半月板无半脱位;B. 伸膝状态下,半月板借其附着的 Wrisberg 韧带移位到髁间凹

关节镜下盘状半月板部分切除术

适应证 伴有撕裂的完全或不完全型盘状半月板。

禁忌证 稳定的完全型、不完全型及 Wrisberg 韧带型先天性盘状半月板。

术前准备 常规术前检查。

麻醉与体位 硬膜外麻醉。仰卧位。

手术方法 经膝前外侧入口插入30°关节镜，膝4字位，经前内侧入口用篮钳一点点除去内缘（图30-26A）。从内缘放射状切开盘状半月板可提高篮钳的效率而使切除更容易。经前外侧入口能够将弧形关节镜刀放至放射状切开的周围部分，使切割方向转向前方呈半环形，如此可切除盘状半月板的中心部分。采用这种方法通常能切除半月板中间1/3，前1/3最好用可旋转式侧切篮钳经前内侧入口切除，因为这种篮钳可切除与其长轴呈90°的组织（图30-26B）。后1/3的半月板经前外侧入口用篮钳修整。如果是不完全的盘状半月板，则用关节镜剪自后方放射状切除中间部分，直到距半月板外缘8mm处（图30-26C）。从外侧髌旁入口放入弧形的关节镜刀，将刀置于放射状切开的外周部，半环形向前切，保留边缘6~8mm组织，将刀剪换到内侧入口完成切割。使用内侧髌旁入口可改善观察效果，使前方的两个入口都能用于插入器械。适当切除半月板组织且平衡内缘后，内缘的厚度应大于常规行半月板部分切除者。彻底冲洗和吸引关节。

（四）膝关节滑膜炎的滑膜切除术 儿童膝关节慢性炎症性疾病和类风湿性疾病以及血友病中的后期，关节软骨常被绒毛样样增生的滑膜组织覆盖，产生疼痛，影响关节的功能。此时应行关节镜下滑膜切除术，清除增生的绒毛样滑膜组织，疗效明显并发症少，住院时间短，关节功能恢复快。

手术方法：常规使用后内侧和后外侧入口。经髁间窝放入70°角关节镜到后间室，经相应的后内侧或后外侧入口放入全角度的切削器。保护半月板，切除半月板下方及交叉韧带周围的增生滑膜。仔细从滑膜和关节软骨上剥离膝内外侧面的滑膜样增生，必须频繁改变关节镜和电动刨刀的位置，以免损伤关节软骨，并到达所有的滑膜隐窝。

滑膜切除术后，在膝关节放入引流管，持续负压吸引，敷料包扎。

术后处理：出院前取出引流管。可在耐受情况下允许扶拐负重，术后立即进行关节活动和股四头肌肌力增强锻炼。

（五）化脓性关节炎的清创 在关节镜下对化脓性关节炎进行清创和灌洗可减少并发症，缩短住院时间。用大量液体经关节灌洗膝关节，可清除纤维蛋白样物质和感染性碎屑。

手术方法：用标准的关节镜方法进行关节镜下清创。肢体不驱血，用粗套管或关节镜泵灌洗。经前内侧和前外侧入口检查并清除纤维蛋白样分泌物。用9~10L液体彻底冲洗所有间室，包括前后间室、髌上囊及内外侧沟。经关节镜套管在内外侧沟置入负压引流管，然后退出引流管外的套管，用可吸收线松松地对合入口。

术后处理：敷料包扎固定膝关节36~48小时，抗生素治疗。48小时后拔出引流管，开始活动关节。如治疗无效，72小时后可考虑再次清创。

（六）外侧半月板囊肿 半月板囊肿儿童罕

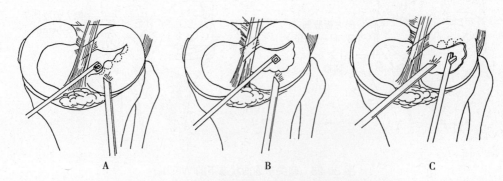

图30-26 关节镜下外侧盘状半月板部分切除手术方法

A.用旋转篮钳切除外侧盘状半月板的前部；B.进一步修整前缘；C.用篮钳切除后方盘状半月板残块

见,对外侧半月板囊肿的病因和处理尚有争议。传统的治疗是将囊肿和半月板完全切除,近年来则发展了关节镜处理方法。关节镜下常看到邻接囊肿的半月板有水平或斜行撕裂,探查撕裂处常发现其深及关节囊和邻近的囊肿。如果没有半月板撕裂,应保留半月板而将囊肿切除。有半月板损伤者通常半月板部分切除至周围血管区,刮除滑膜以刺激形成滑膜反应,抽空减压。

(七)膝关节镜的其他应用——注射性臀肌挛缩　注射性臀肌挛缩是由反复多次臀部肌内注射药物引起的一种医源性疾病,多发于儿童期,与注射溶剂苯甲醇有关。

主要病理变化是在臀大肌上半部分肌肉组织发生纤维瘢痕化,肌肉组织完全被纤维瘢痕组织所代替,形成纤维化挛缩带。常因患者家长发现步态特殊,坐位双膝不能并拢而就诊。国内于

1978年中国人民解放军总医院马承萱等首次报道本病,当时称为注射性臀大肌挛缩。

传统的手术治疗方法是切开直视下松解臀肌挛缩带,就髋关节功能恢复而言,虽疗效肯定,但术后切口瘢痕大且过度增生(图30-27)往往给患者带来新的心理障碍和恐惧,甚至超过疾病本身。2002年开始中国人民解放军总医院李浩宇等应用关节镜下挛缩带松解治疗注射性臀肌挛缩,疗效满意,具有微创、安全、手术时间短、瘢痕微小(图30-28)及术后恢复快的优点,解决了传统切开手术后切口瘢痕过度增生问题。

关节镜下臀肌挛缩带松解术

(1)麻醉:硬膜外麻醉或全身麻醉。

(2)体位:侧卧位,略前倾。

(3)设备:关节镜设备,进口射频汽化刀设备。

(4)方法:连接好关节镜及射频汽化刀设备。

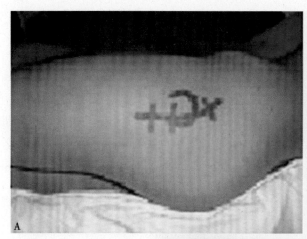
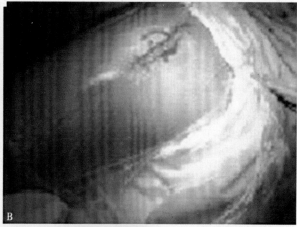
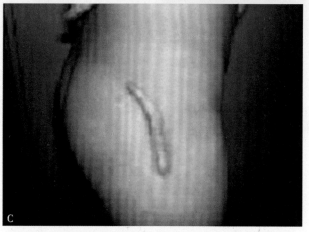

图30-27　传统切开臀肌挛缩带松解术切口情况
A. 术前切口;B. 术中切开;C. 术后瘢痕增生

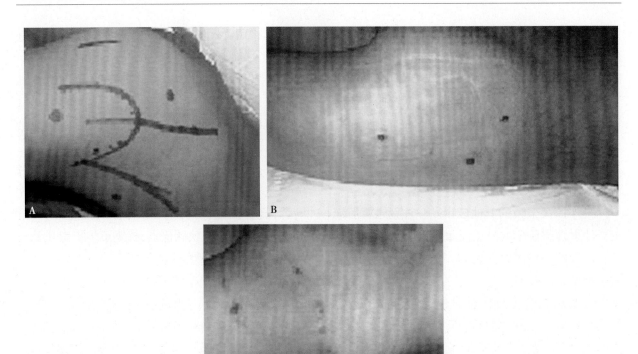

图 30-28 关节镜下臀肌挛缩带松解术切口情况

A.术前切口;B.术中切口;C.术后瘢痕微小

生理盐水 200~300ml,用注射器长针头注入皮下。于大粗隆下 3~4cm 皮肤戳一个孔,插入骨膜剥离器,分离挛缩带与皮下组织粘连,并形成一皮下空腔(图 30-29);于大粗隆上缘 2cm 挛缩带后缘皮肤戳第二个孔,插入关节镜,向皮下腔内注入冲洗液,膨胀腔隙;于挛缩带前缘皮肤戳第三个孔,插入射频汽化刀头;关节镜下查看挛缩带后,横行切断臀肌挛缩带粗隆上部,至露出挛缩带深层正常肌肉组织(图 30-30),继而纵行松解粗隆及粗隆下部,挛缩严重者松解臀大肌骨性附着点;内收位屈膝屈

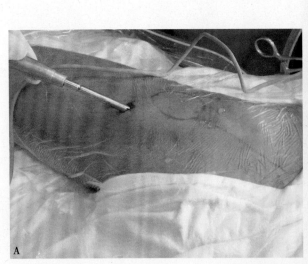
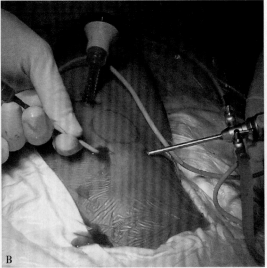

图 30-29 皮下腔隙的形成

A.骨膜剥离器插入皮下分离;B.电刀及关节镜插入腔隙内

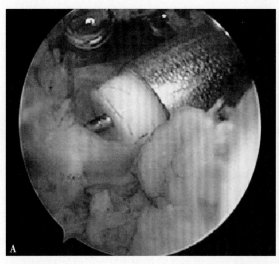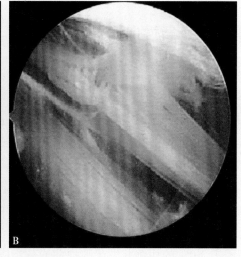

图 30-30 臀肌挛缩带镜下松解
A. 射频电刀切割挛缩带;B. 露出正常肌肉纤维

髋试验松解彻底后,冲洗腔隙,拔出关节镜及射频电刀头,术毕。皮肤戳的三个孔无须缝合,作为引流孔,敷料包扎。同法关节镜下行另一侧挛缩带松解。双腿并拢屈膝屈髋测试挛缩带松解情况。平均手术时间(一侧)20 分钟。失血量 5~10ml。

术后 24 小时更换敷料,皮肤戳的三个孔用切口拉条闭合;术后第 2 天可下地活动;术后第 3 天可以出院。1 周后开始功能练习,3 周后下肢功能基本可达正常范围(图 30-31)。

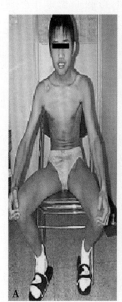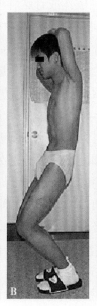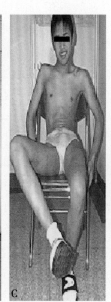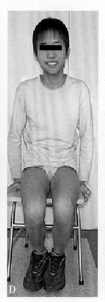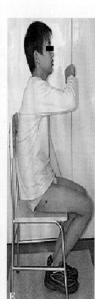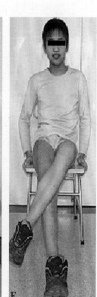

图 30-31
A~C. 术前功能受阻;D~F. 术后功能恢复

(白云松)

1621

第五节　急性血源性骨髓炎

【定义】　急性骨髓炎的多数病例系化脓细菌经血行侵袭骨髓内结缔组织所引起的炎症,所以本症也称急性血源性骨髓炎(acute hematogenous osteomyelitis),少数从邻近软组织感染扩散而来或继发于开放性骨折。若不及时治疗,会使骨结构破坏发生残疾,甚至感染扩散,危及生命。有些病例可转成慢性病变,病程冗长,影响小儿营养和生长发育。

【病因】　40% 的病例并发于败血症或软组织化脓感染。本症可发生于任何年龄,多数发生在 5 岁以下儿童,男孩发病率约是女孩的 2 倍。致病菌常为金黄色葡萄球菌,其次可见溶血性链球菌、肺炎链球菌、金氏金菌及其他细菌。大多数急性血源性骨髓炎是由单一微生物引起的,然而,在大约 1/2 的病例中没有分离出病原体。多种微生物混合感染通常与感染毗邻播散、创伤、血管功能不全或肢体制动有关。

【病理生理】　小儿长管状骨的干骺端和骨骺间的血运不直接相通,干骺端营养动脉的分支尽端折回呈小襻状,再注入窦内较大静脉,该处血流速度减慢,成为致病菌滞留繁殖的理想条件,是小儿骨髓炎较成人多见的病理生理方面的原因。感染早期为骨髓的蜂窝织炎。髓腔内充血、水肿和广泛的炎性浸润,继之形成多发小脓肿,髓腔内压力增加,炎性渗出物穿过哈弗管及伏克曼管向外扩散,聚集在骨膜下,形成骨膜下脓肿。与此同时,附近软组织亦出现炎性浸润与水肿。感染如未控制,骨膜下脓肿可沿骨干上下蔓延或穿破骨膜渗入软组织。如干骺端位于关节内(如股骨上端)脓液可进入关节引起化脓性关节炎。骨膜的掀起可使病骨部发生血运障碍,感染导致的静脉窦破坏及血栓性静脉炎均可造成骨质坏死。同时,骨的修复也在进行,有新骨形成,有时形成骨包壳并进入慢性期。

【临床表现】　骨髓炎的好发部位是股骨下端和胫骨上端,其次为股骨上端、肱骨和桡骨远端。但其他各骨均可发生。症状和体征随感染的严重程度、部位、炎症范围、病程的长短、患者年龄以及抵抗力的大小而临床表现不同,大体可分为三种类型:

1. 脓毒血症型　此型占80%左右。全身症状为急性败血症的表现,可有高热、昏迷、谵妄等症状。甚至出现中毒性休克。因有血行播散,常伴有其他部位的严重感染,如化脓性心包炎、脓气胸、脑脓肿等。严重的病例可并发心、肺、肝、肾等器官的迁徙性病灶,引致多脏器的功能损害。局部症状为患肢持续性剧烈疼痛、不敢活动、压痛、轴向叩痛以及环周性肿胀。受侵的骨病变可为单骨或多骨性,少数病例以全身症状为主要表现,而病骨局部征象显示很晚,需及早发现骨病变。

2. 并发关节炎型　此型大部分是新生儿和小婴儿。全身症状常较轻,体温不高,但有烦躁、拒食和体重不增。病变多见于股骨上端、胫骨上端或肱骨上端。由于干骺端包括于关节囊之内或干骺端破坏影响骺板附着的基础,炎症容易向关节内扩散,有的发生骺滑脱或破坏,影响日后的发育。

3. 局限性破坏或骨脓肿型　此型多见于学龄儿童,临床症状较轻,局部肿痛,附近关节活动受限。个别患者可出现交感性关节积液。

【X 线】　发病的初期 X 线片上骨病变不明显,只能见患处软组织肿胀、脂肪层增厚、肌肉密度增加。7~10 天后炎性渗出使骨阴影稍模糊,有如烟雾掩盖。10~15 天才出现不规则的斑点状脱钙,乃骨小梁吸收和破坏所致。不久以后骨膜下有新骨形成,表明感染已沿骨皮质扩散。骨干内脓肿扩大,可见透亮区在髓腔内延伸。进入慢性期可见死骨形成以及骨膜新生骨形成的骨包壳。及时而充分的抗生素治疗可改变骨髓炎的病变过程,从而改变 X 线所见。

【实验室检查】　白细胞计数增高,中性粒细胞比例增加并有核左移。危重患者白细胞可不增高。在高热时取样血培养阳性率较高。对诊断有困难的金黄色葡萄球菌感染,如脊柱化脓性骨髓炎可行血清抗体试验,即抗溶血素、抗凝血素、抗链球菌激酶和抗杀白细胞凝集素。后者比较恒定,诊断价值较大。

【诊断及鉴别诊断】 根据上述不同类型的临床症状、实验室所见以及 X 线片表现的特点可以诊断。需要鉴别的疾病如下：

1. 软组织蜂窝织炎或深部脓肿　肿胀多限于肢体的一个侧面，无轴向叩痛。

2. 维生素 C 缺乏症引起的肢体疼痛、假性瘫痪和骨膜下血肿　有缺乏维生素 C 的病史及 X 线干骺端的维生素 C 缺乏症特殊病变，给予维生素 C 后症状很快缓解。

3. 婴儿骨皮质增生症　主要见于 6 个月以下的小婴儿，全身症状轻，可有低热、烦躁，局部肿胀，肢体可呈假性瘫痪。X 线片的特点为骨膜下大量新生骨，如为长骨发病，病变局限于骨干部，不累及干骺端与骨骺。

4. 急性白血病　有局限性骨质破坏者局部肿胀与触痛，如伴以发热和血沉加快而白细胞计数正常者，常可误诊为骨髓炎。但注意病史，X 线片上可见弥漫性脱钙及新的受累病变部位出现，提示为全身性疾患，作骨髓穿刺可获诊断。

【治疗】 必须尽早治疗。骨髓炎的抗菌治疗通常始于确诊之前。在开始经验性抗菌治疗之前，应取得血液和疑似感染灶的标本进行培养。至少应该行 1 次血培养，但最好 2 次。应根据临床疗效和培养及药敏试验的结果（若分离出病原体）来调整经验性抗菌治疗。针对 0~3 个月婴儿的经验性静脉抗菌治疗应覆盖金黄色葡萄球菌、革兰氏阴性杆菌和 B 组链球菌，这些是该年龄组血源性骨髓炎最常见的病因。3 个月以上患者的经验性静脉抗菌治疗方案应针对金黄色葡萄球菌（该年龄组血源性骨髓炎最常见的病因），以及其他革兰氏阳性病原体（如 A 组链球菌、肺炎链球菌）。对特殊群体可能要采用更广谱的经验性治疗。当明确致病菌和敏感的抗生素后，立即更换有效的药物。静脉给药 2~3 周，感染控制后可改为口服抗生素 2~3 周。

患肢用石膏或皮牵引固定于功能位以保证休息、减少疼痛并防止感染扩散与病理骨折。

全身支持疗法不容忽视，如退热剂、补液、输新鲜血液、高蛋白饮食和多种维生素等。全身中毒症状严重者，可酌情采用肾上腺皮质激素。

急性骨髓炎常需手术引流。发病 24 小时内的早期病例经充分有效的治疗后体温下降、疼痛减轻者保守疗法可能治愈。延迟就诊或延误诊断的病例如全身及局部症状严重者穿刺有脓需手术引流。手术干预的指征包括：骨膜下、软组织脓肿和髓内化脓需要引流；邻近感染灶清创；死骨切除；在 48~72 小时的抗菌治疗后未见改善。手术治疗包括切开引流与骨钻孔或开窗减压。传统引流方式于切口或髓腔内放置两根硅胶管，一个用于向内滴入抗生素溶液冲洗，另一个用于引流。持续负压吸引装置（VSD）技术近年来被广泛用于骨髓炎的手术治疗。

【慢性骨髓炎】 慢性骨髓炎（chronic osteomyelitis）往往是就诊晚或急性阶段治疗不当所致，同急性骨髓炎的过程是连续的，指后遗死骨和慢性窦道而言。脓肿使髓腔内压力增高、血管栓塞以及骨膜掀起使骨组织失去血运而坏死，形成死骨或病理骨折。骨膜形成的大量新生骨称为骨包壳。如死骨形成而新生骨不足可造成骨缺损或骨不连接。骨包壳上可有一处或多处骨瘘孔，其通向皮肤引流的窦道。如死骨存在可致窦道长期流脓发臭，经久不愈；甚至窦道皮肤可以癌变。如病变邻近骺端，炎症刺激可使长骨生长过速，使患肢比健肢增长。如病变累及骺板软骨时，使骺板过早融合，患肢变短或出现内、外翻畸形。治疗原则为待死骨与病骨分离后手术摘除，并需消灭无效腔及注意一般支持疗法。

（朱丹江　王强）

第六节　脑瘫

【定义】 脑性瘫痪（cerebral palsy，CP，简称脑瘫）是指发生在未成熟大脑的非进展性缺陷或损害引起的姿势和运动障碍，其严重程度不一，特征为肌张力、姿势和运动异常。1862 年 William Little 首先描述了一组儿童患者因难产所引起的症状。脑瘫是因脑组织病损引起的以肢体瘫痪为主要表现的一组综合征，临床表现非常复杂。该病是由多种原因所致的脑发育出现异常造成，引起脑瘫的损害可发生于产前、围生期和产后。虽然

30

脑瘫本身不是进行性疾病,但临床表现可能随着时间推移随脑发育成熟而变化。儿童脑性瘫痪有其特殊性,表现在:

(1) 时间性:脑组织病损发生在患者出生前或出生后早期;

(2) 病变部位在脑组织,发育未成熟的脑组织因缺血缺氧、外伤或中毒等因素受到损伤;

(3) 以肢体运动功能障碍为主要临床表现;

(4) 脑组织损伤为静止性,不会进行性加重或自行修复;

(5) 初期周围神经及肌肉组织在结构上没有异常,姿势异常和关节挛缩为继发性改变;

(6) 多样性:由于病变部位、范围及程度不同,临床表现复杂多样。部分患者合并有精神智力发育异常、语言听力异常、癫痫等。脑性瘫痪(cerebral palsy)一词由 S.Freud 在 1893 年首先命名,并被广泛接受。静止性脑病(static encephalopathy)一词较准确地反映了该疾病的某些特征,也被一些作者使用。

不同国家和地区对出生后脑瘫发生时间的定义不同,可能影响到发病率的统计。我国将出生后一月内发生的脑组织损伤定义为脑瘫,而欧美有些国家将出生后 1~2 年内发生的脑组织损伤也定义为脑瘫。

【病因】 脑瘫的致病因素按照发生时期分为产前因素,围生期因素和产后因素三个阶段。

1. 产前因素 母亲孕早期病毒感染,药物异常反应,酗酒,吸毒,放射线照射,胎盘早剥,先兆流产等影响胎儿发育的疾病。

2. 围生期因素 早产,窒息,难产,颅内出血,颅脑外伤等。

3. 产后因素 病毒性脑炎,脑膜炎,脑外伤及高胆红素血症引起的胆红素脑病等疾病。胆红素脑病又称核黄疸,属于病理性黄疸,主要发病因素包括:

(1) 感染性疾病,如新生儿肝炎(多为宫内感染)、新生儿败血症;

(2) 非感染性疾病,如新生儿溶血、胆道闭锁;

(3) 遗传性疾病,如红细胞丙酮酸激酶缺陷病、球形红细胞增多症、半乳糖血症及药物性黄疸

(维生素 K_3、K_4,新生霉素等),更多见于低出生体重儿。

【病理生理】 因缺氧,缺血或中毒造成脑部神经细胞变性、坏死和纤维化。肉眼可见大脑皮层萎缩,脑沟增宽,脑回变窄,脑室扩大。镜下可见神经细胞数量减少。脑组织受累范围和部位的不同,临床表现也不同。

1. 脑皮质(锥体系)损伤 脑皮质损伤后上运动神经元失去对下运动神经元的抑制,下运动神经元在周围感觉神经信号的刺激下持续兴奋,引起痉挛性脑瘫。损害部位及范围不同,受累肢体也不同。如位于两大脑半球之间的顶部损伤使双小腿受累。如果损伤部位较前者深,双前臂也受累。如果损伤局限于一侧皮质,将使另一侧肢体受累。

2. 锥体外系损伤 锥体外系是运动系统的重要组成部分。主要组成部分是基底神经节。脑基底损伤通常导致运动障碍或运动失调,临床上最常见为手足徐动型脑瘫,也可出现舞蹈症和肌张力失调的表现。研究发现尾状核和壳核破坏会产生不自主的舞蹈样动作。尾状核头部变性萎缩时会出现舞蹈症。壳核的病变与不自主的手足徐动有关,肝豆状核变性导致扭转性痉挛,也与舞蹈症有关。这些表现是因为肌张力的不同所引起,手足徐动症的运动比舞蹈症慢,但肌张力较高;在肌张力失调时,受累肌肉的肌张力增高明显,其肌张力超过肌肉的运动,从而出现运动失常。大脑基底或中脑的损伤通常使全身运动受累。当面部肌肉受累时,将出现怪脸、流涎和讲话困难,很容易被误认为智力低下。许多手足徐动症的患者因肌张力增加,容易误诊为痉挛型脑瘫。通过反复快速地被动牵伸和屈曲肌肉可将其肌张力消除,但痉挛型脑瘫则不可能使肌张力降低。

高胆红素血症时,胆红素通过血脑屏障,损害中枢神经系统,形成胆红素脑病。患者的脑基底核、海马、视丘下核、齿状核等被感染成亮黄或深黄色。镜下观察上述部位的神经细胞和小胶质细胞不同程度变性,大量神经元丢失、神经胶质细胞增生。胆红素脑病容易造成死亡,幸存者大部分出现手足徐动症等锥体外系受损症状,常伴有不

同程度的智力减退。

3. 广泛性脑损伤　因脑组织损伤广泛,受累肌肉为全身性,常表现为肢体僵硬。其特点为肌肉失去弹性,关节不能进行自主伸屈活动。

4. 小脑损伤　主要是肌肉运动功能失调,临床上表现为共济失调,即平衡感觉和位置感觉丧失。当患者长大后,通过生活经验的积累,共济失调将逐渐好转。

5. 混合型损伤　脑组织受累超过一个部位,但通常不是广泛性损伤。如中脑的损伤可引起手足徐动症,而伴有脑皮质损伤则引起痉挛。这一类型在临床上因合并痉挛,将出现平衡和准确反应丧失。

6. 周围神经及肌肉的病理改变　脑性瘫痪患者周围神经的病变系上运动神经元损伤后下神经元的继发病变,为一慢性受累过程。患者脑部病变为非进行性,但周围神经及肌肉的病变则伴随其成长发育而存在,其主要病理形态学为周围神经末梢广泛脱髓鞘改变,束内神经纤维数量减少,严重者神经纤维可坏死,且无神经元的修复与再生。肌肉病变广泛,以萎缩为主。病程长达数年的患者,一个神经运动单位中受累的肌纤维萎缩并不同步,无肌纤维的代偿肥大与再生。儿童处于生长发育期,痉挛和挛缩的肌肉不能与骨骼的同步生长,促使畸形逐渐加重。肌肉内微血管病变广泛,可导致靶组织存在不同程度的供血障碍,进一步恶化了其代谢和功能。

【分型】

(一) 按照运动失调性质分型

1. 痉挛型(spastic)　锥体系损害,特别是大脑皮层损害后引起肢体肌肉张力升高,牵张反射亢进,且呈速度依赖型。被动屈伸关节的速度越快,肌张力增加越快,髌阵挛及踝阵挛阳性,病理反射阳性。约占脑瘫的65%,适合手术治疗。

2. 手足徐动型(athetosis)　脑基底区损伤通常导致运动障碍或运动失调,表现为难以用意志控制的不自主运动。当进行有意识、有目的的运动时,不自主、不协调的无效运动增加。患者四肢和躯干肌张力强度和性质不断发生变化,从而产生不自主运动,部分患者表现为难以控制的四肢、躯干和颈部自发扭转。面部肌肉出现不规则的局部收缩,呈现"龇牙咧嘴""挤眉弄眼"等怪异表情。生理反射引不出或反射正常,踝阵挛、髌阵挛及 Babinski 征阴性。睡眠时症状可以减轻或消失。该型占 20%~25%,不适合手术治疗。该型可以分为四个亚型:

(1) 紧张型(tension):胆红素血症引起胆红素脑病,肌张力增高,但腱反射不亢进,没有阵挛和其他痉挛性体征。肌肉的张力可以形象地认为是"抖出来的"。

(2) 非紧张型(non-tension):出现非自主性的、持续缓慢的扭曲动作,肌张力不高。常累及所有肢体、颈部和躯干。

(3) 肌张力障碍型(dystonia):患者出现持续性不自主的运动。患者本意是要达到某种目的,但是事与愿违。患者不断尝试去达到目的,动作幅度大,无法控制。肌张力较低,不能保持身体稳定。患者清醒时产生持续的躯干摇摆,可能伤及自己和护理人员。

(4) 震颤型(tremor):在所有的脑瘫类型中肌张力最强,但是无痉挛体征,无阵挛和反射亢进,肌肉僵硬,表现为铅管样或齿轮样僵硬。贸然对该型患者进行肌肉松解或神经切断术有可能因过度降低协同肌的张力而使拮抗肌将僵硬的肢体拉向相反的方向,产生相反的畸形。

3. 共济失调型(ataxia)　小脑损害引起,姿势和平衡感丧失,协同障碍,交替运动不能,衡量距离、速度或运动的能力丧失。表现为摇摆步态,四肢运动不协调,上肢常有意向性震颤,指鼻不稳,肌张力可能低下。患者走路较晚。随着发育的成熟,步态能够达到接近正常的程度。但是共济失调一直存在。约占 5%,不适合手术治疗。容易误诊为痉挛型四肢瘫。

4. 弛缓型(hypotonia)　肌张力低下,四肢软瘫,腱反射可引出。多见于脑瘫的早期阶段,日后多数发展成为痉挛型或手足徐动型脑瘫。

5. 僵硬型(rigidity)　锥体外系损伤引起,伸肌和屈肌肌张力同时增强,被动运动时有抵抗,呈均匀的铅管状或齿轮状表现。缓慢运动时抵抗最大。

30

6. 混合型(mixed)　同时有上述两种或两种以上类型的表现,以痉挛伴随手足徐动型为多见。

7. 无法分类型(unclassified)　无法归入上述类型的患者。

(二)按照肢体受累范围分型　主要适用于痉挛型脑瘫。

1. 单瘫(monoplegia)　单一肢体受累,多见于脑膜炎以后。

2. 偏瘫(hemiplegia)　一侧上、下肢受累,上肢比下肢功能障碍明显。因大脑中动脉出血引起一侧大脑半球的中部受损所引起,感觉和运动区域均有损伤,多影响患者的精细感觉,而痛温觉一般正常。

3. 双瘫(diplegia)　对称性双侧下肢瘫痪为主要表现,上肢及躯干可伴有轻微症状,表现为粗运动和精细运动控制障碍。多见于低出生体重的早产儿,系脑室周围区域血流障碍引起。早产儿出生时该区域处于两个血管系统的分界区,容易出现血流障碍。该型临床多见。

4. 双重偏瘫(double hemiplegia)　四肢瘫的一种,一侧上、下肢瘫痪重于另一侧肢体。大脑中动脉破裂引起脑室出血,可合并手足徐动型脑瘫。

5. 三肢瘫(triplegia)　三个肢体受累,约占3.1%。真正的三肢瘫并不存在,三个肢体受累而第四个肢体不受任何影响是难以想象的。往往是第四个肢体也存在轻微的瘫痪,如精细运动控制异常。

6. 四肢瘫(quadriplegia)　四肢均明显瘫痪,躯干也往往受累,头颈部活动受累轻微。多为重症患者,很少见。

7. 全身瘫(total body involvement)　四肢、躯干、头颈部均出现瘫痪,不能站立、行走、坐,不能控制颈部活动。多数难以成活,很少见。

以上分型中双瘫、双重偏瘫、四肢瘫和全身瘫均涉及四个肢瘫。双瘫是两下肢重、而两上肢与躯干症状轻微者;四肢瘫和全身瘫患者四个肢体均有明显瘫痪;双重偏瘫患者左右侧瘫痪程度不对称,且上肢比下肢严重。

截瘫(paraplegia):双侧下肢因某种原因出现瘫痪称为截瘫。一般指脊髓损伤后出现的双下肢瘫痪,往往合并下肢感觉异常,截瘫平面以上运动及感觉正常。以双下肢瘫痪为主的脑瘫患者其躯干和上肢也不完全正常,临床上被称为"截瘫"的患者大部分是双侧瘫的轻症患者。故截瘫一词不适合描述脑瘫。

【临床表现】　脑瘫因其脑组织受累的范围及部位不同,其临床表现差异很大。一般而言,与同龄正常儿童相比,患者运动发育迟缓,翻身、坐起、爬行、站立等运动功能落后。患者动作和姿势异常,如走路不稳,屈膝挛缩或剪刀样步态,动作不协调,痉挛型患者可出现肢体屈曲状态等。大部分患者肌张力异常增高,腱反射亢进,出现踝阵挛等。少数患者出现肌张力低下,表现为肢体软弱。患者往往有反射异常,如拥抱反射等原始反射未消失,平衡反射减弱和缺如。病理症阳性。患者往往还合并其他残疾,斜视、语言及听力障碍等。部分患者智力低下等。

肌张力的评定一般采用 Ashworth 五级法。检查时对患肢进行全范围的被动活动。肌张力分级如下:

0 级:肌张力正常。

Ⅰ级:肌张力轻度增加。关节活动基本不受限制。

Ⅱ级:肌张力明显增加,关节活动受限制。

Ⅲ级:肌张力升高严重,被动活动困难。

Ⅳ级:肢体强直,关节僵硬,被动活动不能进行。

【诊断】　由于幼年患者多数不能够配合检查,有时没有明确的脑损害病史,早期诊断有一定困难。早期诊断对早期治疗意义重大。脑性瘫痪诊断的依据:

1. 病史　了解家族史、母亲孕期异常情况、围生期情况,特别是有无早产、窒息、颅内出血和黄疸。

2. 脑性瘫痪的早期临床表现　常见的有:

(1) 护理喂养困难,吸吮、吞咽不协调;

(2) 过分安静或极易激惹,易惊、紧张不自主摇头,肢体颤抖,不易入睡;

(3) 智力发育落后,不会笑、不认人,头、手、眼运动不协调;

(4) 3个月以内的小儿出现反复惊厥,用钙剂及维生素 D 治疗无效;

(5) 运动发育明显落后或停滞。

3. 主要体征

(1) 有明显的左、右肢体和运动不对称,关节屈曲畸形,尖足行走,剪刀步态等。

(2) 手运动不协调,不能完成精细动作。

(3) 不能从仰卧位转向侧卧位。

(4) 姿势怪异,呈角弓反张状或舞剑样姿势。

(5) 运动减少、不协调,可出现吐舌、张口、流涎等怪异表情。

(6) 功能障碍的肢体僵硬紧张,哭闹或受刺激时加剧,安静入睡时过度松弛。

(7) 原始反射(如握持反射、吸吮反射等)消失延迟。

(8) 肌张力增高,肌收缩不协调。也有的表现为肌肉松弛,肌张力明显低下等。

辅助检查证实脑部静止性病变。脑部 CT 显示脑室周围白质软化、容量减少,脑室扩大变形,脑外间隙增宽,脑萎缩等。MRI 表现为脑室周围白质变薄,脑室扩大,脑白质内梗死、脑萎缩,先天性脑畸形等。

仔细的临床检查和观察能够确定脑瘫的分型。对治疗方案的制定十分重要。

【鉴别诊断】 脑性瘫痪需要与以下疾病鉴别:

1. 中枢神经系统感染性疾病 各种病毒、细菌、真菌及寄生虫等致病菌微生物感染引起的脑炎、脑膜炎(新生儿期除外)较为常见,包括病毒感染引起的急性小脑共济失调。可发生于任何年龄,起病较急,可出现各种神经症状,症状呈进行性。如能及时诊断,及时治疗后一般无运动功能障碍。但重症疾病或治疗不及时者,可遗留不同程度的中枢神经系统受损的症状及体征,这时应冠以某疾病的后遗症。

2. 臂丛神经损伤 臂丛神经损伤是常见的分娩损伤,出现弛缓性瘫痪。多有难产、产伤病史,多为一侧性的,偶有两侧性的。新生儿开始看不见肢体活动,属于下位神经元性的瘫痪,肱二头肌、肱三头肌反射阴性。需与肌张力低下型脑瘫相鉴别。肌张力低下型脑瘫多发生在婴儿早期,

呈全身性肌张力低下,很少发生在一个肢体,而且随着年龄的增长逐渐增高,过渡为痉挛型或手足徐动型脑瘫。

3. 神经肌肉疾病

(1) 进行性肌营养不良:系遗传性神经肌肉性疾病。一般幼儿期开始出现临床症状,独立行走较迟,易跌倒,由于肌张力减低,逐渐出现异常步态,如鸭子步态,患者从仰卧位起立时呈特殊的起立姿势(Gower 征)。腱反射消失,肌萎缩,部分患者有假性肌肥大,智力正常,血清肌酸激酶 CK 增高,肌电图动作电位降低(低幅)或消失,有异常的多相运动单位动作电位,肌活检时肌纤维肥大呈玻璃样变,并有大量脂肪组织及结缔组织,肌肉有变性或坏死。多在 20 岁前死亡。

(2) 重症肌无力:本病特点是受累的横纹肌运动后容易疲劳,经休息或用抗胆碱酯酶类药物后症状减轻或消失。本病主要累及与眼球运动、颜面表情、咀嚼、吞咽、呼吸等有关的肌肉,颈肌、躯干、四肢等肌肉也可波及,但心肌和平滑肌不受累。确诊靠新斯的明试验和肌电图检查。

4. 糖原累积病 糖原代谢性疾病。主要表现为肌力、肌张力低下,婴儿型常在生后 2~3 个月发病,伴有心脏肥大及充血性心力衰竭,多在 1 岁内死亡。幼年型多在 2~3 岁起病,一般无心脏受累,运动发育迟缓,进行性肌无力,有时伴有智力与括约肌障碍。确诊主要靠酶学检查。

5. 引起瘫痪的先天性代谢病

(1) 球形细胞脑白质营养不良:属于脑脂质沉积病,为常染色体隐性遗传病。患者出生时肌张力低下,常于生后 4 个月发病,智力进行性减退,早期出现进行性痉挛,肌张力增高,惊厥等,脑脊液蛋白含量增高,确诊靠白细胞或皮肤成纤维细胞中半乳糖脑苷脂酶活性测定。

(2) 苯丙酮尿症:系肝脏苯丙酮氨酸羟化酶部分或完全缺乏引起的苯丙酮氨酸代谢病。是常染色体隐性遗传病。患者出生时都正常,通常在 3~6 个月时出现症状,1 岁时症状明显。以智能发育落后为主要症状,可有行为异常、多动、肌痉挛或癫痫小发作,少数呈现肌张力增高和腱反射亢进,易与脑瘫相混淆。但本病患者因黑色素合成不足,

常头发淡黄,皮肤苍白,巩膜发蓝。尿和汗液中有鼠尿臭味。

(3)黏多糖病(mucopolysaccharidosis,MPS):是一组由于酶缺陷造成的酸性黏多糖分子不能降解的溶解酶体累积病。各型MPS大多在1岁左右发病,病程呈进行性,患者体格发育障碍,面容丑陋,ⅠH、Ⅱ、ⅢA及Ⅳ型均有不同程度的智能障碍,大多患者常有角膜混浊,部分患者伴有视网膜色素病变或青光眼。

6. 神经系统变性疾病

(1)脊髓进行性肌萎缩症:为常染色体隐性遗传病。临床表现呈进行性、对称性、以近端为主的弛缓性瘫痪及肌肉萎缩,腱反射减弱或消失,可出现手指震颤,婴儿呼吸肌可受累,呼吸功能出现严重障碍,晚期可波及舌和咽部肌肉,出现吞咽困难。智力正常,本病预后不良,平均寿命为18个月,多数于2岁前死亡。肌电图可检出肌纤维纤颤电位,肌肉活检可确诊。

(2)少年型家族性进行性脊肌萎缩症:为常染色体隐性或显性遗传,病变只累及脊髓前角不侵及锥体束。多发生于儿童或青少年,年龄2~17岁,发病早期症状为四肢近端肌萎缩,肌无力,步态摇摆不稳,易摔倒,腹部前挺如鸭步,翼状肩,逐步发展到远端肌肉萎缩。腱反射减弱或消失,智力正常。肌电图出现肌纤颤或肌束颤电位。肌肉活检表现为横纹肌纤维萎缩。

(3)家族性痉挛性瘫痪:又称遗传性痉挛性瘫痪,呈常染色体显性或隐性遗传,也可为性连隐性遗传。患者学走路较晚,两下肢无力,僵硬,肌张力增高,呈剪刀步态。下肢腱反射亢进,锥体束征阳性。病情发展严重时双上肢也可受累,患者出现吞咽困难、失语与言语障碍。有家族史。

【治疗】 脑性瘫痪的治疗是多方面的,应首先对患者进行必要的功能评定,制订出恰当的治疗方案。脑瘫患者的肢体运动功能障碍需要接受长期的综合治疗,原则是:

(1)早期诊断,早期治疗;

(2)康复训练应该持之以恒,有助于减轻患者症状,防止关节挛缩和骨骼变形;

(3)适当时机选择合适的手术方式进行干预

会获得良好的效果;

(4)必要时辅助以支具治疗;

(5)多学科协作有助于改善患者的生活质量。

一般来说,痉挛型脑瘫适合手术治疗,原则是解除过高的肌张力和痉挛,预防与矫正各种畸形,改善异常的姿势和运动能力,以获得最大的功能恢复。早期运动功能的训练、智力与语言的训练和畸形的预防一样重要,适当时机进行手术治疗能够明显改善患者的关节畸形,为非手术治疗创造有利条件,能够明显缩短康复训练所花费的时间。手术治疗和康复训练相互结合才能获得满意的结果。

(一)康复训练(rehabilitation) 脑瘫的康复训练包括智力训练、语言训练、运动功能训练和生活自理能力训练等。患者的智力条件好,能够主动配合康复训练,效果也好。康复训练要持之以恒。

1. 作业疗法(occupational therapy,OT) 主要针对上肢功能障碍。训练内容为肩、肘、腕的控制以及手指的各种精细动作和协调性。主要是针对患者功能障碍特点设计一些合适的生活自理能力训练和手工作业训练。对于年龄大的脑瘫患者还应进行更复杂的训练,除训练生活自理能力外,还应训练其适应将来工作与学习的训练内容,应以训练动作的准确性和协调性为主。

2. 物理疗法(physical therapy,PT) 应用物理因子治病的方法称为物理疗法,即一般意义上的理疗。脑瘫患者的物理疗法指主要针对下肢功能障碍的康复训练。包括关节主动活动、被动肌肉牵拉训练和翻身训练,坐姿训练、爬行训练、站立训练、步行训练等。

(二)药物治疗 脑瘫的药物治疗目前效果较为肯定的有以下几种。

1. 脑活素(cerebrolysin) 在缺血性脑病发生的早期使用。脑活素是由动物脑蛋白水解、提取、精制而成的由24种器官特异性氨基酸组成的混合性溶液,氨基酸占85%,其余15%为低分子肽的复合物。为严重损伤的神经元提供修复过程的必需材料,促进神经细胞蛋白合成,改善脑代谢功能的药物。

30

2. 巴氯芬(baclofen, 又名氯苯氨丁酸) 巴氯芬鞘内注射或皮下埋泵持续泵入, 能够抑制脊髓上行性神经元的兴奋性递质(谷氨酸, 天门冬氨酸等)的释放, 从而降低 α 运动神经元的兴奋性, 缓解肌张力异常。一次埋泵可保持 5 年的疗效。文献报道有效率为 90%。泵入的方法避免了反复注射的麻烦, 优点是用药少, 疗效好, 副作用少, 但是费用较高。

3. 肉毒杆菌毒素 A(botulinum-A toxin, BAT-A)是肉毒杆菌产生的一种神经毒素, 能够干扰胆碱能神经末梢突触前乙酰胆碱的释放, 阻断神经对肌肉的控制, 缓解肌肉痉挛。并不破坏神经末梢和肌肉的结构。神经肌肉接头部位新的突触形成以后神经支配功能恢复。肌肉张力的缓解在上肢可以持续 4~6 个月, 下肢 6~8 个月。因此需要定期反复肌肉局部注射才能维持疗效。在局部麻醉下进行肌内注射操作, 必要时给予镇静。多个部位需要注射或需要同时进行肌电图(特别是上肢细小肌肉)检查辅助定位时可以给予全麻。一般没有明显副作用, 主要是注射部位疼痛和肌力明显无力。

该方法适合仅 2~3 块肌肉痉挛为主, 关节有动态畸形, 没有固定挛缩的患者。该治疗的目的是延迟手术介入的时机, 便于术前肌肉牵拉训练的进行。剂量过大时会出现肌肉麻痹。由于总剂量有限制, 不适合多个部位有畸形的患者。

肉毒毒素注射的适应证也在不断发展, 目前主要适合动态性肌肉挛缩且受累肌群较少(少于 4 个)的患者。适合注射的下肢肌群包括腓肠肌、腘绳肌、内收肌和胫后肌。上肢注射部位包括肱二头肌、尺侧屈腕肌、旋前圆肌和拇收肌。最大剂量每次 12U/kg, 或不超过 400U。体积大的肌肉每次 3~6U/kg, 体积小的肌肉每次 1~2U/kg。单个部位一次注射不要超过 50U。3 个月以后可以考虑再次注射。

(三)矫形手术 矫形手术是矫正畸形、恢复运动功能、改善患者生活能力的重要手段。矫形手术与康复训练密切结合才能达到满意的效果。脑瘫的手术多以能独立步行为前提, 或者为改善患者的生活质量, 如便于护理、能够穿正常鞋等施行手术矫治。医生和家长对手术的目的和预期效果很可能有不同的理解, 手术前必须反复讨论, 明确主要畸形部位和手术目的, 选择合理的手术方法。对预期达到的结果和康复训练计划必须详细解释, 最好手术前开始指导家属对患者进行相关的康复训练。这一点非常重要, 无论如何强调都不过分。

矫形手术适用于痉挛型脑瘫患者, 主要目的是改善肢体运动功能。主要方法是传统软组织松解、肌腱延长、转位和神经肌支切断的方法。多个部位畸形需手术矫治时, 要有计划地进行。目前倾向于一次麻醉下纠正尽可能多的问题。

一般认为脑瘫患者 5 岁前不需进行手术治疗, 因为这个时期如果采取训练疗法进行积极的治疗, 多数患者可以获得较好的效果而免于手术。如果经过系统的训练治疗无效或者没有系统康复治疗发生关节挛缩时, 则可在 5 岁以后进行, 多选择学龄前或学龄期进行手术治疗。过早手术容易复发。有髋内收肌挛缩的患者有发生髋脱位的倾向, 早期(2~3 岁)经皮行内收肌腱切断术能够预防髋臼发育不良, 改善步态不稳, 效果较好。上肢手术适合的年龄多在 12~13 岁之后。我们认为手术时期的选择不要机械理解, 只要对患者有利就可以进行, 术后配合训练效果更好。手术后畸形复发, 可以再次手术纠正。

矫形手术的目的是改善肢体功能和异常姿势。对上肢而言, 重点在于发挥或重建手的功能。对下肢而言, 主要是恢复站立的姿势及改善步态。儿童在生长期, 痉挛和挛缩的肌肉发育落后于骨骼的生长, 肢体畸形逐渐加重。早期做肌腱转移术要慎重, 术后复发的机会多, 又容易形成过度矫正的弊病, 所以肌腱转移术的年龄应适当推迟。肌腱与软组织手术一般在 6 岁以后进行。要求患者精神状态和智力良好, 术后能接受康复训练。骨与关节的矫形手术, 可以适当地延长到生长停止, 即 12~13 岁后较合适。髋脱位的治疗, 越早越好。

脑瘫矫形手术的种类有肌腱手术、骨与关节手术、神经肌支切断术等三大类型, 其中最常用的手术为肌腱手术, 占全部手术患者的 2/3, 手术效果与患者的运动功能发育有明显的关系。如果患者的运动功能发育得比较好,手术效果也比较好。如果患者肢体功能障碍明显,肌力差,术后必须进行长期康复训练。否则运动功能恢复慢,畸形容易复发。

脑瘫矫形手术的效果,与术后能否配合进行适当的辅助治疗和充分的康复训练有密切关系。手术后配合进行石膏固定,保持关节的正常位置。佩戴支具有助于纠正动态畸形。支具一般在没有固定畸形的患者或手术矫形完成拆除石膏以后使用。术后不要过早拆除石膏或支具,否则影响手术效果。对出院的患者更应强调这点,要求家长一定配合,才能达到预期效果。

1. 上肢矫形手术 脑瘫上肢畸形包括肩内收、内旋、肘屈曲、前臂旋前、腕掌屈及尺偏、拇内收、掌指关节屈曲或过伸等。一般来讲,上肢矫形手术的目的主要是恢复手的运动功能与精细操作,恢复随意运动能力。

(1)尺侧屈腕肌转移(Green法)术:腕关节屈曲畸形常常合并前臂旋前挛缩,可以行尺侧屈腕肌转移。将尺侧屈腕肌转移固定在桡侧伸腕长或短肌腱上,消除腕关节屈曲和尺偏畸形。也有的作者采用肌腱切断术,切断桡侧屈腕肌与掌长肌,然后行腕关节固定术。手指在伸腕位活动较好时,可融合腕关节于轻度背屈功能位。

脑瘫患者拇指畸形有四种类型:①单纯第1掌骨内收挛缩:第1掌骨内收伴内收拇肌和第1背侧骨间肌痉挛或挛缩,拇指虎口皮肤有不同程度挛缩。②单纯第1掌骨内收挛缩和掌指关节屈曲挛缩畸形:除第一型畸形外还有拇指、掌指关节固定性屈曲,是由于拇屈短肌痉挛和挛缩所致。指间关节活动尚可。③第1掌骨内收挛缩伴掌指关节过伸或不稳定。拇长屈肌无痉挛,而拇长伸肌和拇短伸肌作用于掌指关节的代偿作用所引起。④第1掌骨内收伴掌指和指间关节屈曲:该型最严重,是由于拇长屈肌痉挛伴有手内在肌痉挛和挛缩引起。当手指屈肌紧张时,可加剧畸形。严重影响手的功能。治疗的主要目的在于恢复拇指对掌位,改善手的持、握、捏、夹功能。治疗上主要针对畸形特点进行内收拇肌切断和其他相应的

肌肉松解,将拇指腕掌关节融合固定在功能位。

(2)前臂屈指和屈腕肌群分段延长术:掌指关节和指间关节屈曲畸形保守治疗无效时可以行前臂屈指和屈腕肌群分段延长术,在尺侧屈腕肌、桡侧屈腕肌、掌长肌、屈指肌群、屈拇长肌和旋前圆肌等挛缩肌肉做1~2处筋膜切断,伸腕伸指使肌肉得到延长。术中注意保护血管神经。

前臂旋前挛缩往往合并有屈腕畸形,严重者有桡骨小头脱位。颈段选择性脊神经后根切断术(SPR)能够有效减轻肌肉痉挛,有肌肉挛缩的患者还需要松解旋前圆肌和前臂屈指屈腕肌,或将此肌转移至前臂背侧,使之成为起旋后作用的肌肉。同时将尺侧腕屈肌转移至背侧使之成为伸腕肌。

肘关节屈曲畸形是由于肱二头肌,肱肌挛缩,及肱三头肌肌力减弱所致,也可因前臂肌力不平衡所致。一般不需要手术处理。畸形严重时,可做肱二头肌延长术。

2. 下肢矫形手术 脑瘫最常见的畸形是马蹄内翻足、髋关节内收、内旋、屈曲及膝关节屈曲等。

(1)踝足部畸形:踝足部畸形包括马蹄足、内翻足、外翻足、高弓足、仰趾畸形、爪型足等一种或两种以上的畸形。其中马蹄足是最常见的脑瘫肢体畸形。除足下垂外,痉挛型脑瘫患者多合并足内翻。矫正马蹄足的手术一般在学龄期前后进行,要结合患者的情况灵活决定。

1)跟腱延长术:保守治疗无效的尖足行走患者要及时行跟腱延长术。一般经皮滑动延长即可,操作简单,效果满意。需要注意的是如果合并有足跟内翻,上、下两个跟腱切断处位于内侧,使跟腱附着点外移。如果合并有足跟外翻,上、下两个跟腱切断处位于外侧,在其中间做一内侧切断,使跟腱附着点内移。该手术可以在门诊进行,有逐渐流行的趋势。马蹄足畸形复发者肌腱结构已经改变,不适合前述方法,需要切开皮肤后Z形延长跟腱。要避免过度延长,否则造成跟行足畸形处理起来更困难。

2)腓肠肌筋膜倒V形延长术(Vulpius手术):适合腓肠肌痉挛为主的患者,即膝关节屈曲90°时足下垂可以手法纠正的患者。术中倒V字形切开腓肠肌筋膜,背伸距小腿关节使腓肠肌延长。

3）腓肠肌起始端松解术：腓肠肌挛缩时将腓肠肌起始端自股骨髁后面剥离纠正足下垂畸形。可以结合腘绳肌延长术纠正重度膝关节屈曲畸形。

4）胫神经肌支切断术：合并距小腿关节负重状态下痉挛性抽搐患者适合此手术。需要确定腓肠肌还是比目鱼肌是引起踝阵挛的主要原因。屈曲膝关节时踝阵挛消失表明系腓肠肌痉挛为主。否则，说明比目鱼肌痉挛。术中要与麻醉师配合好，正确掌握肌松剂的使用避免影响对肌肉收缩反应的观察。用镊子轻轻地夹持神经肌支，观察肌肉收缩反应，确定是引起踝阵挛的主要分支后切断。胫神经第一分支是纯感觉神经，不要切断。腓肠肌内侧头有三个分支，外侧头有两个分支，支配比目鱼肌的分支发出位置在腓肠肌分支的远侧。一般来说切断1~2根胫神经肌支就可以明显减轻阵挛。不要切断过多的神经分支，避免出现肌力弱和肌肉萎缩。一般情况下胫神经肌支切断术后不再需要延长跟腱。

5）胫后肌腱延长术：在胫骨内髁后切开皮肤，将胫骨后肌腱做Z形切开延长，矫正痉挛性内翻足。往往需要同时行跟腱延长。术后石膏固定4~6周。

6）胫后肌腱切断术：该手术方法简单，短期看畸形纠正满意，长期随访结果一般，容易出现相反畸形。目前很少使用。

7）胫后肌腱前移术：将胫骨后肌腱附着处切断，然后将断端通过胫腓骨间膜转移固定在足背第2或3楔骨上，纠正距小腿关节背伸无力。术后石膏固定6周。长期随访结果一般。部分原因是患者术前已经有骨骼固定性内翻畸形，单纯肌腱前移无法纠正。或者转移的肌腱太靠外侧引起外翻足。或者同时进行的跟腱延长过度造成跟行足畸形。或者转移的肌腱固定不牢靠，达不到预期的目的。

8）胫前肌腱部分外移术：部分患者马蹄内翻足畸形是由于胫前肌痉挛引起的。Hoffer将胫前肌肌腱劈开为两半，一半游离后通过胫腓骨前面转移固定在骰骨上，保持适当的张力，使足部保持平衡。多数患者还需要同时行跟腱延长术。术后石膏固定6周。长期随访结果满意。该方法适合胫前肌活动过度，可以手法纠正的动力性后足内翻。患者往往还有前足内收，跖骨跖屈程度较轻。Barnes和Herring主张同时行胫后肌腱延长术。

9）胫后肌腱部分外移：大多数痉挛型脑瘫患者马蹄内翻足畸形是由于胫后肌痉挛引起的。其肌腱在内踝后皮下突出。表现为前足内收，足跟内翻和跖骨跖屈。Kaufer利用胫后肌腱紧张的特点，将其劈开为两半，一半游离后通过跟腱前方转移固定在腓骨短肌腱上，保持适当的张力，平衡足的后部，纠正马蹄内翻足。术后石膏固定6周。手术结果满意。多数患者还需要同时行跟腱延长术。该方法有取代其他方法的趋势。

10）三关节融合术：延误治疗的大龄马蹄内翻足患者骨骼已经发生变形，单纯软组织矫形是不够的，往往需要进行截骨矫形。术中切除距下关节、距舟关节和跟骰关节软骨和多余骨质，纠正足部畸形。门型钉或克氏针固定，术后短腿石膏固定10~12周。一般在骨发育成熟后行三关节融合术。

11）外翻足：由于足部肌力不平衡引起足弓塌陷，表现为平足外翻，行走后容易疲劳，疼痛不适。首先采用踝足型支具或矫形鞋治疗。如果这些措施不成功，并且跟腱挛缩引起中跗关节畸形，则可以行跟腱延长，术后穿矫形鞋。部分患者是由于腓骨长短肌痉挛和挛缩引起，可以行腓骨肌腱延长。术后有些患者转变成内翻畸形。骨发育成熟前的患者可以行关节外距下关节融合术（Grice手术），骨发育成熟后的患者可以行三关节融合术。

12）关节外距下关节融合术（Grice手术）：取胫骨或髂骨块，插进跗骨窦，保持足5°的外翻或中立位。一般在4~9岁进行，术后石膏固定8~10周。植骨愈合后在双拐保护下练习行走。注意术后不能过早负重，否则可能出现植骨不愈合或畸形复发。一些改良方法旨在维持距骨和跟骨的良好位置，提高骨融合比例。该手术是外翻足畸形首选手术方法。

跟骨截骨术（外侧柱延长）：是外翻足畸形最常用的手术方法之一。在跗骨窦表面做切口，暴露跟骨。在跟骰关节近侧1.5cm处截骨，方向朝向前、中距下关节之间。将一楔形骨块(一般是取自髂嵴的异体骨)插入截骨间隙。一般还需要行小腿三头肌延长。有些患者还需要行腓骨短肌肌腱松解延长术。有些医师对距舟关节囊行紧缩术。该术式的优点之一是不破坏任何一个关节,因而术后关节活动度好。并发症包括移植骨块脱出和跟骰关节背侧半脱位。

(2) 膝关节畸形

1) 膝关节屈曲畸形:临床常见,主要是因为腘绳肌痉挛。一般要在髋内收和马蹄内翻畸形纠正后在慎重考虑。髋内收肌腱切断术常包括股薄肌松解,术后膝关节屈曲常有改善。若仍无效可行腘绳肌分段延长术。

2) 膝反屈:由股四头肌痉挛或股四头肌痉挛超过腘绳肌痉挛所致,也可以继发于腘绳肌延长或移位,或腓肠肌近侧头退缩造成的腓肠肌肌力减弱。马蹄内翻足患者也可以出现膝反屈。当患者努力使足跟着地时就必须使膝反屈。用短腿石膏或支具将足固定在背屈中立位,当足处于跖行位时膝关节出现反屈,表明腘绳肌肌力减弱或股四头肌痉挛。如果距小腿关节不能达到背屈中立位,表明马蹄足是引起膝反屈的原因,应该进行跟腱延长。股四头肌痉挛为主时可以行股四头肌松解术。继发于腘绳肌延长或移位时,适合长腿支具治疗,将膝关节锁定于20°屈曲位数月或数年,直到膝关节的站立功能恢复。

(3) 髋关节畸形

1) 髋内收畸形:痉挛型脑瘫患者有髋内收肌痉挛时,应该注意预防髋关节不稳定和脱位的发生。由于髋周围肌肉力量不平衡,髋关节处于屈曲、内收位置,不利于形成头臼同心,髋臼发育差,易于发生髋脱位。其发生率远远高于正常人群。另外,还影响坐便,护理困难,要及时处理。及早行内收肌腱切断术,可以经皮或经内收肌切口完成。有内收肌群紧张的患者,可以做闭孔神经前支切断术,改善剪刀步态。

2) 髋关节半脱位或完全脱位:随着年龄的增长,脑瘫患者全身肌紧张的程度越来越强,2岁以内髋关节X线检查多在正常范围之内。由于肌肉发育落后于骨骼的发育,逐渐出现髋内收、屈曲、内旋,股骨颈的前倾角与颈干角逐渐增大,不利于形成髋关节的头臼同心,逐渐出现髋臼发育不良,甚至发生髋关节半脱位或脱位。必须及早治疗。

1岁之内的患者要定期检查髋关节的功能,并且要进行系统训练治疗。防止髋臼发育不良及髋关节脱位。必要时及早进行经皮内收肌腱切断术。如果婴幼儿因髋臼发育不良而发生髋关节半脱位或脱位时,可以视具体情况行切开复位术或Salter骨盆截骨术。学龄期后,如果可独立行走而又有髋臼发育不良时,可以做Salter骨盆截骨术或髋臼成形再造术。术后外展位石膏固定6~9个月。

对于不能独立步行或将来独立步行有可能发生困难者,也要及早进行治疗。否则,髋脱位会越来越严重,特别是一侧脱位的患者。随着年龄增大,两侧下肢长度就会有明显的差别,出现骨盆倾斜,影响到脊柱的平衡,引起脊柱侧凸等畸形。

髋关节术后要进行石膏固定,定期更换石膏,保持髋外展位至少6~9个月,保持头臼同心,使髋臼有足够长的时间完成塑形。

3. 脊柱畸形 脑瘫脊柱侧凸和后突畸形多见于四肢瘫和全身瘫患者。发生率在20%~25%。由于躯干肌肉失去协调平衡能力,逐渐出现脊柱侧凸和后突畸形。Cobb角<50°者可以行支具治疗,Cobb角>50°者脊柱畸形会逐渐加重,适合采取后路节段性器械矫形、脊柱融合术。两侧下肢长短差别过大时,要及时治疗,否则可引起骨盆倾斜和脊柱侧凸。肌肉力量差的患者还要对骨盆进行固定才能维持躯干的平衡。

(四) 选择性脊神经后根切断术(selective posterior/dorsal rhizotomy,SPR) 1978年,Fasano等首先采用电刺激法进行选择性脊神经后根切断术(SPR)治疗痉挛型脑瘫,收到了明显的效果。该技术通过消除肌肉的传入冲动减轻肌肉痉挛。SPR已成为解除脑瘫肌肉痉挛、改善运动功能障碍的有效方法。其优点是解除痉挛彻底,降低肌张力效果好,同时保留感觉功能,可以明显改善步态,显著改善肌肉痉挛引起的关节畸形。肌张力下降后便于患者进行康复训练,改善日常生活。

1. SPR解除痉挛的机制 肌张力增高和痉挛

是牵张反射过强的一种表现,其感受器都是肌梭。肌梭的传入纤维有两类:

(1) 快传导纤维,直径较粗,属Ia类纤维。Ia类纤维进入脊髓后直接与支配本肌肉或协同肌的α神经元发生兴奋性突触联系。

(2) 慢传导纤维,直径较细,属II类纤维,一般认为与本体感觉有关。脊髓前角的γ-运动神经元发出的纤维支配梭内肌,调节梭内肌的长度,使感觉器经常处于敏感状态。这种γ-神经元的活动,通过肌梭传入联系,引起α神经元活动和肌肉收缩的反射过程,称为γ-环路。SPR手术目的在于选择性切断肌梭传入的Ia类纤维,阻断脊髓反射中的γ-环路,从而解除肢体痉挛。

2. SPR手术适应证　痉挛性脑瘫患者,肌张力明显增强,Ashworth III级以上适合该手术。要求患者有一定的随意控制能力和肌力,有良好的躯干控制能力,能够行走。智力正常或近于正常,术后能配合康复训练。肢体痉挛严重和强直的患者,日常生活不能自理,会阴部护理困难,康复训练难以开展者也可以行SPR手术。这些患者肌肉力量差,术后必须经过长期康复训练才有可能恢复站立和行走。以痉挛为主的混合型脑瘫患者,进行SPR手术可以改善运动功能,为康复训练提供良好的基础。接受过矫形手术的患者肌力往往下降,SPR术后也有肌力弱的问题,术前需要反复向家长解释取得家长的理解。

3. SPR手术禁忌证　手足徐动型脑瘫、共济失调型脑瘫及震颤型脑瘫患者不适合SPR手术。肌张力低下的婴儿,将来有可能转变为手足徐动型脑瘫患者,也不适合SPR手术。相对禁忌证包括智力低下和关节挛缩严重的肢体畸形患者。前者术后不能配合功能训练。后者术后因肌肉力量差,表现为"软瘫"。需要长期康复训练。好处是便于生活护理,能够逐渐开展康复训练。事先必须与家长沟通好。

4. SPR手术方法　手术在全身麻醉下进行,在腰骶部做正中切口,保留两侧小关节,切开硬膜,分别找到两侧L$_3$~S$_1$各神经根的出口处,将前、后根仔细分离后,用显微器械将L$_3$~S$_1$各神经后根分成若干小束,一般分成5小束,用肌电图仪或电刺激仪的刺激电极钩住各后根小束,选择阈值低的小束用显微剪刀剪除5mm长一段。切断L$_4$神经对股四头肌肌力影响较大,目前主张保留。

手术在脊髓诱发电位或神经电刺激监测仪辅助下进行。用刺激电极测定每个小束的痉挛阈值,切断阈值低的小束,避免切断过多的小束,避免影响感觉功能。阈值低的小束累及痉挛的范围广又可产生连续痉挛,应该切断。SPR解除痉挛的有效率为95%以上,术后较术前肌张力明显缓解减轻,肢体功能明显改善。

因为脑瘫患者下肢手术的比例远远多于上肢,腰段选择性脊神经后根切断术占大多数。以上肢痉挛为主的患者需要行颈段选择性脊神经后根切断术。

术后视患者瘫痪程度和肌力情况开始康复训练。在护腰保护下进行下肢康复训练和腹肌、腰背肌的训练。一般卧床3周。康复训练是手术成功的关键措施之一。如果术后不进行系统康复训练,会影响手术效果。

5. SPR并发症　包括肌张力过低、痉挛解除不理想、脑脊液漏和感觉缺失。部分大龄患者还可能出现腰椎滑脱和脊柱侧凸等问题。远期还可能出现手术区域神经根粘连等问题。SPR为神经毁损手术,应该严格掌握指征,由经过专门训练、有丰富脑瘫手术治疗经验的医师进行。

SPR与传统手术的关系　SPR与传统矫形手术和神经切断术机制不同,效果也不一样。二者相辅相成,不能相互取代。目前传统的神经切断术有逐渐减少的趋势。SPR能够降低肌肉的痉挛程度,效果明确,为康复训练创造了有利条件。对于已经形成的关节挛缩和骨骼畸形仍需要传统矫形手术处理。据统计,SPR手术后70%的患者仍需要接受传统矫形手术来纠正关节畸形。在临床工作中我们主张先行SPR手术缓解肌肉痉挛,然后经过3~6个月的观察和康复训练,视具体情况配合矫形手术治疗,可以收到良好的效果。

(李浩)

30

第七节 小儿骨肿瘤

小儿骨肿瘤和瘤样病变(bone tumor and tumor-like lesions)在小儿肿瘤中居重要位置。恶性骨肿瘤常需要根治手术,故应重视早期诊断以提高疗效,同时应防止错误的截肢。骨骼源于间叶细胞,因此骨肿瘤可含从间叶细胞发展的纤维母细胞、软骨母细胞、骨母细胞和骨髓网状细胞。

骨肿瘤临床上可按病变对患者生命、健康的危害性分类;病理学家根据肿瘤细胞形态及其来源分类;放射学家依据X线表现分类。但骨肿瘤发生的来源变化多端,甚至有些来源不明,故其分类很难全面、明确。

【分类】

1. 良性骨肿瘤和错构瘤

(1) 成骨:①骨样骨瘤;②良性骨母细胞瘤;③骨瘤。

(2) 成软骨:①骨软骨瘤;②软骨瘤;③良性软骨母细胞瘤;④软骨黏液纤维瘤。

(3) 成胶原和其他肿瘤:①硬纤维瘤;②血管瘤、淋巴管瘤、血管球瘤;③脂肪瘤;④神经纤维瘤;⑤神经鞘瘤。

2. 类肿瘤和骨的囊性病变

(1) 骨囊肿。

(2) 动脉瘤样骨囊肿。

(3) 骨内腱鞘囊肿。

(4) 纤维性干骺端皮质缺损或非骨化性纤维瘤。

3. 破骨细胞瘤或巨细胞瘤等其他肿瘤

(1) 巨细胞瘤。

(2) 脊索瘤。

(3) 釉质瘤。

4. 恶性骨肿瘤

(1) 成骨:①骨肉瘤;②恶性骨母细胞瘤。

(2) 成软骨:①软骨肉瘤;②间叶软骨肉瘤;③恶性软骨母细胞瘤。

(3) 成胶原和其他肿瘤:①纤维肉瘤;②血管肉瘤;③脂肪肉瘤。

(4) 成髓:①浆细胞骨髓瘤;②尤因肉瘤;③网状细胞肉瘤;④淋巴肉瘤。

(5) 白血病、霍奇金病等骨转移瘤。

【临床表现】 患者多因疼痛和肿物就诊,疼痛为恶性骨肿瘤的特征之一。良性骨肿瘤除能引起活动不便和病理骨折之外,常无疼痛。恶性骨肿瘤的疼痛性质可以是间歇性的,也可能为持续性的。疼痛多在活动后或睡眠时加重。肿瘤无扩大余地者,疼痛尤为严重。肿瘤生长速度加快或发生瘤内出血时,疼痛加重。此外,患者可能发生肌力减弱、局限性力弱有跛行和一定程度的运动受限。这些都取决于肿瘤的部位和对四周软组织的影响。

局部肿物是另一重要体征。原发或继发性骨恶性肿瘤以及良性肿瘤均可发生病理骨折。患者突然有局部疼痛和压痛,肌肉保护性痉挛可使该部位活动受限,体积有变化的肿瘤多为血管性肿瘤。同样,加用止血带后体积增大或摸到震颤的,也要考虑血管性肿瘤。

【诊断】

1. X线检查 从X线片上可了解肿瘤的部位,瘤体的大小和形状。若有骨的破坏,可看出破坏的范围,边缘整齐的穿凿样病变,骨皮质缺损或广泛侵蚀。有时骨结构改变系中心性或偏心性膨胀而改变形态。有的破坏可与死骨或新生骨相间。边界清晰的多为良性肿瘤。必要时可辅以椎管造影、CT、核素扫描或磁共振(MRI)检查。

2. 病理检查 针吸活检操作简单,但可引起瘤内出血和病理所见不能确诊等缺点。切开活检加冷冻切片或常规蜡块包埋法,仍以后者的检查结果可靠。

【治疗】 小儿骨肿瘤的治疗根据肿瘤类型,年龄,大小,性质和部位,采用不同治疗方式,详见相关章节。

(孙保胜)

第八节 肢体残疾儿童的康复

儿童肢体残疾是指儿童的躯体因先天性畸形、肿瘤、感染、创伤等原因所致的畸形、残缺,从而引起躯体运动功能障碍。儿童的肢体残疾不仅

30

会影响他们的正常生长发育,而且还会对他们今后的生活、学习、工作、社交和心理卫生带来严重困难。因此,肢体残疾儿童的康复事业理应得到全社会的关注和支持。

儿童肢体残疾的康复应当是全面的,既包括医学康复,教育康复,也包括早期干预康复等。儿童早期干预康复理论认为,儿童早期的康复不仅直接影响其当时的生长发育、健康状况,还会影响到她们(他们)成人之后的生活质量。如果在这个可塑性强、对各种康复治疗刺激高度敏感的时期,对其现存残疾进行干预,则可起到事半功倍的效果。目前国内外的儿童康复专家认为 3~7 岁是残疾儿童的最佳康复年龄。

【定义】　指人的四肢残缺或四肢、躯干麻痹、畸形,导致人体运动系统不同程度的功能丧失或功能障碍。

【康复需求】　指为恢复和补偿肢体残疾人的功能障碍,所需要的服务项目内容。如:医院治疗;康复训练;假肢、矫形器;轮椅等。

【分类】　到目前为止,儿童肢体残疾仍没有一个独立的分类方法,仍然沿用 1987 年中国残疾人调查的肢体残疾标准。从人体运动系统有几处残疾,致残部位高低和功能障碍程度综合考虑,并以功能障碍为主来划分肢体残疾的等级。

一级:

1. 四肢瘫痪、下肢截瘫,双髋关节无自主活动能力;偏瘫,单侧肢体功能全部丧失。

2. 四肢在不同部位截肢或先天性缺肢,单全臂(或全腿)和双小腿(或前臂)截肢或缺肢,双上臂和单大腿(或小腿)截肢或缺肢,双全臂(或双全腿)截肢或缺肢。

3. 双上肢功能极重度障碍,三肢功能重度障碍。

二级:

1. 偏瘫或双下肢截瘫,残肢仅保留少许功能。

2. 双上肢(上臂或前臂)或双大腿截肢或缺肢;单全腿(或全臂)和单上臂(或大腿)截肢或缺肢;三肢在不同部位截肢或缺肢。

3. 两肢功能重度障碍;三肢功能中度障碍。

三级:

1. 双小腿截肢或缺肢,单肢在前臂、大腿及其上部截肢或缺肢。

2. 一肢功能重度障碍,两肢功能中度障碍。

3. 双拇指伴有示指(或中指)缺损。

四级:

1. 单小腿截肢或缺肢。

2. 一肢功能重度障碍;两肢功能轻度障碍。

3. 脊椎(包括颈椎)强直;驼背畸形大于 70°;脊椎侧凸大于 45°。

4. 双下肢不等长,差距大于 5cm。

5. 单侧拇指伴有示指(或中指)缺损;单侧保留拇指,其余四指截除或缺损。

下列情况不属于肢体残疾范围:

1. 保留拇指和示指(或中指),而失去另三指者。

2. 保留足跟而失去足前半部者。

3. 双下肢不等长,相差小于 5cm。

4. 小于 70° 驼背或小于 45° 的脊柱侧凸。

【常见疾病】

1. 脑瘫　这是导致儿童肢体残疾的首位原因。

2. 脊髓灰质炎后遗症　这类疾病随着计划免疫程序的建设和完善,正越来越少,但还有少量散发病例。

3. 脊柱畸形　重度脊柱侧凸,脊髓脊膜膨出,脊柱裂等。

4. 脊髓损伤　通常有外伤史,例如车祸伤,坠落伤等。

5. 外周神经损伤或疾病　臂丛神经麻痹,肱骨骨折合并正中神经损伤等。

6. 骨与关节疾病　发育性髋关节脱位,多发关节挛缩症等。

7. 截肢　有外伤、肿瘤、炎症、畸形等各种截肢病史,肢体外观有缺失,肢体缺失造成运动功能障碍。

【儿童肢体功能的评价】　在未施加康复措施的情况下,以实现日常生活活动的不同能力来评价。日常生活活动分为八项:翻身、端坐、站立、行走、穿衣、洗漱、进食、大小便。能实现一项算一分;实现有困难算 0.5 分;不能实现的算 0 分。

30

通常肢体功能的评价分为四个等级：

1. 轻度　基本上能实现日常生活活动,计分7~8分。

2. 中度　能够部分实现日常生活活动,计分5~6分。

3. 重度　基本上不能实现日常生活活动,计分3~4分。

4. 极重度　完全不能实现日常生活活动,计分0~2分。

【诊断】　肢体主要是执行人的运动神经功能。运动功能的实现基本条件是:以关节为枢纽,以骨骼为杠杆,以肌肉为动力,以神经为支配。以上几个环节任一环节出现问题都可导致肢体运动功能障碍而发生残疾。小儿是发育中的个体,小儿肢体残疾与运动发育落后有密切的关系。如小儿脑瘫残疾主要是以运动功能障碍及运动姿势异常为主要表现的残疾,早期表现主要是运动发育落后。因此,对儿童肢体残疾的诊断首先要了解和掌握儿童运动功能正常发育的顺序:

3个月:抬头,开始部分翻身。

6个月:能翻身,开始坐。

7个月:能坐稳,开始爬。

8个月:爬行熟练。

10个月:会站立。

12个月:会走。

13个月:较好地独立行走,会拾起地上的东西。

18个月:会倒退步行。

2岁:会上台阶、会踢球。

2.5岁:会单腿站,开始跳跃。

3岁:跳跃、蹬车。

4岁:单腿跳。

5岁:顺直线走。

6岁:脚跟对着脚尖退走、单足站立10秒、能抓蹦跳的球。

【康复训练方法】　对于儿童肢体残疾要做到早期发现,早期干预:尽早纠正容易取得较好的疗效。按照小儿运动发育规律,循序渐进的促进正常发育,抑制异常的运动和姿势。综合治疗:除针对运动障碍的治疗之外,对合并的语言障碍、智力低下、行为异常等也要进行干预。家庭训练和医生指导相结合:脑瘫的治疗康复是一个长期的过程,需要家长和医生密切配合,共同制定训练计划,评估治疗效果。

1. 功能训练　躯体训练,技能训练,语言训练。躯体训练(physical therapy,PT):主要训练粗大的运动,特别是下肢的功能。常利用机械、物理的方法改善残存的运动功能,抑制异常的姿势反射。技能训练(occupational therapy,OT):主要训练上肢和手的功能,提高生活能力,为今后的就业培训工作能力。

2. 辅助器具的使用　站立辅助器具:帮助患者保持直立姿势,方便社会交往,使肢体承载负荷,有利于保持和改善骨密度。借助轮椅移动身体,电动轮椅操作需要培训,有时还需要托架支撑头部、躯干和下肢。助步器:有助于保持身体平衡,肌力弱的患者不适用,后置式助步器最常用。下肢支具目的是预防畸形,对肌肉力量弱的患者提供支持,消除肌力不平衡的影响,保持关节的力线,踝足支具(AFO)最常用。

3. 针灸和按摩　针刺和按摩对脑瘫的康复有帮助,中医学对脑瘫患者的康复治疗有独特的效果,这是祖国传统医学对儿童肢体残疾独到的贡献和有效的方法。

4. 物理治疗　包括水疗和各种电疗。患者在水中能产生更多的自主运动,肌张力得到改善,对呼吸动作有调整作用,对改善语言障碍也有帮助,所以水疗广受孩子和家长的欢迎。

5. 手术治疗　手术是儿童肢体残疾治疗和康复的一个手段,但不是万能的。例如,痉挛性脑瘫,实施选择性脊神经后根切断术,可以缓解肌肉痉挛,为孩子进一步康复治疗创造条件,但不意味着手术之后,孩子就可以下床走路了。

6. 药物治疗　主要是脑瘫的治疗,例如,肌内注射肉毒杆菌毒素A降低肌肉的张力,缓解肌肉的痉挛。降低肌张力在上肢可持续4~6个月,下肢持续6~8个月。其药理作用为:梭形肉毒杆菌产生的外毒素,能够阻断神经肌肉接头部位乙酰胆碱的释放,导致可逆的化学性去神经支配。

(李浩)

第三十一章 脊 柱

第一节 小儿脊柱外科的特点

一、脊柱和脊髓的胚胎学

脊柱和脊髓的胚胎发育过程复杂。了解发育的每一步都很有用,从中可深入了解其相互关系。脊柱很多畸形能从其胚胎学知识得到很好的理解,也能知道异常发育与正常之间的差异。在治疗脊柱疾病时特别是婴幼儿期的病症更与脊柱的生长发育过程密切相关。

1. 胚胎期脊髓的生成　胚胎发育的第二周,生成两层扁平细胞,即下胚基(hypoblast)和上胚基(epiblast)。此阶段上胚基开始通过空腔化(gastrulation)而转化为三个胚层。这个过程的特点是出现脊索,这与脊髓和椎体的形成关系密切。

(1) 空腔化:始于上胚基的细胞向背侧中线移动形成原始槽(primitine streak)。在细胞卷入时细胞变形成为有特点的间质细胞。此沟槽随细胞向中央移动,最终成为原始沟(primitive groove)而后以另一新形式向外侧和腹侧退出。

空腔化最终使胚胎成为三个胚层(germ layers):外胚层(ectoderm),由残存的上胚层细胞形成;中胚层(mesoderm)是由向腹侧移动的新的间质细胞形成;内胚层(endoderm)由上胚基下方的胚层,即最终从先前形成腹侧的下胚基细胞演变为卵黄囊。在空腔化期间可以找到脊索(notochord)的起源。原始沟的最后阶段成为一个小凹。原始结自上胚基移动后形成脊索突起,系间质细胞团的一个棒状空腔。在空腔化的过程界定了胚胎发育的头端 - 尾端基轴;原始槽(primitive streak)随原始结而向头端延伸。第 18 天,原始沟从头端退化,随后形成脊索突。脊索突从腹侧张开,与外胚层衬托的卵黄囊融合成为脊索板(notochordal plate)。胚胎 22~24 天时,脊索板与外胚层彻底分离,形成一个实体的棒状脊索。在此过程中起源于内胚层的细胞组成脊索。

(2) 神经管的形成:神经管是在萌芽状态的外胚层背侧形成。这是由下胚基、中胚层、脊索和原始结通过信号感应而形成的。此信号促进形成增厚的神经板,由外胚层细胞组成,使之不断增加其高度。本过程始于妊娠后的 18 天。随后 2~3 天,神经板(neural plate)从头端向尾端延长。到 22 天神经板的两侧缘向内折叠形成神经管(neural tube),这一过程称之为神经转化(neurulation)。从神经管背侧融合。表面覆盖的外胚层与神经管分离。同样,神经嵴的细胞系多种组织结构的前身,包括大部自律和外围神经系统。从发育的神经褶的两侧分离,并开始移动。典型的神经转化过程是从神经管开始向尾端凸起,有如前方(头端)和后方(尾端)的神经孔(neuropores),象征着尚未闭合的神经管的末端。

神经转化本身并不能形成全部神经管。神经管最头端部分在妊娠 28~48 天时形成管道,称之为管道化(canalization)。在神经孔后侧下方,原始槽部未分化的细胞形成尾端细胞团块或称之为尾端隆凸。妊娠 28~42 天细胞团块出现空泡,融合成为远端神经管。这些细胞最终形成脊髓圆锥、马尾和终丝。在 43~48 天时,终末空腔(ventriculus terminalis)成为邻近终丝部的囊状结构,即尾端神经管。终末空腔标定了日后圆锥的部位,最初是在尾椎水平。跨过妊娠期(转入胎儿期)脊髓尾端经历变性分化(retrogressive differentiation)过程,导致为终丝,马尾和圆锥与骨性的脊柱相对上升。神经管居于终末空腔的尾端,变性分化成为终丝的纤维条索,牵拉日后形成的圆锥到尾髓遗留部,在尾椎水平仍留有上皮细胞。由于脊柱的生长与脊髓的发育不完全一致,圆锥对比脊柱有相对的

上升,且终丝有所变长。同样,神经根的水平也与其相对应的神经孔出口水平不完全一致。为此,脊髓的适应性上升,形成马尾。这个过程延伸到分娩后。生后 2 岁时圆锥达到成年人的邻近脊柱腰 1 的平面。

(3) 脊髓的成熟过程:神经管闭合后,神经上皮细胞开始分裂,随之神经管壁增厚。在增厚的阶段细胞失去其上皮性质而成熟为双潜能的祖细胞。这种细胞或可成为神经元祖细胞或成为神经胶质祖细胞。神经元祖细胞可分化为双极神经母细胞,具有神经质的突触,布满神经管内房壁和外层的表面。最后这种突起缩回而成为单极神经母细胞。随后形成新的轴突和树枝样突起,进而成为更加成熟的单极神经母细胞,即最终的神经元前身。

神经胶质祖细胞进而分裂,分化成为少突神经胶质细胞(oligodendrocytes)和星形胶质细胞(artroeytes)。少突神经胶质细胞与神经元排列紧密形成髓鞘。星形胶质细胞呈星状支撑神经元细胞。此外,还有第三型神经上皮细胞,辐射状胶原或称柱状细胞。放射状纤维作为神经细胞和胶原母细胞移行的通路。这种突起都是暂时的并布满在神经管内层和外层的表面。随着神经元细胞的移行,柱状细胞再次重返有丝分裂循环,其潜能可变成为不同类型的胶质细胞。神经管最内侧的细胞层仍保持柱状上皮的特性,最终演变为室管膜(ependyma),衬托整个中央管。在增殖、移行和分化阶段,神经管可描画成三个同心层。基质层(或称脑室或室管膜层),包含增殖上皮细胞向中央管移行。神经母细胞和神经胶质细胞即源于此。神经母细胞而后向外移行又成为外罩层(mantle layer)(又称中间区)。此处的细胞最后成为脊髓的灰质。边缘层(marginal layer)在中间层的外侧,包括轴索和树枝样突起,最后成为成熟的脊髓白质。脊髓形成了上述三层之后,在中央管内出现明显的沟状界限。神经管内的外侧凹陷可作为背侧翼板(dorsal alar plate)和腹侧基板(ventral basal plate)之间的分界线。

基板含有前角运动细胞;翼板含有感觉神经元。从前角细胞突起的神经元状似生长的圆锥体

延伸为伪足,沿移行的硬节(sclerotome)细胞寻求新途径。最后,伪足与肌肉纤维接触形成神经突触(synapse)。此过程开始作为"先驱纤维"沿其他轴突移行。以同样形式感觉脊神经节细胞中的树枝样突起沿运动纤维,在翼板中的感觉神经元形成突触。源于神经嵴细胞的自律神经元的细胞体在胸1~12平面背侧角和腹侧角之间形成灰质的小突起,即内外侧之间的灰质柱。

2. 椎体的发育

(1) 体节和节段配置:神经管发育成熟而成为脊髓时,中轴骨骼围绕神经管发育。空腔化的另一副产品是发生了三个胚细胞层。中胚层与神经管都与脊索最近,称之为中轴旁中胚层。妊娠第20天时,轴旁中胚层渐变致密而形成体节(somite)。这个过程持续到第30天,而且是从头端向尾端进行。体节是暂时性的胚胎器官,代表着胚胎发育体节化(metamerism)的基本要素。体节的最初始结构是松散细胞所组成的中胚层细胞呈放射状排列的围绕中心。形成后不久,体节的腹侧内面沿中心细胞移行变成为硬体节(sclerotome),此即椎体的前身。体节的其余部分最终成为肌节(myotome),即躯干的肌群。此外,还有皮节(dermatome),系皮肤成分,包括脂肪以及结缔组织。体节的节段配置维持到日后肌节和皮肤的神经支配。

硬体节细胞继续移行到发育的神经管和脊索四周,外侧的硬结移行到背侧,内侧的细胞到腹侧。腹侧的硬结细胞从神经管的基板和脊索接收到感应性信号使其分化成椎体的前身。同样方式,外胚层表面背侧硬结细胞分化成为椎弓。

如上所述,脊神经按照体节的节段配置发育。如此肌节和皮节妥当分布。但是,硬结的发育过程称之为再节段化(resegmentation)。在硬结细胞移行到神经管和脊索的四周时,裂开为头端和尾端。头端的一半硬结与邻近的上方的半个硬结相融合成为椎体。再节段化的过程可使神经根引出并形成椎间盘神经孔。成熟间盘的髓核中包含残余的脊索细胞。间盘四周的纤维环是由硬结分裂部位的残留的硬结细胞组成。再节段化的最终结局是节段配置与椎旁肌群并不协调,使节段的肌肉跨过椎间的关节。

(2) 软骨化(chondrification)和骨化(ossification):在妊娠40~60天之间,脊椎骨的间质细胞发生软骨化。此过程是源于脊索两侧的融合成特异的软骨化中心。后方的软骨化中心从两侧向中线融合形成一个完整的神经弓和棘突。另一个软骨化中心位于中心部和神经弓之间,最终形成横突。软骨化中心逐渐扩大成为一个完整的椎体。

此后,又发育成骨化中心。骨化是一较长的过程,持续到生后仍在发育。寰椎以下的每个椎体究竟有几个骨化中心仍有争论。多数学者认为每个椎体有1~2个骨化中心;另外每侧后方神经弓部也各有1~2个骨化中心。寰椎的神经弓有两个后方骨化中心以及前方的一个迟显的骨化中心,多在生后7~24个月始可看到。枢椎具有5个原始骨化中心:在齿状突两侧还有2个额外的中心。神经中心软骨联合是中央部(椎体)原始骨化中心和后方神经弓之间的连接部。一对神经中心的软骨联合位于椎体以内。颈椎的软骨联合呈矢状方向。相反,胸、腰椎的则呈冠状位。第三个后方的软骨联合位于后方神经弓中线的棘突内。生后因这些软骨联合持续生长发育使神经管不断扩大。典型的是后方软骨联合率先闭合,而只要神经中心的软骨联合仍保持开放,椎管继续扩大。各骨化中心的软骨联合闭合时间依不同部位和不同患者而各不相同。6~8岁时椎管的直径始能达到成年人大小,此时软骨联合多已闭合。表31-1说明不同部位,各个软骨联合的标准闭合时间。

C_1和C_2的骨化模式独特,寰椎的一对神经中心的软骨联合埋于前弓内;在后方的中线只有一个软骨联合。闭合时间也不尽相同,典型的是在5岁完成。软骨联合开放时间比一般的时间更长些的也不罕见,尤其是后方的软骨联合。枢椎的前后方骨化模式也见于枢椎以下的椎体。除了齿状突发育的有独特性以外,还另有一对原始骨化中心,通常生后3个月在其中线融合。齿状突骨化从枢椎中央部分离。上方另有一骨化中心,形成软骨的终端小骨。这个小骨能发挥使齿状突向上生长变长的功能。终端小骨在8~10岁时显现。7岁时齿状突中心的软骨联合闭合。终端小骨与齿

31

表 31-1　椎体骨化时间

部位	骨化年龄
C₁（寰椎）	
前方原发骨化中心	6个月~2岁
后方软骨联合	1~7岁
神经中心软骨联合	5~9岁
C₂（枢椎）	
齿状突原发骨化中心	3个月
齿状突中心软骨联合	3~7岁
后方软骨联合	4~7岁
终端小骨	2~10岁
齿状突全部化骨	10~13岁
枢椎以下的椎体	
神经中心软骨联合	3~7岁
后部软骨联合	4~7岁

状突在 13 岁时融合。

3. 椎间盘和环形骨突的生成　关于椎间盘的起源要回溯到"再节化（resegmentation）"阶段。椎体间的脊索残留物成为髓核（nucleus pulposus），四周环以硬节细胞而后形成纤维环（annulus fibrosis）。髓核的上下两侧与发育中的椎体上的玻璃样软骨板邻接。源自发育中的纤维环的纤维细胞逐渐侵入髓核，从而替代脊索细胞的残余。随胎儿的生长，椎体在骺板（环形骨突）和玻璃样软骨之间纵向增厚。在真正的骺板以外，在椎体的边缘上下两侧产生软骨的环形骨突称为骨骺环。环形骨突并不参与椎体的纵向生长。纤维环最外层的纤维（Sharpey 纤维）嵌入骺环，使髓核牢固地连接在邻近的椎体上。14 岁起环形骨突骨化，最终在 18 岁时与椎体融合。环形骨突骨化前，它与椎体之间的骨软骨性连接处较自身与髓核之间的连接要软弱得多。因此，小儿环形骨突与椎体之间的分离骨折损伤或髓核疝并不少见。

二、脊柱外科矫形所用的技术

矫正各种脊柱侧凸畸形并无单一技巧。术前仔细计划如何发挥植入物的最大功能，术中观察脊柱畸形的变化是手术成功的关键。应考虑脊柱畸形的柔韧度，所用植入器械的物理性能，对椎体固定的方式以及预期矫正程度。

针对脊柱的柔韧性，考虑可能或需要矫正多少。矢状面和冠状面的柔韧性均应注意。胸椎的反突过少甚至出现前突常很难矫正。除了矫正畸形以外还要进行松解？若需要松解，需选用什么样的松解方法？是否需要单纯棘突间韧带切除加关节突间关节切除甚或某种截骨术？柔韧的脊柱对任何整复方法都可能有效。僵硬的脊柱无论对哪一种矫正方法效果均不理想。

所用的植入物材料的性质也值得注意。不锈钢在矫正畸形中有不少优点。材料强硬的矫正棒变形不多。但要注意可能把螺钉拔出。同时不易弯曲的矫正棒能更好地保持原有形状而钛钢材料则相反。一旦完成全部结构组装，这两种材质都可接受。钛钢材料术后对 X 线造影有其优点。这点超过不锈钢，因有时对椎管内的观察非常重要。

椎体固定的器材对整复策略也有很大影响。单轴、多轴能矫正的和单平面多轴的螺钉，固定钩和钢丝均有不同的特殊矫正功能。

术前计划对植入物类型和在整个结构中的位置应予认真考虑。

矫正棒的外形和如何安置对矫正作用很大。在矫形阶段有很多矫正的手法可供选用。最有效的手法是在安装第一根棒时运用。第二根棒只是为了增加稳定性和防止金属疲乏所致的断棒。有时只需用棒起临时矫正作用。起这种作用的棒多安置在要矫正的对侧或第一根棒的对侧。与矢状面不相称的长弧度在矫正畸形时常适用临时矫正棒。

1. 加压和撑开　凹侧撑开棒可减轻脊柱侧凸。对特发性脊柱侧凸的患者，撑开胸椎弧度常会加重后突，这也是我们所希望的。因胸椎侧弯常降低正常的后突。加压对矫正胸椎过度后突有用。同样对腰椎来说，用矫正棒在弧度的突侧加压，不但可矫正侧弯而且还能恢复或维持腰椎的前突。采用加压和撑开作为矫正主要矫正方法时，要切记这一技会加重后突或加大前突而不致对脊柱的矢状面的平衡造成负面影响。但是，用加压 - 撑开作为主要技术，安装好两根棒并加以恰当

31

的预弯则其负面影响或可忽略不计。若用两侧，节段椎弓根钉这种节段调整定会加大其矫正力。本技术的负面作用包括对邻近节段传递不对称外力，尤其是对没有器械固定的邻近节段造成不良力线。过度作用外力会导致植入物松动。单轴螺钉不宜用在本技术中。

2. 整体去旋转 对典型的伴脊柱前突的胸椎弧度可用标准的 Dubosset 的去旋转手法。但用本手法时有几点应予注意。最重要的是用整体去旋转时确可造成一定程度的侧移。此外，理想的矢状面的外形很少能与侧弯的冠状面相一致。因此，有从冠状面畸形在错误部位转变成后突或前突的可能。拟定用此技术，矫正棒一定要放在凹侧全部固定钩内。螺钉帽置在螺钉头上但不拧紧。然后将棒旋转到正确位置。随之将第二棒放好。这一技术对矫治胸椎侧弯的后凸不足（hypokyphosis）很有用。棒的长度和坚强度要足以能维持其形状。骨质也要坚强足以能保持螺钉不致拔出。脊柱也要有一定的柔韧度能从后方矫正。本技术有时不宜用钛棒，因较不锈钢柔软以至于可能弯曲变形。

3. 局部去旋转 另外还有一种可供选用的复位技术是局部椎体去旋转。本技术是在棒已置于整体去旋转位置后使用。手法包括只在顶椎附近各段直接施加矫正力。先分别在邻近顶椎的 3~4 个节段上安置好钉、棒。去旋转只在弧度的凹侧进行。一旦完成矫正，拧紧螺钉帽，使椎体保持矫正后的位置。

4. 椎体直接去旋转 这一手法的概念与局部去旋转相同，但在具体手法上只用于某单一椎体。本技术逐渐缓慢加力求得节段性去旋转，与反复逐渐撑开和重复加压的手法相似。目的都是改善脊柱矢状面的力线。采用本法在去旋转时凹侧螺钉必须松开。椎体直接去旋转可能对其上、下的椎体的活动有利。操作次序可从头或尾端开始。稳定整个矫正器械更靠先拧紧头尾两端的螺钉。然后借助于在对侧的有螺钉的椎体上施加去旋转。一旦取得满意的矫正，则拧紧该螺钉。逐一在各节段用同法操作直到效果满意为止。本法对双侧已加棒后的病例可能效果不佳。

5. 特定造形棒去旋转 在一定限度内对棒的特定造形并在凸凹两侧的矢状面加之在顶椎施加去旋转力。典型的右凸侧后突不足或胸弧前凸病例，右凹侧的顶椎需要向后移位或旋转；而右凸侧椎体，需向前方旋转。从横向移动实现去旋转，左侧棒造形成为轻微过度后，右侧棒则有些后突不足。双侧节段椎弓根钉固定能有效地把矫正效果维持在椎体上。这种矫形的扭转力对矫正这个平面畸形有益。

6. 椎体直接横向移位 为矫正胸段弧度，单纯横向移位非常有效。本技术可在顶椎或邻近部的凹侧用椎板下钢丝或复位螺钉就能达到目的。在顶椎和邻近部位用 4~5 个复位螺钉既易于放棒也有助于矫形。横向移位的整复顺序是，首先将棒的远近两端置入钩内，但不要叩紧；然后将棒逐一沉入最近的固定钩或其他植入物内。最初螺钉帽保持松开状，加好套环以防止螺钉过早松开。最后，将棒置入最头端和尾端的植入物内，稍加叩紧。将棒预弯使之适合矢状面弧度而在冠状面上保持笔直状。此时可旋转棒以求矢状面和冠状面的矫形。逐个拧紧每一螺钉，也就是将脊柱拉向棒，从而达到矫正目的。结果是侧弯得到矫正，产生后方矢状面横向移位并显出脊柱后突。本技术的好处是可利用脊柱黏弹性缓慢矫形。还能将整复的外力均匀的散布到畸形的各个节段。螺钉既作为最终的植入物，又起到复位的工具，从而减少手术的额外的矫形器械。延伸的凸舌有助于将棒旋转到最后位置，而无需增加太大的外力。这还可防止棒过多弯曲变形。利用固定钩施行横向移位对僵硬的侧弯弧度效果较差。若用钛棒其效果同样也不太理想，原因已经在上文提出。术中应注意会有螺钉拔出的问题。一定程度上，可借助于脊柱的柔韧度、骨的坚强度，合理的矫正程度来防止。螺钉尽量选用粗而长的以及钻入椎体内的部位均有助于防止钉的拔出。

7. 原位预弯造形 合适的折弯器械，从冠状面和矢状面两个方向行原位造形能改善脊柱的力线。若在旋棒时，对造形是重建冠状外形的一个有用的技术。全部植入物都固定在棒上以后，矫正冠状面较矢状面更为有效。棒送入固定的植入物有困难时，从矢状面用原位弯棒器使棒卧入的

31

方法常很有用。矢状面弯棒器对弯出一个腰椎前突常很有用。无论用哪种技术，都要注意避免植入物灾难性的固定失灵。尤其是用固定钩作为脊柱固定物时更要当心。用钛棒时不宜用原位造形技术。因过度弯曲才能达到矫形所需，因而不切实际。本技术也不能用于矫正胸椎后突不足的病例（如为了加大胸椎中段后突）。

8. 悬臂技术　悬臂技术（cantilever technique）对矫正脊柱后突最为有用。然而对胸椎或腰椎过度后突也能从冠状面用悬臂技术矫正前突。针对这个类型的病例，可先安置凸侧棒。在这种情况下最好用双侧螺钉作为固定植入物。棒可从头端或尾端开始送入螺钉然后用悬臂手法逐渐将棒依次卧入钉槽。暂先稍加拧紧，接着可适当加压或撑开完成矫形，可直接拧紧螺钉帽。如果在冠状面上仍残留明显的畸形或旋转变形，可按前面描述的方法在安置第二根棒以前先行椎体间去旋转的操作。最后置入第二根棒并加拧紧。

9. 牵引　牵引在过去曾广泛使用，但目前已不作为常规的矫形方法。牵引可在术中或每个操作之间应用。在用器械矫正以前，可在前、后方松解的同时加以牵引。松解可分阶段进行，也可在手术开始时完成。对畸形严重的或对一期前、后重建不能耐受的病例，用牵引技术。术者应熟悉头环和牵引设备。手术小组成员均应警惕在牵引过程中有无出现神经功能障碍。牵引所用的重量不尽相同。这取决于患者的耐受情况、病变的部位、弧度的大小和病变的僵硬程度。患者诉颈部疼痛是牵引重量的极限要素。轮椅-头环牵引较平卧牵引法效果更好。但前者所需时间较长，必要的器材较多，更需要患者的合作。此外，选用时还应注意对松解术后脊柱的稳定性如何，患者对从床上转移到轮椅上是否会增加神经损伤的风险应予重视。

（张学军）

第二节　胸腔镜技术

一、经胸腔镜脊柱前路手术

胸腔镜是内镜的一种。从最早的膀胱镜到关节镜，再发展到腹腔镜都有如医师进入了患者的体腔直视病变，有助于诊断；再进展为有手术器械辅助完成治疗目的。脊柱前路手术学习曲线较长，因此应用不如后路手术广泛，但有其独特的应用价值：

1. 僵硬的重度脊柱侧凸矫正治疗过程中，能够通过松解前路带来更好的矫正效果。对大于80°以上且在反向侧弯位不能纠正到50%水平的侧弯畸形可以考虑行前路松解以增加柔韧性，而胸腔镜手术进行前路松解较传统开胸松解损伤更小。

2. 前路脊柱融合或前后路融合固定更加坚强稳定，能够有效防止发生曲轴现象。曲轴现象通常发生于脊柱尚有生长潜力的患者单独行后路融合术后。此外，发生假关节几率较高的患者（如患有神经纤维瘤病、马方综合征及接受过放射治疗的患者）也会从增加前路融合中受益。与试图单独采用后路固定方法不同的是，椎间盘切除术后所显露的大的松质骨面增加了融合的机会。如同开放手术一样，经胸腔镜脊柱前路松解及融合术的目的是获得广泛的松解、完整的椎间盘切除及最终获得坚固的椎间融合。

3. 经前路脊柱融合固定手术通常较后路手术能够减少融合固定节段，这能够减小融合手术对于整体脊柱生长的影响。在累及腰段的脊柱侧凸患者，节省融合固定腰椎能够保留腰椎活动度，从而提高手术后生活质量。

4. 经前路的生长引导手术。这类手术的理念是在脊柱侧凸凸侧进行临时固定，凹侧则能够正常生长，脊柱侧凸也随凹侧生长逐渐改善。待侧弯改善后，再去除凸侧的临时固定器械。这类手术最有代表的是经胸腔镜凸侧 tether 固定，在美国有一些报道其针对非重度特发性脊柱侧凸有一定疗效。但在我国尚无应用。

二、胸腔镜脊柱手术的前途

胸腔镜在儿童脊柱侧凸治疗中有着独特的作用，近年来随着新理念、新技术的进展，相关报道也肯定了其治疗效果。但也应该注意到其本身固定的风险和相对的缺点，如开胸手术对肺功能有一定影响,虽然能够在手术后逐渐恢复,但围手术期的呼吸系统疾病风险让骨科医生对其应用存在顾虑。另外其学习曲线较长,需要长期反复的操作练习才能逐渐熟练。早期应用过程中,手术时间会较后路手术明显延长,这也会增加手术相关风险。而最重要的是,今年来脊柱后路手术进展很快,尤其是脊柱后路截骨技术应用越来越广泛。这让临床医生进行治疗决策时,通常会选择更熟悉的后路手术。但前路手术独特的优点仍然应该得到承认,采用这项技术如能恰当地筛选患者并很好地实施手术,就比开胸前路手术或后路手术更有优点。然而要达到这一目标需要积累丰富的经验并具备正确的判断力。当然,经胸腔镜的椎间盘切除、椎间植骨融合及矫形固定等技术还在发展。这些进展将有可能缩短掌握这项技术所需的学习时间从而使这项技术的应用更加广泛。

(曹隽　陈诚豪)

第三节　椎体压缩骨折

一般来讲,小儿脊柱固有的黏弹性及其柔韧性可防止发生压缩骨折。随着小儿脊柱发育日趋成熟而更像成人脊柱,在青少年及大龄儿童中发生的脊柱损伤与成人损伤相仿。其中压缩及爆裂骨折越来越多见。在制订治疗计划时,必须考虑到患者的相对成熟度,畸形的程度,脊柱的不稳定性及是否存在脊髓损伤等各种因素。

压缩骨折是指椎体的前柱骨折变形而中柱完好无损的。多见于胸腰椎。正常的胸椎生理后突

和脊柱后方附件的高弹性使压缩骨折容易发生。前柱压缩多在 20% 以内且常波及数个椎体。压缩部位可波及终板,上方椎板多于下方,伤及椎体骨质早于椎间盘,经一段时间后楔形变可逐渐恢复。但若损伤了终板则无法塑形,此类骨折多较稳定,很少并发神经伤害。

Freancis Denis 提出的有关脊柱稳定性的三柱概念是正确诊断及治疗胸腰椎不稳定的基础。他将脊柱不稳定性分为三类(图 31-1,表 31-2)。

小儿比成人更容易耐受卧床休息及制动。因此,对小于 10° 的后突及丧失脊柱前柱高度不足 50% 的稳定的压缩骨折,可给以对症治疗。多数患者不需外固定且症状会在 1~2 周后消失。但应免体育至少一个月以防再损伤。有更明显损伤的或症状明显的患者须短期卧床休息然后配戴石膏床或支具 4~6 周,胸椎骨折采用胸腰骶(TLSO)支具,而腰椎骨折采用 Jewett 过伸支具。

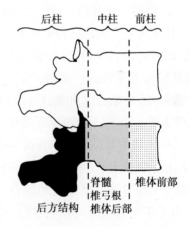

图 31-1　Denis 脊柱三柱概念

如果脊柱三柱中有一个以上断裂,则其稳定性受损

表 31-2　Denis 脊柱不稳定的分类

分类	不稳定类型	举例	风险	治疗
1 度	力学性的	严重地压缩骨折	进行性后突	佩戴伸直位支具
2 度	神经性的	韧带结构稳定的爆裂骨折,可能因受到轴向负荷而塌陷	神经损伤	手术使之稳定
3 度	力学及神经性的	不稳定爆裂型骨折,骨折 - 脱位	进行性移位及神经损伤	手术稳定减压

(郭东)

第四节　椎体爆裂骨折

爆裂骨折(burst fractures)是指对椎体施以巨大的轴向压力致椎体的终板骨折,椎间盘嵌入椎体。本骨折的定义还包括骨折波及椎体的前柱和中间柱;常有骨质向后突入椎管。此种骨折多发生在下胸椎,胸腰椎和腰椎。

爆裂骨折从力学上讲是不稳定的,由此可在伤后或治疗初期并发明显神经损伤。此外,还会因椎体骺板损害而逐渐发生脊柱后突畸形。受损的范围在最初的 X 线片上,甚至在 CT 和 MRI 影像上都很难明确。

邻近数个椎体压缩≥50%的病例会导致脊柱后突畸形,可能需行后方器械预防或矫治。压缩骨折可取保守治疗。大多数患者可舒适地穿戴胸腰伸直位支具(胸腰骶支具-TLSO)。

爆裂骨折多发生于青少年,治疗与成人相似。治疗无神经损伤的爆裂骨折,首先,要卧床一段时间,然后用石膏或波士顿支具固定 6~12 周。治疗要个体化,要考虑患者年龄、合并症、后突和前缘塌陷程度及椎管受累情况。通常,如果后突大于25°(椎体前缘如有塌陷超过 50%,则后突 15°以上)或椎管占位大于 50% 则不应再保守治疗。

保守治疗无效的爆裂骨折和骨折并脱位者可能需要前路或后路融合。一般首选后路进行复位、减压和固定,但有时需前路减压和融合。融合范围取决于患者年龄、损伤部位和程度。提倡短节段融合者认为这种方法对"正常"脊柱改变较小。但短节段融合使融合节段内应力增加,有发生矫正丢失和假关节的可能。

(郭东)

第五节　寰枢椎旋转移位

【定义】　寰枢椎旋转移位(atlantoaxial rotary displacement)是儿童时期发生斜颈的最常见的原因。该病以前被称为"寰枢椎旋转脱位""寰枢椎旋转畸形""寰枢椎旋转性半脱位""寰枢椎自发性脱位"等,其中以"寰枢椎旋转性半脱位"最常

用。但是,在有些颈椎活动受限的孩子,他们的寰枢关节活动范围正常。所以,采用"寰枢椎旋转移位"比较准确,因为它包括了该病的所有病理类型,从较轻的半脱位到完全脱位,从非常轻微的旋转脱位,到斜颈的固定畸形。如果旋转畸形持续存在,畸形固定,用"固定性寰枢椎旋转移位"命名更恰当。完全性的寰枢椎旋转脱位很少有人报告,因为此类患者不易存活。

【影像学检查】　颈椎正侧位 X 线片:正位片由于腭骨和牙齿的遮挡,不利于观察寰枢椎的关系。颈椎侧位片可见一侧侧块位于齿状突前方,C_1 后弓左右两侧不能重叠。

颈椎开口位片能够显示 C_1 和 C_2 之间的关系,但是,在不能够配合的儿童获取这种特殊位置的照片比较困难。另外,C_1 和 C_2 关系正常的孩子,如果照片子时头部倾斜,也会得到和寰枢椎旋转移位同样的片子,阅片时应当注意。

CT 扫描如果应用得当,对诊断非常有帮助,特别是三维重建图像(图 31-2)。CT 还能显示创伤患者在平片上无法检测到的细微骨折。为了排除姿势原因导致的假象,可以采用动态 CT 扫描。

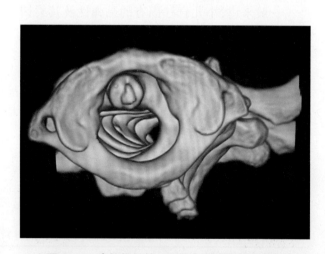

图 31-2　寰枢椎旋转移位的三维 CT 重建图像

MRI 扫描可作为补充检查,用于评估寰枢椎韧带的完整性及后颅窝、上颈部脊髓受压情况或病理改变。

【分类】　寰枢椎旋转移位可分为四类:第一类,寰枢椎只有简单的旋转固定,寰椎没有向前移位。第二类,寰枢椎旋转脱位,合并寰椎向前移位,

C_1 前弓与齿状突的距离为 3~5mm。第三类,寰枢椎旋转脱位,合并寰椎向前移位,C_1 前弓与齿状突的距离超过 5mm。第四类,寰枢椎旋转脱位,伴有寰椎向后移位,往往与齿状突骨折及先天性齿状突发育异常有关。关于寰椎前脱位,有人建议在大孩子和成人采用 3mm 的标准,在小孩子采用 4mm 的标准。颈椎的前曲和后伸侧位片可以用来判断是否存在寰枢椎前脱位,以及脱位的程度。

第一种类型的寰枢椎旋转移位在儿科最常见,没有什么危险,而且常常会自愈。第二种类型的寰枢椎旋转移位寰枢椎横韧带已发生断裂,常存在潜在的颈髓受压的危险。第三种和第四种类型的寰枢椎旋转移位比较少见,但是发生颈髓受压的危险更大,而且会发生猝死,所以处置起来要倍加小心。

【病因病理】　寰枢椎旋转移位的病因和病理解剖不很清楚。到目前为止,提出了几种机理,可由外伤、感染、先天性颅椎交界处畸形,甚至关节炎导致。骨折很少见,多发生于轻微的创伤,头部和颈部及咽部手术以后,或者上呼吸道感染之后,患者表现为斜颈及颈部活动受限。患侧的胸锁乳突肌有痉挛现象,以试图矫正歪斜的头部。这不同于先天性肌性斜颈,后者是因为胸锁乳突肌挛缩导致斜颈。发生在寰枢椎旋转移位的斜颈,如果持续存在,疼痛可能逐渐消失,但是畸形固定。久而久之,患者将出现斜头畸形以及患侧面部变短。

自发性的寰枢椎旋转性半脱位,常常是因为寰枢椎邻近软组织炎症导致,多发生在上呼吸道感染之后,也称之为 Grisel 综合征。咽、咽后间隙、牙周区、椎周区和枕下窦之间的静脉连接被认为是感染或炎性细胞因子在血液中传播的管道。所以,咽喉部的脓性分泌物可通过上述途径血行传播到上颈椎,这可以解释寰枢椎部位的充血性改变。颈部淋巴结炎可以刺激颈部肌肉痉挛收缩,再加上寰枢椎间韧带松弛(由于咽喉部炎症通过上述途径传播),容易发生寰枢椎脱位。这可以解释为什么寰枢椎旋转性半脱位容易复位。口腔和咽喉部手术以后,主要是扁桃体摘除术和腺样体切除术,术后的充血改变加速了炎症向咽椎静脉

的传播,所以头部和颈部手术以后也会发生寰枢椎旋转性半脱位。

【治疗】

1. 保守治疗　多数寰枢椎旋转移位可以自行痊愈,但是,也有少数病例,疼痛消失,斜颈仍然存在。根据症状持续存在的时间长短和畸形的程度,应选择不同的治疗。

如果发生寰枢椎旋转性半脱位的时间少于 1 周,可采用软性颈托制动保护 2 周左右,并密切随访。经过上述初步治疗,C_1 和 C_2 间的脱位未能复位,则需要住院牵引治疗,给予肌肉松弛剂和镇痛药。

如果寰枢椎旋转移位病史超过 3 周但不足 1 个月或经保守治疗 2 周症状无明显好转,需要立即住院治疗,给予颈椎牵引,肌肉松弛剂和镇痛药,是否复位需要观察临床症状,以及动态 CT 扫描证实。复位以后,如果没有发现寰椎向前移位,需用颈椎矫形器使颈椎制动并维持 6 周左右,以利韧带的炎症完全消失。

如果病史超过 1 个月,颈椎牵引(通常是 Halo 环颅骨牵引)可延长至 3 周,但是,这种情况的患者预后不佳。预后主要有两种结局:一种是经过牵引能够复位,但是解除颈椎制动以后,脱位易复发;另一种是脱位不能复位,成为固定斜颈畸形。

2. 手术治疗　假如畸形固定,尤其是发现寰椎前脱位,颈髓受到压迫,为了避免灾难性后果,需要手术治疗。手术主要是行 C_1、C_2 固定融合术。

手术指征有:出现神经症状并加重,寰椎脱位未能复位,畸形存在超过 3 个月,保守治疗以后脱位复发(复位以后至少固定 6 周,才能确认是否属于复发)。在手术融合之前,要先进行 Halo 环颅骨牵引数天,以使头颈部尽量保持中线位置,但是禁忌用暴力复位和手法复位。

手术以后患者需要用 Halo 支具或者背心固定,以维持矫正效果。手术的效果通常比较满意。

融合方法:前路手术:包括经口松解寰枢椎复位钢板固定(TARP)、前路经关节螺钉内固定术等。后路手术:包括早期的 Gallie 或 Brooks 的椎板下钢丝固定和植骨方法,用以融合和稳定寰枢关节,但并发症较多。目前最常见的手术方法为 C_1~C_2

经关节螺钉内固定, C_1 侧块螺钉及 C_2 椎弓根螺钉内固定, C_1 侧块螺钉及 C_2 椎板螺钉内固定。其中 C_1 侧块螺钉及 C_2 椎弓根螺钉内固定应用最多, 可使寰枢椎脱位得到复位且植骨融合效果良好, 并发症较少。

（李承鑫　刘虎）

第六节　脊柱结核

3~5 岁的小儿脊柱结核的发病率较高。如不及时治疗可并发截瘫。

【病理】　脊柱全长中的任何部位均可发病, 但以下胸椎和腰椎最为常见。病灶可波及 1~2 个椎体。多数情况是一个椎体破坏较重, 而其上下的椎体破坏轻微。椎体动脉来自肋间动脉或腰动脉。每条动脉分布到上一椎体的下半部和下一椎体的上半部。因此, 起病之初, 相邻的椎体及其之间的椎间盘同时受累。坏变的椎间盘常向溃破的椎体内疝入。破坏了的椎体塌陷, 脊柱出现后突成角畸形。一般是前后成角, 偶因椎体侧面破坏严重而向一侧成角。另外, 成角畸形多出现在胸椎, 腰椎多为短缩或腰生理前突消失。小儿脊柱结核静止后, 因后方附件照常生长, 畸形仍会发展。

脊柱结核的椎旁脓肿可沿前纵韧带上下蔓延, 并可向椎体前方破溃, 更多的是向侧方膨大而呈梭形或球状。

颈椎结核产生的脓肿可出现在颈后三角。高位颈椎结核可产生咽后壁脓肿。

胸椎的椎旁脓肿有时沿胸膜扩散, 宛如脓胸。偶尔胸椎的寒性脓肿可破入胸腔、食管或主动脉。局限在椎体后方的病变, 脓肿可向后扩大, 压迫脊髓的血运。胸椎结核除可产生椎旁脓肿外, 还能穿过膈肌产生腰大肌脓肿。X 线片有如蝴蝶状。

腰椎结核的脓肿可沿腰大肌鞘向下经股骨小转子到大腿, 甚至远及踝部。有的腰椎结核脓肿可出现在腰部侧后面的腰三角处, 个别沿骶椎前方进骨盆。

【临床表现】　小儿脊柱结核起病缓慢, 常有烦躁、食欲减退和低热。局部会有轻度疼痛以及脊柱活动受限。患者拾物时呈下蹲姿势。依病变的部位, 疼痛可向胸、腹和下肢放散。

少数患者起病较急, 有高热、疼痛和全身不适。个别病例开始就有下肢肌无力的早期截瘫。

临床检查病变部位的脊柱活动受限。随椎体破坏, 可见脊柱后突成角畸形。脊柱活动受限的原因主要是肌肉痉挛。病灶部的活动超过肌肉痉挛的保护能力, 患者则感疼痛。病变部位有时可查出叩痛和压痛。颈椎结核应检查咽后壁和颈后三角, 胸椎结核要注意胸壁有无脓肿, 腰椎结核要仔细检查是否有腹部、髂窝和臀部肿物。对每个病例都应作神经系检查以期及早发现截瘫。

【X 线检查】　脊柱结核的早期, 侧位 X 线片上只有椎间隙变窄以及邻近的椎体的骨质稀疏。断层造影可能发现椎体有破坏腐蚀。晚期病例看到的椎体破溃, 边缘不规则以及椎旁脓肿均有利于诊断。腰椎结核脓肿可使腰大肌阴影消失。

椎体的低毒性化脓感染, 沙门杆菌以及布鲁氏菌感染在 X 线片上均易与脊柱结核混淆。嗜伊红肉芽肿引起的椎体塌陷不影响椎间隙的宽度, 且为单一椎体病变。先天性半椎体畸形并发截瘫, 也易误诊为脊柱结核。大儿童、青年性驼背和椎体的间盘疝也应注意与脊柱结核鉴别。

【治疗】　有如任何骨、关节结核一样, 脊柱结核并发其他部位结核病变的占 40%。对此, 除及早采用抗结核药物外, 还应注意加强全面护理。对脊柱尚稳定的、没有神经系并发症的脊柱结核, 或可用抗结核药加不负重制动等保守治疗, 或选用彻底手术清除病灶并加植骨。经大组病例观察对比, 用 2~3 种抗结核药物加不负重制动的保守治疗与清除脓肿和死骨的手术二者疗效近似。彻底清除病灶加植骨可缩短疗程, 其效果胜过保守疗法。

早期脊柱结核有条件入院治疗的, 经保守治疗确可使病变愈合, 血沉恢复正常, 不发生神经并发症而且脊柱也无明显畸形。

椎体破坏严重, 脊柱丧失稳定性的病例宜选手术治疗。彻底搔刮清除椎旁脓肿, 切除死骨和可疑的病骨, 摘除坏死的椎间盘可收肯定疗效。

第 1~2 颈椎结核的咽后壁脓肿可经口腔作病

灶清除。低位颈椎结核可经颈前三角沿胸锁乳突肌作切口,断肩胛舌骨肌,向前推开甲状腺,清除病灶。用此切口可清除颈椎3至胸椎1~2的病变。

胸椎3~4结核的手术显露困难。近来主张在颈前正中作纵切口向下延长纵劈胸骨的途径进入病灶。胸椎4以下可作椎旁切口,切除相应的2~4个横突和一段肋骨,沿胸膜外途径清除病灶,也可经胸腔直达病变的椎体。

腰椎结核可经下腹部侧方或前方切口,腹膜外途径作病灶清除术。腰骶椎病变宜采左侧前下腹壁斜切口,经腹膜外到达病灶。

手术后,颈椎和上胸椎结核要用石膏背心制动2~4个月。胸腰椎结核只需卧床休养3个月。

脊柱结核彻底清除病灶后,加用前路植骨效果较好。破坏严重或病变位于颈胸段或胸腰段交界处的病例,宜探用前后方联合植骨。植骨融合或病变稳定有骨性连接者,脊柱畸形不再发展。然而,穿背心支具的方法并不能防止畸形。

关于脊柱结核引起的严重后突畸形,可以用头环骨盆牵引治疗。矫形的目的是防止截瘫和心肺功能受损。手术只能矫正脊柱原有角度的1/4,切莫以彻底矫形为主要目标,否则可能并发截瘫。

截瘫是脊柱结核的严重并发症,发生率约为10%。胸椎病变较易出现截瘫。颈椎结核可并发四肢瘫。上部腰椎结核偶可并发马尾神经麻痹。

在抗结核药和彻底手术以前的年代,脊柱结核并发截瘫的死亡率高达20%。存活的患者中有30%的病例成为永久性残疾。目前,本症的死亡率已降到8%,而且可使75%以上的截瘫恢复功能。

过去习惯将脊柱结核并发的截瘫分为两大类。发病初期并发的截瘫或晚期脊柱结核,以及病灶似已控制而发生的截瘫。认为发病初期的截瘫可能系病灶内的干酪样坏死物质、脓肿、异位的坏死椎间盘、结核性肉芽组织和椎体的骨嵴压迫的结果。因此缓解压力后预后较好。晚期病例并发的截瘫多系硬脊膜炎所致,故疗效很难满意。但是,经验证明,早期截瘫并不都能自行缓解;而晚期截瘫大约有半数左右的病例确能缓解。因此,不少人认为截瘫的原因系炎症和机械两种混合因

素。进而提出早期截瘫的原因以炎症为主;晚期截瘫的原因以机械因素为主。然而,近年来对上述看法已不太重视。理由是临床和X线片上均不能辨断某一具体病例适于保守或手术治疗。目前,一般主张脊柱结核不论处于哪一阶段,凡能手术减压的还是以手术为好。晚期截瘫椎管多已狭窄,脊髓有些缩紧。因此成角畸形稍有加重或炎症肿物稍有加大就会造成脊髓某一平面的血管完全封闭。手术对此还能有一定作用。

脊椎结核的早期截瘫应手术减压。截瘫时间越久,越应抓紧手术。患者一般情况差的也不宜作为拖延手术的理由。

手术途径有两个:①经胸途径的优点是显露充分,能清除病灶和彻底减压并同时进行前路植骨。缺点是肺部有粘连,易受损伤,术中污染胸腔的机会较多;对麻醉和术后护理要求较高。总之,手术危险较大,故应根据手术经验和医疗条件选定。②胸膜外前外侧途径减压的优点是不用打开胸腔,对严重后突畸形的病例尤为适用。这种手术的缺点是显露不够理想。

无论哪种手术途径,术后均需制动半年。

(张学军 冯磊)

第七节 颅底凹陷

本病变罕见但已知是先天性成骨不全的并发症之一。有学者报告在47例先天性成骨不全患者的X线片上出现颅底凹陷的有10例。推论发病系病理骨软化,致枕骨大孔向后颅窝内陷,随之上颈椎向凹陷部移位。如此可造成脑干受压和妨碍脑脊液的循环。结果可出现一系列临床症状,包括头痛、面部痉挛、麻木以及吞咽困难和语言、呼吸压抑。部分患者表现有上肢或下肢力弱。

诊断全靠X线片,但因缺乏枕骨大孔部位的X线明确的标志而时遇困难。CT、MRI显示上颈椎和脑干有助于临床确诊。当先天性成骨不全有神经并发症时应想到颅底凹陷的诊断。

后方减压术可使症状短期缓解,有学者建议依畸形的病理生理改变,有时需经口腔行前方减

压和后方融合(包括枕骨、颈椎甚至上胸椎)。

(李承鑫)

第八节　短颈畸形

【定义】　短颈畸形(Klippel-Feil syndrome)又称颈椎先天性融合。本畸形少见,系颈椎两节以上的先天性融合。

　　典型临床表现为颈短、颈部活动受限和后发际低。此三联征还有时并发先天性生殖泌尿、心肺和神经系统发育异常。

【病因】　本畸形为3~8周时胚胎脊柱分节不良所致,发病率为1/42 000~1/40 000。近年发现颈椎畸形常与 GDF6、GDF3 及 Homeobox 基因异常有关。有时同一家族中发现几个病例,女性稍多见。

【临床表现和并发畸形】　疼痛、神经症状和颈椎活动受限是短颈综合征的最常见的临床表现。

　　颈椎 2~3 节融合多为偶然发现的。波及颈椎多节段的,表现为短颈,颈胸靠近,后发际低,颈椎活动明显受限。颈前屈后伸主要是枕骨和寰椎之间的动作,因之较侧方活动受限轻。颈部两侧可有皮蹼,上自乳突下至肩峰。皮蹼使颈部外观增宽。皮蹼包括皮肤、皮下组织,其中有时有肌肉。

　　一些患者表现为无痛性斜颈,有的可能是胸锁乳突肌挛缩,有的是骨性畸形所致。斜颈伴面部不对称,并发先天性高肩胛的也不少见。约有60%的短颈畸形患者并发先天性脊柱侧凸。另外,还可并发其他肌肉骨骼畸形如颈肋、肋骨融合、肋椎关节异常、并指、拇指发育不良、赘生指、腭裂、胸大肌发育不良、上肢半侧萎缩、马蹄内翻足和枢椎发育不全等。

　　30%的患者可并发肾脏畸形,常见的畸形有肾发育不全、马蹄肾、肾盂积水、肾异位等。静脉肾盂造影对短颈畸形患者十分重要,本病首例报告即死于肾脏疾病和尿毒症而不是神经并发症。

　　短颈并发心血管畸形的约占4.2%,其中室间隔缺损最为常见。

　　30%并发耳聋的患者可有讲话和发音障碍。

　　有的患者出现协同性自动运动(synkinesia)障碍,如患者不能独立活动双手。

　　神经症状系因脊髓或神经根受压所致,可并发面神经麻痹、腹直肌麻痹、眼睑下垂等。

【影像学检查】　X线片对本病确诊和了解畸形范围都很重要,并可发现脊柱侧凸及半椎体等脊柱畸形。由于枕骨和下颌的重叠可使颈椎观察不清。为此,有的需行体层摄影术(laminagraphy)或 CT 检查。椎体变扁而宽,椎间盘变窄甚至消失。同时颈椎有脊柱裂的非常多见。

　　侧位颈椎前屈后伸 X 线片可显示颈椎的不稳程度和融合范围,其表现主要是 2 个及以上颈椎节段的融合,可以是椎体融合,也可是附件融合,呈连续性或跳跃性。

　　MRI 对有神经功能缺陷的患者有提示作用,能更好地了解脊髓、椎间盘间隙、神经根、韧带及软组织情况,并能显示其他脊髓异常,如 Chiari 畸形和脊髓纵裂。

【治疗】　对于有持续性疼痛、脊髓病、新发肌肉群无力和脊柱不稳定的患者应考虑手术治疗。

　　对颈椎不稳的要融合颈椎,手术可根据情况行颈前或颈后入路。年幼患者椎板后方融合较椎体融合更简便、安全。在某些严重畸形的情况下,也可以采用前后联合入路。有神经症状的,可选择枕骨后和 C_1~C_2 椎板切除或经口行齿状突切除术。Z 字成形术松解颈蹼的皮肤、筋膜和肌肉。术后有时可改善外观和活动范围。

(李承鑫　刘虎)

第九节　先天性肌性斜颈

【定义】　颈部胸锁乳突肌先天性变性挛缩导致的斜颈,表现为头和颈的不对称畸形。

【一般情况】　发病率不详。是最常见的先天性无痛性斜颈。多为单侧受累,双侧罕见。颈部其他肌肉挛缩导致的斜颈极罕见。

【病因】　虽然早在 1749 年就有了此病的首次报道,但肌性斜颈的病因仍不确定。

　　1. 胎儿位置异常学说　患者胸锁乳突肌的变化很像间室综合征的病理改变。引起这样病变的原因多考虑与子宫内的环境有关。多见于高龄初产妇和臀位产新生儿。通常认为胎儿颈部在子宫内已经出现扭转,此种姿势又因子宫内体位限制而不能缓解直至分娩,因此导致肌肉的缺血、水肿乃至纤维化病变,致使起于乳突止于胸骨和锁骨的胸锁乳突肌(SCM)挛缩而发生斜颈。还有证据表明继发于副神经受压的胸锁乳突肌的持续去神经化可以加重肌肉的纤维化;先天性肌性斜颈患者中,同时发生先天性髋脱位和足畸形的几率增高;这些都支持了子宫内受压的致病学说。

2. 产伤或难产　分娩过程中的产伤或难产可产生胸锁乳突肌的局部损伤而发生斜颈。但手术标本的镜下检查从未见到有出血和含铁血黄素,故不支持肌肉纤维化系外伤后的反应。

【症状】　生后数周内被家长发现颈部有一肿块,半岁后多表现为患侧颈部紧张的条索伴斜颈。斜颈的临床表现不一,可以是简单的头偏、轻度的旋转伴少许活动受限,也可以是严重的斜头畸形(婴儿的睡眠姿势可以加重这一畸形)。年长的斜颈患者会因为同侧肩部的显著抬高而表现出脊柱侧凸。

【体征】　患侧胸锁乳突肌的中或下部可见及一梭形肿块。肿块边界清晰,质硬,无皮肤红、热,无压痛,不活动。多数肿块逐渐缩小,半年后消失成一紧张的条索。头部向患侧倾斜,下颏旋向对侧。颈部向患侧旋转和向对侧倾斜均受限制。如果年幼时不治疗,3 个月后逐渐出现面部和头部继发性畸形。面部不对称,患侧面部变短。两眼和两耳不在同一平面。尽管有部分病人没有胸锁乳突肌包块史,但绝大多数病人在婴儿期后出现肌肉挛缩。

畸形如不矫正,患侧软组织随生长发育而缩短。颈部深筋膜增厚并紧缩。颈动脉鞘及鞘内的血管也变短。此时即使松解挛缩的胸锁乳突肌以后,上述后果又变成斜颈的原因,使畸形纠正不满意。

双侧性斜颈罕见,颈部在中线显得缩短,下颏抬起,面部向上倾斜。

【辅助检查】　可行 B 超检查明确肿块部位及性质。

【诊断】　无痛性斜颈。早期胸锁乳突肌肿块,

以后呈索条状挛缩;晚期有头面部畸形,诊断并无困难。

【鉴别诊断】　先天性肌性斜颈表现不典型(颈部包块或紧张条索不明显)的或颈部出现疼痛的应考虑其他罕见原因导致的斜颈。

1. 神经性斜颈　如后颅凹肿瘤、阿 - 奇畸形、脊髓空洞和婴儿阵发性斜颈,常同时有运动功能障碍、反射异常、颅内压升高或 MRI 显示脑干位置下降。此外,颈部运动时受限伴有疼痛、斜视、眼球震颤、眼外肌麻痹、肌体僵硬,过度兴奋等均为颅内病变的重要体征。

婴儿阵发性斜颈可能为前庭功能障碍所致,女孩多见,年龄多小于 2 岁,所谓的阵发,可从数分钟到全天发作。除斜颈外,可伴有躯干倾斜,眼球偏斜。更为突出的是颈部倾斜的方向左右可以变化。本病可能因前庭功能障碍导致的偏头痛诱发斜颈。本病可自愈,不需特殊治疗。

2. 炎症性斜颈　浅在的颈部淋巴结炎,深部的椎体骨髓炎及颈椎结核引起胸锁乳突肌痉挛致斜颈,青少年类风湿关节炎融蚀齿状突,多有相应的炎症表现;以及 Sandifer 综合征。本综合征的主要表现为食管胃反流、头颈位置异常。患者呕吐、体重不增、反复发作呼吸道感染,也可见于脑瘫,一旦反流治愈,斜颈消失。

3. 眼性斜颈　多为先天性斜视,眼球外上方肌肉麻痹致斜颈。通常在生后 9 个月以后,患者能坐稳后才能诊断,因斜视或复视企图自我纠正始出现斜颈症状。矫正眼肌失衡后,斜视消失。

4. 骨性斜颈　如先天性短颈综合征,半椎体,除颈部姿势异常,还有颈部活动明显受限。此外,短颈综合征后发际低,颈两侧皮蹼等也同时存在。拍颈椎 X 线片或 CT 可明确诊断。

5. 外伤　颈椎损伤(骨折或旋转性半脱位),锁骨骨折,均可表现为斜颈,根据病史拍 X 线片或 CT 可明确诊断。

【治疗】

1. 保守治疗　从畸形的相反方向喂水、喂奶和用玩具诱导做旋转和后伸颈部的"生活矫正"。

指导家长牵拉挛缩的胸锁乳突肌的方法,轻柔地将患者下颌转向同侧肩部,同时将患者头部

31

倒向对侧肩部。

2. 手术治疗　国外有报道肌性斜颈患者在2岁左右紧张的胸锁乳突肌可逐渐自然消散,自愈率可达90%,因此建议手术治疗推迟至学龄前患者。我国一般建议1岁后手术。依患者年龄、肌肉挛缩的程度,手术可分为:胸锁乳突肌下端松解;上下两端松解和下端延长成形术。乳突端松解时要注意防止面神经损伤。单纯下端松解的可造成肌肉回缩后形成的凹陷、手术还会造成颈部切口的瘢痕。颈部正常 V 字形轮廓丧失。

【预后】　多数良好。个别患者因手术松解不彻底或术后功能锻炼不满意而复发,需再次手术矫正。

(祁新禹)

第十节　先天性脊柱侧凸后凸畸形

先天性脊柱侧凸的发病率约为1‰,是小儿骨科和儿童脊柱外科的治疗难点之一。经过长期的基础研究和临床实践对其病因,分类和治疗方面有了一些进展。

【病因】　试验研究表明孕期接触有毒物质,例如 CO,可导致胎儿发生先天性脊柱侧凸。母亲孕期患有糖尿病或者服用抗癫痫药也有可能导致孩子发生先天性脊柱畸形。近年来我国和国际学者陆续发现了多个先天性脊柱侧凸的致病基因,但基因学说目前尚不能解释所有先天性脊柱侧凸的发病,还需要进一步研究。现在通过 MRI 或者超声检查可以在胎儿时期发现孩子是否患有先天性脊柱畸形,但是由于胎儿解剖结构较小以及脊柱的发育特点,其诊断准确性通常不高。

【分类】　先天性脊柱侧凸的椎体畸形分为:椎体形成不良、椎体分节不良和两者的混合型三种类型。

完全椎体形成不良的椎体成为半椎体,它只有一个椎弓根。不完全椎体形成不良的椎体为楔形椎,它有两个椎弓根,只是两侧椎体不对称。椎体形成不良根据其和邻近上下椎体的连接关系,又可分为骨性连接和椎间盘连接。椎体形成不良导致脊柱生长失去平衡,在半椎体的邻近椎体对侧还存在一个半椎体,该现象称为"半椎体异构(hemimetameric shift)"。

椎体分节不良是指椎体和邻近椎体(或上或下),有骨性融合。部分分节不良的椎体的典型表现是两个或者多个椎体间出现骨桥,限制了患侧椎体的生长发育。完全分节不良的典型表现是大块椎体,即两个椎体之间椎间盘消失,而融合成一个大个椎体。

有的情况下,在半椎体的对侧同时存在骨桥,这是先天性脊柱侧凸加重的最严重的结构。

混合型先天性脊柱侧凸,即既有椎体形成不良,又有椎体分节不良,这种病例又常常存在肋骨的畸形,肋骨融合,肋骨缺如等,因此造成胸廓发育不良和肺脏发育受限。混合型先天性脊柱侧凸的预后,治疗最为困难。

近年来,也有学者提出目前的分类方法过于简单,要从基于 CT 的三维层面对先天性脊柱侧凸进行分类,以更好的帮助诊断和治疗。但目前尚无学术界统一认可的分类方法。

【伴发畸形】　先天性脊柱畸形常合并其他系统畸形,其原因是基于胚胎学的基础。Neidhardt 及其同事提出了基于早期胚胎中胚层分化过程中受到致畸因素的作用导致畸形的假说,从而试图解释分化来源于中胚层组织的畸形成因。这也可以为先天性脊柱侧凸合并其他畸形,尤其是来源于同是中胚层,且分化时期相近的泌尿生殖系统畸形、呼吸系统畸形和心脏畸形提供胚胎学基础。

先天性脊柱畸形可合并的畸形包括中枢神经系统、消化系统、呼吸系统、心血管系统、骨骼与肌肉(运动)系统、泌尿生殖系统等,种类较多。关于先天性脊柱畸形合并各系统畸形的发病率,较高的主要为以下三类:神经系统畸形(18%~58%)、泌尿系统畸形(18%~34%)、肋骨及胸壁畸形(19%)。

首都医科大学附属北京儿童医院从 2003 年 3 月至 2008 年 11 月入院治疗的 425 例先天性脊柱畸形患者,其中 284 例并发其他系统畸形,合并畸形总数共计 494 例次。并发泌尿生殖系畸形共计 50 例,泌尿生殖系统畸形例数共计 67 例,发生率为 11.8%(50/425),孤立肾最常见,约占全部泌尿生殖系统畸形的 26.9%,其次为肾发育不良(17.9%),

马蹄融合肾(14.9%),肾输尿管重复畸形(11.9%),肾脏异位(9.0%),输尿管梗阻(7.5%)。

由于先天性脊柱侧凸合并较多的先天性畸形,所以,术前评估至关重要,建议将腹部超声检查,心脏彩超检查,脊柱 CT 和 MRI 检查,肺功能检查等列为常规检查项目。

在所有伴发畸形中,需要格外注意神经系统畸形。这一方面是由于其伴发比例较高,另一方面是很多神经系统畸形会在脊柱矫正手术过程中造成脊髓牵拉从而出现神经症状。如存在骨棘的脊髓纵裂畸形,小脑扁桃体下疝畸形以及脊髓栓系畸形等。部分患者甚至在手术前就已经存在神经系统畸形。这时骨科医生需要格外小心,在制定治疗决策时要充分咨询和听取神经外科医生的意见,在保证安全的基础上进行脊柱侧凸矫正。

【胸廓功能不全综合征(thoracic insufficiency syndrome,TIS)】 系指胸廓由于发育受限导致容量下降,以致不能支持正常的呼吸功能及肺脏的发育所引起的一种病理状态。先天性脊柱侧凸由于脊柱弯曲或合并肋骨融合导致单侧或全胸廓容量下降、发育受限,严重者可引起此病。Boffa 等在1984 年曾有过描述。本病需对患者的病史、体征、影像学及实验室检查结果综合分析做出诊断,目前此病的治疗仍存在一定困难。

Cambpell 将胸廓容量下降分为以下几类。Ⅰ型为肋骨缺如合并脊柱侧凸,表现为单侧胸腔发育不全,同侧肺塌陷导致肺容量下降;Ⅱ型为并肋合并脊柱侧凸,同样表现为单侧胸廓发育不全;Ⅲa型为胸腔短缩型,表现为全胸廓发育不良,胸廓高度减小使得肺脏纵向受压,全胸腔容量下降;Ⅲb型表现为胸腔横向受压,表现为全胸廓发育不良,肋骨畸形使得肺侧方受到压缩,导致全胸廓容量下降。

【降低手术治疗风险的原则】 先天性脊柱侧凸患者脊柱和椎体本身的复杂性,以及合并畸形的多样性,尤其是合并较多的中枢神经系统畸形,因此,先天性脊柱侧凸的手术风险远高于其他类型脊柱侧凸。如何降低手术风险是先天性脊柱侧凸的重点和难点。

早期干预,减缓和控制先天性脊柱侧凸的加重进度,是降低手术风险的主要方法。针对先天性脊柱侧凸的非手术治疗,可以选择系列石膏矫正、支具和牵引治疗。系列石膏与支具的交替使用能够拖延小年龄先天性脊柱侧凸的手术时间,为将来进行截骨矫正奠定基础。首都医科大学附属北京儿童医院观察了一组先天性脊柱侧凸患者共8例,其侧弯 Cobb 角平均58.5°,经过平均5.4次,共 15 个月的系列石膏矫正,其侧弯降低至48.5°。部分患者改为支具后继续随访,平均延迟了手术21 个月。牵引治疗主要应用在手术校正前降低侧弯角度,需要指出的是针对僵硬的先天性脊柱侧凸,牵引通常很难减小结构性主弧,但能够减小没有先天畸形的代偿弧弯度,此外牵引能够改善患者肺功能,也能降低手术过程中的神经系统症状发生率。

降低手术过程中的风险包括以下几点:

1. 手术治疗是一个团队合作,需要手术医生,麻醉师,手术护士,巡视护士以及脊髓监测师等相关人员通力合作,随时相互通报信息并根据情况对操作或治疗作出调整,以降低风险。

2. 手术当中减少脊柱或脊髓拉长的操作,尽量采用使脊柱或脊髓短缩的方法或操作。

3. 手术剥离和置钉过程中可适当降低血压以控制出血。术中采用控制性低血压,应当严密监测脊髓的血供情况,尤其是在进行矫形手术操作时,避免低血压可能对脊髓血供的减少情况的发生。有学者提出进行矫形过程中,需要适当进行升血压以保护脊髓供血。

4. 脊柱畸形矫形手术中运动和感觉诱发电位的监测是必须的,对可疑阳性波形的出现,应当结合术中唤醒试验。大年龄的先天性脊柱侧凸患者术中唤醒试验比较容易进行,难点在于那些年龄小,合作困难的孩子。但是,术中脊髓功能监测只局限于手术中对脊髓功能的评价,有些病例可以发生迟发型脊髓功能障碍,最长的可以为术后 72小时,所以术后的脊髓功能观察同样重要。

【半椎体切除术】 孤立的半椎体会导致脊柱侧凸进展和躯干失平衡,因此此类半椎体需要手术切除。历史上曾针对半椎体患者进行原位融合或凸侧骨骺阻滞手术,其治疗效果均不理想目前已经淘汰。后出现了前后路联合半椎体切除术。

前后路联合方法切除半椎体，是环周显露半椎体，可以将半椎体和邻近椎间盘一同切除。优点是半椎体切除完全，术野显露良好，手术比较安全。缺点是前后路显露，需要开胸，胸腹联合或腹膜外手术操作，手术打击大，手术时间长，术中需要孩子改变体位。

随着后路手术技巧的发展，出现了一期后路行半椎体切除，钉棒器械矫形并植骨融合。在这类手术刚开始出现时，切除半椎体通常选择"蛋壳技术"。这是通过半椎体的椎弓根从后路将半椎体刮除，残留下一个椎体的空壳后加压闭合。但这种术式存在显露不完全，半椎体附属的椎间盘切除不彻底，术后难以充分融合。目前切除半椎体通常需要切断与椎体连接的肋骨头2cm（胸椎半椎体），切除半椎体椎板，暴露椎弓根，沿着骨面分离椎弓根周围软组织，切除椎弓根后继续线路椎体，挂除椎体并切除半椎体远近端椎间盘，一直显露到骨面。这样才能保证充分矫形后的可靠融合。由于目前超声骨刀和止血材料的广泛应用，使得半椎体切除操作更加安全高效。

针对半椎体切除术融合固定的节段，总的原则是在保证稳定的基础上尽量减小固定节段。半椎体上下各一个节段固定显然对脊柱生长和活动的影响更小，但这可能造成椎弓根钉切割移位或交接部后突等风险。针对这种风险，可以采用椎板钩棒加强及"三棒"技术。而对于椎弓根发育较差或合并后突的患者，应适当延长融合固定节段（资源45）。

资源45
半椎体手术

【脊柱非融合技术】 畸形严重，发育未成熟儿童的进展性脊柱侧凸，治疗面临着许多困难。直接进行截骨矫形虽然能够矫正畸形，但也会造成日后脊柱和胸廓发育受限，甚至造成医源性胸廓功能不全综合征。针对此，旨在控制脊柱侧凸进展同时，保留脊柱生长的一大类"非融合"手术方法得到了临床的广泛应用。其中最有代表性的就是生长棒技术。此外，针对TIS患者的VEPTR技术也被发明出来。除了这两类手术，也有学者提出了在顶椎区域固定，远近端钉棒滑动延长的

Shilla技术，但其治疗效果尚有待验证。

【生长棒技术（growing rod techniques）】 可以在纵轴上提供持续撑开力量，矫正脊柱侧凸，既能保持脊柱的生长发育，又能为肺脏的发育提供空间，到达脊柱融合手术年龄后，脊柱侧凸相对变轻，矫正难度降低，风险降低，矫正效果提高。生长棒技术又分为单侧生长棒和双侧生长棒。

Harrington于1962年最早介绍了生长棒技术，该方法为日后生长棒技术的的完善提供了基础和宝贵的经验。Moe随后对其进行了改进，用于治疗进行性加重的儿童脊柱侧凸，并将其称为"皮下棒（subcutaneous rods）"，并于1978年在脊柱侧凸研究协会作了报告。但基于其治疗理念和特点，"生长棒"这个称呼更加准确和形象。在历史上，骨科学界对于生长棒的应用方法，经历了从单侧生长棒到双侧生长棒的变迁。首都医科大学附属北京儿童医院骨科也经历了这个过程。虽然目前我国乃至世界上仍然有专家宣称单侧生长棒的效果更好，但总体上采用双侧生长棒治疗儿童生长过程中的脊柱侧凸也成为共识。

生长棒的治疗理念是在脊柱侧凸的两端（通常跨越端椎）分别用器械锚定，旷置其间的顶椎区域，这部分椎板也避免剥离显露以避免自发融合。锚定器械通常选择椎弓根钉，但针对近端椎体，如果存在椎弓根发育不良也可以使用椎板钩。远近端锚定器械分别置棒，远近端棒重叠的部分采用连接器进行连接。连接器可以是纵向连接的"生长阀"，但更多见的是横向连接的"多米诺"连接器。在首次置入生长棒系统后，定期进行再撑开手术，文献报道撑开间隔从4个月至18个月不等，首都医科大学附属北京儿童医院骨科常采用9个月至1年间隔进行撑开，每次撑开根据生长棒跨越的节段范围以及患者年龄从0.5cm到1.5cm不等。在间断进行撑开过程中，脊柱侧凸畸形得到控制和部分矫正，而脊柱也能够继续生长。经历多次再撑开手术的患者到达骨骼成熟后，再根据患者情况进行顶椎区域截骨矫正，从而进一步矫正畸形。

在置入生长棒时，除了需要矫正冠状面畸形，也要考虑脊柱矢状面生理曲度以及异常后突情况。留置多米诺连接器要选择皮下脂肪厚的部位，

以避免压伤。针对营养状况差,皮下脂肪少的患者,需要在术前加强营养。

需要指出的是,由于生长棒系统结构上跨越的脊柱节段范围较大,而整个治疗过程跨越的时间范围较长,在治疗过程中儿童由于天性也在频繁的进行活动,其并发症比例较高。最常见的就是器械并发症,包括棒断裂、椎弓根钉切割移位等、皮肤压伤、感染等问题也不罕见。有文献报道生长棒技术并发症随时间逐渐增加,器械并发症发生率超过 100%。即每个患者在治疗过程中都至少出现一次器械问题。因此,在手术前需要谨慎决策,治疗过程中也定期检查,每次再撑开手术后也需要通过 X 线机确认钉棒位置,避免或减小并发症的影响。

除了传统的生长棒系统,欧美在近年还出现了基于磁力系统的自动撑开生长棒系统,其再撑开不需要手术切开,可以在门诊通过磁控进行。由于可以更加频繁地少量多次撑开,很多学者乐观地预估其治疗效果。但其疗效目前尚缺乏长期研究。另外由于其高昂的价格也限制了应用。

【VEPTR 技术】　由于 TIS 的基本病理改变是基于胸廓容积的受限,合并融合肋骨的先天性脊柱侧凸以及其他的幼年发病的脊柱侧凸均可能造成 TIS。一些胸段脊柱侧凸在早期行后路脊柱融合术的患者,胸椎进一步生长受限,减小了胸廓的高度,也会导致 TIS。肺脏的发育主要在 8 岁以前,肺泡的分化更是在 2 岁以前就会结束。因此,在患者早期采取治疗措施扩大胸廓容积就能明显改善预后。

基于上述想法,Campbell 等于 1987 年在治疗一例先天性脊柱侧凸连枷胸的婴儿时使用斯氏针和硅胶板等改善单侧胸廓容积减小的问题。为进一步治疗这类患者,Campbell 等更是在 1989 年发明了一种特制的纵向可撑开钛制肋骨假体(vertical expandable prosthetic titanium rib,VEPTR),通过纵向撑开并固定一侧的肋骨来改善并提高单侧的胸廓容积,从而为肺脏的生长提供了空间,改善了预后。同时头尾两侧肋骨在撑开的作用下将力传导至脊柱,也能在一定程度上间接改善脊柱侧凸的情况(图 31-3)。

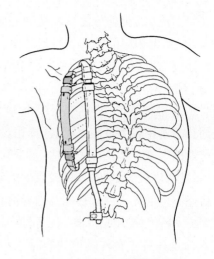

图 31-3　VEPTR 器械示意图

【器械置入矫形和脊柱融合术】　对于椎体分节相对较好,存在一定程度的脊柱柔韧性,脊柱侧凸弧度不是特别严重的病例可以采用经典的脊柱后路器械置入矫形及脊柱融合术。在采用术中脊髓功能监测的条件下,以及手术医生良好的手术技巧,可以保证此类先天性脊柱侧凸矫形手术的安全性。

需要做脊柱前路松解融合手术的情况有两种:其一是脊柱 X 线平片显示存在发育良好的椎间盘,患者有较大的生长发育潜能,这类患者单纯后路手术有可能产生曲轴现象,所以行脊柱前路手术,切除椎间盘,将脊柱前路融合。可以通过开胸手术或者胸腔镜手术进行脊柱前路椎间盘切除和椎体融合。其二是患者侧弯弧度中等大小,左右侧屈像显示脊柱柔韧性较差,这类患者需要前路手术松解,以增加矫正效果和降低手术风险。

对于那些非常严重的先天性脊柱侧凸的治疗始终是对脊柱外科医生的挑战,整个治疗过程充满危险。现在有几种方法在临床应用:脊柱截骨手术,分期手术,牵引手术等等。需要根据患者的年龄,侧弯的部位,侧弯的弧度,脊柱的柔韧性,手术医院的条件,以及手术医生的经验和爱好加以选择。

【小结】　总之,先天性脊柱侧凸需要早期诊断,针对不断进展的先天性脊柱侧凸应尽早干预,避免其持续加重。所有的先天性脊柱侧凸患者在术前应当进行脊柱 MRI 检查,以评估其中枢神经

31

系统的发育状况,以及进行泌尿系统和心脏系统的筛查,检查有无相应的畸形。畸形范围局限的先天性脊柱侧凸可以考虑进行一期脊柱后路器械置入矫形,重度的先天性脊柱侧凸可以考虑采用脊柱截骨或者椎体切除、脊柱牵引手术等。先天性脊柱侧凸的矫正较为危险,应当选择相对简单,安全和有效的方法。生长棒技术适用于那些发育未成熟,并且弯度较大,侧弯范围较广的患者。合并胸廓功能不全的先天性脊柱侧凸患者适宜进行VEPTR 器械的胸腔扩大成型术。先天性脊柱侧凸的治疗目标是在矫正脊柱畸形的同时,最大限度地保留脊柱生长和胸廓发育。

(张学军　曹隽)

第十一节　脊髓纵裂

脊髓纵裂(diastematomyelia)又称脊髓分裂畸形(split cord malformation)。本病系指脊髓的某段被骨性或纤维性间隔分开,也是脊髓栓系的原因之一。平均诊断的年龄为 5 岁。

【病因学】 脊髓纵裂系神经轴的先天性发育畸形从矢状面将脊髓或其衍生物分成两部分。本畸形常伴有骨性或纤维软骨性突起或间隔,与前方 1~2 个椎体相连,向后固定于硬膜。脊髓纵裂也可因终丝肥厚而并发脊髓栓系。

脊髓纵裂栓系的病因不明。神经管从原始神经外胚层分离时,迷走的中胚层细胞从前方伸入神经组织替代原来应有围绕四周的结构。在局部保持原有形态发展成为骨性的死硬膜间隔。可伴有其他畸形,如椎体异常;椎板多有融合不全。骨性间隔可贯穿脊髓或马尾,在椎体发育期限制神经的正常上升,起栓系作用。

【临床表现】 生后下肢的运动功能不易测出。病情的特征常在病变水平的后背中线的皮肤上有所表现。皮肤异常包括毛发丛生、皮肤小凹陷、边界不清的皮下脂肪瘤以及皮肤血管异常。背部和下肢的症状各异,取决于神经功能受损的范围而定。常见双下肢直径不等粗,双足不等大。

【影像学检查】 脊髓纵裂在 X 线平片上的特征是病变水平可见椎弓根间距增宽。该部的后方

椎板或棘突多形成不全。病变局部或远离病变部的椎体也可伴有畸形。CT 造影或 MRI 可准确定位和描出骨嵴的轮廓。

【治疗】 手术治疗的目的是防止神经损伤加重。对无症状、没有神经功能异常,也无骨科检查阳性所见的患者应定期观察。对有进行性功能异常的或近期出现神经功能障碍的应手术切除骨嵴。在计划施行脊柱其他手术如脊柱侧凸矫正术以前,也首先切除骨嵴,以免在矫形过程中发生脊髓损害。对某些病例,如确认有发生神经功能受损的情况下也可采取预防性手术切除骨嵴。

(张学军)

第十二节　脊髓栓系综合征

脊髓栓系综合征(tethered cord syndrome)系鞘内牵住脊髓而不能使圆锥部上升到正常的腰 1~2 水平。很多病理情况会并发脊髓栓系(表 31-3)。

表 31-3　引发脊髓栓系常见的畸形

紧张的终丝	
脂肪瘤	
Ⅰ型	脂肪脊膜膨出
Ⅱ型	变异的脂肪瘤
Ⅲ型	终丝的脂肪瘤
脊髓性膀胱膨出	
脊髓纵裂	
Ⅰ型	脊髓纵裂
Ⅱ型	双脊髓
Ⅲ型	半侧脊髓脊膜膨出
潜毛窦道	
脊髓膨出	
脊髓脊膜膨出修复术后	
神经肠囊肿	
前方脊膜膨出	
尾端退化综合征	

脊髓栓系的造影所见为脊髓圆锥在 2 岁后仍然低于腰 1~2 的正常水平。终丝肥厚作为病因的

在 MRI 造影中也能显示。

患者每有腰背疼痛,可放散到大腿后方;下肢力弱,肌张力升高更常见于小腿三头肌。足部畸形,如足下垂、马蹄高弓足。偶可发生大小便失禁。为了详细介绍脊髓栓系患者的体征,特列表如下(表 31-4):

表 31-4　脊髓栓系常出现的体征

1. 皮肤病理

痣

皮肤小凹

毛发丛生

潜毛窦

皮下脂肪瘤

毛细血管型血管瘤

皮赘

臀沟不对称

2. 神经病理

易疲乏

下肢肌肉力弱和不对称

有感觉丧失区域

反射低下或痉挛

步态异常

3. 骨科所见

下肢不等长,足的大小不等

爪形趾

高弓、外翻、内翻足畸形

脊柱侧凸

脊柱后突或前突

骶骨发育不全

4. 疼痛

非根性下肢痛

腰背疼痛

5. 泌尿系病理

反复发作泌尿系感染

排便无力

新发生的尿失禁

新发生的大便失禁

6. 其他

反复发作脑膜炎

治疗脊髓栓系主要是对有症状的患者进行手术松解。常见的骨科异常所见在术后依然存在,根据其指征需要再治疗。

(孙骇浪)

第十三节　特发性脊柱侧凸

【病因】

尽管特发性脊柱侧凸的病因仍不明确,但经学者们的研究,并提出了诸多理论。例如:遗传因素,激素学说,生长异常学说,生物力学学说以及神经肌肉学说等。

1. 遗传因素　人口研究表明有家族史的人群,特发性脊柱侧凸发病率高于普通人群。一项研究报告,患有特发性脊柱侧凸的妇女所生育的女孩有 15° 以上脊柱弯曲的发生率为 27%。虽然有越来越多的证据表明遗传学的病因,但是引起脊柱侧凸的确切的遗传方式,基因,基因产物仍然不明确。

2. 激素学说　褪黑激素不足曾认为是导致特发性脊柱侧凸的原因。有研究发现,特发性脊柱侧凸的患者夜间的褪黑激素分泌较正常儿童减少 35%。但是还没有别的学者能证实这些临床所见。

生长激素也曾认为在发生脊柱侧凸方面起作用。有服用生长激素导致脊柱侧凸快速进展的少数报告。

3. 脊柱生长和生物力学理论　特发性脊柱侧凸的发生和发展与青春期快速生长的时间有关。

另有研究者提出脊柱侧凸的发生和相关的胸椎前凸有关。脊柱前方生长速度超过后方,导致胸椎后凸减小,继之发生脊柱扭曲,产生脊柱侧凸的旋转畸形。

4. 组织异常理论　有几种理论提出和脊柱有关结构(肌肉、骨、韧带、和 / 或椎间盘)的异常可能导致脊柱侧凸。这种理论是以观察马方综合征(原纤维蛋白疾病),Duchenne 肌肉营养不良(肌肉疾病),以及骨纤维发育不良等疾病都并发脊柱侧凸为依据。

最近,在进行性特发性脊柱侧凸的患者中发

现,其血小板调钙蛋白(platelet calmodulin)(一种钙结合蛋白)水平升高。在特发性脊柱侧凸的患者当中已发现钙和磷的水平增高。这些发现支持全身性细胞膜异常学说可作为特发性脊柱侧凸的病因。但该理论尚未得到证实。

5. 中枢神经系统异常理论 该理论是以特发性脊柱侧凸常发生于神经肌肉疾病为根据,而且,中枢神经系统的亚临床功能障碍也会引发脊柱侧凸。脊髓空洞症并发脊柱侧凸的发生率增加,其原因可能是继发于脊髓运动或感觉通路的直接受压有关。Chiari 畸形和第四脑室扩张对脑干的不断刺激可能诱发脊柱侧凸。在特发性脊柱侧凸患者还发现存在姿势平衡和前庭 - 眼功能障碍的现象。

尽管特发性脊柱侧凸的病因尚不明确,其发病人数却占结构性侧弯的 80%。该病的诊断需要建立在通过体格检查及辅助检查排除神经原因、综合征、先天性异常等其他病因的基础上。根据发病年龄的不同,可以分为婴儿(3 岁以下)、幼儿(3~10 岁)、青少年(11 岁至骨骼发育成熟)及成人(骨骼发育成熟以后)特发性脊柱侧凸。本节主要讨论青少年特发性脊柱侧凸(adolescent idiopathic scoliosis,AIS)。

【诊断和评估】

1. 病史 了解患者的病史,生长发育所处的阶段,畸形发展的情况,对脊柱畸形的早期评价很有帮助。偶尔在检查非脊柱畸形时,意外发现了脊柱畸形。对脊柱侧凸患者,应将其生长发育史以及青春期状态联系考虑。男孩的生长发育可以持续到青春期的后期,而女孩在青少年的中期,生长速度减缓甚至停止。加速生长高峰期前的 6~12 个月女孩在初潮前,男孩在长出腋毛和胡须之初。Y 形软骨闭合预示生长发育高峰的结束(图 31-4)。另外一种方便的评估生长发育程度的影像学方法是 Risser 征。多数发育不成熟的患者没有帽状髂骨骨骺出现,如图 31-5 所示髂骨骨骺是从侧方向中间生长。发育成熟的患者髂骨骨骺全部出现,并且和髂骨融合(Risser 征 5 级)。如果一个患者处于生长发育高峰期,而且髂骨的骨骺还处于开放阶段,该患者脊柱侧凸就有加重

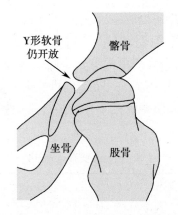

图 31-4 示意图显示了 Y 形软骨

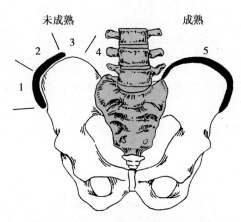

图 31-5 Risser 征:髂骨骨骺的评定

髂骨骨骺的闭合是从前(1 区)向后(4 区)

的风险。

2. 体格检查 在完成病史采集之后,全面的身体检查对确定诊断和评估脊柱侧凸的状况非常重要。为保证对脊柱和躯干有一个全面的了解,必须前后都要检查。对男孩,只要脱掉所有的衣服,就可以完成全面检查。对女孩也应当如此,但是应当注意患者隐私,让女孩穿上乳罩,三角背心或者泳衣。这样的查体是必需的,也只有这样,才能全面了解脊柱畸形的情况。否则,不全面的查体会导致错误的诊断和治疗。

冠状面和矢状面的力线可以用铅垂线方法来检查。更为准确的方法是拍摄站立位脊柱全长的 X 线片作划线测量(14″×36″),必要时候做拼接片,务必能够了解整个脊柱情况。前屈试验要特别注意脊柱两侧有无隆起,要从上胸椎,胸椎中部,胸腰椎交界部,仔细观察到腰椎。脊柱两旁的

31

不对称是由于脊柱侧凸椎体旋转引起的。一般而言，最隆起的位置是侧弯弧度的顶点，弧度的突侧是隆起的一侧。

检查脊柱的柔韧性对判断是否为结构性脊柱畸形非常重要。侧向弯曲试验出现疼痛常常意味着有潜在的病变，疼痛性前弯受限或根性病变使侧弯受限，常提示有椎管内疾病，例如椎管内肿瘤或者椎间盘突出等疾病。

3. 影像学检查　对特发性脊柱侧凸，X 线平片是最主要的影像学检查方法。推荐使用 14″ × 36″ 胶片。使照片既能清晰地显示局部结构，又能观察整个脊柱的变化。X 线平片应当包括站立位脊柱的后前位和侧位，后前位比前后位可以减少对射线敏感组织的曝光，例如乳房和甲状腺。

测量 Cobb 角，首先要确定端椎（end vertebra, EV），EV 是弧度两端倾斜最大的椎体，分别称为上端椎和下端椎。一旦确定某一弧度的 EV，它也应当是相邻弧度的端椎。上端椎的上终板和下端椎下终板是测量 Cobb 角的参照基准。Cobb 测量技术是分别沿这两个端椎的终板划线，再做这两条线的垂线，两条垂线的交角即为 Cobb 角。一旦确定主弧（Cobb 角最大的弧度），那么对另外弧度（次弧）要判定是否为结构性。

还要评估脊柱侧凸主弧的柔韧性，以及判定次弧是结构性还是非结构性。判断脊柱弧度柔韧性的常用方法有：拍摄左右侧弯像，应当采用仰卧位，并且向左右两侧弯曲到最大限度。

此外，影像学检查方法还有：脊髓造影，CT 脊髓造影，MRI，骨扫描，这些方法对评估脊柱畸形也很有用，特别是怀疑存在椎管内或脊髓内病变，以及对先天性脊柱侧凸的评估。

【治疗】

1. 支具治疗　胸腰骶支具（TLSO）是特发性脊柱侧凸有效的非手术疗法，并且有很多成功的病例。支具治疗适应证：如果侧弯弧度超过 25°，或者初次就诊时侧弯弧度就已经超过 30°，而且患者还处于继续生长发育阶段（Risser 征 0, 1 或者 2），则为支具治疗的指征。

支具通过包容躯干和脊柱，在生长发育期间，提供持续的矫正力。每天穿戴时间应不少于 22 小时。研究表明：患者穿戴支具的时间越长，脊柱侧凸进展的可能性越小。

2. 手术治疗　脊柱侧凸的手术治疗（矫正器械植入加脊柱融合）是唯一能够持续矫正畸形的方法，但是会丧失一部分脊柱的活动度。手术治疗有两个目的：首先是预防脊柱侧凸的加重，其次是最大限度地安全矫正脊柱畸形。一般来说，骨骼未成熟的患者，侧弯弧度超过 40°~50°；以及骨骼发育成熟的患者，侧弯弧度超过 50°，都可以考虑手术治疗。

手术指征：特发性脊柱侧凸的手术指征，包括超过 45° 的胸椎侧弯弧度和超过 40° 的胸腰椎或腰椎侧弯。冠状面主弯 Cobb 角；患者的外观，如肩是否平衡，剃刀背程度，患者及其家长对外观的接受程度，以及骨骼是否成熟都应在考虑之列。

尽管前路手术，包括经胸腔镜的或胸腹联合入路矫正胸弯，或胸腰弯可以缩短融合节段、保护椎旁肌等，但随着椎弓根钉棒系统的应用，后路矫正手术目前是比较流行的术式。手术固定节段的选择可以根据 AIS 术前的分型决定，目前常用的分型系统为 Lenke 分型（图 31-6）。一般而言，Lenke 1A, 1B 仅需融合主胸弯，Lenke 1C 则需要根据胸弯腰弯 Cobb 角比，顶椎偏移比，及顶椎旋转度比来决定是否融合腰弯；Lenke 2 型需要融合双胸弯；Lenke 3 型需要融合双主弯；Lenke 4 型需要融合三主弯；Lenke 5 型需融合腰弯；Lenke 6 型需同时融合腰弯、胸弯。

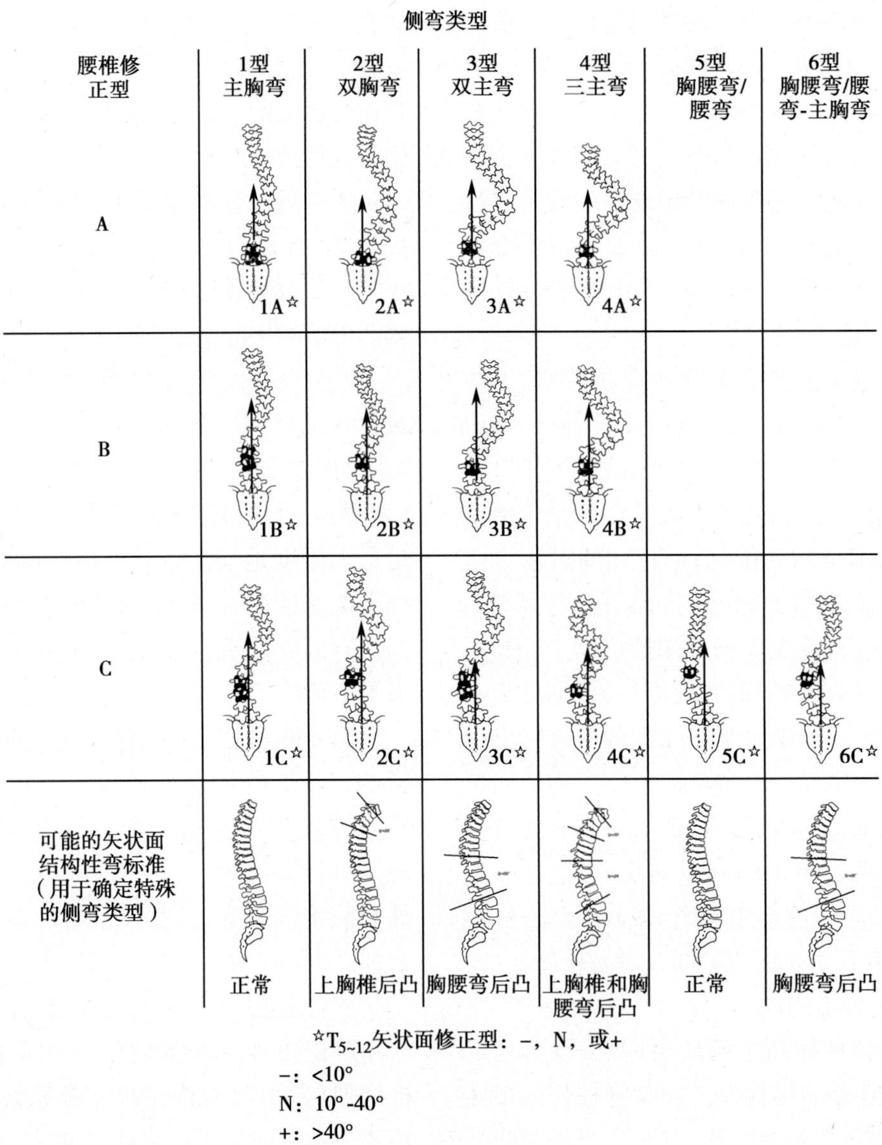

图 31-6　脊柱侧凸分型

（张学军　姚子明）

第十四节　小儿马方综合征合并脊柱畸形

【定义及分类】　马方综合征（Marfan syndrome，MFS）由 Dr. Marfan 于 1896 年首先描述，是一组因先天性间质组织缺陷导致的临床综合征，具有潜在的致命性，可以累及骨骼系统、视觉系统以及心血管系统等。研究证实，马方综合征是一种具有遗传性的全身结缔组织疾病，发病率约为 0.01%，常常合并脊柱畸形，其中以脊柱侧凸最为常见。

相对于特发性脊柱侧凸，马方综合征脊柱侧凸有其自身的特点。

【病因】　马方综合征是一种常染色体显性遗传性疾病，是由一种编码原纤维蛋白 1 的基因（fibrillin1 gene，FBN1）突变所致。1991 年发现该基因位于 15 号染色体长臂（15q21.2）上。FBN1 基因的突变导致原纤维蛋白 1 合成和沉积异常，从而导致弹力纤维的异常，累及全身结缔组织，并引发马方综合征的一系列临床表现，其中包括脊柱畸形。转化生长因子 β 受体 2（transforming growth factorbeta receptor type Ⅱ，TGFBR2）是在 2004 年新发现的另一种基因,定位于3p24.1,也被认为与马方综合征的发病有关。最近的研究证实,*TGFBR2*与*TGFBR1*的异常均与马方综合征相关。马方综合征可以导致诸多骨骼畸形,如胸骨、脊柱等。在骨骼发育成熟前,出现胸骨和椎骨畸形是导致脊柱畸形的主要原因。同时,由于结缔组织的异常,使得马方综合征患者背部的韧带、肌腱和筋膜等相对于正常人过于薄弱,这也是脊柱侧凸发生及发展的重要原因。

【症状和体征】 马方综合征患者的临床表现复杂且多样。除累及骨骼、心血管和视觉系统,也可累及肺、皮肤及中枢神经系统等。以上四项中具备二项就可确诊。心血管系统主要表现为升主动脉根部扩张或升主动脉夹层动脉瘤,还可有二尖瓣脱垂、主动脉瓣关闭不全等。视觉系统最常见的表现为晶状体脱位,还包括近视、视网膜脱离等。马方综合征患者骨骼系统的表现多种多样,包括:瘦长体型、细长脸、瘦长四肢、上下身比例失调、典型的蜘蛛指(趾)、扁平足、胸骨畸形(漏斗胸或鸡胸)、关节韧带松弛、心血管系统异常(主动脉根部扩张和/或二尖瓣脱垂)。马方综合征脊柱畸形包括:具有高发病率的严重进行性脊柱侧凸、高腭弓、脊柱畸形等。

【诊断】 马方综合征的诊断标准为:典型的家族史;脊柱矢状面上失平衡(如脊柱后凸、平背畸形等);脊柱滑脱;硬膜扩张等。其中以脊柱侧凸最为常见。文献报道,马方综合征患者脊柱侧凸的发生率为30%~100%。

马方综合征脊柱侧凸与特发性脊柱侧凸明显不同:

第一,约44%的马方综合征性脊柱侧凸患者在婴幼儿期和青少年期即开始发作,发生的年龄小,发病率与性别无关,且初发时侧凸就较重。

第二,马方综合征脊柱侧凸患者的症状主要有活动后气促气短及腰痛。Mario等报道一组患者,共23例,其平均肺活量为2 144(690~4 400)ml,仅为理论值的43%。Yetman等发现45%~70%的患者可以出现呼吸功能不全。其疼痛症状较特发性脊柱侧凸常见,可以达到74%,而且疼痛部位多于脊柱侧凸的弯曲处,而特发性脊柱侧凸的疼痛多在腰骶部。

第三,马方综合征脊柱侧凸中,三弯所占比例可以高达57%。大多数胸弯凸向右侧,多合并胸段或胸腰段后凸。马方综合征侧凸还可以合并脊柱滑脱,且滑移的程度可以很大,达到Ⅳ度。马方综合征所表现的脊柱侧凸畸形进展要比特发性脊柱侧凸迅速得多。尤其是在青春发育高峰期,前者的进展速度是后者的3倍左右。我院一组病例观察结果:所有30°以上的马方综合征脊柱侧凸每年至少进展10°,青春发育结束后超过50°的侧凸每年进展3°。

第四,与特发性脊柱侧凸最显著的差别是:青春期前和青春期间马方综合征侧凸容易进展,并逐渐变得僵硬成为严重僵硬型的脊柱侧凸,其僵硬程度与神经肌肉型脊柱侧凸相似,比特发性脊柱侧凸更为严重,故而在反侧弯位X线片上,马方综合征侧凸的矫正率比特发性侧凸差得多。然而通常的观念认为,结缔组织病的柔软性应该是增加的。但马方综合征侧凸却呈严重的僵硬状态,目前尚无法解释。

【治疗】

1. 保守治疗 保守治疗的方法包括:佩戴支具、牵引、电刺激、体操等。Mario等报道的一组23例患者采用支具或石膏等保守治疗,结果均告失败。Sponseller等对24例马方综合征性脊柱侧凸患者进行支具保守治疗,最终仅有4例获得成功,余20例均告失败。最终侧凸的平均角度为49°,有16例患者接受或被建议接受手术治疗。他们认为:采用支具治疗马方综合征脊柱侧凸的成功率仅为17%,明显低于特发性脊柱侧凸使用支具治疗的成功率45.7%,我院一组病例研究认为,对于马方综合征脊柱侧凸患者,支具对肋骨的作用力并不能通过肋骨椎体角传导,反而加重胸廓畸形。而且由于此类患者皮下组织薄弱、侧凸畸形僵硬以及心肺功能差,有些患者难以耐受支具。考虑到马方综合征脊柱侧凸比特发性脊柱侧凸更为僵硬,建议侧凸角度在15°~25°的患者应开始使用支具治疗,25°~45°的患者可以试用支具,但失败率较高。尽管许多学者认为早期保守治疗应以佩戴支具为主,并可以辅以电刺激、体操、牵引

31

等方法,以控制弯度的加重,但我院对20例患者采用包括支具、体操、电刺激、牵引等治疗,其中15例坚持1年以上,结果发现,停止治疗后畸形继续加重,所以我们认为,保守疗法效果欠佳。目前的结论是,应尽早手术治疗。

2. 手术治疗　马方综合征累及全身多个系统,并发症较多,以前认为,侧凸严重的马方综合征患者可以不做治疗,原因是这类患者90%在早年即死于心血管合并症(当时统计马方综合征脊柱侧凸患者的平均寿命只有32岁)。随着医学科学技术的发展,马方综合征患者经相应治疗以后,生存期明显延长,甚至接近正常人群,故目前大多患者可以接受矫形手术治疗。也有观点认为,有时尽管侧凸角度较小,但保守治疗后侧凸进展迅速(每年大于10°),特别是伴有明显后凸畸形的患者,不论年龄大小,应首先考虑手术治疗。

术前评估:心肺功能是检查的重点。伴严重主动脉瓣或二尖瓣反流的患者,心功能储备下降,能否耐受手术创伤甚至是两次手术需要和心脏科、麻醉科医生沟通;伴发胸椎前凸和漏斗胸的患者呼吸明显受限,术前肺功能是必须的,VC低于正常值40%就必须高度谨慎,可以考虑先进行呼吸功能训练或受限进行漏斗胸手术改善肺功能;由于血管张力较低术中可能出现难以控制的出血,术前需要备足够的库存血或自体血,术中自体血回输也是很好的解决方法,同时术中注意仔细止血。

术中、术后并发症:置钉困难,出血多,脑脊液漏(发生率8%),内固定失败发生率高,邻近未融合节段发生adding-on,术中、术后呼吸心搏骤停(主要见于术前心肺功能受损)。

3. 手术方法

(1) 早期前后路融合固定术:对于马方综合征性脊柱侧凸患者,早期建议应尽早行坚固的矫形融合术,以防止畸形加重。前后路脊柱融合固定尽管可以达到很好的效果,但绝大多数马方综合征性脊柱侧凸患者合并有较严重的心肺功能障碍,开胸手术的打击会加重心肺功能的异常甚至造成生命危险,故不提倡前路开胸手术。

(2) 单纯后路融合固定术:近年来由于椎弓根钉技术的广泛应用,脊柱畸形矫正固定的稳定性得到很大的提高。马方综合征脊柱侧凸患者通过手术可以获得坚固的融合,手术时应大量植骨、使用节段内固定及仔细观察以防止假关节的出现。我院一组仅行后路椎弓根钉固定融合手术的马方综合征脊柱侧凸患者,共29例,随访1~5年的结果:术前患者侧凸平均角度为69.91°(38°~110°),术后平均为32.15°(15°~60°),术后一年平均为33.84°(15°~62°),最后随访时为34.09°(17°~65°),术后平均矫正率为49.88%(30%~88.57%),术后一年降至47.9%(28%~86.43%),最终矫正率为47.69%(27.58%~86.15%)。我们认为,尽管前路松解及椎间盘切除术可以使马方综合征严重脊柱侧凸得以更好地矫正,但单纯后路手术足以达到相同效果,而且可以避免前路手术所带来的诸多风险。

4. 手术合并症　马方综合征脊柱侧凸患者合并症多,有的可能具有致命性,手术治疗可能会出现诸多并发症,包括失血多、感染、硬膜撕裂、内固定失败、冠状面或矢状面失平衡、假关节形成、神经损害等。所以要求术前准备充分,不仅要评价患者的心血管功能、肺功能,而且麻醉技术同样要求极高。术中术后的监护、护理等尤为重要。术后严密随访,必要时可以缩短随访间期,延长随访时间。

【预后】　马方综合征(MFS)是遗传性基因缺陷导致结缔组织异常而产生的一系列疾病,它是一种常染色体显性遗传疾病。目前,无法对病因进行治疗。对于其并发的脊柱侧凸畸形,可以通过保守或手术进行治疗。手术治疗虽然存在诸多风险,但手术效果令人满意。

(白云松)

第十五节　神经纤维瘤病合并小儿脊柱畸形

神经纤维瘤病是一种常染色体显性遗传性疾病。Ⅰ型神经纤维瘤病(neurofibromatosis1,NF-1)是人类最常见的单基因疾病之一,它以神经嵴细胞的异常增生为特征,儿童及成人均可发病,发病率为 1/4 000~1/3 000,本病可以涉及人体皮肤、神经及骨骼等多个系统,脊柱侧凸是 NF-1 最常见的骨骼表现之一。NF-1 合并脊柱侧凸由 Gould 在 1918 年首先报道,文献统计脊柱侧凸在 NF-1 患者中的发病率为 10%~50%,平均约 20%。本病发病没有性别和种族的差别。NF-1 伴发的脊柱侧凸根据椎体形态学可分为营养不良性脊柱侧凸和非营养不良性脊柱侧凸,后者较少见,无脊椎的结构性改变,影像学类似于青春期特发性脊柱侧凸(AIS),而营养不良性脊柱侧凸较多见,脊椎出现明显的萎缩性改变,同时伴有后凸畸形,进展快速,治疗也较其他类型脊柱侧凸更为困难。

【病因】

神经纤维瘤病是一种常染色体显性遗传性疾病,具有不同的外显率。临床表现以累及骨骼、皮肤和软组织为主。分两型:神经纤维瘤病Ⅰ型(neurofibromatosis1,NF-1;也称周围型),在人体的发病率约为 1/4 000,具有明显的神经系统、全身外观及骨骼等方面的各种表现,外显率极高。神经纤维瘤病Ⅱ型(NF-2;也称中央型),在人体的发病率为 1/50 000,其特征是双侧听神经瘤,脑及脊柱也可见肿瘤,但对周围神经系统影响不大,很少累及骨骼系统。本节主要讨论 NF-1 型。

【临床表现及诊断】

1. 典型的临床特征　在 1987 年美国国立卫生研究院召开的神经纤维瘤病会议上,制定出诊断 NF-1 的标准,具体为:①有 6 个或更多的"牛奶咖啡斑",成人每个斑直径应 >1.5cm,儿童每个斑的直径应 >5mm;②有两个或更多类型的神经纤维瘤,或至少有 1 个为丛状瘤体;③腋窝或腹股沟区有雀斑;④视神经有胶质瘤;⑤有两个或更多的 Lisch 结节;⑥独特的骨骼病变:椎体扇形变或长骨假关节形成等;⑦直系亲属患本病。具有以上两项或两项以上表现时即可以确诊。

2. 神经纤维瘤病合并脊柱侧凸的 NF-1 类型　根据椎体形态学可分为营养不良性脊柱侧凸和非营养不良性脊柱侧凸,后者较少见,无脊椎的结构性改变,影像学类似于青少年特发性脊柱侧凸(AIS),而营养不良性脊柱侧凸较多见,脊椎出现明显的萎缩性改变,同时伴有后凸畸形,进展快速,治疗也较其他类型脊柱侧凸更为困难。

3. X 线特征　神经纤维瘤病合并脊柱侧凸的 X 线片表现为侧凸较短,常仅累及 4~5 个椎体,肋骨呈铅笔尖样改变,椎体呈扇形,椎弓根变细,椎管径及椎间孔增宽,椎旁或椎管内有肿瘤影像,顶椎旋转畸形明显,可伴有椎体或小关节的移位或半脱位。

【治疗】

NF-1 并发的脊柱畸形以胸椎受累最多见,可表现为侧凸和后凸。非营养不良型脊柱侧凸的治疗原则与特发性脊柱侧凸相似。Cobb 角 <20°~25° 者需密切观察,Cobb 角为 20°~40° 且仍在生长发育者,可佩戴支具并密切观察,Cobb 角 >40° 者行后路矫正融合节段固定,Cobb 角 >55°~60° 者行前路松解融合 + 后路矫正融合固定。值得注意的是,非营养不良型侧凸会转化成营养不良型侧凸。另外,NF-1 患者骨融合率低,植骨需用自体髂骨。

营养不良型胸椎畸形通常累及节段较少,但往往成角严重。如不治疗,畸形将迅速进展。导致畸形恶性进展的因素包括发病年龄小、初诊时畸形严重、后凸 >50°、顶椎位于中胸或下胸段、顶椎旋转 >11° 以及椎体前缘切迹严重。手术治疗大多需要后路松解矫形固定植骨融合。严重后凸导致脊髓压迫者,还应进行术前头环 - 重力牵引。需要指出的是,既往针对该类畸形常行前路手术,但会导致出血较多,随着椎弓根螺钉的应用,目前多行后路矫形手术,但术后发生断棒、假关节的风险较高,可能需要后期前路再次手术。

腰椎营养不良侧凸较少见,常合并脊柱滑移。治疗原则同胸椎。植骨融合率低,往往需要在术后半年再次手术植骨加强。

颈椎营养不良性畸形以后凸为主,以颈部活动时疼痛为主要表现,也可发生神经损伤。手术治疗多需前路松解和环周融合。前后植骨均应使用自体髂骨以减少假关节的发生。

(张学军　姚子明)

第十六节　强直性脊柱炎

【定义】 幼年强直性脊柱炎(juvenile ankylosing spondylitis，JAS)是指 16 岁以前起病,以骶髂关节和脊柱等关节的慢性炎症为特征的结缔组织病。临床表现为腰背部疼痛和强直。约半数患者外周关节也可受累。本病主要见于青壮年,但也可见于学龄期或青春期儿童,以男孩多见。本病在儿童发病时,常常表现为下肢大关节炎,因此,常常与幼年类风湿关节炎相混淆。本病在国际风湿病联盟的分类标准中定名为与附着点炎症相关的关节炎(enthesitis related arthritis，ERA)。

【病因】 目前认为由于患者存在遗传易感因素,在某些环境因素作用下可能致病。一般认为本病的发病与 HLA-B27 有显著相关性,国外报道其阳性率为 90%,提示本病的发病与遗传有关。环境因素方面,近年研究认为与某些细菌或其他微生物感染有关,如某些克雷伯菌株可能触发本病,我院就诊的 JAS 患者半数以上有链球菌感染证据。

【病理】 JAS 的主要病理改变是肌腱、韧带骨附着点的炎症。病理改变主要包括以下几个方面:

(1) 骨髓炎和血管翳形成:表现为骨髓中大部分造血细胞被淋巴细胞、浆细胞、巨噬细胞、中性粒细胞等成熟细胞代替;在死骨周围、骨小梁之间,可见淋巴细胞、浆细胞等炎性细胞浸润和肉芽组织(血管翳)形成,以及纤维化等慢性骨髓炎表现。

(2) 骨下骨板改变:如骨板中断、侵蚀、死骨形成和骨硬化等。

(3) 软骨改变:表现为局部基质和/或软骨细胞减少、破坏、纤维化、骨化等。

(4) 滑膜炎:表现为衬里层细胞轻度增生、疏松结缔组织增厚、炎性细胞浸润等。

(5) 附着点炎:表现为韧带附着点炎性细胞或纤维血管组织浸润。

【症状及体征】 本病 8 岁以上男孩多发,男女之比为 6~9:1,表现为一定程度的家族聚集性。四肢关节炎常为首发症状,但以下肢大关节如髋、膝、距小腿关节受累多见,表现为关节肿、痛和活动受限。骶髂关节病变可于起病时发生,但多数于起病数月至数年后才发现。典型症状为下腰部疼痛,初为间歇性,数月或数年后转为持续性,疼痛可放射至臀部,甚至大腿。因此,临床上常表现为跛行或髋关节活动受限。直接按压骶髂关节时有压痛,4 字征阳性(图 31-7)。在儿童常常只有骶髂关节炎的 X 线改变,而无症状和体征。

随病情进展,腰椎受累时可致腰部活动受限,向前弯腰时腰部平直。测定腰部前屈活动的方法为 Schober 试验。其方法为在髂后上棘连线中点与垂直向上 10cm 处及向下 5cm 处各作一个标志,测定腰部前屈时两点间的距离,正常人前屈时此两点间距可长达至 20cm 以上(即增加 5cm 以上)。如图 31-8 所示,测量髂后上棘连线中点与垂直向上 10cm 处点的活动范围,正常人两点间距离≥5cm。

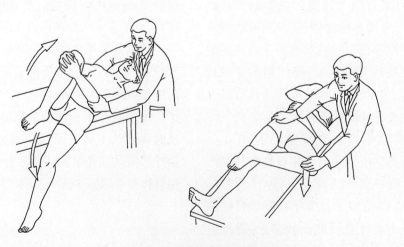

图 31-7　双髋 4 字征检查方法

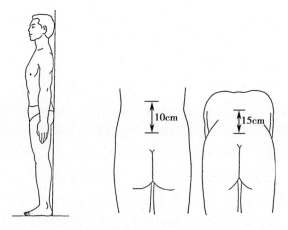

图 31-8　腰部前屈活动的检测方法（Schober 试验）

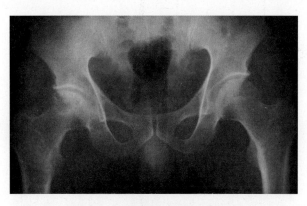

图 31-9　右髋关节关节间隙变窄

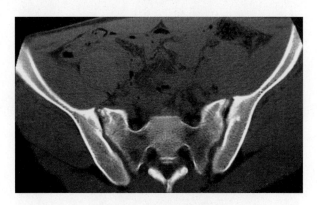

图 31-10　双侧骶髂关节炎

此外，关节外的全身表现较少，少数患者可以高热起病，临床表现为低热、乏力、食欲低下、消瘦和发育障碍。部分病例亦可反复发作急性虹膜睫状体炎和足跟及脚掌疼痛，这缘于跟腱及足底筋膜与跟骨附着点炎症所致。除上述部位附着点炎症外，还常见于足底筋膜与趾骨附着处和髌韧带与胫骨粗隆附着处。距小腿关节和胸锁关节也是 JAS 常易受累的关节，其他关节受累较少见。

一些早期患者有下肢关节和附着点炎症，而未出现骶髂关节病变。这类患者称为血清阴性附着点炎和关节炎（seronegative enthesitis and arthritis，SEA）。

【辅助检查】

1. 常见有白细胞及中性粒细胞计数、PLT、ESR、CRP、Ig、补体 C3 增高或轻度贫血，骨髓甚至可以出现反应性噬血细胞综合征。类风湿因子多为阴性。血清人类白细胞抗原 HLA-B27 阳性率高。

2. X 线表现　骶髂关节炎的 X 线征象为本病的早期表现。最初表现为骶髂关节边缘模糊，骨质破坏，以后出现骶髂关节两侧硬化，关节腔狭窄，严重者骨质融合，关节腔消失（图 31-9）。

3. CT 检查　早期骶髂关节炎 X 线表现有时很难确定。CT 分辨率高，层面无干扰，有利于发现骶髂关节轻微的变化，用于骶髂关节炎早期诊断（图 31-10）。

4. MRI 检查　用此方法可借助造影剂，而显示出有炎症病变的骶髂关节间隙造影剂增强，以至检查出关节附近局限性骨炎，从而发现很早期

的骶髂关节炎，是目前最敏感的检查方法。

5. 眼科检查　可能伴有色素膜炎。

6. 关节镜检查　可见局部滑膜增生或肥厚，表现为局部滑膜炎性改变；病理检查常提示衬里层细胞轻度增生、疏松结缔组织增厚、炎性细胞浸润等（图 31-11）。

【诊断】　根据国外资料，幼年强直性脊柱炎的诊断依据为：有 X 线证实的单侧或双侧骶髂关节炎，并分别附加下列条件中至少 2~3 项者：①有腰背疼痛病史或既往史；②外周关节炎，尤其是下肢关节炎；③足跟疼痛或肌腱附着点炎症；④HLA-B27 阳性；⑤脊柱关节病的家族史。

【鉴别诊断】　本病应与脊髓肿瘤、腰椎感染、椎间盘病变及脊柱骨软骨病等相鉴别。此外，溃疡性结肠炎、限局性小肠炎、银屑病和瑞特综合征可合并脊柱炎，其表现与强直性脊柱炎相似。但上述各病除脊柱炎外，还具备本身的临床特点，可以鉴别。

【治疗】　本病至今尚缺乏满意的治疗。治疗

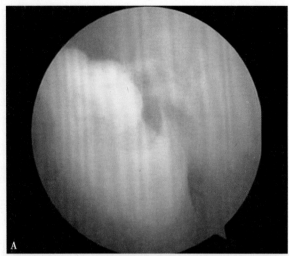

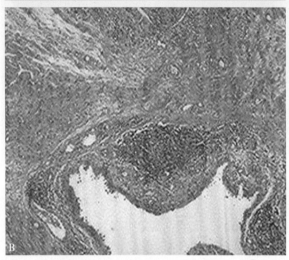

图 31-11 关节镜下表现和病理结果

A. 关节镜下髋关节滑膜增生、肥厚;B. 关节滑膜病理切片

的目的在于控制炎症,缓解疼痛,保持良好的姿势和关节功能。

1. 一般治疗 患者宜睡木板床或硬床垫,避免睡高枕。加强功能锻炼及体育活动、以改善姿势和增强腰肌力量。

2. 药物治疗

(1) 非甾体类药物(NSAIDs):萘普生、布洛芬、扶他林等有良好的消炎解痛和减轻晨僵的作用。也可选用吲哚美辛,但该药副作用较大,可出现胃肠道症状,如恶心、上腹部疼痛时应立即停用,改用吲哚美辛栓代替。

(2) 缓解病情药物(DMARDs):①柳氮磺胺吡啶(Sulfasalazine,SSZ):为首选药物。每日剂量为50mg/kg,最大不超过5g/d。开始时,为避免过敏反应宜从小剂量每日 10mg/kg 开始,在 1~2 周内加至足量。起效慢,一般在用药后数周至 3 个月见效。副作用包括头痛、皮疹、恶心、呕吐、溶血以及骨髓抑制等。用药期间注意检查血象、肝肾功能。②氨甲蝶呤(methotrexate,MTX):用 NSAIDs 及 SSZ 效果不明显时,可试用 MTX,剂量为每周 $10mg/m^2$ 口服,如口服效果不好或出现恶心、呕吐以及转氨酶增高,可改为皮下注射,用药期间应注意检测肝功能、血象。③来氟米特:0.2~0.4mg/(kg·d),最大量 10mg/d,该药可通过抑制机体免疫反应达到缓解症状的目的。④沙利度胺(thalidomide):该药可选择性抑制参与 JAS 发病的肿瘤坏死因子,在临床已用于一些成人难治性 AS 患者,但在儿童患者中推荐小剂量(50~75mg/d,分 2~3 次口服)用于控制难治性患者的疾病进展。

(3) 肾上腺皮质激素的用药指征:①对非甾体药物不能控制症状或对柳氮磺胺吡啶过敏者,可代以小剂量泼尼松口服(<10mg/d);②严重的外周关节炎可用激素进行关节腔内注射;③合并急性虹膜睫状体炎时需用激素局部及全身治疗。

(4) 生物制剂的用药指征:近年来发展的生物制剂亦开始在 JAS 患者中应用。肿瘤坏死因子拮抗剂依那西普每次(可溶性 TNFp75 受体二聚体融合蛋白)0.4mg/kg,2 次 / 周;英夫利昔单抗(人 / 鼠嵌合的抗 TNFα IgG1κ 同型链单克隆抗体)成人用法为 3~10mg/kg,静脉滴注,每隔 6~8 周一次。上述两种生物制剂对难治性 JAS 及银屑病关节炎有明显的近期疗效。然而,其治疗 JAS 的远期预后及副作用目前缺乏大样本量双盲对照临床研究,应谨慎应用。

【预后】 JAS 病程迁延。持续或反复发作的髋、膝、距小腿和趾间关节炎较成人多见。病情活动可持续多年而转入静止状态,但最终发展至整个脊柱受累而强直。女童强直性脊柱炎发病较男童晚,外周关节如小关节、上肢关节及颈椎受累较男童更常见,但病情较轻,较少累及整个脊柱。本病临床表现特异性较差,容易误诊。若诊断及时,治疗得当,可明显缓解疾病进展,减少关节功能受限程度及致残率。

(李彩凤)

31

第十七节　脊柱朗格汉斯细胞组织细胞增生症

【定义】　关于朗格汉斯细胞组织细胞增生症的定义:朗格汉斯细胞组织细胞增生症是一组肉芽肿性炎性病变。病变发生在脊柱的称为脊柱朗格汉斯细胞组织细胞增生症。本病临床表现极为复杂,包括几种表现及预后差异极大的亚型。

【分类】　按照病变侵犯部位不同,包括三种类型:嗜伊红肉芽肿,也称嗜酸性肉芽肿,仅造成骨破坏,好发于扁平骨和脊柱、长骨的骨干或干骺区,手足部少见,好发年龄5~20岁,男女比例2:1,可单发,可多发。另外两种是伴有骨外病灶播散型的韩-薛-柯病和莱特勒-西韦病(勒-雪病),前者是一种慢性弥散型的朗格汉斯细胞组织细胞增生症,后者是一种暴发性全身性疾病,发生于3岁以下儿童,常因肝衰竭而很快致命。

【发病率】　朗格汉斯细胞组织细胞增生症是一种相对少见的疾病,在骨肿瘤中所占比例小于1%。在首都医科大学附属北京儿童医院血液科及骨科患者中,本病并不少见。

【病因病理】　大体病理见病变呈溶骨性,破坏区一般较小,边缘清楚,肉芽肿呈棕黄色或灰黄色,质脆易碎,可穿破皮质进入软组织。镜下主要是良性组织细胞为基底,细胞较大,细胞核淡染,少见核分裂,同时含数量不等的嗜酸性粒细胞,在嗜酸性粒细胞较多区域常见淋巴细胞、浆细胞、泡沫细胞等。病变早期以嗜酸性粒细胞及炎细胞浸润为主,中期以组织细胞增生明显,单核细胞及泡沫细胞增多,晚期可有明显的纤维化及骨化。

【症状及体征】　脊柱朗格汉斯细胞组织细胞增生症常发生于椎体,胸椎及腰椎多见。起病缓慢,症状轻微,主要表现为腰背和胸背隐胀痛、压痛和叩击痛,可有脊柱活动受限,非甾体类消炎镇痛药物不能缓解。常见椎旁肌痉挛,可有轻到中度脊柱侧凸和后凸。发生病理性骨折后,可引起脊髓压迫症状,甚至完全截瘫。多发病灶或软组织受累时,可有发热、乏力、食欲不振、体重减轻等。化验检查血嗜酸性粒细胞偶有增高,血沉轻度增快,碱性磷酸酶也可升高。

【辅助检查】　X线片显示椎体明显溶骨性破坏,椎体部分压缩成楔形,严重压缩呈扁平状或薄饼状。椎体高度减低,但水平方向不扩展,严重时椎体可消失,脊柱后凸明显,但椎间盘与上下椎体边缘保持基本正常,边界清楚,无死骨和钙化,椎旁无软组织肿块影。CT检查可显示溶骨性破坏的范围、破坏区内有无脓肿、死骨和钙化。MRI检查可了解脊柱后凸时脊髓受压情况,脊柱椎旁情况及椎管内有无肿瘤。

【诊断】　本病可经皮穿刺针吸活检做细胞学诊断,简单快捷,但阳性率不高,且对于不同病变部位针吸穿刺难度大,随着影像设备进步定位准确度的提高,穿刺器械的改进,以及操作医生技术日益成熟,穿刺活检的阳性率大幅提高。对于脊柱特殊部位不易穿刺或穿刺活检结果阴性患者,通常可行脊柱后路病变部位切开手术活检明确诊断。X线片、CT及MRI可确定病变部位及范围。鉴别诊断应考虑各种感染如结核、淋巴瘤等恶性肿瘤转移瘤、椎体血管瘤及淋巴管瘤、外伤椎体压缩骨折等。

【治疗】　本病治疗有所争论,部分轻症患者症状能自行缓解,椎体重建恢复高度,因此可考虑非手术治疗,卧床休息、颈托及支具保护。对于单发病变,如椎体破坏受压楔形改变,可手术刮除植骨,同时病理检查。如有神经症状伴有脊柱不稳、明显后凸或多发病变患者,可行病变椎体活检及内固定手术,病理明确诊断后予以化疗,待以后病变椎体重建恢复高度后也可考虑再手术拆除内固定器械。

(孙保胜)

第十八节　神经管畸形——隐性脊柱裂和囊性脊柱裂

脊柱裂是胚胎早期椎弓发育障碍,椎管闭合不全所致的畸形。脊柱裂分囊性和隐性两大类,前者表现为椎管内容物通过椎管缺损处向椎管外膨出,在皮下形成囊性包块。如果膨出囊内没有神经组织则称脊膜膨出,如果膨出囊内有神经组织则称脊髓脊膜膨出,如果脊髓或神经直接暴露在外则称脊髓膨出。隐形脊柱裂仅表现为椎体或椎板闭合不全。

【病因】　脊柱裂的发病原因尚不明了。此病发生与遗传因素、高龄妊娠、病毒感染、叶酸缺乏以及某些致畸形物质有关。

【病理】　显性脊柱裂多发于脊柱背中线,以腰骶多见,少数发生于颈或胸段,首都医科大学附属北京儿童医院收治的此类患者中,发生于腰骶的占89%。也有向椎管侧方膨出,或向前方如胸腔,腹腔,盆腔膨出。有8%的患者合并脑积水。

1. 脊膜膨出　表现为一囊性包块,大小不等,基底一般不大,表面可为正常皮肤,有时也可是瘢痕组织,膨出的硬脊膜即位于皮下。膨出囊颈部一般较细。囊内常充满脑脊液,无神经组织,有时可见一细条索样纤维与脊髓表面相连。

2. 脊髓脊膜膨出　最为常见,首都医科大学附属北京儿童医院统计约占全部脊柱裂患者的86%。常表现为一基底较宽的肿物,表面常为瘢痕组织,少数为正常皮肤。囊内充满脑脊液,有时被纤维组织分隔为多个小囊。囊内有时是少量神经束进入囊内并附着于囊壁,也可是脊髓和大量神经束进入并附着于囊壁,且受到牵拉。进入囊内的神经组织可以终止于囊内,也可再返回椎管内。神经组织与囊壁的粘连有时很疏松,有时粘连紧密难以分离。脊髓与神经束形态扭曲变形发育异常。

如合并脂肪瘤则称脂肪瘤型脊髓脊膜膨出,首都医科大学附属北京儿童医院统计占35%,常表现为基底宽大的肿物,表面多为正常皮肤。膨出囊内脂肪组织与囊外皮下异常增生的脂肪组织相连,且与脊髓和神经束相混杂粘连。有时神经组织膨出并不明显,仅表现为脂肪瘤进入硬膜囊内与神经组织相粘连。

3. 脊髓外翻　此病少见,首都医科大学附属北京儿童医院统计占1.5%。表现为脊髓神经组织直接暴露于表面而无其他组织覆盖。

因病变影响相应部位脊髓神经的发育,可出现此阶段以下神经功能障碍。

【诊断】

1. 临床表现　患者出生时即在背部中线有一肿物,也可稍偏一侧,大小不一。一般肿物为圆形或近似圆形。表面可以是正常皮肤,有时是瘢痕组织。如已破溃,其表面有肉芽组织甚至有脑脊液流出。包块透光试验在脊膜膨出,透光程度高,而脊髓脊膜膨出有时可见包块内有阴影。

在单纯的脊膜膨出,可以没有神经系统症状。脊髓脊膜膨出患者则一般都有不同程度的下肢运动和大小便障碍,甚至出现下肢瘫痪和大小便失禁。病变位于腰骶部的,神经系统症状多于颈胸段。因脊髓脊膜膨出引起脊髓栓系,即使在早期神经系统症状并不严重,随着年龄,身高增长,脊髓栓系综合征也要加重。脊髓外翻常在出生时即表现出严重的神经系统症状。

有极少数脊膜膨出自椎体缺损向前生长,进入胸腔,腹腔,盆腔,在上述部位形成包块,甚至出现相邻器官受压症状。

另外,部分患者合并脑积水,首都医科大学附属北京儿童医院统计占8%。少数患者可合并脊柱侧凸,脊髓纵裂,脊髓肿瘤等。

根据临床症状,并结合相关辅助检查,一般均能作出诊断。

2. 辅助检查

(1) 脊柱 X 线平片可显示脊柱裂及所处节段,并能了解有无其他脊柱畸形,如脊柱侧凸,半椎体等。

(2) MRI、CT 扫描可显示脊柱裂,脊髓和神经的形态,尤其是 MRI 更能清晰地观察脊髓神经的发育状态和与周围组织的粘连情况,另外,可以进一步了解是否合并脊髓肿瘤、脊髓纵裂等(图31-12)。

【鉴别诊断】

1. 皮毛窦　有时皮毛窦可以在身体表面形成包块,甚至没有瘘孔和分泌物出现,大部分患者手术前行 MRI 检查可以鉴别,少数患者须手术探查,也有患者两种病变并存。

2. 骶尾部畸胎瘤　此病一般位于脊柱末端,与尾骨尖关系密切,常延伸至骶骨前方,在个别患

31

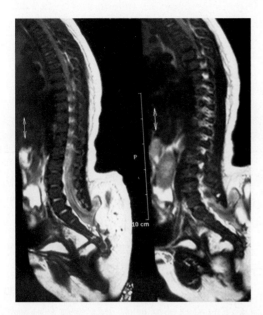

图 31-12　男,3 月龄,腰骶脊髓脊膜膨出,右足下垂

者,肿瘤可以进入骶管,甚至进入硬膜下腔,MRI可以清晰显示病变与椎管、神经组织的关系。

【治疗】　早期手术是治疗此病的唯一方法。手术应在出生后 2~6 周内进行。目前,随着神经外科显微手术技术的发展,有一些婴幼儿即使已出现下肢完全瘫痪,大小便失禁,手术后也有一定程度的恢复。对合并脑积水的患者,应先行脑积水分流手术,缓解颅内压后再行脊柱裂手术。手术的要点是切除膨出囊,分离松解神经组织并还纳入椎管,修补软组织缺损。

手术在全麻下进行,手术时先剥离暴露膨出囊根部。切开囊壁后,应从上极开始探查膨出的脊髓和神经组织,有时可以切除相邻椎板,切开正常硬脊膜扩大探查范围,对于粘连在囊壁上的脊髓和神经组织,在显微镜下从上至下沿两侧仔细分离后将其回纳于椎管内,使其不再受牵拉。对于合并脂肪瘤的脊髓脊膜膨出,脂肪瘤组织与脊髓和神经组织相紧密粘连,只能做到部分切除。

切除膨出囊后,应严密缝合硬膜,如硬膜缺损或缝后过紧,应以筋膜组织或人工硬脑膜修补。最后以脊柱旁肌肉筋膜修补缺损。

为防止脑脊液漏,伤口应予加压包扎,手术后采取俯卧位 1 周,同时抬高床尾。

【并发症】

1. 神经系统功能障碍是常见的手术后并发症。多是由于神经发育异常或手术影响神经组织引起,其中尤以大小便障碍为多见。显微手术技术的广泛应用,可明显降低此并发症的发生率。

2. 伤口脑脊液漏多由硬膜缝合不严引起,多发生于婴儿。在一些合并大量脂肪瘤的病例,手术后因脂肪液化更易发生。

3. 手术后出现脑积水多发生在颈胸部脊髓脊膜膨出,应密切观察其发展,如短期内加重应及时行分流手术。

(孙骏浪)

第十九节　椎管内肿瘤

一、概述

【发病率】　原发性椎管内肿瘤发病率一般为每年 0.9~2.5/10 万人,其中儿童约占 19%,即每 10 万 14 岁以下儿童中椎管内肿瘤发病率为 0.85~2.4。首都医科大学附属北京儿童医院收治的 348 名患者中,男性 208 名,女性 140 名,男女比例为 1.5∶1,年龄分布见图 31-13,疾病分布见表 31-5。

【病理分类】　根据肿瘤与脊髓,脊膜的关系可分为脊髓内,脊髓外硬膜下及硬膜外三类。脊髓内肿瘤占椎管内肿瘤的 19%,主要为皮样囊肿和表皮样囊肿,其次为胶质瘤。髓外硬膜下肿瘤占 60%,主要为各种先天性肿瘤,少数为神经鞘瘤。硬脊膜外肿瘤占 21%,大多为恶性肿瘤,如肉

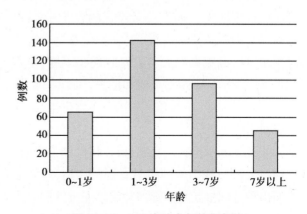

图 31-13　348 名病人年龄分布图

表 31-5　首都医科大学附属北京儿童医院收治的 348 名病人疾病分类表

疾病	例数	疾病	例数	疾病	例数
皮样囊肿	116	胶质瘤	12	淋巴肉瘤	10
表皮样囊肿	45	神经鞘瘤	4	原始神经外胚层瘤	2
畸胎瘤	34	神经母细胞瘤	28	硬脊膜外囊肿	23
脂肪瘤	29	肠源性囊肿	37	其他	8

瘤,神经母细胞瘤,也可有脂肪瘤和囊肿等。位于硬脊膜外的恶性肿瘤可与椎管外,特别是后纵隔或腹膜后瘤体相联。儿童脊髓肿瘤常位于腰骶段,占 47.4%,其次为胸段,占 24.1%,颈段占 9.8%,其中消化道源性囊肿常位于颈胸段,其他先天性肿瘤好发于腰骶段,神经母细胞瘤和胶质瘤多见于胸段。

【病理生理】　脊髓在椎管内的位置相对固定,一旦肿瘤压迫神经,即产生一系列病理生理变化,如超过脊髓代偿能力,其神经功能障碍将迅速加重。肿瘤对脊髓和神经根的压迫,首先造成神经根受牵拉,脊髓移位,进而脊髓受压变形,甚至变形坏死。同时,肿瘤压迫邻近的供血动脉使之狭窄和闭塞,使该区脊髓组织缺血,缺氧和营养障碍,引起脊髓变性,软化或坏死,其缺血坏死范围常超过脊髓受压的节段,引起相应的神经功能障碍。在对压力及缺氧的耐受性方面,痛觉系神经纤维比触觉和本体感觉粗神经纤维的耐受性好。髓内呈浸润性生长的肿瘤,对脊髓造成的损害较大,质软或生长缓慢的肿瘤,因脊髓有相对充分时间代偿,其症状发展较慢,压迫解除后神经功能可完全恢复,而质硬的肿瘤对脊髓压迫较重,并且反复摩擦脊髓形成胶质增生,即使压迫解除后神经功能也很难恢复。同时,生长迅速的恶性肿瘤,很容易在短时间内造成脊髓完全损害,必要时应急诊手术。肿瘤逐渐增大可阻塞蛛网膜下腔,使阻塞平面以下脑脊液搏动减弱和消失,压力降低,周围血脑屏障破坏,使脑脊液中蛋白质含量增高,脑脊液回吸收受阻。

儿童正处于生长发育期,机体代偿能力极强,可通过各种方式缓解肿瘤对脊髓的压迫,延缓症状的出现,同时,儿童椎管内肿瘤以先天性肿瘤为主,大多生长缓慢,在较长时间内症状可不明显,

易漏诊和误诊,可是,一旦损害超过机体代偿能力,神经系统症状会在短期内迅速加重。所以,对儿童椎管内肿瘤应尽早诊断,及时治疗。

【临床表现】　肿瘤对脊髓和神经根的损害过程分三个阶段,因此临床表现一般分三期。

1. 刺激期　病变早期肿瘤对神经根和硬脊膜的刺激主要引起神经根痛,位于背侧的肿瘤更常见,神经根痛常为髓外肿瘤的首发症状。疼痛部位固定,并沿神经根分布而扩散,疼痛一般为阵发性,持续数秒至数分钟不等,咳嗽、打喷嚏、用力排便时加重。疼痛呈刀割,针刺状,间歇期可有麻木,发痒等异常感觉。疼痛常在夜间加重。年长儿尚能描述,但常不准确,而婴幼儿只表现为无原因哭闹,用手搔抓局部皮肤,常在夜间熟睡时突然惊醒哭闹,肿瘤位于颈段时,患者常颈部强直保持一定位置,活动受限,肿瘤位于腰骶部时,患者常屈曲下肢,不愿活动。如肿瘤影响前根脊神经或脊髓前角,可产生肌无力,萎缩及肌束震颤。此期可持续数月至一年,疼痛症状经常被忽视,即使就诊,也常误诊为其他疾病治疗。

2. 脊髓部分受压期　肿瘤逐渐增大后直接压迫脊髓。脊髓前角受压时,导致肌肉的无力和萎缩。运动神经纤维较感觉神经纤维粗,受压后较早出现功能障碍,表现为脊髓受压平面以下肢体的上运动神经元性麻痹,出现肢体力弱,跛行,行走时易疲劳等。感觉纤维受压时,早期表现为异样感觉,如麻木和蚁行感,感觉错误,如将轻抚误作疼痛,当抚摸患者皮肤时,患者反应过度,哭闹畏惧。感觉神经纤维完全受损时,出现感觉丧失,此时患者可表现为对冷热和注射治疗无反应,易出现局部烫伤。自主神经功能障碍最常见为膀胱直肠功能障碍,但在婴幼儿常不典型,家长常描述患者尿频,每次尿量少,排尿无力,大便次数增

31

多或便秘,排便时哭闹等,年长儿则能比较准确描述。自主神经功能障碍还可表现为排汗及血管舒缩异常,出现皮肤干燥,皮温低,苍白等,颈段损害可出现霍纳综合征。

3. 脊髓完全受压期　此期脊髓因长期被压迫逐渐加重而出现完全横断性损害,使受压平面以下功能完全丧失,出现截瘫等表现。此时因脊髓受到不可逆损害,即使压迫解除,脊髓功能也难以恢复。

【诊断与鉴别诊断】

1. 病史　儿童椎管内肿瘤病史常在半年至2年,但婴幼儿病史一般在半年以内。由于小儿不能及时准确地描述早期症状,故有时实际病史要比所提供的病史长。部分年长患者病史可追溯至婴幼儿期。颈胸段椎管相对狭窄,故该段脊髓肿瘤病程较短,而腰骶段椎管相对较宽,故此处肿瘤病程较长。一般脊髓肿瘤病情进展缓慢,但可因合并感染,外伤,出血而突然加重,如皮样囊肿合并感染后可有反复发作的脑膜炎史。恶性肿瘤发展迅速,可以在短时间内出现脊髓功能的完全丧失。后纵隔和腹膜后恶性肿瘤,如神经母细胞瘤一旦经椎间孔进入椎管,可在原发病灶出现症状之前很快出现神经系统症状。

2. 体格检查　在仔细询问病史后,应进行全面而详细的全身和神经系统检查,这不仅可以初步确定有无椎管内占位病变,还能进一步确定肿瘤所在部位,节段。在对椎管内肿瘤患者的检查中,要注意有无肢体短缩,畸形,有无皮肤局限性粗糙干燥,皮温改变,体后正中线有无皮毛窦,局部皮肤有无异常色斑和毛发生长,以及有无合并显性脊柱裂外,各节段脊髓肿瘤还有如下主要表现:

(1) 高颈段(C_{1-4})肿瘤:常有枕颈区放射性疼痛,转头时加重,颈运动受限,四肢痉挛性瘫痪,躯干四肢感觉障碍,膈神经麻痹时出现呼吸困难。

(2) 颈膨大段(C_5~T_1)肿瘤:下颈部和上肢放射性痛,上肢弛缓性瘫,下肢痉挛性瘫,病变以下感觉障碍,损伤C_8~T_1时出现Horner征。

(3) 胸段(T_2~L_2):胸腹部放射性痛,下肢痉挛性瘫和感觉障碍,当胸段和胸段以上脊髓受压时,

可出现脊髓自动反射亢进,出现反射性排尿(自动性膀胱)和便秘。

(4) 腰骶段(L_1~S_2)肿瘤:下肢放射性痛,弛缓性瘫和感觉障碍,会阴部感觉障碍,尿潴留,膀胱过度充盈时产生尿失禁(自律性膀胱)和大便失禁。

(5) 圆锥部(S_{3-5})肿瘤:较少出现神经根痛,下肢运动障碍,感觉障碍不明显,肛门反射减弱或消失,肛门周围包括外阴部呈马鞍型感觉障碍,括约肌障碍明显,出现无张力型神经性膀胱。

(6) 马尾部肿瘤:下腰部,下肢,会阴部疼痛,位于一侧或双侧,两侧可不对称,下肢马鞍区感觉障碍不对称,一侧下肢活动障碍或不对称的双侧运动障碍,伴肌萎缩,反射消失,排便障碍出现晚且不严重。

3. 辅助检查

(1) MRI:是目前诊断椎管内肿瘤最有效、最准确的方法,不仅可以了解有无肿瘤,还能进一步观察肿瘤大小、形态、与脊髓神经根的关系,并有助于定性诊断,如注射顺磁对比剂MRI能更清晰地显示肿瘤特点及相邻结构。同时,还能了解脊髓受损情况,有无合并其他畸形,如脊髓低位等,MRI对人体基本无损害,故应作为对椎管肿瘤患者的首选辅助检查。

(2) CT扫描:由于对椎管内结构扫描图像不够清晰,缺乏脊髓纵轴扫描,因此在椎管内肿瘤患者的使用中受到限制,但如果在椎管造影时进行CT扫描,则可通过观察蛛网膜下腔是否变窄,脊髓是否变形移位而间接判断是否存在脊髓肿瘤及肿瘤所在部位节段。另外,CT可以补充MRI对骨质显像的不足,如骨质有无受压和破坏等。

(3) X线平片:儿童椎管内肿瘤合并脊柱侧凸和后突占7.8%,合并脊柱其他畸形占31.6%,X线平片可显示椎管扩张,椎弓根间距增宽,椎间孔扩大,椎体后缘受压,椎板变薄隆起,椎管内钙化及骨质破坏等。

(4) 腰椎穿刺及脑脊液检查:脑脊液生化改变呈蛋白细胞分离现象,即蛋白质含量很高而细胞数正常。脑脊液动力学检查可显示蛛网膜下腔有不同程度的梗阻。当肿瘤较小时梗阻可不明显。但是腰椎穿刺是一种损伤性检查,儿童特别是婴

幼儿对检查不合作,使操作困难。另外,儿童腰骶部先天肿瘤常合并脊髓低位,穿刺时穿刺针可能会损伤脊髓,有一定的危险性。

(5)脊髓造影:可直接显示蛛网膜下腔有无梗阻,确定梗阻平面和梗阻程度。在髓内肿瘤可见造影剂通过阻塞处时两侧对称性变细,阻塞端呈梭形。在髓外硬膜下腔肿瘤可见造影剂在阻塞处变细,移位,蛛网膜下腔在肿瘤侧增宽,在对侧变窄,呈"杯口征"。在硬膜外肿瘤可见造影剂变细并与硬膜一同移向肿瘤对侧,蛛网膜下腔两侧均变窄,梗阻端呈横截状。

(6)脊髓血管造影:对血管瘤及其他血管性病变有一定意义,可显示病理血管及供血动脉和引流静脉。

4. 鉴别诊断

(1)隐性脊柱裂,脊膜膨出和脊髓脊膜膨出:隐性脊柱裂可长期无临床表现。严重者在婴幼儿时期即有神经功能障碍,此三种疾病与椎管肿瘤鉴别并不困难,但应注意,三种疾病可同时与椎管肿瘤存在。

(2)脊髓空洞:主要与脊髓内囊性肿瘤相鉴别。可见于各年龄组儿童,好发于颈胸段脊髓,有明显的感觉分离现象,多无蛛网膜下腔梗阻,脑脊液生化正常,可同时有椎管肿瘤,MRI可确诊。

【治疗】 椎管内肿瘤一旦诊断明确应立即手术。术中一般采取侧卧位,全麻气管插管,手术前应准确定位,手术操作时应尽量减少对椎体和椎板的破坏,以免影响脊柱的生长发育,术后出现脊柱侧凸或后突畸形。

应在显微镜下进行手术,可提高手术完全切除率并减少损伤。近年开展的肌肉运动诱发电位(MEPS)在脊髓肿瘤手术中能很好地反映皮质脊髓束的功能状态,尤其为脊髓内手术的安全进行提供了保证,同时对评估儿童手术预后起到一定作用。

【预后】 儿童椎管内肿瘤预后首先取决于早期诊断,及时治疗。总的来说,恶性肿瘤较良性肿瘤预后差,髓内肿瘤预后较差。合并其他畸形,如脊柱侧凸,脊髓脊膜膨出的预后较差。手术是否完全切除也影响预后,但是一些先天性肿瘤即使不能完全切除,患者症状也能在长时间内得到缓解。另外,预后还取决于手术前已有的神经功能障碍,手术中有无损伤和手术后正确的护理以及康复训练。

二、儿童常见椎管内肿瘤

(一)表皮样囊肿、皮样囊肿和畸胎瘤

【概述】 表皮样囊肿、皮样囊肿和畸胎瘤均为胚胎发育期残存的细胞发展而成(图31-14,图31-15)。首都医科大学附属北京儿童医院收治的椎管内表皮样囊肿患者占全部椎管内肿瘤患者的12.9%,皮样囊肿占33.3%,畸胎瘤占10%,均明显高于国内外资料。男性多于女性。两者年龄分布不同,在3岁以内患者中,皮样囊肿更多见。两者均以髓外硬膜下多见,常位于胸腰段和马尾,可伴脊柱裂,其中畸胎瘤可跨越硬膜生长,甚至生长至皮下。

【病理】 肿瘤大小不一,小者只有1cm大小,大者可长达10cm,占据几个脊柱节段。瘤体大多为圆形,椭圆形,有完整包膜。呈膨胀性生长。表皮样囊肿一般外表光滑,囊壁内层呈角化的鳞状上皮,囊腔内充满白色角化物,故又称珍珠瘤,胆脂瘤,外层为少量纤维结缔组织,较薄,与周围组织粘连较轻。皮样囊肿壁较厚,囊腔内层为皮肤

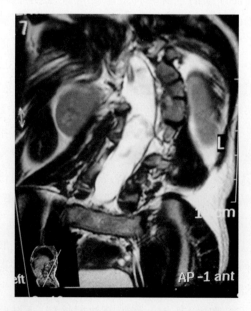

图31-14 椎管内硬膜下畸胎瘤合并脊柱侧凸(女童,8岁)

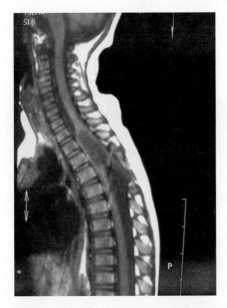

图 31-15 颈 7~ 胸 3 脊髓内皮样囊肿
并皮毛窦(男童,6 岁)

组织,除了表皮外,还存在真皮层,可见到毛囊,皮脂腺和汗腺结构,腔内充满灰黄色豆渣样物,可有毛发,囊壁外层为增生的纤维结缔组织,皮样囊肿可伴皮肤瘘管。内容物溢出会引起脊膜和周围神经组织的剧烈反应,即无菌性脑膜炎,囊壁与周围神经组织形成不同程度粘连。皮样囊肿更易引起感染,导致反复的中枢神经系统化脓性感染,甚至在有些病例可表现为脓肿,囊壁与周围组织粘连更为严重。畸胎瘤是由三个胚层演化的器官组织结构构成的肿瘤,一般为实性,其界限清楚,但常与周围组织紧密粘连,瘤体内常有骨骼,小囊,可有坏死,伴发感染。

【临床表现】 三种肿瘤多位于胸腰马尾部,常以腰腿部神经根痛为首发症状。患者在屈曲、下肢伸直时加重,且常在夜间发作。可伴直肠膀胱功能障碍。许多患者下肢皮肤常先出现神经营养障碍,而运动系统损害出现较晚。如合并皮肤窦道,则易出现中枢神经系统感染,感染期间神经功能障碍加重。患者可合并其他先天畸形,如脊柱裂、脊膜膨出、脊柱侧凸和后突等。合并感染时,腰穿脑脊液检查可见细胞数增高,糖氯化物降低,蛋白增高。如肿瘤位于腰骶部时,穿刺针可直接进入瘤腔。合并脊髓低位时穿刺针甚至可损伤脊髓。肿瘤对脊椎骨质压迫造成损害,X 线平片

可见椎管管腔增宽,椎体后缘受压,椎弓根间距增宽,在畸胎瘤可见钙化影。MRI 显示瘤体呈等 T_1 或 T_1 信号影,信号较均匀。

【诊断】 三种肿瘤病史较长,逐渐对脊髓和神经根产生慢性损害。如局部有皮肤窦道,有反复发作的脑膜炎病史,线平片有明显椎管腔受压表现,应考虑此病。

【治疗】 一旦确诊,应立即手术切除。已合并感染的患者,如神经功能障碍不严重,应先予抗感染治疗,待炎症控制后再手术。对位于硬膜外的囊肿,可直接将其游离后切除。如位于硬膜下或脊髓内,在切开囊腔前,应以湿棉条保护,以免内容物溢出引起手术后无菌性脑膜炎。在清除内容物后,应尽可能切除囊壁,如囊壁与脊髓组织或神经根粘连严密不能全部切除,则只能切除囊壁内层,再用 3% 碘酊涂抹,其外层主要为纤维结缔组织,不必勉强全切除。合并感染的肿瘤,其内部结构不清,应充分清除感染坏死组织,直至纤维增生的囊壁。

【预后】 大多数病例预后较好,肿瘤全切除后,即不再复发,部分切除的病例,其神经系统症状也能长期缓解,畸胎瘤如恶性变则预后较差。

(二)脂肪瘤

【概述】 椎管内脂肪瘤较少见,国内外文献报告约占椎管内肿瘤的 1%。首都医科大学附属北京儿童医院的数据显示为 8.3%。

肿瘤常位于胸段和腰段。肿瘤常位于硬膜下,位于髓外者常占据数个阶段,有的可达脊髓全长,位于髓内者也不少见,有时可占据多个阶段。肿瘤由发育成熟的脂肪组织构成,其中有多个纤维隔,有包膜,但因肿瘤常与脊髓和神经根粘连紧密而使之边界不清。

【临床表现及诊断】 脂肪瘤质地软,生长缓慢,对周围组织呈慢性损害,故多数患者病程较长,可仅出现肢体畸形,而无其他明显症状,神经根痛少见,个别患者因肿瘤过大,严重压迫脊髓导致脊髓功能完全性损害。脊柱 X 线平片可见椎管扩张,椎体椎弓根受压,CT 见肿瘤为边界清晰,密度均匀的低密度肿块,MRI 示短 T_1 短 T_2 信号,边缘清晰。

31

【治疗】 硬膜外脂肪瘤可以完全切除。如肿瘤位于硬膜下,常与脊髓表面和神经根严密粘连,完全切除较为困难。肿瘤位于髓内时,只能切开分隔将瘤体分块切除,全切除几乎不可能,但因脂肪瘤生长缓慢,部分切除肿瘤已能使患者神经症状获得长时间缓解(图31-16)。

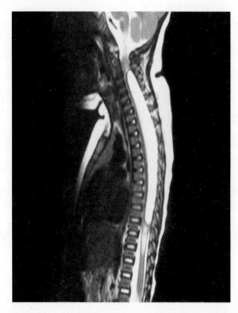

图31-16　颈2~胸8脊髓内脂肪瘤(男童,2个月)

(三)肠源性囊肿

【概述】 首都医科大学附属北京儿童医院收治椎管内肠源性囊肿占全部椎管内肿瘤患者的10.6%,高于国内外有关文献中所列数字,男性明显高于女性。

肠源性囊肿由胚胎发育时期神经肠管的残存组织发育而来。大多位于脊髓腹侧,也可位于脊髓内,一般位于颈胸段,在腰骶部也可遇到。囊肿壁由单层纤毛柱状上皮细胞构成,内有立方细胞,下方为基底膜和结缔组织,囊内为胶水样略混浊的黏液。

【临床表现及诊断】 一般起病缓慢,病程较长,神经系统症状可反复发作。常首先表现为相应部位神经根性疼痛,逐渐压迫脊髓可引起脊髓横断性损伤。可合并脊柱椎体裂,有时囊肿与椎体前方后纵隔内的囊肿相连,易误诊为椎体前脊膜膨出。MRI检查可见T_1相囊肿内信号强度略高于脑脊液,有时可清晰显示囊肿壁,囊肿可将脊髓压迫成片状,有时很难分辨是否位于髓内,甚至可与脊髓空洞相混淆。

【治疗】 手术切除是治疗肠源性囊肿的唯一方法。肠源性囊肿常位于脊髓腹侧,手术中切不可用脑压板或剥离子将脊髓勉强牵向一侧,而是应该切断局部齿状韧带,通过轻轻牵拉齿状韧带将脊髓牵向一侧,以利暴露囊肿,手术中应先行囊内组织切除,待瘤体缩小后再尽可能切除囊壁,但囊壁与脊髓粘连紧密的部分常难以完全切除,囊肿壁全切除后很少复发。

(四)脊髓胶质瘤

【发病情况】 儿童脊髓胶质瘤并不多见,首都医科大学附属北京儿童医院收治脊髓内胶质瘤患者占全部椎管内肿瘤的3.4%,明显低于文献中全年龄组发病率,男性多于女性,发病年龄最小为6岁。

【病理】 在儿童脊髓胶质瘤中,星形细胞瘤多于室管膜瘤,多位于脊髓内,也可自脊髓内突到脊髓外,甚至达到马尾部。肿瘤多分布于颈段,胸段。局部脊髓呈梭形肿大,肿瘤上方可有脊髓空洞形成。其中星形细胞瘤呈浸润性生长,和周围脊髓组织常无明显分界,儿童星形细胞瘤常有良性倾向,且常伴瘤囊。室管膜瘤从中央向外呈膨胀性生长,与周围脊髓组织有较明显的分界,肿瘤上下极常有囊肿存在,瘤体可占据数个节段。

【临床表现与辅助检查】 脊髓胶质瘤病程相差较大,从数月到数年不等,个别患者病程可达五年以上。疼痛常为首发症状,大多数患者可在早期即出现运动功能和感觉障碍,且常为节段性感觉障碍,括约肌障碍可在早期出现,但相当一部分患者出现较晚。MRI是针对脊髓内肿瘤最好的辅助检查,CT可显示脊髓阶段性增粗,增强扫描可见肿瘤不同程度的不规则增强。

【治疗】 随着神经影像学和显微外科技术的发展,脊髓内胶质瘤的手术治疗有了很大进步。近年来,硬膜下运动诱发电位(MEPS)、肌肉运动诱发电位(MEP)已应用于脊髓内肿瘤手术中,在手术过程中能很好地反映皮质脊髓束的功能状态,增加了手术安全性,肿瘤全切除率逐渐提高,手术效果明显改善。

儿童星形细胞瘤易有瘤囊,肿瘤实体位于瘤囊内,与周围脊髓组织无明显边界,质稍硬,应采用锐性剥离,虽然多数只能做到部分切除,但与成人星形细胞瘤相比全切除率仍稍高,且以低度恶性者为多见,手术后辅以放疗,可使神经系统症状得到长时间缓解。

室管膜瘤在中央管内上下生长,边界清楚,上下极几乎均有囊肿存在,因此易于全切除。手术中应先从肿瘤一端沿中线切开脊髓,始终沿肿瘤边界分离,直到肿瘤另一端,争取完整切除肿瘤,有小的出血时用小棉块压迫即可止血,特别应注意在切除肿瘤腹侧时勿损伤脊髓前动脉。

【预后】　星形细胞瘤全切除率仅有35%~40%,术后常规放疗,但儿童脊髓内星形细胞瘤有明显良性倾向,术后预后较好。室管膜瘤手术全切除率可达90%~98%,术后神经功能障碍恢复满意,全切除后很少复发,不能全切除者应做放疗。

(孙骇浪)

第三十二章　上　　肢

第一节　锁骨骨折

【定义】　锁骨骨折（fracture of clavicle）包括锁骨干骨折和锁骨内、外侧端骨折。锁骨内、外侧端骨折相对少见，且易与关节脱位相混淆。

【分类】　锁骨骨折依损伤部位可分为锁骨内（近）侧端骨折、锁骨干骨折、锁骨外（远）侧端骨折。另外，又可分为完全性或青枝骨折。

【发病率】　80% 的锁骨损伤发生于骨干部分。锁骨骨折占儿童全身骨折的 8%~15.5%。儿童锁骨内侧骨折非常少见，占锁骨骨折的 1%~5%。胸锁关节脱位更为罕见，统计的病例中有很多是将锁骨内侧骺损伤误认为脱位。锁骨外侧端骨折与肩锁关节脱位很少见于儿童，但其发生率高于锁骨内侧端损伤，约占儿童锁骨损伤的 10%。

【病因】　最常见的是坠床或跌倒，肩部侧方直接触地，作用力沿锁骨传导，在所附肌肉强烈收缩的剪式作用下造成骨折。作用于锁骨的直接暴力，如接触性运动中的冲撞，是造成青少年锁骨骨折的常见原因。间接暴力，如跌倒时上肢伸展，手扶地，暴力经上肢传导锁骨干导致骨折，相对少见。

【病理】　儿童常见的锁骨干骨折多为青枝骨折，即只发生形状弯曲成角，而至少有一侧骨皮质仍连续。在骨折端移位的完全骨折中，由于儿童锁骨骨膜相对韧厚的解剖特征，断端虽突破骨膜鞘，但骨膜鞘的连续性仍能保持，呈"剥皮香蕉"状，为骨折愈合中的成骨提供了良好条件（图 32-1）。骨折发生后，骨折近端在胸锁乳突肌作用下向上移位，骨折远端在胸小肌作用下向下移位，锁骨下肌的作用使锁骨短缩、断端重叠移位。锁骨两端存在骨骺（图 32-2），且可保持到成年之后方能完全骨化，其抗损伤强度远低于锁骨两端附着的韧带。故锁骨两端的损伤多为 Salter-Harris Ⅰ型骺损伤，病理改变同骨干骨折（图 32-3）。因韧带损

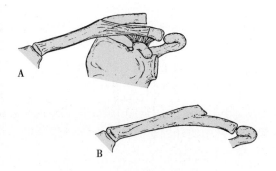

图 32-1　锁骨骨折的病理特征
骨折端突破骨膜鞘,骨膜仍保持连续,形同"剥皮香蕉"

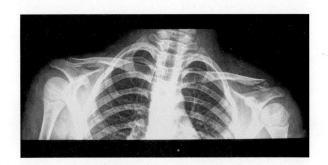

图 32-3　8 岁,男性,锁骨外侧端骨折

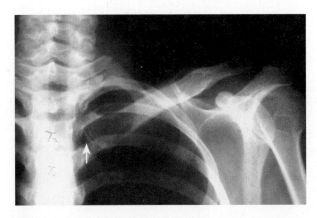

图 32-2　15 岁,男性,锁骨正位 X 线平片示锁骨内侧端骨骺(箭头所示)

伤导致的真正的关节脱位非常罕见。

【症状】　新生儿与婴幼儿的锁骨骨折,常因其无主诉而被忽略,待发现肩部包块,方就诊。故一旦发现自腋下抱持婴幼儿时即引起哭闹,应考虑到锁骨骨折的可能。儿童可有明确的疼痛主诉。锁骨内侧端损伤,断端向后移位压迫纵隔可引起呼吸、吞咽困难。

【体征】　双侧锁骨对比触诊有助于发现压痛,血肿或骨擦感。儿童表现为健侧手固定患侧上肢以减轻患肢重力作用缓解疼痛。锁骨两端的损伤可表现为肩峰部或胸锁部的异常凸起伴局限压痛(图 32-4)。

【辅助检查】　普通 X 线正位平片可以显示大多数锁骨干骨折。斜位片有助于发现中 1/3 无移位骨折,方法为患侧肩向管球方向旋转 45°,且管球向头侧倾斜 20°。为避开肋重叠影像,可拍摄脊柱前凸位片,方法为使患者平卧,管球向头侧倾斜 35°~40°(图 32-5)。

【诊断】　由于锁骨是上肢唯一与躯干相连的骨性支架,所以作用于上肢的外力都传导至锁骨,故对任何可疑或明确的上肢损伤,均应自锁骨开

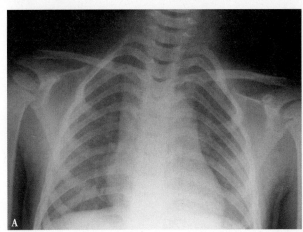

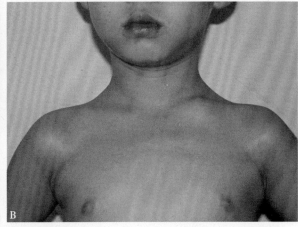

图 32-4　锁骨内侧端骨折
A. 锁骨内侧端骨折 X 线平片所见,双侧胸锁关系不对称;B. 外观

32

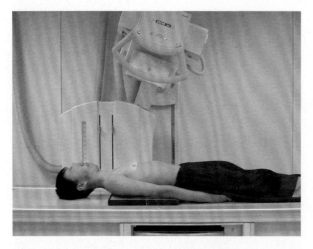

图 32-5　锁骨脊柱前凸位投照体位管球向头侧倾斜 35°~40°

始检查,以防漏诊。另外在检查中要注意除外锁骨邻近血管神经损伤及肺尖损伤。

【治疗】　所有锁骨骨折的治疗原则应该以保守治疗为主,尽量减少干扰。锁骨由于肌肉附丽的特点,存在很强的剪式应力。闭合复位十分困难,即使复位成功,也难以维持。原因在于呼吸运动的存在使锁骨无法像肢体骨折那样得到可靠的外固定。基本原则是克服骨折后肩部向前、内、下方的移动,通过外固定使患者维持挺胸,即肩部展开向后,并用吊带托起患侧上肢,即可得到满意的效果。最常用的外固定方法为 8 字绷带或锁骨带固定。8 字绷带固定为,患者直立或端坐挺胸双手叉腰,双腋部衬以棉垫保护腋部神经,以绷带 8 字缠绕双肩交叉于背侧,松紧度以双桡动脉搏动不受影响,双手无麻木感为限。现在有市售锁骨带,原理同 8 字绷带,并带预置弹性衬垫,使用方便,固定可靠。固定时间通常为 4 周,即可见连续外骨痂,届时去除外固定,保护下功能训练,3~4 个月后骨性愈合,方可恢复体育运动。

对于手术治疗一定慎重。手术的干扰,包括闭合复位经皮穿针,常常导致迟延愈合甚至不愈合。手术适应证包括:开放损伤需要清创;骨折压迫神经血管需要探查;骨折端有刺破皮肤的危险。如果手术切开复位,最好选用钢板螺钉内固定。

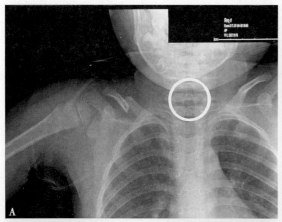

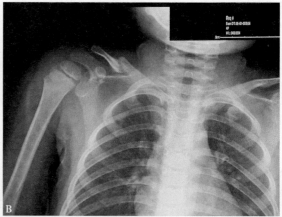

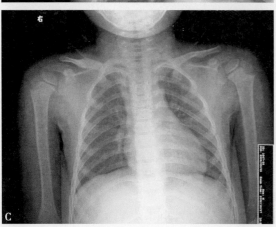

图 32-6　锁骨骨折预后(4 岁,男性,右中段锁骨骨折)
A.骨折固定后;B.伤后 6 周,骨折愈合;C.伤后 14 周复查,骨折塑形

以克氏针经髓腔固定,存在下列缺点:锁骨形状弯曲,髓腔不规则,粗针无法通过,而细针无法使断端达到坚强固定克服剪式应力。骨折端交叉克氏针固定,非但达不到内固定的目的,还会因此造成骨折不愈合,是一种错误的治疗方法。对于粉碎骨折尤应慎重,为防骨折片压迫,宁可经皮穿针以复位钳调整骨折片位置,也不主张切开内固定,手术对于骨膜的进一步破坏将大大增加不愈合的危险。

【预后】　锁骨具有很强的愈合能力,在没有外来骚扰的条件下几乎 100% 可以愈合,儿童锁骨骨折愈合后具有很强的再塑形能力。完全移位的骨折一般在 6~9 个月最多不超过 2 年可得到完全塑形(图 32-6)。但运动员因活动量大,肌肉发达,骨折后偶可并发错位愈合和骨不连。

（宋宝健）

第二节　肱骨干骨折

【定义】　肱骨是人体骨骼中典型的长骨之一,由骨干和两端骨骺组成。肱骨干范围的界定尚无统一的标准,特别是小儿。成人肱骨干骨折(fracture,shaft of humerus)是指肱骨外科颈下 2cm 至肱骨髁上 2cm 之间的骨折,小儿肱骨干骨折是指胸大肌肱骨止点上缘至肱骨髁上嵴之间的骨折。

【分类】　骨折分型适用普通骨折分型方法,如横骨折、斜骨折、螺旋骨折、粉碎骨折、病理骨折等。肱骨干骨折部位分为上 1/3、中 1/3、下 1/3。

【发病率】　小儿肱骨干骨折比较少见,Sanders 等描述其发生率小于小儿肱骨骨折的 1/10,仅占小儿全部骨折的 2%~5.4%,多见于 3 岁以下与 12 岁以上年龄段。产伤新生儿肱骨骨折更为罕见,仅为 0.035%~0.34%。

【病因】　肱骨干骨折可由直接暴力所致,如钝物打击、撞击、重物压砸等,多造成横形、短斜形或粉碎骨折。上肢遭遇机械扭转也可见于儿童,多造成螺旋形或斜形骨折,且多合并其他损伤。间接暴力如上肢伸展位跌倒,在以手或肘部着地同时身体发生扭转,间接的扭曲应力造成肱骨干骨折,骨折多为螺旋形或斜形骨折。偶尔也可见到因投掷运动导致的螺旋形骨折。此种损伤机制多见于大龄儿童。

【病理】　发生于肱骨上段的骨折,由于胸大肌和三角肌的作用,骨折端易发生成角。中下段的骨折,在肱二头肌和肱三头肌的共同作用下,骨折端易重叠短缩。因其表面有桡神经走行,骨折及治疗中易并发神经损伤。

【症状】　肱骨干骨折时骨折远端肢体重量相对较大,故疼痛明显,无法启动肩肘关节任何动作。病理骨折时局部症状体征较轻,甚至仍可主动活动肩、肘关节,只是局部轻度肿胀、局限压痛,容易漏诊。

【体征】　局部有明显肿胀、压痛、畸形,并有异常活动及骨擦音。伴有桡神经损伤时可见相应体征,检查者控制肘关节位置后,患者不能主动伸腕、伸拇、伸指。

【辅助检查】　侧位投照需旋转肩关节有困难,可拍摄穿胸位片,切不可强行旋转骨折远端,以免造成患者痛苦和加重损伤。从正侧位 X 线片上,除观察骨折端形态、成角、移位方向外,还应时刻警惕病理骨折存在的可能,如骨折端表现皮质突然变薄,透亮度增加、相邻部位有囊肿性改变、骨折端嵌插或骨折端无明显移位等(图 32-7)。

【诊断】　根据暴力作用病史、临床表现及放射学所见诊断一般没有困难。要特别注意是否合并神经损伤及病理骨折的诊断。

【治疗】　儿童肱骨干骨折中大部分为单纯闭合复位,非手术方法是主要的治疗手段。对无明显成角移位的骨折,仅采用外固定制动 3~6 周即可。对于有明显成角移位的骨折,应先行复位。复位要求以恢复对线为主,尤其是肱骨远端的成角畸形,因其远离生长塑形活跃的近端骨骺,应尽量予以矫正。完全移位重叠短缩不超过 1.5cm 是可以接受的,Heolstrom 经过研究认为肱骨干骨折后最多可有 15mm 的过度增长,骨折移位越大,过度增长越明显。但该研究未明确论及过度增长与患者年龄的关系。Beaty 据患者的年龄提出了可接受的复位参考标准(表 32-1)。

32

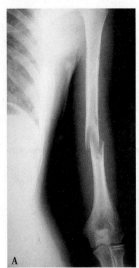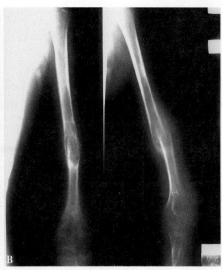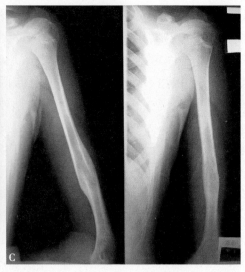

图 32-7　肱骨干病理性骨折

A.肱骨干中下、皮质变薄；B.伤后 8 周骨折愈合；C.伤后 20 周骨折塑形，骨囊肿愈合

表 32-1　肱骨干骨折复位参考标准

年龄	成角程度	移位程度
<5 岁	≤70°	100%
5~12 岁	40°~70°	
>12 岁	≤40°	50%

手法复位应根据骨折成角移位情况依照以远端对近端的原则进行，以相对轻柔的力量牵引然后纠正移位，最好采用麻醉可减少患者痛苦、争取合作、提高整复成功率。需要注意的是应避免过度牵引造成骨折端分离，骨折端分离时会有软组织嵌入，嵌入的软组织很难再退出，会造成骨折延迟愈合甚至不愈合（图 32-8）另外过度牵引有可能过度牵拉神经造成损伤。据临床实践，肱骨干骨折的整复相对容易，维持却相对困难，整复成功后行外固定的过程中以及肿胀消退后外固定松动均可导致成角移位复发，故应首先尽可能维持对位，于伤后 1~2 周骨折端纤维愈合后再移位的可能减小后，紧缩或更换外固定物进一步矫正成角畸形，维持至临床愈合。

儿童肱骨干骨折的固定方法视患者合作程度、骨折部位及稳定性可有多种选择。最简单的方法为颈腕吊带加胸壁固定，即用绷带将上臂固定于胸壁，适用于能合作的年长儿无成角移位的骨折或青枝骨折以及 3 岁以下新生儿、婴幼儿。

小夹板适用于骨干中段的横形或短斜骨折，但需经常检查远端血运及调理松紧度，以防骨筋膜室综合征等并发症。悬垂石膏是治疗肱骨干骨折的经典方法，自上臂至掌指关节用石膏管型将患肢固定于肘关节屈曲 90° 前臂中立位，利用石膏管型及骨折远端肢体重量对骨折端进行牵引复位同时有制动作用，但需经常行 X 线检查，以防发生过度牵引。U 形石膏夹板兼有小夹板及悬垂石膏的优点，以一条石膏带自上臂内侧腋下经肘反折至上臂外侧至肩，因为开口向上可有患侧悬垂石膏的牵引作用。缺点是随着肢体消肿，石膏易松动而下坠。减低固定可靠性。O 形石膏是在 U 形石膏基础上将石膏带越过肩关节固定，且固定时以绷带越过肩关节上部 8 字绕行于对侧腋下，可有效防止石膏下坠且对肩关节有制动作用。近年来，随着支具技术的发展，采用低温热塑材料制成的支具，亦可有效稳定骨折。因其拆装方便有利于制动后期的皮肤护理。以上几种方法均需使肩位于中立位，且均合用颈腕吊带。对于在肩中立位不稳定的骨折则需应用肩人字石膏管型将患侧上臂置于外展前屈位，还是唯一可有效控制旋转的方法。尺骨鹰嘴骨牵引或上臂皮牵引亦适用于不稳定骨折，但需卧床 2 周，待骨折端稳定后可改用其他方式固定。

手术治疗只适用于开放损伤需要清创探查和

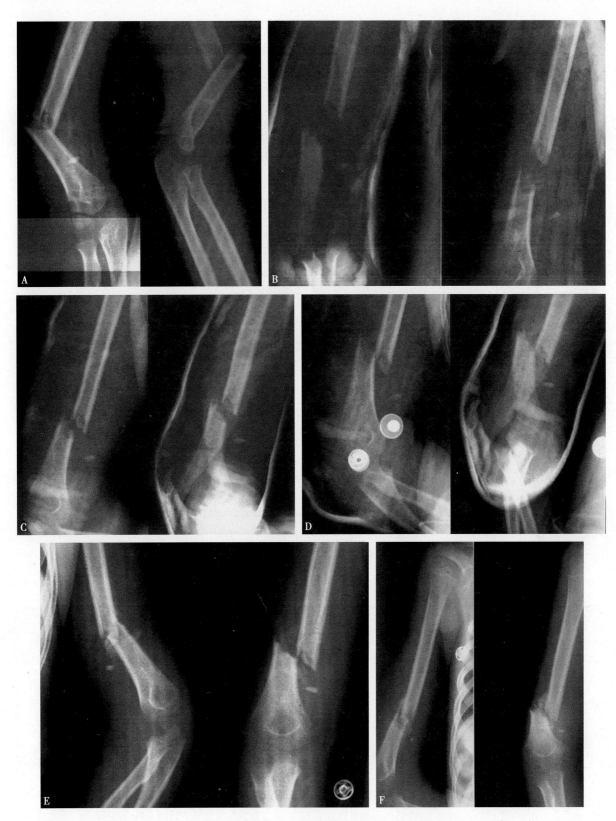

图 32-8　肱骨干骨折迟延愈合

A.肱骨干下段骨折;B.闭合复位过牵;C.重新调整后;D.伤后 2 周,因骨折端不稳定;E.伤后 6 周骨折未愈合,仅见少量骨痂;F.伤后 12 周,可见连续骨痂,骨折愈合

合并血管损伤的病例。固定物可采用弹性髓内针（钛制弹性髓内针 TEN）（图 32-9）或外固定器（图 32-10），前者优点在于术后护理简单便于早期康复训练。后者优点在于固定可靠，一旦发生感染固定作用受到的影响小。此两种方法有时需要术中 X 线监测复位情况。采用钢板螺钉内固定时要考虑到二次手术取内固定物时损伤桡神经的可能性，应谨慎应用。

【预后】　儿童肱骨干骨折治疗相对简单，疗效可靠，并发症少，预后良好。即使患肢残留永久畸形，只要成角小于 30°，长度差不超过 2cm，家长和患者很难主观察觉，说明对外观及功能影响不大。内旋畸形小于 10° 不会造成功能障碍。评估畸形愈合的临床意义应着重在外观和患者的主诉，而并非根据 X 线所见。即使失代偿的畸形对患者产生些许不同于正常人的影响，如不能正常

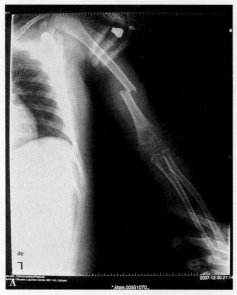
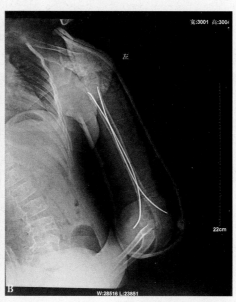

图 32-9　肱骨干骨折治疗（10 岁，男性）

A. 肱骨干骨折 X 线表现；B. 闭合复位

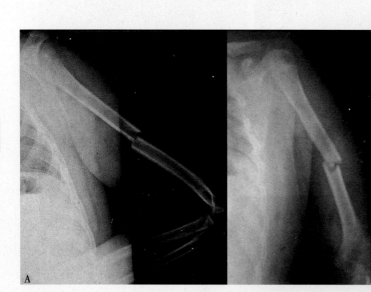
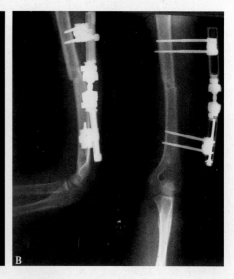

图 32-10　左肱骨干中段横行骨折治疗（13 岁，男性）

A. X 线表现；B. 行闭合复位 Orthofix 外固定器固定

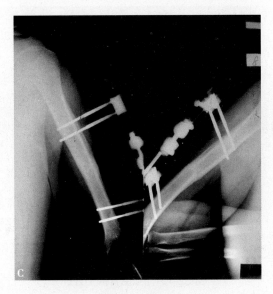

图 32-10（续）

C. 术后 12 周骨性愈合

参与某些体育运动,仍应谨慎评估矫形手术的临床意义,切不可贸然采取手术治疗。

(宋宝健)

第三节　肱骨髁上骨折

【定义】　发生在肱骨远端松质骨范围内的骨折,真正的髁上骨折(supracondylar fracture of humerus)必须是在肱骨远端骺板的近侧而且位于干骺移行范围之内。

【分类】　1959 年 Gartland 根据骨折移位的程度将肱骨髁上骨折分为三型,2006 年 Leitch 等又增加了第四型。Ⅰ型:骨折无移位(图 32-11)。Ⅱ型:有明显的骨折线并有成角畸形,但仍可以有连续的后侧骨皮质(图 32-12)。可向内或外侧成角。也可有轻微的旋转。临床上此型较少见。Ⅲ型:完全移位(图 32-13)。Ⅳ型:骨折完全移位,且伴有多方向不稳定。此分型主要依据损伤的严重程度,除指导治疗选择外,方便评估疗效。

根据肘关节 X 线片骨折远端的位置进行判断。侧位片示骨折向前成角和 / 或向后移位为伸直型;向后成角和 / 或向前移位为屈曲型。正位片示骨折向外侧成角和 / 或向内侧移位为尺偏型;向内侧成角和 / 或向外侧移位为桡偏型。临床最常

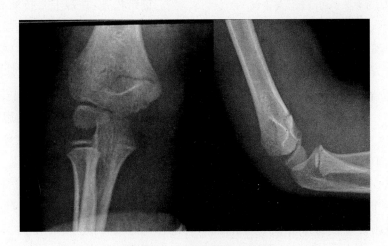

图 32-11　Ⅰ型肱骨髁上骨折

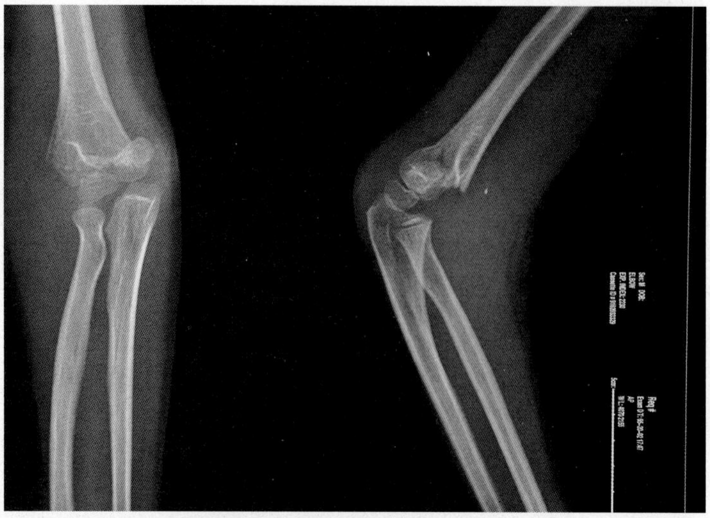

图 32-12　Ⅱ型肱骨髁上骨折

侧位 X 线片骨折移位但后侧皮质仍连续,远骨折端可有旋转和成角

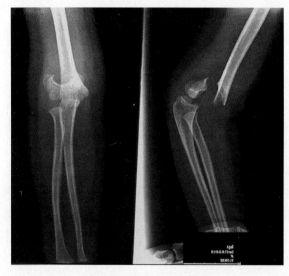

图 32-13　Ⅲ型肱骨髁上骨折

骨折完全移位,两骨折端之间无任何接触

见的有移位的肱骨髁上骨折为伸直尺偏型。此种骨折分型相对简单,有利于临床医师掌握,并可根据不同的分型判断骨折的整复方向、可能发生的合并症、估计预后。

【发病率】　肱骨髁上骨折是儿童常见骨折之一,占肘部骨关节损伤的第一位。年龄是其发生率的主要影响因素,几乎为儿童特有。此骨折主要发生在生后第一个十年内。据 Wilson 统计,75 例伸直型髁上骨折内仅有 2 例为成年人。Eliason 发现他的髁上骨折病例中 84% 为 10 岁以下的

儿童。5 岁以内的发生率逐渐增加,5~8 岁间形成高峰。超过此年龄段发生率逐渐减少,15 岁后则非常罕见。髁上骨折发生率的这种减少被肘关节脱位发生率增加所代替。据文献统计:双侧骨折 1.2%、开放性骨折 3%,伸直型 97.7%、屈曲型 2.3%。有 7.7% 的病例合并神经损伤,其中桡神经占 45%、正中神经占 32%、尺神经占 23%。Volkmann 缺血性挛缩的发生率为 0.5%。

【病因】　跌倒时上肢伸展保护性支撑或肘部直接触地是最常见的损伤机制。肘关节的解剖结构的特征是此处易发骨折的基础,包括关节周围韧带松弛、过伸位时关节结构的相互关系、髁上区域的骨性结构。

韧带松弛:在髁上骨折的高发年龄期内,儿童的韧带非常地松弛。这种韧带松弛允许肘关节有过伸能力。随着儿童发育成熟,韧带逐渐紧张,关节的伸展范围减少,这种正常的生理变化在肘关节特别明显。Henrikson 发现发生髁上骨折的患者比遭受其他类型肘部损伤的患者更有可能存在肘关节的过伸。同时他也注意到肘关节过伸的儿童比正常人群儿童更容易再次发生髁上骨折。

过伸位关节结构的相互关系:由于韧带松弛,肘关节可达过伸,使得沿伸直位肘关节直线传导的作用力被转换为弯曲应力。这种弯曲应力通过尺骨鹰嘴而集中作用于解剖上很薄弱的髁上部位

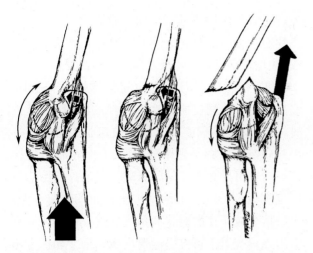

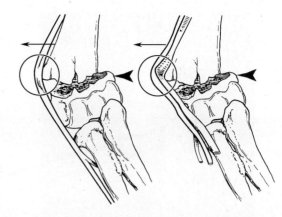

图 32-15　骨折移位时,骨折近端对周围软组织包括血管神经的损伤机制

图 32-14　儿童跌倒时,上肢伸直位支撑地面;由于韧带松弛使得肘关节被锁定在过伸位,从而使线性应力转变为肘前的拉张力;同时,鹰嘴被紧紧地固定在鹰嘴窝的最深处;当应力继续作用时,肱骨远端在髁上部位发生断裂;当骨折完全分离时,三头肌的强大作用力使远骨折段向后侧和近端移位

（图 32-14）。

髁上部位的骨性结构:髁上部位在 5~10 岁期间比较薄弱。最薄的部分在鹰嘴窝深处即过伸位时鹰嘴顶端所压迫的部位。此外,在远侧部分大量的弹性骨骺和关节软骨能起到缓冲垫作用从而将过伸损伤的应力转移到髁上部位。

【病理】　肱骨髁上骨折基本为关节外松质骨骨折。此特点决定骨折本身并不破坏关节活动结构,且发生骨折后出血明显。由于肱骨远端为类似圆锥状双柱结构,靠近圆锥基底的骨折面会使近侧骨折端形成非常锐利的边缘,它包含了来自髁上嵴的皮质部分。骨折明显移位时,骨折近端可以对周围软组织,包括血管神经,造成非常严重的继发损伤（图 32-15）。儿童的骨膜相对韧厚,且易于自骨表面剥离。骨折时会伴有较大范围的骨膜剥离,骨折端发生移位时,至少会有部分骨膜仍保持连续,形成联系骨折远近端的软组织合页。软组织合页的存在对骨折复位及维持复位的稳定有重要意义。前述的分型方法则直接反映了合页的位置。据临床观察和实验证实,软组织合页位于骨折成角的凹侧和远端移位侧,如伸直尺偏型的合页位于骨折部后内(尺)侧。但在Ⅳ型骨折中,骨膜破坏严重,骨折远近端之间失去软组织合页

的联系,导致严重不稳定。

【症状】　外伤后肘部明显的疼痛、假性麻痹、迅速发生的肿胀是最常见的主诉。

【体征】　完全骨折(Ⅲ型)患肢可成角呈 S 形,近骨折段的远端向前隆起,远骨折段向近侧移位从而使后侧的鹰嘴突出。由于远骨折段在肘关节处屈曲,形成前侧的凹陷进而加重 S 形外观。上臂远端的前侧部分可出现皮下血肿。如移位严重并且近骨折段远端穿透肱肌则极易产生较大的血肿。此部位的皮肤皱褶或小凹陷形成通常表示近骨折端的一个尖端已经穿透到真皮层内。此体征警告医师骨折可能很难用单纯手法整复来复位。不完全性髁上骨折(Ⅰ型和Ⅱ型)的临床体征常仅有肘关节肿胀和肘上环周压痛,而缺乏骨擦音及异常活动等特异性诊断依据。

【辅助检查】　已移位的髁上骨折中,骨折线的位置可决定此骨折与肱骨远端其他骨折或髋骨折的区别。相对困难的是轻微移位髁上骨折的放射学诊断。如轻微的骨损伤造成关节内有渗出,膨隆的关节囊使关节外脂肪抬高,且与周围密度增高的软组织形成对比,特征性的"脂肪垫"征应出现在纯侧位片上(图 32-16)。为观察"脂肪垫"征,骨科医师必须确定拍摄的侧位片确实是侧位投影。获得确切的侧位片最好是肢体在体侧并且肘关节屈曲到 90°,X 线片应放在身体和肘关节之间。但为获得纯侧位片需要移动甚至旋转患肢,常常加重患者的疼痛症状。

在纯侧位片上,肱骨小头骨化中心的后移及

32

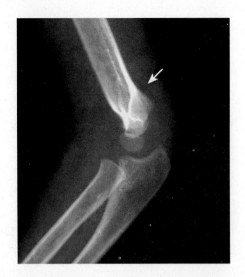

图 32-16 肘关节侧位片所见"脂肪垫"征(箭头所示)

与肱前线的关系改变是判断远骨折段存在轻微过伸的非常有价值的征象。绝大多数轻微移位的髁上骨折病例中,肱前线与肱骨小头的位置都有异常。当怀疑有骨折但常规正侧位片又看不到时,为显示骨折线有必要拍斜位片以明确诊断。

【诊断】 诊断肱骨髁上骨折需与急性肘关节脱位相鉴别。髁上骨折时内、外上髁与鹰嘴间的解剖关系仍维持不变。而在肘关节脱位中,鹰嘴在内、外上髁之后所以会比较突出。同时,肘关节脱位时上臂前方的突起比髁上骨折更偏于远端。与其他肘部损伤需要从临床上鉴别。髁上骨折后,在髁上区域的内、外侧髁上嵴处会有压疼及最大限度地软组织肿胀。而外髁骺骨折通常以外侧肿胀为主。内上髁撕脱骨折则主要是内侧肿胀及内上髁的局限性骨擦音。桡骨颈骨折则在桡骨头稍远侧有局限性压疼。轻微移位或未移位骨折最初在临床上的表现可能是相似的,但仔细触摸肘部各种骨性结构可确定压疼最明显的位置,对医生分析 X 线片有极大的帮助。

诊断骨折的同时,一定要正确评估软组织损伤,有无血液循环障碍、神经损伤、软组织肌肉受损的程度等。

【治疗】

(1) 无移位骨折(Ⅰ型):对于无移位髁上骨折,确认无神经血管损伤后,用石膏后托或管型石膏制动即可。一周后摄 X 线片观察骨折位置,及时发现肿胀消退后可能的位置移动。损伤后 3~4 周,

允许患者在保护下进行主动功能活动。此时的 X 线片通常会显示在肱骨髁上区域有骨膜新生骨形成,注意教育患者在此恢复期间勿再次受伤。

(2) 有成角但后侧皮质完整的髁上骨折(Ⅱ型):在判断后侧皮质存在连续性的Ⅱ型移位骨折时,成角移位的程度和方向将决定是否有必要行手法整复。医师必须十分小心,有时很轻微的移位骨折也可导致明显的临床畸形。治疗开始前应仔细测量健侧肘关节的携带角。如携带角较大,可以接受较明显的冠状面角度的丧失而肘关节不会出现美观上不可接受的肘内翻畸形。如携带角很小或根本没有,那么任何内翻成角均不能接受。所以,不可能规定出可接受的内翻和外翻的具体角度,因为携带角存在着很大的个体差异。有关后侧成角塑形的资料非常少,部分学者认为残余后侧成角的塑形能力很小,当远骨折段成角已在肱骨干轴线之后时就超过了可接受的限度。我们认为远骨折段的后侧倾斜在 10°~20° 之内完全可以接受。

轻微移位的骨折治疗应根据移位的程度和方向来决定手法整复的方法。第一步纠正远骨折端的旋转和成角,随后屈肘纠正内侧成角。用拇指在远骨折端内侧面上施加力量以克服内翻畸形。此手法有时可致后侧皮质的完全断裂。临床上复位稳定并经 X 线片证实位置满意后,如术前为伸直尺偏型,应在肘关节屈曲、前臂极度旋前位制动来维持复位。如果有明显的肿胀或骨折有再移位趋向,就可采用经皮穿针的方法维持复位。

(3) 完全移位骨折(Ⅲ型):骨折的复位:一种方法为麻醉下手法整复。另一种方法为使用牵引。两种方法均可克服短缩从而实现复位。

手法整复技术:首先在肘关节伸直位行纵向牵引,可能需要轻微过伸以使骨折端的两边缘接触到一起。牵引下肘关节逐渐伸直的同时前臂置于旋后位,助手在上臂近侧施以对抗牵引。维持牵引过程中在骨折部位施加外翻或内翻应力来矫正侧方移位。一旦恢复了长度并使骨折端的边缘对合,则屈肘以矫正远骨折段的成角。屈肘同时,在上臂前侧近骨折段上施加向后的应力而在远骨折段后侧施加向前的应力。手法整复过程应稳定

和轻柔。如已获得完全复位,则肘关节应能平滑地极度屈曲。如在屈曲过程中有明显阻挡则表示复位不完全或有软组织卷入。反复的手法整复会增加软组织损伤和并发症。经一或二次手法整复仍不能获得临床及 X 线片上的满意复位通常表示存在某些问题,例如软组织卷入。这时,应考虑改变治疗方法。

牵引技术:牵引是一种获得并维持复位的方法。Dunlop 于 1939 年推广了肢体侧方牵引,此方法至今仍被临床医生广泛使用。牵引方法相对安全而很少发生血管合并症,使用简单,仅需局麻或镇静剂。可持续直视下观察肢体是另一优势,如果有髁上柱的粉碎或原始清创后的开放性骨折时鹰嘴骨牵引特别适用。牵引可单独使用或与手法整复配合使用。可以先行手法整复,而后用牵引维持已获得的复位。当肢体明显肿胀时,牵引是获得闭合复位的唯一方法。此外,牵引可减少肿胀从而使延期手法整复得以成功。

皮牵引:最简单方法是通过上肢皮肤行垂直或体侧牵引。如过头牵引。其中 Dunlop 体侧牵引方法应用最广泛(图 32-17)。对伸直型骨折,肘关节仅处于半屈曲位极有利于临床和放射学两方面对骨折部位的直接观察,是一种获得复位最容易和最轻柔的方法,特别是有某种程度的血运障碍时更是如此。对屈曲型骨折,肘关节处于伸直位牵引,但尤应注意远端血运的变化(图 32-18)。皮牵引的优势是应用简便,没有骨牵引中可能发生的感染或神经损伤。然而,应用皮牵引不适当可

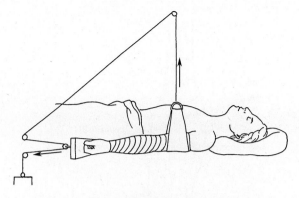

图 32-18　屈曲型肱骨髁上骨折的牵引方法

以产生皮肤水疱。

骨牵引:通常用一根细钢针穿过鹰嘴。过头位和体侧位均可使用,基本原则是牵引力方向平行肱骨。可在近骨折段的前侧应用一个吊带产生向后方向的应力来促进复位。鹰嘴牵引针的位置非常重要,如果针位于冠状突的远端,牵引力趋向于伸肘而非屈肘。针的合适位置是尺骨顶端远侧 2.5cm 处,有充足的骨骼来承受牵引重量。使用骨牵引简单方便对肢体损伤很小,疼痛也很轻。通过持续牵引可维持复位稳定而不必使肘关节处于危险的极度屈曲位,过头牵引使肢体肿胀迅速消失。同时肢体是暴露的,有利于临床上持续观察。但骨牵引也有并发症,例如牵引针或螺丝钉会导致感染,光滑的克氏针可能移位而致牵引弓直接压迫皮肤而造成局部坏死,甚至损伤尺神经。另外使用牵引患者须卧床,增加住院负担。

复位质量的评估除观察骨折端对位情况外,重点是判断骨折是否存在冠状面成角(肘内、外翻),常用指标为 Baumann 角,即肱骨远端正位片中肱骨小头骺线与肱骨干轴线的交角。正常时 Baumann 角约为 75°,并且永久维持锐角(图 32-19)。此角变为钝角时,意味着出现肘内翻畸形。拍片时投照位置不标准,有可能造成测量误差。必要时,在同样位置测量健侧肢体的相同角度并作对比,比健侧角度超过 5° 的倾斜就意味着复位不充分。侧位 X 线片可测定水平位旋转,这种旋转可继发产生内外侧冠状面成角。当获得解剖复位而没有旋转时,骨折部位骨折端的直径是相等的。如果直径上存在差异,就有远骨折段的旋转。往往见到远骨折段的纯侧位投影影像,因此,肘关

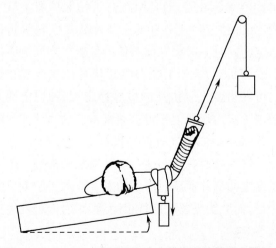

图 32-17　Dunlop 牵引用于治疗伸直型肱骨髁上骨折

32

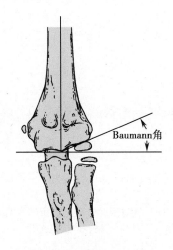

图 32-19 Baumann 角

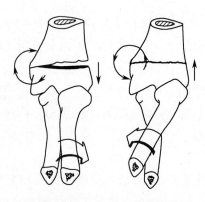

图 32-20 肱骨髁上骨折复位后,根据软组织合页位置决定前臂旋转位置的原理示意

节是作为 X 线球管对线的参考。近骨折段常常因旋转而产生一个髁上尖端向前侧突出。

闭合复位满意后多采用长臂石膏后托或内固定或者两种方法的组合来维持位置直到骨折充分愈合。肢体制动的位置与骨折的稳定性密切相关,主要需考虑骨折矢状面(侧位)和冠状面(正位)的稳定。

矢状面稳定:手法整复后骨折的稳定位置一直有很大的争议。研究表明当远骨折段向后侧移位时,后侧骨膜是完好的,而前侧骨膜被撕裂。获得复位后骨折段在极度屈曲位是稳定的,但过屈位可因压迫肘前血管导致肢体血运障碍。伸直位的唯一优点是能够在临床上判定肢体有无肘内翻或肘外翻。而伸直位对患者非常不方便并且既不能克服远骨折段的向后移位又不能预防远骨折段的轴向旋转。屈曲位作为治疗伸直型髁上骨折的稳定位置已获国内外学者的公认。如前所述,虽然过屈位是稳定骨折端的最佳位置,但实际临床治疗中为避免发生肢体远端的血运障碍,往往置于屈曲 90° 位并密切观察骨折位置的变化。

冠状面稳定:远骨折段的冠状面成角导致肘内翻或肘外翻畸形。有作者认为骨膜是控制稳定的主要因素。在后—内侧移位骨折中,内侧骨膜维持完整并且作为合页来稳定骨折。在屈曲位,通过前臂的旋前拉紧此内侧合页并使外侧骨折面闭合。在远骨折段后外侧移位中,外侧骨膜完整并作为外侧合页在前臂置于旋后位时闭合骨折的内侧部分(图 32-20)。

内固定:若无法维持复位后的稳定位置时就需要某种形式的内固定,但并不意味着必须切开骨折部位。最流行的方法是经皮穿针固定。经皮穿针技术是 Miller 于 1939 年在成人肱骨髁 T 型骨折中首先使用。由于放射影像技术的改进,经皮穿针固定近期已迅速获得普及。固定针的使用方式有许多种,主要变化涉及针的数量和位置。有作者仅用一根针在外髁边缘处斜行穿入并认为仅此一根针足以稳定复位的位置。Arino 建议两根针从外侧交叉或平行穿入均可。单独使用外侧穿针是避免损伤位于内侧缘的尺神经。实际上只要仔细操作即使应用内外侧穿针方法,也不会造成永久性的尺神经损伤。内侧和外侧针需要在肱骨干的矢状面上成角 30°~40° 以及冠状面上向后成角 10° (图 32-21)。穿入的针必须达到对侧骨皮质以保证有牢固的固定。针尾剪断后置于皮下组织内或留置于皮肤外。视患者年龄和愈合情况将针留置 3~6 周,同时用石膏后托保护肘关节于90° 屈曲位。经皮穿针的主要优势是获得骨折端稳定的同时不需要顾虑肢体的位置。当同侧肢体多发骨折时,无论肘关节处于何种位置经皮穿针均可获得髁上骨折端的极好稳定,此种稳定性对于进一步治疗其他骨折是非常重要的。此技术的主要缺点是内侧针有损伤尺神经的可能性,在选择入针位置时应特别注意。针道感染为另一个可能发生的合并症。肘内翻的发生率取决于复位的质量,如原始复位的位置很满意,则肘内翻发生率低于 5%。

关于移位的骨折是否需要在急性期行切开复

32

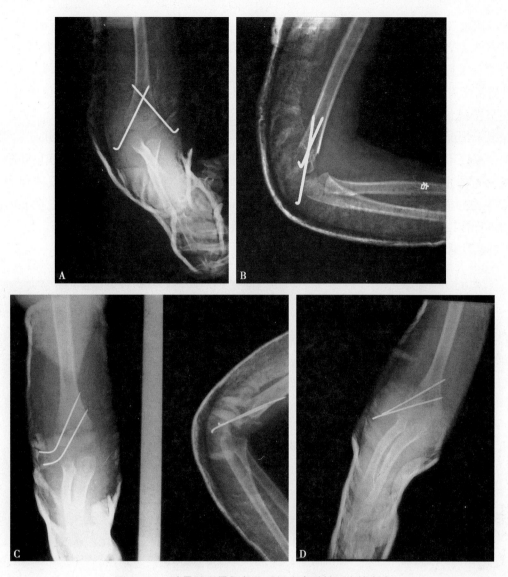

图 32-21　肱骨髁上骨折复位后经皮克氏针固定的方式
A. 内外侧交叉穿针;B. 内外侧交叉穿针;C. 外侧平行穿针;D. 外侧放散状穿针

位,目前尚存争议。基于切开复位手术可导致关节僵硬以及骨化性肌炎的危险,Watson-Jones 和 F.M.Smith 均反对用手术方法治疗髁上骨折。他们认为只有不到 1% 的髁上骨折需要切开复位。作者认为,如无其他适应证,仅为追求解剖复位而冒险行切开复位不如待骨折愈合且充分塑形之后择期行肱骨髁上截骨术矫正残留畸形。同为一次手术,后者可大大降低手术并发症的风险。

切开复位的适应证为:

(1) 开放性骨折。

(2) 严重的血管受损,特别是复位的操作导致血运障碍加重的病例。神经功能障碍并不是手术指征。更不应单纯为获得满意的位置而行切开复位手术。因为纯后侧或内外侧的明显移位均会塑形,如果孩子小于 10 岁,其远期结果是相当好的。手术治疗的主要合并症为活动受限和肘内翻畸形,特别是肘内翻畸形的较高发生率与许多建议切开复位治疗作者的良好初衷相反,文献报告可高达 30%,很明显这是由手术中复位不满意而造成的。手术入路的选择很多,如后侧入路,切开皮肤后沿三头肌腱侧方显露肱骨远端。后侧入路的缺点是增加新的瘢痕并妨碍对前侧软组织病理的直视观察。外侧入路比较安全并可对骨折部位作直视观察。从内侧入路观察病理变化最直观并且

32

肢体内侧的瘢痕在美观上较容易被接受。无论采用何种手术入路,均可用交叉针固定骨折。手术治疗的时机很关键,应在损伤后 4~5 天内。移位严重的骨折常常有脉搏微弱甚至消失,X 线片显示骨折端明显分离,以及皮肤皱褶卷入等情况。但即使存在以上情况,也不意味着必须行切开复位,使用特殊整复技术仍可获得满意的疗效。开放性髁上骨折常常并发非常严重的损伤,应迅速检查神经血管结构的损伤情况并作出相应的处理,而严格的清创操作以及抗菌药物的广泛使用使得感染已不是开放性骨折治疗中的严重问题。

总结起来,如医师具备熟练的手术操作技巧和丰富的经验,同时手术指征又很明确,可以采用切开复位方法。但不应当将其作为一种常规操作。对使用闭合方法可获得满意复位的骨折,切开复位是不必要的。

【预后】 除非有严重的合并症发生,可以预期此骨折即使复位不完全也可恢复几乎全部的功能。但移位明显、复位效果不佳,或伴有某些合并症发生时,会产生美观上的问题,例如肘内翻畸形(图 32-22)。

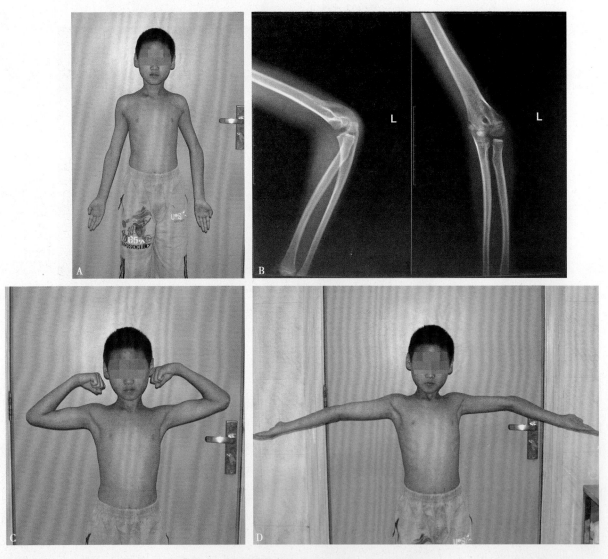

图 32-22 肱骨髁上骨折后肘内翻(10 岁,男性)

A. 肱骨髁上骨折后肘内翻;B. X 线下表现:左肘外侧外观突出,肘关节功能无障碍;C. 肘关节功能无障碍;D. 左肘外侧外观突出

(宋宝健)

第四节　桡骨头半脱位

【定义】　桡骨头半脱位又称牵拉肘（pulled elbow）。并非一般意义的关节脱位，肱桡对应关系并无改变，而是周围软组织移位，嵌顿于肱桡关节间造成避痛性活动受限的一种儿童特有的肘部疾患。

【发病率】　桡骨头半脱位（subluxation of the radial head）是一种很常见的损伤，但是很难获得总发病率的确切资料，因为治疗相对简单，很多患者未到骨科医生处治疗。文献中有作者以患者到医院急诊室就诊的频率为标准来衡量此病的发病率，报告为每周2例。以同样标准统计首都医科大学附属北京儿童医院骨科急诊因此病的就诊率达到每日4~9例。国外学者曾报告此病的复发率高达30%。平均年龄为2~3岁，最小的患者仅为2个月，当年龄超过7岁时极少发生此病。发病的性别无明显差异，大约70%的病例为左上肢受累。

【病因】　有研究显示在新生儿肘关节解剖中发现在肘关节后外侧间隔中有一个半月形滑膜皱襞，当环状韧带向近侧移位时此滑膜皱襞会嵌在桡骨和肱骨小头关节面之间，被卡压而产生疼痛和活动受限等症状。肢体受到纵向牵拉的瞬间肘关节内产生负压，致使作为肘关节囊的组成部分的滑膜皱襞被迫向肱桡关节处移位造成卡压。另有尸体标本试验显示，当前臂旋后及肘关节伸直位时，对婴儿或较小儿童的上臂施加强力的纵向牵引，可在肘关节部位恒定地产生弹响声。此后所做的解剖显示环状韧带向近端部分滑脱并超过桡骨头，另外也观察到环状韧带可发生部分撕裂。应当明确的是，虽然环状韧带向近侧滑脱，但是它仍部分地覆盖住桡骨头。有报告称婴幼儿的桡骨头形如桶状，远近端粗细相似，故易上下滑动而显半脱位；至学龄儿童以后桡骨头呈圆锥状，上粗下细，在环状韧带中稳定而不易半脱位。

【病理】　此症过程中多数情况下并未发生严格意义上的器质性损伤，实为正常的滑膜嵌顿于肱骨小头与桡骨头之间。如及时解除卡压，症状立即消失。如有延误可能会导致滑膜水肿，复位后症状会有所迁延。

【症状】　多有上肢伸展位，手受到牵拉的病史。最初的突发疼痛可迅速减弱，患者不愿使用患肢，常常可继续玩耍而仅用健侧肢体。

【体征】　上肢垂于体侧而前臂轻度旋前。旋转前臂或屈肘动作可造成疼痛和抗拒。桡骨头和环状韧带部位有局限性压痛，有些病例疼痛可向远侧扩散并涉及腕部。由于患肢的肘关节不能屈曲而较长时间处于下垂位，可有手部肿胀。所有患者的X线照片均没有桡骨头移位的表现。

【诊断】　病史在确定桡骨头半脱位中很关键，通常都会有对患者肘部的一个突然的纵向牵拉。如有跌倒的过程，即使是跌于柔软的床垫之上，也应仔细检查是否有环周压痛，以除外骨折。同时要仔细检查患肢其他部位以排除桡骨远端骨折或无移位的锁骨骨折，这两种骨折与桡骨头半脱位有类似的临床表现。必要时应拍片检查。

【治疗】　应采用各种方法转移患者的注意，然后以轻柔的手法迅速完成整复动作。使桡骨头半脱位复位的方法非常多。有作者建议屈肘位将前臂旋前可达到复位，认为旋前动作可使桡骨头比较圆滑和较窄的边缘对着移位的环状韧带；其他作者建议前臂旋后位使复位容易完成；也有人认为旋后的同时屈肘可完成复位；我们认为在持续牵引张力下屈曲肘关节的同时使前臂旋后最容易复位，因为这个动作可最大限度地改变关节内的压力而使卡入肱桡关节间的部分环状韧带和滑膜皱襞滑出关节。不论使用何种方法，当环状韧带复位时，都会听到或感觉到弹响。对于初次损伤的患者建议使用颈腕吊带以预防肘关节在短时间内被二次牵拉，同时使可能发生的环状韧带部分撕裂得到充分的修复。

【预后】　桡骨头半脱位复位后不会对肱桡关节产生任何影响，无论是文献中还是临床上均未见到有关此病对患者的发育造成损害的病例。首次发病后，可能会有反复，随年龄增长发病减少至完全正常。

（宋宝健）

32

第五节 尺桡骨骨干骨折

【定义】 尺桡骨骨干骨折(frature of the shaft of the radius and ulna)主要是指桡骨结节水平以远，尺骨及桡骨的管状部分的骨折。

【分类】 尺桡骨骨折可以同时涉及双骨或仅累及单一骨。按损伤的程度，可表现为青枝骨折、隆突骨折、完全骨折。根据骨折部位可分为上 1/3 骨折、中 1/3 骨折、下 1/3 骨折，如尺桡骨双骨折同时合并肱骨骨折，称为"漂浮肘"。

【发病率】 尺桡骨双骨折发生率占肢体损伤的 21.56%。其发生率仅次于肱骨髁上骨折，居第二位。桡骨单骨骨折为 8.86%，占肢体损伤的 10.94%。尺骨单骨骨折发生率为 0.98%，占肢体损伤的 1.1%。96.7% 为闭合损伤，开放性损伤只占极少数。

作者统计发生年龄的峰值在 12 岁，10 岁以上占 53%，5 岁以下不足 20%，男女性别之比为 3.5：1。Landin 统计男女孩好发年龄有不同，男孩好发年龄峰值为 9 岁和 13 岁，女孩 6 岁。

【病因】 绝大多数为间接暴力损伤，在奔跑、追逐、耍闹摔倒以手掌着地，暴力先传导至桡骨，再经骨间膜传至尺骨，造成桡骨或尺桡骨双骨折，骨折线多为斜形，桡骨骨折水平高于尺骨，或于同一平面。少数为直接暴力，如碰撞、击打、车祸、高能损伤。多数为闭合骨折，少数为开放性骨折，骨折线可表现为横形、蝶形、甚至多段骨折。被机器传送带绞压所致的尺桡骨双骨折，往往同时合并严重的软组织损伤。

【病理】 婴幼儿以青枝骨折多见，只有不同程度的成角畸形，骨膜损伤亦相对轻。儿童及青少年则多见完全骨折，骨膜损伤重、剥离范围大，可形成软组织合页。旋转暴力造成的双骨折多见一骨为横形骨折，另一骨为斜形骨折。成角和移位方向多受桡骨骨折部位的影响。如发生于桡骨上段旋前圆肌附丽近侧，则骨折近端在肱二头肌作用下处于旋后位。余部骨折则以成角和短缩为主。

【症状】 疼痛、抓握无力、不能做反掌动作。

【体征】 前臂可有明显畸形、肿胀，轻微的青枝骨折有时畸形很不显著，胀肿也比较轻，只表现疼痛与活动受限，特别是旋转活动受限，此时一定要拍 X 线片除外骨折以免漏诊。

【辅助检查】 伤后即刻及随诊的 X 线片都应当包括肘关节与腕关节，必须拍照前臂全长片，以除外上下尺桡关节脱位。照片上显示骨折端远、近段弧度不一致，尺桡骨之间距离突然改变，骨折端骨干直径不一致，皮质骨厚度有差异，髓腔宽度有改变时，说明骨折端之间存在有旋转错位存在。

根据桡骨近端、桡骨结节成像的变化，可以确定近骨折段旋转状态。在肘关节侧位前臂像中，桡骨近端旋转处于中立位时桡骨结节向后突出最明显，旋后 30° 位桡骨结节后突变小，旋后 60° 位桡骨结节与桡骨近端完全重叠，旋后 90° 位桡骨结节稍向前突（图 32-23）。

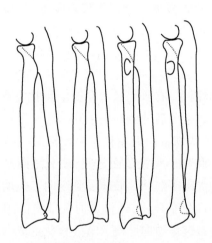

图 32-23 在肘关节侧位前臂像中，桡骨近端处于不同旋转角度时桡骨结节影像的变化

【诊断】 有明确外伤史，局部肿胀、畸形、疼痛、活动障碍、局部压痛，甚至活动时可触及骨擦音，诊断并不困难，拍照 X 线片后可以明确诊断。除骨折外，一定要正确评估软组织损伤，有无血液循环障碍、神经损伤、软组织肌肉受损的程度。

【治疗】 尺桡骨骨折治疗的重点是要恢复前臂旋转功能，即必须矫正骨折的旋转畸形和成角畸形。尺桡骨双骨完全骨折后一定存在旋转错位，闭合或切开整复时必须矫正旋转畸形。成角畸形对旋转活动的影响尚无确切的各年龄组的量化标准。Darumalla 认为大于 10° 的固定成角就会影响前臂的旋转范围。Mathews 等通过尸体研究发现尺桡骨中段或下段 10° 固定成角不会造成旋转受限。Onne 与 Sandblom 观察到 10 岁以下儿童前臂骨折愈合后，有自行矫正成角畸形 20° 的能力。Hughston 认为 10 岁以下儿童桡骨远端即使有 30° 的成角畸形，愈合后仍有很好的功能，塑形后只残留极轻的畸形。故在尽力矫正的前提下，残留 15° 成角是可以接受的（图 32-24）。

对前臂青枝骨折，应行手法整复矫正成角，然后以前臂 U 形石膏制动。关于前臂青枝骨折是否要先将其做成完全骨折再整复的问题，支持者认为不折断保持连续一侧的骨皮质，整复难以到位，制动过程中畸形复发；反对者认为保持一侧皮层连续不仅可保持骨折端稳定，且不会在骨折端发生旋转移位。作者认为整复后的稳定性是主要参考指标，完成整复后随整复力量撤除成角即复发，说明畸形回弹力大，应继续施加整复力量至稳定。妥善塑形的石膏制动此时尤为重要，并须密切随诊观察，伤后一周局部肿胀消退后要及时更换外固定物，发现畸形复发还有再次矫正的机会。

前臂尺桡骨双骨或单骨完全骨折最好在良好麻醉肌肉松弛条件下进行整复。儿童前臂完全闭合骨折绝大多数是有可能通过闭合复位石膏制动达到治疗目的的。前臂双骨完全骨折后近骨折端的旋转是由于骨完整性破坏后，旋转肌肌力失去平衡所致，近骨折端的旋转是无法控制的，只能将远端放在相应的旋转位置去对近骨折端，要根据骨折平面，X 线片的提示进行判断。在此位置上牵引纠正骨折端重叠、成角。当骨折端或因骨折线倾斜或穿入软组织中扣锁时，需采用持续牵引、成角折顶、旋转、提拉按压、抖颤扣挤导手法，使骨折端恢复解剖顺列，然后整复者以双手手指放在骨折端两侧分骨，感觉骨折复位后骨折端有嵌接的感觉，拉紧骨间膜，然后以长臂石膏制动，石膏定型前要注意石膏的塑形，以双手大鱼际适当压挤前臂中段的掌、背侧，维持分骨保持骨间膜紧张，保持石膏管型的横断面呈椭圆形，而不是圆形。整复后前 3 天要严密观察患肢血运与手指活

动，1 周、2 周定期复查骨折对线与对位情况，4 周、6 周复查骨折愈合情况。长臂石膏屈肘位制动期间还要注意前臂悬吊的位置，上臂石膏固定不充分，颈腕悬吊（应悬吊前臂而不应颈腕悬吊），有发生骨折端向尺侧成角的倾向，应引起注意。

尺桡骨完全骨折切开复位内固定的适应范围近年来有明显扩大的趋势。其原因有以下两点：家长对解剖复位的要求越来越高，生活水平提高经济承受能力提高；医生缺乏对小儿创伤特殊性的了解，不恰当的套用成人骨折的治疗。随着内固定技术的改进并发症有所减少。但是，应当切记切开复位仍是造成骨折不愈合、延迟愈合、骨感染的重要原因。

Weber 认为手术切开复位内固定应当遵循以下原则：

（1）开放性骨折的治疗中有利于处理软组织。

（2）骨折发生于骨生长发育即将停止的青少年，须获得解剖复位。

（3）闭合复位失败。

（4）由于骨折端组织嵌顿造成不能复位。

（5）短期内多次再骨折。

（6）再骨折后畸形明显加重。

第 68 届美国骨折年会提出前臂骨干骨折手术切开复位的指征是：

（1）青少年（女孩大于 14 岁，男孩大于 15 岁）。

（2）前臂尺桡骨骨干双骨折同时合并同侧肱骨骨折，即"漂浮肘"。

（3）为处理软组织伤口，如开放性骨折、筋膜间隔综合征，必须先稳定骨折。

（4）病理骨折。

（5）再骨折后不可接受的对线。

（6）闭合复位失败对线不佳，大于 8~10 岁儿童超过 10° 成角，小于 8~10 岁儿童超过 15° 成角，旋转超过 30°（图 32-25）。

内固定方法的选择各有不同，最常用的方法是钛制弹性髓内针固定和钢板螺丝钉内固定，此外还有应用外固定器的方法。钛制弹性髓内针以及石膏外固定也是小儿尺桡骨骨折比较多采用的手术治疗方法。优点是切口小，对骨折端干扰小，钛制弹性髓内针（TEN）固定技术以形状预弯达到

32

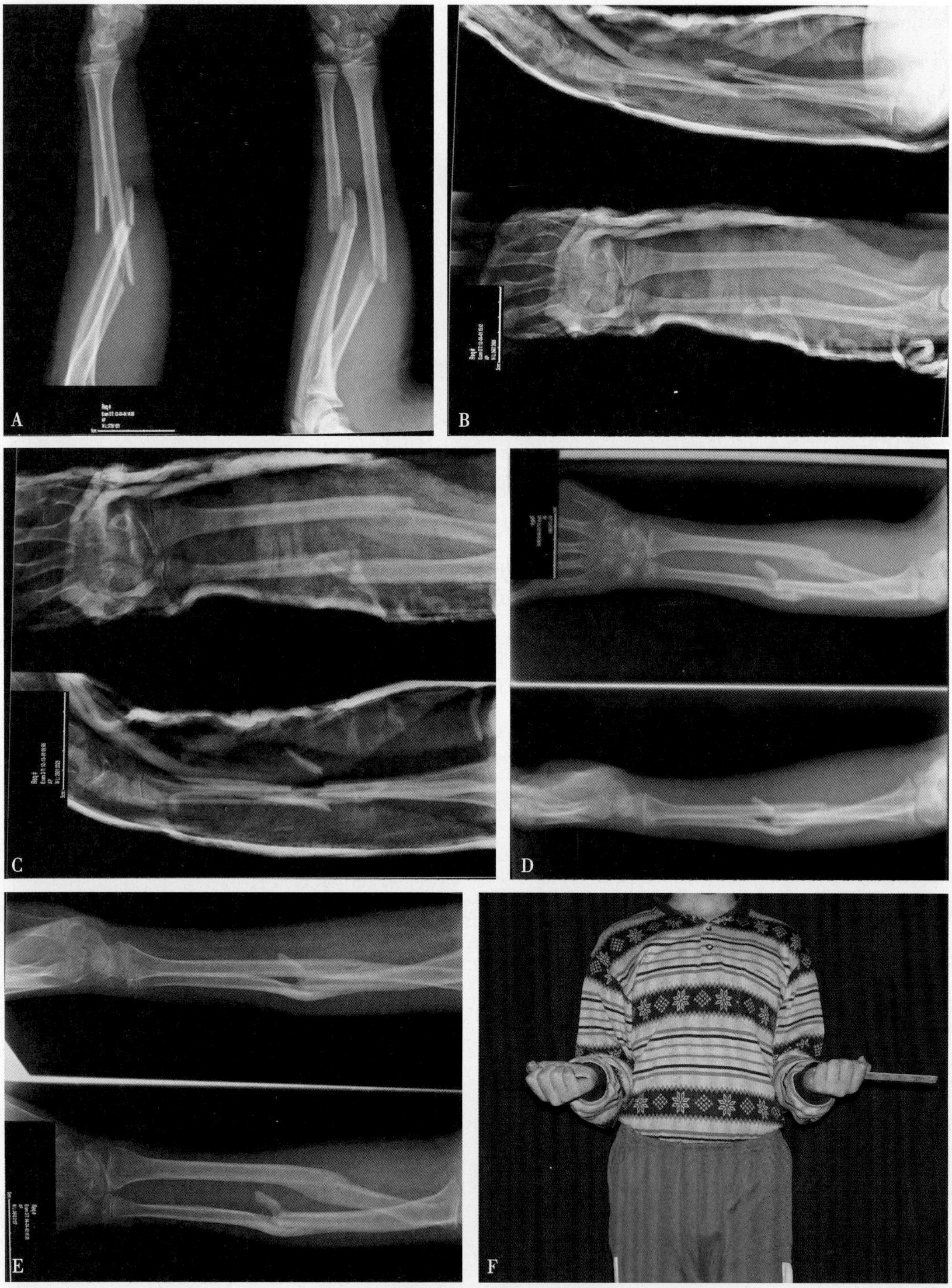

图 32-24　左尺桡骨中段粉碎骨折，予以闭合复位、石膏固定（男，14 岁）
A. 骨折 X 线表现；B. 予以闭合复位、石膏固定；C. 复位后 2 周的 X 线片；D. 复位后 2 个月，骨折临床愈合；E、F、G. 复位后 4 个月，骨折端改建良好、前臂功能佳

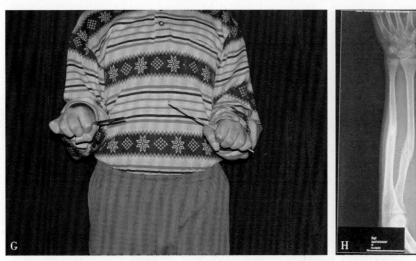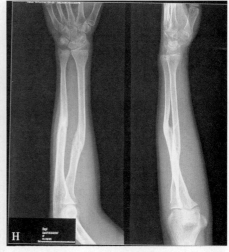

图 32-24(续)

H. 复位后 8 个月,塑形良好、髓腔再通

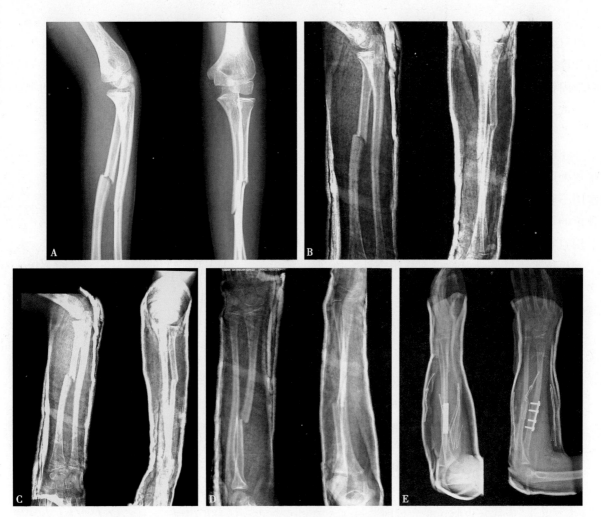

图 32-25 左尺桡骨中段骨折,其中尺骨骨折无移位、桡骨显著移位,予以闭合复位石膏固定(12 岁,男性)

A. X 线表现;B. 予以闭合复位石膏固定;C. 复位后 1 周,骨折端对位对线好;D、E. 复位后 2 周,桡骨骨折端存在移位并有反生理弧度的成角,予以切开复位钢板内固定术

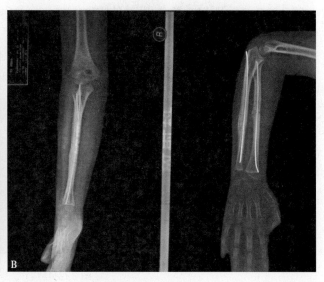

图 32-26　右侧尺桡骨中段骨折,完全移位(6 岁,男性)

A. X 线表现;B. 闭合复位,TEN 固定术后 8 周

髓内三点固定,如具备术中 X 线透视条件,还可不切开骨折端采取闭合复位髓内针固定的方法。应用髓内针固定不会影响骨折晚期的修复,骨折愈合后取出也很方便(图 32-26)。局部应用螺丝钉或交叉穿克氏针的方法,因其固定效果不可靠,须格外注重石膏制动的作用。加压钢板内固定是临床上采用最多的方法,但是由于钢板的应力遮挡作用不利于晚期骨的修复,去除钢板后有发生再骨折的可能。为减少对骨折端血运的影响,也可采用点接触钢板螺钉内固定或近年来推广的锁定钢板技术。尺桡骨单骨折都是闭合骨折,绝大多数可通过闭合整复完成治疗,极少需手术切开复位。

【预后】 尺桡骨骨折只要达到愈合,多数情况预后良好。保守治疗的远期并发症的严重程度轻于手术治疗。严重并发症,如骨不连、骨缺损、尺桡骨融合、骺早闭等多与手术治疗有关。

(宋宝健)

第六节　孟氏骨折

【定义】 孟氏骨折脱位是一种前臂与肘关节的复合损伤,1814 年意大利医生 Giovanni Battista Monteggia 首先对尺骨近侧 1/3 骨折合并桡骨头前脱位进行描述,以后人们即称此类损伤为孟氏骨折。

【分类】 1950 年乌拉圭医生 Bado JL 对此种骨折脱位做了大量的研究,并根据损伤机制提出分型与治疗方法。

孟氏骨折可分为四型(图 32-27)

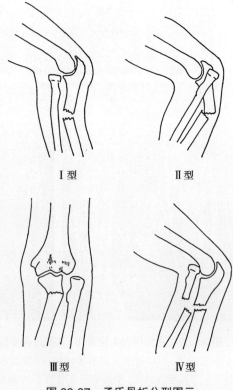

图 32-27　孟氏骨折分型图示

Ⅰ型或伸展型：约占 73%，为尺骨骨折向掌侧成角，合并桡骨头向前脱位（图 32-28）。

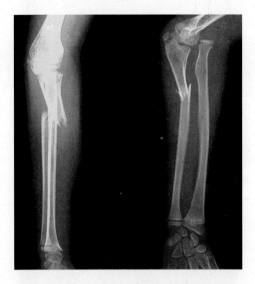

图 32-28　Ⅰ型(伸展型)孟氏骨折

Ⅱ型或屈曲型：约占 3%，为尺骨干骨折向背侧成角，合并桡骨头向后脱位（图 32-29）。此型多见于成人，儿童少见。

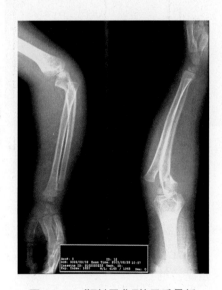

图 32-29　Ⅱ型(屈曲型)孟氏骨折

Ⅲ型或内收型：约占 23%，为尺骨干骺端骨折向外侧成角，合并桡骨头向外侧或前外侧脱位。此型常伴有桡神经损伤（图 32-30）。

Ⅳ型非常少见：仅占 1%，为尺桡骨骨折合并桡骨头向前脱位（图 32-31）。

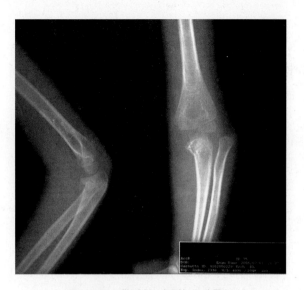

图 32-30　Ⅲ型(儿童型)孟氏骨折

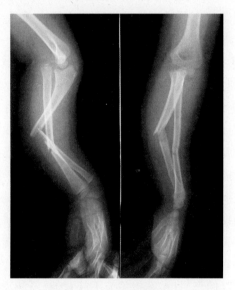

图 32-31　Ⅳ型孟氏骨折

在 1990 年 Dormans 等人又提出孟氏骨折第Ⅴ型，即前臂旋前时桡骨头脱位，在旋后时，桡骨头又复位。认为在孟氏损伤后，环状韧带松弛，尺骨由于青枝骨折或塑形变而后遗弓形弯曲，在前臂旋前时，桡骨头受到尺骨的支撬而发生脱位，旋后时，应力解除，桡骨头复位。

【发病率】　相对少见，仅占肘部骨折脱位的 0.7%（Wilson，1933），占尺桡骨骨折的 7%（Edwards，1952）。

【病因】　多为跌倒时手伸出主动支撑或被动触地所致。外力作用时前臂有主动或被动旋转动作,尺桡骨发生接触,因而造成两败俱伤。

【病理】 前臂为双骨肢体,致伤暴力在尺骨骨折时得到部分释放,如果未发生桡骨骨折,则可能在肱桡关节处释放。尺骨骨折除同成人表现外,儿童多见尺骨近端松质骨区的青枝骨折或压缩骨折,其可造成尺骨短缩,但常难判断成角方向,给整复带来困难。上尺桡关节损伤可有不同程度的表现,环状韧带可完全断裂,或未发生断裂而向桡骨头近侧脱位,导致脱位的桡骨头不能复位。另有在桡骨头脱位时损伤了环状韧带,但随暴力消失尺骨变形部分恢复,桡骨头随之复位。但此时尺骨畸形产生的应力尚在,如肱桡关节的稳定性得不到恢复和/或保护,则可能逐渐发生桡骨头二期脱位。这就是临床常见的Ⅲ型(儿童型)孟氏骨折常误诊为单纯尺骨骨折或鹰嘴骨折,而造成陈旧性桡骨头脱位的原因。

【症状】 各型孟氏骨折临床上共同特点是前臂和肘关节肿胀和疼痛。

【体征】 压痛限于尺骨骨折处及桡骨头部位,有时可以触及脱位的桡骨头。肘关节屈伸和前臂旋转活动均受限。在检查时应特别注意有无神经损伤。在儿童孟氏骨折中,如不仔细检查,桡神经损伤是很容易漏诊的。因为孟氏骨折的桡神经损伤多为桡骨头脱位引起,桡侧伸腕长肌肌支在肘关节以上分出没有受到损伤,所以伸腕功能是存在的,而手部骨间肌是由尺神经支配,手指也可以伸直,只是掌指关节不能背伸,不注意这一点,桡神经损伤是很难诊断的。

【辅助检查】 在拍摄前臂正侧位X线片时,应包括肘关节和腕关节,在怀疑有孟氏骨折时,应以肘关节为中心,拍摄前臂正侧位。Ogden强调,尺骨骨折有成角或重叠移位且不合并有桡骨骨折,都应怀疑有桡骨头脱位。在正常情况下,桡骨纵轴应通过肱骨小头骨化中心,在任何位置上均是如此,否则即为桡骨头脱位或半脱位。在6岁以前的儿童,因桡骨头骺尚未骨化,桡骨头的位置难以看清,此时必须对X线片仔细测量,切勿漏诊。必要时拍相同体位健侧片,以资对照。

【诊断】 Ⅰ、Ⅱ型骨折表现典型,易于确诊。Ⅲ型骨折最易漏诊,需仔细判断肱桡关节的稳定性,

查体时可施加应力,触诊桡骨头的松动程度,必要时加拍应力位片。Ⅳ型骨折诊断要点在于发现尺桡骨骨折时,一定不要忽略对肘部的检查。除诊断骨、关节损伤外,切记仔细除外桡神经损伤。单纯外伤性桡骨头脱位是很少见的。有人认为它是孟氏骨折的一种变型。Lincoln TL复习了5例单纯桡骨头脱位的患者,测量了这5例纯侧位X线片上尺骨后缘偏离直线的最大距离"尺骨弓形征"(图32-32),与健侧进行比较,发现尺骨均有不同程度的向前弯曲,认为这5例均有尺骨受损,只不过损伤较轻而已。造成桡骨头脱位的损伤机制与孟氏骨折相似,为前臂过度旋前或肘关节过伸内翻引起。

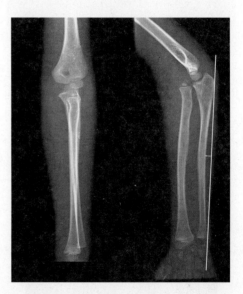

图 32-32　尺骨弓形征　正常情况下,尺骨背侧缘应为一直线或向背侧凸出的弧线

【治疗】

(一)新鲜孟氏骨折的治疗 各种类型的孟氏骨折,早期都应尽量争取闭合复位,闭合复位成功后,效果是满意的。

孟氏骨折是复合损伤,为尺骨骨折合并桡骨头脱位,闭合复位可有两种方法。一是先整复尺骨,矫正尺骨畸形,恢复前臂长度,桡骨头大部可复位。二是先整复脱位的桡骨头恢复前臂长度,尺骨畸形也可大部矫正。采用哪种方法,要根据尺骨骨折的类型决定。尺骨为青枝骨折,有成角畸形,应先矫正尺骨畸形,桡骨头可自然复位。如

尺骨为移位骨折,可先整复桡骨头,桡骨头复位后,尺骨力线也可大部矫正。Ⅰ型和Ⅲ型孟氏骨折整复后应用长臂石膏后托,屈肘小于 90°,前臂旋后位固定。Ⅱ型孟氏骨折整复后应用长臂前后托,肘关节于伸直位,前臂旋转于稳定位置固定。一般石膏固定 3~4 周,拆石膏后,练习肘关节屈伸及前臂旋转活动。

虽然绝大多数儿童孟氏骨折可以闭合复位不需手术切开复位,但存在以下情况应考虑手术切开复位。桡骨头闭合复位失败的原因有:

(1) 环状韧带撕裂后残端碎片的嵌入。

(2) 环状韧带未断裂,桡骨头完全从环状韧带内脱出,完整的环状韧带嵌入肱桡关节之间。

(3) 尺骨桡骨切迹部位的软骨或骨软骨碎片的阻挡。

(4) 桡骨头向前脱位,桡神经深支滑向桡骨头背侧,阻碍桡骨头复位。有些尺骨斜形骨折极不稳定,整复后很容易在石膏固定过程中再移位,此时如对尺骨施行钢板内固定(图 32-33)或用小的 Orthofix 外固定器固定,稳定尺骨的原始形态,有利于桡骨头的复位。

(二)陈旧孟氏骨折的治疗　孟氏骨折超过两周者,很困难再进行闭合复位,应尽早手术治疗。

儿童陈旧孟氏骨折与成人不同,其特点是:

(1) 尺骨骨折多为青枝骨折,即使尺骨骨折移位明显也不影响愈合,但多为畸形愈合。

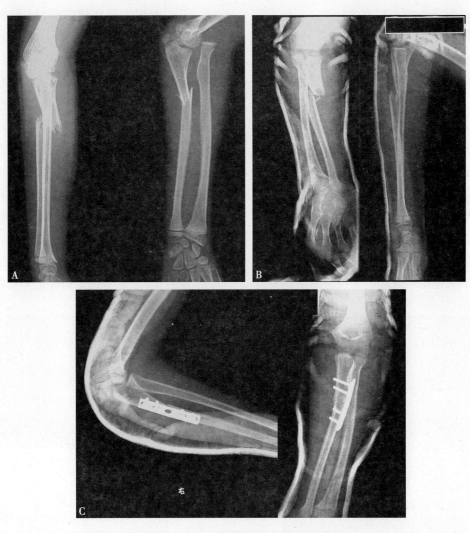

图 32-33　左孟氏骨折Ⅰ型治疗(13 岁,男性)

A. X 线表现;B. 闭合复位后,虽然肱桡关系对合好,但尺骨折端不稳定;C. 予以尺骨骨折切开复位、钢板内固定术后

32

（2）儿童生长发育阶段,畸形是进行性的,除了肘部畸形和肘关节侧方不稳定外,因脱位的桡骨头不再受肱桡关节的制约而出现过度生长,甚至可以发生下尺桡关节的变化,影响腕关节的功能活动。

儿童陈旧孟氏骨折手术成功的关键是肱桡关节内瘢痕的清理和尺骨畸形的矫正。在儿童孟氏骨折中,尺骨骨折多为青枝骨折或是塑性变引起的弓形弯曲,同时存在成角和短缩,欲重建肱桡关节及上尺桡关节的骨性稳定,须通过尺骨截骨同时或分期矫正成角和短缩。尺骨截骨的理想位置是在骨折成角部位,可在成角的凹侧面做撑开不全截骨,局部取三角形骨块嵌入截骨端(图32-34),这样有利于桡骨头复位。但相当多的情况是Ⅲ型骨折,很难精确判断成角方向。可以在前方肱桡关节切开复位之后,行尺骨近端截骨,然后根据肱桡关节能稳定的位置上使用钢板螺钉固定截断的尺骨。也可采用带万向节的外固定器(Orthofix)连接截骨两端,根据术中复位的稳定情况,调整成角和延长程度,然后紧固实现可靠固定(图32-35)。如果桡骨头上移,桡骨相对长不能复位时,我们主张做尺骨延长而不做桡骨短缩术。延长完成后,二期切开复位、尺骨截骨矫正成角。

关于重建环状韧带的意义,近年来存在争议。一些作者认为切开复位时如能通过尺骨截骨获得可靠的肱桡关节骨性稳定,则不必重建环状韧带。但我们认为如果能够将嵌压在肱桡关节之间的环状韧带成功游离出来并保持连续性,然后将桡骨头还纳入环状韧带内,桡骨头的稳定性将大大增加。方法为:

1. 环状韧带游离、桡骨头还纳术　采用肘前Henry入路,充分暴露肘关节前侧及外侧关节囊,切开关节囊,在切除影响桡骨头复位的瘢痕组织时,游离被嵌压在桡骨头后方的环状韧带,并注意不要使其内外侧连续性中断。将游离出的环状韧带向前挑起,尝试将桡骨头自其后方还纳入环状韧带内,这时环状韧带的张力使桡骨头稳固地维持在良好位置上,术后屈肘前臂中立位或旋后位石膏固定4~6周。手术时应注意:

（1）在游离被嵌压在桡骨头后方的环状韧带时,要注意操作,以避免使其中断而丧失连续性。

（2）在游离出环状韧带后,如果张力过大,无法将桡骨头还纳入环状韧带内,不要强行尝试,此时当行尺骨截骨,使桡骨头复位没有阻力。

2. 环状韧带重建术　采用Boyd切口,切口起自肱骨外上髁,沿肘后肌与尺侧伸腕肌间至尺骨,再沿尺骨向远端延长8~10cm。切除局部瘢痕和退化变性的环状韧带,要注意勿损伤肘前方的血管、神经和穿过旋后肌行走的桡神经深支,做尺骨截骨矫正尺骨畸形,复位桡骨头,并取前臂背侧深筋膜,宽约1cm,长8~10cm,近端与前臂相连,在尺骨桡骨切迹部位钻孔,将深筋膜穿过骨孔,返回绕过桡骨颈,与深筋膜止点缝合(图32-36)。

【预后】　儿童孟氏骨折如能早诊断、早治疗,

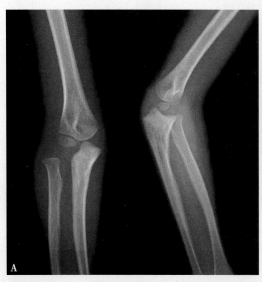

图32-34　陈旧孟氏骨折Ⅲ型治疗(5岁,男性)
A.陈旧孟氏骨折Ⅲ型;B.肱桡关节切开复位、尺骨近端背侧撑开截骨、环状韧带重建术后(注意尺骨局部取骨植入截骨撑开处)

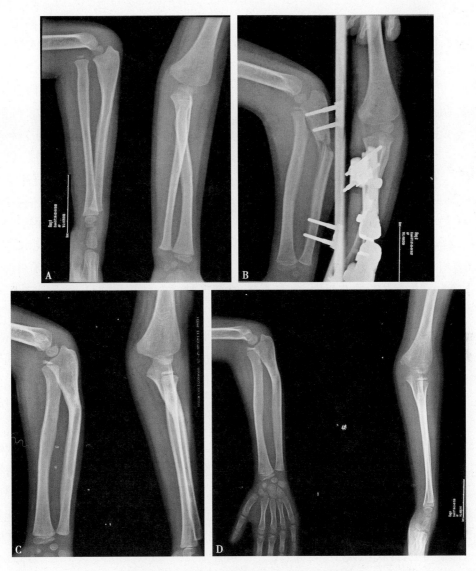

图 32-35 陈旧孟氏骨折Ⅲ型治疗(6 岁,男性)

A. X 线表现;B. 肱桡关节切开复位、尺骨近端截骨、Orthofix 外固定器固定术后 6 周;C. 术后 14 个月;D. 术后 26 个月,尺骨塑形,肘屈伸及前臂旋转功能良好

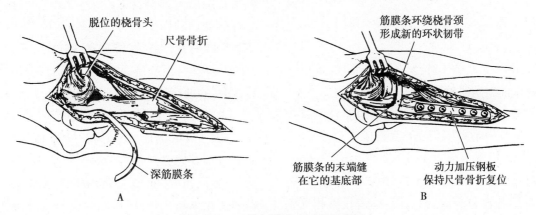

图 32-36 环状韧带重建手术示意图

A. 取前臂深筋膜折叠缝合成条状;B. 环绕桡骨颈缝合

32

预后良好,无远期并发症。一旦病情迁延转为陈旧性损伤,治疗复杂,并发症多,常见残留桡骨头半脱位或关节活动受限。部分年长儿童的陈旧性孟氏骨折脱位,可保持良好的外观和关节活动,并不影响一般生活质量。

(张建立)

第七节　分娩性臂丛神经麻痹

分娩性臂丛神经麻痹(obstetric brachial plexus palsy,OBPP),又称产瘫(birth palsy),系胎儿娩出过程中发生的臂丛神经损伤,多为牵拉性损伤。

【解剖】　臂丛神经位于颈椎两侧,由第 5~8 颈神经及第 1 胸神经前支组成(以下简称颈 5~8、胸 1),分根、干、股、束、支 5 部分(图 32-37)。

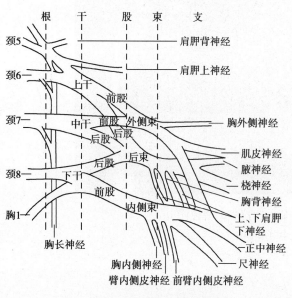

图 32-37　臂丛神经解剖示意图

根,即颈 5~8、胸 1 神经,始于椎管内,穿过椎间孔,终于前斜角肌外侧缘。

干,分上干、中干和下干,前斜角肌外侧缘为其上界,锁骨中 1/3 为其下界;颈 5、6 汇合成上干,颈 7 独成中干,颈 8 胸 1 组成下干。

股,分前股和后股:上、中、下干仅下行0.5~1cm 即各自分为前、后二股,体表投影相当于锁骨中 1/3。

束,由股集合而成,分外侧束、内侧束和后束

三束:上、中干的前股集合成外侧束,下干前股独自构成内侧束,三干的后股组成后束,分别位于腋动脉的外侧、内侧和后侧。

支,即主干神经:①在喙突附近,外侧束分出胸外侧神经、肌皮神经和正中神经外侧头;②内侧束先后分出胸内侧神经、臂内侧皮神经、前臂内侧皮神经、尺神经和正中神经内侧头;③后束分出肩胛下神经、胸背神经、腋神经和桡神经。

主干神经,除了上面所述,还有一些源于臂丛神经根和干:①肩胛背神经来自颈 5 神经;②胸长神经纤维分别来自颈 5~7 神经;③膈神经由颈 3~5 神经分支组成,但以颈 4 为主;④肩胛上神经和锁骨下神经来自上干。

由脊髓颈胸段发出的交感神经节前纤维,经颈 8、胸 1 至颈部交感神经丛的颈上神经节,然后再由此发出节后纤维支配瞳孔扩大肌、眼睑提肌,损伤后可致伤侧瞳孔缩小、眼裂变小、颜面皮肤无汗,即 Horner 征。

【发生率】　0.38‰~1.56‰。

【损伤机制】　分娩性臂丛神经麻痹,多由头肩分离暴力所致:位于分离侧的臂丛神经承受张力,出现牵拉性损伤;少数,因子宫强烈收缩、产钳或助产手的压迫所致。还有一种可能是胎儿娩出时常有窒息,产生有毒物质,致使臂丛神经受到毒害。

胎儿娩出困难,用产钳或手斜向牵拉并旋转胎儿头、肩或其他部位,助其娩出,是头肩分离暴力的主要成因。也就是说,机械性助产,一面是化解胎儿娩出困难的良方,另一面又可能是臂丛神经麻痹的启动因素。有研究显示,因助产而致臂丛神经麻痹者,多系胎体超重、体位不正者。避免分娩性臂丛神经麻痹,防范后两者也许是关键,当然,娴熟的助产技术也是必不可少的。

【临床表现】　多有难产和助产史,出生体重较大(大于 4 000g)。右侧多于左侧,双侧甚少见。上肢运动及感觉功能障碍;轻者,肌肉萎缩,肌力减弱,感觉异常,重者,肌肉瘫痪,感觉丧失。依据病理变化,Sunderland-Mackinnon 将神经损伤分为五度:

Ⅰ度,即神经震荡,只有冲动传导功能障碍而

无明显结构损伤,日后可恢复如初。扣击神经损伤处,可出现 Tinel 征,但无移动性。

Ⅱ度,为轴突断裂,多可自行恢复。随着轴突再生,出现 Tinel 征的位点也随之向神经远端移动,即,Tinel 征具有移动性。

Ⅲ度,神经纤维断裂,涉及轴突、施万细胞和内膜。有瘢痕形成,轴芽长入远侧内膜管有一定难度,可出现错性生长,功能恢复完全或不完全,或无恢复。Tinel 征具有移动性。

Ⅳ度,神经束断裂,外膜保持完整。断端间瘢痕较多,轴芽难以通过,容易形成外伤性神经瘤,不经手术治疗,神经功能难以恢复。轴芽不向前增长,出现 Tinel 征的位点也就不再向远侧移动。

Ⅴ度,即神经断裂,不经手术治疗功能难以恢复。Tinel 征无移动性。

Ⅵ度,第 1~5 度损伤同时存在于一条神经内,例如神经部分断裂者,断裂部分为第 5 度损伤,连续部分有程度不等的损伤,从第 1 度到第 4 度,损伤范围较大,临床表现复杂多变,功能难以完全恢复。

臂丛神经源自 5 条神经,自身又有复杂的分化和组合,损伤程度、部位不同,受累肌肉及皮肤感觉异常区域也不同,临床表现千差万别。既往,多将分娩性臂丛神经麻痹分为上干、下干、全臂丛麻痹三种:

1. 上干麻痹 又称 Erb-Duchenne 麻痹,累及肩带肌、肱二头肌、喙肱肌、肱桡肌和旋后肌,肩、肘关节有运动障碍,常见,发生率高达 62%。

2. 下干麻痹 又称 Klumpke 麻痹,累及尺侧腕屈肌、手指屈肌及手内在肌,手指运动障碍,少见。

3. 全臂丛麻痹 上肢连枷,有或无 Horner 征。

现在,多采用 Gilbert-Tassin 分类,分其为四型(表 32-2)。后者,除了损伤部位之外,还表述了损伤病理、临床表现及自然转归,即分类更详细,得到许多学者认可。但临床例外还是有的,比如:①Ⅱ型损伤,$C_{5,6}$ 是Ⅴ而不是Ⅱ和Ⅲ型伤,C_7 是Ⅴ(撕脱)而不是Ⅰ和Ⅱ型伤;②伤侧上肢发育受限,常有短缩畸形,程度不等,Ⅰ型低于 2%,Ⅳ型高达 20%,通常要到 6 岁之后才能显现出来,Gelbert-Tassin 分类没有涵盖这些损伤。

【治疗】 有手术和非手术二种治疗方式。

1. 非手术治疗 胎儿娩出之后,虽知有臂丛神经麻痹,但Ⅰ型与Ⅴ型神经损伤表现相同,都是肌肉瘫痪、感觉丧失,贸然手术是会伤及无辜,因为Ⅰ、Ⅱ型损伤是能自行恢复的,无须手术治疗。因此,胎儿生后先观察一段时间,看看肌肉收缩有无改善,然后再决定手术与否。观察期间,应嘱患者父母经常不断地运动患肢的各个关节,一是防止关节纤维性粘连,二是预防周围组织挛缩,尤其是当肢体肌力一侧强一侧弱、关节持续处在一个体位的时候。有条件者,可到医院接受康复治疗。

表 32-2 分娩性臂丛神经损伤 Gilbert-Tassin 分类

分型	受损神经	损伤程度 (Sunderland 分型)	临床表现	自然转归
Ⅰ型	$C_{5,6}$	Ⅰ、Ⅱ	典型的 Erb-Duchenne 麻痹:肩无外展、外旋,肘无屈曲	通常,1 个月内开始恢复 90% 在 4~6 个月时完全恢复
Ⅱ型	$C_{5~7}$	$C_{5,6}$—Ⅱ、Ⅲ C_7—Ⅰ、Ⅱ	肩无外展 肘无屈、伸 腕和手指无背伸	多数,1 个月内开始恢复 65% 完全恢复 余下,肩有运动障碍
Ⅲ型	$C_{5~8}$ 和 T_1	$C_{5,6}$—Ⅳ、Ⅴ C_7—Ⅲ C_8、T_1—Ⅰ、Ⅱ	上肢连枷 无 Horner 征	≤50% 完全恢复 多数,肩、肘或前臂旋转障碍 25%,腕及手指无背伸
Ⅳ型		$C_{5,6}$—Ⅴ $C_{7,8}$—Ⅴ T_1—Ⅱ~Ⅳ或Ⅵ	上肢连枷 有 Horner 征	不能自行恢复, 2% 合并脊髓损伤,行走发育延迟,步态不稳,足小

32

电刺激有促进神经再生、延缓运动终板退化的作用，可常规使用。

定期神经-肌电图检查，不仅有助于对自行恢复的监测，也有利于神经再生。

上述治疗，少有副作用，即使是手术之后也应持续，同时加入患者的主动运动。

2. 手术治疗 观察期，一般是 3~6 个月。届时，肱二头肌还无收缩，即可实施手术治疗。方法是切除神经瘤、缝合神经，或神经移植、神经移位完成修复，可依损伤范围、程度而选用。

继发肌肉挛缩者，可行肌腱延长、关节囊松解，如胸大肌肌腱延长、肩胛下肌肌腱延长等。同时，还可辅以肌肉移位，加强非挛缩一侧的肌肉力量，以减少挛缩复发的风险。

神经功能有恢复、肌力不平衡者，可行肌肉肌腱移位，重建无收缩功效肌肉的功能，如斜方肌移位，替代三角肌，重建肩外展功能；背阔肌移位，替代肱二头肌，重建屈肘功能等。

（宋宝健 田光磊）

第八节 先天性高肩胛症

先天性高肩胛症（congenital high scapula）又称 Sprengel 畸形，是一种少见的先天性畸形。一侧的肩胛骨的位置比正常高，同时可伴有颈胸椎、肋骨等畸形。

【病因】 这类畸形是肩胛带下降不完全的结果。胚胎期第 3 个月末，两侧肩胛带应从颈部下降到胸廓的上部。羊水量不正常导致子宫内压力过高，肌肉发育缺陷，肩胛骨与脊椎间有异常的软骨或骨性连接，可能是发病的直接原因。概括说，肩胛骨下降不良可能不是肌肉异常，而是因为子宫内环境或其他因素致肩胛骨不能下降。但也可能是肩胛骨的大小和形态正常而因肌肉张力不良使肩胛骨发育停滞。一些患者有遗传性。

【病理】 骨和肌肉均有异常。肩胛骨的形状多较正常者小，横径增宽，位置高，靠近脊柱，甚至接近枕骨。岗上部位向前倾斜，与上胸壁适应。肩胛骨的内上角延长或增宽。枕部，颈椎与

肩胛骨的内上角之间由发育有缺陷的肌肉构成束带、纤维组织、软骨或不正常的骨组织——肩椎骨（omovertebral bone）相连。有肩椎骨的病例约占三分之一。这种肩椎骨自肩胛骨的上缘向上内侧伸展，附着于下部颈椎的棘突、椎板或横突的软骨或纤维组织上，很像低级脊椎动物的肩胛上骨（suprascapula bone）。

此外，可有一些先天性畸形同时存在，如颈胸椎的半椎体、楔形椎体、颈椎侧弯、颈椎脊柱裂、寰椎与枕骨融合，短颈、肋骨缺如、肋骨融合、颈肋等。偶见肱骨缩短，锁骨有畸形或发育不全，并不与肩峰构成关节。肩胛带的肌肉也有缺陷，斜方肌下部可缺如或力弱。菱形肌和肩胛提肌常发育不全或部分纤维化。前锯肌力弱，胸大肌、胸小肌、背阔肌和胸锁乳突肌也可有相似的病变。

Cavendish 1972 年对并发畸形的统计如下：

常有几种并发畸形相互重叠，无并发畸形的只占 2%；脊柱侧凸 39%；脊柱裂 28%；脊髓纵裂 3%~20%；肋骨畸形 25%；短颈畸形 20%；其他畸形 47%。

【临床表现】 两侧肩部不对称。患侧肩胛骨较小，向上方和前侧凸出，并有旋转，位置高于健侧 1~12cm（平均 3~5cm）。肩胛骨的上角可达到第四颈椎，其下角可达到第二胸椎。患侧颈部较丰满而且变短，颈背弧度平坦，在锁骨上区可摸到肩胛骨的岗上部分。锁骨向上方和外侧倾斜，并与水平线成 25° 角（立位）。肩椎骨也可摸到。举起上臂时肩胛骨向外侧和旋转的活动均受限。患侧肩部外展受限。肩肱关节的被动运动幅度正常。肩胛骨与肋骨之间的活动受限。视诊和触诊可查出斜颈、短颈、脊柱后凸，脊柱侧凸等畸形。如两侧均有畸形，颈部显得粗而短，两肩外展受限，颈椎前凸增加。

X 线片对比两侧肩部，可显示患侧肩胛骨位置较高，并伴有某种畸形。如拍照两上臂外展位的 X 线片，可见到患侧外展受限。

【治疗】 选择外科手术的因素有四：

（1）畸形的严重程度：按 Cavendish 畸形外观分类法，I 度的畸形很轻，在穿衣后双肩高度几乎对称。对此，手术无收益，无手术指征。II 度畸形

轻,双肩几乎等高,但不着装时可见一侧肩胛骨上内角隆起,有如皮蹼。对此可切除冈上嵴部分,但皮蹼状外观和术后瘢痕孰轻孰重要在术前与家长或患者讨论。Ⅲ度为肩部中等度增高 2~5cm,容易看出。因随发育畸形会加重,因此宜手术矫正。Ⅳ度为严重畸形,患侧肩胛骨很高,其内上角几乎达枕骨,肩部有皮蹼,并呈短颈畸形。若为双侧严重畸形常伴真性先天性短颈。

(2) 功能障碍:肩关节外展受限或有肩椎骨桥或因肩胛骨与胸廓之间纤维性粘连。甚或由于局部肌肉纤维化发育不良或未发育而力弱。手术切除肩椎骨桥或松解粘连后可使功能明显改善。

(3) 是否并发其他畸形:如短颈综合征或严重的先天性脊柱侧凸和后突。

(4) 患者的年龄:过去很多作者主张在 3~7 岁之间手术。这主要考虑到手术创伤较大。但 7 岁以后手术容易并发臂丛的牵拉损伤。目前因麻醉的进步,手术技术的改良,可将手术提早到生后 6~9 个月。

手术方法包括切断、或切除纤维索带,切除不正常的肩椎骨,剥离肩胛骨,从高位下移至正常部位,或切除部分肩胛骨。手术最好选在 2~4 岁进行,6 岁以后手术效果常不满意。有时是因单侧肩胛骨较小或脊柱有畸形而表现外观异常。手术效果应以改善功能为主。常用的手术方法有 Green 和 Woodward 术式。各种方法均可发生暂时性臂丛麻痹,应予警惕。

(张学军　曹隽)

第九节　肱骨骨囊肿

【定义】　骨囊肿(bone cyst)又称单纯性骨囊肿(simple bone cyst),单房性骨囊肿(solitary bone cyst)或孤立性骨囊肿,并非真正的骨肿瘤,而是一种生长缓慢的局限性、破坏性肿瘤样骨病损。是一种好发于儿童和青少年长骨干骺端的囊性病变,多见于肱骨和股骨。

【分类】　常分为两类:

1. 活动性骨囊肿　病变毗邻骺板,囊腔距离骺板 1cm 以内。

2. 静止性骨囊肿　囊肿与骺板之间有正常的骨相隔,囊腔距离骺板 1cm 以上。

【发病率】　骨囊肿占骨瘤样病变的 22.8%,男性多于女性,男女比例为(2~3):1,以肱骨远端、股骨近端为多见,其次为股骨远端、胫腓骨近端、骨盆等,距骨是仅次于骨盆的非管状骨好发部位。

【病因】　骨囊肿病因不明,目前骨囊肿的病因研究结果趋向于囊腔闭合,腔内压力高于骨髓内压力,静脉回流受阻导致骨内滑膜囊肿。囊液分析显示前列腺素、细胞分裂素、白细胞介素 -1、细胞因子等都是刺激破骨细胞活性、形成骨吸收的主要因素。

【病理】

(1) 大体病理:病灶多为单房,壁薄有时似蛋壳,囊壁为蓝色的薄层纤维膜,囊腔内为透明或半透明的淡黄色液体或血性液体,可见有骨嵴向囊腔突出。

(2) 镜下表现:镜下囊肿壁的骨质为正常骨,纤维囊壁为结缔组织,主要为成纤维细胞和多核巨细胞,合并病理性骨折可见新骨形成。

【症状及体征】　常以疼痛、肿胀和病理性骨折为主要症状就诊。单房性骨囊肿可无明显症状,查体也可无明显异常,合并病理性骨折时,可伴有疼痛、肿胀及肢体活动受限表现。活动性骨囊肿患者年龄在 10~12 岁以下,治疗后易复发,骨折后生长停滞。静止性骨囊肿多见于 12 岁以上患者,治疗后复发少。

【辅助检查】

(1) X 线片:X 线检查有特征性表现,在长管状骨的干端或骨干髓腔中心,为一均匀透光的圆形或椭圆形囊性病变,界限清楚,皮质变薄,无骨膜反应,长轴与骨干方向一致。囊肿横位一般不大于骺板,呈膨胀性病变,囊肿边缘多见硬化,多为单房,可有少量骨嵴,一般无真性间隔。伴有病理性骨折时,可见骨间隔或不均匀致密阴影,见典型"碎片陷落征",骨折处可见骨膜反应。

(2) CT:骨囊肿在 CT 扫描显示的较 X 线片更清晰,位于骨髓腔中央圆形或椭圆形膨胀均匀水样低密度影,囊肿内容物 CT 值一般不超过 30Hu。

(3) MRI:病变为圆形或椭圆形,边界清楚,合并病理性骨折时可见囊内出血的 MRI 信号改变，周围软组织一般没有肿物及包块影。

【诊断】　骨囊肿常在并发疼痛或发生病理性骨折时第一次得以诊断。患者 X 线片有明显特征，病变多位于干骺端，骨呈膨胀改变，边界清楚，不规则囊腔，少有骨膜反应，囊状外观内含不规则间隔，囊腔底部有时见皮质骨碎片。

【治疗】　骨囊肿的治疗方法很多，临床上主要为保守治疗、经皮囊肿内注射及手术病灶刮除植骨及髓内针内固定治疗。

（1）保守治疗：骨囊肿患者发生病理性骨折后，如果诊断明确，可以行保守治疗，等待骨折愈合后再行下一步治疗，因为有 15% 的患者发生病理性骨折后骨囊肿会自行愈合。可采取骨牵引、皮牵引、石膏外固定等保守治疗。

（2）经皮囊肿内注射：经皮囊肿内穿刺抽液、囊肿内激素注射治疗。1974 年 Scaliett 等首次报道应用醋酸甲泼尼龙进行囊内注射，其治疗的 90% 患者囊液逐渐减少直到愈合。根据囊肿大小可以用甲泼尼龙 50~100mg 注射治疗。此方法的优点是创伤小，操作简单，不需要特殊设备，患者花费少且不增加病理性骨折的风险。此后有很多相关报道，结果并不一致，有 50%~76% 的患者需多次穿刺，部分患者对注药没反应，有一定的复发率，对于承重的长骨如股骨、胫骨效果更差。

经皮自体红骨髓注射移植治疗：红骨髓是唯一含有诱导骨母细胞定向分化成分的组织，骨髓间叶细胞诱导成骨活性最强。囊内注射移植红骨髓治疗骨囊肿的机制：一是囊腔减压，另一个是骨髓具有丰富的骨诱导和骨发生能力，骨髓细胞可促使骨生成。从髂后上棘抽取骨髓 50ml，与骨胶原浆混合后注入囊肿腔内。

（3）骨囊肿囊腔钻扎引流：Chigira 等 1983 年报道采用多枚克氏针穿刺引流治疗骨囊肿，认为骨髓内静脉回流受阻是骨囊肿形成的主要原因，所以骨囊肿囊腔钻孔引流，清除了囊肿内积液，减低了囊肿内压力，改善了局部血液循环，促进了骨囊肿的愈合。

（4）病灶刮除植骨手术：如果通过穿刺注射激素或骨髓骨囊肿没有愈合或无任何反应患者，可行手术治疗。据文献报道，手术治疗也有较高的复发率。手术开窗刮除病灶，同时进行自体骨、同种异体骨、自体骨加同种异体骨或人工材料骨植骨是基本准则。术时开窗大一些，开通骨髓腔，彻底刮除囊肿壁内膜，应用 95% 乙醇浸泡囊腔，再用蒸馏水冲洗，进行充分植骨，尽量减少复发率。近年有学者报道同时应用弹性髓内针内固定，对于加强囊肿引流、减少病变骨病理骨折以及减少囊肿复发也有一定的疗效。

手术治疗骨囊肿常见并发症是囊肿复发和肱骨近端骺板早闭。骺板早闭常是因为骨囊肿本身，常在骨折后发生，与外科手术无关。

（孙保胜）

第十节　先天性下尺桡关节脱位

【定义】　先天性下尺桡关节半脱位又称 Madelung 畸形（马德隆畸形）、枪刺状手、屈腕畸形，首先由 Dupuytren 于 1839 年提出，Otto Madelung 医生在 1878 年首次完整报道。该疾病是一种较少见的先天性腕关节畸形，占儿童手腕部畸形的 2% 以下。患者初次就诊多在青少年时期，且多为双侧，男女比例约 1 : 4。

【病因】　Madelung 畸形是由于桡骨远端骺板尺侧和掌侧生长障碍导致桡骨远端过度向桡侧和掌侧成角畸形，并引起的远端桡尺关节半脱位。该疾病准确病因及发病率不明，主要有骨骺发育异常学说和软组织牵拉学说，即桡骨远端尺侧骨骺部分发生病变，同时合并存在连接月骨和桡骨骺板近侧的异常掌侧韧带（Vicker 韧带）造成。常与 Leri-Weil 综合征、Hurler 黏多糖病、Turner 综合征、多发内生骨软骨瘤、多发骨骺发育不良和软骨发育不良等疾病有关。最近研究发现与 Leri-Weil 综合征相关的 Madelung 畸形与一种名为 *SHOX* 的同源基因特异性缺陷有关。

【临床表现】　依据桡尺关节桡骨远端关节面方向，Madelung 畸形分为典型及非典型两种。在青春期生长发育高峰之前，多数患者的临床表现并不明显，腕关节畸形常在 9~12 岁出现。

在典型的 Madelung 畸形，手向掌侧半脱位，尺骨远端向背侧突出，桡骨远端关节面向掌侧倾斜达 80°,向尺侧倾斜可达 90°,桡尺关节分离,整个腕关节偏向桡侧和掌侧,腕骨排列呈楔形。由于桡骨短缩,桡骨茎突与尺骨茎突在同一水平,腕关节活动受限,尤其是背伸和尺偏活动受限明显。前臂旋前和旋后活动也受限,尤其是旋后受限明显。

在非典型的 Madelung 畸形,桡骨远端关节面向背侧倾斜,尺骨远端向掌侧移位,此型非常罕见,腕关节掌屈活动减少,背伸活动可增加,前臂旋前活动明显受限。

Madelung 畸形腕关节畸形较轻者,可无症状,畸形较重,腕关节可出现疼痛,在初期,关节活动较多时出现疼痛,休息后可缓解,可随着畸形加重,疼痛更为明显,但疼痛症状并不与畸形程度呈正相关,有报道随年龄生长,关节疼痛有自然减轻趋势。

【诊断与鉴别诊断】 Madelung 畸形诊断时需除外骨骺发育不良及继发性腕关节疾病,如外伤、佝偻病、类风湿关节炎等,需与以下疾病鉴别:Leri-Weill 综合征、Hurler 黏多糖病、Turner 综合征、多发骨软骨瘤、多发骨骺发育不良和软骨发育不良等疾病。

【治疗】 对于特发性 Madelung 畸形的治疗,是否手术及何时手术目前还存在争议,对于儿童尚未进入青春期患者,症状轻微,功能良好,只有轻度疼痛,可考虑保守治疗,如按摩、支具等。因患者骨骺未完全闭合,患者仍存在症状逐渐加重的可能,需密切观察疾病进展情况,必要时考虑骺松解术及异常韧带松解术。腕关节畸形明显,活动受限,持续疼痛的患者,可考虑手术治疗,以改善美观,减少尺腕撞击引起的疼痛,手术一般在 11~13 岁青春期年龄段进行。手术方式取决于患者年龄、畸形及功能受限的程度、患者一般健康状况。手术治疗目的是解除疼痛和恢复腕关节结构与功能,避免并发畸形。因此,对于患肢腕关节活动明显受限,伴有关节疼痛的青春期患者,需要手术治疗。

手术方法包括骺松解术及异常韧带松解术、桡骨远端截骨矫形术、伊氏架矫形术、尺骨短缩术、尺骨切除术等。在骨骺闭合前,可在桡骨远端

干骺端截骨,将骨骺翘起至正常位置,以阻止下尺桡关节半脱位,或预防性切除畸形的桡骨骺板,填塞脂肪,以防止畸形进一步发展。对于骨成熟患者,可行截骨矫形术。

对于无症状,但病情进展明显的患者,可选择骺松解术,通过掌侧纵向切口显露桡骨,从掌长肌和桡侧腕屈肌尺侧分离,注意保护正中神经和桡动脉,由近侧向远侧掀起包括 Vitcker 韧带的桡骨远端骨膜,找到桡骨远端变窄,且呈波浪样的异常骺板,切除任何影响骨发育的韧带及骨性组织,注意保护月骨,将脂肪组织植入骺开放区域防止骨再生,缝合伤口,大量纱布加压包扎,可拆卸的支具固定。

对于典型的 Madelung 畸形,患肢尺侧背侧行第 1 个切口,切开腕部伸肌支持带,骨膜下剥离显露尺骨远端,斜形切除桡侧半约 3cm,包括尺骨骨骺和远端关节面的桡侧背侧,尺骨干做纵行隧道,尺侧腕伸肌肌腱一分为二,引入隧道拉出待用。桡骨远端背侧第 2 个切口,显露桡骨远端,桡骨掌侧尺侧向背侧截骨,截骨面平行桡骨远端关节面,保留桡侧骨皮质完整,撑开截骨间隙,使桡骨远端关节面恢复正常,截骨间隙嵌入截下修为三角形的尺骨块,克氏针固定(图 32-38)。再于第 1 个切口下压尺骨远端使尺骨复位,拉紧待用的尺侧腕伸肌肌腱并与另一半缝合固定,石膏托固定。

非典型 Madelung 畸形:第 1 个切口于尺侧掌侧,切开腕部屈肌支持带,骨膜下剥离显露尺骨远端,斜形切除桡侧半,尺骨干做纵行隧道,尺侧腕屈肌肌腱一分为二,引入隧道拉出待用。第 2 个切口于桡骨远端掌侧,显露桡骨远端,于桡骨背侧尺侧向掌侧截骨,截骨面平行桡骨远端关节面,保留桡侧骨皮质完整,撑开截骨间隙,使桡骨远端关节面恢复正常,截骨间隙嵌入截下的尺骨块,克氏针固定(图 32-39),再于第 1 个切口处上压尺骨远端使尺骨复位,拉紧待用的尺侧腕屈肌肌腱并与另一半缝合固定。

目前,随着 3D 打印、计算机导航和手术机器人应用于临床,这些技术革新可以更好地帮助医生理解该畸形的解剖特点,有效地进行术前计划、模拟截骨等操作,并在术中辅助进行精确的截骨

32

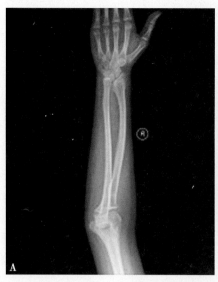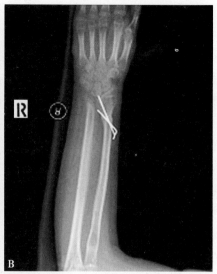

图 32-38　Madelung 畸形手术前后正位片

A. 术前；B. 术后

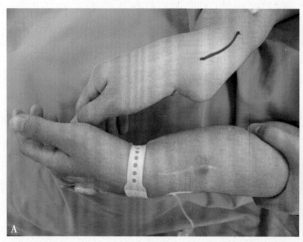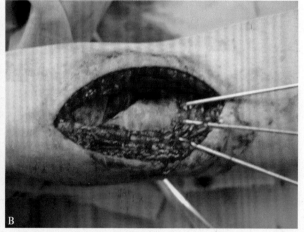

图 32-39　非典型 Madelung 畸形

A. 左侧手术后、右侧手术前外观图；B. 术中显示截骨及嵌入尺骨块，克氏针固定

及内固定，提高手术效果，改善患者预后。

（冯伟）

第十一节　尺骨骨干续连症

【定义】　由于生长在尺骨远端的骨软骨瘤所导致的一系列变化统称为尺骨骨干续连症（diaphyseal aclasis），包括尺骨短缩、桡骨弯曲、桡骨头脱位、近端尺桡关节脱位、腕关节尺偏等解剖结构的变化，以及前臂功能的障碍：曲肘受限、前臂旋转受限、腕关节尺偏等。

【病因病理】　遗传性多发性骨软骨瘤（hereditary multiple exostoses）是一种在儿童期即可发病的遗传性疾病，文献报道其发病率约为 1/50 000，它的发病可导致软骨发育紊乱，故常导致严重的前臂畸形，是小儿最常见的良性骨肿瘤。其病理学机制是瘤体累及尺桡骨远近端骨骺，引起尺骨纵向生长障碍，进而导致尺骨短缩、尺桡骨弯曲、远尺桡关节脱位、腕关节尺偏、桡骨小头脱位等一系列前臂畸形，并对腕关节、肘关节及前臂功能造成严重影响。Solomon 认为尺骨远端的骺板生长能力对尺骨长度的影响大于桡骨远端骺板的相应

32

作用,而且尺骨远端的骺板横截面(cross-sectional area)比桡骨骺板小,所以尺骨远端骺板受到软骨瘤侵害后,发生尺骨生长紊乱的程度要严重。前臂多发性骨软骨瘤导致前臂畸形的发生率为30%~60%,桡骨头脱位的发生率约为22%。

【临床表现】 患侧肘关节处明显增宽,处于被动曲肘位且伴有不同程度的肘关节活动受限。触诊时可于肘关节皮下触及凸出的桡骨头,尺骨远端可扪及肿块,质地坚硬,无触痛。曲肘活动受限,前臂旋前和旋后均受限,但无疼痛。

在其他长骨也常常可以扪及骨软骨瘤,常发生于股骨远端,胫骨近端,肋骨和肩胛骨等部位。

X线片提示:尺骨远端可见骨性凸起,尺骨短缩,桡骨弯曲,桡骨头脱位,近端尺桡关节脱位,腕关节尺偏(图32-40)。

【治疗】 尽管对多发性骨软骨瘤的治疗目前存在争议,有人认为早期干预手术可预防或降低前臂畸形和/或功能障碍,特别是预防桡骨头半脱位,有人却认为早期手术不能起到预防的作用,但对已经发生的前臂畸形采用手术治疗的意见却是统一的。我们从1992年起,对此类畸形采用Ilizarov外固定器治疗,效果较满意。对这种手术方法,Masada认为如果尺骨延长长度在20mm以

内,可术中一次快速延长,如果病例尺骨短缩超过20mm,可采用尺骨逐渐延长法。

采用尺骨截骨Ilizarov技术尺骨逐渐延长法治疗尺骨续连症的原理是:先完成Ilizarov外固定器和前臂的连接固定,然后再行尺骨截骨。Ilizarov外固定器和前臂之间的连接固定方式为,远端两个环和尺桡骨同时固定,尺骨截骨近段和近端两个环固定,而桡骨近端不固定,这样在延长尺骨的同时,桡骨被牵引向远端移动,实现脱位桡骨头的逐渐复位。一旦桡骨头复位,则需要将桡骨远端的克氏针去除,而在桡骨近段穿入克氏针,固定复位的桡骨头。之后,继续延长尺骨,直至纠正尺骨短缩和腕关节尺偏。通常尺骨的弓形改变在截骨延长过程中得到纠正,合并桡骨弯曲的病例也会在尺骨延长过程中得到改善,表现为桡骨弯曲凹侧的皮质骨逐渐增厚。随访病例显示,合并桡骨弯曲的病例,其弯曲逐渐自行矫正。

具体手术方法大致如下:

第一步,在延长尺骨的同时下移桡骨,促进脱位的桡骨头复位及肱桡关系的恢复。患者全身麻醉后取仰卧位,调整并预安放Ilizarov环形外架于患肢,使远、近端2环分别位于尺桡骨远近端,并

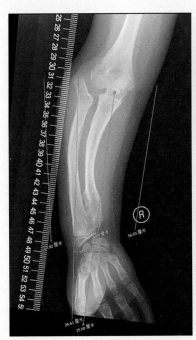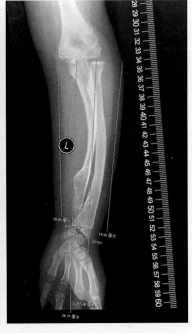

图32-40　尺骨远端可见骨性突起

检查肘关节及腕关节活动,避免外架限制关节活动。随后,用 1.2~1.8mm 克氏针分别于患肢远端交叉固定尺桡骨,近端仅固定尺骨,用带孔螺栓将克氏针固定于环形外架,并用压张器拉紧后锁定,再于尺骨中段做纵向切口,分离软组织及肌肉,剥离尺骨骨膜,行骨膜下尺骨截骨。对于尺骨远端瘤体较大,影响尺骨延长的患者,可以同期行瘤灶切除手术。术后 7 天即开始行尺骨延长,每日延长 1mm(一般分为 4 次,即每 6 小时延长 0.25mm),延长过程中定期拍摄患肢平片了解桡骨头复位情况,桡骨头复位满意后即行二次手术。此外,在延长过程中需加强患者肘关节、腕关节及手指活动,避免在延长过程中造成关节活动受限。同时,延长过程中还应注意有无骨延长相关的神经血管并发症的发生,及时发现及时处理,避免造成不可逆的血管神经损伤。

第二步,影像检查确认桡骨头复位,肱桡关系恢复后遂行 Ilizarov 环形外架调整,即将固定桡骨远端的克氏针移除,并采用交叉克氏针的方法进一步加强尺骨远端的固定,调整后按照之前所述方法继续延长尺骨,直至前臂畸形得到纠正,腕关节尺偏明显缓解,相关影像学评估指标较前明显改善。矫形完成后手术拆除 Ilizarov 环形外架,并予以石膏固定 2 周后去除,之后开始前臂恢复性功能训练。

术后定期复查及影像检查,测量上述前臂畸形评估相关参数,并检查各关节及指间、掌指关节活动度,了解患者前臂畸形矫治及关节功能恢复情况。延长期间,始终关注患者对肘关节,腕关节,掌指关节,指间关节的功能锻炼。

在完成尺骨延长和桡骨头复位后,Ilizarov 外固定器还需要固定一段时间,直至尺骨延长段成骨完成,然后拆除外固定器,石膏固定,固定 2~3 周后,去除石膏继续肘关节,腕关节,掌指关节和指间关节的康复训练。首都医科大学附属北京儿童医院骨科于 2009 年 2 月至 2015 年 10 月,应用 Ilizarov 外固定架分步延长法,对 29 例尺骨骨干续连症患者进行了矫治,治疗效果满意(图 32-41)。

【并发症】　首都医科大学附属北京儿童医院骨科于 2009 年 2 月至 2015 年 10 月,应用 Ilizarov 外固定架分步延长法,对 29 例尺骨骨干续连症患者进行了矫治,通过上述方法矫治的患者术后平均随访 38 个月,尺骨平均延长 3.2cm,1 例延长过程中出现骨不连,通过调整延长速度后逐渐愈合,1 例拆除外架后发生尺骨骨折,石膏固定后自行愈合。术后患者腕关节、肘关节及前臂功能均得到改善。

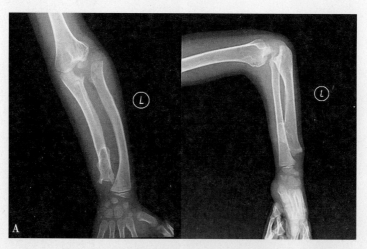

图 32-41　Ilizarov 外固定支架分步延长法矫治尺骨骨干续连症患儿
A. 手术前前臂正侧位,尺骨远端骨软骨瘤,尺骨短缩,腕关节尺偏,桡骨弯曲及桡骨头脱位

32

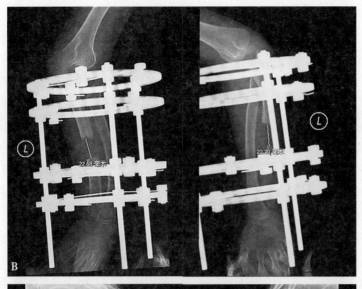

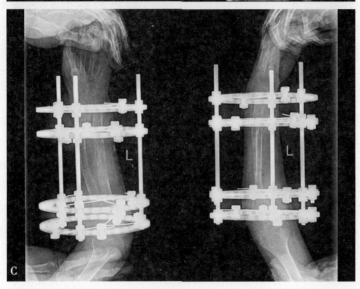

图 32-41(续)

B. 治疗过程中前臂正侧位,尺骨延长,桡骨头逐渐复位;C. 治疗后前臂正侧位,尺骨短缩纠正,腕关节尺偏纠正,桡骨头复位

(范竟一)

第十二节　Volkmann 缺血性挛缩

【定义】　骨筋膜室综合征(compartment syndrome,CS)即伤后肢体封闭的筋膜室内容物的增加进行性压力增高,致肌肉与神经干发生缺血坏死,继而产生肌肉瘢痕化导致远端关节畸形和感觉运动缺失。所谓的 Volkmann 缺血性挛缩(Volkmann's ischemic contracture)是急性期骨筋膜室综合征的结果,故应将二者作为同一疾患的两个病理阶段理解。

【发病率】　临床并不多见。有资料显示儿童常见的肱骨髁上骨折后并发筋膜室综合征不超过1%。儿童前臂骨折后的发生率为 10%~33%,多见于开放性骨折、漂浮肘、复位困难、手术治疗的病例。

【病因】　造成筋膜室内容增加导致微循环动脉灌注不足的各种原因均可引发骨筋膜室综合

32

征。常见的原因有:肢体的挤压伤,如建筑物倒塌压砸于肢体、醉酒、昏迷患者肢体压于自己的躯干或肢体之下受压;血管损伤;骨折内出血、石膏或夹板固定不当、肌肉损伤出血,甚至静脉输液渗漏造成的肿胀。

【病理】 骨筋膜室综合征在上肢最好发生于前臂掌侧及背侧筋膜室;下肢好发生于胫后深间隔及胫前间隔,其次为胫后浅间隔。手内肌间隔亦有发生。上臂及髂腰肌间隔偶有发生。伴随骨折的出血和软组织肿胀均可造成间室内的压力增高。随着压力的增高引起静脉回流受阻,当间隔内的压力超过血管的压力时,通常压力超过 30mmHg 时,将导致小动脉和毛细血管阻塞,间室内的肌肉组织缺血,组织细胞发生水肿,渗出增加。缺血超过 6 小时可以造成肌肉和神经不可逆的损伤,细胞变性、崩解。缺血 8 小时 90% 的肌纤维发生明显的坏死。最终坏死组织被纤维瘢痕组织替代,形成典型的挛缩的病理改变。

【症状】 疼痛及活动障碍是主要症状。肢体损伤后一般均诉疼痛,但在骨筋膜室综合征的早期,其疼痛为进行性加重,且不因肢体制动或经处理而减轻,直至肌肉完全坏死之前疼痛持续加重而不缓解。年幼儿童对疼痛很难确切表达,而常表现为烦躁不安或尖声哭闹,不能入睡。

【体征】 肿胀、压痛及肌肉被动牵拉痛是本病重要体征。肢体肿胀是最早的体征,皮肤肿胀明显,可伴水疱。肌腹处明显压痛是筋膜间隙内肌肉缺血的重要体征。于肢体末端被动牵拉该肌,如前臂掌侧筋膜间隙综合征时,被动牵拉伸直手指,则引起屈指肌的严重疼痛。通过筋膜室区的动脉干供养的肢体末端,颜色大都正常,微血管充盈时间基本正常,但脉搏常减弱或摸不清。神经干对缺血的反应很敏感,短时间缺血即可出现神经传导功能障碍表现为所支配的肢体末端的感觉减退、肌力减弱,神经传导功能完全丧失,则支配区感觉完全丧失。如未经治疗,骨筋膜室综合征的病理继续发展,肌肉神经干等相继坏死并瘢痕化,故晚期体征主要有肢体挛缩畸形及神经干损伤两个方面。在前臂,屈侧肌肉挛缩较伸侧严重,故呈屈腕、屈指畸形,尺神经与正中神经支配之手内肌麻痹与相应感觉障碍。

【辅助检查】 1975 年 Whitesides 介绍了测定组织内压力的方法,并被临床广泛使用。方法是:①准备测压装置。在无菌条件下用 20ml 注射器接上三通,一头接带 18 号针头的塑胶管,将针头插入生理盐水瓶中的水面之下,瓶塞上另插入一枚 18 号针头至水面以上使空气可以自由出入。然后吸取盐水使塑胶管的一半充满盐水,另一半为空气,并使注射器的针芯至 15ml 刻度处,关闭通路;三通的另一头再接一根塑胶管与血压表相连。②测压。从生理盐水瓶中拔出针头立即插入要求测压的间室内,打开三通使注射器与两根塑胶管相通,构成一个闭合系统(图 32-42)。慢慢推注射器的针芯使塑胶管的盐水进入肌肉组织,当推压到一定压力时,可以看到塑胶管内的盐水来回移动,此时停止推压,记录血压表上的读数,此即组织压。正常组织内压约为 0mmHg,当舒张压和组织压之差在 10~30mmHg,或室内压在

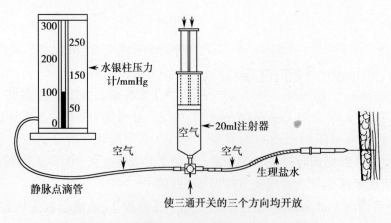

图 32-42　测量组织内压的 Whitesides 方法示意

25~30mmHg 以上时,则已濒临组织缺血。

骨筋膜室综合征的患者,其体温可能升高,白细胞计数增加血沉也可能增快,但不一定说明患者有感染。

【诊断】 发病迅速,筋膜室内压大于 30mmHg 持续 6~8 小时,肌肉则出现明显改变。严重者大约 24 小时即可形成典型的症状和体征。5P 征的出现已为晚期典型表现,即疼痛(pain)、苍白(pallor)、无脉(pulselessness)、感觉异常(paresthesias)、麻痹(paralysis)。故早诊断极为重要。主要依据与伤情不符的剧烈疼痛、肢体高张力肿胀、远端关节的被动牵拉痛,辅以远端皮肤温度颜色等,有条件时应在麻醉下测量筋膜室内压。

【治疗】 一旦确诊,即应开始早期治疗。非手术治疗用保守方法治疗早期骨筋膜室综合征的适应证是:肢体明显肿胀、压痛皮肤有张力性水疱,肌肉被动牵拉痛,经 Whiteside 穿刺测筋膜间隙压力未高于 30mmHg 者。采用制动、抬高患肢,严密观察,经 7~10 天,肿胀消退,症状消失,可完全治愈而不留任何后遗症。有报告用甘露醇治疗早期筋膜间隙综合征,先以 20% 甘露醇注射液 250ml 静脉快速输入,2 小时后再同样输入 1 次,两次之间静脉通道以缓慢输液维持。经两次输入甘露醇后,症状明显改善,肿胀迅速消退,疼痛减轻或消失,尿量增加。治疗后再测压,应有明显下降。多数病例仅两次治疗即可缓解,如无缓解当考虑手术治疗。切开筋膜减压是治疗骨筋膜室综合征的最有效手术方法,其指征为:①肢体明显肿胀与疼痛;②该筋膜间隙张力大、压痛;③该组肌肉被动牵拉疼痛;④有或无神经功能障碍体征;⑤筋膜间隙测压在 30mmHg 以上。虽然非手术治疗可以缓解某些筋膜间隙综合征,但其发展迅速、后果严重,故对其治疗,宁可失之于切开过早,而不可失之于延误。手术方法可选用全麻或臂丛、硬膜外麻醉。手术操作忌用止血带。前臂掌侧减压术:切开筋膜减压应达肿胀肌肉的全长,切开长度不够,减压不彻底,是减压效果不好的主要原因。皮肤切口为肘上至腕管 S 形全长切口,不做皮下游离,逐一探查各肌间隔。筋膜切开后即见肌腹膨出于切口之外,注意观察肌肉弹性与颜色

的变化。注意探查血管是否直接损伤,术前桡动脉搏动减弱者,减压后脉搏应迅速改善。前臂掌背两侧筋膜间隙综合征病例,一般掌侧重于背侧,有经验表明仅彻底切开掌侧筋膜,就可使掌背两侧筋膜间隙得到减压。尸体解剖发现,前臂尺侧筋膜室附着于尺骨近全长,将掌背两间区完全分开,而在桡侧则不然,仅在桡骨中 1/3 桡腕长短伸肌之间,有 6~8cm 长附着于桡骨的筋膜室,在前臂上 1/3 肌腹丰满处,掌背肌组之间并无筋膜室。因此当前臂掌侧皮肤与筋膜近全长切开后,桡侧筋膜向背侧退缩,使背侧区筋膜间隙的容积加大而得到减压。掌骨间隙减压术:手骨筋膜室综合征常见的受累间隙为第 2、3、4 掌骨肌间隙及拇内收肌间隙,对其减压应在手背第 2、3 掌骨之间和 4、5 掌骨之间做直切口,切开各间隔使肌肉减压,对拇内收肌间隙则在虎口背侧切开,稍牵开第 1 背侧骨间肌切开拇内收肌肌膜,使之减压。术后处理:手术切开时机较早,切开后肌肉颜色迅速转红恢复血运者,应用大量无菌的吸水敷料覆盖。如无渗透则不必换药,以防污染。如敷料渗透则应在手术室无菌条件下更换。术后 4 天如肢体末端呈现皮肤皱纹等消肿现象,则应在手术室打开敷料检查,如已消退,可从切口两端开始延期缝合数针,渐次拉拢皮肤,中间伤口如前述处理。到 7~8 天时再打开敷料,视消肿情况,在两端做早期二期缝合,遗留中间不能缝合的部位如表面肉芽新鲜可立即行植皮,或待 10~12 天时再次缝合或植皮消灭创面。一般均可做到 10 天左右消灭创面,避免感染。筋膜切开后发生感染的因素有二,一为更换敷料污染,二为存在有坏死组织,发生感染。如深部肌肉已经坏死或伤口已感染,则只有扩创、换药,待肢体远端血运及创面稳定后行二期处理,缝合或植皮。

中期治疗:骨筋膜室综合征病例至伤后 3~4 周,肢体肿胀开始消退,疼痛消失,可视为中期。此时肌肉已坏死,神经干也已遭受损害,但挛缩畸形尚未出现应尽快进行肌肉活动锻炼促其恢复,至少有助于减轻挛缩的程度。同时仔细检查受累神经的功能,如果残存部分功能,则说明该神经尚未遭受不可恢复的损害。如神经功能无进一步恢

复,可行积极手术探查,在手术显微镜下做神经松解,为获得进一步恢复创造条件。有经验表明,神经松解以不扩大损伤为好。显露受损神经段之后,不宜将神经完全自周围组织游离,因神经干的血供系从周围组织获得。显露神经干后,常见到该神经干变细表面有纤维条压紧,松解的步骤是先切开神经表面的纤维组织,再切开神经外膜,使神经束呈柔软膨出状,不再做束间松解,如此减压后有助于神经血供和功能的恢复。不做过多周围肌肉探查。

晚期治疗:肌肉挛缩及神经恢复情况稳定即进入晚期。晚期治疗的目的为矫正关节畸形、动力重建及为恢复神经功能创造条件。挛缩松解及矫正畸形手术,不宜做得太早,尤其在儿童应待其残余肌肉的功能恢复到最大限度。手术方法同一般矫形原则,包括肌腱延长、近排腕骨切除、骨干短缩、肌腱移位等术式,术前或术后积极锻炼关节活动是主要康复方法。需要强调的是,挛缩的软组织的生长能力弱于骨的生长能力,随骨生长软组织相对短缩可导致畸形复发。

【预后】　骨筋膜室综合征的后果是十分严重的,神经干及肌肉坏死会导致肢体关节畸形及神经麻痹,且修复困难。避免此灾难性后果的唯一方法是预防,绝大多数致病原因是可以规避的。早期诊断,早期治疗,是最有效的挽救方法。如治疗及时且措施正确,则筋膜间隙内的肌肉可免于坏死,神经功能不受损害,而完全恢复。一旦发展为 Volkmann 缺血性挛缩,则定会发生不可逆的功能丧失,且无理想的治疗方法。

(朱丹江　王强)

第十三节　拇指狭窄性腱鞘炎

【定义】　拇指的狭窄性腱鞘炎(stenosing tenosynovitis)又称“扳机拇”(trigger thumb),表现为拇指屈伸时有弹跳感或拇指指间关节屈曲畸形。

【发病情况】　有报道称发病率为3/1 000,首都医科大学附属北京儿童医院年手术治疗此病约150例。多发于 2 岁以前;双侧发病率为25%,但不一定同时发生。

【病因】　小儿多是先天性畸形,但近来有否定意见,因为有国外上千例的新生儿普查时未见一例此病的情况。屈拇肌腱的腱鞘在掌指关节处的狭窄导致该肌腱活动受阻而逐渐增粗(局部获得性结节样增大),当患指屈曲后,伸指动作受近端增粗肌腱的影响而受限。当结节较小时,肌腱可在腱鞘内通过但出现弹响。当结节较大时,肌腱可被卡在腱鞘内,导致拇指无法伸直并固定于屈曲位。

【症状】　可在出生后数周或数月出现异常,多发于 2 岁前的儿童。初期表现为患者屈伸拇指时有弹响感;时间长了,患者出现拇指伸直受限伴局部包块,一小部分患者有疼痛,多无诱因,极少数有外伤史。少数拇指可伸直但又出现弯曲受限。

【体征】　轻者拇指活动时有弹响;重者拇指指间关节固定在屈曲位,不能主动地伸直拇指。有时拇指间关节可暂时伸直但又不能顺畅屈曲。被动活动时,局部可有疼痛。拇指掌指关节掌侧面皮下可摸到质地偏硬的肿物,实为增粗的肌腱结节,即 Nott 结节。

【辅助检查】　可行 B 超检查明确肿块部位及性质。有外伤因素的才需要进行 X 线检查。

【诊断】　幼儿无诱因伸拇受限,拇指指间关节固定在屈曲位,拇指掌指关节掌侧面皮下可摸到质地偏硬的肿物,凭此症状及体征即可明确诊断。

【鉴别诊断】

1. 骨性畸形　拇指指间关节的先天性骨性融合可致拇指活动障碍,拇指皮肤皮纹不清,畸形僵硬,拍 X 线片可明确诊断。

2. 外伤　有外伤史的患者多有局部红肿、压痛,可行 X 线检查排除骨折或脱位。

【治疗】

1. 保守疗法　发病初期可教家长尝试采用轻柔手法牵拉患者拇指,这种治疗的有效率报道不一。夜间夹板治疗的有效性存在争议,尚不是常规的治疗方法。

2. 手术治疗　保守疗法无效的应考虑行手术松解治疗。手术在全麻下进行,在拇指掌指关节掌侧横纹处附近作一小横切口,显露腱鞘,直视下纵向切开腱鞘以使肿大的肌腱得以通过腱鞘狭窄区而恢复正常活动，拇指可自由屈伸即达目的，不应过度松解。手术中应注意保护拇指的神经血管束。年龄小于 3 岁的患者术中更需注意勿损伤细小的肌腱。

【并发症】

1. 感染　少见，对症治疗。

2. 拇指血管神经束损伤　术中注意显露清楚。

3. 过度松解　导致肌腱呈弓弦状，也会影响活动，可适当偏外侧切开松解腱鞘。

【预后】　绝大多数良好。个别患者因手术松解不彻底或术后功能锻炼不满意而出现复发，需再次手术松解。

（祁新禹）

第十四节　并指畸形

并指（syndactyly）是一种以指蹼发育不良或未发育、相邻手指分开不全或未分开为主要表现的先天畸形，属肢体分化分离障碍性畸形。

【发病率】　0.33‰~0.5‰。

【病因】　不明。少数有家族史，发生率 15%~40%，但每代的基因缺陷片段却不尽一致，提示遗传具有多源性。

【临床表现】　指蹼发育不良或未发育，相邻手指通过皮肤或骨骼相连、不能分开或分开不全。男性多于女性，单、双侧各半，单发或多发，也可是某种病症的一个表现，如 Poland 综合征、Apert 综合征、缢缩环综合征等；主要累及中环指，其次是环小指，再次是示中、拇示指。手指感觉正常，但多有运动障碍，程度与并指类型密切相关。有家族史者，畸形大多更复杂一些，如指骨畸形或横置，而且还常有第 2、3 指并指畸形。

并指，形式多种多样，临床上常将它划分为如下类型：

1. 单纯、复合与复杂性并指　依据连接组织及骨骼发育有无障碍来划分，连接并指的组织，仅为皮肤、纤维束带者，属单纯性并指；附加骨或软骨连接者，为复合性并指；在骨或软骨连接的同时，还有骨骼发育障碍及错位者，为复杂性并指。

后者，多为某种病症的表现，如 Poland 综合征、裂手等，往往还合并血管、肌腱等软组织畸形。

2. 桡侧、中央、尺侧和联合并指　依据并指的部位来划分，发生于桡侧手指的并指，为桡侧并指；累及中央手指的，为中央并指；见于尺侧手指的，为尺侧并指；涉及二个区域手指的，为联合并指。

3. 完全、不完全性并指　由指根到指端，均有组织相连者，为完全性并指；反之，为不完全性并指。后者，又分远端并指和近端并指二型。

并指类型不同，治疗方法也不同。其中，复杂性并指的治疗颇具难度。

【合并畸形】　有研究显示，并指至少与 28 种综合征有关联，为其临床表现之一。临床上与并指有关的综合征，以 Poland 综合征、Apert 综合征、缢缩环综合征最常见。

1. Poland 综合征　因 1841 年 Poland 的描述而得名。病因不明，无遗传性，典型表现是：①一侧胸大肌胸肋头发育不良或缺如；②单纯的、完全或不完全性并指；③手发育不良，短指或指缺如。严重者，病变同侧可见：①前锯肌、背阔肌和三角肌发育不良或缺如；②胸小肌缺如；③（女性）乳房发育不良；④腋窝前壁挛缩；⑤肋骨发育不良等。

2. Apert 综合征　因 1906 年 Apert 的报告而得名。又称尖头并指综合征，为常染色体显性遗传性疾病，发病率为 0.013‰。尖头并指综合征分 6 类，Apert 综合征是其中最常见的一种。其典型表现有：①颅骨人字缝早闭，以及因此而出现的短头，中脸后移，眼眶浅，眶上嵴凸出和突眼，鹦鹉嘴样的鼻子；②对称性的复合性或复杂性并指、并趾。

发生于 Apert 综合征的并指，畸形甚重，常致手形变，归纳起来，有平铲手、杯状/连指手套手（mitten hand）、蹄状/蔷薇花蕾手三种；其共有的表现是：①拇指短小并桡偏；②示中环指复合性并指；③指间关节粘连；④环小指单纯性并指；⑤小指多指。

3. 缢缩环综合征（请参阅第十七节）　典型表现是指端并指：手指远端复合性并指，近端彼此分离，相邻皮肤靠近成缝隙或皮窦。

并指与综合征关联与否，虽不影响其治疗，但我们应当清楚，遇到并指不仅要诊视手部畸形，还要查查其他器官有无病变，以免诊断出现谬误。

【治疗】 分开手指、重建指蹼是治疗的主要目的，其次是改善外观和功能。手术时机，目前还未统一，因为并指的程度不等，位置也不一样。大多数学者认为，复合性及复杂性并指，有碍骨骼及手指功能发育者，1 岁之前手术较为合适，其他类型并指可在上学前手术。出生即做分指，手的体积小，Z 字成形后切口瘢痕的"锯齿"幅度日后可随手指增粗变长而相应减小，有瘢痕挛缩、二次手术松解之虞；学龄后做，一是不利手指发育与功能分化，二是容易引发患者心理压力。有研究显示，2 岁之前是手指功能分化的重要阶段，在此之后分指，大脑皮层手指支配区，尤其是拇指支配区的面积难以恢复到正常的大小。还有学者指出，只要Z 字成形充分，日后瘢痕挛缩的可能性几乎是零。但目前国内切口瘢痕挛缩、需要二次手术松解的病例依然很多，可能与手外科专业医师为数不多，分指手术大多由非专业医师完成的情形有关。既然如此，无碍手指骨、关节正常发育的并指，无碍拇指、小指运动功能的并指，还是延迟到学龄前1 年为宜，以减少切口瘢痕挛缩、二次手术松解的概率。

分指手术方法甚多，归纳起来有如下几类：①皮肤 Z 字成形（图 32-43~ 图 32-46）；②植皮或皮瓣移位 / 植（图 32-47~ 图 32-49）；③截骨 / 植骨矫形。术者可依据依畸形程度及个人喜好来选用。

下面是几种目前常用的 Z 字成形术。

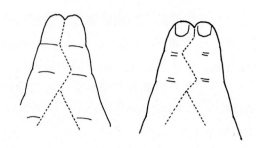

图 32-44 双 Z 字成形术示意图
俗称四瓣成形术，延长效果及指蹼轮廓好于单 Z 字成形，适应证相同

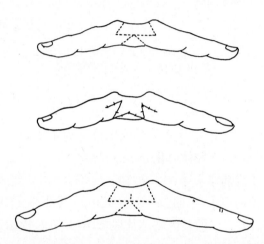

图 32-45 有时也可于 U 形切口内再加上一纵行切口，俗称五瓣成形术

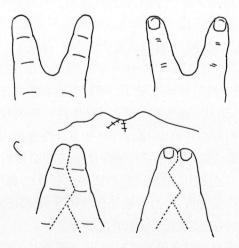

图 32-43 单 Z 字成形术示意图
切口交角不小于 45°，交换三角形皮瓣顶端位置后缝合；可开大并加深指蹼，适用于轻度不完全性并指

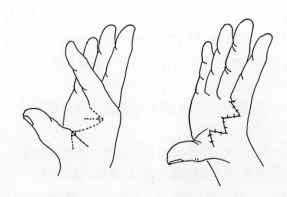

图 32-46 双 Z 字成形术示意图
两侧的最外侧切口与指蹼垂直；延长效果及指蹼轮廓好于单 Z 字成形术，主要用于拇指不完全性并指

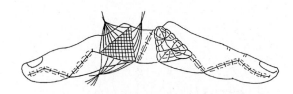

图 32-47　Z 字成形、皮肤移植术示意图

并指根部间隙掌、背侧三角形切口,中、远部间隙多 Z 字形切口,切断连接组织,分开手指;指根有皮肤缺损,全厚皮肤移植,缝合后打包固定

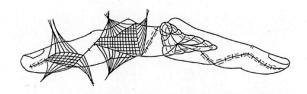

图 32-48　指间皮肤连接紧密者,常常要多处皮肤移植

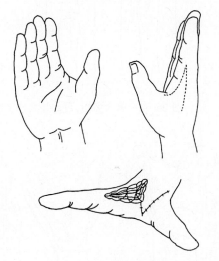

图 32-49　不等长 Z 字成形、皮肤移植术示意图
主要用于拇指不完全性并指

(田光磊　宋宝健)

第十五节　赘生指畸形

多指(polydactyly),又称赘生指(supermumerary finger)、多余指(extra finger),是一种以手指或其组分,如指骨、掌骨数目高于正常为主要表现的先天畸形,临床上极为常见,属肢体孪生性畸形。

既往,人们以肢体胚芽发育轴为界限,将多指分为轴前(preaxial)、轴后(postaxial)两种;前者,为拇指多指,后者,指小指多指。示/中/环指多指被忽略了。现在,则用桡侧多指替代轴前多指,用

中央多指表述示/中/环指多指,用尺侧多指取代轴后多指,用三节指骨拇指、镜影手表达特定类型的多指。

多指,类型不同,病因及治疗方法也有所不同。下面分述之。

一、桡侧多指

桡侧多指(radial polydactyly),又称复拇(thumb duplication),指的是拇指数量超过 1 个。复拇,从字面上看,应该是两个同大小,同形态的拇指。但临床所见却多是两个大小不一,形态别样的拇指。也就是说,拇指多指并非像复拇一词表达得那样简单,而是具有多样性的畸形,冠以桡侧多指也许更为合适。

【发病率】　0.08‰~0.33‰。

【病因】　不明。极少数病例有家族史,但基因缺陷片段未明。

【临床表现】　拇指桡侧或尺侧或两侧多出 1~2 个拇指,一样大小或一大一小,但都小于正常——通常是桡侧指更小,还常合并其他畸形,如关节面偏斜、三节指骨等。既可单独发生,又可是某综合征的临床表现;男性多于女性,多发多于单发,右侧多于左侧。有时,多指发育极差,悬挂在另侧拇指侧方,并无关节连接,常被称为浮动拇(floating thumb)、赘拇(supernumerary thumb)或无发育拇(rudimenrary thumb)。1969 年 Wassel 依据桡侧多指的 X 线平片表现,将其分为七型,以后 Upton 对其又有补充,使之更为详细,成为目前应用最为广泛的分类方法(图 32-50):

Ⅰ型,远节指骨源自一个骨骺,远端分开或分叉形成多指。

Ⅱ型,远节指骨源自二个骨骺,各自成骨形成多指。

Ⅲ型,近节指骨源自一个骨骺,远端分开或分叉,各连一节远节指骨形成多指。

Ⅳ型,近节指骨源自二个骨骺,各自成骨,分别或其中一个连接远节指骨形成多指。

Ⅴ型,掌骨源自一个骨骺,远端分叉,各自连接二节指骨形成多指,或者远端不分叉,侧方连接一块掌骨残端及远、近节指骨或仅连接近、远节指骨

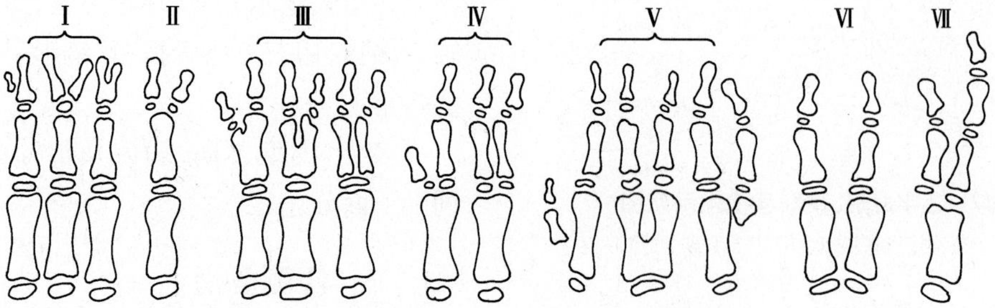

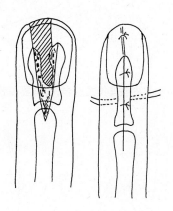

图 32-50　Wassel-Upton 将桡侧多指分为 7 型

形成多指。

Ⅵ型,掌骨源自二个骨骺,各自成骨,分别连接远、近节指骨形成多指。

Ⅶ型,拇指还是一个,但指骨有三节,多出一节;或者,Ⅳ型多指中,一指有三节指骨。

其中,Ⅳ型多见,其次是Ⅱ、Ⅲ型,Ⅵ型最少见。许多学者,包括 Flatt、Upton,都认为Ⅶ型为特殊类型的多指,因而更愿意接受前六型分类。

Ⅰ、Ⅱ型多指者,指甲融合成一体或是分开,中间有皮肤相隔。指间关节运动多受限。Ⅲ、Ⅳ型多指,并列或倾斜,呈蟹钳状,有屈、伸肌腱附着,第一指蹼间隙多狭窄。Ⅴ、Ⅵ型多指,鱼际肌发育不良,止点不定;第一指蹼间隙狭窄;指屈、伸肌腱多位于指骨侧方,松弛,止点变异,伸肌腱矢状束常缺如。

【合并畸形】　并指最常见。

【治疗】　首选手术治疗,方法不外:①切除发育不良多指,改善外观(图 32-51,图 32-52);②楔形截骨,矫正偏斜畸形(图 32-53);③重建侧副韧带及肌腱止点,稳定关节、改善运动功能(图 32-53~图 32-55)。无碍拇指发育及功能者,手术可推迟到学龄前 1 年实施。反之,需及早手术治疗。

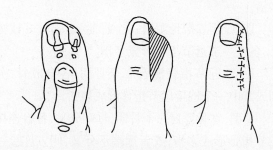

图 32-51　切除发育不良多指

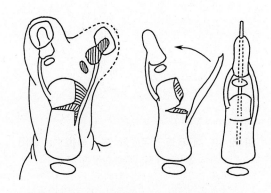

图 32-52　等大多指,可合并之

图 32-53　斜形截骨矫形,重建侧副韧带止点

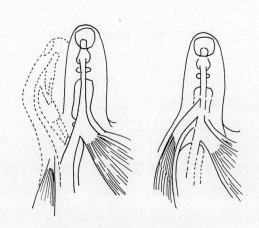

图 32-54　切除多指,重建鱼际肌止点

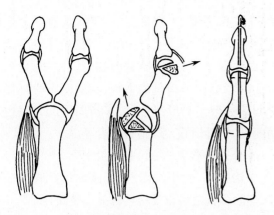

图 32-55 掌、指骨斜形截骨矫形,侧副韧带及鱼际肌止点重建

二、三节指骨拇指

三节指骨拇指(triphalangeal thumb),又称指样拇指(finger-like thumb),即拇指内含三节指骨,多出一节指骨,是一种较少见的先天性畸形。

【发病率】 既往,0.04‰;现在,可能高于此值,因为镇静剂沙利度胺(thalidomide)可致胎儿发生此畸形,而孕期服用沙利度胺者又甚众。

【病因】 不明。部分病例有家族史,似乎是第7对染色体的长臂有缺陷。但每代,甚至是同一病例的两侧受累拇指,畸形程度却差异甚大,如何解释,还无定论。孕期服用沙利度胺者,婴儿多有肢体畸形,其中三节指骨拇指最常见。

【临床表现】 拇指内含三节指骨,长于正常或无明显变化,均由中节指骨的长短来决定。三节指骨拇指,有如下几种类型:

1. 单纯、复合性三节指骨拇指 单独出现者,为单纯性三节指骨拇指,较少见。合并桡侧多指者,为复合性三节指骨拇指。临床所见三节指骨拇指,半数以上是与 Wassel-Upton 分类中的Ⅳ~Ⅵ型桡侧多指并发,累及其中一拇或二拇。Wassel 将其视作Ⅶ型桡侧多指。

2. 对指(opposable)、非对指性(nonopposable)三节指骨拇指 前者,掌骨骨骺正常,第一指蹼间隙正常,可与手指对指;后者,第一掌骨骨骺、第一指蹼间隙均窄小,鱼际肌缺如,与手指处在同一平面,不能对指,又称五指手(five-fingered hand)。二者多为复合性三节指骨拇指。

3. Buck-Gramcko 分类 依据中节指骨的形态,Buck-Gramcko 将三节指骨拇指分为六型(图32-56):

Ⅰ型:又称未发育的三节指骨拇指:中节指骨为一微小骨块,位于指间关节桡侧,未骨化时平片投影为低密度影;远节指骨尺偏,指间关节可屈伸运动;掌指关节、腕掌关节及鱼际肌均正常。

Ⅱ型:中节指骨甚短,呈三角状,位于远、近节指骨之间,依然偏桡侧,致使远节指骨尺偏;远、中节指骨连接紧密,其间运动受限,中、近节连接松弛,运动幅度较大。其余同Ⅰ型。

Ⅲ型:中节指骨较大,呈梯形:桡侧皮质长,尺侧皮质短,远节指骨依然尺偏;远、近端关节面较完整;拇指长于正常,但多有旋后移位,与手指处在同一平面;第一指蹼间隙变窄;鱼际肌发育不良或缺如。

Ⅳ型:中节指骨呈矩形;有时,远端关节面仍尺偏,致远节指骨也尺偏;掌骨短于正常;鱼际肌发育不全。间或,大多角骨及舟骨发育不良。指屈肌腱有两条,蚓状肌从桡侧附着在指深屈肌腱上。Ⅳ型拇指常有旋后移位,与手指处在同一平面,无论从外观还是结构上看,都更像是一个手指。

Ⅴ型:第一掌骨及三节指骨均发育不良,所有关节也有形变、运动受限;内在肌缺如;拇示指单纯性并指。多为 Holt-Oram 综合征和沙利度胺综合征的一个临床表现。

Ⅵ型:与Ⅳ~Ⅵ型桡侧多指并发的三节指骨拇指。

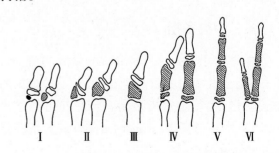

图 32-56 Buck-Gramcko 将三节指骨拇指分为6型

Buck-Gramcko 分类是由 Wood 分类演化而来的,后者也是以中节指骨形态为分类依据,但只分三角、矩形和全长指骨三型,不如前者详细。

【合并畸形】 桡侧多指最常见,第一足趾多趾、裂手次之。此外,还可见于 Holt-Oram 综合征、先天性心脏病等。

【治疗】

Ⅰ型:三节指骨拇指,远节指骨尺偏小于 15°者,无须处理。大于 15° 者,早期,切除未发育的中节指骨,重建侧副韧带,日后通过运动而使指间关节重新塑形;晚期,有症状,关节融合,无症状,观察。

Ⅱ型:早期,切除中节指骨,重建侧副韧带;晚期,近节指骨干斜形截骨,矫正远端关节面尺偏畸形。

Ⅲ型:①中节指骨楔形截骨矫形,或者部分切除,选关节运动度小的一侧,然后将残余部分与远或近节指骨融合;②如果拇指还长于正常,可做掌骨短缩截骨;③第一指蹼Z字成形或皮肤移植/移位,开大指蹼;④肌腱移位,恢复拇指外展运动;⑤掌骨短缩幅度大者,还需紧缩内在肌肌腱或前移止点,恢复其原有张力。上述手术,需分步实施。

Ⅳ型:除掌骨旋转截骨矫正旋后畸形之外,其他手术与Ⅲ型相近。

Ⅴ型:①切除发育不良的拇指,将示指移位至拇指的位置,即示指拇化;②肌腱移位,使拇化指能有外展运动。

Ⅵ型:切除多指,截骨矫形,重建肌腱、韧带起止,依据畸形而定,原则是:①尽可能保留尺侧拇指,假如它们有功能的话,避免损伤尺侧副韧带及其起止;②尽可能保留指腹尺侧皮肤的完整,以免出现疼痛性瘢痕,影响拇指功能。

三、中央多指

中央多指(central polydactyly),指的是示/中/环指或其组份数目高于正常,是一种少见的先天畸形,尤其是示指多指。合并并指的中央多指,又称并指多指(synpolydactyly)或多指并指(polysyndactyly)。

【发病率】 不明。

【病因】 不明。合并并指者,多有家族史,与染色体非限制部聚丙氨酸超量扩张,即 HOXD13 突变有关。

【临床表现】 表现多种多样,难有一个全面的分类。其中,以环指多指最多见:位于环小指之间,既可是无骨骼、无肌腱的软组织团块,也可是短小或者有四节指骨的手指,与第四掌骨远侧方突起成关节。畸形严重者,多指周围的骨骼也有畸变,如指骨横置,掌、指骨融合等。

【合并畸形】 并趾、裂手最常见。

【治疗】 软组织团块,切除即可。骨骼畸形者,切除多指之后常要植皮修复皮肤缺损。

四、尺侧多指

尺侧多指(ulnar polydactyly),即小指多指。

【发病率】 不明。

【病因】 不明。多有家族史。

【临床表现】 表现多种多样,Temtamy 将其划分为三型(图 32-57):

Ⅰ型:小指各骨、关节发育正常,尺侧软组织联接一发育极差的手指。

Ⅱ型:第 5 掌骨远端增粗,与二列指骨相衔接。

Ⅲ型:第 5 掌骨一分为二,远端各与一列指骨相衔接。

Ⅰ型多指,无肌腱连接;Ⅱ型,肌腱发育不良或缺如,指甲小,指间关节多有屈曲畸形;Ⅲ型,多指近乎正常。

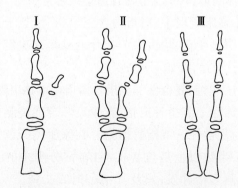

图 32-57　Temtamy 将尺侧多指分为 3 型

【合并畸形】 有种族差异,多见于白种人;各器官畸形均可见。

【治疗】 Ⅰ型尺侧多指,仅有软组织连接,生后即可切除。Ⅱ、Ⅲ型多指,尽可能保留尺侧手指,避免损伤尺侧副韧带及小鱼际附着。Ⅱ型多指,常常还要：①切除掌骨远端骨突，斜形截骨、矫正偏斜畸形；②重建骨间肌止点。

五、镜影手

镜影手（mirror hand），又称原位赘生手，是一种以桡骨、拇指缺如，代之以尺骨及示中环小指，即尺骨和手指孪生为特征的先天性畸形。之所以称镜影手，是因占据桡骨、拇指位置，即肢体外侧的尺骨、手指与肢体内侧的原有尺骨、手指相互对应，犹如后者的镜中映像。当然，这种"镜影"也不是百分百的，除了形态上的差异之外，还有数量上的，占据拇指位置的手指有时是三个、五个而不是四个。也就是说，镜影手的手指通常是 8 个，但也可能是 7 个或者 9 个。

【发病率】　不明。

【病因】　不明。

【临床表现】　手有 8 指或 7 指、9 指、10 指，拇指缺如，手掌增宽；大多角骨、小多角骨、舟骨发育不良或缺如；桡骨缺如，代之以尺骨。单侧多于双侧。镜影手的指伸肌发育不良或缺如，手指常呈屈曲状，运动受限，而前臂内侧手指运动功能正常。腕关节屈曲并偏向一侧，方向与腕骨形态对称、尺骨等长与否有关。前臂旋转运动受限，旋前及旋后肌常缺如。镜影尺骨远端，随发育而逐渐增宽；近端，与内侧尺骨近端一起，渐进旋转，直至一同与肱骨远端鹰嘴窝相接触。肱骨远端，通常由两个发育不良的滑车构成，肘关节运动受限。肱二头肌、肱肌止于肱骨远端，不再跨越肘关节。

【合并畸形】　下肢胫骨缺如，代之以腓骨，即腓骨孪生。

【治疗】　手指畸形，可切除大部分镜影指，只保留示指或中指，然后短缩和旋转截骨，放置在原拇指的位置，即手指拇指化；移位屈、伸肌腱，重建拇指屈伸运动功能。必要时，还需移位骨间肌止点，使重建拇指具有外展内收运动。

腕关节屈曲畸形是一个渐进的过程。长期正规的理疗具有预防或减缓此畸形的作用。因此，患者一出生后即应接受物理治疗。无效者，可行屈肌腱延长、掌侧关节囊松解术。

前臂旋转运动受限者，可行肘关节外侧切除来改善之，或者，做尺骨旋转截骨，将前臂置放在一个适于患者工作要求的体位。

肘关节屈伸运动受限者，可行肘关节外侧半切除：外侧切口，切除外侧尺骨鹰嘴，肱骨外侧髁及外侧滑车，直至被动屈伸运动接近正常。术中还需重建侧副韧带的附着，保持关节侧方稳定；肱三头肌腱移位至肘前，为屈曲提供动力。

（宋宝健）

第十六节　裂手畸形

裂手（cleft hand），又称缺指（ectrodactyly）、少指（oligodactyly）、龙虾 / 蟹钳手（lobster/crab claw hand）等，是一种以手中间指缺如为特征的遗传性病症，属肢体中央纵列发育不良或缺如性畸形。

1964 年 Barsky 将裂手划分成典型与非典型二种：前者，遗传，中间指缺如，两侧指正常；后者，散发，中间指发育不良或缺如，两侧指退化。1992 年，国际手外科联合会命名后者为短指并指（symbrachydactyly），为一种独立的病症，也属肢体中央纵列发育不良或缺如性畸形。

本节所述裂手指的是"典型裂手"。

【发病率】　0.01‰~0.04‰。

【病因】　常染色体显性遗传性病症，染色体缺陷位于 7q21.3~q22.1 区。发病机理不明，学说有二：①胚胎外胚层嵴尖的中央区不发育所致；②胚胎手板（hand plate）中央部发育受阻。

【临床表现】　男性居多，常染色体显性遗传。手中间指发育不良或缺如（表 32-3），手及手掌中央部裂开，呈 V 字形；两侧指正常，或者并指、多指，或侧弯、骨骼融合。既可单侧发生也能双侧出现，临床上后者更多见，而且还常伴有裂足——表现与手相近，称复合性裂手裂足（split hand-foot complex）。有时，也可见到单纯的裂足。裂手，既可单独出现，也可是某种病症的一个表现，如 Carpanter 综合征、Robimow 综合征等。

中间手指，以中、示指为代表，从发育不良到缺如，再加多指、并指、畸变跨度大，致使裂手表现也多种多样，无规律可循。裂手分类方法甚多，但又都欠全面，且于治疗意义不大，因而应用不多。

32

表 32-3　裂手与短指并指鉴别要点

	裂手	短指并指
病因	遗传性病症	不明,散发
手裂	双侧居多	单侧
足裂	有,通常是双侧	无
裂隙形状	V 形	U 形
裂隙深度	深,达掌骨区	浅
缺如指数	少,中指>示中指>拇示中指	多,示中环指>中环小指
拇指受累	常见	罕见
胸壁受累	无	常见
并指	常见	少见
唇/腭裂	常见	无
掌、指骨	较正常粗大,横置指骨	短小,指甲发育不良

目前常被提及的裂手分类,有如下几种:

1. 中央、中央桡侧裂手　1976 年由 Blauth 提出,前者,中指缺如,裂隙位于中央区;后者,示指缺如,裂隙偏向桡侧。此分类忽略了无手指缺如的裂手。

2. Nutt 和 Flatt 分类　在 1980 年提出,分为五组:

0 组,手有裂隙,但无指缺如。

Ⅰ组,1 指缺如。

Ⅱ组,2 指缺如。

Ⅲ组,3 指缺如。

3. Sandzen 分类　1985 年提出,分三型:

Ⅰ型,即典型裂手。

Ⅱ型,即非典型裂手。

Ⅲ型,典型裂手合并多指或并指。

4. Manske 分类　1995 年提出,根据第 1 指蹼间隙宽窄,将裂手分为五型:

Ⅰ型,指蹼正常。

Ⅱ型,Ⅱa 型,指蹼轻度狭窄;Ⅱb 型,重度狭窄。

Ⅲ型,指蹼消失,拇示指并指。

Ⅳ型,示指未发育,第一指蹼与裂隙相连。

Ⅴ型,Ⅴa 型,拇指发育差,无第一指蹼可言,即指蹼缺如;Ⅴb 型,拇指未发育,第一指蹼也缺如。

【合并畸形】　短股骨、裂足最常见,其次是并指、多指,再次是唇裂、腭裂等。

【鉴别诊断】　主要是与非典型裂手,即短指并指相鉴别(表 32-3)。不细分析,很容易将二者混为一谈。

【治疗】　首选手术治疗。裂手轻重不等,手术方法、时机也无法统一,原则是:无碍骨关节正常发育者,无碍拇指正常功能者,手术时间可延迟

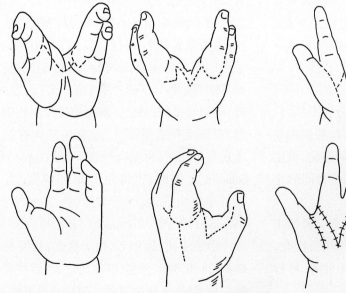
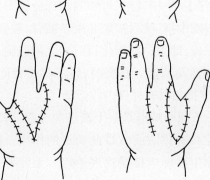

图 32-58　指蹼成型,闭合裂隙方法

1720

到学龄前 1 年;反之,需及早治疗。

闭合裂隙是治疗的主要目的,其次是第一指蹼开大成形、分指、重建拇指,然后才是切除多指、横置指骨、截骨矫形等,可依据畸形程度、患者年龄及术者技术水平而选用。

闭合裂隙的同时还需成形指蹼、截骨矫形,以及骨间韧带重建,才能保证关节稳定,手指功能正常(图 32-58)。

(田光磊　宋宝健)

第十七节　缢缩环综合征

缢缩环综合征(constriction ring syndrome),又称环状束带(annular band)、环状束带综合征(annular band syndrome)、缢缩束带(constriction band)、Streeter 或 Torpin 发育不良、羊膜束带综合征(amniotic band syndrome)、宫内 / 先天性截肢(intrauterine/congenital amputation),是一种以皮肤及其下组织有束带状缢缩为主要表现的先天畸形。缢缩,多发生于四肢,沿其周径走行,呈环状凹槽;少数见于头面和躯干,呈束带状凹陷。

【发病率】　各家所述差异甚大,从 0.004‰到 0.25‰不等。

【病因】　不明。无遗传性。病因学说有三种:

1. 决定性细胞分化的卵质成分,即生殖质缺陷致胎儿皮下组织发育障碍。

2. 羊膜破裂,形成羊膜束带压迫胎儿。

3. 胎儿于宫内损伤。

【病理】　皮及皮下变薄,后者内含胶原纤维增多。

【临床表现】　出生即见缢缩畸形:浅,仅累及皮肤,为皮内质韧束带,表面光滑,颜色略浅于周围正常皮肤;深,呈束带状凹陷,可深达骨骼,或者位于皮下组织,变动体位时受周围组织牵拉,可呈带状凹陷;长,围绕受累部位行走,可呈环状,短,不足肢体周径 1/2;单发或多发,后者更多见;既可累及四肢,也可波及头面和躯干。有时,还可见到羊膜与新生儿的缢缩相连。1977 年 Ossipoff 和 Hall,根据病变部位,将缢缩环综合征分为五型:

Ⅰ型,仅肢体受累,肢端可水肿或缺如(宫内截肢)。

Ⅱ型,肢体及头面部受累。

Ⅲ型,肢体及躯干受累。

Ⅳ型,头面及躯干受累。

Ⅴ型,肢体、头面及躯干均受累。

临床上,以肢体缢缩居多。轻者,仅累及皮肤及皮下组织。重者,①静脉及淋巴管受压,液体回流受阻——静脉在前,淋巴管在后,致肢端水肿;②动脉受压,供血障碍,肢端发育迟缓 / 畸形、坏死,有时坏死甚至发生于宫内,出生时就肢体不全,称宫内截肢;③神经受压,肢端感觉及运动功能障碍;④骨骼缢缩或畸形。轻、重畸形相比,后者更常见,而且背侧缢缩重于掌侧。

手部缢缩多位于手指和腕部。其中,示、中、环指常受累。受累手指还常有指端并指,也称有隙并指(acrosyndactyly)。1961 年 Paterson 将发生于手部的缢缩综合征分为四型:

Ⅰ型,仅见缢缩。

Ⅱ型,缢缩合并肢端畸形,无或合并淋巴水肿。

Ⅲ型,缢缩合并肢端融合,如:有隙并指。

Ⅳ型,肢体缺如,缢缩远侧肢体缺如,即宫内截肢。

还有一些学者,以缢缩深度、长度及肢端肿胀为依据,将此病分为:①轻、中、重及截肢四度;②不全、完全两类;③有淋巴水肿、无淋巴水肿两种。但就治疗而言,后三种分类似无更多意义,但却能提示:缢缩畸形,程度差异巨大。临床所见也的确如此:畸形几无重样,即便是同一病例的两侧缢缩。

【合并畸形】　发生率 40%~80%,类型繁多,如球棒足(clubfoot)、腭裂、唇裂、并指、胫腓骨假关节、胸廓或腹壁畸形等。

【治疗】　无碍器官功能、发育及外观者,可不处理。反之,需要手术治疗:①及早松解缢缩环 / 带;②同期或分期矫正其他畸形,具体方法需依病变部位及程度而定,如分指、指蹼成形,骨骼延长、截骨矫形、足趾移植、再造手指等。这里仅论述肢体缢缩环 / 带的手术治疗。

松解肢体缢缩环 / 带,多取 Z 字成形术,一是解除压迫,减轻肿胀,二是改善外观,效果肯定。

32

1. 一期 Z 字成形术　沿缢缩环做双环形切口（图 32-59），切除环部瘢痕组织，与皮下组织分离，切除一部分堆积的皮下组织，松动并舒展皮肤和浅层皮下组织；沿肌肉肌腱表面分离，松解皮肤，但要注意保护肢体背侧的大静脉、掌侧动脉及神经；于肢体侧方斜形延展环形切口，一切口折向近侧，一切口折向远侧，各与环形切口成角 50°~60°，三者合在一起呈 Z 字形；纵向切开深筋膜，解除深部结构压迫；对调 Z 字形切口所形成的三角形皮瓣顶端位置，然后交错缝合，最后缝合掌、背侧切口。此时可见缢缩环消失。

2. 分期 Z 字成形术　于缢缩环侧方各做一个 Z 字形切口：中央部的横行切口位于缢缩环的

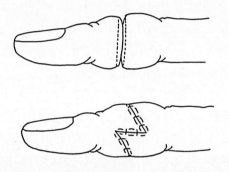

图 32-59　一期切除缢缩环，Z 字成形，解除压迫

底部，斜形切口分别位于环的远近侧，与横行切口交角 50°~60°，切开深筋膜，与肌肉肌腱表面分离，松解皮肤；对调 Z 字切开所形成的三角形皮瓣顶端位置，切除瘢痕皮缘，然后交错缝合，解除缢缩环压迫。三个月后，再于缢缩环前后侧重复上述操作。

分期成形，每次只切开肢体 1/2 周径的软组织，较一期更安全。目前，提倡一期成形者日渐增多。缢缩于关节者，屈侧缢缩严重者，除了切除之外，还需皮肤移植或移位，以免 Z 字成形后切口纵形于关节屈伸轴屈侧，引发线状瘢痕挛缩。

3. 缢缩环切除术　操作较 Z 字成形术简单：沿缢缩环远、近边缘做环形切口，切除缢缩皮肤环；于肢体两侧做纵行切口，切开深筋膜，沿肌肉骨骼或肌腱腱鞘表面游离，松解皮肤，直至牵拉远、近环形切口断缘对合且无明显张力。切除指（趾）缢缩环，松解皮肤时需当显露并保护好固有神经血管束。在显微手术极为普及的今日，缢缩环切除术后肢体血液循环不良的并发症已大为降低。

（田光磊　宋宝健）

32

第三十三章 下 肢

第一节 股骨干骨折

【定义】 股骨干骨折范围的界定是指股骨转子下至股骨髁上的骨折。

【分类】 股骨干骨折有多种不同的分类方法。

1. 开放与闭合骨折 由于儿童的特殊社会地位,开放的股骨干骨折很少见,但是任何程度的皮肤穿透都应视为开放骨折。

2. 损伤部位分类 股骨干骨折常常发生在近中 1/3,中段的股骨干骨折发生率约为 70%,两端的骨折发生率相差不多。

3. 按骨折形态分类 根据骨折的形态分为横形、斜形或螺旋形,很少出现粉碎性骨折。

4. 按移位的大小分类 侧方移位、前后移位及旋转畸形,可通过 X 线正侧位片,以百分数来描述,对短缩重叠的测量要精确到毫米。

5. 按年龄分类 有利于指导治疗。可按治疗方法制定与年龄相关的治疗方案,如 0~3 岁可用双髋蛙式可调支具、髋人字石膏或 Pavlik 吊带;3~10 岁可用弹性髓内钉、外固定架;10 岁以上可用带锁髓内钉、外固定架、钢板。

6. 特殊骨折 除了一般骨折的特性外,有着其独立的特性,在治疗上应予重视,如:

(1) 产伤骨折:宫内的股骨干骨折曾有过报道,但是大多数骨折是分娩过程中的产伤所造成的,尽管新生儿的肢骨有良好的柔韧性,但股骨、肱骨和锁骨的产伤骨折并不少见,产伤造成的股骨干骨折多为中段,横行骨折,这与胎儿宫中体位及分娩方式有关。

(2) 虐婴骨折:对于2岁以下的股骨干骨折,虐婴是常见的原因。在这点上我们通过详细的了解病史及患者家庭的社会地位,并对患者进行全面体检,便不难得知。

(3) 病理骨折:病理骨折常发生于因全身骨质疏松或局部损伤而变得细弱的股骨干。造成全身骨质疏松的疾病很多,如脊髓发育不良,肌营养不良,脊髓灰质炎等,这些是肌肉缺乏正常的张力引起的骨质疏松,遇到轻微损伤毫无察觉便出现骨折。骨折可发生于骨干,更常见于股骨远端的干骺端。其特点是疼痛不重,无明显外伤史,常与骨髓炎相混淆,另外就是继发于骨肿瘤,类肿瘤等疾病造成的骨折,通过X线片及详细追问病史,诊断一般不困难。多发骨折合并股骨干骨折,在急诊室里,股骨干骨折是比较明显的,其他部位的骨折往往被忽视,这要求我们要详细询问病史,全面检查多发骨折合并股骨干骨折是手术适应证之一。

【发病率】 小儿股骨干骨折是下肢常见的创伤,占全部小儿骨折与骺损伤的2%,占下肢骨折的10.6%,男女之比为2∶1,好发于低龄儿童,发病年龄峰值在5岁。

【病因】 骨折一般源于股骨干的直接或间接暴力。直接的暴力损伤一般是小儿的大腿被重物砸伤或被撞伤。可直接导致股骨干横断或蝶形骨折,并伴有软组织的损伤。间接暴力损伤更常见,常见于突然绊倒,自身的重量,产生旋转外力,导致股骨的螺旋形或斜形骨折。

有些骨折的损伤机制复杂,如虐婴、摔打、扭伤等暴力可同时有间接和直接的损伤及软组织损伤。

高能损伤骨折对骨膜的撕拉破坏很大,导致骨折的明显移位,同时伴有软组织的损伤。

轻微外伤即发生股骨干骨折时,应想到存在病理骨折的可能,除原始股骨局部已存在病变如骨囊肿、纤维异样增殖、纤维性骨缺损外,先天性成骨不全是股骨干病理骨折的常见原因。此外,长期卧床或石膏外固定器制动治疗

后,在开始下地功能练习时,易发生股骨髁上应力骨折。

股骨干疲劳骨折极罕见,文献上统计只占全身疲劳骨折的4%,仅见于从事剧烈运动或特殊技能练习的青少年。

【病理】 儿童骨膜相对厚且附着疏松,骨折时易发生大范围剥离而非断裂,使骨折端之间仍存在部分联系。附着于股骨的众多肌肉是骨折端的移位及成角方向的非常重要的影响因素。例如,股骨上1/3骨折,相关的肌肉有髂腰肌、外展肌群和外旋肌群,骨折近端呈屈曲、外展、外旋位。股骨中段骨折因内收肌作用可产生向外成角,而股四头肌与腘绳肌相拮抗的所产生的共同作用是使完全移位的骨折端发生重叠。股骨下段骨折由于腓肠肌和腘肌的共同作用使骨折远端向后倾斜。理解肌肉作用的病理意义是指导复位的关键(图33-1)。

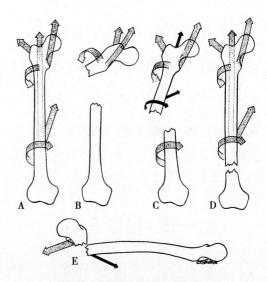

图33-1 骨折远近端的位置关系

A. 股骨中立位时各组肌肉牵拉的平衡状态;B. 股骨干上段骨折时近端表现为屈曲、外旋和外展;C. 股骨干中段骨折时,由于有附丽于骨折近端上的外展肌和远端内收肌的作用可产生向外成角;D. 股骨干下段骨折时,有大部分肌肉的束缚,使骨折近端保持平衡,骨折位置基本不变;E. 股骨髁上骨折,常表现为骨折向后成角

儿童骨的特点是柔软性强,张力较弱,发生骨折时断端一般不很锐利,很少刺破软组织,它的血供极其丰富,即使骨折端间夹有肌肉,也能很快

愈合。

儿童的骨膜很厚,有利于保护邻近软组织和促进骨愈合,这一特点又使干骺端的骨折很少发生移位。

儿童股骨干骨折后的大出血,一般较成人少。这是因为儿童的血管柔韧,能抵抗穿透,一般很少损伤,一旦损伤,血管收缩,使局部出血更迅速地被控制。因此,小儿骨折后失血量比成人少。

【症状】 外伤后诉疼痛,幼儿无诉说能力,家长可发现肢体少动,或不能做站立等承重动作。

【体征】 受伤后表现为大腿肿胀、畸形、疼痛、压痛、可触及骨擦感以及异常活动。在查体中除了对局部肌肉、骨骼系统的检查外,对肢体的神经、血管检查也应列为常规,以避免漏诊并发症。

【辅助检查】 X线检查是最常用的检查,必须针对整个受累股骨(从髋关节到膝关节)进行标准的前后位和侧位平片检查,以便识别骨折并获取适当治疗所需的信息。

放射影像学检查结果可用于评估股骨干骨折的部位(近端 1/3、中间 1/3 或远端 1/3)、骨折形态结构(横形、斜形、螺旋形)、成角情况、移位程度、是否粉碎,以及短缩程度。

存在横形股骨干骨折时,医生应仔细检查股骨颈的 X 线片,因为股骨干骨折可伴股骨颈骨折,尤其是高能量创伤患者。因此,必须拍摄清晰的股骨颈 X 线片。

怀疑 2 岁以下儿童遭到虐待时,应进行全身骨骼检查以评估有无其他骨性损伤。

不适于行 X 线检查时,患肢 B 超亦可有助于诊断,并可同时观察大血管的损伤情况。

【诊断】 诊断股骨干骨折并不困难,依据外伤史、症状、体征、X 线片即可明确诊断。需要注意的是不要漏掉相邻部位与其他远隔部位的损伤。在检查中,要做到仔细、全面、轻柔,拍片应包括上、下关节。

在阅片时要注意骨折部位、骨折线类型,短缩、旋转、成角情况,注意是否合并骨骺损伤。开放骨折要注意软组织中的外来物,皮下有无气体,是否有剥脱伤及气性坏疽。

要注意 X 线片的放大效应,对测量股骨长度,指导治疗很有意义。若球管斜射会导致重叠位置明显放大或减少,粉碎骨折时,很难确定短缩、旋转情况,需要在同等条件下拍对侧肢体 X 线片对照。

【治疗】 几乎所有治疗骨折的方法都在儿童股骨干骨折的治疗中做过尝试,每种方法都有其各自的优劣。但需综合考虑儿童骨折的病理特征和治疗原则、骨折的特殊性、患者的整体情况、患者及其家庭的实际状况。年龄是选择儿童股骨干骨折治疗方法的重要参考因素。Buckley(1997)总结了大量的治疗经验提出了各年龄组儿童股骨干骨折的治疗备选方案(表 33-1)。

新生儿由于骨膜很厚,骨折端一般是比较稳定的,对上 1/3 或中段骨折可以用夹板或 Pavlik 挽具制动 2~3 周即可。残留畸形经过生长塑形可获得充分矫正,一般不会对外观和功能造成永久性影响。随年龄增长,患方对治疗的要求亦有变化,可供选择的治疗方法呈多样化。

小儿股骨干骨折的治疗方法:

1. 牵引 用牵引治疗股骨干骨折已有上百年的历史,现在也是最常用的方法。按牵引力传导方式分为皮牵引和骨牵引。按牵引力作用方向分

表 33-1　各年龄组儿童股骨干骨折的治疗方案

年龄 / 岁	单纯骨折	多发创伤
0~6	石膏、牵引 + 石膏	石膏、牵引 + 石膏、外固定器
6~10	石膏、牵引 + 石膏、TEN、外固定器	TEN、外固定器、钢板
>10	交锁髓内针、TEN、外固定器	交锁髓内针、TEN、外固定器、钢板

为直接牵引(Buck 牵引)、合力牵引(Russell 牵引)与垂直悬吊牵引(Bryant 牵引)。牵引用于髋人字石膏固定前的制动和复位。可先牵引两周,少量骨痂形成后行髋人字石膏制动 2~4 周,也可继续牵引直至骨愈合。

皮牵引是以宽胶布直接贴附于下肢皮肤或以专用牵引带固定于下肢连接牵引装置。操作方便、无创,适用于年龄小、牵引重量小或术前临时制动的患者。贴胶布皮肤应先涂上苯甲酸酊,既可保护皮肤,又可增加粘合力。如果没有苯甲酸酊最好使用脱敏胶布,然后以弹力绷带或绷带缠绕,使牵引带与皮肤紧紧相贴,缠绕时要格外注意松紧适度。

骨牵引是以骨圆针经皮直接穿入骨,通过牵引弓连接牵引装置。优点是避免了皮牵引交界面的相应问题而能提供更大的牵引力,缺点是穿针过程需无菌操作,存在手术打击,并有穿针并发症的可能性。骨牵引更适合于年龄较大的需要较大牵引力的病例。

胫骨近端骨牵引:胫骨结节骨牵引在儿童一般很少用,因为有胫骨结节骨骺损伤干扰胫骨纵向生长发育出现膝反屈的可能性。若必须采用此种牵引,可行胫骨上端骨牵引,牵引针应避开胫骨结节及胫骨近端骨骺。

股骨髁上骨牵引:股骨远端骺生长板是近水平方向的,在行髁上牵引时,穿针位置应避开对股骨远端骺生长板的损伤。需要强调的是,牵引针必须在屈膝 90° 位时安置,这样可使髂胫束后移至股骨外侧中线,避免术后出现膝周疼痛。穿针前,由助手慢慢抬起肢体成屈膝 90° 位,穿针的位置距内收肌结节一横指处,采用局麻由皮浸润至骨膜下,使用 2mm 直径克氏针或 3mm 直径斯氏针垂直于骨干钻入,对于骨质疏松的患者或大龄儿童可选用稍粗的针,或将穿针的位置稍向上移。针眼应用无菌敷料覆盖,避免感染,牵引弓安置时注意不要压迫皮肤。最好使用张力牵引弓,保持牵引针有足够的张力。牵引针进针方向要由内向外,不要由外向内,以免因针的方向偏斜进入 Hunter 管,损伤股动脉。针的入口与出口皮肤应以小尖刀刺开一个小口,以防针对皮肤的压迫

(图 33-2)。

目前常用的牵引方法是由 Buck 在 19 世纪 60 年代美国南北战争时期提出的。Buck 牵引又称水平牵引,患者平卧,牵引力方向与股骨干轴线平行(图 33-3)。为最简单、常用的牵引方式。

合力牵引:合力牵引是根据力的合成原理设计的一种既能够相对减少直接作用于皮肤的摩擦力又能保持一定的牵引力的牵引方式。1921 年 Russell 将此种牵引方法用于临床,在小腿轴向牵引的同时,用一个扩张板相连接,一个托马带将小腿上段同时向上牵引,通过滑轮组的作用,使牵引力加倍,并改变牵引力的方向(图 33-4)。Russell 牵引,骨折端承受的力量是垂直的悬吊力、水平的轴向牵引力的合力,合力的方向应与股骨干轴线平行。大腿及股骨的自身重力可引起骨折端的向后成角。可在骨折端大腿下方垫一枕垫以防止向后成角,年龄较小的患者大腿及股骨的重量不足以产生这种向后成角,可以不用枕垫。牵引中应抬高床脚 10°~20° 使患者的体重成为反牵引力。

垂直皮牵引:自 19 世纪 70 年代,Bryant 将垂直牵引应用于临床至今已经有 100 多年了,它在婴幼儿股骨干骨折治疗中非常有效并便于护理,所以至今仍在使用。2 岁以下的患者采用 Bryant 牵引,可取得很好的疗效(图 33-5)。Bryant 牵引的最严重的并发症是循环损伤。它既可发生于患肢,也可发生在健侧。其原因有三点:首先,肢体抬高以后流体静脉压增加,孩子越大肢体越长越明显;第二,在牵引下当患者将臀部向下移动时,会出现膝关节过伸,可造成腘窝血管的压迫;第三,由于固定牵引胶布绷带的压迫,孩子大体重增加需要悬吊的牵引例力也大,此时绷带承受的张力也大。为了解决这一矛盾,对 Bryant 牵引进行改进,也就是将垂直位牵引改为倾斜 45°,可降低血管损伤的危险性,这种牵引方式需要特殊的方法稳定躯干。牵引患者护理是非常重要的,一般不赞成给患者止痛药,因为剧痛多提示肢体缺血,止痛药物可掩盖病情,造成缺血挛缩。应及时观察,若发现被牵引肢体剧痛应及时查找原因,酌情松解牵引,缓解症状。

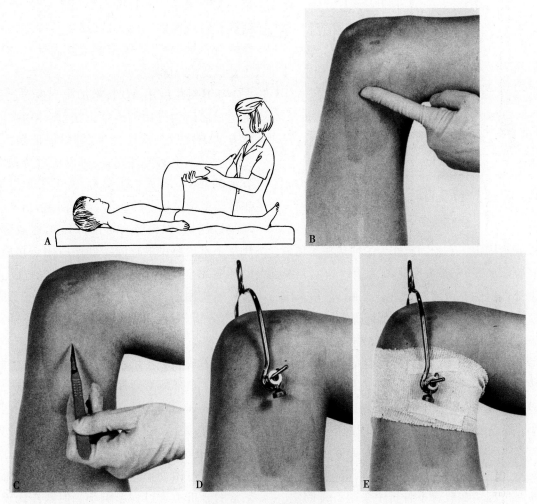

图 33-2 股骨髁上骨牵引

A. 肢体由助手维持于屈髋屈膝各 90°位;B. 在内收肌结节近侧 1cm 处定进针位置,在肢体的两侧做皮肤和骨膜的局麻;C. 用手术刀将皮刺破;D. 水平穿入斯氏导针并连结牵引弓;E. 在适当的位置包裹敷料

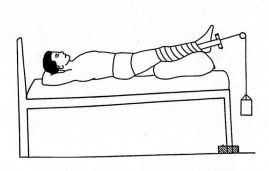

图 33-3 Buck 牵引又称单纯水平牵引

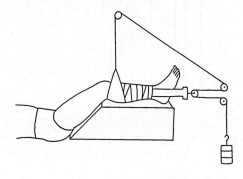

图 33-4 Russell 牵引又称罗索合力牵引

33

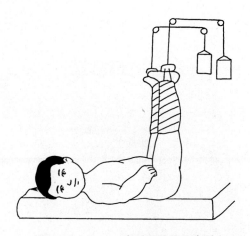

图 33-5　Bryant 牵引又称悬吊牵引

2. 石膏固定　石膏固定作为一种最基本和最明确的治疗手段，已被反复证明为治疗新生儿及小儿股骨骨折的有效方法之一。然而，它并未被广泛接受的原因是无法提供一个抵御骨折短缩内在趋势的拮抗力，在固定石膏内短缩成角的忧虑一直存在。如果选择骨折后即刻髋人字石膏制动的治疗方法，应当在全麻或基础麻醉下进行，在石膏塑形阶段保持对骨折成角凸侧适当加压，以防止骨折端成角。单侧髋人字石膏固定是不稳的，不能有效地固定骨盆。髋人字石膏应包括患侧肢体全长及健侧大腿。为了便于护理，健侧可适当加大外展角度。在股骨干骨折中采用石膏固定，可先牵引两周待原始骨痂形成，骨折端基本稳定，再行石膏固定。

非手术治疗不以骨折解剖复位为目的，儿童股骨干骨折后可经生长塑形矫正残留畸形。但此塑形能力，随年龄增长逐渐减弱。表示各年龄组股骨干骨折复位的可接受参考标准（表 33-2），成角方向应尽量避免与生理弧度相反。

表 33-2　各年龄组股骨干骨折复位可接受的参考标准

年龄 / 岁	侧方成角 /°	前后成角 /°	骨折端重叠 / cm
0~2	30	30	1.5
3~5	15	20	2.0
6~10	10	15	1.5
11~14	5	10	1.0

3. 手术治疗　手术治疗方法主要分两大类，第一类手术是切开骨折端直视下复位，然后用钢板螺丝钉或髓内针内固定，第二类手术中不直接暴露骨折端，通过外固定器或髓内针在透视下完成骨折复位与固定。

切开复位应用 AO 技术加压钢板螺丝钉内固定是目前广为采用的治疗方法（图 33-6），此种治疗方法的优点是操作简单，可以保证解剖复位、多数情况下不需要外固定，可以比较早地练习关节活动，缺点是手术创伤大，破坏了骨折端血肿在自然愈合过程中的作用。存在钢板折断、弯曲、螺丝钉松动；钢板应力屏障导致延迟愈合、不愈合及手术后感染的危险。即便应用点接触钢板，也不能完全避免上述并发症的发生危险。近年来开始使用的 AO 锁定钢板技术，改变了固定方式，使骨折的稳定性得到进一步改善，减少了并发症。

为了减少手术创伤，近年来闭合复位髓内固定的方法越来越受到推崇。1986 年 Mann 提出应用类似 Rush 针的弹性髓内针治疗小儿股骨干骨折的方法，随后 Ligier（1988）、Heinrich（1992）、Carey（1996）、Till（2000）、Flynn（2001）相继有所报道。其优点是通过微创操作使骨折复位并得到维持，对正常的骨折愈合过程影响小。但操作比较复杂，需要在透视下完成复位和置入弹性髓内针的操作。采用两根直径为髓腔内径 1/3 左右的弹性髓内针，根据骨折位置预弯，使置入后弧形顶点位于骨折处。经小皮肤切口自股骨髁上开髓逆行或自转子下顺行置入髓内针通过骨折端至骨端，通过六点作用达到稳定骨折的目的（图 33-7）。弹性髓内针固定不属于通常意义的坚强固定，术后多数情况下仍需要石膏、支具或牵引制动至临床愈合（图 33-8）。此种方法用于粉碎骨折与斜形骨折等不稳定骨折时，有一定局限性，技术要求更高，术后制动更重要。

青少年股骨干骨折应用带锁髓内针内固定，可以达到相对微创、坚强固定的要求。条件是需要带牵引装置的手术床和术中透视设备。牵引下复位并维持，经大转子或梨状窝插入髓内针并锁定远近端。术后疼痛缓解后，即可开始关节功能

33

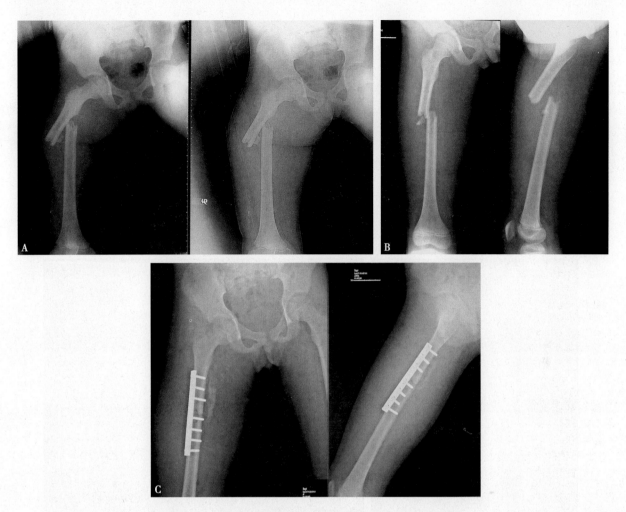

图 33-6　AO 加压钢板螺钉内固定治疗股骨干粉碎性骨折

A. 男,11 岁,右股骨干粉碎性骨折;B. 牵引治疗,骨端位置不能为家长接受;C.予以切开复位、AO 加压钢板螺钉内固定术

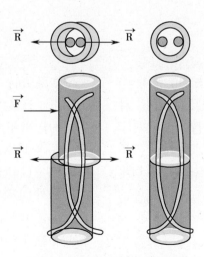

图 33-7　弹性髓内针固定原理

F 为作用于骨的外力;R 为预弯的弹性髓内针产生的复位力

33

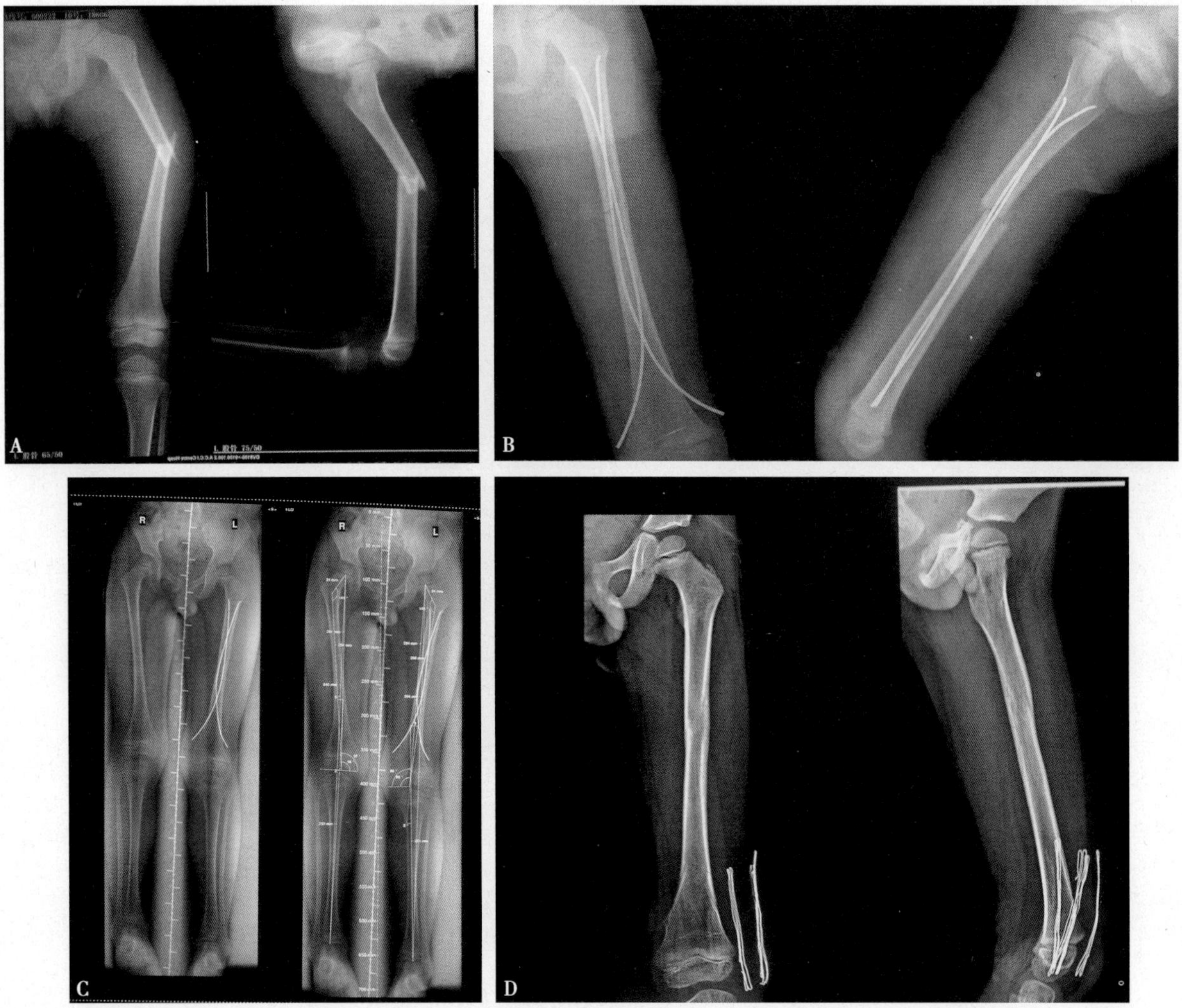

图 33-8　闭合复位髓内固定治疗股骨干中段骨折

A. 男,5 岁,左股骨干中段骨折;B. 闭合复位 TEN 内固定;C. 术后 10 个月取出内固定前 X 线示左股骨过度生长 14mm;
D. 伤后 10 个月取出内固定后

训练及站立行走。Baety 报道一组 30 例 31 个股骨干骨折应用带锁髓内针治疗的结果,用一种小儿特制的直径 8mm 的带锁髓内针,由大转子顶端打入,年龄为 10~15 岁,31 个股骨干骨折均获得骨性愈合,无成角畸形无旋转畸形,平均术后 14 个月拔针,平均过度生长 5.1mm。此种治疗方法最好用于 12 岁以上的患者。进针部位的手术创伤造成的股骨头缺血坏死、大转子骨骺早闭导致髋外翻等并发症,仅见于个别报告。此种方法适用于粉碎骨折,以及不稳定的斜形骨折(图 33-9)。

应用外固定器治疗儿童股骨干骨折也是近年来较多采用的一种方法,特别是用于多发骨折、广泛软组织开放损伤、合并颅脑外伤的病例。外固定器的作用相当于牵引与石膏共同作用的效果,而且现代外固定器的设计从原理到工艺都充分考虑了固定的稳定性,多可达到坚强固定的要求。常用的外固定器有以史赛克单臂外固定架为代表的单臂单平面固定架;以 HexFix(Smith Nephew Richards)、AO 外固定器为代表的单臂多平面固定架和以 Ilizarov 外固定器为代表的环形多平面固定架。外固定架具有持骨可靠、力臂短、便于闭合整复操作的优点(图 33-10)。Aronsen 与 Tursky 报道 44 例应用外固定器并早期负重的经验,术后 4

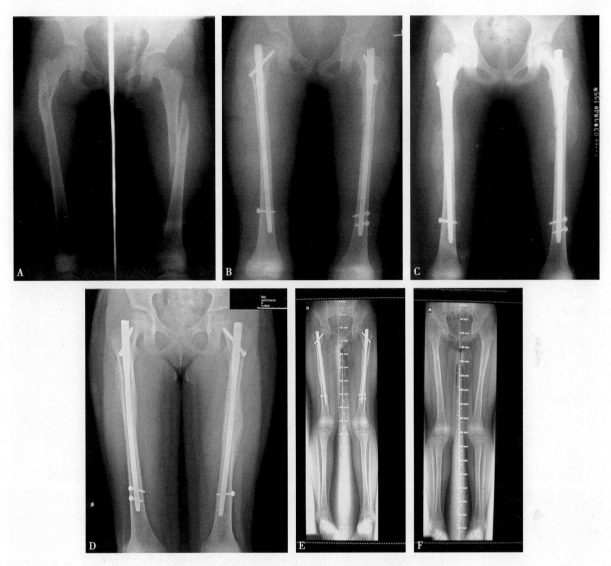

图 33-9 闭合复位带锁髓内针固定治疗双股骨干骨折
A.女,10 岁,滑雪致伤双股骨干骨折;B.闭合复位带锁髓内针固定术后;C.术后 3 周;D.术后 14 周;E.术后 11 个月;F.术后 11 个月取出髓内针后

周患者可以返校上课,去除外固定器 6 周后,膝关节恢复正常。38% 的病例出现平均 5.8mm(2~10mm) 的过度生长。Evanoff 等报道 25 例合并头部损伤、多发骨折用外固定器治疗股骨干骨折的结果,骨折均获得愈合,没有功能障碍。当然放置外固定器后,由于侧方的应力屏蔽,骨折愈合要比保守治疗慢,平均 2.5~4 个月骨折才能牢固愈合,故应在 X 线检查显示临床愈合后松解外固定器纵向锁定以释放应力,使股骨承受轴向压力以促进骨性愈合过程。在去除外固定器前,膝关节会有一定程度的屈曲受限,拆除外固定器后需主动屈伸膝关

节训练以恢复关节活动。个别高能或严重损伤,需要跨关节固定,又需要处理软组织创面时,外固定器有其独特的优势(图 33-11)。

绝大多数儿童的股骨干骨折可通过非手术方法进行治疗,并获得满疗效,不必要的切开追求解剖复位,往往造成事与愿违的结果。下列情况具有较强的手术适应证:

1. 头部损伤 合并颅脑损伤患者,常出现惊厥,此时很难维持骨折的稳定,甚至使闭合骨折变成开放骨折,将患肢进行坚强固定是很必要的。

2. 血管损伤 危及肢体存活的血管损伤一定

33

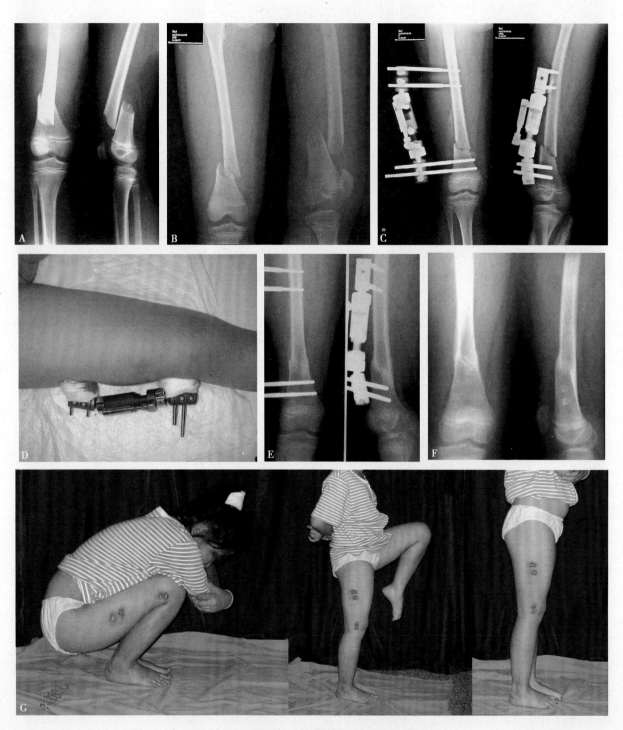

图 33-10　Orthofix 外固定器治疗股骨远端骨折

A. 女,8 岁,右股骨远端骨折;B. 牵引复位效果欠佳;C、D. 闭合复位,Orthofix 外固定器固定;E. 术后 5 个月,骨折愈合好,去除外固定器;F、G. 术后 6 个月,骨折端进一步塑形、膝关节功能佳

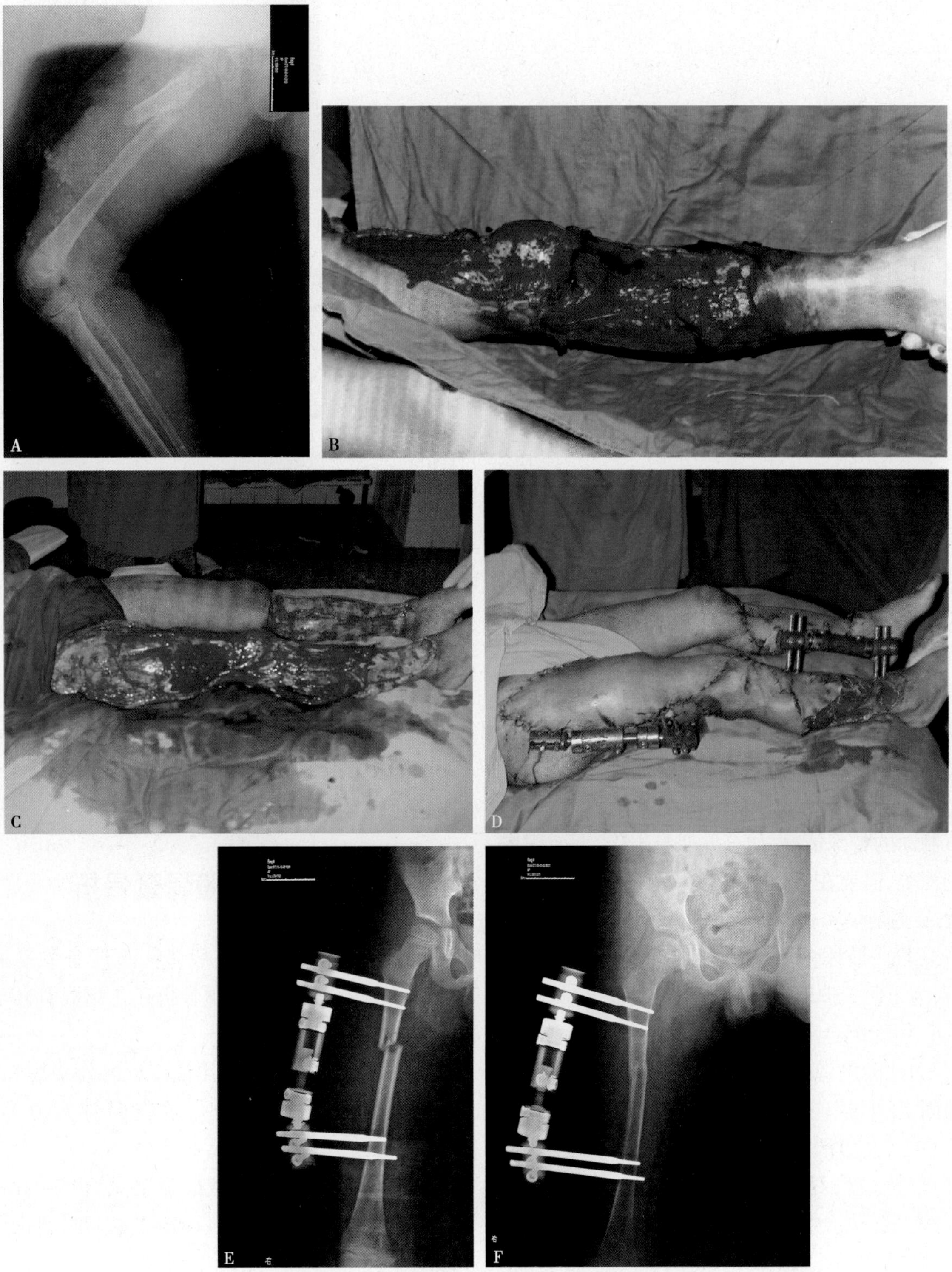

图 33-11 严重损伤后 Orthofix 外固定器治疗

A. 男,7 岁,交通事故致双下肢大面积皮肤剥脱伤、股骨干开放性骨折、胫腓骨骨折,X 线表现;B. 外观;C、D、E. 清创、反取皮植皮、Orthofix 外固定器固定术后;F. 术后 5 个月

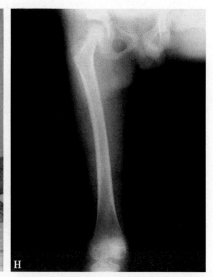

图 33-11（续）

G. 术后 5 个月；H. 术后 15 个月

要及早探查,修复并进行坚强的骨折内固定,在实施血管吻合之前,要先使骨折固定,牢固的固定有利于血管的修复。

3. 病理骨折　如成骨不全,骨纤维结构不良等,骨折可在早期做髓内固定,骨折愈合后仍可长期留置,以防再骨折或应力性畸形。

4. 软组织损伤或多发损伤　在治疗中需要动态下制动的特殊情况,如合并肌腱损伤、大面积皮肤创面等,需要在坚强固定的前提下,实施早期功能锻炼或换药等,此时只能采用坚强固定。

5. 同一肢体多发骨折　如股骨干合并胫腓骨骨折,为了便于护理,可实施手术治疗。

6. 不能配合牵引的患者　如痉挛型脑瘫或精神、智力残障患者,配合治疗困难,可行手术治疗,坚强固定。

总之,儿童股骨干骨折的治疗原则是有效地保证肢体长度,尽可能达到解剖复位,并方便护理。医生选择治疗方法要考虑到患者的年龄、骨折的部位和类型,家庭的适应性,以及医师的经验和能力。综合分析,选择出适合患者的方法。在婴幼儿骨折治疗中,我们的经验是不必苛求解剖复位,功能复位后患者通过塑形完全可以取得良好的结果,肢体短缩成角畸形,通过过度生长、生长再塑形而得到矫正。

【预后】　小儿股骨干骨折具有愈合能力强、生长再塑形能力突出、骨折愈合后具有一定过度生长能力的特点。因此传统的治疗并不要求解剖复位,只要能保证骨折在良好的对线下愈合,没有明显成角与旋转移位,最终短缩不超过 1.5cm,则不会残留任何功能障碍。

（朱丹江　王强）

第二节　股骨颈骨折

【定义】　指发生在股骨头至股骨颈基底部之间的骨折,儿童股骨颈骨折还包括股骨转子间骨折。

【分型】　临床上应用最广泛的分型是 Delbet 根据骨折部位提出的儿童髋部骨折分型(图 33-12)。

在各型骨折中,Ⅱ型最为常见(40%~50%),Ⅲ型(25%~30%)次之,Ⅳ型(10%~15%)和Ⅰ型(<10%)最少。

儿童股骨颈应力骨折十分罕见。大部分应力骨折初期在 X 线片上即可发现,但也有少部分无异常改变或者仅有线状硬化,此时可行骨扫描或者 CT 检查。要注意与其他可导致股骨颈硬化性病变的疾病鉴别(如骨样骨瘤、慢性硬化型

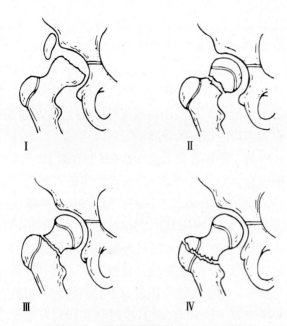

图 33-12　股骨颈骨折的 Delbet 分型

Ⅰ型：ⅠA 型为经骺无移位骨折，ⅠB 型为经骺移位骨折，约
1/2 的病例为ⅠB 型骨折；Ⅱ型：经颈型，骨折线位于股骨颈
中部；Ⅲ型：基底部骨折，骨折线位于股骨颈基底；Ⅳ型：转
子间骨折，骨折线位于大小转子间

骨髓炎、骨梗死及骨肉瘤等）。应力骨折可分为
两类：

1. 疲劳骨折　发生在正常骨，由反复积累的
微小应力造成。患者近期常进行以前未接触过的
剧烈运动，常见于越野运动员和入伍新兵。

2. 失效骨折　正常的肌力作用于矿物质或者
弹性异常的骨质所造成的骨折，常见于代谢性疾
病如慢性肾衰、成骨不全、骨硬化症、戈谢病以及
脊髓发育不良等。

目前尚无儿童和青少年股骨颈应力骨折的
分型。

【发病率】　儿童股骨颈骨折极为少见，Morrissy
统计其发生率小于全部儿童骨折的 1%，同时也
不足成人股骨颈骨折的 1%。北京积水潭医院
小儿创伤急诊统计 1992 年 1 月至 1996 年 12 月
5 年间 9 070 例骨折中仅有 3 例，只占小儿骨折
的 0.33‰。

【病因】　与成人股骨颈骨折的病因明显不
同，绝大多数（85%~90%）健康儿童的股骨颈骨折
是高能量损伤（坠落伤和交通伤等）造成的。30%
以上的病例还同时合并有其他脏器或者部位的损

伤，最常见的为腹腔、盆腔脏器的损伤和颅脑损
伤。此外，儿童股骨颈骨折还常常合并有骨骼肌
肉系统其他部位的损伤，如创伤性髋脱位、骨盆骨
折、髋臼骨折以及股骨干骨折等。轻微暴力导致
的儿童股骨颈骨折要注意除外病理性骨折，如单
纯性骨囊肿、动脉瘤样骨囊肿、成骨不全和纤维异
样增殖症等。

【病理】　Ⅰ型、Ⅱ型和部分Ⅲ型为关节内骨折，
其余部分Ⅲ型和Ⅳ型则为关节外骨折。半数以上
的儿童股骨颈骨折为移位骨折。儿童的股骨颈外
骨膜在骨折时依然连续和完整，且各年龄段儿童
的股骨颈外骨膜均具有成骨能力；一旦成骨过程
被破坏，外骨膜将失去成骨活性，不愈合率将大
增；完整的外骨膜对于缺血坏死的股骨头的再血
管化及愈合至关重要。

【症状】　绝大多数有高能量损伤的病史，髋
部疼痛，活动受限，不能站立和行走。少数无移位
的股骨颈骨折和股骨颈应力骨折可无明显的疼
痛，患者常主诉滑倒或运动时扭伤或拉伤患髋，就
诊时甚至可以行走，体征亦很轻微，因此应仔细询
问病史、详细查体并结合影像学检查。

【体征】　局部有明显的压痛，髋部疼痛，主被
动活动均受限，不能站立和行走。骨折移位时患
肢可有的外旋、短缩和轻微内收，股骨头脱位时则
有患肢屈曲、内收和内旋。

【辅助检查】　怀疑股骨颈骨折时应拍双髋正
位和患髋侧位 X 线片，可以显示骨折类型、骨折线
的方向、骨折移位程度、髋内翻的程度和是否有股
骨头脱位等。MRI 是早期发现无移位骨折和应力
骨折的最佳方法。CT 可以明确有无骨盆骨折或
髋臼骨折等合并损伤，还可以用于了解股骨头脱
位的方向，从而指导手术入路的选择。

【诊断】　儿童股骨颈骨折诊断不困难。对于
股骨颈骨折的患者应仔细检查，以除外合并损伤。
反之，其他部位的严重损伤也可以掩盖股骨颈骨
折的症状，从而造成漏诊。

【治疗】　儿童股骨颈骨折的治疗目的是获得
解剖复位并维持复位的稳定，以促进愈合并减少
骨折并发症的发生。近年来，手术治疗儿童股骨
颈骨折越来越得到重视，而保守治疗的适应证正

逐渐缩小。治疗开始前应对影响预后的几条重要因素加以评估,包括患者年龄、骨折类型以及骨折移位程度等。关于内固定物的选择,对于I型、II型和III型骨折,婴幼儿可以选择光滑的克氏针,8岁以下的儿童可选择4.0mm空心钉,而8岁以上的儿童则可使用6.5mm空心钉固定。对于IV型骨折,可根据患者的体形选择使用儿童或者成人加压髋螺钉。必须首先保证骨折固定的稳定,在此前提下如有可能内固定物应尽量不穿过股骨近端骺板。对于10岁以下的儿童应辅以髋人字石膏保护,12岁以上的青少年可不用,10~12岁之间的患者应根据骨折固定的稳定程度以及患者的依从性来加以选择。

1. 经骺骨折 常为严重创伤所致。尽管在各型骨折中的发生率最低,I型骨折股骨头缺血坏死或骺早闭等严重并发症的发生率却最高。受伤时年龄小于2~3岁的患者预后要好于大龄的儿童。约1/2的病例合并有股骨头骺的脱位。轻微暴力

所造成的创伤性股骨近端骺分离应与股骨头骺滑脱鉴别,后者常见于肥胖青少年,西方国家多见,男孩好发于13~16岁,女孩好发于12~14岁,男孩是女孩的2~5倍。我国少见,但是近年来有明显的增多趋势。急性滑脱或慢性基础上的急性滑脱都应当与创伤性骺分离相区别。

对于不伴有股骨头脱位的I型骨折,幼儿可采用闭合复位克氏针固定,而青少年则可使用空心钉固定。对于小于2岁的稳定骨折,也可选用闭合复位、髋人字石膏固定6周的方法而不用内固定,但应注意在髋人字石膏制动期间有骨折移位的可能,因此一定要在石膏制动后1周和3周拍片随诊。对于有股骨头脱位的I型骨折,可以在麻醉下尝试一次闭合复位,也可直接行切开复位手术。如闭合复位不成功,则应立即行切开复位内固定术,内固定物可选用克氏针或者螺钉。术前行CT检查可以明确股骨头脱位的方向,从而指导手术入路的选择(图33-13)。

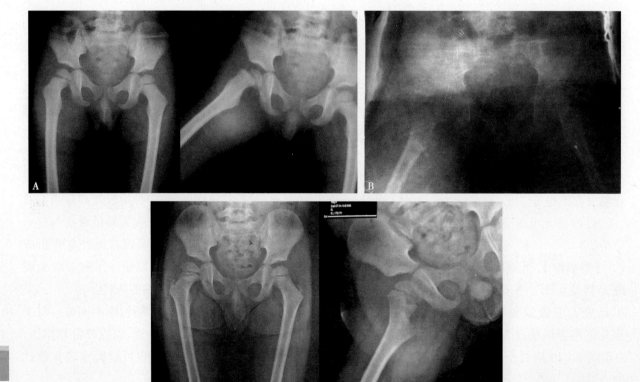

图33-13 股骨颈I型骨折

A.男,3岁,秋千撞伤右髋部致股骨颈I型骨折,股骨近端侧位X线片示股骨头骨骺向后移位;B.牵引3周后拍片示骨折复位,予以石膏固定;C.伤后8个月X线片

2. 经颈骨折　在儿童股骨颈骨折中,Ⅱ型骨折的发生率最高。半数以上的Ⅱ型骨折为移位骨折,且移位程度与股骨头缺血坏死的发生率直接相关。

大多数的Ⅱ型骨折为不稳定性骨折,因此所有的Ⅱ型骨折均应采用内固定治疗。如果仅采用外固定或者闭合复位髋人字石膏制动治疗,无论初期是否移位,几乎所有Ⅱ型骨折都会不可避免地出现髋内翻、骨折延迟愈合或骨折不愈合。多数学者认为应行关节减压(针吸或关节囊切开),以降低股骨头缺血坏死的发生率。

对于移位的Ⅱ型骨折,可先在麻醉下试行McElvenny 方法复位,将双足固定在牵引复位手术床足托上,双腿呈伸膝伸髋外展 30°位,以会阴为对抗牵引支点,逐渐牵引,将双下肢内旋20°~30°,再将患肢内收至中立或轻度外展位,多数病例可以获得复位。上述方法失败时,也可试行 Leadbetter 方法复位,将髋关节膝关节 90° 屈曲,先垂直轴向牵引,然后将远骨折端内旋外展,逐渐伸膝伸髋。复位后使用克氏针或空心钉内固定。如有可能内固定物应尽量不穿过股骨近端骺板,但必须首先保证骨折固定的稳定(图 33-14)。

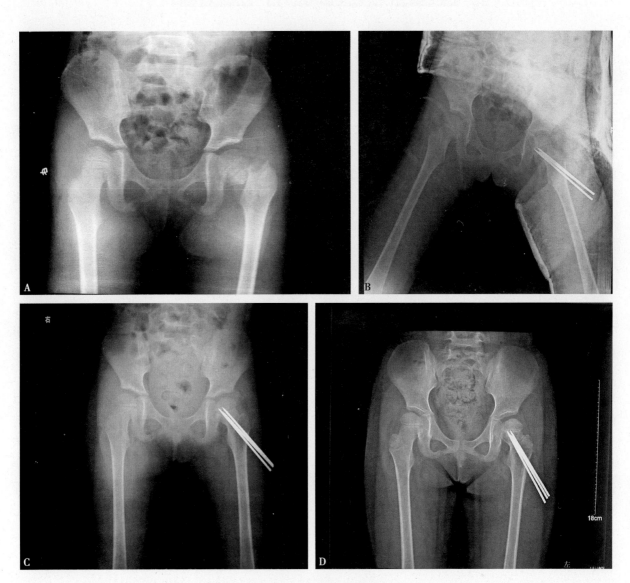

图 33-14　股骨颈Ⅱ型骨折

A. 女,6 岁,股骨颈Ⅱ型骨折;B. 闭合复位、经皮克氏针内固定、髋人字石膏固定术后 2 周;C. 术后 8 周,骨折愈合;D. 术后 26 周,可见股骨头缺血坏死征象

33

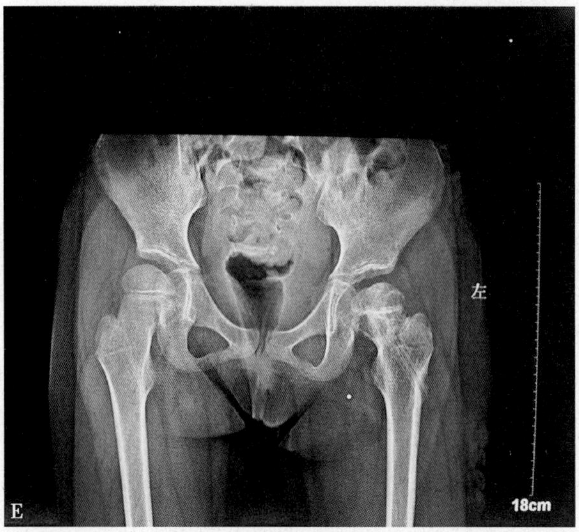

图 33-14（续）
E. 术后 10 个月，取出内固定

3. 基底部骨折　在儿童股骨颈骨折中，Ⅲ型骨折的发病率仅次于Ⅱ型骨折。对于小于 6 岁的无移位骨折，可采用牵引 3~6 周后外展髋人字石膏制动的方法治疗，但应密切随访以防止骨折移位。对于大于 6 岁的无移位骨折以及移位骨折，则应行闭合或切开复位内固定。当不能确定骨折是否移位时，应按照移位骨折来处理（图 33-15）。

4. 转子间骨折　Ⅳ型骨折的并发症发生率较其他三型低。由于儿童的股骨转子间区有着很强的愈合能力，因此Ⅳ型骨折通常可在 6~8 周内迅速愈合。对于年龄小于 8 岁的无移位骨折，可采取保守治疗。而对于移位骨折和年龄大于 8 岁的无移位骨折，应采用闭合或切开复位内固定术，内固定物的类型取决于患者的年龄。由于骨折部位距骺板较远，因此粗大内固定物不可穿过骺板，而直径不超过 2mm 的骨圆针相对安全（图 33-16）。

【预后】　儿童股骨颈骨折的预后取决于是否发生并发症，其中最主要的是股骨头缺血性坏死。一旦发生缺血坏死，特别是严重的缺血坏死，几乎没有可能再恢复正常的关节功能。发生率高达 30%~50%。股骨颈骨折后股骨头缺血坏死可在骨折后 6 周就有表现，迟则 2~3 年后才显示症状，平均 9 个月可在 X 线片上显示，E-CT 与 MRI 检查可以更早显示（图 33-17）。股骨颈骨折所致的股骨头缺血坏死一般很难修复再塑形，这是因为其血管损伤往往是不可恢复的损伤的缘故，极个别股骨颈部分骨折愈合后可看到有头膨大的表现。一旦发生股骨头缺血坏死预后都是不好的，Forlin 14 例中 9 例有明显的症状，疼痛、活动受限、跛行。Davison 9 例中，7 例需行髋臼成形或全髋置换，Canale 26 例中结果评定 16 例为差。虽然文献上有多种应用于股骨头缺血坏死的治疗方法，但尚无一种方法证实可以改变缺血坏死的自然病程和结果。无并发症的股骨颈骨折愈合后，预后均好，对髋关节功能和生长发育无影响。

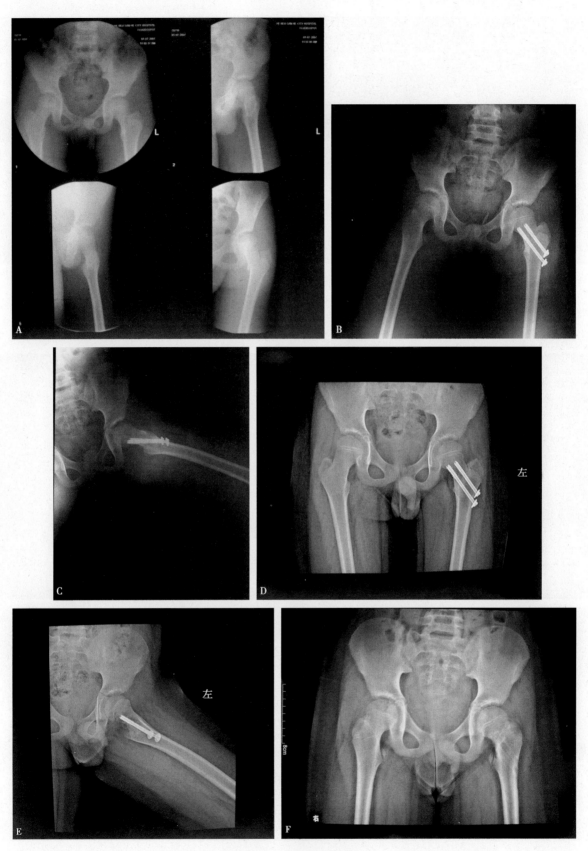

图 33-15　股骨颈Ⅲ型骨折

A. 男,10 岁,股骨颈Ⅲ型骨折;B、C. 闭合复位,经皮空心拉力螺钉内固定术后;D、E. 术后 11 周,骨折愈合;F. 术后 13 个月,取出内固定

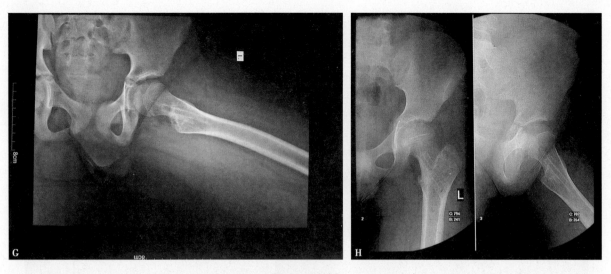

图 33-15（续）

G. 术后 13 个月，取出内固定；H. 术后 19 个月，未见股骨头缺血坏死征象

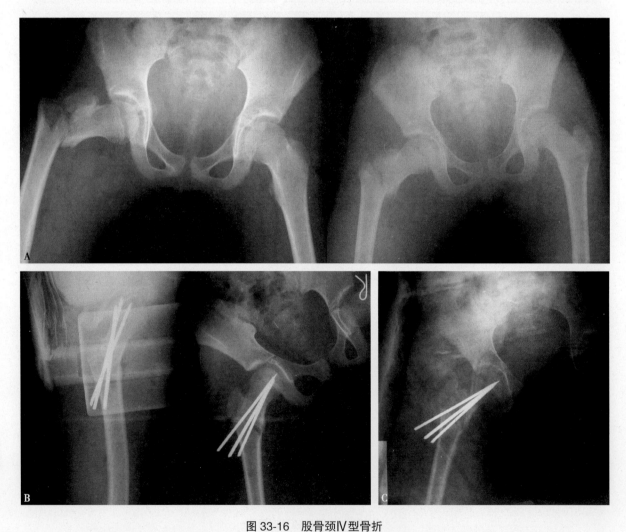

图 33-16　股骨颈Ⅳ型骨折

A. 女，11 岁，右股骨颈Ⅳ型骨折；B、C. 闭合复位、经皮克氏针内固定、髋人字石膏固定术后

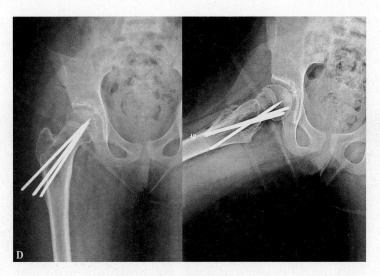

图 33-16(续)

D. 术后 7 个月骨折愈合佳,未见股骨头坏死征象

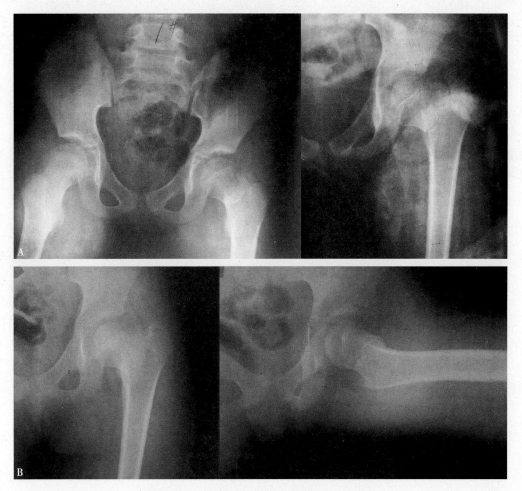

图 33-17　股骨颈 Ⅱ 型骨折致股骨头缺血坏死

A. 女,10 岁,左股骨颈 Ⅱ 型骨折,移位不著,予以石膏固定;B、C. 伤后 3 个月 X 线片示骨折愈合,CT 扫描则显示骨折未能解剖复位,折端硬化明显,股骨头密度增高

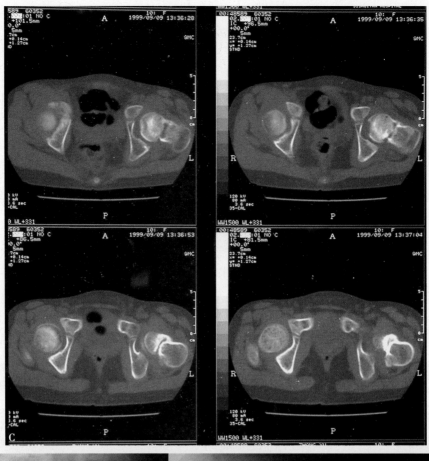

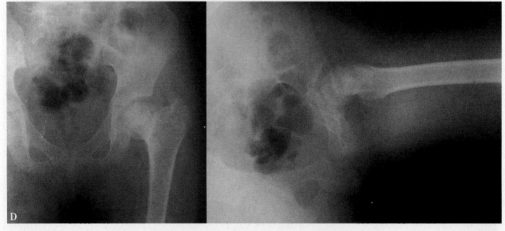

图 33-17(续)

D、E.伤后7个月X线片示明显髋内翻,股骨头骺形态及密度尚可,CT显示折端虽已愈合但股骨头密度明显增高,提示存在缺血坏死

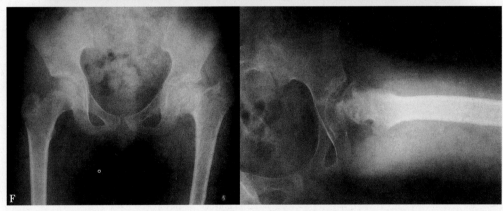

图 33-17(续)

F.伤后 16 个月,髋内翻继续加重,股骨头骺形态改变,提示缺血坏死进展

(朱丹江 王强)

第三节 骨盆骨折

【定义】 发生于骨盆壁的骨折统称为骨盆骨折。骨盆由骶骨、髂骨、坐骨和耻骨组成,骨盆骨折可累及各骨和骶髂关节和耻骨联合。

【分类】 成人骨盆骨折依骨折的解剖部位、损伤机制和稳定性有很多分类方法。由于儿童特殊的生理解剖特点,目前广泛使用的是 Torode 和 Zieg 的分类法(图 33-18),其优点是可指导治疗、估计预后。此方法根据 X 线表现分为:

Ⅰ型撕脱骨折;

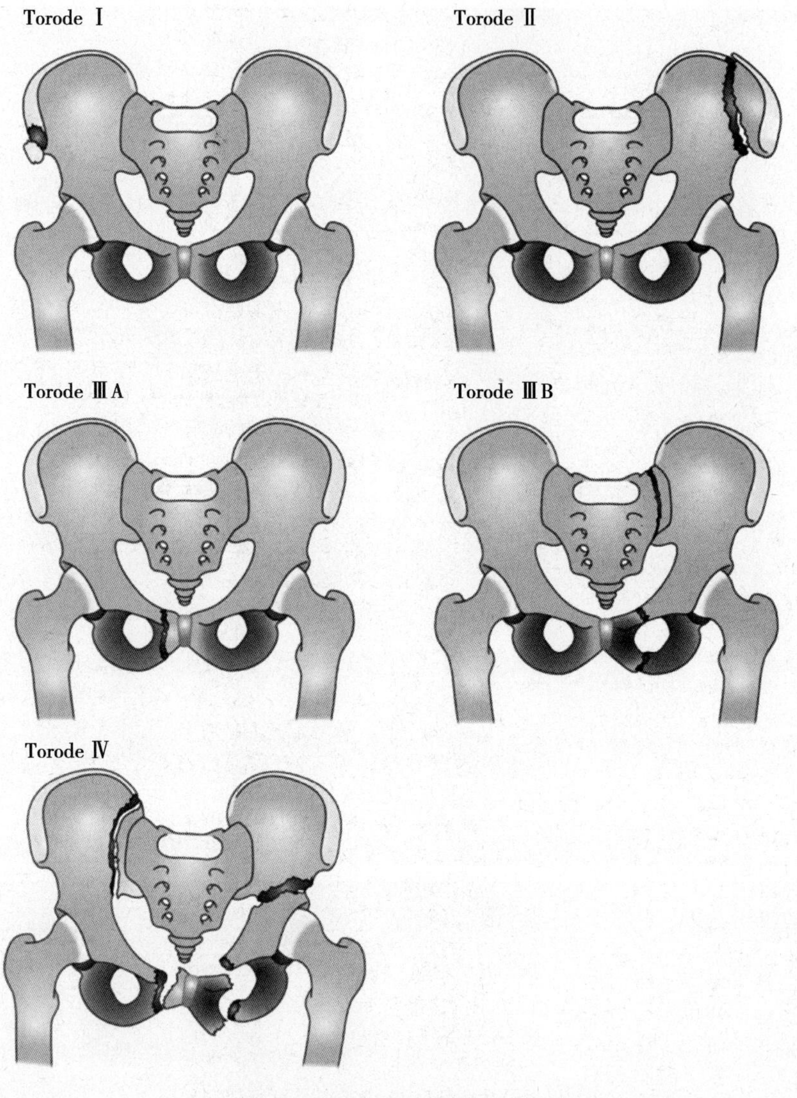

Torode Ⅰ　　　　　　　　　Torode Ⅱ

Torode ⅢA　　　　　　　　Torode ⅢB

Torode Ⅳ

图 33-18　Torode 和 Zieg 分类

Ⅱ型髂骨翼骨折；

Ⅲ型单纯骨盆环骨折；

Ⅳ骨盆环破裂，为不稳定型骨折。

【发病率】　骨盆骨折占所有儿童骨折的 0.2% 左右，但是却占Ⅰ级儿童创伤中心住院患者的 1%~5%。该类创伤的重要特征是：高能量损伤机制以及合并其他系统损伤。死亡率为 2.4%~14.8%。死亡原因依次排序为颅脑损伤、多器官功能衰竭、内脏损伤，而骨折相关的血管损伤大出血导致的死亡只占 0.3%（成人占 3.4%）。文献中几个大宗的儿童病例骨盆骨折各型分布比例如下：

Campbell 医院的 134 个病例中：Ⅰ 型 66.5%（A 13.4%，B 33.6%，C 18%，D 1.5%），Ⅱ型 11.9%（A 8.2%，B 3%，C 0.7%），Ⅲ型 11.9%（A 3%，B 8.2%，C

0.7%），Ⅳ型 9.7%（A 0.7%，B 6%，C 0，D 3%）。

Reed 报告 84 例：Ⅰ 型 60.5%，Ⅱ型 2.5%，Ⅲ型 32%，Ⅳ型 5%。

Hall，Klassen 和 Illstrup 报 告 204 例：Ⅰ 型 24.5%，Ⅱ型 18.6%，Ⅲ型 31.9%，Ⅳ型 25%。

【病因】　75%~95% 为车祸所致。行人被机动车撞伤最多见（约占 60%），其他依次为乘车时发生车祸（约占 22%）、高处坠落（约占 13%），体育运动引起的骨盆骨折占 4%~11%（多为撕脱骨折），最少见的原因是虐婴，需引起关注。

【病理】　创伤病理改变与损伤机制有关。

1. 直接暴力　常见为车祸致伤或重物砸伤，是一种高速度或高能量的损伤，作用在骨盆上的暴力大致可以分为以下几种情况：①外旋（或前后挤压)外力:暴力直接作用在髂后上棘致单髋或双髋强力外旋,引起"开书型"损伤,即耻骨联合分离,如果外力进一步延伸,骶棘韧带与骶髂关节前韧带均可损伤。②内旋(或侧方挤压)外力:暴力直接作用于髂嵴上,造成半骨盆向上旋转,产生所谓"桶柄型"骨折,或外力通过股骨头,产生同侧损伤。③垂直剪力:暴力通过骨盆后复合的主要结构,产生明显的移位和软组织撕裂,造成骨盆的不稳定损伤。④联合损伤:由多种机制引起。

2. 间接暴力　见于高处坠落伤或车辆撞击伤,应力沿股骨及股骨颈传导集中于髋关节部位,引起髋臼(顶部或臼缘)骨折及股骨头的半脱位或脱位。

3. 肌肉牵拉　多为运动损伤,常见于青少年,由于突然而未加控制的用力,肌肉猛烈收缩,将跨越髋关节、长而有力的肌肉从骨盆起点处连同一部分骨质撕脱下来。

【症状】　儿童骨盆骨折并不常见,绝大多数为机动车撞伤所致,由于儿童体形较小,能量在一个较小的区域集中释放。同时儿童骨骼有一定的柔韧性和可塑性变形能力。不能对深部的脏器做严格的保护,结果常常产生多系统器官的复合损伤,美国儿童创伤监控中心的统计资料表明其发生率为43.4%。

远离骨盆的损伤包括:颅脑、颈椎、颜面损伤,长骨骨折,硬膜下出血,脑挫伤和脑震荡,肺挫伤,血胸,血气胸,横膈破裂,肝、脾、肾挫裂伤。

邻近骨盆的损伤包括:大血管损伤,后腹膜出血,直肠撕裂,尿道和膀胱挫裂伤。

骨折局部肿胀,疼痛,伤侧下肢活动因疼痛受限,被动活动肢体时可使疼痛加重。损伤严重者,骨盆变形,不能站立和行走,全身病状严重,常合并不同程度的休克。

【体征】　接诊儿童骨盆骨折患者时,一定要树立全局观念,详细观察和检查急危重患者的主要症状和体征,发现危及生命的主要问题,边救治、边检查,及时、客观、准确地记录病情变化。

多发创伤患者应想到骨盆骨折的可能,检查骨盆应系统有序地进行。①视:有无骨盆变形或不对称,有无双下肢不等长。记录挫伤、擦伤、撕裂伤、瘀斑或血肿的部位,尤其是会阴和骨盆区域。②触:对髂前上棘、髂骨翼、骶髂关节及耻骨联合进行触诊。在髂骨翼的前上部向后按压会在骨盆环断裂处产生疼痛,从髂骨翼外向内方向挤压骨盆环也可产生疼痛,可触及骨擦感。如果骨盆环有断裂,按压耻骨联合和骶髂关节会引起疼痛和异常活动。③动:检查肢体,特别是髋关节的活动范围。有时,骨盆骨折后,屈伸髋关节时,腹股沟区可有疼痛。

Milch 描述了骨盆骨折的三个常见体征:

Destot 征:腹股沟韧带下方或阴囊处表浅的巨大血肿。

Roux 征:侧方压缩骨折时,患侧大转子到耻骨联合的距离减小。

Earle 征:直肠指诊有压痛,可触及骨性隆突或巨大血肿,说明有严重的骨盆骨折。

常规进行下肢神经、血管检查:①骨盆或骶骨骨折时可出现腰骶丛、坐骨神经、股神经及闭孔神经的损伤,应详细记录每一项神经功能障碍。②观察下肢皮肤、甲床颜色,触摸股动脉、腘动脉及足背、胫后动脉的搏动,要注意触及部位,触摸肢端温度。注意肢体肿胀程度及张力,有无肌肉的被动牵伸疼痛。

下列体征应视为不稳定骨盆骨折的高危因素:①无下肢损伤者两下肢不等长或有旋转畸形;②脐与髂前上棘的两侧距离不等;③两侧耻骨结节间隙增宽、移位或变形;④双侧骶髂关节后方外形不对称;⑤肉眼可见的骨盆变形。

【辅助检查】　只有病情稳定后,方可拍摄X线片,如果需要特殊投照,医生必需在现场,颅脑、胸腹、骨盆及长骨的拍照应尽快完成,避免多次重复拍片。

骨盆前后位:仰卧时,骨盆正常有25°后倾,因此前后拍片实际上是一种倾斜投照,不是最理想的角度。

骨盆下口位:仰卧位,X线球管从足侧指向耻骨联合并与垂线成40°角,这种投照有助于显示骨盆在水平面的上移,也可观察矢状面的旋转。出口位是真正的骶骨正位,可清楚地显示骶骨骨折。

骨盆入口位:仰卧位,X线球管从头侧指向骨盆并与垂线成 40° 角。这种投照显示骨盆的前后移位优于其他投照位置。

CT 及其他检查　可提高诊断的准确性,对判断旋转性畸形和半骨盆平移具有重要意义,有助于判断骶髂关节、骶骨或髋臼有无骨折、分离或不对称。MRI 有相同功效,同时又可显示骨盆的软组织损伤。偶尔,对无移位骨折和少见的应力骨折,可进行放射性同位素骨扫描。

【诊断】　儿童骨盆骨折病例的诊断应包括以下几个方面的内容:①全身状态(包括意识、呼吸和循环情况);②合并或伴行损伤;③骨盆骨折本身。既要全面,又要分清主次。

【治疗】　儿童骨盆骨折病例不常见,很少需要切开复位内固定,一般情况下,由于儿童骨盆的塑形潜力,保守治疗的远期结果是满意的。然而,儿童骨盆骨折的合并损伤却是严重的,并常常是致命的,因此治疗原则应该是:首先处理影响生命的合并损伤,防止转变为致命伤,然后及时地进行骨折处理。目前国内外普遍应用的创伤早期综合复苏的 VIPC 程序,经临床应用,已确认其有效性和实用性,具体如下:①V(ventilation):保证气道通畅,保持正常通气和给氧;②I(infusion):输液、输血补充血容量,防止休克的发生或恶化;③P(pulsation):监护心脏搏动,维护心泵功能;④C(control bleeding):紧急控制明显的或隐匿的大失血。

(一)Ⅰ型骨盆骨折(撕脱骨折)　最常见的骨盆撕脱骨折是坐骨结节(内收肌和腘绳肌的附着点)、髂前上棘(缝匠肌的附着点)、髂前下棘(股直肌直头的附着点),较少见的是髂嵴和股骨的小转子(髂腰肌的附着点)。剧烈运动时附着肌肉的强力收缩导致撕脱骨折是主要的原因,男孩多见,常发生在骨骺闭合之前的 12~14 岁。

典型的病史是青少年在运动时突然强力动作时(如快速转向),局部突然、剧烈的锐痛。被动活动髋关节给附着的肌肉增加张力时疼痛加重:屈曲和外展髋关节(坐骨结节撕脱骨折)、伸直髋关节(髂前上、下棘和小转子撕脱骨折)。主动收缩导致撕脱骨折的肌肉很痛。表浅结构的触痛对于确立诊断很有帮助。大、小转子和坐骨结节的撕脱骨

折 X 线表现比较明显,但髂前下棘的撕脱骨折仅在斜位像显示清晰。

对撕脱骨折采取保守治疗效果很好,包括对症处理,卧床 2~3 周,直到症状消失和 X 线片显示骨折愈合后方可扶拐行走。如移位明显,则行切开复位、可吸收螺钉固定。坐骨结节撕脱骨折易出现不愈合,有报道不愈合率可以达到 68%。这种不愈合可能有坐下时和活动后疼痛,需手术治疗。

(二)Ⅱ型骨盆骨折(髂骨翼骨折)　这种骨折的损伤机制是外力施加于髂骨翼导致髂骨隆起处断裂或侧方挤压型损伤,占儿童骨盆骨折的 15%,多为被机动车撞伤。保守治疗效果好,骨折愈合快,功能受限非常少见。但需除外腹腔和泌尿生殖系统损伤。髂骨翼骨折后可出现肠梗阻,必须严密观察,必要时可以做腹部 CT 检查。肠梗阻的治疗包括肠道休息和放置鼻胃管。

(三)Ⅲ型骨盆骨折(单纯骨盆环骨折)　这是最常见的骨盆骨折类型,包括同侧两处耻骨支骨折、耻骨联合分离、骶髂关节分离或移位但无临床不稳定。具有明显移位的单纯骨盆环骨折如没有后环损伤亦应列为Ⅲ型骨折,因为骨盆环整体仍然是完整和稳定的。骶骨和尾骨的骨折也属于Ⅲ型骨折,在骨盆下口像显示最清晰。

耻骨联合分离可能为单独的损伤,但常常伴随骶髂关节前关节囊的损伤或邻近髂骨的部分分离。由于骶髂关节后方结构(关节囊、骨膜和韧带结构)的存在,所以耻骨联合分离是稳定的。单纯骨盆环骨折的患者保守治疗效果很好。先行短期卧床治疗后,再逐渐负重,直到病人可以安全和独立的扶拐行走。无移位的骨折愈合很快,但在移位的骨折可能发生愈合延迟。尾骨骨折由于有很多解剖变异,有时 X 线片难以确诊,当尾骨处有明显压痛时可以临床诊断,保守治疗和对症处理包括坐在垫圈上直到症状消失。

Ⅲ型骨折合并其他骨关节损伤多于前两型骨折,需仔细检查。

(四)Ⅳ型骨盆骨折(骨盆环破裂骨折)　骨盆环破裂骨折包括双侧耻骨支骨折,即所谓的骑跨损伤;双环骨折或破裂(如耻骨支骨折和骶髂关节

的分离);骨盆环前方结构和髋臼部分的骨折。

Ⅳ型骨折合并泌尿生殖系统、腹腔脏器、神经系统损伤以及其他部位骨折常见,文献报道死亡率可以达到13%。

骑跨损伤包括双侧耻骨上下支的骨折,或者耻骨联合分离连同一侧耻骨上下支的骨折,通常发生在由高处坠下骑跨于物体之上或发生在侧方挤压损伤之后。合并泌尿生殖系统可达20%。

治疗的一般原则是以卧床休息为主。轻度屈曲髋关节以放松腹肌,因腹肌有使骨折再移位的倾向。此外,髋关节还应轻度外展以防止内收肌紧张。卧床持续时间应当根据骨折移位的程度和疼痛的程度,多数患者需要2~3周。当患者有明显的血流动力学不稳定时,需要急诊行骨盆外固定架固定,以减少骨盆容积和压塞静脉出血。

对垂直和旋转损伤导致不稳定的骨盆骨折,前方挤压型损伤造成骨盆后方有移位的骨折或骶髂关节分离者,既往采用骨盆吊带和骨牵引的保守治疗,近年来由于成人骨盆骨折治疗的进展,切开复位和内固定也已经用于儿童,取得了满意的临床效果。

侧方挤压型损伤导致骨盆环前方骨折和部分骶髂关节损伤(前方的韧带损伤但后方韧带保持完整),骨盆为旋转不稳定但垂直方向是稳定的,治疗为卧床休息6~8周,然后再逐渐进行负重。有移位的侧方挤压型骨折,可以进行切开复位和内固定。

Malgaigne型骨折(图33-19),是骨盆半盆结构完全破坏的垂直剪力损伤和垂直移位,临床表现为肢体长度不等和骨折的垂直和旋转不稳定。在年幼的儿童,可以通过2~3周皮牵引或骨牵引来

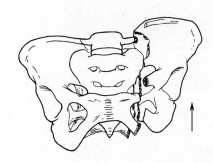

图33-19　Malgaigne型骨折,垂直移位

纠正垂直移位,然后行髋人字石膏裤固定。10岁以上的儿童,经皮牵引复位骨盆之后再经皮固定骶髂关节,前方可以通过外固定架固定。

【髋臼骨折】　一种特殊类型的骨盆骨折,与成人病例相比,儿童髋臼骨折有以下特点:①儿童骨盆较大的关节弹性,较厚的软骨及坚强的韧带,在骨折发生前可以吸收更多的能量,所以骨折需要巨大的暴力,为高能量创伤所致,在儿童病例中,即使骨盆的骨骼损伤轻微,同样可以发生致命性的内脏损伤。②儿童病例可能引起Y形软骨损伤,继发髋臼生长扰乱。B型骨折是暴力作用于骨盆引起骨盆环在髋臼处断裂,其余三型骨折均为暴力沿股骨向近端传导引起。因此,B型通常与骨盆创伤有关,表现为骨盆骨折的临床症状和体征。相反,A、C、D型骨折则表现为髋关节骨折或脱位。髋关节局部疼痛及活动受限。合并股骨头后脱位者,髋关节呈屈曲、内收、内旋畸形及患肢缩短。合并前脱位者,髋关节呈伸直、外展、外旋畸形,患肢变长。儿童髋臼骨折的治疗目的与成人相同:即恢复关节的适应性(congruity)和稳定性。儿童病例,应将Y形软骨解剖复位。

A型:小块骨折合并髋关节脱位,骨折块一般累及髋臼后缘。后脱位是前脱位的7~10倍。骨折块大小与股骨头在撞击时所处的位置有关,脱位时髋关节越屈曲,髋臼骨折块就越小。

卧床休息2~7周。然后保护下行走直到症状消失。由于可能合并急性髋关节脱位,应优先治疗和预防再脱位。仔细观察原始复位后的X线片,辨认有无下列原因引起的关节不适应:关节内残留骨块或软骨块,盂唇内翻,或软组织嵌入臼内。这对预防晚期退行性变很重要。如果复位后,关节不适应,推荐切开复位,移出关节内的占位组织,手术切口应遵从创伤性脱位的方向(如后脱位采用后方切口)。

B型:线性骨折合并无移位的骨盆骨折,一般均稳定,骨盆环一处断裂,骨折线延伸进入髋臼,常累及Y形软骨。

按骨盆骨折治疗。骨折的稳定性取决于骨盆环的损伤。如果骨盆骨折不稳定,应行骨牵引。如果骨盆环无断裂,或仅有一处断裂,卧床休息,

33

对髋臼骨折的任何移位,采用纵向皮牵引或骨牵引。治疗目的是防止髋臼骨折块的移位。

卧床休息4周(与儿童年龄和体重有关),接下来的4~8周逐渐恢复负重。

C型:线性骨折,髋关节不稳定。通常是沿股骨干和股骨颈的传导暴力引起,传导暴力造成髋臼上缘的大块骨折,使股骨头半脱位或脱位,这种类型与成人相似,但在儿童中会累及Y形软骨。

治疗目的是髋臼骨折块的解剖复位和恢复髋关节的稳定性。行同侧肢体骨牵引,牵引重量及时间与患者体重和年龄有关。骨牵引应持续8周左右,避免过早负重引起骨折再移位。如果没有获得满意的稳定及关节适应性(移位>2mm),有切开复位的指征。有移位的骨折,可能更需要切开复位而不是采用骨牵引。Heeg发现手术治疗并不能改善预后。

手术治疗的目的是:恢复髋臼负重区的结构和髋关节的稳定性。常采用后侧切口。Watts主张,年幼儿童小块骨折,复位后采用带螺纹的克氏针固定,年长儿童可采用3.5~4.0mm松质骨螺钉或成人内固定材料进行固定。由于以后可能需要进行髋关节手术,儿童病例内固定物应该取出。

D型:骨折继发髋臼中心性脱位,通常是沿股骨颈向髋臼的传导暴力引起,在幼儿,Y形软骨被

完全破坏。本型的一种变异是:骨折通过坐骨和髋臼,发生内移,被称为Walther骨折。

Hall报告儿童有移位的中心性骨折脱位,无论治疗方法如何,结果均差,切开复位内固定可引起大量的异位骨化。

治疗目的是通过远侧及外侧骨牵引减少股骨头对髋臼的压力。固定于股骨粗隆和颈部的螺纹钉应避免贯穿幼儿的大转子骨骺。牵引重量和时间与儿童年龄和体重有关。成人牵引持续时间为12~16周,儿童病例可牵引4~8周。长期不负重比早期负重者结果要好。3~4个月后方可开始负重。对于年长的青少年,如果采用骨牵引后,复位情况不能接受,可考虑行切开复位和内固定。不论保守治疗还是手术治疗,均可出现下列并发症:缺血坏死、创伤性关节炎、下肢不等长、髋臼发育不良及坐骨神经麻痹(图33-20)。

总之,髋臼中心性骨折-脱位的治疗结果不理想,多数作者主张避免手术治疗,因为中心骨折块手术不易显露,且手术会引起异位骨化,同样不能预防缺血坏死的发生。

【预后】　儿童骨盆骨折是一种严重创伤,常常同时合并有神经血管、腹部脏器、泌尿生殖系统等致命性软组织损伤。对这些合并损伤的治疗应该优先于骨折本身的治疗,儿童骨盆骨折本身由

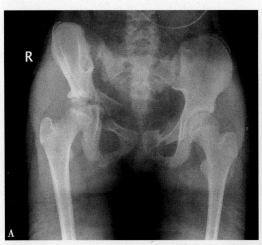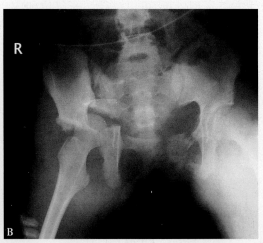

图33-20　骨折继发髋关节中心性脱位

A.女,11岁,交通事故致右侧骶髂关节分离、髋臼骨折、双侧耻骨上支及下支骨折、盆腹腔多发脏器损伤、失血性休克;B.伤后20天,生命体征平稳后发现右髋关节中心性脱位

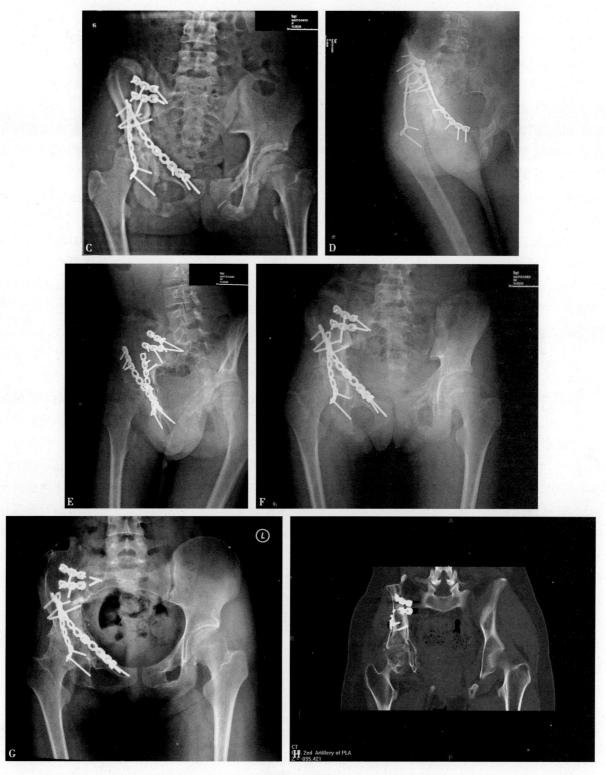

图 33-20(续)

C.伤后 35 天,牵引无效,经髋前后联合入路行骨盆前后柱切开复位、钢板、螺钉内固定术;D、E、F.术后 5 个月关节活动无恢复,X 线示右髋关节融合;G.术后 20 个月,X 线示右髋关节骨性融合,骶骨内螺钉断裂,提示骶髂关节成为消纳应力部位;H.同期 CT 证实关节骨性融合

于骨折的塑形能力,大多数可采取保守治疗,并有较好的结果。Nierenberg 报告了 20 例 X 线片有明显畸形的不稳定儿童骨盆骨折病例,均采用保守治疗,结果全部为优或良。但是髋臼骨折可能引起 Y 形软骨损伤,继发髋臼生长扰乱。Rodrigues、Hall、Klassen、Ilstrup 和 Ljubosic 均报告了髋臼创伤后 Y 形软骨生长停滞(骨桥),继发髋臼发育不良。Bucholz 报告了 9 例 Y 形软骨损伤病例,存在两种主要的骺扰乱类型:①Salter-Harris Ⅰ、Ⅱ型损伤,预后好,有正常的髋臼发育。②Salter-Harris Ⅴ型挤压伤,预后差,发生 Y 形软骨骺早闭。预后与患者受伤年龄有关。年龄越小,特别是年龄<10岁,髋臼发育异常更多见。Y 形软骨不均衡生长加剧了髋关节的不适应,发生进行性半脱位或脱位,常需行髋臼重建术,以矫正股骨头的进行性半脱位。

（朱丹江　王强）

第四节　发育性髋关节发育不良

【定义】　发育性髋关节发育不良(developmental dysplasia of the hip,DDH),是髋臼发育不良、髋关节半脱位、髋关节脱位这一类疾患的统称,在 20 世纪 80 年代之前也称为"先天性髋关节脱位",随着对病理过程认识的深入,国际儿童骨科界一致认为该类疾患与生长发育密切相关,从更好地理解此类疾患的病理变化特点、诊断、治疗以及预后评估的角度出发,将其更名为"发育性(developmental)"。

【发病率】　DDH 是儿童骨科最常见的髋关节疾患,关于其发病率,较公认的发病率为髋关节脱位 1~5/1 000,髋臼发育不良或半脱位 10/1 000,随对 DDH 早期筛查工作的普及,据报道,包括髋臼发育不良在内,DDH 发病率可高达 25~50/1 000。发病率同时也有明显的地域和文化差异,一致的观点认为襁褓体位和 DDH 发病密切相关,有报道显示北美印第安人改变其襁褓方式后,DDH 发病率比不改变的地区下降到原来的 1/6,日本等亚洲学者也得出了类似的研究结果。DDH 发病的另一个显著特点为女性易患,80% 的患者为女性,推测可能与雌性激素水平有关。发病率的统计国内外差别很大,国内学者之间的统计数字也呈现较大的分离现象,与取样误差、地区经济状况、统计学设计方法和实际操作误差有很大的关系。天津市 2013—2017 年普查结果显示,发病率为 5.72‰,男女比例为 1∶6.6。

【病因】　目前的研究结果还没有出现被所有学者所公认的确切致病原因。流行病学研究中有如下的危险因素。

性别因素:即女性的发病率明显高于男性,可达 5~6 倍。

胎位因素:臀位生产的新生儿中髋关节脱位的发生率明显高于非臀位产。虽然没有证据证明此病为遗传性疾病,但是统计数据表明髋脱位患者中有家族史者占 10%。此外,髋脱位中第一胎出生的多见。

人种发病率的差别:白种人儿童的发病率明显高于黑种人。

病因学说也有以下几种推测性理论。机械学说:认为胎儿的异常体位如臀位使患者的髋关节在异常的屈曲位置上遭受到机械压力,从而引起股骨头脱位。激素遗传学说:母亲妊娠期间激素、孕激素等水平大幅度地变化使得胎儿体内雌激素水平异常增高产生关节韧带的松弛从而导致股骨头脱位。原发性髋臼发育不良和遗传学说:此学说依据为有学者调查统计一个家族中数代人都发生同样的髋臼发育不良,据此而认为有遗传的倾向,分析经典著作和教科书会发现所有作者均引用的同一作者的调查结果。

此外,统计显示单卵双胎中共同发病的比例明显高于双卵双胎的髋脱位发生率。

【病理】　脱位后股骨头和髋臼以及周围的软组织结构均发生相应的改变,理解这些病理改变对诊断、制定手术方案、分析治疗结果和预后评价都具有重要的意义。并且随着患者年龄的增长其股骨头脱位形成的病理改变也在不断地变化,特别是患者开始负重行走后更是髋脱位病理改变的分水岭,如果未能获得及时恰当的治疗会造成非常严重的后果,这种继发的病理改变甚至日后无法挽救,将伴随患者的一生。

正常发育的髋关节应当是股骨头与髋臼行程

33

非常匹配的同心圆对应关系,具备均匀的关节间隙。髋关节脱位时股骨头与髋臼没有相对适应和磨造作用,导致股骨头发育迟缓、股骨头骺变形;髋臼发育浅平;随脱位而继发的髋关节病理改变在不同年龄段表现各不相同,在婴幼儿期,股骨头向髋臼外侧脱位,髋臼盂唇被脱位的股骨头推挤而发生变形,此时,髋臼发育潜力尚未破坏,其病理改变具有一定的可逆性,如能及时获得复位,有望获得较好的头臼对应关系;随年龄增加,病理改变进展,股骨头圆韧带拉长或肥厚、髋臼横韧带挛缩、关节盂唇增厚并内翻、髋臼内纤维脂肪组织增生、关节囊因长期异常负重而发生肥厚,关节囊外髂腰肌肌腱跨越关节囊,成为阻碍股骨头复位因素,内收肌也相应发生紧张、挛缩,引起髋关节外展活动受限,这些改变病理造成治疗的难度增加,股骨头复位困难。如仍病变继续发展,长期失去正常股骨头形态刺激的髋臼可产生臼顶陡峭、臼窝小浅、髋臼内壁增厚、股骨近端前倾角异常增大、髋外翻等病理改变。在如此诸多病理因素的联合作用下,疾病早期即可造成髋关节骨性关节炎而导致无法忍受的疼痛症状,严重影响患者的生活质量。

【症状】 在疾病早期,新生儿、婴幼儿及较小儿童的发育性髋关节脱位均无主观症状,绝大多数是异常体征被家人察觉而就诊。较大的儿童甚至青少年患者可以髋关节不适及运动后髋部疼痛为首发症状。所以,此病大多数情况是以体征异常被发现从而得到诊断的。

【体征】 发育性髋关节脱位的体征取决于患者的年龄以及脱位的程度。

新生儿期可以发现患者的双下肢皮纹不对称,脱位侧的臀纹升高或皮纹数量增加。家长会叙述患者髋关节部位的弹响,此时检查会发现 Ortolani 实验阳性,即患者大腿从屈髋屈膝位外展时可感觉到髋部弹响同时外展明显改善。其病理基础为脱位的股骨头越过髋臼后缘重新进入髋臼而产生的跳动感,Ortolani 征具有非常重要的意义,其阳性提示股骨头脱位于髋臼,可作为该病确定诊断的体征。

此外,另有一种检查婴儿髋关节不稳定的体征称为 Barlow 实验,即在屈髋屈膝位用拇指在患者大腿近端内侧加压,使得股骨头经髋臼后缘处脱出,解除拇指压力后,股骨头可自动弹回髋臼内。此检查方法可以判断髋关节有无不稳定,但是,因操作具备一定创伤性,所以应注意检查过程中手法轻柔,对于 6 周以上的患者,慎用此法。必须注意,当患者年龄较大,股骨头脱位较高,软组织继发挛缩较重时,股骨头无法还纳入髋臼时不会产生 Ortolani 征。而且检查者也不应当强行做以上两种实验,否则极易对患者股骨头骺的血运造成严重的损伤。随着髋脱位患者年龄增大会逐渐出现其他体征,患侧下肢短缩,大转子向外侧突出并上移,臀部扁平,因双下肢不等长而出现 Allis 征阳性,部分患者在屈髋 90° 时髋关节外展受限,股动脉搏动触摸不清等。

患者负重行走后可以出现典型的短肢跛行步态,多数患者是因此体征而发现异常就诊。高位脱位儿童可以脊柱向患侧偏斜,双侧脱位患者出现摇摆步态,类似"鸭步"行走,会阴部增宽,臀部后翘导致腰椎前凸增大,因大转子上移致外展肌力减弱,患肢单独负重时骨盆向健侧倾斜,即 Trendelenburg 征阳性。较大的儿童及青少年患者会出现痛性跛行及关节活动受限。

【辅助检查】 发育性髋关节脱位的早期诊断主要依靠详细、认真的体格检查,辅助检查手段包括 B 型超声、X 线片、CT 等。

新生儿阶段主要使用超声波检查,20 世纪 80 年代奥地利学者 Reinhard Graf 教授将超声诊断技术运用于 DDH 早期诊断以来,以其名字命名的 Graf 髋关节超声诊断方法逐步成为 6 个月以下婴幼儿 DDH 早期筛查和诊断的金标准。Graf 超声诊断方法通过对骨性和软骨性髋臼的角度测量,量化定义了髋关节发育的成熟程度,可重复性强,操作技术易于推广,适用于对婴幼儿的大范围筛查,依据髋关节标准冠状切面声像图,观察髋臼形态及股骨头与髋臼的位置关系,并测量 α 与 β 角,将髋关节分为四大类型及九个亚型(表 33-3)。

虽然超声检查比拍照 X 线片更敏感,但是仍旧不能取代 X 线片对发育性髋关节脱位的诊断作用,目前对于 4~6 个月以上的婴幼儿诊断主要依

33

表 33-3 髋关节超声检查 Graf 分型

分型	骨性臼顶（α 角）	软骨臼顶（β 角）	骨性边缘	年龄	临床描述
I	发育良好，α 角≥60°	Ia≤55°，Ib>55°	锐利或稍圆钝	任意	成熟髋关节
IIa⁺	发育充分，α 角 50°~59°	覆盖股骨头	圆钝	0~12 周	生理性不成熟
IIa⁻	有缺陷，α 角 50°~59°	覆盖股骨头	圆钝	6~12 周	有发展为髋臼发育不良的风险（10%）
IIb	有缺陷，α 角 50°~59°	覆盖股骨头	圆钝	>12 周	骨化延迟
IIc	严重缺陷，α 角 43°~49°	仍可覆盖股骨头，β 角 <77°	圆钝或平	任意	盂唇未外翻
IId	严重缺陷，α 角 43°~49°	移位，β 角 >77°	圆钝或平	任意	开始出现半脱位
IIIa	发育差，α 角 <43°	软骨臼顶推向上	平	任意	臼缘软骨外翻，软骨未发生退变
IIIb	发育差，α 角 <43°	软骨臼顶推向上，伴回声增强	平	任意	臼缘软骨外翻，软骨发生退变
IV	发育差，α 角 <43°	软骨臼顶挤向下	平	任意	完全脱位

靠 X 线片。

出生后 6 个月以前的小婴儿股骨头骺的二次骨化中心尚未出现，同时患有髋脱位的儿童股骨头骺二次骨化中心出现时间延迟均导致 X 线诊断的困难。在一张标准投照的双髋关节前后位的平片上有几条重要的划线对诊断至关重要。

Hilgenreiner 线：又称 Y-Y 线，通过双侧髋臼 Y 形软骨中点的水平连线。Perkins 线：通过髋臼骨化边缘外上界的垂直线与 Y-Y 线交叉从而形成四个象限，正常的股骨头骺骨化中心应当位于内下象限内。

近年来，国际髋关节发育不良研究会（IHDI）针对婴幼儿髋关节发育的独特性，重新制订了分型办法，该方法以股骨近端骺板中点为参照，根据其在 Hilgenreiner 线（H 线）和 Perkin 线（P 线）之间的位置定义髋关节发育不良的病理改变程度，分为 4 级，该分型方法实用性更强，已有研究认为 IHDI 在指导治疗和判断预后方面具有更为明显的优势（图 33-21）。

髋臼指数：髋臼外上缘至 Y 形软骨中点连线与 Y-Y 线所形成的夹角。正常新生儿不超过 30°，随生长发育此角逐渐减小，两岁时应降至 20°。

CE 角：股骨头中心和臼外缘的连线与经髋臼骨性外上缘垂线之间的夹角。用于识别股骨头骺相对于髋臼的位置关系，正常为 20°，半脱位时为

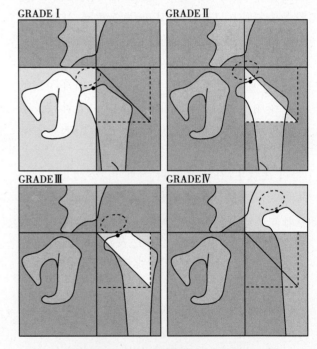

图 33-21 IHDI 髋关节脱位分型方法

0°~19°，全脱位时此角度为负值。

Shenton 线：股骨颈内缘与耻骨下缘的连线，正常时为连续性完好的弧形抛物线。股骨头脱位时的位置上移使得此线中断。此外，投照角度不佳的 X 线片会导致对确切病情的判断失误，甚至误导治疗。观察髋臼底部的 U 形泪滴影可以客观地衡量骨盆是否有旋转、倾斜，同时此影像学标志也可以作为衡量治疗效果的客观指标。"泪滴"征

33

象三个边缘分别是髋臼的侧壁、骨盆壁和臼底的骨皮质。

掌握以上 X 线标记可以对绝大多数的发育性髋关节脱位的患者做出正确的诊断、脱位评估、治疗效果判断等。CT 检查在判断脱位状况、制定相应的治疗方案和术式选择上非常有价值，可以通过测量股骨内外髁连线与股骨颈的轴线的夹角，大致判断股骨前倾角，同时可以多个角度观察股骨头髋臼之间的相对关系，有助于指导手术方式。MRI 检查的意义近年来得到了越来越多的重视，通过 MRI 检查，可以明确髋臼盂唇软骨形态，判断股骨头软骨的复位质量，也有报道根据盂唇软骨内出现的高信号区，判断髋臼的发育趋势，也可以观察股骨头内血供状态，对于指导预后有明确意义。

【诊断】

体格检查：新生儿期的髋脱位体征包括大腿内侧皮纹及臀纹不对称，股三角空虚导致股动脉触摸不清、大转子外上方移位，双下肢不等长，Allis 征、Klisic 征阳性等。对于完全的髋关节脱位，其外展活动可受明显影响。行走期儿童则表现为跛行，腰前凸增大，大转子上移，单腿直立试验（Trendelenburg test）阳性，明显的双下肢不等长等。较大儿童及青少年甚至以髋关节疼痛为首发就诊主诉从而得到髋脱位的诊断

影像学检查：近年来最大的进展在于早期超声检查的使用，极大地提前了婴幼儿 DDH 获得诊断的年龄，使得早期正确的治疗更有依据。在全国各大城市已经相继开展了婴幼儿 DDH 的早期筛查工作，这些工作的扎实推进，必将使得 DDH 的早期治疗更为规范。

超过 6 个月的患者，因股骨头骨化中心的出现，超声诊断的准确性受到影响。对于有明确体征的患者，行标准 X 线检查非常有必要，如前所述，采用 IHDI 分级标准可以对早期 DDH 做出相对明确的诊断；对于超过 4 岁的患者，通过测量髋臼指数、CE 角等方法，均可获得诊断。

【鉴别诊断】　发育性髋关节脱位需要与以下疾病进行鉴别。

1. 先天性髋内翻　患者所表现的症状与检查体征与髋脱位非常类似，也会出现双下肢不等长的各种表现。标准的前后位 X 线片可以发现颈干角明显减小，股骨近端干骺端内下方存在一个三角形骨块，此特征性的影像学表现可以为诊断髋内翻提供肯定的依据。

2. 病理性髋脱位　耐心仔细地询问患者病史非常重要，往往有新生儿或婴儿期的髋部感染史，虽然这种感染过程可能很轻微，甚至没有得到医生的确认诊断，但是从不可解释的发热史、改变患者体位时的明显哭闹、患侧下肢少运动等均可以怀疑有感染发生。体检可以发现患侧髋关节活动受限（与发育性髋脱位中的表现截然相反），较重的病例 X 线片可以有股骨头骺部分或全部缺如，甚至股骨颈的长度也明显缩短。

3. 此外，临床上较为少见麻痹性髋关节脱位和痉挛性髋脱位。根据患者的前期病史、肌肉力量的变化、除髋脱位外躯体其他部位并发的病理改变如各种各样的截瘫等可以不难做出正确的判断，有些综合征在局部也可表现为髋关节脱位，比如 Ehlers-Danlos 综合征、Larsen 综合征及儿童较为常见的多发关节挛缩等疾患，伴随有全身结缔组织松弛或大关节脱位等其他部位的异常，应注意全身系统检查，做出诊断。

【治疗】　重要的是客观地评估整套治疗计划的合理性和预后情况。需要在开始治疗前即充分地与患者家长沟通，使其明了患者的现状和治疗后可能出现的结果，对于不太理想的预后结果比较容易理解，避免不必要的医疗纠纷发生。

依据患者具体病情大致分为保守治疗和手术治疗两大类。毫无疑问制定合理的治疗方案与患者的年龄密切相关，早期及时的诊断为争取到较好的治疗结果奠定了非常重要的基础。

多数医生相信如下的与年龄相关的治疗选择与预后分析：新生儿期开始治疗者可期望获得完全正常的关节发育和功能；患者在 1 岁以内开始治疗者 90% 以上仍可获得正常的关节功能，对今后的生活和工作不会造成影响；1~2 岁应当是采取各种保守治疗方式的最后时间段；当患者年龄位于 2~7 岁时，采取切开复位和各种髋关节重建性手术就是大势所趋，即使从髋脱位的治疗角度讲

33

此时才开始治疗已经很迟了,但是通过专业小儿骨科医生的努力仍旧可以期待获得比较满意的效果;如果由于各种各样的原因患者迟至 8 岁以上就诊,治疗效果就会明显地变差,很可能无法达到恢复髋关节解剖对应关系的目的。即使如此仍应当积极地治疗,行各种髋关节挽救性手术,争取改善患者的功能状况,提高生活质量。医生应当根据患者年龄、体重、是否已经负重行走、髋关节发育状况、X 线片表现、CT 三维重建表现等等因素综合起来考虑,从而制定出完全个性化的、最适合每一个患者的治疗方案。无论采取何种治疗手段其终极目标均为恢复股骨头与髋臼之间稳定的同心圆解剖关系,而且髋关节的运动功能不应受到影响。即,获得复位的同时不应当对患者造成新的损伤。

1. 新生儿期　Pavlik 吊带可以使出生数月内的脱位逐渐获得复位并维持稳定,此技术应用的关键是固定体位必须合理,正确的方法是将患者髋关节置于超过 90° 屈曲、适度外展位。Pavlik 吊带使用期间,应注意密切随访,观察患者佩戴后肢体的活动情况,髋膝关节的过度屈曲体位,可能造成股神经麻痹。通过超声检测,可以观察到股骨头的复位情况,如髋关节极度外展位则可能造成新生儿股骨头骺脆弱的软骨血运受损从而导致严重的缺血性坏死,此种状况可以遗留严重的功能障碍,甚至比单纯的髋脱位对患者的影响更大,所以,连续观察 3~4 周,如股骨头不能复位,应该及时终止该方法。

2. 闭合复位、石膏(支具)固定　如患者诊断延迟失去了各种挽具治疗的机会后,必须选择手法复位和外固定的方法。此种治疗包括如下几个方面:复位前的准备可以采取短时间的徒手牵引或持续性的双下肢皮肤牵引,以期股骨头适当的下降脱位高度,或者至少使髋关节周围结构松弛有利于复位,甚至有学者认为可以降低复位后股骨头骺缺血性坏死的发生率。对于此种牵引方法也有作者认为对复位过程、复位后位置稳定、股骨头骺血运改善没有任何作用,复位前选择牵引或不牵引两组病例的治疗效果之间统计结果显示没有显著性差别。手法复位股骨头骺进入髋臼内的

操作必须在手术室内、全身麻醉下进行,获得充分可靠的肌肉松弛效果对复位过程非常重要。术者可在持续牵引患肢同时轻柔地加大髋关节屈曲和外展的角度,此外,可以在大转子部位适当施加压力以有利于股骨头骺进入髋臼。切记所有操作均应当避免暴力和反复多次地做复位动作,否则可以造成股骨头骺血运破坏而致缺血性坏死,甚至可发生股骨头骺滑脱。为使复位更容易并且降低股骨头骺复位后的压力,减少股骨头骺缺血性坏死的风险,复位前应当做内收长肌切断,高位脱位患者还应当做髂腰肌腱的切断。手术中拍摄 X 线片确认股骨头骺已经复位后行石膏制动,制动体位为所谓的"人类位"(human position),避免行传统的"蛙式位"固定,虽然理论上"蛙式位"是髋关节最稳定的位置,但是髋关节外展 90° 位置使得构成股骨头骺血供主要血管的旋股内侧动脉受压迫,容易造成股骨头骺的缺血性坏死,故此种强迫体位现在已经被大多数小儿骨科医生所放弃而改用更安全有效的"人类位"石膏或支具固定。两种固定体位的重要区别在于髋关节外展的角度,使用"人类位"石膏制动时需要选择适当的安全角,即髋关节从外展、外旋 90° 开始逐渐内收直至股骨头脱位的角度,确认这个角度后将股骨头置于达到脱位之前的这段安全范围内。如髋关节内收至 50° 时发生脱位,则建议将髋关节制动于外展 60° ~70° 固定。安全角越大,则说明复位后的股骨头越稳定。人类位石膏制动 2~3 个月后,应该更换石膏,根据术中造影情况,适当改变髋关节体位,注意避免股骨头超过 3 个月的长期制动。石膏制动可以使复位后的股骨头保持稳定,有利于股骨头和髋臼的相对应的生长发育。

【手术治疗】　当患者的髋关节脱位没有得到及时治疗,超过了闭合复位年龄,或闭合复位失败,患者已处于行走期,通过手术切开复位,恢复头臼对应关系,并通过髋臼或股骨近端截骨矫形,可以维持髋关节复位,也有望获得满意的治疗效果。

较为常用的手术截骨方法可分为改变髋臼方向类的手术和改变髋臼形态类的手术。

1. 改变髋臼方向的手术有骨盆 Salter 截骨术,

骨盆三联截骨术和髋臼周围截骨术。

（1）Salter 截骨术：由加拿大医生 Salter 教授设计，是针对髋臼发育不良及股骨头已获复位但髋臼覆盖不佳而设计的髂骨完全性截骨术，远截骨端以耻骨联合为轴心，向前、下、外侧旋转，矫正了髋臼的方向，但髋臼的结构和形状保持不变。相对于其他截骨术而言本式的优点为操作简单、成形后的髋臼不易被吸收、髋臼与股骨头的包容性较好、不改变髋臼内的容积。此术式需要二次手术取出髂骨侧克氏针，同时，对于髋臼指数过大的病理情况，其矫正能力有限，可能存在矫正不足的问题，其适合年龄为 2~6 岁。

（2）骨盆三联截骨术：DDH 患者年龄超过 6 岁，耻骨联合柔韧性降低，髋臼旋转困难，故需要将耻骨和坐骨支截骨，因此髋臼能够获得充分的旋转，从而改善股骨头包容。对于耻骨和坐骨支的截骨位置，不同学者提出不同的术式选择，但截骨位置越靠近髋关节，髋臼的旋转程度越大，同时越不容易发生截骨端不愈合，其适应证为：明显的髋臼发育不良，外展位可以达到股骨头复位，髋关节脱位或半脱位经切开复位后，需要恢复解剖稳定性。

（3）髋臼周围截骨术：20 世纪 80 年代由瑞士骨科医生 Ganz 教授介绍开展的髋臼周围截骨术对于青少年髋臼发育不良的患者有极其重要的意义，该术式保留了坐骨后柱的连续性，从而保持了骨盆环的稳定性，对于骨盆内形状改变不大，尤其适用于女性患者。该术式适用于骨骼成熟直到 50 岁，可允许髋臼自由旋转或移动，同时因其保留了骨盆后柱的完整性，需少量固定，可以早期行走。该术式的具体截骨方式为坐骨侧不全截骨，保留后柱完整，通过平行于后柱的截骨，连同坐骨和髂骨的截骨线。通过这种截骨方式，截骨块去除了周围附着韧带的固定，游离范围大，可以获得充分的头臼覆盖，是青少年目前手术保髋最为常用的手术方式，但是，该术式的缺点为手术操作相对困难，需要一定的学习曲线，可能引起医源性损伤。

2. 改变髋臼形态的手术有 Pemberton 截骨术和 Dega 截骨手术。

（1）Pemberton 截骨术：Pemberton 于 1965 年设计的不完全性髂骨截骨手术，以髋臼底部 Y 形软骨为旋转支点、沿关节囊周围不完全的髂骨截骨术。此术式可纠正过大髋臼指数的浅平髋臼、骨盆环维持完整、髂骨截骨处无须内固定、适用年龄范围较大，可用于 10 岁患者。

（2）Dega 截骨术：该术式为另一种髋臼成形手术，由髋臼顶部外侧向下折弯以矫正发育不良的髋臼，其与 Pemberton 截骨的不同之处在于并不是以 Y 形软骨为旋转止点，植骨块由外向内植入，而 Pemberton 截骨的植骨块由前向后方植入。因此，Dega 截骨术增加了股骨头的上外侧覆盖，有时，还可以将骨块放入更后方，可治疗因神经肌肉疾患导致的髋关节发育不良。

上述手术方式对于适龄儿童，可望获得较好的治疗效果，然而，如患者年龄已经超过 8 岁的严重头臼不匹配的髋关节脱位，手术治疗则需慎之又慎，需要反复评估手术可能带来的髋关节功能障碍和是否会增加人工关节置换手术的难度，和患者及家长反复沟通，了解其治疗愿望和实际的病理状态，反复权衡，做出切合实际的手术方案。

【合并症】　发育性髋关节脱位治疗后的合并症是一个尚没有引起同行们足够重视的严重问题，从某种意义上讲，严重的合并症的危害甚至超过髋脱位本身对患者的影响，是一类医源性损伤。

术后再脱位：包括急性脱位和迟发的慢性脱位，其中急性脱位与手术过程中操作不妥当直接相关。而慢性脱位是随着患者逐渐恢复活动，负重行走而缓慢发生的，与软组织松弛、骨性结构发育滞后、髋臼外上缘软骨损伤等因素有关，甚至有学者报道髋臼成形后血运丰富可以导致臼底骨性增厚从而发生股骨头的缓慢外移。

髋关节活动受限：包括软组织因素和骨性因素两方面，绝大多数为手术剥离范围广、术后组织间隙渗血、制动时间过长、功能锻炼方法不当等原因导致软组织挛缩所致。大部分患者通过松解术和合理的功能锻炼可以弥补。如果是手术中软骨性关节面受损则预后不佳，很难再次补救。

成形后的髋臼吸收：截骨过薄、范围过大、下翻和外翻的距离过度容易形成术后髋臼吸收。改善手术操作方式可以很好地得到预防。

肢体不等长：这是一个至今未能得到很好预防和解决的问题。临床上往往看到的是患侧肢体过长，与截骨后血运代偿性丰富，刺激二次骨化中心过度生长有关。幸运的是很少有指征需要二次手术均衡肢体长度。

股骨头缺血性坏死：为所有合并症中最严重、对患者生活质量影响最大的合并症，而且往往恶劣的结果无法挽救。此种合并症既可以发生于保守治疗也大量地见于手术治疗后，如对小婴儿和低幼儿童长时间的"蛙式位"强迫体位固定损伤股骨头骺血运供应；粗暴的反复手法复位；切开复位中损伤股骨头骺周围血管环；高位脱位时股骨近端短缩不足；髋臼成形时髂骨截骨端下压过度造成股骨头压力过大等。股骨头骺缺血性坏死后可以产生扁平髋，头臼不对称；股骨头骺缺损；股骨颈短缩、内翻；大转子上移等。患者可早期出现跛行、疼痛、髋关节活动明显受限，严重影响生活质量。

【预后】　发育性髋关节脱位的预后直接取决于治疗介入的时间和疾病的严重程度，在早期筛查发达的地区，患者可以很早获得诊断和治疗，其预后较为乐观，很多患者可达到正常髋关节，随年龄增长，病理状态的严重性加重，其预后逐渐变差，对于闭合复位成功的患者约60%长期随访可得到相对正常的髋关节。经手术治疗的发育性髋关节脱位，长期随访其关节置换发生率，Salter等曾统计45年随访约45%的患者行全髋关节置换手术。因此，早期筛查，早期诊断和治疗仍是发育性髋关节脱位获得良好预后的保障，也是以后小儿骨科的研究和发展方向之一。

（吕学敏　张建立）

第五节　髋内翻

髋内翻是指股骨近端颈干角小于110°的畸形。1894年Hofmeister首次使用髋内翻这一名词。髋内翻的病因很多，可以是一种独立的原发畸形，也可并发于其他疾病。主要疾病如下。

一、先天性髋内翻

此病准确的描述应是：伴有股骨先天性短缩

的髋内翻。先天性髋内翻（congenital coxa vara）生后就出现，可能是胚胎期肢芽异常发育所致。几乎都是单侧发病。常伴随先天性肌肉骨骼异常和继发于股骨短缩的肢体明显不等长。主要疾病包括：股骨近端局灶性缺陷（proxomal femoral focal deficiency，PFFD），先天性短股骨和先天性股骨弯曲。

股骨近端局灶性缺陷的分类：

【分类】　Aitken 分类法应用最为广泛。股骨近端局灶性缺陷（PFFD）可分类 A、B、C、D 组（图33-22，表33-4）。

A 组：髋臼正常；股骨头存在；股骨干短。股骨头、颈、干之间均有骨性连接。特征性改变是粗隆下出现内翻畸形（髋内翻），常由假关节引起，股骨干近端靠近股骨头。

B 组：髋臼发育出现异常；股骨头存在；股骨干短。特征性改变是股骨干短且股骨近端呈小团状。留在髋臼内的股骨头与股骨干之间无骨性连接。股骨干近端靠近髋臼。

C 组：髋臼严重发育异常；股骨头不是缺如就是仅为一个小骨块；只有一短段股骨其近端变尖。

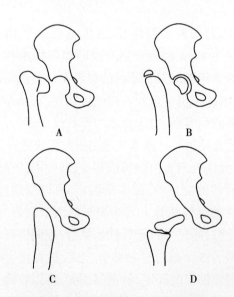

图 33-22　PFFD Antiken 分类

A. A 组：PFFD 其股骨近端最后骨化为粗隆下严重内翻并常有假关节；B. B 组：股骨头留在原有的髋臼内，但头与股骨干之间无骨性或软骨连接；C. C 组：股骨头髋臼和股骨近端骨突缺失；D. D 组：股骨头和髋臼缺失外，残留股骨段过短和高度屈曲，近端股骨突缺失，大部分双侧病变的 PFFD 均为 D 组

表 33-4　股骨近端局灶性缺陷 Aitken 分类

分类	股骨头	髋臼	残留的股骨干	股骨与髋臼的关系
A	存在	正常	短	股骨头在臼内与股骨有骨性连接,粗隆下呈内翻
B	存在	中度发育异常	短股骨近端呈一小团状	头与干间无骨性连接头留在臼内
C	缺失或有小骨块	严重发育异常	短,近端变细	干与小骨块可有骨性连接,干与臼无连接
D	缺失	缺失	短,畸形	无任何关联

D 组:髋臼发育极差或不存在;股骨头缺失;股骨干非常短且畸形甚或股骨干缺失。

【病因】　绝大多数病例病因不明,可能为多因素所致。妊娠第 4 至 6 周,下肢胚胎生成期的发育紊乱可导致股骨缺陷。环境和遗传因素很可能在肢体缺陷的发病中起作用。医学史上的沙利度胺(thalidomide)是一种可能致畸的药物,可导致多种肢体畸形。

【临床表现】　先天性髋内翻常并发先天性短股骨和 PFFD,故而髋部畸形多不是主诉。

伴有 PFFD 患者典型的临床特征为肢体严重短缩,大腿外观增粗,髋关节屈曲外展,下肢外旋。通常患侧足仅到健侧的膝部。由于膝和髋关节的屈曲挛缩,肢体长度往往比实际解剖长度显得短。可出现同侧腓骨缺失(腓骨未能正常发育)。

与 PFFD 有关的先天性股骨短缩,临床表现更加微妙。患侧大腿短于对侧,小腿可能也短。股骨可能前外侧弯曲,皮肤出现小凹。其他表现如股骨后倾(股骨外旋),膝外翻和膝关节外旋畸形,同侧腓骨半肢畸形。

【X 线表现】　通常 X 线片就可诊断先天性髋内翻。

注意髋臼、股骨头和股骨干的情况,有助于对肢体缺陷进行分类。加尺测量可了解下肢的长度差别。髋或膝关节的屈曲挛缩可影响对肢体长度的测量。

【治疗】　对每一个 PFFD 的患者认真评估,才能订出合适的治疗计划。先天性髋内翻伴 PFFD,有外展蹒跚步态(Trendelenburg 步态),适合作股骨与髂骨的融合以稳定髋关节。PFFD 的肢体不等长可通过手术或非手术方法治疗。对于股骨大部缺失,下肢严重短缩致患侧足部位于健侧膝关节甚至膝以上的患者(Gillespie C 型),建议佩戴假肢。

肢体延长术的指征是:成熟后的股骨长度至少等于健侧股骨的 1/2。在肢体延长前,髋部畸形如髋内翻和股骨头后倾应先矫正,以避免延长术期间发生医源性髋关节脱位。膝关节的稳定也要注意,跨过膝关节外固定装置(如 Ilioarov 外固定器),能同时延长软组织,可防止膝关节半脱位。

Syme 截肢(在距小腿关节水平)结合膝关节融合术可同时完成,术后短缩的股骨与胫骨融合成为一个超长的骨。这一手术的优点为:单次手术可提供有效的较长股骨以适合佩戴假肢负重。缺点是患肢太长且缺乏膝关节的运动和控制。

Van Nes 旋转成形术:将距小腿关节向后旋转,连接股骨,用朝后的距小腿关节替代膝关节(足跟朝前)(图 33-23)。

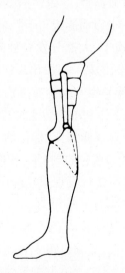

图 33-23　PFFD 的病儿接受 Van Nes 旋转成形术后

这种具有挑战性的手术可使患者获得较好的运动控制和感觉。穿合适的假肢并经训练后,患者可正常行走。这一手术不足之处为:外观差和旋转角度丢失倾向(转回术前的位置)。

Van Nes 旋转成形术的禁忌证为:足与距小腿

关节的严重畸形和双侧股骨发育缺陷。

二、发育性髋内翻

发育性髋内翻,又称婴儿型或颈型髋内翻。患者生后无异常表现,儿童早期出现病变,有轻度的肢体短缩,X线有特征性表现。随着生长发育,股骨近端颈干角呈进展性减小。发育性髋内翻不同于髋发育异常性髋内翻,后者多有全身性的骨骼发育异常。

【流行病学】 本病是少见病,在斯堪的纳维亚,发病率为1/25 000。发病率无种族、性别和左右侧差异。30%~50%为双侧病变。

【病因学】 病因不清。

本病可出现在有遗传因素的骨骼发育不良中,例如颅锁发育不良、干骺端发育不良,这些都是常染色体显性遗传疾病。

被广泛接受的假说为股骨颈内侧软骨内骨化的原发性缺陷,这导致股骨颈局部骨营养不良,不能很好地承受负重后的剪应力,肌力和体重的持续作用导致髋内翻畸形不断进展。组织学研究发现生长板的软骨细胞发育异常,它妨碍骺板与股骨干骺端的坚强连接,导致髋内翻畸形。与股骨头骨骺滑移不同,没有骺板与干骺端的滑移。

【临床表现】 大部分发育性髋内翻从开始走路到6岁之间的某一时段出现症状。常见的主诉为跛行、可伴易疲劳但少有疼痛。跛行由臀部外展肌群肌力下降和单侧病变时的肢体不等长引起。患者如果为双侧病变,常见的主诉为摇摆步态,与双侧髋关节脱位的"鸭步"相似。

体格检查通常可发现大粗隆凸出和上移,常伴有外展肌群肌力下降和Trendelenburg征阳性。单侧病变有轻度的肢体短缩,即使在未治疗的情况下,成人后下肢短缩也很少有超过3cm者。患髋外展和内旋受限。可有髋关节的屈曲挛缩。

【X线片所见】 发育性髋内翻的诊断和与其他髋内翻的鉴别有赖于某些X线片的典型特征。对疑似的病例需拍摄双髋的前、后位和蛙式位X线片进行评估。X线片特征包括:颈干角减少;HE角增大;骺板几乎呈垂直状,股骨颈下方的干骺端可有一看似三角形的骨块,由倒V形的透亮区包

绕;股骨的正常前倾角减少,有的演变成后倾;短髋;有些患者有轻度的髋关节发育不良。

正位X线片:颈干角低于110°(正常儿童的颈干角为130°~145°),典型病例大约为90°(图33-24A)。HE角(Hilgenreiner线与骺板平行线相交角度)大于25°(正常少于25°),典型病例可发展到介于45°~70°间(图33-24B)。骺板近于垂直。

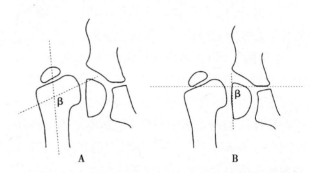

图33-24 发育性髋内翻股骨上端畸形X线照片的定量测定

A. 股骨颈-干角是股骨长轴线与股骨颈长轴线的交角;
B. HE角是Hilgenreiger水平线与骨头骺板相交角

股骨颈下方的倒V形为该病的特征性改变。V形内侧的X线透亮区代表增宽的骺板。三角形内充以发育不良的骨质。

【自然病史】 发育性髋内翻患者存在股骨颈应力性骨折不愈合和早发性骨性关节炎的危险。

有研究表明内翻畸形进展的决定性因素为HE角。骺板越趋水平位(HE角低于45°),股骨颈缺损区越可能自发愈合,从而使内翻畸形停止进展。患者如果出现几乎垂直的骺板(HE角大于45°),畸形就越容易进展而呈现典型的X线表现。

【治疗】 治疗目标为刺激、促进股骨颈缺陷区的骨化和愈合,矫正股骨颈干角至正常,恢复髋关节外展肌的正常功能。非手术治疗措施如:外展支具、牵引、训练等无确切疗效。临床症状和HE角大小是决定是否需要手术的主要因素。通过粗隆间或粗隆下的股骨近端外展截骨,使股骨近端骺板从垂直转为水平位(减少对该部位的剪切力),加速缺损区的骨愈合是最为有效的方法。

Pauwel Y形截骨和Langenskiold外展截骨均为通过粗隆间截骨矫形的典型术式,临床效果均满意。粗隆下外展截骨也能达到治疗的目的。为

了减少复发的风险,要将 HE 角减少到 40°或使颈干角大于 160°。

为防止截骨愈合前,矫正角度丢失,推荐使用坚强的内固定如张力带技术,钢板或钉板系统。要尽可能避免内固定物损伤骺板。术后是否使用髋人字石膏或支具外固定取决于内固定的稳定性和患者的合作程度。

(祁新禹)

第六节　股骨头无菌性坏死

【定义】　股骨头无菌性坏死(Legg-Calvé-Perthes病),简称 Perthes 病。在国内,临床上习惯称之为儿童股骨头缺血性坏死或儿童股骨头无菌性坏死。

1910 年,Legg-Calvé-Perthes 病分别由美国的legg、法国的 Calvé 和德国的 Perthes 医生首次描述。它是一种儿童特有的股骨头骨骺缺血性坏死,表现为股骨头骨化核的密度增加、碎裂,骨化核生长减缓乃至停滞,而环绕股骨头骨化核的软骨仍在持续生长,造成髋关节向外的半脱位。股骨头坏死部分逐渐被吸收并有新骨形成。伴随新骨形成,股骨头发生缓慢修复塑形直至生长发育停止。在这个过程中,股骨头的力学特性发生改变,影响股骨近端的正常发育,出现头变大呈蘑菇形、颈短且宽、大转子上移等畸形。当病程进入后遗症期,髋臼也出现相应的改变即髋臼发育不良,股骨头与髋臼不匹配、不相称,是早发骨性关节病的诱因。

Perthes 病常见于 4~12 岁的儿童,但 18 个月~骨骼发育成熟期间的儿童均可发病。双侧发病占 10%~12%。男孩多见,男女之比为(4~5)∶1。Perthes 病的常见症状是跛行,活动后加重,休息能够缓解。疼痛可位于腹股沟处、大转子区以及膝关节周围,因而儿童有膝关节疼痛应检查髋关节。Perthes 病典型的临床体征是髋关节外展、旋转功能受限,以内旋受限为著,Trendelenburg 征阳性。

【病因与发病机制】　尽管人们认识 Perthes病已有百余年了,但是它的确切病因与发病机制尚未完全明了,不同年龄患者的头坏死的范围和程度差异很大,故对治疗方法的抉择往往很困难。

Perthes 病与成人股骨头坏死是不同的疾病,有自限性特征,不可简单套用成人的治疗方法,如切开关节囊行股骨头钻孔减压、带血管的骨移植等。目前,尚无科学证据显示中药对 Perthes 病的治疗效果。

(一)解剖结构特殊性　4~8 岁儿童的解剖形态结构的特殊性,可能是使其易患此病的原因之一。股骨头的动脉供应来自环绕股骨颈关节囊的内、外返折动脉,主要供血来源是内返折动脉的终末分支,除关节囊外的动脉环还有滑膜下关节囊内的动脉环与 4 个颈部升支汇合。8 岁以内的动脉环通道非常狭窄,男孩关节囊内动脉环不如女孩的发育完善,同时经股骨头圆韧带动脉供血尚未开放。因此,该年龄段患者发病率高。有学者倾向于这样一种观点,即解剖结构上的特殊性加上男孩好动,轻微、反复的外伤,使颈升动脉的连续性受到破坏,导致股骨头缺血性坏死的发生。

(二)股骨头血运障碍　缺血一直被认为是Perthes 病的重要原因。早在 1926 年,Konjetzny 在Perthes 病的病理标本中发现血管壁增厚,血流阻塞,从而首次提出股骨头血运障碍学说。1973 年,Sanchis 等提出二次梗死学说,他们通过四环素制出股骨头梗死的动物模型,一次梗死未能复制出Perthes 病的典型组织学模型,但二次梗死后的组织图片却很典型。Inoue 等后来在人类标本也发现了这种双重梗死。Kleinman 等发现 Perthes 病患者血液黏稠度增加,有血栓形成倾向,导致股骨头血运减少。其他一些学者也证实骨髓内静脉回流受阻可引起血管栓塞。这些研究提示 Perthes病患者可能存在凝血系统异常,导致股骨头微循环障碍,造成缺血坏死。此外,一过性滑膜炎或关节内血肿引起的无菌性炎症释放出的炎性栓子可使血管外压力增大,影响了股骨头血液供应。炎症和免疫过程的共同作用,导致凝血系统亢进、纤溶抑制,诱发局部血栓形成,进而造成股骨头的缺血性坏死。

最近,Mumtaz 等应用明胶海绵堵塞狗股骨头血供,分别于术后 1、2、4、8、12 周作组织病理学研究,发现类似于人类 Perthes 病的演变过程。最初,表现为内侧关节间隙增宽,在第 8 周出现骨骺密度增高,股骨头膨大、股骨颈增宽,在第12周除遗留髋内翻外,绝大部分实验动物股骨头形态恢复正常。该实验进一步支持了血栓形成学说。

(三)内分泌代谢异常　出生后骨骼的发育受到生长激素调节,而在一定程度上其调节作用是由胰岛素样生长因子(IGF)介导的。Perthes病患者发病最初2年内血浆IGF1水平明显降低,其身高和体重的发育受到影响,而恢复期的患者身高和体重的发育又有加速的现象。Neidel等提出Perthes病患者的骨发育延迟、骨龄落后可能是其激素水平停滞在婴儿期水平的结果。Sung等观察骨龄发育状况与Perthes病的相关性,发现所有患者均伴随骨龄发育延迟,并且延迟的时间越长,预后越差。

(四)环境因素的影响　该病存在地区分布差异并与社会经济状况有关。Pillai等对苏格兰西南部0~14岁儿童Perthes病做了流行病调查,观察到该病与人口密度及社会经济情况的相关性,发现Perthes病与家庭贫困程度相关。Joseph等对印度南部地区Perthes病的流行病学调查结果提示农村发病率高于城市。Pillai等认为,无论农村或城市,贫困是导致该病的重要原因。贫困影响了母亲孕期的生活习惯及胎儿的营养状态,可能与某些微量元素的缺乏有关,最终可能成为Perthes病的诱因之一。在环境因素中,有学者注意到儿童长期暴露于吸烟环境中也与Perthes发病相关。

(五)创伤　自20世纪50年代始,轻微、反复的外伤被认为是引起Perthes病的致病因素之一。男孩通常活动多于女孩,所以这种观点也用于解释男孩发病率高于女孩的现象。Salter等认为Perthes病是一局部而非全身病变,股骨头缺血性变化是超生理范围的异常力学反复刺激引起的继发改变,尤其是早期软骨下骨折的程度和范围决定了股骨头塌陷的程度,对于判断预后有重要意义。

(六)基因变异　近年,有学者从遗传和基因突变角度研究Perthes病因,认为该病存在易感基因和家族倾向。Yashineri等报告了一个Perthes病遗传特征明显的家族,家族三代男女均有发病。对该家族10位成员外周血基因分析,发现编码Ⅱ型胶原α1链的基因变异是引起Perthes病致病因素。Ⅱ型胶原是软骨细胞增殖、分化过程中合成和分泌的重要胶原,也是关节软骨细胞的标志分子之一,目前已经发现很多骨骼系统疾病,如成人股骨头坏死、早期发生的骨性关节炎等都与Ⅱ型胶原基因变异有关。因此,Ⅱ型胶原基因变异并不是Perthes病的特异致病因素,可能与其他基因及环境因素共同作用起作用。Szeperi等的回顾性研究注意到因子Ⅴ Leiden变异与Perthes病的严重程度相关,凡因子Ⅴ Leiden变异者,其股骨头病变严重。

【症状和体征】　发病年龄通常见于4~10岁的男孩,患者较正常同龄儿童矮小,肥胖。部分患者有轻微的外伤史。可有持续数周或数月的跛行,活动后加重,休息能够缓解。疼痛最早见于髋部周围,以后在大转子附近。髋部由三条感觉神经支配,故患者主诉疼痛可表现在髌上(股神经支配区)、大腿内侧(闭孔神经支配区)及臀部(坐骨神经支配区)。许多病例因患者主诉膝部疼痛,未检查髋关节而延误诊断。患侧臀肌和大腿有轻度的肌萎缩,Trendelenburg征阳性。

在仰卧位髋关节伸直时检查髋关节活动,可见外展受限。俯卧位以及仰卧位检查,可有患髋旋转受限,尤以内旋受限为著。早期的活动受限是滑膜炎和肌肉痉挛所致,晚期则由扁平、增大的股骨头外展时与髋臼相碰撞,产生"铰链嵌顿"(hinge abduction)所致。股骨头受累程度越重,这些症状和体征愈明显。这个过程持续1~1.5年,伴随受累股骨头的修复,症状逐步缓解。

【鉴别诊断】　许多疾病都可以引起股骨头缺血坏死,如血红蛋白病(如镰状细胞贫血,地中海贫血)、白血病、淋巴瘤、血小板减少性紫癜、血友病。详细询问病史和体格检查有助于鉴别。甲状腺功能减退表现为双侧对称性改变,股骨头呈进行性骨化,表现为假性碎裂,可引起扁平髋。

如果有明确的家族史或表现为双侧病变,应除外是否为多发骨骺发育不良,脊柱骨骺发育不良。这些疾病表现为患者身材矮小,股骨头对称性的扁平、碎裂、轻度硬化,没有干骺端的相应改变,其他骨骺也有异常改变,特别是股骨远端骨骺扁平增宽,通常双侧髋关节同时起病。而 Perthes 病则表现为股骨头不对称的受累,局部密度增加,有干骺端受累,双髋关节发病者为相继受累,一般间隔 1 年或更长时间。

在年幼儿童中,创伤性髋脱位或发育性髋脱位治疗后可出现股骨头缺血坏死,但是均继发于原发疾病治疗后。

【辅助检查】

(一)X 线表现

1. 初期　股骨头骨化核外形变小。关节内侧间隙增宽即泪滴与股骨颈喙突间距增大,原因可能为滑膜炎及关节软骨肥大。骺板形态不规则增强。CT 也可见到由于圆韧带肿胀导致早期时股骨头的外移。有报告认为关节囊肿胀亦为初期表现。然而,此表现后来被证实与拍片时髋关节位置(外展、外旋位)有关,而不完全是病理改变。约 1/3 的病例最早期于股骨头软骨下区可见线状骨折,通常在蛙式位(侧位)最明显。随着病情发展,股骨头密度呈进行性增加。在干骺端还可见到边缘清晰的囊性变和模糊的透亮区。若在骨化核中见到透亮区表明本期结束。此影像学阶段平均为 6 个月,最长可达 14 个月。

2. 碎裂期　股骨头骨骺开始发生碎裂,坏死骨质节裂成多个小致密骨块;碎裂的股骨头骨骺凸出于髋臼外,关节内侧间隙增宽,髋关节半脱位;干骺端有大小不等的囊变区;骺板不规则增宽。股骨头中央区致密,与股骨头内外部界限清楚。严重的病例中央区和外侧部无分界。碎裂期以股骨头软骨下出现新生骨而告终。轻型病例只在蛙式位才能看到碎裂,而在正位可只有轻度斑点样致密影,这说明只是股骨头骨骺前部坏死。此影像学阶段平均持续 8 个月(2~35 个月)。最轻的病例并无实际的碎裂期,股骨头逐渐恢复致密区渐消散。

3. 愈合期　软骨下新骨形成是此期开始的标志。骨修复与再生一般始于股骨头中心,然后分别向内、外侧扩展。股骨头、颈的外形变化明显。通常股骨头前部最后骨化(蛙式位片可见)。股骨头的透亮区渐由编织骨充填,过一段时间再塑形成为板状骨。整个股骨头全部完成再骨化则愈合

期结束。该阶段平均持续 51 个月(2~122 个月)。本阶段大部分病例股骨头在不断地恢复其圆形。然而少数病例(主要是 5 岁以前发病的患者)股骨头全部受累,渐变扁平。

4. 后遗症期　股骨头密度不再发生改变,但股骨头的形状仍在不断变化直至骨骼发育成熟。愈合结束后,股骨头形状可完全正常或扁平状(非球形)。病变若累及股骨头骺板,则大转子逐渐过度生长。股骨颈变短、增宽。此期髋臼也出现相应的改变即髋臼发育不良,股骨头与髋臼不匹配、不相称。

(二)CT 表现

1. 初期　有少量关节积液和关节滑膜肥厚征象,即股骨头骨骺、干骺与关节囊之间低密度影以及髋关节内侧间隙轻度增宽。

2. 早期　骨骺出现延迟或变小,发育较正常儿童延缓 3 个月至 3 年不等。骺软骨较正常侧变厚。股骨头骨骺变小,密度均匀增高,正常骨纹消失,可凸出于髋臼外缘,形成半脱位。股骨头骨骺前上方边缘皮质下可有新月形低密度透光区(新月征,软骨下骨折)。干骺端邻近骺板处骨质内有囊样低密度区,周边多有高密度硬化边围绕。股骨颈粗短,骨质疏松。

3. 中期　随病程进展,高密度骨骺内出现多发、大小不等的囊样、条状或不规则低密度区,股骨头骨骺节裂成多个高密度硬化骨块。低密度透光区周围因有数量不等的新生骨形成,而出现高密度硬化缘。干骺端粗短,局限性骨密度下降和囊状软组织低密度区更明显。骺板不规则增宽,有时可见骺板部分早期闭合。

4. 晚期　若临床治疗及时,股骨头骨骺大小、密度及结构可逐渐恢复正常。如治疗延迟或治疗不当,常遗留各种畸形。冠状重建图像上,股骨头扁平呈蕈样或圆帽状。股骨颈粗短,大粗隆升高,头部缩入颈内或偏斜于前下方,颈干角缩小而致髋内翻。髋臼增大、扁而浅平,外形不规则,髋关节半脱位。继发性关节退行性变可出现骨质增生和关节间隙变窄。

(三)MRI 表现　MRI 对 Perthes 病的早期诊断比较敏感。早期表现为滑膜炎和少量关节积液。

关节积液为线性长 T_1、长 T_2 信号,位于头臼关节软骨之间和骺软骨及干骺与关节囊之间,于髋臼边缘处可为三角形。短 T_1、中等 T_2 信号的股骨头骨骺变小,骺软骨及骺板软骨增厚。

随病程进展,股骨头骨骺变扁,并呈长 T_1、短 T_2 信号改变,或同时出现条索状、结节状及不规则形长 T_1、长(短) T_2 信号区。干骺端近骺板处示类圆形长 T_1、长 T_2 信号结节,伴长 T_1、短 T_2 信号缘,和/或干骺端大部呈长 T_1、等长 T_2 信号区。股骨头骨骺凸出于髋臼外缘。头骺软骨及骺板软骨厚薄不均。病变中晚期骺板不均匀变窄或部分提早消失。股骨颈粗短,大转子相对增大并上移。骨骺信号可逐渐恢复正常,但可较对侧扁平。骺软骨不同程度增厚,厚薄不均,甚至不连续。关节囊亦较健侧增厚。关节内游离体 T_1WI 和 T_2WI 均呈低信号。

(四)核素扫描　三相显像中,动脉相见患侧供血低于健侧;血池相见患侧斜率增高,提示静脉回流障碍;静态相见放射性核素浓集。早期表现为股骨头外上方有放射性稀疏区,中期见坏死部位的放射性稀疏区周围有放射性浓集。

【X线片分型】

(一)Catterall 分型　根据骨盆正位与蛙式位 X 线片所见,分为四型,依据分型采取有针对性地治疗。I型:股骨头骺前部少部分受累,内、后、外基本正常。无死骨、无塌陷,干骺端无变化,有时可见软骨下骨折征象,头圆形,预后好。II型:股骨头前部受累范围增大,近 50%。头稍扁、有死骨、塌陷。正位及侧位有时均可见软骨下骨折影,但骺板内、外缘结构完整,故骺板生长未受影响,预后较好。III型:侧位片股骨头骺大部分受累,经最大吸收后仅后、内侧小部分正常。正位片示软骨下骨折线自内侧延伸至骺偏外部,本型以头骺偏外部侵及为特征。IV型:全骺受累。存在贯通性软骨下骨折,正位及侧位片均可见。骺板受累,导致头的塌陷及相应畸形,预后差。

Catterall 认为:I 和 II 型预后良好,无须治疗;III 和 IV 型需要治疗。此外,Catterall 描述了四个股骨头危象征,分别是:①股骨头向外侧半脱位;②Gage 征即股骨上端的干骺端外侧面 V 形透亮区(骨质疏松区);③头骺外侧钙化;④股骨头骺板呈水平位。Catterall 认为危象征可用以判断预后,它的出现增加了结果差的风险。

Catterall 分型的各型之间的鉴别较为困难,如 II 型与 III 型之间。观察者之间的一致性、可重复性较差,对头危象征的判断和解释也较为困难。但 Catterall 分型仍是临床使用的分型方法。

(二)Herring 外侧柱分型　Herring 提出的外侧柱分型是根据骨盆正位 X 线片上,病变进入碎裂期后股骨头外侧部分的高度变化进行分型的。病变进入碎裂期后股骨头通常分成内侧、外侧和中央三个区域即柱的概念,股骨头中央碎裂区域与内、外侧正常区的分界线,即为柱的分界线。碎裂早期,内侧柱、中心柱和外侧柱出现分离。根据外侧柱的变化分为四型:A 型:外侧柱只有密度的轻微改变,无高度丢失;B 型:外侧柱可见密度减低区,但高度丢失不超过原有高度的 50%,中心柱高度低于外侧柱常常是该型的早期表现;C 型:外侧柱的塌陷超过原有高度的 50%,外侧柱和中心柱无明显分界;B/C 型:外侧柱的塌陷介于 B 与 C 型之间。

外侧柱分型与预后密切相关,A 型预后好,C 型差,B 型和 B/C 型介于两者之间。外侧柱保持完整,预后较好。如仅为股骨头的中心部分发生碎裂、塌陷坏死,外侧柱骨缘会对股骨头中心产生支撑作用,从而防止其塌陷;如果坏死分布广泛,尤其是累及外侧柱,这种支撑作用丧失,股骨头塌陷不可避免。

研究发现,Herring 外侧柱分型在观察者之间的一致性较好,与结果有明显的相关性。Ritterbusch 等比较了 Herring 外侧柱分型与 Catterall 分型,结果显示前者简单、易行、可重复性强,能更好地评价远期疗效。目前,Herring 外侧柱分型法已经成为临床常用的指导治疗和估计预后的分型方法。

(三)Salter-Thompson 分型　根据对 1 264 例 Perthes 病患者 X 线片的分析,Salter 和 Thompson 认为软骨下骨折程度和范围与远期骨质吸收范围密切相关,这可以帮助早起预测股骨头最终受累程度。软骨下骨折影(或称为新月征)是发生在

Perthes 病早期的暂时现象,持续 2~9 个月,这种 X 线表现可于临床症状出现之前发生。

Salter 和 Thompson 依据软骨下骨折程度提出 Perthes 病的分为两型,分别是:A 型,少于 50% 的股骨头受累,相当于 Catterall 分型的 I、II 型,预后良好,不需治疗;B 型,大于 50% 的股骨头受累,相当于 Catterall 分型的 III、IV 型,预后不佳,应给予治疗。

A 型和 B 型主要区别在于骨骺外侧柱是否保持塌陷。外侧柱完整可防止骨骺塌陷和随后发生的畸形。该方法使用简单,可在早期做出分型,指导治疗。缺点是相当部分的患者并无 X 线片上软骨下骨折影,而且对 X 线片的清晰程度要求较高,因而临床应用上有所限制。

【治疗】

(一)治疗原则　对 Perthes 病的病因与发病机制尚未明了,不同年龄患者的头坏死的范围和程度差异很大,故对治疗方法的抉择往往很困难。

长时间的卧床免负重是既往常用的治疗方法,认为免负重可以降低髋关节的压力,有助于预防股骨头的机械性致畸作用和早发退行性关节病,手术干预难以改变自然转归。但是 Harrison 等指出,即使卧床休息,髋关节的轻微活动也会对股骨头产生明显的压力,长期制动和卧床对该病的 X 线片演变过程并无影响。此外,长时间卧床还可能伴发肌肉失用性萎缩、骨质疏松、患肢短缩、丧失正常生理性胸后凸、尿路结石,以及社会、心理和情感方面的问题。目前认为,短期卧床适于有明显疼痛和跛行,处于 Perthes 病的早期,尤其是 X 线片显示有软骨下骨折的患者,有助于改善髋关节的刺激症状、恢复功能。当病程进入愈合期或后遗症期时,活动受限是股骨头畸形所致,卧床对改善功能和治疗没有帮助。

1966 年,Salter 设计了猪的股骨头坏死动物模型。实验证实,髋关节在正常负重位、免负重位、外展位负重三种体位下,只有在屈髋外展位并负重情况下,髋臼可作为塑形的模具使股骨头变圆;将髋关节置于中立或内收位时,股骨头则变宽变扁出现明显的畸形,表明髋关节在中立或内收位以及免负重时,股骨头凸出髋臼外缘的部分承载

的应力最大,难以使其修复,是导致股骨头畸形的主要原因。此外,Salter 的实验还证实,股骨头软骨下骨折征的存在及其范围是远期股骨头塌陷、畸形的早期征象。

2004 年,美国达拉斯市 Texas Scottish Rite 儿童医院的 Dr.Herring 等报道了 Perthes 病前瞻性多中心研究结果。该项研究是共有来自美国、加拿大的 28 家医院、36 名小儿骨科医生参与的于 1984—1992 年间进行的共包括 389 例患者的治疗。对纳入研究的每一例患者,根据医生的个人选择,采取以下任何一种治疗方法:

(1)无治疗,观察;

(2)保守包容治疗,穿戴外展支具;

(3)手术包容——Salter 骨盆截骨术;

(4)手术包容——股骨近端内翻截骨术。

所有患者全部随访至骨发育成熟期,采用 Stulberg 标准做评估。研究结果显示,发病年龄 ≤8 岁、骨盆正位片示为外侧柱分型的 A 型和 B 型,只需要给予消炎止痛药缓解疼痛,皮牵引 1~2 周改善髋关节功能,特别是旋转功能。手术与保守治疗、无治疗的结果无显著差异。发病年龄 >8 岁、外侧柱 B 或 B/C 型,手术包容的效果优于无治疗和保守治疗,Salter 骨盆截骨术与股骨近端内翻截骨术无明显差异。发病年龄 >9 岁的外侧柱 B 或 B/C 型,Salter 截骨术联合股骨近端内翻截骨可能效果更好,但远期结果有不可预料性。发病年龄 >8 岁、外侧柱 C 型者,手术与非手术治疗对远期结果均无显著效果,3/4 的患者在发育成熟时的评级为 Stulberg IV级。

目前,多数学者的共识是头坏死的修复应在髋臼的包容下进行。作者等的长期随访研究也证实,在股骨头处于密度增高或碎裂早期并有向外侧半脱位时,采用骨盆或股骨近端内翻截骨术,将受累的股骨头置于髋臼内,可以加大股骨头与髋臼之间的接触面积,使髋关节承载的应力平衡,能促进股骨头的塑形,使患者在生长发育成熟时,股骨头修复成圆形,头臼匹配关系相称,进而避免远期发生骨性关节病。

尚无科学证据显示中药对 Perthes 病的治疗效果。治疗成人股骨头坏死的方法如切开关节囊

33

行股骨头的钻孔减压、带血管的骨移植等,不能用于 Perthes 病的治疗。

（二）改善髋关节功能　给予任何治疗之前,首先要恢复并维持髋关节的外展和旋转活动。髋关节功能的恢复,有助于滑液对软骨的滋养作用,减轻刺激症状,避免股骨头出现畸形。可采用卧床加皮牵引、口服非甾体抗炎药以及物理治疗。卧床和皮牵引一般维持 2 周左右。牵引时应屈髋 30°~45°、轻度外旋位,这样可使滑膜炎导致的关节内压增高降至最低,是使关节功能恢复的理想体位。当症状缓解、功能恢复,可让患者扶拐部分负重下地活动。对反复发作、持续性的髋关节功能受限者,需皮下切断内收肌腱,外展、内旋位石膏裤固定 4~6 周。当髋关节功能恢复至屈曲大于 100°,外展可达 40°、内旋至少 20° 后,即可根据患者年龄以及股骨头受累程度给予手术或非手术的包容治疗。

（三）保守治疗　适于发病年龄 <8 岁、外侧柱分型的 A 型和 B 型并无髋关节半脱位者,应用外展石膏管形或外展支具治疗。

1971 年,Petrie 等报告应用长腿外展位石膏（双髋外展 45°、内旋 5°~10° 位,两大腿间用木棍支撑维持,不固定骨盆）治疗 Perthes 病取得满意效果。Petrie 等的治疗过程为石膏固定前要给予卧床皮牵引,恢复髋关节的功能,经皮行内收肌腱切断,然后石膏固定。每 3~4 个月更换一次,直到头进入修复期,平均为 19 个月。Petrie 等认为在股骨头包容下使髋关节维持活动可促进股骨头的再塑形。但石膏固定时间过长是其缺点。Atlanta 外展行走支具是最常用的非手术包容方法。这种支具能使患者在负重下外展髋关节,行走时髋呈稍屈曲、外旋状态。

Atlanta 外展行走支具是目前常用保守治疗方法。该支具能将股骨头置于髋臼内,促进股骨头的塑形修复成圆形。佩戴支具后,髋、膝、距小腿关节可以活动,因而易被患者接受。通常穿戴支具要 9~18 个月,直至 X 线片显示病变已达修复期。

穿戴支具时应拍摄 X 线片证实股骨头负重下有较好的包容。每次门诊复查时,应先去除支具,检查关节功能是否维持正常。若有异常,应通过皮牵引以恢复髋关节活动,然后重新评估股骨头的包容情况。支具必须全天佩戴直至 X 线片证实已进入恢复期,此时应不会再有塌陷的危险。支具治疗的缺点主要是治疗时间较长,而且需要患者及家长的依从性好,一些患者对佩戴支具有心理障碍,尤其是女孩和大龄儿童。

目前,由于石膏或支具治疗的临床效果缺乏循证医学证据,作为保守治疗的方法已呈现日趋减少的趋势。

（四）手术治疗　Perthes 病治疗的目标是在患者骨发育成熟时,股骨头呈圆形,头臼相称。当髋关节有半脱位时,髋关节的内侧间隙增宽,塌陷碎裂的股骨头凸出于髋臼外。负重以及髋关节周围肌肉力量共同形成的应力集中作用在髋臼外缘,传导至凸出臼外的股骨头部分,是造成头变大呈扁平状畸形,远期出现头臼不相称、早发骨性关节病最重要的因素。因此,当股骨头的密度增高、塌陷碎裂并出现半脱位时,是手术包容治疗的关键时机,有助于改变疾病的自然进程。通过包容手术,使股骨头凸出于髋臼外的部分还纳入臼内,为其修复成圆形创造良好的生物力学环境。当病程进入愈合期以及后遗症期,股骨头和股骨颈的畸形以及头臼不称已经形成,手术治疗已无效果。

术前,需通过 2 周左右的皮牵引缓解疼痛、改善髋关节功能。髋关节能够外展到 45°,无明显的旋转受限,在此基础上通过手术实现对股骨头的包容。术后石膏裤外固定 6 周,然后进行系统的康复锻炼。

常用的手术方式有以下几种:

（1）Salter 骨盆截骨术:适于发病年龄 >6 岁、股骨头受累达外侧柱分型的 B 型、B/C 型并伴有髋关节向外的半脱位者。该术式可增加对头的前外侧包容,改善臀中肌步态,矫正由于肌肉挛缩导致的下肢长短不齐。手术时先经皮切断挛缩的内收长肌腱,术中常规切断髂腰肌腱。术后关节僵硬是其主要缺点。

（2）股骨近端内翻截骨术:适应证同前,内翻截骨有使股骨头更向髋臼中心靠近的趋势并使受累股骨头的前外侧置于臼内,减轻了髋臼外缘对头的压力,同时可降低髓腔内静脉压,增加血流,促进头的修复。术中注意内翻角度不宜超过 20°（颈干角不应 <115°），否则可减弱外展肌力，使臀中肌步态（Trendelenburg 征）更加明显，导致髋内翻和肢体不等长。目前通常选择 90° 的角钢板作内固定。

（3）Salter 骨盆与股骨近端联合截骨术：适于发病年龄 >9 岁，外侧柱分型的 B 型、B/C 型、C 型并有半脱位者。该手术可最大限度地增加股骨头包容，避免单一手术的并发症。股骨截骨使股骨头方向更指向髋臼，同时减轻了来自骨盆截骨对关节的压力。骨盆截骨增加了股骨头覆盖并减少单纯股骨截骨所需的内翻角度，因此降低了髋内翻及外展肌乏力的并发症，同时避免患肢短缩。

（4）大转子阻滞术：发病年龄 4~9 岁的患者，生长潜力大，无论是采用保守或手术治疗，均应考虑在适当时机行大转子阻滞，以避免远期大转子的过度生长。年龄越小，越要关注远期大转子过度生长的问题。可在截骨术的同时或去除内固定时阻滞大转子。

（5）Staheli 髋臼造盖术：适于保守治疗失败，头较大，有比较明显的半脱位者。手术时先将股直肌的返折头切断，沿髋臼缘上方用钻头连续钻孔，再用咬骨钳咬除钻孔间的骨块，形成约 1cm 深的骨槽。由髂骨外板切取宽 1cm、厚 1mm 的条状植骨块，修剪后呈放射状嵌入骨槽内，植骨块的凹面要朝向股骨头，第二层植骨块的放置应与第一层相垂直。然后将股直肌的返折头压在植骨块的表面，拉紧缝合至原处，起固定植骨块作用。最后把剩余的骨块剪碎放在植骨块上方，髂骨外板肌肉缝合可固定堆砌的植骨块。术后并发症包括广泛扩大植骨所致关节屈曲受限及植骨吸收后遗包容欠佳。

（6）Chiari 骨盆内移截骨术：适于大龄、股骨头严重变形、头臼不称并有髋关节疼痛者。该术式是髂骨截骨后，将远端向内移，负重力线移向内侧，可增加股骨头外侧的包容和髋外展肌群的力量，改善跛行步态。截骨平面是在关节囊附着点与股直肌返折头之间进行。从前向后清晰地显露关节囊附着点，有助于确定截骨平面。截骨线应与水平面成 10° 的"外低内高"状，这样可使截骨远端易于向内推移。此外，还可做弧形截骨，即用电钻从髂骨外板沿截骨线连续做多个钻孔，前始于关节囊附着点之上，后达坐骨切迹，中间呈弧形。完成截骨后固定骨盆，握持患肢使其外展，同时推大转子向内，远端内移的程度应为患者髂骨宽度的 1/2~2/3，完全移位可能导致截骨处的延迟愈合或不愈合。用两枚克氏针作内固定。术中注意截骨时应放置骨膜剥离器保护坐骨切迹，避免截骨远端向后移位，并防止刺激、压迫坐骨神经。

（7）股骨近端外翻截骨术：适于有固定内收畸形者，用于治疗有"铰链外展"（hinge abduction）现象，即扁平变形的股骨头外展时与髋臼外缘形成咬合，影响外展的患者。髋关节内收时，头臼适应，而在中立或外展位时头臼不适应。术后大转子移向远端偏外侧，加大了髋外展范围，增加外展肌力、改善步态，缓解疼痛，有利于肢体长度的恢复。但是尚缺乏长期随访。

（8）骨盆三联截骨术 于 20 世纪 90 年代由瑞士的 Christoph Meyer 等提出，他们认为单纯的股骨内翻截骨或 Salter 截骨术容易带来大转子过度生长、髋内翻过度等并发症，而骨盆三联截骨术可以使畸形变大的股骨头获得更好的包容，并且降低了医源性带来的股骨头撞击风险，减少术后并发症的发生。随后，在欧洲举办的许多会议上报道了不少 10 岁左右的严重患者行该术式后获得了很好的疗效。2010 年在欧洲儿童矫形峰会上，骨盆三联截骨术已成为一种治疗严重的大龄 Perthes 病患者的常用手术方式。该术式主要适用于发病年龄 >8 岁，Herring B/C 型、C 型或 Catterall 3 型、4 型的 Perthes 病患者。手术要点包括 Salter 水平截骨、耻骨截骨和坐骨截骨，截骨后髋臼能获得更大程度转位，由于三联截骨是旋转式截骨而不以耻骨联合为铰链，通过截骨后髋臼顶盖的旋转，使股骨头得到满意的覆盖，而立体旋转不改变关节腔体积，关节腔压力不会增加，有利于坏死股骨头的愈合，但手术复杂，技术要求高。Vukasinovic 等研究表明，骨盆三联截骨术可以增加股骨头的包容，改善 CE 角，在改善髋关节的解剖和功能上均获得满意疗效，推荐应用于治疗严重的儿童股骨头坏死。Wenger 等应用该术式治

33

疗严重的 Perthes 病患者后发现此方法能提供有效的包容、长时间的塑形，避免了股骨内翻截骨及 Salter 骨盆截骨的局限性，优良率高达 89%。许益文等报道了用改良 Salter 三联截骨术治疗的 50 例 Catterall 3、4 型的患者，根据 Mckay 髋关节功能评分标准，结果得出优良率为 86.2%，认为三联截骨手术治疗儿童 Perthes 病能改善髋臼对股骨头的包容，使坏死的股骨头在髋臼内得到良好的塑形，逐步恢复骨骺高度，改善髋关节功能，并能阻止或降低骨关节炎的过早发生。

【自然转归与预后】 长期随访显示，Perthes 病股骨头受累的程度、范围和发病年龄与远期退行性髋关节病密切相关。患者生长发育停止时，股骨头轻度畸形，头臼呈同心圆关系，成年后仅发生轻度退行性关节病；若股骨头畸形严重，有扁平髋畸形，头臼不相称，通常在 50 岁之前发生严重的退行性关节病。发病年龄小于 6 岁，成年后几乎不发生髋关节退行性改变。6~9 岁发病的患者，成年后约 40% 出现退行性关节病；而 10 岁以上发病者，成年后全部出现严重的退行性关节病。此外，预后与患者的性别和病程长短有关。女孩的预后较男孩差，女孩患 Perthes 病时股骨头受累程度较男孩严重，这与女孩骨成熟年龄早、股骨头的再塑形潜力相对较低有关。病程长，发病至股骨头修复的时间越长，结局越差。

Stullberg 等进行了多中心的长期随访研究，分析了 Perthes 病股骨头的残余畸形与远期髋关节退行性改变之间的关系。他们发现，患者在生长发育停止时股骨头的畸形越明显，头臼不匹配、不相称时，远期出现髋关节退行性改变的时间早、程度重。根据长期随访结果，Stulberg 提出了 X 线片分级标准，具很强的可重复性，成为目前广泛使用的评估 Perthes 病结果的金标准。Stulberg Ⅰ级：股骨头外形基本正常；Stulberg Ⅱ级股骨头高度有所丢失，但在正位片和蛙式侧位片上股骨头轮廓保持同心圆的偏差不超过 2mm；Stulberg Ⅲ级股骨头外形接近椭圆形，同心圆偏差大于 2mm；Stulberg Ⅳ级股骨头扁平状，扁平化的长度超过 1cm，髋关节屈伸活动正常但旋转活动受限，当髋关节屈曲时经常需同时外旋，而伸直髋关节后外旋消失，

又回到中立位；Stulberg Ⅴ级股骨头塌陷但髋臼无改变，股骨头与髋臼不匹配。Stulberg Ⅲ级和Ⅳ级髋臼轮廓和股骨头相匹配，呈一种非球形匹配关系。Stulberg Ⅴ级，股骨头塌陷，而髋臼没有相应改变（即所谓"非球形不匹配"），与成人股骨头缺血性坏死相似，股骨头中央区塌陷，而髋臼无改变。Stulberg Ⅱ级者预后良好；Stulberg Ⅲ级、Ⅳ级者在成年晚期出现轻、中度髋关节退行性改变和功能障碍；Stulberg Ⅴ级者进入成年后早期即可出现痛性关节炎。

Joseph 等的研究发现，Perthes 病在碎裂期时髋关节半脱位与生长发育停止时股骨头的畸形程度密切相关。受累的股骨头骨化核因血运受阻、梗死、碎裂，进而生长减缓乃至停滞，而环绕股骨头骨化核的软骨以及髋臼软骨仍在持续生长，软骨变得肥大增厚，以髋关节的内侧表现最为明显。髋关节内侧间隙增宽，喙突与泪滴间距增大，髋关节呈向外的半脱位，导致塌陷碎裂的股骨头凸出于髋臼外。负重以及髋关节周围肌肉的力量共同形成的应力集中在髋臼外缘，传导至凸出于臼外的股骨头部分，造成在修复愈合过程中股骨头的严重畸形，如股骨头呈扁平状，蘑菇形，颈变短增宽，大转子上移，头臼不称。进入后遗症期，髋臼也出现相应的改变即髋臼发育不良，最终造成早发骨性关节病。因此，多数学者主张头坏死的修复应在髋臼的包容下进行。将病程处于早期（密度增高、碎裂）并有向外侧半脱位的股骨头置于髋臼内，可以加大头臼间的接触面积，使髋关节承载的应力平衡，以促进股骨头的塑形，使患者在生长发育成熟时，股骨头修复成圆形，头臼匹配关系相称，进而避免远期发生骨性关节病。

（潘少川　白云松）

第七节　股骨头骨骺滑移

股骨头骨骺滑移（slipped capital femoral epiphysis，SCFE）为青少年常见的髋部疾患，股骨头骨骺滑移可能渐进的，或在一些前驱症状后急性发作，其或一段时间轻微症状后发生急性滑移。好发年龄为 12~15 岁之间；股骨头骨骺通过骺板的肥大细胞层

干骺端上滑移。股骨头骨骺滑移这一术语是一误称,事实上由于圆韧带的限制股骨头仍位于髋臼内,而股骨颈滑向上、外方。

【分类】 SCFE 暂时可依据起病的症状分为:急性、慢性或慢性急性发作;按功能分类,患者能否负重(稳定或不稳定的);按形态学或股骨头、颈分离的程度(轻度、中度和严重)可用 X 线或 CT 评估。

Southwick 推荐在前后位或蛙式位测量股骨头 - 干角度数分类(图 33-25)。

头 - 干角之差少于 30° 为轻度滑移;30°~60° 为中度滑移,大于 60° 为重度滑移。

对侧髋关节亦受累或未做测定的,病变侧头 - 干角计算参照正常角度为骨盆前后位片头 - 干角为 145°,蛙式为 10°。

【病因学】 SCFE 的病因不明。曾提出几个有关力学或内分泌的假说,但真正的致病原因可能为多因素的联合所致。力学因素源于股骨颈相对或真正的后倾;青少年期股骨头骺和骺板在股骨颈部的方向改变,改变了骺板骨膜和软骨膜环的力学变化,这些因素均被猜测在 SCFE 病因中起作用。

青少年期股骨正常前倾角减少,股骨颈的后倾或骺板倾斜均与增加股骨近端生长板的剪力,可能并发骺板疲劳。肥胖儿童股骨颈后倾比其他儿童更多。

在青少年时期骨骺软骨的骨膜环在生长阶段起着稳定骺板、减少应力的作用。如果软骨膜环

功能减弱,正常活动在股骨近端的产生生理应力,对肥胖儿童就可导致骺板疲劳。

曾疑为 SCFE 的内分泌学说是基于患者,至少在男孩中,肥胖者居多,并有性腺功能低下的表现。这些情况在青少年生长的高峰阶段表现更为明显,因此提出内分泌学说。

与内分泌功能紊乱有关的另一证据是:SCFE 患者常并发原发性或继发性甲状腺功能低下,全脑下垂体功能低下,性腺功能低下,肾性骨营养不良和常需生长激素治疗。伴随股骨头骨骺滑移并发的全身性异常包括甲状腺功能低下、甲状腺功能亢进、性腺功能低下、全脑下垂体功能低下、佝偻病或肾性骨营养不良、放射线辐射。在青春期,生长激素增加骺板的生理活性,致骺板的纵向生长加速以及股骨近端生长板变宽、脆弱。

【流行病学】 有报道称 SCFE 的年平均发病率占总人口的 2/10 万。从全球来看,日本东部的发病率为 0.2/10 万,在我国的发病率虽无确切统计,但多认为很低,而美国东北部为 10.8/10 万,有报道非洲 - 美洲和玻利尼西亚人群中的 SCFE 发病率较前增加。肥胖是 SCFE 病最显著的相关因子。约 2/3 的患者在体重对年龄表中超过 90 百分位。有着非常明确的好发倾向和部位:男孩多于女孩,左髋多于右髋。但这些好发倾向和部位近来的研究表明有减少。SCFE 与青春期有关,证据表明 78% 的患者发生在青春期。男孩的好发年龄为 10~16 岁(平均 13.5 岁),女孩为 9~15 岁(平均

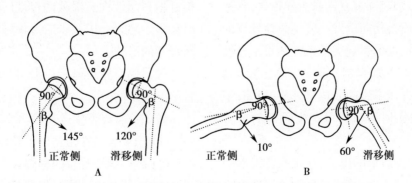

图 33-25　Southwick 法,测量头 - 干角评定 SCFE 严重程度

A. 股骨纵轴线:股骨头 - 干角是股骨纵轴线与股骨头骺的垂直线相交的角,正常此角度为 145°;B. 同样画线在蛙式位的侧位 X 线片上。轻滑移 <30°,中度滑移介于 30°~60°,重度滑移超过 60°。测量的角度要与对侧比较得出

12.1 岁）。SCFE 中常有骨骼成熟晚,发现 70% 的患者骨龄较日历年龄晚 20 个月。有报道双侧病变多达 60%;接近 50% 的患者从一开始就波及双侧。发病有季节变化;几个研究报告称在夏季发病的频率增加。

（1）受累常不对称。

（2）不仅要在疾病的始发阶段而且要在整个随访过程中,都要高度注意对侧是否发病。

（3）年龄小的患者对侧发病的可能性很大,因年龄越小,距股骨近端骨骺闭合的时间越长。

【临床表现】 SCFE 常有的主诉:患髋或腹股沟部疼痛,髋关节运动受限或步态异常。主诉为膝内侧疼痛的患者少见,这是通过闭孔神经和股神经引起膝部的牵涉痛。临床症状和体征的变化与下列因素有关:慢性或慢性的急性发作或急性;滑移稳定或不稳定;畸形的严重程度;是否伴发骨坏死或软骨溶解的并发症。稳定的慢性的 SCFE,患者主诉为腹股沟,大腿内侧或膝部髌骨前上方间断性疼痛。典型的为钝性和模糊疼痛但随着身体活动如跑或体育活动而加剧。疼痛发作后可持续数周或数月。患者仍可行走但表现有避痛性跛行。受累肢体处于外旋和轻微的短缩。单侧病变因症状持久和长期失用,可出现大腿肌肉萎缩。体格检查可发现患侧髋关节内旋、外展和屈曲均受限。活动受限的程度与滑移的严重程度一致。髋关节运动,特别是大的运动可产生轻至中度的疼痛。

SCFE 无论是急性不稳定的或慢性急性发作的,其特点均为患侧髋部突发性骨折样疼痛,常由相对轻微的跌倒或扭伤而诱发。慢性急性发作的表现为原先轻微慢性的表现突然急性加重。急性的先前无症状的髋关节突然发病,疼痛严重和功能受限。体格检查显示患侧肢体呈外旋、短缩、拒绝负重。下肢的任何运动都可产生髋部的严重疼痛。

SCFE 伴有软骨溶解的患者,往往有持续疼痛的病史,并且因髋部不能活动,对日常生活造成很大的影响。发病伊始就有约 25% 的患者有对侧滑移的证据,因此经治医生必须从临床和 X 线片上仔细检查对侧髋关节。

【影像学所见】

1. X 线片　前后位和侧位的 X 线片是评估 SCFE 的主要的和常用的手段。普通 X 线片可有以下所见:

（1）生长板变宽且不规则。

（2）位于髋臼中部的骨骺高度降低。

（3）股骨颈近端出现新月形密度增加区,由于向前移位的股骨颈重叠在股骨头上,产生双重骨密度,又称为"Steel 发白征"（blanch sign of steel）。

正常患者,K 线（Klein 线）在前后位的骨盆平片沿股骨颈上方骨皮质画一直线。与头骺外侧相交。SCFE 患者其头骺进行性移位,K 线与头骺相交部减少。与健侧相比,最终患侧可与头骺不能相交（图 33-26）。

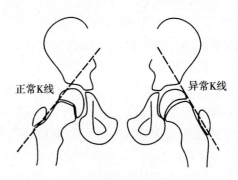

图 33-26　K 线

前后位骨盆平片,沿股骨颈外侧骨皮质画线,正常应于侧方的骨骺相交。典型的骨骺向后滑移,K 线与骨骺侧方相交的范围减少或不相交

真正的髋部侧位片（与检查台交叉的侧位）能很好地显示骺向后滑移的程度。这一角度能对后滑移显示更好。因显示后滑移好所以也有助于诊断轻微的滑移。

蛙式侧位常可显示后滑移和股骨头骺在股骨颈上出现的台阶。

蛙式位有以下优点:

（1）患者容易在髋关节屈曲外展位摄片。

（2）软组织干扰骨的影像最少。

（3）一张片上可同时观察双髋。

对急性（不稳定的）病情,应避免拍摄蛙式位,因为该体位在摆姿过程中有增加骺滑移的潜在危险。如果属急性滑移,股骨颈很清晰,没有或很少塑形。如果滑移已有一段时间,则股骨颈可出现一些塑形,表现为朝骺核滑移的方向,股骨颈出现弯曲。

2. CT 和 ^{99m}Tc 核素骨扫描 对怀疑有 SCFE 而普通 X 线片不能显示的,CT 可用作确认滑移并能准确测量滑移的程度。同时有助于发现内固定装置是否穿过髋关节。另一指征是确认股骨近端骺板是否闭合,对此,普通 X 线片很难看出。三维 CT 重建可评估股骨上端残留畸形的严重程度,特别是考虑作重建性截骨术时。患髋的股骨头骺核素骨扫描核素聚集增加,而在骨坏死时减少。关节腔内核素聚集增加表示有软骨溶解。

3. 超声 超声检查近来也用于诊断和评估 SCFE。借查出关节积液和因滑移而产生股骨颈与头骺间"台阶"而有助于早期发现滑移。滑移的严重程度可借助于测量前侧骨骺线台阶轮廓外形而准确分期。

4. MRI MRI 能认出受累骺板周围形态和信号异常有助 SCFE 的早期诊断,而这些在普通 X 线片和 CT 扫描,往往显示正常。不作为诊断 SCFE 的常规手段,但对极少数髋部疼痛,平片阴性而临床高度怀疑 SCFE,还是有检查指征的。

【治疗】 治疗分为两大类:防止进一步滑移的治疗和减少滑移程度的治疗。

1. 防止进一步滑移的治疗 阻止进一步滑移可采用髋人字石膏固定,原位克氏针或螺钉固定和植骨融合术。对移位的股骨头采用克氏针或螺钉原位固定仍为稳定 SCFE 最常用的方法。"原位"一词是指对骨骺与股骨颈之间已出现的滑移不作任何复位。原位钢钉治疗目的是稳定股骨头骨骺,阻止进一步滑移。由于改进器械,改进术中股骨头骨骺 X 线透视技术和更好地理解 SCFE 的解剖和病理,使得手术简化,疗效提高。

经皮或小切口原位固定的优势有:失血量最少。避免打开髋关节。术后住院和康复时间均短。

这项技术潜在的不足之处有:内固定物可能长期穿透髋关节。对某些严重的滑移技术操作困难。

原位固定术仍要依赖双向 C 形臂才能使手术顺利。单个空心螺钉应从股骨近端前方进入与骺板 90° 交叉,并进入骨骺中部钉的尖端要低于软骨下骨。

股骨头中心轴是内固定装置最为安全的区域。但只有一个中心轴,所以用多钉或钢针固定,有些内固定物就会偏离这一中心轴,从而增加了穿透股骨头的潜在风险。

内固定装置应尽量不要从股骨头的上前象限钻入。由于该部有股骨颈外侧升支的终末枝,一旦从此部钻入,极易出现血管损伤,导致股骨头节段性的骨坏死。

2. 减少滑移程度的治疗 减少滑移程度,能促使股骨头和股骨之间的解剖关系更好,有助于改善运动和功能,推迟关节退行性变的发生。减少滑移程度的治疗包括在骺板稳定以前手法闭合整复和在骺稳定术同时或在骺闭合后施行股骨近端截骨。闭合复位只对急性的或慢性急性发作的严重滑移患者考虑。闭合复位可通过数天的骨牵引完成或在骺稳定术中,轻柔复位。为 SCFE 患者设计的重建力线的股骨近端截骨术,都是为了恢复股骨头、颈和股骨干以及髋臼之间更为正常的关系。在股骨近端和股骨颈不同平面的多种截骨术都曾用于治疗 SCFE。治疗 SCFE 以粗隆间截骨术最为常用,目的是重建力线。粗隆间截骨术发生骨坏死的较股骨颈截骨术低。

【并发症】 SCFE 特有的两大并发症:骨坏死和软骨溶解。有报道 SCFE 并发骨坏死的发生率介于 10%~15% 不等。近来由于滑移稳定术的改进,近期报道骨坏死的发生率明显降低(0~5%)。

软骨溶解是指关节软骨急性溶解,并发关节进展性僵硬和髋部疼痛。典型的临床特征和 X 线片确定关节腔狭窄(3mm 或更少),容易作出诊断。关节软骨溶解的确切病因尚不清楚。有报道称发病率平均为 16%~20%(1.8%~55%)。虽软骨溶解可出现在未经治疗的髋关节,但多数软骨溶解症发生在 SCFE 的治疗后。增加软骨溶解发病率的因素有:手法复位,长时期固定,重建力线的截骨术,特别是钢钉长期穿透股骨头软骨面。近年来,螺钉钻入技术的改进使软骨溶解的发病率下降。如果软骨溶解发生在手术治疗后,因炎症的过程酷似软骨溶解,故必须行髋关节穿刺排除化脓性

33

炎症。软骨溶解的早期治疗措施有:适中的活动,用拐杖协助走路,轻柔的关节活动训练以保持活动范围以及服用抗炎药物。若不能恢复一定的关节活动范围或髋部持续严重的疼痛,需作髋关节融合术或全髋成形术。

(潘少川　李承鑫)

第八节　注射性臀肌挛缩

【定义】 注射性臀肌挛缩(injected gluteal muscle contracture)系指婴幼儿期臀大肌反复多次接受药物注射,导致该部位肌肉纤维性挛缩而产生功能障碍的一种医源性疾病。婴幼儿期有明确臀部药物注射史,4岁左右开始出现症状,绝大多数为双侧受累,男性多于女性,比例约为2:1。

【病因】 发病原因仍然不很清楚,但文献上报告多与下列两种因素有关:①肌肉反复药物注射学说:马承宣于1978年在国内首次报告在婴幼儿期因臀部反复药物注射,引起臀大肌挛缩。此后30多年来,对其病因进行深入的研究,发现采用2%苯甲醇作为青霉素药物注射时的止痛剂,其肌肉挛缩发生率显著增高。②先天性遗传因素:有学者发现少数患者并没有接受药物注射也发生骨骼肌挛缩,且多为同胞姐妹,有的出现两代发病。

【病理】 肉眼可见肌肉挛缩呈片状或条索状,质硬,切面呈灰白色。光镜下可见肌纤维变性、坏死,巨细胞反应,肌纤维呈瘢痕化。

【临床表现】 临床表现主要有:①臀部外上1/4处皮肤凹陷,该部位可触及与臀大肌纤维走行方向一致的挛缩带,当髋关节被动内收、内旋和屈曲时,挛缩带更为明显。②步态异常,患者多数为双侧臀肌挛缩,行走时双下肢呈外展、外旋状,"外八字"步态,跑步时可呈现"跳步征";如为一侧臀肌挛缩,站立或行走时一侧下肢明显外展外旋,呈"外八字"步态。③跑步时步幅较小,如同跳跃前进。④坐位时双膝分开,不能并拢;并膝下蹲的动作不同程度受限,需外展外旋髋关节才能蹲下,呈现典型的蛙式位。⑤少数患者(单侧病变)表现为骨盆倾斜,双下肢并拢时骨盆向一侧倾斜,伴跛行,双下肢外观不等长。

【辅助检查】

1. B超　重点是臀部组织超声,可发现肌肉结构异常。

2. X线片　骨盆X线片骨质无异常改变。双侧病变可出现"假性髋外翻",表现为股骨的颈干角>130°,股骨小转子明显可见。单侧病例可见骨盆倾斜,患侧髋外翻畸形,肢体假性增长;健侧可出现髋内收畸形,股骨头假性半脱位等。

3. MRI　MRI可详细检查臀部软组织及肌肉情况,与周围组织有无关联,可排除臀部肿瘤特别是臀部侵袭性纤维瘤及其他因素。

【诊断】 根据臀部药物注射史及特有的体征,一般可作出诊断。但单侧臀肌挛缩者,应与臀部硬性纤维瘤和髋外展肌挛缩相鉴别,臀部硬性纤维瘤者,其臀部饱满,可触及硬性包块;髋外展肌挛缩者没有弹响髋。

【治疗】 一旦作出诊断,保守治疗无效,只有通过手术彻底松解臀肌挛缩带才能改善髋关节活动功能。

【手术治疗】 通常采用大粗隆后上方斜形切口,显露臀大肌挛缩带后,在大粗隆的上方2cm处用大弯钳将挛缩带挑起并切断,然后将大粗隆表面的挛缩带切除,防止术后复发。随着髋关节内收和屈曲活动,进一步将深层的挛缩带松解,尤其松解臀中肌和臀小肌内的挛缩带,直到髋关节内收和屈曲活动无受限为止。如果术中发现臀肌挛缩严重,应在大粗隆和坐骨结节之间先显露坐骨神经,然后再松解挛缩带,可防止损伤坐骨神经。有时需要在大粗隆处切断阔筋膜,才能达到彻底松解。如果臀肌挛缩严重,可考虑臀大肌止点腱Z形延长术;对于关节囊和梨状肌挛缩者,一般不主张彻底松解,防止术后髋关节不稳定。切口应放置橡皮引流条,术后3天拔除,可有效地防止血肿形成,确保手术疗效良好。术后双下肢并膝伸直位3天,然后开始下地活动,2周拆线后开始锻炼髋关节屈曲活动。

【关节镜下手术】 在传统治疗注射性臀肌挛缩中,手术创伤较大,术后切口瘢痕增生,使外形美观受影响,随着近年来关节镜的广泛开展,已经有不少学者借助关节镜来完成臀肌挛缩带松解手术,术后第2天开始下床活动,获得满意的治疗效果。由于手术部位并不存在腔隙,需要在挛缩带的表面创建一个工作腔室,才能进行关节镜下手术,通常采用等离子刀或射频汽化松解挛缩带。手术分侧进行,侧卧位下手术。

具体操作步骤如下:

(1) 制定入路标记口:标记出臀大肌挛缩带前后缘后,于大粗隆上5cm水平,在臀大肌挛缩带前后缘各取一点,于大粗隆下1cm处取一点。对于挛缩严重者,可在挛缩带上方增加1个入点,上述各点用尖刀作皮肤小切口,长约0.5cm。

(2) 创建工作腔室:通过骨膜剥离子插入皮下组织与挛缩带之间进行分离,形成一个工作腔室,大小约5cm×8cm。吸出腔内脂肪组织后,在挛缩带前缘孔插入关节镜,注入生理盐水,直到腔室膨胀为止。

(3) 挛缩带松解:在挛缩带后缘孔插入射频刀,通过射频刀汽化横行切断挛缩带,边汽化边止血,直到彻底松解影响髋关节活动的挛缩带为止。如果挛缩带比较严重,可在大粗隆下方进针点将小切口延长,长约2cm,通过射频刀汽化纵行切开大粗隆表面挛缩的髂胫束及臀大肌的骨性附着点。再次检查髋关节无弹响,髋关节各方向活动无受限。庆大霉素生理盐水冲洗术腔,3-0可吸收缝线皮内缝合大粗隆处的纵形切口,其他小切口不缝合,便于引流,无菌敷料加压包扎。更换体位进行另一侧手术。重新消毒,采用相同方法进行对侧臀肌挛缩带松解。

【预后】 臀肌挛缩带彻底松解后,预后良好,很少复发。术后早期鼓励患者下蹲活动并辅以理疗或体育疗法。术后1~3个月内即可恢复髋关节内收及屈曲活动。

(张学军 高荣轩)

第九节 臀部硬纤维瘤

【定义】 硬纤维瘤(desmoid tumor)是指来自筋膜鞘和肌膜鞘的良性肿瘤,起源于纤维母细胞,局部呈侵袭性生长。也称为幼年性纤维瘤病,侵袭性纤维瘤病,肌肉腱膜纤维瘤病。

【分类】 常分为两大类:一类为腹型硬纤维瘤,另一类为腹外型硬纤维瘤。腹型硬纤维瘤好发于分娩后女性,部分患者合并肠息肉病。腹外型硬纤维瘤好发于深部的肌肉组织或在浅表的筋膜层,最常见的部位是四肢近端、肩部、腋窝、臀部和腹股沟。

【发病率】 硬纤维发病率比较低,但并不是一种罕见肿瘤,每百万人口年发病2~4人。男性发病率高于女性。儿童发病年龄多见于5~6岁以上。

【病因】 病因尚不明确,可能与损伤及内分泌因素有关。也有人认为强力的肌肉收缩导致小的肌肉撕裂和血肿为主要原因,内分泌是次要原因,还有人认为本病与激素、先天性因素及创伤有关。

【病理】 在大体病理,肿瘤组织为亮白色,坚韧的、编织样的纤维组织,类似瘢痕组织。肿瘤组织均一、出血及坏死区少见。术中见肿瘤组织与周围正常组织之间界限不明显,边界不清,无包膜或包膜不完整,肿瘤直接发自纤维组织,侵入邻近组织,包裹神经、血管等重要组织,难以钝性分离。

镜下组织学所见为大量增生的纤维母细胞,梭形成熟的纤维母细胞代替了正常的肌细胞,可见大量胶原纤维呈平行状排列,错综排列或旋涡状排列,其间有较多成熟的成纤维细胞或纤维细胞,肿瘤无边界,以浸润肌肉组织最明显。

【症状】 常发生于臀部,其次为四肢、腹壁、胸壁、上下肢、颈前等部位。偶见于肠系膜和腹膜后。主要表现为肿块,逐渐增大,一般生长缓慢,但术后也可快速生长。肿块呈扁平或板状,椭圆形,表面光滑,异常坚硬,固定不活动,边界不清,多数病例肿块无疼痛及压痛,肿块向周围肌肉浸润,但不与皮肤及皮下组织粘连,随肿块增大,可引起相应功能障碍。患者全身情况正常,一般无贫血、消瘦等恶性肿瘤表现。

【体征】 臀部硬纤维瘤局部可触及坚硬肿块,可有跛行,髋关节部分外展位,关节活动受限,甚至骨盆倾斜,双下肢不等长。局部组织受肿块压迫可引起疼痛,坐骨神经受压可引起该侧肢体神经症状。肿块还可经闭孔由臀部伸入到盆腔而引起相应症状。

【辅助检查】

1. X 线片　主要了解有无骨膜反应,有无骨破坏,如有骨破坏提示恶性肿瘤。

2. B 超　了解肿块是否实性、范围、大小、边界及与血管、神经的关系。

3. CT 及 MRI　了解肿块与邻近肌肉、血管及骨骼的关系。

【诊断】　查体可做出诊断,结合 B 超、CT 及 MRI 检查明确诊断。

【治疗】　手术切除肿瘤是治疗本病的主要方法。本瘤为良性肿瘤,但浸润性生长,为尽量防止术后复发,多数学者主张尽早行广泛切除,切除要彻底,要切除到距肿瘤边缘一定距离的正常组织,将邻近肿瘤的未被侵犯的肌肉、筋膜一并切除。在切除肿瘤中,要注意几点:①术前备血及术中充分止血。②勿损伤坐骨神经。③切除要广泛,将邻近的肌肉、筋膜及髂骨等受侵及的骨膜一并切除。④如果肿瘤范围较大,界限不清晰,手术不能完整切除者,不建议行手术切除,否则肿瘤受刺激更广泛生长,治疗更困难。

本病极易复发,术后可考虑采用放疗及微波治疗等以减少复发率,但目前的治疗效果尚不理想。肿瘤术后复发,因侵犯范围更加扩大而增加了再次手术切除难度。有学者建议在肿瘤切除术后 2~3 个月,行二次探查手术,经原切口切开,切除所有瘢痕组织做病理检查,以明确有无肿瘤复发。

(孙保胜)

第十节　骨关节结核

【定义及分类】　骨关节结核(tuberculosis of bone and joint)为人型或牛型结核菌感染,属体内其他结核病灶的继发病变。原发病灶可能在肺、扁桃体或消化道。近年来本病的发生率又有上升趋势。骨关节结核常见于关节滑膜结核、髋关节结核、膝关节结核、脊柱结核等。掌、指骨等短管状骨结核较多。偶可发生坐骨、耻骨或肋骨结核。

【病因】　肺部或淋巴结的原发结核病灶偶经淋巴路可直接扩散到椎体、肋骨和胸骨,而其余绝大部骨关节结核为血源性播散。骨结核与化脓性细菌引起的血源性骨髓炎的不同点,在于骨关节结核常先侵及滑膜。髋、膝关节常受累。椎体结核明显多于椎体的化脓性骨髓炎。

【病理】

1. 关节滑膜结核　结核菌多首先侵犯关节内的滑膜或软骨下的骨质。有时二者兼有。待临床诊断明确后,病变常扩散到滑膜、关节囊、韧带、软骨或骨组织。关节滑膜和关节囊水肿肥厚,增生的滑膜充满关节腔。滑膜表面可见小灰结节,镜下可见结核肉芽组织中心坏死,四周有组织细胞、巨噬细胞和淋巴细胞浸润。病灶内往往因结核菌量少而在活体组织检查时不易看到。但培养或豚鼠接种可发现结核菌。

结核肉芽组织蔓延到关节囊反折处的软骨边缘形成血管翳,腐蚀软骨。血管翳布满软骨面后,因渗出中不含溶软骨酶,反而不易破坏软骨。随滑膜病变扩散,渐有软骨下的骨质破坏。最后,软骨关节面被结核肉芽所松动,自骺部脱落。骨脱钙后,感染可经骺板向干骺端蔓延。

关节内病变可通过关节囊的坏死灶穿破到关节外,成为慢性窦道。结果引起骨关节继发感染。晚期关节囊和韧带因干酪样坏死和纤维化而挛缩。关节腔内纤维条索造成关节纤维性强直。结核病变内血管很少,故抗结核药物较难进入病灶,影响疗效。

2. 骨结核　单纯骨结核较滑膜结核少见。个别病例在长管状骨内产生结核的囊状破坏和骨皮质增生。

髋关节的特点是全部股骨头和大部股骨颈均位于关节内。第二个特点是股骨头的血运均经滑膜下进入。结核病灶本身也可损伤血运而产生股骨头缺血性坏死。结核病变常表现为股骨头、颈多囊性破坏。股骨颈和干骺端下部也为好发部位。

髋关节结核的恶化进程较快。晚期病例结核肉芽组织穿破关节囊。继而股骨头和髋臼的关节软骨面广泛破坏。关节四周可发生结核脓肿。股骨头、颈破坏和关节脱位致使患肢明显短缩。长期石膏固定也可造成股骨下端骺板过早融合,从而加重患肢的短缩。

膝关节结核的病理无甚特殊,唯因能及早诊断,病变常局限于滑膜。多为单一关节发病。起病缓慢。患者有膝关节活动受限,局部温度略高,肿胀并有压痛。走路时患肢有跛行。膝关节的肿胀以滑膜肥厚为主,积液不太明显。股四头肌萎缩,屈膝时可出现股四头肌痉挛。

脊柱结核几乎都是一个以上的椎体受累。胸椎发病的最多,其中以第十一胸椎为最。椎体内的病灶多在靠近椎间盘的骨质内。椎体破坏后压缩变形,脊柱产生成角畸形。病变主要是骨小梁破坏,有干酪样坏死和液化,死骨较少。病变活动期一般不形成新骨。

脊柱结核的寒性脓肿可向前外方扩张,向下向上蔓延形成椎旁脓肿。胸椎结核的脓肿很少通过膈肌到达后腹部。腰椎结核的脓肿可经腰大肌鞘,沿后腹壁到髂窝甚至到大腿的外上方(图33-27)。脓肿如不破溃,可形成皮下有波动的肿物,壁层可有钙沉着。

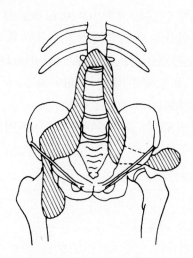

图33-27　腰椎结核流注脓肿的常见部位(阴影部分)

结核感染很难穿破硬脊膜,因此直接造成结核性脑膜炎的非常罕见。椎管内的寒性脓肿可引起硬脊膜四周水肿,产生肉芽组织,压迫脊髓的局部血运而呈现截瘫。慢性脊柱成角畸形的机械性压迫和肋间神经牵扯因素可致晚期截瘫。

3. 并发其他感染的骨关节结核　多系骨结核病变穿破软组织,如寒性脓肿破溃所致。

【症状和体征】　患者开始可表现为疲乏、食欲不振、体重减轻和夜间低热。患者每有肺或淋巴结核。家族中结核病接触史阳性者居多数。

局部体征有肿胀、功能受限。疼痛多不明显,病变关节局部活动后可出现疼痛。有时疼痛夜间加重,患者出现夜啼。膝、髋关节受累的有跛行。病变四周肌肉可有萎缩。患者全身表现有苍白、瘦弱和倦怠。局部淋巴结可能肿大或有压痛。全身体格检查或能发现肺、肾和肠系膜淋巴腺结核。

【辅助检查】

1. 影像学检查　起病之初,受累关节邻近的骨质有稀疏改变。随后,可见关节间隙加宽或软组织阴影致密。反映有渗出和脓液形成。偶在发病初期有股骨头增大。关节囊反折处可见境界不清的骨腐蚀。随病变加重,关节面不规则,关节间隙变窄以及关节出现畸形。病变的活动期无新骨形成和骨硬化改变(图33-28)。

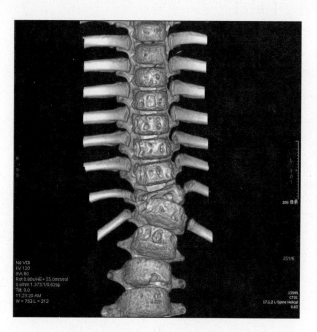

图33-28　脊柱结核CT

短管状骨,如掌、指结核可见骨干增粗,骨外膜产生多层的新生骨。

2. 实验室检查　急性期红细胞沉降率加快,而血沉正常的也不能完全排除结核感染的可能性。白细胞稍增高,以淋巴细胞为主。结核菌素试验多为阳性。

33

近年来 Xpert MTB/RIF、T 细胞 γ- 干扰素释放试验(T-SPOT.TB)等方法联合应用具有较高的灵敏度和特异度,对各部位骨结核的早期诊断有重要的作用。

【诊断】 注意家庭成员有无结核病患者。患者常规行结核菌素试验(OT)或纯结核蛋白衍生物(PPD)皮肤试验。对阳性者拍照胸片,了解肺部有无结核病灶。此外,骨关节的感染病灶中能找到结核菌或豚鼠接种是最可靠的诊断根据。活体组织检查也有诊断价值。

穿刺所得脓液的性状也可作为诊断的参考。脓液应作培养和抗结核药物敏感试验。对可疑的病例应行活体组织检查,在此以前应先给抗结核药,所取标本最好包括滑膜。对不易取得标本的部位(如脊柱),应强调全身性体格检查,如肺部透视或 X 线片、痰和小便的细菌学检查。有泌尿系结核可疑时,还要作静脉肾盂造影。

【治疗】

1. 治疗原则 自抗结核药物问世以来,有些早期轻型病例保守治疗可完全控制病变。病灶施行彻底手术后已不再强调长期卧床。但从彻底治愈结核病变的角度要求,仍需坚持耐心地治疗和随访。治疗过程中要注意结核菌毒力的强弱,感染范围的大小,病程不同阶段,患者全身状况和局部表现等各方面的差异而采取针对性的措施。要按患者的具体环境和生活条件设计合理的治疗方案。例如有时门诊治疗并不比住院的疗效差。当然每 3 个月应检查患者的全身和局部情况,X 线片复查,血沉的速度来衡量病情和疗效。

2. 保守疗法 卧床休息,加强营养有利于增强对结核菌的抵抗能力。有疼痛和肌肉痉挛的可行石膏制动。一旦疼痛和肌肉痉挛缓解,可改用轻重量的牵引逐渐练习关节活动。骨、关节破坏重的,需制动到病变稳定为止。

抗结核药中常用的有三种,即链霉素、对氨基水杨酸钠和异烟肼。链霉素的小儿剂量为 $15\sim30mg/(kg\cdot d)$。一般连续使用 3 个月。此药的缺点是必须注射而且有害第 8 脑神经,影响听力。泛酸钙(calcium pantothenate)可对抗这种副作用。对氨基水杨酸钠的口服剂量为 $150\sim250mg/(kg\cdot d)$,分 2\~3 次服。对氨基水杨酸钠排泄较快,药效不及链霉素,但可与链霉素或异烟肼合用。异烟肼的口服剂量为 $10\sim20mg/(kg\cdot d)$。此药的缺点是单独使用时结核菌很快产生耐药性,大剂量可产生神经毒性。因此,同时服用维生素 B_6 和烟酰胺可减轻其副作用。

利福平口服剂量为 $10\sim20mg/(kg\cdot d)$,可与链霉素互换使用。此药对链霉素耐药菌株也有效。此外,抗结核药还有乙胺丁醇(ethambutol)、紫霉素(viomycin)和吡嗪酰胺(pyrazinamide)。后二者毒性较大,选用时应慎重(表 33-5)。

一般应采用三种抗结核药联合使用的方法。

表 33-5 小儿抗结核感染药物

药物名称	剂量 /mg·kg^{-1}·d^{-1}	给药途径	主要副作用
异烟肼	10~15	口服,静脉	肝毒性,末梢神经炎,过敏,皮疹和发热
链霉素	15~30	肌注	第Ⅷ脑神经损害,肾毒性,过敏,皮疹和发热
利福平	10~20	口服	肝毒性,恶心、呕吐和流感综合征
卡那霉素	15~20	肌注	肾毒性,第Ⅷ脑神经损害
吡嗪酰胺	20~30	口服	肝毒性,高尿酸血症,关节痛,过敏
乙胺丁醇	15~25	口服	视神经炎,皮疹
丙硫异烟胺	10~20	口服	胃肠道反应,肝毒性,神经毒性,过敏,皮疹和发热
对氨基水杨酸钠	150~250	口服	胃肠道反应,肝毒性,过敏,皮疹和发热
卷曲霉素	10~15	肌注	肾毒性,第Ⅷ脑神经损害
环丝氨酸	10~15(<750mg/d)	口服	惊厥,精神障碍,皮疹

常用的配伍为链霉素和异烟肼。链霉素或利福平用完 3 个月后，均可用对氨基柳酸和异烟肼。对较重的病例常需坚持用药 1.5~2 年。轻型病例也需给药 9 个月到 1 年。早期的关节结核每 2~3 周可经关节穿刺给药一次。但应注意关节内和全身用药的总量不要超过剂量。

抗结核药的作用在病变的不同阶段疗效不很一致。渗出阶段结核菌主要在巨噬细胞之外，因而疗效最好。发生干酪样坏死后药效降低。这不完全是因为药物进入病变部位受限的缘故。经同位素实验方法证明，链霉素和异烟肼可以进入干酪坏死的病灶。药效所以降低，可能是因为坏死物产生一种对抗药物的物质。抗结核药对骨结核的疗效较滑膜结核更差些。因为观察到结核的坏死物质中长期有结核菌存活。因此主张抗结核药要同手术疗法并用。

治疗骨关节结核时，制动是必要的。病变稳定后可逐渐增加关节活动。彻底手术有时可提早活动。

3. 手术治疗　对有结核脓肿、死骨、软组织坏死和继发感染的病例，可在抗结核药物的配合下进行手术治疗。清除坏死组织后，病灶局部的血运改善，进入病灶的抗结核药增多。有时脓肿可用穿刺抽脓的方法减压。但脓液黏稠，其中坏死组织多的最好手术引流，并切除或刮除脓肿壁。切口一期缝合。处理有继发感染的病灶比较困难。术中应严格无菌操作以免造成交叉感染。

髋关节破坏较重的或保守治疗无进步的，则有手术的指征。术中应切除滑膜和骨病灶。关节内置链霉素粉或用链霉素溶液持续冲洗数日。术后制动数周，待疼痛和肌肉痉挛消失，可开始练习关节活动。2~3 个月后血沉正常、骨结构重建时，可下地负重。发现早的病例，经治疗后常可保持关节的正常功能。晚期病例关节破坏较重，有时还可并发股骨头缺血性坏死。抗结核药物和手术均不能恢复关节功能，但可争取将患髋维持于功能位。小儿髋关节结核可发生一种特殊并发症，即股骨头颈过度生长从而导致扁平髋和髋外翻。凡由此而影响髋关节稳定者可行转子下内翻截骨术。

膝关节结核手术切除滑膜和刮除骨的病灶，对控制膝关节结核的效果也较好。但术后滑膜外的软组织常与股骨髁发生粘连，易造成关节强直。

脊柱结核并发截瘫或四肢瘫，也是手术的指征。急性期也应手术以缓解脊髓受压。

【预后】　对所有年龄的患者，早期发现治疗，绝大多数预后良好。晚期患者手术疗效不确定，且需要辅助药物治疗，少数患者可遗留肢体畸形或瘫痪，后期需进一步治疗。

（张学军　冯磊）

第十一节　一过性滑膜炎

一过性滑膜炎（transient synovitis）又称毒素性滑膜炎（toxic synovitis）多发生于 3~8 岁的小儿，是儿童髋关节疼痛最常见的原因。本病属可自愈性，而病因不明。男孩多于女孩的 3 倍。常继发于上呼吸道感染以后或碰跳运动之后。

最重要的鉴别诊断是化脓性髋关节炎。二者均有剧烈疼痛，患者哭闹，髋关节活动受限。体征有跛行，不能行走，在坐位或卧位，采取大腿屈曲外旋。鉴别诊断十分重要，有时也较困难。两者治疗方法相差甚远，化脓性关节炎需要早期抗感染治疗，重者需要关节切开引流或 VSD 置入冲洗，而一过性滑膜炎只需卧床休息观察数日至数周及 NSAID 类药物治疗。Kocher 等制定了 4 条临床标准评估髋关节疼痛的患者以助早期诊断：①不能走路；②白细胞计数 $12 \times 10^9/L$；③血沉 >40mm/h；④发热。其研究表明，如果患者符合所有 4 条标准，则化脓性关节炎符合的几率为 99%；3 条为 93%；2 条为 40%；1 条为 3%。该标准对不同种族人群无显著差异。该标准是指导正确诊断及后续治疗极好的临床依据。

在临床实践中，一过性滑膜炎的诊断主要靠排除法。本病有时会出现全身中毒症状和体征。如果诊断仍不明确，超声检查有助于判断有无渗出，但仍难以区别化脓性关节炎及中毒性滑膜炎。若诊断仍有疑惑，髋关节穿刺活检及关节液检查很关键，可在透视或超声引导下进行。如果出现革兰氏染色阳性菌或白细胞计数大于 $50 \times 10^9/L$

33

则提示为化脓性关节炎,可能需要关节镜下行髋关节减压或开放手术。特别强调首先要排除髋关节化脓性关节炎,如果怀疑为化脓性关节炎则需紧急处理。鉴别诊断还包括儿童遗传性凝血障碍(如血友病),Perthes 病,血红蛋白病包括镰状细胞贫血。这些诊断都应经过确认排除,如果病史中有局部肿胀、疼痛,则鉴别诊断还应该考虑化脓性关节炎及急性骨髓炎。

(潘少川　祁新禹)

第十二节　骨软骨瘤

(一) 单发骨软骨瘤(osteochondroma)　骨软骨瘤,又称为"骨疣",是最多见的良性骨肿瘤;占良性骨肿瘤的 36%~41%,所有骨肿瘤的 10%~15%。男孩发病率稍高于女孩。骨软骨瘤表现为骨表面的突起,覆盖一层软骨帽。骨软骨瘤由于透明软骨帽的软骨内成骨(endochondral ossification)而不断增大,作用类似于生长板。和多发的骨软骨瘤的遗传方式不同(常染色体显性遗传),单发的骨软骨瘤没有确切的遗传规律。

【临床特征】　骨软骨瘤最多见于长骨的干骺端,特别是膝关节周围(约占 40%)和肱骨近端。单发骨软骨瘤的其他常见部位还有:桡骨远端,胫骨远端,腓骨的两端,偶见于扁平骨,像肩胛骨,髂骨和肋骨。疼痛常常是由于骨疣刺激周围的软组织造成的。查体所见:肿物较硬,无触痛,固定在骨上。约 0.25% 的骨软骨瘤可转变成骨软骨肉瘤。有时拖到成年后始发生恶变。恶变的表现为肿瘤部出现疼痛和生长加速。MRI 有助于诊断。

【放射学特征】　骨软骨瘤的放射学特征是骨性突起,由皮质骨和松质骨组成,并与其下方骨的皮质和松质骨相延续。

骨软骨瘤从局部骨突出,有广基和带蒂两种形态。

骨软骨瘤好发于干骺端,或者骨干,但从不发生于骨骺。发生在干骺端的骨软骨瘤常常朝着远离生长板的方向生长。

肿瘤的生长方向一般背离关节。

X 线片有时会观察到不规则的钙化带,尤其

是在软骨帽中。

瘤体大小介于 2~12cm 之间。

CT 扫描可以看到骨软骨瘤的松质骨部分和局部的松质骨相延续,利用 CT 还可测量软骨帽的厚度(儿童一般小于 3mm)。CT 还能够用来鉴别不典型的骨软骨瘤和恶性骨肿瘤,如软骨肉瘤和近骨皮质软骨瘤。

【组织学特征】　大体标本上,骨软骨瘤呈菜花状。组织学上,骨软骨瘤由软骨帽和蒂状或广基底的骨组织组成。软骨帽的厚度一般为 1~3mm,年龄越小的患者,软骨帽的厚度越厚。如果软骨帽的厚度增加,有可能是恶性变的表现。在软骨帽的下面有不同程度的钙化,软骨内成骨,以及皮质骨和髓腔都正常的骨组织。骨质的瘤体和软骨帽表面覆盖骨膜。肿瘤外层的骨膜与正常的骨外膜相连。

【治疗】　骨软骨瘤可以持续生长直到骨骼发育成熟始停止,但这并不意味着恶性变。在儿童,骨软骨瘤恶性变的病例非常罕见,在成人,恶性变也不多见。在一个骨骼发育成熟的患者,骨软骨瘤瘤体不断增大,软骨帽持续增厚,特别是发生在骨盆和肩胛骨(骨骼中轴部位)的病例,应当高度怀疑恶性变。无症状的骨软骨瘤不需要治疗。手术切除只适合于:肿瘤引发疼痛,肿瘤挤压了血管神经,或者影响关节的活动。手术切除骨软骨瘤时一定要做到将骨质瘤体及其顶部的软骨帽以及覆盖整体的骨外膜一并从根部切除。这样才可防止肿瘤复发和刺激后恶变。有时候骨软骨瘤患者可能感到不美观,尤其是青少年,他们会要求手术切除。

为儿童切除骨软骨瘤有两个问题要注意,一是手术可能伤到生长板,一是肿瘤比较容易复发。所以,手术切除骨软骨瘤的年龄要尽量延后,最好等到介于骨软骨瘤和生长板之间有骨出现,这样可以降低骺板受损伤的风险。术后复发率一般小于 2%。

(二) 多发骨软骨瘤(hereditory multiple exostosis)　又称遗传性多发骨疣。本病属常染色体显体遗传,大体标本和显微镜下观与单发骨软骨瘤相似。

本病多在 2 岁以后发现,可波及上下肢很多部位。患肢每较对侧短,或有变形,甚至出现功能障碍。

唯一的治疗方法是手术。手术治疗的指征包括:

(1) 外伤或四周软组织刺激而引发疼痛;

(2) 出现肢体或角畸形或不等长;

(3) 邻近关节的病变妨碍关节功能;

(4) 脊髓压迫;

(5) 压迫软组织如肌腱、神经、血管;

(6) 引发假性动脉瘤;

(7) 产生疼痛的滑囊炎;

(8) 明显毁容;

(9) 瘤体迅速增大,可疑恶性变者。

(孙保胜)

第十三节　髌骨脱位

正常的儿童罕见髌骨脱位。髌骨脱位常为扭伤或直接创伤所致。多见于青少年,女孩多见,常为外侧脱位。急性髌骨脱位常伴髌骨和股骨的骨软骨骨折。一般均采用保守治疗。最常见并发症为复发性脱位和慢性不稳定。先天性髌骨脱位罕见。髌骨发育不良,多伴有不同程度的膝关节屈曲外翻挛缩。严重者生后即可显现。

【解剖】　伸膝装置由股四头肌、肌腱、髌骨和髌腱构成。此装置轻度外翻,顶点位于膝关节中心。股四头肌角(Q 角)(图 33-29)由股四头肌腱长轴线和髌韧带的长轴线相交而成。容易发生髌骨脱位和复发性脱位者,Q 角增大。屈膝 20° 时髌骨下极开始与股骨髁间窝接触,随屈曲角度增大,接触面积增大。

Q 角是股四头肌腱长轴线与髌韧带长轴相交角。Q 角过大则有髌骨向外半脱位的倾向。

大多数髌骨脱位患者存在某些伸膝装置的异常。这些异常包括髌骨向外被动活动度过大,股内侧肌斜束远 1/3 发育不良,高位髌骨或髌骨偏外,既往有髌骨脱位或半脱位病史。

内侧髌股韧带位于关节囊浅层股内侧肌斜束深层,与股内侧肌纤维一起抵止于髌骨,内侧髌股

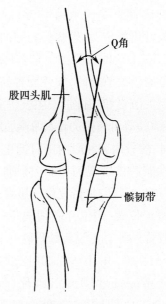

图 33-29　Q 角

韧带是内侧对抗伸膝装置外移的主要结构。

【分类】　髌骨脱位可分为急性脱位和慢性或复发性脱位以及先天性脱位。急性脱位经保守治疗后发生复发性脱位发生率高,在 11~14 岁可达 60%,在 15~18 岁可达 30%。一般均为外侧脱位,可伴股骨外髁或髌骨内侧的骨软骨骨折。

【病因】　复发性髌骨脱位的病因与多种因素有关,如高位髌骨;股骨前倾、膝外翻、胫骨外旋、Q 角过大;股骨外髁发育不良;股内、外侧肌的肌力失衡;髌骨韧带松弛或断裂以及与数个综合征有关,如 Down、Turner、Kabuki 和 Rubinstein-Taybi 等综合征。

外伤性髌脱位原因有两种:第一种为间接损伤。小腿固定,股骨内旋,扭伤同时股四头肌强力收缩进一步将髌骨拉向外方,造成髌骨脱位;第二种为直接损伤,暴力直接作用于膝关节外侧,使膝关节外翻,造成髌骨脱位,或暴力直接作用于髌骨内侧,使之向外脱位。此两种情况下髌骨均可自行复位,而不需特殊整复。髌骨脱位最常见于球类运动(足球、篮球、垒球),坠落伤和体操。

先天性髌骨脱位的病因尚不明了,有假说称为胚胎发育期髌骨旋转时与小腿旋转不同步,滞留于外侧所致。

【诊断】　病史通常为参加体育活动时扭伤或直接暴力创伤。患者就诊时常诉关节落空感。

伤后常因伸直膝关节而髌骨自动复位。少数就诊时髌骨仍脱位者，患膝多为屈曲位，关节肿胀、疼痛明显，主动伸屈膝关节均受限，但可被动伸膝。髌骨位于关节外侧，股骨髁容易触及，有时可触及内侧关节囊和支持带裂隙。更多情况下髌骨已复位，膝关节可呈张力性肿胀，尤其当伴有骨软骨骨折时，髌骨内侧和股内侧肌抵止点处压痛。

复发性髌脱位表现为屈膝时髌骨滑向外侧，有的伴有声响，伸膝时自行复位。患者多无痛苦。

拍双膝正位片、侧位片和切线位片。观察髌骨内侧和股骨外髁有无脱落的骨软骨骨块。侧位片观察髌骨位置，并计算 Insall 比例（图 33-30）。屈膝 45° 拍 Merchant 切线位 X 线片（图 33-31），计算髁间窝角（SA）（图 33-32），外侧髌股角（LPA）。髁间窝浅，SA 大于 142°，LPA 内侧张开及 Insall 比例大于 1.3 者容易发生髌骨脱位。

计算匹配角（the congruence angle）的目的是此角大于 16° 说明髌骨有向外半脱位。外侧髌股角（LPA），正常的髌股关节此角向外侧开放，当有

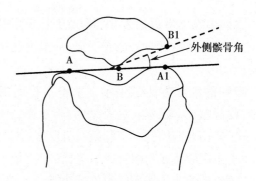

图 33-32　外侧髌股角（LPA）

以髁间窝的内外侧边缘画一连接的横线 A-A1，再画髌骨外侧关节小面内外两端的连线 B-B1；所呈 B1-B-A1 角即为外侧髌骨角。此角应向外张开；髌骨向外半脱位时此角为 0 或向内张开

髌骨外侧半脱位时此角等于零，甚至向内侧开放（图 33-33）。

【治疗】　急性髌骨脱位很少需要手法复位，因为大多数就诊时已自行复位，少数情况下就诊时仍脱位者，需轻柔复位。缓慢伸直膝关节并将髌骨向内侧推回，复位时需轻柔，因为髌骨内侧缘从股骨外髁滑过时可发生骨软骨骨折。髌骨复位后，股四头肌收缩产生剪切力，髌骨下内缘可被股骨外髁剪切掉。

髌骨已复位者，膝关节穿刺可减轻患者症状，且抽吸液中含有脂肪时可帮助诊断骨软骨骨折。这在幼儿尤为重要，因为该年龄段 X 线片不易诊断骨软骨骨折。

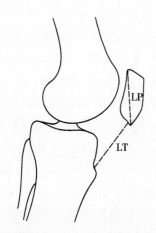

图 33-30　LP 为髌骨长度；LT 为髌韧带长度；二者应相等。若 LT 长度超过 LP 20%（Insall 比）则为高位髌骨

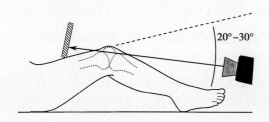

图 33-31　Merchant 切线位 X 线片投照方法示意图

拍 Merchant 切线位 X 线片投照技术是指取髌股关节的轴线投照方法

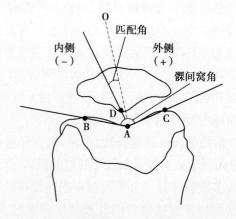

图 33-33　匹配角

先定出股骨内、外髁的最高点 B、C 和髁间窝的最低点 A（最好用一透明的塑料直角尺）角 BAC 为髁间窝角。将 BAC 角一分为二作为参照线 AO，再定出髌骨关节嵴的最低点 D，画出 AD 线的延长线，得出 DAO 角则为匹配角

大多数髌骨脱位长腿石膏托固定 2~4 周,其后行关节功能及肌力锻炼。

急性髌骨脱位伴股内侧肌斜束撕裂及骨软骨骨折者需手术治疗。股内侧肌撕裂者,经前内侧切口,切开修补,术后石膏托固定 6 周。目前随着对髌骨脱位病理解剖的认识深入,愈来愈多的髌骨脱位实施手术治疗。年轻运动员因间接暴力而导致髌骨脱位者,一般髌骨内侧韧带从股骨起点撕脱,术中取内上髁前侧切口,在股内侧肌斜束下方探查找到韧带将其缝合固定。若仍有髌骨倾斜则行膝关节外侧松解。

5%~39% 的病例伴骨软骨骨折,一般骨块较小,不能固定,行手术切除。对骨块大于 2cm,骨性部分较大,骨块来自股骨髁及患者年龄大者,建议可吸收钉固定,术后固定 6 周后开始功能锻炼。

先天性髌骨脱位多需手术松解和外侧的髂胫束松解:股四头肌 Y-V 延长成形术。也可行外侧松解和内侧重叠缝合。更为严重的病例还可行髌腱止点内移。对此选用 Goldthwait 外侧髌腱内移而不用髌腱止点整体内移为好。术后石膏制动 6~8 周,拆除石膏后应积极做股四头肌的康复训练。

【并发症】 复发性脱位为急性髌骨脱位后最常见的并发症,常见于第一次脱位发生于 16 岁以前者,Q 角大者,韧带松弛者、股骨髁或髌骨发育不良者,以及股内侧肌斜束无力者。复发性脱位可试行锻炼股内侧肌斜束及股四头肌等康复治疗。失败者手术治疗。急性脱位后有关节疼痛但无慢性脱位者,行外侧支持带松解。复发性脱位,骨骼未成熟者,行 Galeazzi 半腱肌转移术,同时外侧松解,内侧支持带和股内侧肌斜束紧缩。骨骼成熟者,Q 角大者,行胫骨结节内移术(Elmslie-Trillat)。

骨软骨骨折容易漏诊,尤其在小年龄患者,膝关节穿刺抽吸发现脂肪滴和 CT 检查有助于确诊。

(曹隽)

第十四节　急性化脓性关节炎

急性化脓性关节炎(acute pyogenic arthritis)是化脓菌引起的关节内滑膜的炎症。本症可见于任何年龄组的小儿。但以婴儿和 1~2 岁小儿最多,男孩稍多于女孩。首都医科大学附属北京儿童医院 1955—1996 年共收治急性化脓性关节炎 369 例,其中 3 岁以下的小儿 98 例,占 26.55%。男孩 258 例,占 69.91%。女孩 111 例,占 31%。髋关节为好发部位,其次为膝和肘关节。偶有一个关节以上的多发性化脓性关节炎。

【病因】 金黄色葡萄球菌是最常见的病原菌,其中 MSSA 占 70%~90%,但近年来 MRSA 有增多趋势。肺炎球菌、流感杆菌、脑膜炎球菌、大肠埃希菌、沙门氏杆菌和布鲁氏菌偶尔也可致病。

细菌侵入关节的途径有三个:①血源性,是最常见的感染方式,细菌从远离发病关节的感染病灶如表皮的疖肿、擦破伤感染、上呼吸道感染或中耳炎等,侵入血流,又在滑膜处停留致病;②从附近病灶直接侵入,如骨髓炎扩散到邻近关节(婴儿股骨上端骨髓炎常可并发髋关节化脓性关节炎);③直接污染,关节穿刺、探查手术或其他意外损伤等。

【病理】 滑膜水肿、充血,渗液使关节肿胀。滑膜腔内的渗液最初稀薄而混浊,其中白细胞可达 50 000/mm^3。关节液涂片可找到细菌。滑膜液内的糖含量降低,蛋白增高。

数日后如炎症未控制,关节玻璃样软骨可很快被侵蚀。葡萄球菌脓液在 3~24 小时内就可溶化玻璃样软骨。软骨溶化是由于脓液中酶的作用。这种酶可能是从中性多形核细胞中释放出来的。自溶变化在体温增高时更快。软骨破坏始于上下关节面紧密接触处,如下肢关节常在负重点的中部。滑膜渐为肉芽组织所代替,裸露的骨面也生长肉芽组织。感染又可向骨组织蔓延。因此,关节可发生纤维性或骨性强直。

在关节囊高度扩张的情况下很容易发生病理性脱位,髋关节较多见。

【症状和体征】 多数病例有外伤或感染史,如中耳炎或皮肤感染。起病较急,突出的主诉是关节局部疼痛。如下肢关节受累则有跛行。患者很快因负重疼痛加重而不能走路。此外有烦躁、食欲不振、发热,体温可达 40℃。体征有发炎的关节局部温度增高,肿胀,关节积液。因保护性肌肉痉挛,关节呈半屈曲状态。触诊时沿关节线有广泛压痛。自动或被动活动关节都很疼痛,因之出现假性瘫痪。

新生儿和小婴儿的全身性反应轻或无,仅有的体征是关节肿胀和屈曲挛缩。

【辅助检查】

1. 实验室检查　急性化脓性关节炎白细胞计数、C反应蛋白、红细胞沉降率大都明显升高,但在新生儿中可升高不明显。急性化脓性关节炎红细胞沉降率常 >20mm/h,平均55mm/h,红细胞沉降率经治疗,3~5天后仍持续升高,常提示治疗不佳。与红细胞沉降率类似,C反应蛋白常明显升高,平均达85mg/L,常在发病36~50小时达峰值,经有效治疗1周可下降至正常。C反应蛋白敏感性优于红细胞沉降率,它是诊断及判断疗效的敏感指标。血培养应尽早,特别是在应用抗生素前,以提高阳性率。

2. X线　早期表现为关节囊积液扩张,如系髋关节则会有股骨头向外移位甚至脱出。感染持续存在,可看到骨脱钙和关节间隙变窄。

3. B超　B超为快速、非侵入性检查,对关节液、渗出液具有高敏感度,特别是深部关节,如髋关节。

4. MRI　具有很高的特异度和敏感度,早期的MRI检查有助于明确感染部位和范围,可显示周围软组织及软骨异常情况,但年幼儿童做MRI需要镇静。

5. 关节穿刺　关节穿刺液培养、涂片,是诊断关节炎的重要方法。大部分大关节穿刺简单,但髋关节穿刺困难,B超引导有助于穿刺。对穿刺液PCR可缩短诊断时间,提高阳性率。

6. CT　非常规检查。

【诊断】　关节疼痛、肿胀、活动受限,感染的全身症状和有关的化验所见应想到本症。再用关节穿刺证实。关节穿刺最好是在手术室内严格无菌条件下进行。用16~18号带芯的腰穿针穿刺。髋关节穿刺采用关节前方途径,股动脉作为标志。于腹股沟韧带的中点,股动脉以外腹股沟韧带以下约1.5cm进针。针向内45°~60°角刺入。当有刺入关节囊的落空感后,则停针。注意不要损伤关节软骨面,以防止感染向骨内扩散。穿刺前应仔细检查针头,并用带芯针防止折针或纤维素堵塞针头。

若吸出的关节液量少或脓汁稀薄,可先注入1ml生理盐水,然后再抽。关节液要送培养、抗生素敏感试验和涂片,明确致病的菌种。这不但有助于诊断,而且对选择适合的药物也有帮助。

起病之初关节液可能为浆液血性,数日后混浊且细胞数增多(一般为 15 000~20 000/mm³)。中性多形核白细胞的比例也增多,关节液内糖降低,平均较血糖低 50mg/100ml。酸性沉淀法检查黏液蛋白,可发现蛋白的质量不正常。

【鉴别诊断】　鉴别诊断应想到骨髓炎、急性类风湿关节炎、结核性感染和急性风湿热。邻近关节的骨髓炎有交感性积液,其表现与化脓性关节炎类似,故鉴别会有困难。骨髓炎的压痛点主要在干骺端,而化脓性关节炎的压痛则在关节线上。骨髓炎的关节活动受限和疼痛程度均较化脓性关节炎轻。就整个肢体来说,骨髓炎肿胀广泛。关节炎多限于关节附近。关节炎常需关节穿刺确定诊断,但应注意不要把干骺端的感染带进正常关节内。骨髓炎的交感性积液为草黄色,细胞数目多限于 10 000/mm³ 以下。

急性一过性滑膜炎多无全身症状,且关节活动受限和疼痛的程度均较化脓性关节炎为轻。若患者关节活动受限严重,X线片可见明显关节囊肿胀,股骨头向外方移位者,尽管没有发热和白细胞增高,也应作关节穿刺明确诊断。

类风湿关节炎起病一般较缓,患者无急性病容。病变的关节活动范围受限不多,也不如化脓性关节炎压痛肿胀严重。白细胞计数与化脓性关节炎一样增高,但分类计数中性多形核白细胞很少。二者关节液均有黏液蛋白质量不良。关节液涂片和培养,类风湿无细菌,糖含量也不如化脓性关节炎减少得明显。

急性风湿热患者的关节红、肿、热和疼痛以及高热容易与化脓性关节炎混淆。该病的特点是关节病变游走和心脏受累。急性风湿热对足量的水杨酸治疗反应很好,可缓解关节肿胀和疼痛,体温脉搏恢复正常。选用水杨酸治疗前一定要排除化脓性关节炎。否则可能造成假象而延误化脓性关节炎的诊断。

【治疗】 化脓性关节炎因病情严重应按急症处理。治疗的目的为控制关节感染，清除感染产生的纤维素，防止畸形；恢复关节正常解剖关系，从而保留功能。

明确诊断后，应该用石膏或用牵引制动。牵引患肢能缓解肌肉痉挛，减轻疼痛，保持关节间隙，防止玻璃样关节软骨面受压和预防并矫正畸形。一般来说牵引较石膏固定好，而腕、距小腿关节受累时可用石膏托固定。

早期的化脓性关节炎，关节液为浆液血性。这个阶段的治疗宜先用生理盐水冲洗关节，然后用 1% 新霉素或青霉素（10 000U/ml）冲洗，最后关节内保留数毫升的抗生素溶液。首都医科大学附属北京儿童医院收治的本病 369 例，经冲洗治疗的 81 例，占 21.9%。

治疗之初宜尽早静脉输入抗生素。在获得细菌药敏结果前常经验用药，对于革兰氏阳性球菌，初始治疗常采用耐酶青霉素；在 MRSA 高发地区，初始治疗应包括万古霉素或克林霉素；若革兰氏染色阴性或不明确，应采用三代头孢，三代头孢如头孢噻肟或头孢曲松能同时覆盖金氏金菌、淋病奈瑟菌和沙门菌。近些年文献研究报道，短期静脉滴注抗生素后症状好转且 C 反应蛋白下降时，可改为口服抗生素。

足量的青霉素、万古霉素都能较快通过滑膜屏障，使关节内达到有效浓度。全身用药只要剂量充分就可进入关节发挥作用。失败的病例很可能是由于药效控制不了关节内的大量细菌，常需手术引流。但有的患者经保守治疗关节疼痛和压痛很快消失，关节活动范围增加，体温降至正常。但有的病例需重复穿刺冲洗。治疗有效时应培养验证是否无菌。关节内所用抗生素的浓度应适度。高浓度抗生素本身也可引起关节的急性炎症和疼痛。保守疗法生效后，可改用前后石膏托保护，并做自动和被动锻炼直到功能完全恢复。

第一次诊断性关节穿刺时已有稠脓的或对保守疗法无效的适于手术引流。术中清洗关节腔，术后缝闭伤口，但置输入管，用抗生素持续冲洗，输出管以作引流。

新生儿和小婴儿化脓性关节炎容易延误诊断。确诊后应紧急手术引流，术后要求精心护理，治疗不当会造成严重残疾。

小婴儿，特别是新生儿患败血症常无发热，但会有烦躁不安、拒食，甚至体重下降。此时应想到有败血症的可能，并应反复观察有无局限在骨和关节内的感染。

【并发症】 髋关节内液体静力压增高，关节填充后，影响血运可致股骨头缺血性坏死。X 线片上可看到股骨头化骨中心消失。这种情况需避免负重。开始可用髋人字石膏固定。能走路的患者，炎症控制后可用外展支具保护 1~2 个月。扁平髋是股骨头缺血性坏死常见的后遗症。股骨头骺板停止生长，而股骨大转子骨骺持续发育，日后产生一定程度的髋内翻。若髋内翻严重，可用股骨上端外展截骨术矫正。下肢不等长也是一个常见的并发症，对过长的一侧，对有生长潜力的患者可施行骨骺阻滞术。

病理性脱位系关节内压增加所致。对这种并发症应手术引流，同时切开复位。或待炎症消退后半年再行矫形手术。

【预后】 影响化脓性关节炎预后的因素如下：

（1）从发病到治疗的时间：早期诊断至为重要，密闭在关节内的脓液产生的压力可使玻璃样关节软骨坏死，不易修复。

（2）受累的关节：髋关节预后最差。

（3）是否并发骨髓炎：并发骨髓炎的预后不好。

（4）患者的年龄：婴儿较幼儿的预后差。婴儿常波及髋关节，又缺乏全身症状，确诊所需时间长。

总之，早期诊断，足量的抗生素、术后精心护理对恢复关节功能都缺一不可。

（潘少川　冯伟）

第十五节　先天性盘状半月板

【定义及分型】 盘状半月板（congenital discoid

meniscus)在整个人群中的绝对发生率尚无法确定,在各种统计中,发生率因人种和人群的不同,统计结果差异较大。据文献报道,一般人群的发生率介于1.4%~16.6%。内侧发生率为0.06%~0.3%。根据Watanabed的分类方法,按照外侧胫骨平台覆盖的程度和有无正常的后方半月板胫骨附着部,将外侧盘状半月板分为完全型、不完全型和Wrisberg型。完全型和不完全型常见,呈盘状,并有半月板后方胫骨附着部(图33-34)。Wrisberg韧带型半月板,无胫骨后部附着,只有半月板-股骨韧带(Wrisberg韧带)连接,此类型半月板可成盘状,也可不成盘状(图33-35)。

　　内侧盘状半月板较为罕见。第一例确诊病例由Cave和Staples于1941年首次报道,据估计在普通人群中的总体发生率为0.06%~0.3%。完整的内侧盘状半月板可以毫无症状,尤其是在青少年人群中。内侧盘状半月板损伤的最常见症状与内侧半月板撕裂相同,包括内侧关节间隙疼痛、间断性肿胀、绞锁、无力以及完全无法伸直膝关节。体检可发现股四头肌萎缩、膝关节无法完全伸直、关节积液、内侧关节间隙压痛以及McMurray试验阳性等。MRI是诊断和鉴别内侧盘状半月板的良好工具。因为内侧盘状半月板较为少见,因此缺乏广泛的临床报告。内侧盘状半月板的治疗原则与外侧盘状半月板基本相同,建议施行盘状半月板成形术。

　　【病因和损伤机制】　关于盘状半月板的发生原因存在有多种推测,仍存有较大争议,所推测的原因包括胚胎期的残留物、半月板发育异常、在发

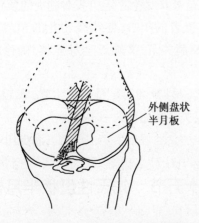

图33-34　外侧盘状半月板示意图

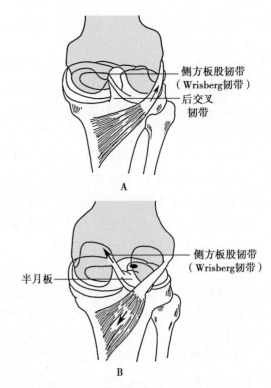

图33-35　Wrisberg韧带型外侧盘状半月板

A. 膝关节屈曲状态下的Wrisberg韧带型外侧盘状半月板,胫骨附着部缺如,只有板股韧带相连,半月板无半脱位;B. 伸膝状态下,半月板借其附着的Wrisberg韧带移位到髁间凹

育中半月板中央部分的正常吸收过程发生障碍、半月板出现向后方异常移动、遗传因素等,目前通常认为盘状半月板属于发育异常,但是尚无定论。

　　盘状半月板容易发生损伤具有多种机制。首先,盘状半月板存在形态异常,其厚度和体积异常增大,因此妨碍移动是盘状半月板的重要特点;其次,盘状半月板缺乏正常的胫骨固定,半月板股骨韧带过强过短,将半月板固定于股骨髁,妨碍其在生理活动中产生伸展和移动;最后,盘状半月板内具有纤维软骨过度生长,因此其生物力学特性与正常半月板组织存在巨大差别,形态不利于膝关节传递载荷,压力往往集中在较小的面积上。基于上述种种原因,盘状半月板在早期即可发生功能障碍,比正常半月板更加容易发生损伤。

　　【症状和体征】　盘状半月板一般在儿童期就会出现症状,典型的临床表现是膝关节在屈伸活动过程中外侧关节间隙可存在弹响,通常无痛。盘状半月板的形态异常,因此容易撕裂,创伤史可

以不明显,在日常活动中就可能出现撕裂。在合并撕裂后,才会出现疼痛、无力、关节积液、肌肉萎缩和关节交锁等症状,对于部分儿童而言,由于不能清晰地表述症状,通常因膝关节不能完全伸直和跛行而被家长发现,成为第一主诉。

在体格检查中,典型表现是在膝关节伸屈活动中或者施行 McMurray 试验时,外侧关节间隙可出现特征性粗大弹响和弹跳,其他常见表现有外侧关节间隙压痛、关节肿胀积液、活动受限和股四头肌萎缩。

【辅助检查】　对于盘状半月板的患者,常规 X 线片检查一般无特征性表现,只有间接征象。膝关节 MRI 是很好的诊断工具,可以得到确诊和发现撕裂。在 MRI 图像上,矢状面上盘状半月板表现为蝴蝶结样改变,

【诊断】　根据患者的临床症状及体征,结合 MRI 的特殊影响,临床诊断盘状半月板并不困难。关节镜本身也是诊断盘状半月板的良好工具,部分盘状半月板病例可能在关节镜术中才首次得到确诊。

【治疗】　随着关节镜手术技术的发展及日趋完善,传统的开放性关节手术以完全被取代。手术步骤可见第三十章第四节儿童膝关节镜【下肢关节镜手术】。

对于完全型、不完全型盘状半月板撕裂,可实行成形术,去除过多的中央部分,留下稳定的周缘半月板环,这样可以将盘状半月板"雕刻"成为正常的半月板状态。对于小部分盘状半月板撕裂,可能需要行部分切除术,甚至完全切除术。对于 Wrisberg 韧带型盘状半月板,由于缺乏后部胫骨附着,存在后方不稳定,传统上需要行半月板全切术。如果仅行半月板次全切除,遗留的不稳定的半月板边缘将会引起临床症状。Rosenberg 等介绍一例 Wrisberg 韧带型盘状半月板患者,接受关节镜下碟形部分切除后,重建边缘附着部分,12 个月后再行关节镜检查已经愈合,短期疗效是满意的,由于随诊时间短,还不能确定对于儿童患者,这一方法能否成为替代半月板全切除术的理想选择。

【预后】　在临床和 MRI 检查中偶尔发现盘状半月板,只要无临床症状,并不需要处理,因此无

手术干预指征,只有在膝关节出现症状后,才需要对盘状半月板撕裂进行治疗。对于后角稳定的完全型或不完全型盘状半月板,在关节镜下切除部分半月板或将其形态修整接近正常,具有良好的远期效果。

（白云松）

第十六节　先天性多关节挛缩

【定义】　先天性多关节挛缩是一种少见先天性疾病,以四肢关节挛缩畸形为特征,最常见为足内翻畸形,也伴其他多关节畸形或脊柱侧凸。本病主要表现为胎儿不能运动所致的关节纤维化,关节部皮肤无正常皱褶,瘦弱、肢体萎缩和关节部脂肪堆积。顾名思义,先天性多发性关节挛缩指新生儿出现的先天性多个关节屈曲畸形。虽然早在 1841 年 Otto 就首先描述过该疾患,Sheldon 在 1932 年发表的文章被认为是关于该病的第一篇详细文献报告,并将其命名为先天性肌发育不全。

必须认识到关节挛缩只是一个描述性词汇,而不是一个确切的诊断。至少 150 种原因可以导致关节挛缩。伴随关节挛缩的先天性畸形见表 33-6。

1985 年 Hall 等人认为该症主要有三种类型:

1. 第一类,典型先天性多发性关节挛缩,主要是肢体受累,肌肉发育不全或缺如。

2. 第二类,关节挛缩合并有严重神经(大脑、脊髓、前角细胞或周围神经)或肌肉病(先天性肌营养不良、肌肉病或中毒性肌肉病)功能障碍。

3. 第三类,关节挛缩并发其他严重畸形和特殊综合征如弯曲变形的发育异常或颅骨-腕-跗骨发育不全。

由于第三类在新生儿期的死亡率超过 50%,因此存活的先天性多关节挛缩的患者大多为第一类和第二类。

Hall 注意到典型多发关节挛缩的发生率在万分之一左右。赫尔辛基地区报告其发病率为万分之三。爱丁堡地区报告的发病率在 1/56 000。基于 20 世纪 60 年代发病率明显升高的事实,Wynne-Davies 等人曾提出感染可能是这种罕见疾

33

表 33-6 伴随关节挛缩的先天性畸形

疾患名称	鉴别诊断
神经性疾患	脊柱裂和脊柱疾患
	脊髓发育不良
	骶椎和腰椎发育不全
	脊髓肌萎缩
	胎儿神经性疾患(中毒性和感染性)
肌肉性病变	萎缩性肌强直病
	先天性强直性肌营养不良
	先天性肌营养不良
	胎儿或先天性肌肉病
	胎儿肌无力(母亲患重症肌无力将抗体转移给胎儿)
结缔组织疾患	Marfan 综合征
	Ehlers-Danlos 综合征
	先天性肌营养不良
其他疾患	Freeman-Sheldon 综合征
	Turner 综合征
	Edward 综合征
	翼状(pteryguium)综合征
	弯曲变形的侏儒症

患的原因。

【临床特征】 临床特征包括多个关节僵硬畸形,呈屈曲型或伸直型,受累肌肉可出现发育不良、萎缩、缺如或纤维化,但是皮肤感觉正常。患者的关节僵硬畸形都是肌肉和关节囊挛缩造成的。在关节的屈侧可能有翼状结构,可伴有跨关节的皮肤蹼状改变。肢体可呈圆柱状或梭形改变,皮下组织较正常薄弱。大多数患者智力发育正常,偶见深反射减弱或消失。典型病例四肢均受累(先天性肌发育不全),也可在上肢或下肢出现。Hall 描述过一种常染色体显性遗传的变异形式,称之为远端型关节挛缩。表现为手和足严重畸形和轻度近端关节挛缩,可能会出现脊柱侧凸。除了多发关节挛缩外,皮肤光滑缺乏皮肤正常的皱褶(圆柱状或管样肢体)和关节附近皮肤凹陷也是特征性表现。多个关节脱位,最常见的是髋关节,偶尔膝关节也会出现脱位。躯干很少受累。可能伴随其他先天性畸形如隐睾、疝和腹裂畸形。

【病因学】 关节挛缩是由多种因素引起的。导致胎儿宫内活动受限的因素都可能与关节挛缩有关,如子宫畸形(双腔子宫,大的纤维瘤),羊水过少,子宫内压增加,胎儿受到机械压迫,胎儿活动减弱,臀位产和早产。炎症性和感染性学,包括关节、肌肉、脊髓或脑部的炎症;妊娠早期感染风疹病毒;以及不知名病毒感染。

【诊断】 体格检查仍然是诊断关节挛缩的最好方法。根据出生时即出现典型的 2 个或 2 个以上的关节挛缩畸形即可诊断。与麻痹性疾患不同,被动活动时先天性关节挛缩的关节畸形通常是僵硬的或者处于强直状态,活动范围明显受限。关节挛缩畸形往往是对称性出现。肢体远端畸形比近端畸形严重,越靠近躯干畸形越轻,躯干常常没有症状。手和足部畸形往往最严重。本病为具有关节挛缩特征的综合征群,因此临床表现非常复杂,医生应注意患者关节外病变,如脊柱侧凸、脊髓拴系、斜颈、血管瘤等。

本病需要鉴别的疾病有:①痉挛性脑瘫:主要因锥体系受累所致,患者可出现上肢关节屈曲,拇指内收,手紧握拳状;查体肌肉无明显萎缩,关节处没有骨、肌肉组织异常,患者肌张力升高,腱反射亢进,但智力低于正常同龄人。头颅 MRI 检查提示脑组织萎缩。②先天性骨畸形性关节屈曲挛缩:患者肌肉、皮肤组织无异常,肌张力、腱反射正常;受累关节 X 线检查发现关节或脊椎骨性异常。

拍摄受累肢体及其关节 X 线片能发现先天性骨骼异常和皮下脂肪及肌肉缺如。全脊柱 X 线片能发现椎体异常。颅脑 CT 或 MRI 能够确立或排除是否有中枢神经系统受累。肌电图和神经传导速度测试意义不大。在需要鉴别周围神经疾患和肌肉病的变异时可借助这些检查。在起初就怀疑肌肉疾患时可以进行骨骼肌活检,除非外周血 DNA 分子测试能够确定诊断。血浆肌酸激酶测试能够除外肌肉疾病。该检查最好在生后 3 天或晚些时候待分娩过程一过性肌酸激酶升高减退以后再进行。

目前应用产前超声筛查先天性关节挛缩的敏感性较低,出现下列征象应该怀疑胎儿患有关节挛缩的可能:

1. 胎儿没有胎动,特别是存在羊水过多时;
2. 反复多次观察骨与关节关系固定无变化;
3. 颈背部皮肤增厚;
4. 小下颌内收等。

组织学检查显示肌肉纤维间可见小肌肉团块,纤维化和脂肪。同一标本上可观察到肌肉病变和神经病变。关节周围的软组织纤维化。当周围神经肌肉疾患的表现尚不明确时可以考虑进行遗传学方面的调查,包括进行染色体分析和胶原研究。

【治疗】 早期就诊和早期治疗非常重要,越早开始治疗,效果越好。医生应鼓励家长尽早开展手法康复训练,这样有助于减轻患者肢体畸形,提高治疗效果。支具和辅助器具对于患者站立、行走的稳定以及矫形手术后防止畸形的复发也具有重要作用。

1. 关节挛缩和先天性多发挛缩的治疗 肌力失衡问题不像其他神经肌肉疾患那么显著。如果有可供转移的肌肉,可通过肌腱转移来达到肌力平衡。矫形术后一般会出现畸形复发。原因是关节周围软组织结构致密、缺乏弹性,不能随着生长发育而延长。手术部位离关节越远,其效果维持的时间越短。在软组织松解术方面,肌腱切断的同时如果不进行关节囊切开,手术也容易失败。同样的道理,通过截骨矫形或将关节位置调整到功能更好的位置是有益的,但手术时机必须是接近骨骼发育成熟期。否则,畸形很可能随着生长发育而复发。治疗目的是在安全的前提下获得最大限度的畸形纠正。术后通过石膏楔形切开或矫形石膏来进一步提高矫形效果的努力没有意义。

不同患者通过被动活动改善关节活动度差异很大。积极康复训练可能明显改善关节活动度,也可能没有效果。然而,可以将运动弧调整到对关节功能最有利的位置。比如,通过截骨矫形可以将膝关节僵硬性屈曲畸形改变为伸直位,即便关节活动度没有增加,也能够使患者直立。治疗的主要目的是让每一个患者最大限度地改善关节活动功能。最低要求是获得独立行走和生活自理能力。理想的情况是通过治疗使者获得就业能力,实现自力更生。

2. 合并畸形的治疗 先天性多关节挛缩可能合并多种畸形,因此医生应对患者关节外的畸形进行诊断和评估,对于严重影响患者发育和生活质量的畸形应尽早进行治疗。如伴发的脊柱畸形可在婴幼儿期即可出现,并迅速进展为僵硬性脊柱侧凸,骨骼发育成熟后仍有进展的可能,这些都会给治疗效果造成不利影响。

【预后】 一旦确立先天性多发关节挛缩的诊断,临床医师应为患者制定治疗计划,并判定预后。肢体远端的关节可能仍有些功能活动。如果不是进行性加重的原因(如肌肉发育不全),通过积极的职业康复训练、手部夹板和系列石膏矫形大多数患者可以改善关节的活动范围和手的功能。少数病例手术能够使腕关节和手指更好地处于功能位,使有限的肌力能在更符合生物力学机制的状态发挥作用。畸形矫正后复发很常见。原因是随着肢体的生长,关节周围组织并不能随之而舒展。

(潘少川 张学军)

第十七节 胫腓骨骨干骨折

【定义】 胫腓骨各部位的骨折中胫腓骨骨干骨折比较常见。胫腓骨骨干骨折通常是指发生于胫腓骨的管状部分及远近侧干骺端的松质骨结构的骨折。

【分类】 依骨折发生部位分为胫骨干骨折、胫腓骨骨干双骨折、腓骨干骨折;依骨折端形态分为横形骨折、斜形骨折、螺旋形骨折、粉碎性骨折和骨缺损;依骨折端移位程度分为青枝骨折、不完全骨折、完全骨折和骨折移位,及特殊类型的骨折:幼儿骨折(Toddler 骨折)、自行车辐条伤、病理性骨折、应力性(疲劳)骨折。

【发病率】 儿童胫腓骨骨折是较常见的骨折,约占儿童管状骨骨折的15%,仅次于股骨、桡骨及尺骨的骨折。胫骨骨折男女比例约2:1。1990 年 Bengner 对儿童胫腓骨骨折的流行病学统计发现,无论是男孩或女孩骨折的发生率均呈上升的趋势(表33-7)。骨折多发生于学龄前后年龄段。随着年龄的增大骨质愈加坚固,骨折的发生

33

表 33-7　儿童胫腓骨骨折流行病学（10 000 人）

年龄/岁		1950—1955 年	1980—1983 年
女	0~9	6.6	7.2
	10~19	3.8	4.9
男	0~9	10.1	14.3
	10~19	7.1	10.7

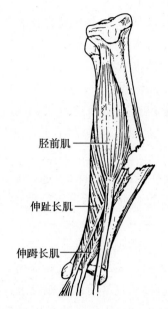

图 33-36　胫腓骨双骨折者,小腿前间隔内的肌肉收缩可导致外翻畸形

率降低。30% 的胫骨骨折合并有腓骨骨折。9% 的胫骨骨折是开放性损伤。单纯腓骨骨折通常是由于直接暴力所致。骨折部位:50% 的胫骨骨折是发生在下 1/3,39% 发生在中 1/3。骨折类型:斜形骨折约占 35%,粉碎性骨折占 32%,横形骨折占 20%,螺旋形骨折占 13%。年龄小于 4 岁的儿童骨折多发生于中、下 1/3,以螺旋形多见。年龄大的儿童骨折多见于距小腿关节,其通常是由于对胫骨远端施以旋转暴力所致。胫腓骨骨折可伴随有踝和足部的损伤,也可伴随有肱骨、股骨或尺桡骨的骨折。

【病因】　胫骨干及干骺端骨折多数是由于间接暴力而引起,旋转扭曲暴力导致的骨折是斜形或螺旋形。直接暴力引起的骨折较少,骨折多为横形或粉碎性。

1994 年 Buckey 和 1993 年 Karlsson 等人报道儿童胫骨骨折病因 50% 是行人与机动车间的交通事故,22% 是旋转暴力,17% 是摔伤,11% 是摩托车伤。严重创伤多发生于交通事故,如摩托车事故伤或 3m 以上高度的坠落伤;中度创伤多发生于运动伤、摔伤。

不同的年龄组可引起不同的骨折。1~4 岁的儿童摔伤及自行车辐条伤多见。4~8 岁的儿童运动伤或交通事故多见。

【病理】　儿童胫腓骨骨折的病理改变与小腿的解剖结构密切相关。单纯腓骨骨干骨折多由直接暴力造成,因其不参与承重,故即使畸形愈合亦不影响功能。单纯胫骨骨折时因腓骨支撑常导致骨折端旋转或向腓侧成角。胫腓骨双骨干骨折时,附着于小腿前外间隙内的肌肉作用常导致骨折向内成角(图 33-36)。胫骨前内侧无肌肉附丽,骨折端易刺破软组织造成开放性骨折。小腿存在后侧深、浅、外侧和前外侧四个肌间隙,骨折后易发生筋膜间隔综合征。

【症状】　胫骨或腓骨骨折的症状和体征取决于创伤的程度和受伤机制。儿童的年龄因素也很重要,在年龄很小的婴幼儿因其不能用语言来描述他的症状,有些缺乏明确的创伤史,故只能凭借临床发现和其双亲提供的情况来作出诊断。以疼痛为主要症状的胫骨或腓骨干骨折,疼痛的程度可有不同。单纯的腓骨干骨折的疼痛往往比较轻,而胫骨干骨折可有比较严重的疼痛。有些患者表现为烦躁、哭闹、患肢拒绝步行和负重,但有些胫骨青枝骨折的儿童可能仍可行走,表现为跛行步态。应力性(疲劳)骨折往往表现为负重时疼,休息时缓解。

【体征】　骨折后由于出血和软组织的反应可以较快地发生局部肿胀,并可有超过解剖范围的压痛。长螺旋形骨折的患者疼痛可比较弥漫,检查儿童的固定压痛点是十分重要的,不能用语言表达者可凭哭声进行判断,哭闹反应与触压动作无关提示非压痛所致,哭闹反应与触压动作一致提示局限压痛。为争取患者的合作以减少误差,触诊手法不宜过重,且应由非损伤部位向怀疑损伤部位依次检查。移位骨折的患者通常可以有骨擦音,但不可刻意引发,因其可能加重疼痛,并可进一步损害软组织和加重畸形。神经损伤较少见,

33

腓骨颈的骨折有时可引起腓总神经的损伤。对于所有骨折的患者都应该检查足和足趾背伸和跖屈的活动。

　　骨干骨折合并血管损伤一般并不多见，但胫骨近端骨折后而引起的内外翻畸形可造成胫前动脉受到牵拉或压迫。对于所有骨折的患者应检查足背动脉和胫后动脉搏动、毛细血管的反应、感觉以及疼痛的类型也应仔细地检查，并要有仔细地记录，并在伤后 24~48 小时内随时观察。

　　【辅助检查】　对于任何怀疑有胫骨或腓骨骨折的患者都应拍摄包括膝关节、距小腿关节的小腿正位和侧位 X 线片。腓骨的可塑性畸形和胫骨的隆突型骨折，有时从 X 线片上很难判断，可以拍摄对侧的 X 线片仔细对照比较。对于胫骨的压缩型骨折，有时可能需行 CT 检查，在平扫的基础上行冠状面和矢状面重建有助于精确诊断。复位后的 X 线片也必须包括膝、距小腿两关节，以利于医生判断膝、距小腿两关节是否平行。

　　【诊断】　根据外伤史、查体和常规 X 线检查多可作出诊断。但对于幼儿采集病史可能有困难，查体亦难配合，急性期的青枝骨折或不全骨折的 X 线征象常不典型，均可能给诊断造成困难。在不能完全排除骨折的情况下，应按骨折处理。制动保护两周后拍 X 线片复查，如存在骨折多可表现为骨折线或骨膜反应，即可确诊，延长制动保护时间至骨折愈合即可。

　　【治疗】

　　1. 保守治疗

　　(1) 整复：儿童胫腓骨骨折多数是无移位的骨折，一般都可通过简单的手法复位和石膏制动治疗。对于有移位的骨折，可在麻醉下，使肌肉松弛，在透视下整复。单独的胫骨斜行骨折时，由于小腿三头肌和趾长屈肌在骨折端可造成旋转应力，使骨折出现向外成角；胫腓骨双骨折时出现的短缩，反屈和向内成角畸形；整复中要注意矫正。复位标准：对位，骨折至少要达到 50% 以上的复位；对线，任何方向的成角不能大于 5°~10°；由于胫骨骨折后因骨折的刺激而导致胫骨的过度生长较少，所以复位时要注意维持长度。对于年龄 10 岁以上的女孩更应尽可能地达到解剖复位。如要使得双小腿达到完全地等长则任何形式的短缩均应避免。儿童胫腓骨骨折闭合复位后可接受的短缩量一般为 1~5 岁的儿童 5~10mm，5~10 岁的儿童 0~5mm。

　　(2) 制动：骨折复位后，用长腿前、后石膏托固定。对于不稳定性骨折，石膏固定时应使膝关节固定在 45° 的屈曲位以控制旋转，此位置同时有助于防止患者早期负重。为了防止骨折的向后成角，在石膏的塑形过程中应始终在骨折部位保持有从后向前的力量，防止骨折反生理弧度向后成角；同时要使距小腿关节固定于跖屈位，胫骨中和下 1/3 的骨折，距小腿关节应固定于 20° 跖屈位，胫骨上 1/3 的骨折，距小腿关节应固定于 10° 跖屈位。有时骨折复位石膏固定 2~3 周后仍可再次出现畸形，这是由于软组织肿胀消退后固定松动而引起，需更换石膏。对于胫腓骨骨折，我们不主张用短腿石膏和早期的长腿管型石膏固定。前者的缺点是不利于控制骨折的旋转畸形，同时在应力的作用下可以加大骨折的成角畸形。后者的缺点是在骨折的肿胀期，由于石膏的限制易发生小腿筋膜间隔综合征；在出现血液循环障碍时不利于即时松解，去除石膏时也难以维持骨折的复位。长腿管型石膏固定可以在下面几种情况下给予应用：①骨折 2~3 周软组织肿胀消退后。②骨折复位固定后，复查时发现成角畸形需石膏切开撑开矫形者。开放性楔形石膏矫形的方法是在骨折成角顶点的凹侧锯开石膏，用石膏撑开器撑开石膏。在撑开的部位加入楔形石膏块，摄 X 线片证实成角矫正后重新缠绕石膏绷带。此方法的优点是在矫正骨折的成角畸形的同时胫骨不会发生短缩。对于不稳定的双骨折有各种各样的处理方法的报道。由于不稳定骨折往往易发生短缩畸形。Weber 建议使用跟骨骨牵引治疗不稳定骨折，10~14 天后给予长腿管型石膏。单独的腓骨骨折一般可简单地治疗，如短腿石膏夹板或短腿管型石膏。

　　(3) 固定后复查：有移位的骨折，通常合并广泛的软组织损伤及胫前间隔的血肿。因此复位后必须密切观察患者足趾的血液循环、感觉和运动，复位后的前三周应每周定期摄 X 线片复查一次骨折的位置。

(4) 骨折固定时间:固定时间的长短取决于患者的年龄、骨折的类型和软组织损伤的情况。一般来说:新生儿需固定 2~3 周;学龄前儿童需固定 4~6 周;6~10 岁的儿童需固定 6~12 周;11 岁以上青少年需固定 8~16 周。

2. 手术治疗　儿童小腿骨折以无移位的青枝骨折多见,一般均可以进行保守治疗。Weber 报道了 638 例胫骨骨折,只有 4.6% 需要手术治疗。

(1) 闭合性骨折:手术治疗的适应证为:多发性骨折;年长儿童的不稳定性胫腓骨骨折、粉碎性骨折或难复位的骨折;复位后固定不稳定的骨折;合并有筋膜间隔综合征的骨折;有其他的合并伤或存在其他的特殊情况的骨折,如血友病者切开复位和内固定是一个相对的适应证,只有使得骨折稳定才可以减少骨折部位的反复出血,有颅脑损伤或脑瘫的患者手术后有利于护理患者。近年来,随着社会发展对于活动能力的要求逐渐增高,以及内固定材料的不断进展,手术治疗所占比例逐渐增加。

闭合复位弹性髓内钉(TEN)内固定技术是手术治疗儿童胫腓骨干骨折的首选方法。Ligier 等(1985 年)报道应用弹性髓内针治疗儿童长骨骨折,之后此方法得到了广泛的推广和应用。其优点是髓内轴心固定,微创操作,避免切开骨折端,不影响正常骨折愈合过程,并能够提供足够的稳定性保持骨折复位。手术方法是两枚预弯后的弹性髓内针由胫骨近端骺板下 2cm 处内外侧皮质入针,透视下复位胫骨骨折后将弹性髓内针通过骨折端固定,针的尖端插入胫骨远干骺端松质骨内,利用 6 点固定的方式弹性稳定胫骨骨折。此方法对于斜形骨折或粉碎骨折可能无法提供足够的稳定性,需要辅助一段时间石膏外固定(图 33-37)。

切开复位钢板螺钉固定可以获得良好的复位效果及坚强固定,但因为损伤大、骨膜剥离范围广、偏心固定应力遮挡等缺点很少应用于小儿骨科领域。近年来经皮微创钢板固定(minimally invasive percutaneous plate osteosynthesis,MIPPO)技术在成人骨科广泛应用,对于大龄儿童或青少年粉碎、不稳定的胫骨骨折,无法应用弹性髓内针

固定的,可以采用这一技术。手术时需要先挑选适合的锁定钢板,透视下闭合或小切口复位骨折端,远近端小切口切开皮肤,游离软组织后插入钢板置于骨膜外,透视下经皮打入锁定钉完成固定(图 33-38)。

外固定器适用于不稳定骨折、多发骨折或开放性的胫腓骨骨折,并可以组合不同的配件进行跨关节外固定以满足临床医生的不同需求。其优点是不干扰折端的血运,不剥离破坏骨折端骨膜,随着外固定器工艺的改进及设计的复位工具使用,使骨折达到解剖复位和坚强固定并不困难(图 33-39)。外固定器也有类似钢板螺钉内固定时存在的应力遮挡问题,故主张达到临床愈合后释放固定应力以促进骨性愈合。在选用外固定器时应注意,必须遵守复位 - 穿针 - 固定这三个基本步骤,整复功能再完善的外固定器也不能完全依赖,必须先行手法整复;若将穿针放在整复之前,则可因钢针将骨与软组织固定,给骨折复位带来困难,同时也加大钢针的应力,近端穿针时应避开胫骨嵴以防止损伤胫骨结节骨骺。外固定器存在生活护理不便及潜在针道感染的风险,需要长期针道消毒护理,因此不建议常规应用于闭合骨折。

(2) 开放性骨折:治疗方法:

Ⅰ度损伤和部分Ⅱ度损伤多采用清创、冲洗、一期闭合伤口、闭合复位、石膏固定的方法。

Ⅱ度以上的损伤,多数学者均采用 1983 年 Edwards 提出的方法:①清创、冲洗和应用抗生素;②用牢固的外固定维持骨折的对位;③对于伤肢血运循环差者,术中行血管造影和筋膜间隔应力的测量,必要时行减张术;④术中不关闭伤口,用纱布和棉垫覆盖创面;⑤术后下肢悬吊;⑥每 24~72 小时在手术室定期地行清创术,切除坏死的组织直至生成良好的肉芽组织;⑦迟延伤口的闭合,包括取皮植皮和皮瓣术;⑧若有骨缺损,植松质骨;⑨若胫腓骨骨折未愈合,而软组织已愈合,可试用负重石膏;⑩身体其他非受力部位的骨折可继续使用外固定和植骨,直至愈合。Edwards 提出的方法被多数学者所接受。1992 年 Small 报道伤后 7 天关闭伤口较一期关闭或晚期关闭伤口的并发症少。1994 年 Ostermann 报道伤后 8 天关闭

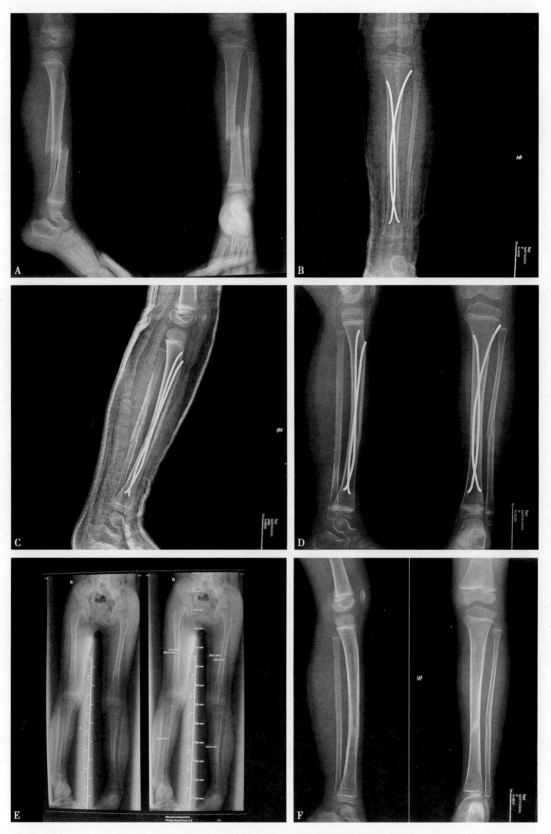

图 33-37　弹性髓内针固定治疗胫腓骨骨折

A~C.女,6岁,左侧胫腓骨骨折,行闭合复位、弹性髓内针内固定;D.术后14周骨性愈合;E.术后7个月复查,左侧胫骨过度增长 6mm;F.术后 9 个月取出内固定

33

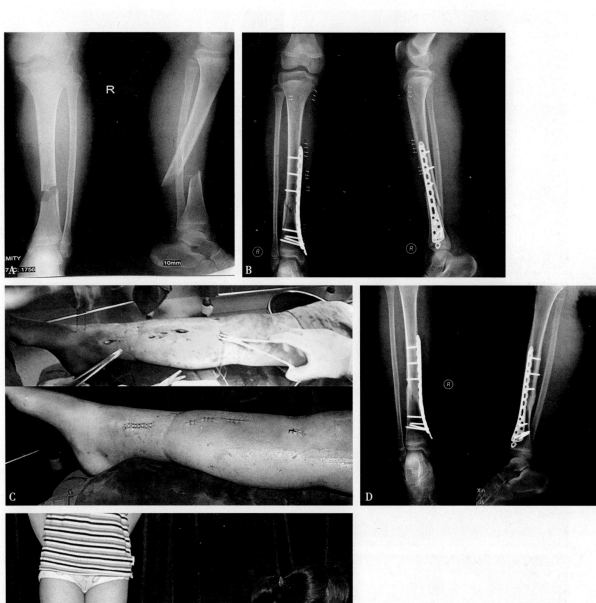

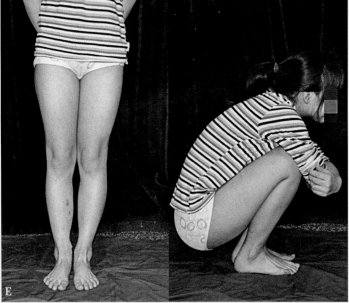

图 33-38　钢板固定治疗胫腓骨骨折

A. 女，12 岁，车祸致胫腓骨骨折，严重移位；B. 尝试弹性髓内针固定，远骨折端出现劈裂，更换经皮锁定钢板固定；C. 术中照片显示微创切口；D. 术后 1 年复查，骨折愈合满意，远端骨骺生长无障碍；E. 术后膝踝功能正常

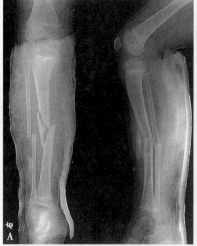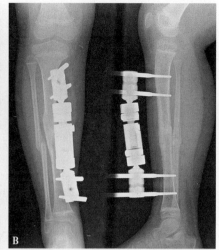

图 33-39 Orthofix 外固定术治疗胫腓骨骨折

A. 男,8 岁,右胫腓骨骨折,闭合复位后向内后侧成角;B. Orthofix 外固定术后 4 个月,骨折愈合;C. 膝关节屈伸活动正常

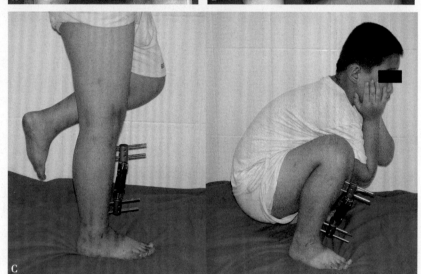

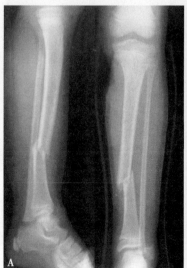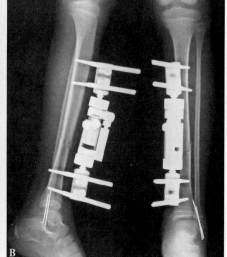

图 33-40 外固定治疗胫骨开放性骨折

A. 女,8 岁,左 Gustillo Ⅲa 型胫骨中下 1/3 开放性骨折、腓骨远端骺损伤;B. 清创、反取皮植皮后、胫骨骨折 Orthofix 外固定,腓骨远端骺克氏针固定

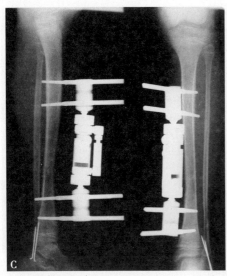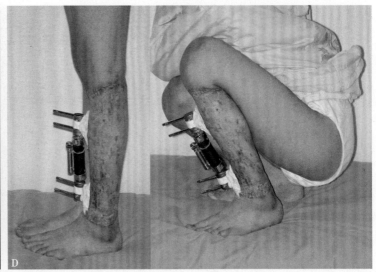

图 33-40（续）

C. 术后半年，骨折愈合；D. 膝关节屈伸活动正常

伤口者无感染发生。

作者所使用的方法是，首先要准确判断皮肤损伤的程度、伤口污染的情况及骨折的类型。对于自内而外型的开放性骨折，争取一期闭合伤口。对于自外而内型的开放性骨折，其常见于压轧伤和撕脱伤，根据皮肤损伤的情况而定。若皮肤挫灭伤严重而无法利用，可采用 Edwards 提出的方法；若皮肤剥脱伤但皮肤本身没有碾锉和失去活力，则用鼓式取皮机将其切削成中厚断层皮片，重新植回肢体的创面上，一期闭合伤口（图 33-40）。开放骨折固定物首选是外固定器，因其利于观察伤口和换药（图 33-41）。其次选用钢板或跟骨骨牵引。

【预后】 闭合性骨折只要达到复位的接受标准，预后均好，少见晚期并发症。但年幼儿童胫骨近端松质骨区的骨折，即使是轻微的青枝骨折，因创伤刺激引起过度增长可导致胫外翻。采用生长调控技术（骨骺阻滞术）治疗可获满意矫正效果（图 33-42）。

年长儿童由于骨折愈合所需时间长，有可能

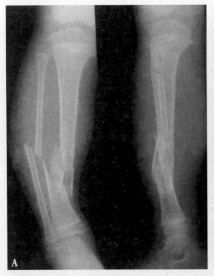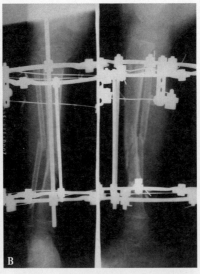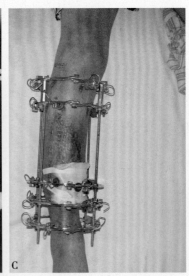

图 33-41　外固定治疗胫骨开放粉碎性骨折

A. 男，6 岁，右胫腓骨开放粉碎性骨折；B. 清创、胫骨 Ilizarov 外固定术后 2 个月 X 线片；C. 清创、胫骨 Ilizarov 外固定器术后 2 个月

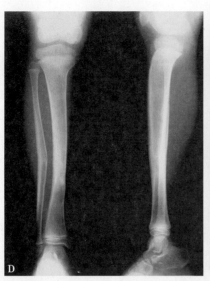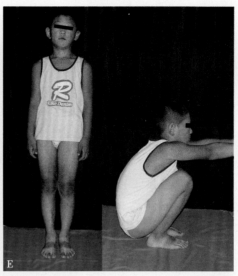

图 33-41（续）

D. 术后 10 个月,骨折愈合;E. 术后 10 个月,骨折愈合,膝关节活动正常,患侧小腿过度
增长约 1.5cm

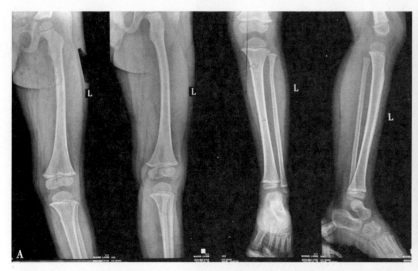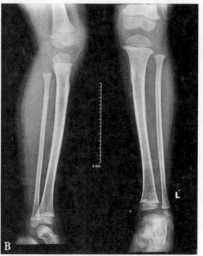

图 33-42　骨骺阻滞术治疗创伤导致的膝外翻

A. 男,3 岁 4 个月,钝击致胫腓骨近端不全骨折;B. 闭合复位石膏制动伤后 5 个月骨性愈合

33

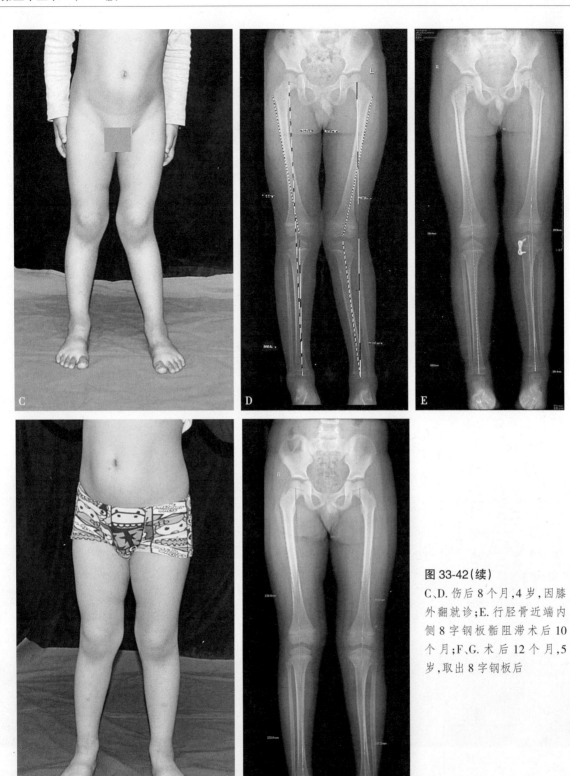

图 33-42（续）
C、D. 伤后 8 个月，4 岁，因膝外翻就诊；E. 行胫骨近端内侧 8 字钢板骺阻滞术后 10 个月；F、G. 术后 12 个月，5 岁，取出 8 字钢板后

出现性骨量丢失和循环动力改变。表现为站立行走初期患肢肿胀、胀痛等不适症状，休息后消退，经数周至数月可自然缓解。开放性骨折多为高能量损伤，晚期并发症多，预后影响因素复杂。1992年 Hope 报道了 92 例儿童胫腓骨开放性骨折，Ⅰ度损伤 22 例，Ⅱ度 51 例，Ⅲ度 19 例。他们这组病例 51 例一期闭和伤口，41 例按照 Edwards 的方法治疗，骨折平均愈合时间是 13.5 周，一期闭和伤口者未增加感染的发生率。伤后随访 1.5~9.8 年，早期并发症包括迟延愈合、不愈合、畸形愈合、感染、筋膜间隔综合征及骺早闭。晚期并发症有 50% 的患者诉骨折部位疼痛、23% 有活动能力尤其是运动能力的减退、64% 的患者有肢体的不等长。

（董轶非　张建立）

第十八节　胫骨单肢畸形

下肢单肢畸形有股骨发育不良，胫骨发育不良，和腓骨发育不良。其中以腓骨发育不良的胫骨单肢畸形较为多见。先天性腓骨发育不良（congenital longitudinal deficiency of the fibula）是小儿长管状骨发育不良当中最多见的，几乎都有胫骨短缩和弯曲畸形，右侧多于左侧，偶有双侧病例。男孩较女孩多见。

【分类】

1. 根据 Achterman 和 Kalamchi 分类法，先天性腓骨发育不良分成两型，其中Ⅰ型又分成两个亚型。

Ⅰ型：腓骨部分缺如。

ⅠA：为存在全腓骨，但稍短小，其上端骺板低于胫骨上端骺板，腓骨远端骺板高于胫骨的远端骺板（图 33-43）。

ⅠB：腓骨近端的骺板 30%~50% 消失，远端存在，但位置较高，不能支持距小腿关节。

Ⅱ型：腓骨完全缺如，或在其远端残存纤维软骨或纤维结构（图 33-44）。Ⅱ型腓骨发育不良常发生弓弦现象，即腓骨的纤维索条限制了胫骨的生长发育，像弓弦一样将胫骨拉弯（图 33-45）。

2. 根据 Letts 和 Vincent 分类法，先天性腓骨发育不良分为四型：

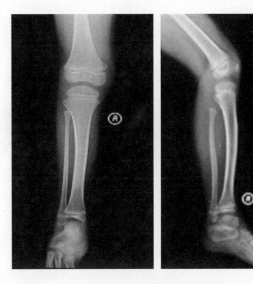

图 33-43　ⅠA 型腓骨发育不良

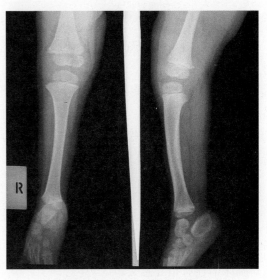

图 33-44　Ⅱ型腓骨发育不良

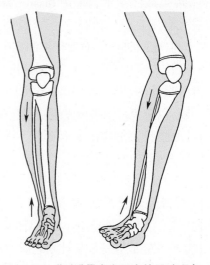

图 33-45　Ⅱ型腓骨发育不良的弓弦现象

33

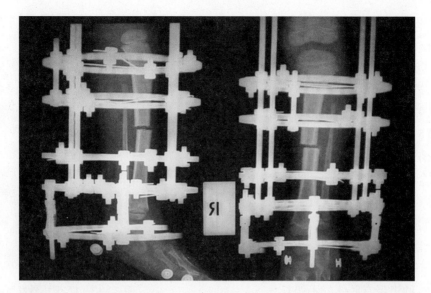

图 33-46　对先天性腓骨发育不良的短缩的胫骨实施胫骨截骨 Ilizarov 骨外固定器延长术

Type A：单侧，胫骨短缩少于 6cm；轻度足畸形；轻度股骨短缩。

Type B：单侧，胫骨短缩 6~10cm；轻度足畸形；轻度股骨短缩。

Type C：单侧，胫骨短缩超过 10cm；严重的足畸形；和 / 或股骨短缩。

Type D：双侧。

【诊断】　先天性腓骨发育不良的孩子，小腿外观常有短缩，弯曲和足部畸形。X 线检查通常很容易诊断，但是，应当注意及时和正确分型。分型对临床治疗有指导意义。

【治疗】　对于先天性腓骨发育不良，中国人很不容易接受截肢手术。采用 Ilizarov 技术治疗各型腓骨发育不良是一种有效的方法（图 33-46）。但是，对于再次延长问题，需要仔细制定手术计划和方案。家长普遍要求在孩子学龄前得到治疗。

1. Ⅱ型腓骨的纤维样结构应当及早切断，及早手术切断，以避免弓弦现象发生。

2. 当对胫骨短缩实施胫骨延长手术时，Ⅱ型腓骨的纤维样组织也应当切断，否则延长会受阻，或者发生胫骨延长段弯曲，甚至骨折。

3. A 型行胫骨延长时，腓骨远端应当与胫骨远端同时固定，以利于维持距小腿关节的稳定。

4. ⅠB 型在完成胫骨延长计划之后，应当继续延长或向远端移动腓骨，使腓骨外踝能够阻止距小腿关节外翻的发生。

5. Ⅱ型患者的距小腿关节外翻畸形，影响患者的行走功能，处理比较困难，Gruca 胫骨下端分叉手术是一种选择。

（曹隽）

第十九节　先天性胫骨弯曲与胫骨假关节

【定义】　先天性胫骨弯曲（bowing if the tibia）是指生后即存在的胫骨弯曲，通常为胫骨前弯，胫骨前侧弯和胫骨后弯。胫骨前弯常常合并腓骨发育不良，或者腓骨缺如，成为腓骨半肢畸形（fibular hemimelia）。胫骨后弯常伴发跟骨外翻足畸形，其预后相对较好。而胫骨前弯常常进行性加重，最终发展成胫骨假关节（pseudarthrosis of the tibia），预后较差。生后即存在胫骨前弯同时合并胫骨假关节的情况，发生率很低（1/140 000），但却是最常见的类型。胫骨弯曲，合并或者不合并胫骨假关节的病例当中，大约 50% 的患者是神经纤维瘤患者，胫骨的病变常常是神经纤维瘤病的第一个临床表现。

新近的研究表明，先天性胫骨弯曲和胫骨假关节是一种骨膜病变引起的疾病。因此，也强调手术中应当将胫腓骨假关节周围病变骨膜彻底切除,有利于假关节的愈合。

【自然史】 胫骨弯曲能够自愈的病例非常少见。多数的患者要发生骨折,骨折前逐渐出现胫骨的管状(tubulation)或者囊性发育不良。一旦骨折,骨折段管腔变窄、闭锁,经久不愈,畸形逐渐加重,形成假关节。有关先天性胫骨弯曲与胫骨假关节的分类已经提出很多,都试图将其自然病史和治疗的预后联系起来,实际上,这些分类方法都没有做到这一点。通过患者的影像学表现,来预测其治疗效果的努力也收效甚微。

目前,采用比较广泛的是 Boyd 分类方法。Boyd 描述了胫骨弯曲 6 种完全不同的影像学表现,观察到了不同的自然史和预后。其中Ⅱ型预后最困难。神经纤维瘤合并的胫骨弯曲,一般来说,其畸形加重和治疗失败几乎是不可避免的(表 33-8)。

表 33-8　先天性胫骨假关节的分类

	Boyd 分型	Anderson 分型
Ⅰ型	生后即存在骨折	
Ⅱ型	胫骨像沙漏样缩窄,常常合并神经纤维瘤病	发育不良型
Ⅲ型	骨囊肿	囊肿型
Ⅳ型	胫骨存在硬化节段,最终发生应力骨折	硬化型
Ⅴ型	腓骨发育不良	腓骨型
Ⅵ型	骨髓内神经纤维瘤	马蹄内翻足或者先天束带型

【非手术治疗】 胫骨弯曲一旦发现,建议采用全程支具(all-time brace)保护。在学步之前,踝足支具(AFO)比较合适,学步期间和学步以后,建议采用膝踝足支具(KAFO)。在生长发育期间,一般主张始终采用支具保护,不管其是否采用手术治疗。

尽管很少见,但是胫骨弯曲确实有个别患者不进展,这些少见的病例通常是胫骨前弯,合并或者不合并胫骨骨折(Boyd Ⅳ型),分析原因可能和支具保护、制动有关。这些病例采用桥接植骨可能有效,一般也不会再进展和骨折。

【手术治疗】 在过去的 100 多年里,先天性胫骨假关节的治疗已经取得了明显的进步,但是,这种疾病迄今仍然是小儿骨科领域最难治疗的疾病之一。脆弱和萎缩的胫骨,其生长潜能极低。对胫骨假关节治疗取得比较明显进步的方法有:Boyd 和 Fox 的两端嵌入植骨法(dual onlay graft);Moore 分期植骨(staged bone graft)和外固定方法;McFarland 短路(bypass graft)植骨;Sofield 和 Millar 发明的髓内棒(intramedullary rod)技术;Brighton,Bassett 和同事们发明的微创电极植入脉冲刺激法(pulsed electromagnetic field),或者结合稳定系统;带血管蒂自体植骨技术(vascularized composite donor tissue transfer)以及 Ilizarov 环式外固定器技术和方法。

1. 带血管蒂自体骨移植技术　采用带血管蒂自体骨移植技术治疗先天性胫骨假关节已有 100 多年的历史。最近 25 年由于显微外科技术的进步,使得身体不同部位的带血管蒂移植植骨治疗各种骨缺损取得了较好的疗效。采用带血管蒂腓骨移植治疗胫骨假关节也取得了成功。

Tolo 最近描述了该技术的主要手术步骤:

术前做双侧下肢的动脉血管造影,手术时手术人员分两组同时进行。一组人员取对侧的带血管蒂腓骨,另一组人员用螺钉将患侧腓骨远端与胫骨远端固定。假关节部位从骨膜外予以完全切除,直至正常骨组织。接下来,将取得的腓骨嵌合(dewel-fit)入胫骨两端,并用钢板或者外固定器固定。吻合血管,用皮瓣(skin paddle)观察血运。术后单髋人字石膏固定 2~3 个月,蛤蜊壳式(clamshell)支具固定数年。

为了取得植骨部位的融合,常常需要进行再植骨。

此外,还有几个问题需要注意。一是植骨接合部位的再骨折,接合部位的骨不连接,甚至移植骨本身发生假关节。一是供骨一侧远期发生弯曲变形,或前弯或外翻。这种成角畸形不仅不会自行塑形,而且往往是进行性加重。腓骨移植以后所产生的外翻畸形,主要发生在腓骨远端,并呈进行性加重。所以有学者将胫腓骨远端进行预防性融合,随访发现预防效果良好。针对带血管蒂腓骨移植所产生的上述问题,Tolo 指出该方法的指征仅限于,胫骨存在严重的退行性病变,以及假关

33

节部位骨缺损较大。

2. 髓内棒技术 Charnley 被认为是最早使用髓内棒治疗胫骨假关节的医生。这种髓内棒也被称为 Williams 棒。该方法结合病灶切除,以及自体髂骨移植植骨。髂骨取骨通常取自髂骨后方,取成骨条或者骨粒。假关节病灶切除,骨段用 Williams 棒固定。先从假关节部位向胫骨远端髓腔内打入 Williams 棒,继续向前穿过距小腿关节、跟骨和皮肤。然后反向将 Williams 棒向胫骨近端打入。Williams 棒穿过距小腿关节和跟骨的时候,一定要将两者的畸形纠正,并固定在中立和背伸位。由于胫骨本身的弯曲变形,偶尔需要将胫骨近端截骨,以尽量使胫骨变直。有时候,需要将腓骨也用髓内棒固定。一般选用克氏针(Kirschner wire),将克氏针通过腓骨截骨部位先向远端髓腔内打入,再反向打入腓骨近端。腓骨固定之后,整个小腿的稳定性更好。胫骨内的 Williams 棒近端不要穿过骺板,远端要通过后足。这种位置固定之后,随着胫骨的生长,Williams 棒近端会自动向下移动。Williams 棒固定之后,将先前取的髂骨骨条和骨粒环形植入假关节周围,并用可吸收线牢固缝合。

6 岁以下的患者,手术后用单髋人字石膏固定 6~8 周,之后换用长腿管形石膏继续固定 4 个月左右。之后拆除石膏,继续用膝踝足支具(KAFO)固定,此种支具距小腿关节固定,膝关节可以屈伸。在固定制动期间,会发生愈合现象,但并不是特别确切。所以,还需要再植骨融合。此外,胫骨生长发育所导致的 Williams 棒向远端退移,甚至退到胫骨假关节远端,因此,也需要重新固定,该手术可在 C 形臂监视下进行。

还有一种少见情况,就是 Williams 棒并没有随着生长发育向远端移动,这种情况也需要重新置棒固定,并重新植骨融合。

3. Ilizarov 外固定器技术 Ilizarov 发明的环式外固定器,利用压应力、拉应力效应治疗先天性胫骨假关节,也取得了良好的效果(图 33-47,图 33-48)。该方法同样也需要结合植骨融合等技术。

先天性胫骨假关节仍然是当今小儿骨科领域极具挑战性的难题。稳定的接合是取得长期功能

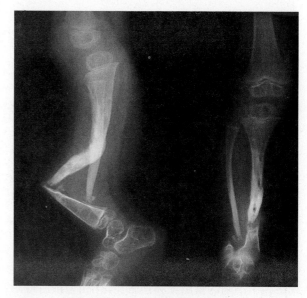

图 33-47 先天性胫腓骨假关节

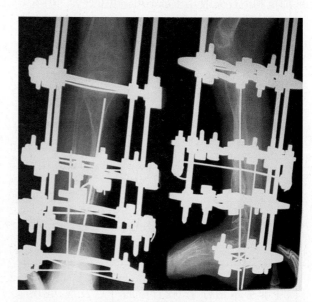

图 33-48 Ilizarov 技术结合髓内针方法治疗先天性胫腓骨假关节

恢复的基本前提。每一个孩子的情况不尽一样,需要制定个性化治疗方案,并根据治疗过程中的问题,及时调整治疗方案。现在治疗方法很多,到底效果如何,最终需要随着孩子的生长发育,进行长期随访。

迄今为止,有如下 3 种方法取得了较满意的效果,见表 33-9。

首都医科大学附属北京儿童医院从 1956 年开始治疗先天性胫骨假关节,在 52 年的发展过

表 33-9　治疗先天性胫骨假关节几种常用方法的比较

方法	愈合率	优点	缺点
Williams 棒技术	90%~100%	能够矫治畸形,提供长时间的内固定	会引起距小腿关节僵直,不能矫治肢体短缩
带血管蒂腓骨移植技术	90%~95%	提供良好的移植骨材料,能增加少量肢体长度	需要特殊的手术技术(显微外科),手术时间较长,远端成角畸形较难纠正
Ilizarov 外固定器	90%~100%	能够纠正肢体短缩和成角畸形	再骨折和弯曲变形的发生率较高

程中,对先天性胫骨假关节的治疗大体上分为四个阶段。1956 年至 1977 年的最初阶段,有 5 例患者接受了各种形式的不带血管蒂的骨移植手术(nonvascularised bone graft,NVBG)。1977 年至 1990 年,结合显微外科技术开展了带血管蒂腓骨移植(vascularised fibular graft,VFG)手术,采用此项技术的患者有 7 例。第三阶段是从 1985 年开始引进并采用 Ilizarov 技术治疗先天性胫骨假关节,假关节处加压,其中有的同时胫骨近端截骨延长,并结合植骨,截至 2003 年底,共有 8 例。从 2004 年开始,进入第四阶段,即采用髓内针固定,以及 Ilizarov 骨外固定器相结合的方法,共治疗了约 20 例,治愈率逐渐提高至 80% 左右。

4. 截肢　截肢是一种可行的选择,但也是需要慎重选择的方法。一般来说,只有采用上述几种方法失败,或者手术效果不理想的情况下,才考虑截肢手术。有人建议采用 Boyd-Syme 方法截肢并保留后足,这样可保持腿的长度和后足,有利于假肢的选择。但是,使用一段时间之后,发现假肢不够稳定,还需要修正肢体残断,以适应假肢的安装。

(曹隽)

第二十节　下肢不等长与成角畸形

【定义】　小儿常见各种先天性及发育性骨骼畸形,其中下肢以成角畸形、肢体过度生长和短缩较为常见。

下肢成角畸形以二维成角较为常见,根据所在平面的不同,对应不同的疾病,如:髋、膝、距小腿关节内外翻为冠状面成角畸形;上述关节屈曲、过伸为矢状面成角畸形;胫骨内旋、距骨内翻等为横断面成角畸形。此外,临床中我们还可以见到很多患者存在下肢三维成角畸形,即畸形成角不单纯存在于一个平面内,如:Blount 病等。下肢成角畸形分为生理性和病理性两种。生理性的下肢成角畸形可以随着生长发育,依靠自身的调节和塑形能力,自行矫正,不需要特殊的治疗。但是,病理性下肢成角畸形,需要手术治疗。手术的方法有截骨矫形内固定术,截骨矫形外固定术,永久骺阻滞术以及临时骺阻滞术。

儿童下肢不等长原因有两种,一是一侧肢体生长减慢造成,另一个是一侧肢体过度生长。如果肢体不等长的差距小于 0.5cm,步态无明显表现,不需要治疗。而下肢长度差超过 2cm 会引起步态异常、损伤关节,需要相应治疗。肢体短缩造成的肢体不等长可以采用骨延长术治疗,肢体过度生长造成的肢体不等长,可以临时活或永久性骨骺阻滞技术,减慢或阻滞患侧肢体过度生长。

【病理生理】　一个健康的孩子从出生到青少年,下肢的力线(轴线)存在一个生理性的变化过程。新生儿期有大约 15° 的膝内翻;18 个月左右,下肢力线变直;婴幼儿期之后,逐渐出现膝外翻,约为 12°;青少年和成人存在 4°~6° 的膝外翻。生理性成角畸形不需要外科治疗,可以随着孩子的成长发育自行矫正,不需要限制儿童的活动,只需要观察即可。

但是,由于创伤,骨骺发育不良,代谢性疾病等原因可引起病理性的下肢成角畸形,病理性的下肢成角畸形不能靠儿童自身的生长潜能自行矫正,往往需要手术治疗。生理性的下肢成角现象需要和病理性的下肢成角畸形相鉴别,后者常有病因,临床症状,以及成角畸形进行性加重,如果病因不明,常被称为特发性膝内翻或膝外翻。

【治疗】 肢体不等长,如果超过 2cm,则会影响儿童的步态,骨盆倾斜,后背痛,今后还会产生关节退行性病变,因此需要治疗。

肢体短缩病例的治疗,目前主要采用截骨后延长的方法予以补偿长度差。常见的几种肢体延长手术包括:

1. Wagner 技术　通过 Shanz 螺钉(一种较粗的螺纹半针)打入需延长肢体骨干,双皮质固定,并于骨干中部截骨,通过外固定器将 Shanz 钉分别向肢体远近端延展,每日 1mm,达到预计长度后再手术向间隙内填充松质骨,并以钢板固定,待骨质愈合,髓腔贯通后拆除钢板。

2. Wasscrstcin 技术　截骨后按照上述方法延长,达到预计长度后,在间隙中填充植骨块,髓内钉固定,并用外固定器加压,使骨块稳定,待骨质愈合后拆除固定。

3. De Bastiani 技术　即软骨痂牵开法。通过螺纹半针双皮质固定,截骨后待早期软骨痂形成(10~14 天)即开始延长,达到预计长度后停止延长,待骨质形成良好后去除固定(采用 Orthofix 骨外固定延长器)。

4. Ilizarov 技术　亦为软骨痂牵开法。采用交叉克氏针双皮质固定待延长骨,锁定于环形外固定架,金属杆连接,截骨后待早期软骨痂形成(10~14 天)即开始延长,达到预计长度后停止延长,待骨质形成良好后去除固定。此外,Ilizarov 的重要优势是可在延长肢体的同时,矫正肢体其他畸形(如成角畸形等),得到了临床的广泛认可和大量应用,效果良好。

此外,肢体过度生长造成的肢体不等长,病因亦呈现多样化。例如:Proteus 综合征为一病因不明、少见的先天性疾病,临床表现多样,可表现为形态各异的增生和发育不全,不成比例且不对称的过度生长,脂肪组织分布不规则,血管异常以及内脏受累,还可伴有眼距宽、耳位低、高腭弓等,牙龈过度增生等亦有报告。K-T 综合征(Klippel-Trenaunay 综合征)是一种先天性肢体静脉曲张伴血管瘤、骨皮质及软组织肥大症候群,又称为血管 - 骨骼肥大综合征,亦可导致患侧肢体过度生长,进而引发不等长。

针对病因的治疗最有效,但是,有些疾病,例如 K-T 综合征和 Proteus 综合征的病因治疗非常困难,因为病因还不十分清楚。有的 K-T 综合征的孩子在血管外科做了选择性的血管栓塞手术,手术效果有待于进一步观察。因此,骨骺阻滞技术是目前治疗这一类疾病的首选方法。骨骺阻滞的具体方法包括:

1. 骨骺固定术　通过破坏刮除患侧肢体的骺板,完全阻止肢体继续生长。适用于仍有生长发育潜力,适用于下肢长度差 >8cm 的患者。缺点是由于术前预测常存在误差,导致术后矫正效果不尽如人意,且手术完全破坏了骨骺板,致使无再调整余地。

2. U 形钉或称作 Blount 钉　通过跨越骺板置入的弹性钉阻滞骺板生长,达到临时阻滞的目的,属于临时骨骺阻滞技术。但实际应用中发现 U 形钉缺少弹性张力,对骺板产生持续的压力,有可能导致骨骺永久性闭合,且发生脱出,断裂的并发症较多。

3. 骺板空心螺钉　设计同样基于通过阻滞骨骺达到控制肢体生长的理念,但由于空心螺钉穿过骺板,对骺板直接产生损伤,缺少弹性张力,所以临床应用已经很少。

4. 8 字钢板或称为两孔钢板　具有弹性张力,两枚空心螺钉可以随着骺板的生长,逐渐张开,因此不容易发生钢板、螺钉的移位和断裂,不穿过骺板,不会对骺板产生直接损伤,不易引起骺板永久闭合,亦属临时骨骺阻滞技术。近年来得到较广泛应用。

临时骨骺阻滞技术的原理来自于 Hueter-Volkmann 定律:生长板(骺板)在压应力下的生长速度将减慢。这一理论和技术已经成功地引用的小儿骨科临床实践中,实现这一理论和方法的前提是患者骨骺未闭合,仍然具有生长发育的潜力。临时骨骺阻滞技术的代表为 U 形钉和 8 字钢板,后者具有稳定性好,不容易脱出,不易折断,具备持续张力的优点,效果明确,并发症少,在临床得到广泛应用。

【手术方法】 术前准备:对于下肢成角畸形的患者,需在术前拍摄垂直于患者成角畸形所在平面的 X 线片,怀疑存在三维成角畸形的患者,需根据成角所在的多个平面,分别拍摄 X 线片。对于下肢过度生长的患者,建议拍摄双下肢全长站立位 X 线测量片,摄片前需将较短的一侧肢体垫高,保持骨盆水平。上述摄片时注意将计划阻滞的骨骺纳入平片中,以了解骺板开放情况。如果无法准确判定,可拍片了解骨龄,对局部有外伤、感染史的患肢,非常必要的情况下,可以行 CT 或 MRI 了解骨骺是否完全开放,以确保手术达到预期效果。

手术设计:对于下肢成角畸形患者,8 字钢板空心螺钉的安放一定要与成角处在同一平面,并处于成角的对侧,以控制并矫正成角。对于三维成角患者,8 字钢板同样可以起到矫治的作用。对于下肢过度生长的患者,8 字钢板需分别安放于欲行阻滞的骺板两侧,且保证骺板中心处于 8 字钢板所在平面,否则在矫治过程中可能导致成角畸形。虽然对固定螺钉的长度没有固定要求,但仍应综合考虑患者的年龄、体重及骨骼发育情况,选择较为合适的固定螺钉,降低术后螺钉松动、脱落的风险。钢板的选择至少要保证上下两孔能够跨过骺板,避免打入螺钉时损伤骺板。

手术操作:患者在全麻下取仰卧位,于患肢近端选择性加驱血带,C 型臂术中 X 线定位患肢骺板体表位置,以骺板为中心沿患肢纵轴做 2~3cm 切口,将克氏针定位于骺板正中,C 型臂确认位置后,将 8 字钢板预弯,并沿克氏针套入,沿 8 字钢板端孔分别于骺板上下平行打入各 1 枚导针,并沿导针置入 4.5mm 自攻型空心螺丝,C 型臂检查无误后,逐层缝合皮肤。术后随访患肢影像学变化。

术后护理及随访:术后 3 天可复查下肢 X 线片,了解 8 字钢板留置情况,并检查钢板邻近关节的活动情况。1 周左右患者即可下地活动,或进行下肢功能康复锻炼。术后 2 周可于门诊复查,检查关节活动情况。若活动正常,建议此后每 3 个月门诊复查 1 次。若患者下肢畸形明显纠正,则需进一步复查患肢 X 线片。对于下肢成角患者,如果成角已矫正,则可以拆除钢板。对于下肢过度生长患者,8 字钢板留置时间不宜过长,原则上不超过 1~1.5 年。但目前国内外学者对此尚无定论。必要时需行 X 线检查,了解阻滞效果及钢板张力,避免因失去弹性张力而对骺板造成损伤。钢板取出后仍需定期复查至患者骨骺完全闭合。(图 33-49)

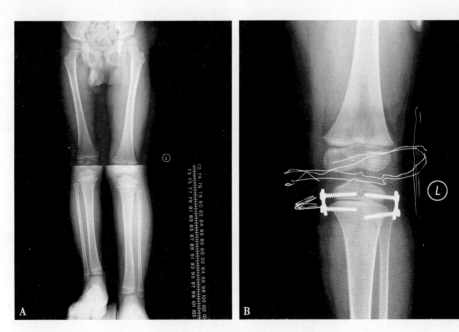

图 33-49　8 字钢板临时骺阻滞术

A. 男,4 岁,先天性肢体肥大(无血管畸形),左下肢过度生长伴轻度外翻,术前双下肢全长站立位 X 线测量片,(2011 年 6 月)左侧 FTA=9°,右下肢骨性长度:25.6+20.6=46.2(cm),左下肢骨性长度:27.6+23.4=51(cm);B. 行左胫骨近端内、外侧 8 字钢板临时骺阻滞术后 3 天

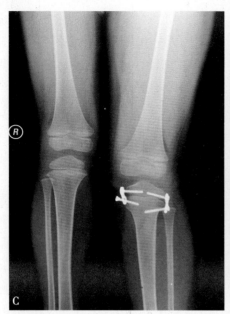
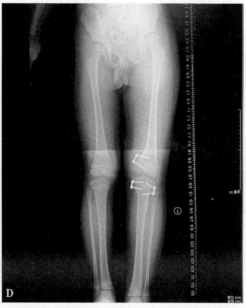

图 33-49（续）

C. 术后 7 个月（左胫骨近端内侧一枚阻滞螺钉松动，予手术取出重新置钉，同时在左股骨远端内侧置钉以矫正膝外翻畸形），左侧 FTA=13°，右下肢骨性长度：27.5+21.5=49（cm），左下肢骨性长度：29.4+24.6=54（cm）；D. 2 次手术后 12 个月（左膝外翻完全矫正，左下肢过度生长得到控制，钢板已达最大弹性张力，需手术取出），左侧 FTA=0°，右下肢骨性长度：31.5+27.0=58.5（cm），左下肢骨性长度：34.0+29.0=63.0（cm）（手术取出临时骺阻滞钢板及螺钉）

（范竟一）

第二十一节　肌间血管瘤

【定义】　血管瘤是一种先天性脉管发育畸形，属于错构瘤性质，而非真正意义上的肿瘤。血管瘤常见的分布部位有皮肤，皮下组织，内脏和肌肉间。前两者属于体表血管瘤，而肌间血管瘤属于其中相对特别的一类。

【病理】　肌间血管瘤常常为海绵状血管瘤，或混合性血管瘤。瘤组织由大片壁薄，管腔大小不等，相互吻合，形态不规则的血管组成。

【临床表现】　肌间血管瘤多发生在下肢。临床常以下肢疼痛和 / 或跛行就诊，大腿部位的血管瘤常常表现为膝关节被动屈曲，伸直受限，并伴疼痛感。小腿三头肌部位的肌间血管瘤可因长期疼痛，不敢足跟行走，导致足下垂，距小腿关节背伸受限。临床上仔细检查，通常都可以发现血管瘤所在部位的固定压痛点，并可根据疼痛点大致触

出其血管瘤范围。

【诊断】　肌间血管瘤的诊断远较体表血管瘤复杂，因其深埋入肌肉之间，不能从外观判断，体表也鲜有异样改变（例如皮肤发红、发暗、皮肤温度升高等）。临床症状主要为肢体疼痛，肌肉疼痛，或者因疼痛导致的相应部位的关节屈曲挛缩，伸直功能障碍，下肢表现常为避痛性跛行。

临床检查可以触到血管瘤所在部位的疼痛区域，由此可以初步判断血管瘤的范围。

辅助检查主要依赖于超声检查。通过超声影像观察病变部位的血流异常情况，诊断血管瘤的存在、大小和范围。超声检查是一种非常有效，简单和无创检查。超声检查除了可以从影像学诊断肌间血管瘤，还可以用于术前手术定位，术后随访检查手术效果。

【治疗】　肌间血管瘤需要手术切除。用治疗体表血管瘤的一些方法治疗肌间血管瘤成功率不高，例如激光治疗，冷冻治疗，放射治疗等。口服

33

药物治疗该病的有效性及安全性尚无明确结论，不作为临床首选。

手术治疗是目前肌间血管瘤比较的有效方法之一。术前要认真定位，可以用触痛范围定位，也可以用超声检查定位，后者更为准确。术前定位有助于准确确定手术切口，有利于术中发现血管瘤，并完整切除血管瘤。

为了顺利和完整切除肌间血管瘤，减少术后复发。术中可用驱血带止血，这样可以减少术中失血，但是，使用驱血带会使血管瘤组织因失去血液萎缩，术中难以辨认瘤体，影响完整切除，可以根据具体情况适用驱血带。我们的经验是：术中使用止血带，但不过分驱血，保持血管部分充盈，以达到术中明确血管瘤位置及范围以便完整切除的目的。其次，术中注意肌间血管瘤常常和一支较大的血管相通，注意避免损伤大血管的同时要确保结扎与其连通的血管，避免血管瘤复发。第三，血管瘤侵入肌肉范围较大，要注意探查，尽量切除完整，另一方面，还要注意过多的切除肌肉组织会导致相应肌肉的肌力下降，影响肢体功能。侵入肌腱的血管瘤的处理比较棘手，应当在保护肌腱的情况下切除肿瘤。

除此之外，介入治疗也是目前临床比较公认的治疗方法，它既是一种影像检查的方法又是一种临床治疗的手段。通过术中介入造影确定血管瘤的位置、范围及血供，对其进行精确介入栓堵，使得血管瘤瘤体栓塞缺血坏死，以达到治疗的目的。由于其定位准确，创伤小，被越来越多的临床医生推荐为该病的首选治疗方法。

（范竟一）

第二十二节　先天性马蹄内翻足

先天性马蹄内翻足是一种儿童较常见畸形，严重影响儿童骨与关节的生长发育。马蹄内翻足畸形复杂，包括前足旋前、中足内收、高弓、后足内翻、马蹄等畸形。其发病率约为千分之一，其中一半为双侧发病，男性居多。

【病因学】　病因是多方面的。患者的家族史，其子代发病率是正常人群的30倍。胎儿最初

3个月，超声波可以显示此畸形。马蹄内翻足可并发其他先天性畸形，如神经管的缺陷，泌尿和消化系统的畸形以及其他肌肉骨骼的畸形。

【病理】　马蹄内翻足的病理表现是发育不良。足部的跗骨和距骨体积减小，距骨颈短，轴线偏向内侧和跖侧。由于距骨形态的畸形，舟状骨与距骨颈的内侧部分形成关节。跗骨间的排列关系也存在异常。中足向内侧移位，距骨内收且跖屈。不仅仅存在软骨与骨骼的畸形，其韧带也有增厚，肌肉有发育不良，表现为足的短小，小腿变细。由于发育不良主要累及足部，短缩不超过1cm。足部短小的程度与马蹄内翻足的畸形严重程度相关。

【自然病程】　不治疗的马蹄内翻足可以产生严重的残疾。足背外侧的皮肤变成了负重的区域，从而形成胼胝，行走困难俗称踝行足。

手术治疗后的马蹄内翻足常常会出现足部的僵硬、力弱。到成人时，这些问题将导致一定程度的残疾。

【临床表现】　马蹄内翻足的诊断并不困难，有时可与严重的跖骨内翻畸形混淆，但是，马蹄内翻足还存在马蹄畸形，这一点使之容易鉴别。另外，还要仔细检查有无其他肌肉骨骼系统的问题。

检查腰背部是否存在神经管闭合不全，髋关节是否有髋发育不良，膝关节有无畸形。注意足的大小，形状和柔韧性。体格检查发现脊柱和骨盆有畸形时，要予以摄片检查。特发性马蹄内翻足可并发发育性髋关节发育不良或脊柱畸形。

注意足部的僵硬程度，并且与未受累侧足相比较。足的长度有明显差异的，提示此畸形是严重的。

（1）马蹄畸形：是由于距骨的跖屈，后距小腿关节囊的挛缩和三头肌的短缩。

（2）高弓：是由于跖筋膜的挛缩，前足跖屈。

（3）内翻：是由于距下关节的内翻。

（4）内收和内旋：是由于距骨颈向内偏移，距舟关节向内侧移位，以及距骨的内收。通常还有胫骨的内旋。

在评估马蹄内翻足时，可以应用X线片、超声波和MRI检查。积极的治疗多在早期进行，此

时婴幼儿的骨化尚不完全,X线检查的价值是有限的。

【治疗】　马蹄内翻足治疗的目的是矫正畸形,并且保留其活动度和肌力。足应恢复跖侧面落地行走并有正常的负重区。其次是能穿正常的鞋,有满意的外观。与正常足相比较,治疗后的马蹄内翻足常有残留少量的僵硬、短小或畸形。

特发性马蹄内翻足出生后就应该尽早予以治疗。

目前,在许多国家,Ponseti治疗方法已经成为了一种标准的治疗方法。这种方法包括按照一定的顺序用手法和石膏来矫正畸形。首先矫正前足旋前,再矫正中足内收,最后矫正后足内翻、马蹄畸形。通常还需要作经皮跟腱切断术以有利于马蹄畸形的矫正。后期应用支具来防止畸形的复发。

【并发症】　复发是最常见的早期并发症。

(1) 复发:石膏矫正复发畸形可避免重复大的手术操作。在生长停止阶段最后运用骨性矫形手术。

(2) 僵硬:僵硬可能由于治疗过程中关节压力大、手术后筋膜间隔综合征、内固定材料、距骨缺血坏死及手术瘢痕等原因引起。

(3) 无力:三头肌无力影响活动功能,过度延长及反复行延长肌腱手术都会增加三头肌无力的危险。

(4) 内翻畸形:常引起第五跖骨基底部跖侧压力过大。

(5) 过度矫形:后足外翻常出现在手术后,多为关节过度松弛的患者,矫正有挑战性。

【挽救手术】　以下手术治疗适用于一些特殊情况的畸形足。

大年龄的严重的畸形足治疗常结合肌腱延长、转位、截骨等多种手术方式,甚至需要关节融合手术治疗。也可应用Ilizarov外固定器矫正,运用外固定器牵伸软组织以达到逐渐矫形目的。

(李浩)

第二十三节　先天性垂直距骨

先天性垂直距骨(congenital vertical talus,CVT)

是一种罕见的先天性距舟关节脱位,又称"摇椅足",其病因尚不明确。发生率约为万分之一,男性发病率高于女性。该畸形是距舟关节向背外侧脱位,表现为距骨呈严重而僵硬的跖屈,距下关节外翻,中足呈固定的背伸,足底呈摇椅状突出。

【病因】　发病原因不明,理论上认为,可能与增强宫腔内压力及由此产生的肌腱挛缩,或者妊娠7~12周的胎儿发育受到抑制有关。曾发现同一家族内父子均发病。有作者曾报道过同卵孪生双胎均有垂直距骨,因此本病可能与遗传有关。另外,宫内第二和第三骶神经麻痹畸形时,也可造成本病。本病可单独出现,但常并发于神经肌肉系统疾病或染色体异常综合征。脊髓脊膜膨出并发足部畸形中,本症约占10%。本症也常并发于多发性关节挛缩,髋内翻和髋脱位。

本症的发病率很低。男性患者多,可单侧或双侧发病。单侧发病者,对侧足也可有仰趾外翻,马蹄内翻或前足内收等畸形。

【病理】　骨与关节的变化,核心为距舟关节的异常,即舟骨向背侧移位同距骨颈的背侧面相关节,并驱使距骨朝下呈垂直位。距骨颈发育不良,其背侧可有异常的关节面与舟骨相关节。跟骨位于距骨的后外并跖屈。跟骨前方向外,使跟距角异常加大。跟骨的载距突变钝,对距骨头无支持作用。跟骨跖侧面较突出。距下关节面不正常,前方消失,中部发育落后,后方形状失常并向外侧倾斜。这些变化系距舟关节失去正常接触所致。跟骰关节可有不同程度的向背向外的半脱位。舟骨同骰骨、楔骨间的正常解剖关节不变。正常足跟骨与第一跖骨的延长线相交约55°左右,先天性垂直距骨此角消失,因第一跖骨背伸和跟骨跖屈,致上述角度呈 −40°(与正常比较可相差95°),称"摇椅足"(图33-50)。

韧带的变化:胫舟韧带(三角韧带的前部)和

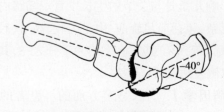

图33-50　摇椅足

背侧距舟韧带明显挛缩,成为整复的主要困难。跟骰韧带变短,使前足外展。距跟和跟腓的骨间韧带均有挛缩,使跟骨向后外半脱位的复位发生障碍。未及时治疗的病例,踝后关节囊和距下关节囊也有短缩。跖侧的跟舟韧带即弹簧韧带被牵拉,呈中等度的变薄。

肌肉和肌腱的畸形:胫前肌,伸拇长肌,伸趾长肌,腓骨短肌和小腿三头肌均有短缩。胫后肌和腓骨肌腱常前移到骨茎突沟内,不能跖屈足,反而起背伸足的作用。严重的病例,胫后肌腱跨距小腿关节如一弓弦。这些肌肉无论肉眼和组织学检查均正常。而其所以挛缩是因长度的变化引起的继发改变。

【临床表现】 生后足部即呈特殊外观的僵硬畸形,难以手法矫正。足弓消失,足底突出呈摇椅状。距骨头于足部内侧及跖侧明显突出。前足中立或外展,中跗关节背伸。伸趾长肌、胫前肌、腓骨肌明显变短,紧张的肌群和挛缩的胫舟韧带和距舟韧带使足跖屈及内翻受限。小腿三头肌短缩,跟骨外翻并向跖侧倾斜。在距骨颈部可以摸到脱位的舟骨。

患者学步不晚,患足站立时呈明显外翻,足跟不接触地面,前足外展,足的负重部位主要集中在距骨头,步态很不灵活。畸形僵硬固定,不受负重影响。儿童时期多无疼痛,但到少年时逐渐出现症状。

【X线检查】 新生儿的X线片即具有特征。距骨垂直,与胫骨长轴平行,而跟骨处于马蹄位。前脚背伸,从中跗关节起向外侧偏斜。足底部软组织阴影向外突出。跟距角度异常加大。

为了确定本症的诊断,投照时必须采用足尽量跖屈位,以显示出舟骨移位至距骨颈的背侧。三岁以前未出现舟骨化骨核,因此在X线片不能显示。三岁舟骨骨化以后,可见脱位到距骨背侧。

距骨发育落后,其颈部尤甚,如沙漏或葫芦状。

【治疗】 治疗的目的是使跟骨、舟骨同距骨的关系恢复到正常解剖位置,并修复关节囊和软组织以保持矫正后的关系。治疗方法及运用原则如下:

1. 早期诊断和及时处理 患者生后即可借助足底突出摇椅状畸形,畸形僵硬固定和X线片等特征得出诊断。因此治疗能于生后立即开始。同治疗马蹄内翻足一样行手法按摩加连续石膏矫形,只是矫正方向相反。牵拉患足使之呈跖屈及内翻,以拉长背外侧挛缩的皮肤、肌腱及关节囊。拖延诊断及治疗可造成畸形足矫正更加困难。因为患者年龄越大,韧带、关节囊和软组织挛缩,骨骼的结构性变化越大。

2. 矫正软组织挛缩 对婴儿可开始用矫形石膏,以使挛缩的皮肤和软组织达到松弛,这些软组织的挛缩是复位的障碍。首先,将前足向下作跖屈内翻和内收的轻柔有力的手法矫正。然后一只手向远端和向内牵拉跟腱。另一手使跟骨前部背伸。每次手法进行15分钟。皮肤涂以苯甲酸酊等无刺激性的黏性溶液保护皮肤并可以防止石膏脱落。用长腿石膏将患足固定在已矫正的姿势,即前脚处于马蹄内翻姿势,足跟塑形于被动背伸位。上好石膏后,用拇指压住跟骨的前端。每隔7天更换石膏一次,每次更换石膏前,都行手法牵拉软组织15分钟,以进一步矫正软组织挛缩。保守治疗不能取代手术,但由于其对背外侧的软组织的牵拉作用可降低手术难度。

3. 闭合复位 手法牵拉并用矫形石膏治疗6~8周后可试行手法整复距舟关节。方法是使前脚马蹄内翻,同时使后脚跖屈内翻。照X线片证实舟骨和距骨头的关系是否恢复正常。但婴儿时期舟骨尚未骨化,因而舟距之间的正常关系不易测定。软骨状态的舟骨居于内侧楔状骨和距骨头之间还是可以查出的。临界或可疑患者可试行关节造影。

距舟关节偶可整复成功。对这样的病例,可用克氏针自1、2趾蹼钻入距舟关节以保持复位后的位置。并保持前脚于高度跖屈和内翻位。开始后足和距小腿关节可固定于跖屈位,2~3周后更换石膏增加背伸。石膏固定时间至少三个月。值得注意的是,反复而粗暴地闭合复位可损伤尚未骨化的足舟状骨,对治疗不利。

4. 切开松解复位 适宜小于2岁的患者。手术可一期进行或分两期。第I期手术包括延长背外侧短缩的肌腱,松解背外侧挛缩的关节囊,并将前足复位。第Ⅱ期手术包括松解后外侧挛缩的关节囊,延长跟腱及腓骨肌腱。整复距舟关节后用克氏针贯穿固定(图33-51)。临床发现两期手术并发距骨坏死的几率增加,因此目前多主张一期手术,其手术操作较两期手术有所简化但矫正效果相似。

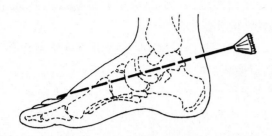

图33-51　距舟关节固定

5. 其他手术方法　部分胫前肌腱后移至距骨头,产生持续动态的矫正力,理论上讲可行但临床效果不确定。脱位持续存在会导致患足内外侧柱不对称生长,内侧柱由于脱位而缺乏生理性压力而过快生长,外侧柱由于有过大的压力而生长受到抑制。距舟关节复位仍有残余畸形的,需行内侧柱短缩及外侧柱延长。

6. 6岁以上患者的治疗　此年龄范围的患者,畸形很僵硬,手术很难成功。术后几乎均并发距骨头缺血性坏死。最好等到10~12岁以后行足部稳定手术。在矫形石膏和软组织延长术后行三关节固定术,跗骨楔形切除以矫正畸形。每需切除距骨头和颈以及部分舟状骨。但应尽量不要减少足部的高度。

(张学军　李浩)

第二十四节　副舟骨

副舟骨(accessory navicular bone,ANB)是指足舟骨旁出现变异的骨化中心,由于幼年时足舟骨结节的二次骨化中心与足舟骨融合失败而形成,在正常人群中的发生率为4%~21%,其中约10%出现疼痛症状。ANB位于舟骨内后侧,多为双侧对称出现,可导致胫骨后肌腱功能异常,是扁平足的重要相关因素之一,其发生与遗传因素相关,并可因外伤或足部劳累出现疼痛症状,表现为足内侧或中部的疼痛和触痛,称为痛性足副舟骨(painful accessory navicular bone,PANB),疼痛可在行走后加重甚至导致不能行走,需要治疗。

副舟骨居舟状骨的内侧,胫后肌腱于该处附着。胫后肌绕过舟状骨内侧,止于副舟骨上,而不在固定舟状骨下方。因此,维持脚的纵弓力量削弱,从而产生外翻平足。患者走一段长路后,诉足中央部疼痛,由于鞋的摩擦压迫,副舟骨局部可因炎症而产生滑囊,发生局限性肿胀和压痛。另外,可并发胫后肌的非特异性腱鞘炎。

临床上依据副舟骨形状及与舟骨的关系,将之分为3型:Ⅰ型为籽骨型,呈圆形或卵圆形,位于胫骨后肌腱内,不与足舟骨接触,胫骨后肌腱止点未发生改变,此型多无症状;Ⅱ型为圆帽型,呈心形或帽状,最多见,胫骨后肌腱止点大部分附着于副骨,主、副骨之间以纤维软骨联合相连,形成微动假关节,此型稳定性差,常因扭伤或劳累后诱发临床症状;Ⅲ型为舟骨角型,副舟骨与舟骨体已骨性融合,表现为增大的足舟骨角,此型结构较稳定,临床极少出现症状。

【X线检查】　在舟状骨的内侧近端可见副舟骨,外形圆滑,可与边缘不规则的骨折块相鉴别。到青年时,副舟骨可与舟状骨融合,使舟状骨内则异常突出称为角状舟骨,症状与副舟骨相同。

【治疗】　对有症状的副舟骨,开始应采取保守疗法。鞋内加0.3cm厚的纵弓垫加以支持。发生急性疼痛时,可在滑囊内和胫后肌腱处注射氢化可的松。此外,可用膝下行走石膏,为时2周左右。保守疗法无效时,可手术切除副舟骨。包括Kidner手术及改良Kidner手术、单纯切除术及改良单纯切除术、内固定融合术以及关节镜下融合术等,可获得确实疗效。

Kidner手术:切口起于内踝茎突尖下1cm,前2cm处,向前达第1跖骨基底,全长5cm。切开皮肤、皮下组织和深筋膜,显露胫后肌腱和舟骨的内侧突起。一般胫后肌腱附着于舟骨结节,三个楔骨的跖面和第2、3、4跖骨基底进入骰骨。手术时,尽量将其在副舟骨的附着点加以剥离,不去干扰其他附着处。

副舟骨切除后,再将舟骨的内侧面削平,使之

33

与距骨和楔骨平面一致。松质骨的出血点用电刀凝固止血。胫后肌腱向外、向跖侧而滑入到舟骨下方的自然沟槽内。再用2~3针间断缝合,钉于骨膜和跖腱膜上。一般不需在舟骨上钻孔固定肌腱。缝合切口后,用膝下行走石膏制动。于2~4周后去除石膏,然后加用纵弓平足鞋垫。

Kidner手术的效果很好。疼痛可缓解。但不能期望术后能矫正外观平足。

首都医科大学附属北京儿童医院于1969—1986年共收治31例,采用作者自己设计的胫后肌附着点深层切除副舟状骨,同时将松弛的胫后肌腱折叠缝合,术后用短腿石膏管型保持足内翻和高弓位6~8周。经随访3~10年,效果良好。

(张学军 李浩)

索　引